TCM Series of Active Components

Anticancer Active Components in TCM

中药药理活性成分丛书

中药抗癌活性成分

周家驹　谢桂荣　严新建　编著

科学出版社

北　京

内 容 简 介

本丛书共 10 分册，各分册按化合物结构类型划分章节，采用了规范的植物分类学、化学、药理学数据表达方法，包括表达中药原植物的简化拉丁双名法、表达化合物立体化学特征的分子结构图及格式统一的癌细胞简明代码等，对相关学科核心信息实现了科学、精炼的表述。书末附有化合物药理活性索引、化合物中文名称索引、化合物英文名称索引、植物中文名称及活性成分索引、植物拉丁学名及活性成分索引，完备的索引集可帮助读者快速实现各种途径的内容查找。本丛书与医药各专科对口，可作为中、西医临床医生和从事相关管理、科研、开发、教学的医药工作者、大学生、研究生以及对中药现代化感兴趣的各界读者查找、了解中药活性成分来源、结构、药理活性的一套小型工具书。

图书在版编目（CIP）数据

中药抗癌活性成分 / 周家驹，谢桂荣，严新建编著. —北京：科学出版社，2012.3

（中药药理活性成分丛书）

ISBN 978-7-03-033830-3

Ⅰ.中… Ⅱ.①周…②谢…③严… Ⅲ. 抗癌药(中药)–生物活性–中药化学成分 Ⅳ. R284

中国版本图书馆 CIP 数据核字（2012）第 042851 号

责任编辑：何海青 / 责任校对：刘小梅
责任印制：刘士平 / 封面设计：范壁合

科学出版社 出版
北京东黄城根北街 16 号
邮政编码：100717
http://www.sciencep.com

北京凌奇印刷有限责任公司 印刷
科学出版社发行 各地新华书店经销

*

2015 年 8 月第 一 版 开本：787×1092 1/16
2015 年 8 月第一次印刷 印张：40 1/2
字数：1 329 000

POD定价： 168.00元
（如有印装质量问题，我社负责调换）

《中药药理活性成分丛书》序

过去十几年来，作为中国科学院过程工程研究所分子设计课题组的长期课题“中药化学信息研究”的阶段性成果，我们相继编写出版了英文的《中药》第一、二版（英国 Ashgate 出版社，1999，2003），中文的《中药原植物化学成分手册》(化学工业出版社，2004)，中文三卷本的《中药原植物化学成分集》（科学出版社，2009）和英文六卷本的《中药大全》（Springer 出版社，2011）。最后两套书籍的出版标志着该课题的既定任务终告完成，以后的工作则转为按照一套已经成形且行之有效的规范继续收集逐年产生的新信息，并在数据结构和表达方面不断改进，使之趋于完善。

现在呈献给广大读者的这套《中药药理活性成分丛书》是该课题近两年的最新结果。编写这套丛书的起因是：国内外读者反映，上面的工具书确有实用参考价值，但篇幅巨大，价格昂贵，使用不便，不太适合普及。我们就想到编写一套和医药各专科一一对口的系列丛书，以便各专业医药工作者和社会各界读者在日常工作和生活中方便地作为小型工具书参考使用。参照《Goodman & Gilman 治疗学的药理学基础》(第 11 版)采用的国际上最新的药物分类系统，结合中药现代研究和发展的实际情况，编写了下面 10 个分册：《中药抗癌活性成分》、《中药抗微生物感染活性成分》、《中药抗炎活性成分》、《中药抗氧化抗衰老活性成分》、《中药抗寄生虫活性成分》、《中药影响心脑血管系统活性成分》、《中药影响神经系统活性成分》、《中药影响消化呼吸系统活性成分》、《中药活性成分中的酶抑制剂》和《多靶标的中药活性成分》。

其中，《中药抗癌活性成分》、《中药抗微生物感染活性成分》、《中药抗炎活性成分》、《中药影响心脑血管系统活性成分》、《中药影响神经系统活性成分》、《中药影响消化呼吸系统活性成分》六个分册是和医学界几个主要专科相对应的；《中药抗寄生虫活性成分》核心内容是抗疟药物，是考虑到抗疟药物研究开发是一个有国际意义的课题，应该给以较多关注；而《中药抗氧化抗衰老活性成分》、《中药活性成分中的酶抑制剂》、《多靶标的中药活性成分》三个分册则是根据中药现代研究中人们十分关注的专题领域定题编写的；《中药抗氧化抗衰老活性成分》论及当前备受重视的抗氧化抗衰老领域；《中药活性成分中的酶抑制剂》专论分子药理学中无处不在的核心角色之一——酶的抑制剂；《多靶标的中药活性成分》则是期望告知人们关注多年的中药物质基础其实主要就是常见常用中药当中含有的几百种多靶标、多来源的活性成分，对此给出直观的事实证据。

和前述的工具书《中药原植物化学成分集》、《中药大全》相比，在信息内容收集和数据结构编排两方面，这套丛书又有一些新的重要进展。

在内容上，一是对所有近 8000 种活性成分都给出了明确详尽的结构类型，这是我们过去未曾做到的；二是对 700 多种常见中药活性成分都收集、整理，给出了在原植物中的含量数据，这些定量含量信息是系统阐明中药物质基础的基础数据；三是对《中药抗癌活性成分》和《中药抗寄生虫活性成分》这两个分册收集补充了 2010 年的最新数据。

在编排格式上，我们期望兼顾该套丛书的工具性和可读性两个方面，力求做到既具备工具书有便于进行各种途径检索查找的功能，又适合读者像阅读一般专业书那样进行顺畅的阅读。

在作为工具书时，每个分册正文后面的 5 个索引将起到重要作用。例如，从任一药理活性条目查找有关活性成分；从中药原植物的中文名称或拉丁学名查找其全部有关化学成分；从化合物中文或英文名称查找其结构、结构类型、天然来源、药理活性及其他相关信息等。

作为一般书籍，本丛书各分册也具有良好的可读性，因为各分册正文是按照结构类型划分章节的。例如，读者期望了解有抗癌作用的黄酮类化合物的情况，直接阅读《中药抗癌活性成分》第 3 章即可。因为只有化合物的结构是和各种性质密切相关的，按照结构类型划分章节就保证了书中位置相近者，其内容一定密切相关。

总之，同时实现上述两种属性的具体措施是：一方面以结构为“纲”划分章节，以活性为“目”详述各自的属性，便于读者把握结构和活性关系的总体特征，起到纲举目张的作用；另一方面，利用编者长期从事计算机化学和科学数据库研究，有构建化学信息体系的经验，编制了完整的索引集，实现了除结构检索以外的几乎所有类型的信息检索功能。最后，对于复杂纷纭的药理活性数据，建立并实现了一整套简单明确、易于掌握使用的规范化的方法，例如，200 多种癌细胞的 CCC 规范化代码。连同我们过去长期以来积累形成的用简化拉丁双名法表示中药原植物，用结构类型和立体化学分子结构图直观地表示化合物结构特征，用规范化格式精炼地定性或定量表达药理活性的方法等，对相关学科的核心信息全面实现了科学、精炼的表述。

期望这套《中药药理活性成分丛书》能以其简洁明快的表达方式向广大医药界、科学界及社会各界读者提供当前中药植物、化学、药理现代研究发展的总体概况，并对人们思考、探索、研究和实践“中药现代化”这一重大科学命题有所裨益。倘能如此，编者幸甚。

是为自序。

中国科学院过程工程研究所

周家驹

2012 年 1 月于北京

体 例 说 明

本书正文是按照“结构为纲，活性为目”的格式框架编写的。我们以《天然产物字典》（Chapman & Hall，1994）为基本依据，同时参照天然产物化学和中草药化学的相关书籍，建立了适用于中药化学信息的三层次结构类型表达体系。

该结构表达体系包括十三大类，在本丛书中，每一个大的类别各自成章。各章内容分别为生物碱、萜类、黄酮类、甾族化合物、脂肪族天然产物、聚酮化合物、含氧杂环、简单芳香化合物、多环芳香化合物、苯并呋喃和苯并吡喃类、香豆素类、木脂体和鞣质。对每一大类，又根据分子骨架结构特征或生源关系分为若干小类，各自成节。最后，对于数量巨大、结构类型繁多的生物碱和萜类化合物（以及少数脂肪族和芳香族天然产物），在每一小类中再细分为若干具体类型。这个三层次结构表达体系的优点是科学实用，简繁得当，容易掌握。对于研究或了解成千上万种天然产物的结构和活性的关系，能起到提纲挈领的作用，有时甚至有一目了然的效果。浏览本丛书任一分册的目录，就可以了解该结构表达体系的具体内容，在此不再赘述。

如果说上述的结构表达体系是“纲”，下面介绍的本书正文中的每一种化合物及其各种属性就是“目”，在英文写作的数据库和其他信息表达体系中称为“入口（entry）”。对每一个化合物入口，按顺序最多给出 13 项数据：分册中的化合物代码、英文名称、中文名称、英文别名、CAS 登录号、分子式、相对分子质量、物理化学性质、结构类别、药理活性、天然来源、参考文献和该化合物的化学结构式。其中，化合物代码、英文名称、分子式、相对分子质量、结构类别、药理活性、天然来源、参考文献和化学结构式各项是必须有数据的非空项目，其他几项是根据原始文献尽量给出的可选项。应该指出，在看似复杂纷纭的诸多类别信息中，分子结构及其类型，规范化的药理活性，以及用中文名和拉丁名“捆绑”表达的天然来源这三项是最有价值的核心信息。

1. 化合物代码 即本分册正文中化合物的顺序号，用黑体给出，是一个非空项。在后面的五个索引中，也都是用化合物代码来代表化合物，从索引中查到化合物代码之后，就可方便地从正文部分查到该化合物的全部信息。

2. 化合物英文名 化合物英文名用黑体给出，首字母大写，是一个非空项。前缀中所用的 *α*-，*β*-，*γ*-，*δ*- ，*ε*-，*ξ*-，*ψ*-…(+)，(−)，(±)，*dl*-，*D*-，*L*-，*R*-，*S*-; *cis*-，*trans*-，*Z*-，*E*-; Δ（双键符号）; *o*-，*m*-，*p*-; *O*-，*N*-，*S*-; *sec*-，*ter*-，*ent*-，*meso*-，*rel*-等符号均为斜体。但 iso-，epi-，abeo-，seco-，nor-等用正体。对极少数没有英文名的化合物，采用了一种可以自解释其原始参考文献来源的英文名称代码。

3. 化合物中文名 化合物中文名用黑体给出。对英文原始文献中的化合物没有中文名的，大部分都根据通用的规则给出了中文试用名。这些由本书编者给出的化合物中文名都加了“*”标记。

4. 化合物英文学名或别名 对多数化合物，本书只给出一个英文名，部分常见化合物给出了英文别名。

5. CAS 登录号 本书只对部分化合物给出了 CAS 登录号，表达在方括弧中。

6. 分子式 在化合物分子式中，各元素按国际上通用的 Hill 规则排序。

7. 相对分子质量 化合物相对分子质量表达在分子式之后的圆括弧中，小数点后取两位数字。

8. 物理化学性质 收集的物理化学性质包括晶形、熔点、沸点、旋光等。

9. 结构类别 是一个非空项。用上述三层次结构表达体系的最后一个层次的结构类型表达，在小标题【类型】后面给出。

10. 药理活性 是一个非空项。对每一入口化合物的药理活性实验数据，在小标题【活性】后面给出。同一化合物有多项药理活性时，各项数据平行排列，用分号隔开。来自不同原始文献的同种药理活性数据一般不予合并。各项活性数据的出现先后顺序是随机的，并不表示其重要性的顺序，只有毒性数据 LD_{50} 等统一规定放在最后。在每一项药理活性数据中，按照下面的规范化的格式进行细节的描述：药理项目名称 （关于该项药理性质的进一步描述，实验对象，定量活性数据，对照物，定量活性数据，关于作用机制等的补充描述）。对于发表了实验数据但是未发现明显活性甚至没有活性的数据，同样作为有价值的科学实验数据加以收集，因此，数据收集范围不仅包括活性成分，也包括少量无活性成分，这些无活性结果的表达格式是“活性条目+实验无活性”。这样的格式保证了在活性索引中无活性结果紧随在同一条目有活性结果之后，便于读者查找相关信息。

11. 天然来源 对每一个化合物的中药原植物信息，在小标题【来源】后面给出。在本书中，绝大多数情况下天然来源是指原植物，也有极少数情况下是动物或其他生物。为方便读者确认原植物物种，对该化合物的每一种天然来源原植物都同时采用先后给出中文名和拉丁学名的 “捆绑”表达方式。部分植物在文献及工具书中只有拉丁学名而查不到中文名的，大部分已由本书作者根据植物学常规的命名规则予以命名。这些由本书作者命名的植物中文名在正文和索引中出现时标有“星号”。对植物拉丁学名，参考近年来国外一些植物学词典的表达方式，采用简洁的双名方式给出，即略去物种发现人和命名人的信息。对于收集了两个或两个以上拉丁学名的植物（同物异名），在第一个拉丁学名（正名）后面用方括弧给出其余的拉丁学名（异名）。对于同一化学成分有多种植物来源的，种类较少时随机排序；种类较多时按照植物中文名拼音排序，以便于读者查找。无论何种排序方式，其先后都不表示其重要性的顺序。当不给出该化合物存在的植物部位时，表示其存在的植物部位和该种中药的药用部位相同，当需要给出其采样部位以及分离产率时，表示在括弧中。对于没有中文名称的植物以及只有中文属名而无中文种名或是不确定种的植物，依照其名称的不完整和不确定程度排列在有完整中文名的植物后面。最后要指出的是，在本丛书中，第一次对 700 多种常见中药原植物的重要活性成分给出了用可靠分析方法测定的含量数据，这些系统收集的含量数据有重要科学意义和应用价值。

12. 参考文献 在小标题【文献】后面给出参考文献的顺序号。读者可根据这些顺序号从正文后面的“参考文献”部分查到原始文献的信息，包括第一作者、期刊名称、卷、期、页号及年代等。参考文献采用两种方式标注。首先是对每一个活性化合物入口，都在最后列出全部参考文献的编号。对那些近些年来发表的数据，则同时在文中具体数据条目处再增加用方括弧表示的上标，以便于读者查阅。

13. 化学结构式 化学结构及其类别是本书的核心信息，其立体化学信息一般根据最新的文献。所有的化学结构式都和相对分子质量及分子式数据进行过一致性检验。

14. 五个索引 在本丛书各分册的正文后面都给出了五个索引，索引中的编号是化合物的编号，而不是页码。读者可通过这些化合物编号来定位、查找有关化合物的详细信息。

导　言

人或动物异常失控的细胞增殖导致形成恶性肿瘤的任何疾病称为癌症。恶性肿瘤和良性肿瘤的区别是恶性肿瘤有侵入周围组织，并将癌细胞扩散转移到其他部位，形成继发肿瘤的趋势。癌症原因复杂，一般认为，缺乏正常调控的癌细胞是因为突变的长时间积蓄而产生，其详细机制至今尚未完全阐明，看来是多因素的。

临床使用和研发过程中的抗癌药物涉及许多类别，这里关注的主要是植物来源的抗癌活性成分。本书收集了来自 2539 种中药原植物及其同属植物的小分子活性成分 2143 种。全书引用参考文献 1392 篇，文献收集年代至 2004 年，还充实了近两三年的部分文献和最新综述文章[1375, 1377~1389]。

在这 2143 种中药活性成分当中，每一种都至少有一条抗癌活性数据。由于许多文献并不是对该成分的初次研究，所以多数都有多重的抗癌活性数据。当该成分同时还有其他种类药理活性时也一并收集，以反映其活性谱的全貌。作为统一规范，本书所有体外实验的抗癌活性（*in vitro*）一律用“细胞毒”表达，而所有体内实验的抗癌活性（*in vivo*）一律用“抗肿瘤”表达。对体外细胞毒实验数据采取的规范化表达格式是：细胞毒（靶癌细胞类别代码，定量活性数据，对照物名称，对照物定量活性数据，作用类别、作用机制的扼要描述，其他重要信息）。

一、当前投入临床使用的抗癌中药活性成分

迄今为止，已经成功地用于临床的抗癌中药活性成分主要有下列类型：

1. 白坚木属类生物碱（181~188）　又叫长春花生物碱，包括已用于临床的长春碱（186）和长春新碱（188）。长春碱在长春花全株中的含量为 0.0383%，用于治疗霍奇金病、绒毛膜癌、淋巴肉瘤等。它们是细胞周期特异性药物，主要作用于 M 期，是抑制微管蛋白聚合的微管解稳定剂。

2. 紫杉烷型二萜（700~745）　包括已用于临床的紫杉醇（726），是促进微管蛋白聚合的微管稳定剂。

3. 三尖杉类生物碱（73~82）　包括已用于临床的三尖杉酯碱（77）和高三尖杉酯碱（78），是细胞周期非特异性药物，抑制蛋白合成的起始阶段，抑制 DNA 聚合酶α的活性，导致 DNA 合成下降，严重抑制蛋白合成。三尖杉酯碱是治疗急性粒细胞白血病的有效药物，临床应用广泛，在海南粗榧小枝和树皮中的平均含量为 0.032%。高三尖杉酯碱用于急性早幼粒细胞白血病和急性单核细胞白血病，但有致畸、心脏毒性等副作用，在三尖杉小枝和树皮中的平均含量为 0.070%，在海南粗榧小枝和树皮中的平均含量为 0.041%。

4. 喜树碱类生物碱（103~107）　包括用于临床的喜树碱（103）和 10-羟基喜树碱（104），是细胞周期特异性药物，主要作用于 S 期，是拓扑异构酶 I 选择性抑制剂。

近三十年来，除上述几类以外，人们从中药原植物中发现的抗癌活性成分类型繁多，数量巨大，机制各异。下面从植物来源、结构类别、作用机制等不同角度各自综述一些突出的例子：

在抗癌活性成分植物新来源方面专门描述番荔枝属植物；随后综述活性突出的五类结构和高活性的十类结构；之后从作用机制出发概述微管键合天然产物、芳化酶抑制剂、拓扑异构酶抑制剂、肿瘤化疗药物的细胞凋亡途径；最后讨论抗癌药的先导化合物。

二、乙酰精宁类聚酮化合物（1582~1655）

番荔枝属植物生长在热带和亚热带地区。来源于番荔枝属植物的乙酰精宁类聚酮化合物发现于20世纪80年代，结构独特，活性极高，是最有潜力的抗癌活性成分。此类化合物是一般含有35或37个碳原子，0~3个四氢呋喃环，一个γ-内酯环，若干个羟基、酮基等含氧功能团的不分支长链脂肪族化合物。对多种受试癌细胞大都表现出非常高的抗癌活性。例如，莫维查灵（1610）对A549、HT29、A498、PC3和PACA-2癌细胞，其ED_{50}值在0.00000709~0.0000447ng/mL，不久前发现莫维查灵是卵巢癌1A9细胞高度选择性的抑制剂，其抑制DNA复制的ED_{50}值为5pg/mL（JMC，2003，3185），比对其他癌细胞的活性高百万倍。Asimicin（1603）对肝癌细胞HepG2的活性IC_{50}为0.063ng/mL，对肝炎病毒转染的肝癌细胞Hep2，2，15的活性IC_{50}为0.066ng/mL。泡番荔枝辛（1604）对HepG2的IC_{50}为0.063ng/mL，对Hep2，2，15的IC_{50}为0.069ng/mL，对9PS、9KB、A549、HT29、MCF7的ED_{50}值在1×10^{-15}~1×10^{-12}μg/mL。本书收集的74个化合物只是其中一小部分。

三、活性突出的五类结构

1. 美登素类生物碱（243~248） 例如，来源于齿叶美登木的美登布新（243）对KB的细胞毒为ED_{50} 0.0015ng/mL。

2. 菲并吲哚里西定生物碱（138~146）和菲并喹嗪定生物碱（199~200） 来源于牛心朴子和徐长卿根的7-去甲氧基娃儿藤碱（146）是菲并吲哚里西定生物碱，对人肺癌细胞A549的IC_{50}值为7.0ng/mL，远低于对照物椭圆玫瑰树碱的500ng/mL，对人结肠癌细胞Col2的IC_{50}值为8.6ng/mL，也远低于椭圆玫瑰树碱的340ng/mL。其作用机制为阻止细胞周期中的G_2/M阶段。来源于束序苎麻的束序苎麻碱A（199）是菲并喹嗪定生物碱，结构上和菲并吲哚里西定生物碱类似。对癌细胞A549、NCI-H460、ACHN、UO-31、HT29、Colon205的GI_{50}值在0.2~0.4ng/mL，对癌细胞DU145的GI_{50}值为2ng/mL，对癌细胞MDA-MB-231的GI_{50}值为3ng/mL，对癌细胞HL-60、MCF7和PC3的GI_{50}值均为5ng/mL，在测定的12种癌细胞中，癌细胞K562的GI_{50}值最高，也只有100ng/mL。而对照物紫杉醇的GI_{50}值在几十至超过100ng/mL范围内。

3. 胆甾烷类甾族化合物 来源于夏风信子的化合物1408对HL-60细胞的细胞毒活性为IC_{50} = 0.00012μmol/L，低于对照依托泊苷的0.025μmol/L。化合物1414对HL-60细胞的细胞毒活性为IC_{50} = 0.00048μmol/L。化合物1415对HL-60细胞的细胞毒活性为IC_{50} = 0.0024μmol/L。

4. 强心甾内酯类甾族化合物 来源于翅果藤的翅果藤苷A（1366）对9种癌细胞株的平均GI_{50}值为0.346μg/mL。

5. 羊毛甾烷型四环三萜类灵芝酸C和赤芝酸A 灵芝酸C（802）对HepG2的IC_{50}值为0.144nmol/L，对Hep2,2,15的IC_{50}值为0.105nmol/L。在灵芝干燥子实体中的平均含量为

0.472%。赤芝酸 A（817）对 HepG2 的 IC_{50} 值为 0.164nmol/L，对 Hep2,2,15 的 IC_{50} 值为 0.205nmol/L。在灵芝干燥子实体中的平均含量为 0.06%。

四、值得关注的十类结构

1. 原小檗碱生物碱（50~54） 抗癌生物碱中异喹啉类生物碱（1~84）数量最多，原小檗碱生物碱是异喹啉类中一个小的结构类别，代表性化合物是小檗碱。小檗碱对多种人食管癌细胞、小鼠白血病 P_{388} 细胞、大鼠神经胶质瘤 9L 细胞都有细胞毒性。已经发现小檗碱是通过细胞凋亡途径产生抗癌作用的。值得注意的是，在许多原植物中小檗碱含量相当高，在短萼黄连根茎中含 5.31%，在峨嵋野黄连根茎中含 8. 77%，在古蔺野连根茎中含 4.82%，在黄连（味连）根茎中平均含量 5.92%，在三角叶黄连（雅连）根茎中平均含量 4.39%，在云南黄连（云连）根茎中平均含量 8.10%。

2. 苯并[*c*]菲啶生物碱（57~64） 其中白屈菜红碱（57）和血根碱（64）是蛋白激酶抑制剂，崖椒宁（62）和两面针碱（63）插入键合小牛胸腺 DNA，对拓扑异构酶Ⅰ和Ⅱ有毒，是拓扑异构酶抑制剂。

3. 1，4-苯醌衍生物 来源于马蔺、黄菖蒲的鸢尾醌 A（1570）结构类别为长链芳香系统。对 U_{14}、S-180V、HeLa、鼠 Ma7373 乳腺癌细胞、裸鼠的人肠黏液腺癌有细胞毒性，作用机制可能是抑制肿瘤细胞中氧的积累和谷胱甘肽的消耗。对急性白血病、实体瘤（如肝癌）、鼠瘤 U14、鼠淋巴管肉瘤等有抗肿瘤活性。在 558 名肺癌、食管癌或化疗中的患者中开展的临床试验显示，口服后肿瘤明显缩小，存活时间延长。来源于酸藤子属植物巴贝酸藤子、粗壮酸藤子、马桂花、咸酸蕴等的酸藤子酚（1564）结构类别也是长链芳香系统。

4. 贝壳杉烷型四环香茶菜二萜（582~665） 冬凌草素（643）的作用机制为抑制 DNA、RNA 和蛋白质合成，抗血管生成和促进细胞凋亡，对 K562、Bcap37、BIU87、CA、CNE、HeLa 细胞的 IC_{50} 值在 0.06μmol/L~56μmol/L，可用于治疗食管癌、胰腺癌和肝癌。在其原植物冬凌草（碎米桠）全株中的平均含量为 0.575%，叶中平均含量为 0.775%。冬凌草乙素（644）的作用机制为抗血管生成和细胞凋亡，对 K562、Bcap37、BGC823、BIU87、CA、CNE、HeLa 细胞的 IC_{50} 值在 0.06μmol/L~55μmol/L，可用于治疗多种类型转移癌。在其原植物冬凌草 8 月采集的叶中平均含量为 0.206%。对香茶菜二萜，我国科学工作者做了系统研究，分离鉴定了数百种化学成分。

5. 苦木素类去甲三萜（908~960） 这类活性成分数量不少，活性各异，值得关注。来源于鸦胆子的鸦胆亭（914）在体外实验对一系列肿瘤细胞都有效，临床实验中对实体瘤无明显效果，而鸦胆子油乳剂有临床疗效。这可以作为中药提取物和纯化合物活性成分明显有别，体内体外实验明显有别的一个典型实例。

6. 黄芩黄酮类（1122，1123，1126，1131，1142，1144，1146，1154，1155） 是一组来自黄芩及其同属植物的黄酮类化合物，以黄芩苷元、黄芩苷、汉黄芩素、汉黄芩苷为代表。黄芩苷元（1122）是典型的多靶标活性成分，它是多种酶的抑制剂，包括芳化酶、cAMP 磷酸二酯酶、*α*-葡萄糖苷酶、黄嘌呤氧化酶、酪氨酸激酶、乙二醛酶Ⅰ和 DNA 拓扑异构酶Ⅱ。在黄芩干燥根中，20 批样本含量范围是 0.17%~11.94%，平均含量 1.85%。黄芩苷（1123）是黄芩素的 7-葡萄糖醛酸苷，是整合蛋白 MAC-1 抑制剂、NO 生成抑制剂和酪氨酸激酶抑制剂。

在黄芩干燥根中 10 批样本含量范围是 4.42%~23.31%，平均含量 13.06%。汉黄芩素（1154）抗肿瘤通过细胞凋亡途径，也是黄嘌呤氧化酶抑制剂和酪氨酸激酶抑制剂。在黄芩干燥根中，10 批样本含量范围是 0.04%~2.59%，平均含量 0.66%。汉黄芩苷（1155）是汉黄芩素的 7-*O*-葡萄糖醛酸苷，是 cAMP 磷酸二酯酶抑制剂、肝脏涎酶抑制剂和酪氨酸激酶抑制剂。在黄芩干燥根中，10 批样本含量范围是 1.07%~3.24%，平均含量 2.34%。

7. 多甲氧基黄酮类　此类化合物大都有广泛的生物活性谱，换言之，它们往往是多靶标的活性成分。川陈皮素（1140）对许多肿瘤细胞有抗增殖作用，体外以浓度依赖方式诱导 HL-60 细胞分化，对鼠 Lewis 肺癌和 W_{256} 有抗肿瘤作用。同时又是有抗炎作用的细胞因子网络调节器，被建议作为研发新的抗炎或免疫调节药物的先导化合物。甜橙素（1145）是 5，6，7，3'，4'-五甲氧基黄酮，诱导细胞分化，同时还是 15-脂加氧酶抑制剂。橘皮素（1147）是 5，6，7，8，4'-五甲氧基黄酮，对许多肿瘤细胞有抗增殖作用，体外以浓度依赖方式诱导 HL-60 细胞分化。

8. 抗癌睡茄内酯（1495~1516）　来源于费城酸浆的 18-羟基睡茄内酯 D（1509）是睡茄内酯类甾族化合物。对培养鼠肝癌细胞 Hepa1c1c7 诱导醌还原酶实验的 IC_{50} 值为 0.029μg/mL，对 JB6 细胞软琼脂转换实验的 IC_{50} 值为 0.31μg/mL，鼠乳腺培养实验 10μg/mL 抑制 63%。来源于催眠睡茄和费城酸浆的睡茄酮（1515）鼠乳腺培养实验 10μg/mL 抑制 63%。来源于费城酸浆的睡茄酸浆卡品（1516）对培养鼠肝癌细胞 Hepa1c1c7 诱导醌还原酶实验的 IC_{50} 值为 0.015μg/mL，对 JB6 细胞软琼脂转换实验的 IC_{50} 值为 0.020μg/mL，鼠乳腺培养实验 10μg/mL 抑制 88%。而来源于费城酸浆和黏性果实酸浆的黏性果实酸浆内酯 A（1492）则是和睡茄内酯类结构关系密切的麦角甾烷类甾族化合物。对培养鼠肝癌细胞 Hepa1c1c7 诱导醌还原酶实验的 IC_{50} 值为 0.16μg/mL，对 JB6 细胞软琼脂转换实验的 IC_{50} 值为 0.13μg/mL，鼠乳腺培养实验 10μg/mL 抑制 60%。化合物 1509、1515、1516、1492 都是有希望的抗癌先导化合物。

9. 靛蓝双吲哚类　靛蓝（147）来源于大青叶，含量范围是 2.21~8.00%，对鼠 Lewis 肺癌、W_{256} 肉瘤有细胞毒性，是依赖于 cyclin 的激酶抑制剂。靛玉红（148）对慢性髓细胞性白血病细胞的细胞毒性是通过细胞凋亡途径起作用，用于治疗粒细胞白血病总有效率>90%。靛玉红来源于板蓝根，根中含量 0.0058%，大青叶，干燥叶含量 0.14%，蓼蓝叶，干燥叶含量 0.0063%，马蓝根，根中含量 0.0036%。

10. 开环杜松烷型倍半萜类　这一结构类别在本书中只有一种化合物，即著名的抗疟药物青蒿素（413）。近来又因发现青蒿素有优良的抗癌活性而备受关注。

五、微管键合天然产物

微管键合天然产物是抗癌药物中的重要角色。自 1961 年长春碱（186）用于临床，1992 年紫杉醇（726）用于临床，直到 2007 年 ixabepilone（半合成品）用于临床，在癌症治疗中作出了持久的贡献。微管是一种在真核细胞中发现的圆柱状无分支的细管，它具有维持细胞形状和结构，参与有丝分裂中纺锤体形成等功能。微管的壁由微管蛋白组装而成，这种组装和拆分受多种因素促进或抑制。能抑制微管组装的化学因素包括微管解稳定剂长春碱（186）、秋水仙碱（215）、美登碱（246）、鬼臼毒素（2074）、五加前胡脂素（2111）、苯并咪唑和能促进微管组装的微管稳定剂紫杉醇（726）、紫杉醇 D（728）、*N*-甲基紫杉酚 C（713）、紫杉素 B

（723）、紫杉斯品 B（736）、麦角甾烷类甾族化合物箭根薯酮内酯 A（1493）和箭根薯酮内酯 E（1494）等。

紫杉醇的发现是癌症化疗药物发展史中的重大成就。紫杉醇来源于紫杉、短叶红豆杉、介质红豆杉、云南红豆杉、酱果紫杉、美丽红豆杉、红豆杉，以及喜马拉雅红豆杉、苏门答腊红豆杉和海南粗榧等。在短叶红豆杉树皮中的含量为 0.063%，针叶中的含量为 0.011%，在其他红豆杉树皮和针叶中的含量为 3/100 000~3/10 000。在结构类别上属于紫杉烷型二萜。以半数抑制生长浓度 GI_{50}活性为活性指标：紫杉醇对人乳腺癌 MDA-MB-231 细胞毒活性为 40ng/mL，对人乳腺癌 MCF7 细胞毒活性为 80~100ng/mL，对人肺癌 NCI-H460 细胞毒活性为 20ng/mL，对人非小细胞肺癌 A549 细胞毒活性为 30ng/mL，对人急性早幼粒细胞性白血病 HL-60 细胞毒活性为 77ng/mL，对人肾癌 ACHN 细胞毒活性为 88ng/mL，对人结肠癌 Colon205 细胞毒活性为 40ng/mL，对人结肠癌 HT29 细胞毒活性为 40ng/mL，对人前列腺癌 DU145 细胞毒活性为 40ng/mL，对人前列腺癌 PC3 细胞毒活性为 44ng/mL。临床广泛用于治疗卵巢癌、乳腺癌、肺癌和鼻咽癌等。近年发现紫杉醇也是细胞凋亡引导剂。

此类天然产物有多种作用键位。除秋水仙碱键位、长春花生物碱键位、紫杉烷键位外，其他类型的新的键位也相继发现，包括Epothilones键位、Laumilalides键位、Pelorusides键位、Taccalonolides键位、Halichondrins键位等。Epothilones是非紫杉烷型微管稳定剂，来自纤维堆囊黏细菌*Sorangium cellulosum*。Laumilalides、Pelorusides、Taccalonolides和Halichondrins都来自海洋天然产物。微管键合天然产物的进一步发展将在新配方、新来源、新靶标三个方面展开，前景仍然看好。

六、芳化酶抑制剂

在体内，雄激素可通过芳化酶的作用合成雌激素，故芳化酶是体内合成雌激素的重要酶系，抑制芳化酶的活性就可以减少雌激素的生成。当前有合成的芳化酶抑制剂在临床用于处理激素受体阳性的绝经后女性的乳腺癌，如非甾体的氨鲁米特，因其被乙酰化而产生笨拙、恶心、头晕、头痛等不良反应而使人们关注研发新的天然产物芳化酶抑制剂。

高活性芳化酶抑制剂大部分是黄酮类化合物，以 IC_{50} 值小于 5μmol/L 作为高活性判断依据，本书收集的有：黄烷酮类化合物（1170），其 IC_{50} 值为 0.1μmol/L；异甘草黄酮醇（1227），其 IC_{50} 值为 0.1μmol/L（对照物氨鲁米特 IC_{50} 值为 6.4μmol/L）；甘草苷元（1187），其 IC_{50} 值为 0.34μmol/L；埃塞俄比亚刺桐二氢黄酮Ⅱ（1157）来源于构树和极宽刺桐，其 IC_{50} 值为 0.4μmol/L；查耳酮类化合物（1320），其 IC_{50} 值为 0.5μmol/L；草原大戟苷元（1197），其 IC_{50} 值为 2.2μmol/L；(2*S*)-台湾山豆根黄烷酮 A7（1178），其 IC_{50} 值为 3.4μmol/L；异甘草苷元（1321），其 IC_{50} 值为 3.8μmol/L；四羟基-3'-异戊烯基查耳酮（1326），其 IC_{50} 值为 4.6μmol/L 等。其他结构类别的有大牻牛儿烷型单环倍半萜类化合物（363），其 IC_{50} 值为 0.21μmol/L；松香烷型三环二萜类的去氢松香酸（511），其 IC_{50} 值为 0.32μmol/L；呫吨酮类的 γ-倒捻子亭（1770），其 IC_{50} 值为 4.97μmol/L。其中黄烷酮类化合物（1170）、异甘草黄酮醇（1227）、埃塞俄比亚刺桐二氢黄酮Ⅱ（1157）和异甘草苷元（1321）是有希望的抗癌药先导化合物。IC_{50} 值在 5~10μmol/L 的有：倒捻子酮 D（1746），其 IC_{50} 值为 5.2μmol/L；γ-倒捻子亭（1770），其 IC_{50} 值为 6.9μmol/L；双花金丝桃查耳酮 C（1317），其 IC_{50} 值为 7.1μmol/L；阿尔本酚 A（1945），

其 IC_{50} 值为 7.5μmol/L；构树黄酮醇 F（1204），其 IC_{50} 值为 9.7μmol/L；杨梅树皮素（1231），其 IC_{50} 值为 10μmol/L。其中，双花金丝桃查耳酮 C 是有希望的抗癌药先导化合物。以游离苷元或糖苷的形式广泛地分布于许多植物中的多靶标活性成分芹菜苷元（1119）和黄芩苷元（1122）也都是芳化酶抑制剂。

七、拓扑异构酶抑制剂

这是一类以拓扑异构酶为靶标扰乱 DNA 复制的药物。拓扑异构酶Ⅰ是一种在 DNA 复制中使 DNA 单股断裂的酶，拓扑异构酶Ⅱ则使 DNA 双股断裂。拓扑异构酶抑制剂药物的发展和微管稳定剂紫杉醇的发现，一起被认为是天然产物研究中历史性的成就，随后导致了鉴定一系列中药成分拓扑异构酶Ⅰ和Ⅱ的抑制剂的产生。

1. 拓扑异构酶Ⅰ抑制剂 表小檗碱（52）是拓扑异构酶Ⅰ抑制剂，在黄连（味连）根茎中的平均含量为 1.29%，在三角叶黄连（雅连）根茎中的平均含量为 0.54%。来源于两面针（入地金牛）干燥根（含量为 0.15%）的苯并[*c*]菲啶生物碱类化合物两面针碱（63）强烈地稳定拓扑异构酶Ⅰ和 DNA 之间形成的共价二元络合物。来源红根草的开环松香烷型二萜类化合物（535）是 IC_{50} 值为 0.8μmol/L 的高活性拓扑异构酶Ⅰ抑制剂。胆甾烷类甾族化合物（1412）抑制由 DNA 拓扑异构酶Ⅰ诱导的 DNA 超螺旋 pBR322 的松弛。

2. 拓扑异构酶Ⅱ抑制剂 来源于蟾酥的蟾酥内酯类甾族化合物蟾酥灵（1378）是拓扑异构酶Ⅱ抑制剂，在蟾酥中的含量为 0.34~0.73%。黄酮类化合物黄芩苷元（1122），作用机制可能是稳定共价结合的酶-DNA 三元络合物中间体。来源于尼泊尔嵩草的芪类/苯并呋喃类化合物尼泊尔嵩草酚 D（1800）、尼泊尔嵩草酚 E（1801）、尼泊尔嵩草酚 F（1802）和尼泊尔嵩草酚 G（1803）都是拓扑异构酶Ⅱ抑制剂。尼泊尔嵩草酚 F 的 IC_{50} 值为 5.5μmol/L，活性高于对照物柔红霉素（IC_{50} 值为 9.1μmol/L）。来源于萍蓬草的鞣质类化合物萍蓬草素 A（2131），其 IC_{100} 值为 0.2μmol/L。来源于菲利桂栎的鞣质类化合物菲利桂栎素 A（2132），其 IC_{100} 值为 0.5μmol/L。来源于石榴皮、乔木状榄仁的石榴皮新鞣质 C（2137），其 IC_{100} 值为 0.5μmol/L。来源于石岩枫、龙眼叶、珠子草的鞣质类化合物石岩枫酸 A（2139），其 IC_{100} 值为 0.5μmol/L。来源于白芍鲜果、胡桃仁、板栗叶、番石榴叶、化香树叶、赤杨、丁香和玫瑰花的鞣质类化合物小木麻黄素（2142），其 IC_{100} 值为 0.5μmol/L。来源于大黄、红花鹿蹄草、天荞麦根的鞣质类化合物原矢车菊素 B2-3，3'-*O*-双没食子酸酯（2136），其 IC_{50} 值为 12.5μmol/L。原小檗碱类生物碱小檗红碱（51）是拓扑异构酶Ⅱ抑制剂和 DNA 分裂诱导剂。

3. 拓扑异构酶Ⅰ和Ⅱ抑制剂 木犀草素（1136）是来源于豆科、木犀草科、大戟科、伞形科、玄参科、菊科、半日花科和西番莲科等多种植物的极为常见的黄酮类化合物，1832 年首次从淡黄木犀草分离，在忍冬花蕾（金银花）中的含量范围是 0.45%~5.18%，在菊花中 24 产地含量范围是 0.002%~0.105%，平均含量 0.056%。木犀草素为拓扑异构酶Ⅰ和Ⅱ抑制剂，抑制 NF-κB 和 AP-1，活化 p53，抑制 STAT3、IGF1R 和 HER2。来源于石蒜、小波斯石蒜和亚洲文殊兰果实的石蒜碱类生物碱恩其明（228）也是拓扑异构酶Ⅰ和Ⅱ抑制剂，在克隆实验中强烈抑制人肿瘤异种移植物的生长，对各种类型的 21 种人肿瘤异种移植物 IC_{50} 值在 0.002~27.5μmol/L，平均 0.8μmol/L，临床实验中处理子宫癌、卵巢癌、胃癌及其他肿瘤，在 233 例不同的癌症病例中总有效率约为 35%，未观察到明显的脊髓毒性、心脏毒性、肝毒性等副作用。

此外，来源于野花椒叶的吡喃并喹啉生物碱类化合物 Benzosimuline（100）和花椒精（102）也是有高细胞毒活性的异构酶抑制剂，还包括来源于地榆的鞣质类化合物地榆素 H6（2141）。

八、细胞凋亡途径的抗肿瘤药物

细胞凋亡（细胞程序性死亡）是多细胞生物中细胞有序破坏和清除的自然过程，有明显的特征，受细胞内外多种信号的调控，多种因素的影响。物理和化学因素均可诱导细胞凋亡。无论引起凋亡的是何种刺激，凋亡过程的机制均伴随有胱天蛋白酶（caspases，天冬氨酸特异性半胱氨酸蛋白酶）的激活。这些胱天蛋白酶的活性部位有一个半胱氨酸残基，在靠近天门冬氨酸残基的位点切割特异的蛋白质底物。了解半胱氨酸蛋白酶活化机制对评价细胞程序性死亡过程很重要，相关研究工作正在活跃地开展和进行中。据一项统计显示，在涉及 62 种不同的中药原植物的 104 项独立研究中，有 85 项显示细胞凋亡是植物药杀死各种癌细胞的关键模式。可以认为，细胞凋亡途径是中药活性成分抗癌机制中最常见的途径。

本书收集了上百个涉及细胞凋亡途径的抗癌活性中药成分。许多人们熟知的抗癌活性成分都被证明是经历了细胞凋亡途径而起作用的。

1. 至少作用于两种癌细胞的细胞凋亡抗癌剂（557，50，1954，1833，643，644，1899，1901，196，1154，413，726，1008，1017，1048~1060） 有多项研究证实，雷公藤内酯（557）是通过抑制细胞存活促进因子 BCL-2，活化胱天蛋白酶-3 和胱天蛋白酶-8 等细胞凋亡途径杀死癌细胞的。小檗碱（50）对成胶质细胞瘤细胞是通过提高 BAX/BCL-2 比例，活化胱天蛋白酶-9、胱天蛋白酶-3 和 PARP-1 的细胞凋亡途径杀死癌细胞的；对 HONE-1 人鼻咽癌细胞在低浓度抑制 Rho GTP 酶和细胞迁移，在高浓度诱导细胞周期停止于 G_2 期而凋亡；对 Jurkat 白血病细胞则是通过抑制 IκBα 激酶激活的 NF-κB 途径而凋亡。藤黄酸（1954）对 A375 人黑色素瘤细胞和 HL-60 白血病细胞都是活化胱天蛋白酶-8 和胱天蛋白酶-9；活化 BAX；抑制 BCL-2 而实现细胞凋亡。姜黄素（1833）对 HL-60 细胞是通过活化胱天蛋白酶-3，抑制 MMP，对 HTLV-1-T 白血病细胞是通过抑制 JAK 和 STAT 磷酸化而实现凋亡。冬凌草素（643）对 K562 人白血病细胞的细胞凋亡途径是抑制端粒酶和 BCL-2，活化 BAX，冬凌草乙素（644）对肺癌细胞的细胞凋亡途径是抑制 BCL-2，活化胱天蛋白酶 s 和 BAX。大黄酸（1899）对 HCT116 人结肠癌细胞的细胞凋亡途径是提高 BAX/BCL-2 比例；活化 ROS，其类似物 5-羟基-3，7-二甲氧基-1，4-菲醌（1901）对 A549 肺腺癌细胞的细胞凋亡途径是失活 AKT，活化胱天蛋白酶-3、AIF 和 BAD，产生线粒体功能障碍，对 U937 人白血病细胞的细胞凋亡途径是抑制 TNFα 和 NF-κB 并通过生成 ROS 诱导凋亡。苦参碱（196）对 K562 人白血病细胞的细胞凋亡途径是活化 PARP 和胱天蛋白酶-3，对胃癌细胞的细胞凋亡途径是活化 Fas/FasL 和胱天蛋白酶-3。汉黄芩素（1154）对 MDA-MB-453 乳腺癌细胞的细胞凋亡途径是通过 ROS 上调 p53 和 PUMA 提高 TNF 相关的诱导凋亡配体 TRAIL 的细胞毒性而实现的，对 T 淋巴细胞的细胞凋亡途径是活化 PLCγ。近来发现，抗疟药物青蒿素（413）及衍生物同时也是高活性的抗癌药物，对癌细胞抑制活性在毫微克分子到微克分子范围之间，其细胞凋亡途径是活化 p53，抑制 BCL-2，活化 BAX，抑制 NF-κB，已成功进行了临床前研究和部分前期临床研究。紫杉醇（726）对 HL-60 细胞是细胞凋亡引导剂，属于齐墩果烷型五环三萜的一系列皂荚皂苷化合物也都是细胞凋亡引导剂（1008，1017，1048~1060）。齐墩果酸本身活性较弱，但系列中的化合物大部分活性较强。

2. 生物碱类细胞凋亡抗癌剂（57，148，242，254，258） 白屈菜红碱（57）诱导细胞凋亡，引起多种对化疗、放疗抵抗的人鳞状细胞癌细胞快速凋亡。靛玉红（148）对慢性髓细胞性白血病的细胞凋亡途径是抑制 CDK。茄碱（242）对肝癌 HepG2 细胞的细胞凋亡途径是抑制 BCL-2。吴茱萸碱（254）诱导 HeLa 细胞凋亡。Rocaglamide（258）对白血病细胞的细胞凋亡途径是活化 p38，活化胱天蛋白酶-9、胱天蛋白酶-8、胱天蛋白酶-3 和胱天蛋白酶-2。

3. 萜类细胞凋亡抗癌剂（307，355，379，419，547，610，636，670，761，866，875，1031，1108） 云南草蔻新 A（307）对 U266 多发骨髓瘤细胞的细胞凋亡途径是抑制 JAK/STAT，活化胱天蛋白酶-3、胱天蛋白酶-8 和胱天蛋白酶-9。莪术呋喃二烯（355）对 HepG2 人肝癌细胞的细胞凋亡途径是诱导细胞周期在 G_2/M 期停止，通过抑制促分裂原激活性蛋白激酶（MAPK）信号调节和线粒体胱天蛋白酶途径而凋亡。红球姜酮（379）对 HCT116 人结肠癌细胞的细胞凋亡途径是活化 p53，抑制 BCL-2，活化胱天蛋白酶-3。去氢木香内酯（419）对 DU145 前列腺癌细胞的细胞凋亡途径是活化胱天蛋白酶-8、胱天蛋白酶-9、胱天蛋白酶-7 和胱天蛋白酶-3；活化 PARP；抑制 BCL-XL。丹参酮Ⅱa（547）对人神经胶质瘤细胞的细胞凋亡途径是诱导凋亡和分化，抑制 nestin。对映-11α-羟基-16-贝壳杉烯-15-酮（610）对人白血病细胞是细胞凋亡增强剂，苞叶香茶菜庚素（636）对 HL-60 白血病细胞的细胞凋亡途径是抑制谷胱甘肽，提高 As_2O_3 毒性。广防风二内酯（670）对 SCC-4 舌癌细胞的细胞凋亡途径是活化胱天蛋白酶 s 和 PARP；活化 ROS。土荆皮酸 B（761）对 HT29 人结肠癌细胞的细胞凋亡途径是活化胱天蛋白酶-3 和 PARP。五味子醇酸（866）对 HepG2 人肝癌细胞的细胞凋亡途径是活化 PARP 卵裂。二氢葫芦素 B（875）对 Bcap37 人乳腺癌细胞的细胞凋亡途径是诱导 G_2/M 细胞周期停止于 G_2/M 期和依赖线粒体的凋亡。柴胡皂苷 B_2（1031）对小鼠黑色素瘤 B16 诱导细胞凋亡。奇果菌素（1108）对人骨肉瘤细胞的细胞凋亡途径是抑制 PI3K/AKT、FOXO 和 GSK3。

4. 黄酮类细胞凋亡抗癌剂（1142，1144，1153，1210，1322，1327，1341） 木蝴蝶素 A（1142）对 HepG2 人肝癌细胞的细胞凋亡途径是活化 MAC 相关的线粒体途径。高山黄芩素苷（1144）对 SCG-7901 胃癌细胞的细胞凋亡途径是增强 5-FU 诱导的胱天蛋白酶-6 和凋亡。牡荆素（1153）对 RAW264.7 巨噬细胞和 THP-1 细胞的细胞凋亡途径是降低 BCL-2/BAX 比例；活化胱天蛋白酶。紫花牡荆素（1210）对 K562 人白血病细胞的细胞凋亡途径是活化 p21 和 p27；活化胱天蛋白酶-3 和 PARP 卵裂。胀果甘草查耳酮 A（1322）对 LNCaP 人前列腺癌细胞的细胞凋亡途径是抑制 BCL-2 表达和 mTOR 途径，诱导 LNCaP 人前列腺癌细胞自吞噬。2，4，4'-三羟基查耳酮（1327）对人子宫平滑肌瘤细胞的细胞凋亡途径是活化 p53、p21 和胱天蛋白酶-3，抑制 BCL-2、p-Rb、CDK2/4 和 E2F，诱导生长抑制和凋亡。新狼毒素 A（1341）对 LNCaP 人前列腺癌细胞的细胞凋亡途径是活化 p21、胱天蛋白酶-3 和胱天蛋白酶-9。

5. 其他结构类别细胞凋亡抗癌剂 丹皮酚（1691）对 HepA 肝癌小鼠模型的细胞凋亡途径是活化 BAX，抑制 BCL-2，刺激 IL-2 和 TNFα 生成。倒捻子亭（1768）诱导 HL-60 细胞凋亡。紫草素（1877）对口腔鳞状细胞癌的细胞凋亡途径是活化胱天蛋白酶-8、胱天蛋白酶-9 和胱天蛋白酶-3；抑制 BCL-2 和 NF-κB。爵床脂定 A（2055）对 HepG2 和 Hep3B 细胞的细胞凋亡途径是活化胱天蛋白酶-8，抑制 BCL-XL。和厚朴酚（2117）对 PC3 前列腺癌异种移植物的细胞凋亡途径是活化 BAX、BAK 和 BAD；抑制 BCL-XL 和 MCL-1，抑制移植组织的生长。

九、抗癌药先导化合物

前文提及的活性化合物 1157、1170、1227、1317、1321、1492、1509、1515、1516 都是有希望的抗癌药先导候选物。在众多的活性化合物中确定先导候选物是一项艰难的任务。有研究者提出用鼠乳腺培养抗癌药理模型（MMOC）作为简单的判断依据。这里扼要概述用此判断依据提出的一些先导化合物。

麦角甾烷类、睡茄内酯类甾族化合物包括 1509、1515、1516 和 1492。

黄酮类化合物包括：①来源于构树和极宽刺桐的(2*S*)-埃塞俄比亚刺桐二氢黄酮Ⅱ(1157)。②来源于构树的（2*S*）-2'，4'-二羟基-2"-（1-羟基-1-甲乙基）二氢呋喃[2，3-h]-黄烷酮（1170）。③来源于构树、双花金丝桃的双花金丝桃查耳酮 C（1317）。④来源于甘草、构树、针叶血桐的异甘草黄酮醇（1227）是抗衰老的自由基清除剂，也是环加氧酶-2（COX-2）抑制剂和芳化酶抑制剂。⑤来源于甘草、毒灰毛豆、刺槐花、岭南槐树、绢毛黄檀、斯特文黄檀、胡葱、回回豆、驴豆、龙血树、牙买加樱桃等多种植物的异甘草苷元（1321）抗癌药理模型鼠乳腺培养测定，10μg/mL 抑制 76%。⑥去甲桂木生黄亭（1141）是黄酮类化合物，来源于达达赫面包果和波罗蜜。MMOC 测定结果是 10μg/mL 抑制 85%。⑦6，8-二异戊烯基柚皮素（1174）是二氢黄酮类化合物，来源于啤酒花和针叶血桐。MMOC 测定结果是 10μg/mL 抑制 86%。⑧草原大戟苷元（1197）是（2*S*）-5，7，2'，4'-四羟基黄烷酮，是二氢黄酮类化合物，来源于达达赫面包果和构树。MMOC 测定结果是 10μg/mL 抑制 67%，也是芳化酶抑制剂和 COX-1 抑制剂。⑨二氢桑色素（1247）是二氢黄酮醇类化合物，来源于达达赫面包果和桑枝。MMOC 测定结果是 10μg/mL 抑制 82%。⑩来源于毒灰毛豆茎、灰叶根、毛鱼藤和鱼藤的 *α*-异灰叶素（1282）是二氢异黄酮类化合物，MMOC 测定结果是 10μg/mL 抑制 80%，来源毒灰毛豆的 11-羟基灰毛豆素（1955）的 MMOC 测定结果是 10μg/mL 抑制 60%。

生物碱类化合物包括：①来源于黄花稔白叶藤碱类生物碱 Cryptolepinone（110），MMOC 测定结果是 10μg/mL 抑制 83%。②来源于鸦胆子的 *β*-咔啉类生物碱伏拉京（159），MMOC 测定结果 4μg/mL 抑制 75%。③酰胺类生物碱 *N-trans*-阿魏酰基酪胺（208）存在于番荔枝、淮通、莨菪子、麦冬、何首乌、黄花稔、天茄子、刺天茄、马铃薯、火麻仁、红海椒、膜质脚骨脆、藜、苍白秤钩风、台湾芙蓉、刺蒺藜、白花油麻藤等许多植物中。MMOC 测定结果是 10μg/mL 抑制 75%。

三萜类化合物包括来源于三维治番樱桃的（3*Z*）-顺香豆酰基阿江榄仁酸（998），是齐墩果烷型五环三萜。MMOC 测定结果是 4μg/mL 抑制 79.2%，反式的（3*E*）-反香豆酰基阿江榄仁酸没有活性。

目　　录

1. 生　物　碱

1.1　异喹啉类生物碱

苄基异喹啉生物碱

1　Papaverine 罂粟碱（帕帕非林；6,7-二甲氧基-1-藜芦基异喹啉）

6,7-Dimethoxy-1-veratrylisoquinoline[58-74-2] $C_{20}H_{21}NO_4$ (339.39). 针状晶体, mp 147~148℃, 溶于乙醇、丙酮、热苯, 微溶于水.[1374]【类型】苄基异喹啉生物碱.【活性】抗肿瘤; 镇咳; 利胆剂; 血小板聚集抑制剂; 平滑肌松弛剂（人、犬）; 肠道平滑肌松弛剂（*in vitro*, 大鼠回肠, 1μg/mL, 松弛效应 = (28.6±7.3)%, $P<0.05$)[1182]; LD_{50} (鼠, iv) = 46.3mg/kg, LD_{50} (大鼠, orl) = 750mg/kg, LD_{50} (鼠, orl) = 528mg/kg.【来源】白花罂粟 *Papaver album*, 白药子 *Stephania cepharantha*, 阿片 *Papaver somniferum*（未成熟蒴果中的乳汁干燥物: 含量范围 = 0.8%~1.0%)[1374], 印度萝芙木 *Rauwolfia serpentina*, 罂粟 *Papaver somniferum*, 罂粟壳 *Papaver somniferum*.【文献】3, 4, 5, 167, 1182, 1374.

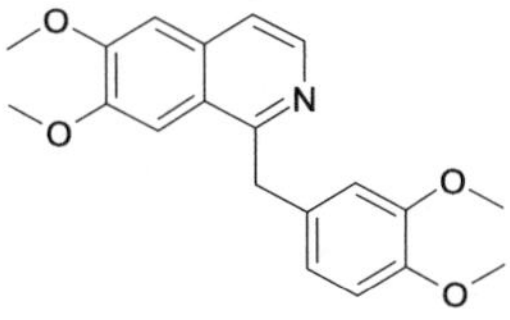

双苄基异喹啉生物碱

2　(−)-Antioquine

$C_{37}H_{40}N_2O_6$ (608.74). 无定形物, $[\alpha]_D^{20} = -170°$ (c = 0.2, 三氯甲烷).【类型】双苄基异喹啉生物碱.【活性】杀锥虫剂（抑制锥虫属 *Trypanosoma cruzi* 成虫的形成, 菌株 Y, IC_{50} = 47.4μg/mL, IC_{90} = 87.9μg/mL)[850]; 抗疟疾（恶性疟原虫 D6, LC_{50} = 118.7ng/mL, SI = 56; 恶性疟原虫 W2, LC_{50} = 132.7ng/mL, SI = 50)[850]; 细胞毒 (KB, LC_{50} = 6700ng/mL)[850].【来源】瓜泰木属 *Guatteria boliviana*（茎皮).【文献】850.

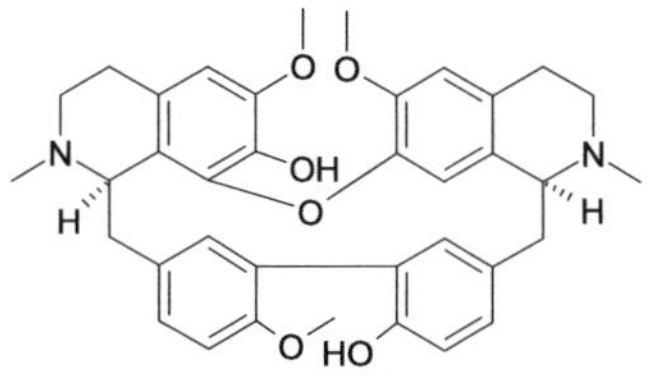

3　Berbamine 小檗胺

[478-61-5] $C_{37}H_{40}N_2O_6$ (608.74).【类型】双苄基异喹啉生物碱.【活性】抗肿瘤; 抗心律失常; 抗心肌缺血; 解痉; 抗结核（分枝杆菌); 免疫增强; 增加白细胞数量; 抑制心肌收缩性; 抗高血压; 调节药物免疫学伤害（鼠); 血管松弛剂 (*in vitro*, 兔肾小管动脉条); 血管扩张剂; 减慢心率.【来源】白药子 *Stephania cepharantha*, 瓣蕊唐松草 *Thalictrum petaloideum*（根: 含量 < 0.001%)[1375], 大叶唐松草 *Thalictrum faberi*（根: 含量 < 0.001%)[1375],华南功劳木 *Mahonia japonica*, 金丝马尾连 *Thalictrum glandulosissimum*（根: 含量 < 0.001%)[1375], 马尾连 *Thalictrum foliolosum*（根: 含量 < 0.001%)[1375], 欧洲小檗 *Berberis vulgaris*, 日本小檗 *Berberis thunbergii*, 少齿小檗 *Berberis potaninii*（根、茎: 平均含量 = 1.665%)[1375], 台湾千金藤 *Stephania sasakii*, 细叶功劳木 *Mahonia fortunei*, 狭序唐松草 *Thalictrum atriplex*（根: 含量 < 0.001%) [1375], 鲜黄小檗 *Berberis diaphana*（根、茎: 平均含量 = 0.440%)[1375], 小果唐松草 *Thalictrum microgynum*（根: 含量 = 0.08%)[1375], 烟锅草 *Thalictrum thunbergii*（根: 含量 = 0.03%)[1375], 硬水黄连 *Thalictrum simplex*（根: 含量 = 0.01%)[1375], 置疑小檗 *Berberis dubia*（根、茎: 平均含量 = 0.396%) [1375].【文献】1, 2, 3, 4, 168, 1372, 1375.

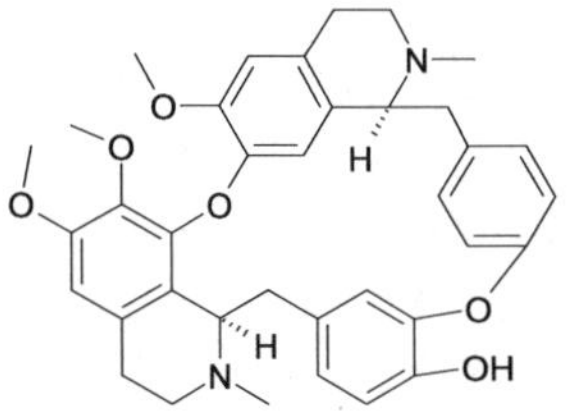

4 Cepharanthine 头花千金藤碱 (顶花防己碱; 金钱吊乌龟碱; 千金藤素; 西法安生)

[481-49-2] $C_{37}H_{38}N_2O_6$ (606.73). 黄色针状晶体 (丙酮–苯), mp 145~155℃, $[\alpha]_D^{20}$ = +277° (*c* = 2, 三氯甲烷), 溶于普通有机溶剂, 不溶于石油醚.[1374] 【类型】双苄基异喹啉生物碱. 【活性】抗肿瘤 (HeLa, *in vitro*, ED_{50} = 5.5μg/kg; 人, HeLa-S3, *in vitro*, ED_{50} = 7.0μg/kg; EAC *in vivo*; S_{180} *in vivo*; 抑制 DNA 合成); 活化淋巴结; 抗菌 (结核分枝杆菌); 抑制由溶血卵磷脂引起的无核细胞 K^+渗漏; 血小板聚集抑制剂 (胶原引起的血小板聚集); 抗过敏 (抑制某些过敏性休克); 解毒剂 (解酒精和蛇毒). 【来源】白药子 *Stephania cepharantha*, 地不容 *Stephania delavayi* [Syn. *Stephania epigaea*], 台湾千金藤 *Stephania sasakii*. 【文献】1, 3, 4, 5, 1374.

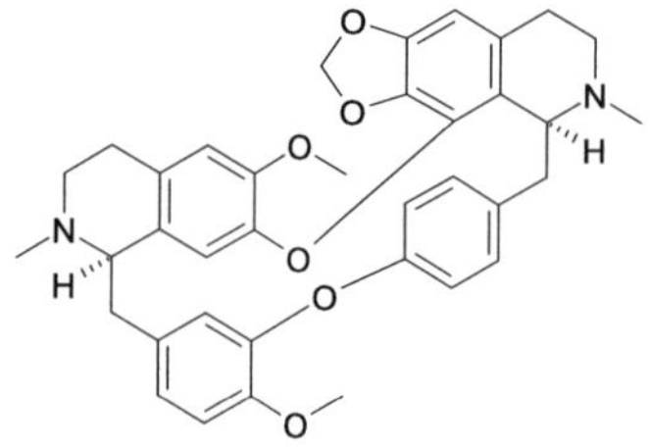

5 Cissampareine 锡生新藤碱

Methylwarifteine [32728-54-4] $C_{37}H_{38}N_2O_6$ (606.73). mp 239~240℃ (分解). 【类型】双苄基异喹啉生物碱. 【活性】细胞毒 (KB, ED_{50} = 1.1~3.8μg/mL). 【来源】锡生藤 *Cissampelos pareira*. 【文献】4, 5, 167.

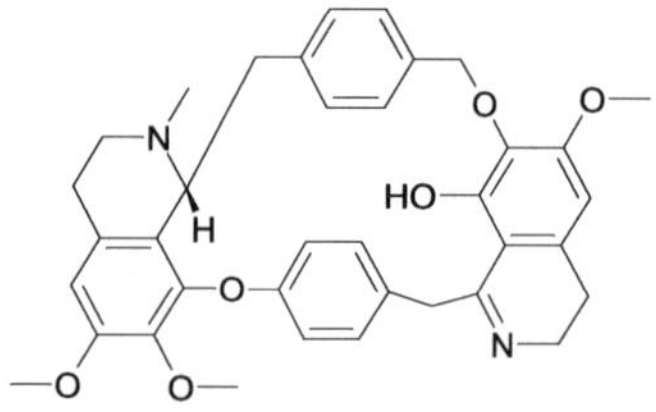

6 Cocsulinine 垂木防己宁碱*

[54370-90-0] $C_{35}H_{34}N_2O_6$ (578.67). mp 260~263℃ (三氯甲烷–甲醇), $[\alpha]_D$ = +312° (*c* = 0.5). 【类型】双苄基异喹啉生物碱. 【活性】抗肿瘤 (KB, IC = 4.7μg/mL). 【来源】垂木防己 *Cocculus pendulus*. 【文献】169.

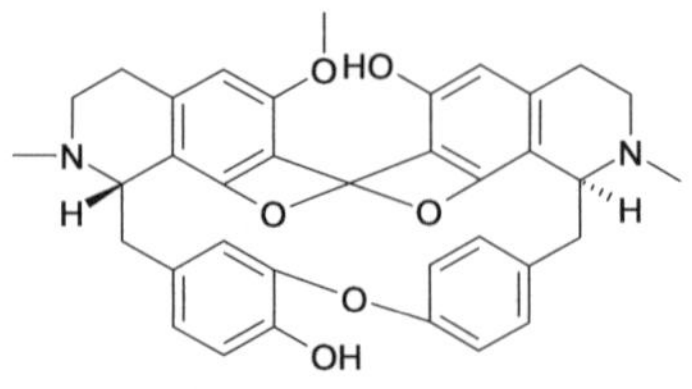

7 Cycleaneonine 轮环藤新碱

[116520-07-1] $C_{38}H_{42}N_2O_6$ (622.77). 淡黄色晶体性粉末, mp 96~97℃, $[\alpha]_D^{16}$ = +376.8° (*c* = 0.501, 三氯甲烷). 【类型】双苄基异喹啉生物碱. 【活性】抗菌 (广谱); 细胞毒 (人胃腺癌 Sca7901). 【来源】轮环藤 *Cyclea racemosa*. 【文献】24, 325.

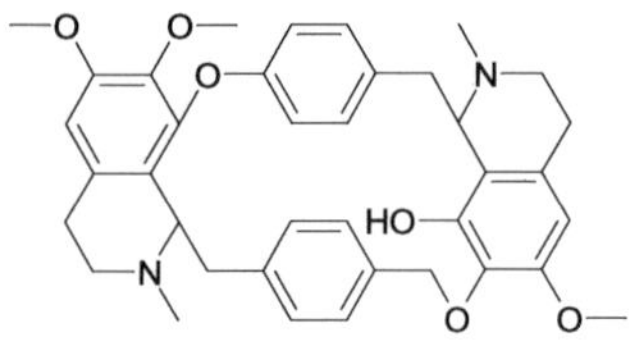

8 Cycleanine 轮环藤碱

[518-94-5] $C_{38}H_{42}N_2O_6$ (622.77). mp 268~273℃. 【类型】双苄基异喹啉生物碱. 【活性】细胞毒 (HeLa, ED_{50} = 12μg/mL). 【来源】白药子 *Stephania cepharantha*, 地不容 *Stephania delavayi* [Syn. *Stephania epigaea*], 光叶地不容 *Stephania glabra*, 南轮环藤 *Cyclea tonkinensis*, 四川轮环藤 *Cyclea sutchuenensis*, 瓦氏独活 *Heracleum wallichii*, 锡生藤 *Cissampelos pareira*. 【文献】4, 5, 41, 167.

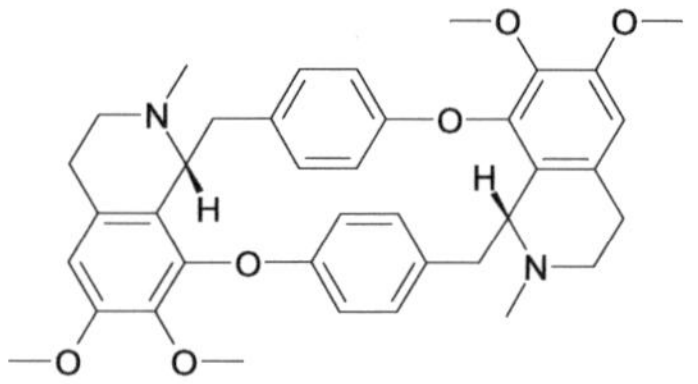

9 Fangchinoline 汉防己乙素 (防己诺林碱; 去甲粉防己碱)

Demethyltetrandrine $C_{37}H_{40}N_2O_6$ (608.74). mp 237~238℃ (丙酮); mp 177~179℃ (甲醇). 【类型】双苄基异喹啉生物碱. 【活性】细胞毒 (HeLa *in vitro*, ED_{50} = 4.1μg/mL); 抗高血压; 血小板聚集抑制剂 (胶原所致的血小板聚集); 止痛; 抗炎 (细胞因子网络调节器: 预防整合蛋白介导的中性粒细胞黏附和 fMLP-或白三烯 B4 诱导的移行, IC_{50} = 1~5μg/mL)[963]; IL-6 抑

制剂 (*in vitro*, IC_{50} > 6μmol/L)[963]; LD_{50} (鼠, ip) ≥ 50mg/kg. 【来源】防己(粉防己) *Stephania tetrandra* (干燥根: 6 产地平均含量 = 0.759%[1375]), 汝兰 *Stephania hernandifolia*. 【文献】2, 3, 4, 19, 167, 168, 963, 1372, 1375.

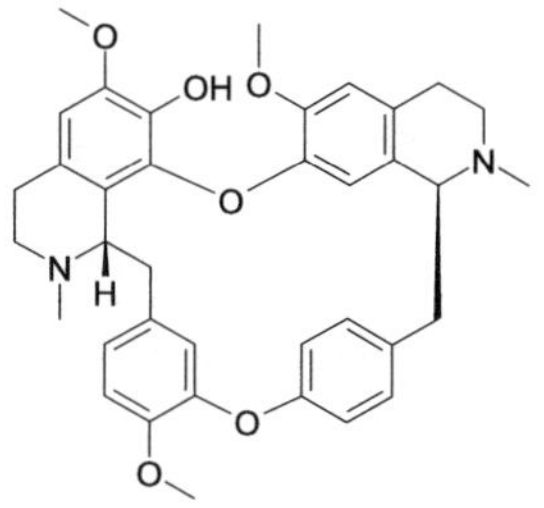

10 Funiferine

$C_{38}H_{42}N_2O_6$ (622.77). 【类型】双苄基异喹啉生物碱. 【活性】杀锥虫剂 (抑制锥虫属 *Trypanosoma cruzi* 成虫的形成, 菌株Y, IC_{50} = 29.7μg/mL, IC_{90} = 88.2μg/mL)[850]; 抗疟疾 (恶性疟原虫 D6, LC_{50} = 114.0ng/mL, SI = 92; 恶性疟原虫 W2, LC_{50} = 183.3ng/mL, SI = 57)[850]; 细胞毒 (KB, LC_{50} = 10500ng/mL)[850]. 【来源】瓜泰木属 *Guatteria boliviana* (茎皮). 【文献】850.

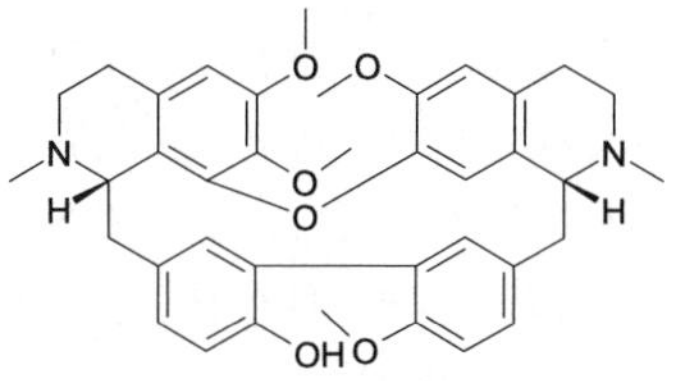

11 (+)-Guatteboline

$C_{35}H_{34}N_2O_6$ (578.67). 无定形物质, $[\alpha]_D^{20}$ = +138° (*c* = 0.8, 三氯甲烷). 【类型】双苄基异喹啉生物碱. 【活性】杀锥虫剂 (抑制锥虫属 *Trypanosoma cruzi* 成虫的形成, 菌株 Y, IC_{50} = 57.9μg/mL, IC_{90} = 96.5μg/mL)[850]; 抗疟疾 (恶性疟原虫 D6, LC_{50} = 207.5ng/mL, SI = 29; 恶性疟原虫 W2, LC_{50} = 72.5ng/mL, SI = 83)[850]; 细胞毒 (KB, LC_{50} = 6000ng/mL)[850]. 【来源】瓜泰木属 *Guatteria boliviana* (茎皮). 【文献】850.

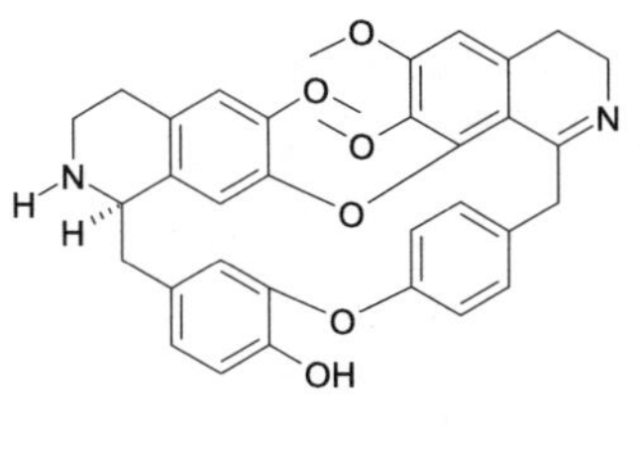

12 Hypoepistephanine 次表千金藤碱

[33116-41-5] $C_{36}H_{36}N_2O_6$ (592.70). mp 257℃. 【类型】双苄基异喹啉生物碱. 【活性】细胞毒 (HeLa, ED_{50} = 12μg/mL); 抗氧化剂 (由中性粒细胞形成的过氧化物, 抑制率 = 34.1%). 【来源】千金藤 *Stephania japonica*. 【文献】5, 168, 419, 420.

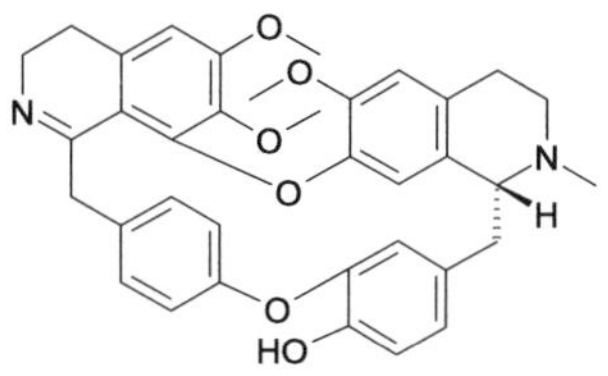

13 Isotetrandrine 异粉防己碱

[477-57-6] $C_{38}H_{42}N_2O_6$ (622.77). mp 182℃. 【类型】双苄基异喹啉生物碱. 【活性】细胞毒 (KB); 抗菌 (金黄色葡萄球菌和铜绿假单胞菌, MIC = 100μg/mL); 抗炎; 抗菌 (结核分枝杆菌, 动物试验); LD_{50} (鼠, ip) = 160mg/kg, LD_{50} (大鼠, ip) = 2700mg/kg, LD_{50} (大鼠, orl) = 6400mg/kg. 【来源】白药子 *Stephania cepharantha*, 瓣蕊唐松草 *Thalictrum petaloideum* (根: 含量 < 0.001%)[1375], 大叶唐松草 *Thalictrum faberi* (根: 含量 < 0.001%)[1375], 华南功劳木 *Mahonia japonica*, 华南功劳叶 *Mahonia japonica*, 华南功劳子 *Mahonia japonica*, 金丝马尾连 *Thalictrum glandulosissimum* (根: 含量 < 0.001%)[1375], 马尾连(多叶唐松草) *Thalictrum foliolosum* (根: 含量 < 0.001%)[1375], 日本小檗 *Berberis thunbergii*, 狭序唐松草 *Thalictrum atriplex* (根: 含量 < 0.001%)[1375], 香唐松草 *Thalictrum foetidum*, 小果唐松草 *Thalictrum microgynum* (根: 含量 < 0.001%)[1375], 烟锅草 *Thalictrum thunbergii* (根: 含量 < 0.001%)[1375], 银不换 *Cyclea barbata*, 硬水黄连(短梗箭头唐松草) *Thalictrum simplex* [Syn. *Thalictrum simplex* var. *brevipes*] (根: 含量 = 0.35%)[1375]. 【文献】5, 167, 1375.

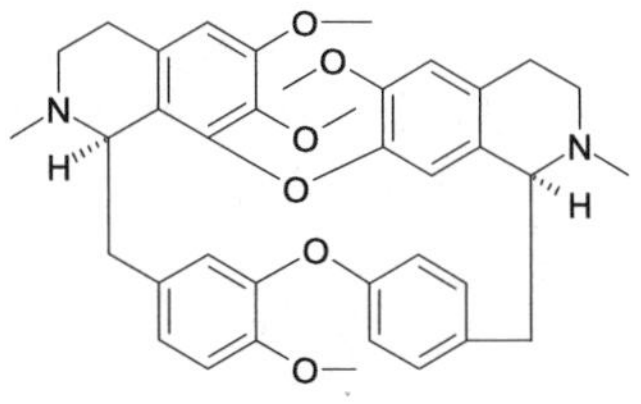

14 Isotrilobine 异三叶木防己碱

Homotrilobine [26195-62-0] $C_{36}H_{36}N_2O_5$ (576.70). mp 213~215℃. 【类型】双苄基异喹啉生物碱. 【活性】抗肿瘤 (HeLa、鼠 EAC、S_{180}); 抗炎 (大鼠, 棉球肉芽肿模型, 角叉菜胶引起的足肿胀模型); 抗菌 (六种杆菌和多种球菌, MIC = 7.8~500μg/mL); 血小板聚集抑制剂. 【来源】木防己 *Cocculus trilobus* [Syn. *Cocculus sarmentosus*], 汝兰 *Stephania hernandifolia*. 【文献】5, 167.

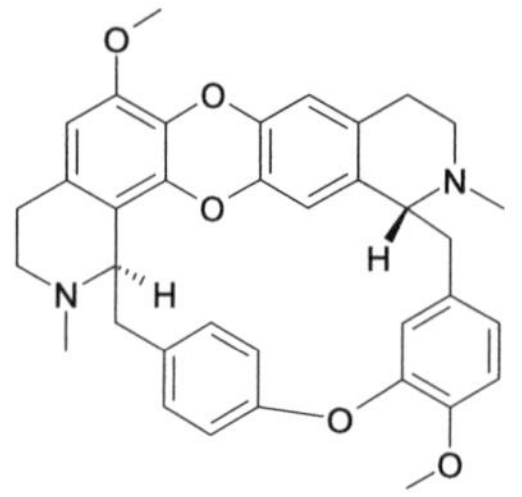

15 Isotrilobine-2-*N*-oxide 异三叶木防己碱-2-*N*-氧化物

[139953-39-2] $C_{36}H_{36}N_2O_6$ (592.70). 淡黄色晶体性粉末, mp 178~179℃ (甲醇), $[\alpha]_D^{20.5}$ = +150.9° (*c* = 0.91, 三氯甲烷). 【类型】双苄基异喹啉生物碱. 【活性】抗肿瘤 (P_{388}). 【来源】木防己 *Cocculus trilobus* [Syn. *Cocculus sarmentosus*]. 【文献】35, 167.

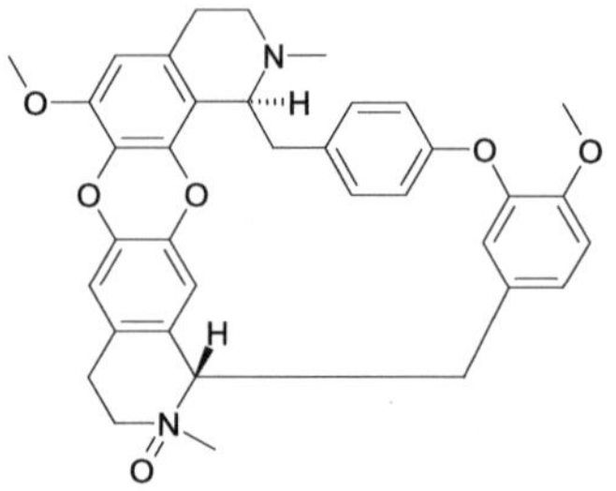

16 (+)-2-Norisotetrandrine (+)-2-去甲异粉防己碱

[123930-96-1] $C_{37}H_{40}N_2O_6$ (608.74). $[\alpha]_D$ = +100° (*c* = 0.16, 三氯甲烷). 【类型】双苄基异喹啉生物碱. 【活性】细胞毒 (多种细胞株); 抗疟疾 (恶性疟原虫, 氯喹敏感株 D6, ED_{50} = 66.1ng/mL, 耐氯喹株 W2, ED_{50} = 45.3ng/mL). 【来源】直立千金藤 *Stephania erecta*. 【文献】573, 574.

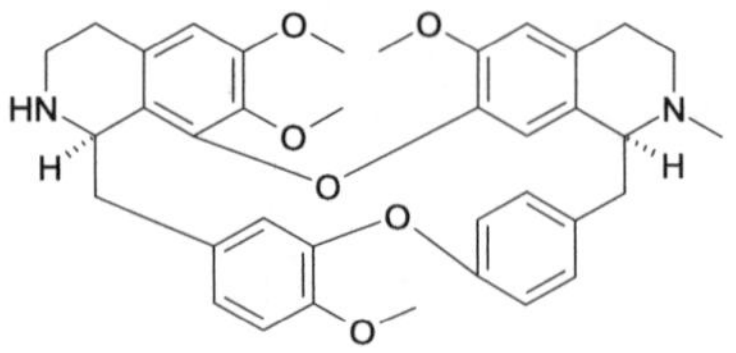

17 (+)-2-Northalrugosine (+)-2-去甲绉唐松草碱

[65995-42-8] $C_{36}H_{38}N_2O_6$ (594.71). $[\alpha]_D$ = +209° (*c* = 0.16, 三氯甲烷). 【类型】双苄基异喹啉生物碱. 【活性】细胞毒 (非选择性); 抗疟疾 (恶性疟原虫, 氯喹敏感株 D6, ED_{50} = 68.6ng/mL; 耐氯喹株 W2, ED_{50} = 125.1ng/mL). 【来源】直立千金藤 *Stephania erecta*, 密花藤属 *Pycnarrhena ozantha*. 【文献】581, 574

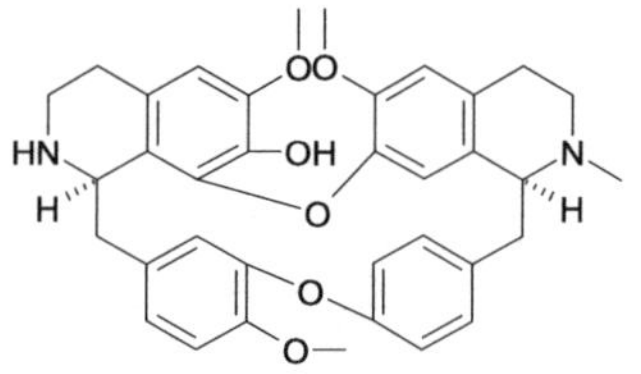

18 Oxyacanthine 刺檗碱 (尖刺碱)

Oxycanthine; 6,6',7-Trimethoxy-2,2'-dimethyloxy- acanthan-12'-ol [548-40-3] $C_{37}H_{40}N_2O_6$ (608.74). 晶体 (石油醚), mp 212~214℃, $[\alpha]_D^{29}$ = +285.6° (*c* = 0.5, 三氯甲烷); mp 208~214℃, 216~217℃. 【类型】双苄基异喹啉生物碱. 【活性】抗肿瘤 (人 HeLa-S_3, ED_{50} = 3μg/mL, 鼠腹水癌, 40mg/mL); 肾上腺素拮抗剂; 抗菌 (结核分枝杆菌、金黄色葡萄球菌和包皮垢分枝杆菌, MIC = 1mg/mL); 抗真菌 (白色念珠菌, MIC = 1mg/mL); 利胆剂; 血管扩张剂; LD_{50} (鼠, ip) = 50mg/kg. 【来源】瓣蕊唐松草 *Thalictrum petaloideum* (根: 含量 = 0.23%)[1375], 长圆叶小檗 *Berberis oblonga*, 刺叶十大功劳 *Mahonia acanthifolia*, 大叶唐松草 *Thalictrum faberi* (根: 含量 < 0.001%)[1375], 多花小檗 *Berberis floribunda*, 格里菲思十大功劳 *Mahonia griffithii*, 黄根树 *Xanthorhiza simplicissima*, 黄小檗 *Berberis tschonoskiana*, 尖叶十大功劳* *Mahonia aquifolium*, 金丝马尾连 *Thalictrum glandulosissimum* (根: 含量 < 0.001%)[1375], 莱施纳特十大功劳 *Mahonia leschenaultii*, 兰伯特小檗 *Berberis lambertii*, 马尾连 (多叶唐松草) *Thalictrum foliolosum* (根: 含量 < 0.001%)[1375], 曼尼普尔十大功劳 *Mahonia manipurensis*,

欧洲小檗 *Berberis vulgaris*, 帕里北方十大功劳 *Mahonia borealis*, 匍匐十大功劳 *Mahonia repens*, 全缘叶小檗 *Berberis integerrima*, 日本小檗 *Berberis thunbergii*, 透明唐松草* *Thalictrum lucidum*, 土黄连 *Berberis julianae*, 西蒙斯十大功劳 *Mahonia simonsii*, 锡金十大功劳 *Mahonia sikkimensis*, 细叶功劳木 *Mahonia fortunei*, 狭序唐松草 *Thalictrum atriplex* (根: 含量 < 0.001%)[1375], 小檗 *Berberis amurensis*, 小果唐松草 *Thalictrum microgynum* (根: 含量 < 0.001%)[1375], 烟锅草 *Thalictrum thunbergii* (根: 含量 < 0.001%)[1375], 硬水黄连(短梗箭头唐松草) *Thalictrum simplex* [Syn. *Thalictrum simplex* var. *brevipes*] (根: 含量 = 0.12%)[1375], 直总状花序小檗 *Berberis orthobotrys*, 崖藤属 *Albertisia papuana*, 木防己属 *Cocculus leaebe*, 木兰属 *Magnolia compressa*, 小檗属 *Berberis* spp., 十大功劳属 *Mahonia* spp., 存在于许多植物中. 【文献】3, 5, 167, 168, 299, 1375.

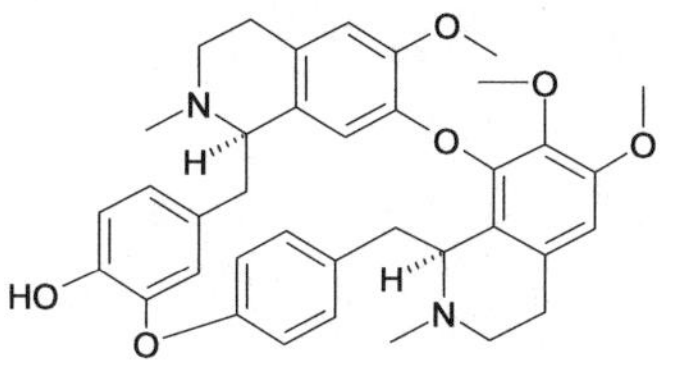

19 Pangkorimine

$C_{34}H_{32}N_2O_6$ (564.64). 【类型】双苄基异喹啉生物碱. 【活性】杀锥虫剂 (抑制锥虫属 *Trypanosoma cruzi* 成虫的形成, 菌株 Y, IC_{50} = 114.8μg/mL, IC_{90} = 245.9μg/mL)[850]; 抗疟疾 (恶性疟原虫 D6, LC_{50} = 134.7ng/mL, SI = 19; 恶性疟原虫 W2, LC_{50} = 284.5ng/mL, SI = 9)[850]; 细胞毒 (KB, LC_{50} = 2600ng/mL)[850]. 【来源】瓜泰木属 *Guatteria boliviana* (茎皮). 【文献】850.

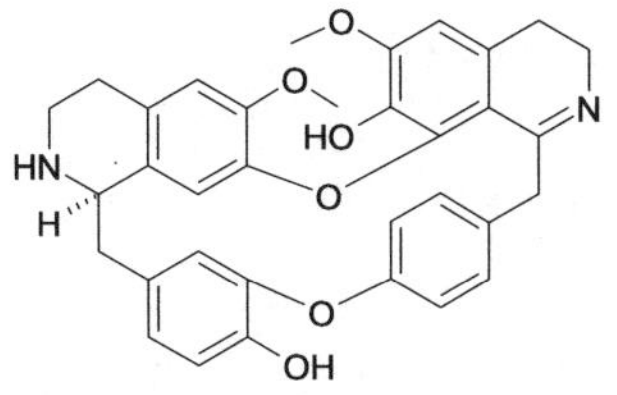

20 Phaeantharine 亮花木任

[22670-80-0] $C_{39}H_{40}N_2O_{62}^{+}$ (632.76). 【类型】双苄基异喹啉生物碱. 【活性】抗肿瘤 (动物试验). 【来源】亮花木属 *Phaeanthus ebracteolatus*. 【文献】167.

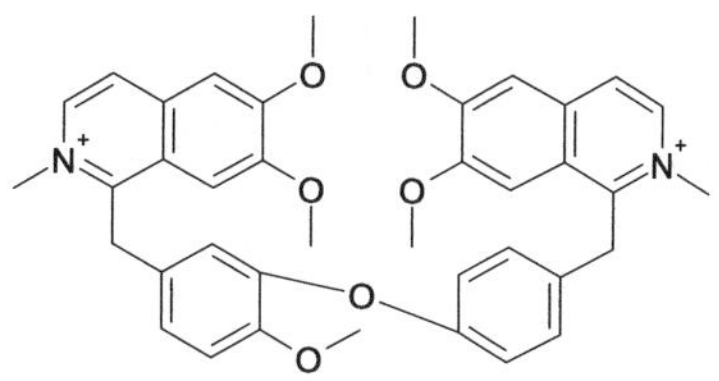

21 Puertogaline B

$C_{35}H_{32}N_2O_6$ (576.66). 无定形物质, $[\alpha]_D^{20} = 0°$ (c = 0.77, 三氯甲烷). 【类型】双苄基异喹啉生物碱. 【活性】杀锥虫剂 (抑制锥虫属 *Trypanosoma cruzi* 成虫的形成, 菌株 Y, IC_{50} = 43.9μg/mL, IC_{90} = 163.1μg/mL)[850]; 抗疟疾 (恶性疟原虫 D6, LC_{50} = 316.4ng/mL, SI = 15; 恶性疟原虫 W2, LC_{50} = 183.2ng/mL, SI = 26)[850]; 细胞毒 (KB, LC_{50} = 4800ng/mL)[850]. 【来源】瓜泰木属 *Guatteria boliviana* (茎皮). 【文献】850.

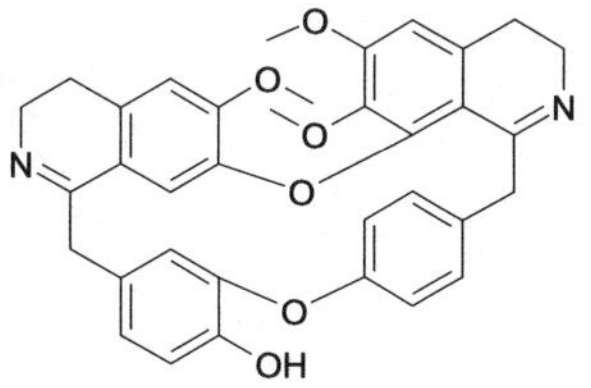

22 Sepeerine

$C_{36}H_{38}N_2O_6$ (594.71). 【类型】双苄基异喹啉生物碱. 【活性】杀锥虫剂 (抑制锥虫属 *Trypanosoma cruzi* 成虫的形成, 菌株 Y, IC_{50} = 78.1μg/mL, IC_{90} = 285.3μg/mL)[850]; 抗疟疾 (恶性疟原虫 D6, LC_{50} = 73.6ng/mL, SI = 92; 恶性疟原虫 W2, LC_{50} = 100.1ng/mL, SI = 68)[850]; 细胞毒 (KB, LC_{50} = 6800ng/mL)[850]. 【来源】瓜泰木属 *Guatteria boliviana* (茎皮). 【文献】850.

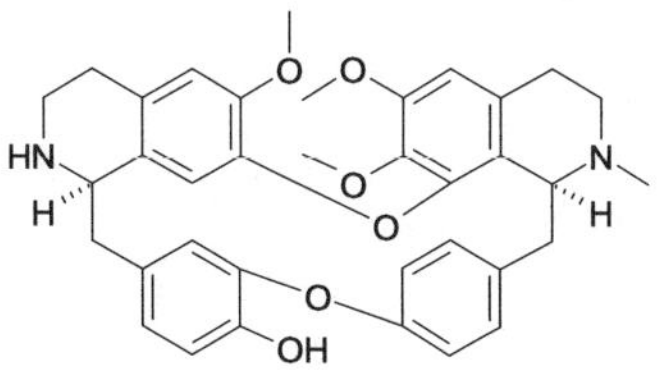

23 Stebisimine 千金藤比斯碱

[5692-04-6] $C_{36}H_{34}N_2O_6$ (590.68). mp 233~235℃. 【类型】双苄基异喹啉生物碱. 【活性】细胞毒 (HeLa, ED_{50} = 16μg/mL). 【来源】千金藤 *Stephania japonica*. 【文献】5, 419.

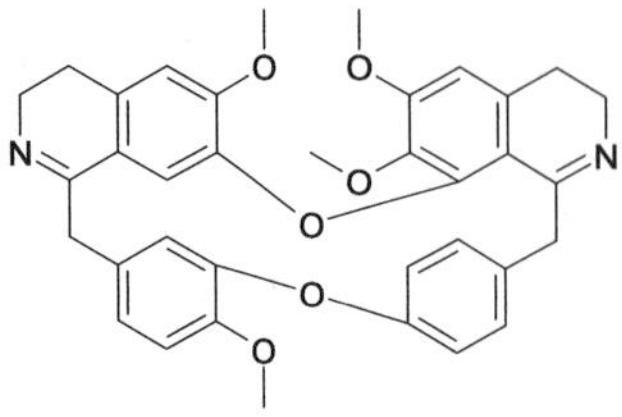

24 Tetrandrine 粉防己碱 (汉防己碱; 倒地拱素)

Fanchinin; Hanfangchin A [518-34-3] $C_{38}H_{42}N_2O_6$ (622.77). mp (±) 257~258℃, mp (+) 217~218℃, $[\alpha]_D^{26}$ = +252.4° (三氯甲烷), 溶于乙醇、乙醚、三氯甲烷, 不溶于水、石油醚[1374]. 【类型】双苄基异喹啉生物碱. 【活性】抗肿瘤 (鼠, EAC 和 S_{180}, *in vivo*); 止痛; 抗过敏; 抗心律失常 (负性肌力作用); 抗菌 (结核分枝杆菌, *in vitro* 和 *in vivo*); 抗炎 (细胞因子网络调节器: 预防整合蛋白介导的中性粒细胞黏附和 fMLP-或白三烯 B4 诱导的移行, IC_{50} = 1~5μg/mL)[963]; IL-6 抑制剂 (*in vitro*, IC_{50} > 6μmol/L)[963]; 细胞毒 (HeLa, *in vitro*); 血小板聚集抑制剂 (兔); 抗高血压; 肌肉松弛剂; 用于治疗矽肺. 【来源】白药子 *Stephania cepharantha*, 蝙蝠葛根 *Menispermum dauricum* (根茎: 平均含量 = 0.994%[1375]), 彩纹千金藤* *Stephania discolor*, 防己(粉防己) *Stephania tetrandra* (干燥根: 含量范围 = 1.187%~3.537%[1372], 6 产地平均含量 = 1.915%[1375]), 汉防己 *Aristolochia heterophylla*, 青木香 *Aristolochia debilis* [Syn. *Aristolochia longa*], 锡生藤 *Cissampelos pareira*, 银不换 *Cyclea barbata*. 【文献】4, 167, 168, 963, 1372, 1374, 1375.

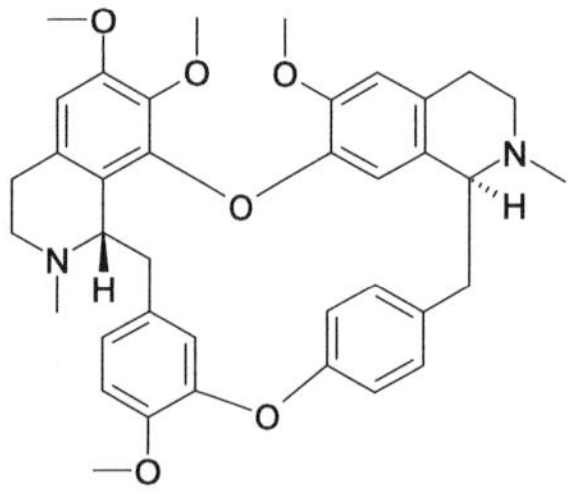

25 Thalcimine 箭头唐松草碱

Thalsimine $C_{38}H_{40}N_2O_7$ (636.75). mp 140~142℃. 【类型】双苄基异喹啉生物碱. 【活性】抗肿瘤 (鼠, 淋巴腺癌 NK/CY, 肝细胞瘤 PC-1 和淋巴管肉瘤); 止痛; 抗炎; 抗高血压 (麻醉猫, 1~5mg/kg iv, 血压下降 2.67~10.00kPa); 退热剂 (鼠, 1000mg/kg, sc, 2h 内体温下降 2.5~2.7℃, 18h 内体温下降 5.5~6.0℃); 促智作用 (鼠, 昏迷模型, 减少昏迷时间); 镇静 (鼠, 500mg/kg sc, 加强环己巴比妥的催眠效能 2 倍); LD (麻醉猫) = 10mg/kg. 【来源】马尾连 *Thalictrum foliolosum*, 硬水黄连 *Thalictrum simplex* [Syn. *Thalictrum simplex* var. *brevipes*], 绉纹唐松草 *Thalictrum rugosum*. 【文献】4, 5, 167.

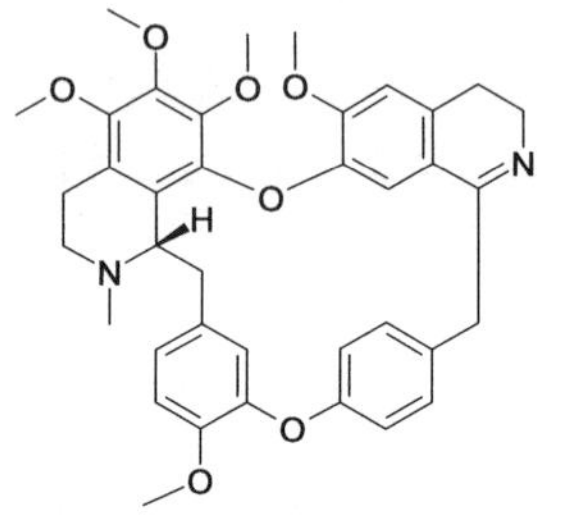

26 Thalfoetidine 香唐松草碱

$C_{38}H_{42}N_2O_7$ (638.77). mp 168~170℃. 【类型】双苄基异喹啉生物碱. 【活性】抗肿瘤 (大鼠 W_{256} 和鼠 Lewis 肺癌); 抗菌 [结核分枝杆菌, EC(无血清时) = 62.5μg/mL, EC(有血清时) = 125μg/mL]. 【来源】香唐松草 *Thalictrum foetidum*. 【文献】5, 167, 168.

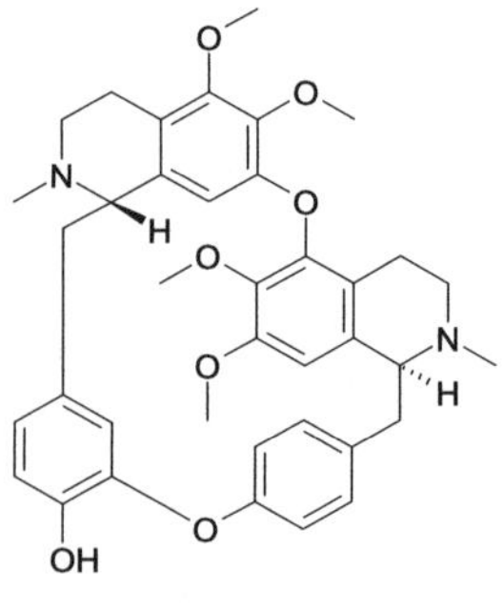

27 Thalicberine 唐松草檗碱

[602-83-5] $C_{37}H_{40}N_2O_6$ (608.74). 针状晶体, 加一分子结晶水, mp 161℃, $[\alpha]_D$ = +231.2°, $[\alpha]_D^{25}$ = +210° (*c* = 0.02, 甲醇). 【类型】双苄基异喹啉生物碱. 【活性】抗肿瘤 (小鼠, 艾氏腹水癌 EAC, 62.5mg/mL, 生命延长率 = 50%); 细胞毒 (HeLa, *in vitro*, ED_{50} = 13μg/mL). 【来源】透明唐松草* *Thalictrum lucidum*, 小唐松草 *Thalictrum minus*, 烟锅草 *Thalictrum thunbergii* (1959 年从该植物中分离)[1373]. 【文献】5, 299, 419, 1373.

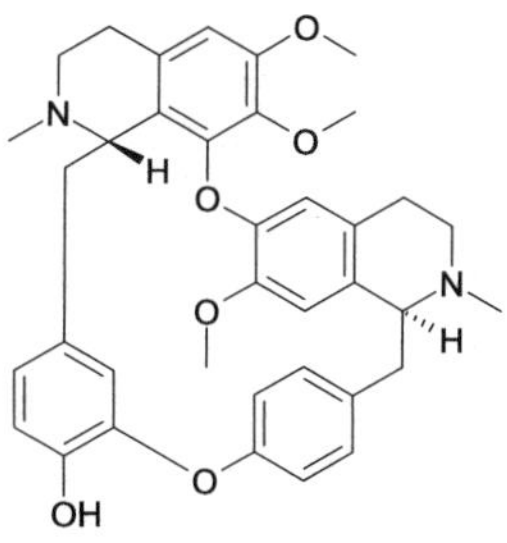

28 Thalidasine 厚果唐松草次碱 (唐松草新碱)

$C_{39}H_{44}N_2O_7$ (652.79). 淡黄色无定形固体, mp 105~107℃, $[\alpha]_D^{27} = -70°$ ($c = 0.89$, 甲醇). 【类型】双苄基异喹啉生物碱. 【活性】抗肿瘤 [大鼠 W_{256}, ED_{50} = 200mg/kg; 鼠 EAC, 70mg/(kg·d), 抑制率 = 50%; 鼠 S_{180}, 70mg/(kg·d), 抑制率 = 50%; 鼠 Lewis 肺癌, 100mg/(kg·d), 抑制率 = 58%]; 抗高血压 (兔, 4mg/kg iv, *in vivo*, 血压降低 2.40kPa, 作用持续 3min); 抗菌 (葡萄球菌属、粪链球菌、大肠埃希菌、肺炎杆菌、铜绿假单胞菌、败血梭状芽孢杆菌、痢疾杆菌、变形杆菌、鼠伤寒沙门菌和鸡沙门菌, MIC = 100μg/mg; 蕈状杆菌, MIC = 25μg/mL; 包皮垢分枝杆菌, *in vivo*); 用于治疗胃癌; LD_{50} (鼠, ip) = 520mg/kg, (鼠, iv) = 120mg/kg. 【来源】城口唐松草 *Thalictrum fargesii* (根: 含量 = 0.196%)[1375], 粗果唐松草 *Thalictrum dasycarpum*, 大叶唐松草 *Thalictrum faberi*, 高山唐松草 *Thalictrum alpinum*, 透明唐松草* *Thalictrum lucidum*, 外卷唐松草 *Thalictrum revolutum*, 小唐松草 *Thalictrum minus*, 展枝唐松草 *Thalictrum squarrosum* (根: 3 产地平均含量 = 0.108%)[1375], 绉纹唐松草 *Thalictrum rugosum*. 【文献】169, 167, 1375.

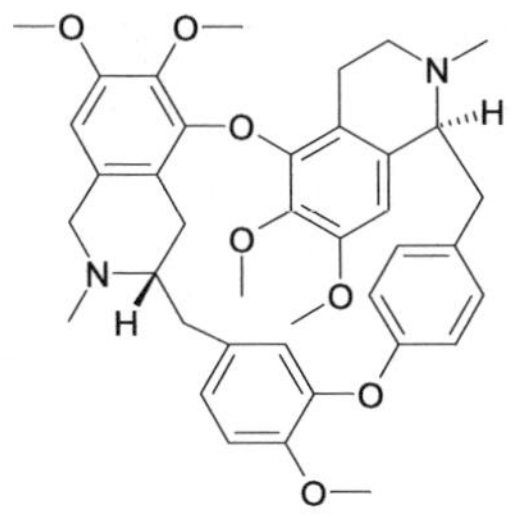

29 Thalmine 小唐松草碱Ⅱ

$C_{37}H_{40}N_2O_6$ (608.74). 晶体 (50%乙醇), mp 140~142℃, $[\alpha]_D^{25} = +36.1°$ ($c = 0.92$, 乙醇). 【类型】双苄基异喹啉生物碱. 【活性】抗肿瘤 (大鼠和小鼠, 腹水淋巴瘤, *in vivo*); 抗炎 (动物试验). 【来源】唐松草属 *Thalictrum* sp. 【文献】167.

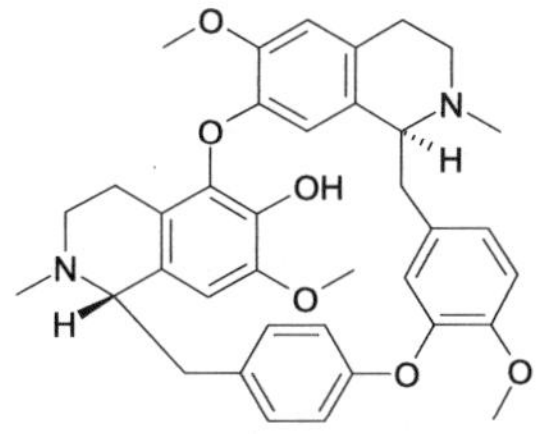

30 Tiliageine

$C_{37}H_{40}N_2O_6$ (608.74). 【类型】双苄基异喹啉生物碱. 【活性】杀锥虫剂 (抑制锥虫属 *Trypanosoma cruzi* 成虫的形成, 菌株 Y, IC_{50} = 175.1μg/mL, IC_{90} = 370.7μg/mL)[850]; 抗疟疾 (恶性疟原虫 D6, LC_{50} = 48.9ng/mL, SI = 65; 恶性疟原虫 W2, LC_{50} = 107.7ng/mL, SI = 30)[850]; 细胞毒 (KB, LC_{50} = 3200ng/mL)[850]. 【来源】瓜泰木属 *Guatteria boliviana* (茎皮). 【文献】850.

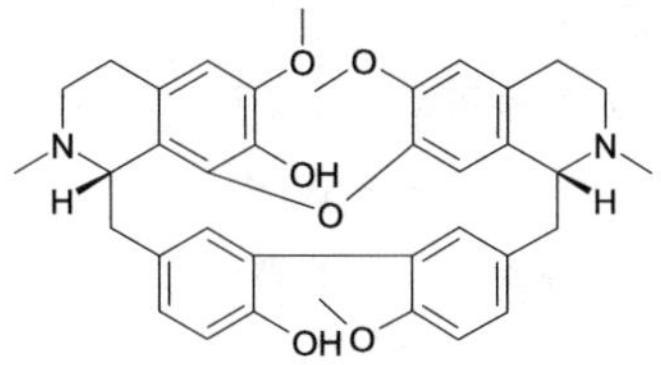

31 Trilobine 木防己碱

[6138-73-4] $C_{35}H_{34}N_2O_5$ (562.67). mp 237℃. 【类型】双苄基异喹啉生物碱. 【活性】细胞毒 (HeLa-S3 细胞); 抗高血压; 抗炎; 退热剂 (兔); 止痛 (兔); 中枢镇静; 血小板聚集抑制剂 (大鼠, ADP 诱导的血小板聚集, *in vitro* 和 *in vivo*); 肌肉松弛剂; 麻痹心脏和骨骼肌 (蛙); 用于治疗高血压和风湿痛; MLD (兔, iv) = 50mg/kg, MLD (兔, sc) = 150mg/kg, MLD (蛙, sc) = 500~100mg/kg, MLD (鼠, sc) = 500~100mg/kg. 【来源】白药子 *Stephania cepharantha*, 衡州乌药 *Cocculus laurifolius*, 木防己 *Cocculus trilobus* [Syn. *Cocculus sarmentosus*]. 【文献】3, 167, 168.

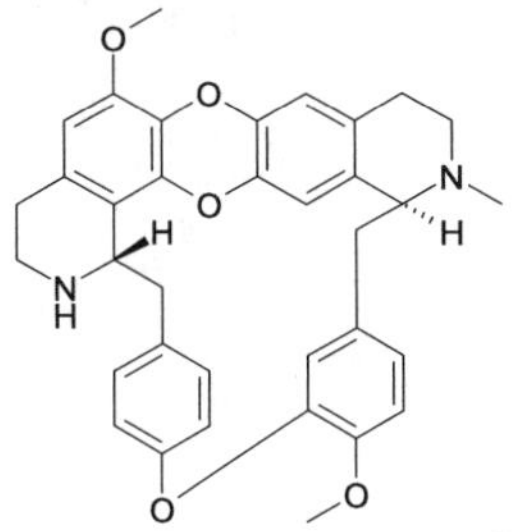

阿朴啡生物碱（附：氧异阿朴啡生物碱，前阿朴啡生物碱）

32 (−)-*N*-Acetylnorstephalagine (−)-*N*-乙酰去甲丁克拉千金藤碱

$C_{20}H_{19}NO_4$ (337.38). 【类型】阿朴啡生物碱. 【活性】细胞毒 (*in vitro*, HepG2, IC_{50} = 9.8μg/mL; Hep2.2.15, IC_{50} = 9.3μg/mL)[666]. 【来源】有钩鹰爪* *Artabotrys uncinatus* (根). 【文献】666.

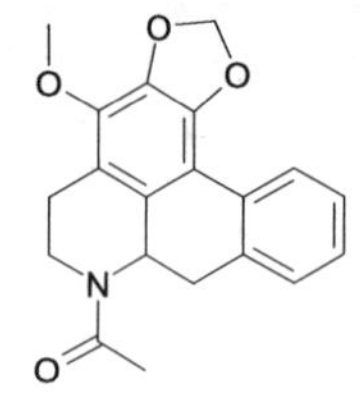

33 Actinodaphnine 樟碱

[517-69-1] $C_{18}H_{17}NO_4$ (311.34). mp (+) 210~211℃. 【类型】阿朴啡生物碱. 【活性】抗菌; 抗锥虫 (锥虫属 *Trypanosoma brucei brucei*, IC_{50} = 3.2μmol/L, 对照苏拉明, IC_{50} = 0.06μmol/L; 细胞毒, 人子宫癌 HeLa 细胞, IC_{50} = 15μmol/L)[1163]. 【来源】蜡质木姜子* *Litsea sebifera*, 无爷藤 *Cassytha filiformis*, 月桂子 *Laurus nobilis*. 【文献】5, 167, 1163.

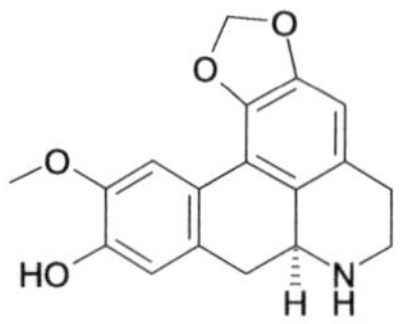

34 Atherospermidine 芒籽定

$C_{18}H_{11}NO_4$ (305.29). 【类型】阿朴啡生物碱. 【活性】细胞毒 (*in vitro*, HepG2, IC_{50} = 0.8μg/mL; Hep2.2.15, IC_{50} = 2.2μg/mL)[666]; 细胞毒 (选择性损伤DNA活性, 酵母测定: RS321NYCp50(gal), IC_{50} = 4.6μg/mL; RS321NpRAD52(gal), IC_{50} > 100μg/mL, 对照喜树碱, IC_{50} = 100μg/mL; RS321NpRAD52(glu), IC_{50} = 55μg/mL, 喜树碱, IC_{50} = 0.6μg/mL)[1351]. 【来源】丁克拉千金藤 *Stephania dinklagei* (茎)[1351], 麝香芒籽 *Atherosperma moschatum*[299], 有钩鹰爪* *Artabotrys uncinatus* (根, 茎)[666]. 【文献】299, 666, 1351.

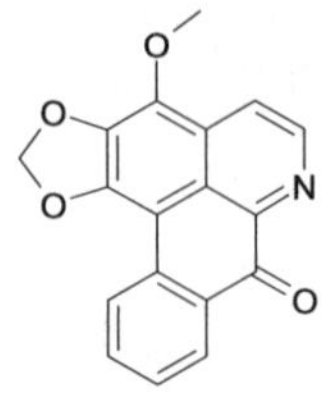

35 Cassyfiline 无根藤灵

Cassythine [4030-51-7] $C_{19}H_{19}NO_5$ (341.37). mp 217~219℃ (分解). 【类型】阿朴啡生物碱. 【活性】抗锥虫和细胞毒 (锥虫 *Trypanosoma brucei brucei*, IC_{50} = 6.0μmol/L, 对照苏拉明, IC_{50} = 0.06μmol/L; 人子宫癌 HeLa 细胞, IC_{50} = 15.2μmol/L)[1163]; 强直剂 (动物实验); 【来源】无爷藤 *Cassytha filiformis*. 【文献】5, 167, 1163.

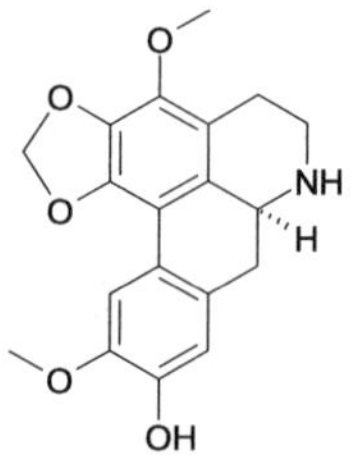

36 Corydine 紫堇定

[476-69-7] $C_{20}H_{23}NO_4$ (341.41). mp (+) 149℃, (−) 149℃, (±) 165~167℃. 【类型】阿朴啡生物碱. 【活性】抗肿瘤; 选择性损伤 DNA 活性 (酵母测定: RS321NYCp50(gal), IC_{50} = 27.5μg/mL; RS321NpRAD52 (gal), IC_{50} = 73.9μg/mL, 对照喜树碱, IC_{50} = 100μg/mL; RS321- NpRAD52(glu), IC_{50} = 22.5μg/mL, 喜树碱, IC_{50} = 0.6μg/mL)[1351]. 【来源】齿瓣延胡索 *Corydalis remota* [Syn. *Corydalis bulbosa* var. *typica*], 丁克拉千金藤 *Stephania dinklagei*, 海罂粟 *Glaucium fimbrilligerum*, 罗勃花菱草 *Eschscholzia lobbii*, 马长里紫堇 *Corydalis marschalliana*, 小角海罂粟 *Glaucium corniculatum*, 延胡索 *Corydalis yanhusuo* [Syn. *Corydalis turtschaninovii* f. *Yanhusuo*]. 【文献】4, 5, 167, 1351.

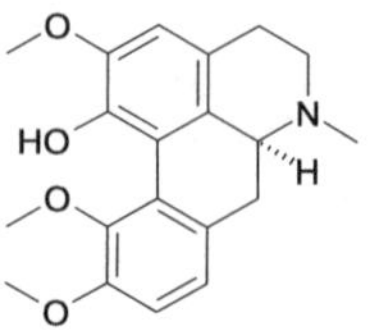

37 (−)-Dicentrine 荷包牡丹碱

[517-66-8] $C_{20}H_{21}NO_4$ (339.39). 【类型】阿朴啡生物碱. 【活性】止痛; 镇静; 抗锥虫和细胞毒 (锥虫 *Trypanosoma brucei brucei*, IC_{50} = 14.6μmol/L, 对照苏拉明, IC_{50} = 0.06μmol/L; 人子宫癌 HeLa 细胞, IC_{50} = 35μmol/L)[1163]. 【来源】荷苞地不容 *Stephania dicentrinifera*, 无爷藤 *Cassytha filiformis*, 细小荷包牡丹 *Dicentra pusilla*. 【文献】167, 1163.

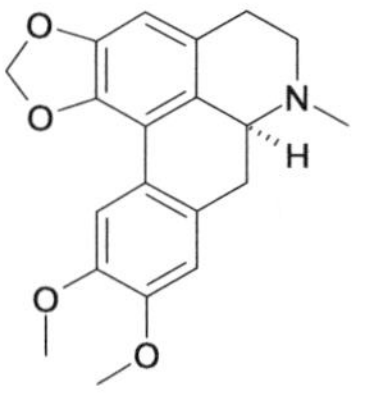

38 Liriodenine 鹅掌楸碱 (氧黄心树宁碱)

Oxoushinsunine; Spermatheridine [475-75-2] $C_{17}H_9NO_3$ (275.27). 绿色针状晶体 (三氯甲烷), mp 275~277℃; 黄色固体, mp 280~281℃ (三氯甲烷); mp 289℃ (分解). 【类型】阿朴啡生物碱. 【活性】抗真菌; 细胞毒 (KB); 血小板聚集抑制剂 (大鼠血: 2~5μmol/L ADP-诱导的, IC_{50} > 1000μmol/L, 对照阿司匹林, IC_{50} > 1000μmol/L; 2~5μg/mL collagen 诱导的, IC_{50} > 1000μmol/L, 阿司匹林, IC_{50} = 420μmol/L; 1~4μmol/L epinephrine 诱导的(带 0.8~1.0μg/mL 阈值浓度的胶原), IC_{50} = 67μmol/L, 阿司匹林, IC_{50} = 53μmol/L; 10~40μmol/L 花生四烯酸诱导的(带 0.8~1.0μg/mL 阈值浓度的胶原), IC_{50} = 44μmol/L, 阿司匹林, IC_{50} = 66μmol/L; 1~5μmol/L U46619- 诱导的(带 0.8~1.0μg/mL 阈值浓度的胶原), IC_{50} > 100μmol/L, 阿司匹林, IC_{50} = 340μmol/L)[1312]; 细胞毒 [抑制酵母生长: RS321NYCp50(gal), IC_{50} = 0.6μg/mL; RS321NpRAD52 (gal), IC_{50} = 1.5μg/mL; 对照 RS321NpRAD52(glu), IC_{50} = 0.5μg/mL; 酵母测定中无选择性损伤 DNA][1351]; 降低隔离-诱导攻击性 (小鼠). 【来源】白兰花 *Michelia alba*, 白叶瓜馥木 *Fissistigma glaucescens* [Syn. *Melodorum glaucescens*], 北美鹅掌楸 *Liriodendron tulipifera* (心材; 1961 年 M.A.Buchanan 等从该植物中分离)[1373], 沉香 *Aquilaria agallocha*, 丁克拉千金藤 *Stephania dinklagei* (茎), 番荔枝 *Annona squamosa* (根), 观光木 *Tsoongiodendron odorum*, 荷花玉兰 *Magnolia grandiflora*, 荷叶 *Nelumbo nucifera*, 花椒簕 *Zanthoxylum cuspidatum*, 黄缅桂 *Michelia champaca*, 莲子 *Nelumbo nucifera*, 牛心番荔枝 *Annona reticulata*, 日本厚朴 *Magnolia obovata*, 日本厚朴 *Magnolia obovata* (叶), 入地金牛(两面针) *Zanthoxylum nitidum*, 台湾哥纳香 *Goniothalamus amuyon* (鲜叶: 产率 = 0.00027%鲜重)[1060], 夜合花 *Magnolia coco*, 鹰爪 *Artabotrys hexapetalus* [Syn. *Annona hexapetalus*], 有钩鹰爪* *Artabotrys uncinatus* (根、茎叶)[666], *Lettowianthus stellatus* (根皮), 存在于许多植物中. 【文献】5, 167, 168, 299, 486, 666, 841, 1060, 1312, 1351, 1373.

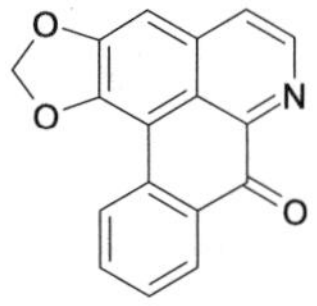

39 (−)-Nordicentrine (−)-去甲荷包牡丹碱

[151601-88-6] $C_{19}H_{19}NO_4$ (325.37). mp 248℃ (分解), $[\alpha]_D^{20}$ = −34° (*c* = 0.2, 甲醇). 【类型】阿朴啡生物碱. 【活性】细胞毒 (BCA-1 ED_{50} = 2.0μg/mL; HT1080 ED_{50} = 1.7μg/mL; LUC-1 ED_{50} = 13.2μg/mL; MEL-2 ED_{50} = 3.3μg/mL; COL-1 ED_{50} = 1.7μg/mL; KB ED_{50} = 0.8μg/mL; KB-V1 ED_{50} = 0.7μg/mL; P_{388} ED_{50} = 0.6μg/mL; A-431 ED_{50} = 0.8μg/mL; LNCaP ED_{50} = 1.5μg/mL; ZR-75-1 ED_{50} = 1.7μg/mL; U373 ED_{50} = 0.6μg/mL); 抗疟疾 (恶性疟原虫, 氯喹敏感株 D6, ED_{50} = 470ng/mL; 耐氯喹株 W2, ED_{50} = 1030ng/mL). 【来源】直立千金藤 *Stephania erecta*. 【文献】571.

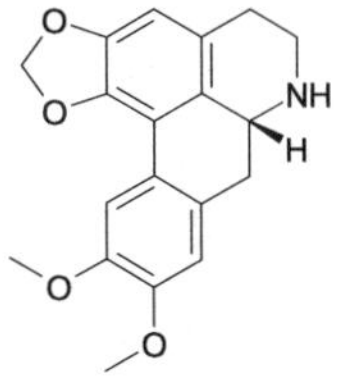

40 (+)-Ovihernangerine (+)-卵莲叶桐碱

[187530-46-7] $C_{37}H_{30}N_2O_9$ (646.66). 无色棱晶 (甲醇), mp 194~196℃, $[\alpha]_D^{24}$ = +310° (*c* = 0.08, 三氯甲烷). 【类型】阿朴啡生物碱. 【活性】细胞毒 (P_{388}, ED_{50} = 1.000μg/mL, A549, ED_{50} = 1.570μg/mL, HT29,

ED_{50} = 10.23μg/mL, KB16, ED_{50} = 0.239μg/mL). 【来源】睡莲叶桐* *Hernandia nymphaeifolia*. 【文献】599.

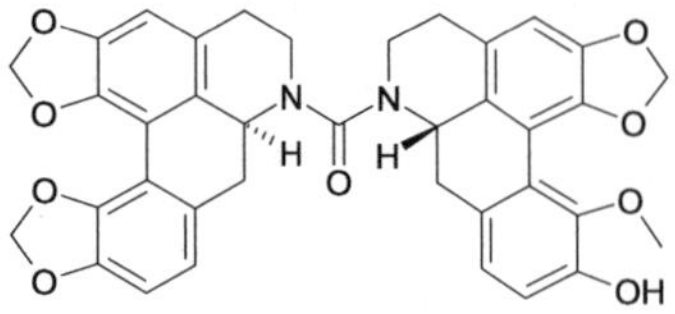

41 (+)-Oviisocorydine (+)-卵异紫堇啡碱

[187669-80-3] $C_{38}H_{34}N_2O_9$ (662.70). 无色棱晶 (甲醇), mp 168~170℃, $[\alpha]_D^{24}$ = +254° (*c* = 0.08, 三氯甲烷). 【类型】阿朴啡生物碱. 【活性】细胞毒 (P_{388}, ED_{50} = 1.489μg/mL, A549, ED_{50} = 2.146μg/mL, HT29, ED_{50} = 4.152μg/mL). 【来源】睡莲叶桐* *Hernandia nymphaeifolia*. 【文献】599.

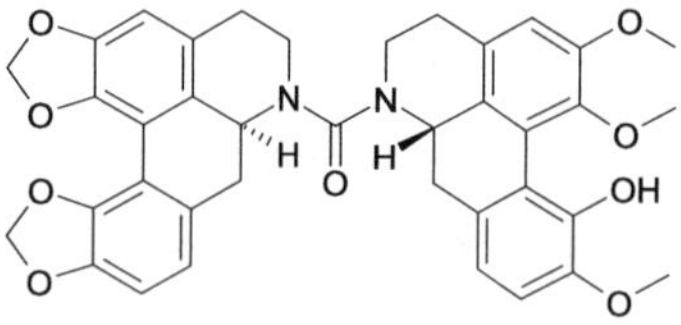

42 Oxoglaucine 氧海罂粟碱

O-Methylatheroline; Noraporphine [5574-24-3] $C_{20}H_{17}NO_5$ (351.36). mp 225~227℃. 【类型】阿朴啡生物碱. 【活性】抗真菌 (白色念珠菌); 细胞毒 (KB, ED_{50} = 5.1μg/kg). 【来源】北美鹅掌楸 *Liriodendron tulipifera*, 尖裂海罂粟 *Glaucium oxylobum*, 紫番荔枝 *Annona purpurea*. 【文献】4, 167.

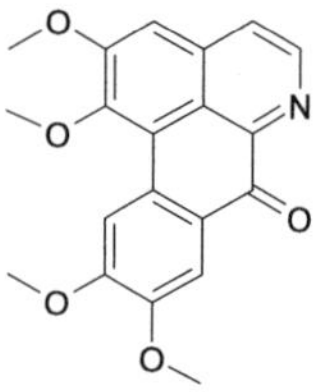

43 Oxohernandaline 氧代莲叶桐林碱

[187530-48-9] $C_{28}H_{23}NO_8$ (501.50). 淡黄色棱晶 (乙醇), mp 197~199℃. 【类型】阿朴啡生物碱. 【活性】细胞毒 (P_{388}, ED_{50} = 12.569μg/mL, A549, ED_{50} = 27.134μg/mL, KB16, ED_{50} = 5.300μg/mL). 【来源】睡莲叶桐* *Hernandia nymphaeifolia*. 【文献】599.

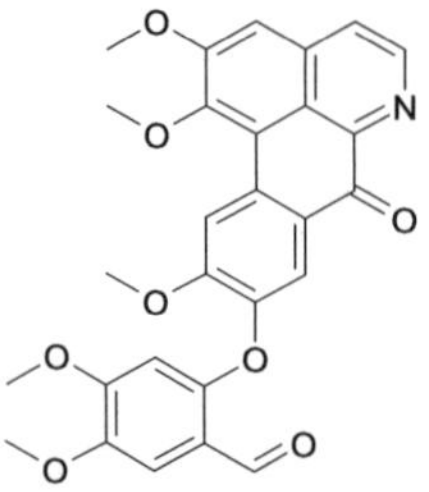

44 Oxopurpureine 氧代紫番荔枝碱

[32845-27-5] $C_{21}H_{19}NO_6$ (381.39). 橘红色柱晶 (甲醇), mp 198~200℃, 黄色针晶 (乙醇), mp 192~194℃. 【类型】阿朴啡生物碱. 【活性】细胞毒 (S180 *in vitro*, 9KB ED_{50} = 5.8mg/mL). 【来源】黏质罗林 *Rollinia mucosa*, 小果唐松草 *Thalictrum microgynum* (根: 含量 = 0.040%[1375]), 玉桂小叶楠 *Phoebe cinnamomifolia*, 紫番荔枝 *Annona purpurea*. 【文献】592, 1375.

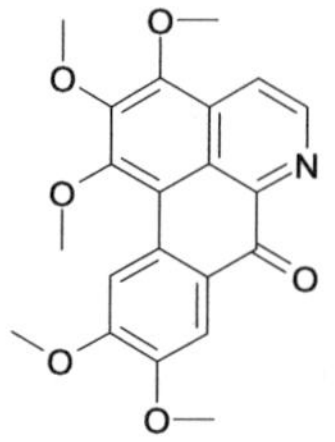

45 Pachystaudine 斯托厚柄花碱

[67627-76-3] $C_{19}H_{19}NO_4$ (325.37). mp 157℃, $[\alpha]_D$ = +34° (*c* = 0.5, 三氯甲烷). 【类型】阿朴啡生物碱. 【活性】抗病毒 (HSV-1, 50%细胞毒浓度 CC_{50} = 68.0μmol/L, 抑制50%细胞病变有效浓度 ED_{50} = 47.5μmol/L, 选择指数 CC_{50}/ED_{50} = 1.4). 【来源】斯托厚柄花 *Pachypodanthium staudii*, 【文献】775, 776, 777.

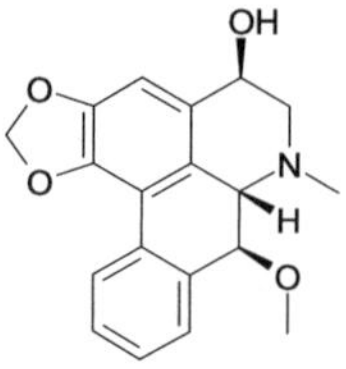

46 (−)-Phanostenine (−)-台湾千金藤碱

[25368-02-9] $C_{19}H_{19}NO_4$ (325.37). 无色羽毛状结晶 (甲醇), mp 126~128℃, $[\alpha]_D$ = −39° (*c* = 0.48, 三氯甲烷). 【类型】阿朴啡生物碱. 【活性】细胞毒 (人癌细胞); 抗疟疾 (恶性疟原虫). 【来源】台湾千金藤 *Stephania sasakii*, 小叶地不容 *Stephania succifera*, 圆滑

番荔枝 *Annona glabra*. 【文献】401, 739, 740, 741.

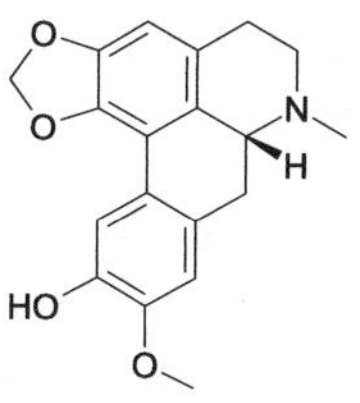

47 Daurioxoisoporphine A 蝙蝠葛氧异波酚碱 A*

4-Demethoxytyraminoporphine $C_{26}H_{22}N_2O_4$ (426.48). 黄色晶体 (三氯甲烷), mp 234~235℃. 【类型】氧异阿朴啡生物碱. 【活性】细胞毒 (*in vitro*, A549, IC_{50} = 8.8μmol/L, HL-60, IC_{50} > 50μmol/L, MCF7, IC_{50} = 3μmol/L, P_{388}, IC_{50} = 30.5μmol/L; 对照 VP-16: A549, IC_{50} = 0.5μmol/L, HL-60, IC_{50} = 5.4μmol/L, MCF7, IC_{50} = 12.33μmol/L, P_{388}, IC_{50} = 0.1μmol/L)[660]. 【来源】蝙蝠葛根 *Menispermum dauricum*. 【文献】660.

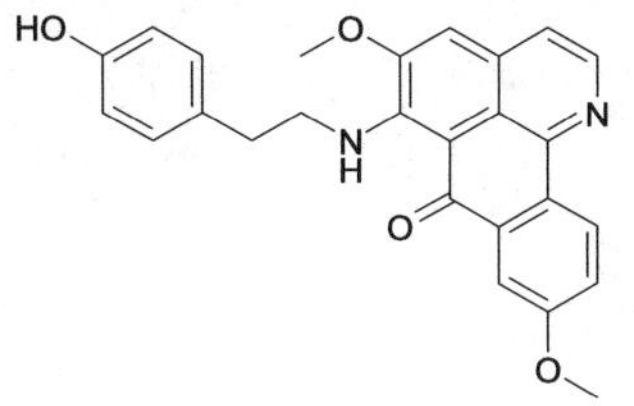

48 Daurioxoisoporphine B 蝙蝠葛氧异波酚碱 B*

6-Amino-4,5,9-trimethoxyoxoisoaporphine $C_{19}H_{16}N_2O_4$ (336.35). 黄色无定形粉末. 【类型】氧异阿朴啡生物碱. 【活性】细胞毒 (*in vitro*, A549, IC_{50} > 50μmol/L, HL-60, IC_{50} > 50μmol/L, MCF7, IC_{50} = 6.2μmol/L, P_{388}, IC_{50} = 9.6μmol/L; 对照 VP-16: A549, IC_{50} = 0.5μmol/L, HL-60, IC_{50} = 5.4μmol/L, MCF7, IC_{50} = 12.33μmol/L, P_{388}, IC_{50} = 0.1μmol/L)[660]. 【来源】蝙蝠葛根 *Menispermum dauricum*. 【文献】660.

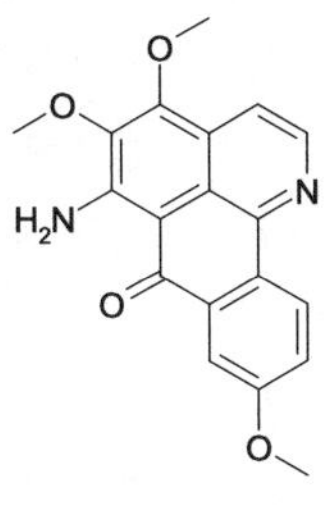

49 Glaziovine 奥可梯木种碱

[6808-72-6] $C_{18}H_{19}NO_3$ (297.36). 无色片状晶体 (苯), mp 223℃, $[\alpha]_D$ = −45.74° (*c* = 0.26, 甲醇). 【类型】前阿朴啡生物碱. 【活性】抗肿瘤 (鼻咽癌细胞, ED_{50} = 2.6μg/mL); 抗高血压 (大鼠, 5~15mg iv, 1~3h 降低血压 50%~70%; 抗溃疡 (大鼠和豚鼠, 5mg/kg iv); 中枢镇静 (动物, 减轻焦虑); 抗神经紧张和抑郁, 治疗恐惧、焦虑和愁思. 【来源】散花巴豆 *Croton sparsiflorus*, 威尔士绿绒蒿 *Meconopsis cambrica*, 紫番荔枝 *Annona purpurea*. 【文献】167, 169.

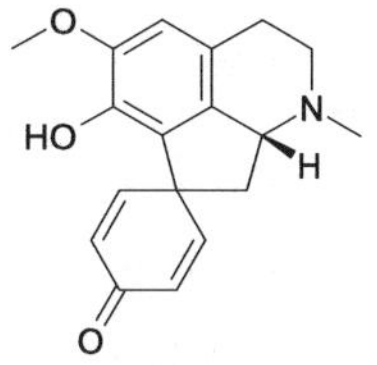

原小檗碱生物碱

50 Berberine 小檗碱 (黄连素)

Umbellatine [2086-83-1] $C_{20}H_{18}NO_4^+$ (336.37). 黄色针状晶体, mp 145℃, 溶于热水、乙醇, 略溶于乙醚、苯、三氯甲烷、丙酮.[1374] 【类型】原小檗碱生物碱. 【活性】细胞毒 (*in vitro*, 成胶质细胞瘤细胞, 细胞凋亡途径: 提高 BAX/BCL-2 比例, 活化胱天蛋白酶-9、胱天蛋白酶-3 和 PARP-1)[1389]; 细胞毒 (*in vitro*, jurkat 白血病细胞, 细胞凋亡途径: 通过抑制 IκBα 激酶激活的 NF-κB 途径)[1389]; 细胞毒 (*in vitro*, 鼻咽癌 HONE-1 细胞, 细胞凋亡途径: 在低浓度抑制 Rho GTP 酶和细胞迁移, 在高浓度诱导细胞周期停止于 G_2 期和凋亡)[1389]; 降血糖; 抗高血压; 肾上腺素能 α_1-和 α_2-受体激动剂; 止痛; 抗腹泻; 抗炎; 抗微生物; 抗原生动物; 退热剂; 利胆剂; 催眠 (延长戊巴比妥睡眠时间); 增加缺氧的耐受性;局部麻醉剂; 减少兔眼节点内压; 血管扩张剂; 血管平滑肌松弛剂; 平滑肌兴奋剂 (子宫、膀胱、胃肠道和支气管); 镇静; 抗 HIV 实验无活性 (淋巴细胞 H9, 对照 3'-叠氮基-3'-脱氧胸苷, IC_{50} = 500μg/mL, EC_{50} = 0.0317μg/mL, TI = 15,800)[1300]; 抗菌 (口服, 病原体: 变异链球菌, MIC = 125μg/mL, 对照 Chlorhexidine gluconate, MIC = 1.25μg/mL; 核粒梭形杆菌, MIC = 15.6μg/mL, Chlorhexidine gluconate, MIC = 2.5μg/mL)[1334]; 细胞毒 (一些人癌细胞, P_{388} 小鼠白血病细胞, 9L 大鼠神经胶质瘤细胞)[1304]; 细胞毒 (*in vitro*, 抑制6种食管癌细胞的增殖, 浓度依赖方式)[1304].【来源】白毛茛 *Hydrastis canadensis* (根), 白屈菜 *Chelidonium majus* (全株: 5 产地平均含量 = 0.017%)[1375], 白药子 *Stephania cepharantha*, 瓣蕊唐松草 *Thalictrum petaloideum* (根: 含量 = 0.07%)[1375], 长矩延胡索 *Corydalis longicalcarata* (根茎: 含量 = 0.122%[1375]), 城口十大功劳 *Mahonia shenii* (茎: 含量 = 1.67%)[1376], 齿瓣延胡索 *Corydalis remota* [Syn. *Corydalis bulbosa* var. *typica*] (根茎: 含量= 0.01%[1375]), 川滇十大功劳 *Mahonia veitchiorum* (茎: 含量 = 0.43%)[1376], 大叶唐松草 *Thalictrum faberi* (根: 含量 = 0.46%)[1375], 大枣 *Ziziphus jujuba*, 短萼黄连 *Coptis chinensis* var. *brevisepala* (根茎: 含量 = 5.31%)[1375], 对叶元胡 *Corydalis ledebouriana* (根茎: 含量 = 0.040%[1375]), 峨嵋野黄连 *Coptis omeiensis* (根茎: 含量 = 8. 77%)[1375], 防己(粉防己) *Stephania tetrandra* (干燥根: 3 个产地平均含量 = 0.152%[1375]), 古蔺野连 *Coptis gulinensis* (根茎: 含量 = 4.82%)[1375], 湖北十大功劳 *Mahonia confusa* (茎: 含量 = 0.19%)[1376], 华南功劳木 *Mahonia japonica* (茎: 含量 = 0.14%)[1376], 黄柏(黄檗;关黄柏) *Phellodendron amurense* (树皮: 含量范围 = 0.63%~5.91%[1372]; 含量范围 = 0.68%~2.82%, 平均含量 = 1.27%[1375]), 黄连(味连) *Coptis chinensis* (根茎: 含量范围 = 3.1%~8.4%[1372], 平均含量 = 5.92%)[1375], 黄皮树(川黄柏) *Phellodendron chinense* (树皮: 7 产地平均含量 = 3.65%)[1375], 灰绿延胡索 *Corydalis adunca* (根茎: 含量 = 0.156%[1375]), 蓟罂粟 *Argemone mexicana*, 金花小檗 *Berberis wilsonae*, 金丝马尾连 *Thalictrum glandulosissimum* (根: 含量 = 1.16%)[1375], 宽苞十大功劳 *Mahonia eurybracteata* (茎: 3 产地平均含量 = 0.30%)[1376], 马尾连(多叶唐松草) *Thalictrum foliolosum* (根: 含量 = 1.25%)[1375], 日本小檗 *Berberis thunbergii*, 三角叶黄连(雅连) *Coptis deltoidea* (根茎: 平均含量 = 4.39%)[1375], 少齿小檗 *Berberis potaninii* (根、茎: 平均含量 = 0.315%[1375]), 十大功劳木 *Mahonia bealei* (茎: 4 产地平均含量 0.38%)[1376], 土黄连 *Berberis julianae*, 望春玉兰 *Magnolia biondii* [Syn. *Magnolia fargesii*] (茎: 2 产地平均含量 = 0.14%)[1376], 细柄十大功劳 *Mahonia gracilipes* (茎: 2 产地平均含量 = 0.23%)[1376], 细叶功劳木 *Mahonia fortunei* (茎: 2 产地平均含量 = 0.48%)[1376], 狭序唐松草 *Thalictrum atriplex* (根: 含量 = 0.21%)[1375], 鲜黄小檗 *Berberis diaphana* (根、茎: 平均含量 = 1.284%)[1375], 线萼黄连 *Coptis linearisepala* (根茎: 含量 = 8.39%)[1375], 小果十大功劳 *Mahonia bodinieri* (茎: 含量 = 0.48%)[1376], 小果唐松草 *Thalictrum microgynum* (根: 含量 < 0.001%)[1375], 烟锅草 *Thalictrum thunbergii* (根: 含量 = 0.11%)[1375], 延胡索(元胡) *Corydalis yanhusuo* [Syn. *Corydalis turtschaninovii* f. *yanhusuo*] (根茎: 3 产地平均含量= 0.007%[1375]), 硬水黄连(短梗箭头唐松草) *Thalictrum simplex* [Syn. *Thalictrum simplex* var. *brevipes*] (根: 含量 = 0.28%)[1375], 云南黄连 (云连) *Coptis teetoides* [Syn. *Coptis teeta*] (根茎: 平均含量 =8.10 %)[1375], 置疑小檗 *Berberis dubia* (根、茎: 平均含量 = 0.595%[1375]).【文献】1, 2, 3, 111, 168, 1300, 1304, 1334, 1372, 1374, 1375, 1376, 1389.

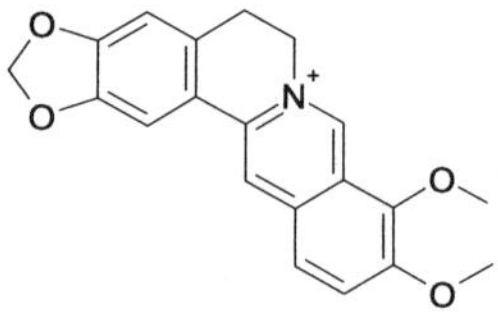

51 Berberrubine 小檗红碱

9-Berberoline $C_{19}H_{15}NO_4$ (321.34).【类型】原小檗碱生物碱.【活性】升高血压; 抗菌; 止血剂; 细胞毒 (P_{388} 白血病、L_{1210} 白血病、B16 黑色素瘤和一些人癌细胞)[1304]; 拓扑异构酶 II 抑制剂 (*in vitro*)[1304]; DNA 分裂诱导剂 (特定部位, 浓度依赖方式)[1304].【来源】簇刺小檗 *Berberis actinacantha*, 达尔文小檗 *Berberis darwinii*, 绿白天仙藤 *Fibraurea chloroleuca*, 欧洲小檗 *Berberis vulgaris*, 瓦氏小檗* *Berberis valdiviana*, 杂性唐松草 *Thalictrum polygamum*.【文献】1, 168, 299, 1304.

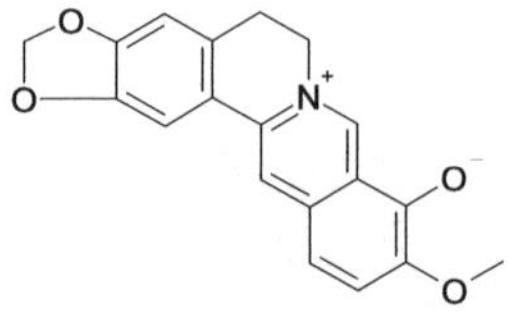

52 Epiberberine 表小檗碱

$C_{20}H_{18}NO_4$ (336.37). 【类型】原小檗碱生物碱. 【活性】细胞毒 (拓扑异构酶 I 抑制剂 *in vitro*)[1304]. 【来源】多花小檗 *Berberis floribunda*, 黄连(味连) *Coptis chinensis* (根茎: 平均含量 = 1.29%[1375]), 南天竹叶 *Nandina domestica*, 三角叶黄连(雅连) *Coptis deltoidea* (根茎: 平均含量 = 0.54%)[1375], 三叶黄连 *Coptis trifolia*. 【文献】299, 1304, 1375.

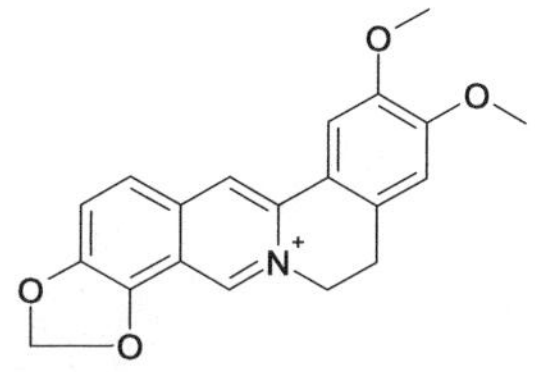

53 Groenlandicine

$C_{19}H_{16}NO_4^+$ (322.34). 【类型】原小檗碱生物碱. 【活性】细胞毒 (拓扑异构酶 I 抑制剂 *in vitro*)[1304]. 【来源】黄连属 *Coptis groenlandica*. 【文献】299, 1304.

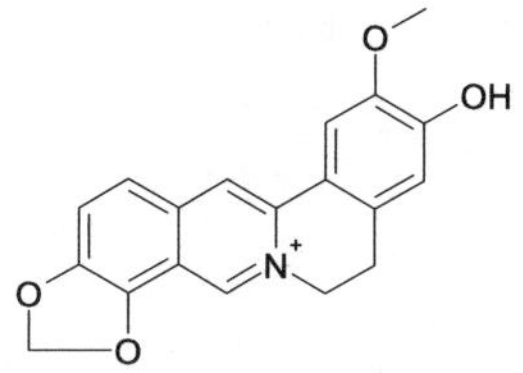

54 Pseudopalmatine methyl nitrate 硝酸甲基假巴马汀碱

[153306-31-1] $C_{22}H_{25}N_2O_7$ (429.45). 黄色针晶, mp 276~277℃ (分解). 【类型】原小檗碱生物碱. 【活性】细胞毒 (P_{388}, 10μg/mL, 抑制率 56%). 【来源】黄叶地不容 *Stephania viridiflavens*. 【文献】764.

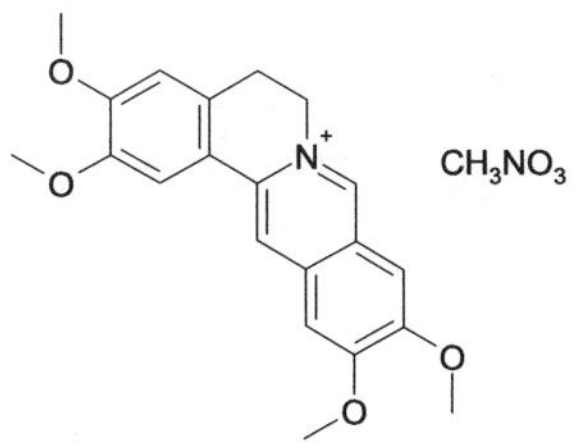

CH_3NO_3

普罗托品生物碱

55 Pseudoprotopine 伪普鲁托品

[24240-05-9] $C_{20}H_{19}NO_5$ (353.38). 白色结晶, mp 201~203℃ (丙酮). 【类型】普罗托品生物碱. 【活性】细胞毒 (P_{388}). 【来源】斐济崖椒 *Fagara vitiensis*, 偏翅唐松草 *Thalictrum delavayi*. 【文献】765, 766.

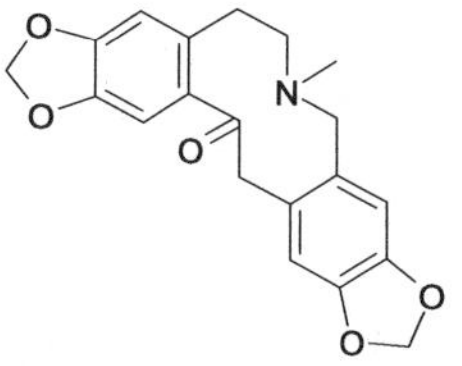

吐根生物碱

56 Emetine 吐根碱 (依米丁; 吐根酚碱甲醚)

Cephaeline methylether [483-18-1] $C_{29}H_{40}N_2O_4$ (480.65). 白色粉末, mp 74℃, 暴露空气或受热时变成黄色, $[\alpha]_D^{20} = -50°$ (c = 2, 三氯甲烷), 易溶于乙醇、乙酸乙酯、三氯甲烷、乙醚, 不溶于水[1374]. 【类型】吐根生物碱. 【活性】抗肿瘤; 抗阿米巴; 抗病毒; 镇咳(祛痰); 催吐剂; LD (人) = 10~20mg/kg. 【来源】吐根 *Cephaelis ipecacuanha* (根: 含量范围 = 2%~4%)[1374], 洋常春藤 *Hedera helix*. 【文献】167, 169, 1374.

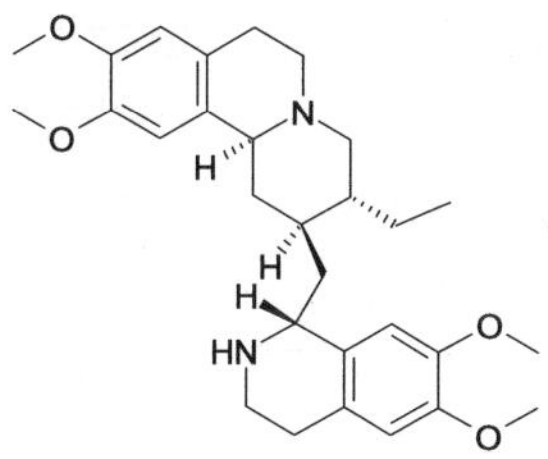

苯并[*c*]菲啶生物碱

57 Chelerythrine 白屈菜红碱

Toddaline [34316-15-9] $C_{21}H_{18}NO_4^+$ (348.38). 【类型】苯并[*c*]菲啶生物碱. 【活性】抗菌; 抗真菌; 抗病毒; 引起流产 (豚鼠, 低剂量时引起麻痹, 高剂量时致死); 毒素 (神经肌肉毒性, 抑制心脏); 抗 HIV 实验无活性 (淋巴细胞 H9, 对照 3'-叠氮基-3'-脱氧胸苷, IC_{50} = 500μg/mL, EC_{50} = 0.0317μg/mL, TI = 15800)[1300]; 细胞毒 (DNA 插入, 氧化磷酸化解偶联)[299]; 转氨酶抑制剂 (大鼠肝)[299]; 抗菌、抗炎 (推荐用于口部感染)[299]; 抗高血压 (鼠、兔和猫)[299]; 止痛[299]; 镇静 (延长睡眠时间)[299]; 蛋白激酶 C 抑制剂[1304]; 细胞毒 [完全抑制由羟化氯喹(hydroxy 氯喹)和泼尼松

(prednisone)诱导的 GI-101A 乳腺癌细胞的生长，阻断由TPA或二乙基己烯雌酚 diethylstilbestrol 刺激的 GI-101A 和 HL-60 细胞血管内皮细胞生长因子(VEGF)mRNA；抑制被 thymeleatoxin 刺激的 MCF7 细胞增殖[1304]；细胞毒 (抑制 PC3 人前列腺癌细胞和 AGS 胃癌细胞的增殖)[1304]；细胞毒 (一系列对放疗、化疗抵抗的人鳞状细胞癌，引起癌细胞快速凋亡)[1304]；抗肿瘤 (裸鼠，放、化疗抵抗，p53-缺乏的人头颈鳞状细胞癌 SQ-20B，明显延迟肿瘤生长且毒性最低)[1304]. 【来源】白屈菜 *Chelidonium majus*，博落回 *Macleaya cordata* (全株：含量 = 8.97%[1375])，飞龙掌血 *Toddalia asiatica* [Syn. *Toddalia aculeata*; *Paullinia asiatica*]，荷包牡丹根 *Dicentra spectabilis*，荷青花 *Hylomecon japonica*，蓟罂粟 *Argemone mexicana*，丽春花 *Papaver commutatum* [Syn. *Papaver rhoeas*]，细果角茴香 *Hypecoum leptocarpum*，存在于许多植物中 [罂粟科多种植物 family Papaveraceae spp. (蓟罂粟属 *Argemone* spp.，美罂粟属 *Bocconia* spp.，白屈菜属 *Chelidonium* spp.，秃疮花属 *Dicranostigma* spp.，花菱草属 *Eschscholzia* spp.，海罂粟属 *Glaucium* spp.，红乃马草属 *Hunnemannia* spp.，荷青花属 *Hylomecon* spp.，博落回属 *Macleaya* spp.，罂粟属 *Papaver* spp.，血根草属 *Sanguinaria* spp.，人血草属 *Stylophorum* spp.，*Platystemon* spp.，*Stylomecon* spp.)，芸香科多种植物 family Rutaceae spp. (崖椒属 *Fagara* spp.，飞龙掌血属 *Toddalia* spp.，花椒属 *Zanthoxylum* spp.)，紫堇科多种植物 family Fumariaceae spp. (紫堇属 *Corydalis* spp.，荷包牡丹属 *Dicentra* spp.)，无患子科多种植物 family Sapindaceae spp. (蕨叶罂粟属 *Pteridophyllum* spp.)]. 【文献】5, 167, 299, 1300, 1304, 1375.

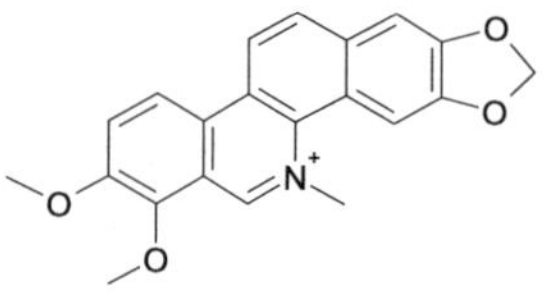

58 Chelerythrine methanolate 白屈菜红碱甲醇化物 (6-甲氧基二氢白屈菜红碱)

6-Methoxy-5,6-dihydrochelerythrine; 6-Methoxy-dihydrochelerythrine $C_{22}H_{21}NO_5$ (379.42). 粉红色棱柱状晶体 (甲醇), mp 190℃, mp 226℃. 【类型】苯并[*c*]菲啶生物碱. 【活性】抗肿瘤 (EAC)；抗微生物；细胞毒 (KB, *in vitro*, 4~5μg/mL). 【来源】白屈菜 *Chelidonium majus* (全株：5 产地平均含量 = 0.142%)[1375]，入地金牛(两面针) *Zanthoxylum nitidum*，飞龙掌血 *Toddalia asiatica* [Syn. *Toddalia aculeata*; *Paullinia asiatica*]. 【文献】169, 283, 1375.

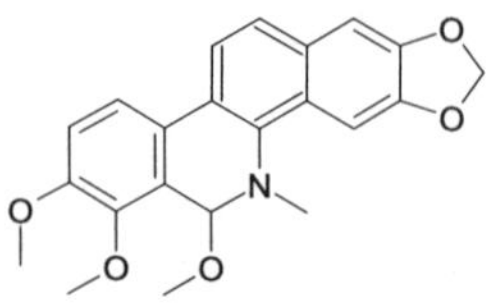

59 Chelidonine 白屈菜碱

Diphyline; Stylophorin [476-32-4] $C_{20}H_{19}NO_5$ (353.38). mp 136~140℃, bp 220℃. 【类型】苯并[*c*]菲啶生物碱. 【活性】细胞毒 (HeLa, ED_{50} = 0.27μg/mL, S_{180} 和 EAC)；抗病毒；抗菌；解痉 (平滑肌)；抑制心脏肌肉 (减慢心率和停止高剂量下在扩张周期的搏动)；中枢镇静 (镇静和催眠)；抑制有丝分裂 (纤维细胞 *in vitro*, 2.5μmol/L)；抑制骨骼肌；麻痹知觉和运动神经；杀螨剂；LD_{50} (鼠, iv) = (34.6±2.4)mg/kg. 【来源】白屈菜 *Chelidonium majus* (全株：5 产地平均含量 = 0.669%)[1375]，二叶苞罂粟 *Stylophorum diphyllum*，荷青花 *Hylomecon japonica*，秃疮花 *Dicranostigma franchetianum* [Syn. *Dicranostigma leptopodum*]，野罂粟 *Papaver nudicaule*. 【文献】3, 5, 137, 167, 1374, 1375.

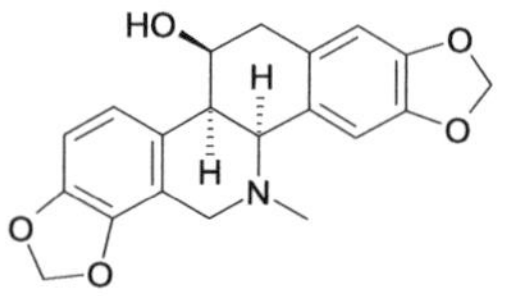

60 Ethoxychelerythrine 乙氧基白屈菜红碱

$C_{23}H_{23}NO_5$ (393.44). 白色片状晶体 (氨性无水乙醇), mp 207~208℃. 【类型】苯并[*c*]菲啶生物碱. 【活性】细胞毒 (Ehrlich 腹水癌细胞)[1304]；抗肿瘤 (子宫颈癌，甲状腺癌)；抗菌；抗炎 (用于治疗子宫颈炎). 【来源】博落回 *Macleaya cordata*. 【文献】167, 1304.

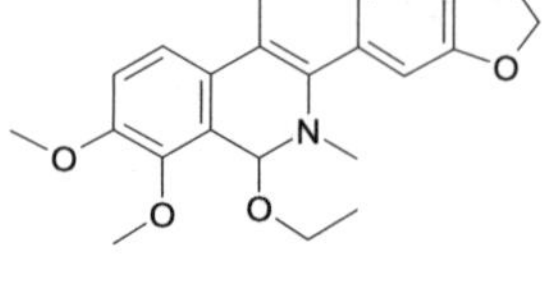

61 Ethoxysanguinarine 乙氧基血根碱

$C_{22}H_{19}NO_5$ (377.40). 白色片状晶体 (氨性无水乙醇), mp 210~211℃. 【类型】苯并[*c*]菲啶生物碱. 【活性】抗肿瘤 (子宫颈癌, 甲状腺癌); 抗菌; 抗炎 (用于治疗子宫颈炎). 【来源】博落回 *Macleaya cordata*. 【文献】167.

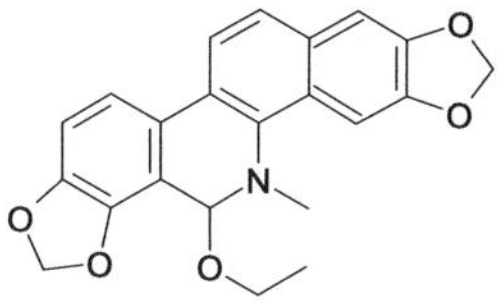

62 Fagaronine 崖椒宁*

$C_{21}H_{20}NO_4$ (350.40). 【类型】苯并[*c*]菲啶生物碱. 【活性】细胞毒 (键合插入小牛胸腺 DNA, 对拓扑异构酶 I 和 II 有毒)[1304]. 【来源】崖椒属 *Fagara xanthoxyloides*. 【文献】299, 1304.

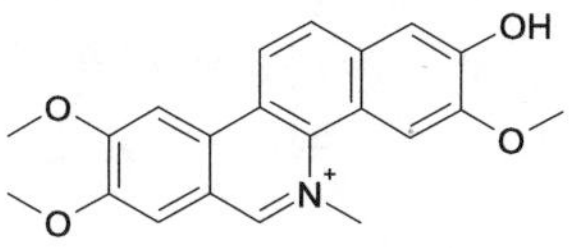

63 Nitidine 两面针碱 (光叶花椒碱)

[76872-57-7] $C_{21}H_{18}NO_4^+$ (348.38). mp 215~218℃. 【类型】苯并[*c*]菲啶生物碱. 【活性】抗肿瘤 [鼠 P_{388}, 4mg/(kg·d), 生命延长率 = 109%; 鼠 L_{1210}, 4mg/(kg·d), 生命延长率 = 36%; 其毒性谱不适于临床应用]; 反转录酶抑制剂 (致癌物质 RNA 病毒); 抗肿瘤 (鼠, L_{1210} 白血病、P_{388} 白血病、Lewis 肺癌和 B16 黑色素瘤)[1304]; 抗肿瘤 (延长接种 Ehrlich 腹水癌小鼠的生命, 减小有丝分裂指数和癌细胞大小, 抑制肿瘤中 DNA 和 RNA 的合成)[1304]; 抗肿瘤 (氯化物临床用于治疗慢性中幼粒细胞白血病)[1304]; 细胞毒 (插入键合小牛胸腺 DNA, 对拓扑异构酶 I 和 II 有毒)[1304]; 拓扑异构酶抑制剂 (强烈地稳定拓扑异构酶 I 和 DNA 之间形成的共价二元络合物)[1304]. 【来源】樗叶花椒 *Zanthoxylum ailanthoides*, 樗叶花椒(皮、根) *Zanthoxylum ailanthoides*, 刺壳花椒 *Zanthoxylum echinocarpum*, 大叶臭花椒 *Zanthoxylum myriacanthum*, 大叶花椒 *Zanthoxylum dissitum*, 大叶花椒根 *Zanthoxylum dissitum*, 花椒 *Zanthoxylum bungeanum*, 花椒簕 *Zanthoxylum cuspidatum*, 黄心花椒 *Zanthoxylum flavum*, 美国刺椒 *Zanthoxylum clava-hercules*, 美洲花椒 *Zanthoxylum americanum* [Syn. *Xanthoxylum americanum*], 入地金牛(两面针) *Zanthoxylum nitidum* (干燥根: 含量 = 0.15%[1375]), 鹰不泊 *Zanthoxylum avicennae*. 【文献】3, 4, 5, 167, 168, 299, 1304, 1372, 1375.

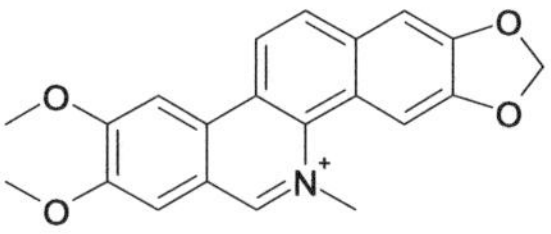

64 Sanguinarine 血根碱

ψ-Cheierythrine [2447-54-3.] $C_{20}H_{14}NO_4$ (332.34). mp 242~243℃ (分解). 【类型】苯并[*c*]菲啶生物碱. 【活性】蛋白激酶 A 抑制剂 (大鼠肝蛋白激酶 A 的催化作用亚基, IC_{50} = 6μmol/L)[1304]; 蛋白激酶 C 抑制剂 (IC_{50} > 200μmol/L)[1304]; 细胞毒 (人角化细胞, 抑制细胞生长, IC_{50} = 0.2μmol/L)[1304]; 细胞毒 (在低于人表皮角化细胞正常浓度下降低 A431 人表皮癌细胞依赖于浓度的生存能力, 用来处理 A431 人表皮癌细胞导致细胞凋亡, 但在正常的角化细胞中不形成 DNA 梯式)[1304]; 细胞毒 (和小牛胸腺 DNA 相互作用, 改变其二级序列)[1304]; 抗 HIV 实验无活性 (淋巴细胞 H9, 对照 3'-叠氮基-3'-脱氧胸苷, IC_{50} = 500μg/mL, EC_{50} = 0.0317μg/mL, TI = 15800)[1300]. 【来源】白屈菜 *Chelidonium majus*, 博落回 *Macleaya cordata* (全株: 含量 = 5.69%[1375]), 荷包牡丹根 *Dicentra spectabilis*, 荷青花 *Hylomecon japonica*, 蓟罂粟 *Argemone mexicana*, 菊花黄连 *Corydalis pallida*, 丽春花 *Papaver commutatum* [Syn. *Papaver rhoeas*], 美洲血根草 *Sanguinaria canadensis*, 细果角茴香 *Hypecoum leptocarpum*, 阿片 *Papaver somniferum*, 药用球果紫堇 *Fumaria officinalis*, 异样荷包牡丹* *Dicentra peregrina*, 罂粟 *Papaver somniferum*, 罂粟壳 *Papaver somniferum*, 紫花鱼灯草 *Corydalis incisa*. 【文献】3, 5, 167, 1300, 1304, 1375.

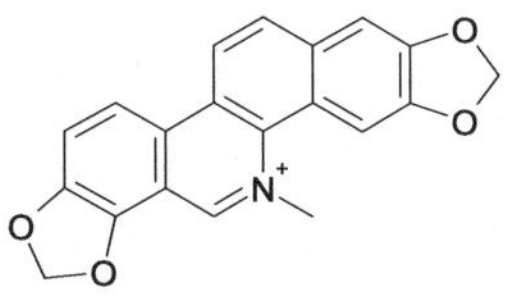

吗啡生物碱

65　(+)-Flavinantine 青藤定

$C_{19}H_{21}NO_4$ (327.38). 【类型】吗啡生物碱. 【活性】细胞毒 (*in vitro*, HepG2, IC_{50} = 9.3μg/mL; Hep2.2.15, IC_{50} = 9.7μg/mL)[666]. 【来源】有钩鹰爪* *Artabotrys uncinatus* (根和茎). 【文献】666.

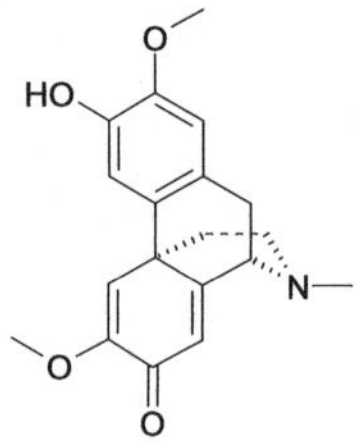

66　Floripavine 多花罂粟碱

(+)-Salutaridine [1936-18-1] $C_{19}H_{21}NO_4$ (327.38). mp 197~198℃. 【类型】吗啡生物碱. 【活性】抗肿瘤 (W_{256}). 【来源】阿片 *Papaver somniferum*, 大红罂粟 *Papaver bracteatum*, 近东罂粟 *Papaver orientale*, 香巴豆* *Croton balsamifera*, 益康巴豆* *Croton salutaris*, 罂粟 *Papaver somniferum*. 【文献】5, 167.

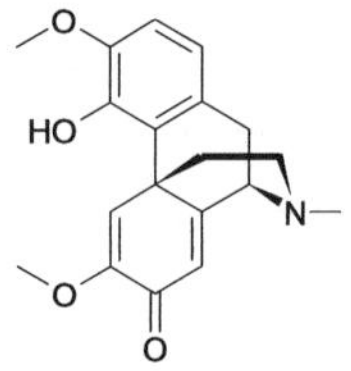

67　(−)-Salutaridine　(−)-多花罂粟碱 (清风藤碱)

Sinoacutine [4090-18-0] $C_{19}H_{21}NO_4$ (327.38). mp 198℃. 【类型】吗啡生物碱. 【活性】细胞毒 (*in vitro*, HepG2, IC_{50} = 10.2μg/mL; Hep2,2,15, IC_{50} = 10.4μg/mL)[666]; 止痛 (猫). 【来源】菊花黄连 *Corydalis pallida*, 青风藤 *Sinomenium acutum*, 细深山紫堇 *Corydalis pallida* var. *tenuis*, 血散薯 *Stephania dielsiana*, 有钩鹰爪* *Artabotrys uncinatus* (根, 茎, 叶), 紫花鱼灯草 *Corydalis incisa*. 【文献】5, 167, 666, 1372.

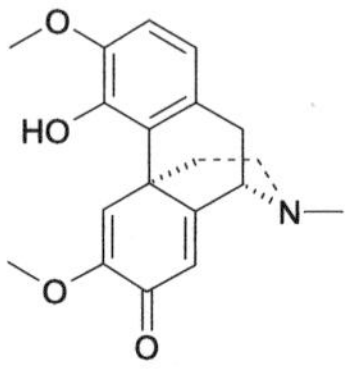

阿朴啡-苄基异喹啉生物碱

68　Thalicarpine 厚果唐松草碱

$C_{41}H_{48}N_2O_8$ (696.85). 针状晶体 (乙酸乙酯), mp 160~161℃, $[\alpha]_D^{25}$ = +133° (*c* = 0.83, 甲醇), $[\alpha]_D^{25}$ = +89° (*c* = 0.88, 三氯甲烷). 【类型】阿朴啡-苄基异喹啉生物碱. 【活性】抗肿瘤 (大鼠 W_{256}, 抑制率 = 90%; 鼠 Lewis 肺癌, 抑制率 = 74%; 鼠 EAC, 250mg/kg ip, 生命延长率 = 114%; 鼠腹水淋巴瘤, 250mg/kg ip, 生命延长率 = 137.2%); 细胞毒 (HeLa, ED_{50} = 5μmol/L); 抗菌 (分枝杆菌属, MIC = 100μg/mL; 金黄色葡萄球菌, MIC = 1mg/mL); 抗真菌 (白色念珠菌, MIC = 1mg/mL); 抑制心肌 (犬和猴子, iv, *in vivo*, 减少心肌收缩性和减慢心率); 抗高血压 (血管扩张剂, 犬和猴子, *in vivo*). 【来源】粗果唐松草 *Thalictrum dasycarpum*, 黄唐松草 *Thalictrum flavum*, 外卷唐松草 *Thalictrum revolutum*, 异性唐松草 *Thalictrum dioicum*, 杂性唐松草 *Thalictrum polygamum*. 【文献】169.

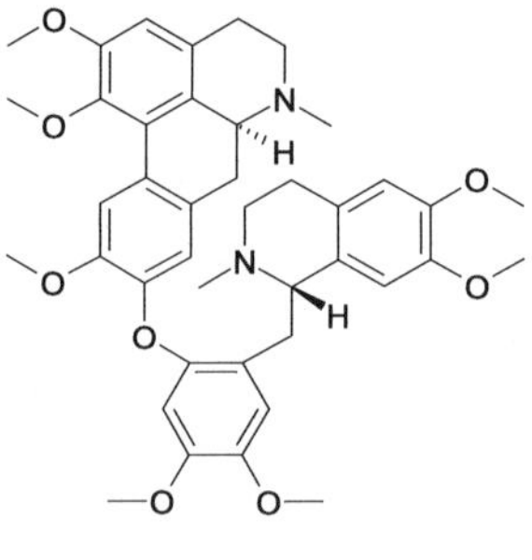

Azafluoranthrene 生物碱

69　Norimelutein 依美阿布塔碱

[152606-56-9] $C_{19}H_{17}NO_5$ (339.35). 黄色粉末. 【类型】Azafluoranthrene 生物碱. 【活性】细胞毒 (P_{388} *in vitro*). 【来源】锡生藤 *Cissampelos pareira*. 【文献】572.

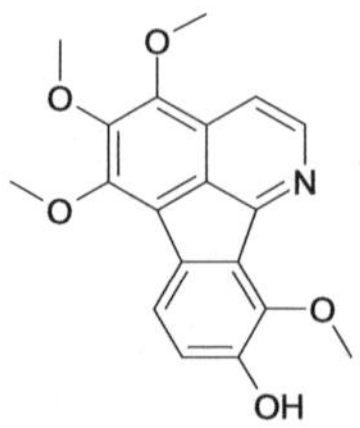

70 Norrufescine 去甲红阿布塔草碱

[58189-34-7] $C_{18}H_{15}NO_4$ (309.32). 黄色针晶, mp 236~238℃. 【类型】Azafluoranthrene 生物碱. 【活性】细胞毒 (P_{388}). 【来源】红阿布塔草 *Abuta rufescens*, 锡生藤 *Cissampelos pareira*, 依美尼阿布塔草 *Abuta imene*, *Telitoxicum peruvianum*. 【文献】578, 579, 580.

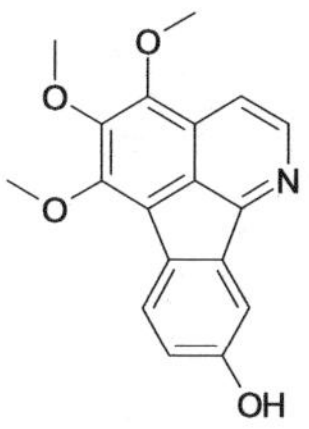

71 Pareirubrine A 锡生藤碱 A

[147044-68-6] $C_{20}H_{17}NO_6$ (367.36). 浅红棕色针晶, mp 168~170℃. 【类型】Azafluoranthrene 生物碱. 【活性】细胞毒 (*in vitro*, P_{388}, IC_{50} = 0.33μg/mL). 【来源】锡生藤 *Cissampelos pareira*. 【文献】733.

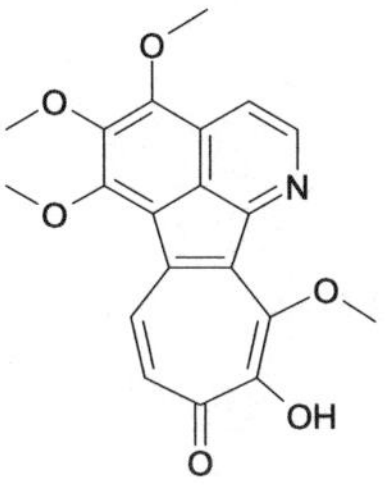

72 Pareirubrine B 锡生藤碱 B

[152845-78-8] $C_{18}H_{13}NO_4$ (307.31). 浅红棕色针晶, mp 290℃ (分解). 【类型】Azafluoranthrene 生物碱. 【活性】细胞毒 (*in vitro*, P_{388}, IC_{50} = 0.17μg/mL). 【来源】锡生藤 *Cissampelos pareira*. 【文献】733.

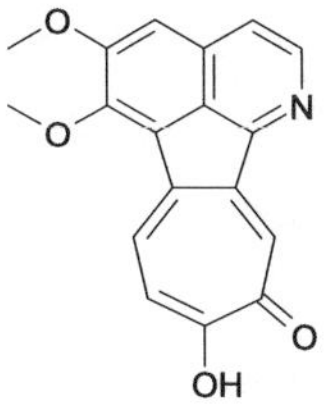

三尖杉生物碱

73 Cephalotaxine 三尖杉碱 (粗榧碱)

[24316-19-6] $C_{18}H_{21}NO_4$ (315.37). 白色晶体, mp 132~133℃, $[\alpha]_D^{25}$ = −204° (*c* = 1.8, 三氯甲烷)[1374]. 【类型】三尖杉生物碱. 【活性】抗肿瘤 (S_{180}和恶性淋巴瘤); 肌肉兴奋剂; 毒素 (对骨髓有抑制作用). 【来源】海南粗榧 *Cephalotaxus hainanensis* [Syn. *Cephalotaxus mannii*] (小枝和树皮: 2 批样本平均含量 = 0.054%[1375]), 日本粗榧 *Cephalotaxus harringtonia* (1963 年, Paudler 首次从该植物中分离[1374]), 三尖杉 *Cephalotaxus fortunei* (核果: 产率 = 0.104%[1056]; 小枝和树皮: 2 产地平均含量 = 0.070%[1375]), 台湾粗榧 *Cephalotaxus wilsoniana*, 中国粗榧枝叶 *Cephalotaxus sinensis* [Syn. *Cephalotaxus harringtonia* var. *sinensis*]. 【文献】1, 3, 4, 13, 168, 1056, 1374, 1375.

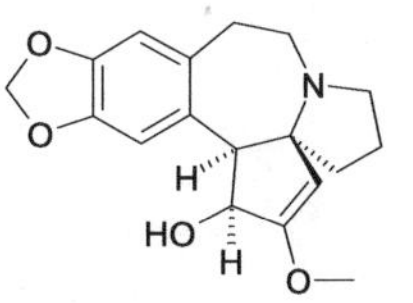

74 Cephalotaxine α-*N*-oxide 三尖杉碱 α-*N*-氧化物

$C_{18}H_{21}NO_5$ (331.37). 无定形固体, $[\alpha]_D^{21}$ = −131° (*c* = 0.5, 三氯甲烷). 【类型】三尖杉生物碱. 【活性】细胞毒 (*in vitro*, 鼻咽癌 KB 细胞, IC_{50} = 30μg/mL)[1056]. 【来源】三尖杉 *Cephalotaxus fortunei* (核果: 产率 = 0.0010%). 【文献】1056.

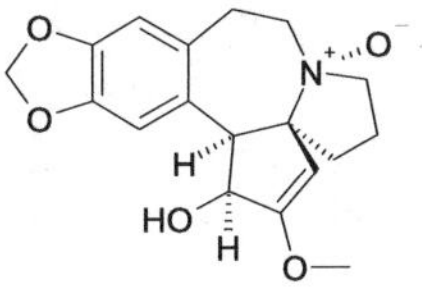

75 Cephalotaxine β-*N*-oxide 三尖杉碱 β-*N*-氧化物

$C_{18}H_{21}NO_5$ (331.37). 无定形固体, $[\alpha]_D^{21}$ = −221° (*c* = 0.5, 三氯甲烷). 【类型】三尖杉生物碱. 【活性】细胞毒 (*in vitro*, 鼻咽癌 KB 细胞, IC_{50} = 14μg/mL, 弱活性)[1056]. 【来源】三尖杉 *Cephalotaxus fortunei* (核果: 产率 = 0.0026%). 【文献】1056.

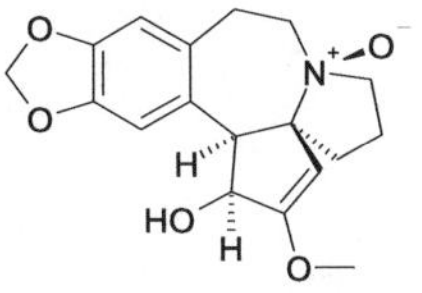

76 Deoxyharringtonine 去氧哈林通碱

[36804-95-2] $C_{28}H_{37}NO_8$ (515.61). 【类型】三尖杉生物碱. 【活性】抗肿瘤 (小鼠 P_{388}, 小鼠脾脏白血病

L_{615}). 【来源】海南粗榧 *Cephalotaxus hainanensis* [Syn. *Cephalotaxus mannii*], 日本粗榧 *Cephalotaxus harringtonia*, 三尖杉 *Cephalotaxus fortunei* (核果: 产率 = 0.00060%)[1056], 中国粗榧枝叶 *Cephalotaxus sinensis* [Syn. *Cephalotaxus harringtonia* var. *sinensis*]. 【文献】2, 4, 168, 1056.

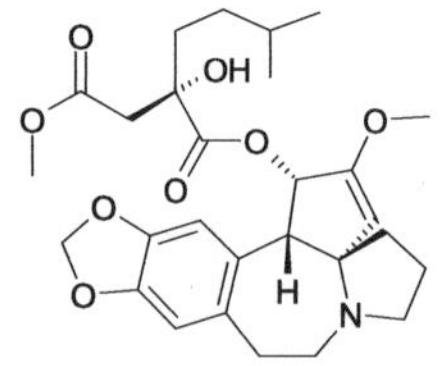

77 Harringtonine 三尖杉酯碱

[26833-85-2] $C_{28}H_{37}NO_9$ (531.61). mp 73~75℃. 【类型】三尖杉生物碱. 【活性】抗肿瘤 (小鼠白血病 L_{615}、L_{7212}、肉瘤 S_{180}、大鼠 Walker 肉瘤). 【来源】篦子粗榧 *Cephalotaxus oliveri*, 海南粗榧 *Cephalotaxus hainanensis* [Syn. *Cephalotaxus mannii*] (小枝和树皮: 2 批样本平均含量 = 0.032%[1375]), 日本粗榧 *Cephalotaxus harringtonia*, 三尖杉 *Cephalotaxus fortunei* (小枝和树皮: 2 产地平均含量 = 0.021%[1375]), 中国粗榧枝叶 *Cephalotaxus sinensis* [Syn. *Cephalotaxus harringtonia* var. *sinensis*]. 【文献】3, 167, 168, 1375.

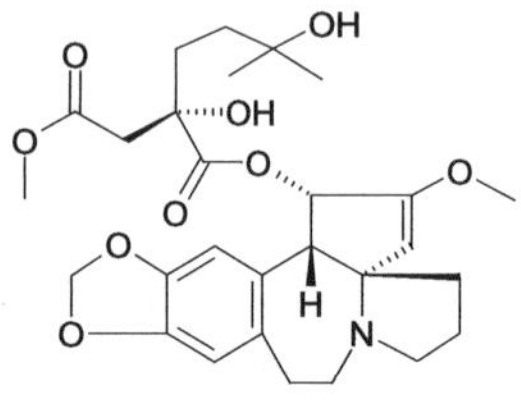

78 Homoharringtonine 高哈林通碱 (高三尖杉酯碱)

[26833-87-4] $C_{29}H_{39}NO_9$ (545.64). mp 144~146℃, $[\alpha]_D$ = −119° (*c* = 0.96, 三氯甲烷). 【类型】三尖杉生物碱. 【活性】抗肿瘤 (HeLa, L_{1212}, 治疗非淋巴细胞白血病, 鼠淋巴细胞白血病, 结肠癌). 【来源】海南粗榧 *Cephalotaxus hainanensis* [Syn. *Cephalotaxus mannii*] (小枝和树皮: 2 批样本平均含量 = 0.041%[1375]), 核果粗榧* *Cephalotaxus drupacea*, 日本粗榧 *Cephalotaxus harringtonia*, 三尖杉 *Cephalotaxus fortunei* (小枝和树皮: 2 产地平均含量 = 0.070%[1375]), 中国粗榧枝叶 *Cephalotaxus sinensis* [Syn. *Cephalotaxus harringtonia* var. *sinensis*]. 【文献】2, 3, 167, 168, 299, 1375.

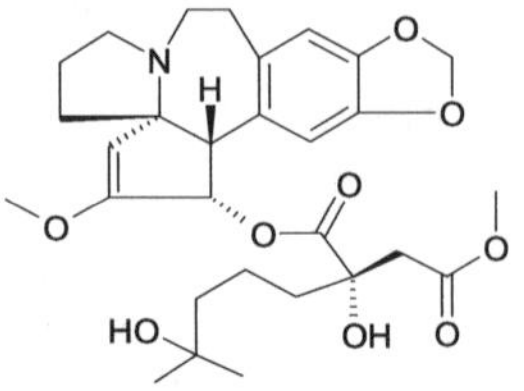

79 11-β-Hydroxycephalotaxine β-N-oxide 11-β-羟基三尖杉碱 β-N-氧化物*

$C_{18}H_{21}NO_6$ (347.37). 无定形固体, $[\alpha]_D^{21}$ = −94° (*c* = 0.5, 三氯甲烷). 【类型】三尖杉生物碱. 【活性】细胞毒 (*in vitro*, 鼻咽癌 KB 细胞, IC_{50} = 31μg/mL, 弱活性)[1056]. 【来源】三尖杉 *Cephalotaxus fortunei* (核果: 产率 = 0.00036%). 【文献】1056.

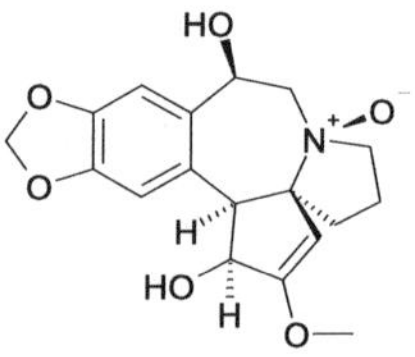

80 Isocephalotaxine 异三尖杉碱*

$C_{18}H_{21}NO_4$ (315.37). 无定形固体, $[\alpha]_D^{21}$ = −47° (*c* = 0.5, 三氯甲烷). 【类型】三尖杉生物碱. 【活性】细胞毒 (*in vitro*, 鼻咽癌 KB 细胞, IC_{50} = 15μg/mL, 弱活性)[1056]. 【来源】三尖杉 *Cephalotaxus fortunei* (核果: 产率 = 0.00010%). 【文献】1056.

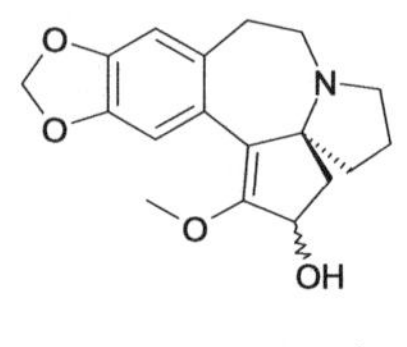

81 Isoharringtonine 异哈林通碱 (异三尖杉酯碱)

[26833-86-3] $C_{28}H_{37}NO_9$ (531.61). 【类型】三尖杉生物碱. 【活性】抗肿瘤 (鼠 L_{1210}, 7.5mg/kg ip, 生命延长率 = 26%, P_{388}, 生命延长率 = 172%). 【来源】海南粗榧 *Cephalotaxus hainanensis* [Syn. *Cephalotaxus mannii*] (小枝和树皮: 2 批样本平均含量 = 0.14%[1375]), 日本粗榧 *Cephalotaxus harringtonia*, 三尖杉 *Cephalotaxus fortunei* (核果: 产率 = 0.00018%)[1056], 三尖杉 *Cephalotaxus fortunei* (小枝和树皮: 2 产地平均含量 = 0.0027%)[1375], 台湾粗榧 *Cephalotaxus wilsoniana*, 中国粗榧枝叶 *Cephalotaxus sinensis* [Syn. *Cephalotaxus harringtonia* var. *sinensis*], 中国粗榧子 *Cephalotaxus sinensis* [Syn. *Cephalotaxus harringtonia* var. *sinensis*]. 【文献】4, 167, 168, 299, 1056, 1375.

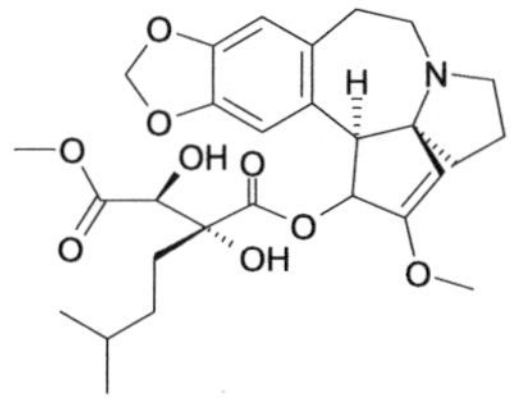

82 Neoharringtonine 新三尖杉酯碱

[142748-51-4] $C_{30}H_{33}NO_8$ (535.60). 【类型】三尖杉生物碱. 【活性】抗肿瘤 (白血病). 【来源】三尖杉 *Cephalotaxus fortunei*. 【文献】2, 555.

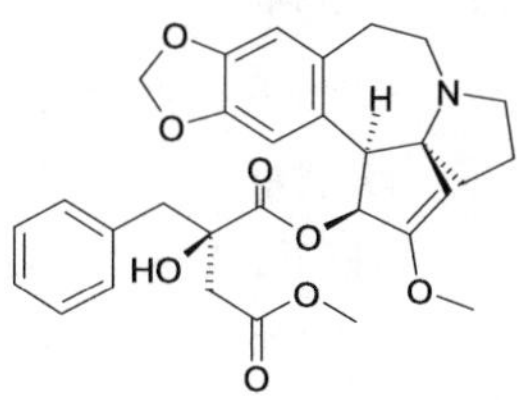

高刺桐生物碱

83 Epiwilsonine 表台湾三尖杉碱

$C_{20}H_{25}NO_4$ (343.43). 【类型】高刺桐生物碱. 【活性】细胞毒 (KB 口表皮样癌, ED_{50} = 1.94μg/mL)[921]. 【来源】三尖杉 *Cephalotaxus fortunei*, 台湾粗榧 *Cephalotaxus wilsoniana* (小枝), 中国粗榧枝叶 *Cephalotaxus sinensis* [Syn. *Cephalotaxus harringtonia* var. *sinensis*]. 【文献】2, 168, 921.

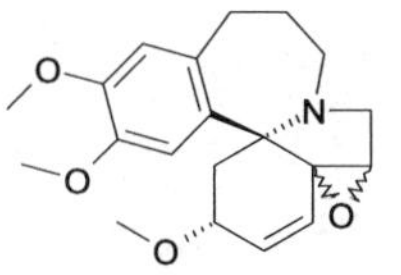

84 Erysotrine 刺桐特灵碱

[27740-43-8] $C_{19}H_{23}NO_3$ (313.40). 游离碱: mp 95~97℃ (轻石油醚); 氢氯化物: mp 206~208℃ (乙醚–乙醇); 苦味酸盐: mp 162~163℃, $[\alpha]_D^{21}$ = +142° (c = 0.4, 乙醇). 【类型】高刺桐生物碱. 【活性】抗肿瘤; 神经肌肉阻断作用; 子宫兴奋剂. 【来源】枸杞小檗 *Berberis lycium*, 拴状刺桐* *Erythrina suberosa*. 【文献】169.

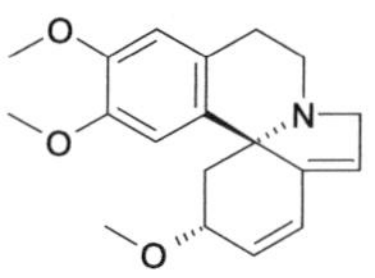

1.2 喹啉类生物碱

喹啉生物碱

85 Glycocitridine

$C_{13}H_{13}NO_5$ (263.25). 【类型】喹啉生物碱. 【活性】细胞毒 (P_{388} 癌细胞株, ED_{50} = 9.2μg/mL, 对照光神霉素, ED_{50} = 0.06μg/mL; HT29, ED_{50} = 42.1μg/mL, 光神霉素, ED_{50} = 0.07μg/mL; A549, ED_{50} = 0.52μg/mL, 光神霉素, ED_{50} = 0.08μg/mL)[1329]. 【来源】似肉托果叶蜜茱萸* *Melicope semecarpifolia*. 【文献】1329.

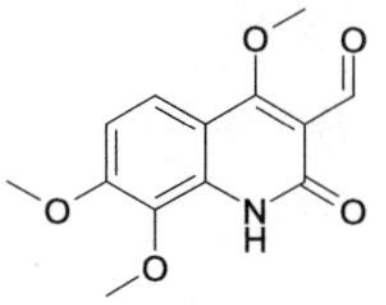

86 Melisemine 蜜茱萸色明碱*

$C_{13}H_{13}NO_5$ (263.25). 【类型】喹啉生物碱. 【活性】细胞毒 (P_{388} 癌细胞株, ED_{50} = 13.2μg/mL, 对照光神霉素, ED_{50} = 0.06μg/mL; HT29, ED_{50} = 46.0μg/mL, 光神霉素, ED_{50} = 0.07μg/mL; A549, ED_{50} = 4.0μg/mL, 光神霉素, ED_{50} = 0.08μg/mL)[1329]. 【来源】似肉托果叶蜜茱萸* *Melicope semecarpifolia*. 【文献】1329.

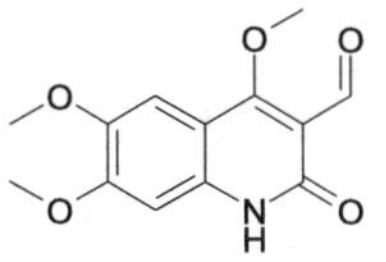

87 Orixinone 和常山酮

[39027-00-4] $C_{17}H_{19}NO_5$ (317.34). mp 102~103℃. 【类型】喹啉生物碱. 【活性】NO 生成抑制实验无活性 (RAW264.7 细胞, 脂多糖/IFN-γ 诱导的, 30μmol/L; 对 RAW264.7 细胞有弱细胞毒性)[1114]. 【来源】臭山羊 *Orixa japonica* (茎: 产率 = 0.031%干重)[1114]. 【文献】5, 1114.

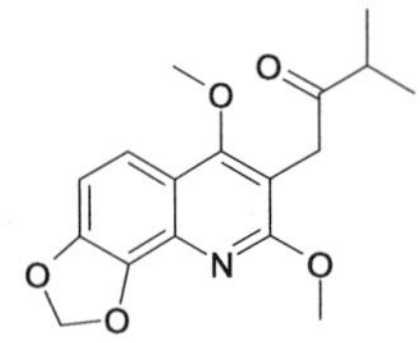

88 Preorixine 前和常山碱*

$C_{17}H_{19}NO_5$ (317.34). 【类型】喹啉生物碱. 【活性】NO 生成抑制实验无活性 (RAW264.7 细胞, 脂多糖/IFN-γ 诱导的, 30μmol/L; 对 RAW264.7 细胞有弱细胞毒性)[1114]. 【来源】臭山羊 *Orixa japonica* (茎: 产率 = 0.027%干重). 【文献】1114.

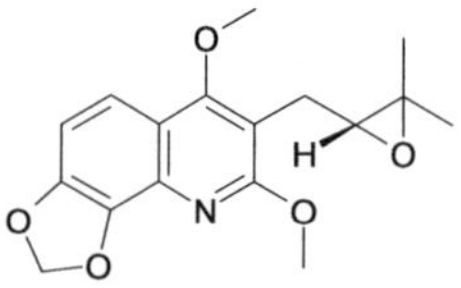

呋喃并喹啉生物碱

89 Confusadine 康夫萨定*

$C_{17}H_{17}NO_4$ (299.33). 【类型】呋喃并喹啉生物碱. 【活性】细胞毒 (P_{388} 癌细胞株, ED_{50} = 12.9μg/mL, 对照光神霉素, ED_{50} = 0.06μg/mL; HT29, ED_{50} = 18.6μg/mL, 光神霉素, ED_{50} = 0.07μg/mL; A549, ED_{50} = 4.3μg/mL, 光神霉素, ED_{50} = 0.08μg/mL)[1329]. 【来源】似肉托果叶蜜茱萸* *Melicope semecarpifolia*. 【文献】1329.

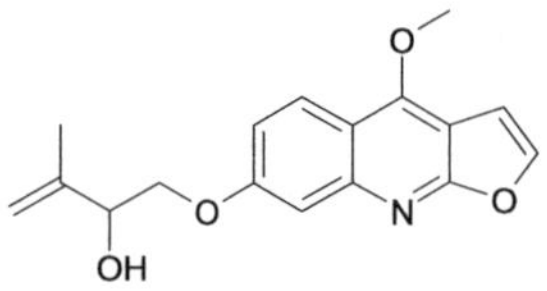

90 Confusameline 康夫萨美林*

$C_{12}H_9NO_3$ (259.21). 【类型】呋喃并喹啉生物碱. 【活性】细胞毒 (P_{388} 癌细胞株, ED_{50} = 0.03μg/mL, 对照光神霉素, ED_{50} = 0.06μg/mL; HT29, ED_{50} = 2.3μg/mL, 光神霉素, ED_{50} = 0.07μg/mL; A549, ED_{50} = 0.24μg/mL, 光神霉素, ED_{50} = 0.08μg/mL)[1329]. 【来源】似肉托果叶蜜茱萸* *Melicope semecarpifolia*. 【文献】1329.

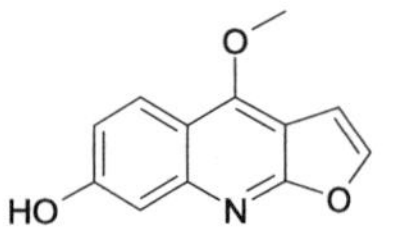

91 (*S*)-(−)-7,8-Dimethoxyplatydesmine

$C_{17}H_{21}NO_5$ (319.36). 【类型】呋喃并喹啉生物碱. 【活性】细胞毒 (P_{388} 癌细胞株, ED_{50} = 7.5μg/mL, 对照光神霉素, ED_{50} = 0.06μg/mL; HT29, ED_{50} = 28.3μg/mL, 光神霉素, ED_{50} = 0.07μg/mL; A549, ED_{50} = 1.9μg/mL, 光神霉素, ED_{50} = 0.08μg/mL)[1329]. 【来源】似肉托果叶蜜茱萸* *Melicope semecarpifolia*. 【文献】1329.

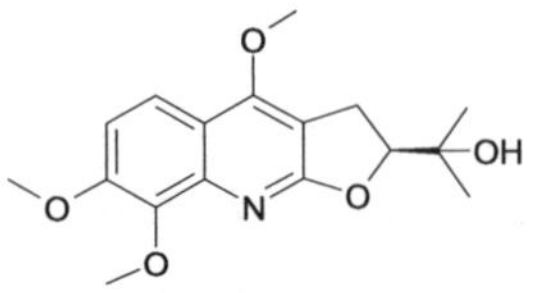

92 Haplopine 拟芸香品

[5876-17-5] $C_{13}H_{11}NO_4$ (245.24). mp 203~204℃. 【类型】呋喃并喹啉生物碱. 【活性】光毒作用 (酵母、啤酒酵母菌); 光活抗菌 (金黄色葡萄球菌)[1174]; 光活抗真菌 (白色念珠菌, 弱活性)[1174]; 光活 DNA 结合活性 (带仅由 G 和 C 组成的限制序列的 Asc I 和 Sma I, 很弱的活性)[1174]; 细胞毒 (P_{388} 癌细胞株, ED_{50} = 7.6μg/mL, 对照光神霉素, ED_{50} = 0.06μg/mL; HT29, ED_{50} = 13.1μg/mL, 光神霉素, ED_{50} = 0.07μg/mL; A549, ED_{50} = 3.3μg/mL, 光神霉素, ED_{50} = 0.08μg/mL)[1329]. 【来源】花椒簕 *Zanthoxylum cuspidatum*, 似肉托果叶蜜茱萸* *Melicope semecarpifolia*, *Sarcomelicope glauca*. 【文献】167, 299, 1174, 1329.

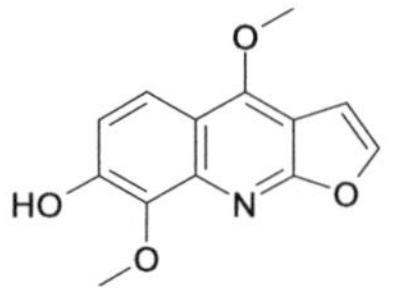

93 (*S*)-(+)-Isoplatydesmine

$C_{15}H_{17}NO_3$ (259.31). 【类型】呋喃并喹啉生物碱. 【活性】细胞毒 (P_{388} 癌细胞株, ED_{50} = 4.1μg/mL, 对照光神霉素, ED_{50} = 0.06μg/mL; HT29, ED_{50} = 9.8μg/mL, 光神霉素, ED_{50} = 0.07μg/mL; A549, ED_{50} = 1.5μg/mL, 光神霉素, ED_{50} = 0.08μg/mL)[1329]. 【来源】似肉托果叶蜜茱萸* *Melicope semecarpifolia*. 【文献】1329.

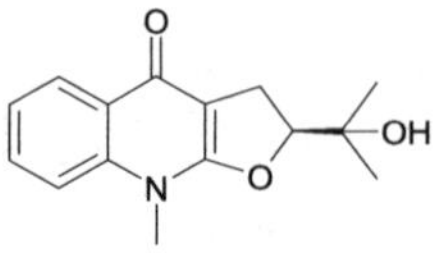

94 Kokusaginine 香草木宁

[484-08-2] $C_{14}H_{13}NO_4$ (259.26). mp 171℃. 【类型】呋喃并喹啉生物碱. 【活性】提高去甲肾上腺素和多巴胺水平 (鼠大脑); 光毒作用 (啤酒酵母菌, 白色念珠菌); 昆虫拒食剂; 光活抗菌 (金黄色葡萄球菌)[1174]; 光活抗真菌 (白色念珠菌, 弱活性)[1174]; 光活 DNA 结合活性 (16 种限制酶)[1174]; 细胞毒 (P_{388} 癌细胞株, ED_{50} = 12.0μg/mL, 对照光神霉素, ED_{50} = 0.06μg/mL; HT29, ED_{50} = 16.8μg/mL, 光神霉素, ED_{50} = 0.07μg/mL; A549, ED_{50} = 1.4μg/mL, 光神霉素, ED_{50} = 0.08μg/mL)[1329]. 【来源】臭草 *Ruta graveolens*, 臭山羊 *Orixa japonica*, 似肉托果叶蜜茱萸* *Melicope semecarpifolia*, 臭常山属 *Orixa* sp., 山油柑属 *Acronychia* sp., 吴茱萸属 *Evodia* sp., 拟芸香属 *Haplophyllum* sp., 蜜茱萸属 *Melicope* sp., *Sarcomelicope glauca*. 【文献】5, 167, 1174, 1329.

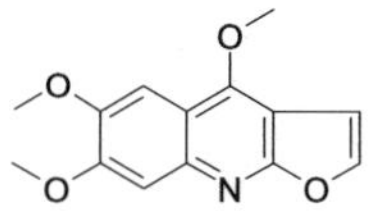

95 Melicarpine 蜜茱萸卡平碱*

$C_{15}H_{15}NO_6$ (305.29). 无色针晶 (甲醇), mp 211~213℃. 【类型】呋喃并喹啉生物碱. 【活性】细胞毒 (P_{388} 癌细胞株, ED_{50} = 8.1μg/mL, 对照光神霉素, ED_{50} = 0.06μg/mL; HT29, ED_{50} = 11.2μg/mL, 光神霉素, ED_{50} = 0.07μg/mL; A549, ED_{50} = 2.5μg/mL, 光神霉素, ED_{50} = 0.08μg/mL)[1329]. 【来源】似肉托果叶蜜茱萸* *Melicope semecarpifolia*. 【文献】1329.

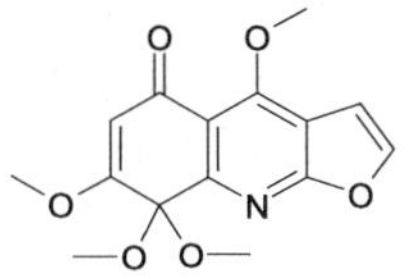

96 *O*-Methylptelefolonium *O*-甲基榆橘叶碱

$C_{18}H_{22}NO_4^+$ (316.38). 【类型】呋喃并喹啉生物碱. 【活性】抗菌; 抗真菌; 细胞毒 (动物肿瘤和植物肿瘤); 植物生长调节剂. 【来源】榆橘 *Ptelea trifoliata*. 【文献】167.

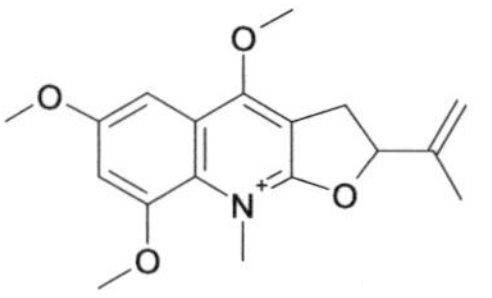

97 Semecarpine 似肉托果叶蜜茱萸碱*

$C_{17}H_{17}NO_3$ (283.33). 淡黄色晶体 (三氯甲烷-丙酮), mp 145~147℃, $[\alpha]_D^{24}$ = +2.6 (*c* = 0.14, 甲醇). 【类型】呋喃并喹啉生物碱. 【活性】细胞毒 (P_{388} 癌细胞株, ED_{50} = 28.1μg/mL, 对照光神霉素, ED_{50} = 0.06μg/mL; HT29, ED_{50} > 50μg/mL, 光神霉素, ED_{50} = 0.07μg/mL; A549, ED_{50} = 29.3μg/mL, 光神霉素, ED_{50} = 0.08μg/mL)[1329]. 【来源】似肉托果叶蜜茱萸* *Melicope semecarpifolia*. 【文献】1329.

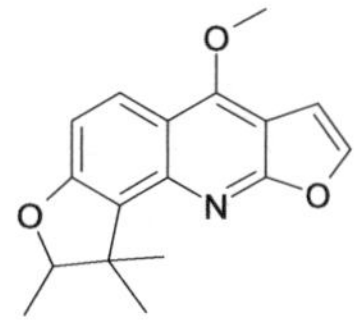

98 Skimmianine 茵芋碱

$C_{14}H_{13}NO_4$ (259.26). mp 176℃, 注: 通常存在于芸香科 (*Rutaceae*). 【类型】呋喃并喹啉生物碱. 【活性】止痛; 抗惊厥; 退热剂; 中枢镇静; 光毒作用 (啤酒酵母菌、白色念珠菌); 光活抗菌 (金黄色葡萄球菌)[1174]; 光活抗真菌 (白色念珠菌, 弱活性)[1174]; 光活 DNA 结合活性 (限制酶 XbaⅠ, BciVⅠ, SalⅠ, PstⅠ, SphⅠ和 HindⅢ)[1174]; 细胞毒 (P_{388} 癌细胞株, ED_{50} = 2.5μg/mL, 对照光神霉素, ED_{50} = 0.06μg/mL; HT29, ED_{50} = 7.2μg/mL, 光神霉素, ED_{50} = 0.07μg/mL; A549, ED_{50} = 0.12μg/mL, 光神霉素, ED_{50} = 0.08μg/mL)[1329]; LD_{50} (小鼠, ip) = 150~250mg/kg. 【来源】白色白鲜* *Dictamnus albus*, 白鲜皮 *Dictamnus dasycarpus*, 臭草 *Ruta graveolens*, 臭山羊 *Orixa japonica* (茎: 产率 = 0.00061%干重)[1114], 樗叶花椒皮 *Zanthoxylum ailanthoides*, 飞龙掌血 *Toddalia asiatica* [Syn. *Toddalia aculeata*; *Paullinia asiatica*], 枸橘 *Poncirus trifoliata*, 花椒 *Zanthoxylum bungeanum* (干燥成熟果皮: 含量范围 = 0.0025%~0.0071%[1372], 含量 = 0.005%[1375]), 花椒根 *Zanthoxylum bungeanum*, 九里香 *Murraya paniculata* [Syn. *Chalcas paniculata*], 青椒 *Zanthoxylum schinifolium* (干燥成熟果皮: 含量范围 = 0.0251%~0.0471%[1372], 含量 = 0.045%[1375]), 似肉托果叶蜜茱萸* *Melicope semecarpifolia*, 香茵芋 *Skimmia japonica*, 茵芋 *Skimmia reevesiana*, 竹叶椒根 *Zanthoxylum* *planispinum*, *Sarcomelicope glauca*. 【文献】5, 8, 167, 1114, 1174, 1329, 1372, 1375.

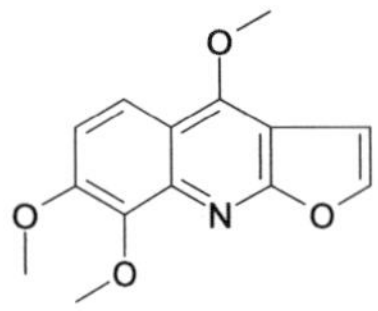

99 Dutadrupine

$C_{17}H_{15}NO_3$ (281.31). 【类型】呋喃并喹啉生物碱/吡喃并喹啉生物碱. 【活性】细胞毒 (P_{388}, ED_{50} = 0.09μg/mL, 对照光神霉素, ED_{50} = 0.06μg/mL; HT29, ED_{50} = 0.11μg/mL, 光神霉素, ED_{50} = 0.07μg/mL; A549, ED_{50} = 0.13μg/mL, 光神霉素, ED_{50} = 0.08μg/mL)[1329]. 【来源】似肉托果叶蜜茱萸* *Melicope semecarpifolia*. 【文献】1329.

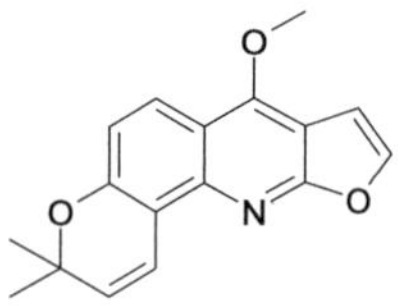

吡喃并喹啉生物碱

100 Benzosimuline

[198336-58-2] $C_{20}H_{19}NO_2$ (305.38). 无色油状物. 【类型】吡喃并喹啉生物碱. 【活性】血小板聚集抑制剂 (兔, 凝血酶、花生四烯酸、胶原和 PAF 引起的血小板聚集, EC = 100μg/mL); DNA 异构酶抑制剂; 细胞毒 (高活性). 【来源】野花椒叶 *Zanthoxylum simulans*. 【文献】246, 485.

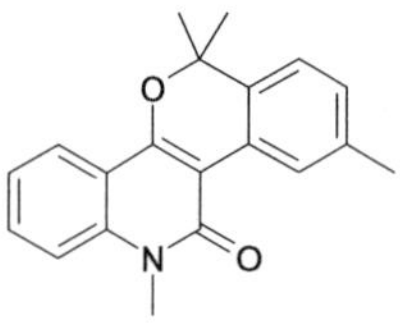

101 Huajiaosimuline 野花椒碱*

[155416-21-0] $C_{20}H_{23}NO_3$ (325.41). 油状物. 【类型】吡喃并喹啉生物碱. 【活性】细胞毒 (人乳腺癌细胞 ZR-75-1 选择性细胞毒, ED_{50} = 11.1μmol/L, 鼠 P_{388}, ED_{50} = 9.8μmol/L); 血小板聚集抑制剂 (兔, 100μg/mL, 花生四烯酸引起的血小板聚集, 抑制率 = 100%, 胶原引起的血小板聚集, 抑制率 = 83.9%, PAF 引起的血小板聚集, 抑制率 = 100%). 【来源】野花椒皮 *Zanthoxylum simulans*. 【文献】224, 254.

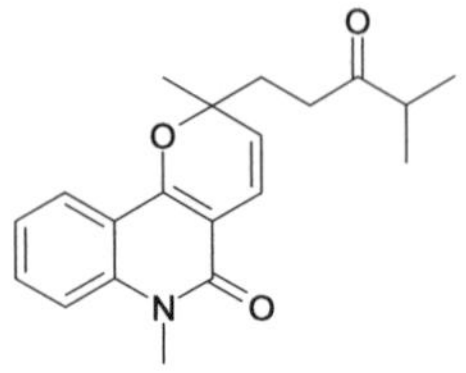

102 Zanthosimuline 花椒精

[155416-20-9] $C_{20}H_{23}NO_2$ (309.41). 油状物, $[\alpha]_D$ = +7° (*c* = 0.1, 三氯甲烷). 【类型】吡喃并喹啉生物碱. 【活性】细胞毒 (ED_{50} = 5.2~30.4μmol/L); 血小板聚集抑制剂; DNA 异构酶抑制剂. 【来源】野花椒叶 *Zanthoxylum simulans*, 花椒 *Zanthoxylum bungeanum*. 【文献】224, 254, 485.

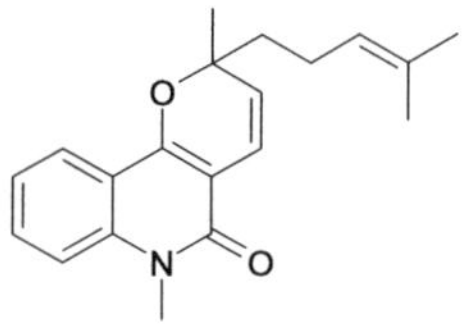

喜树碱类生物碱

103 Camptothecin 喜树碱

Camptothecine [7689-03-4] $C_{20}H_{16}N_2O_4$ (348.36). mp 264~267℃ (分解), $[\alpha]_D^{25}$ = +31.3° (三氯甲烷:甲醇, 8∶2), 不溶于水, 溶于三氯甲烷、乙醇[1374]. 【类型】喜树碱类生物碱. 【活性】细胞毒 (*in vitro*, 癌细胞, 拓扑异构酶 I 抑制剂)[1389]; 细胞毒 (HeLa, IC_{50} = 0.5μmol/mL; HL-60, IC_{50} = 0.1μmol/mL; WI-38, IC_{50} = 0.6μmol/mL)[818]; 细胞毒 (Bel7402, ED_{50} = 0.06μg/mL; BGC823, ED_{50} = 0.09μg/mL; HCT8, ED_{50} = 0.14μg/mL; A549, ED_{50} = 0.09μg/mL; MCF7, ED_{50} = 0.01μg/mL)[1286]; 细胞毒 (选择性损伤 DNA 活性, 酵母测定: RS321NpRAD52(gal), IC_{50} = 100μg/mL; RS321NpRAD52 (glu), IC_{50} = 0.6μg/mL)[1351]; 抗肿瘤 [基于机制的酵母 DNA 修饰剂生物实验, 突变啤酒酵母 RS52YK (rad52Y), IC_{12} = 0.6μg/mL][1237]; 抗肿瘤 (动物实验). 【来源】硫球蛇根草 *Ophiorrhiza liukiuensis* (全株), 蛇根草 *Ophiorrhiza mungos*, 马比木 *Nothapodytes pittosporoides*[1374], 喜树(旱莲木) *Camptotheca acuminata* (果实: 9~12月收集平均含量 = 0.137%[1375]; 叶: 5产地平均含量 = 0.072%[1375]). 【文献】1, 4, 5, 818, 998, 1237, 1286, 1351, 1374, 1375, 1389.

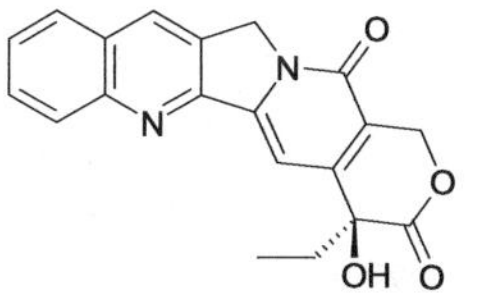

104 10-Hydroxycamptothecin 10-羟基喜树碱

$C_{20}H_{16}N_2O_5$ (364.36). mp 268~270℃. 【类型】喜树碱类生物碱. 【活性】抗肿瘤; 诱变剂. 【来源】喜树 *Camptotheca acuminata*. 【文献】3, 167.

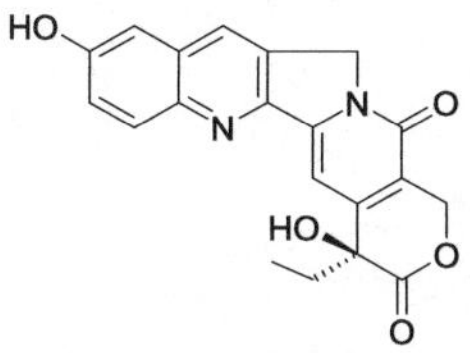

105 18-Hydroxycamptothecin 18-羟基喜树碱

[116139-46-9] $C_{20}H_{16}N_2O_5$ (364.36). 黄色针状晶体, mp 256~258℃, $[\alpha]_D^{11}$ = −21.4° (*c* = 0.11, 吡啶). 【类型】喜树碱类生物碱. 【活性】细胞毒 (P_{388}). 【来源】喜树 *Camptotheca acuminata*. 【文献】23.

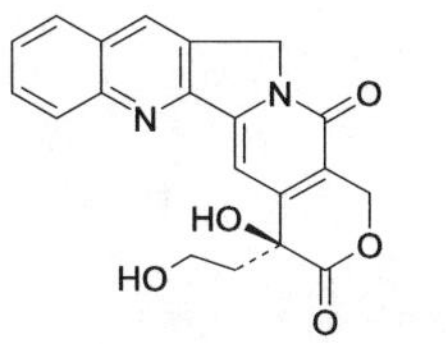

106 10-Methoxycamptothecin 10-甲氧基喜树碱

[19685-10-0] $C_{21}H_{18}N_2O_5$ (378.39). 黄色晶体 (丙酮), mp 255~256℃ (分解). 【类型】喜树碱类生物碱. 【活性】抗肿瘤 (鼠 L_{1210}, 0.19mg/kg, 生命延长率 = 125%); 抗病毒 (疱疹病毒, 10μg/mL, 抑制率 = 89%, 20μg/mL, 抑制率 = 100%). 【来源】硫球蛇根草 *Ophiorrhiza liukiuensis* (全株), 蛇根草 *Ophiorrhiza mungos*, 喜树 *Camptotheca acuminata*. 【文献】5, 167, 299, 998.

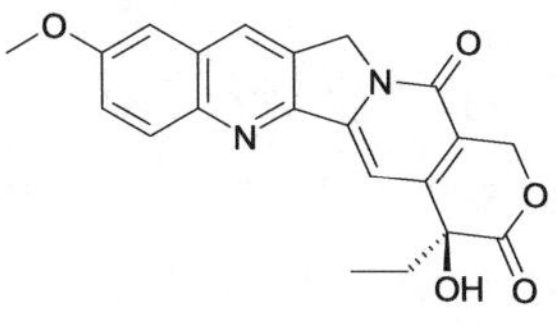

107 9-Methoxycamptothecin 9-甲氧基喜树碱

[39026-92-1] $C_{21}H_{18}N_2O_5$ (378.39). mp 254~255℃, mp 258~260℃. 【类型】喜树碱类生物碱. 【活性】抗肿瘤 (鼠 P_{388}, 0.5mg/kg, 生命延长率 = 145%, 培养的 P_{388}, ED_{50} = 0.0036μg/mL). 【来源】海氏狗牙花 *Ervatamia heyneana*, 硫球蛇根草 *Ophiorrhiza liukiuensis* (全株), 蛇根草 *Ophiorrhiza mungos*, 喜树 *Camptotheca acuminata*. 【文献】4, 5, 167, 998.

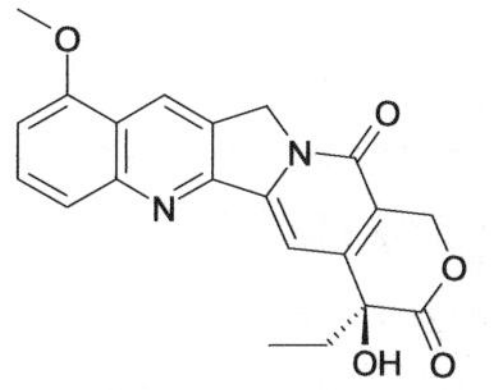

白叶藤碱类生物碱

108 Anticancer Alkaloid PMV70P691-050 抗癌生物碱 PMV70P691-050

$C_{16}H_{12}N_2O$ (248.29). 【类型】白叶藤碱类生物碱. 【活性】细胞毒 (培养鼠肝癌细胞 Hepa1c1c7, 诱导醌还原酶实验)[1205]. 【来源】黄花稔 *Sida acuta*. 【文献】1205.

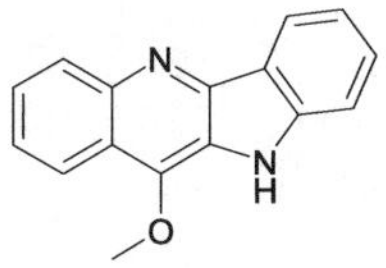

109 Anticancer Alkaloid PMV70P691-051 抗癌生物碱 PMV70P691-051

$C_{15}H_{10}N_2O$ (234.26). 【类型】白叶藤碱类生物碱. 【活性】细胞毒 (培养鼠肝癌细胞 Hepa1c1c7, 诱导醌还原酶实验)[1205]. 【来源】黄花稔 *Sida acuta*. 【文献】1205.

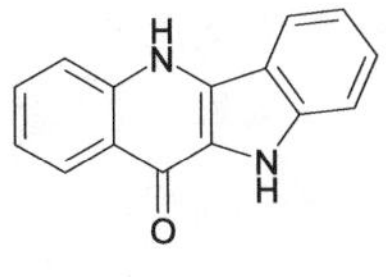

110 Cryptolepinone

$C_{16}H_{12}N_2O$ (248.29). 【类型】白叶藤碱类生物碱. 【活性】细胞毒 (培养鼠肝癌细胞 Hepa1c1c7, 诱导醌还原酶实验, CD = 0.02μg/mL)[1205]; 细胞毒 (鼠乳腺培养实验, 10μg/mL, 抑制 83%)[1205]. 【来源】黄花稔 *Sida acuta*. 【文献】1205.

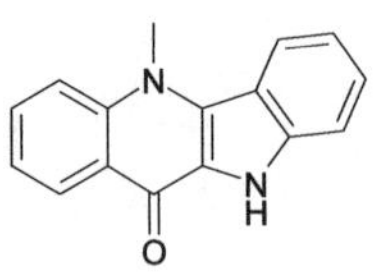

吖啶酮生物碱

111 Acronycine 山油柑碱

[7008-42-6] $C_{20}H_{19}NO_3$ (321.38). 【类型】吖啶酮生物碱. 【活性】抗肿瘤 (骨髓-白血病 C1498、浆细胞骨髓瘤 X5563、Shingi 癌 115). 【来源】包瑞山油柑 *Acronychia baueri*, 单叶油柑* *Acronychia haplophylla*, 九里香 *Murraya paniculata* [Syn. *Chalcas paniculata*], 沙塘木 *Acronychia pedunculata*. 【文献】1, 5, 8.

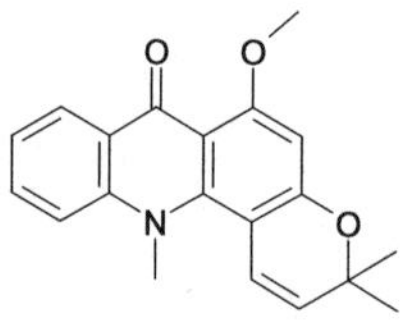

112 Buxifoliadine B 东风橘定 B

$C_{24}H_{27}NO_4$ (393.49). 【类型】吖啶酮生物碱. 【活性】细胞毒 (*in vitro*: Colon205, ED_{50} = 1.2μg/mL; Hep-3B, ED_{50} > 25μg/mL, 无活性; KB, ED_{50} > 25μg/mL, 无活性)[662]. 【来源】东风橘根 *Atalantia buxifolia* [Syn. *Severinia buxifolia*] (根皮). 【文献】662.

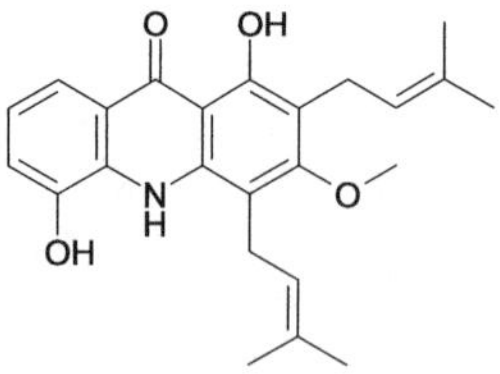

113 Buxifoliadine D 东风橘定 D

$C_{23}H_{23}NO_3$ (361.44). 【类型】吖啶酮生物碱. 【活性】细胞毒 (*in vitro*: Colon205, ED_{50} = 0.58μg/mL; Hep-3B, ED_{50} > 25μg/mL, 无活性; KB, ED_{50} > 25μg/mL, 无活性)[662]. 【来源】东风橘根 *Atalantia buxifolia* [Syn. *Severinia buxifolia*] (根皮). 【文献】662.

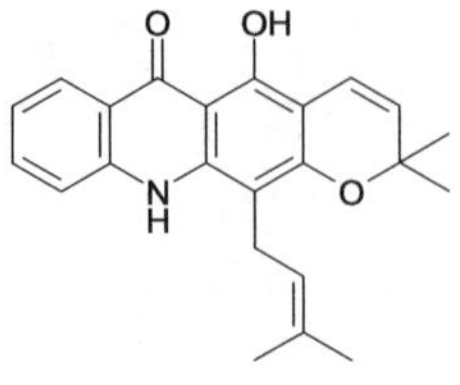

114 Buxifoliadine H 东风橘定 H

$C_{16}H_{15}NO_6$ (317.3). 【类型】吖啶酮生物碱. 【活性】细胞毒 (*in vitro*: Colon205, ED_{50} > 25μg/mL, 无活性; Hep-3B, ED_{50} = 5.3μg/mL; KB, ED_{50} = 0.22μg/mL)[662]. 【来源】东风橘根 *Atalantia buxifolia* [Syn. *Severinia buxifolia*] (根皮). 【文献】662.

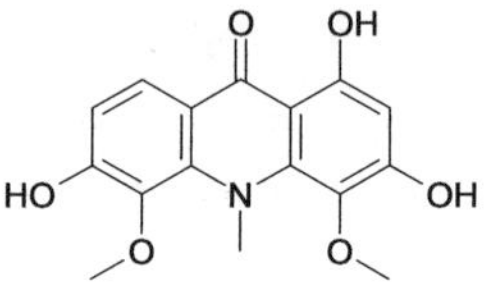

115 Citrusinine Ⅰ 甜橙宁碱 Ⅰ

$C_{16}H_{15}NO_5$ (301.3). 【类型】吖啶酮生物碱. 【活性】细胞毒 (*in vitro*, Colon205, ED_{50} = 6.3μg/mL; Hep-3B, ED_{50} = 6.6μg/mL; KB, ED_{50} = 0.09μg/mL)[662]. 【来源】东风橘根 *Atalantia buxifolia* [Syn. *Severinia buxifolia*] (根皮). 【文献】662.

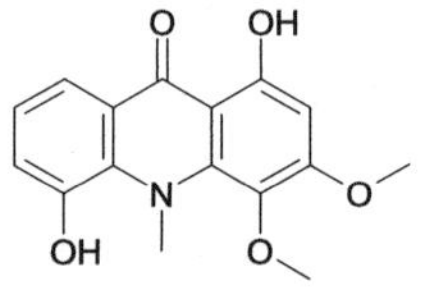

116 Citrusinine Ⅱ 甜橙宁碱 Ⅱ

$C_{15}H_{13}NO_5$ (287.27). 【类型】吖啶酮生物碱. 【活性】细胞毒 (*in vitro*, Colon205, ED_{50} > 25μg/mL, 无活性; Hep-3B, ED_{50} > 25μg/mL, 无活性; KB, ED_{50} = 0.82μg/mL)[662]. 【来源】东风橘根 *Atalantia buxifolia* [Syn. *Severinia buxifolia*] (根皮). 【文献】662.

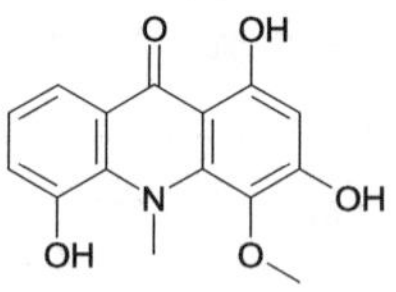

117 Glyfoline 山小橘叶素*

$C_{18}H_{19}NO_7$ (361.35). 【类型】吖啶酮生物碱. 【活性】抗肿瘤 (选择性地引起肿瘤细胞死亡而对正常的纤

维原细胞细胞毒实验无活性)[1207]. 【来源】山小橘 *Glycosmis citrifolia*. 【文献】1207.

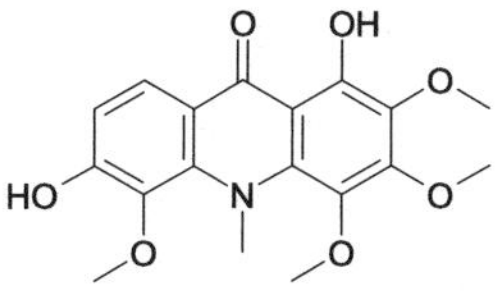

118 Prenylcitpressine 异戊烯扁平橘碱

[81525-60-2] $C_{20}H_{21}NO_5$ (355.39). 黄色片状物 (乙醚), mp 160~162℃. 【类型】吖啶酮生物碱. 【活性】抗炎; 抗肿瘤 (TPA 诱导的 EB 病毒早期抗原 EBV-EA, 本品与 TPA 的分子比率为 1000 时, 抑制率 = 100%). 【来源】白柚 *Citrus grandis* f. *hakunikuju*, 扁平橘 *Citrus depressa*, 文旦柚 *Citrus grandis* f. *buntan*, 舟常橘 *Citrus funadoko*, 朱栾 *Citrus decumana*. 【文献】783, 784, 785, 786, 787, 788.

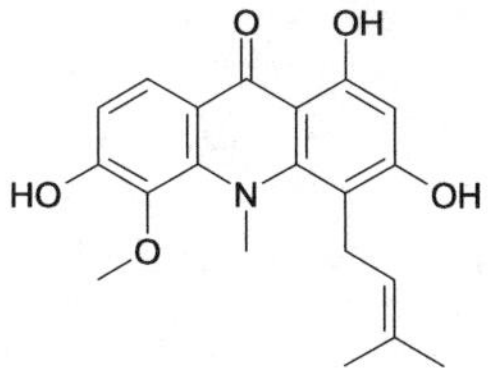

119 Severifoline 东风橘佛林*

$C_{23}H_{23}NO_3$ (361.44). 【类型】吖啶酮生物碱. 【活性】细胞毒 (*in vitro*, Colon205, $ED_{50} > 25\mu g/mL$, 无活性; Hep3B, $ED_{50} > 25\mu g/mL$, 无活性; KB, $ED_{50} = 0.09\mu g/mL$)[662]. 【来源】东风橘根 *Atalantia buxifolia* [Syn. *Severinia buxifolia*] (根皮). 【文献】662.

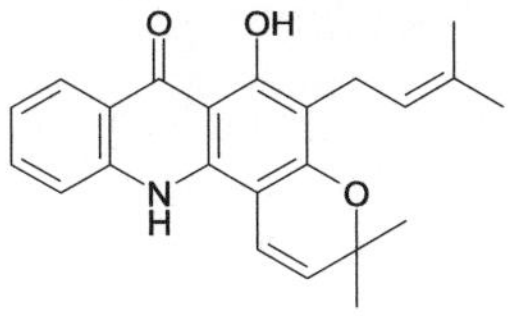

1.3 喹唑啉类生物碱

120 Qingdainone 青黛酮

Indolo[2,1b]-quinazoline-6,12-dione [97457-31-3] $C_{23}H_{13}N_3O_2$ (363.38). 暗紫色针状晶体, mp 278~280℃. 【类型】喹唑啉类生物碱. 【活性】抗肿瘤 (小鼠, Lewis 肺癌、B16 黑色素瘤). 【来源】大青叶 *Isatis indigotica*, 蓼蓝果 *Polygonum tinctorium*, 蓼蓝叶 *Polygonum tinctorium*, 马蓝叶 *Baphicacanthus cusia* [Syn. *Strobilanthes cusia*], 欧州菘蓝 *Isatis tinctoria*. 【文献】14, 168.

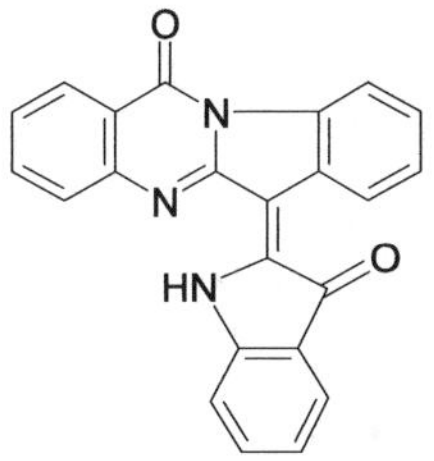

1.4 吡咯烷类生物碱

吡咯烷生物碱 (附:叶绿素衍生物)

121 Anticancer Amide PMV70P691-052 抗癌酰胺 PMV70P691-052

$C_{18}H_{24}N_2O_2$ (300.40). 【类型】吡咯烷生物碱. 【活性】细胞毒 (培养鼠肝癌细胞 Hepa1c1c7, 诱导醌还原酶实验)[1205]. 【来源】米仔兰属 *Aglaia ponapensis*. 【文献】1205.

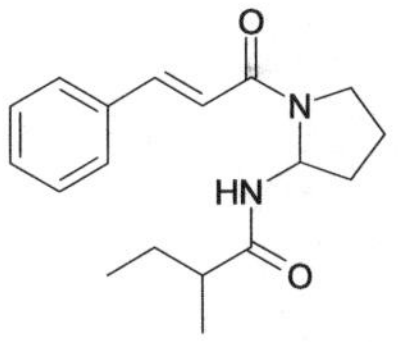

122 Anticancer Amide PMV70P691-053 抗癌酰胺 PMV70P691-053

$C_{17}H_{22}N_2O_2$ (286.38). 【类型】吡咯烷生物碱. 【活性】细胞毒 (培养鼠肝癌细胞 Hepa1c1c7, 诱导醌还原酶实验)[1205]. 【来源】米仔兰属 *Aglaia ponapensis*. 【文献】1205.

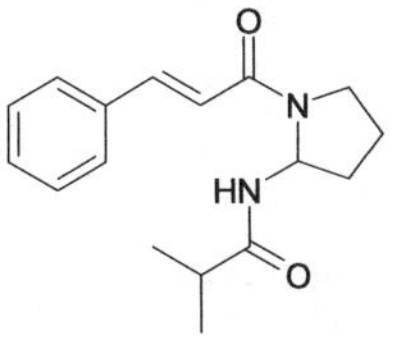

123 Elliptifoline 大叶树兰叶素*

$C_{36}H_{40}N_2O_8$ (628.73). 白色粉末, mp 184~185℃,

$[\alpha]_D^{22} = -88.9°$ ($c = 0.6$, 三氯甲烷). 【类型】吡咯烷生物碱. 【活性】细胞毒 (A549, ED_{50} = 18.9μg/mL; HL-60, ED_{50} > 50μg/mL; HT29, ED_{50} > 50μg/mL; KB, ED_{50} > 50μg/mL; P_{388}, ED_{50} = 3.41μg/mL)[643]. 【来源】大叶树兰 *Aglaia elliptifolia* (叶: 产率 = 0.00071%干重). 【文献】643.

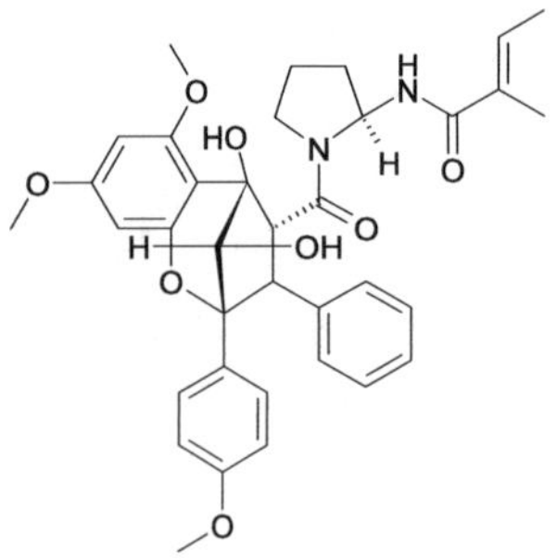

124 Jatropham 假白榄内酰胺

Jatrophalactam [50656-76-3] $C_5H_7NO_2$ (113.12). mp 131~132℃, mp 119~123℃. 【类型】吡咯烷生物碱. 【活性】细胞毒 (P_{338}, 边缘活性). 【来源】麻风树 *Jatropha curcas*, 黄百合 *Lilium hansonii*. 【文献】4, 299.

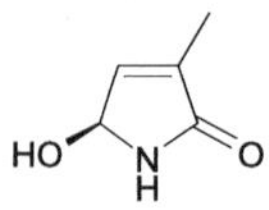

125 Piriferine 生梨米仔兰碱

[113689-36-4] $C_{17}H_{22}N_2O_2$ (286.38). 结晶, mp 164~165.5℃ (乙醚–三氯甲烷), $[\alpha]_D^{28} = +30°$ ($c = 0.01$, 无水乙醇). 【类型】吡咯烷生物碱. 【活性】促进长春碱的细胞毒作用 (KB-V1, ED_{50} = 10μg/mL, 有 1mg/mL 长春碱时 ED_{50} = 8.5μg/mL). 【来源】大叶树兰 *Aglaia elliptifolia* (叶: 产率 = 0.00015%干重)[643], 梨米仔兰* *Aglaia pirifera*. 【文献】643, 749.

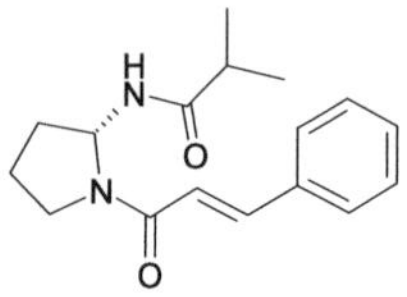

126 Squamolone 司夸莫龙*

$C_5H_8N_2O_2$ (128.13). 【类型】吡咯烷生物碱. 【活性】细胞毒 (*in vitro*, HepG2, IC_{50} = 2.8μg/mL; Hep2.2.15, IC_{50} = 1.6μg/mL)[666]. 【来源】有钩鹰爪* *Artabotrys uncinatus* (茎). 【文献】666.

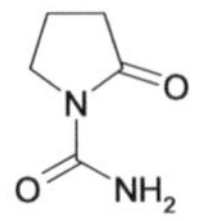

127 Chlorophyllide a 脱植基叶绿素 a

$C_{35}H_{34}MgN_4O_5$ (615.00). 【类型】叶绿素衍生物【活性】细胞毒 (JB6 细胞, 软琼脂转换实验, IC_{50} = 0.30μg/mL)[1205]; 细胞毒 (鼠乳腺培养实验, 10μg/mL 抑制 58%)[1205]. 【来源】费城酸浆 *Physalis philadelphica*. 【文献】1205.

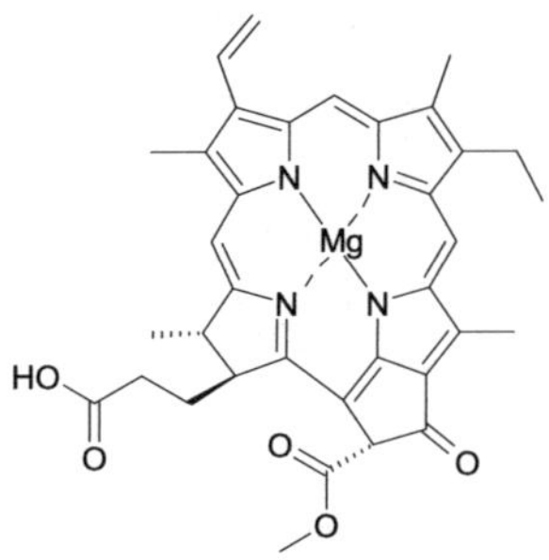

128 Pyropheophorbide a 嗜焦素 a

[24533-72-0] $C_{33}H_{34}N_4O_3$ (534.66). 晶体 (乙醚), mp 210℃, $[\alpha]_D^{20} = -342°$ (丙酮). 【类型】叶绿素衍生物. 【活性】抗病毒 (HSV-2, EC_{50} = 57μg/mL); 抗肿瘤 (浓集于肿瘤组织, 在特定波长光下产生细胞毒活性). 【来源】单叶东风橘* *Atalantia monophylla*. 【文献】215, 793, 794.

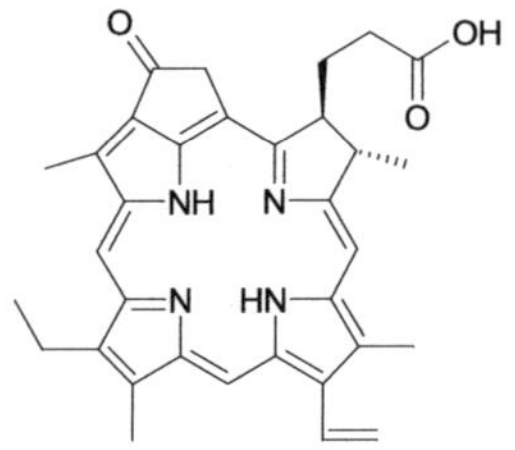

吡咯烷士定生物碱

129 Heliotrine 天芥菜碱

[303-33-3] $C_{16}H_{27}NO_5$ (313.40). 棱柱状晶体 (丙酮), mp 125~126℃, mp 128℃, $[\alpha]_D^{20} = +63.8°$ (三氯甲烷), $[\alpha]_D = +17.6°$ (乙醇). 【类型】吡咯烷士定生物碱. 【活性】抗肿瘤 (腺瘤 755, S_{180}, 鼠肌肉皮下 Walker 肉瘤和 Walker 肉瘤 *in vivo*); 细胞毒 (KB *in vitro*, ED_{50} =

15μg/L); 诱变剂 (阿麦斯实验, 果蝇实验, 大鼠实验); 致畸 (阿麦斯实验, 果蝇实验, 大鼠实验). 【来源】阿古济天芥菜 *Heliotropium arguzioides*, 艾氏天芥菜 *Heliotropium eichwaldii*, 奥尔加天芥菜 *Heliotropium olgae*, 大尾摇 *Heliotropium indicum*, 多枝天芥菜 *Heliotropium ramosissimum*, 欧洲天芥菜* *Heliotropium europaeum*, 盐天芥菜 *Heliotropium curassavicum*, 药用倒提壶 *Cynoglossum officinale*. 【文献】4, 167.

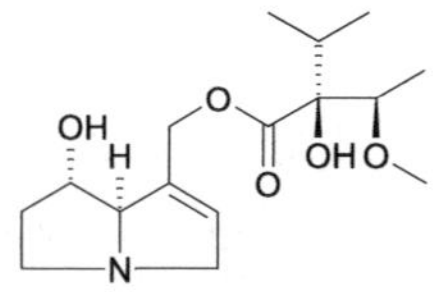

130 Indicine 印度天芥菜碱

[480-82-0] $C_{15}H_{25}NO_5$ (299.37). 【类型】吡咯烷士定生物碱. 【活性】抗肿瘤 (鼠白血病, 其 N-氧化物更有效); 肝细胞毒素 (动物试验). 【来源】大尾摇 *Heliotropium indicum*, 抱茎天芥菜* *Heliotropium amplexicaule*. 【文献】167, 299.

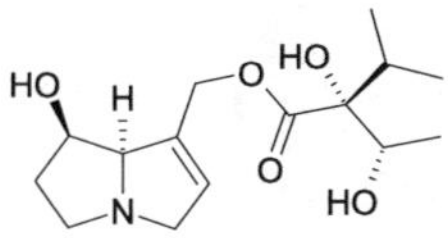

131 Indicine *N*-oxide 印度天芥菜碱 *N*-氧化物

$C_{15}H_{25}NO_6$ (315.37). 含一分子甲醇 (甲醇–丙酮), 无色针状晶体, 潮湿易分解, mp 130~131℃ (在温度165~166℃范围内分解). 【类型】吡咯烷士定生物碱. 【活性】抗肿瘤 (鼠, P_{388}, 50~800mg/kg, 连续 ip 给药产生好的治疗效果, orl 或 sc 无效); 心血管活性 (犬, ip, 500mg/kg, 改变心电图); 剧毒剂 (ip, 2000~3000mg/kg, 对心脏、脾脏、肾脏和十二指肠剧毒). 【来源】大尾摇 *Heliotropium indicum*. 【文献】169.

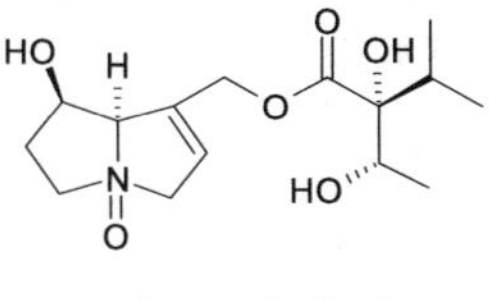

132 Lasiocarpine 毛果天芥菜碱

[303-34-4] $C_{21}H_{33}NO_7$ (411.50). mp 95℃. 【类型】吡咯烷士定生物碱. 【活性】抗肿瘤 (大鼠, Walker 癌、肝癌和肉瘤 S45); 解痉 (抗氯化钡和 *N*-甲酰基胆碱引起的豚鼠回肠收缩); 致癌物质 (大鼠肝脏、皮肤和小肠); 诱变剂 (阿麦斯试验, 果蝇, DNA 修复, 细胞培养实验). 【来源】粗西门肺草* *Symphytum asperum*, 大白顶草 *Senecio oryzetorum*, 毛果天芥菜 *Heliotropium lasiocarpum*, 欧洲天芥菜* *Heliotropium europaeum*, 西门肺草 *Symphytum officinale*, 盐天芥菜 *Heliotropium curassavicum*, 药用倒提壶 *Cynoglossum officinale*, 硬毛天芥菜* *Heliotropium hirsutum*, 中间鹤虱 *Lappula intermedia*. 【文献】4, 5, 167.

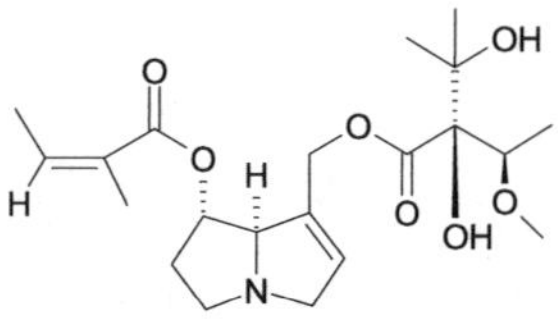

吡咯烷士定生物碱 (大环内酯)

133 Fulvine 暗黄猪屎豆碱

[6029-87-4] $C_{16}H_{23}NO_5$ (309.37). 棱柱状晶体 (丙酮), mp 212~213℃, $[\alpha]_D^{20} = -50.8°$ (c = 1, 三氯甲烷); 氢氯化物: 无色棱柱状晶体, mp 285℃ (分解); 苦味酸盐: 黄色针状晶体, mp 185℃ (分解). 【类型】吡咯烷士定生物碱 (大环内酯). 【活性】抗肿瘤 (大鼠, Walker 癌); 毒性 (肝和肺); 诱变剂 (果蝇); 类似那碎因样作用 (大鼠和豚鼠, 回肠). 【来源】暗黄猪屎豆 *Crotalaria fulva*, 马都拉猪屎豆 *Crotalaria madurensis*, 圆锥猪屎豆 *Crotalaria paniculata*, 皱波状猪屎豆 *Crotalaria crispata*. 【文献】167.

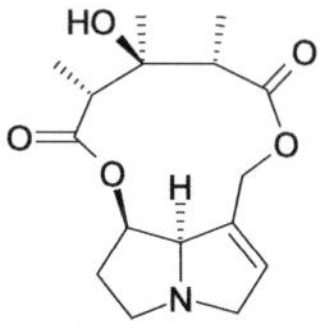

134 Integerrimine 全缘千里光碱

Squalidine [480-79-5] $C_{18}H_{25}NO_5$ (335.40). mp 168~170℃, 172.5℃. 【类型】吡咯烷士定生物碱 (大环内酯). 【活性】抗肿瘤 (6 种动物的移植瘤); 抗高血压 (犬, iv, 1~3mg/kg, 麻醉猫); 解痉 (组胺、乙酰胆碱和氯化钡引起的痉挛); 肝细胞毒素; 抑制肠运动 (兔, *in vitro*); 肌肉松弛剂; 诱变剂 (果蝇实验); 促进子

宫收缩 (豚鼠); LD_{50} (鼠, iv) = 75mg/kg. 【来源】巴西千里光 *Senecio brasiliensis*, 短花猪屎豆 *Crotalaria breviflora*, 光叶猪屎豆 *Crotalaria incana*, 密伞千里光(峨眉千里光) *Senecio faberi* (全株: 平均含量 = 10.2%)[1375], 牛津千里光* *Senecio squalidus*, 全缘千里光 *Senecio integerrimus*, 牙克贝千里光 *Senecio alpinus*. 【文献】3, 167, 1375.

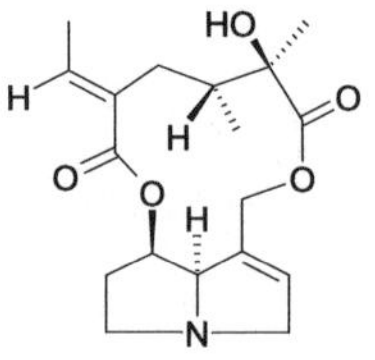

135 Monocrotaline 单猪屎豆碱 (野百合碱)

Crotaline; Retronecine [315-22-0] $C_{16}H_{23}NO_6$ (325.36). 白色针状晶体, mp 197~198℃ (分解), $[\alpha]_D^{26} = -54.7°$ (三氯甲烷), 溶于无水乙醇、三氯甲烷, 微溶于水、乙醚、丙酮, 不溶于石油醚[1374]. 【类型】吡咯烷士定生物碱 (大环内酯). 【活性】抗肿瘤 (仅局部使用, 皮肤鳞状癌, 基本细胞癌); 引起肝癌的致癌物质; 抗高血压 (犬); 解痉; 诱变剂; LD_{50} (鼠, ip) = 296mg/kg, (大鼠, sc) = 134mg/kg. 【来源】凹猪屎豆 *Crotalaria retusa*, 美丽猪屎豆 *Crotalaria spectabilis*, 托叶猪屎豆* *Crotalaria stipularia*, 五叶猪屎豆* *Crotalaria quinquefolia*, 小猪屎豆 *Crotalaria nana*, 野百合 *Crotalaria sessiliflora*, 自消容子 *Crotalaria assamica*, 皱波状猪屎豆 *Crotalaria crispata*. 【文献】3, 167, 1374.

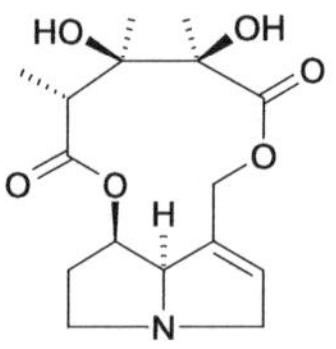

136 Spectabiline 美丽猪屎豆碱

$C_{18}H_{25}NO_7$ (367.39). mp 185.5~186.0 ℃ (乙醇), $[\alpha]_D^{22} = +121°$ (c = 1.7, 三氯甲烷), +143° (c = 1.38, 乙醇). 【类型】吡咯烷士定生物碱 (大环内酯). 【活性】抗肿瘤 (大鼠 Walker 癌, 50mg/kg, 抑制率 = 95%, 鼠腺癌 755, 60mg/kg, 抑制率 = 82%); 解痉 (豚鼠, 回肠); 强心剂. 【来源】美丽猪屎豆 *Crotalaria spectabilis*, 凹猪屎豆 *Crotalaria retusa*. 【文献】169.

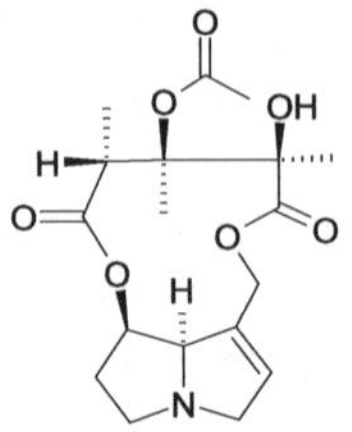

吲哚里西定生物碱

137 Swainsonine 苦马豆素

$C_8H_{15}NO_3$ (173.22). 【类型】吲哚里西定生物碱. 【活性】α-甘露糖苷酶抑制剂[550]; 毒素 (家畜)[550]; 抗肿瘤 (活性明显)[550]. 【来源】淡黄苦马豆* *Swainsonia luteola*, 灰白苦马豆* *Swainsonia canescens*, 山羊豆叶苦马豆 *Swainsonia galegifolia*. 【文献】167, 550.

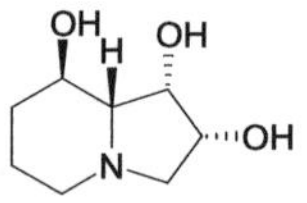

菲并吲哚里西定生物碱

138 Tylocrebrine 密花娃儿藤碱

$C_{24}H_{27}NO_4$ (393.49). mp (−) 218~220℃ (分解). 【类型】菲并吲哚里西定生物碱. 【活性】抗肿瘤 (*L*-异娃山藤碱, 腺癌 755, 淋巴管肉瘤, KB, P_{388} 和 L_{1210}); 抗阿米巴药; 毒素 (人); 发疱剂. 【来源】密花娃儿藤 *Tylophora crebriflora*, 娃儿藤 *Tylophora floribunda*. 【文献】5, 167.

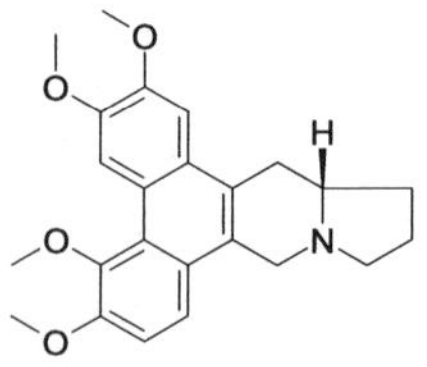

139 Tylophoridicine C 三分丹碱 C*

$C_{23}H_{22}NO_3^+$ (360.44). 黄色无定形粉末, mp 295~310℃, $[\alpha]_D^{16} = +0.5°$ (c = 1.0, 甲醇). 【类型】菲并吲哚里西定生物碱. 【活性】细胞毒 [*in vitro*, KB 细胞, $IC_{50} > 25.00\mu mol/L$, 对照阿霉素, $IC_{50} = (0.40±0.12)\mu mol/L$; HCT8 细胞, $IC_{50} = (8.09±3.40)\mu mol/L$, 阿霉素, $IC_{50} = (0.20±0.11)\mu mol/L$][1166]. 【来源】三分丹 *Tylophora atrofolliculata* (根). 【文献】1166.

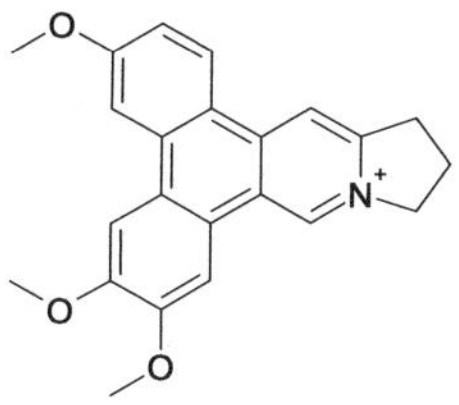

140 Tylophoridicine D 三分丹碱 D*

$C_{22}H_{23}NO_4$ (365.43). 棕色无定形固体 (三氯甲烷–甲醇), mp 225~226℃, $[\alpha]_D^{16}$ = +21.0° (*c* = 0.74, 三氯甲烷). 【类型】菲并吲哚里西定生物碱. 【活性】细胞毒 [*in vitro*, KB, IC_{50} < 0.01μmol/L, 对照阿霉素, IC_{50} = (0.40±0.12)μmol/L; HCT8 细胞, IC_{50} < 0.01μmol/L, 阿霉素, IC_{50} = (0.20±0.11)μmol/L][1166]. 【来源】三分丹 *Tylophora atrofolliculata* (根). 【文献】1166.

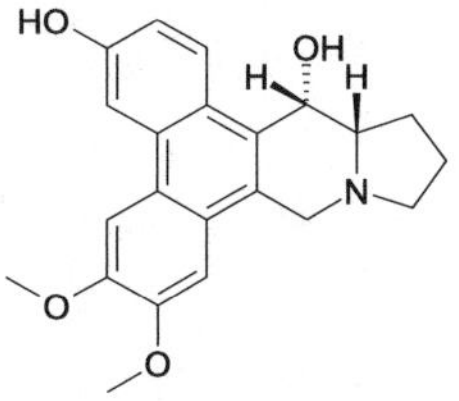

141 Tylophoridicine E 三分丹碱 E*

$C_{22}H_{23}NO_5$ (381.43). 白色粉末 (三氯甲烷), mp 234~237℃, $[\alpha]_D^{16}$ = +17.1° (*c* = 0.37, 三氯甲烷). 【类型】菲并吲哚里西定生物碱. 【活性】细胞毒 [*in vitro*, KB 细胞, IC_{50} > 25.00μmol/L, 对照阿霉素, IC_{50} = (0.40±0.12)μmol/L; HCT8 细胞, IC_{50} = (11.54±4.67)μmol/L, 阿霉素, IC_{50} = (0.20±0.11)μmol/L][1166]. 【来源】三分丹 *Tylophora atrofolliculata* (根). 【文献】1166.

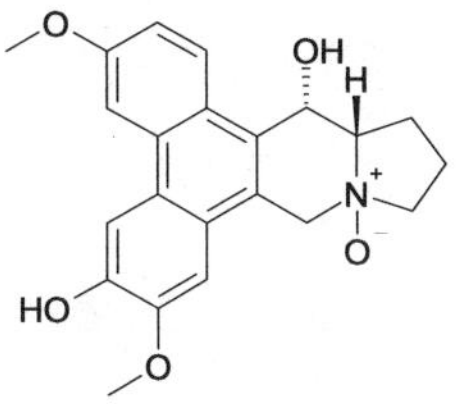

142 Tylophoridicine F 三分丹碱 F*

$C_{22}H_{23}NO_5$ (381.43). 白色固体 (三氯甲烷), mp 214~217℃, $[\alpha]_D^{16}$ = −17.0° (*c* = 0.40, 三氯甲烷). 【类型】菲并吲哚里西定生物碱. 【活性】细胞毒 [*in vitro*, KB 细胞, IC_{50} = (18.99±4.02)μmol/L, 对照阿霉素, IC_{50} = (0.40±0.12)μmol/L; HCT8 细胞, IC_{50} > 25.00μmol/L, 阿霉素, IC_{50} = (0.20±0.11)μmol/L][1166]. 【来源】三分丹 *Tylophora atrofolliculata* (根). 【文献】1166.

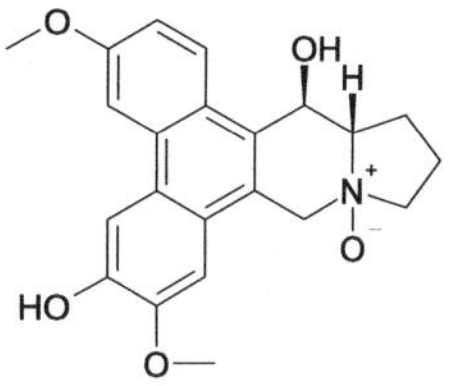

143 Tylophorine 娃儿藤碱

[482-20-2] $C_{24}H_{27}NO_4$ (393.49). mp 292℃ (分解). 【类型】菲并吲哚里西定生物碱. 【活性】抗肿瘤; 抑制蛋白质生物合成; 抗炎 (大鼠, 角叉菜胶引起的足肿胀模型, 棉球肉芽肿模型); 中枢镇静; 毒素 (对蛙毒性高, 对其他动物毒性低); 用于治疗气管炎和痢疾. 【来源】腐叶榕* *Ficus septica*, 密花娃儿藤 *Tylophora crebriflora*, 娃儿藤 *Tylophora floribunda*, 药用白前 *Vincetoxi- cum officinale* [Syn. *Cynanchum vincetoxicum*], 印度娃儿藤 *Tylophora asthmatica* [Syn. *Tylophora indica*]. 【文献】3, 167.

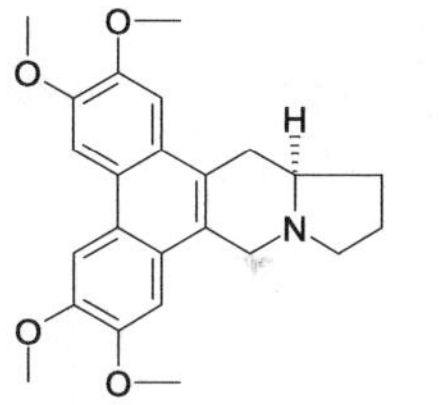

144 Tylophorinidine 娃儿藤定碱

$C_{22}H_{23}NO_4$ (365.43). mp 213~214℃ (分解), $[\alpha]_D^{25}$ = +108° (*c* = 1.91, 甲醇). 白色片状晶体 (三氯甲烷–丙酮–甲醇), mp 219~222℃ (分解), $[\alpha]_D^{29}$ = −139.6° (*c* = 0.8, 三氯甲烷). 【类型】菲并吲哚里西定生物碱. 【活性】抗肿瘤. 【来源】卵叶娃儿藤* *Tylophora ovata*, 绵毛娃儿藤 *Tylophora mollissima*, 三分丹 *Tylophora atrofolliculata*, 印度娃儿藤 *Tylophora asthmatica* [Syn. *Tylophora indica*]. 【文献】167.

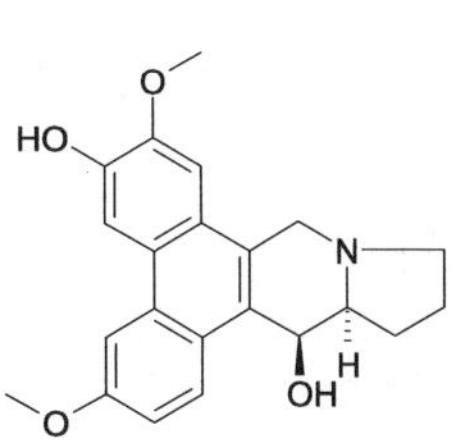

145 Tylophorinine 娃儿藤宁碱

$C_{23}H_{25}NO_4$ (379.46). mp 248~249℃. 【类型】菲并吲哚里西定生物碱. 【活性】抗肿瘤; 抑制心脏肌肉; 兴奋横纹肌和平滑肌; 毒素 (对草履虫有高毒性, 对动物有低毒性); 用于治疗气管炎和痢疾. 【来源】卵叶娃儿藤* *Tylophora ovata*, 密花娃儿藤 *Tylophora crebriflora*, 绵毛娃儿藤 *Tylophora mollissima*, 三分丹 *Tylophora atrofolliculata*, 娃儿藤 *Tylophora floribunda*, 印度娃儿藤 *Tylophora asthmatica* [Syn. *Tylophora indica*]. 【文献】4, 167, 299.

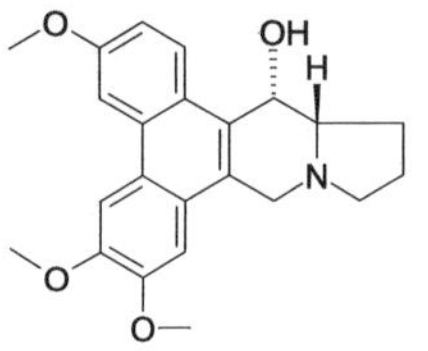

146 7-Demethoxytylophorine 7-去甲氧基娃儿藤碱

Antofine $C_{23}H_{25}NO_3$ (363.46). 黄色针状结晶 (甲醇–三氯甲烷), $[\alpha]_D^{26} = -115.30°$ (c = 0.477, 三氯甲烷); 无色树脂, $[\alpha]_D^{21} = -58.3°$ (c = 0.11, 三氯甲烷). 【类型】菲并吲哚里西定生物碱. 【活性】细胞毒 [抑制人癌细胞的生长, 人肺癌细胞 A549, IC_{50} = (7.0±0.2)ng/mL, 对照椭圆玫瑰树碱, IC_{50} = (500±25)ng/mL; 人结肠癌细胞 Col2, IC_{50} = (8.6±0.3)ng/mL, 椭圆玫瑰树碱, IC_{50} = (340±35)ng/mL; 作用机制为阻止细胞周期中的 G_2/M 阶段][1288]. 【来源】牛心朴子 *Cynanchum komarovii*, 徐长卿 *Cynanchum paniculatum* (根). 【文献】490, 1288.

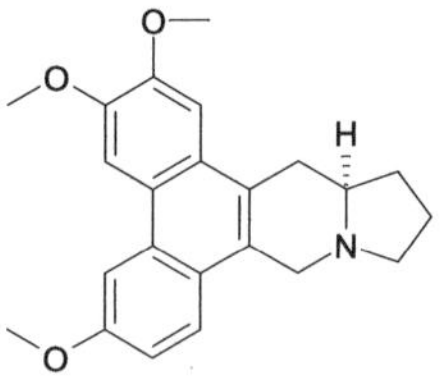

1.5 吲哚类生物碱

简单吲哚生物碱

147 Indigotin 靛蓝

Indigo [482-89-3] $C_{16}H_{10}N_2O_2$ (262.27). 蓝色粉末, mp 390~392℃. 【类型】吲哚生物碱. 【活性】细胞毒 (鼠, Lewis 肺癌, W_{256} 肉瘤)[1304]; 依赖于 cyclin 的激酶抑制剂[1304]. 【来源】板蓝根 *Isatis indigotica*, 大青叶 *Isatis indigotica* (叶: 含量范围 = 2.21%~8.00%[1372]), 蓼蓝叶 *Polygonum tinctorium*, 木蓝 *Indigofera tinctoria*. 【文献】2, 168, 299, 1304, 1372.

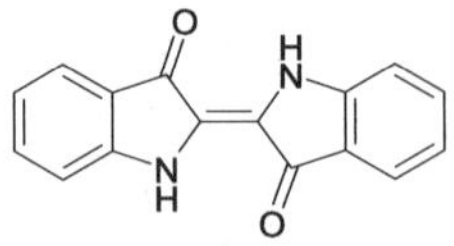

148 Indirubin 靛玉红

Couroupitine B [479-41-4] $C_{16}H_{10}N_2O_2$ (262.27). mp 356~358℃. 【类型】吲哚生物碱. 【活性】细胞毒 (慢性髓细胞性白血病, 细胞凋亡途径: CDK 抑制剂)[1389]; 抗肿瘤 (鼠白血病 L_{1712}、大鼠 W_{256}); 消化道刺激剂; 用于治疗粒细胞白血病 (总有效率 > 90%); LD_{50} (鼠, iv) = 1.1~2.0g/kg. 【来源】板蓝根 *Isatis indigotica* (根: 含量 = 0.0058%)[1372], 大青叶 *Isatis indigotica* (干燥叶: 平均含量 = 0.14%[1375]), 蓼蓝叶 *Polygonum tinctorium* (干燥叶: 含量 = 0.0063%), 马蓝根 *Baphicacanthus cusia* [Syn. *Strobilanthes cusia*] (根: 含量 = 0.0036%)[1372], 木蓝 *Indigofera tinctoria*, *Danggui longhui*. 【文献】3, 167, 168, 1372, 1375, 1389.

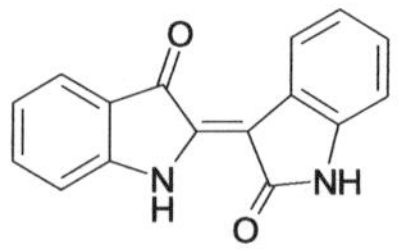

149 Indole-3-carboxylic acid 吲哚-3-羧酸

$C_9H_7NO_2$ (161.16). 【类型】吲哚生物碱. 【活性】抗 HIV [抑制 HIV 复制, H9 淋巴细胞, IC_{50} (抑制未感染的 H9 淋巴细胞 50%的浓度) = 14.40μg/mL, EC_{50} = 2.41μg/mL, TI = 6.79μg/mL, 对照 3'-叠氮基-3'-脱氧胸苷, IC_{50} = 500μg/mL, EC_{50} = 0.0007μg/mL, TI = 710 000][926]; 细胞毒 (人 A549 癌细胞, EC_{50} = 4.6μg/mL, 人 MCF7 淋巴细胞, EC_{50} = 12.9μg/mL)[926]. 【来源】南投秋海棠 *Begonia nantoensis* (根茎). 【文献】926.

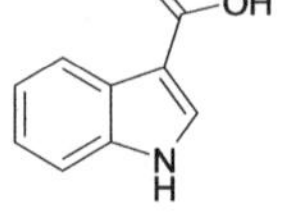

咔唑生物碱 (9-氮杂芴) (附: 吡啶并咔唑生物碱, 吲哚[2,3-*a*]咔唑生物碱, 环色胺生物碱, 色胺生物碱)

150 2-Hydroxy-3-formyl-7-methoxycarbazole 2-羟基-3-甲酰基-7-甲氧基咔唑

[119736-83-3] $C_{14}H_{11}NO_4$ (241.25). 晶体 (丙酮), mp 226~227℃. 【类型】咔唑生物碱 (9-氮杂芴). 【活性】细胞毒 (BST, LC_{50} 35.1mg/L, 9KB, ED_{50} = 5.7μg/mL, KBMRI, ED_{50} = 4.48μg/mL, A549, ED_{50} = 2.74μg/mL, HT29, ED_{50} = 4.00μg/mL); 抗菌 (结核分枝杆菌, MIC = 100μg/mL, 对照异烟肼, MIC = 0.040~0.090μg/mL, 卡那霉素硫酸盐, MIC = 2.0~5.0μg/mL)[1302]; 抗真菌 (白色念珠菌, IC_{50} = 2.8μg/mL, 对照两性霉素, IC_{50} = 0.01μg/mL)[1302]. 【来源】山黄皮 *Clausena excavata*, 远东九里香 *Murraya siamensis*. 【文献】233, 237, 1302.

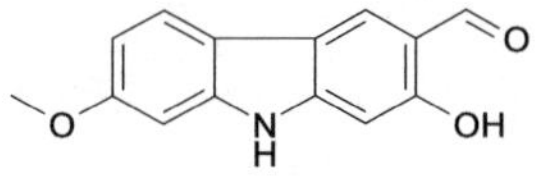

151 3-Methylcarbazole 3-甲基卡巴唑

3-Methyl-9*H*-carbazole [4630-20-0] $C_{13}H_{11}N$ (181.24). 板状晶体 (二氯甲烷-己烷), mp 206~208℃. 【类型】咔唑生物碱 (9-氮杂芴). 【活性】抗结核 [MIC = (14.3±0.9)μg/mL, 对照利福平, MIC = (0.040±0.017) μg/mL; 细胞毒, Vero, IC_{50} > 102μg/mL, 利福平, IC_{50} = 100μg/mL][1222]. 【来源】七叶黄皮* *Clausena heptaphylla*, 山黄皮 *Clausena excavata*, 硬毛小芸木 * *Micromelum hirsutum* (茎皮). 【文献】176, 299, 1222.

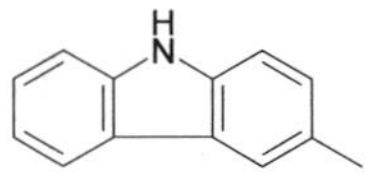

152 Ellipticine 椭圆玫瑰树碱 (5,11-二甲基-6*H*-吡啶并[4，3-b]咔唑)

[519-23-3] $C_{17}H_{14}N_2$ (246.31). 淡黄色针状晶体 (乙酸乙酯), mp 311~315℃ (分解). 【类型】吡啶并咔唑生物碱. 【活性】细胞毒 [*in vitro*, Lu1, IC_{50} = 0.02μg/mL (0.08μmol/L), LNCaP, IC_{50} = 0.8μg/mL (3.25μmol/L), Col2, IC_{50} = 0.3μg/mL (1.22μmol/L), HUVEC, IC_{50} = 0.09μg/mL (0.37μmol/L), KB, IC_{50} = 0.04μg/mL (0.16μmol/L), HOG.R5, IC_{50} = 0.02μg/mL (0.08μmol/L)][630]; 细胞毒 (*in vitro*, Lu1, ED_{50} = 0.02μg/mL; Col2, ED_{50} = 0.3μg/mL; KB, ED_{50} = 0.04μg/mL; LNCaP, ED_{50} = 0.8μg/mL; KB 无 1μg/mL 长春碱, ED_{50} = 0.3μg/mL; KB 有 1μg/mL 长春碱, ED_{50} = 0.2μg/mL; BC-1, ED_{50} = 0.5μg/mL)[718]; 细胞毒 (BC, IC_{50} = 0.3μg/mL; KB, IC_{50} = 0.3μg/mL)[829]; 细胞毒 [Vero 细胞, IC_{50} = (0.4±0.1)μg/mL, 比色法 (P. Skehan, et al., J Natl Cancer Inst, 1990, 82, 1107-1112)][872]; 细胞毒 (A549, IC_{50} = 0.8μmol/L; Col2, IC_{50} = 1.6μmol/L; SNU638, IC_{50} = 1.6μmol/L; HT1080, IC_{50} = 1.2μmol/L)[874]; 细胞毒 [NCI-H187 人小细胞肺癌细胞, IC_{50} = (0.35±0.15)μg/mL][1217]; 细胞毒 (NCI-H187, IC_{50} = 0.2~0.3μg/mL; KB, IC_{50} = 0.2~0.3μg/mL; BC-1, IC_{50} = 0.2~0.3μg/mL; Vero cell, IC_{50} = 0.2~0.3μg/mL)[1218]; 细胞毒 (KB, ED_{50} = 0.10μg/mL)[1224]; 细胞毒 (KB, EC_{50} = 0.3μg/mL; BC, EC_{50} = 0.3μg/mL)[1230]; 细胞毒 (Col2, IC_{50} = 0.3μg/mL; P_{388}, IC_{50} = 0.1μg/mL)[1326]; 细胞毒 [KB 细胞株, IC_{50} = (0.3±0.1)μg/mL; BC, IC_{50} = (0.3±0.1)μg/mL][1343]; 细胞毒 (P_{388}, ED_{50} = 0.61μg/mL; KB, ED_{50} = 0.54μg/mL; Col2, ED_{50} = 0.60μg/mL; Lu1, ED_{50} = 0.61μg/mL; BCA-1, ED_{50} = 0.52μg/mL)[1360]; 抗肿瘤 (L_{1210}, EAC 细胞, 大鼠肝癌, P_{388}, S_{180})[169]; 抗锥虫 (克氏锥虫)[169]; 溶血 (动物实验)[169]. 【来源】古城玫瑰树 *Ochrosia elliptica*, 微白白坚木* *Aspidosperma subincanum*. 【文献】169, 630, 718, 829, 872, 874, 1217, 1218, 1224, 1230, 1326, 1343, 1360, 1374.

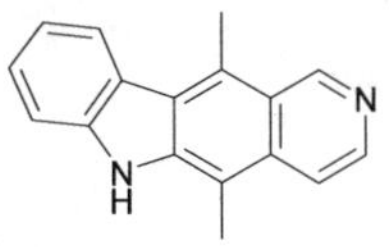

153 Olivacine 褐绿白坚木碱

Guatambuinine [484-49-1] $C_{17}H_{14}N_2$ (246.31). mp 317~325℃. 【类型】吡啶并咔唑生物碱. 【活性】抗肿瘤 (对人肿瘤作用强, 小鼠 L_{1210}, 25mg/kg 隔日腹腔注射或 50mg/kg 每日腹腔注射, 生命延长率 = 89%~229%); 驱肠虫剂, 抑制蛋白质生物合成 (克氏锥虫, 短膜虫期); 抗风湿剂; 抗溃疡. 【来源】白坚木 *Aspidosperma campus-belus*, 褐绿白坚木 *Aspidosperma* *olivaceum*, 黑白坚木* *Aspidosperma nigricans*. 【文献】4, 167.

154 Arcyriaflavin B 团网菌黄素 B

$C_{20}H_{11}N_3O_3$ (341.33). 【类型】吲哚[2,3-a]咔唑生物碱. 【活性】细胞毒 (HeLa 细胞, IC_{50} = 4.4μg/mL; 耐长春新碱的鼻咽癌细胞 KB-VIN, IC_{50} = 2.28μg/mL, 对抗长春新碱耐药性无逆转效应; 39 种人癌细胞株的实验: NCI-H522 肺癌细胞, LC_{50} = 6.2μmol/L, DMS273 肺癌细胞, LC_{50} = 6.7μmol/L, BSY1 乳腺癌细胞, LC_{50} = 6.8μmol/L, SF539 脑癌细胞, LC_{50} = 6.9μmol/L, SNB78 脑癌细胞, LC_{50} = 51μmol/L, HT29 结肠癌细胞, LC_{50} = 55μmol/L, NCI-H226 肺癌细胞, LC_{50} = 58μmol/L, MKN28 胃癌细胞, LC_{50} = 55μmol/L)[978]. 【来源】灰烬色团网菌* *Arcyria cinerea* (野生子实体), 粉瘤菌 *Lycogala epidendrum* (野生子实体). 【文献】978.

155 Staurosporinone

[85753-43-1] $C_{20}H_{13}N_3O$ (311.35). 【类型】吲哚[2,3-a]咔唑生物碱. 【活性】细胞毒 (HeLa 细胞, IC_{50} = 8.9μg/mL)[978]. 【来源】粉瘤菌 *Lycogala epidendrum* (野生子实体). 【文献】978.

156 Quadrigemine A 四联胺 A

[69937-02-6] $C_{44}H_{50}N_8$ (690.94). 白色无定形树脂状泡沫, $[\alpha]_D^{23}$ = +32° (乙醇). 【类型】环色胺生物碱. 【活性】血小板聚集抑制剂 (人, ADP、胶原、凝血酶诱导的血小板聚集, EC = 1~10μmol/L,作用于血小板活化的后期); 细胞毒 (大鼠, 培养的肝癌细胞 HTC, 5μmol/L, 细胞死亡率 = 100%). 【来源】福斯特九节* *Psychotria forsteriana*, *Hodgkinsonia frutescens*. 【文献】858, 859, 860.

157 Quadrigemine B 四联胺 B

[69937-10-6] $C_{44}H_{50}N_8$ (690.94). 白色晶体 (甲醇), mp 229~234℃, $[\alpha]_D^{23}$ = +263° (乙醇). 【类型】环色胺生物碱. 【活性】血小板聚集抑制剂 (人, ADP、胶原、凝血酶诱导的血小板聚集, EC = 1~10μmol/L,作用于血小板活化的后期); 细胞毒 (大鼠, 培养的肝癌细胞 HTC, 10μmol/L, 细胞死亡率 = 100%). 【来源】福斯特九节* *Psychotria forsteriana*, 喙状九节* *Psychotria rostrata*, *Hodgkinsonia frutescens*. 【文献】858, 859, 860, 861.

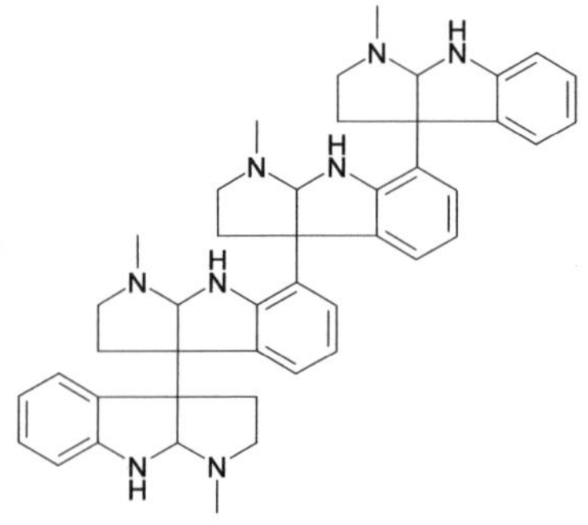

158 Isostrychnopentamine A 异马钱五碱*

$C_{35}H_{43}N_5O$ (549.77). 【类型】色胺生物碱. 【活性】抗疟疾 [杀疟原虫, 氯喹敏感株: IC_{50} = (120±42) nmol/L, IC_{90} = 450nmol/L, 奎宁: IC_{50} = (269±6)nmol/L, IC_{90} = 1910nmol/L; 抗氯喹株: IC_{50} = (104±36)nmol/L, IC_{90} = 386nmol/L, 奎宁: IC_{50} = (200±33)nmol/L, IC_{90} = 2740nmol/L; 中等抗氯喹株: IC_{50} = (152±9)nmol/L, IC_{90} = 628nmol/L, 奎宁: IC_{50} = (413±11)nmol/L, IC_{90} = 1720nmol/L][1142]; 抗疟疾和细胞毒 [抗疟原虫, 5 种

恶性疟原虫: FCA 20 GHANA (CQS), IC_{50} = (0.120±0.042) μmol/L, 对照绿喹 IC_{50} = (0.020±0.002)μmol/L; W2INDOCHINA(CQR), IC_{50} = (0.152±0.009) μmol/L; FCB1 COLOMBIA (CQR−), IC_{50} = (0.104±0.036)μmol/L, 绿喹 IC_{50} = (0.032±0.019)μmol/L; PFB(CQR+), IC_{50} = (0.163±0.056)μmol/L, 绿喹 IC_{50} = (0.540±0.330)μmol/L; F32(CQS), IC_{50} = (0.046±0.005)μmol/L, 绿喹 IC_{50} = (0.014±0.004)μmol/L; 4 种人癌细胞: HCT116, IC_{50} = (6.68±2.1)μmol/L, SI = 41~145; HCT15, IC_{50} = (13.57±3.1)μmol/L, SI = 83~295; WI-38, IC_{50} = 2.31μmol/L, SI = 15~50; KB, IC_{50} = (19.4±3.5)μmol/L, SI = 119~421[1172]. 【来源】东非马钱 *Strychnos usambarensis* (叶). 【文献】1142, 1172.

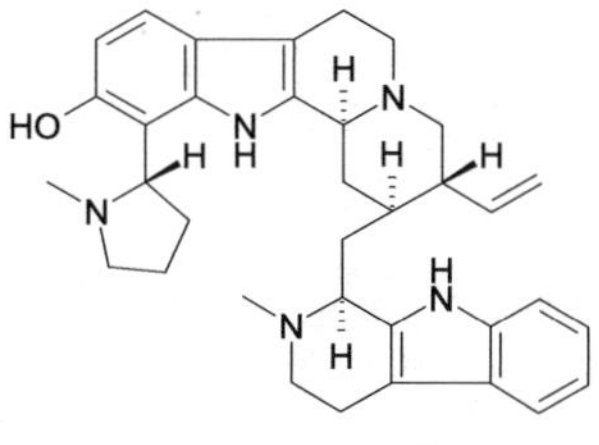

β-咔啉生物碱 (2,9-二氮芴)

159 Flazine 伏拉京*

$C_{17}H_{12}N_2O_4$ (308.30). 【类型】β-咔啉生物碱 (2,9-二氮芴). 【活性】细胞毒 (鼠乳腺培养实验, 4μg/mL 抑制 75%)[1205]. 【来源】鸦胆子 *Brucea javanica* [Syn. *Brucea sumatrana*; *Rhus javanica*]. 【文献】1205.

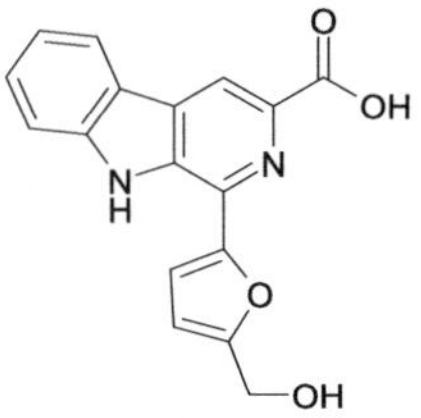

吲哚-1,5-二氮杂萘酮类生物碱

160 9-Hydroxycanthin-6-one 9-羟基铁屎米-6-酮*

$C_{14}H_8N_2O_2$ (236.23). 【类型】吲哚-1,5-二氮杂萘酮类生物碱. 【活性】细胞毒 (*in vitro*, A549, ED_{50} = 10μg/mL; MCF7, ED_{50} = 19.6μg/mL; HIV, 无明显效应)[1088]; 抗疟疾 (*Plasmodium falciparum* W2, IC_{50} = 2.3μg/mL)[1088].【来源】长叶宽木 *Eurycoma longifolia* (根: 产率 = 0.00086%干重), 宽木属 *Eurycoma harmandiana* (根). 【文献】1088, 1236.

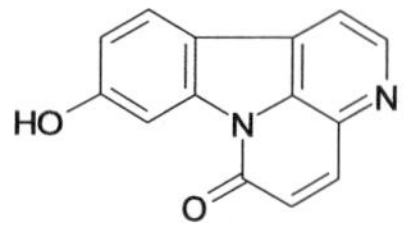

161 Canthin-6-one 铁屎米酮 (苦木碱 E;苦木碱戊)

[479-43-6] $C_{14}H_8N_2O$ (220.23). mp 159~160℃. 【类型】吲哚-1,5-二氮杂萘酮类生物碱. 【活性】抗菌 (金黄色葡萄球菌及另外两种菌, MIC = 12.5~100.0μg/kg); 细胞毒 (豚鼠角质细胞); 细胞毒 (*in vitro*, A549, ED_{50} = 3.6μg/mL; MCF7, ED_{50} = 7.3μg/mL; HIV, 无明显效应)[1088]; 抗疟疾 (恶性疟原虫克隆 W2, IC_{50} = 2.2μg/mL)[1088]. 【来源】伯利兹花椒 *Zanthoxylum belizense*, 长叶宽木 *Eurycoma longifolia* (根: 产率 = 0.0017%干重)[1088], 樗白皮 *Ailanthus altissima*, 二盾状花椒 *Zanthoxylum dipetalum*, 厚皮花椒 *Zanthoxylum elephantiasis*, 苦木 *Picrasma quassioides* [Syn. *Picrasma ailanthoides*] (总粉: 含量 = 0.008%)[1375], 苦树皮 *Picrasma quassioides* [Syn. *Picrasma ailanthoides*], 椭圆叶花椒 *Zanthoxylum ovalifolium*, 圆齿苦木 *Picrasma crenata*. 【文献】1, 9, 1088, 1375.

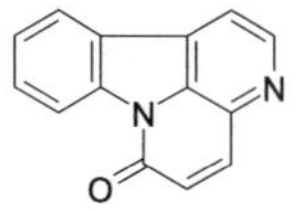

162 Canthin-6-one 9-*O*-β-glucopyranoside 铁屎米-6-酮 9-*O*-β-吡喃葡萄糖苷

$C_{20}H_{18}N_2O_7$ (398.38). 黄色无定形粉末. 【类型】吲哚-1,5-二氮杂萘酮类生物碱. 【活性】细胞毒 (*in vitro*, A549, ED_{50} = 4.2μg/mL; MCF7, ED_{50} = 16.1μg/mL; HIV, 无明显效应)[1088]; 抗疟疾实验无活性 (恶性疟原虫克隆 W2、D6、TM91C235)[1088]. 【来源】长叶宽木 *Eurycoma longifolia* (根: 产率 = 0.0002%干重), 宽木属 *Eurycoma harmandiana* (根). 【文献】1088, 1236.

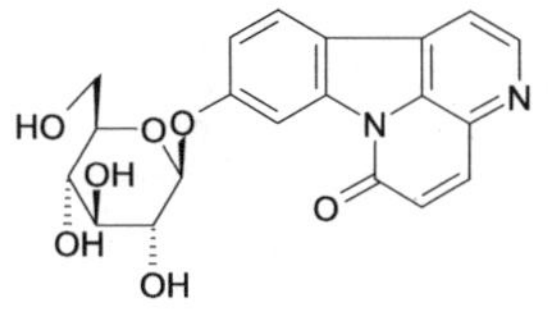

163 9-Methoxycanthin-6-one 9-甲氧基铁屎米-6-酮*

$C_{15}H_{10}N_2O_2$ (250.26). 【类型】吲哚-1,5-二氮杂萘酮类生物碱. 【活性】细胞毒 (*in vitro*, A549, ED_{50} < 2.5μg/mL; MCF7, ED_{50} = 4.5μg/mL; HIV, 无明显效应)[1088]; 抗疟疾实验无活性 (恶性疟原虫克隆 W2, D6, and TM91C235)[1088]. 【来源】长叶宽木 *Eurycoma longifolia* (根: 产率 = 0.0012%干重), 宽木属 *Eurycoma harmandiana* (根). 【文献】1088, 1236.

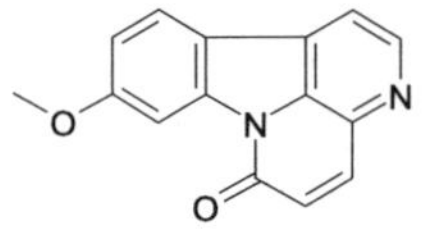

164 9-Methoxycanthin-6-one 3-*N*-oxide 9-甲氧基铁屎米-6-酮 3-*N*-氧化物*

$C_{15}H_{10}N_2O_3$ (266.26). 【类型】吲哚-1,5-二氮杂萘酮类生物碱. 【活性】细胞毒 (*in vitro*, A549, ED_{50} = 18.5μg/mL; MCF7, ED_{50} = 18.9μg/mL; HIV, 无明显效应)[1088]; 抗疟疾实验无活性 (恶性疟原虫克隆 W2, D6, and TM91C235)[1088]. 【来源】长叶宽木 *Eurycoma longifolia* (根: 产率 = 0.0001%干重), 宽木属 *Eurycoma* sp. 【文献】1007, 1088.

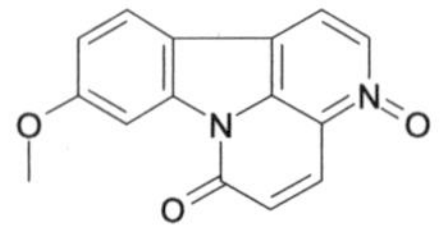

165 Picrasidine Q 苦木西碱 Q

$C_{15}H_{10}N_2O_3$ (266.26). 【类型】吲哚-1,5-二氮杂萘酮类生物碱. 【活性】细胞毒 (*in vitro*, A549, ED_{50} = 16.2μg/mL; MCF7, ED_{50} = 18.1μg/mL; HIV, 无明显效应)[1088]; 抗疟疾 (*Plasmodium falciparum* W2, IC_{50} = 3.5μg/mL; *Plasmodium falciparum* D6, IC_{50} = 3μg/mL)[1088]. 【来源】长叶宽木 *Eurycoma longifolia* (根: 产率 = 0.00001%干重)[1088], 苦树皮 *Picrasma quassioides* [Syn. *Picrasma ailanthoides*]. 【文献】9, 1088.

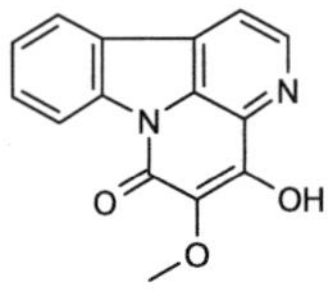

166 19-*O*-Methylangustoline 19-*O*-甲基牛眼马钱托林碱

[132074-99-8] $C_{21}H_{19}N_3O_2$ (345.40). 淡黄色晶体 (丙酮), mp 222~225℃, $[\alpha]_D$ = −6.3° (*c* = 0.008, 甲醇). 【类型】吲哚-1,5-二氮杂萘酮类生物碱. 【活性】细胞毒 (P_{388} *in vitro*, ED_{50} = 2.32μg/mL). 【来源】喜树 *Camptotheca acuminata*. 【文献】251, 299.

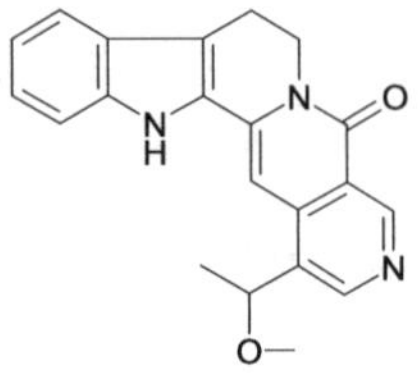

类阿吗碱类生物碱

167 Alstonine 鸭脚木碱

[47485-83-6] $C_{21}H_{20}N_2O_3$ (348.43). 【类型】类阿吗碱类生物碱. 【活性】抗肿瘤 (鼠, 乳腺癌 MS301, 400μg/d, 坚持 15d, 肿瘤重量平均为 1.6~1.7g, 对照组是 3.2g). 【来源】长春花 *Catharanthus roseus* [Syn. *Vinca rosea*; *Lochera rosea*], 催吐萝芙木 *Rauvolfia vomitoria*, 刚果萝芙木 *Rauwolfia obscura*, 束鸡骨常山* *Alstonia constricta*. 【文献】2, 167, 168.

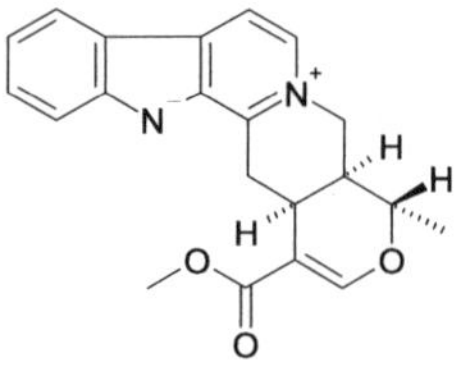

168 Isopteropodine 异翅柄钩藤碱 (钩藤碱 E*)

Uncarine E [5171-37-9] $C_{21}H_{24}N_2O_4$ (368.43). mp 204~209℃, $[\alpha]_D^{24}$ = −85.1° (*c* = 0.554, 三氯甲烷). 【类型】类阿吗碱类生物碱. 【活性】细胞毒 (SK-MEL, IC_{50} > 50μg/mL, 对照阿霉素, IC_{50} < 1.1μg/mL; SK-OV-3, IC_{50} > 50μg/mL, 阿霉素, IC_{50} = 1.9μg/mL; KB, BT549, Vero, 无活性)[1239]; 细胞毒 (SK-MEL, KB, BT549, SK-OV-3 和 Vero 细胞株)[1287]; 细胞毒 (哺乳动物细胞, IC_{50} = 17~51μg/mL)[1287]; 细胞毒及 DNA 损害活性 (RS321 酵母试验, IC_{12} = 140μg/mL; RS322 酵母试验, IC_{12} = 120μg/mL)[1287]; 免疫刺激剂

(作用机制可能是提高人粒性白细胞和巨噬细胞的噬菌作用和阻断骨髓细胞增殖)[1287]；中枢神经系统活性（上调 5-HT_2 受体和蕈毒碱 M_1 受体)[1287]．【来源】北越钩藤 *Uncaria homomalla* [Syn. *Uruparia homomalla*; *Uruparia tonkinensis*; *Uruparia lanosa* var. *parvifora*]，秘鲁钩藤* *Uncaria tomentosa*，长花钩藤* *Uncaria longiflora*，东方钩藤* *Uncaria orientalis*，短绒毛钩藤* *Uncaria veluntina*，钩藤 *Uncaria rhynchophylla* [Syn. *Nauclea rhynchophylla*]，圭亚那钩藤 *Uncaria guianensis*，华钩藤 *Uncaria sinensis*，绵毛钩藤* *Uncaria lanosa*，攀枝钩藤 *Uncaria scandens* [Syn. *Nauclea pilosa*; *Uruparia pilosa*; *Uncaria pilosa*]，平滑发亮钩藤* *Uncaria laevigata*，钩藤属 *Uncaria bernaysii*，钩藤属 *Uncaria donisii*，钩藤属 *Uncaria roxburghiana*，钩藤属 *Uncaria sterrophylla*.【文献】168, 184, 1239, 1287.

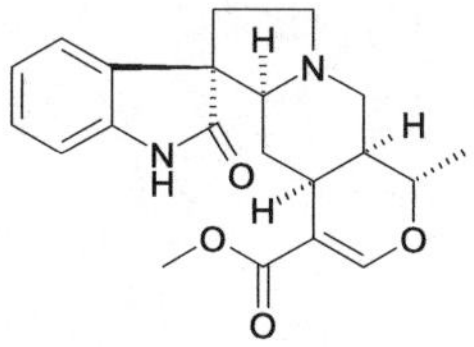

169 Pteropodine 翅柄钩藤碱

Uncarine C [5629-60-7] $C_{21}H_{24}N_2O_4$ (368.43). 白色针状晶体，$[\alpha]_D^{17} = -123.8°$ (三氯甲烷).【类型】类阿吗碱类生物碱.【活性】提高吞噬细胞的功能 (*in vitro*)[184]；细胞毒 (SK-MEL, KB, BT549, SK-OV-3 和 Vero 细胞株)[1287]；细胞毒（哺乳动物细胞，IC_{50} = 17~51μg/mL)[1287]；细胞毒及 DNA 损害活性（RS321 酵母试验，IC_{12} = 140μg/mL; RS322 酵母试验，IC_{12} = 120μg/mL)[1287]；免疫刺激剂（作用机制可能是提高人粒性白细胞和巨噬细胞的噬菌作用和阻断骨髓细胞增殖)[1287]；中枢神经系统活性（上调 5-HT_2 受体和蕈毒碱 M_1 受体)[1287]．【来源】北越钩藤 *Uncaria homomalla* [Syn. *Uruparia homomalla*; *Uruparia tonkinensis*; *Uruparia lanosa* var. *parvifora*]，秘鲁钩藤* *Uncaria tomentosa*，长花钩藤* *Uncaria longiflora*，东方钩藤* *Uncaria orientalis*，短绒毛钩藤* *Uncaria veluntina*，钩藤 *Uncaria rhynchophylla* [Syn. *Nauclea rhynchophylla*]，圭亚那钩藤 *Uncaria guianensis*，华钩藤 *Uncaria sinensis*，绵毛钩藤* *Uncaria lanosa*，攀枝钩藤 *Uncaria scandens* [Syn. *Nauclea pilosa*; *Uruparia pilosa*; *Uncaria pilosa*]，钩藤属 *Uncaria bernaysii*，钩藤属 *Uncaria donisii*，钩藤属 *Uncaria perrottetii*，钩藤属 *Uncaria roxburghiana*，钩藤属 *Uncaria sterrophylla*.【文献】184, 1287.

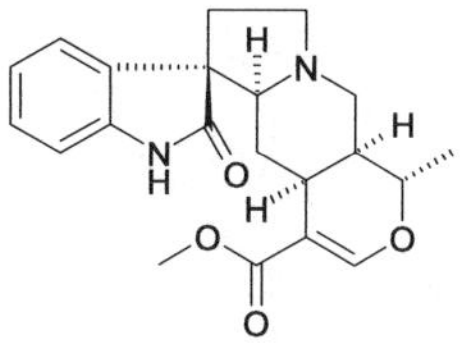

170 Serpentine 蛇根碱

$C_{21}H_{20}N_2O_3$ (348.41).【类型】类阿吗碱类生物碱.【活性】抗肿瘤（鼠，乳腺癌 MS310）；抗高血压；心血管活性（增加心房和心室阈，同时减少心房传导，犬心脏 iv, 0.5~2.0mg/kg).【来源】比氏萝芙木* *Rauwolfia beddomei*，长春花 *Catharanthus roseus* [Syn. *Vinca rosea*; *Lochera rosea*]，大长春花* *Vinca herbacea* [Syn. *Vinca major*]，灌木萝芙木* *Rauwolfia fruticosa*，印度萝芙木 *Rauwolfia serpentina*.【文献】2, 167.

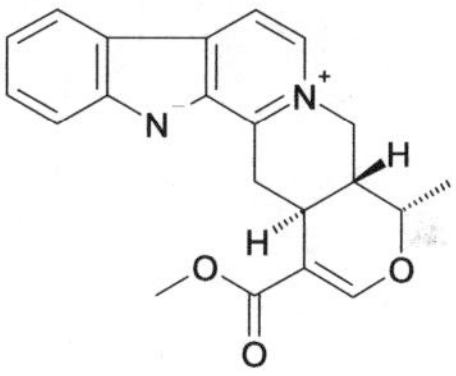

育亨宾类生物碱

171 Renoxidine 利血平-4-氧化物

$C_{33}H_{40}N_2O_{10}$ (624.69).【类型】育亨宾类生物碱.【活性】抗肾上腺素；抗惊厥；抗肿瘤；镇静；抗高血压.【来源】催吐萝芙木 *Rauvolfia vomitoria*，大叶萝芙木 *Rauwolfia macrophylla*，蔓长春花 *Vinca minor*，束鸡骨常山* *Alstonia constricta*，印度萝芙木 *Rauwolfia serpentina*.【文献】168, 299.

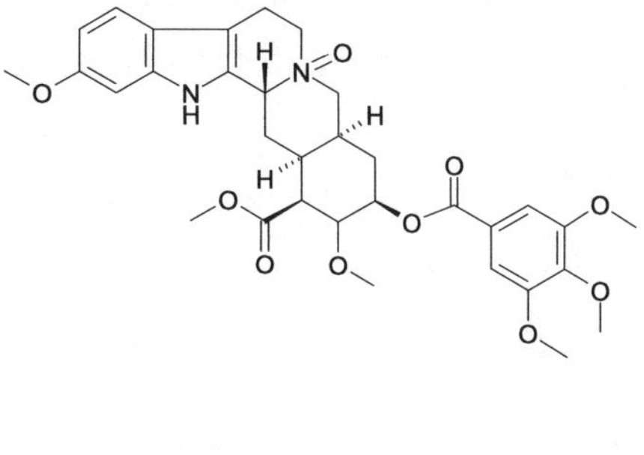

172 Sempervirine Ⅱ 常绿钩吻碱Ⅱ

Sempervirine; Sempervine $C_{19}H_{16}N_2$ (272.35). 【类型】育亨宾类生物碱. 【活性】抗肿瘤. 【来源】常绿钩吻 *Gelsemium sempervirens*. 【文献】167.

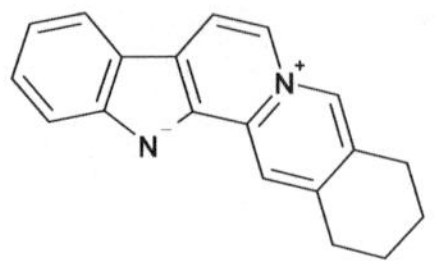

蛇根精类生物碱

173 Vellosimine 维洛斯明碱

[6874-98-2] $C_{19}H_{20}N_2O$ (292.38). 晶体 (甲醇), mp 305~306℃, mp 260℃. 【类型】蛇根精类生物碱. 【活性】抗肿瘤 (大鼠, W_{256}, 小鼠 Lewis 肺癌和 B16 黑色素瘤). 【来源】滇鸡骨常山 *Alstonia yunnanensis*, 萝芙木 *Rauvolfia verticillata*, 海南萝芙木 *Rauvolfia verticillata* var. *hainanensis*. 【文献】5, 18, 168, 299.

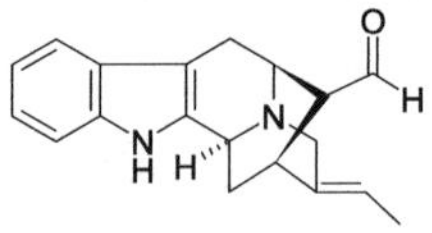

老刺木碱类生物碱

174 Perivine 派利文碱

[2673-40-7] $C_{20}H_{22}N_2O_3$ (338.41). mp 218~221℃ (分解). 【类型】老刺木碱类生物碱. 【活性】抗高血压; 抗菌 (浓度 1.5%, 对人的 30 种病原菌抑菌实验有效率为 8/30); 止痛; 退热剂; 解痉; 细胞毒 (鼠, P_{388} *in vitro*, ED_{50} = 20μg/mL, KB *in vitro*, ED_{50} = 70μg/mL); LD_{50} (鼠, orl) = 145.9mg/kg, LD_{50} (鼠, sc) = 133.4mg/kg, LD_{50} (鼠, iv) = 89.6mg/kg. 【来源】长春花 *Catharanthus roseus* [Syn. *Vinca rosea*; *Lochera rosea*], 赫尔梯山马茶 *Tabernaemontana holstii*, 约翰司通山马茶 *Tabernaemontana johnstonii*, 纸质山马茶 *Tabernaemontana chartacea*. 【文献】3, 4, 167.

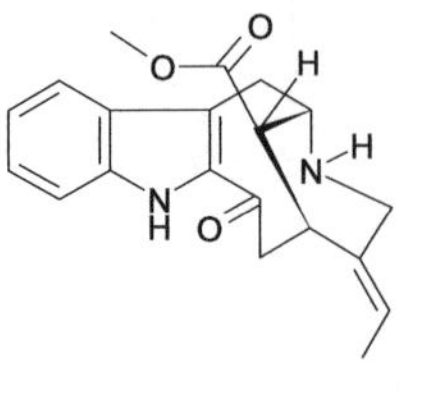

175 Tabernaemontanine 山辣椒碱

$C_{21}H_{26}N_2O_3$ (354.45). 针状晶体 (乙酸乙酯), mp 219~222℃, $[\alpha]_D^{25}$ = −57.5° (*c* = 1, 三氯甲烷); 氢氯化物晶体 (丙酮), mp 230~233℃. 【类型】老刺木碱类生物碱. 【活性】细胞毒 (KB); 抗菌 (抗 30 种不同的病原细菌菌株, 3.7%溶液, 抑制率 = 17%); 用于治疗动脉硬化、脑损伤和血液循环障碍; 血管扩张剂 (犬, iv, 0.5~5.0mg/kg). 【来源】东方狗牙花 *Ervatamia orientalis*. 【文献】167.

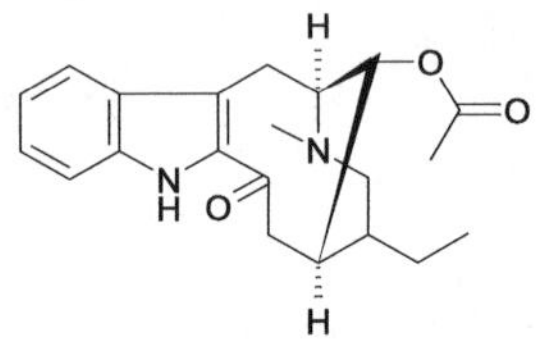

176 Tabernamine 山马茶明碱

$C_{40}H_{48}N_4O_2$ (616.85). 【类型】老刺木碱类生物碱. 【活性】抗肿瘤 (P_{388}). 【来源】约翰司通山马茶 *Tabernaemontana johnstonii*. 【文献】167.

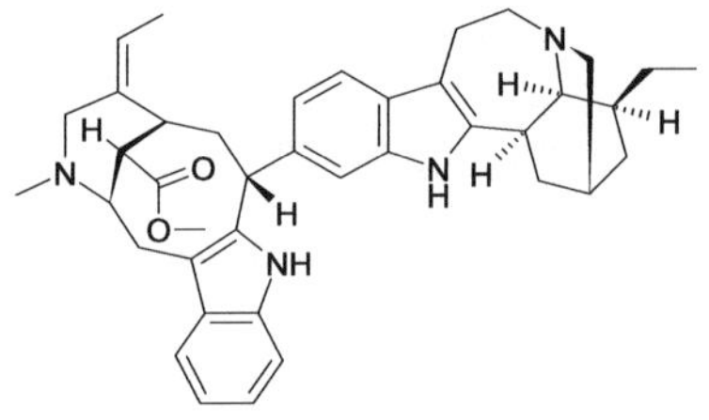

177 Voacamine 伏康胺

[3371-85-5] $C_{43}H_{52}N_4O_5$ (704.92). 棱柱状晶体 (甲醇−丙酮), mp 223℃ (分解), $[\alpha]_D^{20}$ = −52° (*c* = 1, 三氯甲烷), $[\alpha]_D^{22}$ = −46° (*c* = 1.4, 三氯甲烷). 【类型】老刺木碱类生物碱. 【活性】抗肿瘤 (鼠, P_{388}, ED_{50} = 2.6μg/mL); 抗菌 (革兰阳性菌). 【来源】夹竹桃科多种植物 family Apocynaceae spp. 【文献】169.

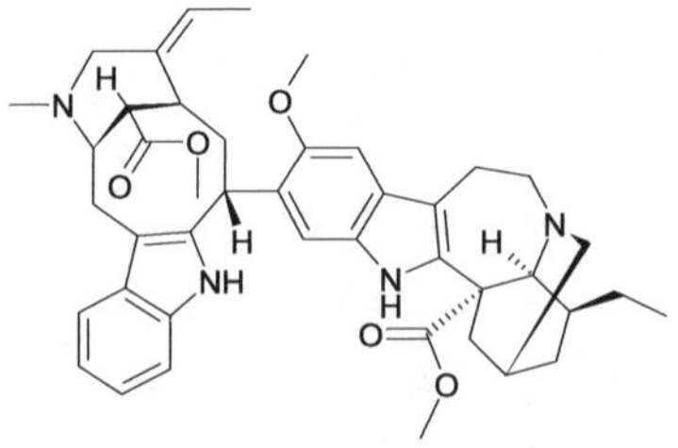

马钱子生物碱

178 Isobrucine 异马钱子碱

[129724-78-3] $C_{23}H_{26}N_2O_4$ (394.47). 无色菱形晶体, mp 197~199℃ (丙酮), $[\alpha]_D = -31.1°$ (c = 0.3, 三氯甲烷). 【类型】马钱子生物碱. 【活性】细胞毒 (*in vitro*, HeLa, IC_{50} = 23μmol/L; K562, IC_{50} = 23μmol/L; Hep2, IC_{50} = 34μmol/L). 【来源】马钱子 *Strychnos nux-vomica*. 【文献】2, 114, 276, 277.

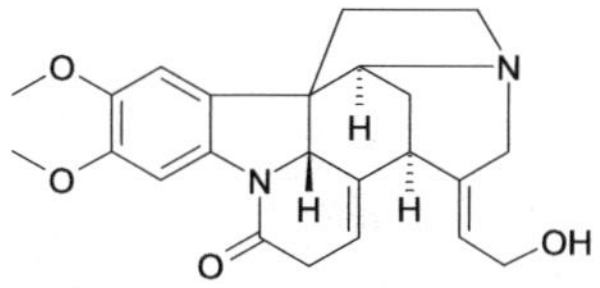

179 Isobrucine *N*-oxide 异马钱子碱氮氧化物

[130641-43-9] $C_{23}H_{26}N_2O_5$ (410.47). 白色粉末, $[\alpha]_D = +34.2°$ (c = 0.0017, 甲醇). 【类型】马钱子生物碱. 【活性】细胞毒 (*in vitro*, HeLa, IC_{50} = 26μmol/L; K562, IC_{50} = 15μmol/L; Hep2, IC_{50} = 4.3μmol/L); 抗氧化剂; 抑制自由基引起的对心脏细胞的损害; 自由基清除剂 (抑制超氧化物阴离子的形成, X-XOD, IC_{50} = 86.5μmol/L, NADH, IC_{50} = 8.9μmol/L); 黄嘌呤氧化酶抑制剂 [IC_{50} = (13.3±6.0)μmol/L]. 【来源】马钱子 *Strychnos nux-vomica*. 【文献】2, 114, 272, 276, 277.

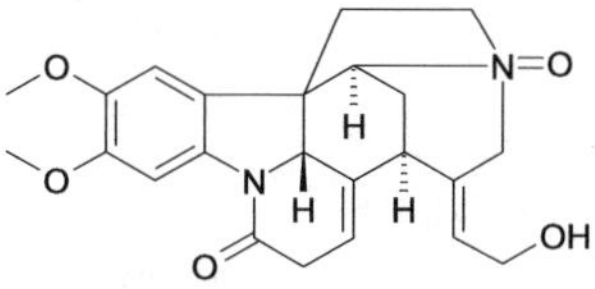

180 Isostrychnine *N*-oxide 异番木鳖碱 氮-氧化物

[130641-44-0] $C_{21}H_{22}N_2O_3$ (350.42). 白色粉末, $[\alpha]_D = +15.1°$ (c = 0.002, 甲醇). 【类型】马钱子生物碱. 【活性】细胞毒 (*in vitro*, HeLa, IC_{50} = 9.0μmol/L, 人 K562, IC_{50} = 9.7μmol/L, 人 Hep2, IC_{50} = 49μmol/L). 【来源】马钱子 *Strychnos nux-vomica*. 【文献】2, 276, 277.

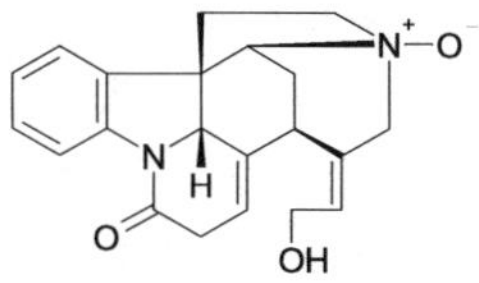

白坚木属生物碱

181 11-Hydroxy-14,15α-epoxytabersonine 11-羟基-14,15α-环氧柳叶水甘草碱

[140680-64-4] $C_{21}H_{24}N_2O_4$ (368.43). 白色晶体, mp 216℃ (分解), $[\alpha]_D = -350°$ (c = 1.0, 三氯甲烷). 【类型】白坚木属生物碱. 【活性】抗肿瘤 (P_{388}); 杀精子 (*in vitro*, 0.2mg/mL). 【来源】川山橙 *Melodinus hemsleyanus*. 【文献】244, 273.

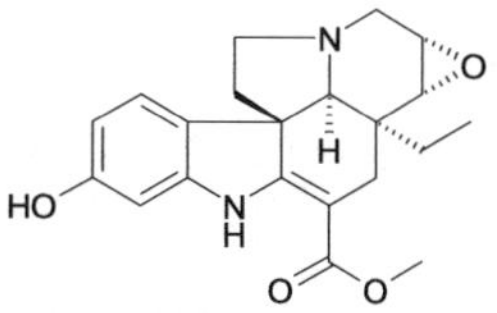

182 Leurocolumbine 14'-羟基长春碱

14'-Hydroxyvincaleukoblastine [56974-17-5] $C_{46}H_{58}N_4O_{10}$ (827.00). 【类型】白坚木属生物碱. 【活性】抗肿瘤; 抗有丝分裂. 【来源】长春花 *Catharanthus roseus* [Syn. *Vinca rosea*; *Lochera rosea*]. 【文献】2, 299.

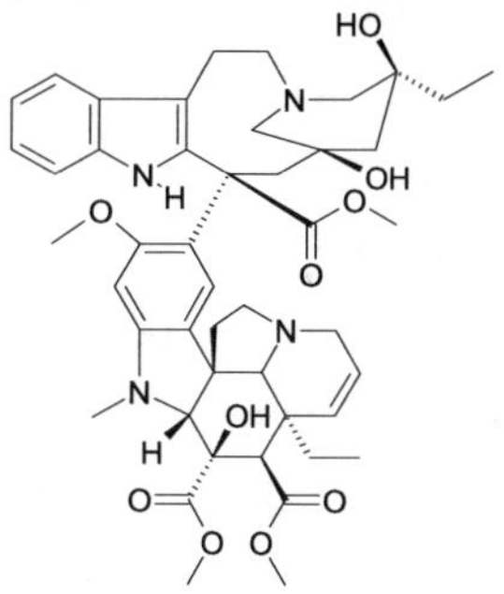

183 Leurosidine 异长春碱

Inrosidine; Vinrosidine [15228-71-4] $C_{46}H_{58}N_4O_9$ (811.00). mp 208~211℃ (分解). 【类型】白坚木属生物碱. 【活性】抗肿瘤 (鼠, 移植的白血病 P1534, EAC); 抗病毒 (脊髓灰质炎病毒 *in vitro*, 牛痘病毒 *in vitro*). 【来源】长春花 *Catharanthus roseus* [Syn. *Vinca rosea*; *Lochera rosea*]. 【文献】2, 4, 167, 299.

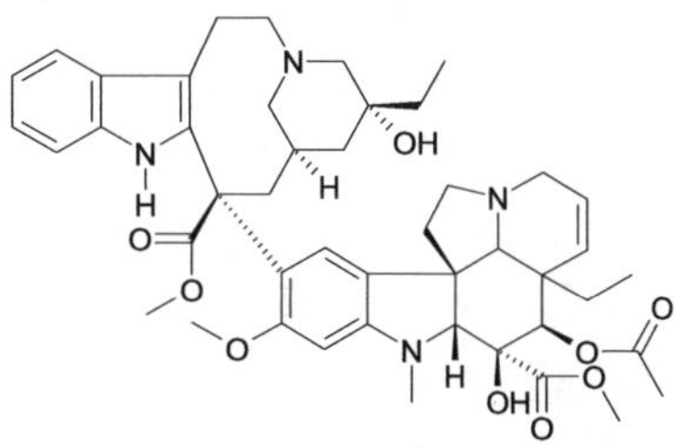

184 Leurosine 环氧长春碱

Vinleurosine [23360-92-1] $C_{46}H_{56}N_4O_9$ (808.98). 八水合物: 白色晶体 (腈–乙醚或甲醇), mp 202~205℃ (分解), $[\alpha]_D^{26}$ = +72° (三氯甲烷), 硫酸盐: mp 238~242℃, $[\alpha]_D^{26}$ = −8.3° (甲醇). 【类型】白坚木属生物碱. 【活性】抗肿瘤 (鼠 P_{388}, 剂量 45mg/kg, 生命延长率 = 39%, 人绒毛膜细胞癌, 淋巴腺恶病质和 EAC); 降血糖; LD_{50} (大鼠, ip) = 15.2mg/kg, LD_{50} (鼠, ip) = 80mg/kg, LD_{50} (鼠, iv) = 10.5mg/kg. 【来源】长春花 *Catharanthus roseus* [Syn. *Vinca rosea*; *Lochera rosea*], 长叶长春花 *Catharanthus longifolius*, 剑状长春花 *Catharanthus lanceus*, 卵圆长春花 *Catharanthus ovalis*, 细小长春花 *Catharanthus pusillus*. 【文献】169, 299.

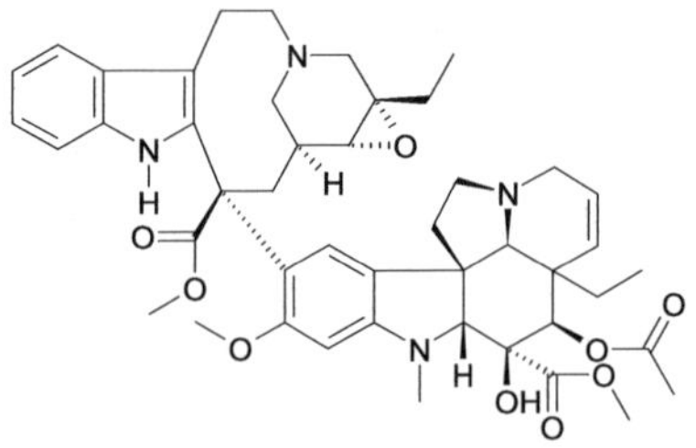

185 Lochnericine 洛柯辛碱

[72058-36-7] $C_{21}H_{24}N_2O_3$ (352.44). mp 188~191℃, $[\alpha]_D^{25}$ = +473° (c = 0.37, 乙醇). 【类型】白坚木属生物碱. 【活性】细胞毒 (KB, 强). 【来源】长春花 *Catharanthus roseus* [Syn. *Vinca rosea*; *Lochera rosea*]. 【文献】2, 299.

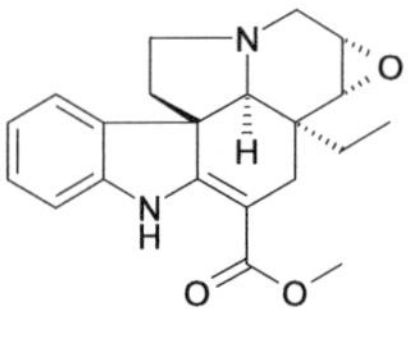

186 Vinblastine 长春碱 (长春花碱)

Vincaleukoblastine [865-21-4] $C_{46}H_{58}N_4O_9$ (811.00). 针状晶体 (甲醇), mp 211~216℃, $[\alpha]_D^{26}$ = +42° (三氯甲烷), 溶于乙醇、三氯甲烷、乙酸乙酯、丙酮, 不溶于水[1374]. 【类型】白坚木属生物碱. 【活性】抗肿瘤 (*in vitro* 和 *in vivo*, 微管解稳定剂, 抑制微管蛋白聚合)[1387]; 抑制有丝分裂 (尤其是纺锤性纤维的生成); 用于治疗霍奇金 (Hodgkin's) 病、绒毛膜癌、淋巴肉瘤 (硫酸盐); 用于治疗风湿性关节炎; LD_{50} (鼠, iv, 硫酸盐) = 9.5mg/kg. 【来源】长春花 *Catharanthus roseus* [Syn. *Vinca rosea*; *Lochera rosea*] (全株: = 0.0383%[5508]; 1958 年从该植物中分离[5507]). 【文献】4, 167, 1374, 1375, 1387.

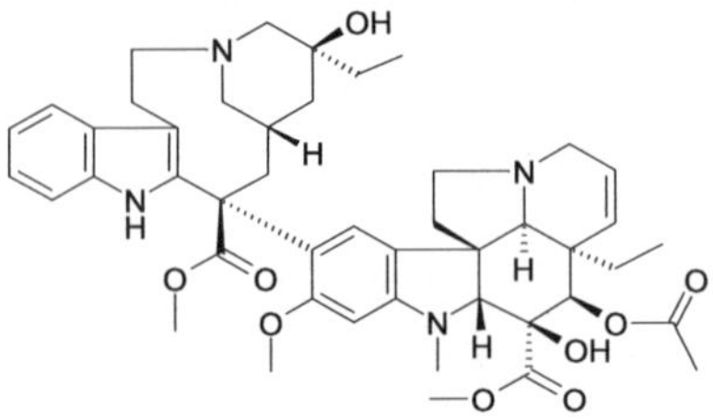

187 Vincadioline 羟基长春碱

15'α-Hydroxyvincaleukoblastine [56897-74-6] $C_{46}H_{58}N_4O_{10}$ (827.00). mp 218~221℃. 【类型】白坚木属生物碱. 【活性】抗有丝分裂. 【来源】长春花 *Catharanthus roseus* [Syn. *Vinca rosea*; *Lochera rosea*]. 【文献】4, 167.

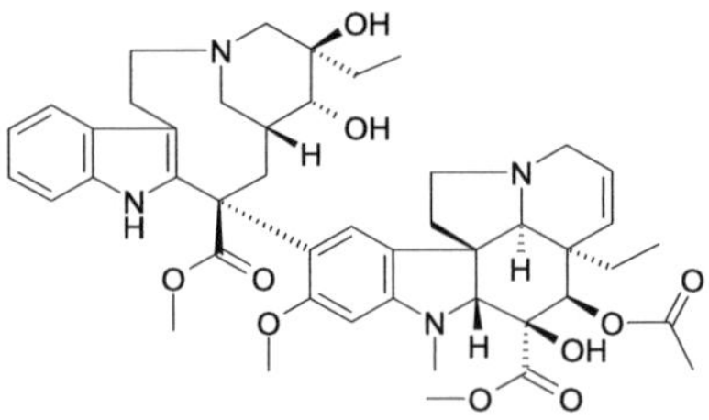

188 Vincristine 长春新碱 (醛基长春碱)

Leuroristine; VCR [57-22-7] $C_{46}H_{56}N_4O_{10}$ (824.98). mp 218~220℃ (分解). 【类型】白坚木属生物碱. 【活性】抗肿瘤 (*in vitro* 和 *in vivo*, 微管解稳定剂, 抑制微管蛋白聚合)[1387]; 细胞毒 [SMMC-7721, IC_{50} = (30.35±2.23) μg/mL; HO-8910, IC_{50} = (20.74±1.91)μg/mL][1092]; 细胞毒 (*in vitro*, BGC823 人肿瘤细胞, IC_{50} = 0.066μg/mL)[1106]; 细胞毒 [SMMC-7721, IC_{50} = (63.2±1.8)μg/mL; B16, IC_{50} = (70.7±2.8)μg/mL; HeLa, IC_{50} = (67.2±2.2) μg/mL][1251, 1258]; 抗血栓形成 (鼠, 硫酸盐); LD_{50} (鼠, ip) = 5.2mg/kg. 【来源】长春花 *Catharanthus roseus* [Syn. *Vinca rosea; Lochera rosea*] (全株: = 0.0054%[1375]). 【文献】3, 167, 299, 1092, 1106, 1251, 1258, 1375, 1387.

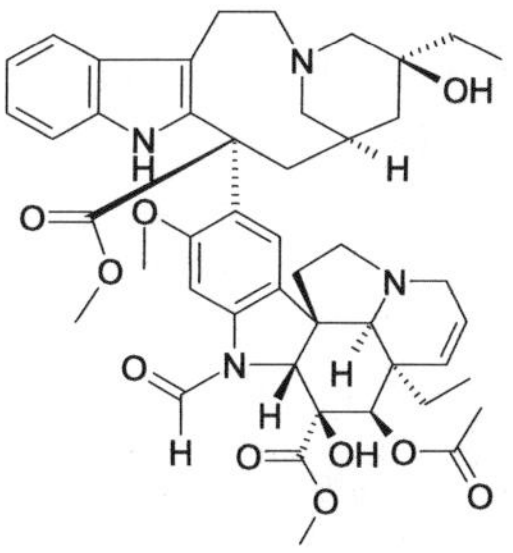

鸭脚树叶型生物碱

189 Pauciflorine A 少花蕊木碱 A

[181486-81-7] $C_{24}H_{26}N_2O_8$ (470.48). 无定形固体, $[\alpha]_D = -50.7°$ (*c* = 0.2, 三氯甲烷). 【类型】鸭脚树叶型生物碱.【活性】抗肿瘤 (黑色素瘤, IC_{50} = 13μg/mL, 抑制黑色素生成, 对正常细胞无细胞毒作用). 【来源】少花蕊木 *Kopsia pauciflora* 【文献】779.

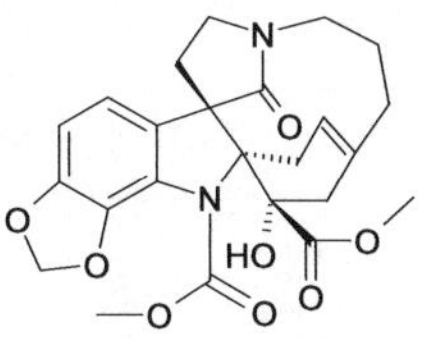

190 Pauciflorine B 少花蕊木碱 B

[181486-82-8] $C_{25}H_{30}N_2O_8$ (486.53). $[\alpha]_D = -25.0°$ (*c* = 0.4, 三氯甲烷). 【类型】鸭脚树叶型生物碱. 【活性】抗肿瘤 (黑色素瘤, IC = 25μg/mL, 抑制黑色素生成, 对正常细胞无细胞毒作用). 【来源】少花蕊木 *Kopsia pauciflora* 【文献】779.

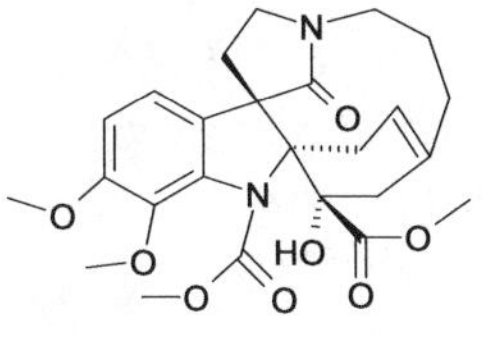

1.6 吡啶和哌啶类生物碱

吡啶生物碱

191 Cananodine 依兰碱

C15H23NO (233.36). 黄色油状物, $[\alpha]_D^{25} = -76.2°$ (c = 0.06, 三氯甲烷). 【类型】吡啶生物碱. 【活性】细胞毒 (*in vitro*, HepG2, IC_{50} = 0.22μg/mL, Hep2.2.15, IC50 = 3.8μg/mL)[3055]. 【来源】依兰 *Cananga odorata* (果实). 【文献】652.

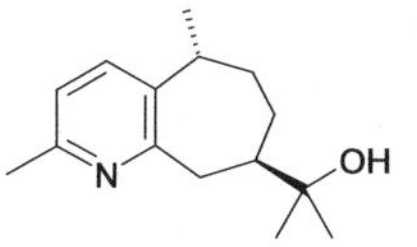

192 *E*-Dimethyl rhoifolinate

$C_{14}H_{13}NO_6$ (291.26). 【类型】吡啶生物碱. 【活性】细胞毒 (P_{388}癌细胞株, ED_{50} = 8.1μg/mL, 对照光神霉素, ED_{50} = 0.06μg/mL; HT29, ED_{50} = 13.5μg/mL, 光神霉素, ED_{50} = 0.07μg/mL; A549, ED_{50} = 3.6μg/mL, 光神霉素, ED_{50} = 0.08μg/mL)[1329]. 【来源】似肉托果叶蜜茱萸* *Melicope semecarpifolia*. 【文献】1329.

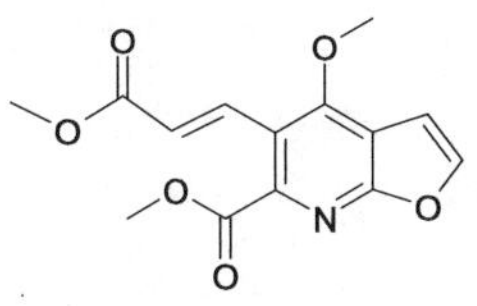

193 *Z*-Dimethyl rhoifolinate

$C_{14}H_{13}NO_6$ (291.26). 【类型】吡啶生物碱. 【活性】细胞毒 (P_{388}癌细胞株, ED_{50} = 8.0μg/mL, 对照光神霉素, ED_{50} = 0.06μg/mL; HT29, ED_{50} = 16.2μg/mL, 光神霉素, ED_{50} = 0.07μg/mL; A549, ED_{50} = 3.4μg/mL, 光神霉素, ED_{50} = 0.08μg/mL)[1329]. 【来源】似肉托果叶蜜茱萸* *Melicope semecarpifolia*. 【文献】1329.

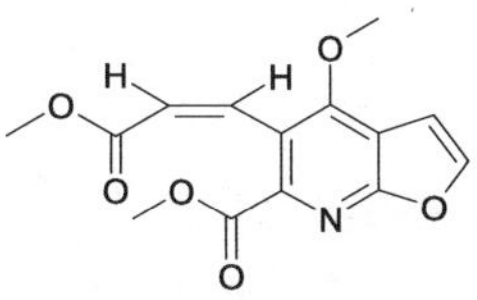

194 5-Hydroxy-2-methyl-6-(11'-oxododecyl)- pyridine *N*-oxide 5-羟基-2-甲基-6-(11'-酮十二烷基)-吡啶 *N*-氧化物*

$C_{18}H_{29}NO_3$ (307.44). 白色晶体, mp 71~72℃. 【类型】吡啶生物碱. 【活性】细胞毒 (P_{388}, IC_{50} = 4.8μg/mL, 对照 5-FU, IC_{50} = 0.99μg/mL; KB, IC_{50} = 2.0μg/mL, 阿霉素, IC_{50} = 0.57μg/mL; BC-1, IC_{50} = 4.1μg/mL, 阿霉素, IC_{50} = 0.21μg/mL)[1362]; 细胞毒 (鳃足虫致死实验, IC_{50} = 9.7μg/mL, 对照久效磷, IC_{50} = 0.24μg/mL)[1362]. 【来源】壮观番泻* *Senna spectabilis* (花). 【文献】1362.

195　Trigonelline 胡卢巴碱

[535-83-1] $C_7H_7NO_2$ (137.14). mp 218℃ (分解). 【类型】吡啶生物碱. 【活性】抗肿瘤 (鼠, 白血病 P_{388}, 12.5mg/kg, 生命延长率 = 31%); 抑制细胞和组织生长 (动物和植物); 引起低血糖; LD_{50} (大鼠, sc) = 5.0mg/kg. 【来源】白鲜皮 *Dictamnus dasycarpus*, 半夏 *Pinellia ternata*, 冬瓜籽 *Benincasa hispida*, 番茄 *Lycopersicon esculentum*, 胡卢巴 *Trigonella foenum-graecum* (干燥成熟种子: 18 产地含量范围 = 0.132%~0.343%, 平均含量 = 0.261%[1375]), 火麻仁 *Cannabis sativa*, 麻花 *Cannabis sativa*, 苜蓿 *Medicago sativa*, 南瓜 *Cucurbita moschata*, 茄叶 *Solanum melongena*, 茄子 *Solanum melongena*, 桑叶 *Morus alba*, 使君子 *Quisqualis indica*, 使君子叶 *Quisqualis indica*, 豌豆 *Pisum sativum*, 相思子 *Abrus precatorius*, 洋蓍草 *Achillea millefolium*, 紫茉莉叶 *Mirabilis jalapa*, 紫云英 *Astragalus sinicus*, 羊角拗属 *Strophanthus* sp. 【文献】5, 167, 1372, 1375.

喹嗪定生物碱

196　Matrine 苦参碱 (母菊碱)

cis-Matrine; lupanidine; Sophocarpidine [519-02-8] $C_{15}H_{24}N_2O$ (248.37). mp (*α*-) 76℃, (*β*-) 87℃, (*δ*-) 84℃, bp (*γ*-) 223℃/6mmHg, $[\alpha]_D^{20}$ = +38° (*β*-, 乙醇), 溶于水、苯、三氯甲烷、乙醚、二硫化碳, 略溶石油醚.[1374] 【类型】喹嗪定生物碱 (喹喏里西定类生物碱). 【活性】细胞毒 (*in vitro*, 白血病 K562 细胞, 细胞凋亡途径: 活化 PARP 和胱天蛋白酶-3)[1389]; 细胞毒 (*in vitro*, 胃癌细胞, 细胞凋亡途径: 活化 Fas/FasL 和胱天蛋白酶-3)[1389]; 抗肿瘤 (鼠 EAC *in vitro* 和 *in vivo*, 鼠 Lewis 肺癌, S_{180}); 止痛 (鼠, 化学药品和热刺激模型); 抗菌 (15 种痢疾菌株); 用于治疗杆状细菌痢疾 (治愈率 = 64%~95%); LD_{50} (鼠 ip) = 150mg/kg, (大鼠 ip) = 125mg/kg. 【来源】白刺花 *Sophora viciifolia*, 黄叶槐 *Sophora chrysophylla*, 苦豆子 *Sophora alopecuroides* (种子: 含量 = 0.149%[1375]), 苦参 *Sophora flavescens* [Syn. *Sophora angustfolia*] (干燥根: 7 产地含量范围 = trace~0.64%, 平均含量 = 0.20%[1375]), 山豆根 *Sophora subprostrata* [Syn. *Sophora tonkinensis*] (根及根茎: 12 产地平均含量 = 0.276%[1375]), 四翅槐 *Sophora tetraptera*. 【文献】3, 117, 128, 140, 167, 1372, 1374, 1375.

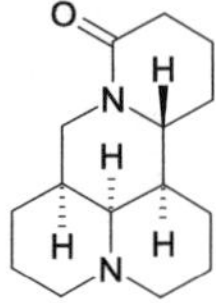

197　Oxymatrine 氧化苦参碱

Matrine *N*-oxide [6837-52-8] $C_{15}H_{24}N_2O_2$ (264.37). mp 206~208℃. 【类型】喹嗪定生物碱. 【活性】抗肿瘤; 抗高血压 (麻醉犬, iv); 止痛 (鼠, 化学和热刺激模型); 抗心律失常 (动物, 由乌头碱、氯仿-肾上腺素、哇巴因、氯化钙和冠状血管结扎引起的心律失常); 抗炎 (急性渗出性炎症); 安非他明拮抗剂; 咖啡因拮抗剂; 心血管活性 (增加心房收缩性, 兔, *in vitro*, 0.03~90μmol/L, 有良好的量效关系); 退热剂 (正常大鼠); 镇静 (抑制小鼠的自主性运动); 加强由氯丙嗪诱导的中枢神经系统抑制. 【来源】白刺花 *Sophora viciifolia*, 苦豆子 *Sophora alopecuroides* (种子: 含量 = 2.16%[1375]), 苦参 *Sophora flavescens* [Syn. *Sophora angustfolia*] (干燥根: 7 产地含量范围 = 0.79%~3.60%, 平均含量 = 1.34%[1375]), 砂生槐 *Sophora moorcroftiana*, 山豆根 *Sophora subprostrata* [Syn. *Sophora tonkinensis*] (根及根茎: 16 产地平均含量 = 0.906%[1375]). 【文献】3, 117, 128, 140, 167, 1372, 1375.

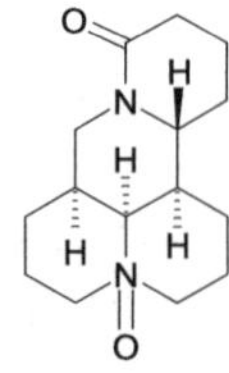

198 Sophocarpine 槐果碱

[6483-15-4] $C_{15}H_{22}N_2O$ (246.36). mp 52~53℃, 57~58℃. 【类型】喹嗪定生物碱. 【活性】平喘 (豚鼠, 由乙酰胆碱、氯化物和组胺引起的哮喘, 鼠, 12.8mg/kg orl, 抑制率 = 88%, P<0.01); 抗肿瘤 (动物, 移植片, 抑制率 = 31%~56%); 升高血压 (兔, iv, 溴化物 20mg/kg, 2.23kPa); 抑制自发性运动 (鼠); 刺激心脏 (温血动物、冷血动物, *in vitro*); LD_{50} (鼠, orl) = 241.5mg/kg, (鼠, im) = 92.41mg/kg, (大鼠, ip) = 120mg/kg, (大鼠, im) = 130mg/kg, (大鼠, sc) = 185mg/kg, (大鼠, orl) = 198mg/kg, (鼠, orl, 溴化物) = 297.5mg/kg, (鼠, im, 溴化物) = 101.4mg/kg, (鼠, iv, 溴化物) = 73.64mg/kg. 【来源】白刺花 *Sophora viciifolia*, 甘肃槐树 *Sophora pachycarpa*, 苦豆子 *Sophora alopecuroides* (种子: 含量 = 0.058%[1375]), 苦参 *Sophora flavescens* [Syn. *Sophora angustfolia*] (干燥根: 7 产地含量范围 = 0.08%~0.73%, 平均含量 = 0.34%[1375]), 山豆根 *Sophora subprostrata* [Syn. *Sophora tonkinensis*]. 【文献】3, 117, 128, 140, 167, 1372, 1375.

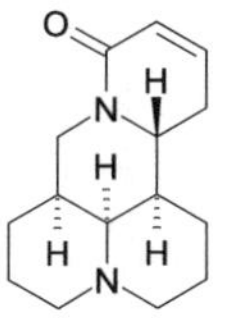

菲并喹嗪定生物碱

199 Boehmeriasine A 束序苎麻碱 A

$C_{24}H_{27}NO_3$ (377.49). 白色针状结晶 (二氯甲烷-甲醇), mp 216~218℃, $[\alpha]_D^{20} = -80.4°$ (c = 0.1, 甲醇). 【类型】菲并喹嗪定生物碱. 【活性】细胞毒 (K562, GI_{50} = 100ng/mL; HL-60, GI_{50} = 5ng/mL; DU145, GI_{50} = 2ng/mL; PC3, GI_{50} = 5ng/mL; A549, GI_{50} = 0.3ng/mL; NCI-H460, GI_{50} = 0.3ng/mL; MCF7, GI_{50} = 5ng/mL; MDA-MB-231, GI_{50} = 3ng/mL; ACHN, GI_{50} = 0.3ng/mL; UO-31, GI_{50} = 0.4ng/mL; HT29, GI_{50} =0.2ng/mL; Colon205, GI_{50} =0.3ng/mL; 对照紫杉醇, GI_{50} 分别为>100、77、40、44、30、20、80、40、>100、>100、40、40ng/mL)[1347]. 【来源】束序苎麻 *Boehmeria siamensis*. 【文献】1347.

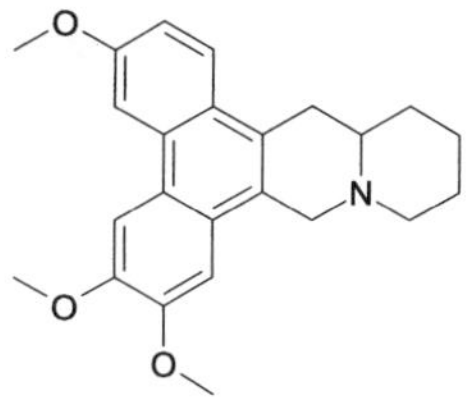

200 Boehmeriasine B 束序苎麻碱 B

$C_{23}H_{25}NO_3$ (363.46). 白色粉末 (二氯甲烷-甲醇), mp 248~250℃, $[\alpha]_D^{20} = -63.7°$ (c = 0.2, 甲醇). 【类型】菲并喹嗪定生物碱. 【活性】细胞毒 (活性比 Boehmeriasin A 低)[1347]. 【来源】束序苎麻 *Boehmeria siamensis*. 【文献】1347.

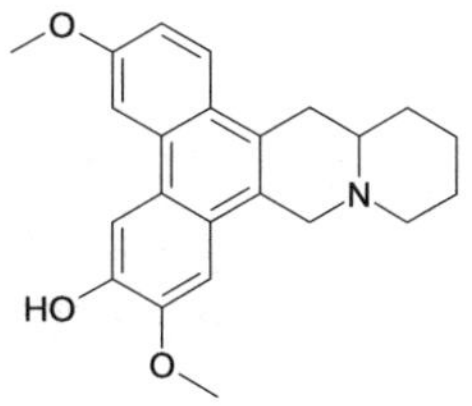

哌啶生物碱

201 3(*R*)-Benzoyloxy-2(*R*)-methyl-6(*R*)-(11'- oxododecyl)-piperidine 3(*R*)-苯甲酰氧基-2(*R*)-甲基-6(*R*)-(11'-酮十二烷基)-哌啶

$C_{25}H_{39}NO_3$ (401.59). 淡黄色油状物, $[\alpha]_D^{25} = +2.64°$ (c = 0.46, 乙醇). 【类型】哌啶生物碱. 【活性】细胞毒 (P_{388}, IC_{50} = 10.5μg/mL, 对照氟尿嘧啶, IC_{50} = 0.99μg/mL; KB, IC_{50} = 3.7μg/mL, 阿霉素, IC_{50} = 0.57μg/mL; BC-1, IC_{50} = 6.2μg/mL, 阿霉素, IC_{50} = 0.21μg/mL)[1362]; 细胞毒 (鳃足虫致死实验, IC_{50} > 100μg/mL, 对照久效磷, IC_{50} = 0.24μg/mL)[1362]. 【来源】壮观番泻* *Senna spectabilis* (花). 【文献】1362.

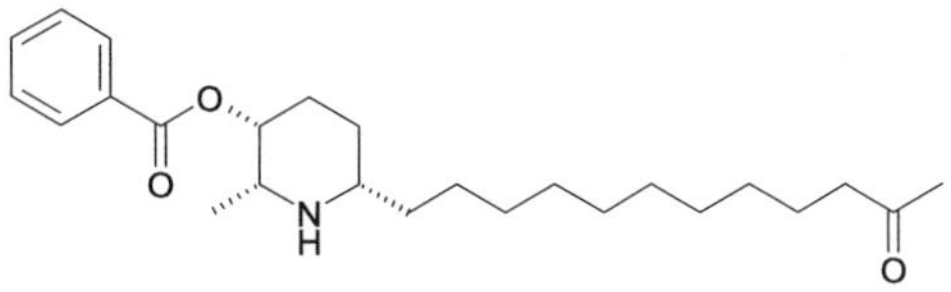

202 Carpaine 番木瓜碱

[3463-92-1] $C_{28}H_{50}N_2O_4$ (478.72). mp 119~120℃. 【类型】哌啶生物碱. 【活性】抗肿瘤 (L_{1210}); 止痛 (麻醉骨骼肌, 骨骼肌松弛剂); 抗原生动物 (阿米巴, 原

虫); 抗高血压 (兔); 使心脏停搏于舒张期 (蛙和兔, *in vitro*); 毒素 (麻痹中枢神经系统). 【来源】胡卢巴 *Trigonella foenum-graecum*, 番木瓜 *Carica papaya*. 【文献】1, 4, 5.

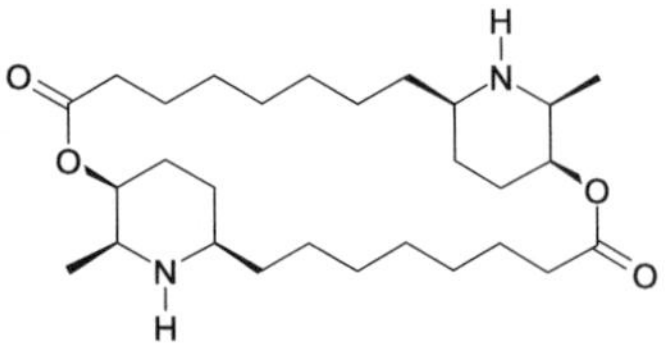

203 *N,O*-Diacetylcassine *N,O*-二乙酰决明碱*

$C_{22}H_{39}NO_4$ (381.56). 【类型】哌啶生物碱. 【活性】细胞毒 (P_{388}, IC_{50} = 5.2μg/mL, 对照氟尿嘧啶, IC_{50} = 0.99μg/mL; KB, IC_{50} = 5.2μg/mL, 阿霉素, IC_{50} = 0.57μg/mL; BC-1, IC_{50} = 7.1μg/mL, 阿霉素, IC_{50} = 0.21μg/mL)[1362]; 细胞毒 (鳃足虫致死实验, IC_{50} = 17.0μg/mL, 对照久效磷, IC_{50} = 0.24μg/mL)[1362]. 【来源】壮观番泻* *Senna spectabilis* (花). 【文献】1362.

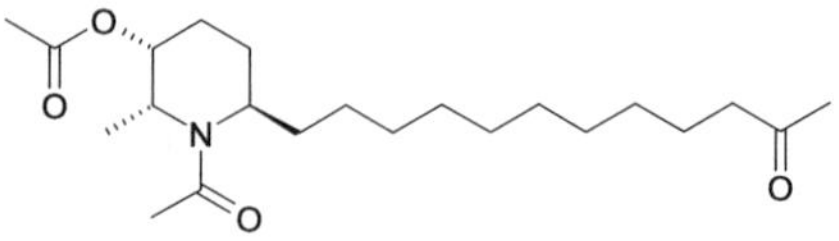

1.7 有机胺和酰胺类生物碱

酰胺生物碱

204 (−)-Auranamide (−)-橘色胡椒酰胺

$C_{32}H_{30}N_2O_4$ (506.61). 【类型】酰胺生物碱. 【活性】细胞毒 (人 NUGC-3 癌细胞, IC_{50} = 17.12μg/mL, 人 HONE-1 癌细胞, IC_{50} = 8.68μg/mL, 人 A549 癌细胞, EC_{50} < 2.5μg/mL, 人 MCF7 癌细胞, EC_{50} < 2.5μg/mL)[926]. 【来源】南投秋海棠 *Begonia nantoensis* (根茎). 【文献】926.

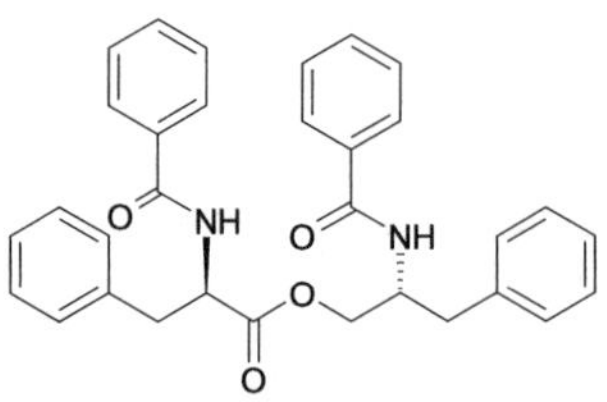

205 Cannabisin D 卡那必新 D

$C_{36}H_{36}N_2O_8$ (624.70). 【类型】酰胺生物碱. 【活性】细胞毒 (*in vitro*, LNCaP, IC_{50} = 81μmol/L)[1015]; 拒食剂[1015]. 【来源】莨菪子 *Hyoscyamus niger* (种子: 产率 = 0.00008%干重). 【文献】1015.

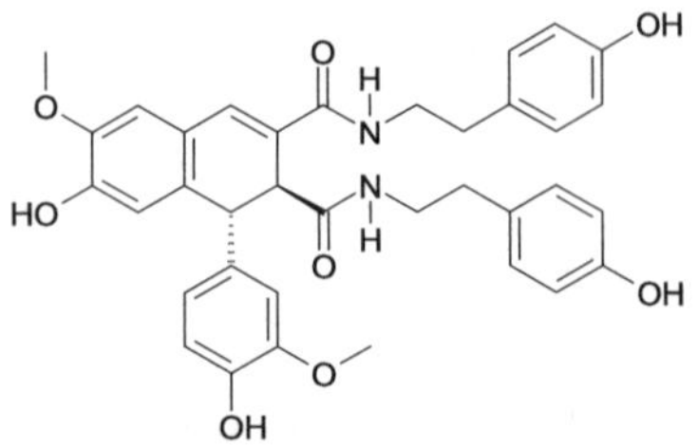

206 Cannabisin G 卡那必新 G

$C_{36}H_{36}N_2O_8$ (624.7). 【类型】酰胺生物碱. 【活性】细胞毒 (*in vitro*, LNCaP, IC_{50} = 76μmol/L)[1015]. 【来源】莨菪子 *Hyoscyamus niger* (种子: 产率 = 0.0007%干重). 【文献】1015.

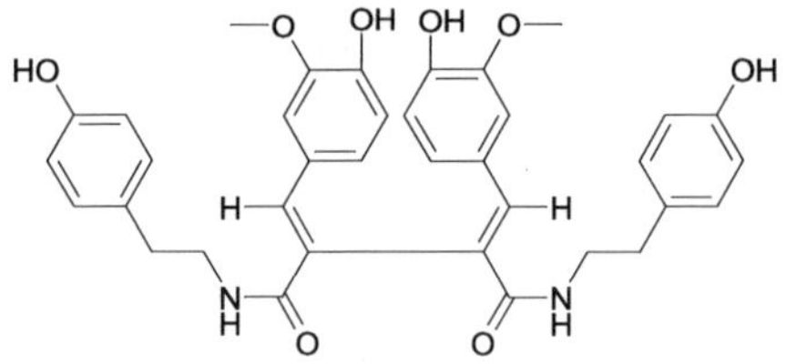

207 Elliptinol 大叶树兰醇*

$C_{18}H_{24}N_2O_3$ (316.4). 白色粉末, mp 162~163℃, $[\alpha]_D^{22}$ = +38.6° (*c* = 0.05, 三氯甲烷). 【类型】酰胺生物碱. 【活性】细胞毒 (A549, ED_{50} > 50μg/mL; HL-60, ED_{50} = 32.1μg/mL; HT29, ED_{50} > 50μg/mL; KB, ED_{50} >50μg/mL; P_{388}, ED_{50} = 3.62μg/mL)[643]. 【来源】大叶树兰 *Aglaia elliptifolia* (叶: 产率 = 0.00005%干重). 【文献】643.

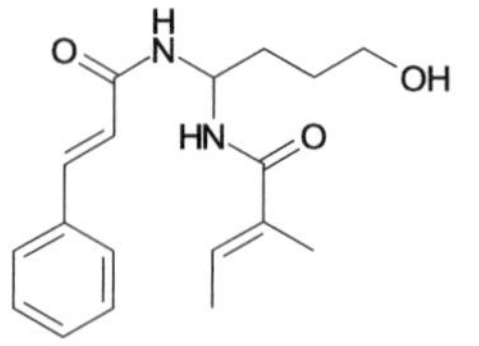

208 *N-trans*-Feruloyltyramine *N-trans*-阿魏酰基酪胺(穆坪马兜铃酰胺)

Moupinamide; (2,3)*trans-N-(p*-Hydroxyphenethyl) ferulamide $C_{18}H_{19}NO_4$ (313.36). 无色柱形晶体, mp 97~99℃; 无

色片状晶体, (三氯甲烷-丙酮), mp 142~143℃, 无色针状结晶. 【类型】酰胺生物碱. 【活性】抗 HIV (H9 淋巴细胞, 抑制 HIV 复制, 抑制未感染的 H9 细胞生长 50%的浓度 IC_{50} > 25μg/mL)[523]; 细胞毒 (人 A549, EC_{50} > 20μg/mL, MCF7 EC_{50} > 20μg/mL)[523]; 细胞毒 (BST, IC_{50} = 6.7μg/mL, PD, 抑制率 = 26.4%, A549, ED_{50} = 13.35μg/mL, MCF7, ED_{50} = 4.76μg/mL, HT29, ED_{50} = 23.58μg/mL); 细胞毒 (培养鼠肝癌细胞 Hepa1c1c7, 诱导醌还原酶实验, CD = 8.5μg/mL)[1205]; 细胞毒 (鼠乳腺培养测定, 10μg/mL 抑制 75%)[1205]; 细胞毒 (P_{388}, ED_{50} = 2.20μg/mL, 对照光神霉素, ED_{50} = 0.58μg/mL; A549, ED_{50} = 22.42μg/mL, 光神霉素, ED_{50} = 0.073μg/mL; HT29, ED_{50} = 6.22μg/mL, 光神霉素, ED_{50} = 0.076μg/mL)[1335]; 细胞毒实验无活性 (*in vitro*, LNCaP, IC_{50} > 100μmol/L)[1015]; 抗氧化剂 (脂类过氧化抑制剂, 脑组织缺氧和低糖引起); 血小板聚集抑制剂 (ADP 所致血小板聚集); 前列腺素生物合成抑制剂 (IC_{50} = 210μmol/L); 正性肌力作用 (*in vitro*, 增加钙流, 蛙心室细胞); 昆虫拒食剂 (白蚁, 750mg/L, 拒食指数 = 38.7); 免疫增强[479]; 发芽/生长抑制剂/促进剂 (双子叶植物莴苣 *Lactuca sativa*, 番茄 *Lycopersicon esculentum*, 单子叶植物洋葱 *Allium cepa*, 0.0001~0.1mmol/L)[724]; 抗 HIV 实验无活性 (*in vitro*, 急性感染的 H9 淋巴细胞)[1073]; 细胞毒实验无活性 (*in vitro*, MCF7 和 A549 细胞)[1073]. 【来源】白花油麻藤 *Mucuna birdwoodiana*, 苍白秤钩风 *Diploclisia glaucescens*, 刺蒺藜 *Tribulus terrestris*, 刺天茄 *Solanum khasianum*, 番荔枝 *Annona squamosa*, 关木通 *Aristolochia manshuriensis* (茎: 产率 = 0.00076%), 何首乌 *Polygonum multiflorum*, 红海椒 *Capsicum annuum* (茎和根: 产率 = 0.0016%干重)[1118], 淮通 *Aristolochia moupinensis*, 黄花稔 *Sida acuta*, 火麻仁 *Cannabis sativa*, 莨菪子 *Hyoscyamus niger* (种子: 产率 = 0.0006%干重)[1015], 藜 *Chenopodium album* (地上部分), 马铃薯 *Solanum tuberosum* (块茎), 麦冬 *Ophiopogon japonicus* (块茎)[1049], 台湾芙蓉 *Hibiscus taiwanensis*, 天茄子 *Solanum indicum* (根)[668], 膜质脚骨脆* *Casearia membranacea* (茎), 角茴香属 *Hypecoum* sp., 存在于许多植物中. 【文献】179, 184, 285, 479, 523, 668, 724, 1015, 1049, 1073, 1118, 1205, 1280, 1335.

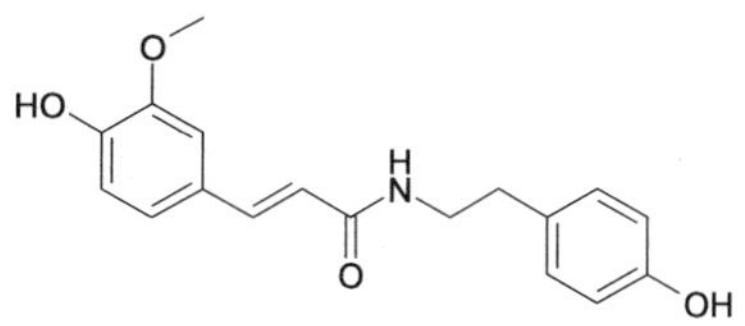

209 *N-cis*-Feruloyltyramine *N-cis*-阿魏酰基酪胺*

$C_{18}H_{19}NO_4$ (313.36). 【类型】酰胺生物碱. 【活性】细胞毒 (P_{388}, ED_{50} = 2.71μg/mL, 对照光神霉素, ED_{50} = 0.58μg/mL; A549, ED_{50} = 35.94μg/mL, 光神霉素, ED_{50} = 0.073μg/mL; HT29, ED_{50} = 18.41μg/mL, 光神霉素, ED_{50} = 0.076μg/mL)[1335]. 【来源】红海椒 *Capsicum annuum* (茎和根: 产率 = 0.00048%干重), 马铃薯 *Solanum tuberosum* (块茎), 台湾芙蓉 *Hibiscus taiwanensis*, 膜质脚骨脆* *Casearia membranacea* (茎). 【文献】523, 1118, 1280, 1335.

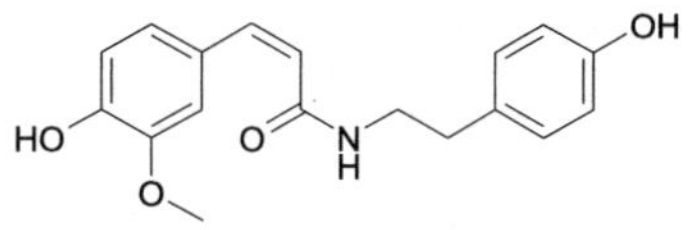

210 *N*-Isobutyldeca-*trans*-2-*trans*-4-dienamide *N*-异丁基-*trans*-2-*trans*-4-癸二烯酰胺

Pellitorine; Pyretrin [18836-52-7] $C_{14}H_{25}NO$ (223.36). 针状结晶 (石油醚), mp 69℃, mp 75℃, mp 90~90.5℃. 【类型】酰胺生物碱. 【活性】抗真菌 (TLC 测定, 瓜枝霉菌, MIQ = 0.1μg, 对照 Moiconazole, MIQ = 1μg; 白色念珠菌, MIQ = 10μg, Moiconazole, MIQ = 0.1μg)[1315]; 抗菌 (TLC 测定, 枯草杆菌, MIQ = 10μg; 对照 Chloramphenicol, MIQ = 1μg)[1315]; 杀虫剂; 植物生长抑制剂 (100μg/mL, 千穗谷, 抑制率 = 20.3%±0.7%, P<0.05; *E. crusgalli*, 抑制率 = 55.6%±2.2%, P<0.05)[1264]; 细胞毒 (*in vitro*, A549, ED_{50} = 16.3μg/mL, 对照阿霉素, ED_{50} = 0.0322μg/mL; MCF7, ED_{50} = 9.3μg/mL, 阿霉素, ED_{50} = 0.0204 μg/mL; HT29, ED_{50} = 3.5μg/mL, 阿霉素, ED_{50} = 0.0421μg/mL; A498, ED_{50} = 3.9μg/mL, 阿霉素, ED_{50} = 0.00348μg/mL; PC3, ED_{50} = 4.8μg/mL, 阿霉素, ED_{50} = 0.241μg/mL; PACA-2, ED_{50} = 2.2μg/mL, 阿霉素, ED_{50} = 0.0120μg/mL)[1264]. 【来源】荜茇 *Piper longum*, 海风藤 *Piper kadsura* [Syn. *Piper futokadsura*], 胡椒 *Piper nigrum* (根: 产率 = 0.00014%干重)[1101], 崖椒属 *Fagara xanthoxyloides*, *Stauranthus perforatus* (根). 【文献】5, 299, 527, 1101, 1264, 1315.

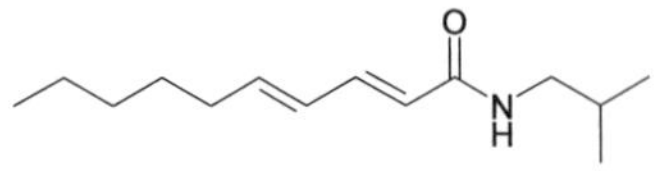

211 4-Methoxydianthramide B 4-甲氧基瞿麦酰胺 B*

$C_{16}H_{15}NO_5$ (301.3). 白色粉末. 【类型】酰胺生物碱. 【活性】细胞毒 (*in vitro*, HepG2, IC_{50} = 4.08μg/mL; Hep3B, IC_{50} = 16.02μg/mL; MCF7, IC_{50} > 20μg/mL; A549, IC_{50} > 20μg/mL; MDA-MB-231, IC_{50} > 20μg/mL; 对照阿霉素: HepG2, IC_{50} = 0.19μg/mL; Hep3B, IC_{50} = 0.31μg/mL; MCF7, IC_{50} = 1.21μg/mL; A549, IC_{50} = 0.19μg/mL; MDA-MB-231, IC_{50} = 0.73μg/mL)[1109]. 【来源】瞿麦 *Dianthus superbus* (地上部分: 产率 = 0.0017%干重). 【文献】1109.

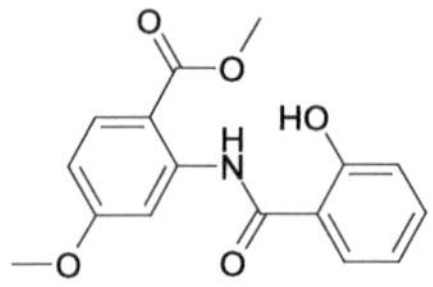

212 Solapalmitenine 茄软脂烯碱

[17232-86-9] $C_{28}H_{57}N_3O$ (451.79). 油状物, bp 153℃/0.08mmHg (浴温). 【类型】酰胺生物碱. 【活性】抗肿瘤 (大鼠, W_{256}, ED_{50} = 0.36mg/kg); 细胞毒 (KB, *in vitro*). 【来源】三裂茄 *Solanum tripartitum*. 【文献】169.

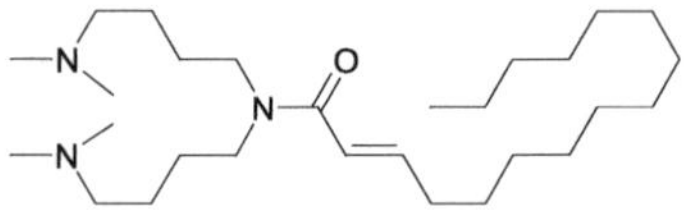

213 Solapalmitine 茄软脂碱

[17232-85-8] $C_{28}H_{59}N_3O$ (453.80). 油状物, bp 150℃/0.05mmHg (浴温). 【类型】酰胺生物碱. 【活性】抗肿瘤 (大鼠, W_{256}, ED_{50} = 0.36mg/kg); 细胞毒 (KB, *in vitro*). 【来源】三裂茄 *Solanum tripartitum*. 【文献】169.

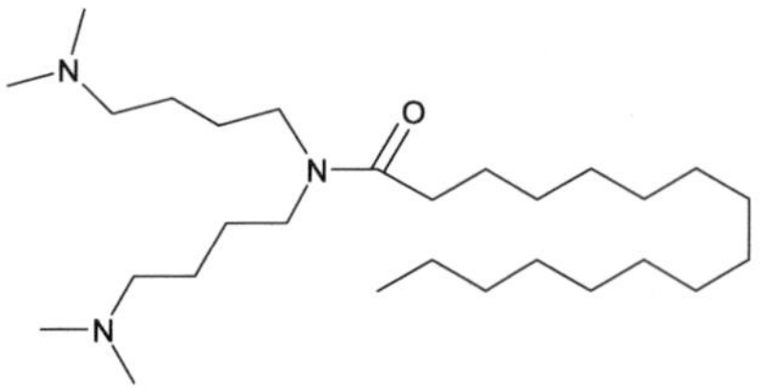

秋水仙碱生物碱

214 Colchamine 秋水仙胺

Demecolcine [477-30-5] $C_{21}H_{25}NO_5$ (371.44). 【类型】秋水仙碱生物碱. 【活性】抗肿瘤; 抗动脉粥样硬化; 抗有丝分裂 (选择性抑制粒状细胞); 抗生育药; 抗病毒 (流行性感冒病毒); 毒素. 【来源】秋水仙 *Colchicum autumnale*. 【文献】167.

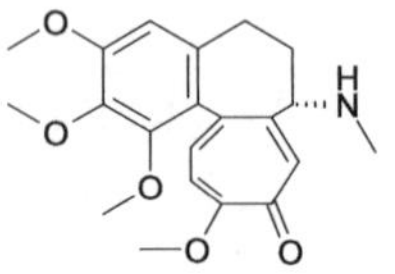

215 Colchicine 秋水仙碱 (秋水仙素)

[64-86-8] $C_{22}H_{25}NO_6$ (399.45). mp 155~157℃, $[\alpha]_D^{17}$ = −429° (*c* = 1.72, 水), $[\alpha]_D^{17}$ = −121° (*c* = 0.9, 三氯甲烷), 易溶于冷水、乙醇、三氯甲烷, 略溶于热水、乙醚, 微溶于苯, 不溶于无水乙醚、石油醚.[1374] 【类型】秋水仙碱生物碱. 【活性】抗肿瘤 (*in vitro* 和 *in vivo*, 微管解稳定剂, 抑制微管蛋白聚合)[1387]; 抗炎 [细胞因子网络调节器: 抑制 TNF-*α* 和 IL-1*β* 刺激的人脐带静脉内皮细胞血管细胞黏附分子-1 (VCAM-1)的诱导][963]; 细胞毒 (*in vitro*, HL-60, IC_{50} = 1.6μg/mL; Bel7402, IC_{50} = 0.4μg/mL; HeLa, IC_{50} = 0.1μg/mL; U937, IC_{50} = 0.1μg/mL)[1096];雌激素样活性; 毒素 (对骨髓有抑制作用); 植物生长抑制剂 (*Raphanus sativus* 种子, IC_{50} = 0.40μg/mL)[842]; LD (人) = 10mg. 【来源】百合 *Lilium brownii* var. *viridulum* [Syn. *Lilium brownii* var. *colchesteri*], 草贝母 *Iphigenia indica*, 光慈菇 *Tulipa edulis*, 家独行菜 *Lepidium sativum*, 嘉兰 *Gloriosa superba*, 藜芦 *Veratrum nigrum*, 秋水仙 *Colchicum autumnale* (球茎: 含量范围 = 0.3%~0.5%)[1374], 山慈菇 *Asarum sagittarioides*[1374], 弯曲天南星 *Arisaema curvatum*, 小萱草根 *Hemerocallis minor*. 【文献】3, 4, 5, 167, 168, 842, 963, 1096, 1374, 1387.

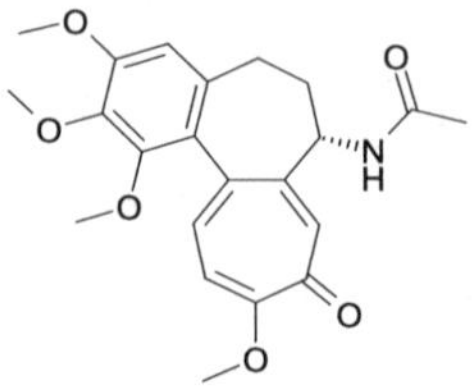

1.8 石蒜科生物碱

加兰他敏类生物碱

216 Norgalanthamine 去甲加兰他敏

[41303-74-6] $C_{16}H_{19}NO_3$ (273.33). 白色针晶 (丙酮), mp 152.5~153℃, 无色棱晶 (三氯甲烷-甲醇), mp 171~173℃, $[\alpha]_D^{22} = -74.0°$ (c = 0.277, 三氯甲烷), $[\alpha]_D^{28} = -45.3°$ (c = 0.24, 甲醇). 【类型】加兰他敏类生物碱.【活性】细胞毒 (人淋巴瘤细胞 Molt4 ED_{50} = 0.6μg/mL, 小鼠小泡非肿瘤纤维细胞 LMTK ED_{50} = 0.5μg/mL). 【来源】大雪花莲 *Galanthus elwelii*, 辐状水鬼蕉* *Hymenocallis rotata*, 广西石蒜 *Lycoris guangxiensis*, 假水仙 *Narcissus pseudonarcissus* ssp. *pseudonarcissus*, 日本文殊兰 *Crinum asiaticum* var. *japonicum*, 塞拉利昂水仙 *Narcissus leonensis*, 雪生水仙 *Narcissus nivalis*. 【文献】282.

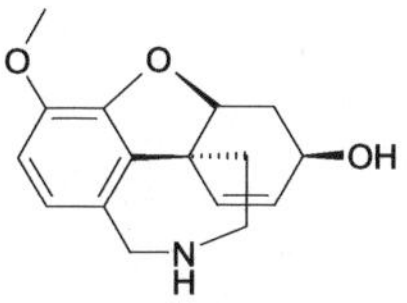

网球花定生物碱

217 Crinamine 文殊兰明碱

[639-41-8] $C_{17}H_{19}NO_4$ (301.35). 【类型】网球花定生物碱.【活性】AChE 抑制剂 [IC_{50} = (697±12)μmol/L, 对照加兰他敏, IC_{50} = (1.9±0.2)μmol/L][1058]; 抗高血压 (犬, 作用时间短); 抑制呼吸; 抗疟原虫 (菌株 D10, IC_{50} = 2.8μg/mL, 对照 Hamayne, IC_{50} = 15.6μg/mL, 氯喹, IC_{50} = 0.002μg/mL; 菌株 FAC8, IC_{50} = 3.4μg/mL, Hamayne, IC_{50} = 18.2μg/mL, 氯喹, IC_{50} = 0.01μg/mL; 细胞毒, BL6, IC_{50} = 1.8μg/mL, Hamayne, IC_{50} = 9.4μg/mL, 氯喹, IC_{50} = 20.9μg/mL, 柔红霉素, IC_{50} = 0.43μg/mL)[839]; LD_{50} (犬, orl) = 10mg/kg. 【来源】鳞茎种子文殊兰* *Crinum bulbispermum*, 亚洲文殊兰* *Crinum asiaticum*, *Ammocharis coranica* (鳞茎). 【文献】167, 839, 844, 1158.

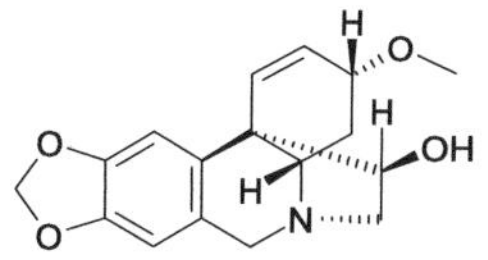

218 Haemanthamine 赫门塔明碱 (网球花胺)

Hemanthamine [466-75-1] $C_{17}H_{19}NO_4$ (301.35). mp 203~203.5℃, $[\alpha]_D^{25} = +19.7°$ (c = 3.8, 甲醇), $[\alpha]_D^{25}$ = +33 (c = 1.25, 三氯甲烷). 【类型】网球花定生物碱. 【活性】抗高血压 (作用温和); 抗反转录病毒及细胞毒 [ID_{50} = 0.8μg/mL, TC_{50} = 1.0μg/mL, TI_{50} (TC_{50}/ID_{50}) = 1.3][1196]. 【来源】雪片莲 *Leucojum vernum* (鳞茎), 石蒜科多种植物 family Amaryllidaceae spp. 【文献】167, 1196.

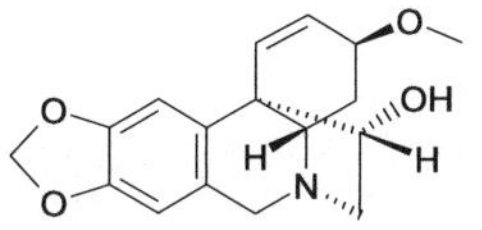

219 Haemanthidine 网球花定碱

Pancratine [466-73-9] $C_{17}H_{19}NO_5$ (317.34). mp 189~190℃ (半水合物), $[\alpha]_D^{22} = -41°$ (c = 1, 三氯甲烷), 在溶液中作为 C6 位的差向异构体混合物存在.【类型】网球花定生物碱.【活性】(−)-网球花定活性: 细胞毒 (人 LNCaP 前列腺癌细胞 ED_{50} = 0.7μg/mL; 肉瘤 HT 细胞 ED_{50} = 1.6μg/mL; A-431、KB、Lu1、ZR-75-1); 止痛 (改进 Koster 试验, 强于阿司匹林); 镇静 (小鼠, 延长环己烯巴比妥、戊巴比妥钠引起的睡眠时间). 【来源】肝风草 *Zephyranthes candida*, 石蒜 *Lycoris radiata* [Syn. *Amaryllis radiata*]. 【文献】5, 380, 381, 382.

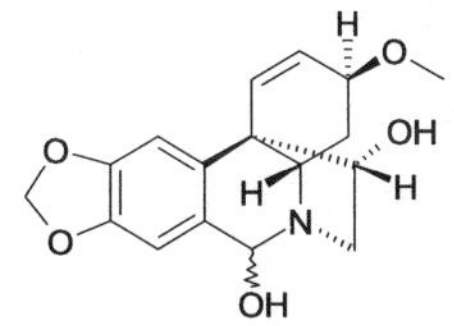

220 Papyramine 白水仙胺

[81149-33-9] $C_{18}H_{23}NO_4$ (317.39). mp 137~138℃. 【类型】网球花定生物碱.【活性】细胞毒 (人淋巴瘤细胞 Molt4, ED_{50} = 15.8μg/mL, 鼠纤维细胞 LMTK, ED_{50} = 1.5μg/mL, 人肝细胞瘤细胞 HepG2, ED_{50} = 17μg/mL). 【来源】水仙根 *Narcissus tazetta* var.

chinensis. 【文献】5, 455.

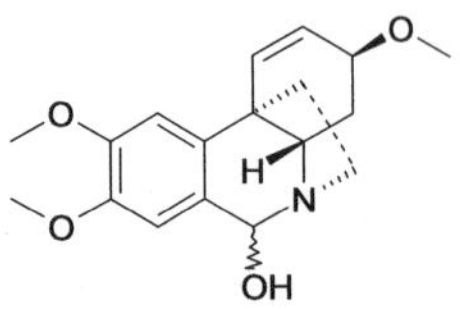

水仙花碱类生物碱

221 Pretazettine 前多花水仙碱*

Isotazettine [17322-84-8] $C_{18}H_{21}NO_5$ (331.37). mp 234~236℃. 【类型】水仙花碱类生物碱. 【活性】抗肿瘤 (HeLa, Rauscher 白血病病毒引起的白血病, 抑制真核细胞中蛋白质生物合成). 【来源】多花水仙 *Narcissus tazetta*, 肝风草 *Zephyranthes candida*, 全能花 *Pancratium biflorum*, 石蒜 *Lycoris radiata* [Syn. *Amaryllis radiata*], 水仙根 *Narcissus tazetta* var. *chinensis*. 【文献】4, 167.

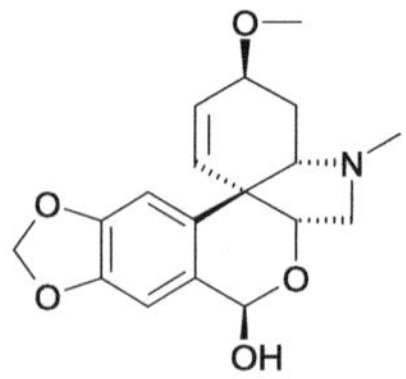

石蒜碱类生物碱

222 Anhydrolycorin-6-one 脱水石蒜碱-6-酮

$C_{16}H_{11}NO_3$ (265.27). 【类型】石蒜碱类生物碱. 【活性】抗疟原虫 (菌株 D10, IC_{50} = 6.1μg/mL, 对照 Hamayne, IC_{50}= 15.6μg/mL, 氯喹, IC_{50}= 0.002μg/mL; 菌株 FAC8, IC_{50}= 6.4μg/mL, Hamayne, IC_{50}= 18.2μg/mL, 氯喹, IC_{50}= 0.01μg/mL; 细胞毒, BL6, IC_{50} = 3.3μg/mL, Hamayne, IC_{50}= 9.4μg/mL, 氯喹, IC_{50}= 20.9μg/mL, 柔红霉素, IC_{50}= 0.43μg/mL)[839]. 【来源】布朗维吉* *Brunsvigia radulosa* (鳞茎). 【文献】839.

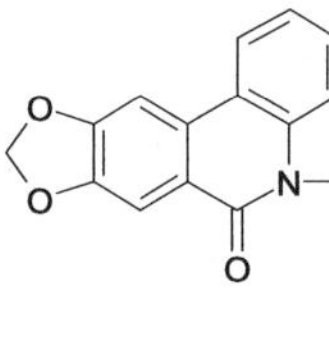

223 Bellamarine 孤挺花碱

Belamarine [14383-07-4] $C_{18}H_{19}NO_4$ (313.36). 【类型】石蒜碱类生物碱. 【活性】细胞毒 (P_{388} *in vitro*); 子宫兴奋剂. 【来源】大花药文殊兰* *Crinum macrantherum*, 孤挺花杂交种 *Amaryllis belladonna* [hybrida]. 【文献】167.

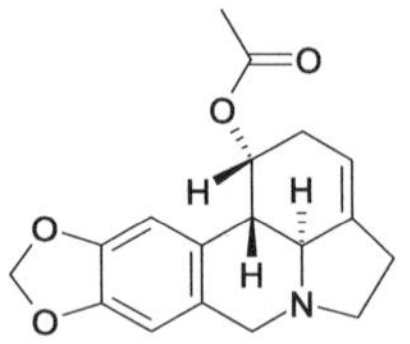

224 Criasiaticidine A 日本文殊兰定碱 A*

4,5-Etheno-9,10-dihydroxy-6-phenanthridone; Hippacine $C_{15}H_9NO_3$ (251.24). 暗淡棕色针状结晶 (甲基腈–水), mp 277~279℃; 无定形粉末. 【类型】石蒜碱类生物碱. 【活性】细胞毒 (Meth-A 细胞, ED_{50} = 3.2μg/mL, 对照阿霉素, ED_{50} < 0.09μg/mL; LLC 细胞, ED_{50} = 4.2μg/mL, 阿霉素, ED_{50} = 0.1μg/mL)[886]. 【来源】鳞茎种子文殊兰* *Crinum bulbispermum* (鳞茎), 日本文殊兰 *Crinum asiaticum* var. *japonicum* (鳞茎). 【文献】853, 886.

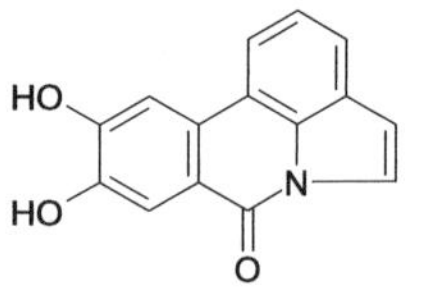

225 Lycorine 石蒜碱

Amarylline; Belamarine; Narcissine; Galanthidine [476-28-8] $C_{16}H_{17}NO_4$ (287.32). 无色棱柱状晶体 (乙醇), mp 275~278℃ (分解), $[\alpha]_D^{15}$ = −129° (*c* = 0.16, 98%乙醇), 略溶于乙醇、三氯甲烷、石油醚, 几乎不溶于水.[1374] 【类型】石蒜碱类生物碱. 【活性】细胞毒 (*in vitro*, 抑制多种人肿瘤细胞, 包括 LXFL529L、Molt4、HL-60、K562、U937、GXF251L 和 CXF94L)[1304]; 细胞毒 (Meth-A 肉瘤细胞, ED_{50} = 0.3μg/mL, 对照阿霉素, ED_{50} < 0.09μg/mL; LLC 小鼠 Lewis 肺癌细胞, ED_{50} = 0.5μg/mL, 对照阿霉素, ED_{50} = 0.1μg/mL)[886]; 抗肿瘤 [鼠, *in vivo*, LLC 小鼠 Lewis 肺癌肿瘤, 小鼠数 = 6, 对照肿瘤大小 = (9089±545)mm^3; 剂量 = 10mg/(kg·d), 肿瘤大小 = (7321±587)mm^3 (19d), 生命延长率 = 80.5%, *P*<0.05;对照阿霉素, 剂量 =

2mg/(kg·d), 肿瘤大小 = (3566±168)mm^3, $P<0.001$); 抗肿瘤 (小鼠腹水淋巴瘤和肉瘤 S37, 大鼠淋巴管肉瘤和肝癌, HeLa, S_{180}, EAC, 腹水肝癌和 Kichita 肉瘤); 抗病毒 (脊髓灰质炎病毒、柯萨奇病毒和疱疹病毒 A); 抑制植物细胞有丝分裂; 子宫兴奋剂 (大鼠、豚鼠和兔, *in vivo* 和 *in vitro*, 作用慢而持久); 催吐剂; AChE 抑制剂 [IC_{50} = (213±1)μmol/L, 对照加兰他敏, IC_{50} = (1.9±0.2)μmol/L][1058]; 抗反转录病毒及细胞毒 (ID_{50} = 0.4μg/mL, TC_{50} = 0.75μg/mL, TI_{50} (TC_{50}/ID_{50}) = 1.9)[1196]; 抗疟疾 (恶性疟原虫 NF-54, IEF 期, IC_{50} = 0.34μg/mL)[854]; 抗疟原虫 (菌株 D10, IC_{50} = 0.6μg/mL, 对照 Hamayne, IC_{50} = 15.6μg/mL, 氯喹, IC_{50} = 0.002μg/mL; 菌株 FAC8, IC_{50} = 0.7μg/mL, Hamayne, IC_{50} = 18.2μg/mL, 氯喹, IC_{50} = 0.01μg/mL; 细胞毒, BL6, IC_{50} = 1.8μg/mL, Hamayne, IC_{50} = 9.4μg/mL, 氯喹, IC_{50} = 20.9μg/mL, 柔红霉素, IC_{50} = 0.43μg/mL)[839]; 抗真菌 (白色念珠菌, IZD = 40mm, MIC = 39μg/mL)[822]; 毒素 (水仙属植物); LD_{50} (犬) = 41mg/kg, LD_{50} (小鼠, orl) = 230mg/kg, LD_{50} (小鼠, sc) = 145mg/kg, LD_{50} (小鼠, ip) = 117mg/kg, LD_{50} (小鼠, iv) = 123mg/kg. **【来源】** 大一枝箭 *Lycoris aurea*, 肝风草 *Zephyranthes candida*, 君子兰 *Clivia miniata*, 日本文殊兰 *Crinum asiaticum* var. *japonicum* (鳞茎), 石蒜 *Lycoris radiata* [Syn. *Amaryllis radiata*], 水鬼蕉叶 *Hymenocallis littoralis* [Syn. *Hymenocallis americana*; *Pancratium littoralis*] 水仙根 *Narcissus tazetta* var. *chinensis*, 水仙花 *Narcissus tazetta* var. *chinensis*, 文殊兰 *Crinum asiaticum* var. *sinicum*, 孤挺花 *Amaryllis belladonna* (鳞茎)[822, 1374], 灌木文殊兰* *Crinum macowanii* (鳞茎), 西南文殊兰 *Crinum latifolium*[1374], 仙茅 *Curculigo orchioides*, 雪片莲 *Leucojum vernum* (鳞茎), *Ammocharis coranica* (鳞茎). **【文献】** 3, 167, 822, 839, 844, 854, 886, 1158, 1196, 1304, 1372, 1374.

226 Pratorimine 草原文殊兰碱*

$C_{16}H_{11}NO_3$ (265.27). 暗淡棕色针晶 (甲基腈–水), mp224~226℃. **【类型】** 石蒜碱类生物碱. **【活性】** 细胞毒 (Meth-A 细胞, ED_{50} = 4.1μg/mL, 对照阿霉素, ED_{50} < 0.09μg/mL; LLC 细胞, ED_{50} > 10μg/mL, 对照阿霉素, ED_{50} = 0.1μg/mL)[886]. **【来源】** 日本文殊兰 *Crinum asiaticum* var. *japonicum* (鳞茎). **【文献】** 886.

227 Pseudolycorine 假石蒜碱

[29429-03-6] $C_{16}H_{19}NO_4$ (289.33). mp 247~248℃. **【类型】** 石蒜碱类生物碱. **【活性】** 抗肿瘤; 抗病毒 (脑膜炎病毒, EMC 心病毒, 日本脑炎病毒); LD_{50} (大鼠, ip) = 110mg/kg. **【来源】** 大一枝箭 *Lycoris aurea*, 石蒜 *Lycoris radiata* [Syn. *Amaryllis radiata*], 水仙根 *Narcissus tazetta* var. *chinensis*, 水仙花 *Narcissus tazetta* var. *chinensis*. **【文献】** 3, 4, 167.

228 Ungeremine 恩其明

Lecobetaine [2121-12-2] $C_{16}H_{11}NO_3$ (265.27). mp 270~272℃. **【类型】** 石蒜碱类生物碱. **【活性】** 抗肿瘤 [临床实验中处理子宫癌、卵巢癌、胃癌及其他肿瘤; 在 233 例不同的癌症病例中总有效率(overall response) 约为 35%; 未观察到明显的脊髓毒性、心脏毒性、肝毒性等副作用][1304]; 抗肿瘤 (小鼠或大鼠, ip, Ehrlich 腹水癌, 腹水肝癌, L_{1210} 白血病, P_{388} 白血病, 刘易斯肺癌, Yoshida 腹水癌)[1304]; 抗肿瘤 (带人胃癌异种移植物的裸鼠, 延长存活时间, 减小肿瘤大小)[1304]; 细胞毒 (*in vitro*, S_{180}, KB)[1304]; 细胞毒 (*in vitro*, 胃癌细胞, 在 G_2/M 期阻止其生长并直接杀死癌细胞)[1304]; 细胞毒 (小牛胸腺 DNA, 插入 DNA 碱基对特别是 GC 碱基对, 不与 DNA 共价结合)[1304]; 拓扑异构酶 I 和 II 抑制剂 (*in vitro* 和 *in vivo*, 在克隆实验中强烈抑制人肿瘤异种移植物的生长,对各种类型的 21 种人肿瘤异种移植物, IC_{50} = 0.002~27.5μmol/L, 平均 IC_{50} = 0.8μmol/L)[1304]; LD_{50}

(大鼠, orl) = 90mg/kg[1304]. 【来源】石蒜 *Lycoris radiata* [Syn. *Amaryllis radiata*], 小波斯石蒜 *Ungernia minor* (叶), 亚洲文殊兰* *Crinum asiaticum* (果实). 【文献】3, 299, 1304.

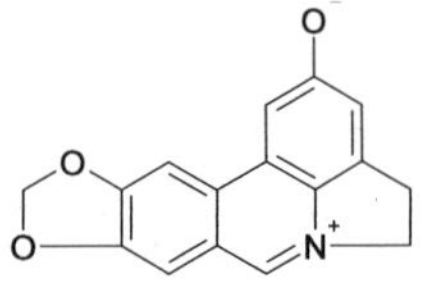

高石蒜碱生物碱

229 Homolycorine 高石蒜碱

Narcipoetine [477-20-3] $C_{18}H_{21}NO_4$ (315.37). mp 175℃, $[\alpha]_D$ = +85° (95% 乙醇); 浅黄色晶体, 177~178℃, $[\alpha]_D^{28}$ = +98° (*c* = 0.1, 乙醇). 【类型】高石蒜碱生物碱. 【活性】抗反转录病毒及细胞毒 [ID_{50} = 7.3μg/mL, TC_{50} = 12.8μg/mL, TI_{50} (TC_{50}/ID_{50}) = 1.8][1196]. 【来源】大一枝箭 *Lycoris aurea*, 石蒜 *Lycoris radiata* [Syn. *Amaryllis radiata*], 红口水仙 *Narcissus poeticus*, 雪片莲 *Leucojum vernum* (鳞茎), 石蒜科多种植物 family Amaryllidaceae spp. 【文献】5, 299, 1196.

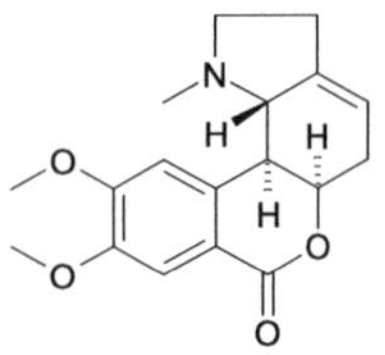

水仙环素生物碱

230 Lycoricidine 石蒜西定

Margetine [19622-83-4] $C_{14}H_{13}NO_6$ (291.26). mp 214.5~215.5℃. 【类型】水仙环素生物碱. 【活性】细胞毒 (EAC 细胞); 昆虫拒食剂 (*Eurema hecabe mandarina*); 植物生长调节剂. 【来源】石蒜 *Lycoris radiata* [Syn. *Amaryllis radiata*], 铁色箭 *Lycoris sanguinea*. 【文献】4, 167.

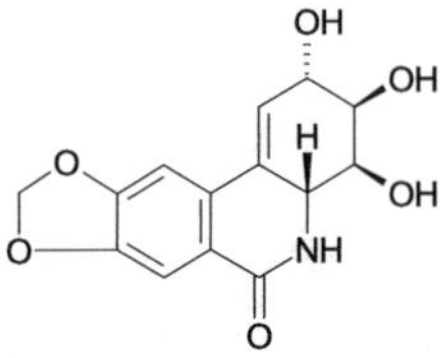

231 Lycoricidinol 石蒜西定醇

Narciclasine [29477-83-6] $C_{14}H_{13}NO_7$ (307.26). mp 260℃ (分解). 【类型】水仙环素生物碱. 【活性】抗肿瘤 (HeLa 和 EAC *in vivo*); 防止细胞分裂 (通过直接停止真核细胞中蛋白质的合成抑制有丝分裂); 抗菌 (大肠埃希菌, IC_{50} = 5μg/mL); 昆虫拒食剂 (*Eurema hecabe mandarina* 的幼虫); 抗病毒 (抑制 RNA 在心肌内膜炎病毒中的生物合成); LD_{50} (鼠) = 5mg/kg. 【来源】黄水仙 *Narcissus pseudonarcissus*, 石蒜 *Lycoris radiata* [Syn. *Amaryllis radiata*], 铁色箭 *Lycoris sanguinea*. 【文献】4, 167.

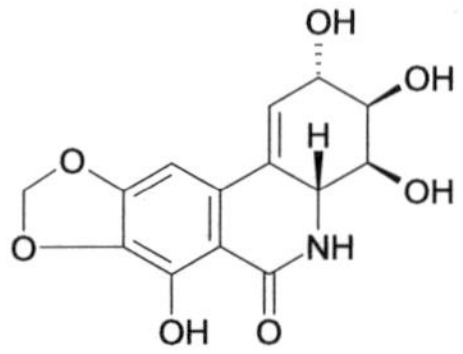

232 Pancratistatin 水鬼蕉亭

[96203-70-2] $C_{14}H_{15}NO_8$ (325.28). 【类型】水仙环素生物碱. 【活性】抗肿瘤 (在美国国立癌症研究所 NCI 的 60 种肿瘤株筛选系统中有高的抗肿瘤活性, 对黑色素瘤活性最高, 对脑癌、结肠癌、肺癌、肾癌也有高活性, 现处于临床前开发阶段); 细胞毒 (P_{388} *in vitro* ED_{50} = 0.01μg/mL, P_{388} *in vivo* 0.75~12.5mg/kg 时生命延长率 = 38%~106%; 对 M5076 卵巢肉瘤也有效); 抗病毒 (RNA 病毒, 感染乙型脑炎小鼠, 注射后存活率增加 100%, 对黄热病毒、布尼亚病毒 bunya virus 也有效); 植物生长抑制剂 (抑制种子发芽和根的生长). 【来源】风雨花 *Zephyranthes grandiflora* [Syn. *Zephyranthes carinata*]. 【文献】167, 430, 431, 432, 433.

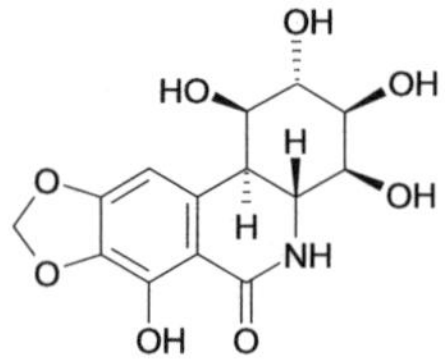

233 Trisphaeridine 垂司法瑞定*

$C_{14}H_9NO_2$ (223.23). 【类型】水仙环素生物碱. 【活性】抗反转录病毒及细胞毒 [ID_{50} = 5.0μg/mL, TC_{50} = 7.5μg/mL, TI_{50} (TC_{50}/ID_{50}) = 1.5][1196]. 【来源】三球波斯石蒜 *Ungernia trisphaera* (叶), 全能花属

Pancratium maritimum (地上部分).【文献】299, 1196.

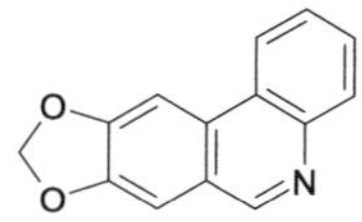

1.9 甾醇生物碱

甾醇生物碱(cerveratrum)

234 Zygadenine 棋盘花碱

[545-45-9] $C_{27}H_{43}NO_7$ (493.65).【类型】甾醇生物碱 (cerveratrum).【活性】抗肿瘤; 抗高血压.【来源】白藜芦 *Veratrum album*.【文献】167.

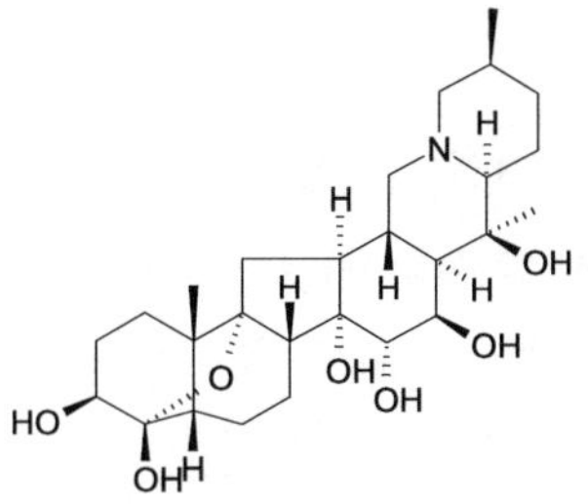

甾醇生物碱(conanine)

235 Wrightiamine A 倒吊笔胺 A

$C_{21}H_{34}N_2$ (314.52). 无色无定形固体, $[\alpha]_D^{25} = -14°$ (c = 0.2, 甲醇).【类型】甾醇生物碱 (conanine).【活性】细胞毒 (抗长春新碱的鼠白血病细胞 P_{388}, 有长春新碱 12.5ng/mL 时, IC_{50} = 2.0μg/mL, 无长春新碱时, IC_{50} = 3.1μg/mL)[944].【来源】爪哇倒吊笔* *Wrightia javanica* (叶).【文献】944.

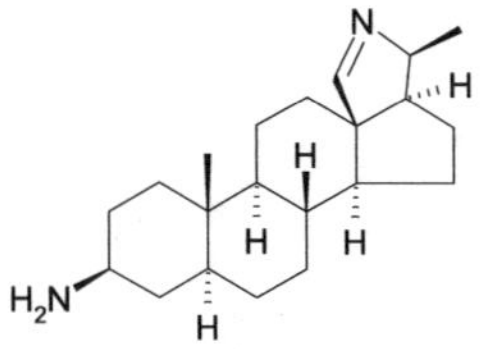

甾醇生物碱(spirosolane)

236 Solamargine 澳洲茄边碱

$C_{45}H_{73}NO_{15}$ (868.08). mp 293~295℃.【类型】甾醇生物碱 (spirosolane).【活性】抗肿瘤 (鼠, S_{180}, ED = 30mg/kg); 抗菌.【来源】白毛藤 *Solanum lyratum*, 刺天茄 *Solanum khasianum*, 辣椒 *Capsicum frutescens*, 龙葵 *Solanum nigrum* (全株: 含量 = 0.20%[1375]), 千年不烂心 *Solanum dulcamara*.【文献】5, 167, 168, 1375.

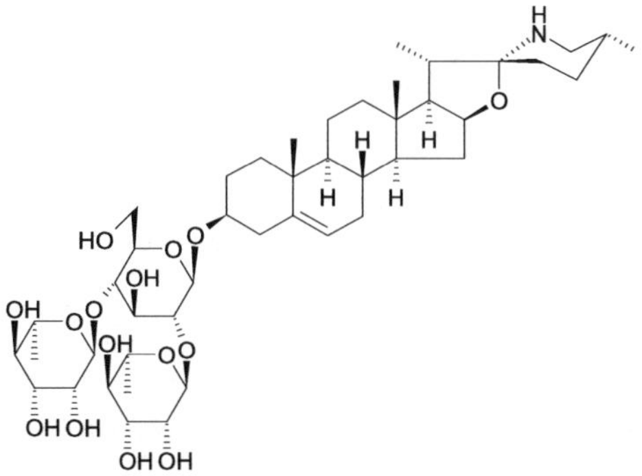

237 Solaplumbine 灰叶烟草碱

[54302-48-6] $C_{39}H_{63}NO_{11}$ (721.94). 淡黄色针状晶体 (乙醇–苯), mp 180℃, $[\alpha]_D^{22} = -90°$ (c = 1, 甲醇).【类型】甾醇生物碱 (spirosolane).【活性】抗肿瘤 (鼠, W_{256}, 15mg/kg, 抑制率 = 87%).【来源】灰叶烟草 *Nicotiana plumbaginifolia*.【文献】169.

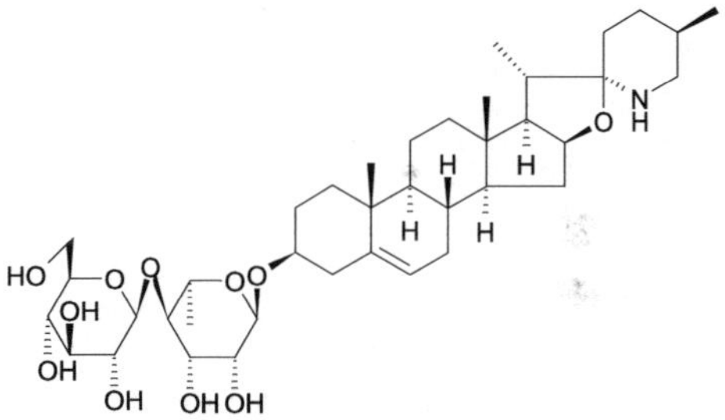

238 Solaplumbinine 灰叶烟草宁碱

$C_{33}H_{53}NO_6$ (559.79). 白色无定形粉末, mp 184~185℃, $[\alpha]_D^{22} = -39.5°$ (c = 1, 甲醇).【类型】甾醇生物碱 (spirosolane).【活性】抗肿瘤 (鼠 W_{256}, 10mg/kg, 抑制率 = 83%, 20mg/kg, 抑制率 = 89%).【来源】灰叶烟草 *Nicotiana plumbaginifolia*.【文献】169.

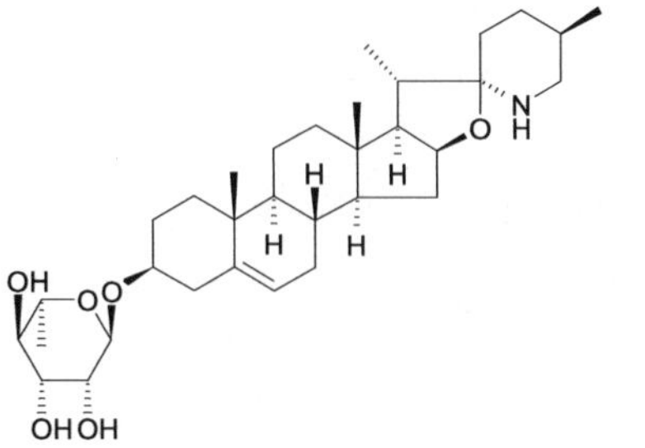

239 Solasonine 澳洲茄碱

[19121-58-5] $C_{45}H_{73}NO_{16}$ (884.08). mp 301~303℃. 【类型】甾醇生物碱 (spirosolane). 【活性】抗肿瘤 (S_{180}); 对中枢神经系统有双向作用 (大鼠和兔, 低剂量时兴奋, 高剂量时抑制); 溶血; 血小板聚集抑制剂; 增加血糖 (大鼠, ip, 50~100mg/kg); 刺激心脏; 毒素. 【来源】澳洲茄 *Solanum aviculare* [Syn. *Solanum laciniatum*], 白毛藤 *Solanum lyratum*, 刺天茄 *Solanum khasianum*, 黄果茄 *Solanum xanthocarpum*,灰白茄* *Solanum incanum*, 辣椒 *Capsicum frutescens*, 龙葵 *Solanum nigrum*, 千年不烂心 *Solanum dulcamara*, 茄子 *Solanum melongena*, 水茄 *Solanum torvum*, 素馨叶白英 *Solanum jasminoides*, 索多米茄 *Solanum sodomeum* [Syn. *Solanum sodomaeum*], 小路茄* *Solanum viarum*, 野巅茄 *Solanum surattense*, 野烟叶 *Solanum verbascifolium*, 茄属 *Solanum* sp. 【文献】5, 167, 168.

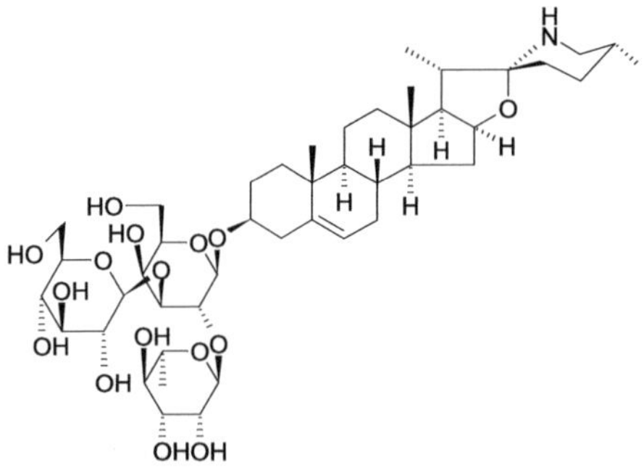

240 Tomatine 番茄碱糖苷 (番茄苷; 番茄素)

Lycopersicin; Lycopersidin; Tomatin; *α*-Tomatine [17406-45-0] $C_{50}H_{83}NO_{21}$ (1034.21). mp 263~268℃, $[\alpha]_D^{20}$ = −18° (*c* = 0.55, 吡啶), 溶于甲醇、乙醇、二氧六环、乙二醇, 不溶于水、乙醚、石油醚[1374]. 【类型】甾醇生物碱 (spirosolane). 【活性】抗肿瘤 (大鼠淋巴管肉瘤, ip); 细胞毒 (MCF7 细胞, IC_{50} = 15μmol/L, 用 WST-8 增生试剂测量细胞毒活性, 见 M. Ishiyama, et al., *Talanta*, 1999, 44, 1299)[934]; 抗高血压 (大鼠, iv, 0.5~2.0mg/kg, 作用持续时间短); 抗真菌 (皮真菌、须发癣菌、奥杜安小孢子菌和黑曲霉菌, CIC = 0.1mg/mL, 白色念珠菌, CIC = 0.1mg/mL); 抗组胺 (*in vitro*); 抗炎 (大鼠, 角叉菜胶引起的足肿胀模型, im 1.0~10mg/kg 或 orl 15~30mg/kg); 强心剂 (蛙心); LD_{50} (鼠, iv) = 18mg/kg. 【来源】番茄 *Lycopersicon esculentum* (果实: 产率 = 0.0032%鲜重). 【文献】3, 167, 934, 1374.

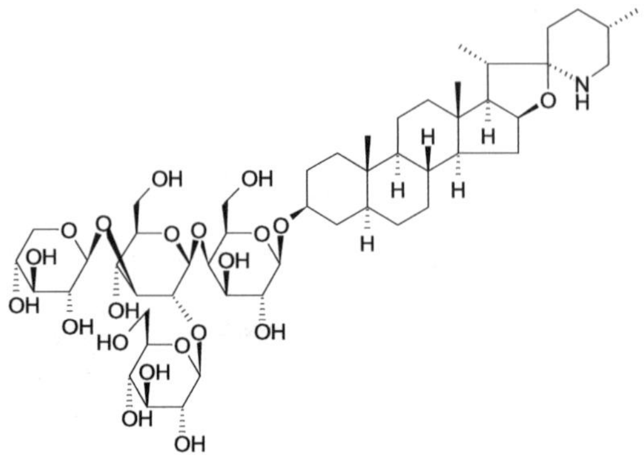

甾醇生物碱 (茄啶类)

241 Capsicastrine 野海椒苷

[107585-56-8] $C_{33}H_{55}NO_7$ (577.80). 无色针状晶体 (丙酮), mp 220~221℃, $[\alpha]_D^{21}$ = −25.5° (*c* = 0.1, 三氯甲烷). 【类型】甾醇生物碱 (茄啶类). 【活性】细胞毒 (肺癌 PLC/PRF/5 *in vitro*, ED_{50} = 1.78μg/mL); 抗肝毒 (鼠, 由四氯化碳引起的肝损伤, 0.1~3.0mg/kg). 【来源】野海椒 *Solanum capsicastrum*. 【文献】226, 242, 260.

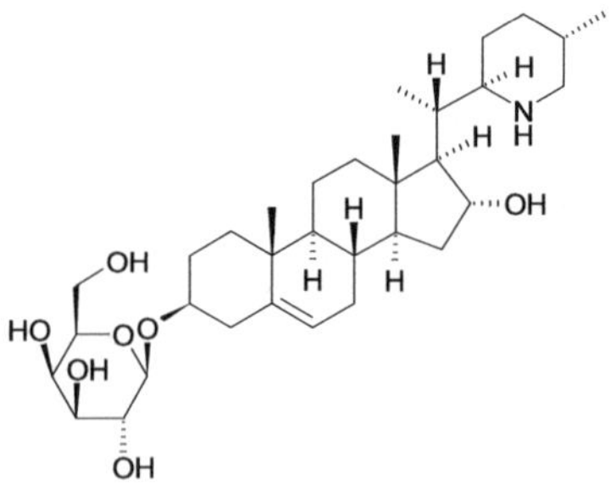

242 Solanine 茄碱

α-Solanine [20562-02-1] $C_{45}H_{73}NO_{15}$ (868.08). 细小针状晶体 (85%乙醇), 190℃转变成褐色结块, 285℃ (分解), $[\alpha]_D^{22}$ = −60° (吡啶). 【类型】甾醇生物碱 (茄啶类). 【活性】细胞毒 (*in vitro*, 肝癌 HepG2 细胞, 细胞凋亡途径: 抑制 BCL-2)[1389]; 抗肿瘤 (S_{180} 和腹水癌); 抗真菌 (黑曲霉菌和白色念珠菌); 溶血; 增加血糖 (大鼠, ip, 5~30mg/kg, 抑制葡萄糖的利用); 平

滑肌兴奋剂; 致畸 (怀孕鼠); 毒素 (人, orl, 2.8mg/kg 中毒); LD_{50} (鼠, ip, 氯化物) = 42mg/kg, (大鼠, ip, 氯化物) = 67mg/kg. 【来源】马铃薯 *Solanum tuberosum*, 龙葵 *Solanum nigrum*, 番茄 *Lycopersicon esculentum*. 【文献】5, 167, 289, 1389.

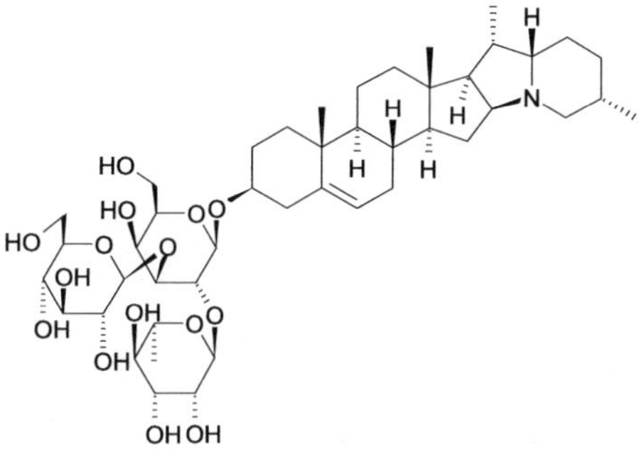

1.10 美登素类生物碱

243 Maytanbutacine 美登布新

[62414-95-3] $C_{34}H_{45}ClN_2O_{11}$ (693.20). 晶体 (二氯甲烷–乙醚), mp 253~255℃, $[\alpha]_D^{33}$ = −90° (*c* = 0.055, 乙醇). 【类型】美登素类生物碱. 【活性】抗肿瘤 (鼠 P_{388}, 最优剂量 12.5μg/kg, 生命延长率 = 79%); 细胞毒 (KB, ED_{50} = 0.0015ng/mL). 【来源】齿叶美登木 *Maytenus serrata*. 【文献】169.

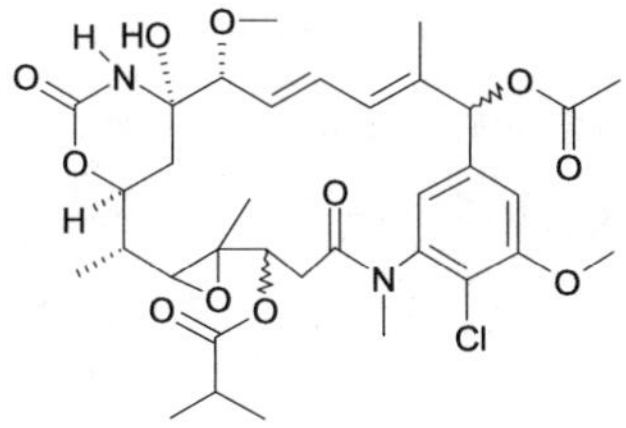

244 Maytanbutine 美登布亭

[38997-10-3] $C_{36}H_{50}ClN_3O_{10}$ (720.27). mp 170~171℃, $[\alpha]_D^{30}$ = −122° (*c* = 0.0492, 三氯甲烷). 【类型】美登素类生物碱. 【活性】抗肿瘤 (鼠 P_{388}, 最优剂量 0.8mg/kg, 生命延长率 = 90%); 细胞毒 (KB, ED_{50} = 0.0036ng/mL). 【来源】齿叶美登木 *Maytenus serrata*, 卵叶美登木 *Maytenus ovatus*, 步昌南美登木 *Maytenus buchananii*. 【文献】169.

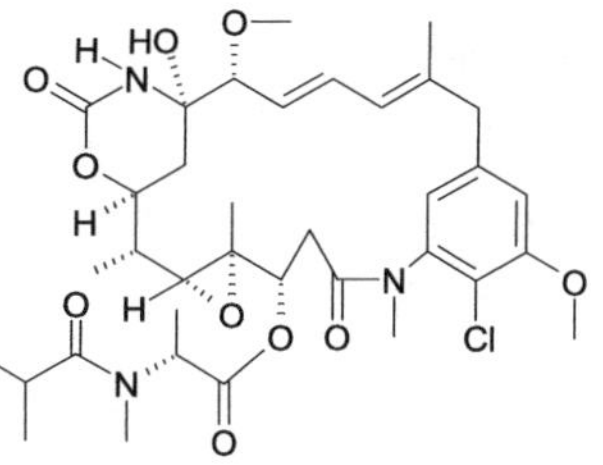

245 Maytanprine 美登普林

[38997-09-0] $C_{35}H_{48}ClN_3O_{10}$ (706.24). mp 178℃. 【类型】美登素类生物碱. 【活性】抗肿瘤 (鼠, P_{388}, 最优剂量 1.6μg/kg *in vivo*, 生命延长率 = 54%); 细胞毒 (KB *in vitro*, ED_{50} = 0.00014ng/mL). 【来源】密花美登木 *Maytenus confertiflorus*, 步昌南美登木 *Maytenus buchananii*, 云南美登木 *Maytenus hookeri*. 【文献】4, 167.

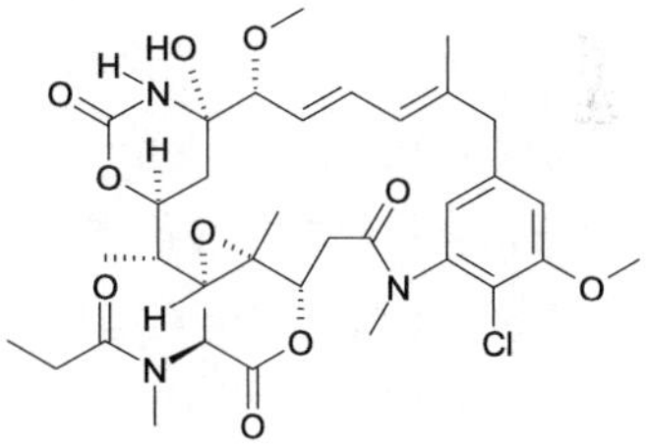

246 Maytansine 美登碱 (美登素)

[35846-53-8] $C_{34}H_{46}ClN_3O_{10}$ (692.21). mp 182℃. 【类型】美登素类生物碱. 【活性】抗肿瘤 (P_{388} ED_{50} = 6.0μmol/L, KB ED_{50} = 10^{-5}μg/mL, 鼠 EAC, 0.01mg/kg, 生命延长率 = 132%, S_{180}, Lewis 肺癌, B16 黑色素瘤, 与 L_{1210} *in vitro* 和 *in vivo*); LD (犬) = 0.09~0.12mg/(kg·d), 3~4d, 导致死亡, (猴子) = 0.18~0.24mg/(kg·d), 5~6d, 导致死亡. 【来源】齿叶美登木 *Maytenus serrata*, 广西美登木 *Maytenus guangsiensis*, 卵叶美登木 *Maytenus ovatus* (1972 年, S.M.Kupchan 等从该植物中分离)[1373], 密花美登木 *Maytenus confertiflorus*, 步昌南美登木 *Maytenus buchananii*, 云南美登木 *Maytenus hookeri*. 【文献】3, 167, 1373.

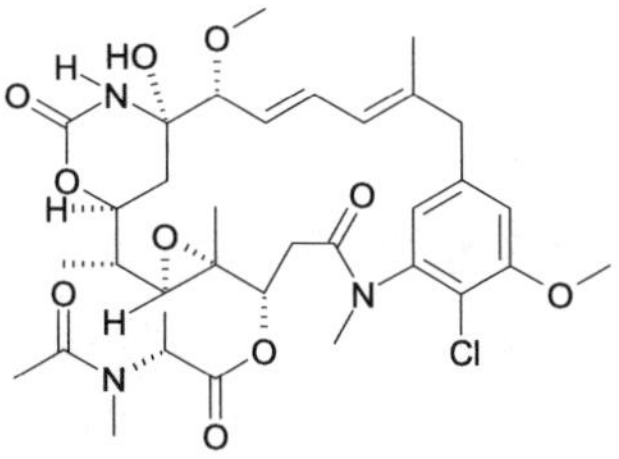

247 Maytanvaline 美登凡林

[52978-27-5] $C_{37}H_{52}ClN_3O_{10}$ (734.29). mp 175.0~176.5℃, $[\alpha]_D^{26} = -135°$ (c = 0.950, 三氯甲烷). 【类型】美登素类生物碱. 【活性】抗肿瘤 (鼠 P_{388}, 最优剂量 12.5mg/kg, 生命延长率 = 87%); 细胞毒 (KB, ED_{50} = 0.00023ng/mL). 【来源】步昌南美登木 *Maytenus buchananii*. 【文献】169.

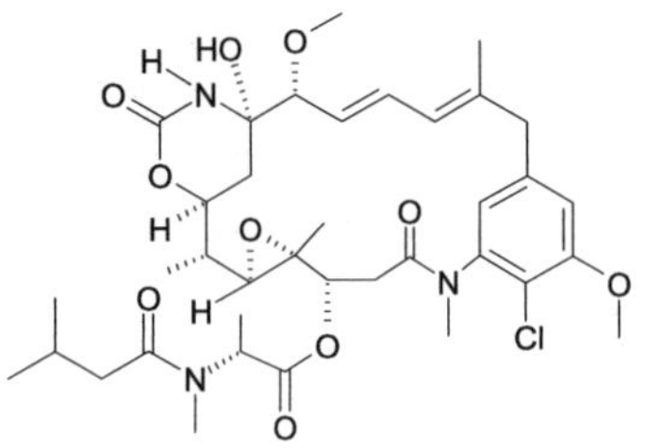

248 Normaytancyprine 去甲美登次碱

[84123-43-3] $C_{36}H_{48}ClN_3O_{10}$ (718.25). 苍褐色微晶(三氯甲烷-己烷), mp 143~145℃. 【类型】美登素类生物碱. 【活性】抗肿瘤 (鼠, *in vivo*, P_{388}, 0.4~12.5μg/kg, T/C = 145%~300%); 细胞毒 (KB *in vitro*, ED_{50} = 10^{-6}~10^{-5}μg/mL). 【来源】多痣普特木 *Putterlickia verrucosa*. 【文献】577.

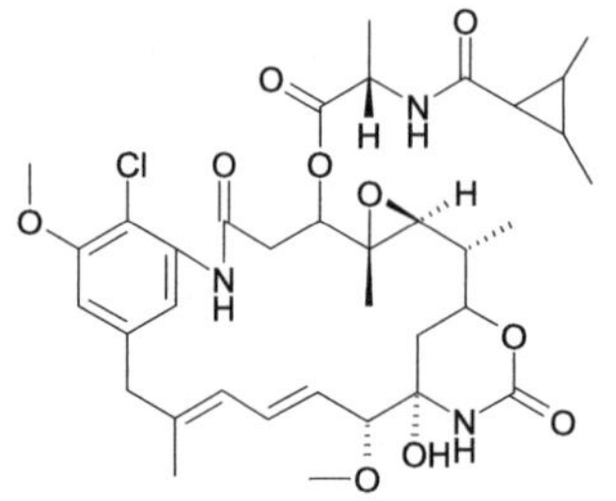

1.11 其他生物碱

其他生物碱

249 Ariskanin A 马兜铃酸 BⅡ甲酯

Aristolochic acid BⅡ methyl ester [128397-31-9] $C_{18}H_{15}NO_6$ (341.32). 黄色针状晶体 (三氯甲烷), mp 123~124℃, 283℃. 【类型】其他生物碱. 【活性】细胞毒 (P_{388} *in vitro*, ED_{50} = 1.5μg/mL; HT29, ED_{50} = 8.0μg/mL; HL-60, ED_{50} = 9.3μg/mL); 血小板聚集抑制剂 (*in vitro*, 花生四烯酸、胶原和 PAF 引起的血小板聚集, 100μg/mL, 抑制率分别为 100%、76.2%和 61.2%). 【来源】关木通 *Aristolochia manshuriensis*, 木通 *Akebia quinata*, 马兜铃 *Aristolochia debilis* [Syn. *Aristolochia longa*]. 【文献】53, 256.

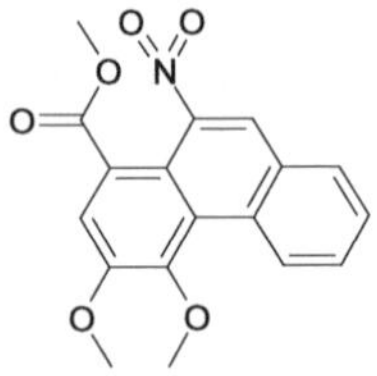

250 Betaine 甜菜碱

[107-43-7] $C_5H_{11}NO_2$ (117.15). mp 293℃. 【类型】其他生物碱. 【活性】抗肿瘤; 抗肝毒 (防止脂肪肝); 抗高血压. 【来源】大驳骨 *Adhatoda vasica*, 枸杞子 *Lycium chinense* (1%), 海人草 *Digenea simplex*, 黄芪 *Astragalus membranaceus*, 棉花 *Gossypium herbaceum*, 肉苁蓉 *Cistanche deserticola* (肉质茎: 平均含量 = 4.21%)[1375], 甜菜 *Beta vulgaris*, 土丁桂 *Evolvulus alsinoides*, 尾穗苋 *Amaranthus caudatus*, 梧桐子 *Firmiana simplex*. 【文献】1, 2, 3, 10, 108, 167, 168, 1372, 1375.

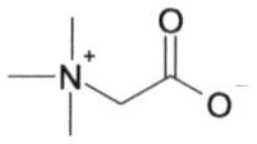

251 Cordycepin 虫草素

[73-03-0] $C_{10}H_{13}N_5O_3$ (251.25). mp 225~226℃. 【类型】其他生物碱. 【活性】抗肿瘤 (鼠, EAC, 15~20mg/kg ip, 延长生存时间); 细胞毒 (KB, L_{1210}); 抗疟疾 (恶性疟原虫 K1, IC_{50} = 4.5μg/mL; 对照二氢青蒿素, IC_{50} = 1.2ng/mL)[1120]; 抗菌 (枯草杆菌和结核分枝杆菌); 抗病毒 (抑制 RNA 的生物合成). 【来源】冬虫夏草 *Cordyceps sinensis*, 洋葱 *Allium cepa*, 人工蛹虫草 *Cordyceps militaris* cv. (菌核及子座: 含量 = 0.458%)[1377], 蛹虫草 *Cordyceps militaris*. 【文献】5, 167, 1120, 1377.

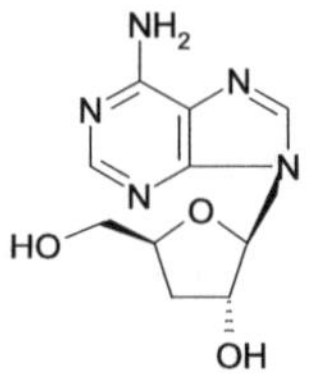

252 Cycasin 苏铁苷

[14901-08-7] $C_8H_{16}N_2O_7$ (252.23). mp 154℃ (分解). 【类型】其他生物碱.【活性】抗肿瘤 (鼠 EAC, sc); 致癌物质 (*Cycas revoluta* 配基诱导的癌, orl); LD_{50} (鼠, orl) = 1.67mg/kg, (豚鼠, orl) = 1000mg/kg. 【来源】拳叶苏铁 *Cycas circinalis*, 苏铁树果 *Cycas revoluta*, 苏铁叶 *Cycas revoluta*. 【文献】4, 5, 167.

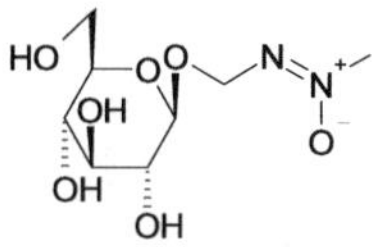

253 Ergocornine 麦角柯宁碱

[564-36-3] $C_{31}H_{39}N_5O_5$ (561.69). mp 181~184℃ (分解). 【类型】其他生物碱. 【活性】抗肿瘤 (大鼠, DMBA 引起的乳腺癌); 抑制释放催乳激素; 子宫兴奋剂; 收缩血管. 【来源】麦角 *Claviceps purpurea*, 五爪龙 *Ipomoea cairica* [Syn. *Ipomoea palmata*]. 【文献】4, 5, 167.

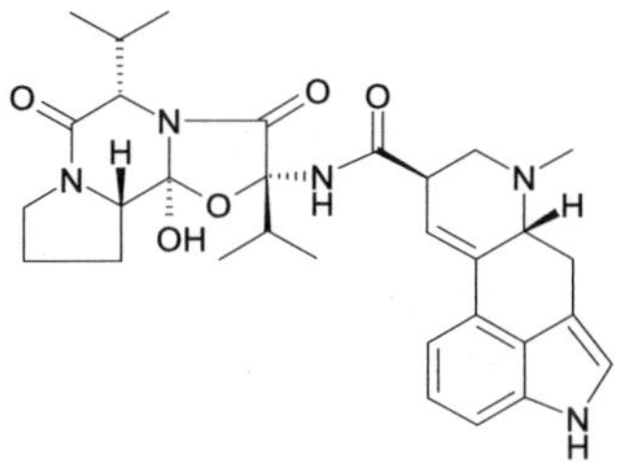

254 Evodiamine 吴茱萸碱

8,13,13b,14-Tetrahydro-14-methylindolo[2',3':3,4]pyrido[2,1b]quinazolin-5(7H)-one [518-17-2] $C_{19}H_{17}N_3O$ (303.37). 黄色片状晶体 (乙醇), mp 278℃. $[\alpha]_D^{15}$ = +352° (丙酮), mp (+) 270~272℃. 【类型】其他生物碱. 【活性】止痛 (对感觉神经有类似辣椒素 capsaicin 的刺激和脱敏两种作用)[1322]; 利尿剂; 升高体温; 诱导发汗; 细胞毒 (诱导人宫颈癌 HeLa 细胞的凋亡); 降血钙素基因相关肽 CGRP 刺激剂 (CGRP 能保护心肌抗缺血再灌注损伤)[877]; 一项关于吴茱萸碱对大鼠心肌缺血再灌注损伤保护作用的详细研究 [实验前大鼠用吴茱萸碱预处理 10min, 然后闭塞鼠心的左主冠状动脉 60min, 再灌注 180min, 测量梗死体积, 血清肌氨酸激酶活性, 血清 TNFα 浓度和血浆 CGRP 浓度. 用吴茱萸碱预处理 (30 或 60μg/kg, iv)明显提高血浆 CGRP 浓度伴随梗死体积、血清肌氨酸激酶活性和血清 TNFα 浓度明显降低. 该效应被 capsazepine (5.0mg/kg, sc)完全停止. 结果表明, 吴茱萸碱有保护大鼠心肌抗缺血再灌注损伤的作用, 且该作用和通过活化 vanilloid 受体而刺激 CGRP 释放有关][877]. 【来源】波氏吴茱萸 *Evodia rutaecarpa* var. *bodinieri* (干燥近成熟果实: 4 产地含量范围 = 0.117%~1.229%, 平均含量 = 0.544%)[1375], 华南吴茱萸 *Evodia austrosinensis* (干燥近成熟果实: 含量 = 0.12%)[1375], 石虎 *Evodia rutaecarpa* var. *officinalis* (干燥近成熟果实: 14 产地含量范围 = 0.093%~1.242%, 平均含量 = 0.503%)[1375], 吴茱萸 *Evodia rutaecarpa* (干燥近成熟果实: 14 产地含量范围 = 0.203%~3.221%, 平均含量 = 1.200%[1375]), 异花吴茱萸 *Evodia baberi* (干燥近成熟果实: 2 产地含量范围 = 0.114%~0.152%, 平均含量 = 0.133%)[1375]. 【文献】2, 5, 55, 169, 348, 877, 1322, 1372, 1375.

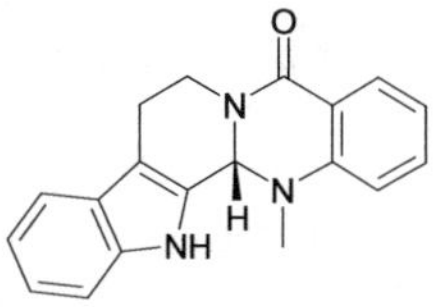

255 Pyrimidinone 嘧啶米仔兰酮

[15595-93-0] $C_{31}H_{28}N_2O_6$ (524.57). 无色片状晶体 (二氯甲烷–甲醇), mp 256~257℃ $[\alpha]_D^{20}$ = −50.1° (*c* = 0.41, 三氯甲烷). 【类型】其他生物碱. 【活性】抗肿瘤 (抑制 K-ras-NRK, IC_{50} = 81ng/mL, 浓度为 10~30ng/mL 时诱导细胞正常的形态和抑制蛋白质生物合成); 杀虫剂. 【来源】米仔兰 *Aglaia odorata*. 【文献】184.

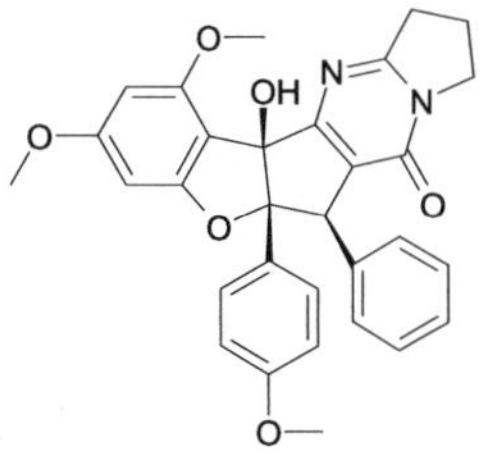

256 Rhoeadine 丽春花定

[2718-25-4] $C_{21}H_{21}NO_6$ (383.40). mp 256~257℃. 【类型】其他生物碱. 【活性】细胞毒 (腹水癌细胞, *in vitro*); 镇咳 (祛痰); 镇静; 毒素 (高剂量时, 诱导实验动物痉挛); LD_{50} (大鼠, ip) = 530mg/kg. 【来源】丽春花

Papaver commutatum [Syn. *Papaver rhoeas*], 阿片 *Papaver somniferum*. 【文献】5, 167.

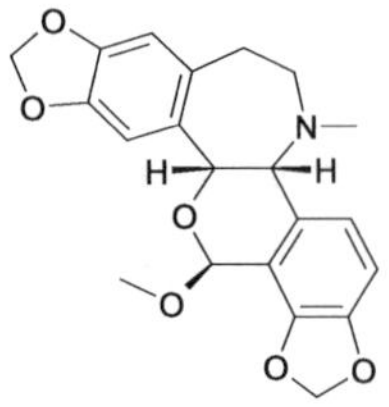

257　Riboflavine 核黄素(维生素 B_2)

Vitamin B_2;Vitamin G;7,8-Dimethyl-10-d-ribityl- isoalloxazine; 6,7-Dimethyl-9-*D*-ribitylisoallo- xazine [83-88-5] $C_{17}H_{20}N_4O_6$ (376.38). mp 278~282℃. 【类型】其他生物碱. 【活性】抗肿瘤 (大鼠, 肉瘤 45); 维持正常视力; LD_{50} (鼠, ip) = 340mg/kg, LD_{50} (大鼠, ip)= 560mg/kg. 【来源】白果 *Ginkgo biloba*, 大枣 *Ziziphus jujuba*, 枸杞子 *Lycium chinense*, 芦根 *Phragmites communis*, 人参 *Panax ginseng* [Syn. *Panax schinseng*], 桑叶 *Morus alba* (叶: 8 产地含量范围 = 0.00069%~0.0049%, 平均含量 = 0.0016%)[1375], 无刺枣 *Ziziphus jujuba* var. *inermis*, 藏红花 *Crocus sativus*. 【文献】2, 4, 169, 167, 1375.

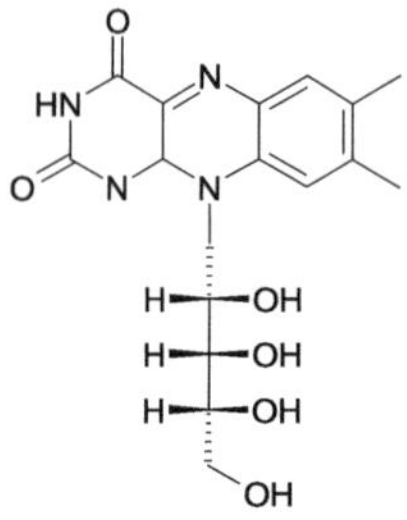

258　Rocaglamide

[84573-16-0] $C_{29}H_{31}NO_7$ (505.57). mp 129~130℃. 【类型】其他生物碱. 【活性】细胞毒 (*in vitro*, 白血病细胞, 细胞凋亡途径: 活化 p38, 活化胱天蛋白酶-9、胱天蛋白酶-8、胱天蛋白酶-3 和胱天蛋白酶-2)[1389]; 抗肿瘤 (白血病); 杀昆虫剂. 【来源】米仔兰 *Aglaia odorata*. 【文献】299, 1389.

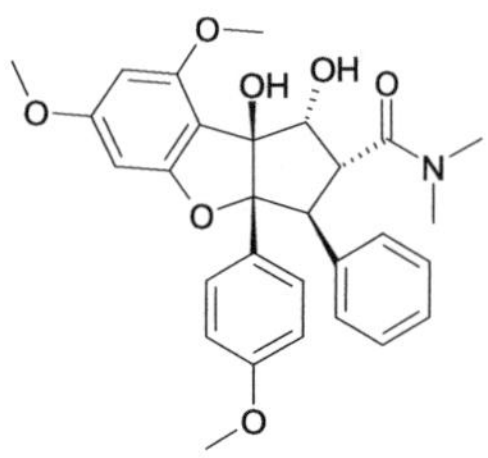

259　Scarlet808 猩红 808

2-Hydroxy-3-(phenylaminocarbonyl)naphthalene-1-azo benzene $C_{23}H_{17}N_3O_2$ (367.41). 红色针状结晶 ($CHCl_3$), mp 249~250℃. 【类型】其他生物碱. 【活性】细胞毒 (K562, 抑制细胞增殖)[1010]. 【来源】密脉鹅掌柴 *Schefflera venulosa* (茎皮). 【文献】1010.

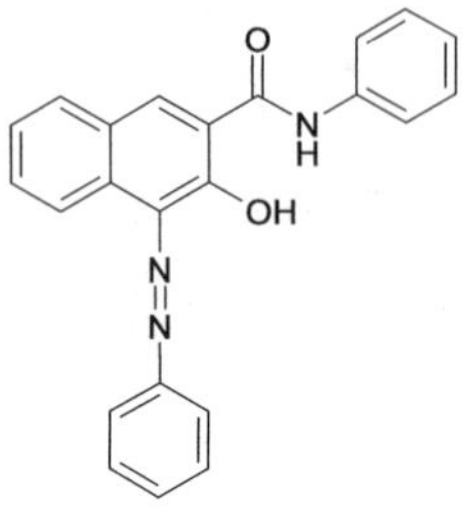

其他生物碱 (嘌呤类)

260　Caffeine 咖啡因(咖啡碱; 1,3,7-三甲基黄嘌呤; 甲基可可碱)

Coffeine;1,3,7-Trimethyl-2,6-dioxopurine;Meth-yltheob romine [58-08-2] $C_8H_{10}N_4O_2$ (194.19). mp 235~238℃; 溶于乙酸乙酯、三氯甲烷、丙酮、乙醇、水, 不溶于石油醚.[1374] 【类型】其他生物碱 (嘌呤类). 【活性】抗肿瘤 (亚硝基化合物引起的鼠肺腺瘤, 自发的或乌拉坦引起的肺癌); 抗病毒; 中枢兴奋剂; 抑制癌细胞侵入实验无活性 (MM1 细胞, *in vitro*, 10μg/mL)[938]. 【来源】巴拉圭茶 *Ilex paraguariensis*, 巴西香无患子 *Paullinia cupana*, 茶树根 *Camellia sinensis* [Syn. *Thea sinensis*], 茶叶 *Camellia sinensis* [Syn. *Thea sinensis*] (含量 = 1%~5%[1374]), 大果咖啡 *Coffea liberica*, 高咖啡 *Coffea excelsa*, 枸骨树皮 *Ilex cornuta*, 黑紫梨果寄生* *Scurrura atropurpurea*, 苏丹可乐果 *Cola acuminata*, 梧桐子 *Firmiana simplex*, 小果咖啡 *Coffea arabica*. 【文献】1, 3, 5, 168, 938, 1374.

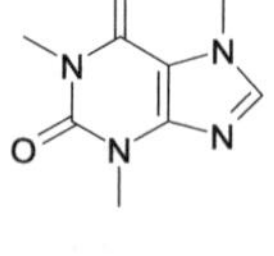

261　Triacanthine 三刺皂荚碱

Triacanthin [10091-84-6] $C_{10}H_{13}N_5$ (203.25). mp 228~229℃. 【类型】其他生物碱 (嘌呤类). 【活性】抗肿

瘤 (Zajdela 腹水癌); 解痉 (豚鼠); 冠状动脉扩张剂 (犬, iv); 创伤药; 抑制呼吸; 抗高血压 (猫、兔和豚鼠, iv); 提高心肌收缩力 (兔心脏, *in vitro*); 镇静 (鼠); 减慢心率 (兔, iv, 增加振幅和控制节律); 用于治疗高血压、支气管哮喘、消化道溃疡和慢性肠炎; LD_{50} (鼠, iv) = 147mg/kg. 【来源】三刺皂荚 *Gleditsia triacanthos*, 温柔止泻木 *Holarrhena mitis*, 皂荚 *Gleditsia sinensis* [Syn. *Gleditsia horrida*], 皂荚叶 *Gleditsia sinensis* [Syn. *Gleditsia horrida*], 皂荚根皮 *Gleditsia sinensis* [Syn. *Gleditsia horrida*]. 【文献】3, 167.

其他生物碱 (阿替新型)

262 Denudatine 裸翠雀亭

[26166-37-0] $C_{22}H_{33}NO_2$ (343.51). 【类型】其他生物碱 (阿替新型). 【活性】抗心律失常 (大鼠, 预防乌头碱引起的心律失常, 抗乌头碱作用是抑制快速钠离子内流; 保护 $CaCl_2$ 引起的心律失常, 减缓心率); 抗高血压 (大鼠, iv, 25~50mg/kg, 血压轻度下降); 致惊厥 (小鼠, iv, ED_{50} = 55.6mg/kg); 肠道平滑肌松弛剂 (犬肠, 减少紧张和蠕动); 抗肿瘤 (白血病); 细胞毒; LD_{50} (小鼠, iv) = 128mg/kg, (小鼠, orl) = 290mg/kg. 【来源】露翠雀 *Delphinium denudatum*, 附子 *Aconitum carmichaeli*. 【文献】11, 333, 334, 335, 336.

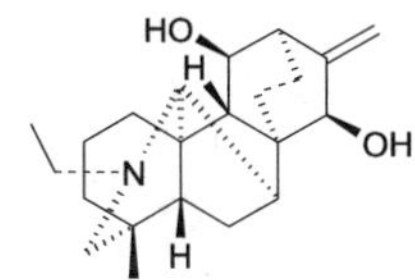

1.12 氨基酸和肽类

263 *L*-Asparagine *L*-天门冬酰胺

[7006-34-0] $C_4H_8N_2O_3$ (132.32). 水合物, 斜方半面形晶体, mp 234~235℃, $[\alpha]_D^{20} = -5.42°$ (c = 1.3); $[\alpha]_D^{20} = -9.3°$ (c = 1mol/L, 1mol/L 盐酸). 【类型】氨基酸和肽类. 【活性】抗肿瘤; 镇咳 (动物实验); 提高心肌收缩力和外周血管扩张剂 (iv); 减慢心率和增加尿量 (iv); 抗高血压; 利尿剂; 营养素. 【来源】长管萱草* *Hemerocallis longituba*, 陆地棉 *Gossypium hirsutum* [Syn. *Gossypium mexicanum*], 天门冬 *Asparagus cochinchinensis* [Syn. *Asparagus lucidus*], 小百部 *Asparagus officinalis*, 小果咖啡 *Coffea arabica*, 玄参 *Scrophularia ningpoensis*, 大豆属 *Glycine* sp., 野豌豆属 *Vicia* sp. 【文献】167, 169.

264 Canavanine 刀豆氨酸

[543-38-4] $C_5H_{12}N_4O_3$ (176.18). 【类型】氨基酸和肽类. 【活性】细胞毒 (人和动物的组织培养细胞); 植物生长和发芽抑制剂; 碱性磷酸酶抑制剂 (人胎盘); 剧毒剂. 【来源】黄芪 *Astragalus membranaceus*, 洋刀豆 *Canavalia ensiformis*, 紫云英 *Astragalus sinicus*. 【文献】2, 167, 168.

265 Cherimolacyclopeptide D 毛叶番荔枝环肽 D

$C_{29}H_{48}N_8O_9$ (652.75). 无色固体, mp 220~221 ℃, $[\alpha]_D^{22} = -64°$ (c = 0.1, 甲醇). 【类型】氨基酸和肽类. 【活性】细胞毒 (*in vitro* KB 细胞培养系统, IC_{50} = 0.97μmol/L; 对照阿霉素, IC_{50} = 0.02μmolL)[1268]. 【来源】毛叶番荔枝 *Annona cherimolia*. 【文献】1268.

266 Cherimolacyclopeptide E 毛叶番荔枝环肽 E

$C_{33}H_{42}N_6O_7$ (634.74). 无色粉末, mp 213~214℃ (甲醇), $[\alpha]_D^{22} = -56°$ (c = 0.3, 甲醇). 【类型】氨基酸和肽类. 【活性】细胞毒 (KB, IC_{50} = 0.017μmol/L, 对照

阿霉素, IC_{50} = 0.02μmol/L)[1279]. 【来源】毛叶番荔枝 *Annona cherimolia* (种子). 【文献】1279.

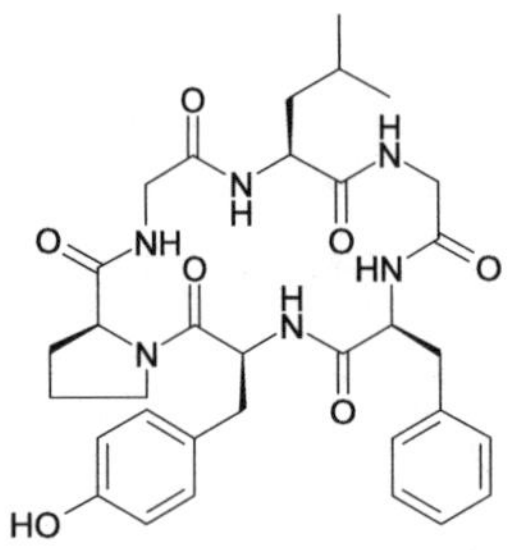

267 Cherimolacyclopeptide F 毛叶番荔枝环肽 F

$C_{45}H_{69}N_9O_{10}S_2$ (960.23). 无色固体, mp 139~140℃ (甲醇), $[\alpha]_D^{22}$ = −68° (*c* = 0.1, 甲醇). 【类型】氨基酸和肽类. 【活性】细胞毒 (KB, IC_{50} = 0.06μmol/L, 对照阿霉素, IC_{50} = 0.02μmol/L)[1279]. 【来源】毛叶番荔枝 *Annona cherimolia* (种子). 【文献】1279.

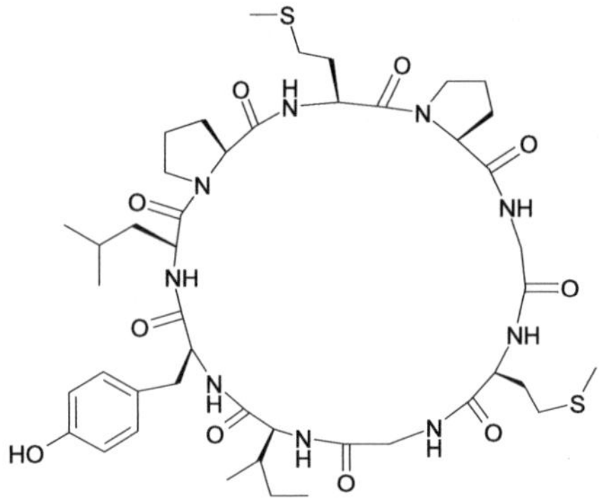

268 Cordycedipeptide A 冬虫夏草二肽 A*

3-Acetamino-6-isobutyl-2,5-dioxopiperazine

$C_{10}H_{17}N_3O_3$ (227.27). 白色无定形粉末 (甲醇), mp 126℃, $[\alpha]_D^{20}$ = −70.25° (*c* = 0.8, 甲醇). 【类型】氨基酸和肽类. 【活性】细胞毒 (L-929, IC_{50} = 6.30μg/mL, A375, IC_{50} = 9.16μg/mL, HeLa, IC_{50} = 61.10μg/mL, 对照氟尿嘧啶, IC_{50} 分别为 6.37、4.69、12.71μg/mL) [977]. 【来源】冬虫夏草 *Cordyceps sinensis* (全株). 【文献】977.

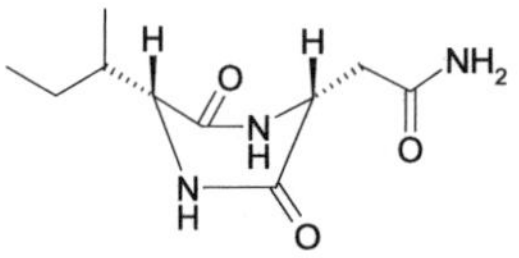

269 Dianthin C 瞿麦环肽 C*

$C_{36}H_{48}N_6O_7$ (676.82). 暗黄色粉末, $[\alpha]_D^{21}$ = −50° (*c* = 0.17, 甲醇). 【类型】氨基酸和肽类. 【活性】细胞毒 (*in vitro*, HepG2, IC_{50} = 17.17μg/mL; Hep3B, IC_{50} > 20μg/mL; MCF7, IC_{50} > 20μg/mL; A549, IC_{50} > 20μg/mL; MDA-MB-231, IC_{50} > 20μg/mL; 对照阿霉素: HepG2, IC_{50} = 0.19μg/mL; Hep3B, IC_{50} = 0.31μg/mL; MCF7, IC_{50} = 1.21μg/mL; A549, IC_{50} = 0.19μg/mL; MDA-MB-231, IC_{50} = 0.73μg/mL)[1109]. 【来源】瞿麦 *Dianthus superbus* (地上部分: 产率 = 0.0033%干重). 【文献】1109.

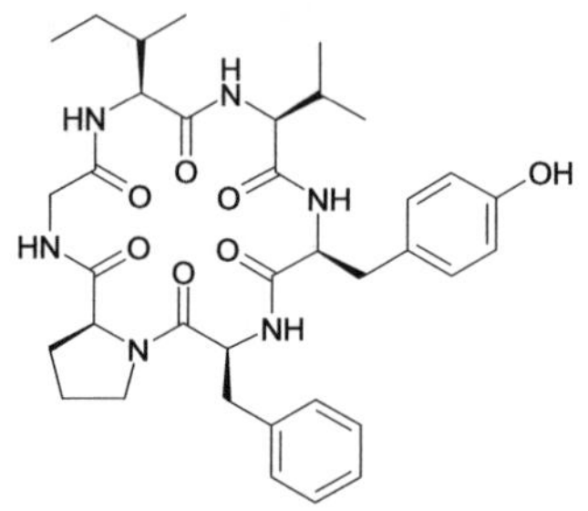

270 Dianthin E 瞿麦环肽 E*

$C_{30}H_{44}N_6O_7$ (600.72). 暗黄色粉末, $[\alpha]_D^{21}$ = −30.5° (*c* = 0.02, 甲醇). 【类型】氨基酸和肽类. 【活性】细胞毒 (*in vitro*, HepG2, IC_{50} = 2.37μg/mL; Hep3B, IC_{50} > 20μg/mL; MCF7, IC_{50} > 20μg/mL; A549, IC_{50} > 20μg/mL; MDA-MB-231, IC_{50} > 20μg/mL; 对照阿霉素: HepG2, IC_{50} = 0.19μg/mL; Hep3B, IC_{50} = 0.31μg/mL; MCF7, IC_{50} = 1.21μg/mL; A549, IC_{50} = 0.19μg/mL; MDA-MB-231, IC_{50} = 0.73μg/mL)[1109]. 【来源】瞿麦 *Dianthus superbus* (地上部分: 产率 = 0.0022%干重). 【文献】1109.

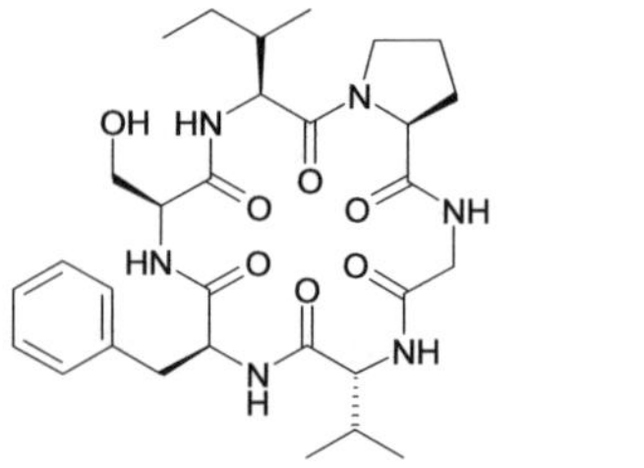

271 Glaucacyclopeptide A 柔毛番荔枝环肽 A*

$C_{28}H_{47}N_7O_7$ (593.73). 无色固体, mp 174~175℃, $[\alpha]_D^{22}$ = −57° (*c* = 0.2, 甲醇). 【类型】氨基酸和肽类. 【活性】细胞毒 (*in vitro*, KB 细胞, IC_{50} = 0.73μmol/L, 对照阿霉素, IC_{50} = 0.02μmol/L)[1271]. 【来源】柔毛番

荔枝 *Annona glauca* (种子). 【文献】1271.

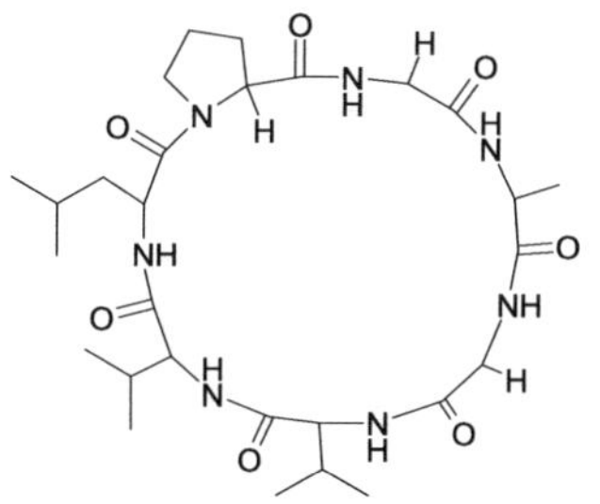

272 Longicalycinin A 长萼瞿麦宁 A*

$C_{34}H_{37}N_5O_6$ (611.70). 暗黄色粉末, $[\alpha]_D^{25} = -12°$ (*c* = 0.01, 甲基腈). 【类型】氨基酸和肽类. 【活性】细胞毒 (人肝癌细胞 HepG2, IC_{50} = 13.52μg/mL)[972]. 【来源】长萼瞿麦 *Dianthus superbus* var. *longicalycinus*. 【文献】972.

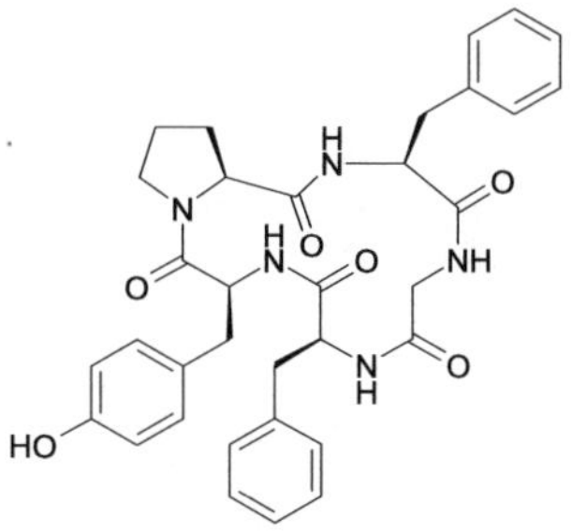

273 N-Methylsansalvamide

$C_{33}H_{52}N_4O_6$ (600.81). 无色油状物, $[\alpha]_D = -132°$ (*c* = 0.415, 二氯甲烷). 【类型】氨基酸和肽类. 【活性】细胞毒 (*in vitro*, NCI 人肿瘤细胞株筛选程序, 平均 GI_{50} = 8.3μmol/L)[1227]. 【来源】镰孢霉属 *Fusarium* sp. 【文献】1227.

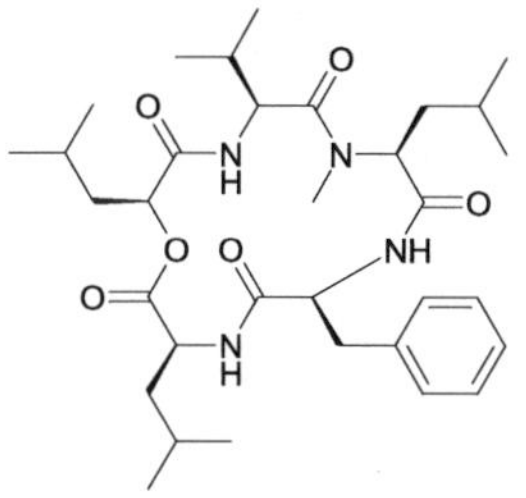

274 Pseudostellarin D 假繁缕素 D

[158335-65-0] $C_{36}H_{55}N_7O_8$ (713.88). 无色针晶, mp 177~179℃ (甲醇), $[\alpha]_D = -64.8°$ (*c* = 0.54, 甲醇). 【类型】氨基酸和肽类. 【活性】酪氨酸酶抑制剂 (IC_{50} = 100μmol/L); 抗肿瘤 (抑制黑色素生成, IC_{50} = 49μmol/L). 【来源】异叶假繁缕 *Pseudostellaria heterophylla*. 【文献】767, 768.

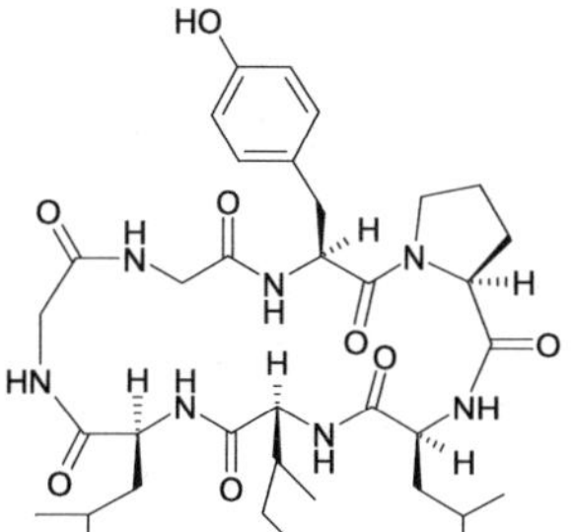

275 Pseudostellarin G 假繁缕素 G

[156525-71-2] $C_{42}H_{56}N_8O_9$ (816.96). 无色针晶, mp 265℃ (分解), $[\alpha]_D = -57.7°$ (*c* = 0.78, 甲醇). 【类型】氨基酸和肽类. 【活性】酪氨酸酶抑制剂 (IC_{50} = 75μmol/L); 抗肿瘤 (抑制黑色素生成, IC_{50} = 102μmol/L). 【来源】异叶假繁缕 *Pseudostellaria heterophylla*. 【文献】769, 768.

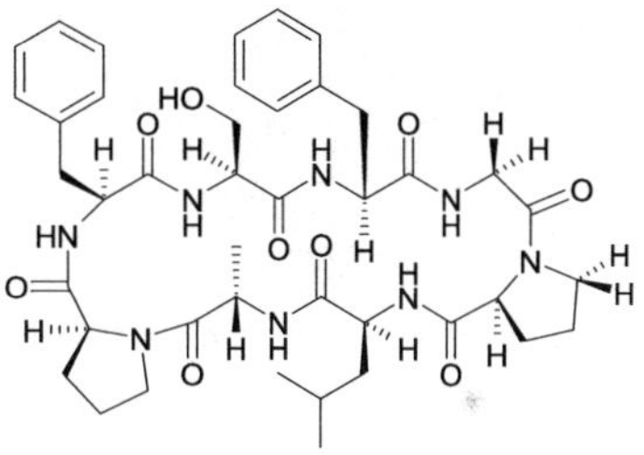

276 Rubia akane RA-XVI 环己肽 RA-XVI

[150373-89-0] $C_{48}H_{60}N_6O_{16}$ (977.04). 针状晶体, mp 220℃ (分解), $[\alpha]_D = -179.7°$ (*c* = 0.06, 甲醇). 【类型】氨基酸和肽类. 【活性】细胞毒 (P_{388}, ED_{50} = 1.5μg/mL). 【来源】茜草根 *Rubia cordifolia* (根: 产率 = 0.0000036%干重). 【文献】168, 249.

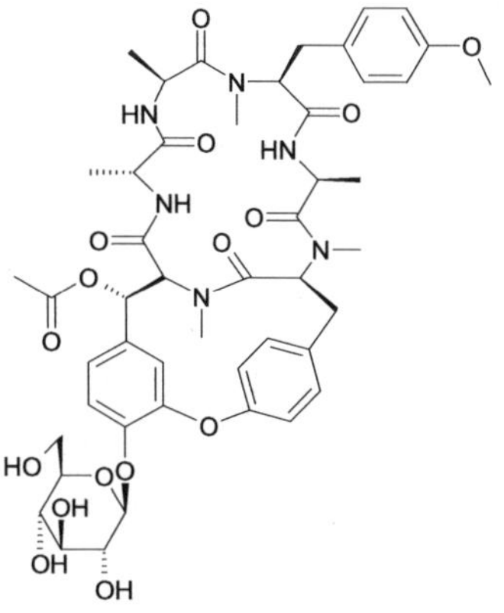

277 Sansalvamide

$C_{32}H_{50}N_4O_6$ (586.78). 【类型】氨基酸和肽类. 【活性】细胞毒 (*in vitro*, NCI 人肿瘤细胞株筛选程序, 平均 GI_{50} = 3.6μmol/L)[1227]. 【来源】镰孢霉属 *Fusarium* sp. 【文献】1227.

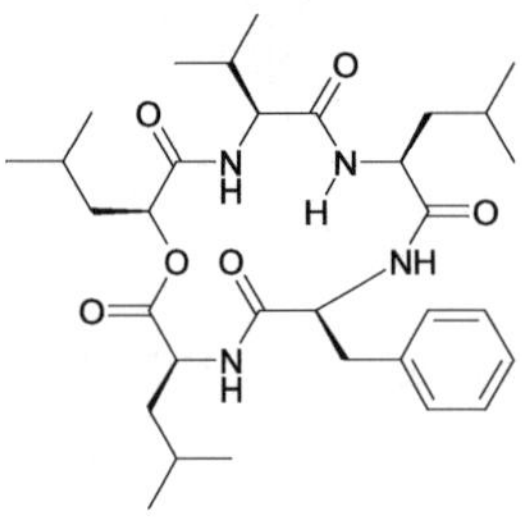

278 Tricholomic acid 口蘑氨酸

$C_5H_8N_2O_4$ (160.13). 无色柱状晶体 (水), mp 207℃ (分解), $[\alpha]_D$ = +80° (*c* = 0.2, 水). 【类型】氨基酸和肽类. 【活性】抗肿瘤 (鼠, 5~50mg/kg); 中枢兴奋剂. 【来源】口蘑属 *Tricholoma muscarium*. 【文献】169.

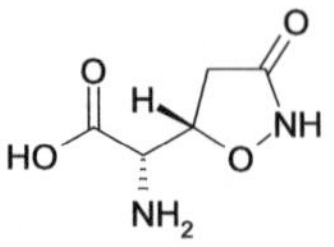

2. 萜　　类

2.1　单　萜　类

链状单萜

279　Geraniol 牻牛儿醇

Geranyl alcohol [106-24-1] $C_{10}H_{18}O$ (154.25). mp 230℃.【类型】链状单萜.【活性】抗肿瘤 (白血病); 抗真菌 (发癣菌属真菌和奥杜安小孢子菌, MIC = 0.39mg/mL); 防腐剂; 驱肠虫剂 (豚鼠, 杀蛔虫药); 用于治疗慢性支气管炎; LD_{50} (大鼠, orl) = 4.8g/kg, (兔, iv) = 50mg/kg.【来源】半边苏 *Elsholtzia ciliata*, 柴胡 *Bupleurum chinense*, 大马士革蔷薇 *Rosa damascena*, 大蒜 *Allium sativum*, 法国蔷薇 *Rosa gallica*, 干姜 *Zingiber officinale*, 金银花 *Lonicera japonica*, 九里香 *Murraya paniculata* [Syn. *Chalcas paniculata*], 牻牛儿苗 *Erodium stephanianum*, 玫瑰花 *Rosa rugosa*, 生姜 *Zingiber officinale*, 水松 *Codium fragile*, 五味子 *Schisandra chinensis*, 月桂子 *Laurus nobilis*, 芸香草 *Cymbopogon distans*.【文献】2, 3, 8, 165, 167, 168, 320.

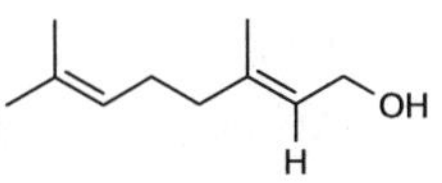

280　Linalyl acetate 乙酸芳樟酯

Linalool acetate [115-95-7] $C_{12}H_{20}O_2$ (196.29). bp 115~116℃(25mmHg).【类型】链状单萜.【活性】抗肿瘤 (小鼠 S_{180}, 1mg/kg ip, 抑制率 =45.3%).【来源】厚朴 *Magnolia officinalis*, 胡桃仁 *Juglans regia*, 黄花蒿(青蒿) *Artemisia annua*, 枸橼 *Citrus medica*, 柠檬 *Citrus limon*, 麝香草 *Thymus vulgaris*, 野花椒叶 *Zanthoxylum simulans*.【文献】2, 5, 167, 168.

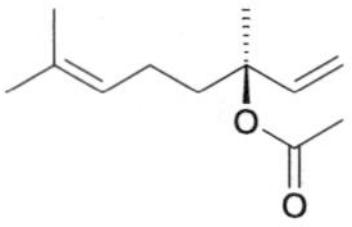

卤化二甲辛烷类单萜

281　8-Bromo-1,3,4,7-tetrachloro-3,7-dimethyl- 1*E*,5*E*-octadiene　8-溴-1,3,4,7-四氯-3,7-二甲基-1*E*,5*E*-辛二烯

$C_{10}H_{13}BrCl_4$ (354.93).【类型】卤化二甲辛烷类单萜.【活性】细胞毒 (*in vitro*, WHCO1, IC_{50} = 17.2μmol/L, 对照顺铂, IC_{50} = 13μmol/L)[1269].【来源】珊瑚根海头红* *Plocamium corallorrhiza*.【文献】1269.

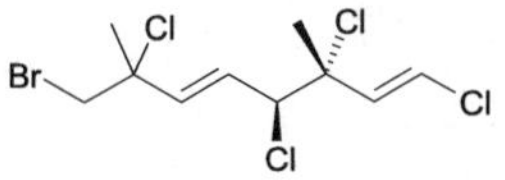

282　Plocoralide B 珊瑚根海头红卤代物 B*

4,6-Dibromo-1,1-dichloro-3,7-dimethyl-2*E*,7-octadiene $C_{10}H_{14}Br_2Cl_2$ (364.94). 无色油状物, $[\alpha]_D$ = −15° (*c* = 0.02, 三氯甲烷).【类型】卤化二甲辛烷类单萜.【活性】细胞毒 (*in vitro*, WHCO1, IC_{50} = 9.3μmol/L, 对照顺铂, IC_{50} = 13μmol/L)[1269].【来源】珊瑚根海头红* *Plocamium corallorrhiza*.【文献】1269.

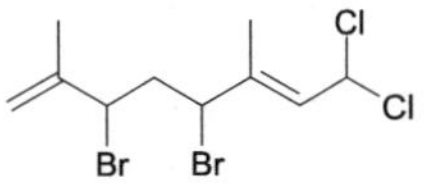

283　Plocoralide C 珊瑚根海头红卤代物 C*

4,8-Dibromo-1,1,7-trichloro-3,7-dimethyl-2*E*,5*Z*-octadiene $C_{10}H_{13}Br_2Cl_3$ (399.38). 无色油状物, $[\alpha]_D$ = −43° (*c* = 0.03, 三氯甲烷).【类型】卤化二甲辛烷类单萜.【活性】细胞毒 (*in vitro*, WHCO1, IC_{50} = 33.8μmol/L, 对照顺铂, IC_{50} = 13μmol/L)[1269].【来源】珊瑚根海头红* *Plocamium corallorrhiza*.【文献】1269.

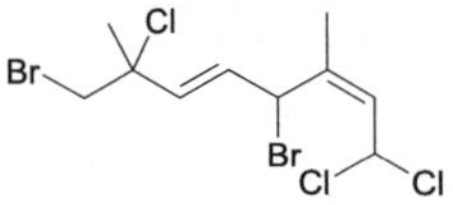

284　1,4,8-Tribromo-3,7-dichloro-3,7-dimeth- yl-1*E*,5*E*-octadiene　1,4,8-三溴-3,7-二氯-3,7-二甲基-1*E*,5*E*-辛二烯*

$C_{10}H_{13}Br_3Cl_2$ (443.83).【类型】卤化二甲辛烷类单萜.

【活性】细胞毒 (*in vitro*, WHCO1, IC_{50} = 18.1μmol/L, 对照顺铂, IC_{50} = 13μmol/L)[1269]. 【来源】珊瑚根海头红* *Plocamium corallorrhiza*. 【文献】1269.

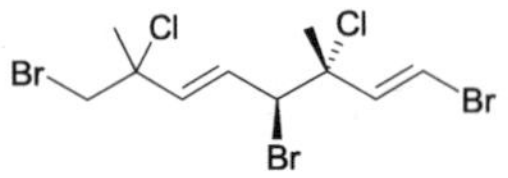

环烯醚类单萜

285 8-Acetylharpagide 8-乙酰基哈帕苷

8-*O*-Acetylharpagide $C_{17}H_{26}O_{11}$ (406.39). 白色粉末. 【类型】环烯醚类单萜. 【活性】抗肿瘤 (鼠皮肤 *in vivo*, 强烈抑制爱泼斯坦-巴尔病毒早期抗原 EBV-EA 的诱导作用). 【来源】白毛夏枯草 *Ajuga decumbens*, 龙吐珠 *Clerodendrum thomsonae*, 波斯益母草* *Leonurus persicus*, 痢止蒿 *Ajuga forrestii*, 匍匐筋骨草 *Ajuga reptans*, 台湾筋骨草* *Ajuga taiwanensis* (全株). 【文献】168, 174, 299, 517, 983.

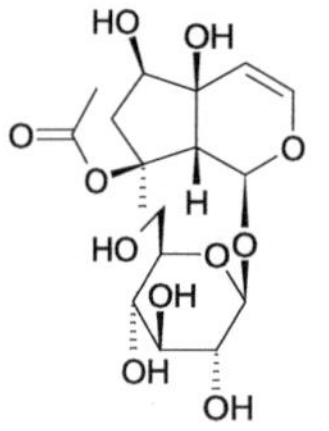

286 Allamandin 黄蝉花定

[51820-82-7] $C_{15}H_{16}O_7$ (308.29). 细片状晶体 (甲醇-乙酸乙酯), mp 212~215℃, $[\alpha]_D^{21}$ = +15° (*c* = 0.06, 甲醇). 【类型】环烯醚类单萜. 【活性】细胞毒 (KB, ED_{50} = 2.1μg/mL; P_{388}). 【来源】软枝黄蝉 *Allemanda cathartica*. 【文献】167, 169.

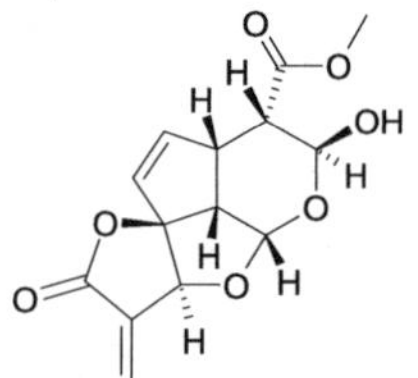

287 Allamansicin 黄蝉花辛

$C_{15}H_{16}O_7$ (308.29). 片状晶体 (乙醚-己烷), mp 117~118℃, $[\alpha]_D^{21}$ = +293° (*c* = 0.42, 三氯甲烷). 【类型】环烯醚类单萜. 【活性】细胞毒 (KB, ED_{50} > 10μg/mL, P_{388}). 【来源】软枝黄蝉 *Allemanda cathartica*. 【文献】167, 169.

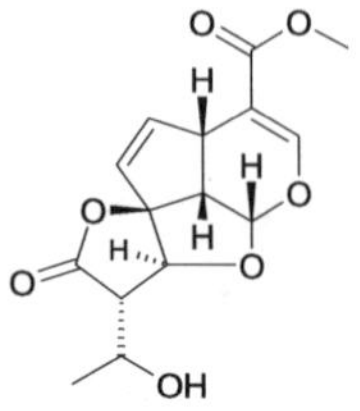

288 Allamdin 黄蝉花素

[51820-84-9] $C_{15}H_{16}O_6$ (292.29). 针状晶体 (乙醚-己烷), mp 131~132℃ (分解), $[\alpha]_D^{21}$ = −35° (*c* = 0.46, 三氯甲烷). 【类型】环烯醚类单萜. 【活性】细胞毒 (KB, ED_{50} > 10μg/mL, P_{388}). 【来源】软枝黄蝉 *Allemanda cathartica*. 【文献】167, 169.

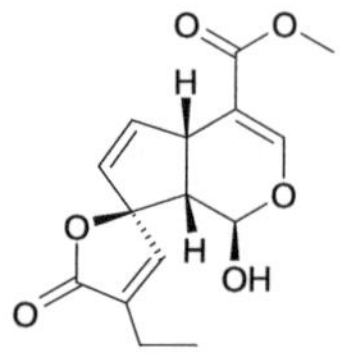

289 (4*R*,5*R*,7*S*,8*S*,9*S*)-7-Hydroxy-8-hydroxy-methyl-4-methyl-perhydrocyclopenta[c]pyran-1-one (4*R*,5*R*,7*S*,8*S*,9*S*)-7-羟基-8-羟甲基-4-甲基-全氢环戊烷[c]吡喃-1-酮*

$C_{10}H_{16}O_4$ (200.24). 【类型】环烯醚类单萜. 【活性】抗结核 (结核分枝杆菌, MIC > 128μg/mL, 细胞毒, Vero 细胞, IC_{50} > 102μg/mL, 阳性对照利福平, MIC = 0.03μg/mL, IC_{50} = 98.3μg/mL, SI = 3300)[1171]. 【来源】疏花缬草* *Valeriana laxiflora* (地上部分和根). 【文献】1171.

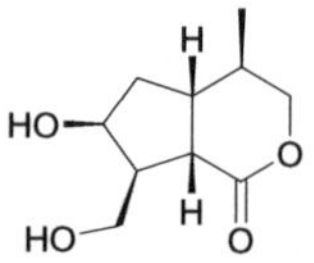

290 Luzonial A 吕宋荚蒾醛 A*

$C_{19}H_{20}O_7$ (360.37). 黄色油状物; $[\alpha]_D^{21}$ = −7.1° (*c* = 1.04, 甲醇). 【类型】环烯醚类单萜. 【活性】细胞毒 (HeLa-S3 人上皮癌细胞, IC_{50} = 3.5μmol/L, 对照氟尿嘧啶 IC_{50} = 5.4μmol/L, 顺铂 IC_{50} = 2.46μmol/L) [528]. 【来源】吕宋荚蒾(牛伴木) *Viburnum luzonicum*.

【文献】528.

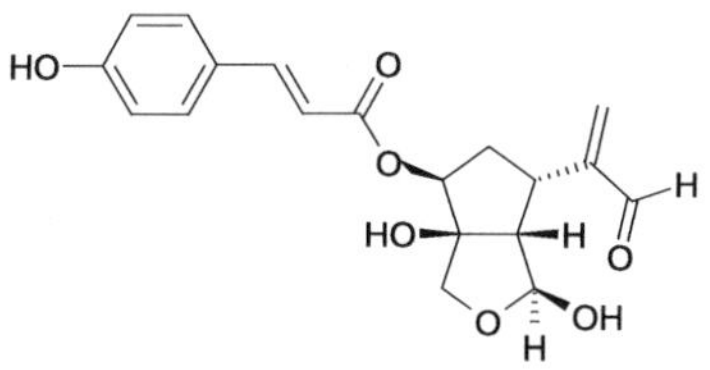

291 Luzonial B 吕宋荚蒾醛 B*

$C_{19}H_{20}O_7$ (360.37). 黄色油状物; $[\alpha]_D^{21} = -1.9°$ (c = 1.17, 甲醇). 【类型】环烯醚类单萜. 【活性】细胞毒 (HeLa-S3 人上皮癌细胞, IC_{50} = 1.93μmol/L, 对照氟尿嘧啶 IC_{50} = 5.4μmol/L, 顺铂 IC_{50} = 2.46μmol/L)[528]. 【来源】吕宋荚蒾(牛伴木) *Viburnum luzonicum*. 【文献】528.

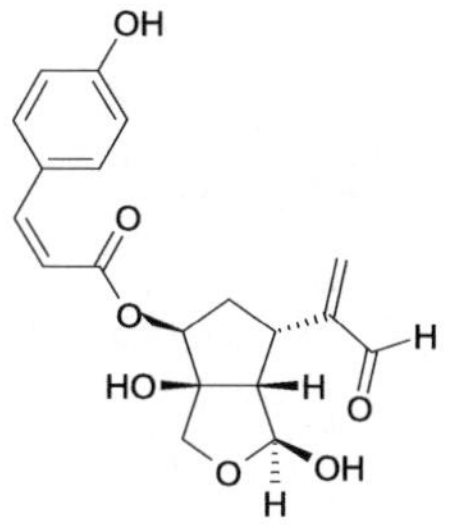

292 Luzonidial A 吕宋荚蒾二醛 A*

$C_{19}H_{18}O_6$ (342.35). 黄色油状物; $[\alpha]_D^{21} = -183.4°$ (c = 0.94, 三氯甲烷). 【类型】环烯醚类单萜. 【活性】细胞毒 (HeLa-S3 人上皮癌细胞, IC_{50} = 24.5μmol/L, 对照氟尿嘧啶 IC_{50} = 5.4μmol/L, 顺铂 IC_{50} = 2.46μmol/L)[528]. 【来源】吕宋荚蒾(牛伴木) *Viburnum luzonicum*. 【文献】528.

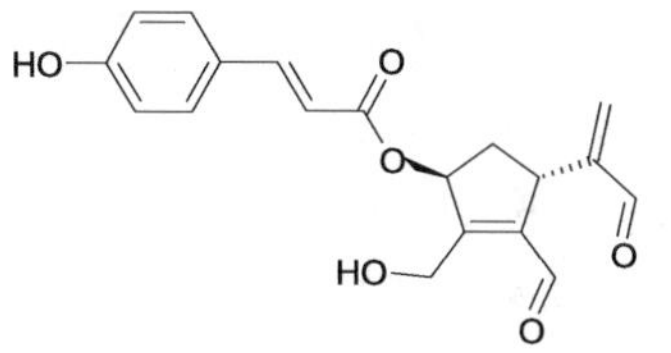

293 Luzonoid A 吕宋荚蒾类 A*

$C_{24}H_{30}O_9$ (462.5). 黄色油状物, $[\alpha]_D^{21} = +41.0°$ (c = 0.64, 甲醇). 【类型】环烯醚类单萜. 【活性】细胞毒 (*in vitro*, HeLa-S3 人上皮癌细胞, IC_{50} = 2.89μmol/L; 对照顺铂, IC_{50} = 2.46μmol/L)[1117]. 【来源】吕宋荚蒾(牛伴木) *Viburnum luzonicum* (叶: 产率 = 0.0033%). 【文献】1117.

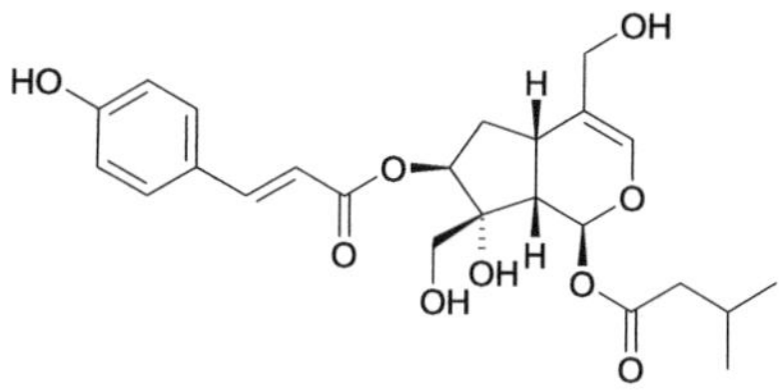

294 Luzonoid B 吕宋荚蒾类 B*

$C_{24}H_{30}O_9$ (462.5). 黄色油状物, $[\alpha]_D^{21} = -53.7°$ (c = 2.11, 甲醇). 【类型】环烯醚类单萜. 【活性】细胞毒 (*in vitro*, HeLa-S3 人上皮癌细胞, IC_{50} = 3.11μmol/L; 对照顺铂, IC_{50} = 2.46μmol/L)[1117]. 【来源】吕宋荚蒾(牛伴木) *Viburnum luzonicum* (叶: 产率 = 0.0020%). 【文献】1117.

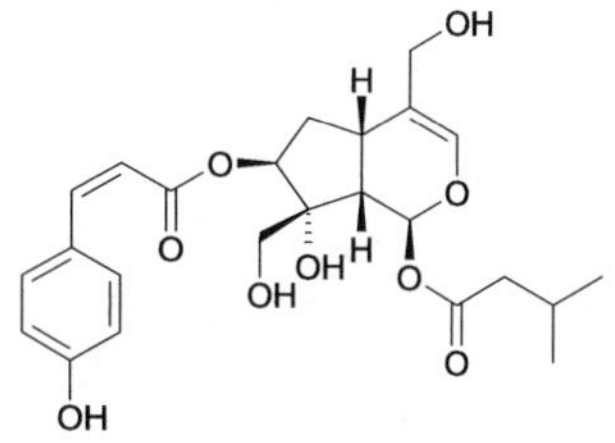

295 Luzonoid C 吕宋荚蒾类 C*

$C_{24}H_{30}O_9$ (462.5). 黄色油状物, $[\alpha]_D^{21} = -54.1°$ (c = 0.35, 甲醇). 【类型】环烯醚类单萜. 【活性】细胞毒 (*in vitro*, HeLa-S3 人上皮癌细胞, IC_{50} = 3.57μmol/L; 对照顺铂, IC_{50} = 2.46μmol/L)[1117]. 【来源】吕宋荚蒾(牛伴木) *Viburnum luzonicum* (叶: 产率 = 0.00069%). 【文献】1117.

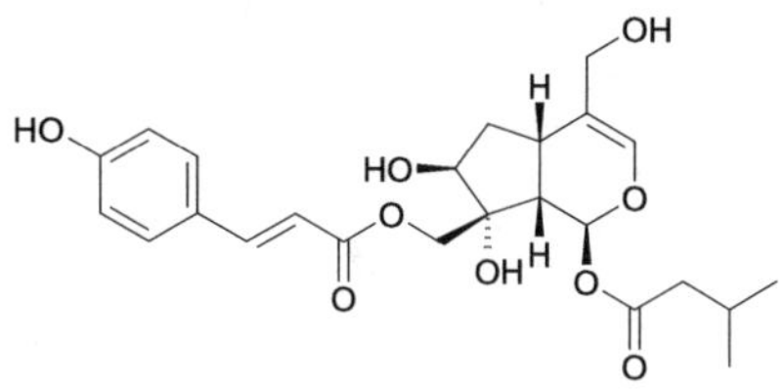

296 Luzonoid D 吕宋荚蒾类 D*

$C_{24}H_{30}O_9$ (462.5). 黄色油状物, $[\alpha]_D^{21} = -43.3°$ (c = 1.03, 甲醇). 【类型】环烯醚类单萜. 【活性】细胞毒 (*in vitro*, HeLa-S3 人上皮癌细胞, IC_{50} = 4.56μmol/L; 对照顺铂, IC_{50} = 2.46μmol/L)[1117]. 【来源】吕宋荚蒾(牛伴木) *Viburnum luzonicum* (叶: 产率 = 0.00026%). 【文献】1117.

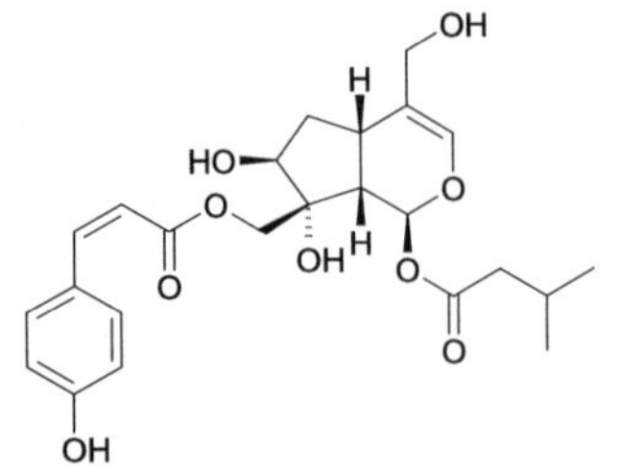

297　Luzonoid E　吕宋荚蒾类 E*

1-*O*-Deisovaeroyl-1-*O*-3-methylvaleroylluzonoid A $C_{25}H_{32}O_9$ (476.53). 黄色油状物, $[\alpha]_D^{21} = +54.1°$ (*c* = 0.21, 甲醇). 【类型】环烯醚类单萜. 【活性】细胞毒 (*in vitro*, HeLa-S3 人上皮癌细胞, $IC_{50} = 7.4\mu mol/L$; 对照顺铂, $IC_{50} = 2.46\mu mol/L$)[1117]. 【来源】吕宋荚蒾(牛伴木) *Viburnum luzonicum* (叶: 产率 = 0.00061%). 【文献】1117.

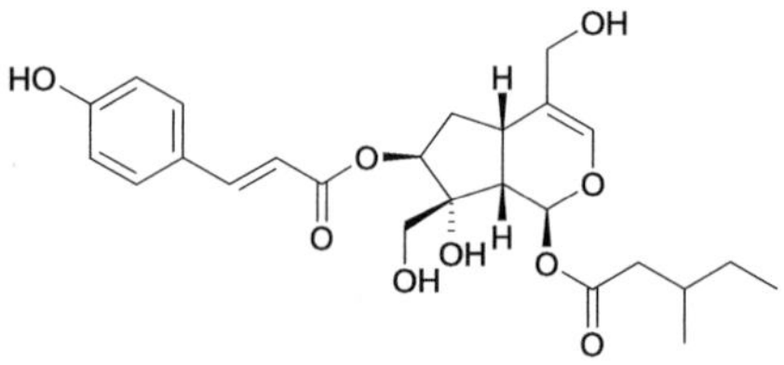

298　Luzonoside A　吕宋荚蒾苷 A*

7-*O*-(*E*)-*p*-Coumaroylsuspensolide F $C_{30}H_{40}O_{14}$ (624.64). 黄色糊状物, $[\alpha]_D^{21} = -18.6°$ (*c* = 0.60, 甲醇). 【类型】环烯醚类单萜. 【活性】细胞毒 (*in vitro*, HeLa-S3 人上皮癌细胞, $IC_{50} = 3.39\mu mol/L$; 对照顺铂, $IC_{50} = 2.46\mu mol/L$)[1117]. 【来源】吕宋荚蒾(牛伴木) *Viburnum luzonicum* (叶: 产率 = 0.00016%). 【文献】1117.

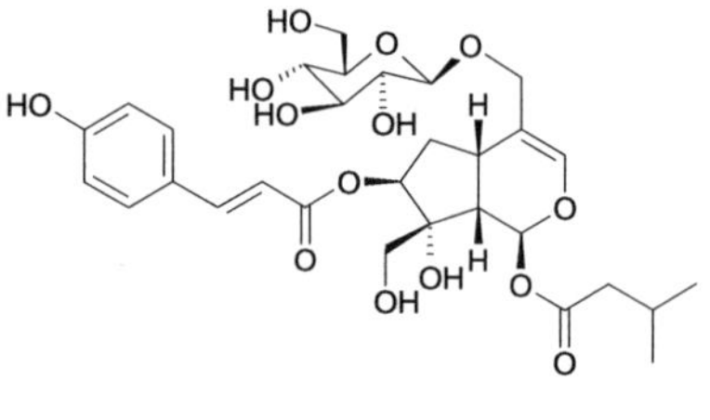

299　Luzonoside B　吕宋荚蒾苷 B*

7-*O*-(*Z*)-*p*-Coumaroylsuspensolide F $C_{30}H_{40}O_{14}$ (624.64). 黄色糊状物, $[\alpha]_D^{21} = -41.1°$ (*c* = 0.45, 甲醇). 【类型】环烯醚类单萜. 【活性】细胞毒 (*in vitro*, HeLa-S3 人上皮癌细胞, $IC_{50} = 4.67\mu mol/L$; 对照顺铂, $IC_{50} = 2.46\mu mol/L$)[1117]. 【来源】吕宋荚蒾(牛伴木) *Viburnum luzonicum* (叶: 产率 = 0.00022%). 【文献】1117.

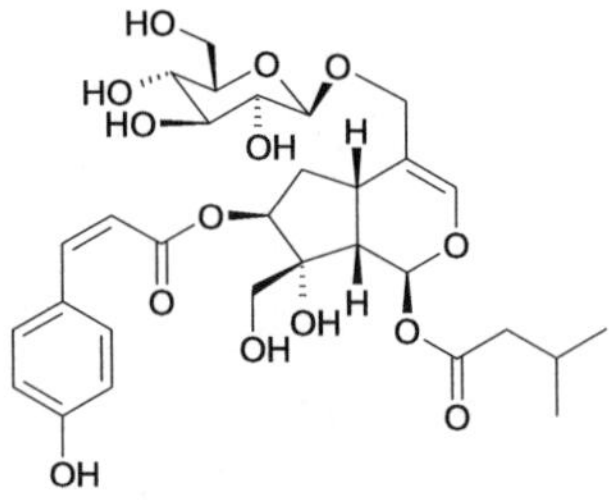

300　Scandoside methyl ester　鸡屎藤次苷甲酯

$C_{17}H_{24}O_{11}$ (404.37). 【类型】环烯醚类单萜. 【活性】抗肿瘤 (作用强). 【来源】栀子 *Gardenia jasminoides* [Syn. *Gardenia florida*]. 【文献】2, 161, 167.

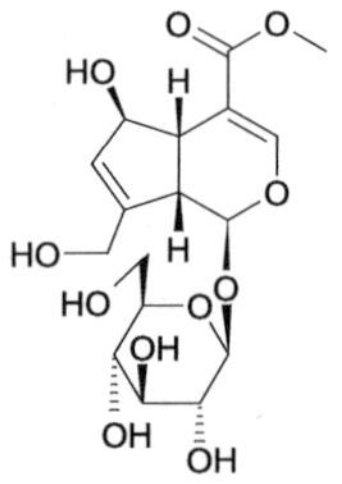

301　Scrophuloside B₄　玄参属苷 B₄*

6-*O*-(2''-*O*-Acetyl-3''-*O*-cinnamoyl-4''-*O*-*p*-methoxycinnamoyl-*α*-*L*-rhamnopyranosyl)catalpol $C_{42}H_{48}O_{18}$ (840.84). 淡黄色粉末, $[\alpha]_D^{25} = -31.8°$ (*c* = 0.29, 三氯甲烷). 【类型】环烯醚类单萜. 【活性】细胞毒 [MCF7, IC_{50} > 100μmol/L, 对照阿霉素, $IC_{50} = (1.5\pm0.2)\mu mol/L$; K562, $IC_{50} = (44.6\pm6.4)\mu mol/L$, 对照阿霉素, $IC_{50} = (0.07\pm0.01)\mu mol/L$; Bowes, $IC_{50} = (90.2\pm7.7)\mu mol/L$, 对照阿霉素, $IC_{50} = (0.45\pm0.01)\mu mol/L$; T24S, IC_{50} > 100μmol/L, 对照阿霉素, $IC_{50} = (5.8\pm0.6)\mu mol/L$; A549, IC_{50} > 100μmol/L, 对照阿霉素, $IC_{50} = (15.8\pm6.7)\mu mol/L$][1273]. 【来源】玄参 *Scrophu-laria ningpoensis*. 【文献】1273.

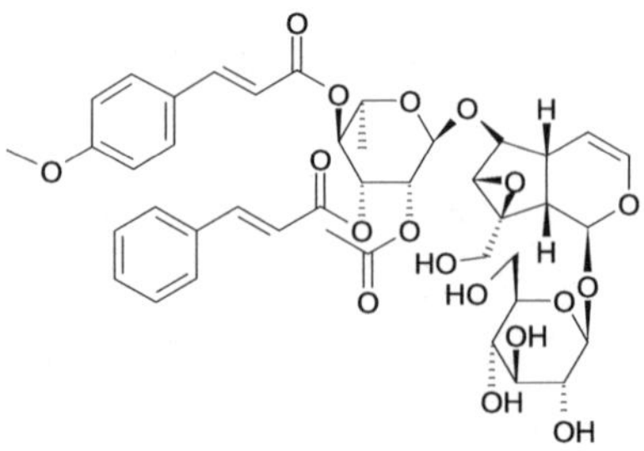

302 Sarracenin 瓶子草素

[59653-37-1] $C_{11}H_{14}O_5$ (226.23). mp 127~128℃ (分解).【类型】环烯醚类单萜.【活性】抗肿瘤 (鼠, P_{388}, 50mg/kg, *in vivo*, 生命延长率 = 50%).【来源】黄瓶子草 *Sarracenia flava*.【文献】4, 167.

薄荷烷型单萜

303 *D*-Limonene *D*-柠檬烯

(*R*)-(+)-Limonene [5989-27-5] $C_{10}H_{16}$ (136.24). bp 178℃.【类型】薄荷烷型单萜.【活性】抗菌 (肺炎双球菌、卡他双球菌、金黄色葡萄球菌和 *α*-链球菌); 镇咳 (祛痰); 刺激剂 (对皮肤); 镇静; 抗肿瘤 (鼠, 皮肤癌、肺癌).【来源】白皮松 *Pinus bungeana*, 薄荷 *Mentha haplocalyx* [Syn. *Mentha canadaensis*; *Mentha arvensis* var. *haplocalyx*; *Mentha arvensis*], 柴胡 *Bupleurum chinense*, 大叶香薷 *Mosla dianthera*, 冬凌草 *Rabdosia rubescens*, 枫香树 *Liquidambar formosana* [Syn. *Liquidambar taiwaniana*], 干姜 *Zingiber officinale*, 岗松 *Baeckea frutescens*, 葛缕子 *Carum carvi*, 枸橼 *Citrus medica*, 海松子 *Pinus koraiensis*, 厚朴 *Magnolia officinalis*, 胡荽子 *Coriandrum sativum*, 华东蓝刺头 *Echinops grijsii*, 黄花蒿(青蒿) *Artemisia annua*, 回回苏梗 *Perilla frutescens* var. *crispa*, 茴香 *Foeniculum vulgare*, 藿香 *Agastache rugosus*, 尖紫苏叶 *Perilla frutescens* var. *acuta* [Syn. *Perilla frutescens* var. *purpurascens*], 荆芥 *Schizonepeta tenuifolia* [Syn. *Nepeta tenuifolia*], 九里香 *Murraya paniculata* [Syn. *Chalcas paniculata*], 橘皮 *Citrus reticulata*, 宽叶羌活 *Notopterygium forbesii* [Syn. *Notopterygium franchetii*], 阔叶缬草 *Valeriana officinalis* var. *latifolia*, 连翘 *Forsythia suspensa*, 辽细辛 *Asarum heterotropoides* var. *mandshuricum*, 露兜簕花 *Pandanus tectorius*, 苜蓿 *Medicago sativa*, 南鹤虱 *Daucus carota*, 欧洲冷杉 *Abies alba*, 羌活 *Notopterygium incisum*, 乳香 *Boswellia carterii*, 生姜 *Zingiber officinale*, 莳萝子 *Anethum graveolens*, 吴茱萸 *Evodia rutaecarpa*, 五味子 *Schisandra chinensis*, 细辛 *Asarum sieboldii*, 小叶枇杷 *Rhododendron anthopogonoides*, 鸭儿芹 *Cryptotaenia japonica*, 茵陈蒿 *Artemisia capillaris*, 蜘蛛香 *Valeriana jatamansii* [Syn. *Valeriana wallichii*], 薄荷属 *Mentha* sp., 还存在于许多植物中.【文献】2, 8, 167, 168, 320, 1372.

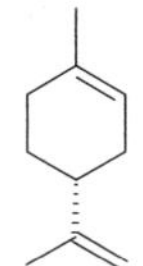

304 Perillyl alcohol 紫苏醇

Perilla alcohol [536-59-4] $C_{10}H_{16}O$ (152.24). bp (+) 228~229℃(755mmHg), (−) 244.5℃.【类型】薄荷烷型单萜.【活性】抗肿瘤 (治疗胰管癌, 抑制皮肤癌, 抑制乳房肿瘤)[551]; 细胞毒 (大鼠, 肝肿瘤细胞, 抑制细胞生长)[551].【来源】九里香 *Murraya paniculata* [Syn. *Chalcas paniculata*], 回回苏梗 *Perilla frutescens* var. *crispa*.【文献】5, 8, 168, 551.

305 Sobrerol 水合蒎醇*

Sobrepin [498-71-5] $C_{10}H_{18}O_2$ (170.25).【类型】薄荷烷型单萜.【活性】抗肿瘤 (显著降低乳腺癌发病率).【来源】存在于许多植物中 (蔬菜水果).【文献】299, 320.

环己烷型单萜

306 (1*R,2*S**,4*S**,5*S**)-4-Bromo-5-bromome-thyl-1*E*-chlorovinyl-2,5-dichloromethylcyclohexane (1*R**,2*S**,4*S**,5*S**)-4-溴-5-溴甲基-1*E*-氯乙烯基-2,5-二氯甲基环己烷**

$C_{10}H_{13}Br_2Cl_3$ (399.38).【类型】环己烷型单萜.【活性】细胞毒 (*in vitro*, WHCO1, IC_{50} = 34.8μmol/L, KB, IC_{50} = 33.3μmol/L, 对照顺铂, IC_{50} = 13μmol/L)[1269],

抗结核 (结核分枝杆菌, 中等活性)[1269]. 【来源】珊瑚根海头红* *Plocamium corallorrhiza*. 【文献】1269.

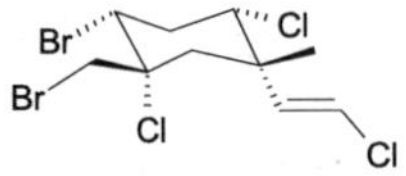

307　Cantharidin 斑蝥素

Cantharides camphor; Hexahydro-3*α*,7*α*-dimethyl- 4,7-epoxyisobenzofuran-1,3-dione [56-25-7] $C_{10}H_{12}O_4$ (196.20). mp 218℃, 不溶于水, 略溶于丙酮、三氯甲烷, 微溶于乙醚、乙醇, 溶于乙酸.[1374] 【类型】环己烷型单萜. 【活性】细胞毒 (*in vitro*, 多发骨髓瘤 U266 细胞, 细胞凋亡途径: 抑制 JAK/STAT, 活化胱天蛋白酶-3、胱天蛋白酶-8 和胱天蛋白酶-9)[1389]; 抗肿瘤; 抗病毒; 抗菌; 抗原生动物; 刺激白细胞生成; 局部兴奋剂; LD (人) = 30mg; LD_{50} (鼠, 急性毒性实验) = 1.71mg/kg. 【来源】斑蝥 *Mylabris phalerata* (干燥虫体: 含量 = 0.97%[1375]); *Mylabris cichorii* (干燥虫体: 含量 = 1.42%[1375]), 葛上亭长 *Epicauta gorhami*, 红娘子 *Huechys sanguinea*, 青娘子 *Lytta caraganae*. 【文献】3, 5, 167, 1374, 1375, 1389.

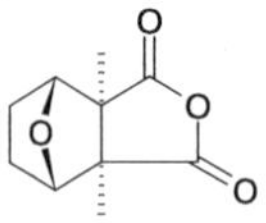

2.2　倍半萜类

没药烷型单环倍半萜

308　Phyllanthoside 叶下珠苷

[63166-73-4] $C_{40}H_{52}O_{17}$ (804.85). 无定形固体, mp 125~127℃, $[\alpha]_D^{22} = +16.9°$ ($c = 0.71$, 三氯甲烷). 【类型】没药烷型单环倍半萜. 【活性】抗肿瘤 (鼠: 明显抑制 B16 黑色素瘤, 8mg/kg, 治愈率 = 12%, 4~16mg/kg, 生命延长率 = 62%~90%, P_{388} 高活性; NCI 临床前开发); 抗病毒 (*in vivo*: 阴道给药 1mg/mL, 3 次/d, 抑制鼠生殖器单纯疱疹病毒 2 感染; *in vitro*: 细胞培养, 抑制单纯疱疹病毒, 疱疹性口炎, 哥萨克病毒). 【来源】尖叶叶下珠 *Phyllanthus acuminatus*. 【文献】743, 744, 745.

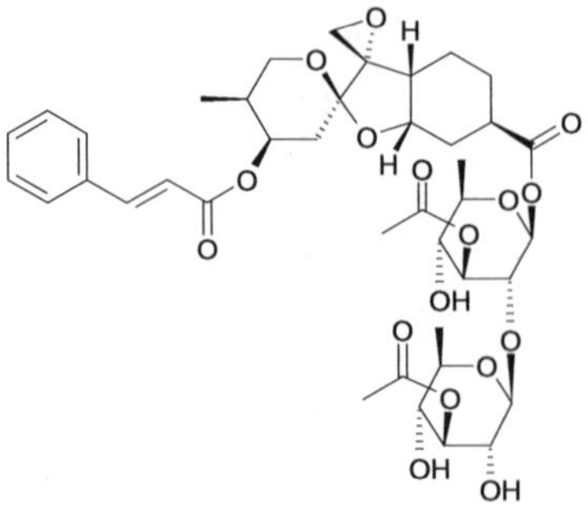

309　Phyllanthostatin 1 叶下珠斯泰汀 1

[82209-93-6] $C_{40}H_{52}O_{17}$ (804.85). 无定形固体, mp 125~126℃, $[\alpha]_D^{26} = -3.6°$ ($c = 0.83$, 三氯甲烷). 【类型】没药烷型单环倍半萜. 【活性】抗肿瘤 (鼠: 明显抑制 B16 黑色素瘤, 6~48mg/kg, 生命延长率 = 52%~90%, P_{388} 高活性); 抗病毒 (*in vivo* 抑制鼠生殖器单纯疱疹病毒 2 感染; *in vitro*: 细胞培养, 抑制单纯疱疹病毒, 疱疹性口炎, 哥萨克病毒). 【来源】尖叶叶下珠 *Phyllanthus acuminatus*. 【文献】743, 744, 745.

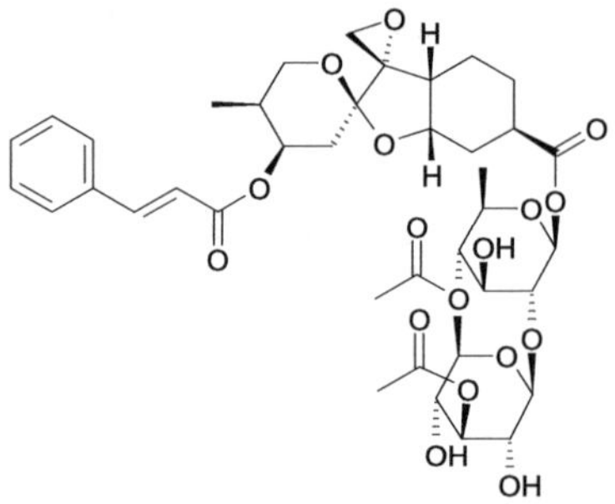

310　Phyllanthostatin 6 叶下珠斯泰汀 6

[132282-94-1] $C_{36}H_{48}O_{16}$ (736.77). 无定形固体, mp 136~139℃, $[\alpha]_D^{25} = +12.0°$ ($c = 0.25$, 二氯甲烷). 【类型】没药烷型单环倍半萜. 【活性】细胞毒 (P_{388}, ED_{50} = 0.35μg/mL). 【来源】尖叶叶下珠 *Phyllanthus acuminatus*. 【文献】780.

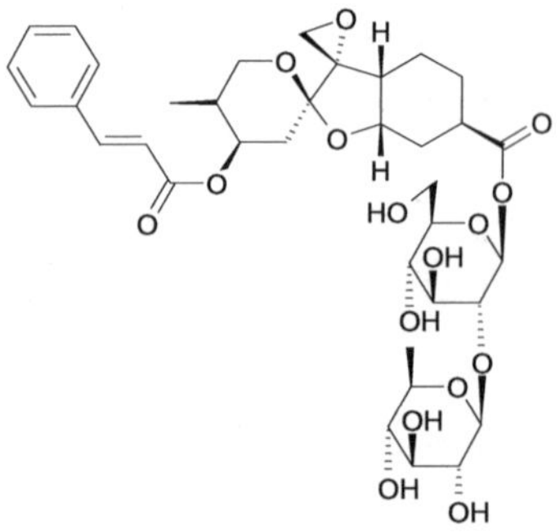

榄香烷型单环倍半萜

311 β-Elemene β-榄香烯

$C_{15}H_{24}$ (204.36). bp 117~124/15.5mmHg. 【类型】榄香烷型单环倍半萜. 【活性】细胞毒 (白血病细胞, IC_{50} = 33.5μg/mL); 抗肿瘤 (动物实验, EAC 腹水型移植肿瘤, ARS 腹水型移植肿瘤, YAS 腹水型, S_{180} 腹水型). 【来源】冰片 *Dryobalanops aromatica*, 苍术 *Atractylodes lancea*, 冬凌草 *Rabdosia rubescens*, 独活 *Angelica pubescens* f. *biserrata* [Syn. *Angelica pubescens*], 广藿香 *Pogostemon cablin* [Syn. *Mentha cablin*], 红柴胡 *Bupleurum scorzonerifolium*, 黄花蒿 (青蒿) *Artemisia annua*, 藿香 *Agastache rugosus*, 荆芥 *Schizonepeta tenuifolia* [Syn. *Nepeta tenuifolia*], 木香 *Saussurea lappa* [Syn. *Aucklandia lappa*], 人参 *Panax ginseng* [Syn. *Panax schinseng*], 三七 *Panax pseudo-ginseng* var. *notoginseng* [Syn. *Panax notoginseng*], 上佐尖叶光萼苔* *Porella acutifolia* ssp. *tosana*, 生姜 *Zingiber officinale*, 五味子 *Schisandra chinensis*, 茵陈蒿 *Artemisia capillaris*. 【文献】2, 4, 168, 840, 1372.

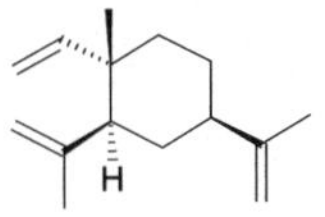

312 Epivernodalol 表斑鸠菊醇*

$C_{20}H_{24}O_8$ (392.41). mp 132℃, $[\alpha]_D^{25}$ = +92.5° (*c* = 0.5, 三氯甲烷). 【类型】榄香烷型单环倍半萜. 【活性】细胞毒 [*in vitro*, 人结肠癌细胞 HCT15, IC_{50} = (39.3±1.8)μmol/L, 对照氟尿嘧啶, IC_{50} = 66μmol/L; 结肠癌 HT29, IC_{50} = (21.9±0.8)μmol/L,氟尿嘧啶, IC_{50} = 49μmol/L; 乳腺癌 T47D, IC_{50} = (22.5±0.7) μmol/L, 对照阿霉素, IC_{50} = 0.075μmol/L; 宫颈癌 SiHa, IC_{50} = (43.4±1.8)μmol/L,氟尿嘧啶, IC_{50} = 0.034μmol/L][1297]. 【来源】斑鸠菊属 *Vernonia lasiopus*. 【文献】1297.

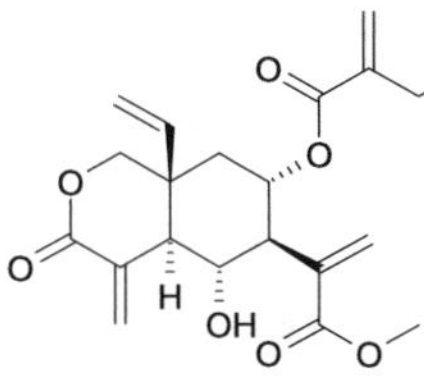

313 Isolinderalactone 异乌药内酯

[957-66-4] $C_{15}H_{16}O_3$ (244.29). mp 118~121℃. 【类型】榄香烷型单环倍半萜. 【活性】细胞毒 (*in vitro*: KB, ED_{50} = 2.990mg/L, P_{388}, ED_{50} = 0.816mg/L, A549, ED_{50} = 1.420mg/L, HT29, ED_{50} = 1.52mg/L). 【来源】乌药 *Lindera strychnifolia* [Syn. *Lindera aggregata*]. 【文献】5, 349.

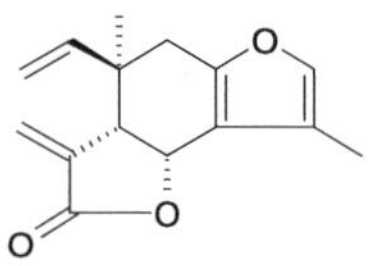

314 Lasiopulide 拉肖普斑鸠菊内酯*

$C_{16}H_{20}O_6$ (308.33). mp 141℃, $[\alpha]_D^{25}$ = +56.3° (*c* = 0.3, 三氯甲烷). 【类型】榄香烷型单环倍半萜. 【活性】细胞毒 [*in vitro*, 人结肠癌细胞 HCT15, IC_{50} = (109.79±4.06)μmol/L, 对照氟尿嘧啶, IC_{50} = 66μmol/L; 结肠癌 HT29, IC_{50} = (6.5±0.3)μmol/L, 对照氟尿嘧啶, IC_{50} = 49μmol/L; 乳腺癌 T47D, IC_{50} = (43.5±1.7)μmol/L, 对照阿霉素, IC_{50} = 0.075μmol/L; 宫颈癌 SiHa, 97.4μmol/L, 抑制率 = 18%,对照氟尿嘧啶, IC_{50} = 0.034μmol/L][1297]. 【来源】斑鸠菊属 *Vernonia lasiopus*. 【文献】1297.

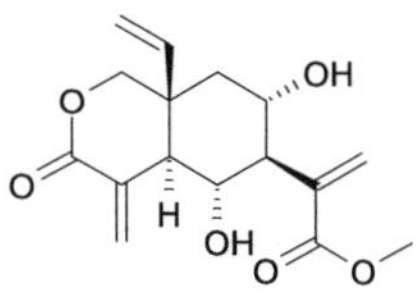

315 Vernodalin 斑鸠菊大苦素

[21871-10-3] $C_{19}H_{20}O_7$ (360.37). 【类型】榄香烷型单环倍半萜. 【活性】抗肿瘤; 细胞毒 (KB, *in vitro*, ED_{50} = 1.8μg/mL); 昆虫拒食剂. 【来源】扁桃状斑鸠菊 *Vernonia amygdalina*, 斑鸠菊 *Vernonia esculenta*. 【文献】4, 169.

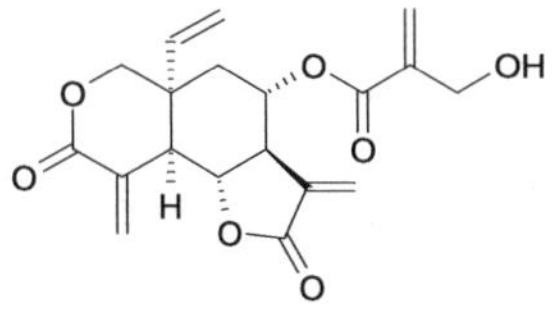

316 Vernolepin 斑鸠菊苦素

[18542-37-5] $C_{15}H_{16}O_5$ (276.29). 无色棱柱状晶体 (三

氯甲烷–石油醚), mp 181~182℃, $[\alpha]_D^{28}$ = +72° (*c* = 1.04, 丙酮). 【类型】橄香烷型单环倍半萜. 【活性】抗肿瘤 (大鼠 W_{256}, 10mg/kg, 生命延长率 = 46%, 12mg/kg, 生命延长率 = 32%); 细胞毒 (KB *in vitro*, ED_{50} = 1.7μg/mL, 白血病细胞 *in vitro*, ID_{50} = 0.43μmol/L); 植物生长调节剂. 【来源】斑鸠菊 *Vernonia esculenta*. 【文献】4, 169, 1374.

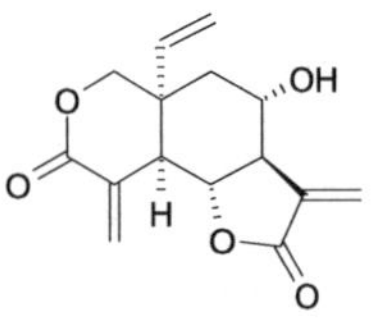

317　Vernomenin 斑鸠菊门苦素

[20107-26-0] $C_{15}H_{16}O_5$ (276.29). 【类型】榄香烷型单环倍半萜. 【活性】抗肿瘤; 细胞毒 (KB *in vitro*, ED_{50} = 20μg/mL). 【来源】斑鸠菊 *Vernonia esculenta*. 【文献】4, 169.

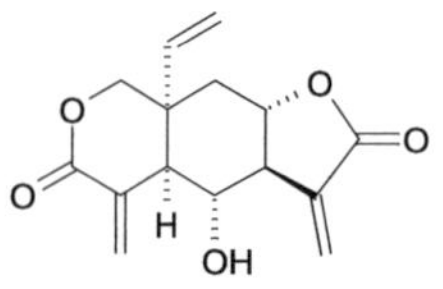

大牻牛儿烷型单环倍半萜

318　Acanthamolide 刺苞菊胺内酯

[64852-96-6] $C_{19}H_{25}NO_5$ (347.41). 无色斜方形晶体 (苯–甲醇), mp 249~251℃. 【类型】大牻牛儿烷型单环倍半萜/倍半萜生物碱. 【活性】细胞毒 (KB, ED_{50} = 2.2μg/mL). 【来源】光刺苞菊 *Acanthospermum glabratum*. 【文献】1, 4, 169.

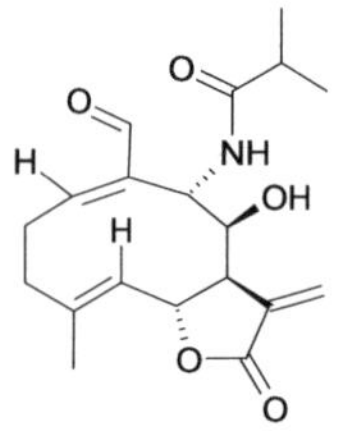

319　Acanthoglabrolide 光刺苞菊内酯

[75744-66-0] $C_{23}H_{30}O_7$ (418.49). 【类型】大牻牛儿烷型单环倍半萜. 【活性】细胞毒 (KB *in vitro*, ED_{50} = 3.1μg/mL). 【来源】光刺苞菊 *Acanthospermum glabratum*. 【文献】1, 4.

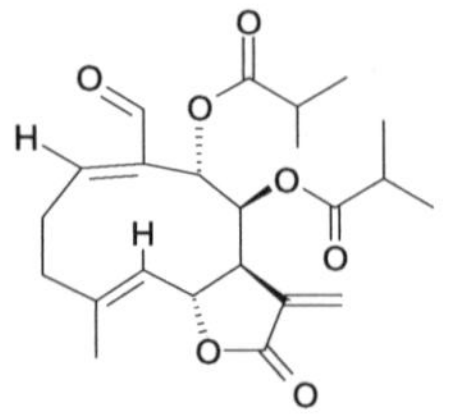

320　Acantholide 刺苞菊羟内酯

[72548-16-4] $C_{19}H_{24}O_6$ (348.40). 无色针状晶体, mp 208℃. 【类型】大牻牛儿烷型单环倍半萜. 【活性】细胞毒 (KB *in vitro*, ED_{50} = 2.2μg/mL). 【来源】光刺苞菊 *Acanthospermum glabratum*. 【文献】1, 4.

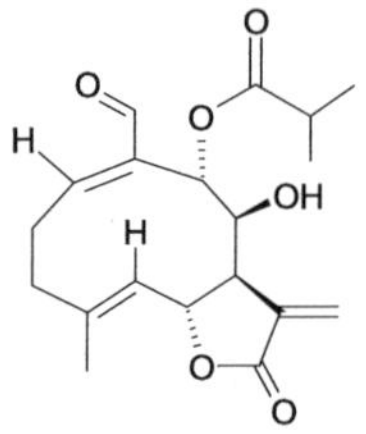

321　Acanthospermolide 刺苞菊内酯

[75744-64-8] $C_{20}H_{26}O_6$ (362.43). mp 154℃. 【类型】大牻牛儿烷型单环倍半萜. 【活性】细胞毒 (KB *in vitro*, ED_{50} = 0.54μg/mL, P_{388} *in vivo*, ED_{50} = 12.5mg/kg). 【来源】光刺苞菊 *Acanthospermum glabratum*. 【文献】1, 4.

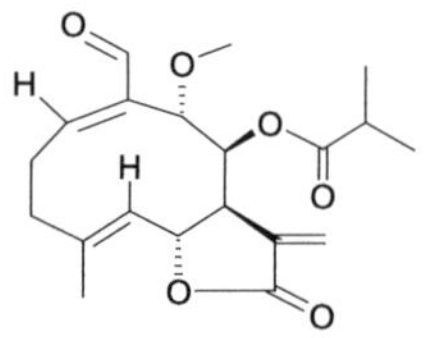

322　Alatolide 久苓草内酯

[41929-10-6] $C_{19}H_{26}O_6$ (350.42). mp 59~61℃, $[\alpha]_D^{25}$ = +64.4°. 【类型】大牻牛儿烷型单环倍半萜. 【活性】抗肿瘤 (鼠接种肿瘤, 强烈抑制细胞增生, EAC, 抑制率 = 96%, HeLa, 56μmol/L, 对蛋白质合成的抑制率 = 93.8%, 对 DNA 合成的抑制率 = 91.9%, HeLa, 28μmol/L, 对蛋白质合成的抑制率 = 73%, 对 DNA 合成的抑制率 = 5.7%); 细胞毒 (KB, 人上皮癌 HEPZ). 【来源】翼翅苓菊* *Jurinea alata*. 【文献】1.

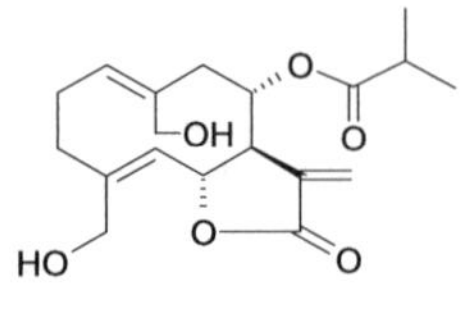

323 Anticancer Sesquiterpene PMV70P691-135 抗癌倍半萜烯 PMV70P691-135

$C_{19}H_{24}O_7$ (364.40). 【类型】大牻牛儿烷型单环倍半萜.【活性】细胞毒 (人结肠癌细胞, 抗增生活性)[1205].【来源】肿柄菊 *Tithonia diversifolia*. 【文献】1205.

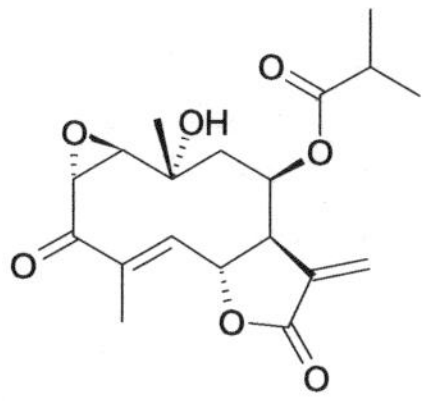

324 Anticancer Sesquiterpene PMV70P691-136 抗癌倍半萜烯 PMV70P691-136

$C_{19}H_{24}O_6$ (348.46). 【类型】大牻牛儿烷型单环倍半萜.【活性】细胞毒 (人结肠癌细胞, 抗增生活性)[1205].【来源】肿柄菊 *Tithonia diversifolia*. 【文献】1205.

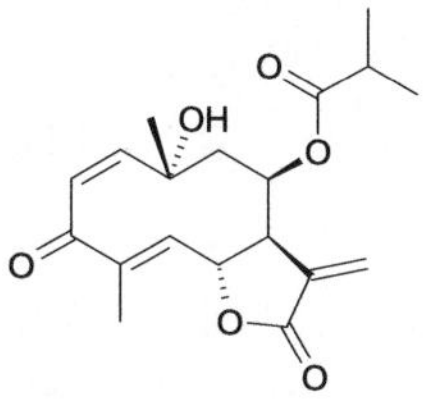

325 Baileyin 白莱菊素

[27875-37-2] $C_{15}H_{20}O_4$ (264.32). mp 202~204℃ (苯-乙酸乙酯).【类型】大牻牛儿烷型单环倍半萜.【活性】抗肿瘤 (P_{388} *in vivo*, ID = 25mg/kg); 细胞毒 (KB *in vitro*, ED_{50} = 16μg/mL, P_{388} *in vitro*, ED_{50} = 2.9μg/mL).【来源】白莱氏菊 *Baileya multiradiata*, 多边花白莱氏菊* *Baileya pleniradiata*. 【文献】167, 169.

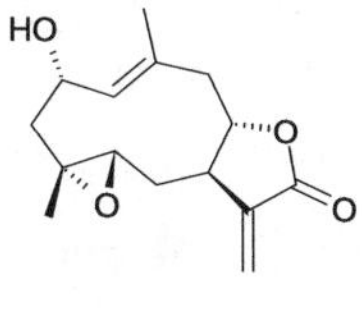

326 Calealactone A 美菊内酯 A

$C_{23}H_{30}O_8$ (434.49). 无色针状结晶, mp 98~100℃, $[\alpha]_D^{20}$ = +195.4° (*c* = 0.001, 三氯甲烷). 【类型】大牻牛儿烷型单环倍半萜. 【活性】细胞毒 (U937, IC_{50} = 3.5μmol/L; 对照小白菊内酯, IC_{50} = 1.9μmol/L)[835].【来源】尤卡美菊 *Calea urticifolia* (叶). 【文献】835.

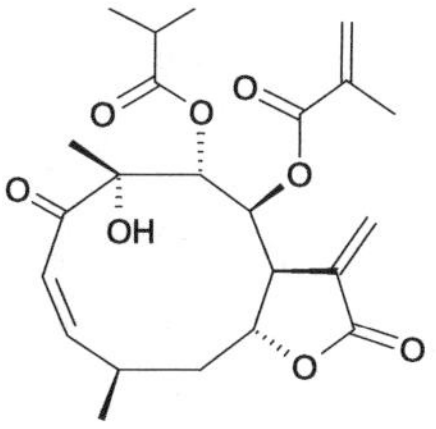

327 Calealactone B 美菊内酯 B

$C_{21}H_{26}O_9$ (422.44). 白色粉末, $[\alpha]_D^{20}$ = +184.2° (*c* = 0.001, 三氯甲烷).【类型】大牻牛儿烷型单环倍半萜.【活性】细胞毒 (U937, IC_{50} > 5μmol/L; 对照小白菊内酯, IC_{50} = 1.9μmol/L)[835]. 【来源】尤卡美菊 *Calea urticifolia* (叶). 【文献】835.

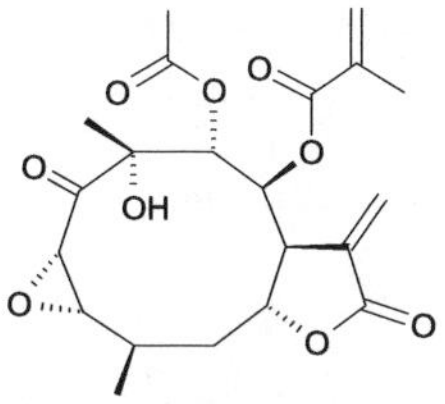

328 Calealactone C 美菊内酯 C

$C_{21}H_{26}O_8$ (406.44). 无色针状结晶, mp 170~172℃, $[\alpha]_D^{20}$ = +92.1 ° (*c* = 0.001, 三氯甲烷). 【类型】大牻牛儿烷型单环倍半萜. 【活性】细胞毒 (U937, IC_{50} = 1.0μmol/L; 对照小白菊内酯, IC_{50} = 1.9μmol/L)[835].【来源】尤卡美菊 *Calea urticifolia* (叶). 【文献】835.

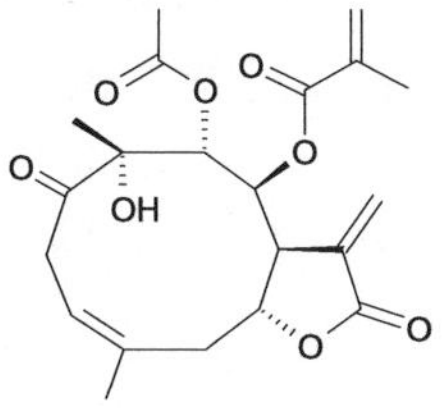

329 Calein D

$C_{21}H_{26}O_8$ (406.44). 白色粉末, $[\alpha]_D^{20}$ = +192.2° (*c* = 0.001, 三氯甲烷).【类型】大牻牛儿烷型单环倍半萜.【活性】细胞毒 (U937, IC_{50} > 5μmol/L; 对照小白菊内酯, IC_{50} = 1.9μmol/L)[835]. 【来源】尤卡美菊 *Calea urticifolia* (叶). 【文献】835.

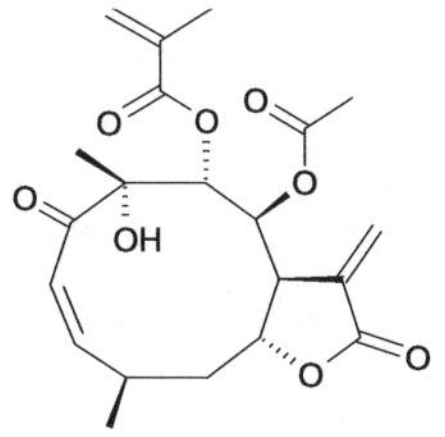

330　Costunolide 木香烯内酯

[553-21-9] $C_{15}H_{20}O_2$ (232.33). bp (+) 105~106℃. 【类型】大牻牛儿烷型单环倍半萜. 【活性】细胞毒 (*in vitro*, HepG2, CD_{50} = 1.6μg/mL; HeLa, CD_{50} = 2μg/mL; OVCAR-3, CD_{50} = 2μg/mL; 对照顺铂: HepG2, CD_{50} = 2.8μg/mL; HeLa, CD_{50} = 5.2μg/mL; OVCAR-3, CD_{50} = 3μg/mL; 无明显抗菌活性)[1082]; 抗肿瘤; 刺激剂 (引起接触性皮炎); 杀血吸虫剂 (抗马氏体血吸虫); 抗炎 (NO 生成抑制剂)[962]. 【来源】川木香 *Vladimiria souliei* [Syn. *Jurinea souliei*] (根: 4 产地含量范围 = 0.158%~1.344%, 平均含量 = 0.864%[1375]), 木香 *Saussurea lappa* [Syn. *Aucklandia lappa*] (根: 13 产地平均含量 = 0.92%[1375]; 0.017%干重[1082]), 月桂子 *Laurus nobilis*, 越西木香 *Vladimiria denticulata*. 【文献】2, 4, 167, 962, 1082, 1372, 1375.

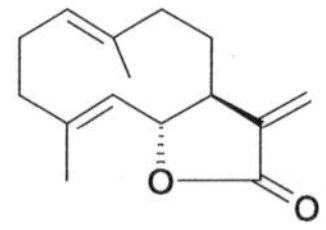

331　Curdione 莪术二酮 (姜黄二酮)

[13657-68-6] $C_{15}H_{24}O_2$ (236.36). 无色棱柱状晶体 (无水乙醇), mp 61~62℃, $[\alpha]_D^{25}$ = +26° (*c* = 1, 三氯甲烷). 【类型】大牻牛儿烷型单环倍半萜. 【活性】抗肿瘤 (鼠肉瘤 37, 鼠子宫颈癌 U14, 鼠 Ehrlich 腹水癌, 自发免疫); 用于治疗子宫癌; NO 生成抑制剂 (鼠腹膜巨噬细胞, 脂多糖诱导的, 100μmol/L, 抑制率 = 32.0%±1.6%, 对照 *L*-NMMA, 100μmol/L, 抑制率 = 79.2%±0.9%, *P*<0.01)[891]. 【来源】平莪术 *Curcuma zedoaria* [Syn. *Curcuma aeruginosa*], 郁金 *Curcuma aromatica*, 温郁金 *Curcuma wenyujin* (干燥根茎: 含量范围 = 0.35%~0.67%[1372]). 【文献】3, 4, 5, 169, 891, 1372.

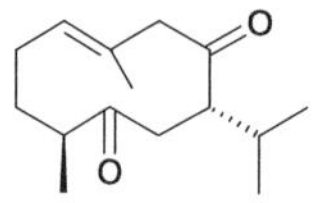

332　Deacetyleupaserrin 去乙酰锯齿泽兰内酯

Desacetyleupaserrin [38456-39-2] $C_{20}H_{26}O_6$ (362.43). $[\alpha]_D^{25}$ = +75.0° (*c* = 0.92, 甲醇). 【类型】大牻牛儿烷型单环倍半萜. 【活性】抗肿瘤 (P_{388}, 18mg/kg); 细胞毒 (KB, ED_{50} = 0.29μg/mL); 杀幼虫剂 (昆虫幼虫生长抑制剂). 【来源】矮向日葵 *Helianthus pumilus*, 半锯齿状泽兰 *Eupatorium semiserratum*, 薇甘菊泽兰 *Eupatorium mikanioides*, 向日葵属 *Helianthus* sp. 【文献】167, 169.

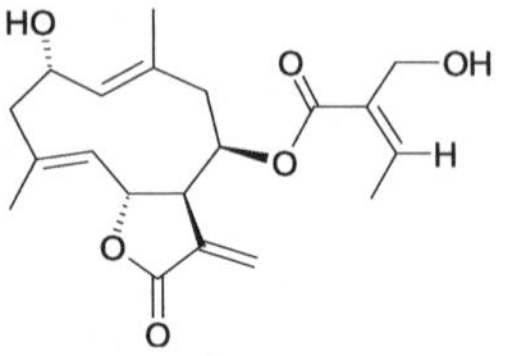

333　11,13-Dehydrolanuginolide 二氢毛含笑内酯

$C_{17}H_{22}O_5$ (306.36). 无色针状晶体 (乙醚), mp 167℃ (分解), $[\alpha]_D$ = −96.5° (*c* = 0.74, 三氯甲烷). 【类型】大牻牛儿烷型单环倍半萜. 【活性】细胞毒 (KB, ED_{50} = 1.8μg/mL). 【来源】南亚含笑 *Michelia doltsopa*. 【文献】169.

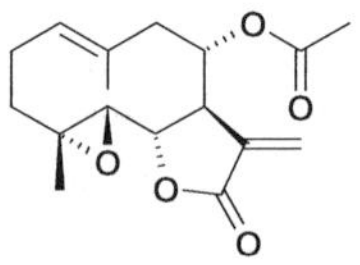

334　Deoxyelephantopin 去氧地胆草素

[29307-03-7] $C_{19}H_{20}O_6$ (344.37). mp > 320℃. 【类型】大牻牛儿烷型单环倍半萜. 【活性】抗肿瘤 (鼠, *in vivo*, Walker 癌); 细胞毒. 【来源】苦地胆 *Elephantopus scaber*, 卡罗来纳地胆草 *Elephantopus carolinianus*. 【文献】4, 5, 167.

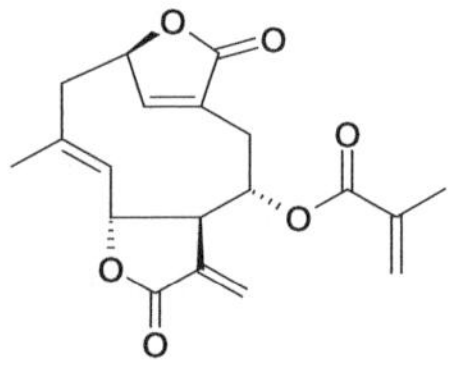

335　Dihydroacanthospermal A 二氢刺苞菊醛 A

$C_{23}H_{32}O_8$ (436.51). 无定形树胶. 【类型】大牻牛儿烷型单环倍半萜. 【活性】抗肿瘤 (鼠, P_{388}, *in vivo*); 细胞毒 (KB *in vitro*, ED_{50} = 2.6μg/mL). 【来源】光刺苞菊 *Acanthospermum glabratum*. 【文献】169.

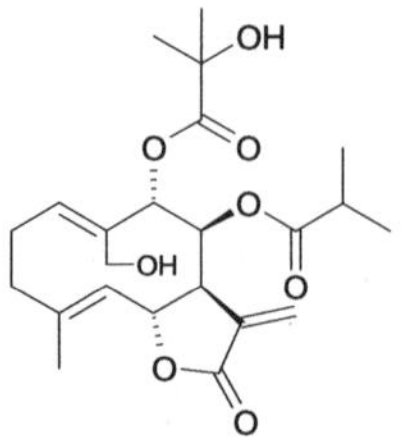

336 Elephantin 地胆草丁

[21899-50-3] $C_{20}H_{22}O_7$ (374.39). mp 242~244℃, $[\alpha]_D^{27} = -380°$. 【类型】大牻牛儿烷型单环倍半萜. 【活性】抗肿瘤 (大鼠, W_{256}, 50~100mg/kg; 鼠, P_{388}); 细胞毒 (KB, ED_{50} = 0.28~2.00μg/mL); 植物生长调节剂. 【来源】高地胆草 *Elephantopus elatus*. 【文献】169.

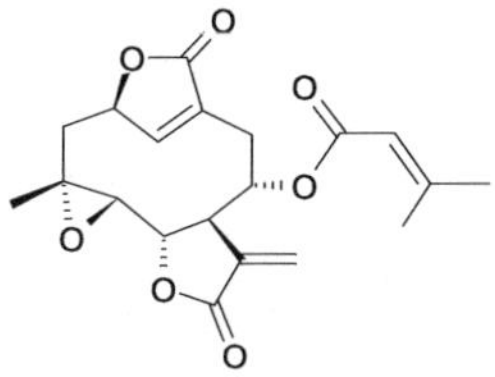

337 Elephantopin 地胆草素

[13017-11-3] $C_{19}H_{20}O_7$ (360.37). mp 262~264℃, $[\alpha]_D^{25} = -398°$. 【类型】大牻牛儿烷型单环倍半萜. 【活性】抗肿瘤 (大鼠, W_{256}, 50~100mg/kg; 鼠, P_{388}); 细胞毒 (KB, ED_{50} = 0.28~2.00μg/mL). 【来源】高地胆草 *Elephantopus elatus*. 【文献】169.

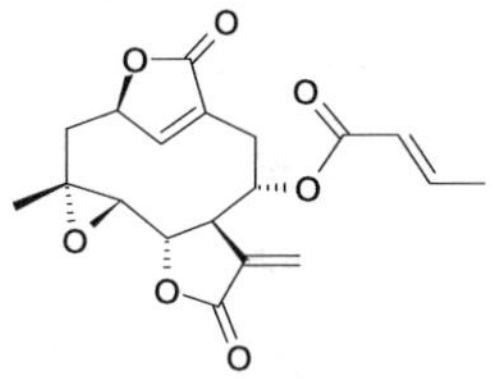

338 Epitulipinolide 表北美鹅掌楸内酯

[24164-13-4] $C_{17}H_{22}O_4$ (290.36). mp 91~92℃, $[\alpha]_D^{25} = +76°$ (c = 3.2, 三氯甲烷). 【类型】大牻牛儿烷型单环倍半萜. 【活性】细胞毒 (KB, ED_{50} = 2.1μg/mL); 抗肿瘤. 【来源】白刺果豚草 *Ambrosia dumosa*, 北美鹅掌楸 *Liriodendron tulipifera*, 查米森豚草 *Ambrosia chamissonis*. 【文献】167, 169.

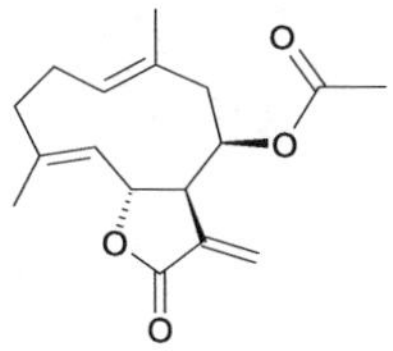

339 Epitulipinolide diepoxide 表北美鹅掌楸内酯二环氧化物

[39815-40-2] $C_{17}H_{22}O_6$ (322.36). mp 214~215℃ (乙醇–乙醚), $[\alpha]_D^{25} = -55.7°$ (c = 0.525, 三氯甲烷). 【类型】大牻牛儿烷型单环倍半萜. 【活性】细胞毒 (KB, ED_{50} = 0.34μg/mL); 抗肿瘤; 昆虫拒食剂. 【来源】北美鹅掌楸 *Liriodendron tulipifera*. 【文献】167, 169.

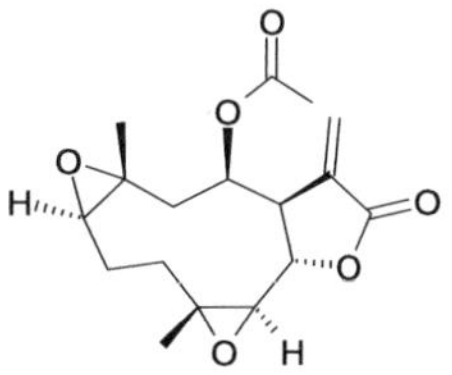

340 2,3-Epoxycalealactone A 2,3-环氧美菊内酯 A*

$C_{23}H_{30}O_9$ (450.49). 无色针状结晶, mp 99~101℃, $[\alpha]_D^{20} = +168.7°$ (c = 0.001, 三氯甲烷). 【类型】大牻牛儿烷型单环倍半萜. 【活性】细胞毒 (U937, IC_{50} > 5μmol/L; 对照小白菊内酯, IC_{50} = 1.9μmol/L)[835]. 【来源】尤卡美菊 *Calea urticifolia* (叶). 【文献】835.

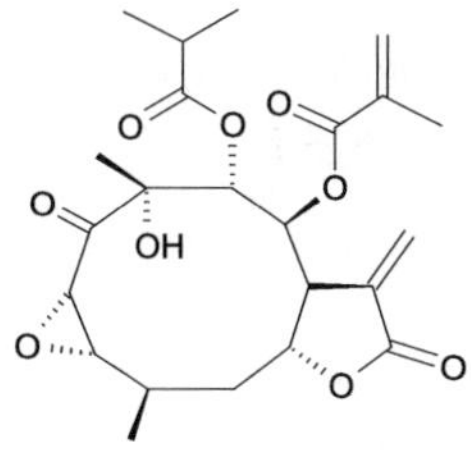

341 *rel*-1*S*,2*S*-Epoxy-4*R*-furanogermacr-10 (15)-en-6-one *rel*-1*S*,2*S*-环氧-4*R*-呋喃大牻牛儿-10(15)-烯-6-酮*

$C_{15}H_{18}O_3$ (246.31). 无色油状物, $[\alpha]_D = -160.0°$ (c = 2.5, 三氯甲烷). 【类型】大牻牛儿烷型单环倍半萜. 【活性】细胞毒 (*in vitro*, MCF7, IC_{50} = 40μmol/L, 弱活性)[671]. 【来源】没药 *Commiphora myrrha* [Syn. *Commiphora molmol*]. 【文献】671.

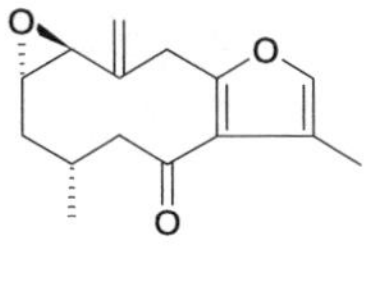

342 2,3-Epoxyjuanislamin

$C_{23}H_{28}O_9$ (448.47). 白色粉末, $[\alpha]_D^{20} = +154.0°$ (c = 0.001, 三氯甲烷). 【类型】大牻牛儿烷型单环倍半萜. 【活性】细胞毒 (U937, IC_{50} = 1.8μmol/L; 对照小白菊内酯, IC_{50} = 1.9μmol/L)[835]. 【来源】尤卡美菊 *Calea urticifolia* (叶). 【文献】835.

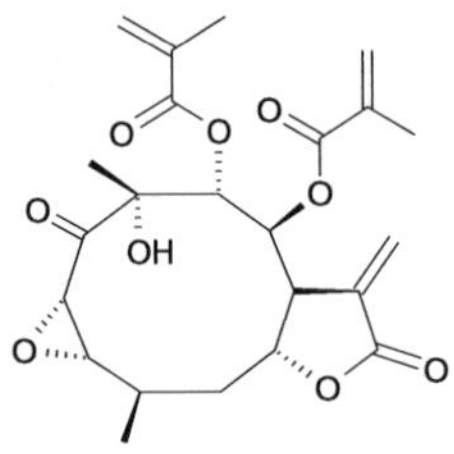

343 1β,2α-Epoxytagitinin C 1β,2α-环氧圆叶肿柄菊素 C*

$C_{19}H_{24}O_7$ (364.4). 【类型】大牻牛儿烷型单环倍半萜. 【活性】细胞毒 (抗细胞增殖, Col2 细胞, IC_{50} = 1.7μg/mL)[1023]; 细胞毒 (细胞分化诱导剂, 人早幼粒细胞白血病 HL-60 细胞, 4μg/mL, 细胞分化活性表示百分数 < 10%)[1023]; 细胞毒 (MMOC 模型, 抑制 DMBA 诱导的肿瘤前损害的形成, 10μg/mL, 相对抑制率 = 44.4%, 对照 DMBA, 相对抑制率 =100%)[1023]. 【来源】肿柄菊 *Tithonia diversifolia* (地上部分: 产率 = 0.0013%干重). 【文献】1023.

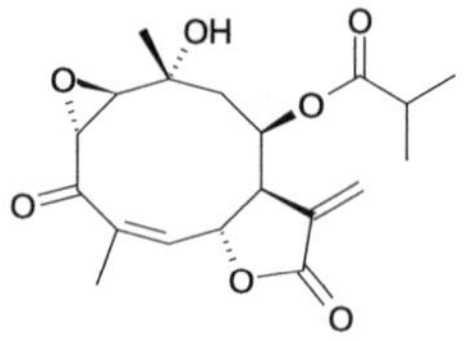

344 Eupachinilide I 华泽兰内酯 I*

8β-(4'-Acetoxyangelyloxy)-2α-hydroxy-6βH,7αH-germacra-1(10)-E,4E,11(13)-triene-6,12-olide $C_{22}H_{28}O_7$ (404.46). 白色粉末, $[\alpha]_D^{20}$ = +76.1° (c = 0.65, 甲醇). 【类型】大牻牛儿烷型单环倍半萜. 【活性】细胞毒 (*in vitro*, HL-60, IC_{50} = 0.94μg/mL; Bel7402, IC_{50} = 3.6μg/mL; 对照羟基喜树碱, HL-60, IC_{50} = 0.024μg/mL; Bel7402, IC_{50} = 0.62μg/mL)[1094]. 【来源】华泽兰 *Eupatorium chinense* (全株: 产率 = 0.0018%). 【文献】1094.

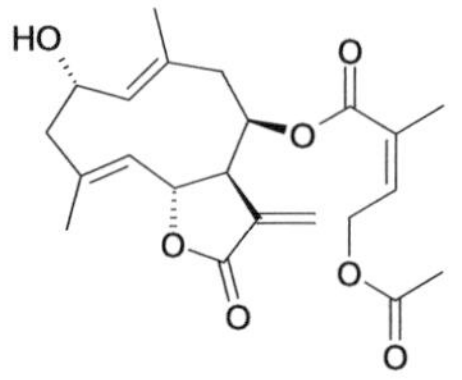

345 Eupacunin 楔叶泽兰素

[33854-15-8] $C_{22}H_{28}O_7$ (404.46). 无色针状晶体 (甲醇−乙醚), mp 166~167℃, $[\alpha]_D^{25}$ = +55° (c = 1.24, 丙酮). 【类型】大牻牛儿烷型单环倍半萜. 【活性】抗肿瘤 (大鼠, P_{388}, W_{256}, *in vivo*); 细胞毒 (KB, ED_{50} = 2.1μg/mL). 【来源】楔叶泽兰 *Eupatorium cuneifolium*, 针叶泽兰 * *Eupatorium lancifolium*. 【文献】169.

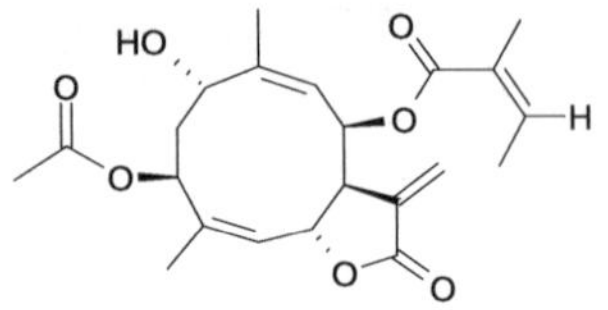

346 Eupacunolin 羟楔叶泽兰素

[79491-59-1] $C_{22}H_{28}O_8$ (420.46). 无色针状晶体 (甲醇−三氯甲烷), mp 164~165℃, $[\alpha]_D^{26}$ = +46° (c = 1.02, 丙酮). 【类型】大牻牛儿烷型单环倍半萜. 【活性】抗肿瘤; 细胞毒 (KB, ED_{50} = 3.7μg/mL). 【来源】楔叶泽兰 *Eupatorium cuneifolium*. 【文献】169.

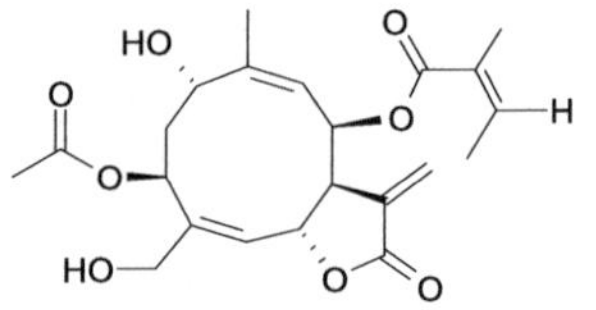

347 Eupacunoxin 环氧楔叶泽兰素

[33853-88-2] $C_{22}H_{28}O_8$ (420.46). 无色针状晶体 (乙醚), mp 171~172℃, $[\alpha]_D^{26}$ = +27° (c = 1.0, 丙酮). 【类型】大牻牛儿烷型单环倍半萜. 【活性】抗肿瘤; 细胞毒 (KB, ED_{50} = 2.1μg/mL). 【来源】楔叶泽兰 *Eupatorium cuneifolium*. 【文献】169.

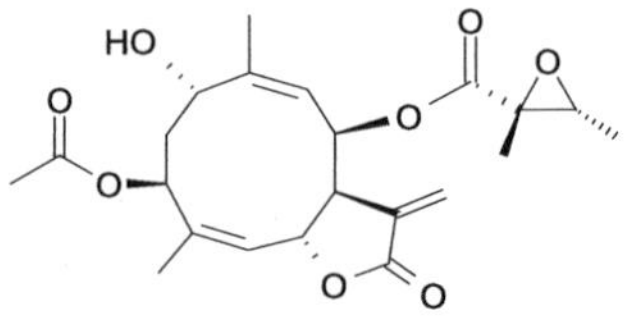

348 Eupaformonin 台湾泽兰素

[55520-20-2] $C_{17}H_{22}O_5$ (306.36). 无色棱柱状晶体, mp 216~218℃. 【类型】大牻牛儿烷型单环倍半萜. 【活性】细胞毒 (人咽喉上皮癌细胞, *in vitro*). 【来源】台湾泽兰 *Eupatorium formosanum*. 【文献】169.

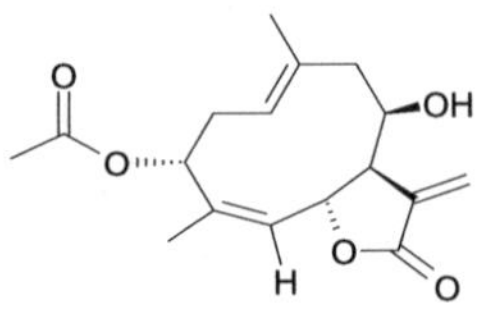

349 Eupahyssopin 线叶泽兰素

Eupassopin [57718-77-1] $C_{20}H_{26}O_7$ (378.43). 无色棱柱状晶体 (三氯甲烷), mp 125℃, $[\alpha]_D^{25}$ = −138.9° (*c* = 1.45, 三氯甲烷). 【类型】大牻牛儿烷型单环倍半萜.【活性】抗肿瘤 (大鼠, W_{256}); 抗关节炎药 (动物实验); 抗炎 (动物实验); 细胞毒 (鼠 EAC 细胞, 抑制 DNA、RNA、蛋白质和胆固醇的生物合成).【来源】神香草叶泽兰 *Eupatorium hyssopifolium*.【文献】169.

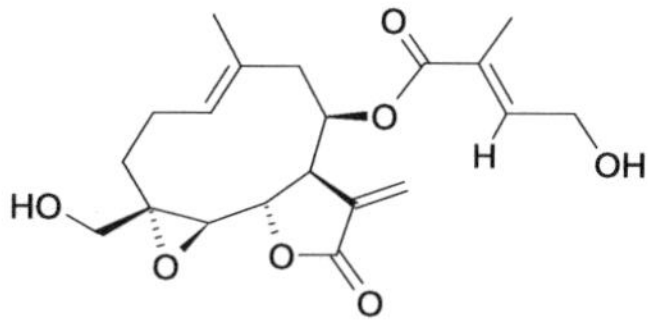

350 Eupaserrin 锯齿泽兰内酯

[38456-36-9] $C_{22}H_{28}O_7$ (404.46). 晶体 (乙醚−甲醇), mp 153~154℃, $[\alpha]_D^{25}$ = +71.2° (*c* = 0.94, 甲醇). 【类型】大牻牛儿烷型单环倍半萜. 【活性】抗肿瘤 (鼠, P_{388}, 30mg/kg); 细胞毒 (KB, ED_{50} = 0.23μg/mL).【来源】半锯齿状泽兰 *Eupatorium semiserratum*, 华泽兰 *Eupatorium chinense* (全株: 产率 = 0.0014%)[1094], 库页岛泽兰 *Eupatorium sachalinense* [Syn. *Eupatorium glehni*], 柔毛向日葵 *Helianthus mollis*. 【文献】169, 913, 1094.

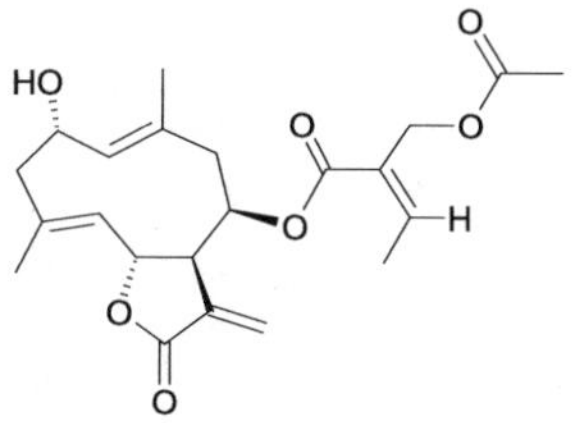

351 Eupatocunin 异楔叶泽兰素

[33853-87-1] $C_{22}H_{28}O_7$ (404.46). 无色棱柱状晶体 (甲醇−乙醚), mp 163~164℃, $[\alpha]_D^{26}$ = −129° (*c* = 1.36, 丙酮). 【类型】大牻牛儿烷型单环倍半萜. 【活性】抗肿瘤; 细胞毒 (KB, ED_{50} = 0.11μg/mL). 【来源】楔叶泽兰 *Eupatorium cuneifolium*. 【文献】169.

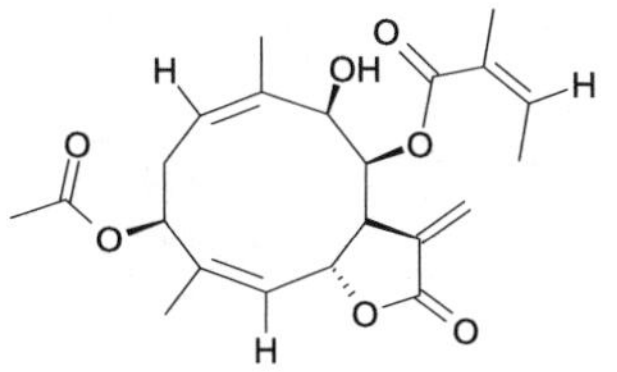

352 Eupatocunoxin 异环氧楔叶泽兰素

[39204-36-9] $C_{22}H_{28}O_8$ (420.46). 针状晶体 (丙酮), mp 200~201℃, $[\alpha]_D^{26}$ = −209° (*c* = 1, 丙酮). 【类型】大牻牛儿烷型单环倍半萜. 【活性】抗肿瘤; 细胞毒 (KB, ED_{50} = 1.7μg/mL). 【来源】楔叶泽兰 *Eupatorium cuneifolium*. 【文献】169.

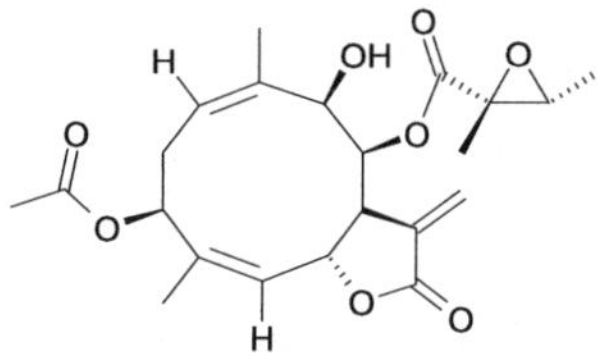

353 Eupatolide 泽兰内酯

[6750-25-0] $C_{15}H_{20}O_3$ (248.32). 晶体 (三氯甲烷), mp 188~190℃.【类型】大牻牛儿烷型单环倍半萜.【活性】抗肿瘤; 抗炎; 细胞毒 (HEP2, ED_{50} = 0.469μg/mL, W-18Va-2, ED_{50} = 0.034μg/mL, KB, HeLa, 正常 Rk 和 EAC-E4 细胞). 【来源】库页岛泽兰 *Eupatorium sachalinense* [Syn. *Eupatorium glehni*], 台湾泽兰 *Eupatorium formosanum*. 【文献】169, 913.

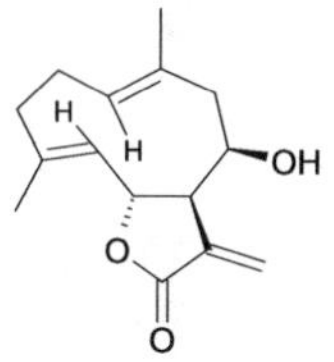

354 Eupatoriopicrin 泽兰苦素

[6856-01-5] $C_{20}H_{26}O_7$ (378.43). mp 157~161℃ (稀释乙醇), $[\alpha]_D^{20}$ = +95° (三氯甲烷). 【类型】大牻牛儿烷型单环倍半萜. 【活性】抗肿瘤; 细胞毒 (KB, HeLa, 标准 Rk 细胞和 EAC-E4 细胞).【来源】佩兰 *Eupatorium fortunei*, 大麻叶泽兰 *Eupatorium cannabinum*, 库页岛泽兰 *Eupatorium sachalinense* [Syn. *Eupatorium glehni*]. 【文献】5, 169, 913.

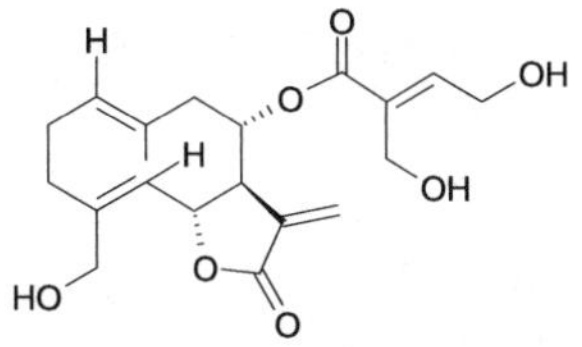

355 Furanodiene 莪术呋喃二烯 (异莪术呋喃二烯)

Isofuranodiene [19912-61-9] $C_{15}H_{20}O$ (216.38). mp 44~

45℃. 【类型】大牻牛儿烷型单环倍半萜. 【活性】细胞毒 [*in vitro*, 人HepG2肝癌细胞, 细胞凋亡途径: 诱导细胞周期在 G_2/M 期停止,通过抑制促分裂原激活性蛋白激酶(MAPK)信号调节和线粒体胱天蛋白酶途径而凋亡][1389]; NO生成抑制剂 (鼠腹膜巨噬细胞, 脂多糖诱导的, 100μmol/L, 抑制率 = 67.0%±1.4%, 对照 *L*-NMMA, 100μmol/L, 抑制率 = 79.2%±0.9%, $P<0.01$)[891]. 【来源】及己 *Chloranthus serratus*, 金粟兰 *Chloranthus spicatus*, 平莪术 *Curcuma zedoaria* [Syn. *Curcuma aeruginosa*], 温郁金 *Curcuma wenyujin* [1389],银线草 *Chloranthus japonicus*. 【文献】5, 168, 891, 1389.

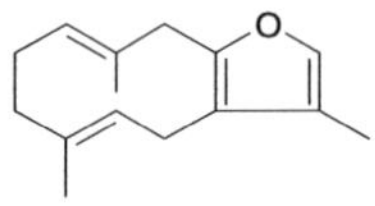

356　Glabratolide 光刺苞菊种内酯

[75744-65-9] $C_{19}H_{24}O_5$ (332.40). 无定形树胶. 【类型】大牻牛儿烷型单环倍半萜. 【活性】细胞毒 (KB *in vitro*, ED_{50} = 2.3μg/mL). 【来源】光刺苞菊 *Acanthospermum glabratum*. 【文献】167, 169, 299.

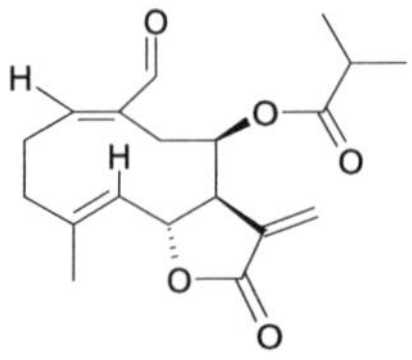

357　Hiyodorilactone A 山兰内酯A (史库菊素Ⅰ)

Schkuhrin I; Eucannabinolide; Hydroxychromo- laenide [38458-58-1] $C_{22}H_{28}O_8$ (420.46). 胶体或黄色油状物, $[\alpha]_D = -121°$ (三氯甲烷). 【类型】大牻牛儿烷型单环倍半萜. 【活性】细胞毒 (KB); 抗菌 (革兰阳性菌); 昆虫拒食剂. 【来源】大麻叶泽兰 *Eupatorium cannabinum*, 库页岛泽兰 *Eupatorium sachalinense* [Syn. *Eupatorium glehni*], 史库菊 *Schkuhria pinnata*. 【文献】4, 167, 299.

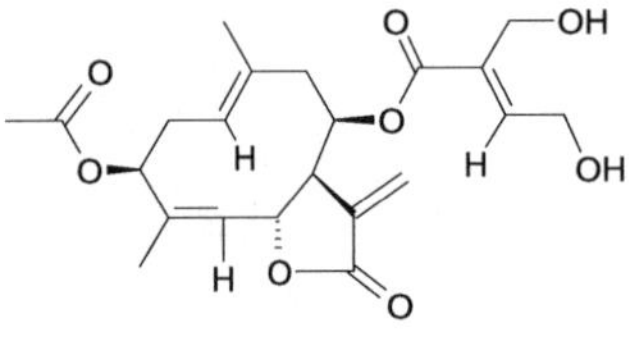

358　9-Hydroxyglabratolide 9-羟基光刺苞果菊内酯

[75744-68-2] $C_{19}H_{24}O_6$ (348.40). 无定形树胶. 【类型】大牻牛儿烷型单环倍半萜. 【活性】抗肿瘤 (鼠, P_{388}, *in vivo*); 细胞毒 (人鼻咽癌细胞, *in vitro*, ED_{50} = 2.0μg/mL). 【来源】光刺苞菊 *Acanthospermum glabratum*. 【文献】169.

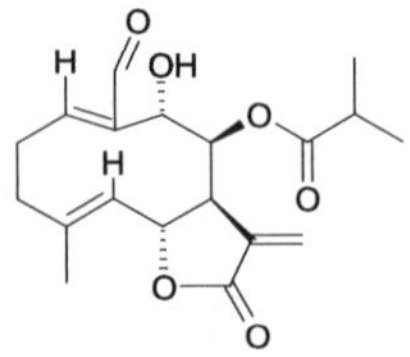

359　Juanislamin

$C_{23}H_{28}O_8$ (432.47). 白色粉末. 【类型】大牻牛儿烷型单环倍半萜. 【活性】细胞毒 (U937, IC_{50} = 3.0μmol/L; 对照小白菊内酯, IC_{50} = 1.9μmol/L)[835]. 【来源】尤卡美菊 *Calea urticifolia* (叶). 【文献】835.

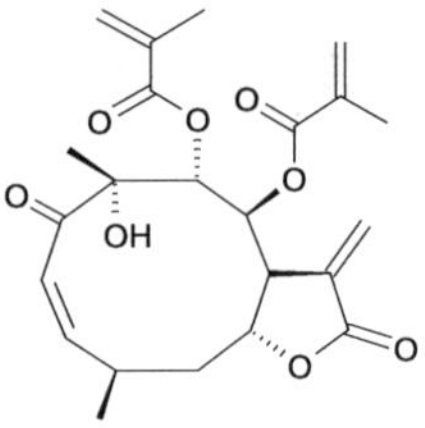

360　Liatrin 蛇鞭菊素

$C_{22}H_{26}O_8$ (418.45). 无色针状晶体 (二氯甲烷–环己烷), mp 130~132℃, $[\alpha]_D^{24} = -142°$ (c = 1.93, 三氯甲烷). 【类型】大牻牛儿烷型单环倍半萜. 【活性】抗肿瘤 (鼠, P_{388}, 5mg/kg, 生命延长率 = 57%); 细胞毒 (KB). 【来源】查氏蛇鞭菊* *Liatris champmanii*. 【文献】169.

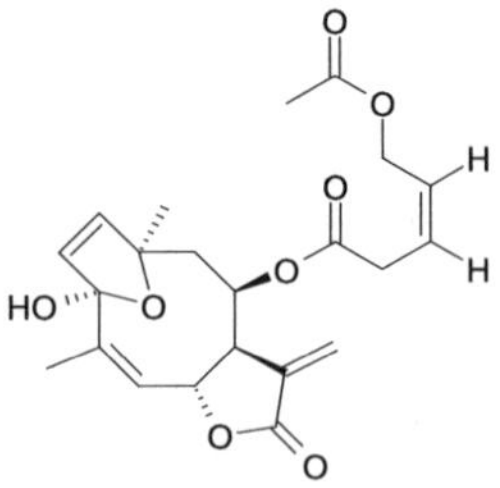

361　Lipiferolide 美国鹅掌楸内酯

[41059-80-7] $C_{17}H_{22}O_5$ (306.36). 晶体 (乙醇–丙烷), mp 118~119℃, $[\alpha]_D^{22} = -125°$ (c = 0.06, 甲醇). 【类型】

大牻牛儿烷型单环倍半萜.【活性】细胞毒 (KB, ED_{50} = 0.16μg/mL); 昆虫拒食剂.【来源】北美鹅掌楸 *Liriodendron tulipifera*.【文献】169.

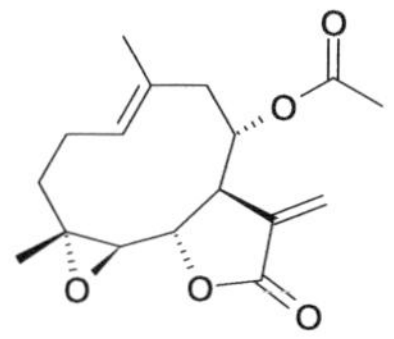

362 Litseagermacrane 大牻牛儿跌打老素*

$C_{15}H_{24}O_2$ (236.36). 无色胶状物, $[\alpha]_D^{20}$ = +11.1° (*c* = 0.14, 三氯甲烷).【类型】大牻牛儿烷型单环倍半萜.【活性】抗 HIV-1 [*in vitro*, HIV-1 复制抑制剂, HOG.R5, IC_{50} = 6.5μg/mL(27.5μmol/L), 细胞毒, CC_{50} = 15.9μg/mL (63.4μmol/L)][1061].【来源】跌打老 *Litsea verticillata* (枝叶: 产率 =0.00008%干重).【文献】1061.

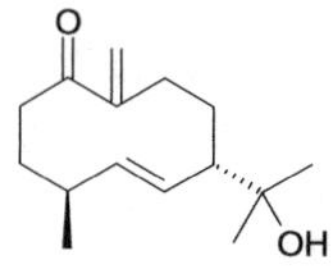

363 *rel*-2*R*-Methoxy-5*S*-acetoxy-4*R*-furano- germacr-1 (10)*Z*-en-6-one *rel*-2*R*-甲氧基-5*S*-乙酰氧基-4*R*-呋喃大牻牛儿-1(10)*Z*-烯-6-酮*

$C_{18}H_{24}O_5$ (320.39). 无色油状物, $[\alpha]_D$ = +113.6° (*c* = 2.3, 三氯甲烷).【类型】大牻牛儿烷型单环倍半萜.【活性】芳化酶抑制剂 (*in vitro*, 微粒体, IC_{50} = 0.21μmol/L)[1388]; 细胞毒实验无活性 (*in vitro*, MCF7)[671].【来源】没药 *Commiphora myrrha* [Syn. *Commiphora molmol*].【文献】671, 1388.

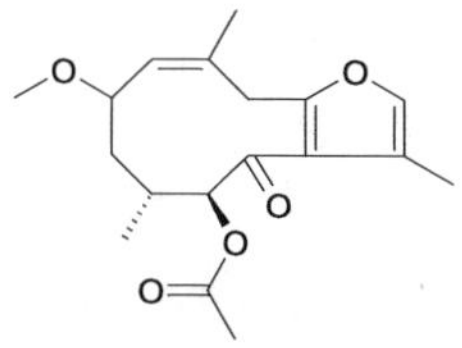

364 Molephantin 柔毛地胆亭

[50656-66-1] $C_{19}H_{22}O_6$ (346.38). mp 214~216℃.【类型】大牻牛儿烷型单环倍半萜.【活性】止痛 (鼠, ip, 20mg/kg, 醋酸诱导的扭体模型); 抗肿瘤 (W_{256} 和 EAC); 抗炎 (大鼠, 角叉菜胶引起的足肿胀模型和实验性慢性关节炎, 2.5mg/kg ip); 细胞毒 (培养的人咽喉上皮癌细胞 *in vitro*, EC = 0.333μg/mL).【来源】柔毛地胆草 *Elephantopus mollis*.【文献】3, 167.

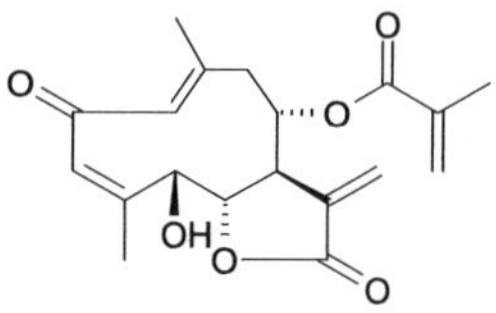

365 Molephantinin 柔毛地胆宁

[56221-98-8] $C_{20}H_{24}O_6$ (360.41). mp 223~225℃.【类型】大牻牛儿烷型单环倍半萜.【活性】抗肿瘤 (W_{256}, 生命延长率 = 297%, P_{388}, 生命延长率 = 46%, EAC, 抑制率 = 88%); 止痛 (鼠, 醋酸诱导的扭体模型, 20mg/kg ip); 抗炎 (大鼠, 角叉菜胶引起的足肿胀模型, 2.5mg/kg ip).【来源】柔毛地胆草 *Elephantopus mollis*.【文献】3, 169.

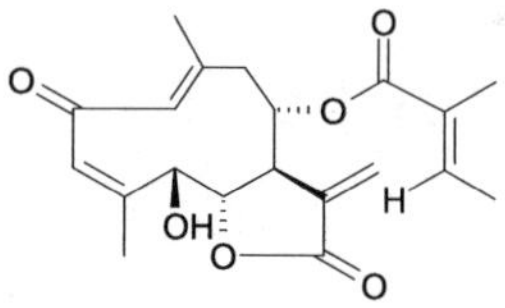

366 Nudaphantin 裸地胆草素

[96627-10-0] $C_{21}H_{26}O_7$ (390.44). 无色油状物, $[\alpha]_D$ = −16° (*c* = 0.5, 三氯甲烷).【类型】大牻牛儿烷型单环倍半萜.【活性】细胞毒 (KB, IC_{50} = 0.31μg/mL).【来源】裸地胆草 *Elephantus nudatus*.【文献】582.

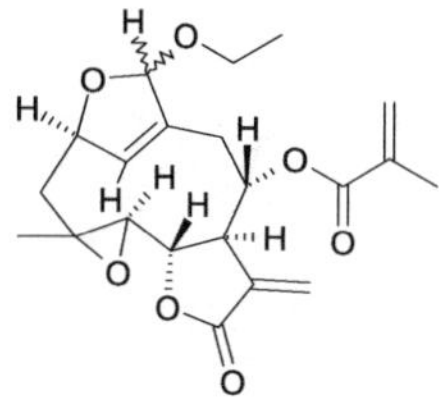

367 Onopordopicrin 刺蓟苦素 (蓟苦味酯)

[19889-00-0] $C_{19}H_{24}O_6$ (348.40). 结晶 (三氯甲烷–乙醚), mp 55~58℃, $[\alpha]_D^{25}$ = +16.2 (*c* = 0.5 甲醇).【类型】大牻牛儿烷型单环倍半萜.【活性】细胞毒 (KB, ED_{50} = 0.85μg/mL; 培养肿块细胞); 昆虫拒食剂; 抗菌 (金黄色葡萄球菌).【来源】阿尔及尔大翅蓟 *Onopordum algeriense*, 埃及大翅蓟 *Onopordum alexandrinum*, 大翅蓟 *Onopordum acanthium*, 牛蒡叶 *Arctium lappa*, 伊利里亚大翅蓟* *Onopordum illyricum*.【文献】4, 167, 282, 299.

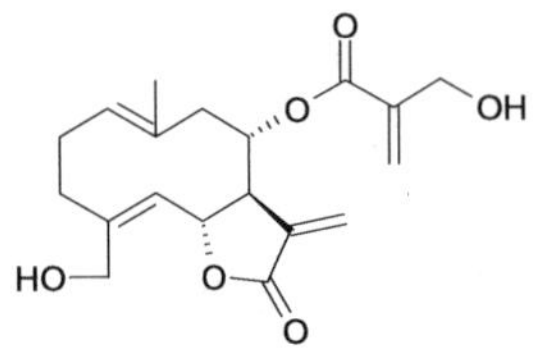

368 Parthenolide 小白菊内酯

[20554-84-1] $C_{15}H_{20}O_3$ (248.32). 无色块状晶体, mp 114~115℃.【类型】大牻牛儿烷型单环倍半萜.【活性】抗肿瘤; 细胞毒 (*in vitro*, SMMC-7721, IC_{50} = 4.2μg/mL; HO-8910, IC_{50} = 1.37μg/mL; 对照长春新碱, SMMC-7721, IC_{50} = 30.35μg/mL; HO-8910, IC_{50} = 20.74μg/mL)[1092]; 细胞毒 (U937, IC_{50} = 1.9μmol/L)[835]; 抗菌; 抗真菌; 细胞毒; 用于治疗偏头痛 (血管舒缩性头痛); 抗炎 (细胞因子网络调节器: 阻断内皮细胞中 IL-4 诱导的 VCAM-1 的表达, IC_{50} < 10μmol/L; 降低 T-淋巴细胞中 IL-2 的表达)[963]; 抗炎 [RAW264.7 细胞, 脂多糖诱导的: NF-κB 抑制剂, IC_{50} = (3.42±0.08)μmol/L][823]; 抗炎 [NO 生成抑制剂, IC_{50} = (2.41±0.06)μmol/L][823]; 抗炎 [肿瘤坏死因子-*α* 生成抑制剂, IC_{50} = (2.68±0.11) μmol/L][823]; 抗炎 (抑制小鼠 RAW264.7 巨噬细胞中脂多糖诱导的 NF-κB 活化, IC_{50} = 2.34μmol/L)[1086]; 抗炎 (NO 生成抑制剂, IC_{50} = 2.01μmol/L)[1086].【来源】长毛含笑* *Michelia lanuginosa*, 长叶天名精 *Carpesium longifolium* (地上部分: 产率 = 0.0012%干重)[1092], 黄缅桂 *Michelia champaca*, 云南含笑 *Michelia yunnanensis*, 皱叶木兰 *Magnolia praecocissima* (种子), 雷公藤 *Tripterygium wilfordii*, 银胶菊属 *Parthenium* spp., 茼蒿属 *Chrysanthemum* spp., 艾菊属 *Tanacetum* spp., 豚草属 *Ambrosia* spp.【文献】70, 167, 823, 835, 900, 963, 1086, 1092.

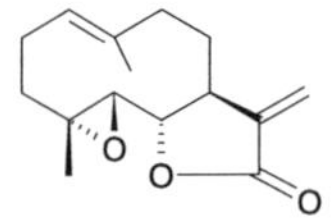

369 Phantomolin 柔毛地胆素

[55306-08-6] $C_{21}H_{26}O_6$ (374.44). 无色油状物.【类型】大牻牛儿烷型单环倍半萜.【活性】抗肿瘤 [鼠 EAC, 25mg/(kg·d) ip, 抑制率 = 87%]; 止痛 (鼠, 醋酸诱导的扭体模型, 20mg/kg ip, 抑制率 = 53%±9%, P<0.001); 抗炎 (大鼠, 角叉菜胶引起的足肿胀模型, ip, 抑制率 54%±19%, P<0.001); 细胞毒 (人咽喉上皮瘤 Hep2 细胞 *in vitro*, 0.66μg/mL).【来源】柔毛地胆草 *Elephantopus mollis*.【文献】167, 169.

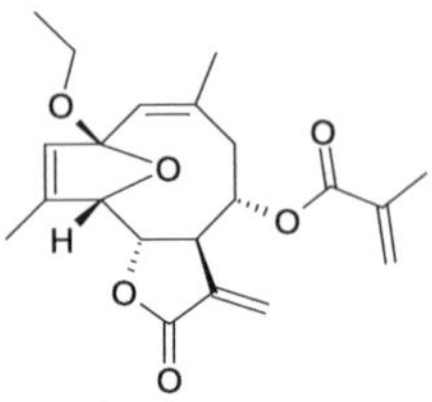

370 Provincialin 佛州蛇鞭菊素

[40328-06-9] $C_{27}H_{34}O_{10}$ (518.57). 难结晶的黏性物质, $[\alpha]_D$ = −85° (c = 0.6, 三氯甲烷).【类型】大牻牛儿烷型单环倍半萜.【活性】抗肿瘤; 细胞毒 (KB, ED_{50} = 3.5μg/mL).【来源】兔耳风 *Liatris provincialis*.【文献】169.

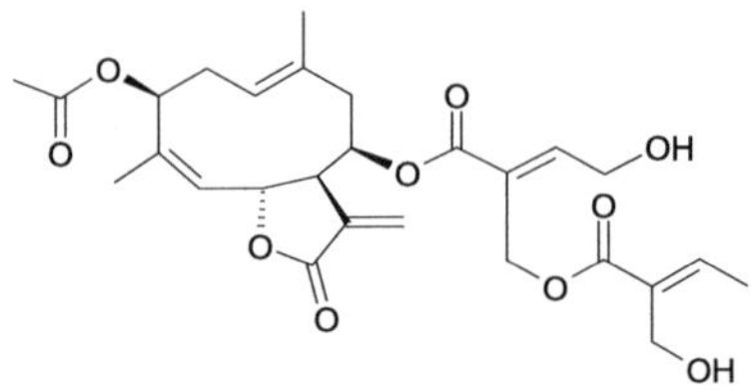

371 Schkuhrin Ⅱ 史库菊素Ⅱ

[70434-09-2] $C_{25}H_{34}O_9$ (478.54).【类型】大牻牛儿烷型单环倍半萜.【活性】细胞毒 (KB, 5.5μg/mL); 抗菌; 昆虫拒食剂.【来源】史库菊 *Schkuhria pinnata*.【文献】4, 167.

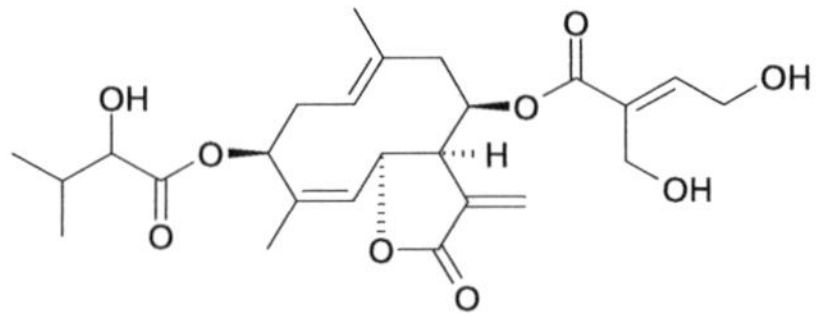

372 Tagitinin C 圆叶肿柄菊素 C*

$C_{19}H_{22}O_6$ (346.38).【类型】大牻牛儿烷型单环倍半萜.【活性】细胞毒 (抗细胞增殖, Col2 细胞, IC_{50} = 0.7μg/mL)[1023]; 细胞毒 (细胞分化诱导剂, 人早幼粒细胞白血病 HL-60 细胞, 4μg/mL, 细胞分化活性表示百分数 = 20.2%)[1023]; 细胞毒 (MMOC 模型, 抑制 DMBA 诱导的肿瘤前损害的形成, 10μg/mL, 相对抑制率 = 44.4%, 对照 DMBA, 相对抑制率 = 100%)[1023].【来源】肿柄菊 *Tithonia diversifolia* (地上部分: 13.9%干重).【文献】1023.

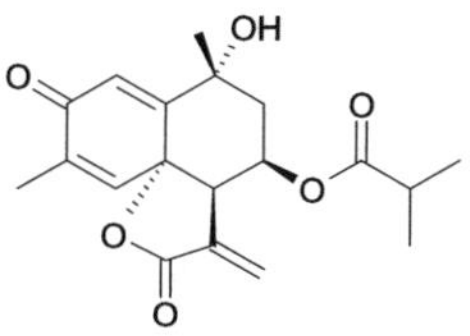

373 Tagitinin F 圆叶肿柄菊素 F

$C_{19}H_{24}O_6$ (348.40). 无色针状晶体 (苯–己烷), mp 128~130℃, $[\alpha]_D = -144°$ (c = 1, 乙醇). 【类型】大牻牛儿烷型单环倍半萜. 【活性】抗肿瘤 (鼠 P_{388}, 1.25mg/kg, 生命延长率 = 61%). 【来源】墨西哥向日葵 *Tithonia tagiliflora*. 【文献】169.

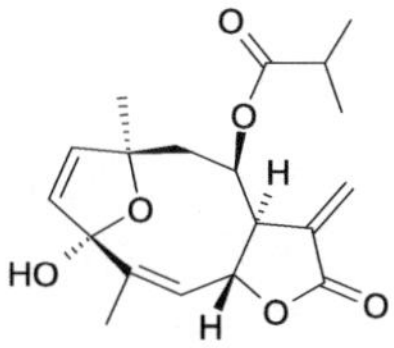

374 Tulipinolide 北美鹅掌楸内酯*

[24164-12-3] $C_{17}H_{22}O_4$ (290.36). mp 181℃ (分解). 【类型】大牻牛儿烷型单环倍半萜. 【活性】细胞毒 (KB, ED_{50} = 0.46μg/mL). 【来源】北美鹅掌楸 *Liriodendron tulipifera*, 墨西哥蒿 *Artemisia mexicana* var. *angustifolia*, 蛇苔 *Conocephalum conicum*, 匹菊属 *Pyrethrum* sp. 【文献】4.

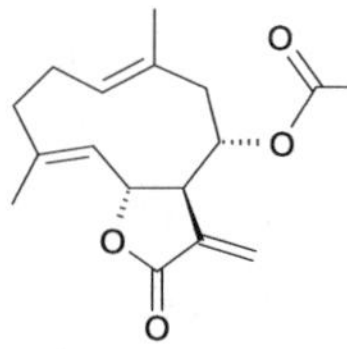

375 Vernolide 斑鸠菊内酯

[27428-86-0] $C_{19}H_{22}O_7$ (362.38). 片状晶体 (丙酮–石油醚), mp 180~183℃ (分解), $[\alpha]_D$ = +230° (三氯甲烷). 【类型】大牻牛儿烷型单环倍半萜. 【活性】细胞毒 (KB *in vitro*, ED_{50} = 2.0μg/mL). 【来源】扁桃状斑鸠菊 *Vernonia amygdalina*, 有色斑鸠菊 *Vernonia colorata*. 【文献】4, 169.

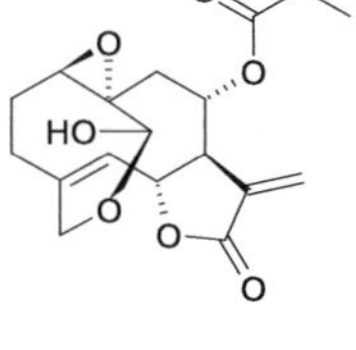

376 Vernomygdin 斑鸠菊米苦素

[21871-14-7] $C_{19}H_{24}O_7$ (364.40). mp 208~210℃. 【类型】大牻牛儿烷型单环倍半萜. 【活性】抗肿瘤; 细胞毒 (KB *in vitro*, ED_{50} = 1.5μg/mL). 【来源】扁桃状斑鸠菊 *Vernonia amygdalina*, 斑鸠菊 *Vernonia esculenta*. 【文献】4, 169.

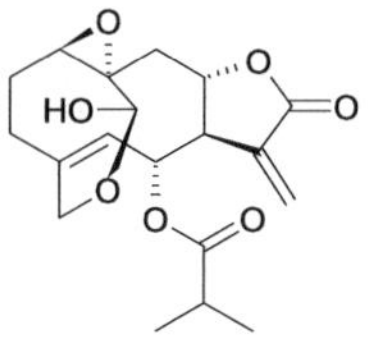

蛇麻烷型单环倍半萜

377 α-Humulene α-葎草烯

[6753-98-6] $C_{15}H_{24}$ (204.36). bp 123℃/10mmHg. 【类型】蛇麻烷型单环倍半萜. 【活性】细胞毒 [癌细胞: MCF7, GI_{50} = (73±2)μmol/L, PC3, GI_{50} = (73±2)μmol/L, A549, GI_{50} = (68±2)μmol/L, DLD-1, GI_{50} = (71±2)μmol/L, M4BEU 人黑色素瘤, GI_{50} = (55±2)μmol/L, L-929, GI_{50} = (50±1)μmol/L, CT-26, GI_{50} = (53±1)μmol/L; 正常人细胞: 纤维原细胞, GI_{50} = (85±5)μmol/L; 对照依托泊苷, GI_{50} < 1.5μmol/L, Chlorambucil, GI_{50} < 50μmol/L; 诱导细胞中 GSH 含量的降低和 ROS 的上升][1319]; 香料. 【来源】白豆蔻 *Amomum kravanh* [Syn. *Amomum cardamomum*], 冰片 *Dryobalanops aromatica*, 苍术 *Atractylodes lancea*, 柴胡 *Bupleurum chinense*, 大草蔻 *Alpinia speciosa*, 大叶香薷 *Mosla dianthera*, 丁香 *Syzygium aromaticum* [Syn. *Eugenia caryophyllata*], 独活 *Angelica pubescens* f. *biserrata* [Syn. *Angelica pubescens*], 杜松实 *Juniperus rigida*, 福橘 *Citrus tangemna*, 红柴胡 *Bupleurum scorzonerifolium*, 厚朴 *Magnolia officinalis*, 华东蓝刺头 *Echinops grijsii*, 荠苧 *Mosla grosseserrata*, 金钱蒲 *Acorus gramineus*, 廉姜 *Alpinia chinensis*, 木香 *Saussurea lappa* [Syn. *Aucklandia lappa*], 啤酒花 *Humulus lupulus*, 人参 *Panax ginseng* [Syn. *Panax schinseng*], 石荠苧 *Mosla scabra* [Syn. *Mosla punctata*], 石香薷 *Mosla chinensis* [Syn. *Orthodon chinensis*], 土当归 *Aralia cordata*, 五色梅 *Lantana camara*, 乌药 *Lindera strychnifolia*

[Syn. *Lindera aggregata*], 香脂冷杉 *Abies balsamea* (树叶提取的精油), 野香茅 *Cymbopogon goeringii*, 茵陈蒿 *Artemisia capillaris*, 樟木 *Cinnamomum camphora*, 朱橘 *Citrus erythrosa*, 还存在于许多植物中.【文献】2, 5, 167, 168, 299, 1319.

378　Humulene epoxide Ⅰ　葎草烯环氧化物Ⅰ

2,3-Epoxy-6,9-humuladiene [19888-33-6] $C_{15}H_{24}O$ (220.36). 油状物, bp 104~105℃/1.5mmHg, $[\alpha]_D^{30} = -22.8°$ (c = 3.6, 三氯甲烷).【类型】蛇麻烷型单环倍半萜.【活性】抗肿瘤 (小鼠肝和小肠, 谷胱甘肽 S-转移酶活化剂)【来源】白豆蔻 *Amomum kravanh* [Syn. *Amomum cardamomum*], 啤酒花 *Humulus lupulus*, 红球姜 *Zingiber zerumbet*.【文献】5, 434, 299.

379　Zerumbone 红球姜酮

2,6,9-Humulatrien-8-one $C_{15}H_{22}O$ (218.34).【类型】蛇麻烷型单环倍半萜.【活性】细胞毒 (*in vitro*, 结肠癌 HCT116 细胞, 细胞凋亡途径: 活化 p53, 抑制 BCL-2, 活化胱天蛋白酶-3)[1389]; NO 生成抑制剂 (培养的 RAW264.7 巨噬细胞, 脂多糖诱导的, IC_{50} = 5.4μmol/L, 对照 *L*-NMMA, IC_{50} = 21.3μmol/L)[982]; CYP3A4 药物代谢酶抑制剂 (IC_{50} = 21.8μmol/L, 对照酮康唑, IC_{50} = 0.245μmol/L)[1055]; CYP2D6 药物代谢酶抑制实验无活性 (IC_{50} >100μmol/L, 对照奎尼丁, IC_{50} = 0.078μmol/L)[1055]; 抗肿瘤 (抑制 P388D1 细胞生长, IC_{50} = 22.6μg/mL, 对照阿霉素, IC_{50} = 0.20μg/mL)[1220].【来源】芳香姜 *Zingiber aromaticum* (根茎: 产率 = 0.0025%干重), 红球姜 *Zingiber zerumbet* (根茎), 羽叶丁香 *Syringa pinnafolia*.【文献】299, 982, 1055, 1220, 1389.

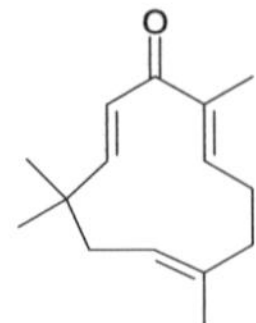

桉烷型双环倍半萜

380　3*α*-Acetoxydiversifolol　3*α*-乙酰氧基肿柄菊醇

3*α*-Acetoxy-4*α*-hydroxy-4*β*,10*β*-dimethyl-7*β*-(methyl-1*E*-propenoate)-*trans*-decalin $C_{18}H_{28}O_5$ (324.42). 无色凝胶, $[\alpha]_D^{25} = -71.8°$ (c = 0.071, 甲醇).【类型】重排桉烷型双环倍半萜.【活性】细胞毒 (抗细胞增殖, Col2 细胞, IC_{50} > 20μg/mL)[1023]; 细胞毒 (细胞分化诱导剂, 人早幼粒细胞白血病 HL-60 细胞, 4μg/mL, 细胞分化活性表示百分数 < 10%)[1023].【来源】肿柄菊 *Tithonia diversifolia* (地上部分: 产率 = 0.00056%干重).【文献】1023.

381　3*β*-Acetoxy-8*β*-isobutyryloxyreynosin　3*β*-乙酰氧基-8*β*-异丁酰氧基瑞诺木烯内酯(抗癌倍半萜烯 PMV70P691-133)

Anticancer Sesquiterpene PMV70P691-133 $C_{21}H_{28}O_7$ (392.45).【类型】桉烷型双环倍半萜.【活性】细胞毒 (抗细胞增殖, Col2 细胞, IC_{50} = 5.9μg/mL)[1023]; 细胞毒 (细胞分化诱导剂, 人早幼粒细胞白血病 HL-60 细胞, 4μg/mL, 细胞分化活性表示百分数 = 33.9%)[1023, 1205]; 细胞毒 (小鼠乳腺培养模型 MMOC, 抑制 DMBA 诱导的肿瘤前损害的形成, 10μg/mL, 相对抑制率 = 63.0%, 对照 DMBA, 相对抑制率 =100%)[1023].【来源】肿柄菊 *Tithonia diversifolia* (地上部分: 产率 = 0.0035%干重)[1023].【文献】1023, 1205.

382　Arbusculin A　矮艾素 A

[27652-22-8] $C_{15}H_{22}O_3$ (250.34).【类型】桉烷型双环

倍半萜. 【活性】细胞毒 (*in vitro*, HepG2, CD_{50} = 10μg/mL; HeLa, CD_{50} = 7.5μg/mL; OVCAR-3, CD_{50} = 7.5μg/mL; 对照顺铂: HepG2, CD_{50} = 2.8μg/mL; HeLa, CD_{50} = 5.2μg/mL; OVCAR-3, CD_{50} = 3μg/mL; 无明显抗菌活性)[1082]; 植物生长调节剂. 【来源】北美矮蒿 *Artemisia arbuscula*, 木香 *Saussurea lappa* [Syn. *Aucklandia lappa*] (根: 产率 = 0.0015%干重)[1082], 三齿蒿 *Artemisia tridentata*. 【文献】167, 1082.

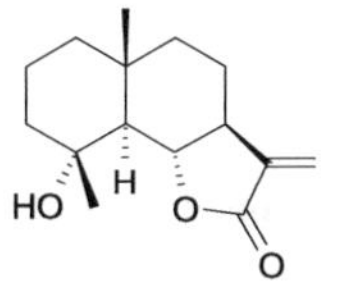

383 Atractylenolide Ⅰ 苍术烯内酯甲 (白术内酯 A; 白术内酯Ⅰ)

[73096-13-3] $C_{15}H_{18}O_2$ (230.31). 【类型】桉烷型双环倍半萜. 【活性】抗肿瘤 (鼠淋巴瘤 $L_{5187}Y$ 细胞, ID_{50} = 80μg/mL); 抗炎. 【来源】白术 *Atractylodes macrocephala* [Syn. *Atractylis macrocephala*] (干燥根茎: 含量范围 = 0.030%~0.078%[1372], 17 产地平均含量 = 0.0324%[1375]), 关苍术 *Atractylodes japonica*. 【文献】2, 167, 1372, 1375.

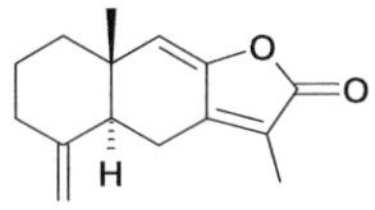

384 Atractylone 苍术酮

Atractyloxide [6989-21-5] $C_{15}H_{20}O$ (216.33). mp 38℃, $[\alpha]_D$ = +40.0° (*c* = 10.0). 【类型】桉烷型双环倍半萜. 【活性】抗肿瘤; 抗炎 (TPA 诱导的鼠耳肿胀, ID_{50} = 0.9mg/mL); 细胞毒; 抗肝毒 (小鼠和大鼠, 四氯化碳和半乳糖胺诱导的肝中毒); 抗氧化剂 (脂类过氧化抑制剂, 抑制四氯化碳引起的脂类过氧化作用). 【来源】白术 *Atractylodes macrocephala* [Syn. *Atractylis macrocephala*] (干燥根茎: 3 种方法平均含量 = 0.71%[1375]), 北苍术 *Atractylodes chinensis*, 苍术 *Atractylodes lancea*. 【文献】2, 168, 192, 269, 281, 1372, 1375.

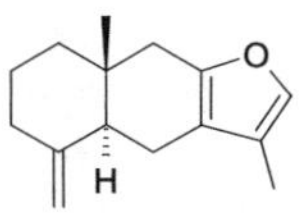

385 Cryptomeridiol 11-α-L-rhamnoside

$C_{21}H_{38}O_6$ (386.53). 透明矩形晶体 (乙酸乙酯), mp 189~190℃, $[\alpha]_D^{25}$ = −13.3° (*c* = 0.03, 三氯甲烷). 【类型】桉烷型双环倍半萜. 【活性】细胞毒 (*in vitro*, HepG2, IC_{50} = 0.01μg/mL, Hep2.2.15, IC_{50} = 0.36μg/mL)[652]. 【来源】依兰 *Cananga odorata* (果实). 【文献】652.

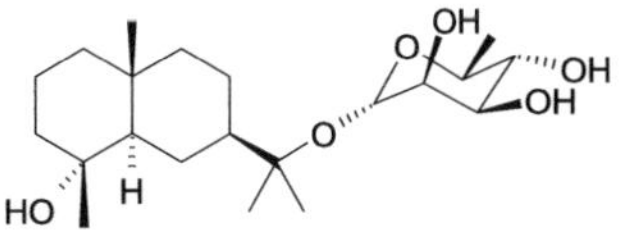

386 1β,4α-Dihydroxyeudesman-11-ene 1β, 4α-二羟基桉叶-11-烯*

$C_{15}H_{26}O_2$ (238.37). $[\alpha]_D^{17}$ = −25° (*c* = 0.13, 三氯甲烷). 【类型】桉烷型双环倍半萜. 【活性】细胞毒 (抑制 Bel7402 肝癌细胞生长, 0.0001mol/L, InRt = 34.4%, 对照依托泊苷, 抑制率 = 96.0%)[1223]. 【来源】一年蓬 *Erigeron annuus* (地上部分). 【文献】1223.

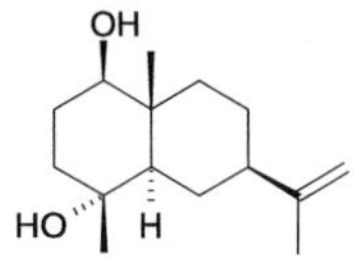

387 1,6α-Dihydroxy-4αH-1,10-secoeudesma-5(10), 11(13)-dien-12,8β-olide 1,6α-二羟基-4αH-1,10-开环桉叶-5(10),11(13)-二烯-12,8β-内酯*

$C_{15}H_{22}O_4$ (266.34). 【类型】桉烷型双环倍半萜. 【活性】细胞毒 [SMMC-7721, IC_{50} = (52.22±1.25)μg/mL, 对照长春新碱, IC_{50} = (30.35±2.23)μg/mL; HO-8910, IC_{50} = (21.32±2.64)μg/mL, 对照长春新碱, IC_{50} = (20.74±1.91) μg/mL][1336]. 【来源】金沸草 *Inula japonica*. 【文献】1336.

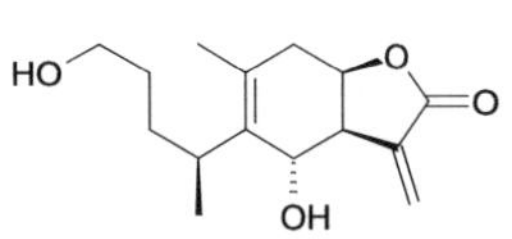

388 5-Epi-eudesm-4(15)-ene-1β,6β-diol 5-表桉叶-4(15)-烯-1β,6β-二醇*

$C_{15}H_{26}O_2$ (238.37). 无色单斜晶体 (石油醚–乙酸乙酯), $[\alpha]_D^{20}$ = −88° (*c* = 0.6, 三氯甲烷); 白色粉末, $[\alpha]_D^{20}$ = +36.5° (*c* = 0.32, 三氯甲烷). 【类型】桉烷型双环倍半萜. 【活性】抗 HIV (HIV-ⅢB 病毒感染的

MT-2 细胞, 10μg/mL, 弱活性)[1122]; 抗 HIV-1 [*in vitro*, HIV-1 复制抑制剂, HOG.R5, IC_{50} = 17.4μg/mL (73.1μmol/L), 细胞毒, 20μg/mL, 弱活性)[1061]. 【来源】跌打老 *Litsea verticillata* (枝叶: 产率 = 0.00011%干重), 中间锦鸡儿(柠条) *Caragana intermedia* (地上部分). 【文献】1061, 1122.

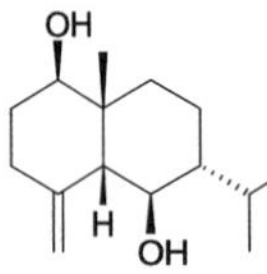

389 Eudesm-4(15)-ene-1β,6α-diol 4(15)-桉叶烯-1β,6α-二醇*

1β,6α-Dihydroxy-eudesman-4(15)-ene $C_{15}H_{26}O_2$ (238.37). 无色油状物, $[\alpha]_D$ = +4.5° (*c* = 0.2, 三氯甲烷); $[\alpha]_D^{17}$ = +7° (*c* = 0.50, 三氯甲烷); 白色粉末, $[\alpha]_D^{20}$ = −27.1° (*c* = 1.47, 三氯甲烷); 无色针状结晶 (石油醚−乙酸乙酯), $[\alpha]_D^{20}$ = +45° (*c* = 0.1, 三氯甲烷). 【类型】桉烷型双环倍半萜. 【活性】细胞毒 (抑制 Bel7402 肝癌细胞生长, 0.0001mol/L, 抑制率 = 29.1%, 对照依托泊苷, 抑制率 = 96.0%)[1223]; 抗 HIV-1 实验无活性 (*in vitro*, HOG.R5 细胞)[1061]. 【来源】跌打老 *Litsea verticillata* (枝叶: 0.00049%干重), 费城飞蓬 *Erigeron philadelphicus* (地上部分), 黄花蒿(青蒿) *Artemisia annua* (种子), 苏门白酒草 *Erigeron sumatrensis* (地上部分), 一年蓬 *Erigeron annuus* (地上部分), 中间锦鸡儿(柠条) *Caragana intermedia* (地上部分). 【文献】712, 942, 1061, 1122, 1223.

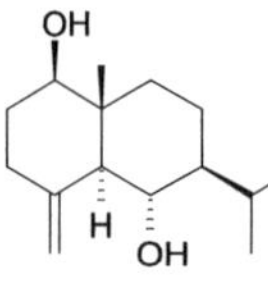

390 γ-Eudesmol γ-桉叶醇

$C_{15}H_{26}O$ (222.37). 【类型】桉烷型双环倍半萜. 【活性】细胞毒 (*in vitro*, HepG2, IC_{50} = 1.5μg/mL, Hep2,2,15, IC_{50} = 0.01μg/mL)[652]. 【来源】依兰 *Cananga odorata* (果实). 【文献】652.

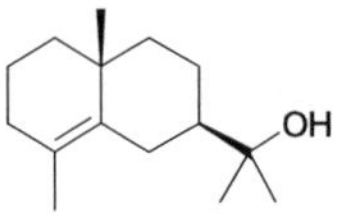

391 γ-Eudesmol 11-α-L-rhamnoside γ-桉叶醇 11-α-L-鼠李糖苷*

$C_{21}H_{36}O_5$ (368.52). 胶体, $[\alpha]_D^{25}$ = −11.5° (*c* = 0.24, 三氯甲烷). 【类型】桉烷型双环倍半萜. 【活性】细胞毒 (*in vitro*, HepG2, IC_{50} = 3.9μg/mL, Hep2.2.15, IC_{50} = 10.6μg/mL)[652]. 【来源】依兰 *Cananga odorata* (果实). 【文献】652.

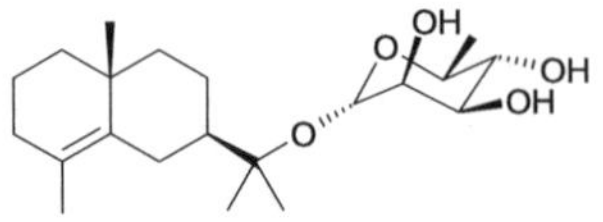

392 1β-D-Glucopyranosyloxy-6α-hydroxyeu-desman-4(15)-ene 1β-D-吡喃葡萄糖基氧-6α-羟基桉叶-4(15)-烯*

$C_{21}H_{36}O_7$ (400.52). 无色油状物, $[\alpha]_D^{17}$ = −14° (*c* = 1.90, 三氯甲烷). 【类型】桉烷型双环倍半萜. 【活性】细胞毒 (抑制 Bel7402 肝癌细胞生长, 0.0001mol/L, InRt = 30.1%, 对照依托泊苷, InRt = 96.0%)[1223]. 【来源】一年蓬 *Erigeron annuus* (地上部分). 【文献】1223.

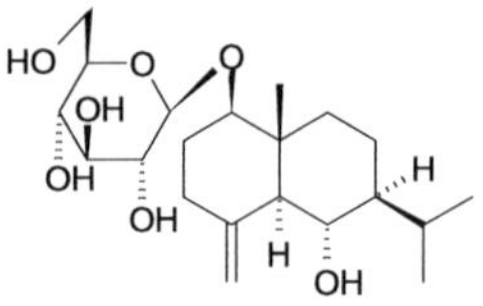

393 Isoalantolactone 异土木香内酯

Isohenin; 5α*H*-Eudesma-4(15),11(13)-dien-12, 8β-olide [470-17-7] $C_{15}H_{20}O_2$ (232.33). 晶体 (乙醇水溶液), mp 115℃; mp 109~110℃, $[\alpha]_D$ = +172° (三氯甲烷). 【类型】桉烷型双环倍半萜. 【活性】抗真菌 (表皮癣菌属, MIC = 35μg/mL, 须发癣菌, MIC = 25μg/mL); 驱肠虫剂 (蛔虫, 原虫, *Australorbis glabratus*); 抗原生动物 (痢疾阿米巴和阴道毛滴虫); 昆虫拒食剂; 抗炎 (NO 生成抑制剂, 脂多糖和干扰素-γ 处理的大鼠大动脉平滑肌培养细胞)[962]; 细胞毒 [SMMC-7721 IC_{50} = (6.21±1.63)μg/mL, 长春新碱 IC_{50} = (30.35±2.23)μg/mL; HO-8910 IC_{50} = (5.28±0.78)μg/mL, 长春新碱 IC_{50} = (20.74±1.91)μg/mL; LO2 人肝细胞 IC_{50} = (9.77±1.91)μg/mL, 长春新碱, IC_{50} = (17.25±0.91)μg/mL][1336]; MLD (鼠, sc) = 2000mg/kg. 【来源】长叶天名精 *Carpesium longifolium* (地上部分: 产率 = 0.0015%干重)[1092],

大叶土木香 *Inula grandis*, 加拿大苍耳 *Xanthium canadense*, 金沸草 *Inula japonica*, 美丽特勒菊 *Telekia speciosa*, 木香 *Saussurea lappa* [Syn. *Aucklandia lappa*], 土木香 *Inula helenium* (根: 2 批样本平均含量 = 1.00%[1375]), 喜马旋覆花 *Inula royleana*, 总状土木香 *Inula racemosa* (根: 4 批样本平均含量 = 1.90%[1375]). 【文献】3, 167, 299, 962, 1092, 1336, 1375.

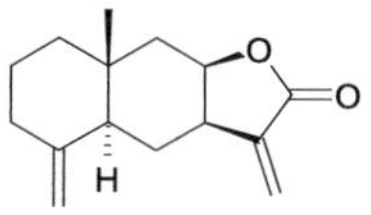

394 Lappadilactone 木香双内酯*

$C_{30}H_{38}O_6$ (494.63). 无色针晶, mp 260℃ (分解), $[\alpha]_D^{25}$ = +32.2° (*c* = 1.0, 三氯甲烷). 【类型】桉烷型双环倍半萜/愈创木烷型双环倍半萜. 【活性】细胞毒 (*in vitro*, HepG2, CD_{50} = 2.4μg/mL; HeLa, CD_{50} = 1.8μg/mL; OVCAR-3, CD_{50} = 2.5μg/mL; 对照顺铂: HepG2, CD_{50} = 2.8μg/mL; HeLa, CD_{50} = 5.2μg/mL; OVCAR-3, CD_{50} = 3μg/mL; 无明显抗菌活性)[1082]. 【来源】木香 *Saussurea lappa* [Syn. *Aucklandia lappa*] (根: 产率 = 0.0002%干重). 【文献】1082.

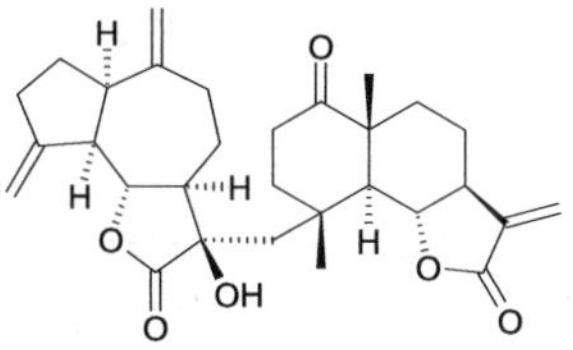

395 Reynosin 瑞诺木烯内酯

[28254-53-7] $C_{15}H_{20}O_3$ (248.32). 无色针状晶体, mp 145~146℃. 【类型】桉烷型双环倍半萜. 【活性】抗炎 [细胞因子网络调节器: 抑制 NRK-52E 大鼠肾上皮细胞脂多糖刺激的细胞因子诱导的中性粒细胞趋化吸引剂 1(CINC-1)的形成, 浓度依赖方式, IC_{50} =1μmol/L; 抑制脂多糖活化的 RAW264.7 细胞中 TNFα 的生成, IC_{50} = 87.4μmol/L][963]; 细胞毒 (KB, ATCC, CCL17, IC_{50} = 2.7μg/mL)[1325]; 细胞毒 (*in vitro*, HepG2, CD_{50} = 11μg/mL; HeLa, CD_{50} = 7.5μg/mL; OVCAR-3, CD_{50} = 7.5μg/mL; 对照顺铂: HepG2, CD_{50} = 2.8μg/mL; HeLa, CD_{50} = 5.2μg/mL; OVCAR-3, CD_{50} = 3μg/mL; 无明显抗菌活性)[1082]. 【来源】木香 *Saussurea lappa* [Syn. *Aucklandia lappa*] (根: 产率 = 0.0022%干重)[1082], 云南含笑 *Michelia yunnanensis*. 【文献】70, 963, 1082, 1325.

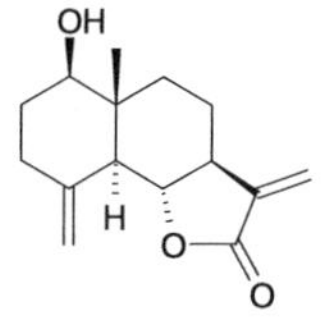

396 Santamarin 珊塔玛内酯素

Santamarine $C_{15}H_{20}O_3$ (248.33). 【类型】桉烷型双环倍半萜. 【活性】抗炎 (细胞因子网络调节器: 抑制脂多糖活化的 RAW264.7 细胞中 TNFα 的生成, IC_{50} = 105μmol/L)[963]; 抗肿瘤; 细胞毒 (*in vitro*, HepG2, CD_{50} = 7.5μg/mL; HeLa, CD_{50} = 10μg/mL; OVCAR-3, CD_{50} = 10μg/mL; 对照顺铂: HepG2, CD_{50} = 2.8μg/mL; HeLa, CD_{50} = 5.2μg/mL; OVCAR-3, CD_{50} = 3μg/mL; 无明显抗菌活性)[1082]. 【来源】密花豚草 *Ambrosia confertiflora*, 木香 *Saussurea lappa* [Syn. *Aucklandia lappa*] (根: 产率 = 0.00056%干重)[1082], 乌心石 *Michelia compressa* var. *formosana*, 蒿属 *Artemisia* sp., 艾菊属 *Tanacetum* sp., 茼蒿属 *Chrysanthemum* sp. 【文献】167, 963, 1082.

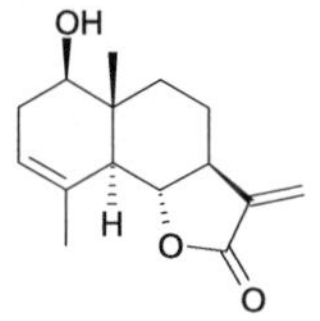

397 α-Santonin α-山道年

$C_{15}H_{18}O_3$ (246.31). mp (−) 174~176℃. 【类型】桉烷型双环倍半萜. 【活性】驱肠虫剂; 抗肿瘤; 细胞毒; 昆虫拒食剂; 植物生长调节剂. 【来源】蛔蒿 *Seriphidium cinum* [Syn. *Artemisia cina*], 滨蒿 *Artemisia maritima*, 蒿属 *Artemisia* sp. 【文献】5, 167.

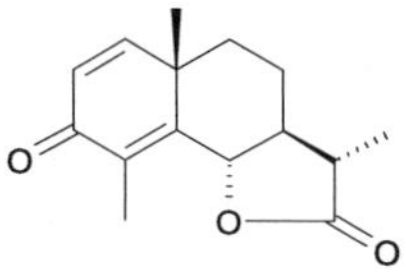

398 Tauremisin A 牛蒿素 A (北艾素)

Vulgarin; Tauremisin; Judaicin $C_{15}H_{20}O_4$ (264.32). 无色针状晶体 (乙醇), mp 174~175℃, $[\alpha]_{546nm}^{27}$ = +48.7° (*c* = 3.86, 三氯甲烷). 【类型】桉烷型双环倍半萜.

【活性】抗肿瘤; 强心剂; 细胞毒; 利尿剂 (大鼠, orl, 10mg/kg, 尿量增加 44%); 心血管活性 (增加冠脉血流和减慢心率, 猫和兔, 1mg/kg iv). 【来源】牛蒿 *Artemisia taurica*, 北艾 *Artemisia vulgaris*, 陆得威蒿 *Artemisia ludoviciana*. 【文献】168, 169.

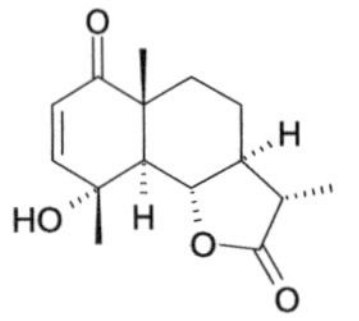

399　Tithofolinolide 肿柄菊内酯*

(1*R*,3*S*,4*S*)-3-Acetoxy-1,4-dihydroxy-8-isobutyloxyeudesm-11(13)-en-6,12-olide; Anticancer Sesquiterpene Lactone PMV70P691-037 $C_{21}H_{30}O_8$ (410.47). 无色凝胶, $[\alpha]_D^{25} = -33.5°$ (c = 0.47, 甲醇). 【类型】桉烷型双环倍半萜. 【活性】细胞毒 (抗细胞增殖, Col2 细胞, IC_{50} > 20μg/mL)[1023]; 细胞毒 (细胞分化诱导剂, 人早幼粒细胞白血病 HL-60 细胞, 4μg/mL, 细胞分化活性表示百分数 = 37.4%)[1023, 1205]; 细胞毒 (MMOC 模型, 抑制 DMBA 诱导的肿瘤前损害的形成, 10μg/mL, 相对抑制率 = 40.2%, 对照 DMBA, 相对抑制率 = 100%)[1023]. 【来源】肿柄菊 *Tithonia diversifolia* (地上部分: 产率 = 0.0021%干重). 【文献】1023, 1205.

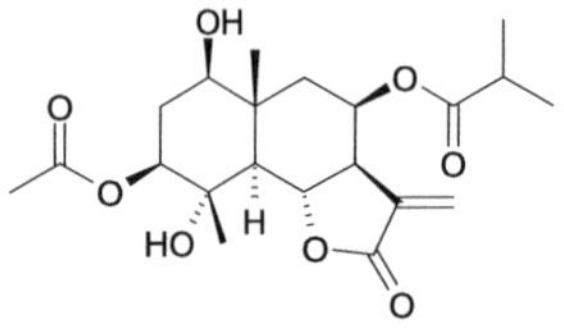

400　Yomogin 魁蒿内酯

[10067-18-2] $C_{15}H_{16}O_3$ (244.29). 无色针状晶体, mp 202~204℃. 【类型】桉烷型双环倍半萜. 【活性】细胞毒 (A549, IC_{50} = 0.14μg/mL, HCT, IC_{50} = 1.3μg/mL). 【来源】毛莲蒿 *Artemisia vestita*. 【文献】91, 366.

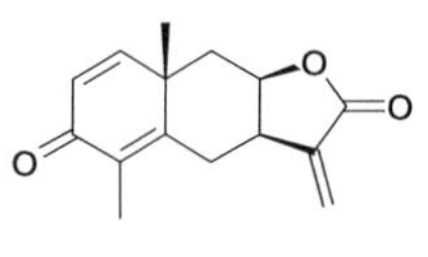

沉香呋喃桉烷型倍半萜

401　1*S*,6*R*-Di(2-)methylbutanoyloxy-4*S*-hy-droxy-8*S*-benzoyloxy-9*R*-(3-)furancarbonyloxy-13-acetyloxy-*β*-dihydroagarofuran　1*S*,6*R*-二(2-)甲基丁酰氧基-4*S*-羟-8*S*-苯甲酰氧基-9*R*-(3-)呋喃甲酰氧基-13-乙酰氧基-*β*-二氢沉香呋喃*

$C_{39}H_{50}O_{13}$ (726.83). 黄色油状物, $[\alpha]_D = +39.4°$ (c = 6.3, 三氯甲烷). 【类型】沉香呋喃桉烷型倍半萜. 【活性】细胞毒 (人 Bel7402, IC_{50} = 6.9μmol/L, 人 HL-60, IC_{50} = 51.4μmol/L, 人 A549, IC_{50} = 81.7μmol/L, 鼠, P_{388}, IC_{50} = 51.2μmol/L). 【来源】卫矛属 *Euonymus nanoides* (种子: 产率 = 0.0053%干重). 【文献】257.

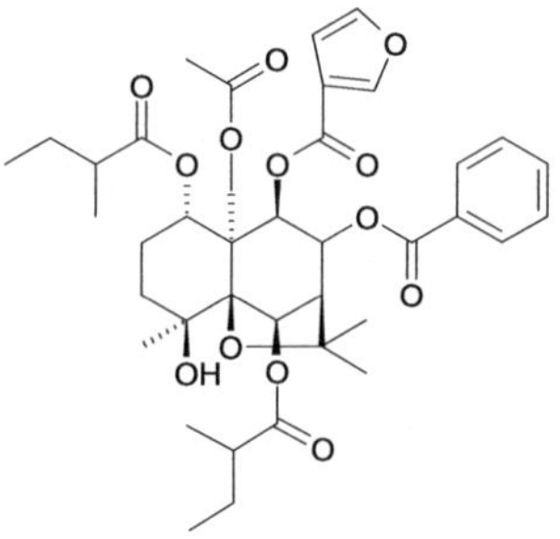

402　Emarginatine 台湾美登木素*

$C_{38}H_{46}N_2O_{17}$ (802.79). 【类型】沉香呋喃桉烷型倍半萜. 【活性】细胞毒 (KB, ED_{50} = 1.7mg/L, Colon205, ED_{50} = 4.1mg/L)[519]. 【来源】南蛇藤根 *Celastrus orbiculatus* [Syn. *Celastrus articulatus*]. 【文献】519.

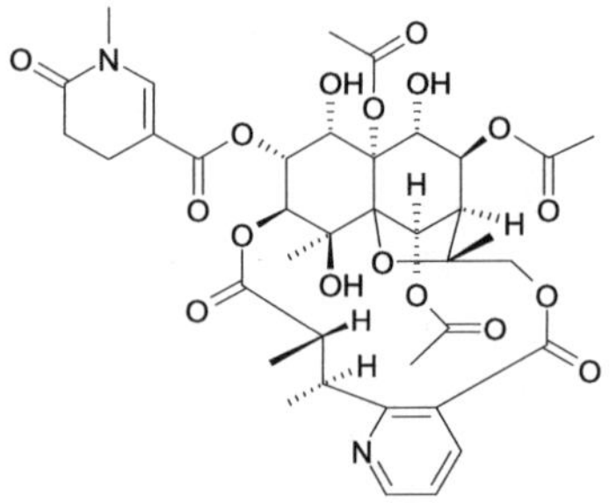

杜松烷型双环倍半萜

403　T-Cadinol　T-杜松醇

$C_{15}H_{26}O$ (222.37). 无色树脂. 【类型】杜松烷型双环倍半萜. 【活性】细胞毒 (A549, ED_{50} = 5.4μmol/L, ED_{50} = 24.5μg/mL, 对照阿霉素, ED_{50} = 0.01μmol/L, ED_{50} =

0.02μg/mL; MCF7, ED_{50} = 2.5μmol/L, ED_{50} = 11.2μg/mL, 阿霉素, ED_{50} = 0.1μmol/L, ED_{50} = 0.2μg/mL; HT29, ED_{50} = 7.9μmol/L, ED_{50} = 35.7μg/mL, 阿霉素, ED_{50} = 0.1μmol/L, ED_{50} = 0.2μg/mL)[1228]. 【来源】高山火绒草 *Leontopodium alpinum* (根), 台湾杉 *Taiwania cryptomerioides* (根,心材). 【文献】951, 1204, 1228.

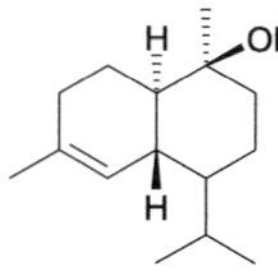

404 α-Cadinol α-杜松醇

[481-34-5] $C_{15}H_{26}O$ (222.37). mp 74.8~75.4℃. 【类型】杜松烷型双环倍半萜. 【活性】细胞毒 (*in vitro*, Hepa1c1c7 小鼠肝癌细胞, IC_{50} > 5μg/mL, CD = 2.3μg/mL, CI > 2.2; 对照 Sulforaphane, IC_{50} = 2.1μg/mL, CD = 0.087μg/mL, CI = 24.1)[1083]; 细胞毒 (A549, ED_{50} = 3.1μmol/L, ED_{50} = 14.4μg/mL, 对照阿霉素, ED_{50} = 0.01μmol/L, ED_{50} = 0.02μg/mL; MCF7, ED_{50} = 2.5μmol/L, ED_{50} = 11.1μg/mL, 阿霉素, ED_{50} = 0.1μmol/L, ED_{50} = 0.1μg/mL; HT29, ED_{50} = 0.7μmol/L, ED_{50} = 3.0μg/mL, 阿霉素, ED_{50} = 0.1μmol/L, ED_{50} = 0.1μg/mL)[1228]; 细胞毒 (培养鼠肝癌细胞 Hepa1c1c7, 诱导醌还原酶实验)[1205]. 【来源】枇杷叶 *Eriobotrya japonica*, 水流豆 *Pongamia pinnata* (茎皮: 产率 = 0.0023%)[1083], 台湾杉 *Taiwania cryptomerioides* (根), 台湾杉 *Taiwania cryptomerioides* (心材). 【文献】5, 951, 1083, 1205, 1228.

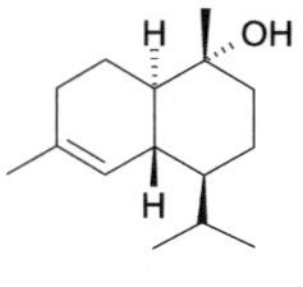

405 Gossypol 棉酚

[303-45-7] $C_{30}H_{30}O_8$ (518.57). mp 184℃, 199℃, 214℃. 【类型】杜松烷型双环倍半萜. 【活性】抗肿瘤 (鼠, P_{388}, 子宫肌瘤, 黄体酮引起的蜕膜瘤); 抗菌 (金黄色葡萄球菌、溶血性链球菌); 抗病毒 (α-流行性感冒病毒 PR_8 和日本脑炎病毒); 抗生育药 (抑制生殖和精子运动, *D*-异构体无活性); 促进肌肉组织再生 (软膏剂); LD_{50} (鼠, orl) = 315mg/kg. 【来源】棣棠花 *Kerria japonica*, 海岛棉 *Gossypium barbadense* (根皮: 含量 = 1.8%)[1375], 陆地棉 *Gossypium hirsutum* [Syn. *Gossypium mexicanum*] (根皮: 含量 = 1.6%)[1375], 棉花 *Gossypium herbaceum*, 棉花根 *Gossypium herbaceum* (根皮: 含量 = 1.3%)[1375], 棉籽油 *Gossypium herbaceum* (棉籽: 5 批样本平均含量 = 0.13%[1375]). 【文献】3, 4, 5, 167, 1375.

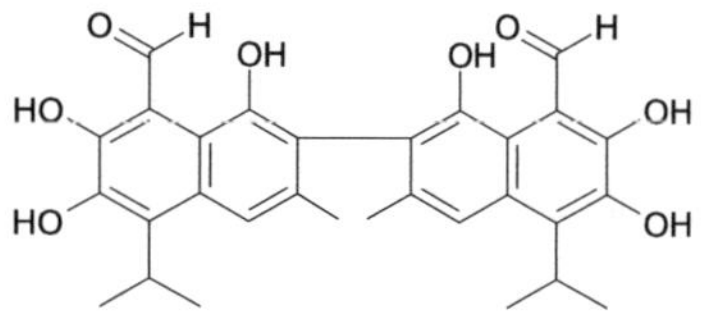

406 7-Hydroxycadalene 7-羟基卡达烯

7-Hydroxycadalin [2102-75-2] $C_{15}H_{18}O$ (214.31). 白色菱形晶体 (己烷), mp 118.0~119.5℃. 【类型】杜松烷型双环倍半萜. 【活性】抗菌 (革兰阳性菌, MIC = 6.25~12.5μg/mL); 抗氧化剂 (10μg/mL, 抑制率 = 70%); 细胞毒 (HeLa, IC_{50} = 1.96μg/mL, BT-20, IC_{50} = 2.86μg/mL). 【来源】鸡嗉子 *Cornus capitata* [Syn. *Dendrobenthamia capitata*], 木棉花 *Bombax malabaricum* [Syn. *Gossampinus malabarica*]. 【文献】234, 241, 262, 263.

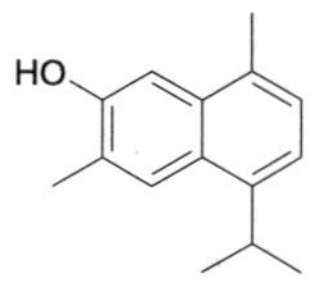

407 Mansonone D 门萨二酮 D

[5090-86-8] $C_{15}H_{14}O_3$ (242.28). mp 73~75℃. 【类型】杜松烷型双环倍半萜. 【活性】抗肿瘤 (人胸腺细胞 MCF7); 抑制细胞色素 C 和 P450; 抗氧化剂 (抑制脂类过氧化作用). 【来源】杨叶肖槿 *Thespesia populnea* [Syn. *Hibiscus populneus*]. 【文献】471, 472.

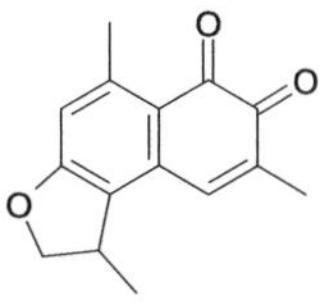

408 Mansonone H 门萨二酮 H

$C_{15}H_{14}O_4$ (258.28). 【类型】杜松烷型双环倍半萜. 【活性】抗 HIV [H9 淋巴细胞, 抑制 HIV 复制, IC_{50} (抑制未感染 H9 细胞生长 50%的浓度) > 25μg/mL, EC_{50} (抑制病毒复制 50%的浓度) = 16.58μg/mL, TI(IC_{50}/EC_{50}) = 1.50, 对照 3'-叠氮基-3'-脱氧胸苷 IC_{50} = 500μg/mL,

EC_{50} = 0.0007μg/mL, TI = 740000][523]; 细胞毒 (人 A549, EC_{50} = 10.5μg/mL, MCF7, EC_{50} = 10.7μg/mL)[523]. 【来源】台湾芙蓉 *Hibiscus taiwanensis*. 【文献】523.

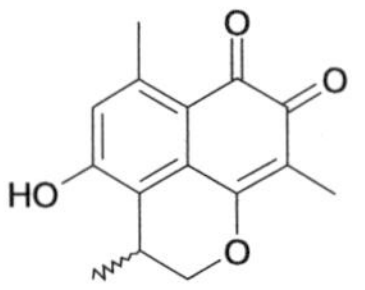

409 T-Muurolol T-木吾罗醇*

$C_{15}H_{26}O$ (222.37). 【类型】杜松烷型双环倍半萜. 【活性】细胞毒 (A549, ED_{50} = 3.2μmol/L, ED_{50} = 14.7μg/mL, 对照阿霉素, ED_{50} = 0.01μmol/L, ED_{50} = 0.02μg/mL; MCF7, ED_{50} = 0.6μmol/L, ED_{50} = 2.7μg/mL, 阿霉素, ED_{50} = 0.1μmol/L, ED_{50} = 0.1μg/mL; HT29, ED_{50} = 1.8μmol/L, ED_{50} = 8.0μg/mL, 阿霉素, ED_{50} = 0.1μmol/L, ED_{50} = 0.1μg/mL)[1228]. 【来源】台湾杉 *Taiwania cryptomerioides* (根,心材). 【文献】951, 1228.

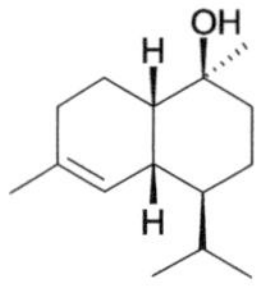

410 Sugikurojin G 苏吉库若津 G*

$C_{35}H_{54}O_2$ (506.82). 无色固体, $[\alpha]_D^{25}$ = −5.2° (*c* = 1.5, 三氯甲烷). 【类型】杜松烷型双环倍半萜. 【活性】细胞毒 (HL-60, IC_{50} = 35.4μmol/L; HCT15, IC_{50} = 100μmol/L). 【来源】日本柳杉 *Cryptomeria japonica* (树皮: 产率 = 0.00085%). 【文献】378.

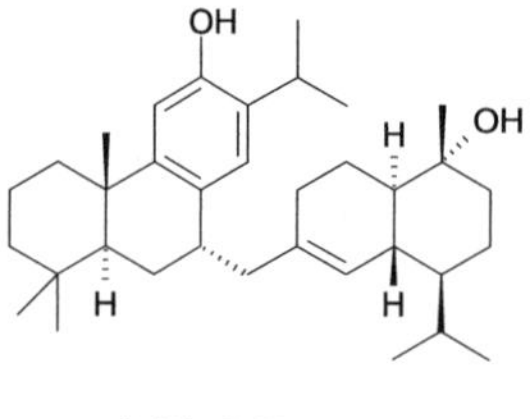

411 Thespesone 肖槿对醌*

$C_{15}H_{14}O_4$ (258.28). 【类型】杜松烷型双环倍半萜. 【活性】抗肿瘤 (人胸腺细胞 MCF7); 抑制细胞色素 C 和 P450; 抗氧化剂 (抑制脂类过氧化作用). 【来源】杨叶肖槿 *Thespesia populnea* [Syn. *Hibiscus populneus*]. 【文献】471, 472.

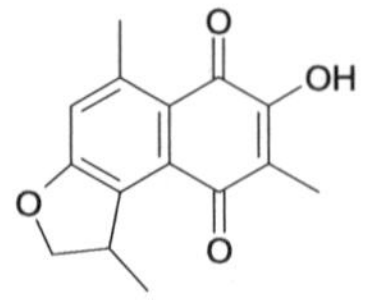

412 Thespone 肖槿邻醌*

$C_{15}H_{12}O_3$ (240.26). 【类型】杜松烷型双环倍半萜. 【活性】抗肿瘤 (人胸腺细胞 MCF7); 抑制细胞色素 C 和 P450; 抗氧化剂 (抑制脂类过氧化作用). 【来源】杨叶肖槿 *Thespesia populnea* [Syn. *Hibiscus populneus*]. 【文献】471, 472.

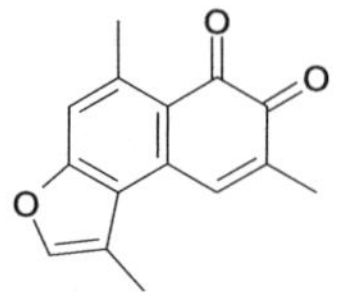

开环杜松烷型倍半萜

413 (+)-Arteannuin (+)-青蒿素 (黄蒿素)

Qinghaosu; Artemisinin [63968-64-9] $C_{15}H_{22}O_5$ (282.34). 无色针状晶体, mp 156~157℃, $[\alpha]_D^{17}$ = +66.3° (三氯甲烷), $[\alpha]_D^{23}$ = +68° (乙醇), 易溶于苯、乙酸乙酯、三氯甲烷、丙酮, 溶于乙醇、乙醚、热石油醚, 几乎不溶于水.[1374] 【类型】开环杜松烷型双环倍半萜. 【活性】细胞毒 (青蒿素及其衍生物对癌细胞的抑制活性在毫微克分子到微克分子范围之间, 临床前研究和部分前期临床研究已成功进行)[1386]; 细胞毒 (*in vitro* 和 *in vivo*, 细胞凋亡途径: 活化 p53,抑制 BCL-2, 活化 BAX, 抑制 NF-κB)[1389]; 抗疟疾 (恶性疟原虫 *Plasmodium falclparum* K1 多重抗药株, EC_{50} = 1~3ng/mL)[525]; 抗疟疾 [恶性疟原虫, IC_{50} = (0.0011±0.0006)μg/mL][1184]; 抗疟疾 (恶性疟原虫, IC_{50} = 0.0022μg/mL)[1185]; 细胞毒 (L6, IC_{50} > 90μg/mL)[1184]; 抗疟疾 (恶性疟原虫, IC_{50} = 0.002μg/mL)[1263]; 抗疟疾 (恶性疟原虫 D6, IC_{50} = 0.006μg/mL; 恶性疟原虫 W2, IC_{50} = 0.007μg/mL)[1355]; 抗疟原虫 (IC_{50} = 0.001~0.002μg/mL)[1218]; 杀血吸虫剂. 【来源】黄花蒿(青蒿) *Artemisia annua* (花: 含量范围 = 0.0725%~0.232%[1372]; 叶: 含量范围 = 0.523%~1.54%[1372]; 1972 年, 中国科学家从该植物中分离[1374]). 【文献】2, 167, 168, 525, 1184, 1185, 1218, 1263, 1355, 1372, 1374, 1386, 1389.

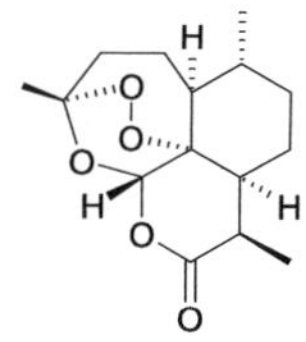

愈创木烷型双环倍半萜

414 8-Acetoxy-2-methoxy-10-hydroxy-3,11(13)-guaiadien-12,6-olide 8-乙酰氧基-2-甲氧基-10-羟基-3,11(13)-愈创木二烯-12,6-内酯

$C_{18}H_{24}O_6$ (336.39). $[\alpha]_D^{25}$ = +120.9° (*c* = 1.583, 三氯甲烷). 【类型】愈创木烷型双环倍半萜.【活性】细胞毒 [*in vitro*, ACHN 细胞株, IC_{50} = (1.21±0.21)μg/mL, 对照阿霉素, IC_{50} = (0.09±0.03)μg/mL; LOX-IMVI, IC_{50} = (4.86±0.34)μg/mL, 对照阿霉素, IC_{50} = (0.05±0.02) μg/mL; SW620, IC_{50} = (1.65±0.28)μg/mL, 对照阿霉素, IC_{50} = (0.19±0.07)μg/mL; PC3, IC_{50} = (4.00±0.15)μg/mL, 对照阿霉素, IC_{50} = (0.76±0.12)μg/mL; A549, IC_{50} = (3.53±0.26)μg/mL, 对照阿霉素, IC_{50} = (0.28±0.09)μg/mL] [1350]; 抗细胞凋亡 [依托泊苷诱导的, IC_{50} = (8.6±0.7)μg/mL; 对照 PDTC, IC_{50} = (8.0±0.5)μg/mL] [1350].【来源】北野菊 *Chrysanthemum boreale*.【文献】1350.

415 Anticancer Sesquiterpene PMV70P691-134 抗癌倍半萜烯 PMV70P691-134

$C_{19}H_{26}O_7$ (366.41). 【类型】愈创木烷型双环倍半萜.【活性】细胞毒 (HL-60 细胞分化)[1205].【来源】肿柄菊 *Tithonia diversifolia*.【文献】1205.

416 Curcumol 莪术醇

[4871-97-0] $C_{15}H_{24}O_2$ (236.36). mp 141~144℃.【类型】愈创木烷型双环倍半萜.【活性】细胞毒 (H.L.染色法, 1.25mg/mL, 明显破坏癌细胞); 抗肿瘤 (小鼠肉瘤 S37, 75mg/kg 皮下注射, 抑制率 = 53.7%~62.0%; 小鼠宫颈癌 U4, 75mg/kg 皮下注射, 抑制率 = 45.1%~77.1%; 小鼠艾式腹水癌 EAC, 生命延长率 = 65.8%~78.9%); LD_{50} (急性毒性实验, 小鼠腹腔注射) = 250mg/kg; LD_{50} (亚急性毒性实验, 小鼠腹腔注射) = 163.4mg/kg.【来源】姜黄 *Curcuma longa*, 平莪术 *Curcuma zedoaria* [Syn. *Curcuma aeruginosa*], 温郁金 (片姜黄) *Curcuma wenyujin* (干燥根茎: 含量范围 = 0.10%~0.16%[1372]; 含量 = 0.0408%[1375]).【文献】3, 4, 5, 168, 1372, 1375.

417 Cynaropicrin 菜蓟苦素

[35730-78-0] $C_{19}H_{22}O_6$ (346.38). 非晶体, $[\alpha]_D^{20}$ = +108.6°.【类型】愈创木烷型双环倍半萜.【活性】抗炎 (细胞因子网络调节器: 抑制脂多糖活化的 RAW264.7 细胞中 TNF*α* 的生成, IC_{50} = 8.2μmol/L, 含巯基化合物, 例如, *L*-半胱氨酸取消其抑制作用)[963]; 细胞毒 (HeLa, ED_{50} = 5μg/mL)[169].【来源】菜蓟 *Cynara scolymus*, 刺菜蓟 *Cynara cardunculus*, 安倍菊 *Amberboa muricata*, 木香 *Saussurea lappa* [Syn. *Aucklandia lappa*].【文献】169, 963.

418 Deacylcynaropicrin 去酰基菜蓟苦素

$C_{15}H_{18}O_4$ (262.31). mp 152℃, $[\alpha]_D^{20}$ = +120° (*c* = 0.5, 甲醇).【类型】愈创木烷型双环倍半萜.【活性】细胞毒 (HeLa, ID_{50} = 5μg/mL).【来源】盐地风毛菊 *Saussurea salsa*.【文献】169.

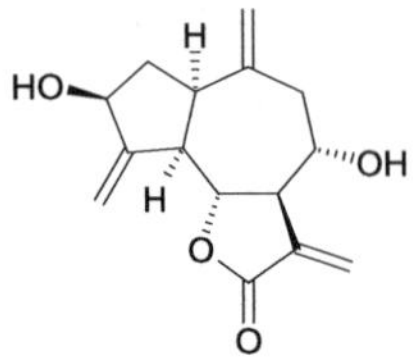

419 Dehydrocostuslactone 去氢木香内酯

$C_{15}H_{18}O_2$ (230.31). mp 60.5℃. 【类型】愈创木烷型双环倍半萜. 【活性】细胞毒 (*in vitro*, 前列腺癌 DU145 细胞, 细胞凋亡途径: 活化胱天蛋白酶-8、胱天蛋白酶-9、胱天蛋白酶-7 和胱天蛋白酶-3; 活化 PARP; 抑制 BCL-XL)[1389]; 植物生长调节剂; 抗锥虫 (锥虫 *Trypanosoma cruzi* 的表鞭毛体, MLC = 6.3μmol/L); 抗炎 (NO 生成抑制剂)[962]; 细胞毒 (*in vitro*, HepG2, CD_{50} = 3.5μg/mL; HeLa, CD_{50} = 3.5μg/mL; OVCAR-3, CD_{50} = 2.5μg/mL; 对照顺铂: HepG2, CD_{50} = 2.8μg/mL; HeLa, CD_{50} = 5.2μg/mL; OVCAR-3, CD_{50} = 3μg/mL; 无明显抗菌活性)[1082]. 【来源】川木香 *Vladimiria souliei* [Syn. *Jurinea souliei*] (根: 4 产地含量范围 = 0.482%~1.620%, 平均含量 = 1.29%[1375]), 木香 *Saussurea lappa* [Syn. *Aucklandia lappa*] (根: 10 产地平均含量 = 1.83%[1375]; 产率 = 0.019%干重[1082]), 月桂叶 *Laurus nobilis*, 越西木香 *Vladimiria denticulata*. 【文献】2, 5, 167, 168, 920, 962, 1082, 1375, 1389.

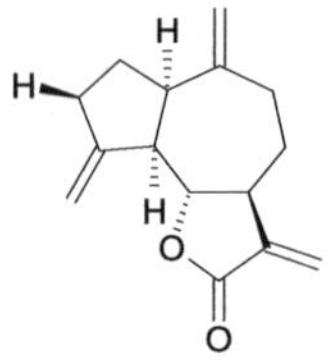

420 Dehydroleucodin 去氢鲁考定

Mesatlantin E [36150-07-9] $C_{15}H_{16}O_3$ (244.29). mp 131℃ (乙醚-石油醚), $[\alpha]^{22}_{589nm}$ = +77°; $[\alpha]^{22}_{578nm}$ = +81°; $[\alpha]^{22}_{546nm}$ = +92°; $[\alpha]^{22}_{430nm}$ = +155° (*c* = 2.5, 三氯甲烷). 【类型】愈创木烷型双环倍半萜. 【活性】抗溃疡 (大鼠和小鼠, 乙醇引起的胃/十二指肠黏膜损伤); 细胞毒 (KB ATCC CCL17, IC_{50} = 1.3μg/mL)[1325]. 【来源】岩香菊 *Chrysanthemum lavandulifolium*, 伊夸 *Artemisia myriantha* (地上部分)[1022], *Warionia saharae*. 【文献】184, 1022, 1325.

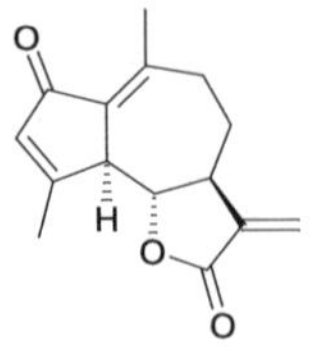

421 8,10-Diacetoxy-2-methoxy-3,11(13)-guai- adiene-12,6-olide 8,10-二乙酰氧基-2-甲氧基-3,11(13)-愈创木二烯-12,6-内酯*

$C_{20}H_{26}O_7$ (378.43). $[\alpha]^{25}_{D}$ = −32.4° (*c* = 0.75, 三氯甲烷). 【类型】愈创木烷型双环倍半萜. 【活性】细胞毒 [*in vitro*, ACHN 细胞, IC_{50} = (3.26±0.28)μg/mL, 对照阿霉素, IC_{50} = (0.09±0.03)μg/mL; LOX-IMVI, IC_{50} = (3.78±0.31)μg/mL, 阿霉素, IC_{50} = (0.05±0.02)μg/mL; SW620, IC_{50} = (4.75±0.18)μg/mL, 阿霉素, IC_{50} = (0.19±0.07)μg/mL; PC3, IC_{50} = (3.82±0.26)μg/mL, 阿霉素, IC_{50} = (0.76±0.12)μg/mL; A549, IC_{50} = (3.67±0.29)μg/mL, 阿霉素, IC_{50} = (0.28±0.09)μg/mL][1350]; 抗细胞凋亡 [依托泊苷诱导的, IC_{50} = (13.7±0.9)μg/mL; 对照 PDTC, IC_{50} = (8.0±0.5)μg/mL][1350]. 【来源】北野菊 *Chrysanthemum boreale*. 【文献】1350.

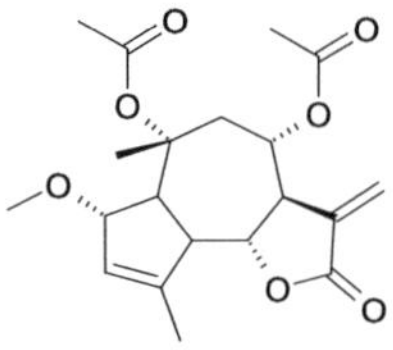

422 4α,10α-Dihydroxy-3-oxo-8β-isobutyryl-oxyguaia-11(13)-en-12,6α-olide 4α,10α-二羟基-3-酮-8β-异丁酰氧基愈创木-11(13)-烯-12,6α-内酯*

$C_{19}H_{26}O_7$ (366.41). 【类型】愈创木烷型双环倍半萜. 【活性】细胞毒 (抗细胞增殖, Col2 细胞, IC_{50} = 18.9μg/mL)[1023]; 细胞毒 (细胞分化诱导剂, 人早幼粒细胞白血病 HL-60 细胞, 4μg/mL, 细胞分化活性表示百分数 = 32.4%)[1023]; 细胞毒 (MMOC 模型, 抑制 DMBA 诱导的肿瘤前损害的形成, 10μg/mL, 相对抑制率 = 48.7%, 对照 DMBA, 相对抑制率 =100%)[1023]. 【来源】肿柄菊 *Tithonia diversifolia* (地上部分: 产率 = 0.0063% 干重). 【文献】1023.

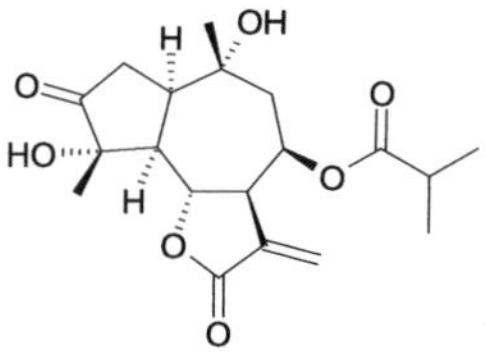

423 10-Epieupatoroxin 10-表泽兰氧化苦内酯

[20071-54-9] $C_{20}H_{24}O_8$ (392.41). mp 230~232℃, $[\alpha]_D^{26}$ = −109° (*c* = 0.33, 甲醇). 【类型】愈创木烷型双环倍半萜. 【活性】细胞毒 (KB, ED_{50} = 2.6μg/mL). 【来源】圆叶泽兰 *Eupatorium rotundifolium*. 【文献】169.

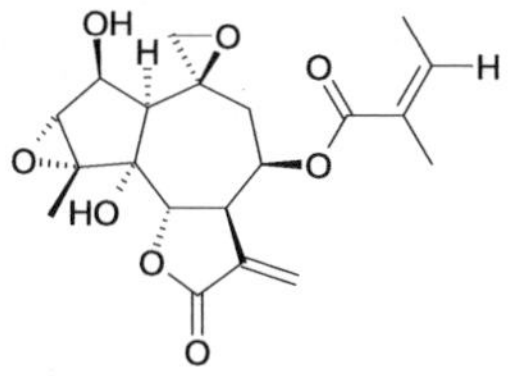

424 3-Epizaluzanin C 3-表中美菊素 C* (异中美菊素 C)

Isozaluzanin C $C_{15}H_{18}O_3$ (246.31). 【类型】愈创木烷型双环倍半萜.【活性】细胞毒 (*in vitro*, HepG2, CD_{50} = 15μg/mL; HeLa, CD_{50} = 13.5μg/mL; OVCAR-3, CD_{50} = 7.5μg/mL; 对照顺铂: HepG2, CD_{50} = 2.8μg/mL; HeLa, CD_{50} = 5.2μg/mL; OVCAR-3, CD_{50} = 3μg/mL; 无明显抗菌活性)[1082]. 【来源】木香 *Saussurea lappa* [Syn. *Aucklandia lappa*] (根: 产率 = 0.0003%干重)[1082]. 【文献】2, 1082.

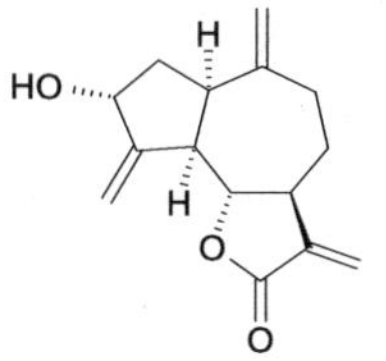

425 Eupachinilide A 华泽兰内酯 A*

8*β*-Angelyloxy-3*β*,4*β*,14-trihydroxy-5*αH*,6*βH*,7*αH*-guai-1(10),11(13)-diene-6,12-olide $C_{20}H_{26}O_7$ (378.43). 白色粉末, $[\alpha]_D^{20}$ = −65.8° (*c* = 0.58, 甲醇). 【类型】愈创木烷型双环倍半萜. 【活性】细胞毒 (*in vitro*, HL-60, IC_{50} = 10.8μg/mL; Bel7402, IC_{50} = 72.2μg/mL; 对照羟基喜树碱, HL-60, IC_{50} = 0.024μg/mL; Bel7402, IC_{50} = 0.62μg/mL)[1094].【来源】华泽兰 *Eupatorium chinense* (全株: 产率 = 0.0036%). 【文献】1094.

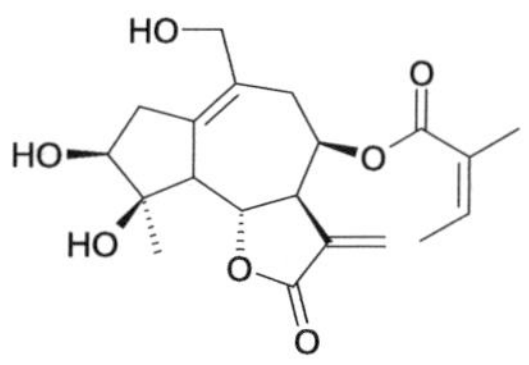

426 Eupachinilide E 华泽兰内酯 E*

8*β*-(4'-Hydroxytiglyloxy)-14-chrorine-3*α*,4*α*-epoxy-2*β*,10*α*-dihydroxy-1*αH*,5*αH*,6*βH*,7*αH*-guai-11(13)-ene-6,12-olide $C_{20}H_{25}ClO_8$ (428.87). 白色粉末, $[\alpha]_D^{20}$ = −59.4° (*c* = 0.60, 甲醇). 【类型】愈创木烷型双环倍半萜. 【活性】细胞毒 (*in vitro*, HL-60, IC_{50} = 1.3μg/mL; Bel7402, IC_{50} = 18μg/mL; 对照羟基喜树碱, HL-60, IC_{50} = 0.024μg/mL; Bel7402, IC_{50} = 0.62μg/mL)[1094]. 【来源】秤杆升麻 *Eupatorium lindleyanum* (全株: 产率 = 0.00059%干重)[1107], 华泽兰 *Eupatorium chinense* (全株: 产率 = 0.0032%)[1094]. 【文献】1094, 1107.

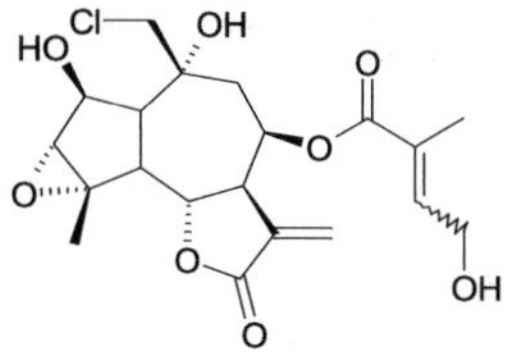

427 Eupachinilide F 华泽兰内酯 F*

8*β*-(4'-Hydroxytiglyloxy)-2*β*-acetoxy-14-chlorine-3*α*,4*α*-epoxy-10*α*-hydroxy-1*αH*,5*αH*,6*βH*,7*αH*-guai-11(13)-ene-6,12-olide $C_{22}H_{27}ClO_9$ (470.91). 白色粉末, $[\alpha]_D^{20}$ = −52.3° (*c* = 0.84, 甲醇). 【类型】愈创木烷型双环倍半萜.【活性】细胞毒 (*in vitro*, HL-60, IC_{50} = 0.87μg/mL; Bel7402, IC_{50} = 3.7μg/mL; 对照羟基喜树碱, HL-60, IC_{50} = 0.024μg/mL; Bel7402, IC_{50} = 0.62μg/mL)[1094]. 【来源】华泽兰 *Eupatorium chinense* (全株: 产率 = 0.0027%). 【文献】1094.

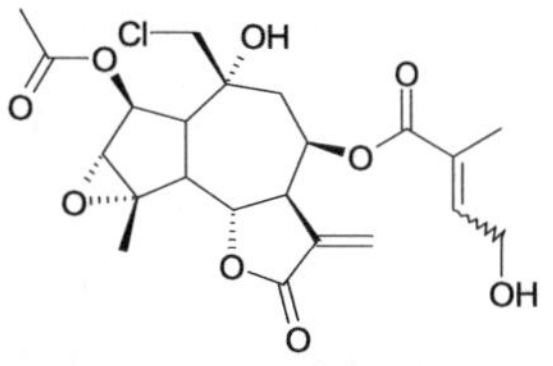

428 Eupachlorin 泽兰氯内酯

[20071-50-5] $C_{20}H_{25}NO_7$ (412.87). 无色片状晶体 (甲醇), mp 219~221℃ (分解), $[\alpha]_D^{27}$ = −110° (*c* = 0.35,

乙醇). 【类型】愈创木烷型双环倍半萜. 【活性】抗肿瘤; 细胞毒 (KB, ED_{50} = 0.21μg/mL). 【来源】圆叶泽兰 *Eupatorium rotundifolium*. 【文献】169.

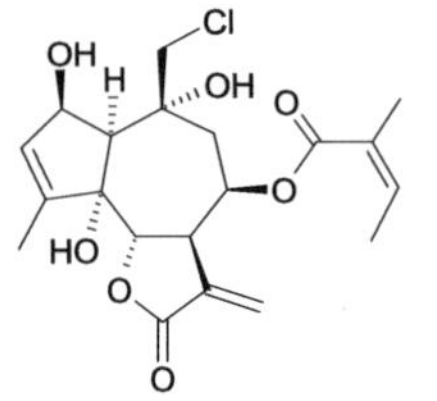

429 Eupachlorin acetate 泽兰氯内酯醋酸酯

[20501-52-4] $C_{22}H_{27}ClO_8$ (454.91). 无色针状晶体 (苯), mp 161~164℃ (真空, 分解), $[\alpha]_D^{26}$ = −192° (*c* = 0.63, 甲醇). 【类型】愈创木烷型双环倍半萜. 【活性】抗肿瘤 (大鼠, W_{256}); 细胞毒 (KB, ED_{50} = 0.18μg/mL). 【来源】圆叶泽兰 *Eupatorium rotundifolium*. 【文献】169.

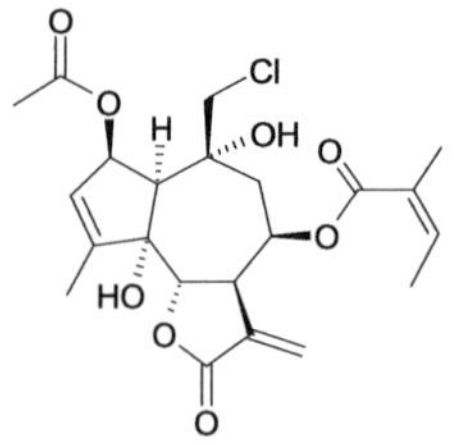

430 Eupachloroxin 泽兰氧化氯内酯

[20071-52-7] $C_{20}H_{25}ClO_8$ (428.87). 无定形粉末. 【类型】愈创木烷型双环倍半萜. 【活性】抗肿瘤; 细胞毒 (KB, ED_{50} = 0.21μg/mL). 【来源】圆叶泽兰 *Eupatorium rotundifolium*. 【文献】169.

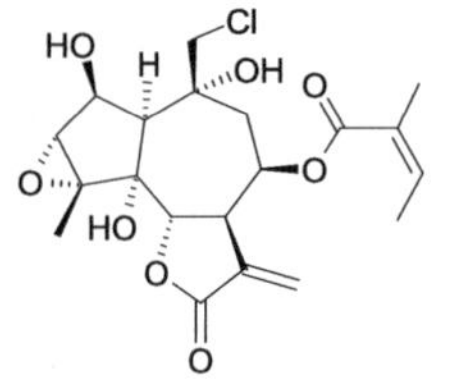

431 Eupalinilide B 秤杆升麻内酯 B*

8*β*-(4'-Hydroxytigloyloxy)-4*α*-hydroxy-1*αH*,5*αH*,6*βH*,7*αH*-guai-2,10-(14),11(13)-trien-6,12-olide$C_{20}H_{24}O_6$ (360.41). 无色胶状物, $[\alpha]_D^{20}$ = −84.9° (*c* = 0.67, 三氯甲烷). 【类型】愈创木烷型双环倍半萜. 【活性】细胞毒 (*in vitro*, P_{388}, IC_{50} = 0.21μg/mL; A549, IC_{50} = 0.75μg/mL; 对照土荆皮酸 B, P_{388}, IC_{50} = 0.32μg/mL; A549, IC_{50} = 0.86μg/mL)[1107]. 【来源】秤杆升麻 *Eupatorium lindleyanum* (全株: 产率 = 0.00045%干重). 【文献】1107.

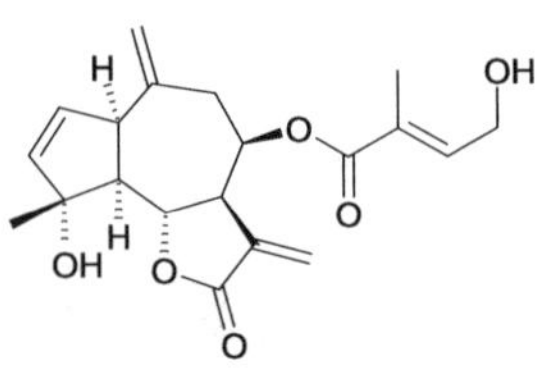

432 Eupalinilide C 秤杆升麻内酯 C*

8*β*-(4'-Hydroxytigloyloxy)-2*β*,14-epoxy-10*α*-hydroxy-1*αH*,5*αH*,6*βH*,7*αH*-guai-3,11(13)-dien-6,12-olide $C_{20}H_{24}O_7$ (376.41). 白色粉末, $[\alpha]_D^{20}$ = −7.0° (*c* = 1.0, 三氯甲烷). 【类型】愈创木烷型双环倍半萜. 【活性】细胞毒 (*in vitro*, P_{388}, IC_{50} = 1.2μg/mL; A549, IC_{50} = 11μg/mL; 对照土荆皮酸 B, P_{388}, IC_{50} = 0.32μg/mL; A549, IC_{50} = 0.86μg/mL)[1107]. 【来源】秤杆升麻 *Eupatorium lindleyanum* (全株: 产率 = 0.00068%干重). 【文献】1107.

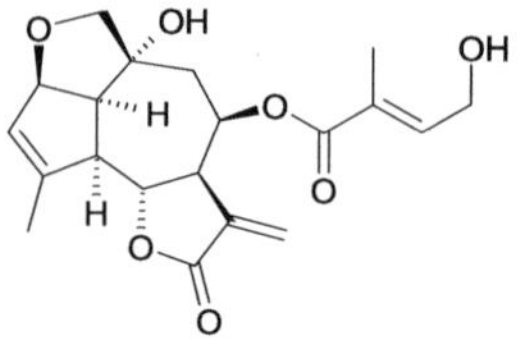

433 Eupalinilide E 秤杆升麻内酯 E*

8*β*-Tigloyloxy-14-chloro-2*β*,10*α*-dihydroxy-1*αH*,5*αH*,6*βH*,7*αH*-guai-3,11(13)-dien-6,12-olide $C_{20}H_{25}ClO_6$ (396.87). 白色粉末, $[\alpha]_D^{20}$ = −56.2° (*c* = 1.0, 三氯甲烷). 【类型】愈创木烷型双环倍半萜. 【活性】细胞毒 (*in vitro*, P_{388}, 无活性; A549, IC_{50} = 0.028μg/mL; 对照土荆皮酸 B, P_{388}, IC_{50} = 0.32μg/mL; A549, IC_{50} = 0.86μg/mL)[1107]. 【来源】秤杆升麻 *Eupatorium lindleyanum* (全株: 产率 = 0.0033%干重). 【文献】1107.

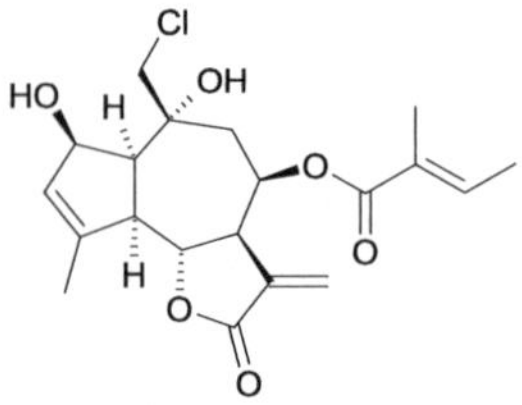

434 Euparotin 圆叶泽兰素

[10191-01-2] $C_{20}H_{24}O_7$ (376.41). 针状晶体 (乙酸乙酯−石油醚), mp 199~200℃ (真空), $[\alpha]_D^{32}$ = −124° (*c* = 1.25, 乙醇). 【类型】愈创木烷型双环倍半萜. 【活性】抗

肿瘤; 细胞毒 (KB, ED_{50} = 0.21μg/mL). 【来源】圆叶泽兰 *Eupatorium rotundifolium*. 【文献】169.

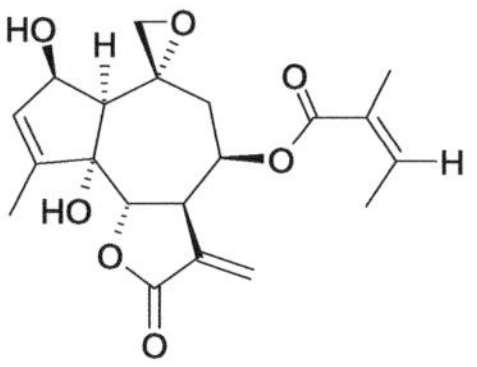

435 Euparotin acetate 圆叶泽兰素醋酸酯

[10215-89-1] $C_{22}H_{26}O_8$ (418.45). mp 156~157℃ (真空), $[\alpha]_D^{30}$ = −191° (c = 0.54, 乙醇). 【类型】愈创木烷型双环倍半萜. 【活性】抗肿瘤; 细胞毒 (KB, ED_{50} = 0.21μg/mL). 【来源】圆叶泽兰 *Eupatorium rotundifolium*. 【文献】169.

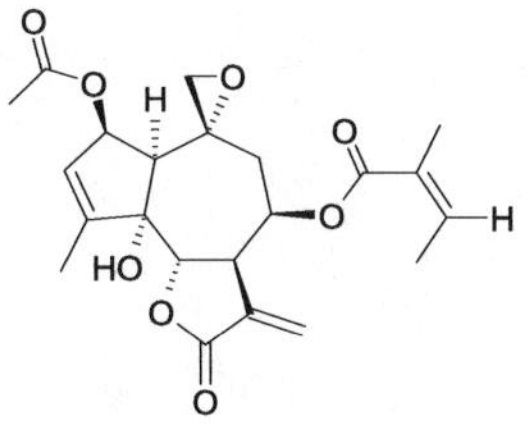

436 Eupatoroxin 泽兰氧化苦内酯

[20071-51-6] $C_{20}H_{24}O_8$ (392.41). mp 197~200℃, $[\alpha]_D^{26}$ = −98° (c = 1.10, 甲醇). 【类型】愈创木烷型双环倍半萜. 【活性】抗肿瘤; 细胞毒 (KB, ED_{50} = 2.8μg/mL). 【来源】圆叶泽兰 *Eupatorium rotundifolium*. 【文献】169.

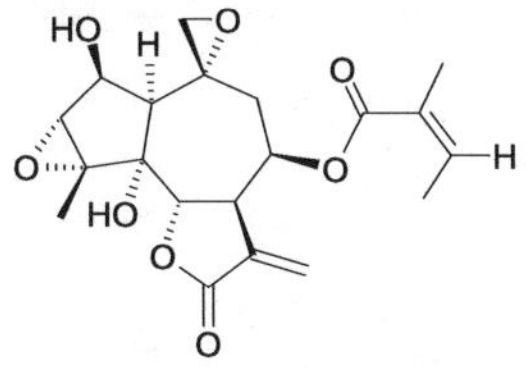

437 Eupatundin 圆叶泽兰苦内酯

[20071-53-8] $C_{20}H_{24}O_7$ (376.41). mp 188~189℃ (真空), $[\alpha]_D^{29}$ = −80° (c = 0.44, 乙醇). 【类型】愈创木烷型双环倍半萜. 【活性】抗肿瘤; 细胞毒 (KB, ED_{50} = 0.39μg/mL). 【来源】圆叶泽兰 *Eupatorium rotundifolium*. 【文献】169.

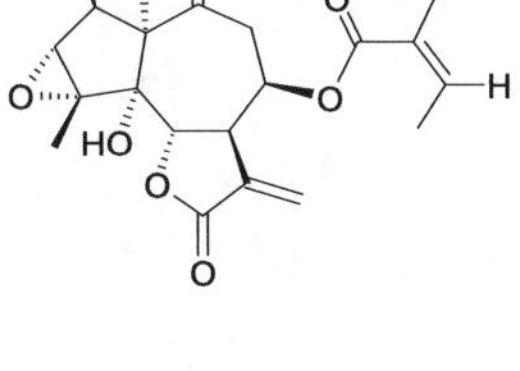

438 Florilenalin 堆心菊内酯

2,4-Dihydroxy-10(14),11(13)-guaiadien-12,8-olide [54964-49-7] $C_{15}H_{20}O_4$ (264.32). 油状物. 【类型】愈创木烷型双环倍半萜. 【活性】细胞毒 (人 Hep2 咽喉真皮癌, 1μg/mL). 【来源】堆心菊 *Helenium autumnale*. 【文献】169.

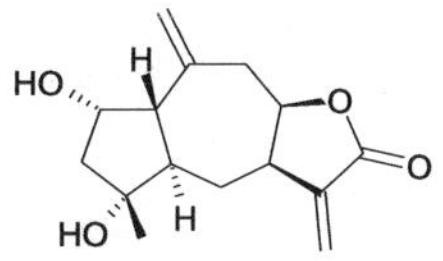

439 Gaillardin 天人菊内酯

[14682-46-3] $C_{17}H_{22}O_5$ (306.36). 晶体, mp 199~200℃ (真空), $[\alpha]_D^{30}$ = −15° (c = 1.08, 三氯甲烷). 【类型】愈创木烷型双环倍半萜. 【活性】抗肿瘤 (KB, ED_{50} = 0.80~1.60μg/mL 或 2.30μg/mL); 抗原生动物 (阿米巴和阴道毛滴虫, 0.24~7.8μg/mL). 【来源】天人菊 *Gaillardia pulchella*, 中国旋覆花 *Inula britannica* var. *chinensis*. 【文献】169.

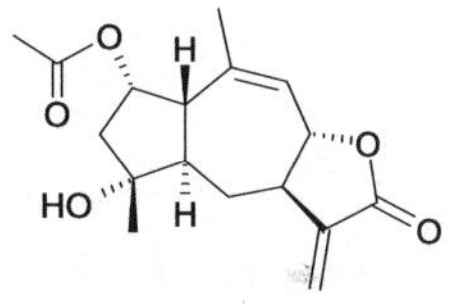

440 Grossheimin 大海米菊素

Grosheimin $C_{15}H_{18}O_4$ (262.31). mp 200~202℃, $[\alpha]_D^{20}$ = +159.9° (c = 1.14, 三氯甲烷); mp 205℃ (甲醇), $[\alpha]_D^{20}$ = +137.7° (c = 0.225, 甲醇). 【类型】愈创木烷型双环倍半萜. 【活性】抗肿瘤; 细胞毒 (HeLa, ED_{50} = 2.5μg/mL); 昆虫拒食剂. 【来源】薄鳞菊 *Chartolepis intermedia*, 菜蓟 *Cynara scolymus*, 拟金盏菊 *Venidium decurrens*. 【文献】169.

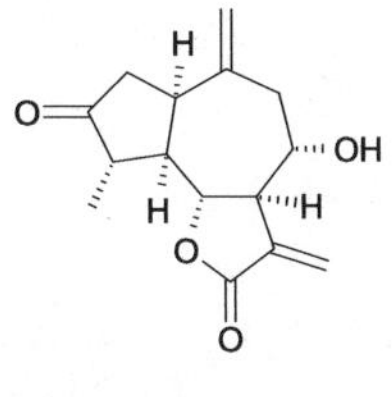

441 1*α*,7*α*,10*αH*-Guaia-4,11-dien-3-one 1*α*,7*α* 10*αH*-愈创木-4,11-二烯-3-酮

$C_{15}H_{22}O$ (218.34). 无色油状物, $[\alpha]_D^{24}$ = +63.1° (c = 0.23,

三氯甲烷). 【类型】愈创木烷型双环倍半萜. 【活性】细胞毒 (P_{388}, ED_{50} = 1.19μg/mL, 对照光神霉素, ED_{50} = 0.08μg/mL; HT29, ED_{50} > 50μg/mL, 光神霉素, ED_{50} = 0.07μg/mL; A549, ED_{50} > 50μg/mL, 光神霉素, ED_{50} = 0.06μg/mL)[1154]. 【来源】披针形荛花* *Wikstroemia lanceolata* (茎和根). 【文献】1154.

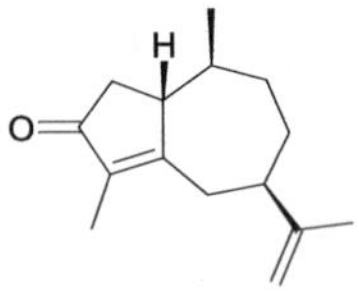

442　Ixerochinolide 山苦荬齐诺内酯*

$C_{23}H_{24}O_6$ (396.44). 【类型】愈创木烷型双环倍半萜. 【活性】细胞毒 (人, *in vitro*, 前列腺癌 PC3 细胞, IC_{50} = 1.6μg/mL)[522]. 【来源】山苦荬 *Ixeris chinensis*. 【文献】522.

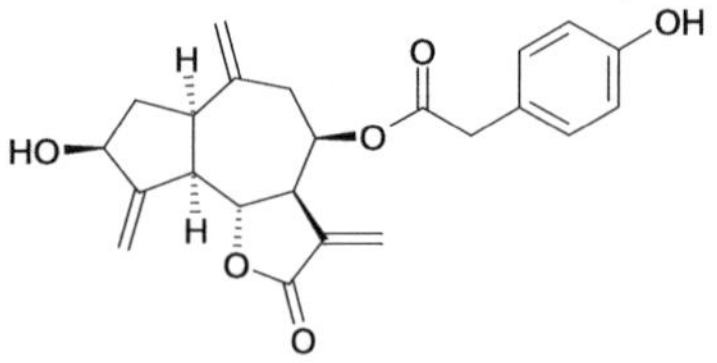

443　Lactucin 莴苣苦素

8*β*,15-Dihydroxy-2-oxo-guaia-1(10),3,11(13)-trien-5*α*,6*β*,7*αH*-12,6-olide [1891-29-8] $C_{15}H_{16}O_5$ (276.29). 晶体 (丙酮), mp 224~228℃, $[\alpha]_D$ = +49° (*c* = 0.9, 甲醇). 【类型】愈创木烷型双环倍半萜. 【活性】细胞毒 (人, *in vitro*,前列腺癌细胞 PC3, IC_{50} = 10.7μg/mL)[522]; 细胞毒 (人肿瘤细胞 HeLa); 镇咳; 镇静; LD (鼠, orl) = 800~1000mg/kg, (鼠, sc) = 50mg/kg, (鼠, iv) = 15mg/kg. 【来源】毒莴苣 *Lactuca virosa*, 菊苣 *Cichorium intybus*, 山苦荬 *Ixeris chinensis*, 萨利拉莴苣 *Lactuca sariola*, 穗变莴苣* *Lactuca laciniata*, 莴苣 *Lactuca sativa*. 【文献】4, 167, 522.

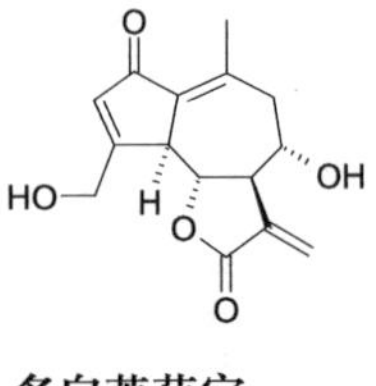

444　Pleniradin 多白莱菊定

[25941-24-6] $C_{15}H_{20}O_4$ (264.32). 【类型】愈创木烷型双环倍半萜. 【活性】抗肿瘤 (鼠 P_{388} *in vivo*, 25mg/kg, 生命延长率 = 45%, 鼠 B16 黑色素瘤 *in vivo*, 150mg/kg, 生命延长率 = 26%); 细胞毒 (L_{1210}, ED_{50} = 4.3μg/mL; KB, *in vitro*, ED_{50} = 14μg/mL; 鼠 P_{388}, *in vitro*). 【来源】白莱氏菊 *Baileya multiradiata*. 【文献】4, 167.

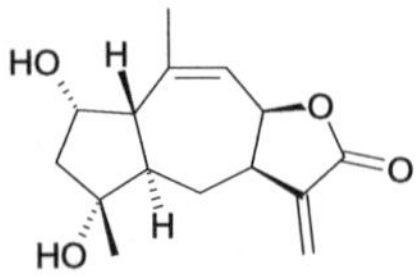

445　Prenantheside A 盘果菊苷 A

[112606-68-5] $C_{21}H_{30}O_9$ (426.47). 无定形粉末, $[\alpha]_D^{25}$ = +10.3° (*c* = 1.12, 吡啶). 【类型】愈创木烷型双环倍半萜. 【活性】细胞毒 (L-5178Y, ID_{50} = 4.0μg/mL). 【来源】槭叶盘果菊 *Prenanthes acerifolia*. 【文献】782, 396.

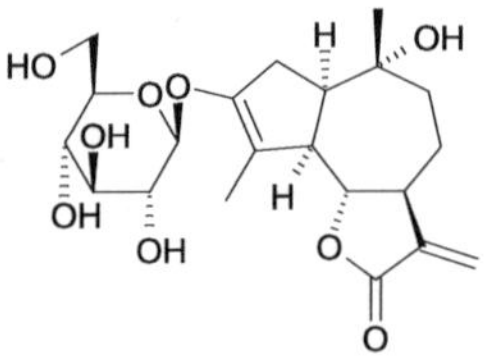

446　Xerantholide 灰毛菊内酯

[65017-97-2] $C_{15}H_{18}O_3$ (246.31). mp 175~177℃. 【类型】愈创木烷型双环倍半萜. 【活性】细胞毒 (HeLa, ID_{50} = 1.45μg/mL, KB, ED_{50} = 1.503μg/mL); 昆虫拒食剂. 【来源】长筒旱花 *Xeranthemum cylindraceum*. 【文献】4, 167.

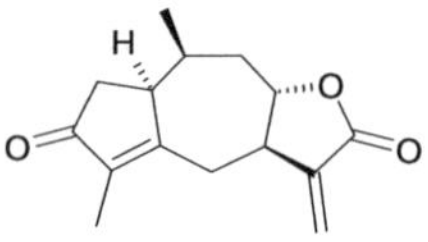

447　Zaluzanin C 中美菊素 C

[16838-87-2] $C_{15}H_{18}O_3$ (246.31). mp 94~95℃. 【类型】愈创木烷型双环倍半萜. 【活性】抗肿瘤 (鼠 P_{388}, 150mg/kg, 生命延长率 = 61%); 细胞毒 (*in vitro*, HepG2, CD_{50} = 34μg/mL; HeLa, CD_{50} = 22μg/mL; OVCAR-3, CD_{50} = 15μg/mL; 对照顺铂: HepG2, CD_{50} = 2.8μg/mL; HeLa, CD_{50} = 5.2μg/mL; OVCAR-3, CD_{50} = 3μg/mL; 无明显抗菌活性)[1082]. 【来源】木香 *Saussurea lappa* [Syn. *Aucklandia lappa*] (根: 产率 = 0.0023%干重)

[1082], 蛇苔 *Conocephalum conicum*.【文献】4, 167, 1082.

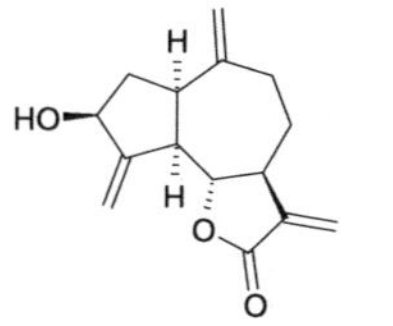

伪愈创木烷型双环倍半萜

448 Amaralin 苦堆心菊素

[6831-10-3] $C_{15}H_{20}O_4$ (264.32). 无色针状晶体, mp 195~198℃, $[\alpha]_D^{25}$ = +5° (三氯甲烷). 【类型】伪愈创木烷型双环倍半萜. 【活性】止痛; 细胞毒 (KB *in vitro*, ED_{50} = 4.9μg/mL). 【来源】苦味堆心菊 *Helenium amarum*. 【文献】167, 169.

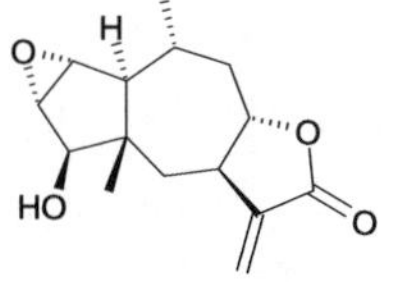

449 Ambrosin 豚草素

[509-93-3] $C_{15}H_{18}O_3$ (246.31). mp 146℃, $[\alpha]_D^{22}$ = −154.50° (*c* = 2, 乙醇).【类型】伪愈创木烷型双环倍半萜.【活性】抗肿瘤 (P_{388}); 灭螺剂. 【来源】沿海豚草 *Ambrosia maritima*, 美国海墨菊 *Hymenoclea salsola*. 【文献】167, 169.

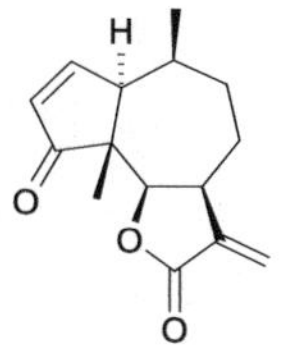

450 Arnicolide A 山金车内酯 A

[36505-53-0] $C_{17}H_{22}O_5$ (306.36). 【类型】伪愈创木烷型双环倍半萜. 【活性】细胞毒 (人和动物的多种培养癌细胞). 【来源】山金车 *Arnica montana*. 【文献】167.

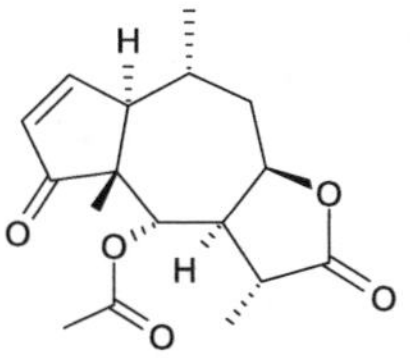

451 Aromaticin 芳香堆心菊素

[5945-42-6] $C_{15}H_{18}O_3$ (246.31). 无色斜方形晶体 (三氯甲烷–苯), mp 223~225℃, $[\alpha]_D^{25}$ = 21.2° (*c* = 0.25, 三氯甲烷).【类型】伪愈创木烷型双环倍半萜.【活性】抗炎 (大鼠和小鼠, 角叉菜胶引起的足肿胀模型); 细胞毒 (KB, ED_{50} = 2.0μg/mL). 【来源】苦味堆心菊 *Helenium amarum*, 芳香堆心菊 *Helenium aromaticum*. 【文献】167, 169.

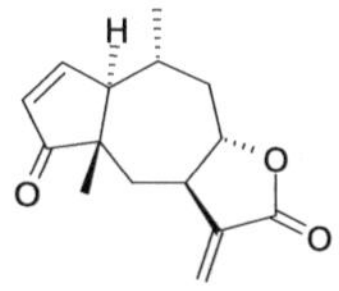

452 Autumnolide 秋堆心菊内酯

[20505-32-2] $C_{15}H_{20}O_5$ (280.32). 无色针状晶体 (丙酮–石脑油), mp 199~201℃; 188~190℃, $[\alpha]_D^{25}$ = +20.6° (*c* = 1.84, 三氯甲烷). 【类型】伪愈创木烷型双环倍半萜.【活性】抗肿瘤; 细胞毒 (KB, ED_{50} = 3.1mg/mL).【来源】山地堆心菊* *Helenium autumnale* var. *montanum*, 堆心菊 *Helenium autumnale*. 【文献】167, 169.

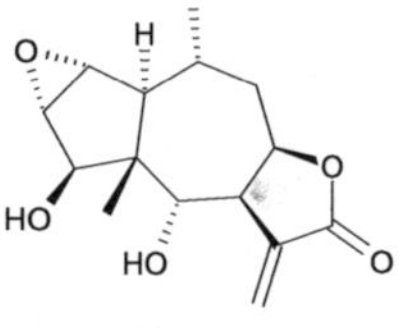

453 Fastigilin C 帚天人菊素 C

[6995-12-6] $C_{20}H_{24}O_6$ (360.41). mp 197~199℃ (丙酮–异丙烷乙醚), $[\alpha]_D^{23}$ = −85.8° (*c* = 1.11). 【类型】伪愈创木烷型双环倍半萜. 【活性】抗肿瘤 (鼠, P_{388} 和 Lewis 肺癌, *in vivo*); 细胞毒 (鼠, P_{388} *in vitro*, ED_{50} = 0.004μg/mL; 鼠, L_{1210} *in vitro*, ED_{50} < 0.01μg/mL; KB, ED_{50} = 1.0μg/mL).【来源】白莱氏菊 *Baileya multiradiata*.【文献】169.

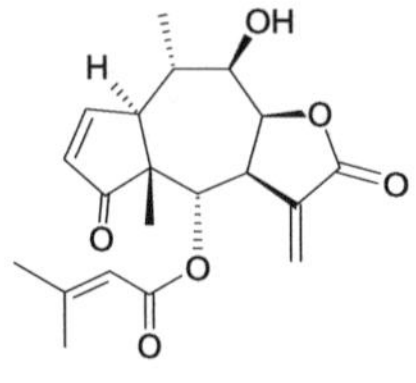

454 Helenalin 堆心菊素

[6754-13-8] $C_{15}H_{18}O_4$ (262.31). 晶体 (乙醇或苯), mp

225~228℃, $[\alpha]_D^{25} = -102.8°$ (三氯甲烷). 【类型】伪愈创木烷型双环倍半萜. 【活性】抗肿瘤 (鼠, P_{388}, *in vivo*); 抗炎 (大鼠, 角叉菜胶引起的足肿胀模型, 2.5mg/kg, 抑制率 = 72%, 大鼠实验关节炎, 2.5mg/kg, 抑制率 = 73%); 细胞毒 (HeLa *in vitro*, ED_{50} = 0.03μg/mL, 正常人双倍的纤维细胞 WI-38 *in vitro*, ED_{50} = 0.03μg/mL, 人咽喉表皮癌细胞 Hep2, ED_{50} = 0.08μg/mL, W-18Va-2 cells, ED_{50} = 0.07μg/mL); 抗菌 (金黄色葡萄球菌, MIC = 100μg/mg; 枯草杆菌, MIC = 100μg/mg); 驱肠虫剂; 灭螺剂; 毒素 (人、动物、鱼和昆虫); 抗炎 (核转录因子-κB 途径)[962]. 【来源】堆心菊 *Helenium autumnale*, 芳香堆心菊 *Helenium aromaticum*, 山地堆心菊* *Helenium autumnale* var. *montanum*, 细叶堆心菊 *Helenium tenuifolium*, 小头堆心菊 *Helenium microcephalum*. 【文献】3, 167, 299, 962.

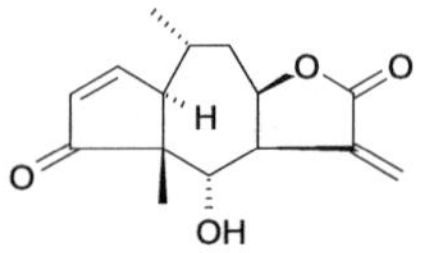

455 Isohelenol 异堆心菊素

$C_{15}H_{18}O_5$ (278.31). 晶体 (三氯甲烷–甲醇), mp 190~192℃. 【类型】伪愈创木烷型双环倍半萜. 【活性】抗肿瘤 (鼠 P_{388} *in vivo*, 生命延长率 = 33%). 【来源】小头堆心菊 *Helenium microcephalum*. 【文献】169.

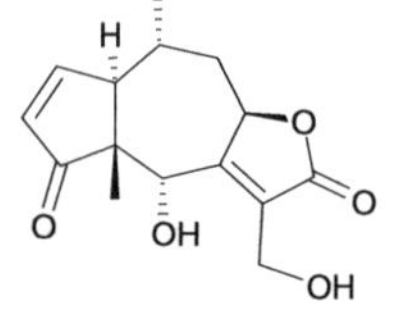

456 Microlenin 小堆心菊素

[60622-41-5] $C_{29}H_{34}O_7$ (494.59). mp 280℃ (分解). 【类型】伪愈创木烷型双环倍半萜. 【活性】抗肿瘤 [大鼠 W_{256}, 2.5mg/(kg·d) *in vivo*, 生命延长率 = 73%]. 【来源】小头堆心菊 *Helenium microcephalum*. 【文献】4, 167.

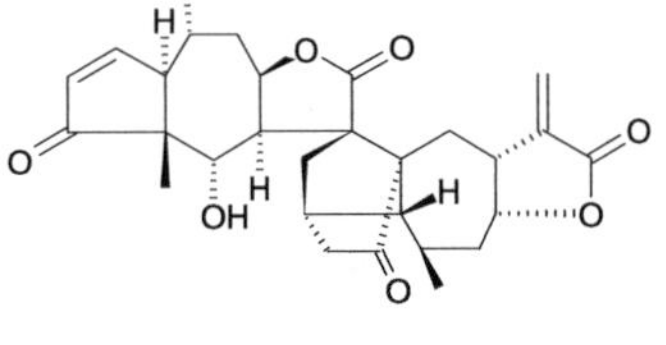

457 Multigilin 多白莱菊灵

[64937-25-3] $C_{20}H_{24}O_6$ (360.41). 无色晶体 (丙酮–庚烷), mp 226~230℃ (分解). 【类型】伪愈创木烷型双环倍半萜. 【活性】抗肿瘤 (鼠 P_{388}, 12.2mg/kg, 生命延长率 = 64%). 【来源】白莱菊 *Baileya multiradiata*. 【文献】4, 169.

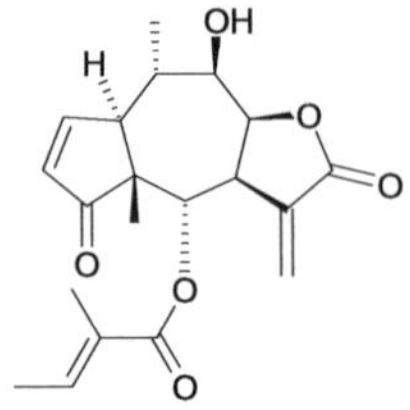

458 Multiradiatin 多白莱菊素

[58262-52-5] $C_{20}H_{22}O_6$ (358.39). mp 226~230℃ (分解). 【类型】伪愈创木烷型双环倍半萜. 【活性】抗肿瘤 (鼠 P_{388} *in vitro*, ED_{50} = 0.02μg/mL, KB, EC = 0.12μg/mL, L_{1210}, EC = 0.028μg/mL). 【来源】白莱菊 *Baileya multiradiata*. 【文献】4, 167.

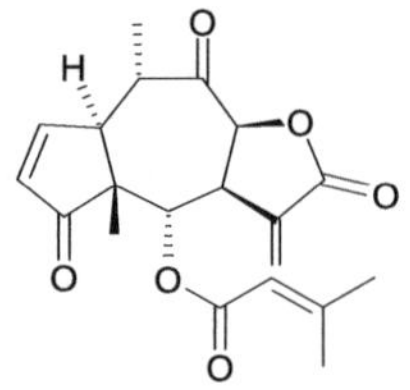

459 Multisatin 多白莱菊亭

[64937-26-4] $C_{20}H_{22}O_6$ (358.39). mp 257~260℃. 【类型】伪愈创木烷型双环倍半萜. 【活性】抗肿瘤 (鼠 P_{388} *in vitro*, ED_{50} = 0.37μg/mL, *in vivo* 32mg/kg, 生命延长率 = 31%). 【来源】白莱菊 *Baileya multiradiata*. 【文献】4, 167, 299.

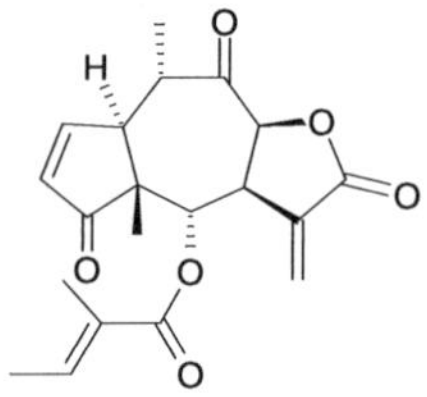

460 Odoratin 芳香膜菊素

Hymenoratin [19908-77-1] $C_{15}H_{22}O_4$ (266.34). 细针状晶体 (丙酮), mp 165~167℃. 【类型】伪愈创木烷型双环倍半萜. 【活性】细胞毒 (KB, ED_{50} = 4μg/mL).

【来源】白莱菊 *Baileya multiradiata*, 少边花白莱氏菊 * *Baileya pauciradiata*, 香膜质菊 *Hymenoxys odorata*. 【文献】4, 169.

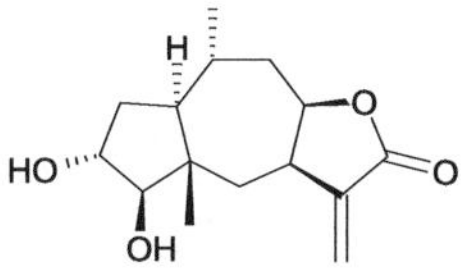

461 Paucin 少梗白莱菊素

[26836-43-1] $C_{23}H_{32}O_{10}$ (468.51). mp 178~179℃. 【类型】伪愈创木烷型双环倍半萜. 【活性】抗肿瘤 (鼠 P_{388}, *in vivo*, 35.22mg/kg, 生命延长率 = 35.37%, 9.6mg/kg, 生命延长率 = 37%); 细胞毒 (鼠, P_{388} *in vitro*, EC = 0.016μg/mL, KB, EC = 0.4μg/mL). 【来源】多边花白莱菊* *Baileya pleniradiata*, 少边花白莱菊* *Baileya pauciradiata*, 大花膜质菊 *Hymenoxys grandiflora*, 香膜质菊 *Hymenoxys odorata*. 【文献】4, 167.

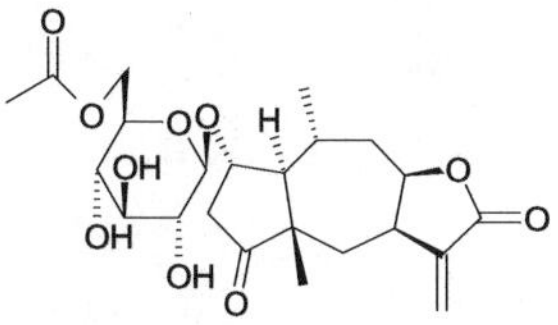

462 Radiatin 辐白莱菊素

[25873-31-8] $C_{19}H_{24}O_6$ (348.40). mp 184~188℃, 202~204℃. 【类型】伪愈创木烷型双环倍半萜. 【活性】抗肿瘤 (鼠 P_{388}, *in vivo*, 25mg/kg, 生命延长率 = 61%); 细胞毒 (鼠, P_{388} *in vitro*, ED_{50} = 0.39μg/mL; 鼠, L_{1210} *in vitro*, ED_{50} = 1.2μg/mL; KB *in vitro*, ED_{50} = 1.6μg/mL). 【来源】白莱菊 *Baileya multiradiata*. 【文献】4, 167.

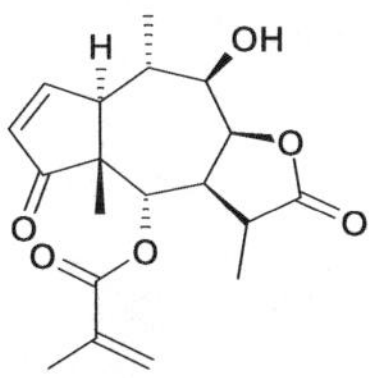

463 Tenulin 细叶堆心菊素

[19202-92-7] $C_{17}H_{22}O_5$ (306.36). mp 188~189℃, 196~198℃. 【类型】伪愈创木烷型双环倍半萜. 【活性】抗肿瘤 [大鼠 2.5mg/(kg·d), 鼠 25mg/(kg·d), ip, W_{256}, 生命延长率 = 166%; 白血病 P_{388}, 生命延长率 = 35%; EAC, 抑制率 = 97%; KB *in vitro*, ED_{50} = 26mg/mL]; 细胞毒 (Hep2 细胞); 毒素 (田鼠、鼠和羊); LD_{50} (大鼠, ip) = 184.65mg/kg. 【来源】堆心菊 *Helenium autumnale*, 苦味堆心菊 *Helenium amarum*, 微毛堆心菊 * *Helenium puberulum*, 细叶堆心菊 *Helenium tenuifolium*, 雅美堆心菊* *Helenium elegans*. 【文献】4, 167.

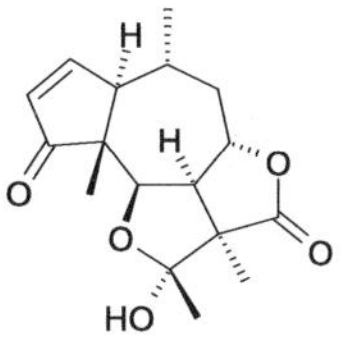

木防己苦烷型双环倍半萜

464 Dendromoniliside A 细茎石斛苷 A*

2*α*,12-Dihydroxycopacamphan-15-one 2-*O*-*β*-*D*-glucopyranoside $C_{21}H_{34}O_8$ (414.5). 白色无定形粉末, mp215~216℃ (分解), $[\alpha]_D^{20}$ = 0.6° (*c* = 0.4, 水). 【类型】木防己苦烷型双环倍半萜. 【活性】细胞增殖刺激剂 (*in vitro* B 细胞, 0.00001mol/L, *P*<0.05)[1080]; 细胞增殖抑制剂 (*in vitro* T 细胞, 0.0000001mol/L, *P*<0.05, 无明显细胞毒性)[1080]. 【来源】细茎石斛 *Dendrobium moniliforme* (茎: 产率 = 0.0007%干重). 【文献】1080.

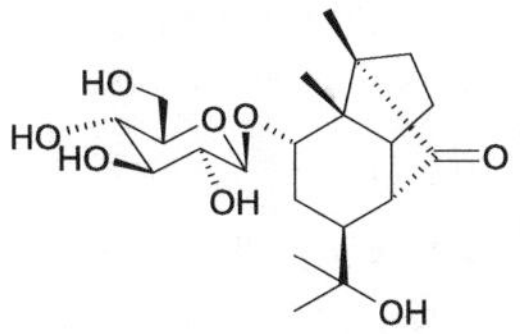

465 Dendromoniliside C 细茎石斛苷 C*

2*α*,3*α*,8*β*-Trihydroxy-9*α*-(11)-epoxypicrotoxan-3(15*α*)-olide 8-*O*-*β*-*D*-glucopyranoside $C_{21}H_{32}O_{10}$ (444.48). 白色无定形粉末, mp 170~172℃, $[\alpha]_D^{20}$ = 0.5° (*c* = 0.4, 水). 【类型】木防己苦烷型双环倍半萜. 【活性】细胞增殖刺激剂 (*in vitro* B 细胞, 0.00001mol/L, *P*<0.05)[1080]; 细胞增殖抑制剂 (*in vitro* T 细胞, 0.0000001mol/L, *P*<0.05, 无明显细胞毒性)[1080]. 【来源】细茎石斛 *Dendrobium moniliforme* (茎: 产率 = 0.0007%干重). 【文献】1080.

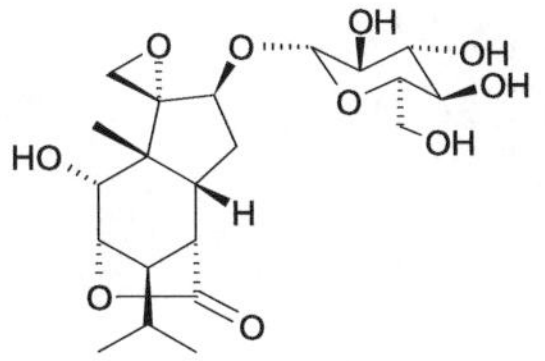

杂类倍半萜

466 Anticancer Sesquiterpene PMV70P691- 132 抗癌倍半萜烯 PMV70P691-132

$C_{15}H_{26}O_2$ (238.37). 【类型】杂类倍半萜. 【活性】细胞毒 (COX-2 抑制剂)[1205]. 【来源】三裂血桐* *Macaranga triloba*. 【文献】1205.

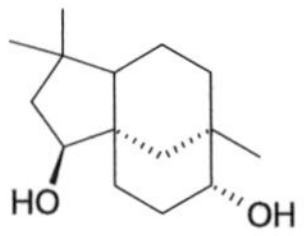

467 γ-Caryophyllene γ-丁香烯 (异石竹烯)

Isocaryophyllene [118-65-0] $C_{15}H_{24}$ (204.36). 油状物, bp 125℃/14.5mmHg, $[\alpha]_D^{24} = -27°$. 【类型】杂类倍半萜. 【活性】细胞毒 [癌细胞: MCF7, GI_{50} = (84±6)μmol/L, PC3, GI_{50} = (87±8)μmol/L, A549, GI_{50} = (59±4)μmol/L, DLD-1, GI_{50} = (102±12)μmol/L, M4BEU 人黑色素瘤, GI_{50} = (43±3)μmol/L, L-929, GI_{50} = (34±1)μmol/L, CT-26, GI_{50} = (46±1)μmol/L; 正常人细胞: 纤维原细胞, GI_{50} = (124±15)μmol/L; 对照依托泊苷, GI_{50} < 1.5μmol/L, 苯丁酸氮芥, GI_{50} < 50μmol/L][1319]; 香料. 【来源】白菖 *Acorus calamus*, 白豆蔻 *Amomum kravanh* [Syn. *Amomum cardamomum*], 冰片 *Dryobalanops aromatica*, 侧柏叶 *Thuja orientalis* [Syn. *Platycladus orientalis*; *Biota orientalis*], 丁香 *Syzygium aromaticum* [Syn. *Eugenia caryophyllata*], 杜松实 *Juniperus rigida*, 蜂斗菜 *Petasites japonicus*, 福橘 *Citrus tangemna*, 枸橘 *Poncirus trifoliata*, 广藿香 *Pogostemon cablin* [Syn. *Mentha cablin*], 胡萝卜 *Daucus carota* var. *sativa*, 黄果茄 *Solanum xanthocarpum*, 黄花蒿 (青蒿) *Artemisia annua*, 藿香 *Agastache rugosus*, 假荆芥 *Nepeta cataria*, 金钱蒲 *Acorus gramineus*, 九里香 *Murraya paniculata* [Syn. *Chalcas paniculata*], 满山红(兴安杜鹃) *Rhododendron dauricum*, 牡蒿 *Artemisia japonica*, 啤酒花 *Humulus lupulus*, 青蒿 *Artemisia apiacea* [Syn. *Artemisia carvifolia*; *Artemisia caruifolia*], 山胡椒 *Lindera glauca*, 麝香草 *Thymus vulgaris*, 天名精 *Carpesium abrotanoides*, 土当归 *Aralia cordata*, 五色梅 *Lantana camara*, 乌药 *Lindera strychnifolia* [Syn. *Lindera aggregata*], 香脂冷杉 *Abies balsamea* (树叶提取的精油), 洋蓍草 *Achillea millefolium*, 野香茅 *Cymbopogon goeringii*, 樟木 *Cinnamomum camphora*, 朱橘 *Citrus erythrosa*, 还存在于许多植物中. 【文献】167, 1319.

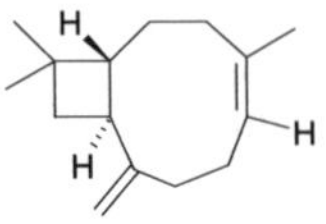

468 Solavetivone 马铃薯霉酮

[54878-25-0] $C_{15}H_{22}O$ (218.34). 【类型】杂类倍半萜. 【活性】细胞毒 (*in vitro*, OVCAR-3, IC_{50} = 0.1mmol/L)[668]; 抗真菌. 【来源】马铃薯 *Solanum tuberosum*, 天茄子 *Solanum indicum* (根)[668], 烟草 *Nicotiana tabacum*. 【文献】167, 668.

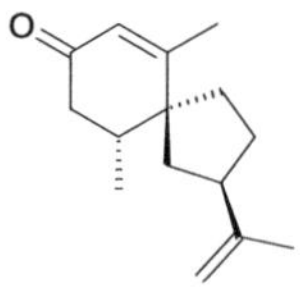

469 Spathulenol 匙叶桉油烯醇

Caryolane-5*β*,9*β*-diol [6750-60-3] $C_{15}H_{24}O$ (220.36). $[\alpha]_D^{26} = +60°$ (*c* = 0.1, 三氯甲烷). 【类型】杂类倍半萜. 【活性】细胞毒 (Mel-2, ED_{50} = 6.3μg/mL); 抗菌 (金黄色葡萄球菌, 中等活性)[1146]; 平喘; 祛痰; LD_{50} (小鼠) = 1.726g/kg. 【来源】川芎 *Ligusticum chuanxiong* [Syn. *Ligusticum wallichii*], 黄蒿 *Artemisia scoparia* [Syn. *Artemisia capillaris* var. *scoparia*], 雄蕊状鼠尾草* *Salvia staminea*, 云实 *Caesalpinia decapetala* (叶), *Esenbeckia yaaxhokob* (叶). 【文献】2, 168, 438, 439, 974, 1146, 1326.

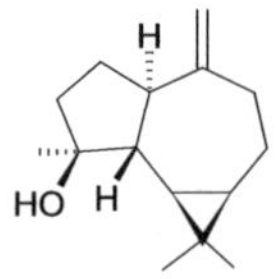

470 Versicolactone A 银袋内酯 A (变色马兜铃内酯 A)

Neoaristolactone [136315-17-8] $C_{15}H_{20}O_2$ (232.32). 白色针状晶体, mp 138~140℃, $[\alpha]_D^{15} = +38°$ (*c* = 1.0, 乙醇);无色棱柱状晶体, 微溶于冷的石油醚, 溶于热的石油醚和其他有机溶剂, mp 130~132℃ (石油醚), $[\alpha]_D^{6} = +486°$ (*c* = 0.1276, 三氯甲烷). 【类型】杂类倍

半萜.【活性】抗肿瘤 (人肝癌 QGY-7703).【来源】绵毛马兜铃 *Aristolochia mollissima*, 变色马兜铃 *Aristolochia versicolar*.【文献】36, 37, 279.

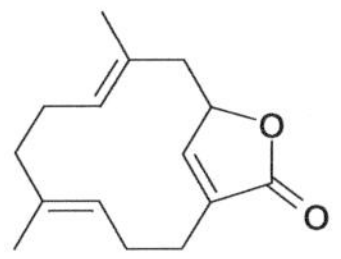

2.3 二 萜 类

半日花烷型双环二萜

471 (*rel*-5*S*,6*R*,8*R*,9*R*,10*S*,13*S*,15*R*,16*R*)-6-Ace-toxy-9, 13;15,16-diepoxy-15,16-dimethoxylabdane (*rel*-5*S*,6*R*, 8*R*,9*R*,10*S*,13*S*,15*R*,16*R*)-6-乙酰氧基-9,13;15,16-二环氧-15,16-二甲氧基半日花烷

$C_{24}H_{40}O_6$ (424.58).【类型】半日花烷型双环二萜.【活性】细胞毒 (*in vitro*, PC12, GI_{50} > 5μg/mL, 对照顺铂, GI_{50} = 0.111μg/mL; HCT116, GI_{50} > 5μg/mL, 顺铂, GI_{50} = 0.794μg/mL)[4623].【来源】单叶蔓荆子 *Vitex rotundifolia* [Syn. *Vitex trifollia* var. *simplicifolia*].【文献】1024.

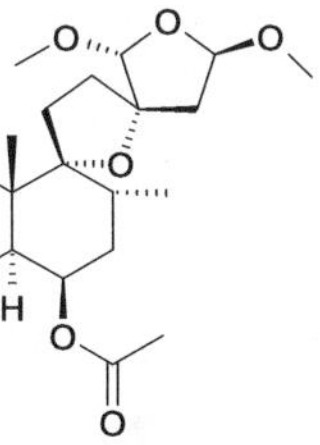

472 2-Acetoxy-3-hydroxy-labda-8(17),12(*E*), 14-triene 2-乙酰氧基-3-羟基-半日花-8(17),12(*E*),14-三烯

$C_{22}H_{34}O_3$ (346.51). 白色固体, mp 102~103℃, $[\alpha]_D^{20}$ = +50.17° (*c* = 1.0, 三氯甲烷).【类型】半日花烷型双环二萜.【活性】细胞毒 (Kato3, IC_{50} = 5.7μg/mL, 对照盐酸阿霉素, IC_{50} = 1.7μg/mL; SW620, IC_{50} = 7.1μg/mL, 盐酸阿霉素, IC_{50} = 1.1μg/mL; BT474, IC_{50} > 10μg/mL, 盐酸阿霉素, IC_{50} = 0.08μg/mL; HepG2, IC_{50} > 10μg/mL, 盐酸阿霉素, IC_{50} = 0.9μg/mL; CHAGO, IC_{50} > 10μg/mL, 盐酸阿霉素, IC_{50} = 2.3μg/mL)[1234].【来源】光叶巴豆 *Croton oblongifolius* [Syn. *Croton laevigatus*] (茎皮).【文献】1234.

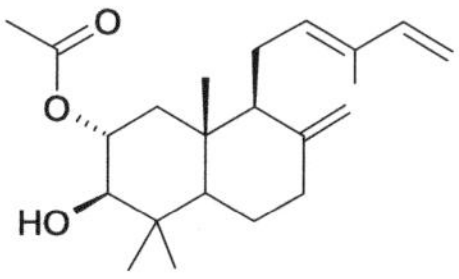

473 3-Acetoxy-2-hydroxy-labda-8(17), 12(*E*), 14-triene 3-乙酰氧基-2-羟基-半日花-8(17),12(*E*),14-三烯

$C_{22}H_{34}O_3$ (346.51). 白色固体, mp 99~101℃, $[\alpha]_D^{20}$ = +9.46° (*c* = 1.0, 三氯甲烷).【类型】半日花烷型双环二萜.【活性】细胞毒 (Kato3, IC_{50} = 3.3μg/mL, 对照盐酸阿霉素, IC_{50} = 1.7μg/mL; SW620, IC_{50} > 10μg/mL, 盐酸阿霉素, IC_{50} = 1.1μg/mL; BT474, IC_{50} = 5.9μg/mL, 盐酸阿霉素, IC_{50} = 0.08μg/mL; HepG2, IC_{50} > 10μg/mL, 盐酸阿霉素, IC_{50} = 0.9μg/mL; CHAGO, IC_{50} > 10μg/mL, 盐酸阿霉素, IC_{50} = 2.3μg/mL)[1234].【来源】光叶巴豆 *Croton oblongifolius* [Syn. *Croton laevigatus*] (茎皮).【文献】1234.

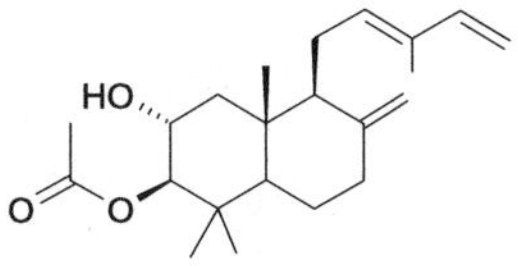

474 17-Acetoxylabda-7,12(*E*),14-triene 17-乙酰氧基半日花-7,12(*E*),14-三烯

$C_{22}H_{34}O_2$ (330.52). 黏性液体, $[\alpha]_D^{20}$ = −10.71° (*c* = 1.4, 三氯甲烷).【类型】半日花烷型双环二萜.【活性】细胞毒 (*in vitro*, BT474, IC_{50} = 4.7μg/mL, 对照阿霉素盐酸盐, IC_{50} = 0.08μg/mL; CHAGO, IC_{50} = 5.7μg/mL, 阿霉素盐酸盐, IC_{50} = 2.3μg/mL; HepG2, IC_{50} = 6.5μg/mL, 阿霉素盐酸盐, IC_{50} = 0.9μg/mL; Kato3, IC_{50} = 5.3μg/mL, 阿霉素盐酸盐, IC_{50} = 1.7μg/mL; SW620, IC_{50} = 5.6μg/mL, 阿霉素盐酸盐 IC_{50} = 1.1μg/mL)[1299].【来源】光叶巴豆 *Croton oblongifolius* [Syn. *Croton laevigatus*].【文献】1299.

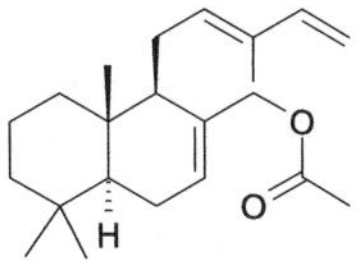

475 Austroinulin

$C_{20}H_{34}O_3$ (322.49).【类型】半日花烷型双环二萜.

【活性】细胞毒 (HeLa, IC_{50} = 22.3μg/mL, 对照丝裂霉素 C, IC_{50} = 1.7μg/mL)[878]; 细胞周期抑制剂 [HeLa, 在 G_1 阶段, 15.2μg/mL (47.2μmol/L)][878]. 【来源】团集艾纳香* *Blumea glomerata*. 【文献】878.

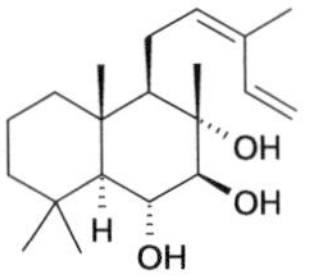

476 Coronarin A 姜花素 A

[119188-33-9] $C_{20}H_{28}O_2$ (300.44). 无色针状晶体, mp 100~101℃, $[\alpha]_D$ = +25.4° (c = 0.28, 三氯甲烷). 【类型】半日花烷型双环二萜. 【活性】细胞毒 (V-79, IC_{50} = 1.65μg/mL). 【来源】土羌活 *Hedychium coronarium*, 圆瓣姜花 *Hedychium forrestii*. 【文献】50, 258.

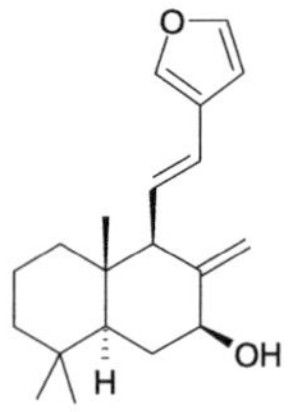

477 Coronarin B 姜花素 B

[119188-38-4] $C_{20}H_{30}O_4$ (334.46). 无色油状物, $[\alpha]_D$ = −43.1° (c = 0.14, 三氯甲烷). 【类型】半日花烷型双环二萜. 【活性】细胞毒 (V-79, IC_{50} = 2.70μg/mL). 【来源】土羌活 *Hedychium coronarium*. 【文献】258.

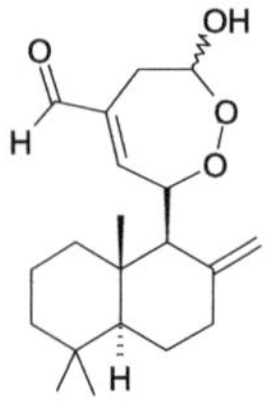

478 Coronarin C 姜花素 C

[119188-35-1] $C_{20}H_{30}O_3$ (318.46). 无色油状物, $[\alpha]_D$ = +34.9° (c = 0.13, 三氯甲烷). 【类型】半日花烷型双环二萜. 【活性】细胞毒 (V-79, IC_{50} = 17.5μg/mL). 【来源】土羌活 *Hedychium coronarium*. 【文献】258.

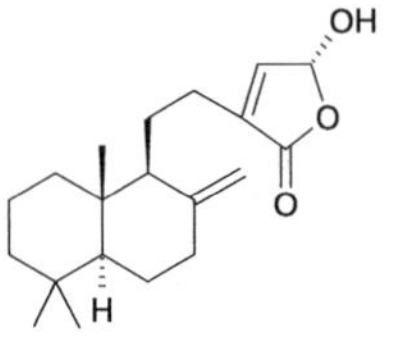

479 Coronarin D 姜花素 D

[119188-37-3] $C_{20}H_{30}O_3$ (318.46). 无色固体, $[\alpha]_D$ = +10° (c = 0.83, 三氯甲烷). 【类型】半日花烷型双环二萜. 【活性】细胞毒 (V-79, IC_{50} = 17.0μg/mL); β-己糖胺酶抑制剂 (RBL-2H3 大鼠嗜碱性细胞系, 100μmol/L, 抑制率 = 93.5%±0.4%, P<0.01)[911]. 【来源】土羌活 *Hedychium coronarium*. 【文献】186, 258, 911.

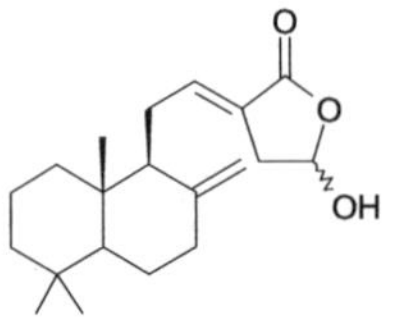

480 12,17-Dihydroxylabda-7,13(*E*)-diene 12, 17-二羟基半日花-7,13(*E*)-二烯*

$C_{20}H_{34}O_2$ (306.49). mp 109~111℃, $[\alpha]_D^{20}$ = −7.55° (c = 1.06, 三氯甲烷). 【类型】半日花烷型双环二萜. 【活性】细胞毒 (*in vitro*, BT474, IC_{50} = 2.5μg/mL, 对照阿霉素盐酸盐, IC_{50} = 0.08μg/mL; CHAGO, IC_{50} = 6.1μg/mL, 阿霉素盐酸盐, IC_{50} = 2.3μg/mL; HepG2, IC_{50} = 5.3μg/mL, 阿霉素盐酸盐, IC_{50} = 0.9μg/mL; Kato3, IC_{50} = 0.6μg/mL, 阿霉素盐酸盐, IC_{50} = 1.7μg/mL; SW620, IC_{50} = 6.1μg/mL, 阿霉素盐酸盐, IC_{50} = 1.1μg/mL)[1299]. 【来源】光叶巴豆 *Croton oblongifolius* [Syn. *Croton laevigatus*]. 【文献】1299.

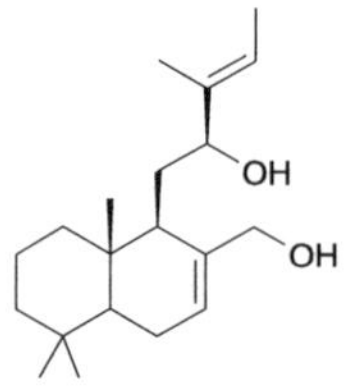

481 2,3-Dihydroxy-labda-8(17),12(*E*),14-tri-ene 2,3-二羟基-半日花-8(17),12(*E*),14-三烯*

$C_{20}H_{32}O_2$ (304.48). 白色固体, mp 69~70℃, $[\alpha]_D^{20}$ = −6.96° (c = 1.0, 三氯甲烷). 【类型】半日花烷型双环二萜. 【活性】细胞毒 (Kato3, IC_{50} = 2.2μg/mL, 对照盐酸阿霉素, IC_{50} = 1.7μg/mL; SW620, IC_{50} = 2.7μg/mL, 盐酸阿霉素, IC_{50} = 1.1μg/mL; BT474, IC_{50} = 4.6μg/mL, 盐酸阿霉素, IC_{50} = 0.08μg/mL; HepG2, IC_{50} = 3.7μg/mL, 盐酸阿霉素, IC_{50} = 0.9μg/mL; CHAGO, IC_{50} = 3.3μg/mL, 盐酸阿霉素, IC_{50} = 2.3μg/mL)[1234].

【来源】光叶巴豆 *Croton oblongifolius* [Syn. *Croton laevigatus*] (茎皮). 【文献】1234.

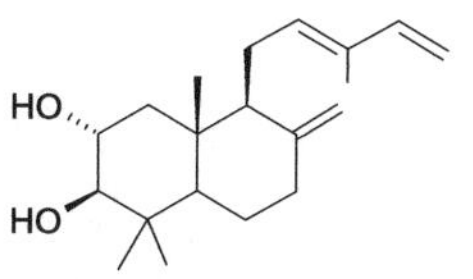

482 Forrestiin A 圆瓣姜花素 A

[163597-22-6] $C_{20}H_{26}O_4$ (330.43). 针状晶体, $[\alpha]_D^{19}$ = +105.6° (*c* = 0.71, 三氯甲烷). 【类型】半日花烷型双环二萜. 【活性】细胞毒 (KB *in vitro*, IC_{50} = 18.96μg/mL). 【来源】圆瓣姜花 *Hedychium forrestii*. 【文献】50.

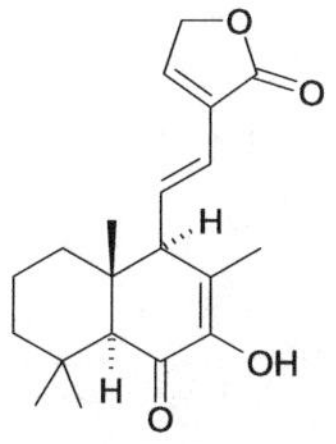

483 15-Hydroxylabta-7,13(*E*)-diene-17,12-oli-de 15-羟基半日花-7,13(*E*)-二烯-17,12-内酯*

$C_{20}H_{30}O_3$ (318.46). mp 128~130℃, $[\alpha]_D^{20}$ = −3.44° (*c* = 1.31, 三氯甲烷). 【类型】半日花烷型双环二萜. 【活性】细胞毒 (*in vitro*, BT474, IC_{50} = 5.9μg/mL, 对照阿霉素盐酸盐, IC_{50} = 0.08μg/mL; CHAGO, IC_{50} = 6.0μg/mL, 阿霉素盐酸盐, IC_{50} = 2.3μg/mL; HepG2, IC_{50} > 10μg/mL, 阿霉素盐酸盐, IC_{50} = 0.9μg/mL; Kato3, IC_{50} = 7.6μg/mL, 阿霉素盐酸盐, IC_{50} = 1.7μg/mL; SW620, IC_{50} = 6.0μg/mL, 阿霉素盐酸盐, IC_{50} = 1.1μg/mL)[1299]. 【来源】光叶巴豆 *Croton oblongifolius* [Syn. *Croton laevigatus*]. 【文献】1299.

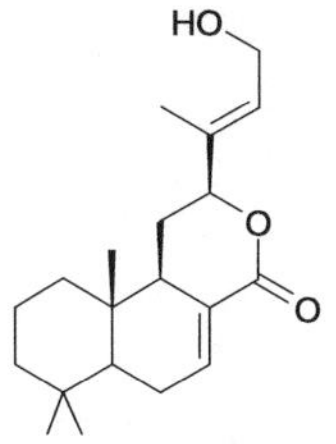

484 Hypopurin A 枪刀药素 A*

$C_{20}H_{24}O_4$ (328.41). 无色粉末, mp 125~127℃ (甲醇), $[\alpha]_D^{25}$ = +43.3° (*c* = 0.3, 三氯甲烷). 【类型】半日花烷型双环二萜. 【活性】细胞毒 (*in vitro*, KB, IC_{50} = 9.4μmol/L, 中等活性)[1119]. 【来源】枪刀药 *Hypoestes purpurea* [Syn. *Justicia purpurea*; *Hypoestes sinica*] (地上部分: 产率 = 0.00015%干重). 【文献】1119.

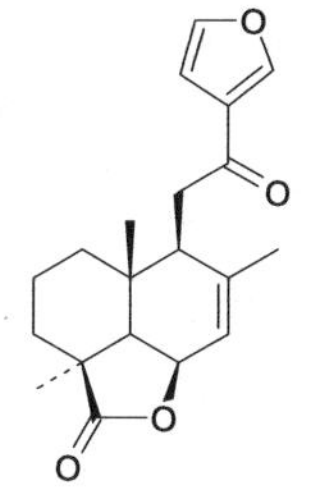

485 Isocupressic acid 异柏木酸*

$C_{20}H_{32}O_3$ (320.48). 无色油状物, $[\alpha]_D^{25}$ = +43° (*c* = 0.27, 三氯甲烷), $[\alpha]_D^{25}$ = +42° (*c* = 2.5, 三氯甲烷); $[\alpha]_D^{25}$ = +51.0° (*c* = 0.90, 三氯甲烷). 【类型】半日花烷型双环二萜. 【活性】抗疟疾 [*in vitro*, 恶性疟原虫 3D7, IC_{50} = (33.5±1.7)μg/mL = (104.5±5.3)μmol/L][637]; 细胞毒 (抑制 TPA 诱导的 EBV-EA 活化, 本品与 TPA 的分子比率为 1000 时, 抑制率 = 96.8%)[1295]. 【来源】侧柏叶 *Thuja orientalis* [Syn. *Platycladus orientalis*; *Biota orientalis*], 日本香柏茎皮 *Thuja standishii*. 【文献】637, 1295.

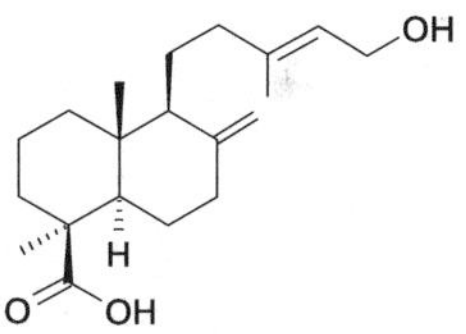

486 Labda-7,12(*E*),14-triene-17-al 半日花-7,12(*E*), 14-三烯-17-醛

$C_{20}H_{30}O$ (286.46). 无色针晶, mp 72~748℃, $[\alpha]_D^{30}$ = +37.48° (*c* = 1.51, 三氯甲烷). 【类型】半日花烷型双环二萜. 【活性】细胞毒 (*in vitro*, BT474, IC_{50} = 5.0μg/mL, 对照阿霉素盐酸盐, IC_{50} = 0.08μg/mL; CHAGO, IC_{50} = 4.8μg/mL, 对照阿霉素盐酸盐, IC_{50} = 2.3μg/mL; HepG2, IC_{50} = 5.2μg/mL, 对照阿霉素盐酸盐, IC_{50} = 0.9μg/mL; Kato3, IC_{50} = 4.2μg/mL, 对照阿霉素盐酸盐, IC_{50} = 1.7μg/mL; SW620, IC_{50} = 5.5μg/mL, 对照阿霉素盐酸盐, IC_{50} = 1.1μg/mL)[1299]. 【来源】光叶巴豆 *Croton oblongifolius* [Syn. *Croton laevigatus*]. 【文献】462, 1299.

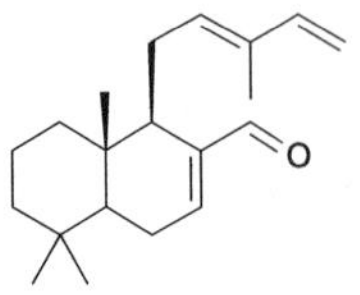

487 Labda-7,12(*E*),14-triene-17-ol 半日花-7,12(*E*),14-三烯-17-醇

$C_{20}H_{32}O$ (288.48). 无色针晶, mp 90~928℃, $[\alpha]_D^{30}$ = +12.02° (*c* = 1.63, 三氯甲烷). 【类型】半日花烷型双环二萜. 【活性】细胞毒 (*in vitro*, BT474, IC_{50} = 5.4μg/mL, 对照阿霉素盐酸盐, IC_{50} = 0.08μg/mL; CHAGO, IC_{50} = 5.8μg/mL, 对照阿霉素盐酸盐, IC_{50} = 2.3μg/mL; HepG2, IC_{50} = 6.3μg/mL, 对照阿霉素盐酸盐, IC_{50} = 0.9μg/mL; Kato3, IC_{50} = 5.8μg/mL, 对照阿霉素盐酸盐, IC_{50} = 1.7μg/mL; SW620, IC_{50} = 5.7μg/mL, 对照阿霉素盐酸盐, IC_{50} = 1.1μg/mL)[1299]. 【来源】光叶巴豆 *Croton oblongifolius* [Syn. *Croton laevigatus*]. 【文献】462, 1299.

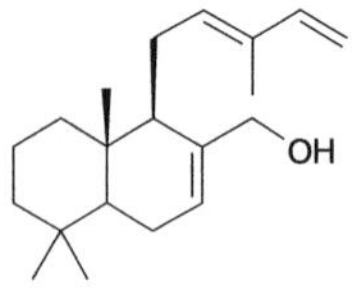

488 Labta-7,13(*E*)-diene-17,12-olide 半日花-7,13(*E*)-二烯-17,12-内酯*

$C_{20}H_{30}O_2$ (302.46). mp 104~106℃, $[\alpha]_D^{20}$ = −9.83° (*c* = 1.2, 三氯甲烷). 【类型】半日花烷型双环二萜. 【活性】细胞毒 (*in vitro*, BT474, IC_{50} = 4.9μg/mL, 对照阿霉素盐酸盐, IC_{50} = 0.08μg/mL; CHAGO, IC_{50} = 6.4μg/mL, 阿霉素盐酸盐, IC_{50} = 2.3μg/mL; HepG2, IC_{50} = 6.0μg/mL, 阿霉素盐酸盐, IC_{50} = 0.9μg/mL; Kato3, IC_{50} = 4.6μg/mL, 阿霉素盐酸盐, IC_{50} = 1.7μg/mL; SW620, IC_{50} = 5.0μg/mL, 阿霉素盐酸盐, IC_{50} = 1.1μg/mL)[1299]. 【来源】光叶巴豆 *Croton oblongifolius* [Syn. *Croton laevigatus*]. 【文献】1299.

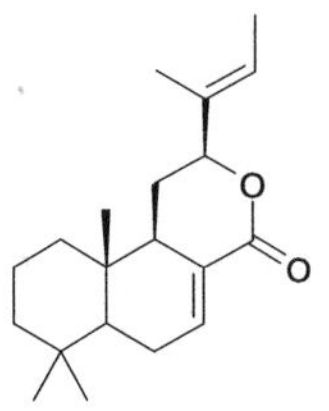

489 Scopadiol 甘草二醇*

$C_{27}H_{38}O_4$ (426.6). 【类型】半日花烷型双环二萜. 【活性】细胞毒 (*in vitro*, SCL, ED_{50} = 22.8μmol/L; SCL-6, ED_{50} = 12.2μmol/L; SCL-37'6, ED_{50} = 8.9μmol/L; SCL-9, ED_{50} = 12.2μmol/L; Kato3, ED_{50} = 9.7μmol/L; NuGc-4, ED_{50} = 16.6μmol/L; 对照 Vinblastine Sulfate: SCL, ED_{50} = 5.9μmol/L; SCL-6, ED_{50} = 6.1μmol/L; SCL-37'6, ED_{50} = 5.3μmol/L; SCL-9, ED_{50} = 5.3μmol/L; Kato3, ED_{50} = 6.1μmol/L; NuGc-4, ED_{50} = 5.3μmol/L)[1071]. 【来源】野甘草 *Scoparia dulcis* (地上部分: 产率 = 0.0185%干重). 【文献】1071.

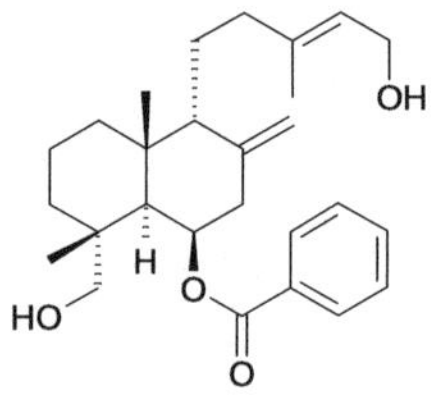

490 Vitexilactone 牡荆素内酯

$C_{22}H_{34}O_5$ (378.51). 无色针状晶体 (己烷−丙酮), mp 148~149℃; mp 144~146℃, $[\alpha]_D$ = −11.2° (*c* = 0.85, 三氯甲烷), $[\alpha]_D$ = −12.4° (*c* = 1.11, 三氯甲烷). 【类型】半日花烷型双环二萜. 【活性】抗锥虫 (锥虫 *Trypanosoma cruzi* 的表鞭毛体, *in vitro*, MLC = 66μmol/L)[533], 细胞毒 (*in vitro*, PC12, GI_{50} > 5μg/mL, 对照顺铂, GI_{50} = 0.111μg/mL; HCT116, GI_{50} > 5μg/mL, 对照顺铂, GI_{50} = 0.794μg/mL)[1024]. 【来源】单叶蔓荆子 *Vitex rotundifolia* [Syn. *Vitex trifollia* var. *simplicifolia*] (种子: 产率 = 0.0065%干重)[1024], 蔓荆子 *Vitex trifolia*. 【文献】533, 1024.

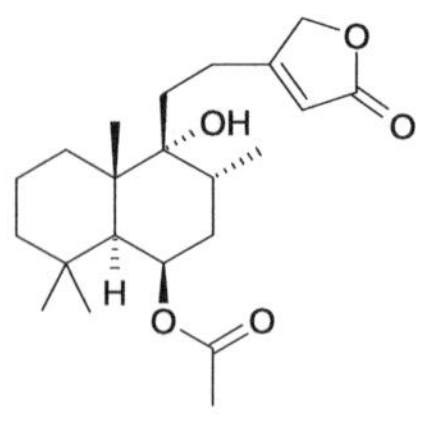

哈里曼烷型双环二萜

491 Crotohalimaneic acid

$C_{20}H_{28}O_3$ (316.44). 黏性透明油状物, $[\alpha]_D^{25}$ = +36° (*c* = 0.94, 三氯甲烷). 【类型】哈里曼烷型双环二萜.

【活性】细胞毒 (*in vitro*, 非特异性强活性, 人肿瘤细胞培养物: BT474, 7.5μg/mL; CHAGO, 0.1μg/mL; HepG2, 0.2μg/mL; Kato3, 0.4μg/mL; SW620, 0.2μg/mL)[1147]. 【来源】光叶巴豆 *Croton oblongifolius* [Syn. *Croton laevigatus*] (茎皮). 【文献】1147.

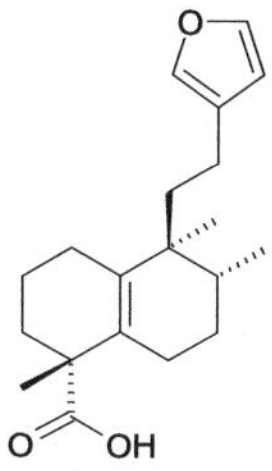

492 Crotohalimoneic acid

$C_{20}H_{26}O_4$ (330.43). 白色晶形固体, mp 168~170℃, $[\alpha]_D^{25}$ = +86.5° (*c* = 1.0, 三氯甲烷). 【类型】哈里曼烷型双环二萜. 【活性】细胞毒 (*in vitro*, 非特异性强活性, 人肿瘤细胞培养物: BT474, 0.1μg/mL; CHAGO, 0.1μg/mL; HepG2, 5.2μg/mL; Kato3, 8.2μg/mL; SW620, 0.1μg/mL)[1147]. 【来源】光叶巴豆 *Croton oblongifolius* [Syn. *Croton laevigatus*] (茎皮). 【文献】1147.

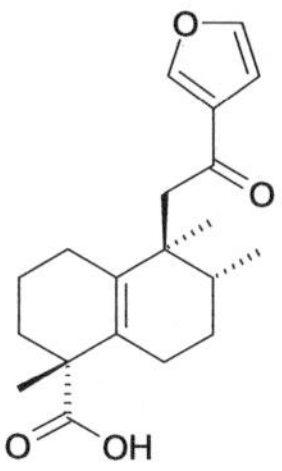

克罗烷型双环二萜

493 Caseamembrin A 脚骨脆素 A

rel-(2*S*, 5*R*, 6*R*, 8*S*, 9*S*, 10*R*, 18*S*, 19*R*)-19-Acetoxy-18-butanoyloxy-18,19-epoxy-6-hydroxy-2-(2-methylbutanoyloxy) cleroda-3,13(16),14-triene $C_{31}H_{46}O_8$ (546.71). 淡黄色油状物, $[\alpha]_D^{25}$ = +24.6° (*c* = 0.07, 甲醇); 无色黏性液体, $[\alpha]_D^{20}$ = +26° (*c* = 0.135, 二氯甲烷). 【类型】克罗烷型双环二萜. 【活性】细胞毒 (*in vitro*, PC3, IC_{50} = 1.5μmol/L, 对照紫杉醇, IC_{50} = 0.016μmol/L; Hep3B, IC_{50} = 2.3μmol/L, 紫杉醇, IC_{50} = 0.031μmol/L)[631]; 抗锥虫 (引起 Chaga 病的鞭毛虫原生动物 *Trypanosoma cruzi*, MIC = 0.59μg/mL)[873]. 【来源】舌形林生脚骨脆* *Casearia sylvestris* var. *lingua* (根皮), 膜质脚骨脆* *Casearia membranacea* (叶和嫩枝: 产率 = 0.0021% 干重)[631]. 【文献】631, 873.

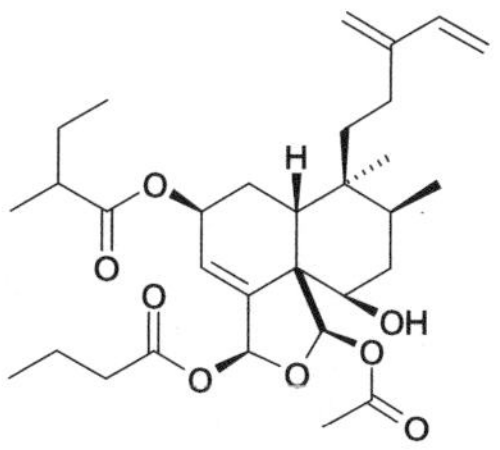

494 Caseamembrin B 脚骨脆素 B

rel-(2*S*,5*R*,6*R*,8*S*,9*S*,10*R*,18*S*,19*R*)-19-Acetoxy-18,19-epoxy-6-hydroxy-18-methoxy-2-(2-methylbutanoyloxy)cleroda-3,13(16),14-triene $C_{28}H_{42}O_7$ (490.64). 淡黄色油状物, $[\alpha]_D^{25}$ = +62° (*c* = 3.82, 甲醇). 【类型】克罗烷型双环二萜. 【活性】细胞毒 (*in vitro*, PC3, IC_{50} = 22.2μmol/L, 对照紫杉醇, IC_{50} = 0.016μmol/L; Hep3B, IC_{50} = 18μmol/L, 紫杉醇, IC_{50} = 0.031μmol/L)[631]. 【来源】膜质脚骨脆* *Casearia membranacea* (叶和嫩枝: 产率 = 0.0004% 干重). 【文献】631.

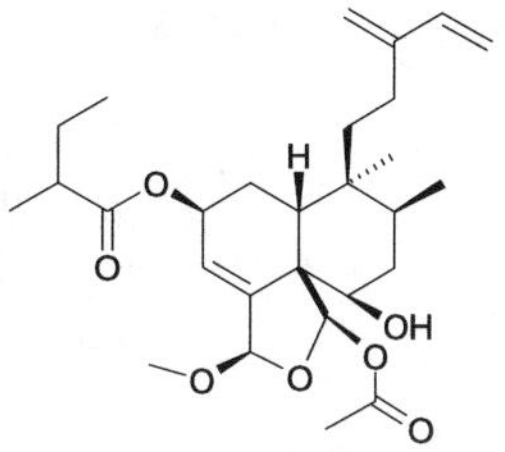

495 Caseamembrin C 脚骨脆素 C

rel-(2*S*,5*R*,6*S*,7*R*,8*S*,9*S*,10*R*,18*S*,19*R*)-19-Acetoxy-18-butanoyloxy-18,19-epoxy-6,7-dihydroxy-2-(2-methylbutanoyloxy)cleroda-3,13(16),14-triene $C_{31}H_{46}O_9$ (562.71). 淡黄色油状物, $[\alpha]_D^{25}$ = +196° (*c* = 6.6, 甲醇). 【类型】克罗烷型双环二萜. 【活性】细胞毒 (*in vitro*, PC3, IC_{50} = 0.6μmol/L, 对照紫杉醇, IC_{50} = 0.016μmol/L; Hep3B, IC_{50} = 0.8μmol/L, 紫杉醇, IC_{50} = 0.031μmol/L)[631]. 【来源】膜质脚骨脆* *Casearia membranacea* (叶和嫩枝: 产率 = 0.00035%干重). 【文献】631.

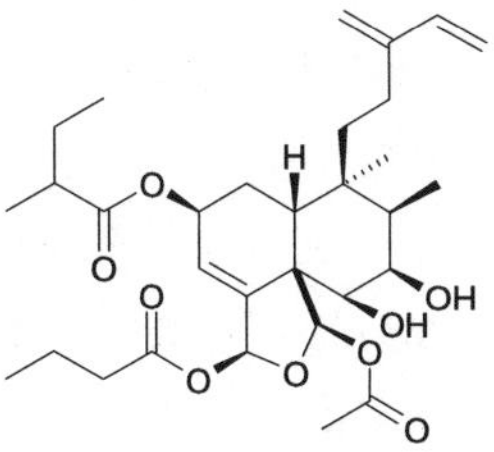

496 Caseamembrin D 脚骨脆素 D

rel-(2*S*, 5*R*, 6*S*, 7*R*, 8*S*, 9*S*, 10*R*, 18*S*, 19*R*)-7, 19-Diacetoxy-18-butanoyloxy-18, 9-epoxy-6-hydroxy-2-(2-methylbutanoyloxy)cleroda-3,13(16),14-triene $C_{33}H_{48}O_{10}$ (604.74). 淡黄色油状物, $[\alpha]_D^{25} = +268.5°$ (*c* = 0.07, 甲醇). 【类型】克罗烷型双环二萜. 【活性】细胞毒 (*in vitro*, PC3, IC_{50} = 2.4μmol/L, 对照紫杉醇, IC_{50} = 0.016μmol/L; Hep3B, IC_{50} = 1.9μmol/L, 紫杉醇, IC_{50} = 0.031μmol/L)[631]. 【来源】膜质脚骨脆* *Casearia membranacea* (叶和嫩枝: 产率 = 0.0013%干重). 【文献】631.

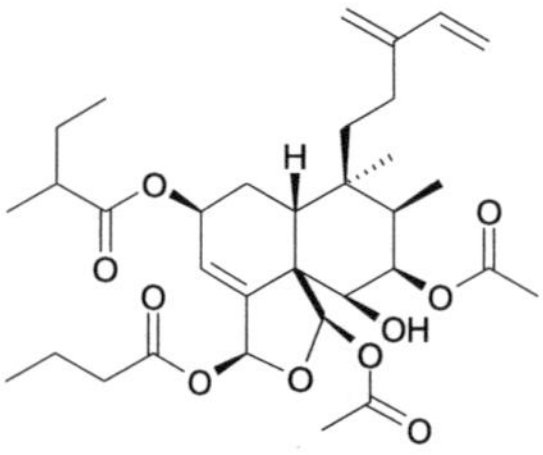

497 Caseamembrin E 脚骨脆素 E

rel-(2*R*,5*R*,6*R*,8*S*,9*S*,10*R*,18*S*,19*R*)-18,19-Diacetoxy-18, 19-epoxy-6-hydroxy-2-(2-methylbutanoyloxy)cleroda-3 ,13(16),14-triene $C_{29}H_{42}O_8$ (518.65). 淡黄色油状物, $[\alpha]_D^{25} = -131.3°$ (*c* = 3.5, 甲醇). 【类型】克罗烷型双环二萜. 【活性】细胞毒 (*in vitro*, PC3, IC_{50} = 2.9μmol/L, 对照紫杉醇, IC_{50} = 0.016μmol/L; Hep3B, IC_{50} = 2.6μmol/L, 紫杉醇, IC_{50} = 0.031μmol/L)[631]. 【来源】膜质脚骨脆* *Casearia membranacea* (叶和嫩枝: 产率 =0.0018%干重). 【文献】631.

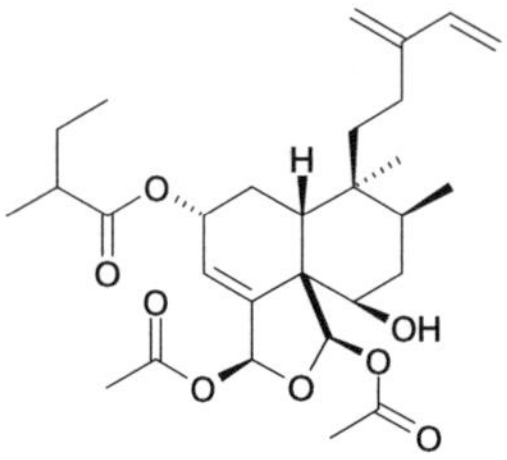

498 Caseamembrin F 脚骨脆素 F

rel-(2*S*,5*R*,6*R*,8*S*,9*S*,10*R*,18*S*,19*R*)-6-Hydroxy-2-(2-methylbutanoyloxy)cleroda-3,13(16),14-triene-18,19-dicarboxaldehyde $C_{25}H_{36}O_5$ (416.56). 淡黄色油状物, $[\alpha]_D^{25}$ = +29.1° (*c* = 0.17, 甲醇). 【类型】克罗烷型双环二萜. 【活性】细胞毒 (*in vitro*, PC3, IC_{50} = 3.0μmol/L, 对照紫杉醇, IC_{50} = 0.016μmol/L; Hep3B, IC_{50} = 14.7μmol/L, 紫杉醇, IC_{50} = 0.031μmol/L)[631]. 【来源】膜质脚骨脆* *Casearia membranacea* (叶和嫩枝: 产率 = 0.0022%干重). 【文献】631.

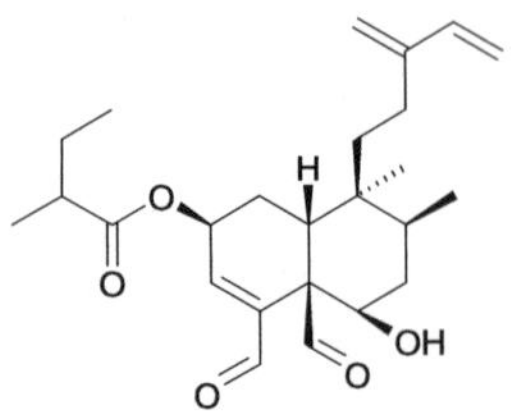

499 Caseamembrol A 膜质脚骨脆醇 A

$C_{29}H_{42}O_8$ (518.65). 无定形固体, $[\alpha]_D^{25} = -8.3°$ (*c* = 0.38, 甲醇). 【类型】克罗烷型双环二萜. 【活性】细胞毒 (人 PC3 癌细胞, IC_{50} = 2.45μmol/L, 对照紫杉醇, IC_{50} = 0.16μmol/L)[922]. 【来源】膜质脚骨脆* *Casearia membranacea*. 【文献】922.

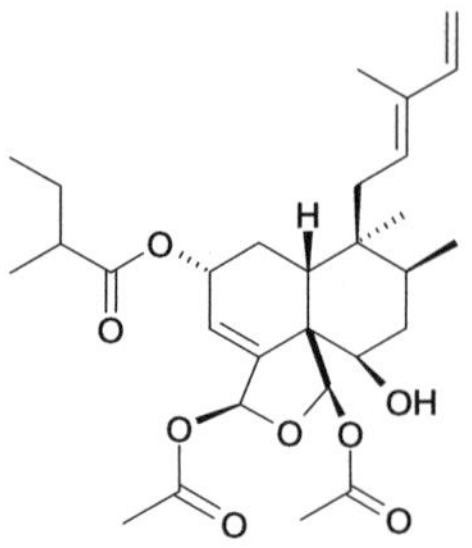

500 Caseamembrol B 膜质脚骨脆醇 B

$C_{29}H_{42}O_9$ (534.65). 无定形固体, $[\alpha]_D^{25} = -11°$ (*c* = 0.38, 甲醇). 【类型】克罗烷型双环二萜. 【活性】细胞毒 (人 PC3 癌细胞, IC_{50} = 5.66μmol/L, 对照紫杉醇, IC_{50} = 0.16μmol/L)[922]. 【来源】膜质脚骨脆* *Casearia membranacea*. 【文献】922.

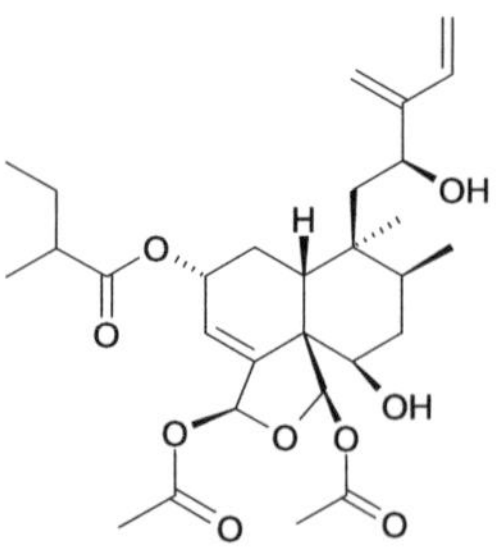

501 Casearlucin A 脚骨脆鲁新 A

$C_{29}H_{42}O_8$ (518.65). 【类型】克罗烷型双环二萜. 【活性】

细胞毒 (人 PC3 癌细胞, IC_{50} = 6.65μmol/L, 对照紫杉醇, IC_{50} = 0.16μmol/L)[922]. 【来源】膜质脚骨脆* *Casearia membranacea*. 【文献】922.

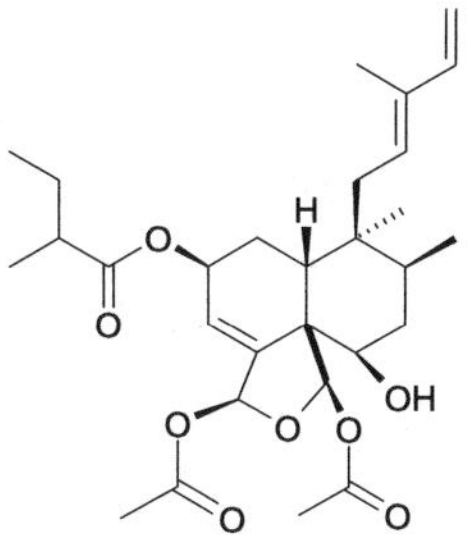

502 Corymbulosin A 拉特木素 A*

$C_{34}H_{48}O_8$ (584.76). 油性固体, $[\alpha]_D$ = −111° (*c* = 1.0, 三氯甲烷). 【类型】克罗烷型双环二萜. 【活性】细胞毒 (SF539, IC_{50} = 0.6μmol/L, LOX 黑色素瘤, IC_{50} = 8μmol/L)[1229]. 【来源】拉特木属 *Laetia corymbulosa* (果实). 【文献】1229.

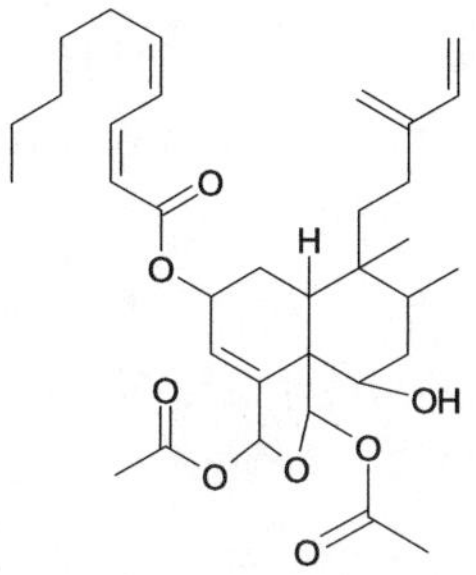

503 Corymbulosin B 拉特木素 B*

$C_{34}H_{52}O_8$ (588.79). $[\alpha]_D$ = +0.7° (*c* = 1.0, 三氯甲烷). 【类型】克罗烷型双环二萜. 【活性】细胞毒 (SF539, LOX 黑色素瘤)[1229].【来源】拉特木属 *Laetia corymbulosa* (果实). 【文献】1229.

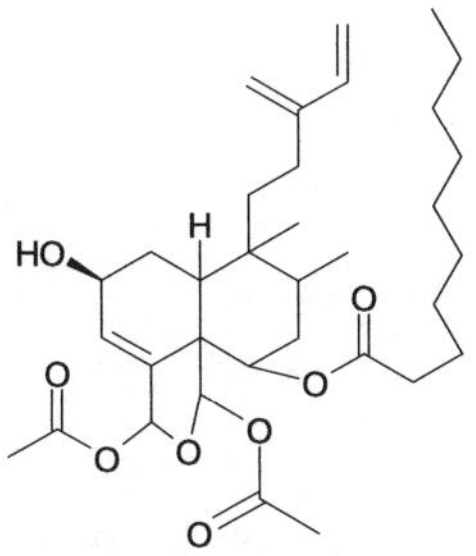

504 Corymbulosin C 拉特木素 C*

$C_{34}H_{52}O_8$ (588.79). $[\alpha]_D$ = −51° (*c* = 1.0, 三氯甲烷). 【类型】克罗烷型双环二萜. 【活性】细胞毒 (SF539 脑癌、LOX 黑色素瘤)[1229]. 【来源】拉特木属 *Laetia corymbulosa* (果实). 【文献】1229.

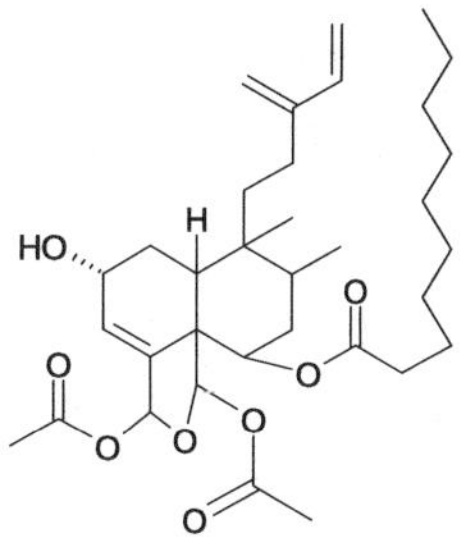

505 *trans*-Dehydrocrotonin *trans*-去氢巴豆宁*

$C_{19}H_{22}O_4$ (314.38). 【类型】克罗烷型双环二萜. 【活性】抗溃疡[1294]; 细胞毒 (HL-60 细胞, MTT 实验, 处理 24h, IC_{50} = 300μmol/L, 处理 96h, IC_{50} =180μmol/L, 对照杨梅树皮素, 处理 24h, IC_{50} = 192μmol/L; 蛋白定量实验, 处理 24h, IC_{50} = 500μmol/L, 处理 96h, IC_{50} =150μmol/L, 对照杨梅树皮素, 处理 24h, IC_{50} = 300μmol/L)[1294]. 【来源】卡朱巴豆 *Croton cajucara*. 【文献】1294.

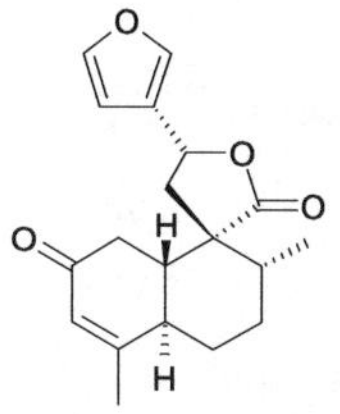

506 *rel*-(2*S*,5*R*,6*R*,8*S*,9*S*,10*R*,18*S*,19*R*)-diace-toxy-18, 19-epoxy-6-hydroxy-2-(2-methylbutanoyloxy)cleroda-3, 13(16),14-triene *rel*-(2*S*,5*R*,6*R*, 8*S*,9*S*,10*R*,18*S*,19*R*)-二乙酰氧基-18,19-环氧-6-羟基-2-(2-甲基丁酰氧基)克罗-3,13(16),14-三烯*

$C_{29}H_{42}O_8$ (518.65). 【类型】克罗烷型双环二萜. 【活性】细胞毒 (*in vitro*, PC3, IC_{50} = 1.8μmol/L, 对照紫杉醇, IC_{50} = 0.016μmol/L; Hep3B, IC_{50} = 2.4μmol/L, 紫杉醇, IC_{50} = 0.031μmol/L)[631]. 【来源】膜质脚骨脆 **Casearia membranacea* (叶和嫩枝: 产率 = 0.023% 干重). 【文献】631.

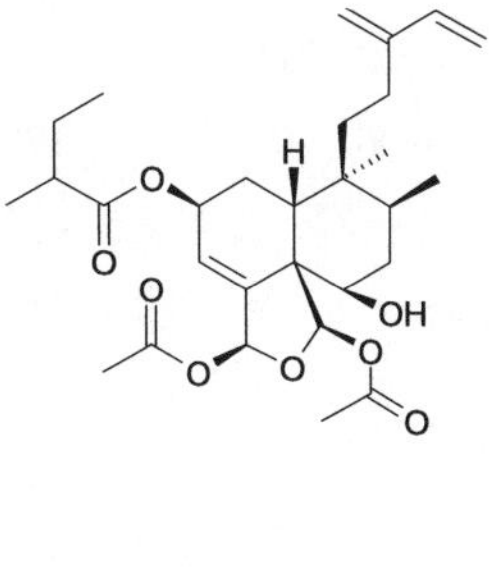

松香烷型三环二萜

507　Abietic acid 松香酸

7,13-Abietadien-18-oil acid; Sylvic acid [514-10-3] $C_{20}H_{30}O_2$ (302.46). 片状晶体 (乙醇), mp 171~173℃, $[\alpha]_D^{15}$ = −102° (乙醇); mp (−) 171~173℃, (±) 148~150℃. 【类型】松香烷型三环二萜. 【活性】抗肿瘤 (S_{180}); 抗菌 (链球菌变种, MIC = 25mg/L; 金黄色葡萄球菌, MIC = 100mg/L; 痤疮棒状杆菌, MIC = 25μg/mL); 抗血栓形成; Na^+,K^+-ATP 酶抑制剂; 抗溃疡; 促进产生酪酸和乳酸的细菌生长; 局部保护剂; 毒素 (肺毒性). 【来源】松香 *Pinus massoniana*. 【文献】5, 163, 184.

508　Coleon U 11-acetate 鞘蕊酮 U 11-乙酸酯

11-Acetoxy-6,12,14-trihydroxyabieta-5,8,11,13-tetraen-7-one $C_{22}H_{28}O_6$ (388.46). 黄色立方晶体 (己烷−丙酮), mp 190.5~192℃, $[\alpha]_D^{13.5}$ = +20.5° (*c* = 0.88, 三氯甲烷). 【类型】松香烷型三环二萜. 【活性】细胞毒 (*in vitro*, K562, IC_{50} = 2.2μg/mL; 对照米托蒽醌, IC_{50} = 2μg/mL)[1025]. 【来源】黄鞘蕊花 *Coleus xanthanthus* (地上部分: 产率 =0.031%干重). 【文献】1025.

509　Coleon U quinone 鞘蕊酮 U 醌

$C_{20}H_{24}O_5$ (344.41). 【类型】松香烷型三环二萜. 【活性】细胞毒 (*in vitro*, K562, IC_{50} = 3μg/mL; 对照米托蒽醌, IC_{50} = 2μg/mL)[1025]. 【来源】黄鞘蕊花 *Coleus xanthanthus* (地上部分: 产率 =0.00058%干重). 【文献】1025.

510　Cryptoquinone 隐醌

$C_{20}H_{26}O_3$ (314.43). 红色针状结晶, mp 105~106℃, $[\alpha]_D^{25}$ = −680° (*c* = 0.1, 三氯甲烷). 【类型】松香烷型三环二萜. 【活性】抗真菌 (*Pyricularia orizae*, 链格孢 *Alternaria alternata*); 细胞毒 (P_{388}, IC_{50} = 0.26μg/mL). 【来源】日本柳杉 *Cryptomeria japonica*. 【文献】464.

511　Dehydroabietic acid 去氢松香酸

8,11,13-Abietatrien-18-oic acid [1740-19-8] $C_{20}H_{28}O_2$ (300.44). 无色针状晶体, mp 174℃, $[\alpha]_D^{20}$ = +66° (*c* = 0.60, 乙醚). 【类型】松香烷型三环二萜. 【活性】芳化酶抑制剂 (*in vitro*, 微粒体, IC_{50} = 0.32μmol/L)[1388], 活化神经 (刺激抑制性神经传递物质γ-氨基丁酸和神经兴奋物质的释放); 抗真菌 (*in vitro*, *Pyricularia oryzae*, 抑制率 = 100%);抗溃疡; 血管扩张剂; 用于治疗吸烟引起的高血压和心动过速. 【来源】雷公藤 *Tripterygium wilfordii*, 没药 *Commiphora myrrha*[1388], 显脉香茶菜 *Rabdosia nervosa*. 【文献】184, 1388.

512　7*α*,18-Diacetoxyabiet-8(14)-en-13*β*-ol　7*α*, 18-二乙酰氧基松香-8(14)-烯-13*β*-醇*

$C_{24}H_{38}O_5$ (406.57). 无色油状物, $[\alpha]_D$ = +14.7° (*c* = 1.0, 三氯甲烷). 【类型】松香烷型三环二萜. 【活性】细胞毒 (A549, IC_{50} > 5μg/mL; H116, IC_{50} > 5μg/mL; PSN1, IC_{50} > 5μg/mL; T98G, IC_{50} > 5μg/mL; SKBR3, IC_{50} > 5μg/mL)[1260]. 【来源】北非雪松 *Cedrus atlantica*

(球果). 【文献】1260.

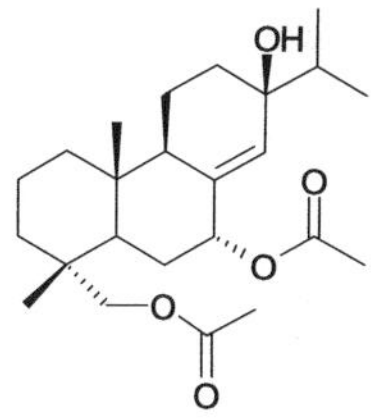

513 7α,18-Diacetoxy,9β,13β-epi-dioxiabiet-8(14)-ene 7α, 18-二乙酰氧基,9β,13β-表-过氧松香-8(14)-烯*

$C_{24}H_{36}O_6$ (420.55). 无色油状物, $[\alpha]_D = +6.2°$ (c = 0.13, 三氯甲烷). 【类型】松香烷型三环二萜. 【活性】细胞毒 (A549, IC_{50} > 5μg/mL; H116, IC_{50} > 5μg/mL; PSN1, IC_{50} > 5μg/mL; T98G, IC_{50} > 5μg/mL; SKBR3, IC_{50} > 5μg/mL)[1260]. 【来源】北非雪松 *Cedrus atlantica* (球果). 【文献】1260.

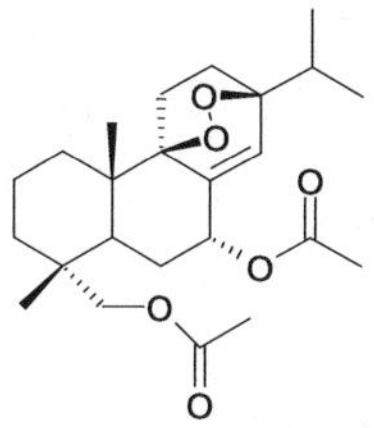

514 3,15-Dihydroxy-18-norabieta-3,8,11,13-tetraene 3,15-二羟基-18-去甲松香-3,8,11,13-四烯*

$C_{19}H_{26}O_3$ (302.42). 白褐色粉末, $[\alpha]_D^{24} = +23.5°$ (c = 2.9, 甲醇). 【类型】松香烷型三环二萜. 【活性】细胞毒 (KB, IC_{50} > 66μmol/L, 对照鬼臼毒素, IC_{50} = 0.014μmol/L)[849]; 抗菌 (蜡样芽孢杆菌, MIC = 423.84μmol/L; 对照氯霉素, MIC = 6.19μmol/L)[849]. 【来源】高梅缨瓣 *Crossopetalum gaumeri* (根). 【文献】849.

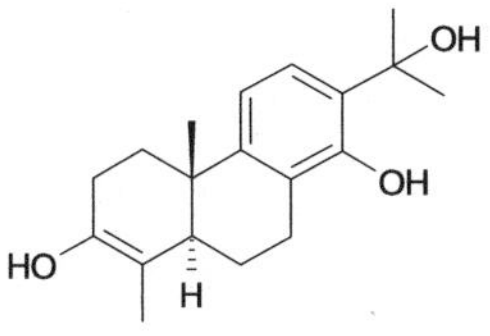

515 Enanderianin P 紫毛香茶菜素 P

3α, 14β, 17-Trihydroxy-18-alent-abieta-7(8), 15(16)-diene $C_{20}H_{30}O_4$ (334.46). 无色立方晶体 (丙酮), mp 187~189℃, $[\alpha]_D^{24} = -0.7°$ (c = 5.00, 甲醇). 【类型】松香烷型三环二萜. 【活性】细胞毒 (人 K562 癌细胞, IC_{50} = 0.59μg/mL, 对照顺铂, IC_{50} = 0.52μg/mL)[1357]. 【来源】紫毛香茶菜 *Isodon enanderianus* (地上部分). 【文献】1357.

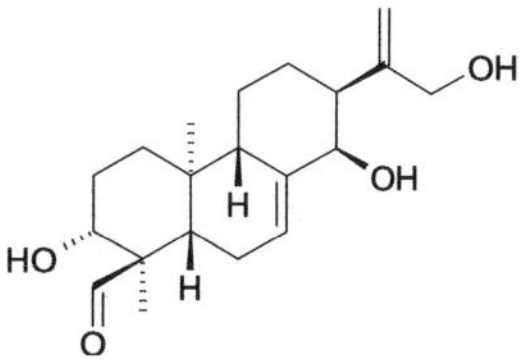

516 9α,13α-Epi-dioxiabiet-8(14)-en-18-ol 9α, 13α-表-过氧松香-8(14)-烯-18-醇*

$C_{20}H_{32}O_3$ (320.48). 无色油状物, $[\alpha]_D = -51.8°$ (c = 1.0, 三氯甲烷). 【类型】松香烷型三环二萜. 【活性】细胞毒 (A549, IC_{50} > 5μg/mL; H116, IC_{50} > 5μg/mL; PSN1, IC_{50} > 5μg/mL; T98G, IC_{50} > 5μg/mL; SKBR3, IC_{50} > 5μg/mL)[1260]. 【来源】北非雪松 *Cedrus atlantica* (球果). 【文献】1260.

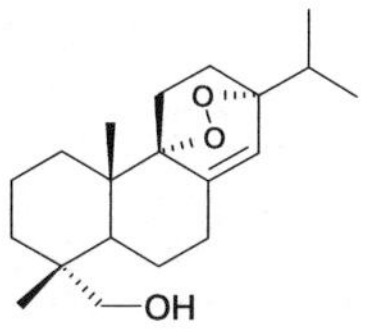

517 8α,9α-Epoxycoleon U-quinone 8α,9α-环氧鞘蕊酮 U 醌*

$C_{20}H_{24}O_6$ (360.41). 【类型】松香烷型三环二萜. 【活性】细胞毒 (*in vitro*, K562, IC_{50} = 13.9μg/mL; 对照米托蒽醌, IC_{50} = 2μg/mL)[1025]. 【来源】黄鞘蕊花 *Coleus xanthanthus* (地上部分: 产率 = 0.00047%干重). 【文献】1025.

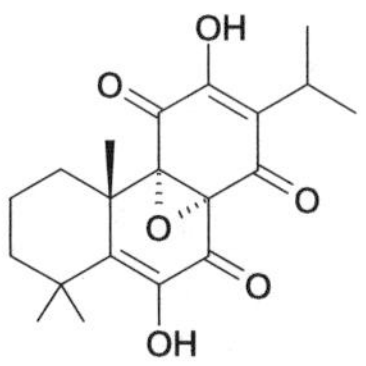

518 Ferruginol 弥罗松酚 (铁锈醇)

8,11,13-Abietatrien-12-ol [514-62-5] $C_{20}H_{30}O$ (286.46). mp 57~59℃, bp 175℃(0.3mmHg), $[\alpha]_D^{25} = +40.3°$ (c = 1.0, 乙醇), $[\alpha]_D^{25} = +43°$ (c = 1.0, 三氯甲烷), $[\alpha]_D^{25} = +39.3°$ (c = 0.70, 三氯甲烷); $[\alpha]_D^{25} = +40.6°$. 【类型】

松香烷型三环二萜.【活性】抗菌 [金黄色葡萄球菌, MIC = 31.2μg/mL (MCC > 250μg/mL), 对照四环素, MIC = 1.56μg/mL; 枯草杆菌, MIC = 7.8μg/mL (MCC > 250μg/mL), 四环素, MIC = 1.56μg/mL; 粪肠球菌, MIC = 7.8μg/mL (MCC > 250μg/mL), 四环素, MIC = 1.56μg/mL; 李斯特菌属 *Listeria monocytogenes*, MIC = 7.8μg/mL (MCC = 31.25μg/mL), 四环素, MIC < 0.39μg/mL; 肠炎沙门菌, MIC > 250μg/mL, 四环素, MIC = 1.56μg/mL; 大肠埃希菌, MIC > 250μg/mL, 四环素, MIC = 1.56μg/mL; 宋内志贺菌, MIC > 250μg/mL, 四环素, MIC = 6.25μg/mL][1327]; 抗真菌 (*Candida albicans*, MIC > 250μg/mL, Miconazole, MIC = 8μg/mL; 假丝酵母属 *Candida krusei*, MIC > 250μg/mL, Miconazole, MIC = 2μg/mL)[1327]; 细胞毒 (Col2, IC_{50} = 9.7μg/mL, 对照 Ellpticine, IC_{50} = 0.3μg/mL; LNCaP, IC_{50} = 17.1μg/mL, Ellpticine, IC_{50} = 0.8μg/mL; P_{388}, IC_{50} = 16.3μg/mL, Ellpticine, IC_{50} = 0.1μg/mL; A2780, IC_{50} = 33.3μg/mL, 对照放线菌素 D, IC_{50} = 0.001μg/mL; KB-VI, IC_{50} > 20μg/mL; KB, IC_{50} > 20μg/mL; Lu1, IC_{50} > 20μg/mL; BC-1, IC_{50} > 20μg/mL)[1326]; 细胞毒 (抑制 TPA 诱导的 EBV-EA 活化, 本品与 TPA 的分子比率为 1000 时, 抑制率 = 100%)[1295].【来源】长梗粗榧 *Cephalotaxus harringtonia* var. *drupacea*, 丹参 *Salvia miltiorrhiza* (干燥根: 含量 = 0.117%[1375]), 杜松实 *Juniperus rigida*, 甘西鼠尾草 *Salvia przewalskii*, 日本香柏茎皮 *Thuja standishii*, 三叶鼠尾草 *Salvia trijuga*, 雄蕊状鼠尾草* *Salvia staminea*.【文献】5, 25, 31, 1003, 1295, 1326, 1327, 1375.

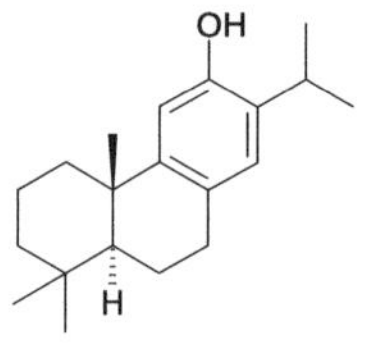

519　13β-Hydroxyabiet-8(14)-en-7-one　13β-羟基松香-8(14)-烯-7-酮*

$C_{20}H_{32}O_2$ (304.48). 无色油状物, $[\alpha]_D$ = +45.0° (*c* = 0.34, 三氯甲烷).【类型】松香烷型三环二萜.【活性】细胞毒 (A549, IC_{50} > 5μg/mL; H116, IC_{50} > 5μg/mL; PSN1, IC_{50} > 5μg/mL; T98G, IC_{50} > 5μg/mL; SKBR3, IC_{50} > 5μg/mL)[1260].【来源】北非雪松 *Cedrus atlantica* (球果).【文献】1260.

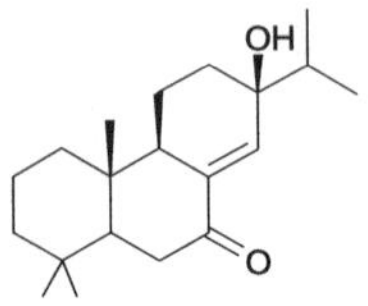

520　5α-Hydroxytriptonide　5α-羟基雷公藤羰内酯*

$C_{20}H_{22}O_7$ (374.39). 无色晶体, mp 269~271℃, $[\alpha]_D^{25}$ = −157° (*c* = 0.14, 甲醇).【类型】松香烷型三环二萜.【活性】细胞毒 (Bel7402 细胞株, IC_{50} > 100μmol/L, 对照紫杉醇, IC_{50} = 0.52μmol/L; BGC823, IC_{50} = 17.50μmol/L, 紫杉醇, IC_{50} > 500μmol/L; HeLa, IC_{50} = 3.07μmol/L, 紫杉醇, IC_{50} = 34.25μmol/L; HL-60, IC_{50} = 4.82μmol/L, 紫杉醇, IC_{50} = 3.5E-4μmol/L; KB, IC_{50} = 4.16μmol/L, 紫杉醇, 未测定; MCF7, IC_{50} = 9.37μmol/L, 紫杉醇, IC_{50} = 12.64μmol/L)[1349].【来源】雷公藤 *Tripterygium wilfordii* (triptonide 经 *Aspergillus niger* 结构修饰).【文献】1349.

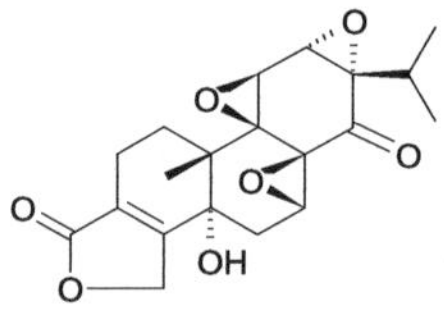

521　16-Hydroxytriptonide 16-羟基雷公藤羰内酯*

$C_{20}H_{22}O_7$ (374.39). 无色晶体, mp 216~218℃, $[\alpha]_D^{25}$ = −210° (*c* = 0.1, 甲醇).【类型】松香烷型三环二萜.【活性】细胞毒 (Bel7402 细胞株, IC_{50} > 100μmol/L, 对照紫杉醇, IC_{50} = 0.52μmol/L; BGC823, IC_{50} = 2.44μmol/L, 紫杉醇, IC_{50} > 500μmol/L; HeLa, IC_{50} = 0.33μmol/L, 紫杉醇, IC_{50} = 34.25μmol/L; HL-60, IC_{50} = 0.34μmol/L, 紫杉醇, IC_{50} = 3.5×10^{-4}μmol/L; KB, IC_{50} = 0.32μmol/L, 紫杉醇, 未测定; MCF7, IC_{50} = 0.68μmol/L, 紫杉醇, IC_{50} = 12.64μmol/L)[1349].【来源】雷公藤 *Tripterygium wilfordii* (triptonide 经 *Aspergillus niger* 结构修饰).【文献】1349.

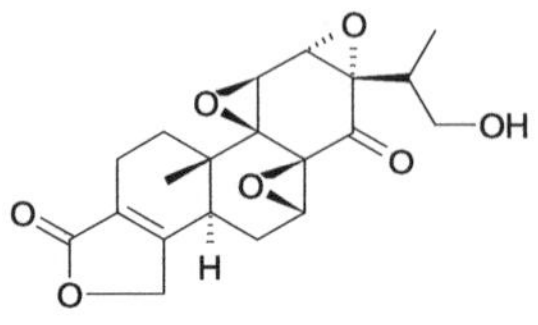

522 17-Hydroxytriptonide 17-羟基雷公藤羰内酯*

$C_{20}H_{22}O_7$ (374.39). 无色晶体, mp 219~221℃, $[\alpha]_D^{25}$ = −180° (*c* = 0.1, 甲醇). 【类型】松香烷型三环二萜. 【活性】细胞毒 (Bel7402 细胞株, IC_{50} > 100μmol/L, 对照紫杉醇, IC_{50} = 0.52μmol/L; BGC823, IC_{50} = 2.87μmol/L, 紫杉醇, IC_{50} > 500μmol/L; HeLa, IC_{50} = 0.34μmol/L, 紫杉醇, IC_{50} = 34.25μmol/L; HL-60, IC_{50} = 0.34μmol/L, 紫杉醇, IC_{50} = 3.5×10^{-4}μmol/L; KB, IC_{50} = 0.37μmol/L, 紫杉醇, 未测定; MCF7, IC_{50} = 0.85μmol/L, 紫杉醇, IC_{50} = 12.64μmol/L)[1349]. 【来源】雷公藤 *Tripterygium wilfordii* (triptonide 经 *Aspergillus niger* 结构修饰). 【文献】1349.

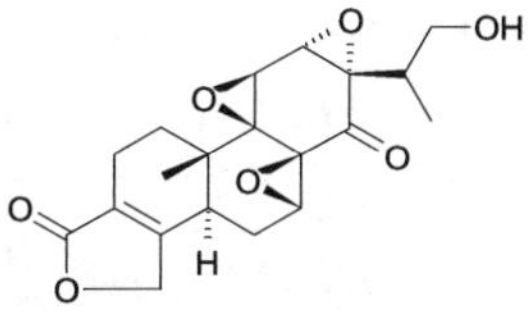

523 3-Keto-4-hydroxysaprorthoquinone

$C_{20}H_{24}O_4$ (328.41). 红色糖浆状物. 【类型】松香烷型三环二萜. 【活性】细胞毒 (*in vitro*, HL-60, IC_{50} = 4.6μmol/L; SGC7901, IC_{50} = 0.2μmol/L; MKN28, IC_{50} = 0.3μmol/L)[1032]. 【来源】红根草 *Salvia prionitis* (根: 产率 = 0.00030%干重). 【文献】1032.

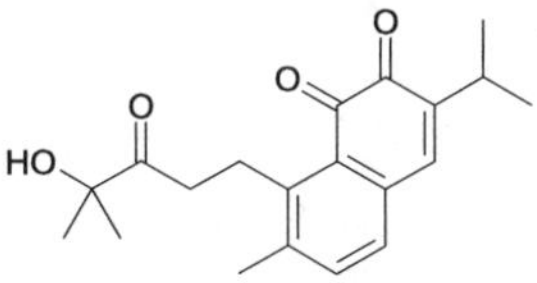

524 Methyl 15-hydroperoxy-8*α*,14*α*,12*α*,13*α*-diepoxiabietan-13-en-19-oate 15-氢过氧-8*α*,14*α*,12*α*,13*α*-二环氧松香-13-烯-19-酸甲酯*

$C_{21}H_{32}O_6$ (380.49). 白色粉末, $[\alpha]_D$ = +0.25° (*c* = 0.40, 三氯甲烷). 【类型】松香烷型三环二萜. 【活性】细胞毒 (A549, IC_{50} > 5μg/mL, 对照环己酰亚胺, IC_{50} = 0.1μg/mL; H116, IC_{50} > 5μg/mL, 环己酰亚胺, IC_{50} = 0.1μg/mL; PSN1, IC_{50} > 5μg/mL, 环己酰亚胺, IC_{50} = 0.01μg/mL; T98G, IC_{50} > 5μg/mL, 环己酰亚胺, IC_{50} = 2.5μg/mL; SKBR3, IC_{50} > 5μg/mL, 环己酰亚胺, IC_{50} = 0.05μg/mL)[826]. 【来源】腓尼基刺柏 *Juniperus phoenicea* (叶), 香刺柏非洲变种* *Juniperus thurifera* var. *africana* (叶). 【文献】826.

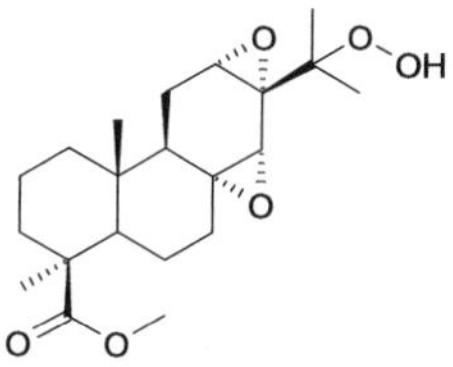

525 Methyl 15-hydroperoxy-8*α*,12*α*-epidioxi-abiet-13-en-19-oate 15-氢过氧-8*α*,12*α*-表二氧松香-13-烯-19-酸甲酯*

$C_{21}H_{32}O_6$ (380.49). 白色粉末, $[\alpha]_D$ = +9.7° (*c* = 1.03, 三氯甲烷). 【类型】松香烷型三环二萜. 【活性】细胞毒 (A549, IC_{50} = 5μg/mL, 对照环己酰亚胺, IC_{50} = 0.1μg/mL; H116, IC_{50} = 2.5μg/mL, 环己酰亚胺, IC_{50} = 0.1μg/mL; PSN1, IC_{50} = 5μg/mL, 环己酰亚胺, IC_{50} = 0.01μg/mL; T98G, IC_{50} > 5μg/mL, 环己酰亚胺, IC_{50} = 2.5μg/mL; SKBR3, IC_{50} > 5μg/mL, 环己酰亚胺, IC_{50} = 0.05μg/mL)[826]. 【来源】腓尼基刺柏 *Juniperus phoenicea* (叶), 香刺柏非洲变种* *Juniperus thurifera* var. *africana* (叶). 【文献】826.

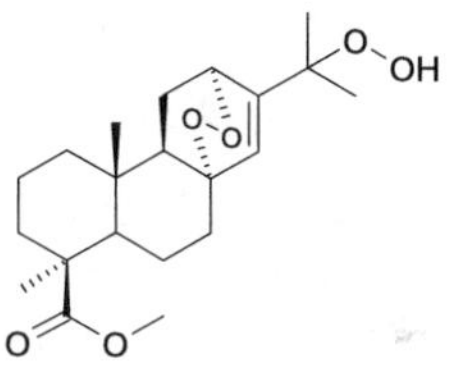

526 Methyl 15-hydroxy-8*α*,12*α*-epidioxiabiet-13-en-19-oate 15-羟基-8*α*,12*α*-表二氧松香-13-烯-19-酸甲酯*

$C_{21}H_{32}O_5$ (364.49). 无色油状物, $[\alpha]_D$ = +72.4° (*c* = 0.46, 三氯甲烷). 【类型】松香烷型三环二萜. 【活性】细胞毒 (A549, IC_{50} > 5μg/mL, 对照环己酰亚胺, IC_{50} = 0.1μg/mL; H116, IC_{50} > 5μg/mL, 环己酰亚胺, IC_{50} = 0.1μg/mL; PSN1, IC_{50} > 5μg/mL, 环己酰亚胺, IC_{50} = 0.01μg/mL; T98G, IC_{50} > 5μg/mL, 环己酰亚胺, IC_{50} = 2.5μg/mL; SKBR3, IC_{50} > 5μg/mL, 环己酰亚胺, IC_{50} = 0.05μg/mL)[826]. 【来源】腓尼基刺柏 *Juniperus phoenicea* (叶), 香刺柏非洲变种* *Juniperus thurifera* var. *africana* (叶). 【文献】826.

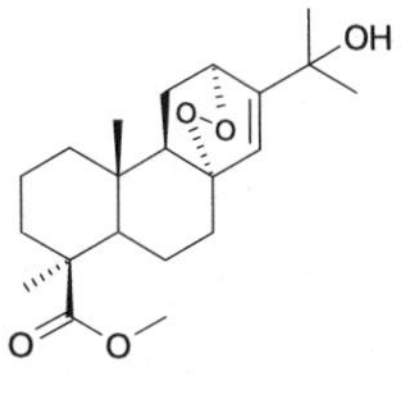

527　Methyl 12-oxo-8α,15-dihydroxyabiet-13-en-19-oate　12-酮-8α,15-二羟基松香-13-烯-19-酸甲酯*

$C_{21}H_{32}O_5$ (364.49). 无色油状物, $[\alpha]_D = +20.1°$ (c = 0.66, 二氯甲烷). 【类型】松香烷型三环二萜. 【活性】细胞毒 (A549, IC_{50} > 5μg/mL, 对照环己酰亚胺, IC_{50} = 0.1μg/mL; H116, IC_{50} = 2.5μg/mL, 环己酰亚胺, IC_{50} = 0.1μg/mL; PSN1, IC_{50} = 5μg/mL, 环己酰亚胺, IC_{50} = 0.01μg/mL; T98G, IC_{50} = 5μg/mL, 环己酰亚胺, IC_{50} = 2.5μg/mL; SKBR3, IC_{50} > 5μg/mL, 环己酰亚胺, IC_{50} = 0.05μg/mL)[826]. 【来源】腓尼基刺柏 *Juniperus phoenicea* (叶), 香刺柏非洲变种* *Juniperus thurifera* var. *africana* (叶). 【文献】826.

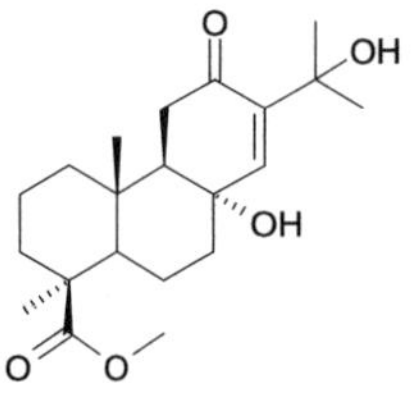

528　Methyl 12-oxo-8α-hydroxyabiet-13-en-19-oate　12-酮-8α-羟基松香-13-烯-19-酸甲酯*

$C_{21}H_{32}O_4$ (348.49). 无色油状物, $[\alpha]_D = +18.3°$ (c = 0.91, 二氯甲烷). 【类型】松香烷型三环二萜. 【活性】细胞毒 (A549, IC_{50} > 5μg/mL, 对照环己酰亚胺, IC_{50} = 0.1μg/mL; H116, IC_{50} = 2.5μg/mL, 环己酰亚胺, IC_{50} = 0.1μg/mL; PSN1, IC_{50} > 5μg/mL, 环己酰亚胺, IC_{50} = 0.01μg/mL; T98G, IC_{50} > 5μg/mL, 环己酰亚胺, IC_{50} = 2.5μg/mL; SKBR3, IC_{50} > 5μg/mL, 环己酰亚胺, IC_{50} = 0.05μg/mL)[826]. 【来源】腓尼基刺柏 *Juniperus phoenicea* (叶), 香刺柏非洲变种* *Juniperus thurifera* var. *africana* (叶). 【文献】826.

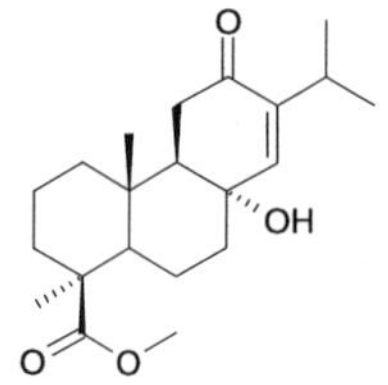

529　Pisiferic acid 日本花柏酸

[67494-15-9] $C_{20}H_{28}O_3$ (316.44). 无色棱晶, mp 155~160℃, $[\alpha]_D^{20} = +177°$ (c = 0.35, 甲醇). 【类型】松香烷型三环二萜. 【活性】细胞毒 (HeLa-S3, 抑制 DNA 的生物合成)[184]; 抗菌 (金黄色葡萄球菌, MIC = 25μg/mL; 枯草杆菌, MIC = 25μg/mL)[890], 抗菌 (革兰阳性菌、革兰阴性菌, 普通变形菌、稻热病菌 *Pyricularia oryzae*, 假单胞菌属 *Pseudomonas* sp.)[184]; 抗氧化剂 (强于 VE)[184]. 【来源】胶黏香茶菜 *Isodon glutinosa*, 日本花柏 *Chamaecyparis pisifera*. 【文献】184, 890.

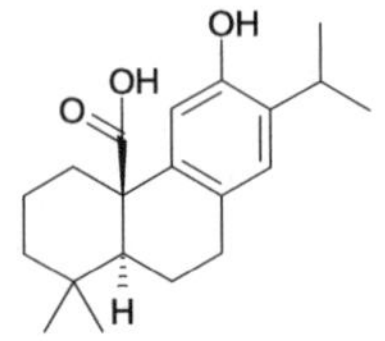

530　Polyalthialdoic acid 暗罗醛酸

[137109-33-2] $C_{20}H_{30}O_3$ (318.46). 白色粉末, mp 167~170℃, $[\alpha]_D^{22} = -36.7°$ (c = 0.03, 无水乙醇). 【类型】松香烷型三环二萜. 【活性】细胞毒 (人, 显著抑制 A549, MCF7, HT29; 人型培养肿瘤细胞 ED_{50} = 0.6μg/mL; 显著抑制 Crown gall 肿瘤). 【来源】长叶暗罗 *Polyalthia longifolia*. 【文献】752.

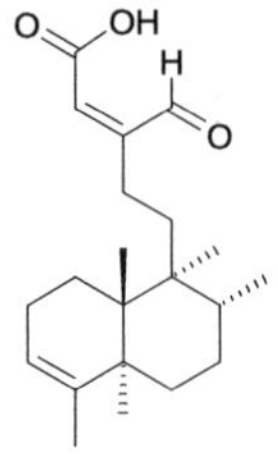

531　Sugiol 柳杉酚

[511-05-7] $C_{20}H_{28}O_2$ (300.44). $[\alpha]_D^{25} = +28.3°$ (c = 2.0, 吡啶); mp 289~291℃ (*n*-hexane–EtOAc), $[\alpha]_D^{25} = +24.8°$ (c = 0.44, EtOH); mp 292~294℃, $[\alpha]_D^{25} = +26°$, mp (+) 298~299℃ (分解); mp 281.3℃, $[\alpha]_D^{22} = -5.0°$ (c = 0.5, 乙醇). 【类型】松香烷型三环二萜. 【活性】细胞毒 (抑制 TPA 诱导的 EBV-EA 活化, 本品与 TPA 的分子比率为 1000 时, 抑制率 = 100%)[1295]; 细胞毒实验无活性 (KB 口表皮样癌, ED_{50} > 10μg/mL, Hep3B 肝细胞瘤, ED_{50} > 10μg/mL, HeLa, ED_{50} > 10μg/mL, Colon205, ED_{50} > 10μg/mL)[921]; 抗细胞增殖 (*in vitro*, MTT 实验, CEM, IC_{50} = 10.3μmol/L, 对照阿霉素, IC_{50} = 0.036μmol/L, HeLa, IC_{50} = 7.7μmol/L, 对照阿霉素, IC_{50} = 0.027μmol/L, HCT8, IC_{50} = 75.0μmol/L,

对照阿霉素，IC_{50} = 0.024μmol/L, MCF7, IC_{50} > 83.3μmol/L, 对照阿霉素，IC_{50} = 0.183μmol/L, B16, IC_{50} > 83.3μmol/L, 对照阿霉素, IC_{50} = 0.056μmol/L)[1150]; 12(*S*)-脂加氧酶抑制实验无活性 [人血小板，12(*S*)-HETE 生成抑制实验无活性，100μg/mL][1168]. 【来源】长梗粗榧 *Cephalotaxus harringtonia* var. *drupacea*, 杜松实 *Juniperus rigida*, 甘西鼠尾草 *Salvia przewalskii*, 路边青 *Clerodendron cyrtophyllum*, 日本香柏茎皮 *Thuja standishii*, 三叶鼠尾草 *Salvia trijuga*, 台湾粗榧 *Cephalotaxus wilsoniana* (小枝), 烛台鼠尾草* *Salvia candelabrum*, 羊族草属 *Aegiphila lhotzkyana* (根), 欧洲刺柏 *Juniperus communis* (木质部). 【文献】5, 31, 168, 921, 1003, 1150, 1168, 1295, 1309, 1327.

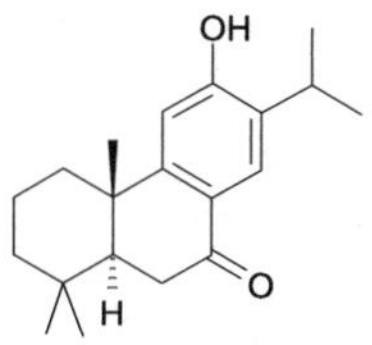

532 Taxodione 落羽松二酮

[19026-31-4] $C_{20}H_{26}O_3$ (314.43). mp 115~116℃, $[\alpha]_D^{25}$ = +525° (*c* = 1.0, 三氯甲烷). 【类型】松香烷型三环二萜. 【活性】抗肿瘤 (大鼠 W_{256}, 50mg/kg, 抑制率 = 93%); 细胞毒 (KB, ED_{50} = 3μg/mL); 细胞毒 (Col2, IC_{50} = 0.7μg/mL, 对照椭圆玫瑰树碱, IC_{50} = 0.3μg/mL; LNCaP, IC_{50} = 0.7μg/mL, 椭圆玫瑰树碱, IC_{50} = 0.8μg/mL; P_{388}, IC_{50} = 0.3μg/mL, 椭圆玫瑰树碱, IC_{50} = 0.1μg/mL; A2780, IC_{50} = 9.0μg/mL, 对照放线菌素 D, IC_{50} = 0.001μg/mL; KB-VI, IC_{50} = 4.1μg/mL, 椭圆玫瑰树碱, IC_{50} = 0.3μg/mL; KB, IC_{50} = 3.4μg/mL, 椭圆玫瑰树碱, IC_{50} = 0.04μg/mL; Lu1, IC_{50}= 5.1μg/mL, 椭圆玫瑰树碱, IC_{50} = 0.02μg/mL; BC1, IC_{50} = 1.2μg/mL, 椭圆玫瑰树碱, IC_{50} = 0.2μg/mL)[1326]. 【来源】落羽杉 *Taxodium distichum*, 雄蕊状鼠尾草* *Salvia staminea*. 【文献】4, 167, 1326.

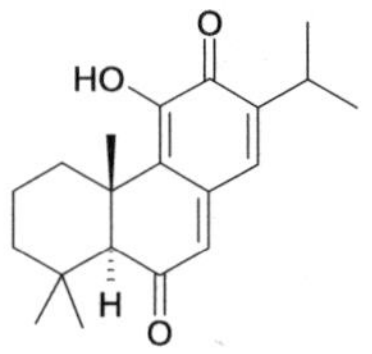

533 Taxodone 落羽松酮

[19039-02-2] $C_{20}H_{28}O_3$ (316.44). mp 164~166℃. 【类型】松香烷型三环二萜. 【活性】抗肿瘤 (大鼠 W_{256}, 25mg/kg, 抑制率 = 91%); 细胞毒 (KB, ED_{50} = 1.8μg/mL 或 0.6μg/mL). 【来源】落羽杉 *Taxodium distichum*. 【文献】4, 167.

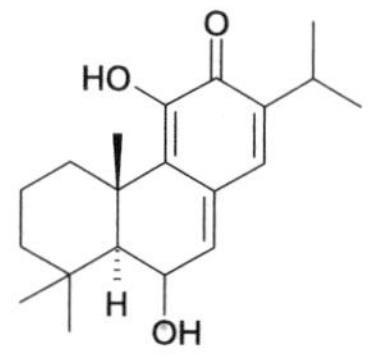

534 Xanthanthusin H 黄鞘蕊花新 H

12,16-Diacetoxy-6-hydroxyabieta-5,8,12-trien-7,11,14-trione $C_{24}H_{28}O_8$ (444.49). 黄色无定形粉末, $[\alpha]_D^{25.7}$ = −135.0° (*c* = 0.10, 三氯甲烷). 【类型】松香烷型三环二萜. 【活性】细胞毒 (*in vitro*, K562, IC_{50} = 12.9μg/mL; 对照米托蒽醌, IC_{50} = 2μg/mL)[1025]. 【来源】黄鞘蕊花 *Coleus xanthanthus* (地上部分: 产率 = 0.00035% 干重). 【文献】1025.

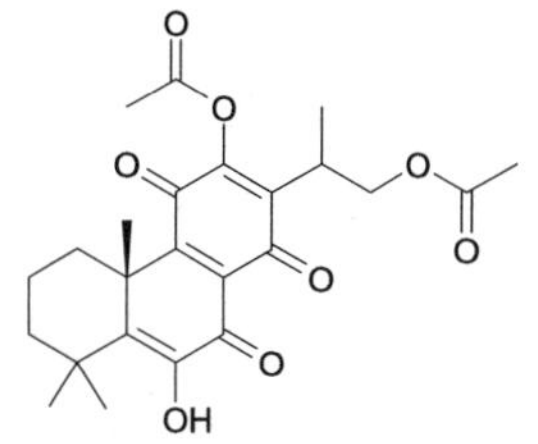

开环松香烷型二萜

535 4-Hydroxysaprorthoquinone

$C_{20}H_{26}O_3$ (314.43). 红色糖浆状物. 【类型】开环松香烷型二萜. 【活性】拓扑异构酶 I 抑制剂 (*in vitro*, IC_{50} = 0.8 μmol/L)[1032]. 【来源】红根草 *Salvia prionitis* (根: 产率 = 0.0012%干重). 【文献】1032.

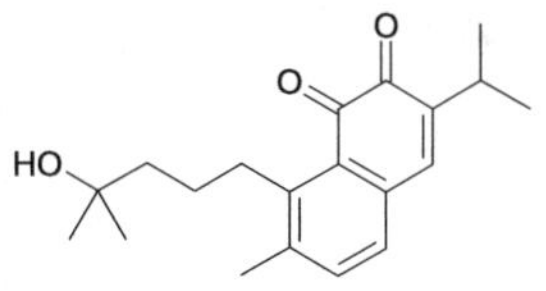

536 Microstegiol

$C_{20}H_{26}O_2$ (298.43). mp 70℃, $[\alpha]_D^{25}$ = +415° (*c* = 0.1, 三氯甲烷). 【类型】开环松香烷型二萜. 【活性】细

胞毒 (Col2, IC_{50} = 17.4μg/mL, 对照椭圆玫瑰树碱, IC_{50} = 0.3μg/mL; LNCaP, IC_{50} > 20μg/mL; P_{388}, IC_{50} = 3.0μg/mL, 椭圆玫瑰树碱, IC_{50} = 0.1μg/mL; KB, IC_{50} > 20μg/mL; LU1, IC_{50} > 20μg/mL)[1326]. 【来源】雄蕊状鼠尾草* *Salvia staminea*. 【文献】1326.

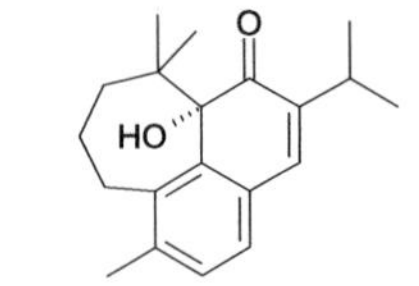

降、高松香烷型三环二萜

537 Przewaquinone A 紫丹参甲素

[76843-23-7] $C_{19}H_{18}O_4$ (310.35). mp 173~175℃ (分解). 【类型】降、高松香烷型三环二萜. 【活性】抗肿瘤 (小鼠, Lewis 肺癌, 黑色素瘤 B16 和 S_{180}, 120mg/kg 或 150mg/kg ip, 抑制率 = 35.8%~67.8%; 小鼠 P_{388}, 生命延长率 > 100%); 细胞毒 (人肿瘤细胞: A549、SK-OV-3、SK-MEL-2、XF-498、HCT15, IC_{50} = 0.8~2.3μg/mL); 抗菌 (金黄色葡萄球菌 209P, 作用强于隐丹参酮); 结核菌抑制剂 (人结核分枝杆菌 H37Rv, MIC = 1mg/L). 【来源】紫丹参 *Salvia przewalskii* var. *mandarinorium*. 【文献】4, 167, 181, 374, 375.

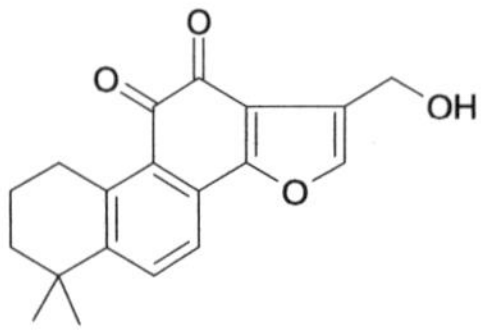

538 Przewaquinone B 紫丹参乙素

[76829-01-1] $C_{18}H_{12}O_4$ (292.29). mp 242~243℃. 【类型】降、高松香烷型三环二萜. 【活性】抗肿瘤. 【来源】丹参 *Salvia miltiorrhiza* (干燥根: 含量 = 0.002%[1375]), 甘西鼠尾草 *Salvia przewalskii* (干燥根: 含量 = 0.158%)[1375], 红根草 *Salvia prionitis* (干燥根: 含量 = trace)[1375], 黄花鼠尾草 *Salvia flava* (干燥根: 含量 = trace)[1375], 戟叶鼠尾草 *Salvia bulleyana* (干燥根: 含量 = trace)[1375], 栗色鼠尾草 *Salvia castanea* (干燥根: 含量 = 0.018%)[1375], 毛地黄鼠尾草 *Salvia digitaloides* (干燥根: 含量 = trace)[1375], 南丹参 *Salvia bowleyana* (干燥根: 含量 = trace)[1375], 拟丹参 *Salvia sinica* (干燥根: 含量 = trace)[1375], 三叶鼠尾草 *Salvia trijuga* (干燥根: 含量 = 0.003%)[1375], 云南鼠尾草 *Salvia yunnanensis* (干燥根: 含量 = 0.001%)[1375], 紫丹参 *Salvia przewalskii* var. *mandarinorum* (干燥根: 含量 = 0.103%)[1375]. 【文献】374, 1375.

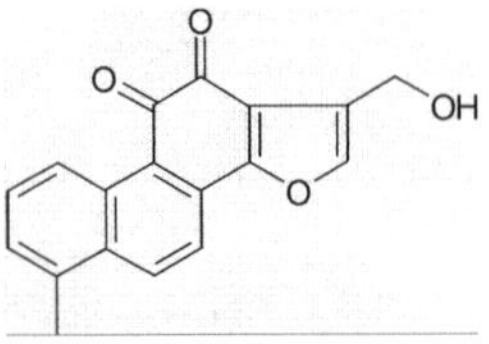

539 Taiwaniaquinol B 台湾杉醌醇 B*

$C_{20}H_{28}O_4$ (332.44). $[\alpha]_D^{22}$ = −50.1° (*c* = 0.27, 三氯甲烷). 【类型】降、高松香烷型三环二萜. 【活性】细胞毒 [*in vitro*, KB 细胞, IC_{50} > 10μmol/L, 对照依托泊苷, IC_{50} = (1.1±0.02)μmol/L][1209]. 【来源】台湾杉 *Taiwania cryptomerioides* (树皮). 【文献】1209.

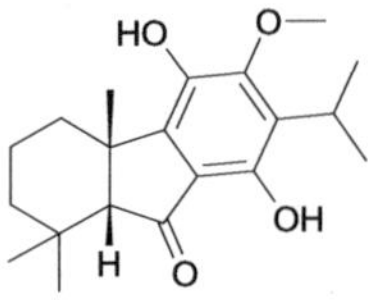

540 Taiwaniaquinol E 台湾杉醌醇 E*

$C_{20}H_{28}O_4$ (332.44). 淡黄色树脂, $[\alpha]_D^{22}$ = −8.3° (*c* = 0.32, 三氯甲烷). 【类型】降、高松香烷型三环二萜. 【活性】细胞毒 [*in vitro*, KB 细胞, IC_{50} > 10μmol/L, 对照依托泊苷, IC_{50} = (1.1±0.02)μmol/L][1209]. 【来源】台湾杉 *Taiwania cryptomerioides* (树皮). 【文献】1209.

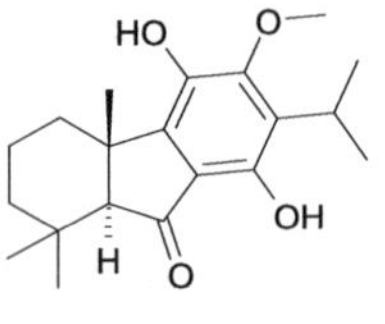

541 Taiwaniaquinol F 台湾杉醌醇 F*

$C_{20}H_{26}O_5$ (346.43). 淡黄色树脂, $[\alpha]_D^{22}$ = −5.2° (*c* = 0.32, 三氯甲烷). 【类型】降、高松香烷型三环二萜. 【活性】细胞毒 [*in vitro*, KB 细胞, IC_{50} > 10μmol/L, 对照依托泊苷, IC_{50} = (1.1±0.02)μmol/L][1209]. 【来源】台湾杉 *Taiwania cryptomerioides* (树皮). 【文献】1209.

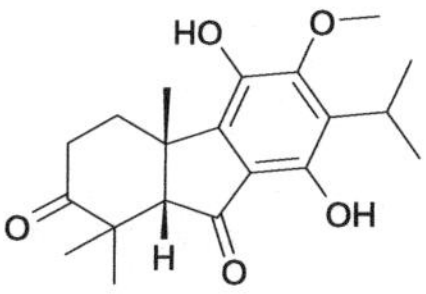

542 Taiwaniaquinone G 台湾杉醌 G*

$C_{20}H_{28}O_3$ (316.44). 淡黄色无定形固体, $[\alpha]_D^{22} = -120.8°$ (*c* = 0.29, 三氯甲烷). 【类型】降、高松香烷型三环二萜. 【活性】细胞毒 [*in vitro*, KB 细胞, IC_{50} > 10μmol/L, 对照依托泊苷, IC_{50} = (1.1±0.02)μmol/L][1209]. 【来源】台湾杉 *Taiwania cryptomerioides* (树皮). 【文献】1209.

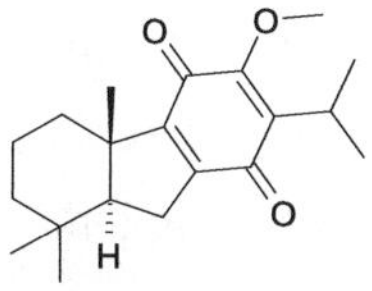

543 Taiwaniaquinone H 台湾杉醌 H*

$C_{20}H_{26}O_3$ (314.43). 红橙色无定形固体, $[\alpha]_D^{22} = -9.0°$ (*c* = 0.29, 三氯甲烷). 【类型】降、高松香烷型三环二萜. 【活性】细胞毒 [*in vitro*, KB 细胞, IC_{50} > 10μmol/L, 对照依托泊苷, IC_{50} = (1.1±0.02)μmol/L][1209]. 【来源】台湾杉 *Taiwania cryptomerioides* (树皮). 【文献】1209.

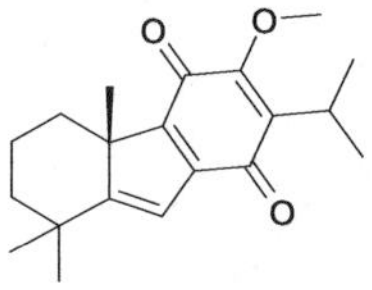

544 Tanshindiol A 丹参二醇 A

(+)-Tanshindiol A [97411-46-6] $C_{18}H_{16}O_5$ (312.33). 橙红色鳞片状物质 (乙酸乙酯), mp 222℃; 橘红色针状晶体, mp 222~223℃, $[\alpha]_D = +10.5°$ (*c* = 0.55, 甲醇). 【类型】降、高松香烷型三环二萜. 【活性】细胞毒 (A549, SK-OV-3, SK-MEL-2, XF-498 和 HCT15, IC_{50} = 0.2~0.8μg/mL); 结核菌抑制剂 (人结核分枝杆菌 H37Rv, MIC = 5mg/L); 恢复缺氧后的心肌收缩力 (大鼠, 5μmol/L, 恢复率 = 33.3%). 【来源】丹参 *Salvia miltiorrhiza*. 【文献】168, 181, 184, 299.

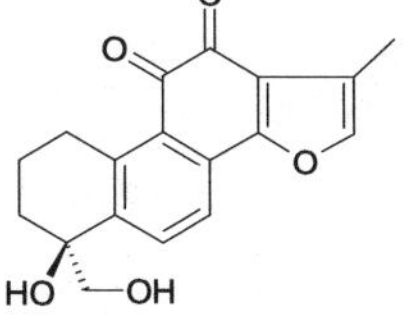

545 Tanshindiol B 丹参二醇 B

Przewaquinone D [97465-70-8] $C_{18}H_{16}O_5$ (312.33). 橘红色片状晶体 (乙酸乙酯), mp 210℃, $[\alpha]_D = -30.0°$ (*c* = 0.02, 三氯甲烷). 【类型】降、高松香烷型三环二萜. 【活性】细胞毒 (A549, SK-OV-3, SK-MEL-2, XF-498 和 HCT15, IC_{50} = 0.4~1.0μg/mL); 结核菌抑制剂 (人结核分枝杆菌 H37Rv, MIC = 5mg/L); 恢复缺氧后的心肌收缩力 (大鼠, 25μmol/L, 恢复率 = 34.3%). 【来源】丹参 *Salvia miltiorrhiza*. 【文献】168, 181, 184.

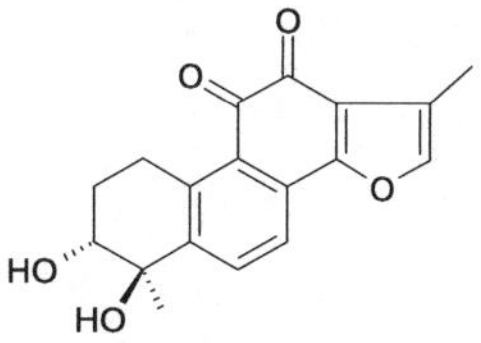

546 Tanshindiol C 丹参二醇 C

Przewaquinone E [97465-71-9] $C_{18}H_{16}O_5$ (312.33). 橘红色片状晶体 (乙酸乙酯), mp 222℃; 213~215℃. 【类型】降、高松香烷型三环二萜. 【活性】细胞毒 (A549, SK-OV-3, SK-MEL-2, XF-498 和 HCT15, IC_{50} = 0.3~0.9μg/mL); 结核菌抑制剂 (人结核分枝杆菌 H37Rv, MIC = 5mg/L); 恢复缺氧后的心肌收缩力 (大鼠, 25μmol/L, 恢复率 = 27.5%). 【来源】丹参 *Salvia miltiorrhiza*. 【文献】168, 181.

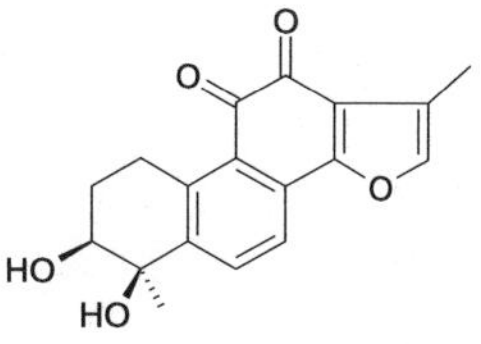

547 Tanshinone Ⅱa 丹参酮Ⅱa

[568-72-9] $C_{19}H_{18}O_3$ (294.35). mp 198~200℃. 【类型】降、高松香烷型三环二萜. 【活性】细胞毒 (*in vitro*, 人神经胶质瘤细胞, 细胞凋亡途径: 诱导凋亡和分化, 抑制 nestin)[1389]; 细胞毒 (*in vitro*, 人 MCF-10A 和 MCF7 乳腺癌细胞, 在雌激素受体和雌激素受体−细胞中, 作用强于口服非甾体抗雌激素药他莫昔芬)[1389]; 抗菌 (大肠埃希菌 MIC = 50μg/mL; 金黄色葡萄球菌 ATCC-25923, MIC = 100μg/mL; 铜绿假单胞菌 ATCC-27853, MIC = 50μg/mL; 溶血性链球菌, MIC = 12.5μg/mL); 抗血栓形成; 用于治疗心肌局部缺血和心肌梗死; AChE 抑制剂 (IC_{50} > 140μmol/L,

杂交银胶菊亭 A, IC_{50} = 42.8μmol/L)[1151]; iNOS 抑制剂 (RAW267.4 细胞, 脂多糖诱导的, IC_{50} > 50μmol/L)[1200]; 抗炎 (NO、IL-1β、IL-6 和 TNFα 生成抑制剂, 抑制 iNOS 表达)[1363]; 免疫抑制剂 (淋巴细胞转换实验, 对照组伴刀豆球蛋白 A, 5μg/mL, 抑制率 =24%, 20μg/mL, 抑制率 = 35%, 80μg/mL, 抑制率 = 46%, 对照地塞米松, 50μg/mL, 抑制率 = 63%)[924].【来源】丹参 *Salvia miltiorrhiza* (干燥根: 含量范围 = 0.068%~1.52%, 平均含量 = 0.609%[1375]), 甘西鼠尾草 *Salvia przewalskii* (干燥根: 平均含量 = 0.942%[1375]), 红根草 *Salvia prionitis* (干燥根: 含量 = 0.019%)[1375], 黄花鼠尾草 *Salvia flava* (干燥根: 含量 = trace)[1375], 戟叶鼠尾草 *Salvia bulleyana* (干燥根: 含量 = 0.004%)[1375], 栗色鼠尾草 *Salvia castanea* (干燥根: 含量 = 0.168%)[1375], 毛地黄鼠尾草 *Salvia digitaloides* (干燥根: 含量 = 0.118%)[1375], 南丹参 *Salvia bowleyana* (干燥根: 含量 = 0.095%)[1375], 南欧丹参 *Salvia sclarea*, 拟丹参 *Salvia sinica* (干燥根: 含量 = 0.002%)[1375], 三叶鼠尾草 *Salvia trijuga* (干燥根: 含量 =0.462%)[1375], 云南鼠尾草 *Salvia yunnanensis* (干燥根: 含量 = 0.193%)[1375], 斩龙剑 *Veronicastrum sibiricum* (地上部分), 紫丹参 *Salvia przewalskii* var. *mandarinorum* (干燥根: 含量 = 0.398%)[1375].【文献】2, 3, 167, 924, 1003, 1137, 1151, 1200, 1363, 1372, 1375, 1389.

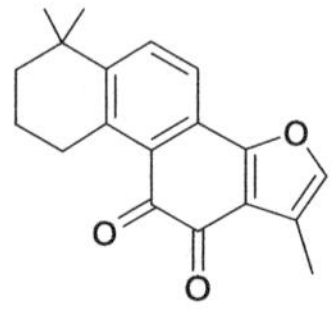

548　1,2,15,16-Tetrahydrotanshinone Ⅰ　1,2,15,16-四氢丹参酮Ⅰ

1,2,15,16-Tetrahydrotanshiquinone [126979-84-8] $C_{18}H_{16}O_3$ (280.33). 红紫罗兰色柱状晶体 (甲醇), mp 140~142℃.【类型】降、高松香烷型三环二萜.【活性】细胞毒 (P_{388}).【来源】白花丹参 *Salvia miltiorrhiza* f. *alba*.【文献】32.

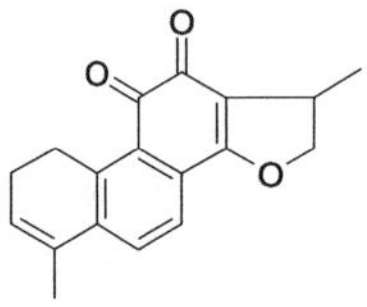

移松香烷型三环二萜

549　Taiwaniaquinol A 台湾杉醌醇 A*

$C_{21}H_{28}O_4$ (344.45). $[\alpha]_D^{22}$ = +80.5° (*c* = 0.38, 三氯甲烷).【类型】移松香烷型三环二萜.【活性】细胞毒 [*in vitro*, KB 细胞, IC_{50} = (8.3±0.4)μmol/L, 对照依托泊苷, IC_{50} = (1.1±0.02)μmol/L][1209].【来源】台湾杉 *Taiwania cryptomerioides* (树皮).【文献】1209.

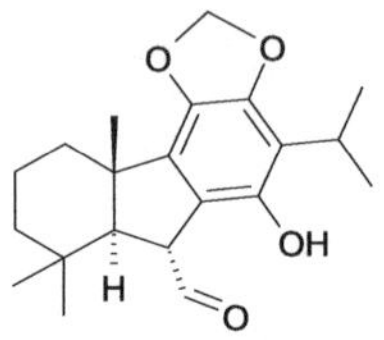

550　Taiwaniaquinol C 台湾杉醌醇 C*

$C_{21}H_{30}O_5$ (362.47). 淡黄色无定形体, $[\alpha]_D^{23}$ = −10.5° (*c* = 0.32, 三氯甲烷); $[\alpha]_D^{22}$ = −10.5° (*c* = 0.32, 三氯甲烷).【类型】移松香烷型三环二萜.【活性】细胞毒 [*in vitro*, KB 细胞, IC_{50} = (8.1±0.7)μmol/L, 对照依托泊苷, IC_{50} = (1.1±0.02)μmol/L][1209].【来源】台湾杉 *Taiwania cryptomerioides* (树皮).【文献】960, 1209.

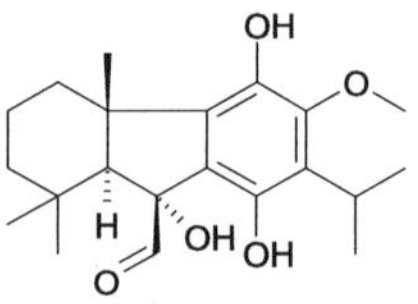

551　Taiwaniaquinol D 台湾杉醌醇 D*

$C_{21}H_{28}O_4$ (344.45). 橘红色胶体, $[\alpha]_D^{23}$ = −80.2° (*c* = 0.32, 三氯甲烷); $[\alpha]_D^{22}$ = −80.2° (*c* = 0.32, 三氯甲烷).【类型】移松香烷型三环二萜.【活性】细胞毒 [*in vitro*, KB 细胞, IC_{50} = (3.5±0.1)μmol/L, 对照依托泊苷, IC_{50} = (1.1±0.02)μmol/L][1209].【来源】台湾杉 *Taiwania cryptomerioides* (树皮).【文献】960, 1209.

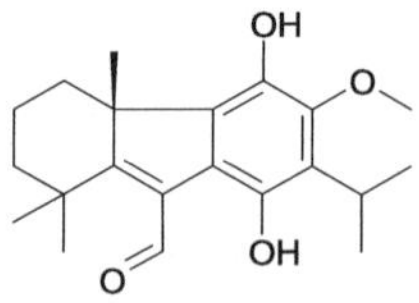

552　Taiwaniaquinone A 台湾杉醌 A*

$C_{20}H_{26}O_4$ (330.43). $[\alpha]_D^{22}$ = −210.5° (*c* = 0.34, 三氯甲烷).【类型】移松香烷型三环二萜.【活性】细胞毒

[*in vitro*, KB 细胞, IC_{50} = (6.9±0.3)μmol/L, 对照依托泊苷, IC_{50} = (1.1±0.02)μmol/L][1209]. 【来源】台湾杉 *Taiwania cryptomerioides* (树皮). 【文献】1209.

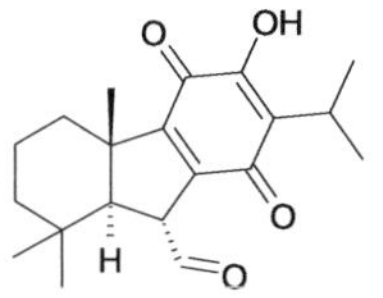

553 Taiwaniaquinone D 台湾杉醌 D*

$C_{20}H_{24}O_4$ (328.41). $[\alpha]_D^{22}$ = −5.6° (*c* = 0.54, 三氯甲烷). 【类型】移松香烷型三环二萜. 【活性】细胞毒 [*in vitro*, KB 细胞, IC_{50} = (7.2±0.05)μmol/L, 对照依托泊苷, IC_{50} = (1.1±0.02)μmol/L][1209]. 【来源】台湾杉 *Taiwania cryptomerioides* (树皮). 【文献】1209.

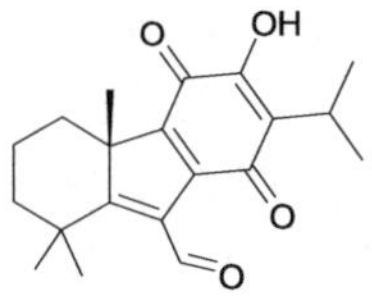

554 Taiwaniaquinone E 台湾杉醌 E*

$C_{21}H_{28}O_5$ (360.45). $[\alpha]_D^{22}$ = −205.5° (*c* = 0.34, 三氯甲烷). 【类型】移松香烷型三环二萜. 【活性】细胞毒 [*in vitro*, KB 细胞, IC_{50} > 10μmol/L, 对照依托泊苷, IC_{50} = (1.1±0.02)μmol/L][1209]. 【来源】台湾杉 *Taiwania cryptomerioides* (树皮). 【文献】1209.

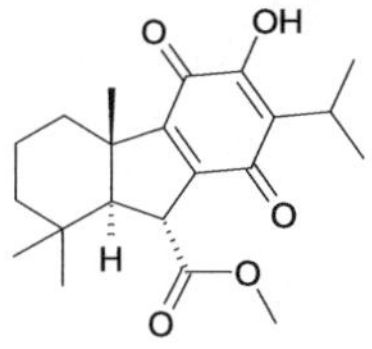

555 Taiwaniaquinone F 台湾杉醌 F*

$C_{21}H_{28}O_4$ (344.45). 橘红色无定形体, $[\alpha]_D^{23}$ = −166.2° (*c* = 0.29, 三氯甲烷); $[\alpha]_D^{22}$ = −116.2° (*c* = 0.29, 三氯甲烷). 【类型】移松香烷型三环二萜. 【活性】细胞毒 [*in vitro*, KB 细胞, IC_{50} = (4.4±0.34)μmol/L, 对照依托泊苷, IC_{50} = (1.1±0.02)μmol/L][1209]. 【来源】台湾杉 *Taiwania cryptomerioides* (树皮). 【文献】960, 1209.

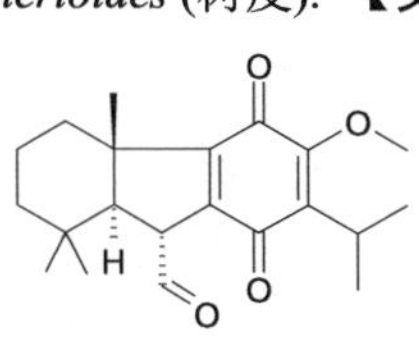

556 Tripdiolide 雷公藤羟内酯

$C_{20}H_{24}O_7$ (376.41). mp 210~211℃, 226~228℃. 【类型】移松香烷型三环二萜. 【活性】抗肿瘤 (KB, ED_{50} = 0.0042μg/mL); 抗肿瘤 (鼠 L_{1210}, 1mg/kg, 生命延长率 ≥ 130%). 【来源】雷公藤 *Tripterygium wilfordii*, 昆明山海棠 *Tripterygium hypoglaucum*.【文献】3, 39, 167.

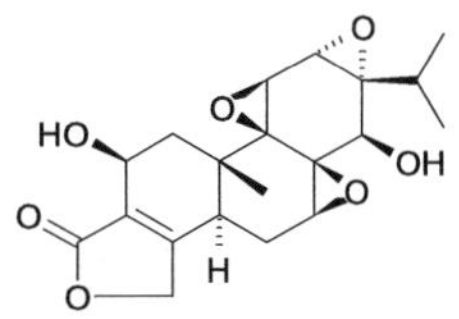

557 Triptolide 雷公藤内酯 (雷公藤内酯醇; 雷公藤甲素)

$C_{20}H_{24}O_6$ (360.41). mp 227~228℃. 【类型】移松香烷型三环二萜. 【活性】细胞毒 [*in vitro*, 抗肿瘤坏死因子相关诱导凋亡配体(TRAIL)的胆管肉瘤细胞, 细胞凋亡途径: 与活化胱天蛋白酶-8 相关][1389]; 细胞毒 (*in vitro*, 胰腺癌 PANC1 和 HeLa 细胞, 细胞凋亡途径: 活化胱天蛋白酶-3 和胱天蛋白酶-8, PARP 卵裂)[1389]; 细胞毒 (*in vitro*, 神经胶质瘤细胞, 细胞凋亡途径: 活化 BAX, 抑制 BCL-2, 独立于 p53)[1389]; 细胞毒 [*in vitro*, 急性骨髓白血病细胞, 细胞凋亡途径: 通过抑制 XIAP 与 DR5 和抗肿瘤坏死因子相关诱导凋亡配体(TRAIL)有协同作用][1389]; 细胞毒 (*in vitro*, HeLa 细胞, 细胞凋亡途径: 抑制 PI3K/AKT 和 NF-κB; 提高地塞米松有效性)[1389]; 抗肿瘤 (鼠 L_{1210}, 0.1mg/kg, 生命延长率 > 159%; 鼠 P_{388}, 0.25mg/kg, 生命延长率 > 159%; 鼠 KB, *in vitro*, ED_{50} = 0.0017μg/mL; 鼠 S37 肝癌; 大鼠 W_{256}); 抗生育药; 诱变剂; 用于治疗银屑病 (牛皮癣)、风湿性关节炎和白血病; 细胞毒 (Bel7402 细胞株, IC_{50} > 100μmol/L, 对照紫杉醇, IC_{50} = 0.52μmol/L; BGC_{823}, IC_{50} = 0.09μmol/L, 紫杉醇, IC_{50} > 500μmol/L; HeLa, IC_{50} = 0.04μmol/L, 紫杉醇, IC_{50} = 34.25μmol/L; HL-60, IC_{50} = 0.03μmol/L, 紫杉醇, IC_{50} = 3.5×10^{-4}μmol/L; KB, IC_{50} = 0.03μmol/L, 紫杉醇, 未测定; MCF7, IC_{50} = 0.07μmol/L, 紫杉醇, IC_{50} = 12.64μmol/L)[1349]; LD_{50} (大鼠, orl) = 1195μg/kg, (大鼠, sc) = 1136μg/kg. 【来源】雷公藤 *Tripterygium wilfordii* [根: 3 产地平均含量 =

0.0013%(薄层扫描)[1375]], 雷公藤 *Tripterygium wilfordii* (雷公藤内酯经 *Aspergillus niger* 结构修饰), 昆明山海棠 *Tripterygium hypoglaucum*. 【文献】3, 167, 1349, 1375, 1389.

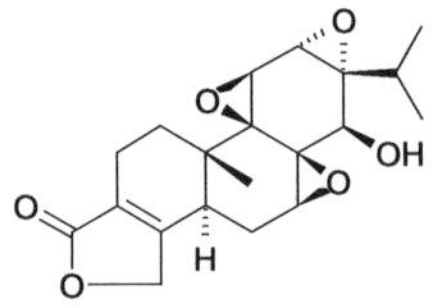

558　Triptonide 雷公藤羰内酯

[38647-11-9] $C_{20}H_{22}O_6$ (358.39). 无色晶体 (二氯乙烷−乙醚), mp 227~228℃, $[\alpha]_D^{25} = -154°$ (*c* = 0.369, 二氯甲烷). 【类型】移松香烷型三环二萜. 【活性】细胞毒 (KB, ED_{50} = 10^{-4}~10^{-3}μg/mL 和 0.021μg/mL); 细胞毒 (Bel7402 细胞株, IC_{50} > 100μmol/L, 对照紫杉醇, IC_{50} = 0.52μmol/L; BGC823, IC_{50} = 0.85μmol/L, 紫杉醇, IC_{50} > 500μmol/L; HeLa, IC_{50} = 0.03μmol/L, 紫杉醇, IC_{50} = 34.25μmol/L; HL-60, IC_{50} = 0.02μmol/L, 紫杉醇, IC_{50} = 3.5×10^{-4}μmol/L; KB, IC_{50} = 0.01μmol/L, 紫杉醇, 未测定; MCF7, IC_{50} = 0.10μmol/L, 紫杉醇, IC_{50} = 12.64μmol/L)[1349]. 【来源】雷公藤 *Tripterygium wilfordii*, 昆明山海棠 *Tripterygium hypoglaucum*. 【文献】4, 169, 1349.

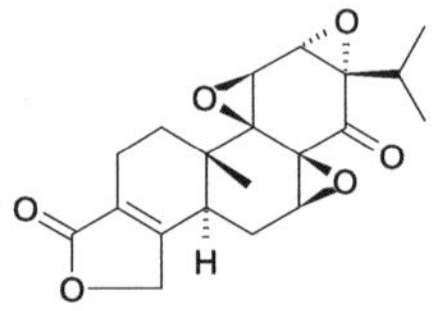

竹柏内酯型二萜

559　Nagilactone B 竹柏内酯 B

[19891-51-1] $C_{19}H_{24}O_7$ (364.40). mp 258~261℃ (分解). 【类型】竹柏内酯型二萜. 【活性】细胞毒 (培养 Kichita 肉瘤细胞 *in vitro*, IC_{50} = 1.72μmol/L); 植物生长调节剂 (豌豆, 10μmol/L). 【来源】竹柏 *Myrica nagi* [Syn. *Podocarpus nagi*] (1968 年 Y.Hayahi 等从该植物中分离)[1373]. 【文献】4, 167, 299, 1373.

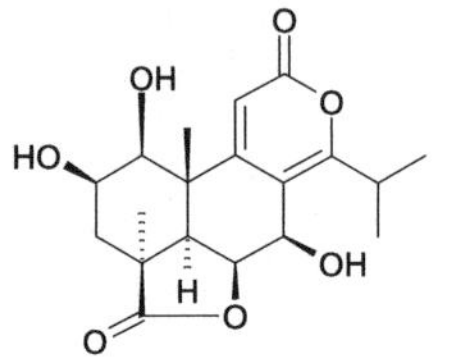

560　Nagilactone C 竹柏内酯 C

[24338-53-2] $C_{19}H_{22}O_7$ (362.38). mp 325℃, 290℃ (分解). 【类型】竹柏内酯型二萜. 【活性】抗肿瘤 (鼠 P_{388}, *in vivo*, 40mg/kg, 生命延长率 = 45%); 细胞毒 (培养吉田肉瘤细胞 *in vitro*, IC_{50} = 2.25μmol/L); 杀幼虫剂 (家蝇和苹果蛾幼虫); 植物生长调节剂 (豌豆, 10μmol/L). 【来源】高山罗汉松 *Podocarpus nivalis*, 哈氏罗汉松 *Podocarpus hallii*, 罗汉松实 *Podocarpus macrophyllus*, 普尔迪罗汉松 *Podocarpus purdieana*, 云雾罗汉松 *Podocarpus nubigenus*, 竹柏 *Myrica nagi* [Syn. *Podocarpus nagi*] (1968 年 Y.Hayahi 等从该植物中分离)[1373]. 【文献】4, 5, 167, 299, 1373.

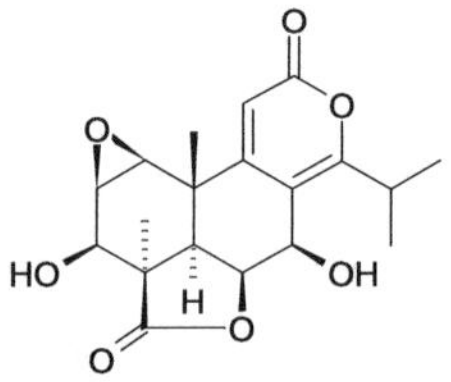

561　Nagilactone D 竹柏内酯 D

[19891-53-3] $C_{18}H_{20}O_6$ (332.36). mp 265~266℃ (分解). 【类型】竹柏内酯型二萜. 【活性】细胞毒 (培养吉田肉瘤细胞 *in vitro*, IC_{50} = 0.332μmol/L); 杀虫剂 (家蝇幼虫, 蛹和成虫); 植物生长调节剂 (豌豆, 10μmol/L). 【来源】竹柏 *Myrica nagi* [Syn. *Podocarpus nagi*] (1968 年, Y.Hayahi 等从该植物中分离)[1373]. 【文献】4, 167, 299, 1373.

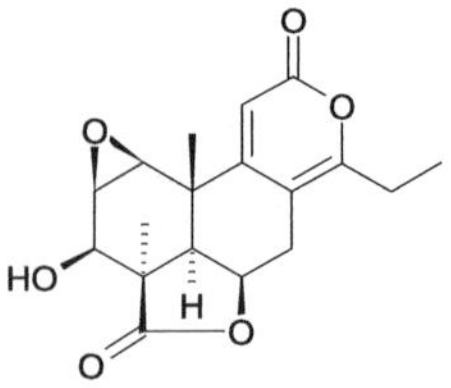

562　Nagilactone E 竹柏内酯 E

[36895-12-2] $C_{19}H_{24}O_6$ (348.40). 【类型】竹柏内酯型二萜. 【活性】抗肿瘤 (鼠 P_{388}, 20mg/kg, ip); 细胞毒 (培养吉田肉瘤细胞 *in vitro*, IC_{50} = 3.6μmol/L); 杀虫剂 (家蝇); 植物生长调节剂 (10~100μmol/L). 【来源】罗汉松实 *Podocarpus macrophyllus*, 罗汉松属 *Podocarpus* sp. 【文献】4, 167, 299.

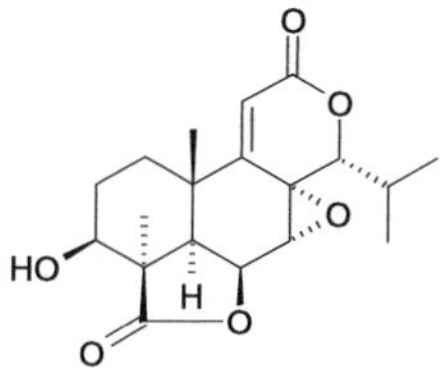

563 Nagilactone F 竹柏内酯 F

[36912-00-2] $C_{19}H_{24}O_4$ (316.40). 【类型】竹柏内酯型二萜. 【活性】细胞毒 (培养 Kichita 肉瘤细胞 *in vitro*); 植物生长调节剂 (10~100μmol/L). 【来源】罗汉松实 *Podocarpus macrophyllus*. 【文献】4, 5, 167, 299.

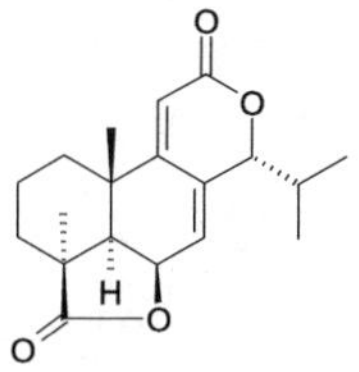

564 Podolide 罗汉松内酯

[55786-36-2] $C_{19}H_{22}O_5$ (330.38). mp 296~298℃. 【类型】竹柏内酯型二萜. 【活性】抗肿瘤 (鼠 P_{388}, *in vivo*); 细胞毒 [KB *in vitro*, 人 P_{388} *in vitro*, 抑制吉田 (Kichita) 肉瘤细胞培养物]. 【来源】西罗汉松 *Podocarpus gracilior*. 【文献】4.

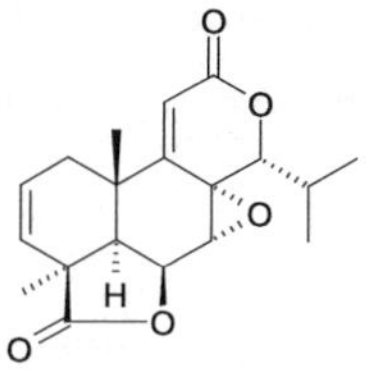

海松烷型三环二萜

565 Cryptopimaric acid 隐海松酸

[471-74-9] $C_{20}H_{30}O_2$ (302.46). 无色针状晶体 (石油醚), mp 166~168℃, $[\alpha]_D^{24} = -16°$ (c = 0.43, 乙醇). 【类型】海松烷型三环二萜. 【活性】抗肿瘤 (P_{388}, IC_{50} = 12.5μg/mL); 15-脂加氧酶抑制剂 (soy, IC_{50} = 0.65 mmol/L). 【来源】慈菇 *Sagittaria sagittifolia*, 臭柏 *Sabina vulgaris*, 鸡毛松 *Podocarpus imbricatus*, 柳杉 *Cryptomeria fortunei*. 【文献】5, 106, 115, 167.

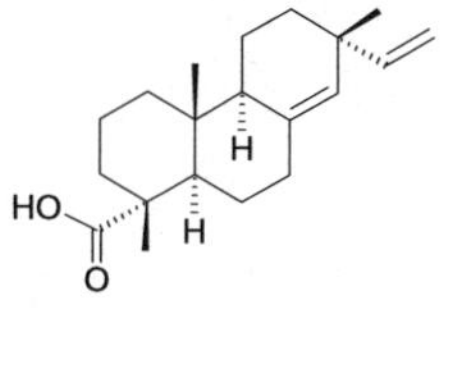

566 Neoisodextropimaric acid 新异右旋海松酸

$C_{20}H_{30}O_2$ (302.46). 【类型】海松烷型三环二萜. 【活性】抗菌; 细胞毒 (培养鼠表皮 308 细胞, 测定 TPA-诱导的鸟氨酸脱羧酶抑制活性)[1205]. 【来源】北美崖柏 *Thuja occidentalis*, 杜松实 *Juniperus rigida*, 岸刺柏 *Juniperus conferta*. 【文献】167, 1205.

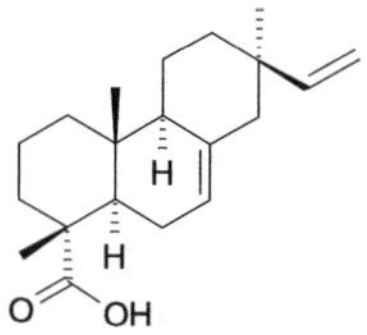

567 *ent*-8(14), 15-Sandaracopimaradiene-2*α*, 18-diol 对映-8(14),15-山达海松二烯-2*α*,18-二醇*

$C_{20}H_{32}O_2$ (304.48). 无色晶体 (甲醇), mp 182℃, $[\alpha]_D$ = +8.77° (c = 0.001, 三氯甲烷). 【类型】海松烷型三环二萜. 【活性】抗利什曼原虫 (杜氏利什曼原虫前鞭毛体, IC_{50} = 16.8μmol/L, SI = 1.12, 对照 Pentamidine, IC_{50} = 0.40μmol/L, SI = 0.42, 无鞭毛体, IC_{50} > 90μmol/L, 对照 Pentostam, IC_{50} = 9.75μg/mL)[1235]; 抗疟疾 (恶性疟原虫 K1, IC_{50} = 166μmol/L, SI = 0.29, 对照氯喹, IC_{50} = 0.59μmol/L, SI = 272.20)[1235]; 抗锥虫 (锥虫属 *Trypanosoma brucei* 血流锥虫成虫期, IC_{50} > 30μmol/L, 对照 Pentamidine, IC_{50} = 0.00034μmol/L)[1235]; 细胞毒 (KB 细胞, IC_{50} = 48μmol/L, 对照 Pentamidine, IC_{50} = 0.17μmol/L)[1235]. 【来源】驼峰楝属 *Guarea rhopalocarpa* (叶). 【文献】1235.

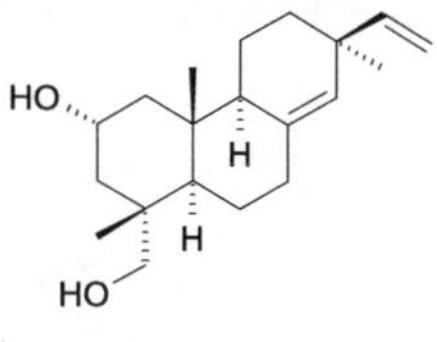

568 *ent*-8(14),15-Sandaracopimaradiene-2*β*, 18-diol 对映-8(14),15-山达海松二烯-2*β*,18-二醇*

$C_{20}H_{32}O_2$ (304.48). 无色晶体 (甲醇), mp 156℃, $[\alpha]_D$ = +11.36° (c = 0.001, 三氯甲烷). 【类型】海松烷型三环二萜. 【活性】抗利什曼原虫 (杜氏利什曼原虫前鞭毛体, IC_{50} = 49.7μmol/L, SI = 1.52, 对照 Pentamidine, IC_{50} = 0.40μmol/L, SI = 0.42, 无鞭毛体, IC_{50} > 90μmol/L, 对照 Pentostam, IC_{50} = 9.75μg/mL)[1235]; 抗

疟疾 (恶性疟原虫 K1, IC_{50} = 104μmol/L, SI = 0.73; 对照氯喹, IC_{50} = 0.59μmol/L, SI = 272.20)[1235]; 抗锥虫 (锥虫属 *Trypanosoma brucei* 血流锥虫成虫期, IC_{50} > 30μmol/L, 对照 Pentamidine, IC_{50} = 0.00034μmol/L)[1235]; 细胞毒 (KB 细胞, IC_{50} = 75.8μmol/L, 对照 Pentamidine, IC_{50} = 0.17μmol/L)[1235]. 【来源】驼峰楝属 *Guarea rhopalocarpa* (叶). 【文献】1235.

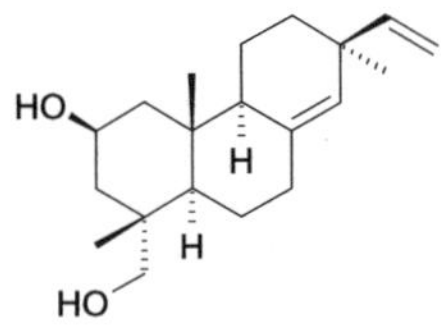

569　Sandaracopimaric acid 山达海松酸

Cryptopimaric acid $C_{20}H_{30}O_2$ (302.46). mp 170~172℃ (甲醇–三氯甲烷), $[\alpha]_D^{25}$ = −18.1° (*c* = 0.95, 三氯甲烷); mp 165~168℃, $[\alpha]_D^{25}$ = −19.8°. 【类型】海松烷型三环二萜. 【活性】细胞毒 (抑制 TPA 诱导的 EBV-EA 活化, 本品与 TPA 的分子比率为 1000 时, 抑制率 = 100%)[1295]. 【来源】麒麟竭 *Daemonorops draco*, 日本香柏茎皮 *Thuja standishii*. 【文献】168, 1295.

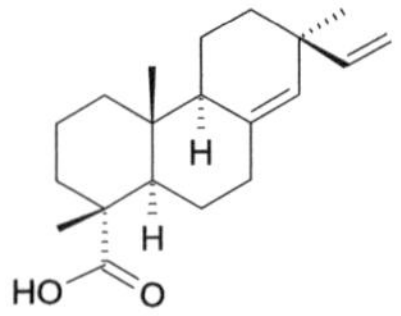

异海松烷型三环二萜

570　Anticancer Diterpenoid PMV70P691-011 抗癌二萜类似物 PMV70P691-011

$C_{20}H_{28}O_3$ (316.44). 【类型】异海松烷型三环二萜. 【活性】细胞毒 (JB6 细胞, 软琼脂转换实验)[1205]; 细胞毒 (培养鼠表皮 308 细胞, TPA-诱导的鸟氨酸脱羧酶抑制活性实验)[1205]. 【来源】北美崖柏 *Thuja occidentalis*. 【文献】1205.

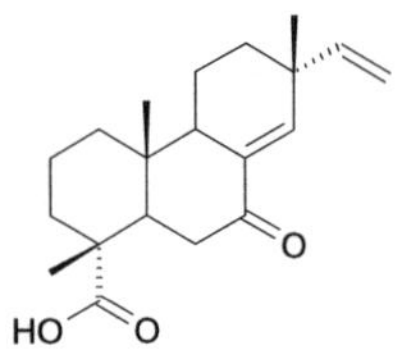

571　Anticancer Diterpenoid PMV70P691-74 抗癌二萜类似物 PMV70P691-74

$C_{20}H_{28}O_3$ (316.44). 【类型】异海松烷型三环二萜. 【活性】细胞毒 (JB6 细胞, 软琼脂转换实验)[1205]; 细胞毒 (培养鼠表皮 308 细胞, TPA-诱导的鸟氨酸脱羧酶抑制活性实验)[1205]. 【来源】北美崖柏 *Thuja occidentalis*. 【文献】1205.

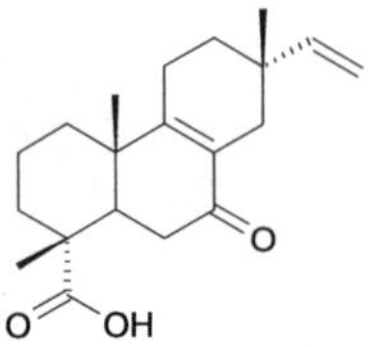

572　Orthosiphol K 鸡脚参醇 K*

2-*O*-Deacetylorthosiphol A; 3-*O*-Deacetylorthosi- phol B $C_{36}H_{42}O_{10}$ (634.73). 无色无定形固体, $[\alpha]_D^{25}$ = −18.8° (*c* = 0.08, 三氯甲烷). 【类型】异海松烷型三环二萜. 【活性】NO 生成抑制剂 (脂多糖活化的类巨噬细胞 J774.1, IC_{50} = 27.3μmol/L; 对照 *L*-NMMA, IC_{50} = 26.0μmol/L, Polymixin B, IC_{50} = 27.8μg/mL, 地塞米松 IC_{50} = 170μmol/L)[936]; 细胞毒 (抗细胞增殖, Colon26-L5, ED_{50} = 13.8μg/mL, 对照氟尿嘧啶, ED_{50} = 0.015μg/mL; HT1080, ED_{50} = 21.8μg/mL, 氟尿嘧啶, ED_{50} = 0.48μg/mL) [650]. 【来源】雄蕊状直管草 *Orthosiphon stamineus* [Syn: *Orthosiphon aristatus*; *Orthosiphon grandiflorus*; *Orthosiphon spicatus*] (地上部分: 产率 = 0.0016%干重[650]; 产率 = 0.00032%干重[1095]). 【文献】650, 936, 1095.

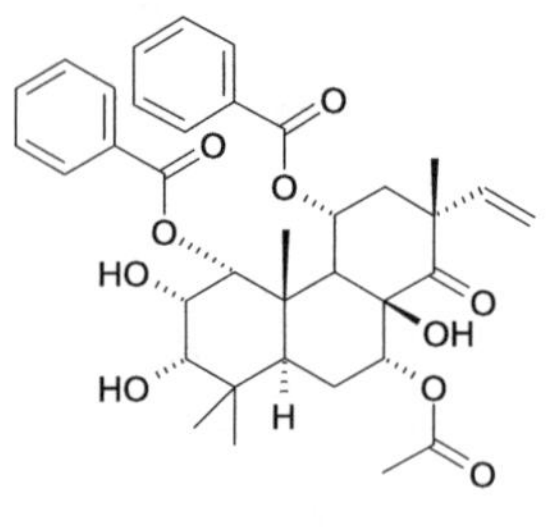

573　Orthosiphol N 鸡脚参醇 N*

3-*O*-Benzoyl-7-*O*-deacetylorthosiphol M $C_{36}H_{40}O_{10}$ (632.71). 无色无定形固体, $[\alpha]_D^{25}$ = −67.3° (*c* = 0.38, 三氯甲烷). 【类型】异海松烷型三环二萜. 【活性】NO 生成抑制剂 (脂多糖活化的类巨噬细胞 J774.1, IC_{50} = 35.9μmol/L;

对照 L-NMMA, IC_{50} = 26.0μmol/L, Polymixin B, IC_{50} = 27.8μg/mL, 地塞米松 IC_{50} = 170μmol/L)[936]; 细胞毒 (抗细胞增殖, Colon26-L5, ED_{50} = 35.1μg/mL, 对照氟尿嘧啶, ED_{50} = 0.015μg/mL; HT1080, ED_{50} = 18.6μg/mL, 氟尿嘧啶, ED_{50} = 0.48μg/mL) [650]. 【来源】雄蕊状直管草 *Orthosiphon stamineus* [Syn: *Orthosiphon aristatus*; *Orthosiphon grandiflorus*; *Orthosiphon spicatus*] (地上部分: 产率 = 0.0073%干重[650]; 产率 = 0.0020%干重[1095]). 【文献】936, 650, 1095.

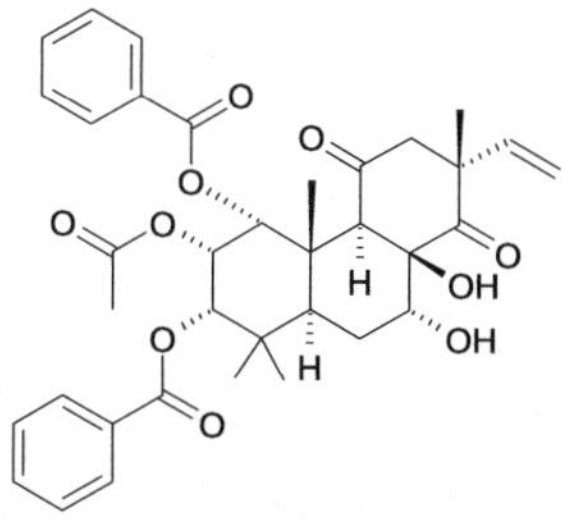

574 Norstaminone A 去甲雄蕊状直管草酮 A*

$C_{30}H_{36}O_9$ (540.62). 无色无定形固体, $[\alpha]_D^{25}$ = +28.9° (*c* = 0.10, 三氯甲烷). 【类型】重排异海松烷型三环二萜. 【活性】细胞毒 (抗细胞增殖, Colon26-L5, ED_{50} = 12.8μg/mL, 对照氟尿嘧啶, ED_{50} = 0.015μg/mL; HT1080, ED_{50} = 23.2μg/mL, 氟尿嘧啶, ED_{50} = 0.48μg/mL) [650]. 【来源】雄蕊状直管草 *Orthosiphon stamineus* [Syn: *Orthosiphon aristatus*; *Orthosiphon grandiflorus*; *Orthosiphon spicatus*] (地上部分: 产率 = 0.0029%干重). 【文献】650.

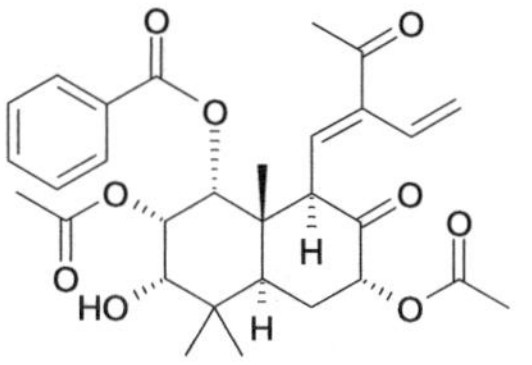

柯桠树烷型三环二萜

575 3β-Acetoxynorerythrosuamine 3β-乙酰氧基去甲格木明

[58189-26-7] $C_{26}H_{39}NO_8$ (493.60). mp 173~175℃. 【类型】柯桠树烷型三环二萜/格木生物碱. 【活性】细胞毒 (KB, ED_{50} = 0.003μg/mL). 【来源】绿穗格木 *Erythrophleum chlorostachyum*. 【文献】1, 4, 169.

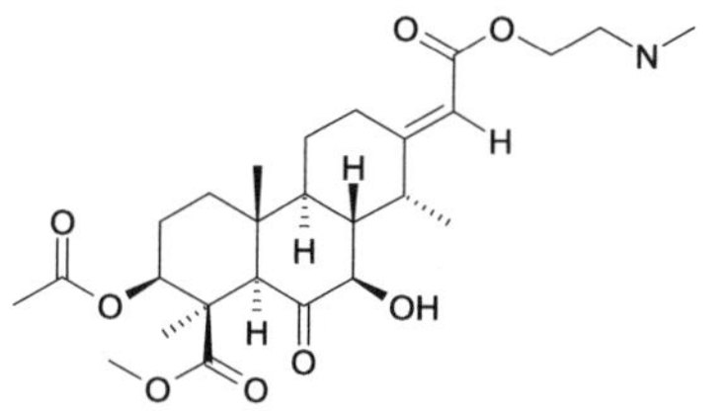

576 6β-Benzoyl-7β-hydroxyvouacapen-5α-ol 6β-苯甲酰基-7β-羟基柯桠树-5α-醇

Isovouacapenol C $C_{27}H_{34}O_5$ (438.57). 无色针状结晶, mp 193~195℃ (三氯甲烷–甲醇), $[\alpha]_D^{30}$ = +18.4 (*c* = 0.977, 三氯甲烷); 无色晶体, mp 116~118℃ (石油醚), $[\alpha]_D^{20}$ = −18.4° (*c* = 0.0044, 三氯氘甲烷). 【类型】柯桠树烷型三环二萜. 【活性】抗菌 (金黄色葡萄球菌、大肠埃希菌、铜绿假单胞菌、枯草杆菌)[1035]; 抗真菌 (白色念珠菌、须发癣菌)[1035]; 抗结核 (结核分枝杆菌 H37Ra, MIC = 25μg/mL, 对照卡那霉素硫酸盐, MIC = 2.5~5.0μg/mL)[1343]; 细胞毒 [KB 细胞株, IC_{50} = (9.9±1.3)μg/mL, 对照椭圆玫瑰树碱, IC_{50} = (0.3±0.1)μg/mL; BC, IC_{50} = (3.6±0.5)μg/mL, 椭圆玫瑰树碱, IC_{50} = (0.3±0.1)μg/mL; NCI-H187, IC_{50} = (2.9±0.1)μg/mL][1343]. 【来源】极美云实* *Caesalpinia pulcherrima* (叶: 产率 = 0.00022%干重). 【文献】1035, 1343.

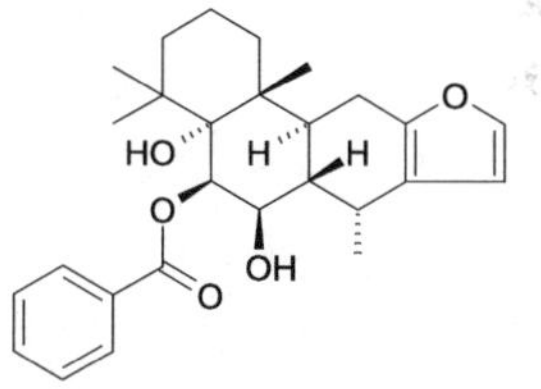

577 6β-Cinnamoyl-7β-hydroxyvouacapen-5α-ol 6β-桂皮酰基-7β-羟基柯桠树-5α-醇

$C_{29}H_{36}O_5$ (464.61). 无色针状结晶, mp 213~215℃ (三氯甲烷–甲醇), $[\alpha]_D^{30}$ = +53.4 (*c* = 1.104, 三氯甲烷). 【类型】柯桠树烷型三环二萜. 【活性】抗结核 (结核分枝杆菌 H37Ra, MIC = 6.25μg/mL, 对照卡那霉素硫酸盐, MIC = 2.5~5.0μg/mL)[1343]; 细胞毒 [KB 细胞株, IC_{50} = (3.2±0.4)μg/mL, 对照椭圆玫瑰树碱, IC_{50} = (0.3±0.1)μg/mL; BC, IC_{50} = (1.4±0.2)μg/mL, 椭圆玫瑰树碱, IC_{50} = (0.3±0.1)μg/mL; NCI-H187, IC_{50} = (6.2±0.9)μg/mL][1343]. 【来源】极美云实*

Caesalpinia pulcherrima.【文献】1343.

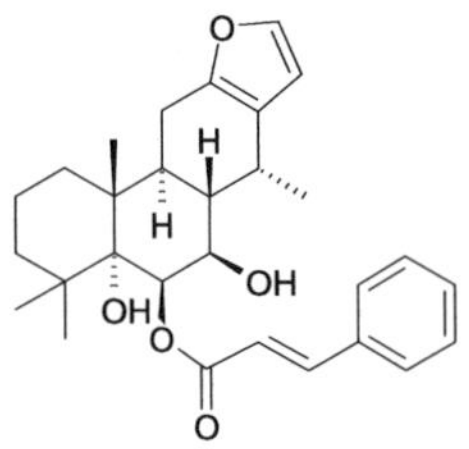

578　Norerythrostachaldine 绿穗格木定碱

[55729-25-4] $C_{23}H_{37}O_5$ (407.56).【类型】柯桠树烷型三环二萜/格木生物碱.【活性】细胞毒 (KB).【来源】绿穗格木 *Erythrophleum chlorostachyum*.【文献】167, 299.

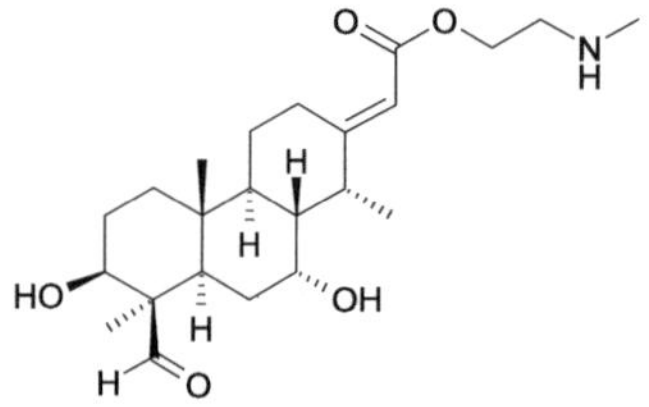

罗汉松烷型二萜

579　3β, 12-Dihydroxy-13-methyl-6, 8, 11, 13-podocarpatetraen　3β,12-二羟基-13-甲基-6,8,11,13-竹柏四烯*

$C_{18}H_{24}O_2$ (272.39). 黄色油状物, $[\alpha]_D^{20}$ = +86.7° (*c* = 0.91, 丙酮).【类型】罗汉松烷型二萜.【活性】细胞毒 (*in vitro*, 肺腺癌细胞 A549, IC_{50} = 31.8μmol/L; 肝癌细胞 Bel 7402, IC_{50} = 22.9μmol/L; 胃癌细胞 BGC823, IC_{50} = 21.1μmol/L; 结肠腺癌细胞 HCT8, IC_{50} = 21.8μmol/L; 卵巢癌细胞 A2780, IC_{50} = 23.7μmol/L)[1005].【来源】一叶萩 *Securinega suffruticosa* (基盘).【文献】1005.

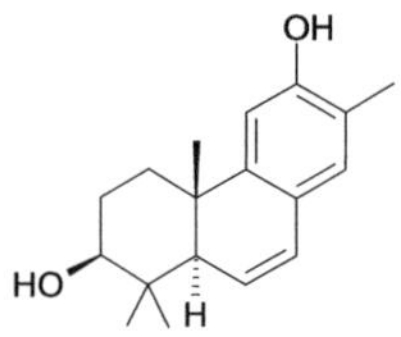

580　3β, 12-Dihydroxy-13-methyl-5, 8, 11, 13-podocarpatetraen-7-one　3β,12-二羟基-13-甲基-5,8,11,13-竹柏四烯-7-酮*

$C_{18}H_{22}O_3$ (286.37). 暗黄色油状物, $[\alpha]_D^{20}$ = −56.6° (*c* = 0.09, 丙酮).【类型】罗汉松烷型二萜.【活性】细胞毒 (*in vitro*, 肺腺癌细胞 A549, IC_{50} = 31.6μmol/L; 肝癌细胞 Bel 7402, IC_{50} = 26.5μmol/L; 胃癌细胞 BGC823, IC_{50} = 20.0μmol/L; 结肠腺癌细胞 HCT8, IC_{50} = 22.0μmol/L; 卵巢癌细胞 A2780, IC_{50} = 21.8μmol/L)[1005].【来源】一叶萩 *Securinega suffruticosa* (基盘).【文献】1005.

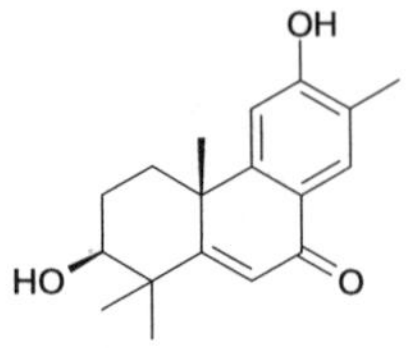

581　1-(7-Hydroxy-2,6-dimethyl-1-naphthyl)-4-methyl-3- pentanone　1-(7-羟基-2,6-二甲基-1-萘基)-4-甲基-3-戊酮*

20(10→5)-Abeo-4,5-seco-5(10),6,8,11,13-podocar papentaen-3-one $C_{18}H_{22}O_2$ (270.37). 白色无定形固体, mp 98~102℃.【类型】罗汉松烷型二萜.【活性】细胞毒 (*in vitro*, 肺腺癌细胞 A549, IC_{50} > 100μmol/L; 肝癌细胞 Bel7402, IC_{50} = 34.7μmol/L; 胃癌细胞 BGC823, IC_{50} = 35.2μmol/L; 结肠腺癌细胞 HCT8, IC_{50} = 23.1μmol/L; 卵巢癌细胞 A2780, IC_{50} > 100μmol/L)[1005].【来源】一叶萩 *Securinega suffruticosa* (基盘).【文献】1005.

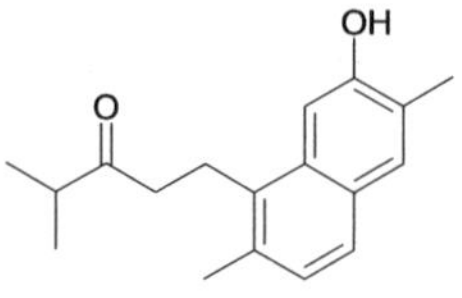

贝壳杉烷型四环二萜

582　Adenanthin C 腺花丙素

3β-Hydroxy-1α,7β,1β-triacetoxy-*ent*-kaur-16-en-15-one $C_{26}H_{36}O_8$ (476.57). 无色立方晶体 (丙酮), mp 228~229℃, $[\alpha]_D^{22.5}$ = −23.2° (*c* = 0.42, 三氯甲烷).【类型】贝壳杉烷型四环二萜.【活性】细胞毒 (*in vitro*, K562, IC_{50} = 3.3μg/mL; 对照顺铂, IC_{50} = 1.9μg/mL)[1036].【来源】腺花香茶菜 *Rabdosia adenantha* (叶: 产率 = 0.203%干重)[1036].【文献】868, 1036.

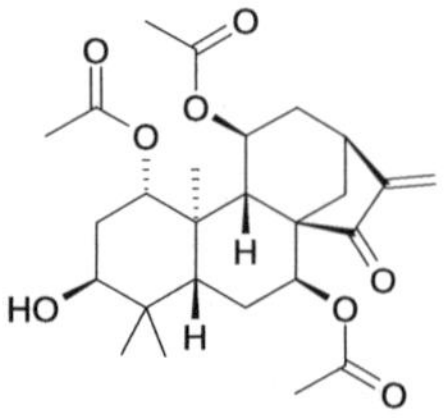

583 Adenanthin F 腺花己素

1*α*,11*β*-Dihydroxy-3*β*,7*β*-diacetoxy-*ent*-kaur-16-en-15-one $C_{24}H_{34}O_7$ (434.53). 无色晶体, mp 121~122℃, $[\alpha]_D^{26}$ = −9.2° (*c* = 0.33, 甲醇). 【类型】贝壳杉烷型四环二萜. 【活性】细胞毒 (*in vitro*, K562, IC_{50} = 3.6μg/mL; 对照顺铂, IC_{50} = 1.9μg/mL)[1036]. 【来源】腺花香茶菜 *Rabdosia adenantha* (叶: 产率 = 0.0090%干重)[1036]. 【文献】1036.

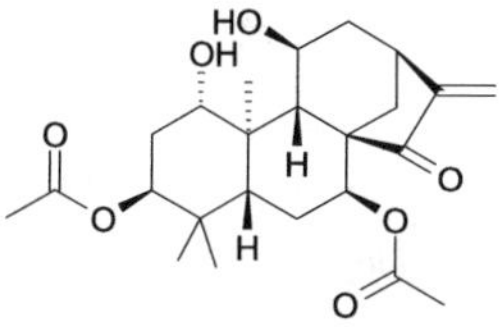

584 Angustifolin 狭叶香茶菜素

[66548-01-4] $C_{21}H_{28}O_6$ (376.45). mp 258~261℃, $[\alpha]_D^{20}$ = −60.2° (*c* = 1.25, 吡啶). 【类型】贝壳杉烷型四环二萜. 【活性】细胞毒 (*in vitro*, K562, IC_{50} = 0.23μg/mL; 对照顺铂, IC_{50} = 0.52μg/mL)[1090]. 【来源】卢氏冬凌草 *Isodon rubescens* var. *lushiensis* (叶: 产率 = 0.00029%干重[1090]), 狭叶香茶菜 *Isodon angustifolia*. 【文献】299, 868, 1090.

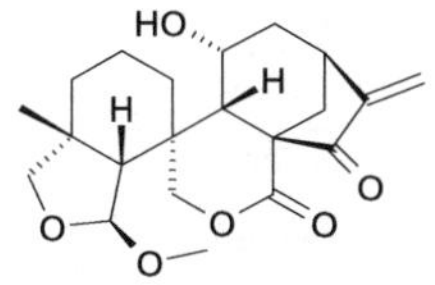

585 17-Chloro-13,16*β*-dihydroxy-*ent*-kauran-19-al 17-氯-13,16*β*-二羟基-对映-贝壳杉-19-醛

$C_{20}H_{31}ClO_3$ (354.92). 白色无定形固体, $[\alpha]_D^{20}$ = −45.0° (*c* = 0.3, 三氯甲烷). 【类型】贝壳杉烷型四环二萜. 【活性】抗细胞增殖和细胞毒 (*in vitro*, L-929, GI_{50} = 50μg/mL; K562, GI_{50} = 29.2μg/mL; HeLa, CC_{50} = 38.2μg/mL; 对照紫杉醇, L-929, GI_{50} = 0.1μg/mL; K562, GI_{50} = 0.01μg/mL; HeLa, CC_{50} = 0.01μg/mL)[1112]. 【来源】木榄 *Bruguiera gymnorrhiza* (茎: 产率 = 0.000164%). 【文献】1112.

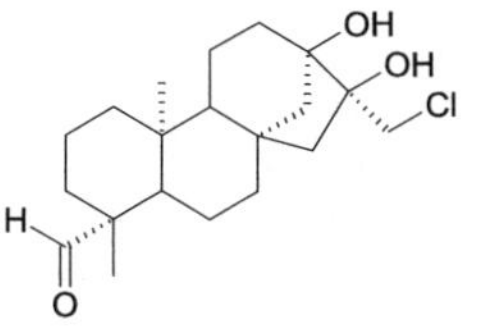

586 Dawoensin A 道孚香茶菜甲素

$C_{26}H_{36}O_8$ (476.57). mp 240~242℃, $[\alpha]_D^{26}$ = −34.3° (*c* = 1.40, 甲醇); $[\alpha]_D^{25.6}$ = −37.8° (*c* = 0.332, 甲醇). 【类型】贝壳杉烷型四环二萜. 【活性】细胞毒 (*in vitro*, BGC823 人肿瘤细胞, IC_{50} = 3.54μg/mL, 对照长春新碱, IC_{50} = 0.066μg/mL)[1106]; 细胞毒 (人 K562 癌细胞, IC_{50} = 2.0μg/mL, 对照顺铂 IC_{50} = 1.1μg/mL)[1161]. 【来源】苞叶香茶菜 *Isodon melissoides* (地上部分: 产率 = 0.00031%干重), 道孚香茶菜 *Isodon dawoensis*, 冬凌草 *Rabdosia rubescens* (叶). 【文献】868, 929, 1106, 1161.

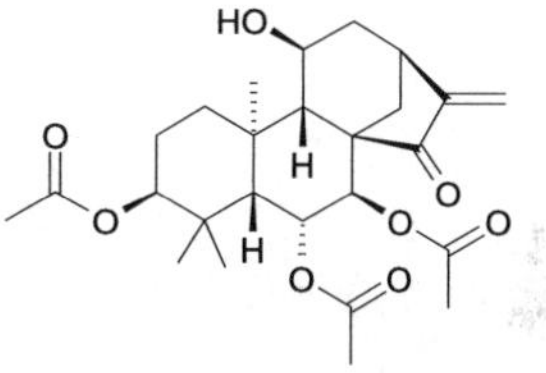

587 16*α*,17-Dihydroxy-*ent*-kauran-19-al 16*α*, 17-二羟基-对映-贝壳杉-19-醛*

$C_{20}H_{32}O_3$ (320.48). 【类型】贝壳杉烷型四环二萜. 【活性】血小板聚集抑制实验无活性 (洗涤的兔血小板, 200μmol/L: 100μmol/L 花生四烯酸诱导的, 抑制率 = 0.5%; 10μg/mL 胶原诱导的, 抑制率 = 4.9%; 1ng/mL 血小板活化因子诱导的, 抑制率 = 10.3%; 0.05U/mL 凝血酶诱导的, 抑制率 = 3.2%)[1044]; 抗氧化剂 [抑制超氧化物阴离子的产生, fMLP/CB, IC_{50} = (6.49±3.31)μg/mL, 对照 DPI, IC_{50} = (0.13±0.06)μg/mL, $P<0.001$][1156]; 抗细胞增殖和细胞毒 (*in vitro*, L-929, GI_{50} = 50μg/mL; K562, GI_{50} = 50μg/mL; HeLa, CC_{50} = 50μg/mL; 对照紫杉醇, L-929, GI_{50} = 0.1μg/mL; K562, GI_{50} = 0.01μg/mL; HeLa, CC_{50} = 0.01μg/mL)[1112]. 【来源】番荔枝 *Annona squamosa* (茎: 产率 = 0.0012%鲜重), 木榄 *Bruguiera gymnorrhiza* (茎: 产率 = 0.00011%). 【文献】1044, 1112, 1156.

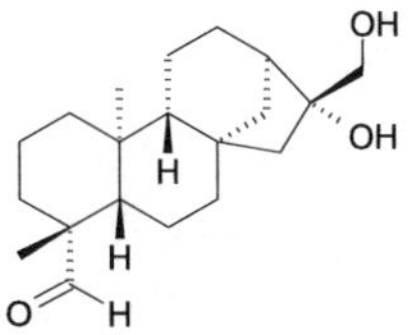

588　10α,13α-Dihydroxy-9α-methyl-15-oxo-20-nor-kauran-19-oic acid γ-lactone　10α,13α-二羟基-9α-甲基-15-酮-20-去甲-贝壳杉烷-19-酸 γ-内酯*

$C_{20}H_{28}O_4$ (332.44). 浅黄色晶体, mp 85~88℃, $[\alpha]_D^{25}=-68.0°$ ($c=0.1$, 甲醇). 【类型】贝壳杉烷型四环二萜. 【活性】细胞毒 (Lu1, Col2, KB, LNCaP, hTERT-RPE1, $ED_{50}=10\sim20\mu g/mL$, HUVEC, $ED_{50}>20\mu g/mL$; 对照紫杉醇, ED_{50}分别为 0.002、0.003、0.0005、0.001、0.004、0.008μg/mL)[1175]. 【来源】姜饼树属 *Parinari sprucei* (叶). 【文献】1175.

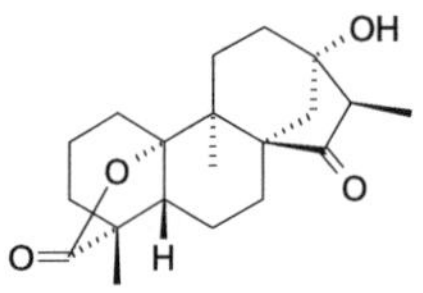

589　Effusanin A 开展香茶菜甲素

$C_{20}H_{28}O_5$ (348.44). 无色针状结晶 (乙醇), mp 252~256℃, $[\alpha]_D^{23}=-53.8°$ ($c=0.4$, 乙醇); mp 262~265℃, $[\alpha]_D=-76.0°$ ($c=0.05$, 乙醇); mp 266~268℃, $[\alpha]_D^{20}=-79.7°$ ($c=0.35$, 吡啶). 【类型】贝壳杉烷型四环二萜. 【活性】细胞毒 (DNA 损伤活性, 突变酵母菌株 RAD 52Y, $IC_{12}=20\mu g/mL$, 对照链黑菌素, $IC_{12}=0.4\mu g/mL$; 野生酵母菌株 RAD^+, $IC_{12}=50\mu g/mL$, 链黑菌素, $IC_{12}=1.0\mu g/mL$)[1293]. 【来源】开展香茶菜 *Isodon effusa*, 皱叶香茶菜 *Isodon rugosus* [Syn. *Rabdosia rugosa*]. 【文献】868, 1293.

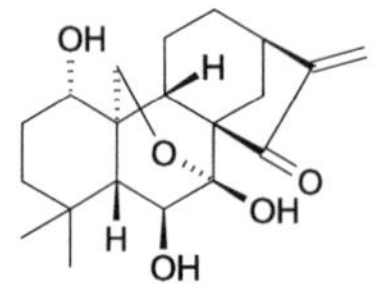

590　Effusanin B 开展香茶菜乙素

$C_{22}H_{30}O_6$ (390.48). 无色棱晶 (丙酮-己烷), mp 254~256℃, $[\alpha]_D^{23}=-60°$ ($c=0.1$, 甲醇); mp 258~260℃, $[\alpha]_D=-66.7°$ ($c=0.027$, 乙醇); mp 264~267℃, $[\alpha]_D^{20}=-61°$ (三氯甲烷). 【类型】贝壳杉烷型四环二萜. 【活性】细胞毒 (DNA 损伤活性, 突变酵母菌株 RAD 52Y, $IC_{12}=12\mu g/mL$, 对照链黑菌素, $IC_{12}=0.4\mu g/mL$; 野生酵母菌株 RAD^+, $IC_{12}=35\mu g/mL$, 链黑菌素, $IC_{12}=1.0\mu g/mL$)[1293]. 【来源】开展香茶菜 *Isodon effusa*, 皱叶香茶菜 *Isodon rugosus* [Syn. *Rabdosia rugosa*]. 【文献】868, 1293.

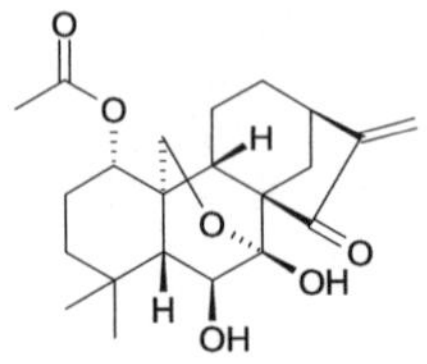

591　Effusanin E 开展香茶菜戊素

$C_{20}H_{28}O_6$ (364.44). 无色棱晶 (乙醇); mp 231~235℃; mp 240~242℃, $[\alpha]_D^{23}=-28.2°$ ($c=0.06$, 乙醇); $[\alpha]_D=-81.3°$ ($c=0.28$, 吡啶); mp 250~252℃, $[\alpha]_D^{21}=-81.3°$ ($c=0.20$, 吡啶). 【类型】贝壳杉烷型四环二萜. 【活性】细胞毒 (DNA 损伤活性, 突变酵母菌株 RAD 52Y, $IC_{12}=95\mu g/mL$, 对照链黑菌素, $IC_{12}=0.4\mu g/mL$; 野生酵母菌株 RAD^+, $IC_{12}>100\mu g/mL$, 链黑菌素, $IC_{12}=1.0\mu g/mL$)[1293]. 【来源】开展香茶菜 *Isodon effusa*, 山地香茶菜 *Isodon oresbia* (地上部分), 皱叶香茶菜 *Isodon rugosus* [Syn. *Rabdosia rugosa*]. 【文献】819, 868, 1293.

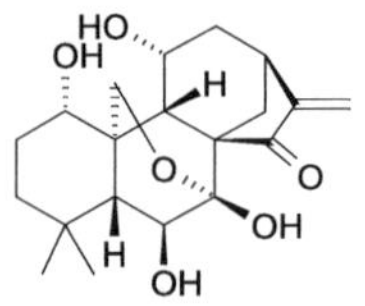

592　Enanderianin C 紫毛香茶菜素 C (旱生香茶菜素 H)

Xerophilusin H [247939-40-8] $C_{22}H_{30}O_7$ (406.48). 无色针形晶体, $[\alpha]_D^{23}=-149.4°$ ($c=0.43$, 吡啶), mp 238~240℃, mp 262~264℃. 【类型】贝壳杉烷型四环二萜. 【活性】细胞毒 (K562, $IC_{50}=1.17\mu g/mL$, 对照米托蒽醌, $IC_{50}=0.29\mu g/mL$; HL-60, $IC_{50}=0.87\mu g/mL$, 米托蒽醌, $IC_{50}=0.29\mu g/mL$; HCT, $IC_{50}=52.78\mu g/mL$, 米托蒽醌, $IC_{50}=1.54\mu g/mL$; MKN28, $IC_{50}=1.86\mu g/mL$, 米托蒽醌, $IC_{50}=0.02\mu g/mL$)[1245]. 【来源】旱生香茶菜 *Isodon xerophilus* (叶), 紫毛香茶菜 *Isodon enanderianus*. 【文献】183, 868, 1245.

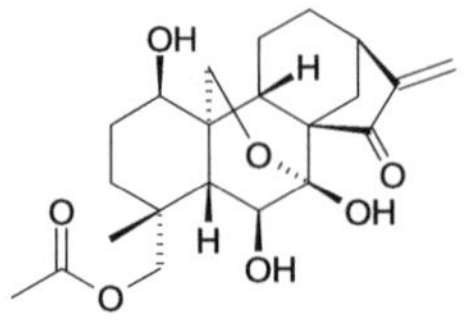

593 Enanderianin K 紫毛香茶菜素 K

1α,7β,13α-Trihydroxy-11β-acetoxy-7α,20-epoxy-*ent*-kaur-16-en-15-one $C_{22}H_{30}O_7$ (406.48). 无色立方晶体 (甲醇), mp 235~237℃, $[\alpha]_D^{20}$ = −33.3° (*c* = 0.20, 甲醇). 【类型】贝壳杉烷型四环二萜. 【活性】细胞毒 (人 K562 癌细胞, IC_{50} = 0.67μg/mL, 对照顺铂, IC_{50} = 0.52μg/mL)[1357]. 【来源】紫毛香茶菜 *Isodon enanderianus* (地上部分). 【文献】1357.

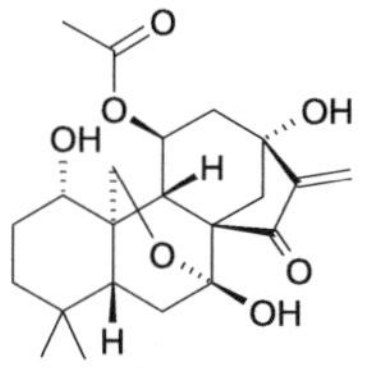

594 Enanderianin L 紫毛香茶菜素 L

7β,13α-Dihydroxy-1α-acetoxy-7α,20-epoxy-*ent*-kaur-16-en-15-one $C_{22}H_{30}O_6$ (390.48). 无色针状结晶 (丙酮), mp 123~125℃, $[\alpha]_D^{20}$ = −89.8° (*c* = 0.25, 甲醇). 【类型】贝壳杉烷型四环二萜. 【活性】细胞毒 (人 K562 癌细胞, IC_{50} = 0.16μg/mL, 对照顺铂, IC_{50} = 0.52μg/mL)[1357]. 【来源】紫毛香茶菜 *Isodon enanderianus* (地上部分). 【文献】1357.

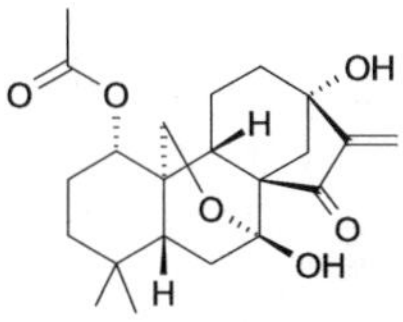

595 Enmein 延命草素 (香茶菜苦素)

[3776-39-4] $C_{20}H_{26}O_6$ (362.43). 无色短柱状晶体, mp 297~299℃ (分解), $[\alpha]_D$ = −156° (丙酮), $[\alpha]_D^{10}$ = −131.3° (*c* = 1.0, 吡啶). 【类型】贝壳杉烷型四环二萜. 【活性】抗肿瘤 (雄性鼠, EAC, 10~15mg/kg ip, 生命延长率 = 39%~66%). 【来源】毛叶香茶菜 *Isodon japonica* [Syn. *Rabdosia japonica*] (1965 年从该植物中分离) [1373], 毛果香茶菜 *Isodon trichocarpa*, 山地香茶菜 *Isodon oresbia* (地上部分). 【文献】169, 868, 1373, 819, 868.

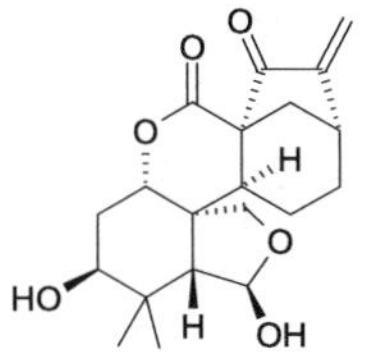

596 6-Epiangustifolin 6-表狭叶香茶菜素*

$C_{21}H_{28}O_6$ (376.45). 无色针状结晶 (甲醇), mp 240~242℃, $[\alpha]_D^{17}$ = −94.7° (*c* = 0.41, 甲醇). 【类型】贝壳杉烷型四环二萜. 【活性】细胞毒 (*in vitro*, K562, IC_{50} = 0.87μg/mL; 对照顺铂, IC_{50} = 0.52μg/mL)[1090]. 【来源】卢氏冬凌草 *Isodon rubescens* var. *lushiensis* (叶: 产率 = 0.0004%干重)[1090], 紫毛香茶菜 *Isodon enanderianus*. 【文献】469, 1090.

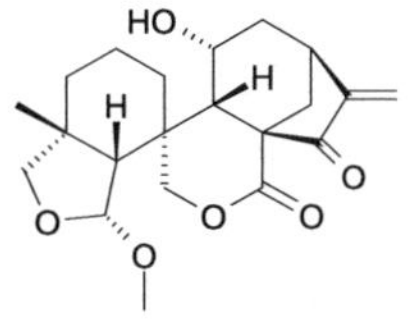

597 Excisanin A 尾叶香茶菜甲素(1α, 7α,12α,14β-四羟基-对映-贝壳杉-16-烯-15-酮*)

1α, 7α, 12α, 14β-Tetrahydroxy-*ent*-kaur-16-en-15-one $C_{20}H_{30}O_5$ (350.46). mp 262~264℃, $[\alpha]_D^{20}$ = −27.7° (*c* = 1.01, 吡啶). 【类型】贝壳杉烷型四环二萜. 【活性】细胞毒 (*in vitro*, P_{388}, ED_{50} = 1.11μg/mL)[633]. 【来源】尾叶香茶菜 *Rabdosia excisa* (地上部分: 产率 = 0.0069% 干重). 【文献】633, 868.

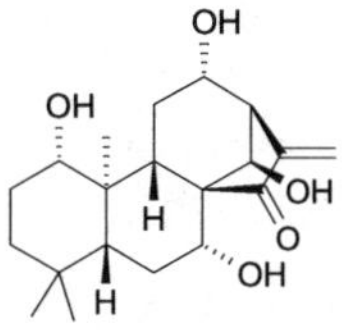

598 Excisanin B 尾叶香茶菜乙素(1α,7α,14β-三羟基-12α-乙酰氧基-对映-贝壳杉-16-烯-15-酮*)

1α,7α,14β-Trihydroxy-12α-acetoxy-*ent*-kaur-16-en-15-one $C_{22}H_{32}O_6$ (392.50). mp 240~243℃, $[\alpha]_D^{20}$ = −13.9° (*c* = 1.00, 吡啶). 【类型】贝壳杉烷型四环二萜. 【活性】细胞毒 (*in vitro*, P_{388}, ED_{50} = 0.63μg/mL)[633]. 【来源】尾叶香茶菜 *Rabdosia excisa* (地上部分: 产率 = 0.0013%干重). 【文献】633, 868.

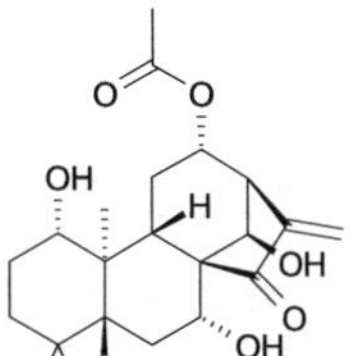

599　Excisanin D 尾叶香茶菜丁素

$C_{22}H_{32}O_6$ (392.50). mp 140~142℃, $[\alpha]_D = -56°$ (c = 0.42, 甲醇). 【类型】贝壳杉烷型四环二萜. 【活性】细胞毒 (*in vitro*, P_{388}, IC_{50} = 0.72μg/mL)[633]. 【来源】尾叶香茶菜 *Rabdosia excisa* (地上部分: 产率 = 0.0001%干重). 【文献】633, 868.

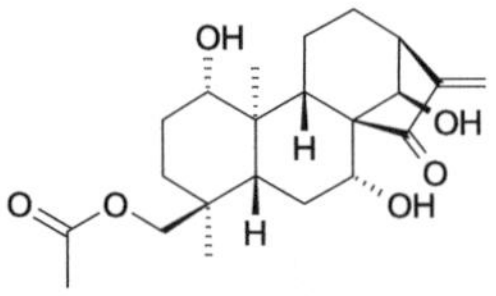

600　Excisanin H 尾叶香茶菜辛素

14*α*,20-Epoxy-1*α*,7*α*,14*β*-trihydroxy-*ent*-kaur-16-en-15-one $C_{20}H_{28}O_5$ (348.44). 无色粉末 (甲醇), mp 206~207℃, $[\alpha]_D = -87.9°$ (c = 0.07, 甲醇). 【类型】贝壳杉烷型四环二萜. 【活性】细胞毒 (*in vitro*, P_{388}, ED_{50} = 0.96μg/mL)[633]. 【来源】尾叶香茶菜 *Rabdosia excisa* (地上部分: 产率 = 0.00007%干重). 【文献】633.

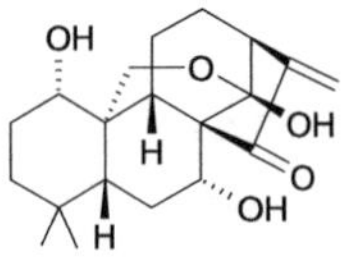

601　Excisanin I 尾叶香茶菜壬素

7*α*, 12*α*, 14*β*, 20-Tetrahydroxy-*ent*-kaur-16-en-15-one $C_{20}H_{30}O_5$ (350.46). 无色粉末 (甲醇), mp 142~144℃, $[\alpha]_D = -110.3°$ (c = 0.06, 甲醇). 【类型】贝壳杉烷型四环二萜. 【活性】细胞毒 (*in vitro*, P_{388}, ED_{50} = 0.87μg/mL)[633]. 【来源】尾叶香茶菜 *Rabdosia excisa* (地上部分: 产率 = 0.00009%干重). 【文献】633.

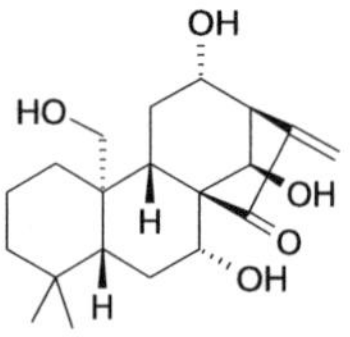

602　Excisanin J 尾叶香茶菜癸素

7*α*, 14*β*, 18, 20-Tetrahydroxy-*ent*-kaur-16-en-15-one $C_{20}H_{30}O_5$ (350.46). 无色粉末 (甲醇), mp 116~118℃, $[\alpha]_D = -125.0°$ (c = 0.17, 甲醇). 【类型】贝壳杉烷型四环二萜. 【活性】细胞毒 (*in vitro*, P_{388}, ED_{50} = 0.92μg/mL)[633]. 【来源】尾叶香茶菜 *Rabdosia excisa* (地上部分: 产率 = 0.00009%干重). 【文献】633.

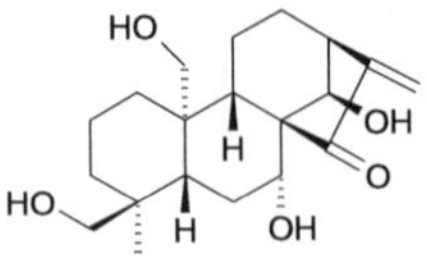

603　Excisanin K 尾叶香茶菜素 K

1*α*, 7*α*, 14*β*, 18-Tetrahydroxy-*ent*-kaur-16-en-15-one $C_{20}H_{30}O_5$ (350.46). 无色粉末 (甲醇), mp 128~129℃, $[\alpha]_D = -109.2°$ (c = 0.23, 甲醇). 【类型】贝壳杉烷型四环二萜. 【活性】细胞毒 (*in vitro*, P_{388}, ED_{50} = 0.92μg/mL)[633]. 【来源】尾叶香茶菜 *Rabdosia excisa* (地上部分: 产率 = 0.00013%干重). 【文献】633.

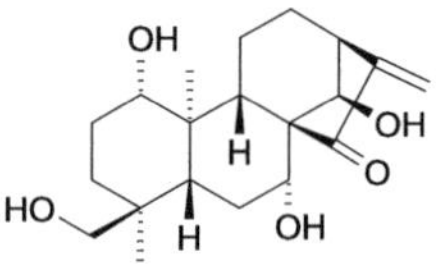

604　Glabcensin V 毛梗狭叶香茶菜素 V (苣苔香茶菜己素)

Gesneroidin F $C_{24}H_{34}O_7$ (434.53). 无定形粉末, $[\alpha]_D^{20} = -7.32°$ (c = 0.48, 三氯甲烷); $[\alpha]_D^{25.6} = -22.0°$ (c = 0.25, 甲醇). 【类型】贝壳杉烷型四环二萜. 【活性】细胞毒 (人 K562 癌细胞, IC_{50} = 0.4μg/mL, 对照顺铂 IC_{50} = 1.1μg/mL)[1161]. 【来源】毛梗狭叶香茶菜 *Isodon angustifolius* var. *glabrescens*, 冬凌草 *Rabdosia rubescens* (叶). 【文献】460, 868, 1161.

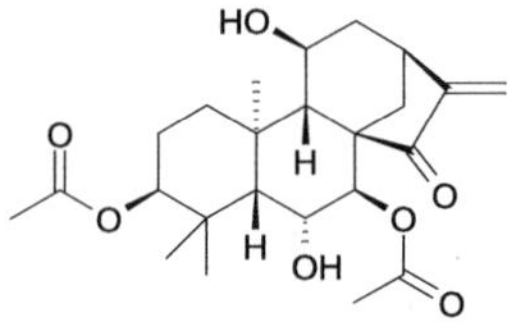

605　Guidongnin 贵州冬凌草素

Guidongnin A $C_{20}H_{26}O_6$ (362.43). mp 235~237℃, $[\alpha]_D^{22} = -160°$ (c = 1.0, 吡啶). 【类型】贝壳杉烷型四环二萜. 【活性】细胞毒 (*in vitro*, K562, IC_{50} = 0.30μg/mL; 对照顺铂, IC_{50} = 0.52μg/mL)[1090]. 【来源】冬凌草 *Rabdosia rubescens*, 卢氏冬凌草 *Isodon rubescens* var. *lushiensis* (叶: 产率 = 0.0026%干重)[1090]. 【文献】868, 1090.

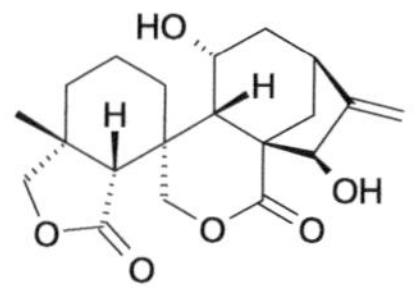

606 Henryin 鄂西香茶菜素 (1α,7α,14β-三羟基-20-乙酰氧基-对映-贝壳杉-16-烯-15-酮*)

1α,7α,14β-Trihydroxy-20-acetoxy-*ent*-kaur-16-en-15-one; Reniformin A $C_{22}H_{32}O_6$ (392.50). mp 201~203℃, $[\alpha]_D^{12}$ = −88° (c = 0.1, 甲醇). 【类型】贝壳杉烷型四环二萜. 【活性】细胞毒 (*in vitro*, P_{388}, ED_{50} = 0.58μg/mL)[633]. 【来源】尾叶香茶菜 *Rabdosia excisa* (地上部分: 产率 = 0.00003%干重), 鄂西香茶菜 *Isodon henryi*. 【文献】633, 868.

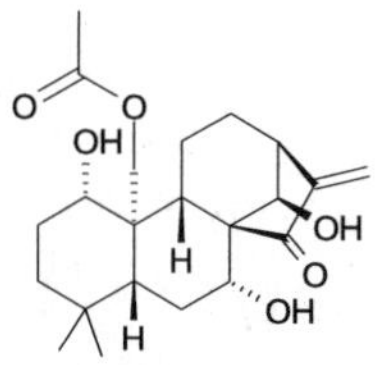

607 *ent*-1β-Hydroxy-9(11),16-kauradien-15-one 对映-1β-羟基-9(11),16-贝壳杉二烯-15-酮*

$C_{20}H_{28}O_2$ (300.44). mp 138~140℃, $[\alpha]_D^{20}$ = +238.7° (c = 6.05, 三氯甲烷). 【类型】贝壳杉烷型四环二萜. 【活性】细胞毒 (人白血病细胞株 HL-60, IC_{50} = 7.0μmol/L)[956]. 【来源】新西兰叶苔* *Jungermannia* sp. 【文献】956.

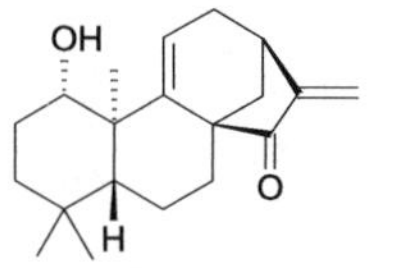

608 (−)-17-Hydroxy-16β-kauran-19-oic acid (−)-17-羟基-16β-贝壳杉-19-羧酸

16α*H*-17-Hydroxy-*ent*-kauran-19-oic acid $C_{20}H_{32}O_3$ (320.48). 【类型】贝壳杉烷型四环二萜. 【活性】抗细胞增殖和细胞毒 (*in vitro*, L-929, GI_{50} = 42.4μg/mL; K562, GI_{50} = 32.8μg/mL; HeLa, CC_{50} = 43μg/mL; 对照紫杉醇, L-929, GI_{50} = 0.1μg/mL; K562, GI_{50} = 0.01μg/mL; HeLa, CC_{50} = 0.01μg/mL)[1112]. 【来源】番荔枝 *Annona squamosa* (茎: 产率 = 0.00040%鲜重)[1044], 木榄 *Bruguiera gymnorrhiza* (茎: 产率 = 0.00015%), 腺梗豨莶 *Siegesbeckia orientalis* var. *pubescens* [Syn. *Siegesbeckia pubescens*]. 【文献】2, 168, 1044, 1112.

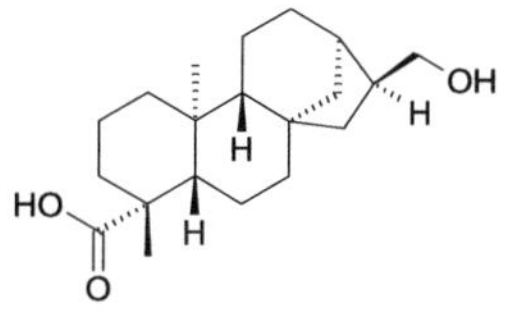

609 13-Hydroxy-16-*ent*-kauren-19-al 13-羟基-16-对映-贝壳杉烯-19-醛*

$C_{20}H_{30}O_2$ (302.46). 【类型】贝壳杉烷型四环二萜. 【活性】抗细胞增殖和细胞毒 (*in vitro*, L-929, GI_{50} = 11.5μg/mL; K562, GI_{50} = 10.5μg/mL; HeLa, CC_{50} = 42.3μg/mL; 对照紫杉醇, L-929, GI_{50} = 0.1μg/mL; K562, GI_{50} = 0.01μg/mL; HeLa, CC_{50} = 0.01μg/mL)[1112]. 【来源】木榄 *Bruguiera gymnorrhiza* (茎: 产率 = 0.00015%). 【文献】1112.

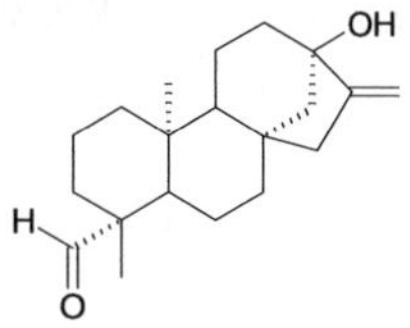

610 *ent*-11α-Hydroxy-16-kauren-15-one 对映-11α-羟基-16-贝壳杉烯-15-酮*

$C_{20}H_{30}O_2$ (302.46). 【类型】贝壳杉烷型四环二萜. 【活性】细胞毒 (人白血病细胞 HL-60, IC_{50} = 0.82μmol/L, 引导细胞凋亡)[905]; 细胞毒 (人白血病细胞株 HL-60, IC_{50} = 0.49μmol/L)[956]; 细胞凋亡增强剂 (人白血病细胞, TNFα 和喜树碱诱导的细胞凋亡, 选择性抑制依赖于 NF-κB 的抗凋亡蛋白)[1187]. 【来源】截形叶苔* *Jungermannia truncata*, 新西兰叶苔* *Jungermannia* sp. 【文献】905, 956, 1187.

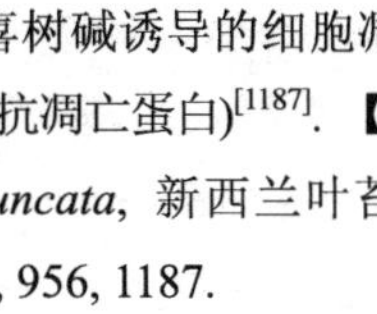

611 13-Hydroxy-15-oxozoapatlin

$C_{20}H_{26}O_4$ (330.43). 【类型】贝壳杉烷型四环二萜. 【活性】抗肿瘤 (*in vivo* hollow fiber 实验, 25~100mg/kg, 对 KB 和 LNCaP 细胞有活性)[1175]; 细胞毒 (培养的 KB 细胞, ED_{50} = 1.2μg/mL, LNCaP 细胞, ED_{50} = 1.5μg/mL,

Lu1 细胞, ED_{50} = 5.2μg/mL)[1175]. 【来源】姜饼树属 *Parinari sprucei* (叶). 【文献】1175.

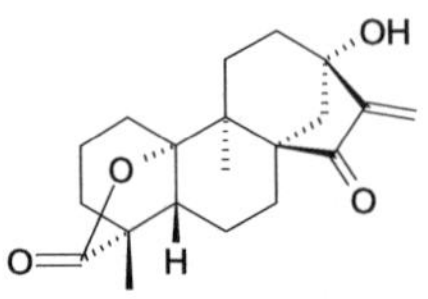

612　Inflexusin B 内折香茶菜新乙素 (大萼变型香茶菜丙素)

Macrocalyxoformin C [182266-57-5] $C_{20}H_{26}O_5$ (346.43). 无色长菱形晶体 (丙酮), mp 221~223℃, $[\alpha]_D^{18}$ = −187.6° (*c* = 0.5, 甲醇); mp 220~222℃, $[\alpha]_D^{6}$ = −186.7° (*c* = 0.5, 甲醇). 【类型】贝壳杉烷型四环二萜. 【活性】细胞毒 (艾氏腹水癌 EAC, *in vitro*); 抗菌 (金黄色葡萄球菌、枯草杆菌); 抗真菌(白色念珠菌). 【来源】大萼变型香茶菜 *Isodon macrocalyx*, 内折香茶菜 *Isodon inflexa* [Syn. *Rabdosia inflexa*]. 【文献】94, 868.

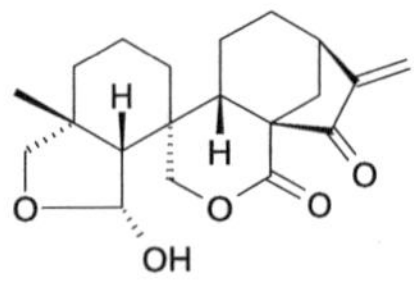

613　Isodonal 香茶菜醛

[16964-56-0] $C_{22}H_{28}O_7$ (404.46). mp 245~247℃ (分解); mp 219~221℃, $[\alpha]_D^{25}$ = +102.7° (*c* = 0.3, 吡啶). 【类型】贝壳杉烷型四环二萜. 【活性】细胞毒 (K562, IC_{50} = 2.29μmol/L, 对照顺铂 IC_{50} = 3.84μmol/L; Bcap37, IC_{50} = 28.64μmol/L, 顺铂 IC_{50} = 1.54μmol/L; BGC823, IC_{50} = 79.87μmol/L, 顺铂 IC_{50} = 2.54μmol/L; CA, IC_{50} = 9.04μmol/L, 顺铂 IC_{50} = 0.88μmol/L; HeLa, IC_{50} > 100μmol/L , 顺铂 IC_{50} = 3.60μmol/L)[945]; 细胞毒 (肝癌细胞, *in vitro*); 抗菌 (枯草杆菌、大肠埃希菌和金黄色葡萄球菌, EC = 1∶10000). 【来源】大叶香茶菜 *Rabdosia macrophylla*, 鲁山香茶菜* *Isodon rubescens* var. *lushanensis* (叶), 毛叶香茶菜 *Isodon japonica* [Syn. *Rabdosia japonica*]. 【文献】4, 167, 868, 945.

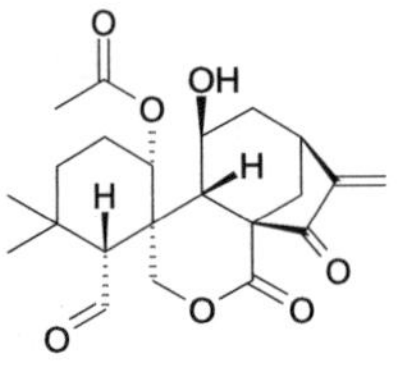

614　Isodonoiol 香茶菜醇

Rabdosin C; Rabdophyllin G $C_{22}H_{30}O_7$ (406.48). mp 271.8~272.3℃, $[\alpha]_D^{25}$ = +98.6° (c = 0.57, 吡啶). 【类型】贝壳杉烷型四环二萜. 【活性】细胞毒 (K562, IC_{50} = 10.15μmol/L, 对照顺铂 IC_{50} = 3.84μmol/L; Bcap37, IC_{50} = 101.32μmol/L, 对照顺铂 IC_{50} = 1.54μmol/L)[945]. 【来源】鲁山香茶菜* *Isodon rubescens* var. *lushanensis* (叶), 毛叶香茶菜 *Isodon japonica* [Syn. *Rabdosia japonica*]. 【文献】868, 945.

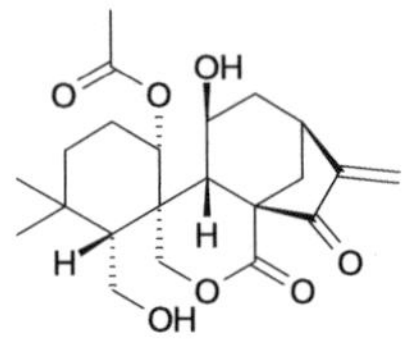

615　Jungermannenone A 新西兰叶苔酮 A*

$C_{20}H_{28}O_2$ (300.44). mp 105~106℃, $[\alpha]_D^{20}$ = −265.5° (*c* = 1.97, 三氯甲烷). 【类型】贝壳杉烷型四环二萜. 【活性】细胞毒 (人白血病细胞株 HL-60, IC_{50} = 0.28μmol/L)[956]. 【来源】新西兰叶苔* *Jungermannia* sp. 【文献】956.

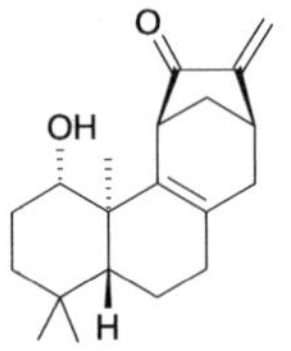

616　Kamebakaurin 贝壳杉素

$C_{20}H_{30}O_5$ (350.46). mp 232~234℃, $[\alpha]_D^{21.5}$ = −107° (*c* = 1.0, 甲醇). 【类型】贝壳杉烷型四环二萜. 【活性】细胞毒 (*in vitro*, P_{388}, ED_{50} = 0.82μg/mL)[633]; 抗炎 (特定的 NF-κB p50 亚基 DNA 结合活性抑制剂, 有价值的和 NF-κB 相关的抗炎药物候选化合物)[1173]; 抗炎 (*in vivo* 动物模型, 角叉莱胶诱导的炎症, 口服 20mg/kg 导致水肿脚趾体积下降 75%)[1173]; 抗炎 (脂多糖刺激的 RAW264.7 细胞, 不仅抑制发炎 NF-κB 靶标基因, 如 iNOS、COX-2 和 TNFα 的表达, 而且抑制 PGE_2 和 TNFα 的生成)[1173]; 抗炎 (关节炎模型, 在角叉莱胶诱导的分泌物中抑制中性粒细胞的补充, TNFα 和 PGE_2 的生成)[1173]. 【来源】长管香茶菜 *Rabdosia longituba*, 卡美香茶菜 *Isodon kameba*, 毛叶香茶菜 *Isodon japonica* [Syn. *Rabdosia japonica*], 尾叶香茶菜 *Rabdosia excisa* (地上部分: 产率 = 0.020%干重), 阴地宽叶香茶菜 *Isodon umbrosa* var. *latifolia*. 【文献】168, 633, 868, 1173.

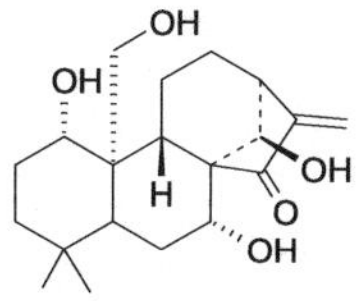

617 Kamebanin 卡美香茶菜宁*(1*α*,7*α*,14*β*-三羟基-对映-贝壳杉-16-烯-15-酮*)

1*α*,7*α*,14*β*-Trihydroxy-*ent*-kaur-16-en-15-one $C_{20}H_{30}O_4$ (334.46). mp 266~267℃, $[\alpha]_D^{19} = -108°$ (*c* = 1.0, 二噁烷). 【类型】贝壳杉烷型四环二萜. 【活性】细胞毒 (*in vitro*, P_{388}, $ED_{50} = 0.69\mu g/mL$)[633]. 【来源】卡美香茶菜 *Isodon kameba*, 尾叶香茶菜 *Rabdosia excisa* (地上部分: 产率 = 0.0023%干重), 阴地宽叶香茶菜 *Isodon umbrosa* var. *latifolia*. 【文献】633, 868.

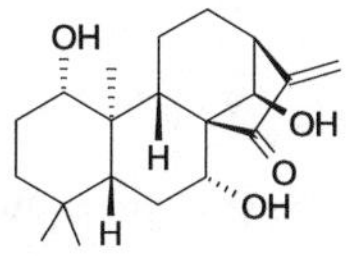

618 *ent*-9(11),16-Kauradiene-12,15-dione 对映-9(11),16-贝壳杉二烯-12,15-二酮*

$C_{20}H_{26}O_2$ (298.43). mp 114~116℃, $[\alpha]_D^{20} = +386.6°$ (*c* = 0.41, 三氯甲烷). 【类型】贝壳杉烷型四环二萜. 【活性】细胞毒 (人白血病细胞株 HL-60, $IC_{50} = 0.59\mu mol/L$)[956]. 【来源】新西兰叶苔* *Jungermannia* sp. 【文献】956.

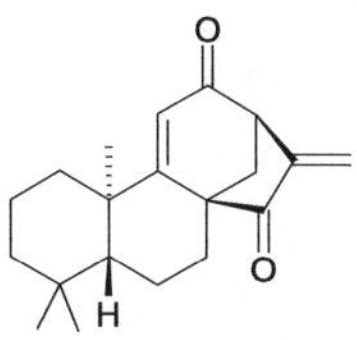

619 16*αH*-17,19-*ent*-Kauranediol 16*αH*-17,19-对映-贝壳杉烷二醇*

$C_{20}H_{34}O_2$ (306.49). 【类型】贝壳杉烷型四环二萜. 【活性】抗细胞增殖和细胞毒 (*in vitro*, L-929, $GI_{50} = 12.8\mu g/mL$; K562, $GI_{50} = 13.6\mu g/mL$; HeLa, $CC_{50} = 35.7\mu g/mL$; 对照紫杉醇, L-929, $GI_{50} = 0.1\mu g/mL$; K562, $GI_{50} = 0.01\mu g/mL$; HeLa, $CC_{50} = 0.01\mu g/mL$)[1112]. 【来源】木榄 *Bruguiera gymnorrhiza* (茎: 产率 = 0.00011%). 【文献】1112.

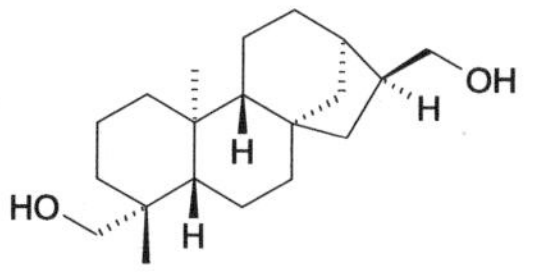

620 16-*ent*-Kaurene-13,19-diol 16-对映-贝壳杉烯-13,19-二醇*

$C_{20}H_{32}O_2$ (304.48). 【类型】贝壳杉烷型四环二萜. 【活性】抗细胞增殖和细胞毒 (*in vitro*, L-929, $GI_{50} = 50\mu g/mL$; K562, $GI_{50} = 50\mu g/mL$; HeLa, $CC_{50} = 50\mu g/mL$; 对照紫杉醇, L-929, $GI_{50} = 0.1\mu g/mL$; K562, $GI_{50} = 0.01\mu g/mL$; HeLa, $CC_{50} = 0.01\mu g/mL$)[1112]. 【来源】木榄 *Bruguiera gymnorrhiza* (茎: 产率 = 0.00012%). 【文献】1112.

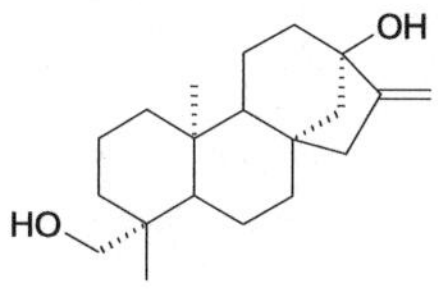

621 (−)-Kaur-16-en-19-ol (−)-贝壳杉-16-烯-19-醇

16-*ent*-Kauren-19-ol $C_{20}H_{32}O$ (288.48). 白色固体, mp 133~134℃, $[\alpha]_D^{20} = -51.6°$ (*c* = 1.0, 三氯甲烷). 【类型】贝壳杉烷型四环二萜. 【活性】抗细胞增殖和细胞毒 (*in vitro*, L-929, $GI_{50} = 18.2\mu g/mL$; K562, $GI_{50} = 6.80\mu g/mL$; HeLa, $CC_{50} = 32.8\mu g/mL$; 对照紫杉醇, L-929, $GI_{50} = 0.1\mu g/mL$; K562, $GI_{50} = 0.01\mu g/mL$; HeLa, $CC_{50} = 0.01\mu g/mL$)[1112]; Na^+,K^+-ATP 酶抑制剂 (从大鼠脑提取的粗酶, $IC_{50} = 500\mu mol/L$)[1328]. 【来源】光叶巴豆 *Croton oblongifolius* [Syn. *Croton laevigatus*] (半合成衍生物), 木榄 *Bruguiera gymnorrhiza* (茎: 产率 = 0.00016%). 【文献】1112, 1328.

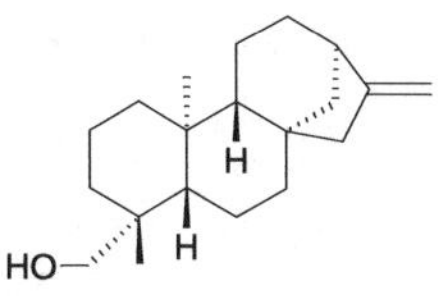

622 Lasiodonin 绵毛果香茶菜宁*

[38602-52-7] $C_{20}H_{28}O_6$ (364.44). mp 252~254℃ (dec), $[\alpha]_D^{17} = -100°$ (*c* = 1.0, 吡啶). 【类型】贝壳杉烷型四环二萜. 【活性】细胞毒 (K562, $IC_{50} = 5.35\mu mol/L$, 对照顺铂 $IC_{50} = 3.84\mu mol/L$; Bcap37, $IC_{50} = 112.53\mu mol/L$,

对照顺铂 IC_{50} = 1.54μmol/L)[945]. 【来源】鲁山香茶菜* *Isodon rubescens* var. *lushanensis* (叶), 粗果香茶菜 *Isodon lasiocarpa*. 【文献】868, 945.

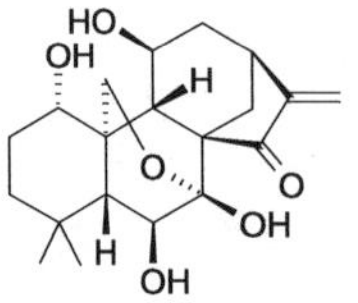

623 Lasiokaurin 绵毛果栲利素

[28957-08-6] $C_{22}H_{30}O_7$ (406.48). 无色针晶 (甲醇), mp 237~241℃, $[\alpha]_D^{23}$ = −57° (*c* = 0.2, 乙醇); mp 223~226℃, $[\alpha]_D$ = −68° (*c* = 0.05, 乙醇); mp 226~229℃. 【类型】贝壳杉烷型四环二萜. 【活性】细胞毒 (DNA 损伤活性, 突变酵母菌株 RAD 52Y, IC_{12} = 90μg/mL, 对照 Streptonigrin, IC_{12} = 0.4μg/mL; 野生酵母菌株 RAD^+, IC_{12} > 100μg/mL, 对照 Streptonigrin, IC_{12} = 1.0μg/mL)[1293]; 抗肿瘤 [EAC *in vivo*, 10mg/(kg·d), 7d ip, 生命延长率 = 70.6%; HAC *in vivo*, 10mg/(kg·d), 7d ip, 生命延长率 = 109.7%]; 抗菌 (金黄色葡萄球菌, MIC = 15.6μg/mL; 藤黄八叠球菌, MIC = 7.8μg/mL; 大肠埃希菌, MIC ≥ 250μg/mL; 变形杆菌 I, MIC ≥ 250μg/mL); LD_{50} (鼠, ip) > 70mg/kg. 【来源】毛叶香茶菜 *Isodon japonica* [Syn. *Rabdosia japonica*], 绵毛果香茶菜 *Isodon lasiocarpus*, 显脉香茶菜 *Rabdosia nervosa*, 皱叶香茶菜 *Isodon rugosus* [Syn. *Rabdosia rugosa*]. 【文献】3, 98, 169, 1293.

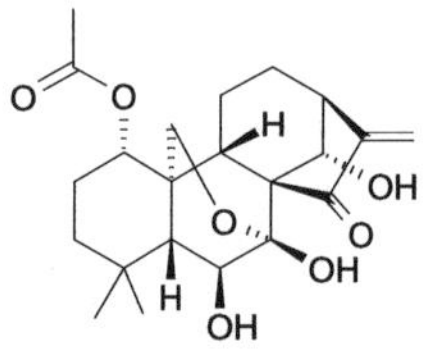

624 Laxiflorin J 疏花毛萼香茶菜素 J*

6*β*-Hydroxy-3*α*,20-epoxy-*ent*-kaur-16-en-1,7,15-trione

$C_{20}H_{24}O_5$ (344.41). 无色晶体 (丙酮), mp 180.5~182.5℃, $[\alpha]_D^{23.9}$ = −167.93° (*c* = 0.40, 三氯甲烷). 【类型】贝壳杉烷型四环二萜. 【活性】细胞毒 (*in vitro*, K562, IC_{50} = 0.47μg/mL; A549, IC_{50} = 49.1μg/mL; T24, IC_{50} = 0.314μg/mL; 对照顺铂: K562, IC_{50} = 2.02μg/mL; A549, IC_{50} = 11.94μg/mL; T24, IC_{50} = 1.16μg/mL)[1054]. 【来源】疏花毛萼香茶菜 *Isodon eriocalyx* var. *laxiflora* (叶: 产率 = 0.00021%干重). 【文献】1054.

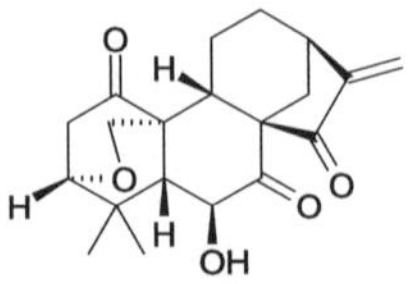

625 Laxiflorin K 疏花毛萼香茶菜素 K*

16(*S*)-6*β*,17-Dihydroxy-3*α*, 20-epoxy-*ent*-kaur-1,7, 15-trione

$C_{20}H_{26}O_6$ (362.43). 白色粉末, $[\alpha]_D^{11.7}$ = −65.17° (*c* = 0.29, 甲醇). 【类型】贝壳杉烷型四环二萜. 【活性】细胞毒 (*in vitro*, K562, IC_{50} = 11.9μg/mL; T24, IC_{50} = 1753μg/mL; 对照顺铂: K562, IC_{50} = 2.02μg/mL; T24, IC_{50} = 1.16μg/mL)[1054]. 【来源】疏花毛萼香茶菜 *Isodon eriocalyx* var. *laxiflora* (叶: 产率 = 0.000048%干重). 【文献】1054.

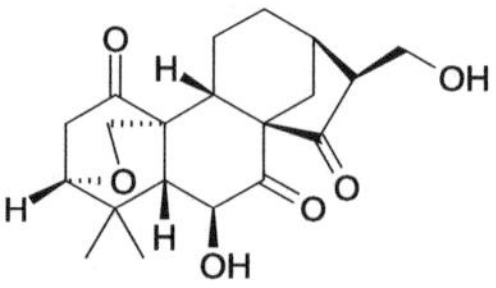

626 Laxiflorin L 疏花毛萼香茶菜素 L*

6*β*,15*β*-Dihydoxy-3*α*,20-epoxy-*ent*-kaur-16-en-1,7-dione

$C_{20}H_{26}O_5$ (346.43). 无色针晶 (丙酮), mp 302.5~304℃, $[\alpha]_D^{15.1}$ = −131.84° (*c* = 0.20, 甲醇). 【类型】贝壳杉烷型四环二萜. 【活性】细胞毒 (*in vitro*, K562, IC_{50} = 1.13μg/mL; A549, IC_{50} = 24.7μg/mL; T24, IC_{50} = 5.16μg/mL; 对照顺铂: K562, IC_{50} = 2.02μg/mL; A549, IC_{50} = 11.94μg/mL; T24, IC_{50} = 1.16μg/mL)[1054]. 【来源】疏花毛萼香茶菜 *Isodon eriocalyx* var. *laxiflora* (叶: 产率 = 0.000092%干重). 【文献】1054.

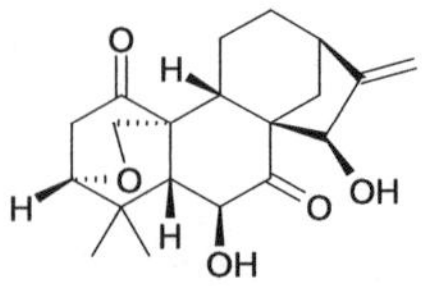

627 Longikaurin A 长管香茶菜考瑞恩 A*

[75207-67-9] $C_{20}H_{28}O_5$ (348.44). mp 223~225℃, $[\alpha]_D^{25}$ = −91.1° (*c* = 0.21, 吡啶). 【类型】贝壳杉烷型四环二萜. 【活性】细胞毒 (大鼠乳腺癌细胞 *in vitro*, 1μg/mL, 抑制率 = 74%); 抗菌 (金黄色葡萄球菌, MIC = 12.5μg/mL; 大肠埃希菌, MIC > 200μg/mL). 【来源】

长管香茶菜 *Rabdosia longituba*.【文献】4, 167, 868.

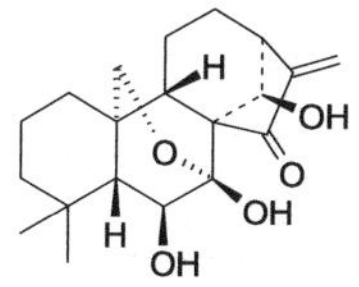

628 Longikaurin B 长管香茶菜考瑞恩 B*

[75207-66-8] $C_{22}H_{30}O_7$ (406.48). mp 238~239.5℃, $[\alpha]_D^{25}$ = −115.9° (*c* = 0.12, 吡啶).【类型】贝壳杉烷型四环二萜.【活性】细胞毒 (K562, IC_{50} = 0.30μg/mL, 对照米托蒽醌, IC_{50} = 0.29μg/mL; HL-60, IC_{50} = 0.44μg/mL, 米托蒽醌, IC_{50} = 0.29μg/mL; HCT, IC_{50} = 8.61μg/mL, 米托蒽醌, IC_{50} = 1.54μg/mL; MKN28, IC_{50} = 0.46μg/mL, 米托蒽醌, IC_{50} = 0.02μg/mL)[1245]; 细胞毒 (大鼠乳腺癌细胞 *in vitro*); 抗菌 (金黄色葡萄球菌, MIC = 25μg/mL; 大肠埃希菌, MIC ≥ 200μg/mL).【来源】长管香茶菜 *Rabdosia longituba*, 旱生香茶菜 *Isodon xerophilus* (叶).【文献】4, 167, 868, 1245.

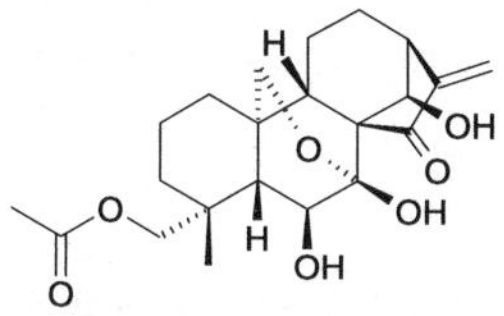

629 Ludongnin J 卢氏冬凌草宁 J*

6*α*-Methoxy-6,7-seco-6,19-epoxy-7,20-olide-*ent*-kaur-16(17)-en-15-one $C_{21}H_{28}O_5$ (360.45). 无色立方晶体 (甲醇), mp 164~165℃, $[\alpha]_D^{20}$ = −233.9° (*c* = 0.93, 甲醇).【类型】贝壳杉烷型四环二萜.【活性】细胞毒 (*in vitro*, K562, IC_{50} = 0.18μg/mL; CA, IC_{50} = 0.09μg/mL; HeLa, IC_{50} = 0.7μg/mL; 对照顺铂: K562, IC_{50} = 0.52μg/mL; CA, IC_{50} = 0.88μg/mL; HeLa, IC_{50} = 3.6μg/mL)[1090].【来源】卢氏冬凌草 *Isodon rubescens* var. *lushiensis* (叶: 产率 = 0.00026%干重).【文献】1090.

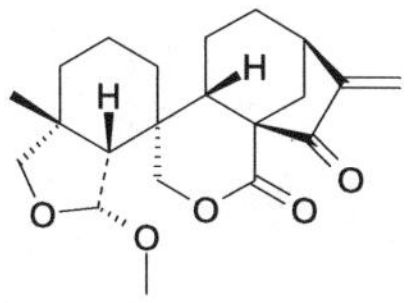

630 Lungshengenin A 龙胜香茶菜乙酯 A

$C_{26}H_{36}O_9$ (492.57). mp 138~140℃, $[\alpha]_D^{21}$ = −21.9° (*c* = 1.2, 吡啶).【类型】贝壳杉烷型四环二萜.【活性】抗肿瘤 (IC_{50} ≤ 10μg/kg); 细胞毒 (K562).【来源】龙胜香茶菜 *Isodon lungshengensis*.【文献】173, 868.

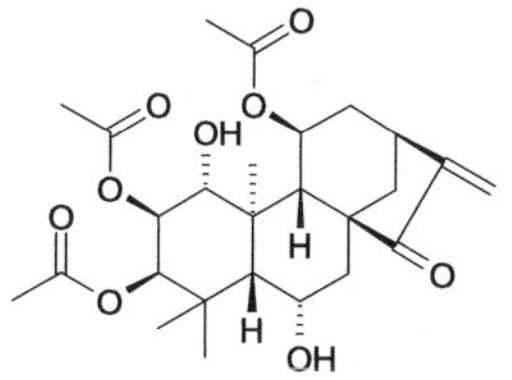

631 Lungshengenin C 龙胜香茶菜乙酯 C

$C_{26}H_{36}O_8$ (476.57). 无色针状晶体 (丙酮), mp 199~201℃, $[\alpha]_D^{22}$ = −53.7° (*c* = 0.39, 三氯甲烷).【类型】贝壳杉烷型四环二萜.【活性】细胞毒 (K562).【来源】龙胜香茶菜 *Isodon lungshengensis*.【文献】173.

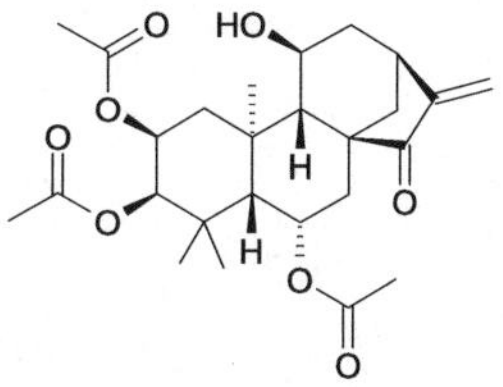

632 Lungshengenin G 龙胜香茶菜乙酯 G

$C_{26}H_{34}O_9$ (490.56). 无定形粉末, $[\alpha]_D^{27}$ = −80.4° (*c* = 0.34, 甲醇).【类型】贝壳杉烷型四环二萜.【活性】抗肿瘤 (IC_{50} ≤ 10μg/kg); 细胞毒 (K562).【来源】龙胜香茶菜 *Isodon lungshengensis*.【文献】173, 868.

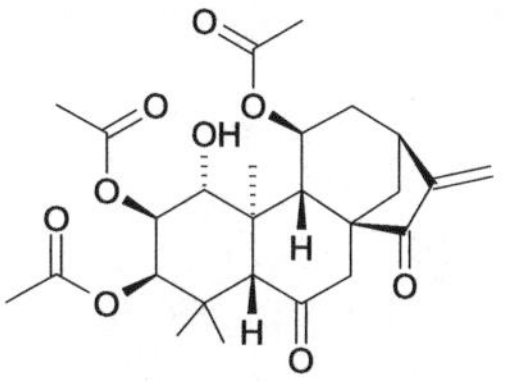

633 Lushanrubescensin H 鲁山香茶菜新 H*

$C_{22}H_{30}O_6$ (390.48). 无色针晶, mp 201~202℃, $[\alpha]_D^{20}$ = +31.8° (*c* = 0.32, 丙酮).【类型】贝壳杉烷型四环二萜.【活性】细胞毒 (K562, IC_{50} = 3.56μmol/L, 对照顺铂 IC_{50} = 3.84μmol/L; Bcap37, IC_{50} = 13.42μmol/L, 顺铂 IC_{50} = 1.54μmol/L; BGC823, IC_{50} = 8.91μmol/L, 顺铂 IC_{50} = 2.54μmol/L; CA, IC_{50} = 8.25μmol/L, 顺铂 IC_{50} = 0.88μmol/L; HeLa, IC_{50} > 100μmol/L, 顺铂 IC_{50} = 3.60μmol/L)[945].【来源】鲁山香茶菜 *Isodon rubescens* var. *lushanensis* (叶).【文献】945.

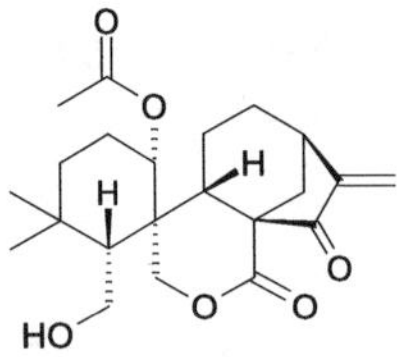

634 Maoecrystal P 毛萼晶 P

$C_{20}H_{22}O_5$ (342.4). mp 234~236℃, $[\alpha]_D^{25} = -141.7°$ (c = 0.30, 三氯甲烷).【类型】贝壳杉烷型四环二萜.【活性】细胞毒 (*in vitro*, K562, IC_{50} = 0.132μg/mL; A549, IC_{50} = 69.5μg/mL; T24, IC_{50} = 0.051μg/mL; 对照顺铂: K562, IC_{50} = 2.02μg/mL; A549, IC_{50} = 11.94μg/mL; T24, IC_{50} = 1.16μg/mL)[1054].【来源】毛萼香茶菜 *Rabdosia eriocalyx*, 疏花毛萼香茶菜 *Isodon eriocalyx* var. *laxiflora* (叶: 产率 = 0.00040%干重).【文献】868, 1054.

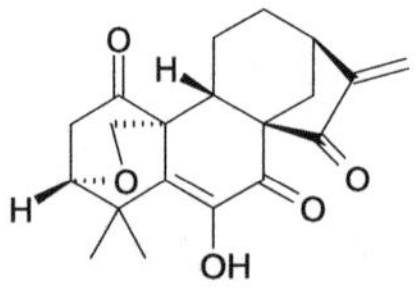

635 Maoyecrystal I 毛叶晶 I*

$C_{20}H_{26}O_5$ (346.43). 白色无定形粉末, $[\alpha]_D^{25.5} = -32.47°$ (c=0.15, 甲醇).【类型】贝壳杉烷型四环二萜.【活性】细胞毒 (K562 细胞, IC_{50} = 7.30μg/mL, 阳性对照顺铂, IC_{50} = 1.14μg/mL)[1180].【来源】毛叶香茶菜 *Isodon japonica* [Syn. *Rabdosia japonica*].【文献】1180.

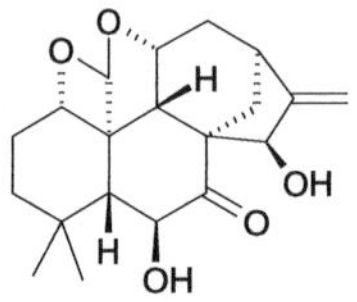

636 Melissoidesin G 苞叶香茶菜庚素

$C_{24}H_{34}O_7$ (434.53). 无定形粉末, $[\alpha]_D^{22} = -35.3°$ (c = 0.52, 三氯甲烷); $[\alpha]_D^{25.6} = -32.6°$ (c = 0.369, 甲醇).【类型】贝壳杉烷型四环二萜.【活性】细胞毒 (*in vitro*, 白血病 HL-60 细胞, 细胞凋亡途径:抑制谷胱甘肽, 提高 As_2O_3 毒性)[1389]; 细胞毒 (*in vitro*, BGC823 人肿瘤细胞, IC_{50} = 6.62μg/mL, 对照长春新碱, IC_{50} = 0.066μg/mL)[1106]; 细胞毒 (人 K562 癌细胞, IC_{50} = 0.3μg/mL, 对照顺铂 IC_{50} = 1.1μg/mL)[1161].【来源】苞叶香茶菜 *Isodon melissoides* (地上部分: 产率 = 0.00066%干重), 冬凌草 *Rabdosia rubescens* (叶).【文献】868, 929, 1161, 1106, 1389.

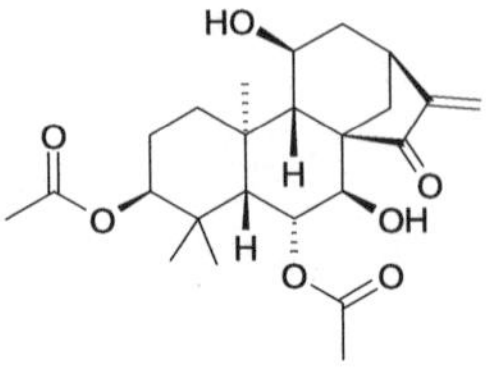

637 Melissoidesin N 苞叶香茶菜素 N

3*β*,11*β*-Dihydroxy-6*α*-acetoxy-*ent*-kaur-16-en-15-one $C_{22}H_{32}O_5$ (376.5). 无色晶体 (丙酮), mp 248~250℃, $[\alpha]_D^{20} = -68.18°$ (c = 0.07, 甲醇).【类型】贝壳杉烷型四环二萜.【活性】细胞毒 (*in vitro*, BGC823 人肿瘤细胞, IC_{50} = 0.036μg/mL, 对照长春新碱, IC_{50} = 0.066μg/mL)[1106].【来源】苞叶香茶菜 *Isodon melissoides* (地上部分: 产率 = 0.00056%干重).【文献】1106.

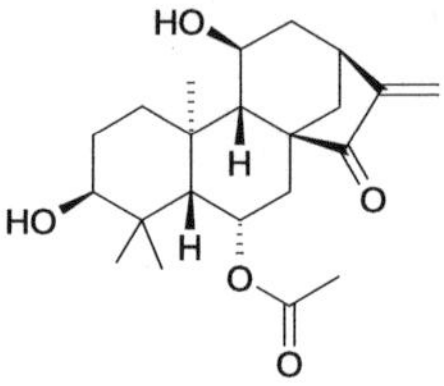

638 Melissoidesin O 苞叶香茶菜素 O

11*β*-Hydroxy-3*β*,6*α*-diacetoxy-*ent*-kaur-16-en-15-one $C_{24}H_{34}O_6$ (418.53). 无色晶体 (丙酮), mp 226~228℃, $[\alpha]_D^{20} = -51.52°$ (c = 0.30, 甲醇).【类型】贝壳杉烷型四环二萜.【活性】细胞毒 (*in vitro*, BGC823 人肿瘤细胞, IC_{50} = 7.83μg/mL, 对照长春新碱, IC_{50} = 0.066μg/mL)[1106].【来源】苞叶香茶菜 *Isodon melissoides* (地上部分: 产率 = 0.0013%干重).【文献】1106.

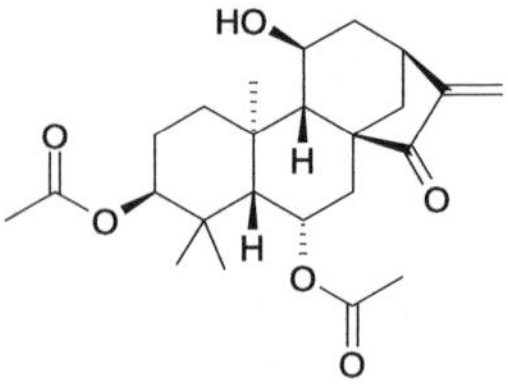

639 Melissoidesin S 苞叶香茶菜素 S

1*α*,11*β*-Dihydroxy-3*β*,6*α*-diacetoxy-*ent*-kaur-16-en-15-one $C_{24}H_{34}O_7$ (434.53). 无色晶体 (丙酮), mp 238~240℃, $[\alpha]_D^{20} = -53.4°$ (c = 0.21, 甲醇).【类型】贝壳杉烷型四环二萜.【活性】细胞毒 (*in vitro*, BGC823 人肿瘤

细胞，IC_{50} = 7.71μg/mL, 对照长春新碱，IC_{50} = 0.066μg/mL)[1106].【来源】苞叶香茶菜 *Isodon melissoides* (地上部分: 产率 =0.031%干重).【文献】1106.

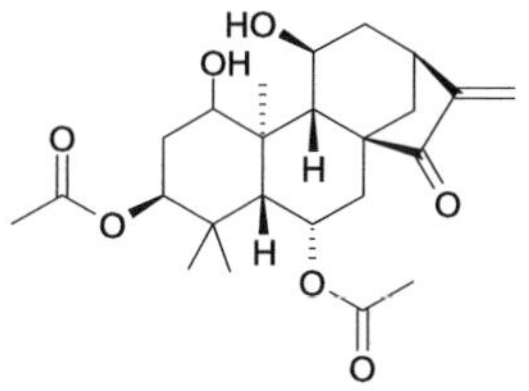

640 Methyl 16α,17-dihydroxy-*ent*-kauran-19-oate 16α,17-二羟基-对映-贝壳杉-19-酸甲酯*

$C_{21}H_{34}O_4$ (350.50).【类型】贝壳杉烷型四环二萜.【活性】抗细胞增殖和细胞毒 (*in vitro*, L-929, GI_{50} = 39.5μg/mL; K562, GI_{50} = 27.7μg/mL; HeLa, CC_{50} = 40.5μg/mL; 对照紫杉醇，L-929, GI_{50} = 0.1μg/mL; K562, GI_{50} = 0.01μg/mL; HeLa, CC_{50} = 0.01μg/mL)[1112].【来源】木榄 *Bruguiera gymnorrhiza* (茎: 产率 = 0.00019%).【文献】1112.

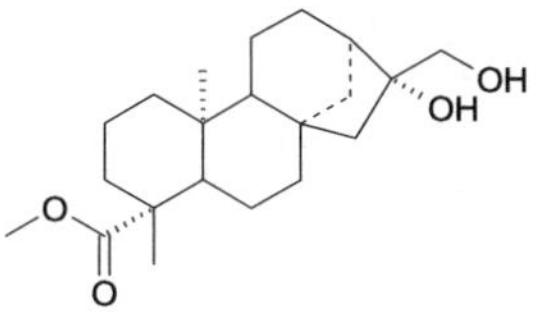

641 Methyl 16α,17-dihydroxy-*ent*-9(11)-kau-ren-19-oate 16α,17-二羟基-对映-9(11)-贝壳杉烯-19-酸甲酯*

$C_{21}H_{32}O_4$ (348.49).【类型】贝壳杉烷型四环二萜.【活性】抗细胞增殖和细胞毒 (*in vitro*, L-929, GI_{50} = 41.9μg/mL; K562, GI_{50} = 26.7μg/mL; HeLa, CC_{50} = 38.7μg/mL; 对照紫杉醇，L-929, GI_{50} = 0.1μg/mL; K562, GI_{50} = 0.01μg/mL; HeLa, CC_{50} = 0.01μg/mL)[1112].【来源】木榄 *Bruguiera gymnorrhiza* (茎: 产率 = 0.00046%).【文献】1112.

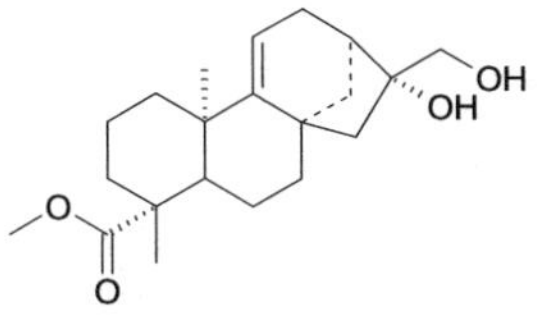

642 Nodosin 诺多星

[10391-09-0] $C_{20}H_{26}O_6$ (362.43). 晶体, mp 275~280℃ (分解), $[\alpha]_D^{17}$ = −203°, $[\alpha]_D^{20}$ = −225.3° (*c* = 0.38, 吡啶).【类型】贝壳杉烷型四环二萜.【活性】苦味成分 (香茶菜); 抗菌 (革兰阳性菌); 昆虫生长抑制剂; 细胞毒 (K562 细胞, MTT 方法, IC_{50} = 1.43μg/mL, 对照顺铂, IC_{50} = 0.53μg/mL)[819].【来源】毛叶香茶菜 *Isodon japonica* [Syn. *Rabdosia japonica*], 黑花延命草 *Isodon trichocarpus*, 山地香茶菜 *Isodon oresbia* (地上部分).【文献】299, 819, 868.

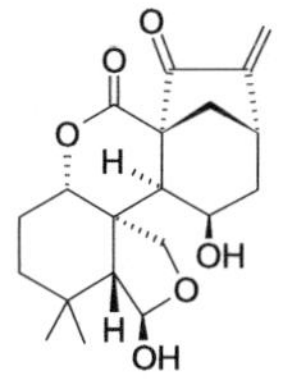

643 Oridonin 冬凌草素(冬凌草甲素)

Rubescensine; Rubescensin A; Isodonol [28957- 04-2] $C_{20}H_{28}O_6$ (364.44). 无色棱柱状晶体 (乙醇), mp 254~260℃, $[\alpha]_D^{25}$ = −51° (*c* = 0.1, 乙醇); mp 250~252℃, $[\alpha]_D$ = −54.6° (*c* = 0.097, 乙醇); mp 247~250℃; mp 248~250℃, $[\alpha]_D^{17}$ = −46°, (*c* = 1.0, 吡啶).【类型】贝壳杉烷型四环二萜.【活性】细胞毒 (*in vitro*, 白血病 K562 细胞, 细胞凋亡途径:抑制端粒酶和 BCL-2, 活化 BAX)[1389]; 抗血管生成 (*in vitro*, 2.5μg/mL)[626]; 细胞毒 (K562, IC_{50} = 4.37μmol/L, 对照顺铂 IC_{50} = 3.84μmol/L; Bcap37, IC_{50} = 8.32μmol/L, 顺铂 IC_{50} = 1.54μmol/L; BIU87, IC_{50} = 55.91μmol/L, 顺铂 IC_{50} = 4.34μmol/L; CA, IC_{50} = 0.06μmol/L, 顺铂 IC_{50} = 0.88μmol/L; CNE, IC_{50} = 16.50μmol/L, 顺铂 IC_{50} = 6.54μmol/L; HeLa, IC_{50} = 28.67μmol/L , 顺铂 IC_{50} = 3.60μmol/L)[945]; 抗菌 (强烈作用于革兰阳性菌, 金黄色葡萄球菌, MIC = 31μg/mL; 革兰阴性菌, MIC = 62.5~500μg/mL); 抑制 DNA、RNA 和蛋白质的生物合成; 杀幼虫剂 (抑制规则鳞翅目幼虫生长); 博来霉素 A5 抗肿瘤增效剂; 抗肿瘤 (人和动物, *in vitro* 和 *in vivo*, 用于治疗食管癌、胰腺癌和肝癌)[556]; 细胞毒 (MGc803 人胃腺癌细胞, CaEs-17 食管癌细胞, *in vitro*, 有效浓度 < 15mg/mL; Ehrlich 腹水癌, *in vitro*; 作用机制可能是和癌细胞中酶的特定部位共价结合)[1304]; 细胞毒 (L_{1210} 细胞 *in vitro*, 以浓度依赖方式抑制 DNA、RNA 和蛋白质合成)[1304]; 抗肿瘤 (鼠 L_{1210} 白血病, *in vivo*)[1304]; LD_{50} (鼠, ip) = 37.5mg/kg, 35~40mg/kg 和 55.8mg/kg.【来源】冬凌草(碎米桠)

Rabdosia rubescens (全株: 平均含量 = 0.575%[1375]; 叶: 平均含量 = 0.775%[1375]), 鲁山香茶菜* *Isodon rubescens* var. *lushanensis* (叶), 毛果香茶菜 *Isodon trichocarpa*, 毛叶香茶菜 *Isodon japonica* [Syn. *Rabdosia japonica*], 绵毛果香茶菜 *Isodon lasiocarpus*, 显脉香茶菜 *Rabdosia nervosa*, 皱叶香茶菜 *Isodon rugosus* [Syn. *Rabdosia rugosa*]. 【文献】2, 3, 98, 167, 556, 626, 868, 945, 1293, 1304, 1375, 1389.

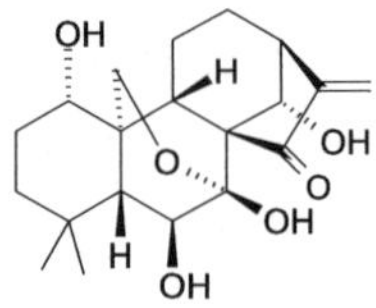

644　Ponicidin 冬凌草乙素

Rubescensine B [52617-37-5] $C_{20}H_{26}O_6$ (362.43). 无色针状晶体 (甲醇), mp 238~241℃; mp 236~241℃, $[\alpha]_D^{23}$ = −107℃ (*c* = 0.12, 吡啶), mp 236~238℃, $[\alpha]_D^{17}$ = −118° (*c* = 0.1, 吡啶). 【类型】贝壳杉烷型四环二萜. 【活性】细胞毒 (*in vitro*, 肺癌细胞, 细胞凋亡途径: 抑制 BCL-2, 活化胱天蛋白酶 s 和 BAX)[1389]; 抗肿瘤 (多种类型转移瘤); 细胞毒 (K562, IC_{50} = 2.26μmol/L, 对照顺铂, IC_{50} = 3.84μmol/L; Bcap37, IC_{50} = 6.76μmol/L, 对照顺铂, IC_{50} = 1.54μmol/L; BGC823, IC_{50} = 55.17μmol/L, 对照顺铂, IC_{50} = 2.54μmol/L; BIU87, IC_{50} = 13.26μmol/L, 对照顺铂, IC_{50} = 4.34μmol/L; CA, IC_{50} = 0.06μmol/L, 对照 Cisplatin IC_{50} = 0.88μmol/L; CNE, IC_{50} = 13.26μmol/L, 对照顺铂, IC_{50} = 6.54μmol/L; HeLa, IC_{50} = 11.31μmol/L , 对照顺铂, IC_{50} = 3.60μmol/L)[945], 细胞毒 (EAC, *in vitro*); 抗血管生成 (*in vitro*, 1.5μg/mL)[626]; LD_{50} (鼠, ip) = 45.1mg/kg. 【来源】冬凌草(碎米桠) *Rabdosia rubescens* (叶: 8 月采集平均含量 = 0.206%[1375]), 鲁山香茶菜* *Isodon rubescens* var. *lushanensis* (叶), 毛叶香茶菜 *Isodon japonica* [Syn. *Rabdosia japonica*], 显脉香茶菜 *Rabdosia nervosa*. 【文献】4, 98, 299, 626, 868, 945, 1375, 1389.

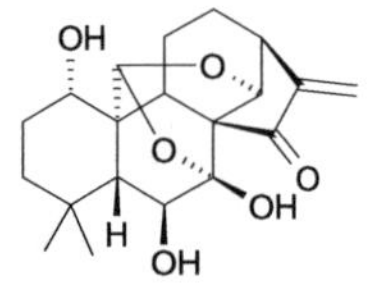

645　Rabdocoetsin B 细锥香茶菜素 B

$C_{22}H_{30}O_6$ (390.48). $[\alpha]_D^{20}$ = −75.2° (*c* = 0.11, 甲醇). 【类型】贝壳杉烷型四环二萜. 【活性】细胞毒 (人 K562 癌细胞, IC_{50} = 0.13μg/mL, 对照顺铂, IC_{50} = 0.52μg/mL)[1357]. 【来源】细锥香茶菜 *Rabdosia coetsa*, 紫毛香茶菜 *Isodon enanderianus* (地上部分). 【文献】168, 868, 1357.

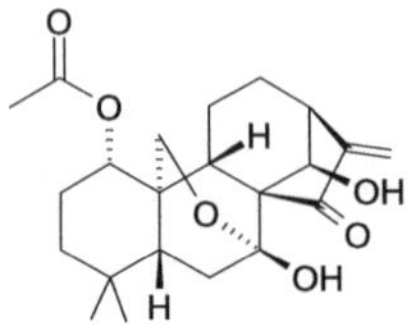

646　Rabdocoetsin D 细锥香茶菜素 D

$C_{22}H_{30}O_6$ (390.48). $[\alpha]_D^{20}$ = −96.1° (*c* = 0.08, 甲醇). 【类型】贝壳杉烷型四环二萜. 【活性】细胞毒 (人 K562 癌细胞, IC_{50} = 0.87μg/mL, 对照顺铂, IC_{50} = 0.52μg/mL)[1357]. 【来源】细锥香茶菜 *Rabdosia coetsa*, 紫毛香茶菜 *Isodon enanderianus* (地上部分). 【文献】168, 868, 1357.

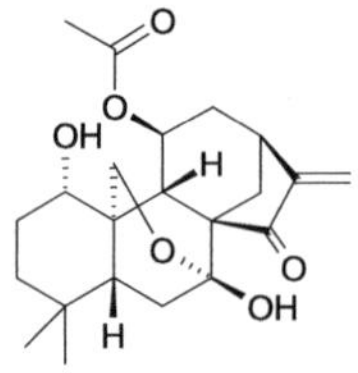

647　Rabdoforrestin A 紫萼香茶菜甲素

[117695-11-1] $C_{28}H_{38}O_{10}$ (534.61). 【类型】贝壳杉烷型四环二萜. 【活性】细胞毒 (MG、EAC). 【来源】毛梗狭叶香茶菜 *Isodon angustifolius* var. *glabrescens* (叶: 产率 = 0.0093%), 紫萼香茶菜 *Isodon forrestii* (叶: 产率 = 0.28%). 【文献】866, 867.

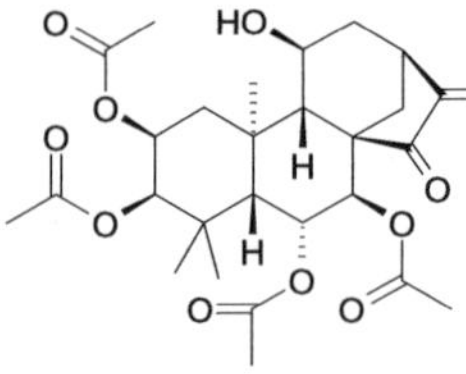

648　Rabdokunmin C 昆明香茶菜丙素(7*α*,12*α*,14*β*,18-四羟基-对映-贝壳杉-16-烯-15-酮*)

7*α*, 12*α*, 14*β*, 18-Tetrahydroxy-*ent*-kaur-16-en-15-one $C_{20}H_{30}O_5$ (350.46). mp 145~146℃, $[\alpha]_D^{21}$ = −85.7° (*c* =

0.54, 甲醇).【类型】贝壳杉烷型四环二萜.【活性】细胞毒 (*in vitro*, P_{388}, ED_{50} = 1.06μg/mL)[633].【来源】昆明香茶菜 *Isodon kunmingensis*, 尾叶香茶菜 *Rabdosia excisa* (地上部分: 产率 = 0.0024%干重).【文献】633, 868.

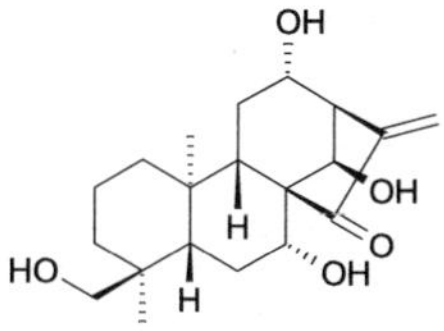

649 Rabdophyllin H 大叶香茶菜辛素 (大叶辛)

[102641-82-7] $C_{24}H_{36}O_9$ (468.55). 白色晶体, mp 234~236℃, mp 220~222℃.【类型】贝壳杉烷型四环二萜.【活性】抗肿瘤 (小鼠, 艾氏腹水癌 EAC, 生命延长率 = 188.9% P<0.01); 细胞毒 (人肝细胞株 QGY-7703, *in vitro*, IC_{50} = 3.87μg/mL).【来源】大叶香茶菜 *Rabdosia macrophylla* (叶).【文献】20, 290, 868.

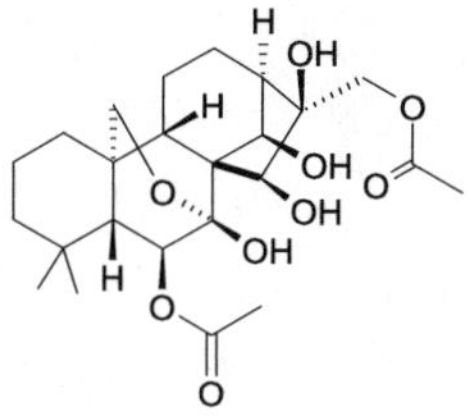

650 Rabdoserrin A 溪黄草素 A

[96685-01-7] $C_{20}H_{26}O_5$ (346.43). 无色片状晶体 (三氯甲烷−乙醇), mp 312~314℃, $[\alpha]_D^{20}$ = −98.2° (c = 1.4, DMF)【类型】贝壳杉烷型四环二萜.【活性】细胞毒 (HeLa, 4μg/mL, 抑制率 = 87.6%).【来源】内折香茶菜 *Isodon inflexa* [Syn. *Rabdosia inflexa*] (叶: 产率 = 0.057%), 溪黄草 *Rabdosia serra* (茎叶).【文献】16, 184, 868.

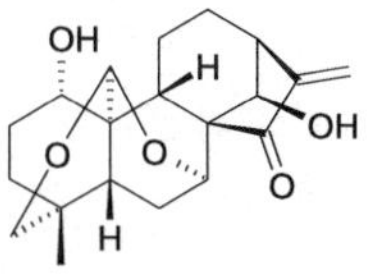

651 Rabdoserrin B 溪黄草素 B

[96685-00-6] $C_{20}H_{30}O_6$ (366.46). mp 278~280 ℃, $[\alpha]_D^{20}$ = −95.8° (c = 0.6, 吡啶).【类型】贝壳杉烷型四环二萜.【活性】细胞毒 (*in vitro*, P_{388}, ED_{50} = 1.01μg/mL; HeLa)[633].【来源】内折香茶菜 *Isodon inflexa* [Syn. *Rabdosia inflexa*] (叶: 产率 = 0.011%), 尾叶香茶菜 *Rabdosia excisa* (地上部分: 产率 = 0.00053%干重), 溪黄草 *Rabdosia serra*.【文献】168, 184, 633, 868.

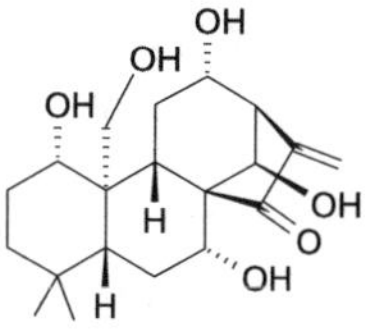

652 Rabdosin B 毛叶香茶菜素 B

Exidonin $C_{24}H_{32}O_8$ (448.52). mp 182~184℃, $[\alpha]_D^{13}$ = 130.6° (c = 2.20, 吡啶).【类型】贝壳杉烷型四环二萜.【活性】细胞毒 (K562, IC_{50} = 4.61μmol/L, 对照顺铂 IC_{50} = 3.84μmol/L; Bcap37, IC_{50} = 15.84μmol/L, 顺铂 IC_{50} = 1.54μmol/L; BGC823, IC_{50} = 10.93μmol/L, 顺铂 IC_{50} = 2.54μmol/L; CA, IC_{50} > 100μmol/L, 顺铂 IC_{50} = 0.88μmol/L; HeLa, IC_{50} > 100μmol/L, 顺铂 IC_{50} = 3.60μmol/L)[945].【来源】鲁山香茶菜* *Isodon rubescens* var. *lushanensis* (叶), 毛叶香茶菜 *Isodon japonica* [Syn. *Rabdosia japonica*].【文献】4, 868, 945.

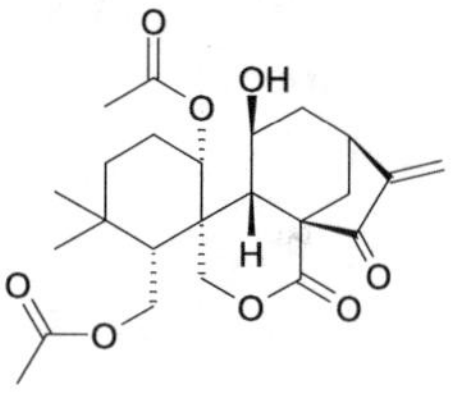

653 Rosthorin A 瘿花甲素

$C_{20}H_{28}O_6$ (364.44). mp 257~260℃, $[\alpha]_D^{16}$ = −87.9° (c = 0.38, 甲醇).【类型】贝壳杉烷型四环二萜.【活性】细胞毒 (K562, IC_{50} = 5.20μg/mL, 对照米托蒽醌, IC_{50} = 0.29μg/mL; HL-60, IC_{50} > 1000μg/mL, 米托蒽醌, IC_{50} = 0.29μg/mL; HCT, IC_{50} = 13.69μg/mL, 米托蒽醌, IC_{50} = 1.54μg/mL; MKN28, IC_{50} = 0.92μg/mL, 米托蒽醌, IC_{50} = 0.02μg/mL)[1245].【来源】瘿花香茶菜 *Isodon rosthornii*, 旱生香茶菜 *Isodon xerophilus* (叶).【文献】868, 1245.

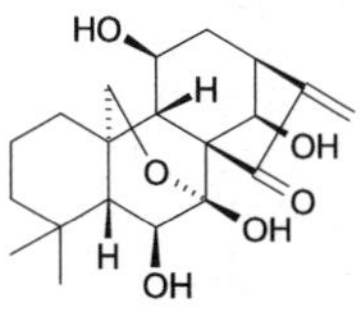

654　Rugosinin 皱叶香茶菜西宁*

Rugosin $C_{24}H_{30}O_8$ (446.50). 无色棱晶 (乙酸乙酯–己烷), mp 156~158℃, $[\alpha]_D^{23}=-127°$ ($c=0.4$, 甲醇).【类型】贝壳杉烷型四环二萜.【活性】细胞毒 (DNA 损伤活性, 突变酵母菌株 RAD 52Y, IC_{12} = 25μg/mL, 对照链黑菌素, IC_{12} = 0.4μg/mL; 野生酵母菌株 RAD$^+$, IC_{12} = 45μg/mL, 对照链黑菌素, IC_{12} = 1.0μg/mL)[1293].【来源】皱叶香茶菜 *Isodon rugosus* [Syn. *Rabdosia rugosa*].【文献】1293.

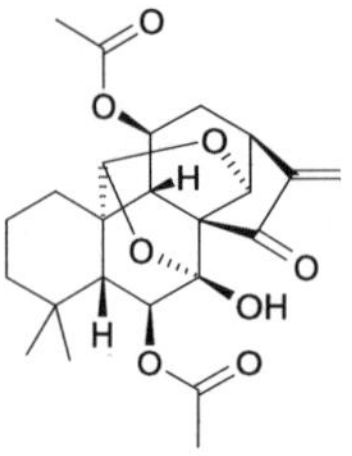

655　Sculponeatin J 黄花香茶菜癸素

$C_{20}H_{24}O_5$ (344.41).【类型】贝壳杉烷型四环二萜.【活性】细胞毒 (*in vitro*, K562, IC_{50} = 0.83μg/mL; 对照顺铂, IC_{50} = 0.52μg/mL)[1090].【来源】卢氏冬凌草 *Isodon rubescens* var. *lushiensis* (叶: 产率 = 0.00022%干重).【文献】1090.

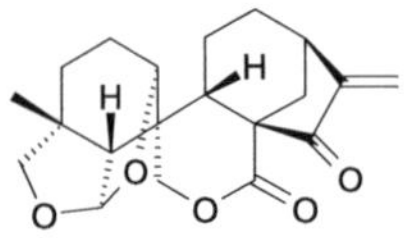

656　10*α*,13*α*,17-Trihydroxy-9*α*-methyl-15-oxo-20-nor-kauran-19-oic acid *γ*-lactone　10*α*,13*α*,17-三羟基-9*α*-甲基-15-酮-20-去甲-贝壳杉烷-19-酸 *γ*-内酯*

$C_{20}H_{28}O_5$ (348.44). 白色无定形固体, mp 193~200℃ (分解), $[\alpha]_D^{25}=+24.0°$ ($c=0.1$, 甲醇).【类型】贝壳杉烷型四环二萜.【活性】细胞毒 (Lu1、Col2、KB、LNCaP、hTERT-RPE1、HUVEC, ED_{50} = 10~20μg/mL; 对照紫杉醇, ED_{50} 分别为 0.002、0.003、0.0005、0.001、0.004、0.008μg/mL)[1175].【来源】姜饼树属 *Parinari sprucei* (叶).【文献】1175.

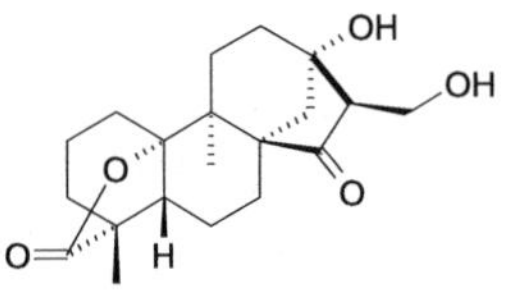

657　Weisiensin A 维西香茶菜甲素

$C_{26}H_{36}O_9$ (492.57). mp 298~300℃.【类型】贝壳杉烷型四环二萜.【活性】细胞毒 (*in vitro*, K562, IC_{50} = 3.3μg/mL; 对照顺铂, IC_{50} = 1.9μg/mL)[1036].【来源】维西香茶菜 *Isodon weisiensis*, 腺花香茶菜 *Rabdosia adenantha* (叶: 产率 = 0.0018%干重)[1036].【文献】868, 1036.

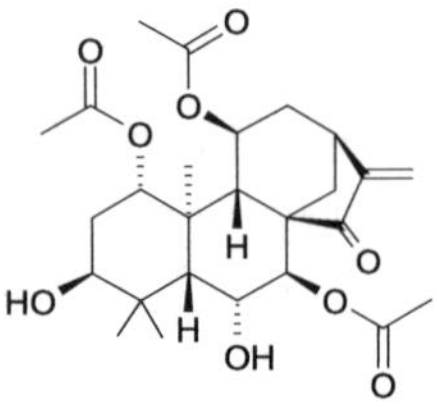

658　Xerophilusin G 旱生香茶菜素 G

1*β*,6*β*,7*β*,14*β*-Tetrahydroxy-19-acetoxy-7*α*,20-epoxy-*ent*-kaur-16-en-15-one $C_{22}H_{30}O_8$ (422.48). 无色针形晶体 (甲醇), mp 216~218℃, $[\alpha]_D^{22.7}=-116.3°$ ($c=0.432$, 吡啶).【类型】贝壳杉烷型四环二萜.【活性】细胞毒 (K562, IC_{50} = 138.84μg/mL, 对照米托蒽醌, IC_{50} = 0.29μg/mL; HL-60, IC_{50} = 3.93μg/mL, 米托蒽醌, IC_{50} = 0.29μg/mL)[1245].【来源】旱生香茶菜 *Isodon xerophilus* (叶).【文献】183, 868, 1245.

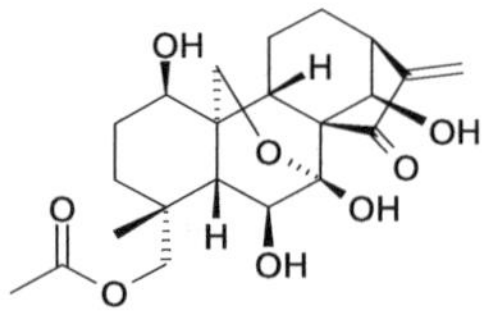

659　Xerophilusin I 旱生香茶菜素 I

1*β*, 6*β*, 7*β*-Trihydroxy-7*α*, 20-epoxy-*ent*-kaur-16-en-15-one $C_{20}H_{28}O_5$ (348.44). 白色无定形粉末, $[\alpha]_D^{22.7}=-146.3°$ ($c=0.405$, 吡啶).【类型】贝壳杉烷型四环二萜.【活性】细胞毒 (K562, IC_{50} = 2.75μg/mL, 对照米托蒽醌, IC_{50} = 0.29μg/mL; HL-60, IC_{50} = 0.19μg/mL, 米托蒽醌, IC_{50} = 0.29μg/mL; MKN28, IC_{50} = 0.07μg/mL, 米托蒽醌, IC_{50} = 0.02μg/mL)[1245].【来源】旱生香茶菜 *Isodon xerophilus* (叶).【文献】183, 868, 1245.

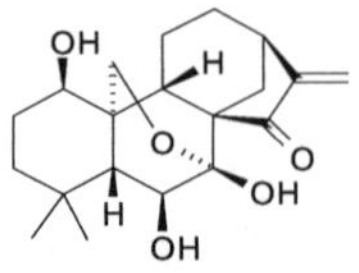

660 Xerophilusin J 旱生香茶菜素 J

$C_{22}H_{30}O_8$ (422.48). 无色针晶 (甲醇), mp 165~166℃, $[\alpha]_D^{23}$ = −80.7° (*c* = 0.41, 吡啶); mp 165~166℃, $[\alpha]_D^{22.9}$ = −80.7° (*c* = 0.409, 吡啶). 【类型】贝壳杉烷型四环二萜. 【活性】细胞毒 (K562, IC_{50} = 4.26μg/mL, 对照米托蒽醌, IC_{50} = 0.29μg/mL; HL-60, IC_{50} = 2.08μg/mL, 米托蒽醌, IC_{50} = 0.29μg/mL; MKN28, IC_{50} = 1.54μg/mL, 米托蒽醌, IC_{50} = 0.02μg/mL)[1245]. 【来源】旱生香茶菜 *Isodon xerophilus*. 【文献】868, 1245.

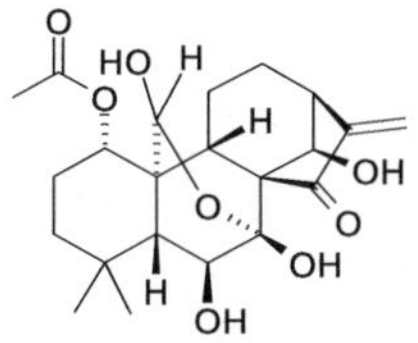

661 Xerophilusin K 旱生香茶菜素 K

$C_{22}H_{30}O_7$ (406.48). 无色针晶 (甲醇), mp 189~190℃, $[\alpha]_D^{23}$ = −44.3° (*c* = 0.30, 吡啶); mp 189~190℃, $[\alpha]_D^{23}$ = −44.3° (*c* = 0.299, 吡啶). 【类型】贝壳杉烷型四环二萜. 【活性】细胞毒 (K562, IC_{50} = 2.95μg/mL, 对照米托蒽醌, IC_{50} = 0.29μg/mL; HL-60, IC_{50} = 2.29μg/mL, 米托蒽醌, IC_{50} = 0.29μg/mL; HCT, IC_{50} = 15.35μg/mL, 米托蒽醌, IC_{50} = 1.54μg/mL; MKN28, IC_{50} = 2.23μg/mL, 米托蒽醌, IC_{50} = 0.02μg/mL)[1245]. 【来源】旱生香茶菜 *Isodon xerophilus*. 【文献】868, 1245.

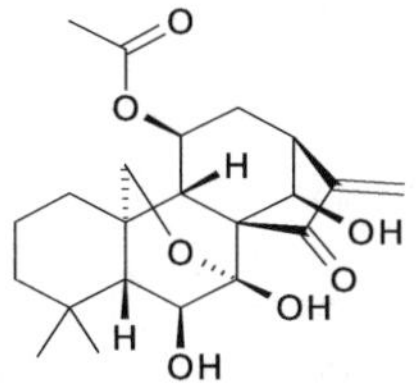

662 Xindongnin A 信阳冬凌草素 A

$C_{24}H_{32}O_7$ (432.52). mp 212~214℃, $[\alpha]_D^{13}$ = −44.2° (*c* = 0.86, 吡啶), $[\alpha]_D^{25.7}$ = −11.8° (*c* = 0.338, 甲醇). 【类型】贝壳杉烷型四环二萜. 【活性】细胞毒 (人 K562 癌细胞, IC_{50} = 0.9μg/mL, 对照顺铂 IC_{50} = 1.1μg/mL)[929, 1161]. 【来源】冬凌草 *Rabdosia rubescens*. 【文献】868, 929, 1161.

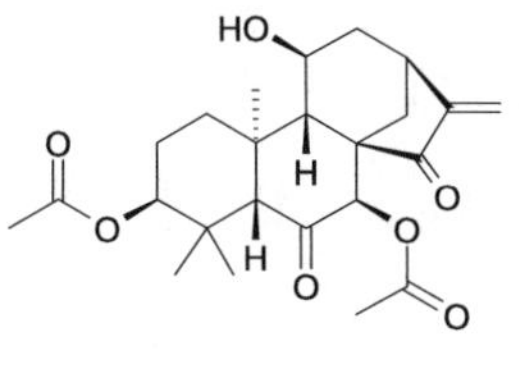

663 Xindongnin B 信阳冬凌草素 B

$C_{22}H_{32}O_6$ (392.50). mp 269~271℃, $[\alpha]_D$ = −72.5° (*c* = 0.69, 吡啶), $[\alpha]_D^{25.8}$ = −67.8° (*c* = 0.369, 甲醇). 【类型】贝壳杉烷型四环二萜. 【活性】细胞毒 (人 K562 癌细胞, IC_{50} = 1.2μg/mL, 对照顺铂 IC_{50} = 1.1μg/mL)[929,1161]; 细胞毒 (*in vitro*, BGC823 人肿瘤细胞, IC_{50} = 9.45μg/mL, 对照长春新碱, IC_{50} = 0.066μg/mL)[1106]. 【来源】苞叶香茶菜 *Isodon melissoides* (地上部分: 产率 = 0.0026%干重)[1106], 冬凌草 *Rabdosia rubescens*. 【文献】868, 929, 1106, 1161.

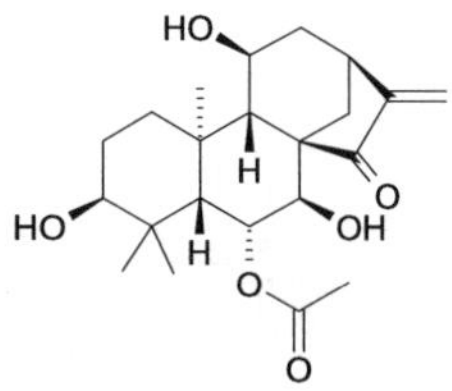

664 Xindongnin C 信阳冬凌草素 C

$C_{24}H_{34}O_7$ (434.53). 无色晶体 (甲醇), mp 304~306℃, $[\alpha]_D^{21.7}$ = −72.5° (*c* = 0.401, 丙酮). 【类型】贝壳杉烷型四环二萜. 【活性】细胞毒 (人 K562 癌细胞, IC_{50} = 5.6μg/mL, 对照顺铂 IC_{50} = 1.1μg/mL)[1161]. 【来源】冬凌草 *Rabdosia rubescens* (叶). 【文献】1161.

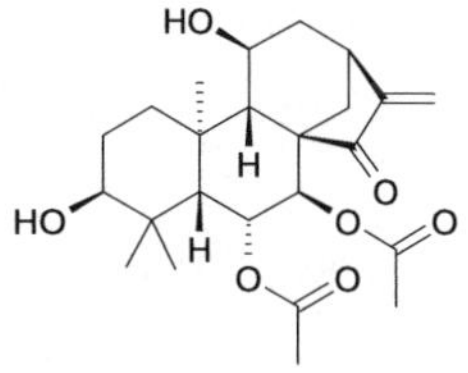

665 Xindongnin F 信阳冬凌草素 F

$C_{22}H_{32}O_6$ (392.90). 白色无定形粉末, $[\alpha]_D^{22}$ = −17.0° (*c* = 0.470, 甲醇). 【类型】贝壳杉烷型四环二萜. 【活性】细胞毒 (人 K562 癌细胞, IC_{50} = 7.3μg/mL, 对照顺铂 IC_{50} = 1.1μg/mL)[1161]. 【来源】冬凌草 *Rabdosia rubescens* (叶). 【文献】1161.

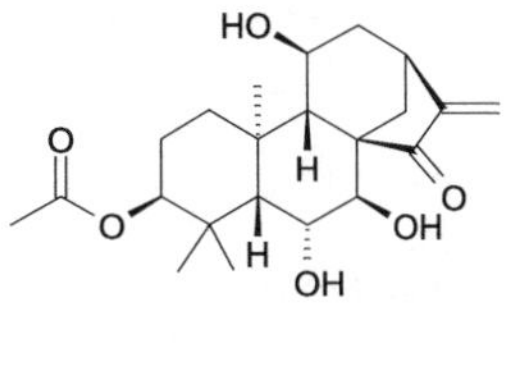

粗裂豆烷型五环二萜

666　*ent*-18-Hydroxy-trachyloban-3-one 对映-18-羟基-粗裂豆-3-酮*

$C_{20}H_{30}O_2$ (302.46). 白色晶体 (二氯甲烷), $[\alpha]_D^{22}$ = −77° (*c* = 0.1, 二氯甲烷). 【类型】粗裂豆烷型五环二萜. 【活性】细胞毒 [HeLa, IC_{50} = (12.2±2.1)μg/mL,喜树碱, IC_{50} = 0.5μmol/mL; HL-60, IC_{50} = (12.7±1.2)μg/mL, 喜树碱, IC_{50} = 0.1μmol/mL; WI-38, IC_{50} = (18.3±2.7)μg/mL, 对照喜树碱, IC_{50} = 0.6μmol/mL][818]. 【来源】赞比西巴豆 *Croton zambesicus* (叶). 【文献】818.

667　*ent*-Trachyloban-3*β*-ol 对映-粗裂豆-3*β*-醇*

$C_{20}H_{32}O$ (288.48). 【类型】粗裂豆烷型五环二萜. 【活性】细胞毒 (人子宫癌细胞, IC_{50} = 7.3μg/mL)[1006]. 【来源】赞比西巴豆 *Croton zambesicus*. 【文献】1006.

668　*ent*-Trachyloban-3-one 对映-粗裂豆-3-酮*

$C_{20}H_{30}O$ (286.46). 无色油状物, $[\alpha]_D^{22}$ = −37° (*c* = 0.1, 二氯甲烷). 【类型】粗裂豆烷型五环二萜. 【活性】细胞毒 [HeLa, IC_{50} = (9.6±1.6)μg/mL, 对照喜树碱, IC_{50} = 0.5μmol/mL; HL-60, IC_{50} = (12.4±1.9)μg/mL, 喜树碱, IC_{50} = 0.1μmol/mL; WI-38, IC_{50} = (23.8±3.2)μg/mL, 喜树碱, IC_{50} = 0.6μmol/mL][818]. 【来源】赞比西巴豆 *Croton zambesicus* (叶). 【文献】818.

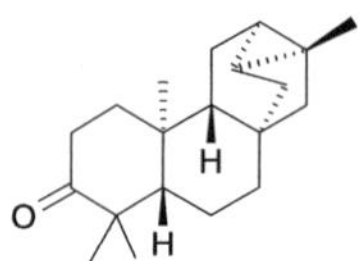

西柏烷型单环二萜

669　*β*-4,8,13-Duvatriene-1,3-diol *β*-4,8,13-杜法三烯-1,3-二醇

(1*S*,2*E*,4*R*,6*R*,7*E*,11*E*)-2,7,11-Cembratriene-4,6-diol [57605-81-9] $C_{20}H_{34}O_2$ (306.49). mp 127.0~127.5℃ (己烷), $[\alpha]_D^{25}$ = +162° (三氯甲烷). 【类型】西柏烷型单环二萜. 【活性】抗肿瘤 (TPA 引起的肿瘤, DMBA 引起的鼠皮肤癌); 抗炎; 前列腺素生物合成抑制剂 (IC_{50} = 0.39mmol/L); 植物生长调节剂; 醛糖还原酶抑制剂; 杀虫剂 (杀蚜虫 LC_{50} = 15.7μg/虫). 【来源】烟草 *Nicotiana tabacum*. 【文献】184.

670　Ovatodiolide 广防风二内酯

[3484-37-5] $C_{20}H_{24}O_4$ (328.41). 无色棱晶, mp 150~151℃, $[\alpha]_D^{23}$ = +21.8° (*c* = 1.0, 三氯甲烷). 【类型】西柏烷型单环二萜. 【活性】细胞毒 (*in vitro*, 舌癌 SCC-4 细胞, 细胞凋亡途径: 活化胱天蛋白酶 s 和 PARP; 活化 ROS)[1389]; 细胞毒 (KB, IC_{50} = 0.6μg/mL); 抗高血压 (犬, 短暂降压, 但不抑制 ACE); 抑制心肌收缩, 钙拮抗. 【来源】广防风 *Anisomeles indica* [Syn. *Epimeredi indica*]. 【文献】601, 611, 612, 1389.

671　4,7-Oxycycloanisomelic acid 4,7-氧环广防风酸

[102567-16-8] $C_{20}H_{26}O_5$ (346.43). 白色粉末, mp 213~215℃, $[\alpha]_D^{23}$ = −22.4° (*c* = 1.0, 三氯甲烷). 【类型】西柏烷型单环二萜. 【活性】细胞毒 (KB, *in vitro*, IC_{50} = 1.6μg/mL). 【来源】广防风 *Anisomeles indica* [Syn. *Epimeredi indica*]. 【文献】601.

环西柏烷型双环二萜

672　Juncenolide A 灯心柳珊瑚内酯 A*

$C_{28}H_{39}ClO_{10}$ (571.07). 无色棱柱晶体, mp 203~205℃,

$[\alpha]_D^{25} = -25.5°$ (*c* = 0.05, 二氯甲烷). 【类型】环西柏烷型双环二萜. 【活性】细胞毒 (*in vitro*, 人结肠腺癌 DLD, 3.4μg/mL; KB16, 5.9μg/mL)[1011]. 【来源】灯心柳珊瑚 *Junceella juncea* (红色外层: 产率 = 0.012%湿重). 【文献】1011.

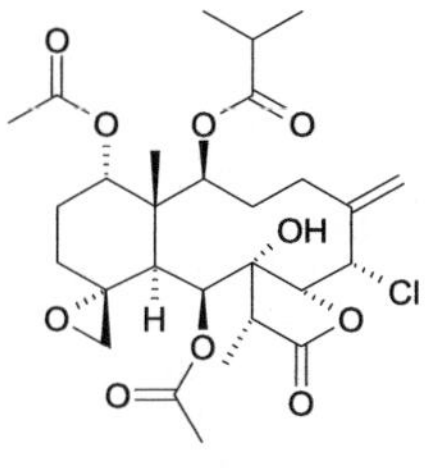

673 Juncenolide C 灯心柳珊瑚诺内酯 C*

$C_{30}H_{38}O_{15}$ (638.63). 无定形固体, $[\alpha]_D^{25} = -24.4°$ (*c* = 0.05, 二氯甲烷). 【类型】环西柏烷型双环二萜. 【活性】细胞毒 (*in vitro*, Hepa59T/VGH, 6.6μg/mL, 中等活性; KB16, 7.8μg/mL, 中等活性)[1058]. 【来源】灯心柳珊瑚 *Junceella juncea* (红色外层: 产率 = 0.00013%湿重). 【文献】1058.

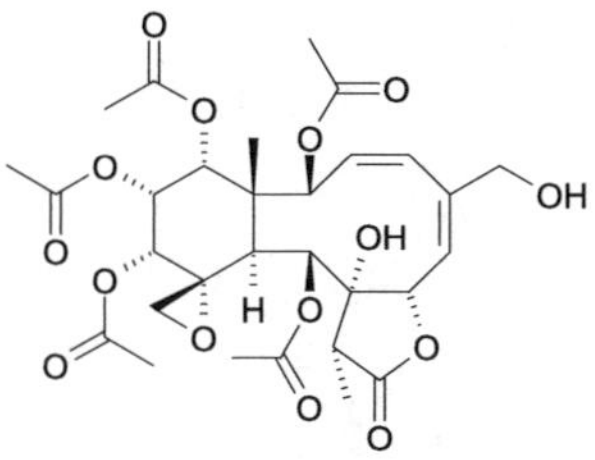

假白榄烷型双环二萜

674 Euphopubescene 短柔毛大戟烯*

3*β*,7*β*,8*β*,9*α*,14*α*,15*β*-Hexaacetoxy-2*βH*-jatropha-5*E*,11*E*-diene $C_{32}H_{46}O_{12}$ (622.72). 白色无定形粉末, $[\alpha]_D^{25}$ = −139° (*c* = 0.14, 三氯甲烷). 【类型】假白榄烷型双环二萜. 【活性】细胞毒 [*in vitro* MCF7 cell lines, GI_{50} = (72.0±5.8)μmol/L, 阿霉素, GI_{50} = (42.8±8.2)μmol/L; NCI-H460 cell lines, GI_{50} = (40.9±0.8)μmol/L, 阿霉素, GI_{50} = (94.0±8.7)μmol/L; SF268 cell lines, GI_{50} > 100μmol/L, 阿霉素, GI_{50} = (93.0±7.0)μmol/L][1155]. 【来源】短柔毛大戟* *Euphorbia pubescens* (全株). 【文献】1155.

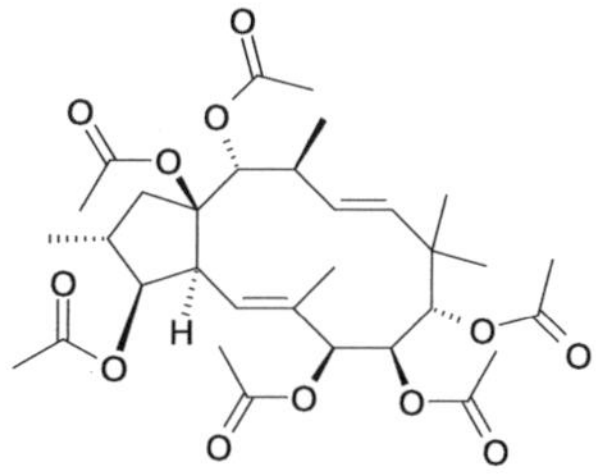

675 Euphopubescenol 短柔毛大戟醇*

5*α*,8*α*,15*β*-Triacetoxy-3*α*-benzoyloxy-4*α*-hydroxy-9,14-dioxo-13*βH*-jatropha-6(17),11*E*-diene $C_{33}H_{40}O_{11}$ (612.68). 白色无定形粉末, $[\alpha]_D^{25}$ = +29° (*c* = 0.12, 三氯甲烷). 【类型】假白榄烷型双环二萜. 【活性】细胞毒 [*in vitro* MCF7, GI_{50} = (68.6±3.2)μmol/L, 对照阿霉素, GI_{50} = (42.8±8.2)μmol/L; NCI-H460, GI_{50} = 75μmol/L, 阿霉素, GI_{50} = (94.0±8.7)μmol/L; SF268, GI_{50} > 100μmol/L, 对照阿霉素, GI_{50} = (93.0±7.0)μmol/L][1155]. 【来源】短柔毛大戟* *Euphorbia pubescens* (全株). 【文献】1155.

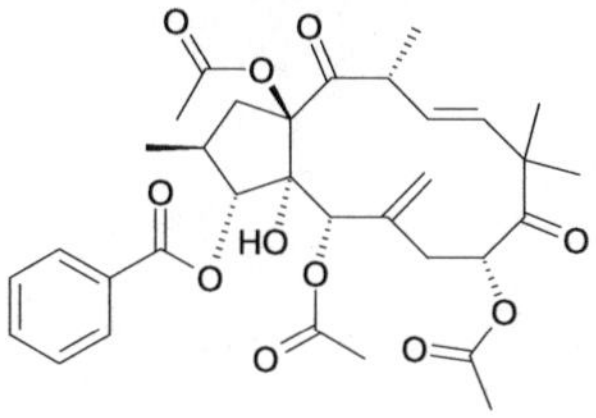

676 Jatrophatrione 假白榄三酮

[58298-76-3] $C_{20}H_{26}O_3$ (314.43). mp 148~150℃. 【类型】假白榄烷型双环二萜. 【活性】抗肿瘤 (鼠, P_{388}、3PS, 0.5~1.0mg/kg, 生命延长率 = 41%). 【来源】麻风树 *Jatropha curcas*. 【文献】4, 167, 299.

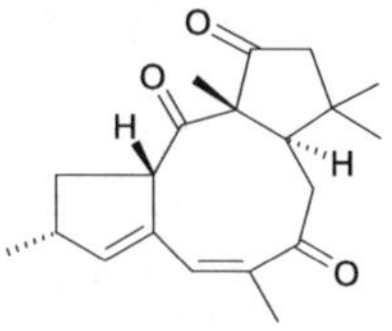

677 Jatrophone 假白榄酮

[29444-03-9] $C_{20}H_{24}O_3$ (312.41). mp 152~153℃. 【类型】假白榄烷型双环二萜. 【活性】抗肿瘤 (鼠, P_{388}, ED = 27mg/kg, 12mg/kg); 细胞毒 (KB, *in vitro*, ED_{50} = 0.17μg/mL). 【来源】麻风树 *Jatropha curcas*. 【文献】4, 167.

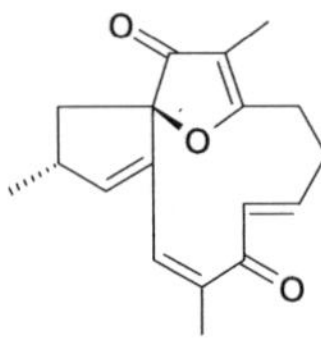

678 Kansuinine B 甘遂宁 B

Kansuinin B [57685-46-8] $C_{38}H_{42}O_{14}$ (722.75). 【类型】假白榄烷型双环二萜. 【活性】细胞毒 (*in vitro* 动物实验筛选细胞分裂抑制剂, 在 *Xenopus* 幼虫胚胎的囊胚阶段处理培养的单个细胞, 50μg/mL, 分裂抑制 87%)[1040], 毒素. 【来源】甘遂 *Euphorbia kansui* (块根: 产率 = 0.00008%干重)[1040]. 【文献】167, 1040.

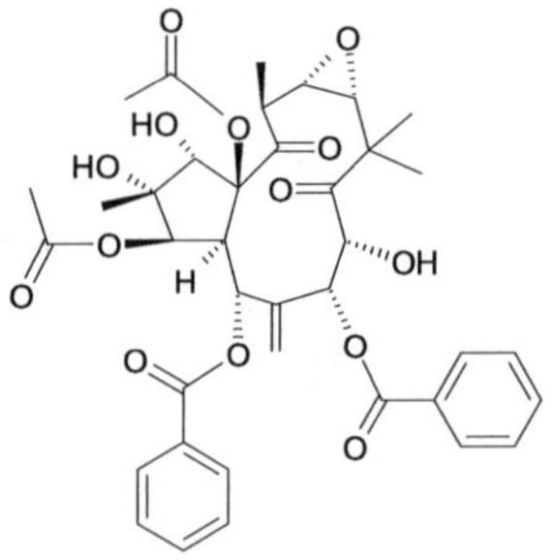

679 Pubescene A 短柔毛大戟烯 A*

3*β*,9*α*,15*β*-Triacetoxy-7*β*-benzoyloxy-14-oxojatr opha-5*E*, 12*E*-diene $C_{33}H_{42}O_9$ (582.70). 无定形固体, $[\alpha]_D^{25}$ = −48° (*c* = 0.14, 三氯甲烷). 【类型】假白榄烷型双环二萜. 【活性】细胞毒 [抑制人癌细胞生长, MCF7, GI_{50} > 50μmol/L, 对照阿霉素, GI_{50} = (42.8±8.2) μmol/L; NCI-H460, GI_{50} = (31.7±2.4)μmol/L, 对照阿霉素, GI_{50} = (94.0±8.7)μmol/L; SF268, GI_{50} > 50μmol/L, 对照阿霉素, GI_{50} = (93.0±7.0)μmol/L][1314]; 多重抗药性反转活性 (16μmol/L, 荧光强度 = 340.00, 荧光活性比 = 45.94, 二甲亚砜: 20μmol/L, 荧光强度 = 5.84, 荧光活性比 = 0.78)[1145]. 【来源】短柔毛大戟* *Euphorbia pubescens* (全株). 【文献】1145, 1314.

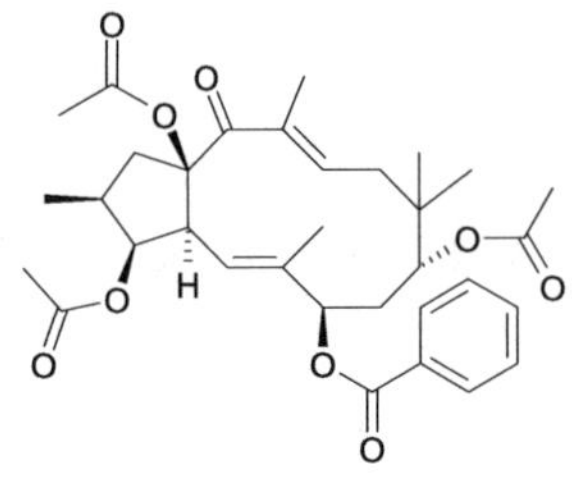

680 Pubescene B 短柔毛大戟烯 B*

3*β*,9*α*,15*β*-Triacetoxy-7*β*-butyroyloxy-14-oxojatropha-5*E*, 12*E*-diene $C_{30}H_{44}O_9$ (548.68). 无定形固体, $[\alpha]_D^{25}$ = −20° (*c* = 0.13, 三氯甲烷). 【类型】假白榄烷型双环二萜. 【活性】细胞毒 [抑制人癌细胞生长, MCF7, GI_{50} > 50μmol/L, 对照阿霉素, GI_{50} = (42.8±8.2)μmol/L; NCI-H460, GI_{50} = (18.8±2.5)μmol/L, 阿霉素, GI_{50} = (94.0±8.7)μmol/L; SF268, GI_{50} > 50μmol/L, 阿霉素, GI_{50} = (93.0±7.0)μmol/L][1314]; 多重抗药性反转活性 (16μmol/L, 荧光强度 = 142.67, 荧光活性比 = 19.76, 二甲亚砜: 20μmol/L, 荧光强度 = 5.84, 荧光活性比 = 0.78)[1145]. 【来源】短柔毛大戟* *Euphorbia pubescens* (全株). 【文献】1145, 1314.

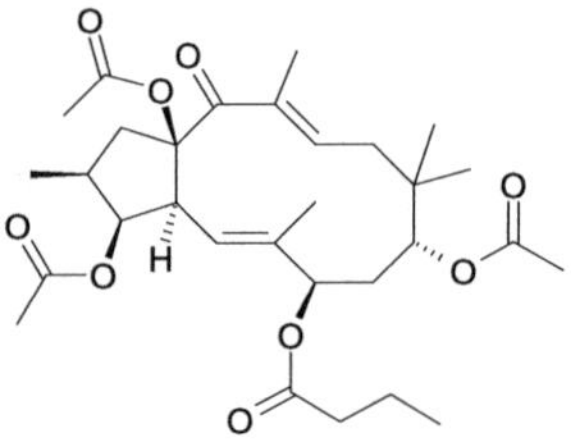

681 Pubescene C 短柔毛大戟烯 C*

3*β*, 9*α*-Diacetoxy-7*β*-benzoyloxy-15*β*-hydroxy-14-oxojatropha-5*E*,12*E*-diene $C_{31}H_{40}O_8$ (540.66). 无定形固体, $[\alpha]_D^{25}$ = −18° (*c* = 0.11, 三氯甲烷). 【类型】假白榄烷型双环二萜. 【活性】多重抗药性反转活性 (16μmol/L, 荧光强度 = 122.20, 荧光活性比 = 16.51, 二甲亚砜: 20μmol/L, 荧光强度 = 5.84, 荧光活性比 = 0.78)[1145]; 细胞毒 [抑制人癌细胞生长, MCF7, GI_{50} > 50μmol/L, 对照阿霉素, GI_{50} = (42.8±8.2)μmol/L; NCI-H460, GI_{50} = (33.3±5.9)μmol/L, 阿霉素, GI_{50} = (94.0±8.7)μmol/L; SF268, GI_{50} > 50μmol/L, 阿霉素, GI_{50} = (93.0±7.0)μmol/L][1314]. 【来源】短柔毛大戟* *Euphorbia pubescens* (全株). 【文献】1145, 1314.

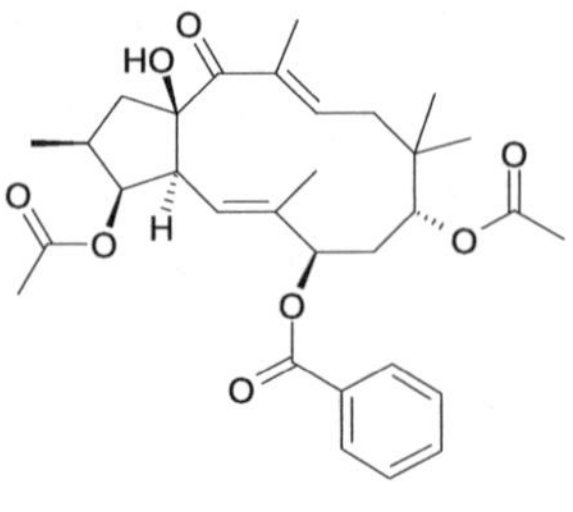

瑞香烷型三环二萜

682 Mezerein 欧瑞香素

[34807-41-5] $C_{38}H_{38}O_{10}$ (654.72). 晶体, mp 265~269℃ (分解), $[\alpha]_D^{25}$ = +117.5° (三氯甲烷); 无色柱状晶体 (二氯甲烷–乙醚), mp 258~262°, $[\alpha]_D^{27}$ = +125° (三氯甲烷). **【类型】**瑞香烷型三环二萜. **【活性】**抗肿瘤 (鼠 P_{388} 和 L_{1210}, 50μg/kg); 止血剂 (兔, 0.01μmol/L, 促进血小板聚集). **【来源】**欧亚瑞香 *Daphne mezereum*. **【文献】**169.

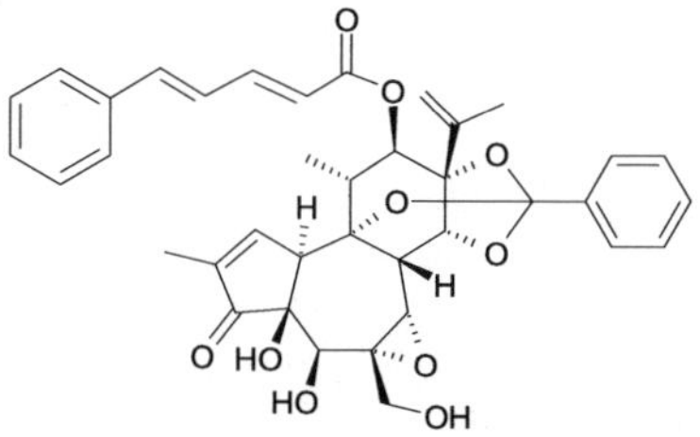

683 Montanin 斑籽宁

[66583-55-9] $C_{32}H_{48}O_8$ (560.73). **【类型】**瑞香烷型三环二萜. **【活性】**细胞毒 (白血病). **【来源】**斑籽木 *Baliospermum montanum*. **【文献】**167.

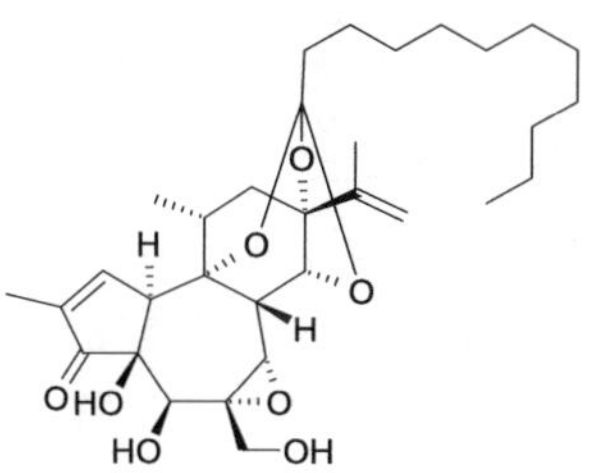

684 Odoracin 瑞香辛

[60195-70-2] $C_{37}H_{44}O_{10}$ (648.76). mp 204~206℃, $[\alpha]_D^{32}$ = +61.7° (三氯甲烷). **【类型】**瑞香烷型三环二萜. **【活性】**抗肿瘤 (白血病). **【来源】**草乌桕 *Stillingia sylvatica* [Syn. *Sapium sylvatica*], 瑞香根 *Daphne odora*, 芫花 *Daphne genkwa*, 宽叶格尼迪木 *Gnidia latifolia*. **【文献】**299, 600.

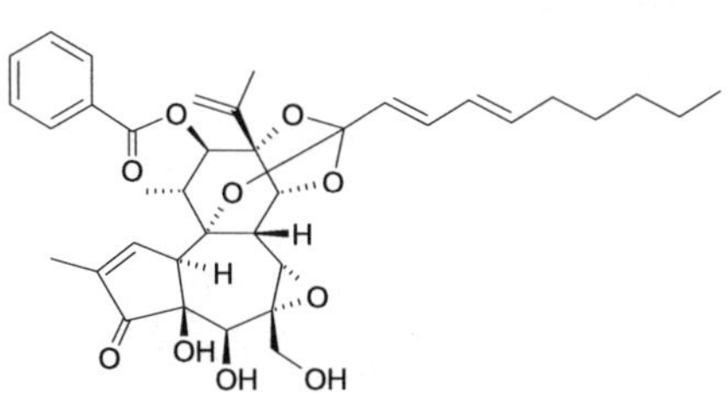

685 Yuanhuacin 芫花酯甲

Yuanhuacin A $C_{37}H_{44}O_{10}$ (648.76). **【类型】**瑞香烷型三环二萜. **【活性】**细胞毒 (*in vitro*, 拓扑异构酶 I 抑制剂)[1389]; 子宫兴奋剂 (鼠, *in vitro*); 抑制 DNA 合成 (鼠胚胎, *in vitro*, 20μg/mL); 抗肿瘤 (鼠, P_{388}). **【来源】**河朔荛花 *Wikstroemia chamaedaphne*, 芫花 *Daphne genkwa* (干燥花蕾: 5 产地含量范围 = 0.0022%~0.0094%, 平均含量 = 0.0070%[1375]), 芫花根 *Daphne genkwa*. **【文献】**168, 1372, 1375, 1389.

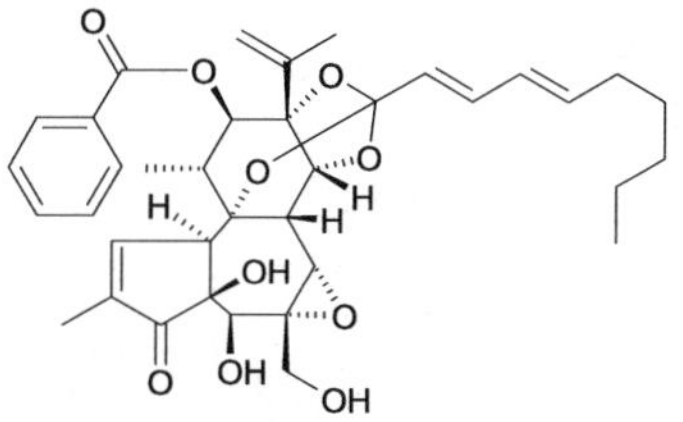

巴豆烷型四环二萜

686 Ostodin 叶轮木素

[85527-84-0] $C_{33}H_{46}O_{10}$ (602.73). 树脂状物, $[\alpha]_D^{25}$ = +21.4° (*c* = 0.14, 三氯甲烷). **【类型】**巴豆烷型四环二萜. **【活性】**细胞毒 (P_{388} *in vitro*, ED_{50} = 0.055μg/mL). **【来源】**圆锥花叶轮木 *Ostodes paniculata*. **【文献】**615.

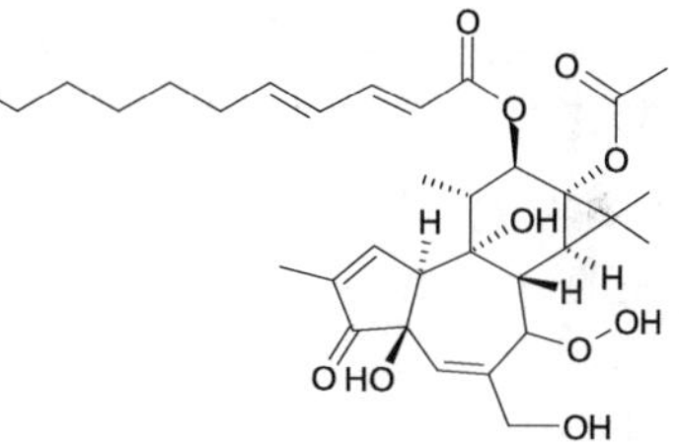

687 Phorbol 12-tiglate 13-decanonate 巴豆醇-12-巴豆酸酯-13-葵酸酯

Phorbol-12-tiglate-13-caprate $C_{35}H_{52}O_8$ (600.80). 树脂状物质, $[\alpha]_D^{25}$ = +39° (*c* = 0.78, 二氧六环). **【类型】**巴豆烷型四环二萜. **【活性】**活化纤溶酶原; 抗肿瘤 (鼠 P_{388}, 60~250mg/kg). **【来源】**巴豆 *Croton tiglium*. **【文献】**167, 168, 169.

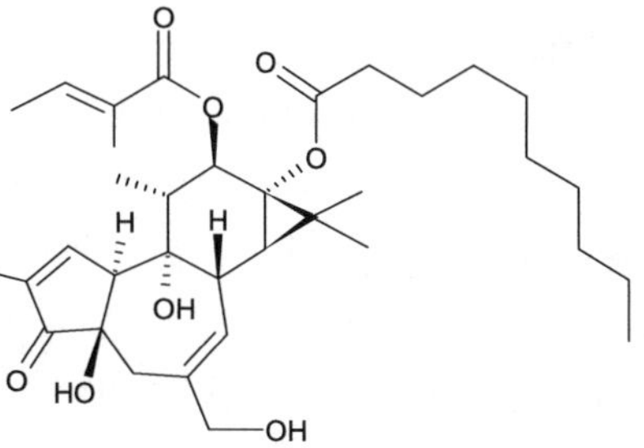

巨大戟烷型四环二萜

688　3-*O*-(2'*E*,4'*E*-Decadienoyl)-20-*O*-acetyl- ingenol　3-*O*-(2'*E*,4'*E*-癸二烯氧基)-20-*O*-乙酰基巨大戟醇*[巨大戟醇-3-(2,4-癸二烯酸酯)-20-乙酸酯]

Ingenol-3-(2,4-decadienoate)-20-acetate $C_{32}H_{44}O_7$ (540.70). 无色油状物, $[\alpha]_D^{23}$ = +84.1° (*c* = 0.10, 甲醇). 【类型】巨大戟烷型四环二萜. 【活性】细胞毒 (*in vitro* 动物实验筛选细胞分裂抑制剂, 在 *Xenopus* 幼虫胚胎的囊胚阶段处理培养的单个细胞, 0.5μg/mL, 分裂抑制 > 75%)[1040]. 【来源】甘遂 *Euphorbia kansui* (根: 产率 = 0.00006%干重)[1040]. 【文献】168, 1040.

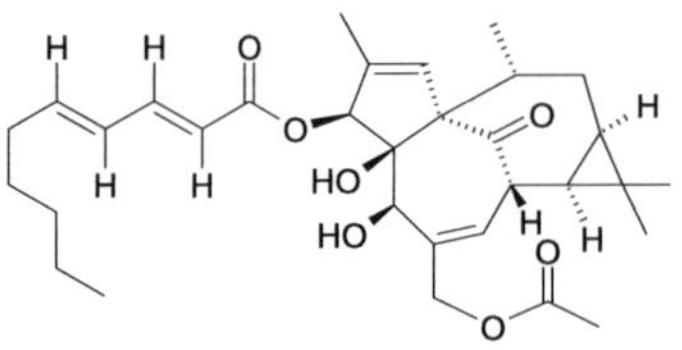

689　3-*O*-(2'*E*,4'*Z*-Decadienoyl)-5-*O*-acetylin-genol　3-*O*-(2'*E*,4'*Z*-癸二烯氧基)-5-*O*-乙酰基巨大戟醇*

$C_{32}H_{44}O_7$ (540.7). 无色油状物, $[\alpha]_D^{23}$ = +61.73° (*c* = 0.10, 甲醇). 【类型】巨大戟烷型四环二萜. 【活性】细胞毒 (*in vitro* 动物实验筛选细胞分裂抑制剂, 在 *Xenopus* 幼虫胚胎的囊胚阶段处理培养的单个细胞, 0.5μg/mL, 分裂抑制 > 75%)[1040]. 【来源】甘遂 *Euphorbia kansui* (根: 产率 = 0.00005%干重)[1040]. 【文献】1040.

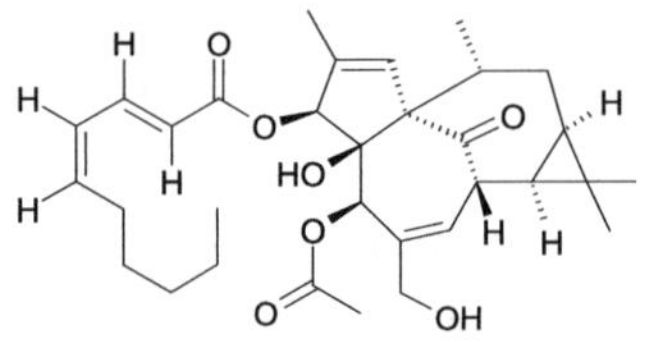

690　3-*O*-(2'*E*,4'*Z*-Decadienoyl)-20-*O*-acetylin-genol　3-*O*-(2'*E*,4'*Z*-癸二烯氧基)-20-*O*-乙酰基巨大戟醇*

$C_{32}H_{44}O_7$ (540.70). 无色油状物. 【类型】巨大戟烷型四环二萜. 【活性】细胞毒 (*in vitro* 动物实验筛选细胞分裂抑制剂, 在 *Xenopus* 幼虫胚胎的囊胚阶段处理培养的单个细胞, 0.5μg/mL, 分裂抑制 > 75%)[1040]. 【来源】甘遂 *Euphorbia kansui* (根: 产率 = 0.00007%干重)[1040]. 【文献】1040.

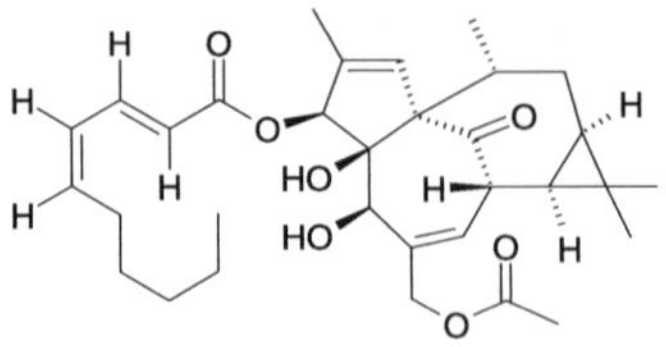

691　3-*O*-(2'*E*,4'*E*-Decadienoyl)ingenol　3-*O*-(2'*E*,4'*E*-癸二烯氧基)巨大戟醇*

$C_{30}H_{42}O_6$ (498.67). 无色油状物, $[\alpha]_D^{23}$ = +89.09° (*c* = 0.10, 甲醇). 【类型】巨大戟烷型四环二萜. 【活性】细胞毒 (*in vitro* 动物实验筛选细胞分裂抑制剂, 在 *Xenopus* 幼虫胚胎的囊胚阶段处理培养的单个细胞, 0.5μg/mL, 分裂抑制 > 75%)[1040]. 【来源】甘遂 *Euphorbia kansui* (根: 产率 = 0.00009%干重). 【文献】1040.

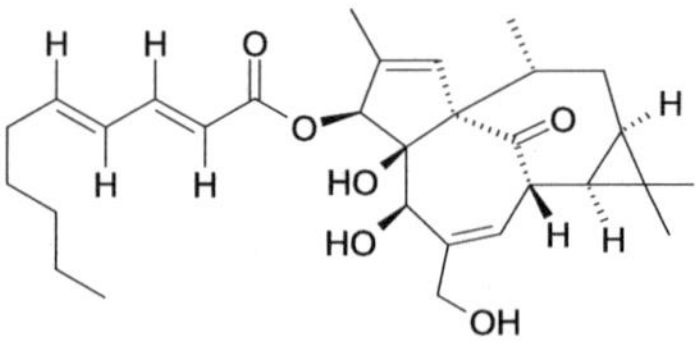

692　3-*O*-(2'*E*,4'*Z*-Decadienoyl)ingenol　3-*O*-(2'*E*,4'*Z*-癸二烯氧基)巨大戟醇*

$C_{30}H_{42}O_6$ (498.67). 【类型】巨大戟烷型四环二萜. 【活性】细胞毒 (*in vitro* 动物实验筛选细胞分裂抑制剂, 在 *Xenopus* 幼虫胚胎的囊胚阶段处理培养的单个细胞, 0.5μg/mL, 分裂抑制 > 75%)[1040]. 【来源】甘遂 *Euphorbia kansui* (根: 产率 = 0.00011%干重). 【文献】1040.

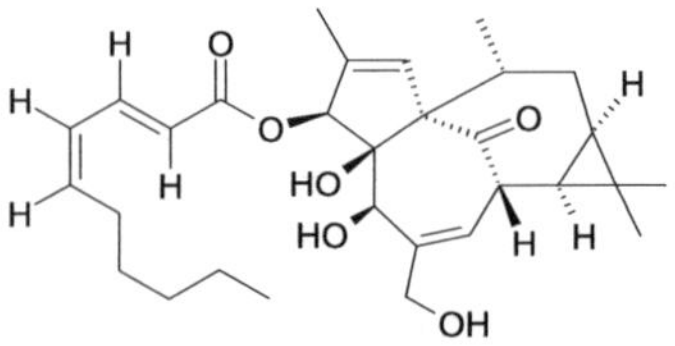

693　5-*O*-(2'*E*,4'*E*-Decadienoyl)ingenol　5-*O*-(2'*E*,4'*E*-癸二烯氧基)巨大戟醇*

$C_{30}H_{42}O_6$ (498.67). 无色油状物, $[\alpha]_D^{23}$ = −7.69° (*c* = 0.13, 甲醇). 【类型】巨大戟烷型四环二萜. 【活性】细胞毒 (*in vitro* 动物实验筛选细胞分裂抑制剂, 在 *Xenopus* 幼虫胚胎的囊胚阶段处理培养的单个细胞, 0.5μg/mL, 分裂抑制 > 75%)[1040]. 【来源】甘遂 *Euphorbia kansui* (根: 产率 = 0.0015%干重). 【文献】1040.

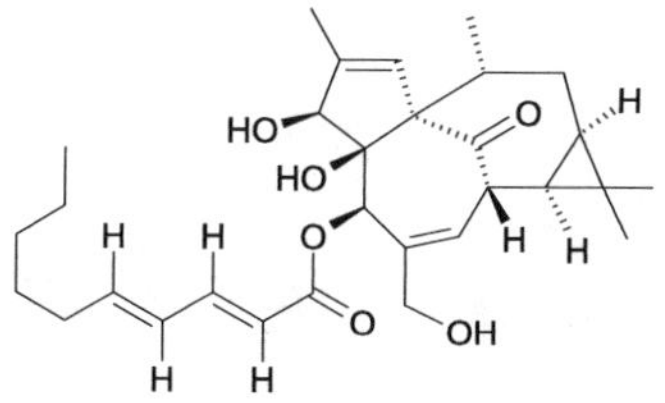

694 20-*O*-(2'*E*,4'*E*-Decadienoyl)ingenol 20-*O*-(2'*E*,4'*E*-癸二烯氧基)巨大戟醇*

$C_{30}H_{42}O_6$ (498.67). 无色油状物, $[\alpha]_D^{23} = +3.15°$ ($c = 0.19$, 甲醇). 【类型】巨大戟烷型四环二萜. 【活性】细胞毒 (*in vitro* 动物实验筛选细胞分裂抑制剂, 在 *Xenopus* 幼虫胚胎的囊胚阶段处理培养的单个细胞, 0.5μg/mL, 分裂抑制 > 75%)[1040]. 【来源】甘遂 *Euphorbia kansui* (根: 产率 = 0.00008%干重). 【文献】1040.

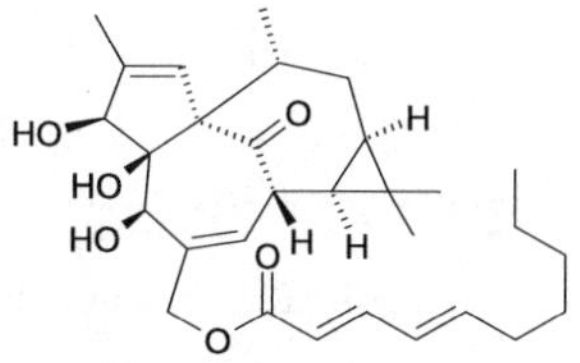

695 20-*O*-(2'*E*,4'*Z*-Decadienoyl)ingenol 20-*O*-(2'*E*,4'*Z*-癸二烯氧基)巨大戟醇*

$C_{30}H_{42}O_6$ (498.67). 无色油状物, $[\alpha]_D^{23} = +2.50°$ ($c = 0.16$, 甲醇). 【类型】巨大戟烷型四环二萜. 【活性】细胞毒 (*in vitro* 动物实验筛选细胞分裂抑制剂, 在 *Xenopus* 幼虫胚胎的囊胚阶段处理培养的单个细胞, 0.5μg/mL, 分裂抑制 > 75%)[1040]. 【来源】甘遂 *Euphorbia kansui* (根: 产率 = 0.00009%干重). 【文献】1040.

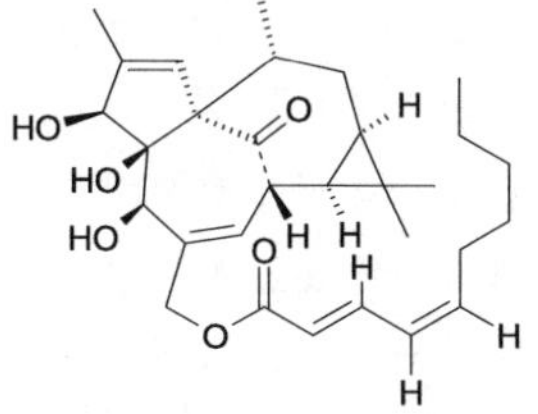

696 20-*O*-(Decanoyl)ingenol 20-*O*-(壬酰基)巨大戟醇*

$C_{30}H_{46}O_6$ (502.7). 【类型】巨大戟烷型四环二萜. 【活性】细胞毒 (*in vitro* 动物实验筛选细胞分裂抑制剂, 在 *Xenopus* 幼虫胚胎的囊胚阶段处理培养的单个细胞, 0.5μg/mL, 分裂抑制 > 75%)[1040]. 【来源】甘遂 *Euphorbia kansui* (根: 产率 = 0.00007%干重). 【文献】1040.

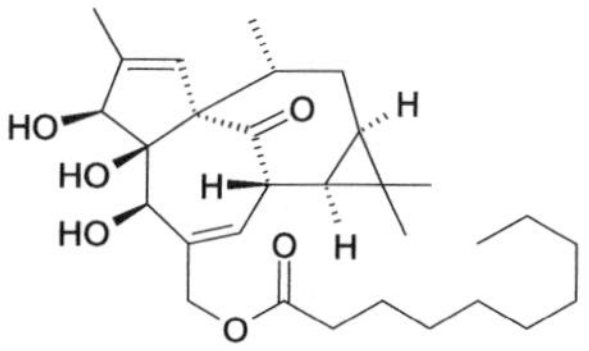

697 Ingenol-3,20-dibenzoate 巨大戟醇-3,20-二苯甲酸酯

$C_{34}H_{36}O_7$ (556.66). $[\alpha]_D^{28} = +268°$ ($c = 0.0026$, 乙醇). 【类型】巨大戟烷型四环二萜. 【活性】抗肿瘤 (鼠 P_{388}, 130~360μg/kg). 【来源】鸡肠狼毒 *Euphorbia esula*. 【文献】169.

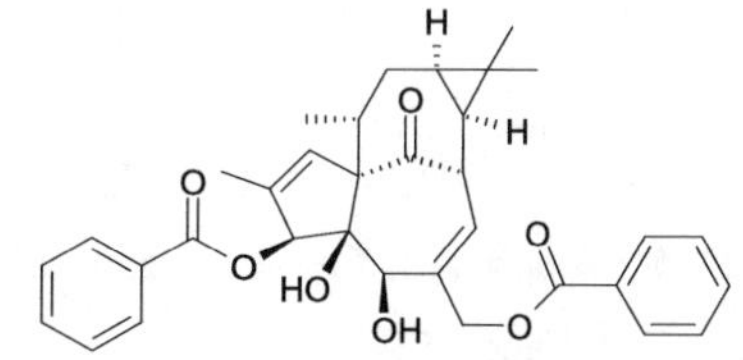

698 Kansuiphorin A 甘遂大戟萜酯 A

$C_{54}H_{90}O_9$ (883.31). 【类型】巨大戟烷型四环二萜. 【活性】抗肿瘤. 【来源】甘遂 *Euphorbia kansui*. 【文献】168, 949.

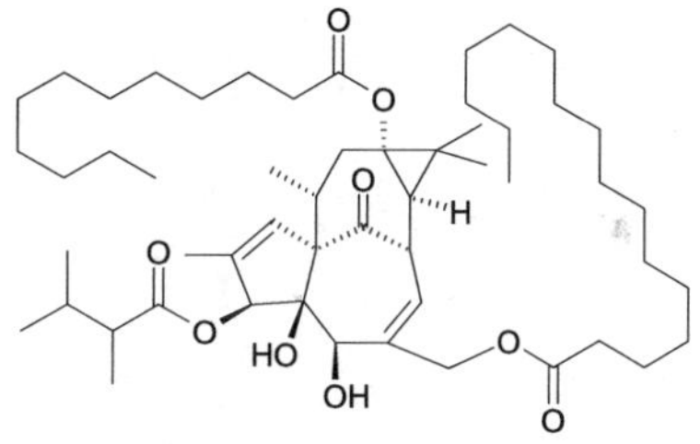

699 Kansuiphorin B 甘遂大戟萜酯 B

$C_{54}H_{90}O_{10}$ (899.31). 【类型】巨大戟烷型四环二萜. 【活性】抗肿瘤. 【来源】甘遂 *Euphorbia kansui*. 【文献】168.

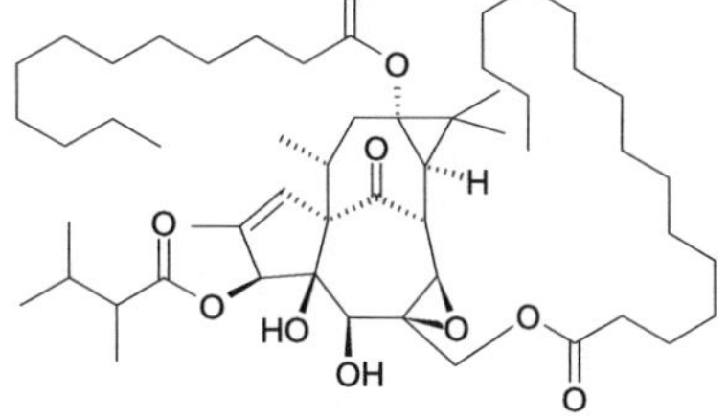

紫杉烷型二萜

700 2α-Acetoxy-2'β-deacetylaustrospicatine 2α-乙酰氧基-2'β-去乙酰基澳大利亚穗状红豆杉碱

[119777-82-1] $C_{41}H_{55}NO_{13}$ (769.89). 【类型】紫杉烷

型二萜/二萜生物碱.【活性】细胞毒 [A549, ED_{50} = (28.3±3.8)μmol/L][1253].【来源】澳大利亚红豆杉 *Austrotaxus spicata*, 喜马拉雅红豆杉 *Taxus wallichiana* (针叶).【文献】170, 1253.

701　13-*O*-Acetylwallifoliol 13-*O*-乙酰基苏门答腊红豆杉叶醇

$C_{31}H_{36}O_{11}$ (584.63). 黄色固体.【类型】紫杉烷型二萜.【活性】细胞毒 (*in vitro*, KB, IC_{50} = 2.91μg/mL; Hepa59T/VGH, IC_{50} = 13.92μg/mL; 对照紫杉醇, KB, IC_{50} = 0.001μg/mL; Hepa59T/VGH, IC_{50} = 0.001μg/mL) [1052].【来源】苏门答腊红豆杉 *Taxus sumatrana* (枝叶: 产率 = 0.00014%干重)[1052].【文献】1052.

702　Brevifoliol 短叶老鹳草醇

[134955-83-2] $C_{31}H_{40}O_9$ (556.66). mp 200~203℃.【类型】紫杉烷型二萜.【活性】细胞毒 (KB, IC_{50} = 0.4μg/mL).【来源】短叶红豆杉 *Taxus brevifolia*.【文献】170, 412.

703　Cephalomannine 三尖杉宁碱

Taxol B [71610-00-9] $C_{45}H_{53}NO_{14}$ (831.92). 针状晶体 (甲醇水溶液), mp 184~186℃, $[\alpha]_D$ = −41° (甲醇).【类型】紫杉烷型二萜/二萜生物碱.【活性】抗肿瘤 (P_{388}); 细胞毒 (KB, ED_{50} = 0.0038μg/mL).【来源】海南粗榧 *Cephalotaxus hainanensis* [Syn. *Cephalotaxus mannii*], 酱果紫杉 *Taxus baccata*, 苏门答腊红豆杉 *Taxus sumatrana* (枝叶: 产率 = 0.00045%干重)[1052].【文献】169, 1052.

704　2-Deacetoxytaxinine J 2-去乙酰氧基紫杉素 J

[119347-14-7] $C_{37}H_{46}O_{10}$ (650.77). 无色晶体, mp 171~172℃ (乙醇), $[\alpha]_D^{14}$ = +50° (*c* = 1.2, 丙酮).【类型】紫杉烷型二萜.【活性】细胞毒 (P_{388} *in vitro*, IC_{50} = 15.2μg/mL, L_{1210} *in vitro*, IC_{50} = 4.9μg/mL, 10μg/mL 抑制率 = 79.5%, KB *in vitro*, 10μg/mL 抑制率 = 27.6%).【来源】美丽红豆杉 *Taxus mairei*, 云南红豆杉 *Taxus yunnanensis* (地上部分)[663, 1018], 紫杉 *Taxus cuspidata*.【文献】170, 184, 663, 1018.

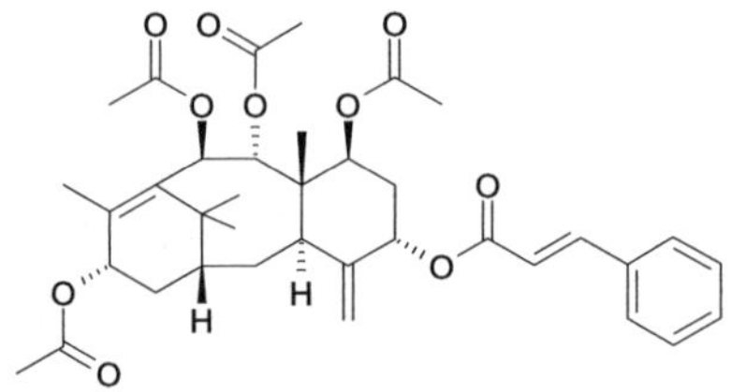

705　10-Deacetyl baccatin Ⅲ 10-去乙酰浆果赤霉素Ⅲ

$C_{29}H_{36}O_{10}$ (544.62).【类型】紫杉烷型二萜.【活性】细胞毒 (*in vitro*, 30μg/mL: A498, 抑制率 = 27.0%; NCI-H226, 抑制率 = 5.7%; A549, 抑制率 = 12.2%; PC3, 抑制率 = 1.6%; 对照紫杉醇, 30μg/mL: A498, 抑制率 = 98.2%; NCI-H226, 抑制率 = 71.2%; A549, 抑制率 = 79.7%; PC3, 抑制率 = 91.7%)[1130].【来源】短叶红豆杉 *Taxus brevifolia*, 酱果紫杉 *Taxus baccata*, 苏门答腊红豆杉 *Taxus sumatrana* (枝叶: 产率 = 0.0082%干重[1052]), 云南红豆杉 *Taxus yunnanensis*.【文献】48, 127, 170, 1052, 1130.

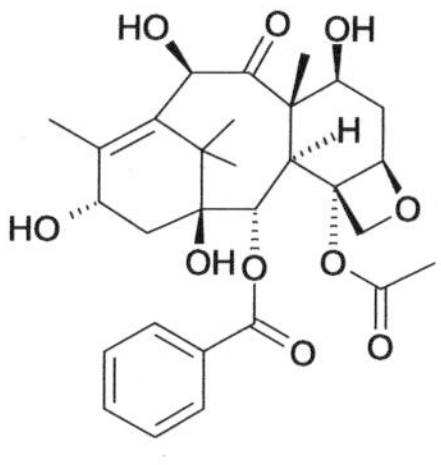

706 10-Deacetyl-13-oxobaccatin Ⅲ 10-去乙酰基-13-酮浆果赤霉素Ⅲ*

$C_{29}H_{34}O_{10}$ (542.59). 【类型】紫杉烷型二萜. 【活性】细胞毒 (*in vitro*, 30μg/mL: A498, 抑制率 = 29.7%; NCI-H226, 抑制率 = 49.2%; A549, 抑制率 = 43.9%; PC3, 抑制率 = 65.3%; 对照紫杉醇, 30μg/mL: A498, 抑制率 = 98.2%; NCI-H226, 抑制率 = 71.2%; A549, 抑制率 = 79.7%; PC3, 抑制率 = 91.7%)[1130]. 【来源】苏门答腊红豆杉 *Taxus sumatrana* (叶和枝). 【文献】1130.

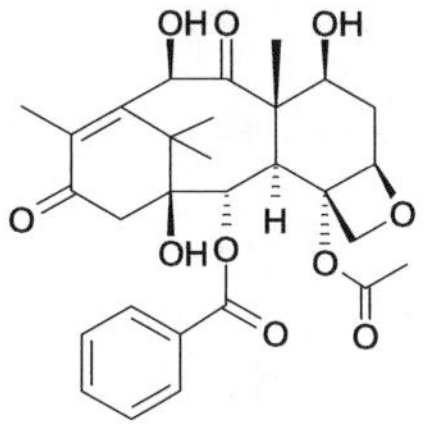

707 10-Deacetyl-10-oxobaccatin Ⅲ 10-去乙酰基-10-酮浆果赤霉素Ⅲ*

$C_{29}H_{34}O_{10}$ (542.59). 【类型】紫杉烷型二萜. 【活性】细胞毒 (*in vitro*, 30μg/mL: A498, 抑制率 = 79.1%; NCI-H226, 抑制率 = 97.3%; A549, 抑制率 = 54.7%; PC3, 抑制率 = 100%; 对照紫杉醇, 30μg/mL: A498, 抑制率 = 98.2%; NCI-H226, 抑制率 = 71.2%; A549, 抑制率 = 79.7%; PC3, 抑制率 = 91.7%)[1130]. 【来源】苏门答腊红豆杉 *Taxus sumatrana* (叶和枝). 【文献】1130.

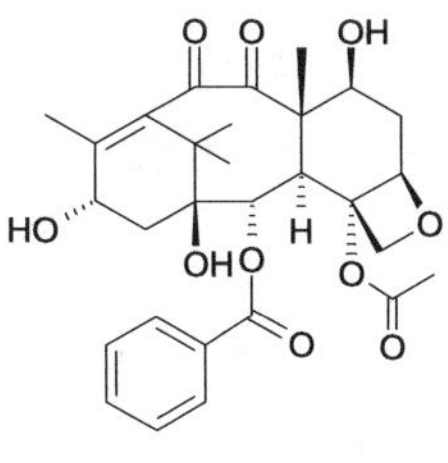

708 10-Deacetyltaxuyunnanine C 10-去乙酰基云南紫杉宁 C*

$C_{26}H_{38}O_7$ (462.59). 【类型】紫杉烷型二萜. 【活性】细胞毒 (*in vitro*, Colon26-L5, EC_{50} = 76.1μg/mL; HT1080, EC_{50} = 53.8μg/mL; 对照氟尿嘧啶, 26-L5, EC_{50} = 0.29μg/mL; HT1080, EC_{50} = 0.07μg/mL)[1047]; NO 生成抑制剂 (IC_{50} = 28.5μmol/L, 对照 *L*-NMMA, IC_{50} = 28.5μmol/L)[1330]. 【来源】云南红豆杉 *Taxus yunnanensis* (树干: 产率 = 0.0031%干重). 【文献】1047, 1330.

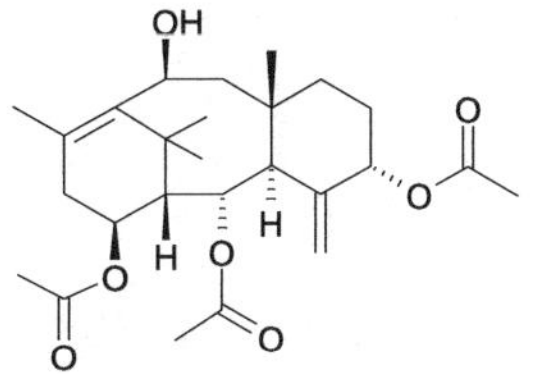

709 5α-O-(3'-Dimethylamino-3'-phenylpro- pionyl) taxinine M 5α-O-(3'-二甲氨基-3'-苯基丙酰基)紫杉素 M*

$C_{46}H_{55}NO_{15}$ (861.95). 无色固体. 【类型】紫杉烷型二萜. 【活性】细胞毒 [A549, ED_{50} = (10.1±2.4)μmol/L][1253]. 【来源】喜马拉雅红豆杉 *Taxus wallichiana* (针叶). 【文献】1253.

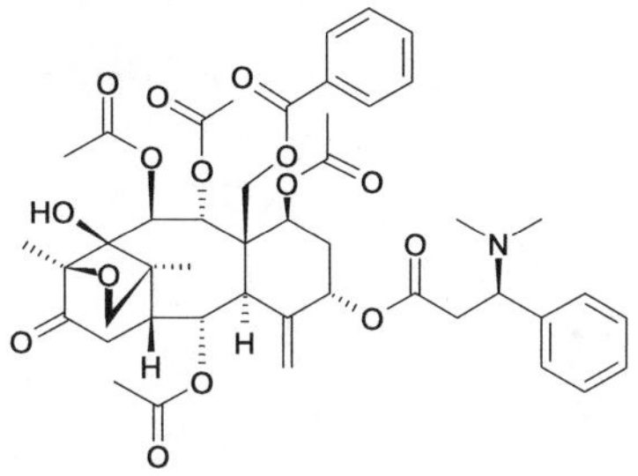

710 7-Epitaxol 7-表紫杉醇

[In DNP] $C_{47}H_{51}NO_{14}$ (853.93). mp 168~171℃, $[\alpha]_D$ = −32.3° (甲醇). 【类型】紫杉烷型二萜/二萜生物碱. 【活性】细胞毒 (KB, $ED_{50} = 3.0\times10^{-5}$μg/mL). 【来源】短叶红豆杉 *Taxus brevifolia*. 【文献】170, 443.

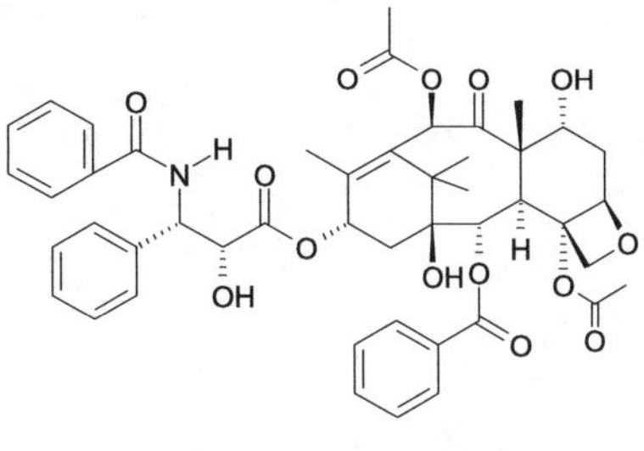

711 Hongdoushan C 红豆杉素 C*

$C_{27}H_{42}O_6$ (462.63). 无色无定形固体, $[\alpha]_D^{25}$ = +77.4° (*c* = 0.14, 三氯甲烷). 【类型】紫杉烷型二萜. 【活性】

细胞毒 (*in vitro*, colon 26-L5, EC_{50} = 61.1μg/mL; HT1080, EC_{50} = 3.8μg/mL; 对照氟尿嘧啶, Colon26-L5, EC_{50} = 0.29μg/mL; HT1080, EC_{50} = 0.07μg/mL)[1047]. 【来源】云南红豆杉 *Taxus yunnanensis* (树干: 产率 = 0.00034%干重). 【文献】1047.

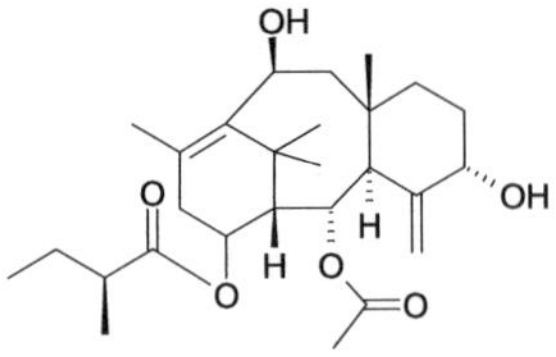

712　19-Hydroxy-13-oxobaccatin Ⅲ　19-羟基-13-氧代浆果赤霉素Ⅲ

$C_{31}H_{36}O_{12}$ (600.63). 【类型】紫杉烷型二萜. 【活性】细胞毒 (*in vitro*, 30μg/mL: A498, 抑制率 = 79.8%; NCI-H226, 抑制率 = 84.7%; A549, 抑制率 = 45.4%; PC3, 抑制率 = 88.2%; 对照紫杉醇, 30μg/mL: A498, 抑制率 = 98.2%; NCI-H226, 抑制率 = 71.2%; A549, 抑制率 = 79.7%; PC3, 抑制率 = 91.7%)[1130]. 【来源】苏门答腊红豆杉 *Taxus sumatrana*. 【文献】170, 1130.

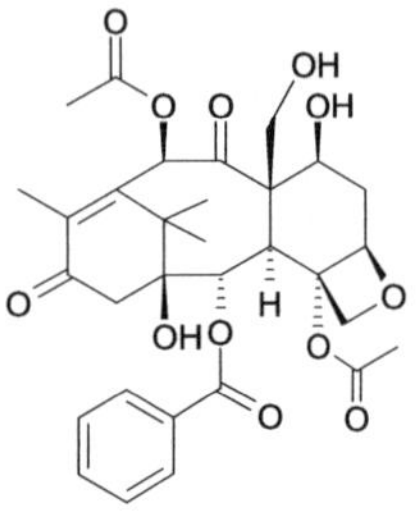

713　*N*-Methyltaxol C　*N*-甲基紫杉酚 C

[153083-53-5] $C_{47}H_{59}NO_{14}$ (861.99). $[\alpha]_D$ = −52.7° (三氯甲烷), mp 225~228℃, $[\alpha]_D$ = −52.7° (甲醇), mp 134℃. 【类型】紫杉烷型二萜. 【活性】抗肿瘤 (牛脑, 微管蛋白试验, 微管蛋白浓度 1.0mg/mL 时, 活性与紫杉醇相近, ED_{50} = 1.91μmol/L, 对照紫杉醇 ED_{50} = 1.15μmol/L). 【来源】酱果紫杉 *Taxus baccata*, 杂交介质红豆杉 *Taxus* x *media*. 【文献】170, 350.

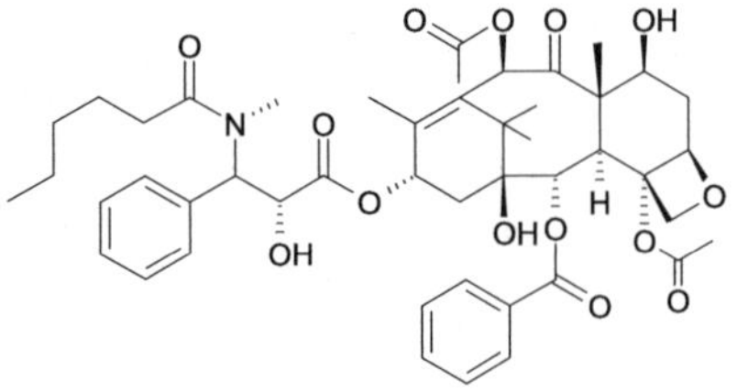

714　Tasumatrol E　苏门答腊红豆杉醇 E*

$C_{33}H_{44}O_{13}$ (648.71). 无色粉末, $[\alpha]_D^{25}$ = +36° (*c* = 0.1, 甲醇). 【类型】紫杉烷型二萜. 【活性】细胞毒 (*in vitro*, 30μg/mL: A498, 抑制率 = 100%; NCI-H226, 抑制率 = 84.8%; A549, 抑制率 = 91.3%; PC3, 抑制率 = 94.7%; 对照紫杉醇, 30μg/mL: A498, 抑制率 = 98.2%; NCI-H226, 抑制率 = 71.2%; A549, 抑制率 = 79.7%; PC3, 抑制率 = 91.7%)[1130]. 【来源】苏门答腊红豆杉 *Taxus sumatrana* (叶和枝). 【文献】1130.

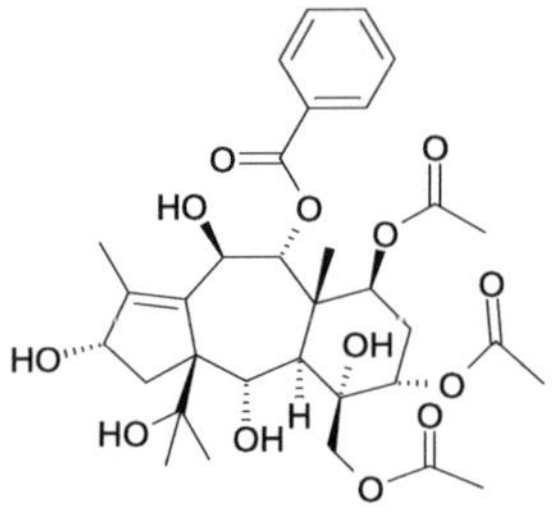

715　Tasumatrol F　苏门答腊红豆杉醇 F*

$C_{33}H_{44}O_{12}$ (632.71). 无色粉末, $[\alpha]_D^{25}$ = +28° (*c* = 0.1, 甲醇). 【类型】紫杉烷型二萜. 【活性】细胞毒 (*in vitro*, 30μg/mL: A498, 抑制率 = 83.0%; NCI-H226, 抑制率 = 78.5%; A549, 抑制率 = 72.6%; PC3, 抑制率 = 95.0%; 对照紫杉醇, 30μg/mL: A498, 抑制率 = 98.2%; NCI-H226, 抑制率 = 71.2%; A549, 抑制率 = 79.7%; PC3, 抑制率 = 91.7%)[1130]. 【来源】苏门答腊红豆杉 *Taxus sumatrana* (叶和枝). 【文献】1130.

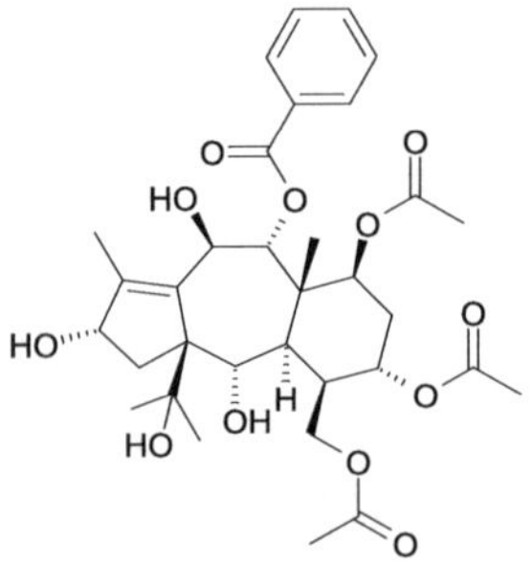

716　Tasumatrol G　苏门答腊红豆杉醇 G*

$C_{33}H_{42}O_{12}$ (630.70). 无色粉末, $[\alpha]_D^{25}$ = −32° (*c* = 0.1, 甲醇). 【类型】紫杉烷型二萜. 【活性】细胞毒 (*in vitro*, 30μg/mL: A498, 抑制率 = 15.3%; NCI-H226, 抑制率 = 78.9%; A549, 抑制率 = 24.1%; PC3, 抑制率 = 58.9%; 对照紫杉醇, 30μg/mL: A498, 抑制率 =

98.2%; NCI-H226, 抑制率 = 71.2%; A549, 抑制率 = 79.7%; PC3, 抑制率 = 91.7%)[1130]. 【来源】苏门答腊红豆杉 *Taxus sumatrana* (叶和枝). 【文献】1130.

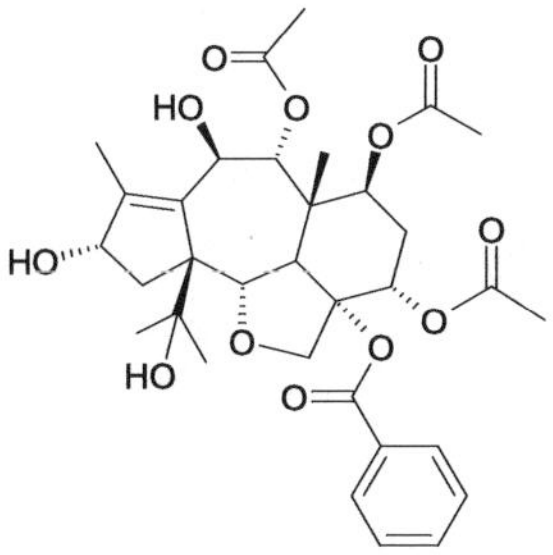

717 Taxagifin 欧紫杉吉吩

[81489-69-2] $C_{37}H_{44}O_{13}$ (696.76). 无色针晶. 【类型】紫杉烷型二萜. 【活性】细胞毒 (L_{1210}, IC_{50} = 1.3μg/mL; KB, IC_{50} = 0.86μg/mL). 【来源】红豆杉 *Taxus chinensis*, 加拿大红豆杉 *Taxus canadensis* (针叶), 酱果紫杉 *Taxus baccata*, 紫杉 *Taxus cuspidata* (种子). 【文献】168, 170, 412, 845.

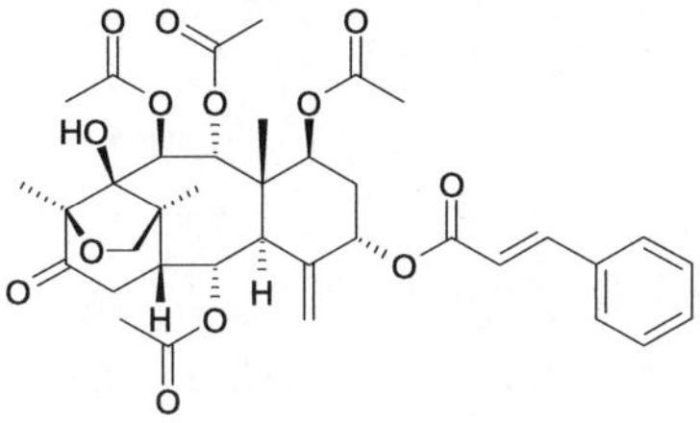

718 Taxamairin A 美丽红豆杉瑞素 A*

[110300-76-0] $C_{21}H_{22}O_4$ (338.40). 金黄色晶体 (乙醇), mp 223~224℃. 【类型】紫杉烷型二萜. 【活性】抗肿瘤 (肝癌, IC_{50} = 30.21μg/mL). 【来源】美丽红豆杉 *Taxus mairei*. 【文献】195, 273.

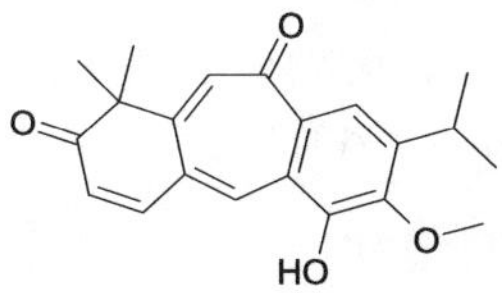

719 Taxamairin B 美丽红豆杉瑞素 B*

[110300-77-1] $C_{22}H_{24}O_4$ (352.43). mp 138~139℃ (乙醇). 【类型】紫杉烷型二萜. 【活性】抗肿瘤 (肝癌, IC_{50} = 26.78μg/mL). 【来源】美丽红豆杉 *Taxus mairei*. 【文献】195, 273.

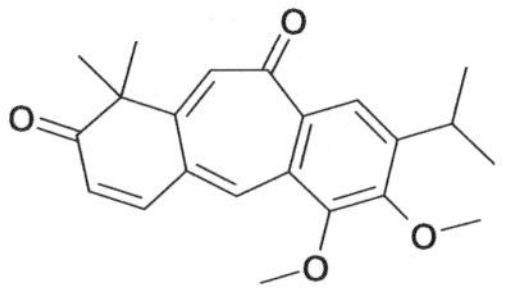

720 Taxchinin B 红豆杉宁 B*

[152110-13-9] $C_{44}H_{50}O_{14}$ (802.88). mp 176~178℃, $[\alpha]_D$ = +7.40° (二氯甲烷). 【类型】紫杉烷型二萜. 【活性】细胞毒 (L_{1210}, IC_{50} = 3.8μg/mL). 【来源】红豆杉 *Taxus chinensis*. 【文献】170, 412.

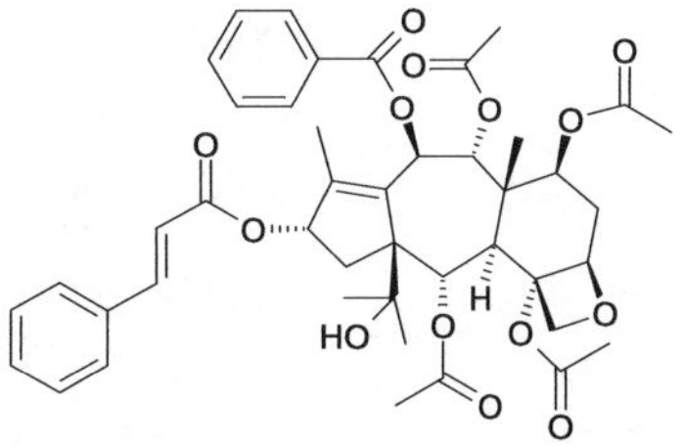

721 Taxinine 紫杉素

O-Cinnamoyltaxicin Ⅱ triacetate [3835-52-7] $C_{35}H_{42}O_9$ (606.72). mp 265~267℃, mp 266~267℃, mp 264~265℃, mp 237~239℃, $[\alpha]_D$ = +137° (三氯甲烷), $[\alpha]_D$ = +128° (三氯甲烷). 【类型】紫杉烷型二萜. 【活性】细胞毒 (小鼠, L_{1210}, 10μg/mL 抑制率 = 10.5%; 人, KB, 10μg/mL 抑制率 = 4.8%). 【来源】红豆杉 *Taxus chinensis*, 酱果紫杉 *Taxus baccata*, 美丽红豆杉 *Taxus mairei*, 云南红豆杉 *Taxus yunnanensis* (地上部分)[1018], 紫杉 *Taxus cuspidata*. 【文献】5, 45, 170, 413, 1018.

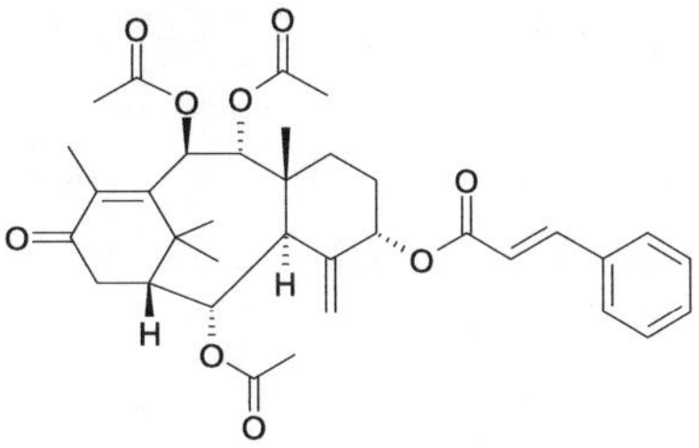

722 Taxinine A 紫杉素 A

[18530-09-1] $C_{26}H_{36}O_8$ (476.57). mp 254~255℃, $[\alpha]_D$ = +106° (三氯甲烷). 【类型】紫杉烷型二萜. 【活性】细胞毒 (小鼠 L_{1210}, IC_{50} = 8.9μg/mL, 人 KB, 10μg/mL 抑制率 = 30.7%). 【来源】紫杉 *Taxus cuspidata*, 红豆杉 *Taxus chinensis*. 【文献】5, 170, 413.

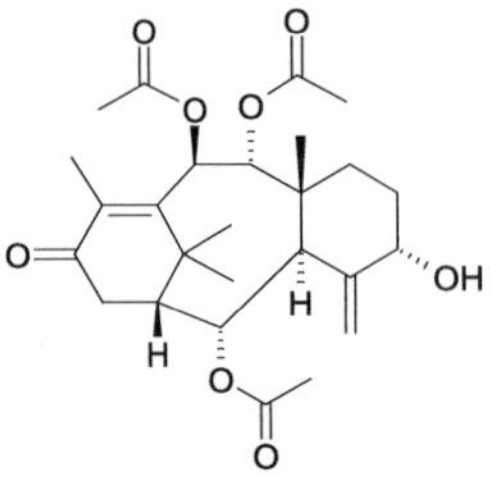

723　Taxinine B 紫杉素 B

7*β*-Acetate-*O*-taxinine A [18457-44-8] $C_{37}H_{44}O_{11}$ (664.76). mp 261~262℃, mp 265~266℃, $[\alpha]_D$ = +84.4° (三氯甲烷), $[\alpha]_D$ = +93.8° (三氯甲烷). 【类型】紫杉烷型二萜. 【活性】细胞毒 (小鼠, L_{1210}, 10μg/mL 抑制率 = 45.9%; 人, KB, 10μg/mL 抑制率 = 28.8%; 抑制 Ca^{2+}诱导的微管蛋白解聚有利于克服癌细胞的抗药性). 【来源】美丽红豆杉 *Taxus mairei*, 苏门答腊红豆杉 *Taxus sumatrana* (枝叶: 产率 = 0.00001%干重)[1052], 云南红豆杉 *Taxus yunnanensis* (地上部分)[663, 1018], 紫杉 *Taxus cuspidata*. 【文献】170, 413, 663, 1018, 1052.

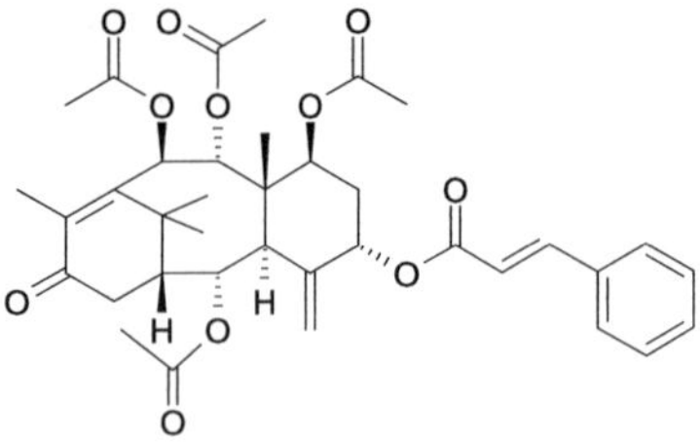

724　Taxinine J 紫杉素 J

[18457-46-0] $C_{39}H_{48}O_{12}$ (708.81). 无色晶体 (丙酮), mp 260~262℃, $[\alpha]_D^{14}$ = −37.7° (*c* = 0.09, 三氯甲烷); $[\alpha]_D^{28}$ = +36.0° (*c* = 1.1, 三氯甲烷). 【类型】紫杉烷型二萜. 【活性】抗肿瘤 (肝癌). 【来源】红豆杉 *Taxus chinensis*, 美丽红豆杉 *Taxus mairei*, 云南红豆杉 *Taxus yunnanensis*[1018], 紫杉 *Taxus cuspidata*. 【文献】170, 184, 1018.

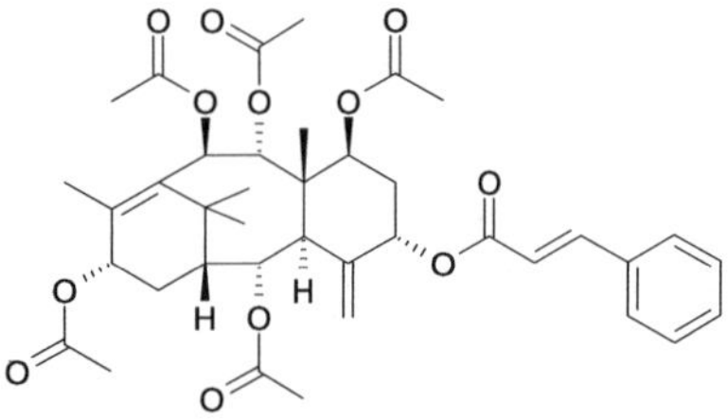

725　Taxinine M 紫杉素 M

[135730-55-1] $C_{35}H_{42}O_{14}$ (686.72). $[\alpha]_D$ = −24° (甲醇). 【类型】紫杉烷型二萜. 【活性】细胞毒 (鳃足虫致死毒性实验, LC_{50} = 620μg/mL; KB, IC_{50} = 9.4μg/mL); 细胞毒 (*in vitro*, 30μg/mL: A498, 抑制率 = 24.3%; NCI-H226, 抑制率 = 11.1%; A549, 抑制率 = 14.6%; PC3, 抑制率 = 0; 对照紫杉醇, 30μg/mL: A498, 抑制率 = 98.2%; NCI-H226, 抑制率 = 71.2%; A549, 抑制率 = 79.7%; PC3, 抑制率 = 91.7%)[1130]. 【来源】短叶红豆杉 *Taxus brevifolia*, 苏门答腊红豆杉 *Taxus sumatrana* (枝叶[1130]: 产率 = 0.0021%干重[1052]). 【文献】170, 412, 1052, 1130.

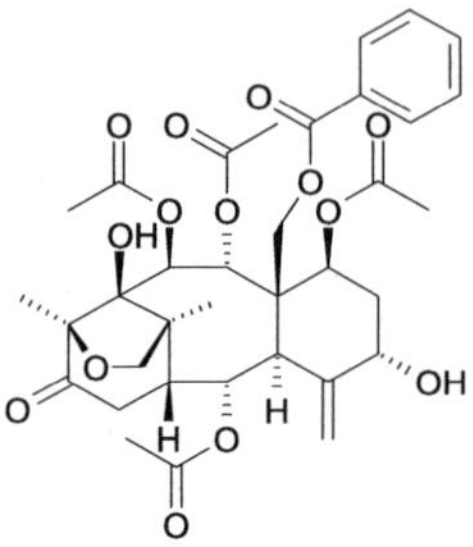

726　Taxol 紫杉醇

Paclitaxel [33069-62-4] $C_{47}H_{51}NO_{14}$ (853.93). $[\alpha]_D$ = −49° (甲醇), mp 213~216℃, $[\alpha]_D$ = −54° (甲醇), mp 194~197℃, $[\alpha]_D$ = −42° (甲醇), mp 198~203℃, $[\alpha]_D$ = −54° (甲醇), mp 205~208℃, $[\alpha]_D$ = −21° (吡啶). 【类型】紫杉烷型二萜. 【活性】抗肿瘤 (*in vitro* 和 *in vivo*, 微管稳定剂, 促进微管蛋白聚合)[1387]; 细胞毒 [MCF7, GI_{50} = (0.102±0.009)μg/mL; MDA-MB-231, GI_{50} = (0.099±0.001)μg/mL; OVCAR-3, GI_{50} = (0.028±0.006)μg/mL; A549, GI_{50} = (0.030±0.001)μg/mL; HT29, GI_{50} = (0.032±0.003)μg/mL; ACHN, GI_{50} = (0.088±0.004)μg/mL]; 细胞毒 (*in vitro*, PC3, IC_{50} = 0.016μmol/L; Hep3B, IC_{50} = 0.031μmol/L)[631]; 细胞毒 (人 PC3 癌细胞, IC_{50} = 0.16μmol/L)[922]; 细胞毒 (*in vitro*, KB, IC_{50} = 0.001μg/mL; Hepa59T/VGH, IC_{50} = 0.001μg/mL)[1052]; 抗细胞增殖和细胞毒 (*in vitro*, L-929, GI_{50} = 0.1μg/mL; K562, GI_{50} = 0.01μg/mL; HeLa, CC_{50} = 0.01μg/mL)[1112]; 细胞毒 (*in vitro*, 30μg/mL: A498, 抑制率 = 98.2%; NCI-H226, 抑制率 = 71.2%; A549, 抑制率 = 79.7%; PC3, 抑制率 = 91.7%)[1130]; 细胞毒 (Lu1, ED_{50} = 0.002μg/mL, Col2, ED_{50} = 0.003μg/mL, KB, ED_{50} = 0.0005μg/mL, LNCaP, ED_{50} = 0.001μg/mL, hTERT-RPE1, ED_{50} = 0.004μg/mL , HUVEC; ED_{50} = 0.008μg/mL)[1175];

细胞毒 [HL-60, IC_{50} = (4.1±1.1)×10^{-4}μmol/L; MCF7, IC_{50} = (15.3±2.6)μmol/L; Bel7402, IC_{50} = (0.3±0.1)μmol/L; HeLa, IC_{50} = (33.0±6.1)μmol/L; KB, IC_{50} > 100μmol/L][1190]; 细胞凋亡引导剂 [HL-60 cells, 15μmol/L, 空白 sub-G1 population = (5.4±3.2)%, sub-G1 population = (40.5±0.2)%][1190]; 细胞毒 [Bel7402 癌细胞, IC_{50} = (0.3±0.1)μmol/L; HeLa, IC_{50} = (33.0±6.1)μmol/L; HL-60, IC_{50} = (4.1±1.1)×10^{-4}μmol/L; MCF7, IC_{50} = (15.3±2.6)μmol/L][1333]; 细胞毒 (K562, GI_{50} > 100ng/mL; HL-60, GI_{50} = 77ng/mL; DU145, GI_{50} = 40ng/mL; PC3, GI_{50} = 44ng/mL; A549, GI_{50} = 30ng/mL; NCI-H460, GI_{50} = 20ng/mL; MCF7, GI_{50} = 80ng/mL; MDA-MB-231, GI_{50} = 40ng/mL; ACHN, GI_{50} > 100ng/mL; UO-31, GI_{50} > 100ng/mL; HT29, GI_{50} = 40ng/mL; Colon205, GI_{50} = 40ng/mL)[1347]; 细胞毒 (Bel_{7402}细胞株, IC_{50} = 0.52μmol/L; BGC_{823}, IC_{50} > 500μmol/L; HeLa, IC_{50} = 34.25μmol/L; HL-60, IC_{50} = 3.5×10^{-4}μmol/L; MCF7, IC_{50} = 12.64μmol/L) [1349]; 抗肿瘤 (用于治疗卵巢癌、乳腺癌、肺癌和鼻咽癌).【来源】短叶红豆杉 *Taxus brevifolia* (树皮: 含量 = 0.0630%, 针叶: 含量 = 0.0110%[1375]), 海南粗榧 *Cephalotaxus hainanensis* [Syn. *Cephalotaxus mannii*], 红豆杉 *Taxus chinensis* (枝叶: 含量 = 0.0025%)[1375], 酱果紫杉 *Taxus baccata* (枝叶: 含量 = 0.0043%[1375]), 介质红豆杉 *Taxus media* (树皮: 含量 = 0.0350%, 针叶: 含量 = 0.0130%)[1375], 美丽红豆杉(南方红豆杉) *Taxus mairei* (枝叶: 含量 = 0.0030%)[1375], 苏门答腊红豆杉 *Taxus sumatrana* (枝叶: 产率 = 0.00009%干重)[1052], 喜马拉雅红豆杉 *Taxus wallichiana*, 云南红豆杉 *Taxus yunnanensis* (枝叶: 含量 = 0.0100%[1375]), 紫杉(东北红豆杉) *Taxus cuspidata* (枝叶: 含量 = 0.0038%[1375]).【文献】4, 5, 34, 170, 631, 922, 1052, 1112, 1130, 1175, 1176, 1190, 1333, 1347, 1349, 1375, **1387**.

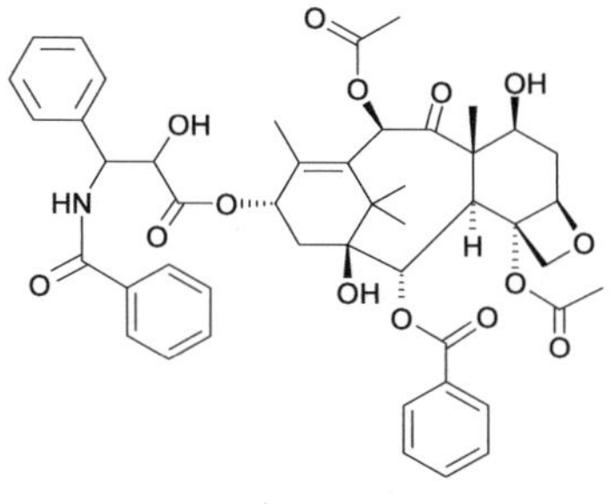

727 Taxol C 紫杉醇 C (云南紫杉宁 A)

Taxuyunnanine A; *N*-Debenzoyl-*N*-hexanoyltaxol [153415-45-3] $C_{46}H_{57}NO_{14}$ (847.97). 黄色无定形固体, mp 150℃ (甲醇), $[\alpha]_D^{14}$ = −107° (*c* = 0.054, 甲醇), mp 204~205℃, $[\alpha]_D^{20}$ = −64.7° (*c* = 1.2, 三氯甲烷).【类型】紫杉烷型二萜.【活性】细胞毒 (在美国癌症研究所 NCI 的人无性系选择系统中显示出很强的选择细胞毒性, 尤其是拮抗小细胞性和非小细胞性肺癌; L_{1210}, IC_{50} = 0.21μg/mL; KB, IC_{50} = 0.0066μg/mL).【来源】云南红豆杉 *Taxus yunnanensis*, 杂交介质红豆杉 *Taxus xmedia*, 紫杉 *Taxus cuspidata*.【文献】170, 184.

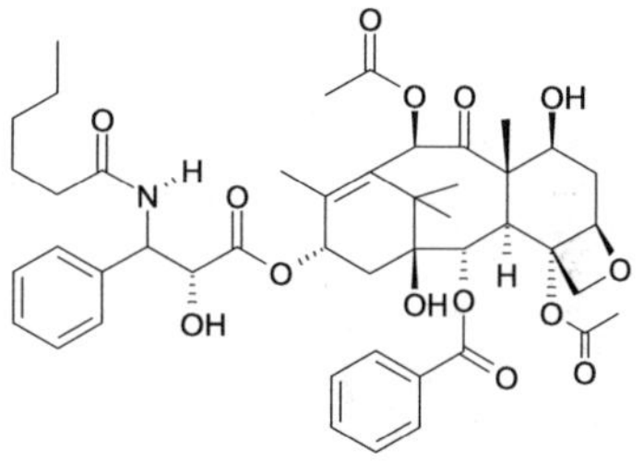

728 Taxol D 紫杉醇 D

N-Debenzoyl-*N*-butanoyltaxol; Taxcultine [153 415-46-4] $C_{44}H_{53}NO_{14}$ (819.91). $[\alpha]_D$ = −7.54° (甲醇), mp 155℃, $[\alpha]_D$ = −16° (三氯甲烷), mp 206~208℃.【类型】紫杉烷型二萜.【活性】抗肿瘤 (牛脑微管蛋白试验, ED_{50} = 2.35μg/mL); 细胞毒 (L_{1210}, IC_{50} = 0.21μg/mL; KB, IC_{50} = 0.0016μg/mL).【来源】酱果紫杉 *Taxus baccata*, 杂交介质红豆杉 *Taxus* x *media*.【文献】170, 350, 412.

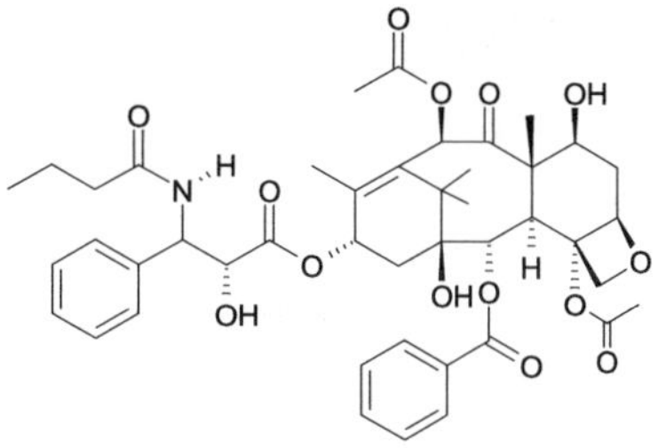

729 Taxoline 紫杉次碱

[213539-42-5] $C_{45}H_{55}NO_{14}$ (833.94). 白色粉末状晶体, mp 184~186℃.【类型】紫杉烷型二萜.【活性】抗肿瘤 (P_{388} 淋巴细胞白血病 DNA 合成, ID_{50} = 1.12μg/mL).【来源】云南红豆杉 *Taxus yunnanensis*.【文献】182.

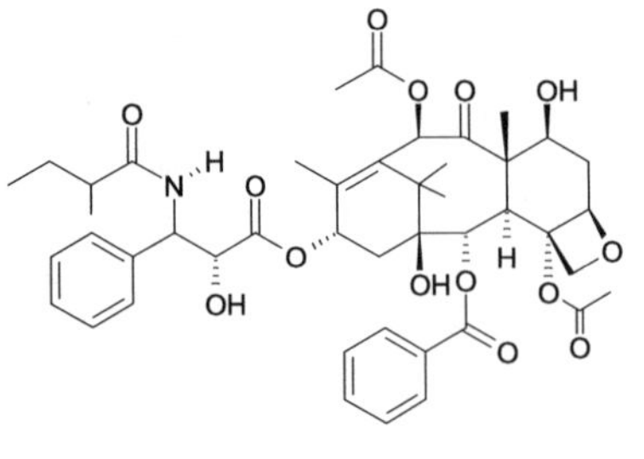

730　Taxumairol Q 美丽红豆杉醇 Q*

$C_{24}H_{36}O_{10}$ (484.55). 白色无定形固体. 【类型】紫杉烷型二萜. 【活性】细胞毒 (*in vitro*, KB, IC_{50} = 16.25μg/mL; Hepa59T/VGH, IC_{50} = 14.52μg/mL; 对照紫杉醇, KB, IC_{50} = 0.001μg/mL; Hepa59T/VGH, IC_{50} = 0.001μg/mL)[1052]. 【来源】苏门答腊红豆杉 *Taxus sumatrana* (枝叶: 产率 = 0.000076%干重). 【文献】1052.

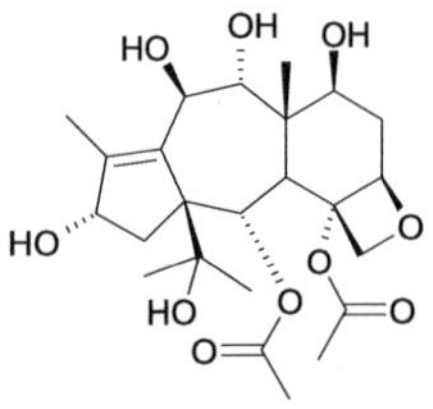

731　Taxumairol U 美丽红豆杉醇 U*

5*α*,7*β*,9*α*,13*α*,20-Pentaacetoxy-2*α*,10*β*,15-trihydroxy-11 (15→1)-abeo-taxene $C_{30}H_{44}O_{13}$ (612.68). 无定形固体, $[\alpha]_D^{25}$ = −18° (*c* = 0.05, 二氯甲烷). 【类型】紫杉烷型二萜. 【活性】细胞毒 (*in vitro*, KB, IC_{50} = 10.3μg/mL; Hepa, IC_{50} = 0.3μg/mL)[659]. 【来源】美丽红豆杉 *Taxus mairei* (茎皮), 苏门答腊红豆杉 *Taxus sumatrana* (枝叶: 产率 = 0.00022%干重)[1052]. 【文献】659, 1052.

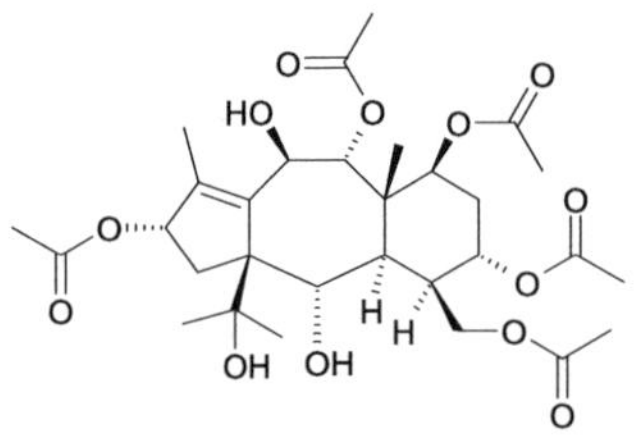

732　Taxumairol V 美丽红豆杉醇 V*

5*α*,7*β*,9*α*,20-Tetraacetoxy-2*α*,10*β*,13*α*,15-tetrahydroxy-11-(15→1)-abeo-taxene $C_{28}H_{42}O_{12}$ (570.64). 无定形粉末, $[\alpha]_D^{25}$ = −13° (*c* = 0.05, 二氯甲烷). 【类型】紫杉烷型二萜. 【活性】细胞毒 (*in vitro*, KB, IC_{50} = 3.9μg/mL; Hepa, IC_{50} = 1.6μg/mL)[659]. 【来源】美丽红豆杉 *Taxus mairei* (茎皮), 苏门答腊红豆杉 *Taxus sumatrana* (枝叶: 产率 = 0.00006%干重)[1052]. 【文献】659, 1052.

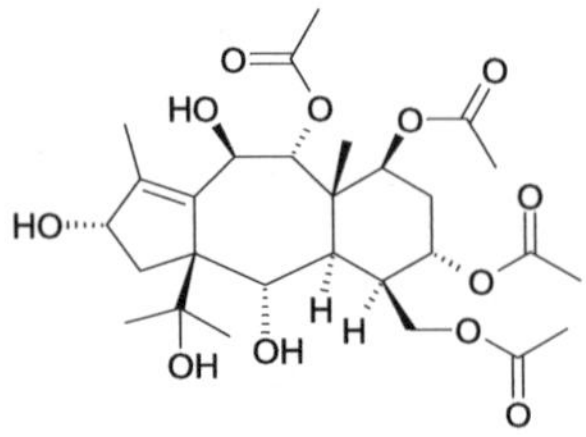

733　Taxumairol W 美丽红豆杉醇 W*

2*α*,4*α*,7*β*,10*β*-Tetraacetoxy-5*β*,20-epoxy-9*α*,13*α*,15-trihydroxy-11(15→1)-abeo-taxene $C_{28}H_{40}O_{12}$ (568.62). 无定形固体, $[\alpha]_D^{25}$ = −54° (*c* = 0.05, 二氯甲烷). 【类型】紫杉烷型二萜. 【活性】细胞毒 (*in vitro*, KB, IC_{50} > 20μg/mL; Hepa, IC_{50} = 7μg/mL)[659]. 【来源】美丽红豆杉 *Taxus mairei* (茎皮), 苏门答腊红豆杉 *Taxus sumatrana* (枝叶: 产率 = 0.00004%干重)[1052]. 【文献】659, 948, 1052.

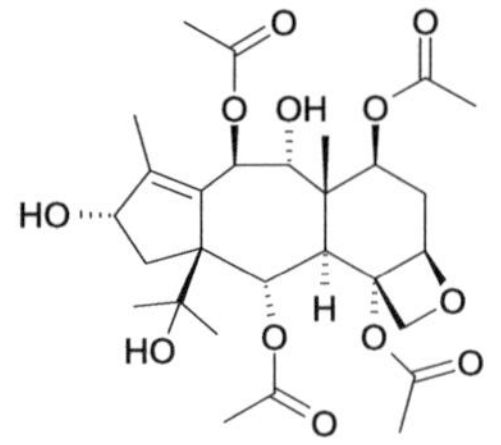

734　Taxuspinanane C 紫杉斯品阿南 C*

[198207-98-6] $C_{29}H_{36}O_{10}$ (544.60). mp 152~154℃, $[\alpha]_D$ = +60° (甲醇). 【类型】紫杉烷型二萜. 【活性】细胞毒 (P_{388}, IC_{50} = 10μg/mL). 【来源】紫杉 *Taxus cuspidata*. 【文献】170, 418.

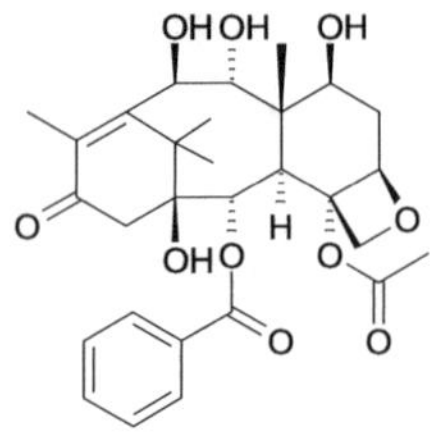

735　Taxuspine A 紫杉斯品 A

[157374-28-2] $C_{42}H_{48}O_{11}$ (728.84). $[\alpha]_D$ = −3.4° (三氯甲烷). 【类型】紫杉烷型二萜. 【活性】细胞毒 (小鼠, L_{1210}, IC_{50} = 4.2μg/mL; 人, KB, 10μg/mL 抑制率 = 37.2%). 【来源】紫杉 *Taxus cuspidata*, 短叶红豆杉

Taxus brevifolia. 【文献】170, 413.

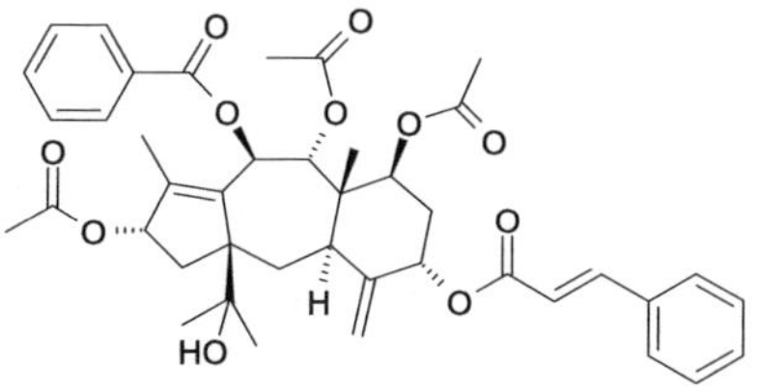

736 Taxuspine B 紫杉斯品 B

[157414-05-6] $C_{35}H_{42}O_{10}$ (622.72). $[\alpha]_D = -40.6°$ (三氯甲烷). 【类型】紫杉烷型二萜. 【活性】细胞毒 (小鼠, L_{1210}, IC_{50} = 18μg/mL; 人, KB, 10μg/mL 抑制率 = 11.8%; 抑制 Ca^{2+}诱导的微管蛋白解聚有利于克服癌细胞的抗药性). 【来源】云南红豆杉 *Taxus yunnanensis* (地上部分)[663], 紫杉属 *Taxus* sp. 【文献】170, 413, 663.

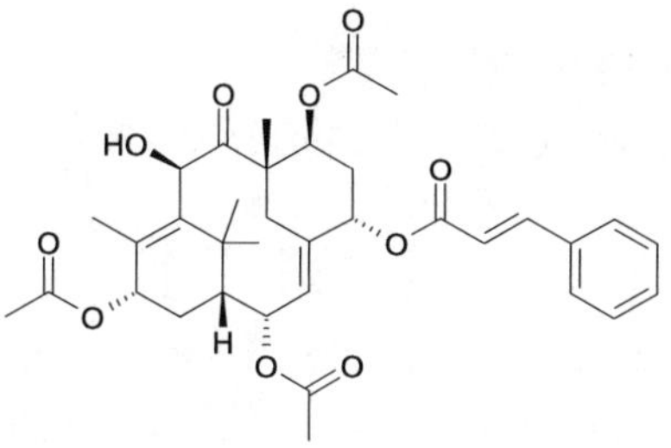

737 Taxuspine C 紫杉斯品 C

[146278-50-4] $C_{35}H_{42}O_9$ (606.72). $[\alpha]_D = +7.4°$ (三氯甲烷). 【类型】紫杉烷型二萜. 【活性】细胞毒 (小鼠, L_{1210}, IC_{50} = 5.8μg/mL; 人, KB, 10μg/mL 抑制率 = 8.9%). 【来源】云南红豆杉 *Taxus yunnanensis* (地上部分)[663], 紫杉 *Taxus cuspidata*. 【文献】170, 413, 663.

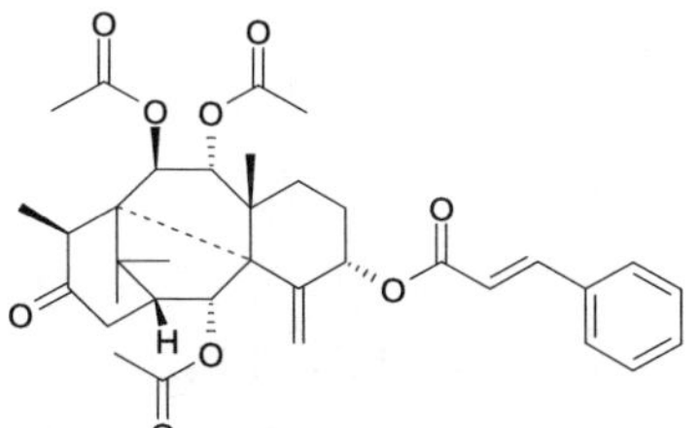

738 Taxuspine D 紫杉斯品 D

[166990-12-1] $C_{39}H_{48}O_{13}$ (724.81). $[\alpha]_D = -32.2°$ (甲醇). 【类型】紫杉烷型二萜. 【活性】细胞毒 (*in vitro*, L_{1210}, IC_{50} = 3.0μg/mL; KB, IC_{50} = 1.8μg/mL). 【来源】紫杉 *Taxus cuspidata*. 【文献】170, 414.

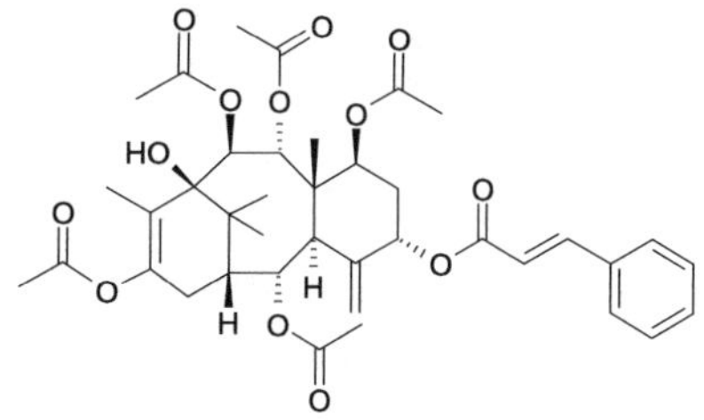

739 Taxuspine E 紫杉斯品 E

[165074-73-7] $C_{31}H_{40}O_{11}$ (588.66). $[\alpha]_D = -17°$ (三氯甲烷). 【类型】紫杉烷型二萜. 【活性】细胞毒 (L_{1210}, IC_{50} = 0.27μg/mL; KB, IC_{50} = 0.08μg/mL). 【来源】紫杉 *Taxus cuspidata*. 【文献】170, 412.

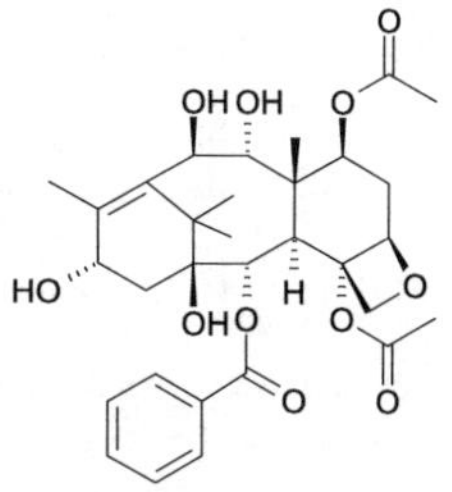

740 Taxuspine H 紫杉斯品 H

[164991-81-5] $C_{37}H_{49}NO_9$ (651.80). $[\alpha]_D = +6.8°$ (三氯甲烷). 【类型】紫杉烷型二萜. 【活性】细胞毒 (KB, IC_{50} = 1.6μg/mL). 【来源】紫杉 *Taxus cuspidata*. 【文献】170, 412.

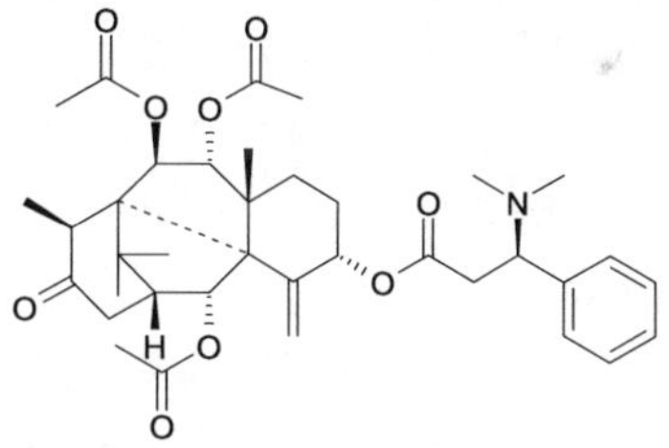

741 Taxuspine X 紫杉斯品 X

[194782-02-0] $C_{41}H_{50}O_{14}$ (766.85). 无色无定形固体, $[\alpha]_D^{22} = +31.7°$ (c = 0.13, 三氯甲烷). 【类型】紫杉烷型二萜. 【活性】细胞毒 (鼠, L_{1210}, *in vitro*, IC_{50} = 4.2μg/mL). 【来源】云南红豆杉 *Taxus yunnanensis* (地上部分)[1018], 紫杉 *Taxus cuspidata*. 【文献】170, 194, 1018.

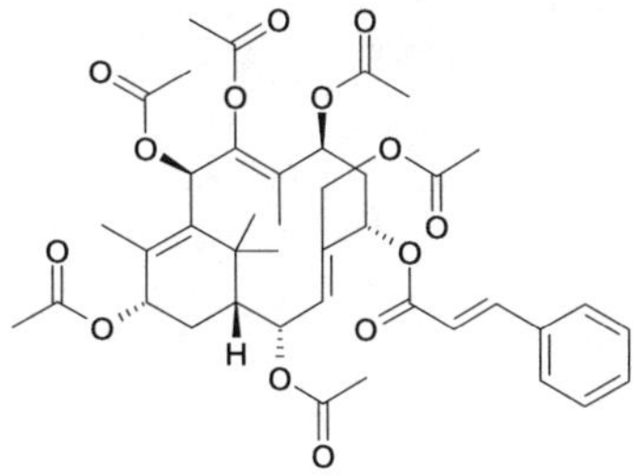

742　Taxuspine Y 紫杉斯品 Y

[194782-03-1] $C_{31}H_{38}O_9$ (554.64). 无色无定形固体, $[\alpha]_D^{31} = -25.4°$ (*c* = 0.17, 三氯甲烷). 【类型】紫杉烷型二萜. 【活性】细胞毒 (鼠, L_{1210}, *in vitro*, IC_{50} = 5.4μg/mL). 【来源】紫杉 *Taxus cuspidata*. 【文献】170, 194.

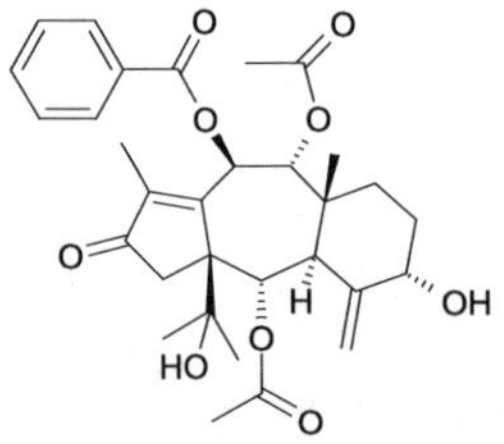

743　Taxuspine Z 紫杉斯品 Z

[194782-04-2] $C_{37}H_{51}NO_9$ (653.82). 无色无定形固体, $[\alpha]_D^{28} = +31.2°$ (*c* = 0.08, 三氯甲烷). 【类型】紫杉烷型二萜. 【活性】细胞毒 (KB, *in vitro*, IC_{50} = 6.2μg/mL). 【来源】紫杉 *Taxus cuspidata*. 【文献】170, 194.

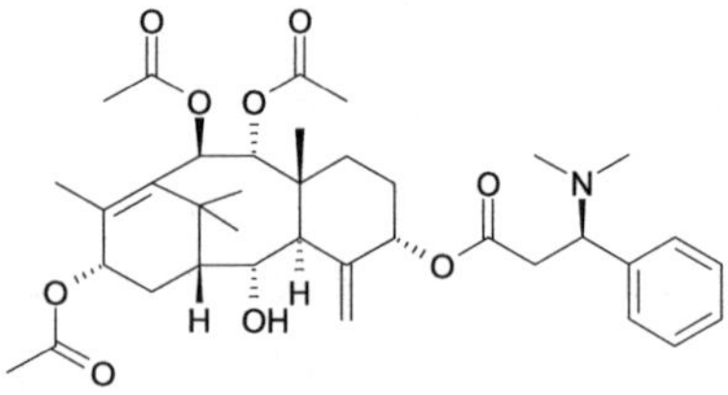

744　Wallifoliol 喜马拉雅红豆杉叶醇

$C_{29}H_{34}O_{10}$ (542.59). $[\alpha]_D = -108°$ (甲醇). 【类型】紫杉烷型二萜. 【活性】细胞毒 (*in vitro*, KB, IC_{50} = 0.56μg/mL; Hepa59T/VGH, IC_{50} = 0.1μg/mL; 对照紫杉醇, KB, IC_{50} = 0.001μg/mL; Hepa59T/VGH, IC_{50} = 0.001μg/mL)[1052]; 细胞毒 (*in vitro*, 30μg/mL: A498, 抑制率 = 27.9%; NCI-H226, 抑制率 = 29.1%; A549, 抑制率 = 16.7%; PC3, 抑制率 = 6.4%; 对照紫杉醇, 30μg/mL: A498, 抑制率 = 98.2%; NCI-H226, 抑制率 = 71.2%; A549, 抑制率 = 79.7%; PC3, 抑制率 = 91.7%)[1130]. 【来源】苏门答腊红豆杉 *Taxus sumatrana* (枝叶[1130]: 产率 = 0.0011%干重[1052]), 喜马拉雅红豆杉 *Taxus wallichiana*[170]. 【文献】170, 1052, 1130.

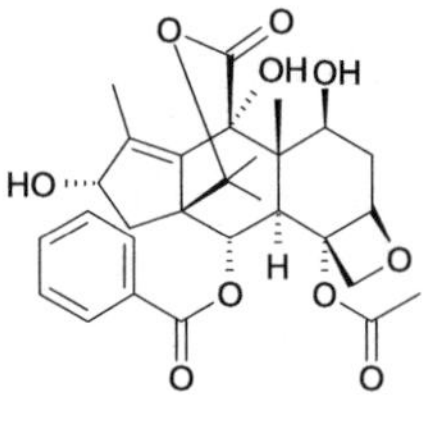

745　Yunnanxane 云南红豆杉甲素

Taxa-4(20),11-diene-2*α*,5*α*,10*β*,14*β*-tetraol-2*α*,5*α*,10*β*-triacetate-14*β*-*α*-methyl-*β*-hydroxyl butyrate [139713-81-8] $C_{31}H_{46}O_9$ (562.71). 无色透明块状晶体, mp 165~167℃, $[\alpha]_D^{17} = +41.6°$ (甲醇). 【类型】紫杉烷型二萜. 【活性】抗肿瘤. 【来源】美丽红豆杉 *Taxus mairei*, 云南红豆杉 *Taxus yunnanensis* (地上部分). 【文献】34, 184, 1018.

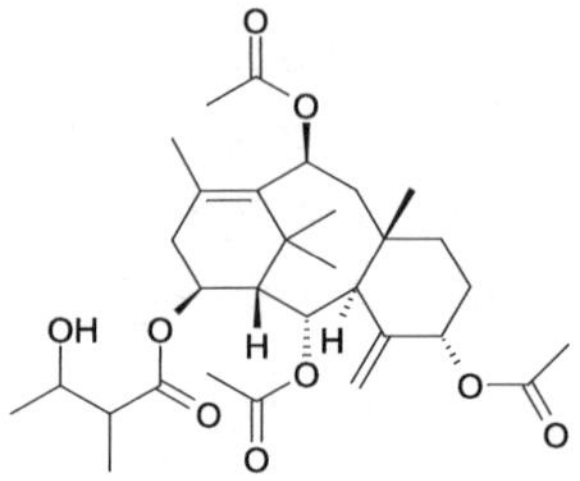

杂类二萜

746　Dulcidiol 野甘草二醇*

$C_{27}H_{38}O_4$ (426.6). 胶状物, $[\alpha]_D^{25} = -33.5°$ (*c* = 0.50, 三氯甲烷). 【类型】杂类二萜. 【活性】细胞毒 (*in vitro*, SCL, ED_{50} = 45.3μmol/L; SCL-6, ED_{50} = 46μmol/L; SCL-37'6, ED_{50} = 42.6μmol/L; SCL-9, ED_{50} = 41.6μmol/L; Kato3, ED_{50} = 29μmol/L; NuGc-4, ED_{50} = 105.1μmol/L; 对照 Vinblastine Sulfate: SCL, ED_{50} = 5.9μmol/L; SCL-6, ED_{50} = 6.1μmol/L; SCL-37'6, ED_{50} = 5.3μmol/L; SCL-9, ED_{50} = 5.3μmol/L; Kato3, ED_{50} = 6.1μmol/L; NuGc-4, ED_{50} = 5.3μmol/L)[1071]. 【来源】野甘草 *Scoparia dulcis* (地上部分: 产率 = 0.00231%干重). 【文献】1071.

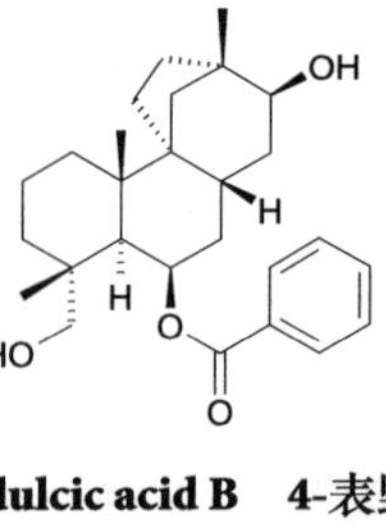

747　4-Episcopadulcic acid B 4-表野甘草酸 B*

$C_{27}H_{34}O_5$ (438.57). 胶状物, $[\alpha]_D^{25} = +3.0°$ (*c* = 0.50, 三氯甲烷). 【类型】杂类二萜. 【活性】细胞毒 (*in vitro*, SCL, ED_{50} = 37μmol/L; SCL-6, ED_{50} = 136.9μmol/L; SCL-37'6, ED_{50} = 59.3μmol/L; SCL-9, ED_{50} = 48.3μmol/L; Kato3, ED_{50} = 124.3μmol/L; NuGc-4, ED_{50} = 109.9μmol/L; 对照 Vinblastine Sulfate: SCL, ED_{50} = 5.9μmol/L;

SCL-6, ED_{50} = 6.1μmol/L; SCL-37'6, ED_{50} = 5.3μmol/L; SCL-9, ED_{50} = 5.3μmol/L; Kato3, ED_{50} = 6.1μmol/L; NuGc-4, ED_{50} = 5.3μmol/L)[1071].【来源】野甘草 *Scoparia dulcis* (地上部分: 0.00185%干重).【文献】1071.

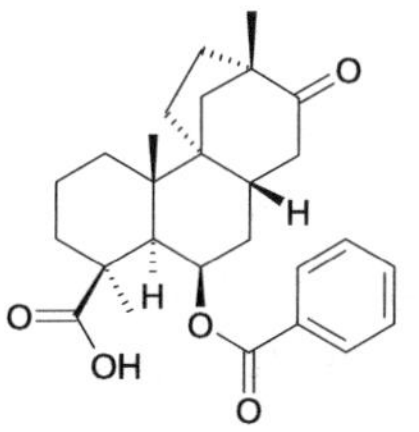

748 5-Epivibsanin C 5-表荚蒾宁 C*

$C_{25}H_{36}O_5$ (416.56). $[\alpha]_D^{24}$ = +38.6° (*c* = 0.59, 三氯甲烷).【类型】杂类二萜.【活性】细胞毒 (KB 细胞, IC_{50} = 10.7μmol/L)[897].【来源】日本荚蒾(日本珊瑚树) *Viburnum awabuki* (叶).【文献】897.

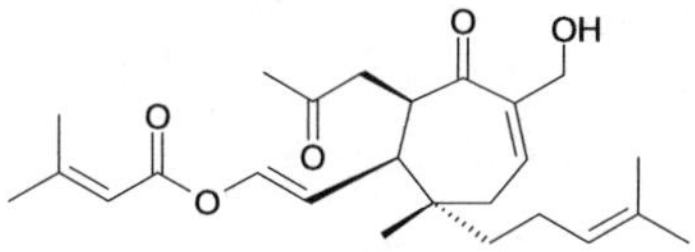

749 5-Epivibsanin G 5-表荚蒾宁 G*

$C_{25}H_{36}O_6$ (432.56). 无色无定形固体, $[\alpha]_D^{26}$ = +5° (*c* = 3.4, 三氯甲烷).【类型】杂类二萜.【活性】细胞毒 (*in vitro*, NuGc-3, 弱活性)[628].【来源】香气荚蒾* *Viburnum odoratissimum* (叶和花: 产率 = 0.00016%干重).【文献】628.

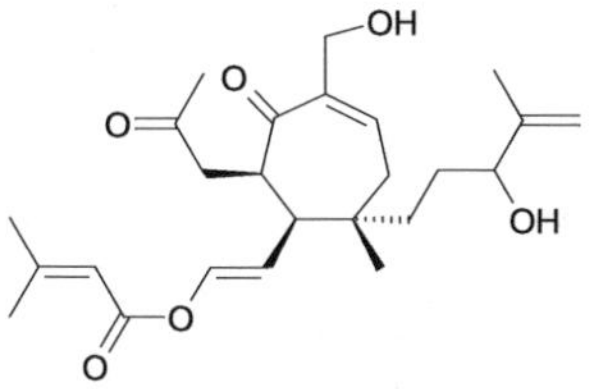

750 5-Epivibsanin H 5-表荚蒾宁 H*

$C_{25}H_{36}O_6$ (432.56). $[\alpha]_D^{21}$ = +49.2° (*c* = 0.41, 三氯甲烷).【类型】杂类二萜.【活性】细胞毒 (KB 细胞, IC_{50} = 45.5μmol/L)[897].【来源】日本荚蒾(日本珊瑚树) *Viburnum awabuki* (叶), 香气荚蒾* *Viburnum odoratissimum* (叶和花: 产率 =0.00036%干重)[628].【文献】628, 897.

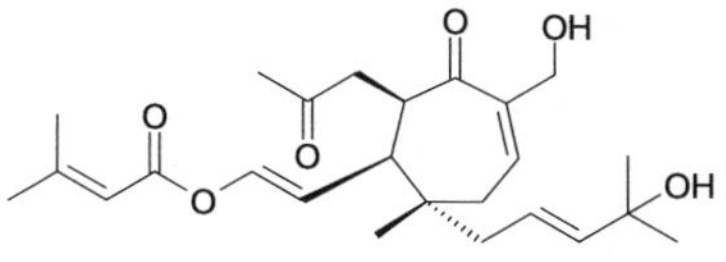

751 Esculeoside A 番茄种苷 A*

$C_{58}H_{95}NO_{29}$ (1270.39). 白色粉末, $[\alpha]_D$ = −52.5° (甲醇).【类型】杂类二萜.【活性】细胞毒 (MCF7 细胞, IC_{50} = 24.5μmol/L, 对照番茄碱, IC_{50} = 15μmol/L, 用 WST-8 增生试剂测量细胞毒活性, 见 M. Ishiyama, et al., *Talanta*, 1999, 44, 1299)[934].【来源】番茄 *Lycopersicon esculentum*.【文献】934.

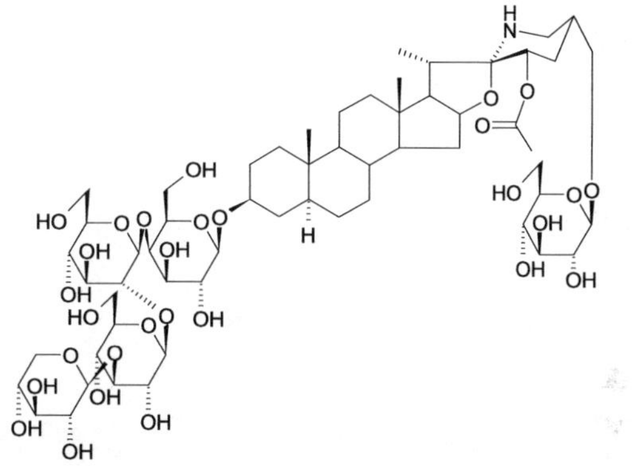

752 Galanal A 高良姜萜醛 A

[104086-74-0] $C_{20}H_{30}O_3$ (318.46). 无色菱形晶体, mp 167~169℃, $[\alpha]_D$= −44° (*c* = 0.1, 三氯甲烷).【类型】杂类二萜.【活性】抗真菌 (吉利蒙念珠菌, MIC = 12.5μg/mL); 细胞毒 (KB, ED_{50} = 3.25μg/mL).【来源】大良姜 *Alpinia galanga*.【文献】261.

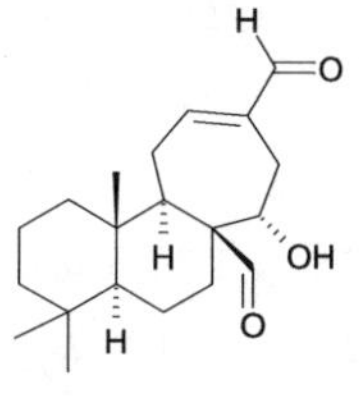

753 Galanal B 高良姜萜醛 B

[104113-52-2] $C_{20}H_{30}O_3$ (318.46). 无色菱形晶体, mp 134.0~134.5℃, $[\alpha]_D$= −48° (*c* = 0.1, 三氯甲烷).【类型】杂类二萜.【活性】抗真菌 (吉利蒙念珠菌, MIC = 12.5μg/mL, 热带念珠菌, MIC = 50μg/mL); 细胞毒 (KB, ED_{50} = 15.0μg/mL).【来源】大良姜 *Alpinia galanga*.【文献】261.

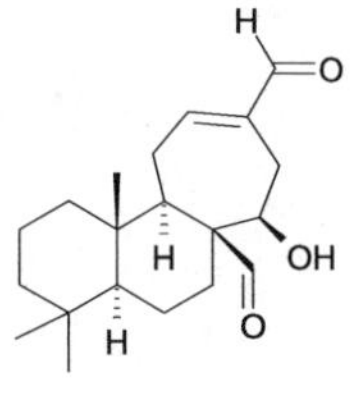

754　Ginkgolide A 白果苦内酯 A

[15291-75-5] $C_{20}H_{24}O_9$ (408.41). 晶体 (乙醇), mp 300℃, $[\alpha]_D^{24} = -53.4°$ (c = 1, 乙醇).[1374] 【类型】杂类二萜. 【活性】提高抑制癌转移的细胞毒药物的效能; 血小板聚集抑制剂 (兔, PAF 所致血小板聚集, *in vitro*, IC_{50} = 94μmol/L); PAF 受体拮抗剂; 神经保护剂 (鼠, 50mg/kg); 平喘; 昆虫拒食剂. 【来源】白果 *Ginkgo biloba*, 白果根 *Ginkgo biloba*, 白果叶(银杏叶) *Ginkgo biloba* (叶: 12 批样本平均含量 = 2.56%[1375]). 【文献】5, 167, 184, 1374, 1375.

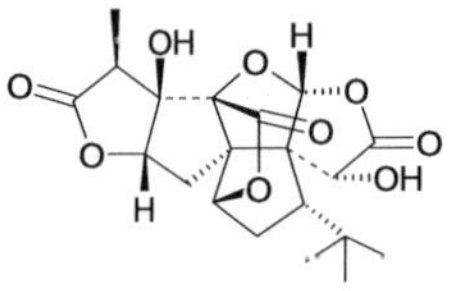

755　Ginkgolide B 白果苦内酯 B

[15291-77-7] $C_{20}H_{24}O_{10}$ (424.41). 晶体 (乙醇), mp 300℃, $[\alpha]_D^{24} = -52.6°$ (c = 1, 乙醇).[1374] 【类型】杂类二萜. 【活性】提高抗癌转移的细胞毒药物的作用; 抗菌 (梭状杆菌); 提高生育力; 血小板聚集抑制剂 (兔、鼠和猪, PAF 导致的血小板聚集, *in vitro*); PAF 受体拮抗剂; 神经保护剂; 减少环孢素肾中毒; 昆虫拒食剂; 抗低血压 [PAF 诱导的, ID_{50} = (38.5±2.7) μmol/kg, 对照 CV-3988, ID_{50} = (2.4±1.2)μmol/kg][1212]; 抗炎 (测定 PAF 诱导的大鼠分叶核白细胞溶酶体酶的释放, 10μmol/L, 抑制率 = 58.9%)[836, 1188]. 【来源】白果 *Ginkgo biloba*, 白果根 *Ginkgo biloba*, 白果叶 (银杏叶) *Ginkgo biloba* (叶: 12 批样本平均含量 = 1.40%[1375]). 【文献】5, 184, 836, 1188, 1212, 1374, 1375.

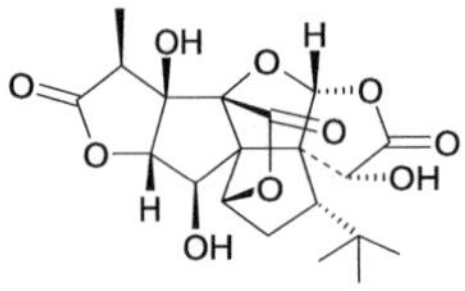

756　(4*R*, 5*S*, 8*R*, 9*R*, 10*S*, 13*S*)-*ent*-17-Hydroxy-16-oxobeyeran-19-al　(4*R*,5*S*,8*R*,9*R*,10*S*,13*S*)-对映-17-羟基-16-酮贝叶烷-19-醛*

$C_{20}H_{30}O_3$ (318.46). 白色无定形固体, $[\alpha]_D^{20} = -35.0°$ (c = 0.3, 三氯甲烷). 【类型】杂类二萜. 【活性】抗细胞增殖和细胞毒 (*in vitro*, L-929, GI_{50} = 45.4μg/mL; K562, GI_{50} = 50μg/mL; HeLa, CC_{50} = 37.7μg/mL; 对照紫杉醇, L-929, GI_{50} = 0.1μg/mL; K562, GI_{50} = 0.01μg/mL; HeLa, CC_{50} = 0.01μg/mL)[1112]. 【来源】木榄 *Bruguiera gymnorrhiza* (茎: 产率 = 0.00046%). 【文献】1112.

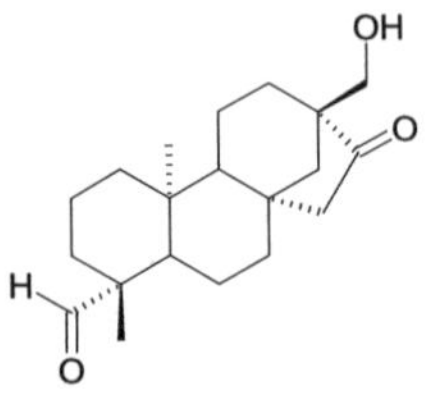

757　Isodulcinol 异野甘草醇*

$C_{27}H_{36}O_4$ (424.59). 胶状物, $[\alpha]_D^{25} = -21.4°$ (c = 0.45, 三氯甲烷). 【类型】杂类二萜. 【活性】细胞毒 (*in vitro*, SCL, ED_{50} = 19.5μmol/L; SCL-6, ED_{50} = 62.9μmol/L; SCL-37'6, ED_{50} = 45.8μmol/L; SCL-9, ED_{50} = 58.9μmol/L; Kato3, ED_{50} = 71.7μmol/L; NuGc-4, ED_{50} = 122.9μmol/L; 对照 Vinblastine Sulfate: SCL, ED_{50} = 5.9μmol/L; SCL-6, ED_{50} = 6.1μmol/L; SCL-37'6, ED_{50} = 5.3μmol/L; SCL-9, ED_{50} = 5.3μmol/L; Kato3, ED_{50} = 6.1μmol/L; NuGc-4, ED_{50} = 5.3μmol/L)[1071]. 【来源】野甘草 *Scoparia dulcis* (地上部分: 产率 = 0.00138%干重). 【文献】1071.

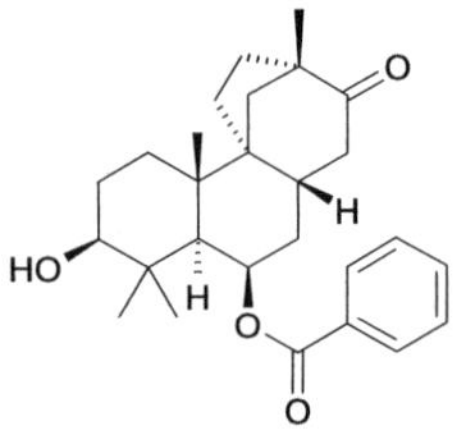

758　Jolkinol A

$C_{29}H_{36}O_6$ (480.61). 白色无定形粉末, $[\alpha]_D^{25} = -120°$ (c = 0.18, 三氯甲烷). 【类型】杂类二萜. 【活性】细胞毒 [*in vitro* MCF7 细胞系, GI_{50} = (95.3±2.7)μmol/L, 阿霉素, GI_{50} = (42.8±8.2)μmol/L; NCI-H460 细胞系, GI_{50} = (57.3±7.6)μmol/L, 阿霉素, GI_{50} = (94.0±8.7)μmol/L; SF268 细胞系, GI_{50} > 100μmol/L, 阿霉素, GI_{50} = (93.0±7.0)μmol/L][1155]. 【来源】短柔毛大戟* *Euphorbia pubescens* (全株). 【文献】1155.

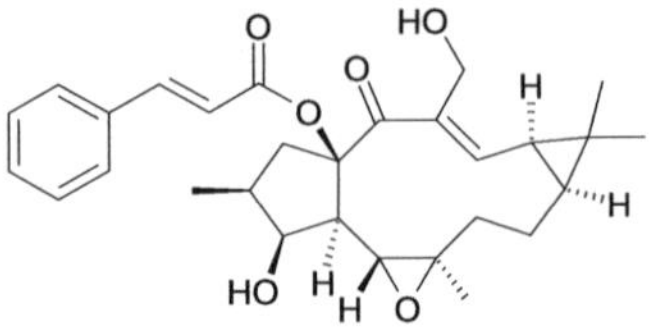

759 Pachylactone 厚网藻内酯

[89199-96-2] $C_{20}H_{30}O_2$ (302.46). 油状物, $[\alpha]_D^{25} = -23.3°$ (c = 0.18, 三氯甲烷). 【类型】杂类二萜. 【活性】细胞毒 (P_{388}, ED_{50} = 1.1μg/mL, P_{388}/DOX, ED_{50} = 1.8μg/mL, KB, ED_{50} = 3.7μg/mL, 非小细胞肺癌 NSCLCN6-L16, ED_{50} = 1.0μg/mL). 【来源】地中海棕海藻 *Dilophus ligulatus*, 厚网藻 *Pachydictyon coriaceum*. 【文献】795, 796.

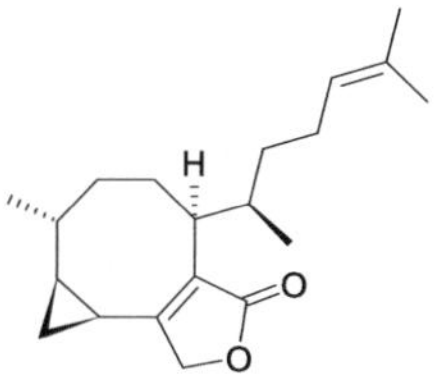

760 Phytol 植物醇

(*E*)-Phytol [150-86-7] $C_{20}H_{40}O$ (296.54). bp 145℃ (0.03mmHg). 【类型】杂类二萜. 【活性】细胞毒 [HeLa, IC_{50} = (13.8±1.3)μg/mL, 对照喜树碱, IC_{50} = 0.5μmol/mL; HL-60, IC_{50} = (16.4±2.0)μg/mL, 喜树碱, IC_{50} = 0.1μmol/mL; WI-38, IC_{50} = (13.8±1.7)μg/mL, 喜树碱, IC_{50} = 0.6μmol/mL][818]; 维生素 K_1 和 E 的合成原料. 【来源】白梅花 *Prunus mume* (花: 产率 = 0.0009%鲜重)[1037], 海风藤 *Piper kadsura* [Syn. *Piper futokadsura*], 裙带菜 *Undaria pinnatifida*, 原蚕沙 *Bombyx mori*, 赞比西巴豆 *Croton zambesicus* (叶). 【文献】5, 167, 527, 818, 1037.

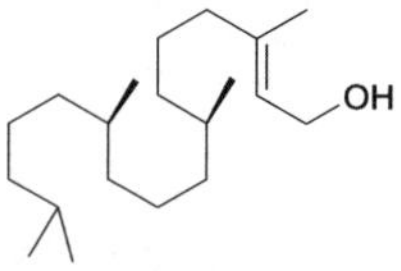

761 Pseudolaric acid B 土荆皮酸 B

[82508-31-4] $C_{23}H_{28}O_8$ (432.47). 无色粉末, mp 139~141℃; 晶体, mp 165~167℃ (无水苯), $[\alpha]_D^{27.5}$ = −37.3° (c = 0.0233, 甲醇). 【类型】杂类二萜. 【活性】细胞毒 (*in vitro*, 结肠癌 HT29 细胞, 细胞凋亡途径: 活化胱天蛋白酶-3 和 PARP)[1389]; 抗生育药 (鼠、兔、犬); 抗真菌; 细胞毒 (*in vitro*, P_{388}, IC_{50} = 0.32μg/mL; A549, IC_{50} = 0.86μg/mL)[1107]; LD_{50} (鼠, iv) = 423(404~442) mg/kg; LD_{50} (鼠, ip) = 316(285~351)mg/kg; LD_{50} (大鼠, orl) = 130(114~149)mg/kg. 【来源】土荆皮(金钱松) *Pseudolarix amabilis* [Syn. *Larix amabilis*; *Pseudolarix kaempferi*] (根皮: 产率 = 0.096%干重). 【文献】701, 702, 703, 705, 1033, 1107, 1389.

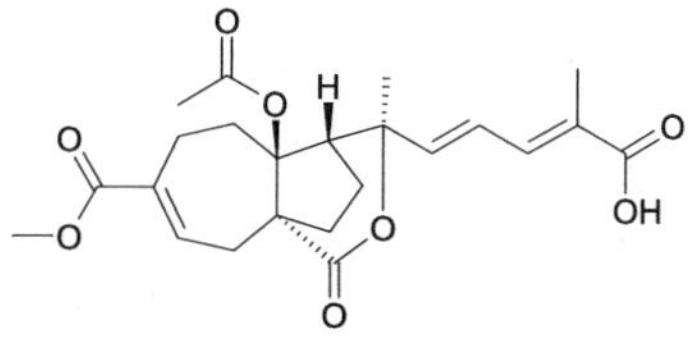

762 Pseudolaric acid B-*O*-*βD*-glucopyra- noside 土荆皮酸 B-*O*-*βD*-吡喃葡萄糖苷*

$C_{29}H_{38}O_{13}$ (594.62). 【类型】杂类二萜. 【活性】细胞毒 (培养人肝癌细胞株 SMMC-7721, 10μg/mL 杀伤率 = 42.9%, 细胞增殖抑制率 = 56.7%~96.9%, 蛋白质含量抑制率 = 64.5%). 【来源】土荆皮(金钱松) *Pseudolarix amabilis* [Syn. *Larix amabilis*; *Pseudolarix kaempferi*] (根皮: 产率 = 0.0954%干重). 【文献】704, 706, 1033.

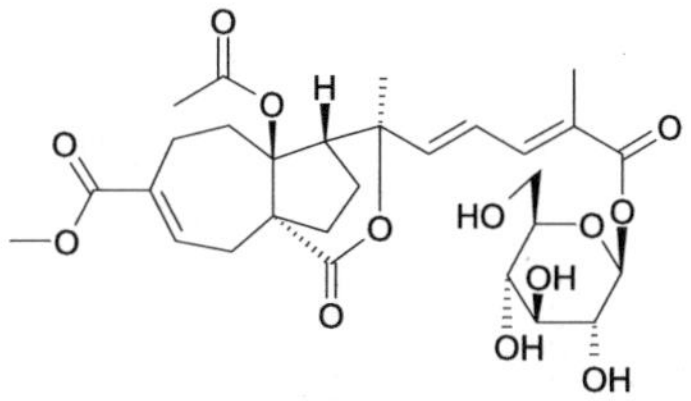

763 Scopadulcic acid C 野甘草酸 C*

$C_{27}H_{36}O_5$ (440.58). 无定形粉末, $[\alpha]_D^{25}$ = −21.7° (c = 0.23, 三氯甲烷). 【类型】杂类二萜. 【活性】细胞毒 (MTT 实验, KB 细胞, IC_{50} = 50μg/mL); NO 生成抑制剂 (鼠巨噬细胞, 脂多糖/IFNγ 诱导的 NO 生成, IC_{50} = 900μg/mL, 注:无机自由基 NO 是由 NO 合成酶使 *L*-精氨酸氧化产生的, 它的过量产生促进肿瘤细胞迁移、入侵和血管生成的潜能, 从而能刺激肿瘤细胞生长和代谢); 多重耐药性蛋白(MRP)抑制剂 (IC_{50} = 20μg/mL). 【来源】野甘草 *Scoparia dulcis* (地上部分: 产率 = 0.00023%干重). 【文献】478.

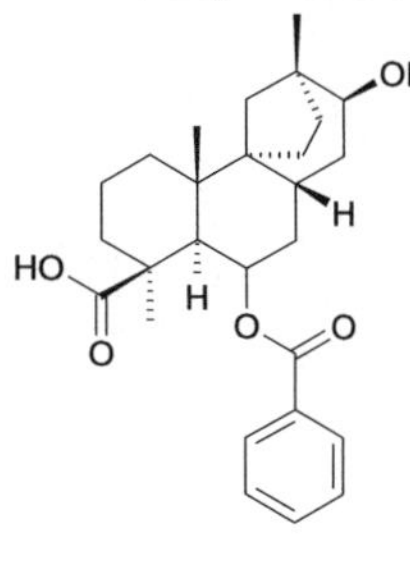

764　Scopadulciol 野甘草二醇

Dulcinol [136565-26-9] $C_{27}H_{36}O_4$ (424.58). 无色无定形粉末, $[\alpha]_D^{23} = -2.3°$ ($c = 0.5$, 三氯甲烷). 【类型】杂类二萜. 【活性】细胞毒 (*in vitro*, SCL, ED_{50} = 22μmol/L; SCL-6, ED_{50} = 32.8μmol/L; SCL-37'6, ED_{50} = 24.4μmol/L; SCL-9, ED_{50} = 37.7μmol/L; Kato3, ED_{50} = 35.5μmol/L; NuGc-4, ED_{50} = 33.3μmol/L; 对照 Vinblastine Sulfate: SCL, ED_{50} = 5.9μmol/L; SCL-6, ED_{50} = 6.1μmol/L; SCL-37'6, ED_{50} = 5.3μmol/L; SCL-9, ED_{50} = 5.3μmol/L; Kato3, ED_{50} = 6.1μmol/L; NuGc-4, ED_{50} = 5.3μmol/L)[1071]; 抑制 HSV-1 复制; H^+,K^+-腺苷三磷酸酶抑制剂 (猪, 10μmol/L, 抑制率 =21%, 100μmol/L, 抑制率 =45%, 抑制分泌和溃疡). 【来源】野甘草 *Scoparia dulcis* (地上部分: 产率 = 0.0154% 干重)[1071]. 【文献】191, 235, 255, 1071.

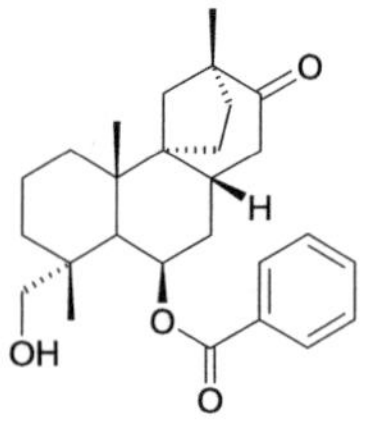

765　Vibsanin C 荚蒾宁 C

$C_{25}H_{36}O_5$ (416.56). 【类型】杂类二萜. 【活性】细胞毒 (KB 细胞, IC_{50} = 11.3μmol/L)[897]. 【来源】日本荚蒾(日本珊瑚树) *Viburnum awabuki* (叶), 香气荚蒾* *Viburnum odoratissimum* (叶和花: 产率 = 0.00034% 干重). 【文献】628, 897.

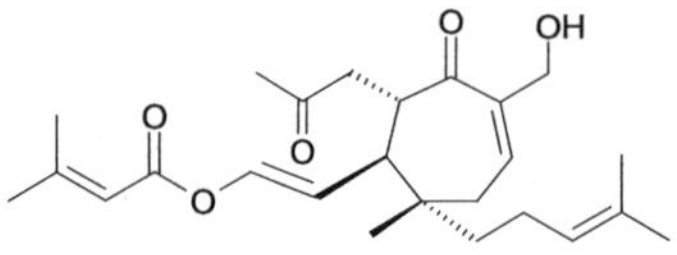

766　Vibsanin P 荚蒾宁 P

$C_{25}H_{38}O_5$ (418.58). 无色无定形固体, $[\alpha]_D^{25} = +24°$ (c = 0.3, 三氯甲烷). 【类型】杂类二萜. 【活性】细胞毒 (*in vitro*, P_{388}, ED_{50} = 2.25μg/mL; A549, ED_{50} = 4.62μg/mL; HT29, ED_{50} = 9.97μg/mL)[632]. 【来源】日本荚蒾 *Viburnum awabuki* (叶和嫩枝). 【文献】632.

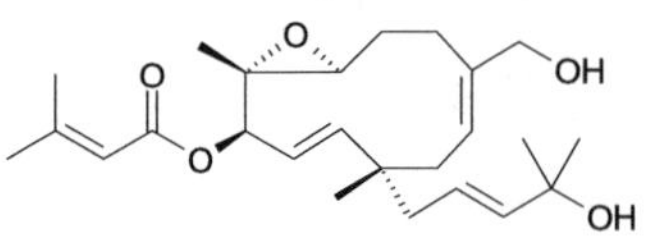

767　Vibsanin Q 荚蒾宁 Q

$C_{26}H_{40}O_5$ (432.61). 无色无定形固体, $[\alpha]_D^{25} = +23°$ (c = 0.4, 三氯甲烷). 【类型】杂类二萜. 【活性】细胞毒 (*in vitro*, P_{388}, $ED_{50} < 10$μg/mL)[632]. 【来源】日本荚蒾 *Viburnum awabuki* (叶和嫩枝). 【文献】632.

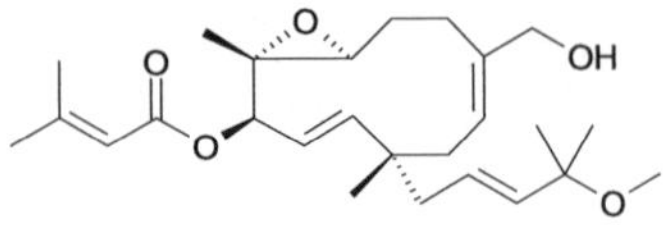

768　Vibsanin R 荚蒾宁 R

$C_{25}H_{36}O_4$ (400.56). 无色无定形固体, $[\alpha]_D^{25} = +43°$ (c = 0.5, 三氯甲烷). 【类型】杂类二萜. 【活性】细胞毒 (*in vitro*, P_{388}, $ED_{50} < 10$μg/mL)[632]. 【来源】日本荚蒾 *Viburnum awabuki* (叶和嫩枝). 【文献】632.

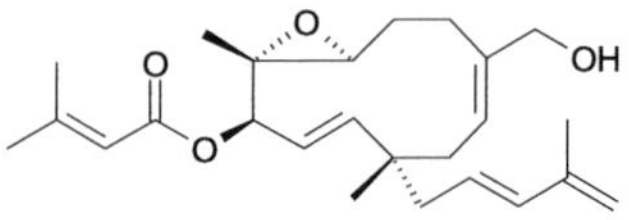

769　Vibsanin S 荚蒾宁 S

$C_{25}H_{38}O_5$ (418.58). 油状物, $[\alpha]_D^{25} = +25°$ (c = 0.3, 三氯甲烷). 【类型】杂类二萜. 【活性】细胞毒 (*in vitro*, P_{388}, $ED_{50} < 10$μg/mL)[632]. 【来源】日本荚蒾 *Viburnum awabuki* (叶和嫩枝). 【文献】632.

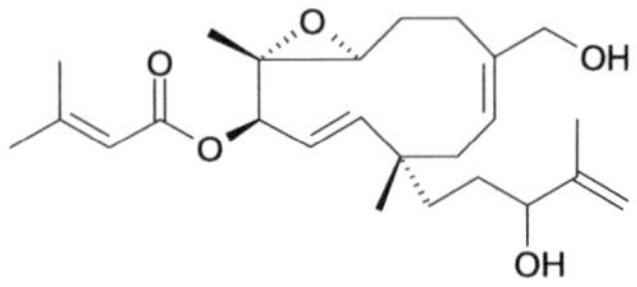

770　Vibsanin T 荚蒾宁 T

$C_{25}H_{36}O_5$ (416.56). 油状物, $[\alpha]_D^{25} = +46°$ (c = 0.4, 三氯甲烷). 【类型】杂类二萜. 【活性】细胞毒 (*in vitro*, P_{388}, $ED_{50} < 10$μg/mL)[632]. 【来源】日本荚蒾 *Viburnum awabuki* (叶和嫩枝). 【文献】632.

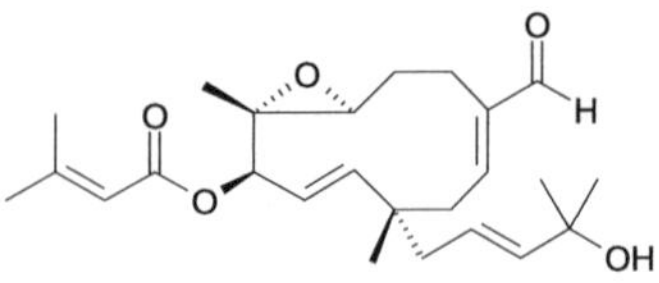

771　Vibsanin U 荚蒾宁 U

$C_{25}H_{38}O_7$ (450.58). 胶状物, $[\alpha]_D^{25} = +21°$ (c = 0.6, 三氯甲烷). 【类型】杂类二萜. 【活性】细胞毒 (*in vitro*, P_{388}, $ED_{50} < 10$μg/mL)[632]. 【来源】日本荚蒾 *Viburnum awabuki* (叶和嫩枝). 【文献】632.

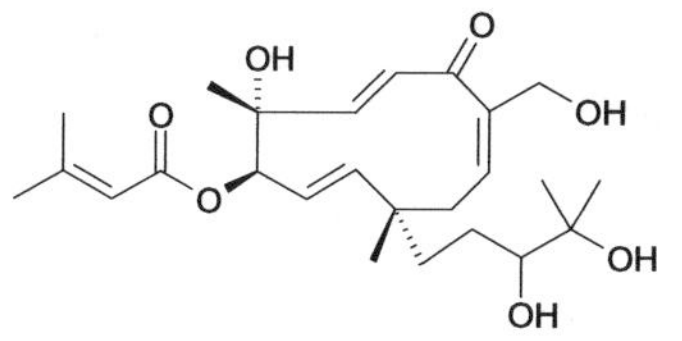

772 Vibsanin V 荚蒾宁 V

$C_{20}H_{30}O_3$ (318.46). 无色无定形固体, $[\alpha]_D^{25}$ = +30° (*c* = 0.5, 三氯甲烷). 【类型】杂类二萜. 【活性】细胞毒 (*in vitro*, P_{388}, ED_{50} < 10μg/mL)[632]. 【来源】日本荚蒾 *Viburnum awabuki* (叶和嫩枝). 【文献】632.

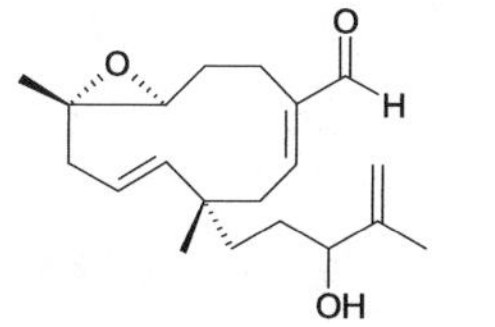

773 Vibsanin W 荚蒾宁 W

$C_{25}H_{38}O_7$ (450.58). 无色无定形固体, $[\alpha]_D^{25}$ = +16° (*c* = 0.3, 三氯甲烷). 【类型】杂类二萜. 【活性】细胞毒 (*in vitro*, P_{388}, ED_{50} = 2.18μg/mL; A549, ED_{50} = 5.6μg/mL; HT29, ED_{50} = 8.15μg/mL)[632]. 【来源】日本荚蒾 *Viburnum awabuki* (叶和嫩枝). 【文献】632.

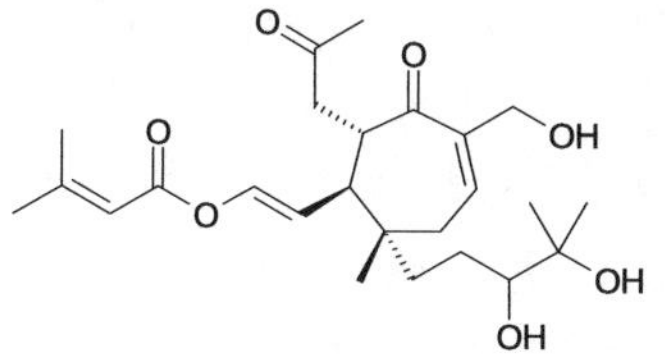

774 Vibsanol A 荚蒾萨诺醇 A

$C_{25}H_{36}O_6$ (432.56). 无色油状物, $[\alpha]_D^{26}$ = +5.6° (*c* = 0.05, 三氯甲烷). 【类型】杂类二萜. 【活性】细胞毒 (*in vitro*, 胃癌 NuGc, 10μmol/L, 抑制率 = 85%; 对照 Antinomycin D, 10μmol/L, 抑制率 = 98%~100%)[1034]. 【来源】香气荚蒾* *Viburnum odoratissimum* (叶和花: 产率 =0.0055%). 【文献】1034.

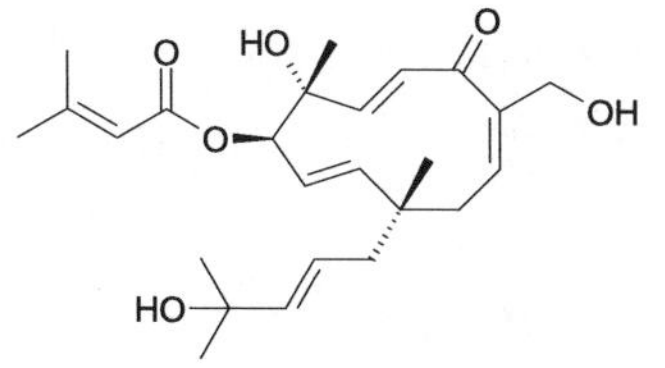

2.4 三萜、四萜、局部萜

线型三萜

775 14-Deacetyleurylene 14-去乙酰基宽木烯*

$C_{32}H_{56}O_7$ (552.80). 【类型】线型三萜. 【活性】细胞毒 (KB 癌细胞, IC_{50} = 0.52μg/mL)[1007]. 【来源】宽木属 *Eurycoma* sp. 【文献】1007.

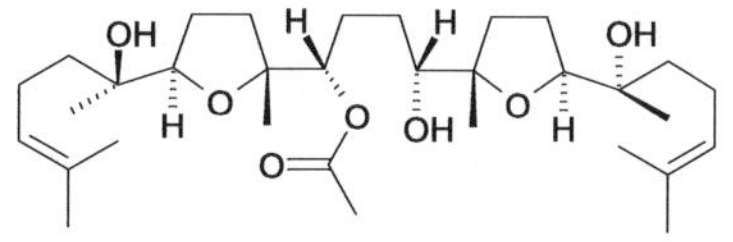

776 Eurylene 宽木烯*

$C_{34}H_{58}O_8$ (594.84). 【类型】线型三萜. 【活性】细胞毒 (KB 细胞, 其水解产物 11-Deacetyleurylene IC_{50} = 0.33μg/mL)[1007]. 【来源】宽木属 *Eurycoma* sp. 【文献】1007.

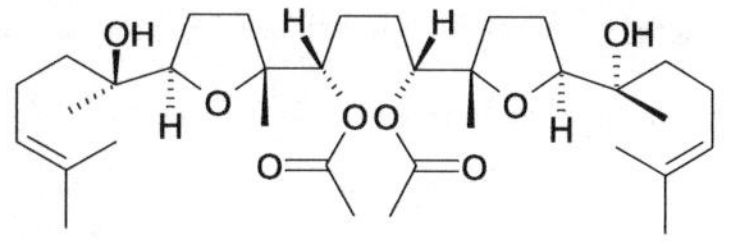

羊毛甾烷型四环三萜

777 12α-Acetoxycoccinic acid 12α-乙酰氧基绯红南五味子酸

$C_{32}H_{48}O_5$ (512.74). 【类型】羊毛甾烷型四环三萜. 【活性】抗肿瘤[521]; 抗 HIV[521]. 【来源】冷饭团 *Kadsura coccinea* [syn. *Kadsura chenensis*; *Kadsura hainanensis*], 异型南五味子 *Kadsura heteroclita* [Syn. *Uvaria heteroclita*]. 【文献】509, 521.

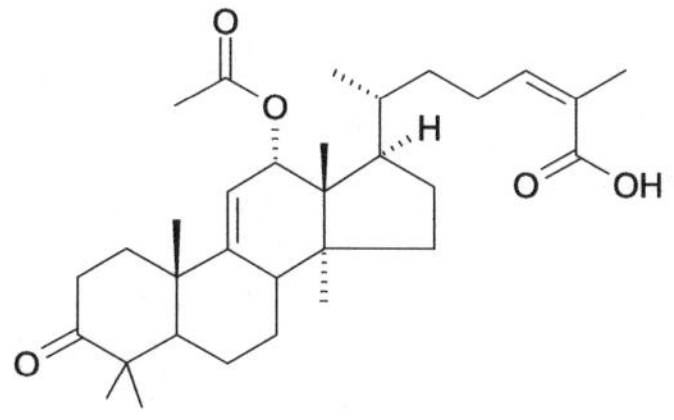

778 12β-Acetoxycoccinic acid 12β-乙酰氧基绯红南五味子酸

$C_{32}H_{48}O_5$ (512.74). 【类型】羊毛甾烷型四环三萜. 【活性】抗肿瘤[521]; 抗 HIV[521]. 【来源】冷饭团 *Kadsura coccinea* [syn. *Kadsura chenensis*; *Kadsura hainanensis*], 异型南五味子 *Kadsura heteroclita* [Syn. *Uvaria heteroclita*]. 【文献】509, 521.

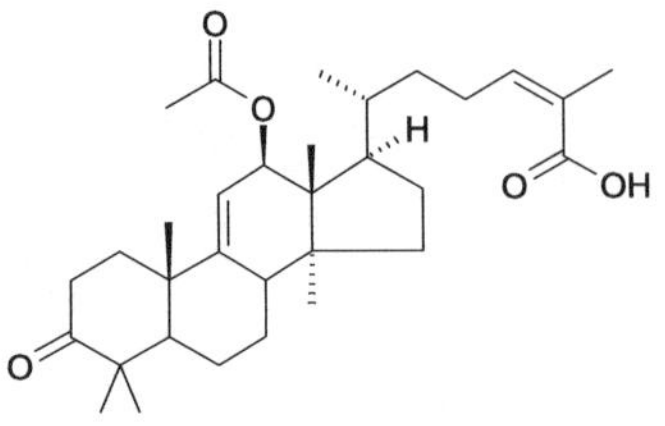

779　3*β*-Acetoxy-25-hydroxylanosta-8,23-diene　3*β*-乙酰氧基-25-羟基羊毛甾-8,23-二烯

$C_{32}H_{52}O_3$ (484.77).【类型】羊毛甾烷型四环三萜.【活性】细胞毒 [*in vitro*, HONE-1 细胞, IC_{50} > 10μmol/L, 对照依托泊苷, IC_{50} = (0.5±0.2)μmol/L, 顺铂, IC_{50} = (3.2±0.5)μmol/L; KB 细胞, IC_{50} > 10μmol/L, 依托泊苷, IC_{50} = (0.9±0.3)μmol/L, 顺铂, IC_{50} = (4.4±0.9)μmol/L; HT29 细胞, IC_{50} = (9.3±1.6)μmol/L, 依托泊苷, IC_{50} = (2.4±0.5)μmol/L, 顺铂, IC_{50} = (5.7±1.1)μmol/L][1265].【来源】榕树 *Ficus microcarpa* (气生根).【文献】1265.

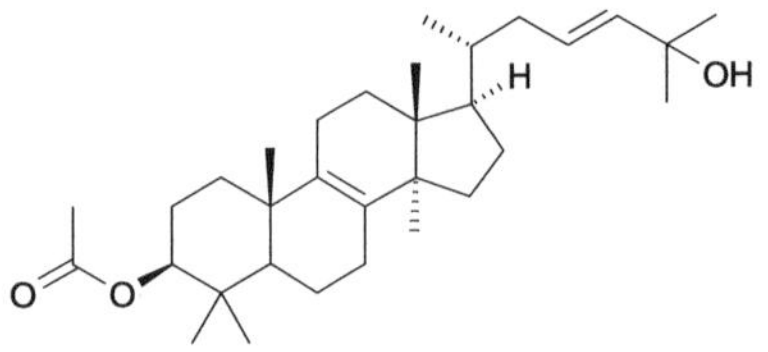

780　Ananosic acid A　南五味子酸 A

18-(13→12*β*)-Abeo-lanostene triterpenoid acid $C_{30}H_{46}O_3$ (454.70). 无色晶体, mp 132~134℃, $[\alpha]_D$ = −67.7° (*c* = 0.65, 三氯甲烷).【类型】羊毛甾烷型四环三萜.【活性】细胞毒 (*in vitro*, 鼠白血病 ATCC: CCRF-CEM, IC_{50} = 45.4μg/mL; HeLa ATCC-17, IC_{50} = 0.46μg/mL)[1099].【来源】波罗香藤 *Kadsura ananosma*, 波罗香藤 *Kadsura ananosma* (茎皮).【文献】1099, 1257.

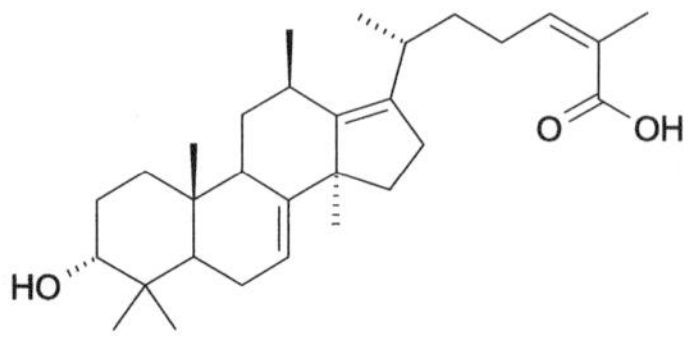

781　Ananosic acid B　波罗香藤酸 B

$C_{32}H_{48}O_4$ (496.74). 无定形粉末, $[\alpha]_D$ = −55.0° (*c* = 0.10, 三氯甲烷).【类型】羊毛甾烷型四环三萜.【活性】细胞毒 (*in vitro*, 鼠白血病 ATCC: CCRF-CEM, IC_{50} = 49.6μg/mL; HeLa ATCC-17, IC_{50} = 0.54μg/mL)[1099].【来源】波罗香藤 *Kadsura ananosma* (茎: 产率 = 0.0029%干重)[1099].【文献】1099.

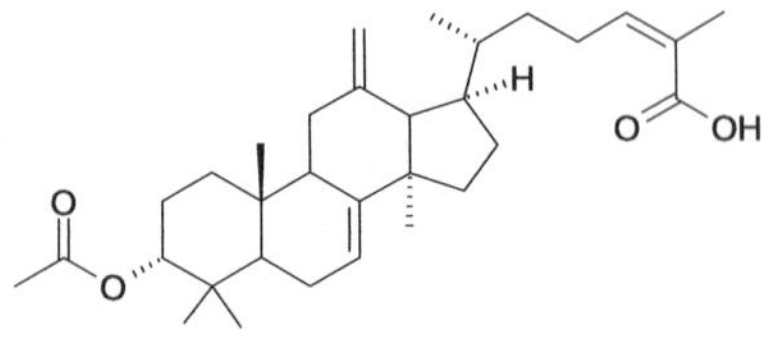

782　Ananosic acid C　波罗香藤酸 C

$C_{30}H_{44}O_3$ (452.68). 无定形粉末, $[\alpha]_D$ = −62.0° (*c* = 0.1, 三氯甲烷).【类型】羊毛甾烷型四环三萜.【活性】细胞毒 (*in vitro*, 鼠白血病 ATCC: CCRF-CEM, IC_{50} = 45.2μg/mL; HeLa ATCC-17, IC_{50} = 0.48μg/mL)[1099].【来源】波罗香藤 *Kadsura ananosma* (茎: 产率 = 0.0013%干重)[1099].【文献】1099.

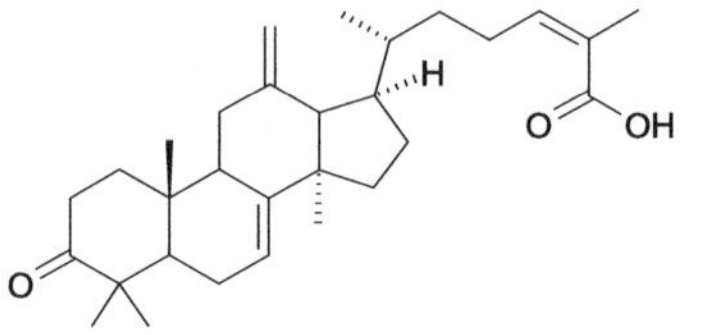

783　Anwuweizic acid　安五酸

3-Oxolanosta-8,24-dien-26-oic acid $C_{30}H_{48}O_3$ (456.72).【类型】羊毛甾烷型四环三萜.【活性】抗肿瘤[521]; 抗HIV[521].【来源】含蕊五味子 *Schisandra propinqua*, 华中五味子 *Schisandra sphenanthera*.【文献】168, 509, 521.

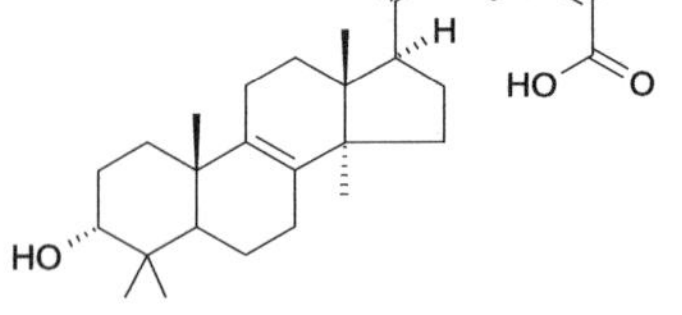

784　(23*S*)-3*β*-[(*O*-*β*-*D*-Apiofuranosyl-(1→2)-*O*-*β*-*D*-glucopyranosyl-(1→2)-*O*-*α*-*L*-arabinopyranosyl-(1→6)-*β*-*D*-glucopyranosyl)oxy]-17*α*,23-epoxy-29-hydroxy-27-norlanost-8-ene-15,24-dione　(23*S*)-3*β*-[(*O*-*β*-*D*-芹糖基-(1→2)-*O*-*β*-*D*-吡喃葡萄糖基-(1→2)-*O*-*α*-*L*-吡喃阿拉伯糖基-(1→6)-*β*-*D*-吡喃葡萄糖基)氧]-17*α*,23-环氧-29-羟基-27-去甲羊毛甾-8-烯-15,24-二酮

$C_{51}H_{80}O_{23}$ (1061.19).【类型】羊毛甾烷型四环三萜.【活性】细胞毒 (*in vitro*, HSC-2, IC_{50} = 6.2μmol/L; 对

照依托泊苷, $IC_{50}=41\mu mol/L$)[1126]. 【来源】奇异葡萄风信子* *Muscari paradoxum* (鳞茎: 产率 = 0.0007%鲜重)[1126]. 【文献】1126.

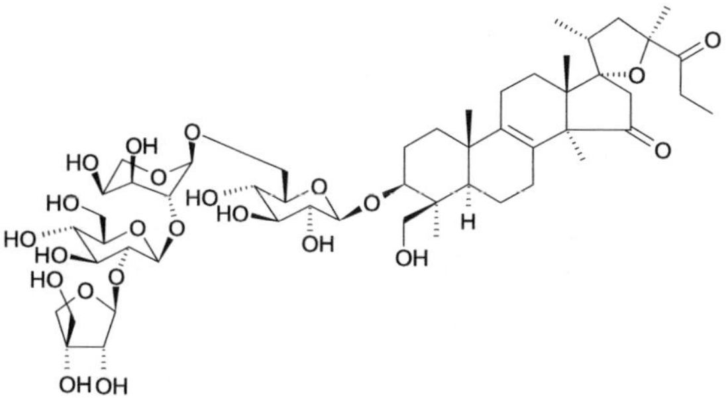

785 Coccinic acid 绯红南五味子酸

3-Oxolanosta-9(11),24-dien-26-oic acid $C_{30}H_{46}O_3$ (454.70). 【类型】羊毛甾烷型四环三萜. 【活性】抗肿瘤[521]; 抗HIV[521]. 【来源】冷饭团 *Kadsura coccinea* [syn. *Kadsura chenensis*; *Kadsura hainanensis*]. 【文献】509, 521.

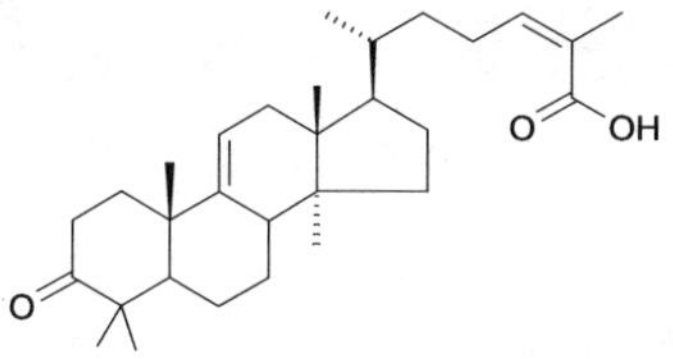

786 Dehydrotumulosic acid 去氢羟基齿孔酸*

$C_{31}H_{48}O_4$ (484.73). 【类型】羊毛甾烷型四环三萜. 【活性】抗肿瘤 [TPA 诱导的 EBV-EA, mol ratio/TPA = 1000, EBV-EA 的相对百分数 = 0 (阳性对照值 32pmol, 20ng TPA =100%), Raji 细胞生存能力 = 70%; 参考化合物 β-胡萝卜素, 相对百分数= 8.6%][1020]. 【来源】茯苓 *Poria cocos* (菌核: 产率 = 0.00084%干重). 【文献】1020.

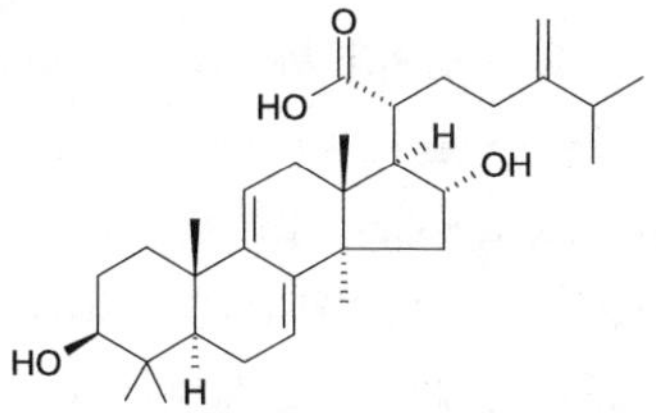

787 3-Epidehydrotumulosic acid 3-表去氢羟基齿孔酸*

$C_{31}H_{48}O_4$ (484.73). 【类型】羊毛甾烷型四环三萜. 【活性】抗肿瘤 [TPA 诱导的 EBV-EA, mol ratio/TPA = 1000, EBV-EA 的相对百分数 = 0 (阳性对照值 32pmol, 20ng TPA =100%), Raji 细胞生存能力 = 70%; 参考化合物 β-胡萝卜素, 相对百分数= 8.6%][1020]. 【来源】茯苓 *Poria cocos* (菌核: 产率 = 0.00029%干重). 【文献】1020.

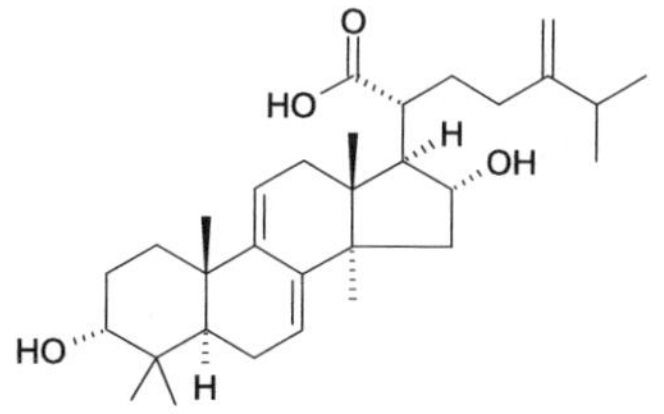

788 (23*S*)-17α,23-Epoxy-28,29-dihydroxy-3β-[(*O*-α-*L*-rhamnopyranosyl-(1→2)-*O*-β-*D*-glucopyranosyl-(1→2)-α-*L*-arabinopyranosyl-(1→6)-β-*D*-glucopyranosyl) oxy]-27-norlanost-8-en-24-one (23*S*)-17α,23-环氧-28,29-二羟基-3β-[(*O*-α-*L*-吡喃鼠李糖基-(1→2)-*O*-β-*D*-吡喃葡萄糖基-(1→2)-α-*L*-吡喃阿拉伯糖基-(1→6)-β-*D*-吡喃葡萄糖基)氧]-27-去甲羊毛甾-8-烯-24-酮*

$C_{52}H_{84}O_{23}$ (1077.24). 【类型】羊毛甾烷型四环三萜. 【活性】细胞毒 (人口鳞状细胞癌细胞 HSC-2, IC_{50} = 19μg/mL, 对照依托泊苷, IC_{50} = 24μg/mL)[933]. 【来源】雪光花 *Chionodoxa luciliae* (鲜鳞茎). 【文献】933.

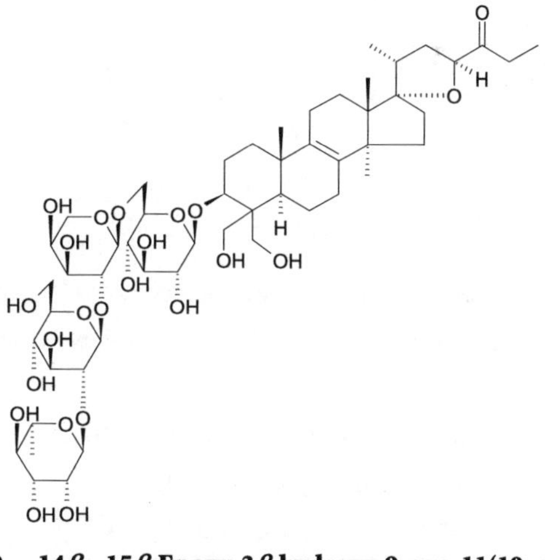

789 14β, 15β-Epoxy-3β-hydroxy-9-oxo-11(10→8)-abeolanosta-22-*cis*,24-*trans*-dien-26-oic acid 14β,15β-环氧-3β-羟基-9-酮-11(10→8)-移羊毛甾-22-*cis*,24-*trans*-二烯-26-酸*

$C_{30}H_{44}O_5$ (484.68). 白色针状结晶 (甲醇), mp 210℃ (分解). 【类型】羊毛甾烷型四环三萜. 【活性】细胞毒 (*in vitro*, MCF7, GI_{50} = 69.6μmol/L; NCI-H460,

GI_{50} = 70.3μmol/L; SF268, GI_{50} = 95.7μmol/L; 对照阿霉素, MCF7, GI_{50} = 0.043μmol/L; NCI-H460, GI_{50} = 0.094μmol/L; SF268, GI_{50} = 0.093μmol/L)[1125]. 【来源】美丽藤黄* *Garcinia speciosa* (树皮). 【文献】1125.

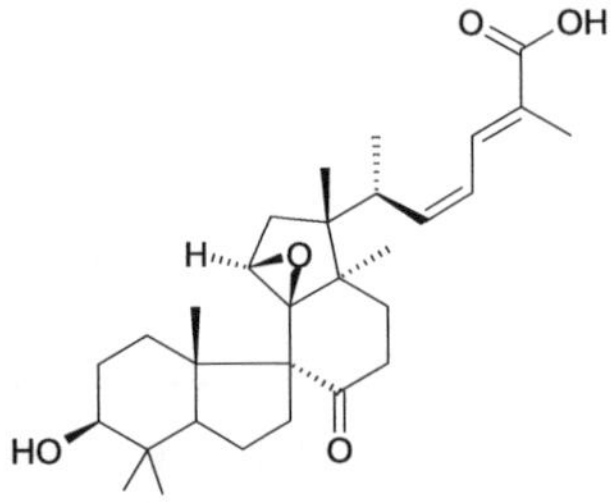

790　14β, 15β-Epoxy-3β-hydroxy-9-oxo-11(10→8)-abeolanosta-24-*trans*-en-26-oic acid　14β,15β-环氧-3β-羟基-9-酮-11(10→8)-移-羊毛甾-24-*trans*-烯-26-酸*

$C_{30}H_{46}O_5$ (486.7). 白色针状结晶 (甲醇), mp 205~207℃. 【类型】羊毛甾烷型四环三萜. 【活性】细胞毒 (*in vitro*, MCF7, GI_{50} = 63.8μmol/L; NCI-H460, GI_{50} = 68.6μmol/L; SF268, GI_{50} = 86.4μmol/L; 对照阿霉素, MCF7, GI_{50} = 0.043μmol/L; NCI-H460, GI_{50} = 0.094μmol/L; SF268, GI_{50} = 0.093μmol/L)[1125]. 【来源】美丽藤黄* *Garcinia speciosa* (树皮). 【文献】1125.

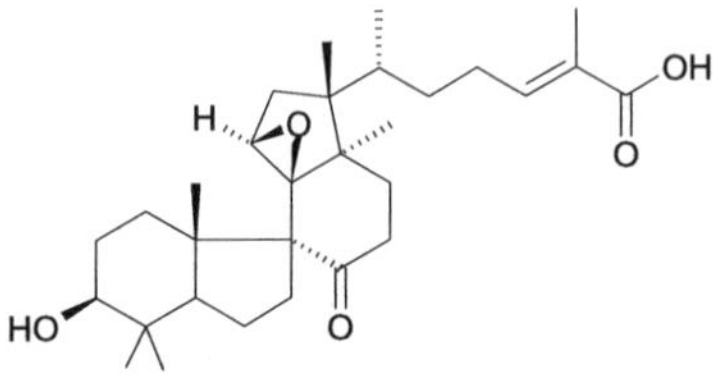

791　(23*S*)-17α, 23-Epoxy-29-hydroxy-3β-[(*O*-α-*L*-rhamnopyranosyl-(1→2)-*O*-β-*D*-glucopyranosyl-(1→2)-*O*-α-*L*-arabinopyranosyl-(1→6)-β-*D*-glucopyranosyl)oxy]-27-norlanost-8-ene-15,24-dione　(23*S*)-17α,23-环氧-29-羟基-3β-[(*O*-α-*L*-吡喃鼠李糖基-(1→2)-*O*-β-*D*-吡喃葡萄糖基-(1→2)-*O*-α-*L*-吡喃阿拉伯糖基-(1→6)-β-*D*-吡喃葡萄糖基)氧]-27-去甲羊毛甾-8-烯-15,24-二酮*

$C_{52}H_{82}O_{23}$ (1075.22). 【类型】羊毛甾烷型四环三萜. 【活性】细胞毒 (*in vitro*, HSC-2, IC_{50} = 63μmol/L; 对照依托泊苷, IC_{50} = 41μmol/L)[1126]. 【来源】奇异葡萄风信子* *Muscari paradoxum* (鳞茎: 产率 = 0.0034%鲜重). 【文献】1126.

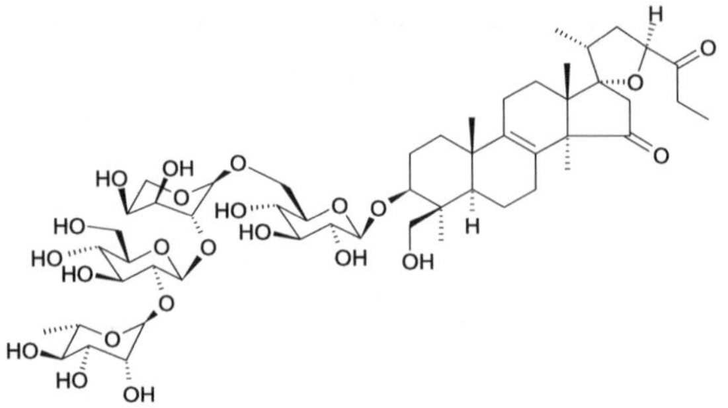

792　(23*S*)-17α, 23-Epoxy-29-hydroxy-3β-[(*O*-α-*L*-rhamnopyranosyl-(1→2)-*O*-β-*D*-glucopyranosyl-(1→2)-*O*-α-*L*-arabinopyranosyl-(1→6)-β-*D*-glucopyranosyl)oxy]-27-norlanost-8-en-24-one　(23*S*)-17α,23-环氧-29-羟基-3β-[(*O*-α-*L*-吡喃鼠李糖基-(1→2)-*O*-β-*D*-吡喃葡萄糖基-(1→2)-*O*-α-*L*-吡喃阿拉伯糖基-(1→6)-β-*D*-吡喃葡萄糖基)氧]-27-去甲羊毛甾-8-烯-24-酮*

$C_{52}H_{84}O_{22}$ (1061.24). 【类型】羊毛甾烷型四环三萜. 【活性】细胞毒 (*in vitro*, HSC-2, IC_{50} = 32μmol/L; 对照依托泊苷, IC_{50} = 41μmol/L)[1126]. 【来源】奇异葡萄风信子* *Muscari paradoxum* (鳞茎: 产率 = 0.001%鲜重). 【文献】1126.

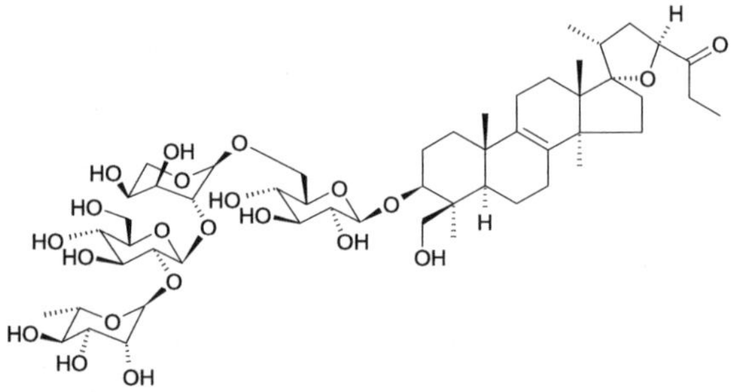

793　(23*S*,25*R*)-17α,23-Epoxy-29-hydroxy-3β-[(*O*-α-*L*-rhamnopyranosyl-(1→2)-*O*-[*O*-β-*D*-glucopyranosyl-(1→2)-β-*D*-glucopyranosyl-(1→3)]-*O*-β-*D*-glucopyranosyl-(1→2)-α-*L*-arabinopyranosyl-(1→6)-β-*D*-glucopyranosyl)oxy]lanost-8-en-23,26-olide　(23*S*,25*R*)-17α,23-环氧-29-羟基-3β-[(*O*-α-*L*-吡喃鼠李糖基-(1→2)-*O*-[*O*-β-*D*-吡喃葡萄糖基-(1→2)-β-*D*-吡喃葡萄糖基-(1→3)]-*O*-β-*D*-吡喃葡萄糖基-(1→2)-α-*L*-吡喃阿拉伯糖基-(1→6)-β-*D*-吡喃葡萄糖基)氧]羊毛甾-8-烯-23,26-内酯*

$C_{65}H_{104}O_{33}$ (1413.53). 【类型】羊毛甾烷型四环三萜. 【活性】细胞毒 (人口鳞状细胞癌细胞 HSC-2, IC_{50} = 14μg/mL, 对照依托泊苷, IC_{50} = 24μg/mL)[933]. 【来源】

雪光花 *Chionodoxa luciliae* (鲜鳞茎). 【文献】933.

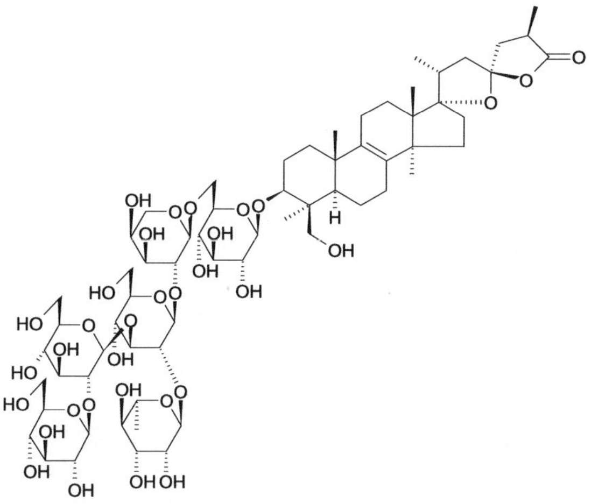

794 (23*S*)-17*α*-Epoxy-29-hydroxy-3*β*-[(*O*-*α*-*L*-rhamnopyranosyl-(1→2)-*O*-[*O*-*β*-*D*-glucopyranosyl-(1→2)-*β*-*D*-glucopyranosyl-(1→3)]-*O*-*β*-*D*-glucopyranosyl-(1→2)-*α*-*L*-arabinopyranosyl-(1→6)-*β*-*D*-glucopyranosyl)oxy]-27-norlanost-8-en-24-one (23*S*)-17*α*-环氧-29-羟基-3*β*-[(*O*-*α*-*L*-吡喃鼠李糖基-(1→2)-*O*-[*O*-*β*-*D*-吡喃葡萄糖基-(1→2)-*β*-*D*-吡喃葡萄糖基-(1→3)]-*O*-*β*-*D*-吡喃葡萄糖基-(1→2)-*α*-*L*-吡喃阿拉伯糖基-(1→6)-*β*-*D*-吡喃葡萄糖基)氧]-27-去甲羊毛甾-8-烯-24-酮*

$C_{64}H_{104}O_{32}$ (1385.52). 【类型】羊毛甾烷型四环三萜. 【活性】细胞毒 (人口鳞状细胞癌细胞 HSC-2, IC_{50} = 10μg/mL, 对照依托泊苷, IC_{50} = 24μg/mL)[933]. 【来源】雪光花 *Chionodoxa luciliae* (鲜鳞茎). 【文献】933.

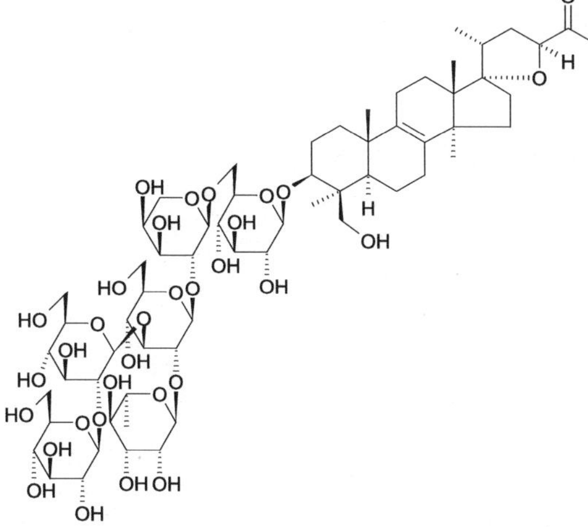

795 (23*S*)-17*α*, 23-Epoxy-29-hydroxy-3*β*-[(*O*-*α*-*L*-rhamnopyranosyl-(1→2)-*O*-[*O*-*β*-*D*-xylopyranosyl-(1→2)-*α*-*L*-arabinopyranosyl-(1→3)]-*O*-*β*-*D*-glucopyranosyl-(1→2)-*O*-*α*-*L*-arabinopyranosyl-(1→6)-*β*-*D*-glucopyranosyl)oxy]-27-norlanost-8-ene-15,24-dione (23*S*)-17*α*,23-环氧-29-羟基-3*β*-[(*O*-*α*-*L*-吡喃鼠李糖基-(1→2)-*O*-[*O*-*β*-*D*-吡喃木糖基-(1→2)-*α*-*L*-吡喃阿拉伯糖基-(1→3)]-*O*-*β*-*D*-吡喃葡萄糖基-(1→2)-*O*-*α*-*L*-吡喃阿拉伯糖基-(1→6)-*β*-*D*-吡喃葡萄糖基)氧]-27-去甲羊毛甾-8-烯-15,24-二酮*

$C_{62}H_{98}O_{31}$ (1339.45). 无定形固体, $[\alpha]_D^{28} = -22.0°$ (c = 0.10, 甲醇). 【类型】羊毛甾烷型四环三萜. 【活性】细胞毒 (*in vitro*, HSC-2, IC_{50} = 19μmol/L; 对照依托泊苷, IC_{50} = 41μmol/L)[1126]. 【来源】奇异葡萄风信子* *Muscari paradoxum* (鳞茎: 产率 = 0.0051%鲜重). 【文献】1126.

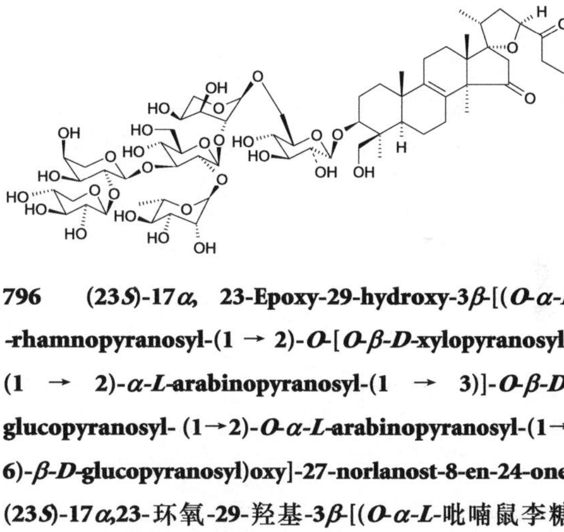

796 (23*S*)-17*α*, 23-Epoxy-29-hydroxy-3*β*-[(*O*-*α*-*L*-rhamnopyranosyl-(1→2)-*O*-[*O*-*β*-*D*-xylopyranosyl-(1→2)-*α*-*L*-arabinopyranosyl-(1→3)]-*O*-*β*-*D*-glucopyranosyl-(1→2)-*O*-*α*-*L*-arabinopyranosyl-(1→6)-*β*-*D*-glucopyranosyl)oxy]-27-norlanost-8-en-24-one (23*S*)-17*α*,23-环氧-29-羟基-3*β*-[(*O*-*α*-*L*-吡喃鼠李糖基-(1→2)-*O*-[*O*-*β*-*D*-吡喃木糖基-(1→2)-*α*-*L*-吡喃阿拉伯糖基-(1→3)]-*O*-*β*-*D*-吡喃葡萄糖基-(1→2)-*O*-*α*-*L*-吡喃阿拉伯糖基-(1→6)-*β*-*D*-吡喃葡萄糖基)氧]-27-去甲羊毛甾-8-烯-24-酮*

$C_{62}H_{100}O_{30}$ (1325.47). 无定形固体, $[\alpha]_D^{28} = -54.0°$ (c = 0.10, 甲醇). 【类型】羊毛甾烷型四环三萜. 【活性】细胞毒 (*in vitro*, HSC-2, IC_{50} = 7.3μmol/L; 对照依托泊苷, IC_{50} = 41μmol/L)[1126]. 【来源】奇异葡萄风信子* *Muscari paradoxum* (鳞茎: 产率 = 0.00033%鲜重). 【文献】1126.

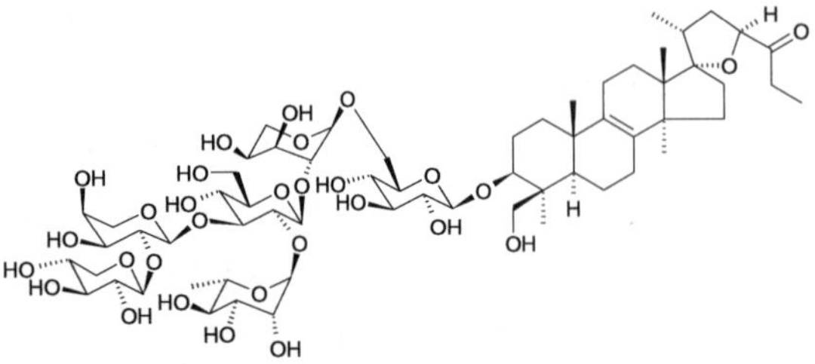

797　Ganode-7,9-dien-ric acid X　灵芝-7,9-二烯酸 X

Ganoderic acid X [86377-53-9] $C_{32}H_{48}O_5$ (512.74). 【类型】羊毛甾烷型四环三萜. 【活性】细胞毒 (小鼠肝肉瘤细胞 HTC, 明显抑制细胞增殖). 【来源】灵芝 *Ganoderma lucidum*. 【文献】495.

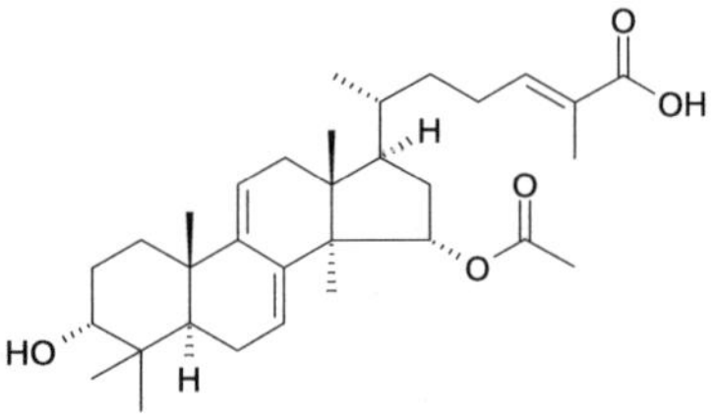

798　Ganode-7,9-dien-ric acid Y　灵芝-7,9-二烯酸 Y

Ganoderic acid Y [86377-52-8] $C_{30}H_{46}O_3$ (454.70). 【类型】羊毛甾烷型四环三萜. 【活性】细胞毒 (小鼠肝肉瘤细胞 HTC, 明显抑制细胞增殖). 【来源】灵芝 *Ganoderma lucidum*. 【文献】495.

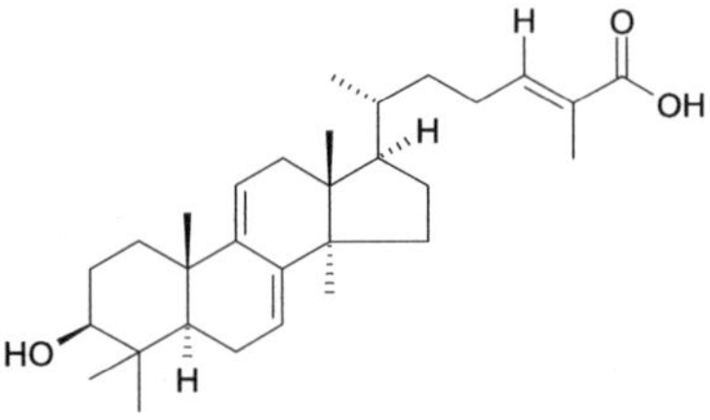

799　Ganode-8-en-ric acid U　灵芝-8-烯酸 U

Ganoderic acid U $C_{30}H_{48}O_4$ (472.71). 晶体, mp 196~199℃, $[\alpha]_D$ = +35°. 【类型】羊毛甾烷型四环三萜. 【活性】细胞毒 (小鼠肝肉瘤细胞 HTC, 明显抑制细胞增殖). 【来源】灵芝 *Ganoderma lucidum*. 【文献】495.

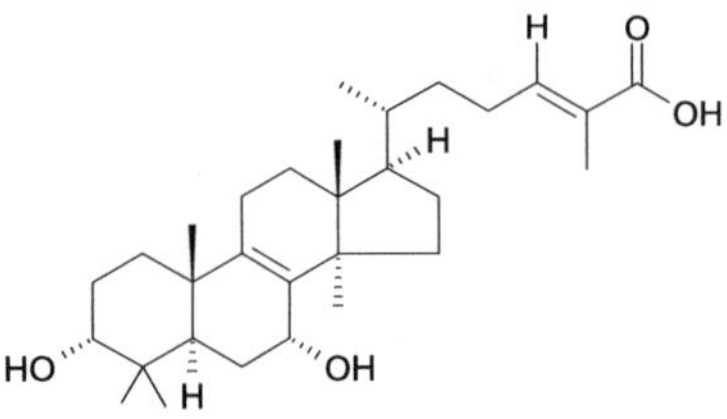

800　Ganode-8-en-ric acid V　灵芝-8-烯酸 V

Ganoderic acid V [86377-50-6] $C_{32}H_{48}O_6$ (528.74). 【类型】羊毛甾烷型四环三萜. 【活性】细胞毒 (小鼠肝肉瘤细胞 HTC, 明显抑制细胞增殖). 【来源】灵芝 *Ganoderma lucidum*. 【文献】495.

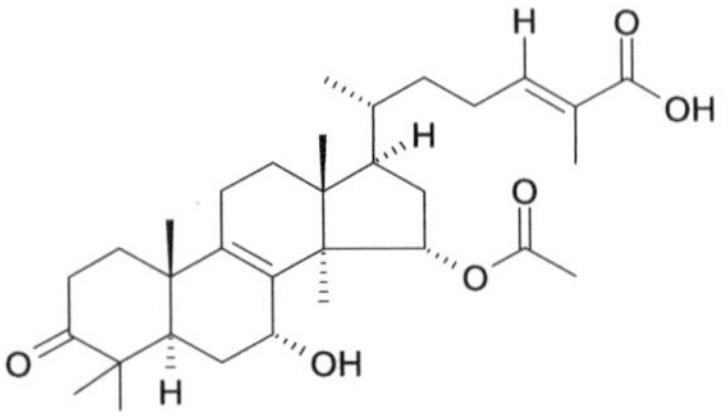

801　Ganode-8-en-ric acid W　灵芝-8-烯酸 W

Ganoderic acid W $C_{34}H_{52}O_7$ (572.79). 无定形体, mp 114~117℃. 【类型】羊毛甾烷型四环三萜. 【活性】细胞毒 (小鼠肝肉瘤细胞 HTC, 明显抑制细胞增殖). 【来源】灵芝 *Ganoderma lucidum*. 【文献】495.

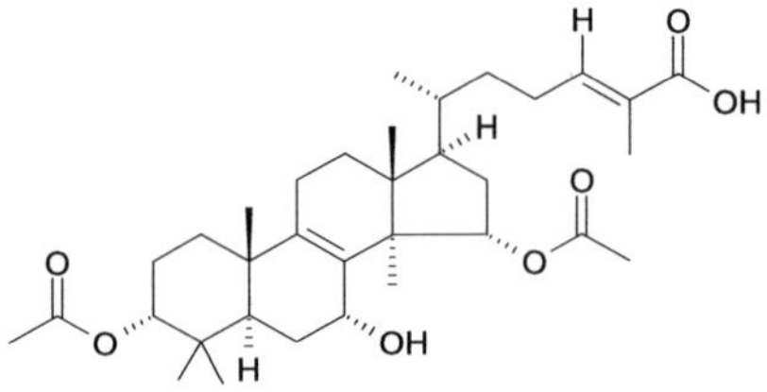

802　Ganoderic acid C　灵芝酸 C

[98296-48-1] $C_{30}H_{46}O_7$ (518.70). 【类型】羊毛甾烷型四环三萜. 【活性】抗组胺 (抑制组胺释放, 大鼠肥大细胞 *in vitro*, 抑制 ConA 诱导的组胺释放, 0.4μg/mL, 抑制率 = 15%); 细胞毒 (*in vitro*, HepG2, IC_{50} = 0.144nmol/L; Hep2.2.15, IC_{50} = 0.105nmol/L; CCM2, IC_{50} = 31.3μmol/L; P_{388}, IC_{50} = 5μmol/L)[664]. 【来源】灵芝(赤芝) *Ganoderma lucidum* (干燥子实体: 6 产地含量范围 = 0.106%~0.901%, 平均含量 = 0.472%[1375]). 【文献】61, 299, 664, 1375.

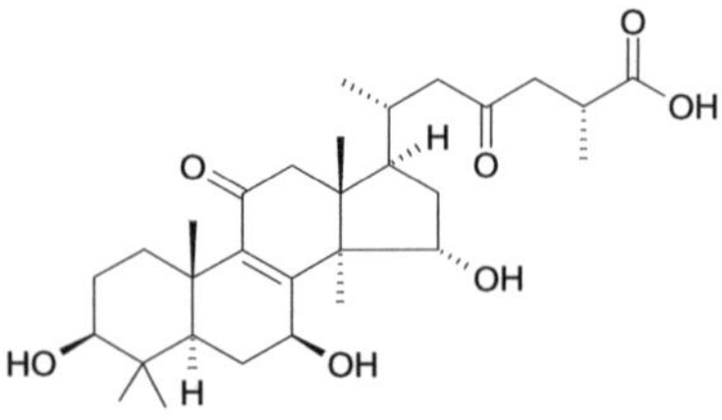

803　Ganoderic acid Z　灵芝酸 Z

[86420-19-1] $C_{30}H_{48}O_3$ (456.72). 【类型】羊毛甾烷型

四环三萜.【活性】细胞毒 (小鼠肝肉瘤细胞 HTC, 明显抑制细胞增殖).【来源】灵芝 *Ganoderma lucidum*.【文献】495.

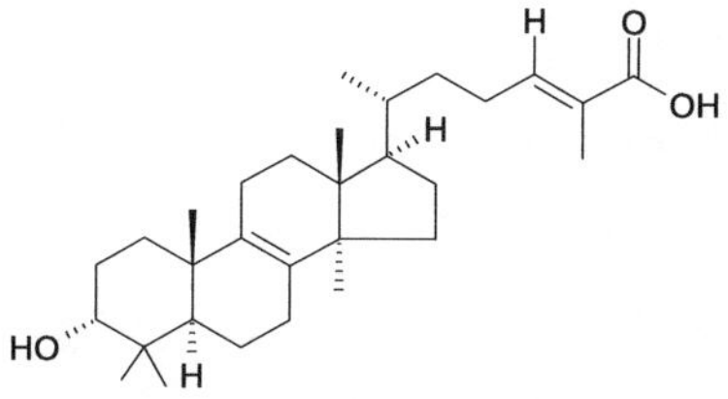

804 Ganoderiol F 灵芝醇 F

[114567-47-4] $C_{30}H_{46}O_3$ (454.70). 浅黄色片状晶体 (三氯甲烷–甲醇), mp 116~120℃, $[\alpha]_D^{21}$ = +42° (*c* = 0.1, 甲醇).【类型】羊毛甾烷型四环三萜.【活性】抗 HIV-1 (抑制由 HIV-1 诱导的 MT-4 细胞的细胞毒效应, IC_{100} = 7.8μg/mL, 而且此浓度仅为其细胞毒浓度的 50%); HIV-1 蛋白酶抑制剂 (IC_{50} = 0.18~0.32mmol/L).【来源】灵芝 *Ganoderma lucidum*.【文献】495.

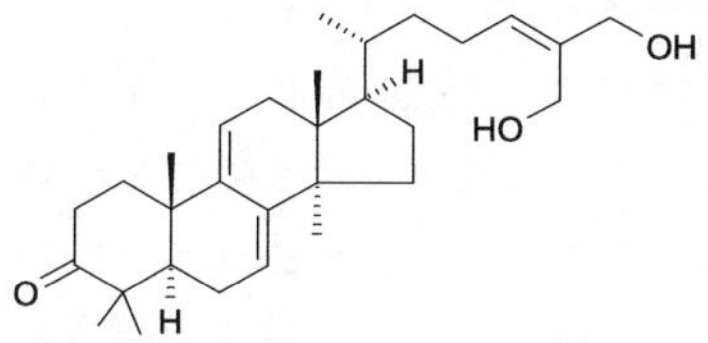

805 Ganodermadiol 灵芝马二醇

$C_{30}H_{48}O_2$ (440.72).【类型】羊毛甾烷型四环三萜.【活性】细胞毒 (鼠肺癌 LLC 细胞, ED_{50} > 20μg/mL; 人癌细胞 T47D, ED_{50} > 20μg/mL; 鼠肉瘤 S_{180}, ED_{50} > 20μg/mL; 鼠肉瘤 Meth-A, ED_{50} = 10.3μg/mL; 对照阿霉素, ED_{50} = 0.06μg/mL, 0.02μg/mL, 0.11μg/mL, 0.13μg/mL)[906].【来源】灵芝 *Ganoderma lucidum*.【文献】906.

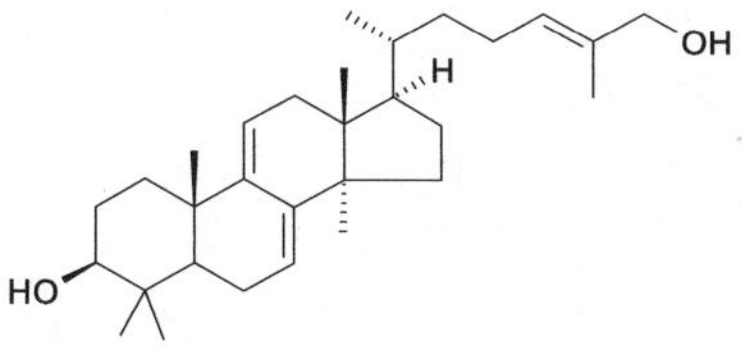

806 Ganodermanondiol 灵芝马酮二醇

$C_{30}H_{48}O_3$ (456.72).【类型】羊毛甾烷型四环三萜.【活性】细胞毒 (鼠肺癌 LLC 细胞, ED_{50} = 14.0μg/mL; 人乳腺癌细胞 T47D, ED_{50} = 4.7μg/mL; 鼠肉瘤 S_{180}, ED_{50} = 11.0μg/mL; 鼠肉瘤 Meth-A, ED_{50} = 9.2μg/mL; 对照阿霉素, 0.06μg/mL, 0.02μg/mL, 0.11μg/mL, 0.13μg/mL)[906].【来源】灵芝 *Ganoderma lucidum*.【文献】906.

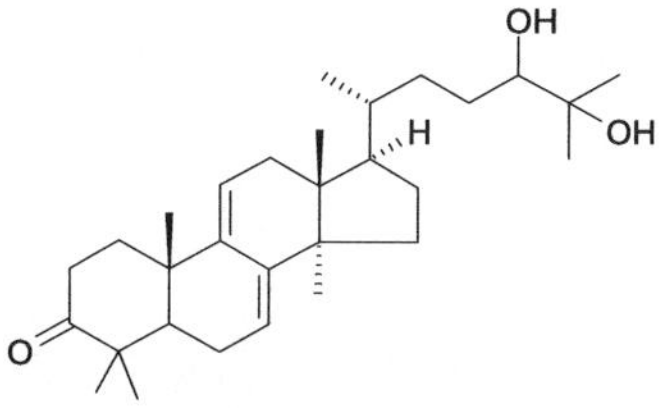

807 Ganodermanonol 灵芝马酮醇

$C_{30}H_{46}O_2$ (438.70).【类型】羊毛甾烷型四环三萜.【活性】细胞毒 (鼠肺癌 LLC 细胞, ED_{50} > 20μg/mL; 人乳腺癌细胞 T47D, ED_{50} = 4.8μg/mL; 鼠肉瘤 S_{180}, ED_{50} = 10.0μg/mL; 鼠肉瘤 Meth-A, ED_{50} = 2.8μg/mL; 对照阿霉素, ED_{50} = 0.06μg/mL, 0.02μg/mL, 0.11μg/mL, 0.13μg/mL)[906].【来源】灵芝 *Ganoderma lucidum*.【文献】906.

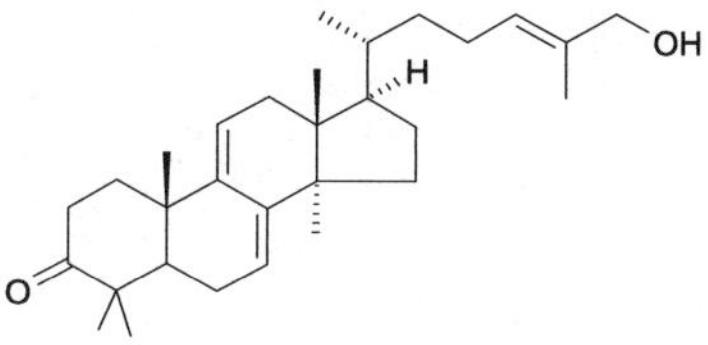

808 12α-Hydroxycoccinic acid 12α-羟基绯红南五味子酸

$C_{30}H_{46}O_4$ (470.70).【类型】羊毛甾烷型四环三萜.【活性】抗肿瘤[521]; 抗 HIV[521].【来源】冷饭团 *Kadsura coccinea* [Syn. *Kadsura chenensis*; *Kadsura hainanensis*], 异型南五味子 *Kadsura heteroclita* [Syn. *Uvaria heteroclita*].【文献】509, 521.

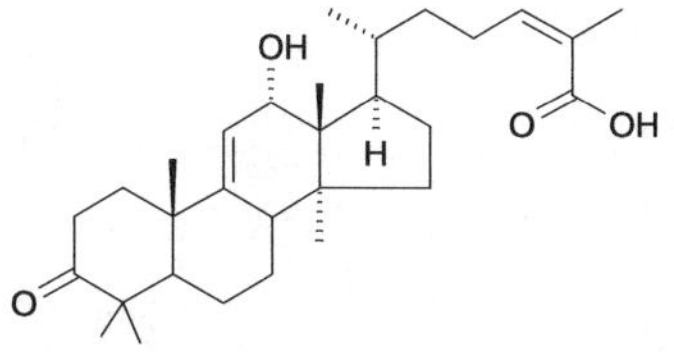

809 12β-Hydroxycoccinic acid 12β-羟基绯红南五味子酸

$C_{30}H_{46}O_4$ (470.70).【类型】羊毛甾烷型四环三萜.【活性】抗肿瘤[521]; 抗 HIV[521].【来源】冷饭团 *Kadsura coccinea* [Syn. *Kadsura chenensis*; *Kadsura hainanensis*],

异型南五味子 *Kadsura heteroclita* [Syn. *Uvaria heteroclita*]. 【文献】509, 521.

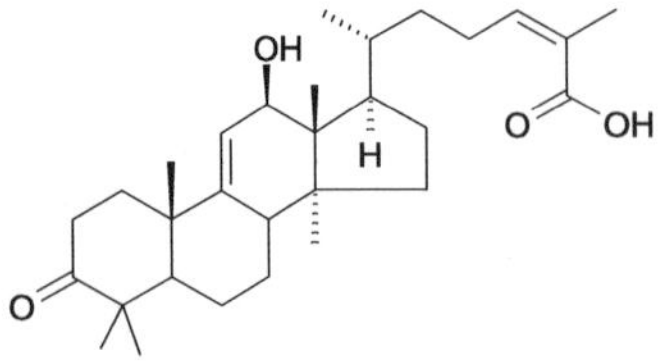

810　25-Hydroxy-3-epidehydrotumulosic acid 25-羟基-3-表去氢羟基齿孔酸*

$C_{31}H_{48}O_5$ (500.73).【类型】羊毛甾烷型四环三萜.【活性】抗肿瘤 [TPA 诱导的 EBV-EA, mol ratio/TPA = 1000, EBV-EA 的相对百分数 = 0 (阳性对照值 32pmol, 20ng TPA =100%), Raji 细胞生存能力 = 70%; 参考化合物*β*-胡萝卜素, 相对百分数= 8.6%][1020].【来源】茯苓 *Poria cocos* (菌核: 产率 = 0.00011%干重).【文献】1020.

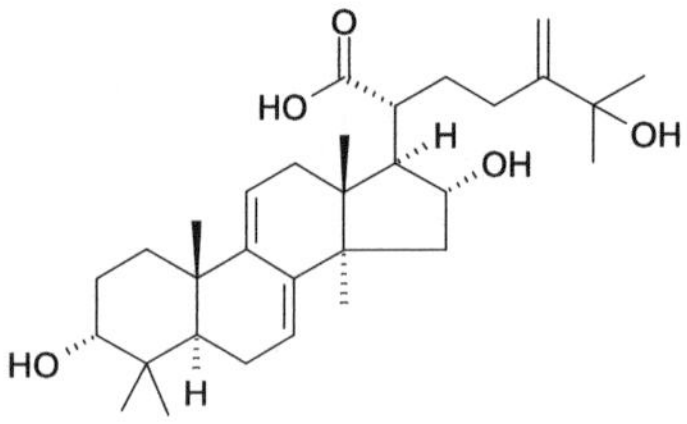

811　23-Hydroxy-5*α*-lanosta-7,9(11),24-triene-3-one 23-羟基-5*α*-羊毛甾-7,9(11),24-三烯-3-酮*

$C_{30}H_{46}O_2$ (438.70). 无色针状结晶 (甲醇), mp 95℃, $[\alpha]_D$ = −32.25° (*c* = 0.01, 三氯甲烷).【类型】羊毛甾烷型四环三萜.【活性】抗利什曼原虫 (杜氏利什曼原虫前鞭毛体, IC_{50} = 7.2μmol/L, SI = 4.19; 对照 Pentamidine, IC_{50} = 0.40μmol/L, SI = 0.42, 无鞭毛体, IC_{50} = 74.4μmol/L, SI = 0.40; 对照 Pentostam, IC_{50} = 9.75μg/mL, SI = 34.90)[1235]; 抗疟疾 (恶性疟原虫 K1, IC_{50} = 95μmol/L, SI = 0.32; 对照氯喹, IC_{50} = 0.59μmol/L, SI = 272)[1235]; 抗锥虫 (锥虫属 *Trypanosoma brucei brucei* 血流锥虫成虫期, IC_{50} = 5μmol/L, SI = 6.0; 对照 Pentamidine, IC_{50} = 0.00034μmol/L, SI = 500)[1235]; 细胞毒 (KB 细胞, IC_{50} = 30.2μmol/L, 对照 Pentamidine, IC_{50} = 0.17μmol/L)[1235].【来源】驼峰楝属 *Guarea rhopalocarpa* (叶).【文献】1235.

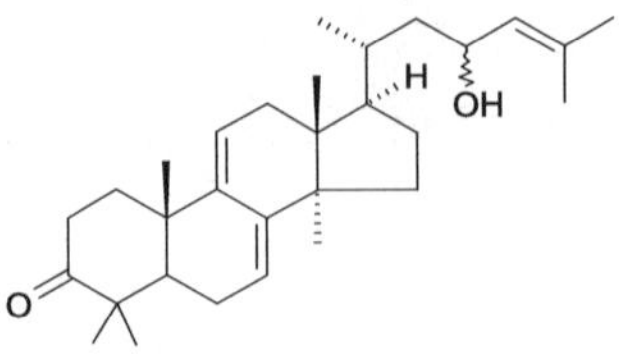

812　Kadsuric acid 南五味子酸 (冷饭团酸*)

$C_{30}H_{46}O_4$ (470.70).【类型】羊毛甾烷型四环三萜.【活性】抗肿瘤[521]; 抗 HIV[521].【来源】冷饭团 *Kadsura coccinea* [Syn. *Kadsura chenensis*; *Kadsura hainanensis*], 小花五味子 *Schisandra micrantha* (叶和茎), 翼梗五味子 *Schisandra henryi*.【文献】168, 521, 955.

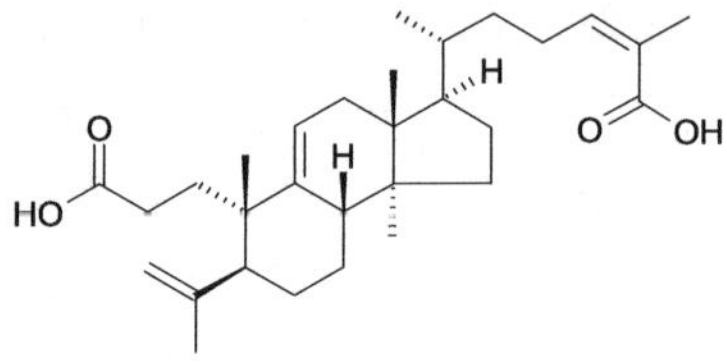

813　5*α*-Lanosta-7,9(11),24-triene-3*α*,23-diol 5*α*-羊毛甾-7,9(11),24-三烯-3*α*,23-二醇*

$C_{30}H_{48}O_2$ (440.72). 无色针晶 (甲醇), mp 105℃, $[\alpha]_D$ = −20° (*c* = 0.01, 三氯甲烷).【类型】羊毛甾烷型四环三萜.【活性】抗利什曼原虫 (杜氏利什曼原虫前鞭毛体, IC_{50} = 20μmol/L, SI = 1.06, 对照 Pentamidine, IC_{50} = 0.40μmol/L, SI = 0.42, 无鞭毛体, IC_{50} = 20μmol/L, SI = 1.06, 对照 Pentostam, IC_{50} = 9.75μg/mL, SI = 34.90)[1235]; 抗疟疾 (恶性疟原虫 K1, IC_{50} = 69.6μmol/L, SI = 0.30; 对照氯喹, IC_{50} = 0.59μmol/L, SI = 272.20)[1235]; 抗锥虫 (锥虫属 *Trypanosoma brucei brucei* 血流锥虫成虫期, IC_{50} = 1.75μmol/L, SI = 12.11, 对照 Pentamidine, IC_{50} = 0.00034μmol/L, SI = 500)[1235]; 细胞毒 (KB 细胞, IC_{50} = 21.2μmol/L, 对照 Pentamidine, IC_{50} = 0.17μmol/L)[1235].【来源】驼峰楝属 *Guarea rhopalocarpa* (叶).【文献】1235.

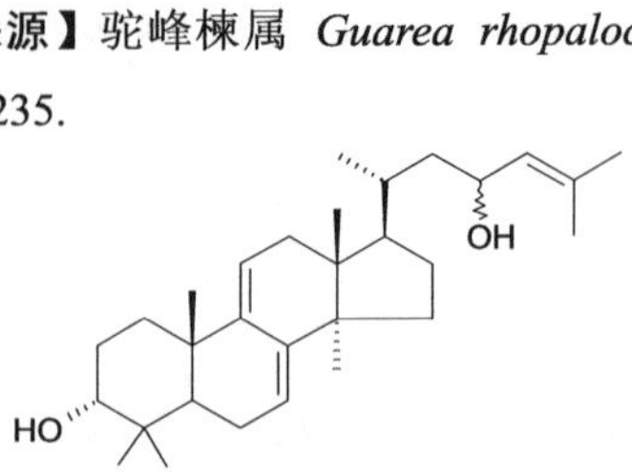

814　Lucialdehyde A 灵芝醛 A*

(24*E*)-3*β*-Hydroxy-5α-lanosta-7,9(11),24-trien-26-al

$C_{31}H_{46}O_2$ (438.70). 无定形粉末 (甲醇–水), $[\alpha]_D$ =

+32° (c = 0.097, 三氯甲烷). 【类型】羊毛甾烷型四环三萜. 【活性】细胞毒 (鼠肺癌 LLC 细胞, ED_{50} > 20μg/mL; 人癌细胞 T47D, ED_{50} > 20μg/mL; 鼠肉瘤 S_{180}, ED_{50} > 20μg/mL; 鼠肉瘤 Meth-A, ED_{50} = 10.4μg/mL; 对照阿霉素, ED_{50} 分别为 0.06、0.02、0.11、0.13μg/mL)[906]. 【来源】灵芝 *Ganoderma lucidum*. 【文献】906.

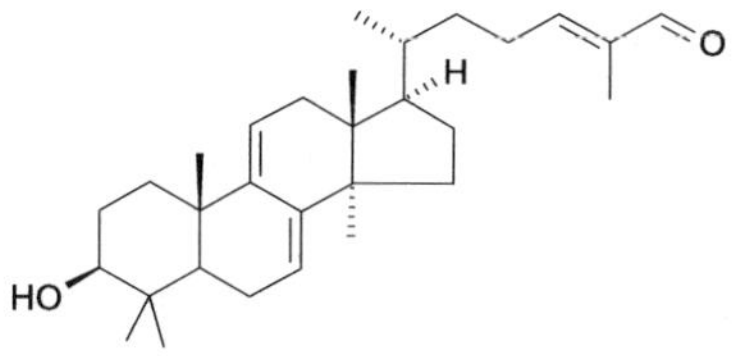

815 Lucialdehyde B 灵芝醛 B*

(24*E*)-3,7-Dioxo-5α-lanosta-8,24-dien-26-al $C_{30}H_{44}O_3$ (452.68). 无定形粉末 (甲醇–水), $[\alpha]_D$ = +31° (c = 0.105, 三氯甲烷). 【类型】羊毛甾烷型四环三萜. 【活性】细胞毒 (鼠肺癌 LLC 细胞, ED_{50} = 14.3μg/mL; 人乳腺癌细胞 T47D, ED_{50} = 15.0μg/mL; 鼠肉瘤 S_{180}, ED_{50} > 20μg/mL; 鼠肉瘤 Meth-A, ED_{50} = 4.0μg/mL; 对照阿霉素, ED_{50} 分别为 0.06、0.02、0.11、0.13μg/mL)[906]. 【来源】灵芝 *Ganoderma lucidum*. 【文献】906.

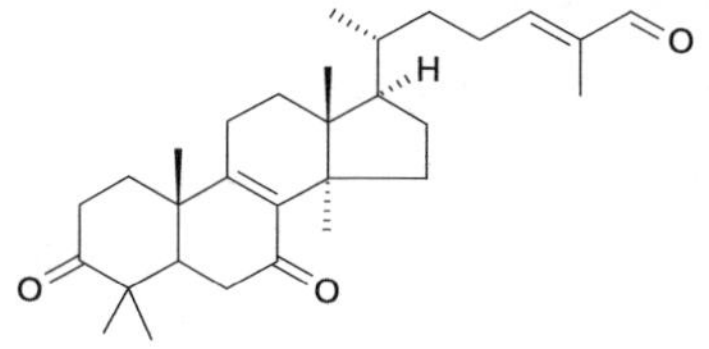

816 Lucialdehyde C 灵芝醛 C*

(24*E*)-3β-Hydroxy-7-oxo-5α-lanosta-8,24-dien-26-al $C_{30}H_{46}O_3$ (454.70). 无定形粉末 (甲醇–水), $[\alpha]_D$ = +18° (c = 0.092, 三氯甲烷). 【类型】羊毛甾烷型四环三萜. 【活性】细胞毒 (鼠肺癌 LLC 细胞, ED_{50} = 10.7μg/mL; 人乳腺癌细胞 T47D, ED_{50} = 4.7μg/mL; 鼠肉瘤 S_{180}, ED_{50} = 7.1μg/mL; 鼠肉瘤 Meth-A, ED_{50} = 3.8μg/mL; 对照阿霉素, ED_{50} 分别为 0.06、0.02、0.11、0.13μg/mL)[906]. 【来源】灵芝 *Ganoderma lucidum*. 【文献】906.

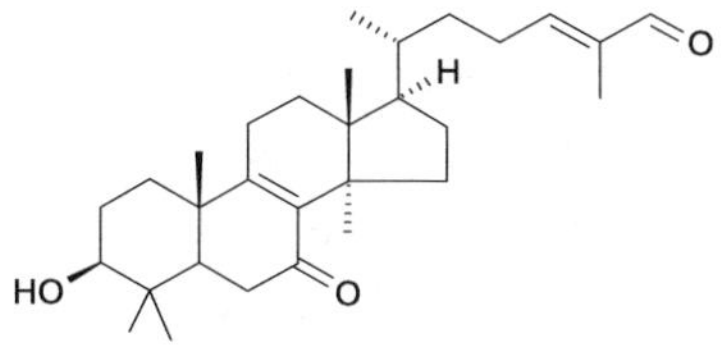

817 Lucidenic acid A 赤芝酸 A

$C_{27}H_{38}O_6$ (458.60). 【类型】羊毛甾烷型四环三萜. 【活性】细胞毒 (*in vitro*, HepG2, IC_{50} = 0.164nmol/L; Hep2.2.15, IC_{50} = 0.205nmol/L; KB, IC_{50} = 17μmol/L; CCM2, IC_{50} = 27.5μmol/L; P_{388}, IC_{50} = 0.017μmol/L)[664]; EBV-EA 活化抑制剂 (Raji 细胞, *in vitro*, TPA 诱导的, IC_{50} = 280mol ratio/32pmol TPA, 对照 β-胡萝卜素, IC_{50} = 400mol ratio/32pmol TPA)[1093]. 【来源】灵芝(赤芝) *Ganoderma lucidum* (干燥子实体: 2 产地平均含量 = 0.06%[1375]). 【文献】168, 664, 1093, 1375.

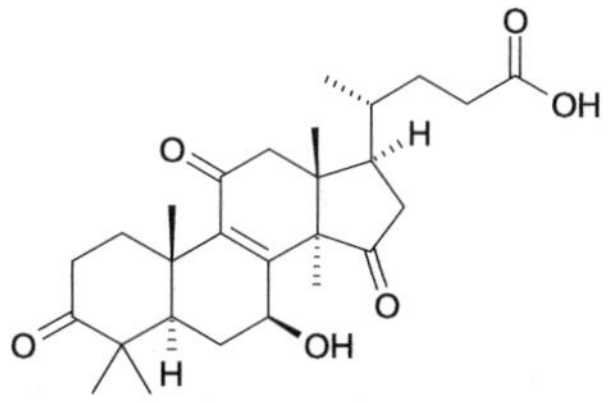

818 Lucidenic acid LW₁ 赤芝酸 LW₁

3β,7β-Dihydroxy-4,4,14α-trimethyl-11,15-dioxo-5α-chol-8-en-24-oic acid $C_{27}H_{40}O_6$ (460.62). 白色无定形物 mp 130~131℃ (丙酮), $[\alpha]_D^{25}$ = +140° (c = 0.014, 丙酮); 无色粉末 (三氯甲烷), mp 202~204℃, $[\alpha]_D$ = +119.5° (c = 0.23, 三氯甲烷). 【类型】羊毛甾烷型四环三萜. 【活性】细胞毒 (*in vitro*, HepG2, IC_{50} = 0.206nmol/L; Hep2.2.15, IC_{50} = 1.66nmol/L; KB, IC_{50} = 26.7μmol/L; CCM2, IC_{50} = 35.5μmol/L; P_{388}, IC_{50} = 0.012μmol/L)[664]. 【来源】灵芝 *Ganoderma lucidum*. 【文献】480, 664.

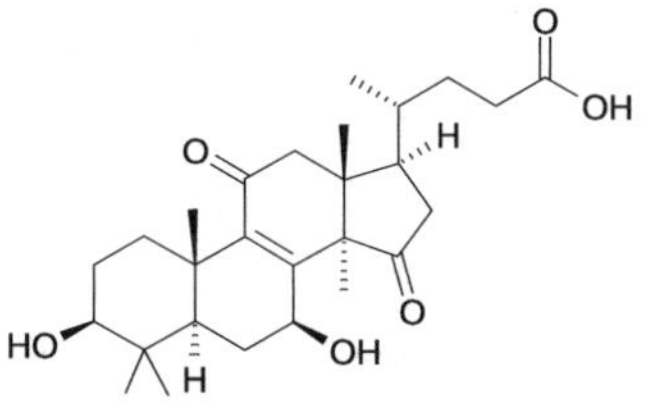

819 (24*Z*)-3-Oxo-12α-acetoxylanosta-8,24-dien-26-oic acid (24*Z*)-3-酮-12α-乙酰氧基羊毛甾-8,24-二烯-26-酸*

$C_{32}H_{48}O_5$ (512.74). 【类型】羊毛甾烷型四环三萜. 【活性】抗肿瘤[521]; 抗 HIV[521]. 【来源】长梗南五味子 *Kadsura peltigera* [Syn. *Kadsura longipedunculata*]. 【文献】521.

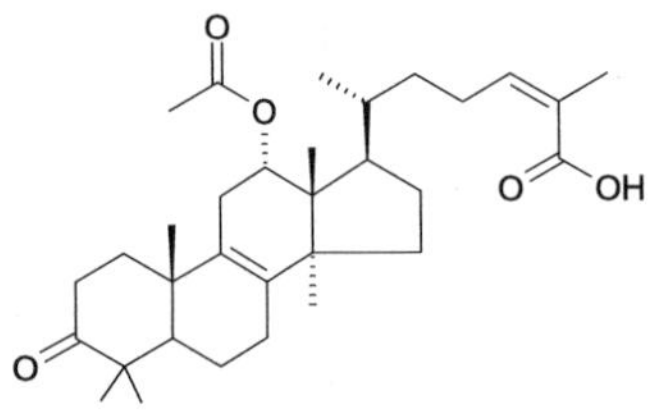

820　(24*Z*)-3-Oxo-12*α*-hydroxylanosta-8,24-dien-26-oic acid　(24*Z*)-3-酮-12*α*-羟基羊毛甾-8,24-二烯-26-酸*

$C_{30}H_{46}O_4$ (470.70). 【类型】羊毛甾烷型四环三萜. 【活性】抗肿瘤[521]; 抗 HIV[521]. 【来源】长梗南五味子 *Kadsura peltigera* [Syn. *Kadsura longipedunculata*]. 【文献】521.

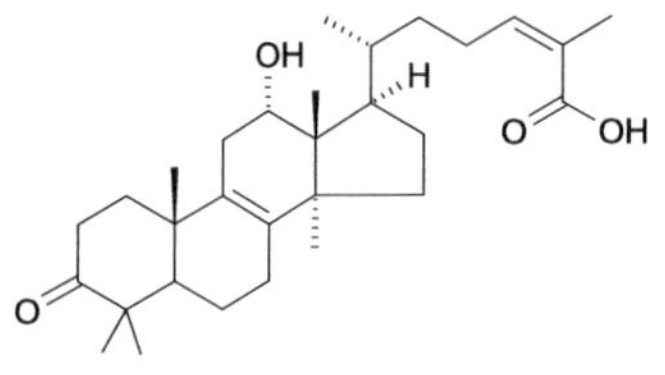

821　24(*E*)-3-Oxo-9*βH*-lanosta-7,24-dien-26-ol　24(*E*)-3-酮-9*βH*-羊毛甾-7,24-二烯-26-醇*

$C_{30}H_{48}O_2$ (440.72). 暗黄色无定形粉末, mp 130~132℃, $[\alpha]_D^{20}$ = +37.8° (*c* = 0.2, 三氯甲烷). 【类型】羊毛甾烷型四环三萜. 【活性】细胞毒 (边缘活性: A549, ED_{50} = 4.1μg/mL; SK-OV-3, ED_{50} = 23.0μg/mL; SK-MEL-2, ED_{50} = 9.2μg/mL; HCT15, ED_{50} = 7.9μg/mL)[828]. 【来源】朝鲜冷杉* *Abies koreana* (根皮). 【文献】828.

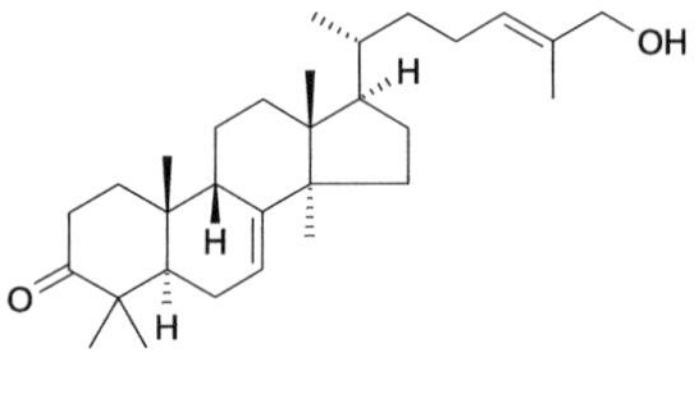

822　Polyporenic acid C　多孔菌酸 C

[465-18-9]　$C_{31}H_{46}O_4$ (482.71). 白色柱状晶体, mp 258~260℃. 【类型】羊毛甾烷型四环三萜. 【活性】抗肿瘤 [TPA 诱导的 EBV-EA, mol ratio/TPA = 1000, EBV-EA 的相对百分数 = 0 (阳性对照值 32pmol, 20ng TPA = 100%), Raji 细胞生存能力 = 70%; 参考化合物 *β*-胡萝卜素, 相对百分数 = 8.6%][1020]. 【来源】茯苓 *Poria cocos* (菌核: 产率 = 0.00013%干重)[1020]. 【文献】90, 1020.

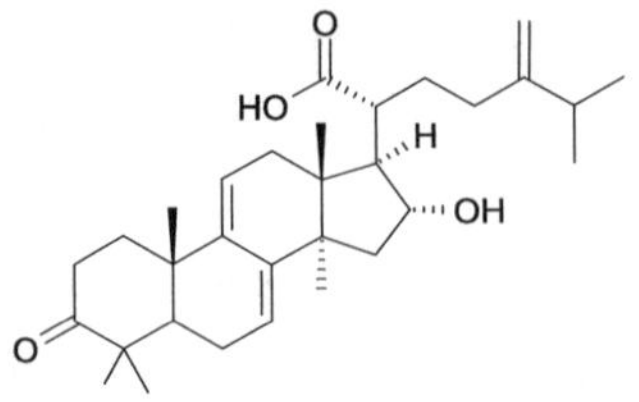

823　Poricoic acid A　茯苓新酸 A

$C_{31}H_{46}O_5$ (498.71). 【类型】羊毛甾烷型四环三萜. 【活性】细胞毒 (*in vitro*, 对所有 NCI 的 60 种人癌细胞株, GI_{50} = 15~30μmol/L)[1020]; 抗肿瘤 [TPA 诱导的 EBV-EA, mol ratio/TPA = 1000, EBV-EA 的相对百分数 = 0 (阳性对照值 32pmol, 20ng TPA =100%), Raji 细胞生存能力 = 70%; 参考化合物 *β*-胡萝卜素, 相对百分数 = 8.6%][1020]. 【来源】茯苓 *Poria cocos* (菌核: 产率 = 0.00050%干重)[1020]. 【文献】2, 1020.

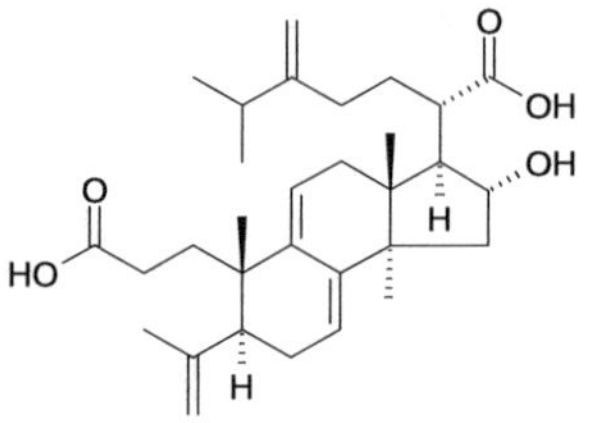

824　Poricoic acid B　茯苓新酸 B

$C_{30}H_{44}O_5$ (484.68). 【类型】羊毛甾烷型四环三萜. 【活性】抗肿瘤 [TPA 诱导的 EBV-EA, mol ratio/TPA = 1000, EBV-EA 的相对百分数 = 0 (阳性对照值 32pmol, 20ng TPA =100%), Raji 细胞生存能力 = 70%; 参考化合物 *β*-胡萝卜素, 相对百分数 = 8.6%][1020]. 【来源】茯苓 *Poria cocos* (菌核: 产率 = 0.00066%干重)[1020]. 【文献】2, 1020.

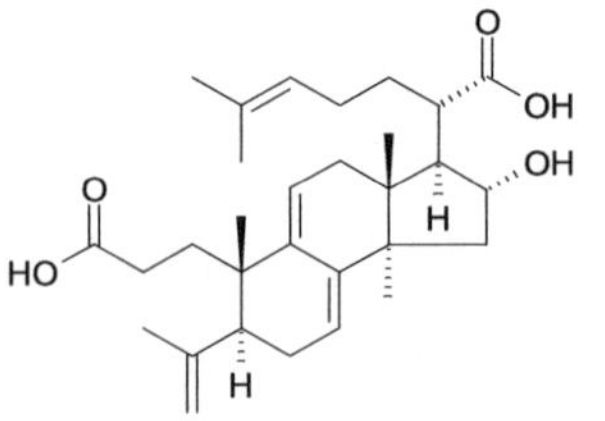

825　Poricoic acid G　茯苓新酸 G

16*α*-Hydroxy-3,4-seco-lanosta-4(28),8,24-triene-3,21-dioic acid　$C_{30}H_{46}O_5$ (486.7). 无色针晶, mp 260℃ (分解), $[\alpha]_D^{20}$ = +38° (*c* = 0.36, 甲醇). 【类型】羊毛甾烷型四环三萜. 【活性】细胞毒 (*in vitro*, HL-60, GI_{50} = 39.3nmol/L;

所有的 NCI 59 hmn 癌细胞系, $GI_{50} > 22\mu mol/L$)[1020]; 抗肿瘤 [TPA 诱导的 EBV-EA, mol ratio/TPA = 1000, EBV-EA 的相对百分数 = 0 (阳性对照值 32pmol, 20ng TPA =100%), Raji 细胞生存能力 = 70%; 参考化合物β-胡萝卜素, 相对百分数 = 8.6%][1020]. 【来源】茯苓 *Poria cocos* (菌核: 产率 = 0.00033%干重). 【文献】1020.

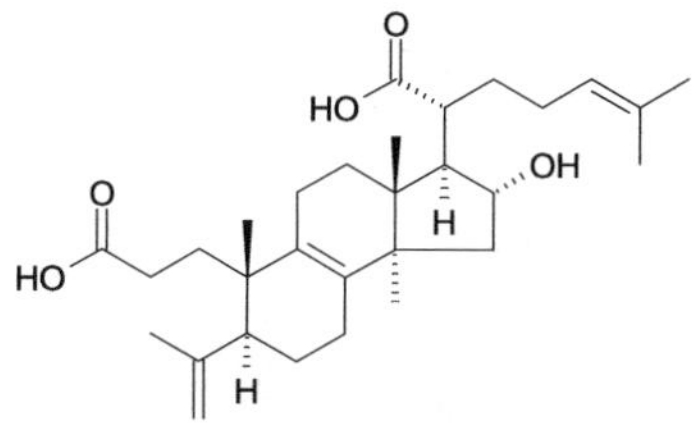

826 Poricoic acid H 茯苓新酸 H

16α-Hydroxy-3,4-seco-24-methyllanosta-4(28),8,24(24[1])-triene-3,21-dioic acid $C_{31}H_{48}O_5$ (500.73). 无色针晶, mp 270℃ (dec), $[\alpha]_D^{20} = +43°$ (*c* = 0.34, 甲醇). 【类型】羊毛甾烷型四环三萜. 【活性】抗肿瘤 [TPA 诱导的 EBV-EA, mol ratio/TPA = 1000, EBV-EA 的相对百分数 = 0 (阳性对照值 32pmol, 20ng TPA =100%), Raji 细胞生存能力 = 70%; 参考化合物β-胡萝卜素, 相对百分数 = 8.6%][1020]. 【来源】茯苓 *Poria cocos* (菌核: 产率 = 0.00028%干重). 【文献】1020.

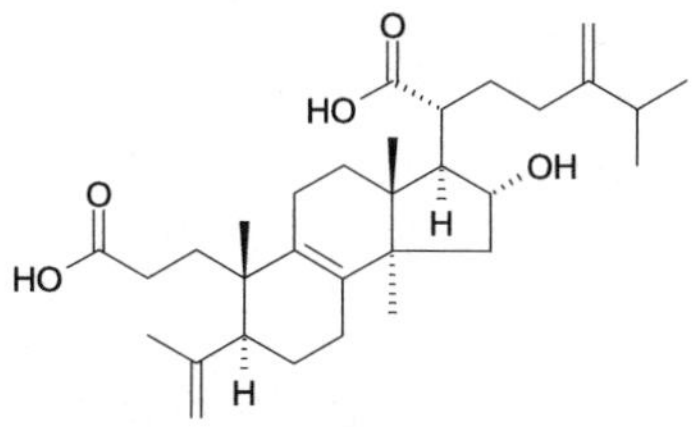

827 Saponaceol A 口蘑醇 A*

$C_{46}H_{69}NO_{11}$ (812.06). 无定形粉末, $[\alpha]_D^{25} = -10.4°$ (*c* = 0.6, 甲醇). 【类型】羊毛甾烷型四环三萜. 【活性】细胞毒 (HL-60 人白血病细胞, IC_{50} = 8.9μmol/L)[864]. 【来源】皂味口蘑 *Tricholoma saponaceum*. 【文献】864.

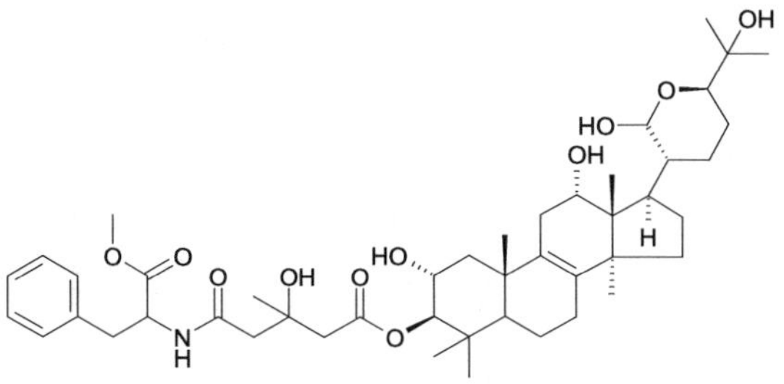

828 Schisanlactone F 五味子内酯 F

$C_{30}H_{44}O_4$ (468.68). 【类型】羊毛甾烷型四环三萜. 【活性】抗肿瘤[521]; 抗 HIV[521]. 【来源】长梗南五味子 *Kadsura peltigera* [Syn. *Kadsura longipedunculata*]. 【文献】511, 512, 521.

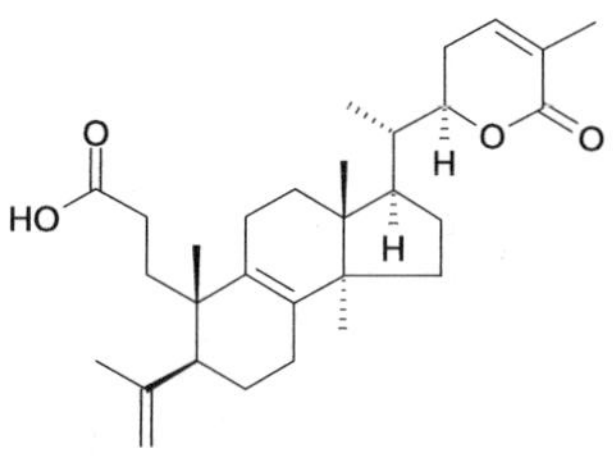

829 Schisanol 五味子醇*

$C_{30}H_{46}O_3$ (454.70). 【类型】羊毛甾烷型四环三萜. 【活性】抗肿瘤[521]; 抗 HIV[521]. 【来源】华中五味子 *Schisandra sphenanthera*. 【文献】521.

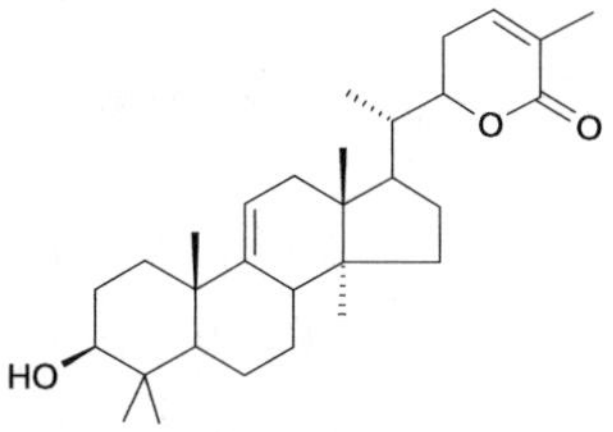

830 Scillanoside L₁ 绵枣儿苷 L₁*

15-Deoxo-30-hydroxyeucosterol 3-*O*-*α*-*L*-rhamno-pyranosyl-(1→2)-[(*β*-*D*-glucopyranosyl-(1→3)]-*β*-*D*-glucopyranosyl-(1→2)-*α*-*L*-arabinopyranosyl-(1→6)-*β*-*D*-glucopyranoside $C_{58}H_{94}O_{28}$ (1239.38). 白色无定形粉末, $[\alpha]_D^{25} = -57.1°$ (*c* = 0.08, 甲醇). 【类型】羊毛甾烷型四环三萜. 【活性】细胞毒 [HT1080 细胞, ED_{50} = (2.62±1.79) nmol/L; B16(F-10) 细胞, ED_{50} = (2.38±2.10)nmol/L; 3LL 细胞, ED_{50} = (4.07±1.05)nmol/L; MCF7 细胞, ED_{50} = (7.96±4.83)nmol/L; PC3 细胞, ED_{50} = (5.08±3.95)nmol/L; HT29 细胞, ED_{50} = (6.56±5.21)nmol/L; LOX- IMVI 细胞, ED_{50} = (3.82±1.68)nmol/L; A549 细胞, ED_{50} = (4.51±3.23)nmol/L; 对照阿霉素 ED_{50} = (0.09±0.03)nmol/L, (0.06±0.10)nmol/L, (0.09±0.03)nmol/L, (0.38±0.34) nmol/L, (0.83±0.18)nmol/L, (1.07±0.12)nmol/L, (0.38±0.33)nmol/L, (0.67±0.21)nmol/L][912]. 【来源】绵枣儿 *Scilla scilloides* (鲜鳞茎). 【文献】912.

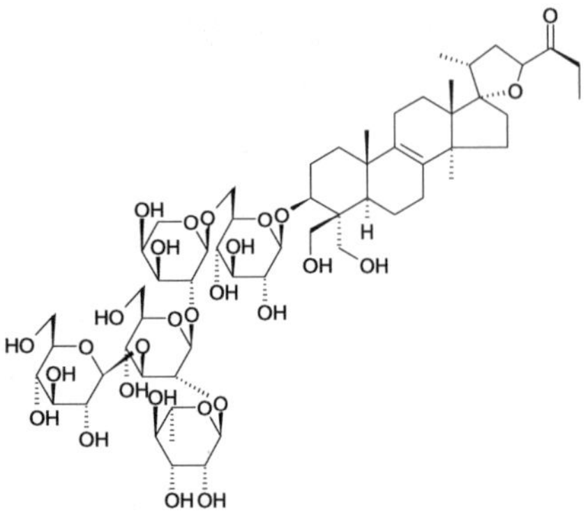

831　Scillanoside L₂ 绵枣儿苷 L₂*

(23*S*,25*R*)-17*α*, 23-Epoxy-29-hydroxy-3*β*-[(*O*-*α*-*L*-rhamnopyranosyl-(1→2)-*O*-[*β*-*D*-glucopyranosyl-(1→3)]-*O*-*β*-*D*-glucopyranosyl-(1→2)-*α*-*L*-arabinopyranosyl-(1→6)-*β*-*D*-glucopyranosyl)oxy]lanost-8-en-23,26-olide $C_{59}H_{94}O_{28}$ (1251.39). 无定形固体, $[\alpha]_D^{26} = -102.0°$ (*c* = 0.1, 甲醇); 白色无定形粉末, $[\alpha]_D^{25} = -34.7°$ (*c* = 0.08, 甲醇). 【类型】羊毛甾烷型四环三萜. 【活性】细胞毒 [HT1080 细胞, ED_{50} = (2.34±0.11)nmol/L; B16(F-10)细胞, ED_{50} = (5.27±2.71)nmol/L; 3LL 细胞, ED_{50} = (3.53±3.53) nmol/L; MCF7 细胞, ED_{50} > 10nmol/L; PC3 细胞, ED_{50} = (4.82±3.52)nmol/L; HT29 细胞, ED_{50} > 10nmol/L; LOX-IMVI 细胞, ED_{50} = (4.51±1.82)nmol/L; A549 细胞, ED_{50} = (5.60±2.99)nmol/L; 对照阿霉素 ED_{50} = (0.09±0.03)nmol/L, (0.06±0.10)nmol/L, (0.09±0.03) nmol/L, (0.38±0.34)nmol/L, (0.83±0.18)nmol/L, (1.07±0.12) nmol/L, (0.38±0.33)nmol/L, (0.67±0.21)nmol/L][912]; 细胞毒 (人口鳞状细胞癌细胞 HSC-2, IC_{50} = 14μg/mL, 对照依托泊苷, IC_{50} = 24μg/mL)[933]. 【来源】绵枣儿 *Scilla scilloides* (鲜鳞茎), 雪光花 *Chionodoxa luciliae* (鲜鳞茎). 【文献】912, 933.

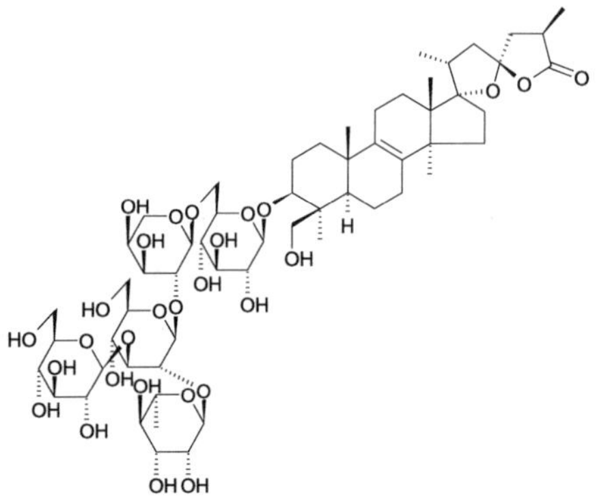

832　Scillasaponin E 西拉苷 E*

(23*S*,25*R*)-3*β*-[(*O*-*α*-*L*-Arabinopyranosyl-(1→3)-*O*-[*α*-*L*-rhamnopyranosyl-(1→2)]-*O*-*β*-*D*-glucopyranosyl-(1→2)-*O*-*α*-*L*-arabinopyranosyl-(1→6)-*β*-*D*-glucopyranosyl)oxy]-17*α*,23-epoxy-29-hydroxylanost-8-en-23,26-olide $C_{58}H_{92}O_{27}$ (1221.36). 无定形固体, $[\alpha]_D^{27} = 22.0°$ (*c* = 0.10, 甲醇). 【类型】羊毛甾烷型四环三萜. 【活性】细胞毒 (HSC-2 人口鳞状细胞癌细胞, IC_{50} = 6.3μg/mL, 对照依托泊苷, IC_{50} = 24μg/mL)[722]. 【来源】奇异葡萄风信子* *Muscari paradoxum* (鳞茎). 【文献】722.

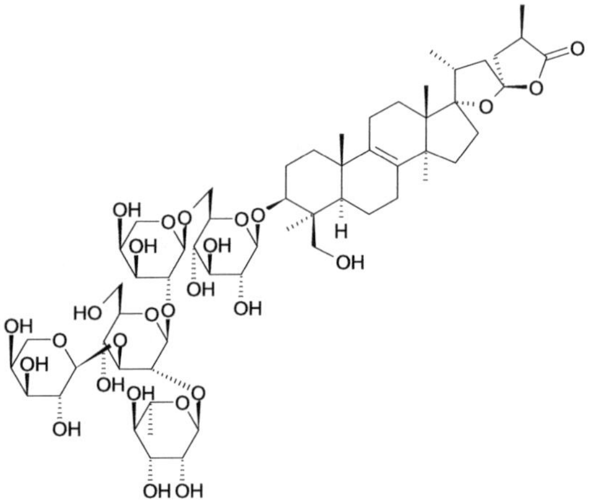

833　Scillascilloside E₁ 绵枣儿西罗苷 E₁*

$C_{58}H_{94}O_{26}$ (1207.38). 白色无定形粉末(含水甲醇), mp 221~223℃, $[\alpha]_D^{25} = -57.1°$ (*c* = 0.08, 甲醇). 【类型】羊毛甾烷型四环三萜. 【活性】细胞毒 [HT1080 细胞, ED_{50} = (1.66±0.04)nmol/L; B16(F-10) 细胞, ED_{50} = (2.66±0.21)nmol/L; 3LL ED_{50} = (2.59±0.49)nmol/L; MCF7 细胞, ED_{50} = (3.06±2.35)nmol/L; PC3 细胞, ED_{50} = (1.53±0.28)nmol/L; HT29 细胞, ED_{50} = (3.00±2.76) nmol/L; LOX-IMVI 细胞, ED_{50} = (2.44±0.43)nmol/L; A549 细胞, ED_{50} = (1.98±1.80)nmol/L; 对照阿霉素 ED_{50} = (0.09±0.03)nmol/L, (0.06±0.10)nmol/L, (0.09±0.03) nmol/L, (0.38±0.34)nmol/L, (0.83±0.18)nmol/L, (1.07±0.12) nmol/L,(0.38±0.33)nmol/L, (0.67±0.21)nmol/L][912]; 抗肿瘤 (*in vivo*, 明显延长患肉瘤 180 癌的小鼠的生命, 剂量为 3mg/kg 时, 生命延长率 T/C = 239%)[912]. 【来源】绵枣儿 *Scilla scilloides* (鲜鳞茎). 【文献】912.

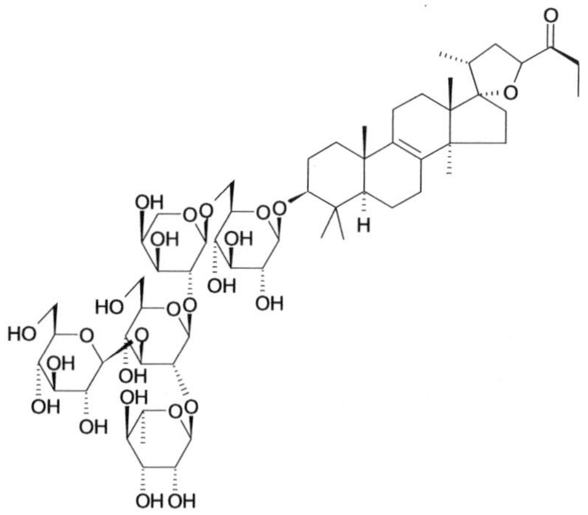

834 Scillascilloside E₂ 绵枣儿西罗苷 E₂*

$C_{57}H_{92}O_{27}$ (1209.35). 【类型】羊毛甾烷型四环三萜. 【活性】细胞毒 [HT1080 细胞, ED_{50} = (2.30±0.04) nmol/L; B16(F-10) 细胞, ED_{50} = (7.06±4.07)nmol/L; 3LL 细胞, ED_{50} = (3.83±3.98)nmol/L; MCF7 细胞, ED_{50} = (4.80±1.72)nmol/L; PC3 细胞, ED_{50} = (3.95±0.43) nmol/L; HT29 细胞, ED_{50} = (3.23±3.09)nmol/L; LOX-IMVI 细胞, ED_{50} = (3.70±4.32)nmol/L; A549 细胞, ED_{50} = (3.54±0.74)nmol/L; 对照阿霉素 ED_{50} = (0.09±0.03) nmol/L, (0.06±0.10)nmol/L, (0.09±0.03)nmol/L, (0.38±0.34) nmol/L, (0.83±0.18)nmol/L, (1.07±0.12)nmol/L, (0.38±0.33) nmol/L, (0.67±0.21)nmol/L][912]. 【来源】绵枣儿 *Scilla scilloides* (鲜鳞茎). 【文献】912.

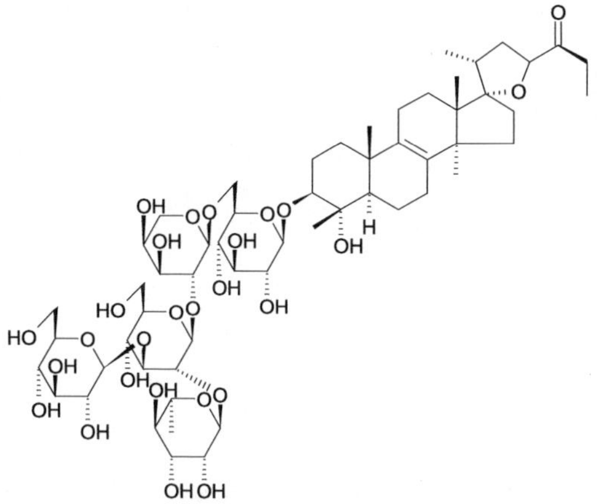

835 Scillascilloside E₃ 绵枣儿西罗苷 E₃*

$C_{59}H_{94}O_{28}$ (1251.39). 【类型】羊毛甾烷型四环三萜. 【活性】细胞毒 [HT1080 细胞, ED_{50} = (1.69±1.65) nmol/L; B16(F-10) 细胞, ED_{50} = (3.82±1.79)nmol/L; 3LL 细胞, ED_{50} = (2.61±0.26)nmol/L; MCF7 细胞, ED_{50} = (4.34±2.46)nmol/L; PC3 细胞, ED_{50} = (2.33±0.95) nmol/L; HT29 细胞, ED_{50} = (5.96±2.73)nmol/L; LOX-IMVI 细胞, ED_{50} = (4.89±0.12)nmol/L; A549 细胞, ED_{50} = (3.09±1.98)nmol/L; 对照阿霉素 ED_{50} = (0.09±0.03) nmol/L, (0.06±0.10)nmol/L, (0.09±0.03)nmol/L, (0.38±0.34) nmol/L, (0.83±0.18)nmol/L, (1.07±0.12)nmol/L, (0.38±0.33) nmol/L, (0.67±0.21)nmol/L][912]. 【来源】绵枣儿 *Scilla scilloides* (鲜鳞茎). 【文献】912.

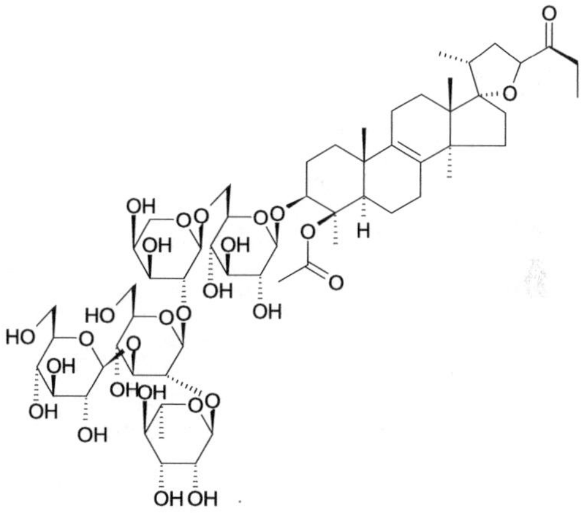

836 Tumulosic acid 16*α*-羟基齿孔酸

$C_{31}H_{50}O_4$ (486.74). mp 306℃ (分解). 【类型】羊毛甾烷型四环三萜. 【活性】抗肿瘤 [TPA 诱导的 EBV-EA, mol ratio/TPA = 1000, EBV-EA 的相对百分数 = 0 (阳性对照值 32pmol, 20ng TPA =100%), Raji 细胞生存能力 = 70%; 参考化合物 *β*-胡萝卜素, 相对百分数 = 8.6%][1020]. 【来源】茯苓 *Poria cocos* (菌核: 产率 = 0.00025%干重)[1020]. 【文献】2, 5, 1020.

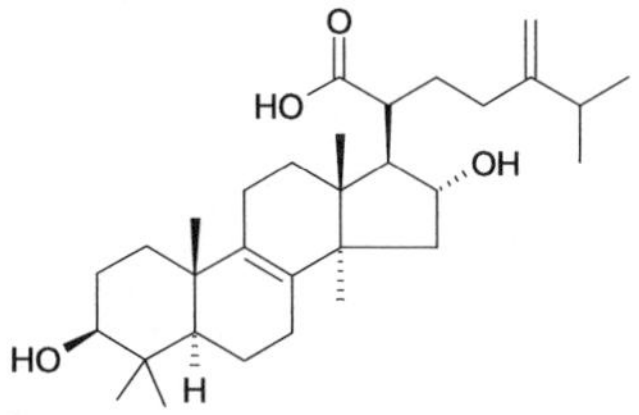

环羊毛甾烷型四环三萜

837 Anticancer Triterpene PMV70P691-043 抗癌三萜 PMV70P691-043

$C_{30}H_{48}O_5$ (488.71). 【类型】环羊毛甾烷型四环三萜.

【活性】细胞毒 (COX-1 抑制剂)[1205]; 细胞毒 (COX-2 抑制剂)[1205]. 【来源】尖锐毛茶* *Antirhea acutata*. 【文献】1205.

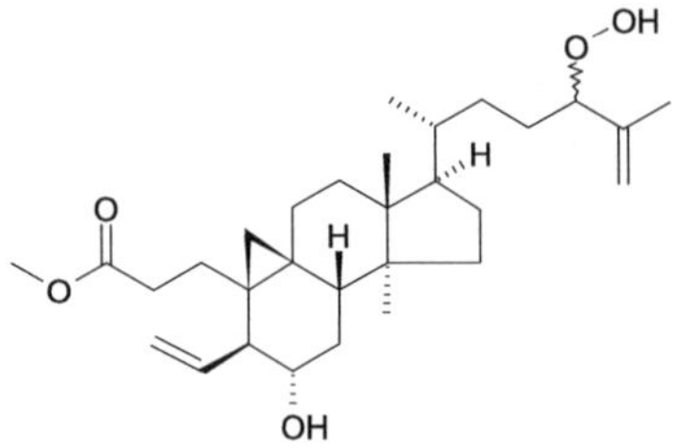

838　Anticancer Triterpene PMV70P691-044 抗癌三萜 PMV70P691-044

$C_{30}H_{48}O_3$ (456.72). 【类型】环羊毛甾烷型四环三萜. 【活性】细胞毒 (COX-1 抑制剂)[1205]; 细胞毒 (COX-2 抑制剂)[1205]. 【来源】尖锐毛茶* *Antirhea acutata*. 【文献】1205.

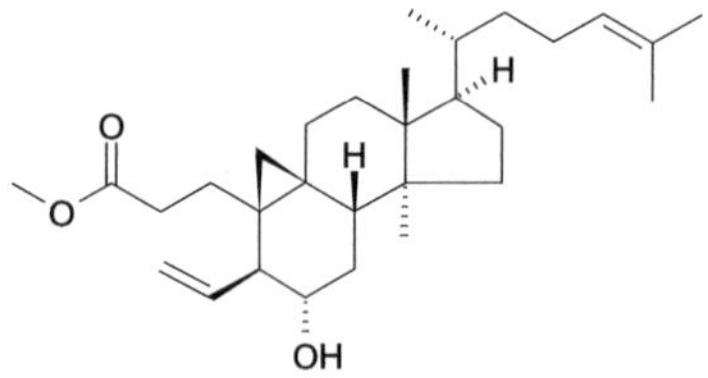

839　Changnanic acid 长南酸

[136040-44-3] $C_{30}H_{44}O_4$ (468.68). 【类型】环羊毛甾烷型四环三萜. 【活性】细胞毒 (P_{388} *in vitro*, ED_{50} =1.0μg/mL)[509]. 【来源】长梗南五味子 *Kadsura peltigera* [Syn. *Kadsura longipedunculata*]. 【文献】509, 521.

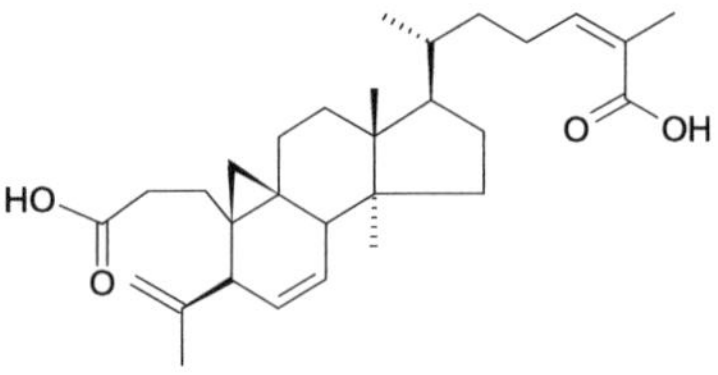

840　Cimiracemoside F 总状升麻苷 F

$C_{37}H_{56}O_{11}$ (676.85). 【类型】环羊毛甾烷型四环三萜. 【活性】细胞毒 (人口鳞状细胞 HSC-2, IC_{50} = 80μmol/L, 对照依托泊苷, IC_{50} = 24μmol/L; 正常的人牙龈成纤维细胞 HGF, IC_{50} = 275μmol/L)[895]. 【来源】总状升麻 *Cimicifuga racemosa* (根茎). 【文献】895.

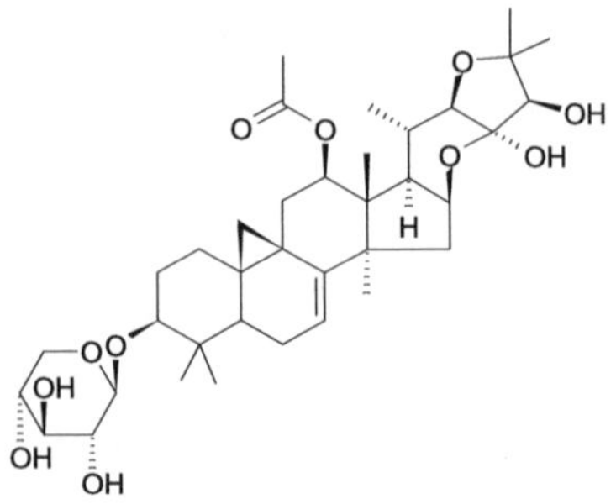

841　Cimiracemoside G 总状升麻苷 G

$C_{37}H_{56}O_{11}$ (676.85). 【类型】环羊毛甾烷型四环三萜. 【活性】细胞毒 (人口鳞状细胞 HSC-2, IC_{50} = 18μmol/L, 对照依托泊苷, IC_{50} = 24μmol/L; 正常的人牙龈成纤维细胞 HGF, IC_{50} = 280μmol/L)[895]. 【来源】总状升麻 *Cimicifuga racemosa* (根茎). 【文献】895.

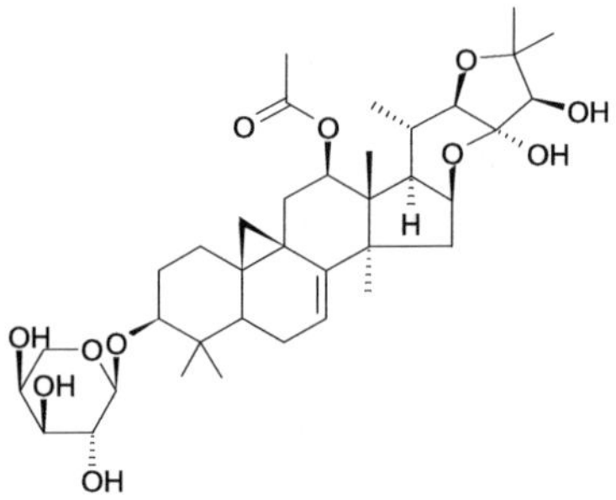

842　9,19-Cycloart-23-ene-3β,25-diol　9,19-环木菠萝烯-23-烯-3β,25-二醇

Cycloart-23-ene-3β,25-diol [14599-48-5] $C_{30}H_{50}O_2$ (442.73). 无色菱形晶体 (三氯甲烷–石油醚), mp 198~199℃, $[\alpha]_D^{23}$ = +41.6° (*c* = 0.09, 三氯甲烷). 【类型】环羊毛甾烷型四环三萜. 【活性】细胞毒 (Ehrlich 腹水癌). 【来源】艾叶 *Artemisia argyi*. 【文献】184.

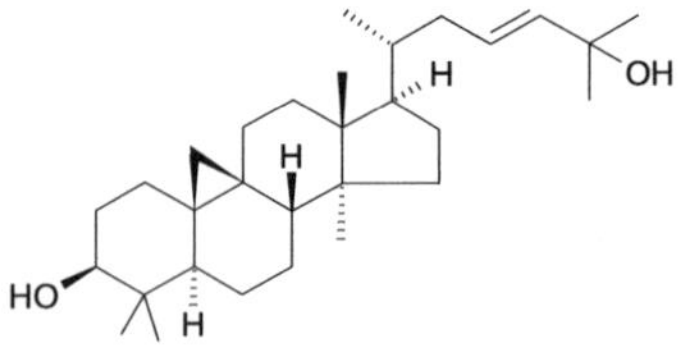

843　9,19-Cycloart-25-ene-3β,24-diol　9,19-环木菠萝烯-25-烯-3β,24-二醇

[10388-48-4] $C_{30}H_{50}O_2$ (442.73). 针状晶体 (三氯甲烷–甲醇), mp 174~176℃, $[\alpha]_D^{30}$ = +42°. 【类型】环羊毛甾烷型四环三萜. 【活性】细胞毒 (Ehrlich 腹水癌,

IC_{50} = 7.5μmol/L, IC_{90} = 13.5μmol/L, P_{388}, ED_{50} = 2.4μg/mL); 抗菌 (金黄色葡萄球菌和大肠埃希菌). 【来源】火秧簕 *Euphorbia antiquorum*. 【文献】184.

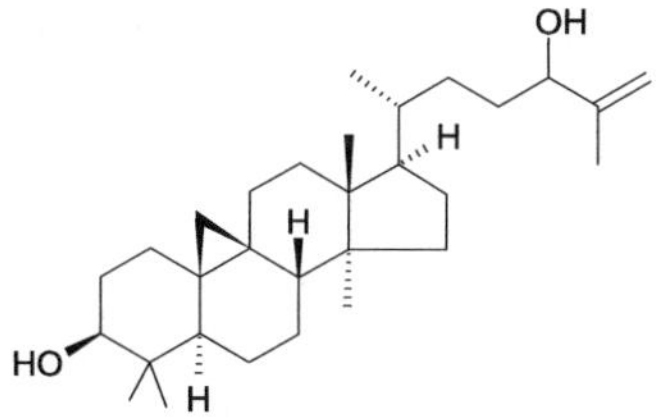

844 Cyclofoetoside B 环腺毛唐松草苷 B

$C_{47}H_{80}O_{18}$ (933.15). 【类型】环羊毛甾烷型四环三萜. 【活性】抗肿瘤 (大鼠, ip, 50mg/kg). 【来源】香唐松草 *Thalictrum foetidum*. 【文献】167.

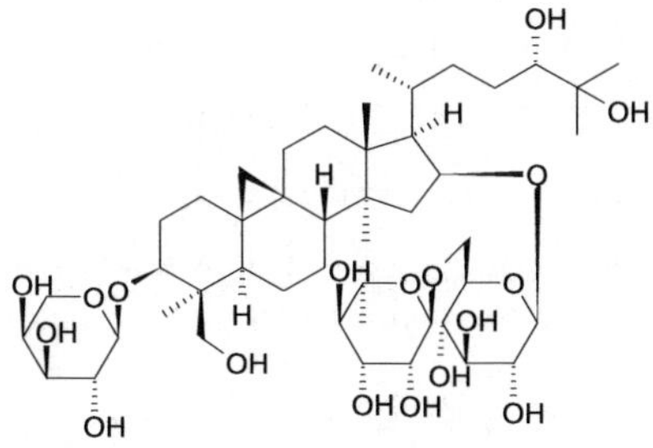

845 27-Deoxyactein 27-脱氧升麻亭*

$C_{37}H_{56}O_{11}$ (676.85). 【类型】环羊毛甾烷型四环三萜. 【活性】细胞毒 (人口鳞状细胞 HSC-2, IC_{50} = 211μmol/L, 对照依托泊苷, IC_{50} = 24μmol/L; 正常的人牙龈成纤维细胞 HGF, IC_{50} = 276μmol/L)[895]. 【来源】总状升麻 *Cimicifuga racemosa* (根茎). 【文献】895.

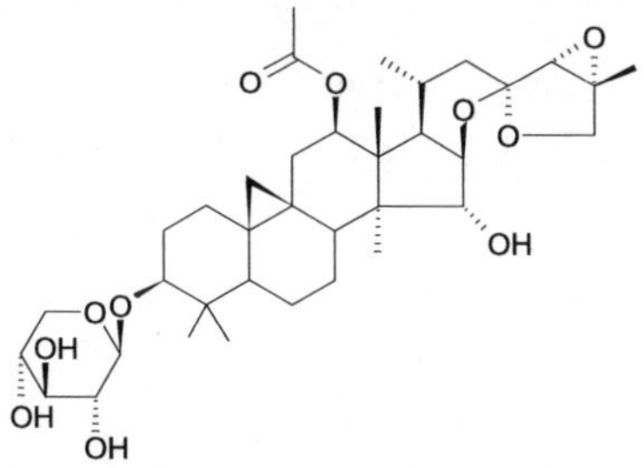

846 12β-Hydroxycimigenol 3-*O*-α-*L*-arabino-pyranoside 12β-羟基升麻环氧醇 3-*O*-α-*L*-吡喃阿拉伯糖苷*

$C_{35}H_{58}O_{10}$ (363.83). 【类型】环羊毛甾烷型四环三萜. 【活性】细胞毒 (人口鳞状细胞 HSC-2, IC_{50} = 74μmol/L, 对照依托泊苷, IC_{50} = 24μmol/L; 正常的人牙龈成纤维细胞 HGF, IC_{50} = 352μmol/L)[895]. 【来源】总状升麻 *Cimicifuga racemosa* (根茎). 【文献】895.

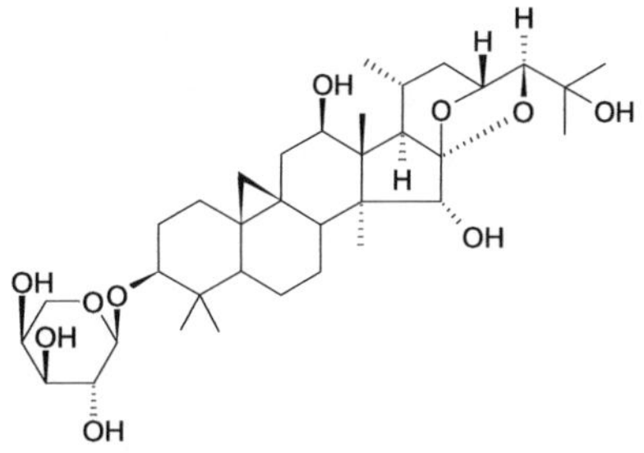

847 24-Hydroxyiminocycloart-3-ol 24-羟基亚氨基环木菠萝-3-醇*

$C_{30}H_{51}NO_2$ (457.75). 无定形粉末. 【类型】环羊毛甾烷型四环三萜. 【活性】细胞毒 (Meth-A 肉瘤细胞系, ED_{50} = 9.5μg/mL, 肺癌细胞系, ED_{50} = 7.4μg/mL)[726]. 【来源】青蒿 *Artemisia apiacea* [Syn. *Artemisia carvifolia*; *Artemisia caruifolia*] (地上部分). 【文献】726.

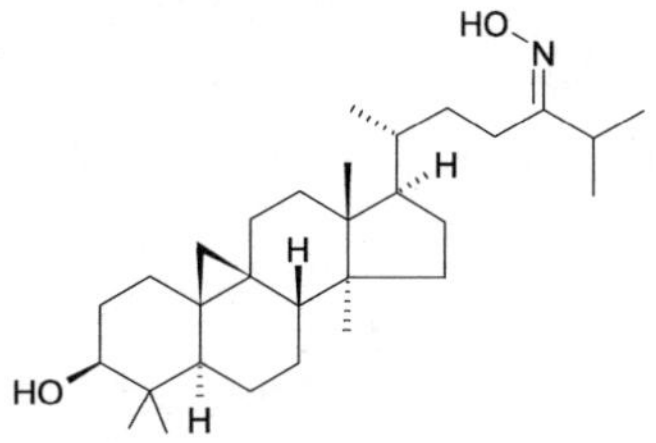

848 24-Hydroxyimino-29-norcycloart-3-ol 24-羟基亚氨基-29-去甲环木菠萝-3-醇*

$C_{29}H_{49}NO_2$ (443.72). 无定形粉末, $[\alpha]_D^{24}$ = +35.4° (*c* = 0.35, 三氯甲烷). 【类型】环羊毛甾烷型四环三萜. 【活性】细胞毒 (Meth-A 肉瘤细胞系, ED_{50} = 5.5μg/mL, 肺癌细胞系, ED_{50} = 6.4μg/mL)[726]. 【来源】青蒿 *Artemisia apiacea* [Syn. *Artemisia carvifolia*; *Artemisia caruifolia*] (地上部分). 【文献】726.

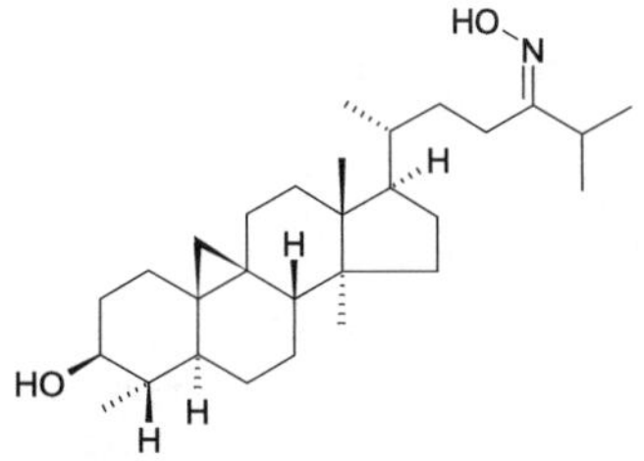

849 3β-Hydroxylcycloart-24-one 3β-羟基环木菠萝-24-酮*

$C_{30}H_{50}O_2$ (442.73). 【类型】环羊毛甾烷型四环三萜.

【活性】细胞毒 (Meth-A 肉瘤细胞系, ED_{50} = 9.0μg/mL, LLC Lewis 肺癌细胞系, ED_{50} = 9.0μg/mL)[726]. 【来源】青蒿 *Artemisia apiacea* [Syn. *Artemisia carvifolia*; *Artemisia caruifolia*] (地上部分). 【文献】726.

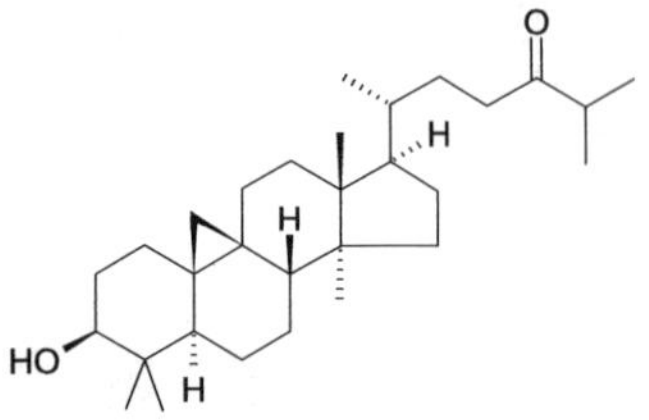

850　3β-Hydroxy-29-norcycloart-24-one　3β-羟基-29-去甲环木菠萝-24-酮*

$C_{29}H_{48}O_2$ (428.70). 无定形粉末, $[\alpha]_D^{24}$ = +42.6° (*c* = 0.19, 三氯甲烷). 【类型】环羊毛甾烷型四环三萜. 【活性】细胞毒 (Meth-A 肉瘤细胞系, ED_{50} > 10μg/mL, LLC Lewis 肺癌细胞系, ED_{50} > 10μg/mL)[726]. 【来源】青蒿 *Artemisia apiacea* [Syn. *Artemisia carvifolia*; *Artemisia caruifolia*] (地上部分). 【文献】726.

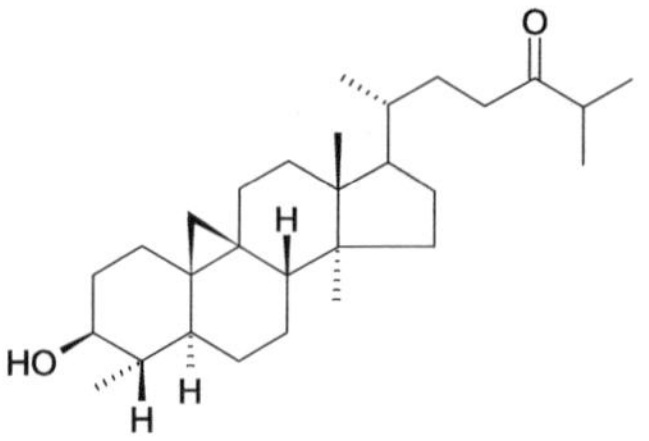

851　Isomangiferolic acid 异杧果醇酸

Isoschizandrolic acid [13878-92-7] $C_{30}H_{48}O_3$ (456.72). mp 168~170℃. 【类型】环羊毛甾烷型四环三萜. 【活性】抗肿瘤[521]; 抗 HIV[521]. 【来源】杧果 *Mangifera indica*, 杧果树皮 *Mangifera indica*, 琉璃草 *Cynoglossum zeylanicum* [Syn. *Anchusa zeylanica*; *Cynoglossum furcatum*; *Cynoglossum formosanum*]. 【文献】5, 299, 521.

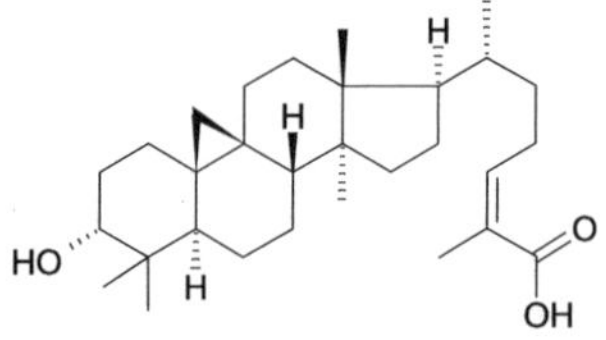

852　Kadsulactone 南五味子内酯

[137348-13-1] $C_{30}H_{44}O_3$ (452.68). 晶体 (乙酸乙酯), mp 230~232℃, $[\alpha]_D^{18}$ = +57.7° (*c* = 0.09, 三氯甲烷). 【类型】环羊毛甾烷型四环三萜. 【活性】抗肿瘤[521]; 抗 HIV[521]. 【来源】长梗南五味子 *Kadsura peltigera* [Syn. *Kadsura longipedun- culata*], 冷饭团 *Kadsura coccinea* [Syn. *Kadsura chenensis*; *Kadsura hainanensis*]. 【文献】299, 509, 521.

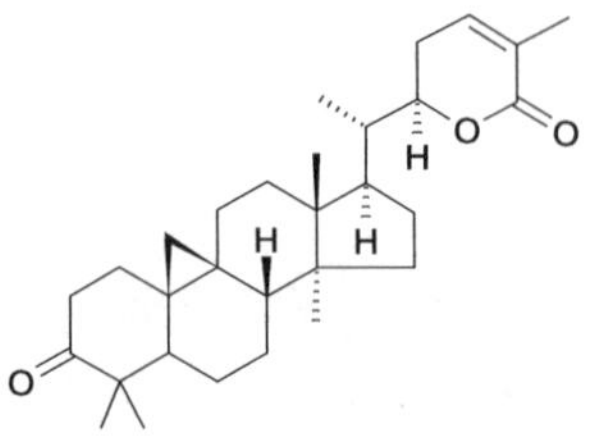

853　Kadsulactone A 南五味子内酯 A

$C_{30}H_{42}O_5$ (482.67). 晶体 (甲醇), mp 195~197℃, $[\alpha]_D^{23}$ = +70.65° (*c* = 0.552, 甲醇). 【类型】环羊毛甾烷型四环三萜. 【活性】抗肿瘤[521]; 抗 HIV[521]. 【来源】长梗南五味子 *Kadsura peltigera* [Syn. *Kadsura longipedunculata*], 异型南五味子 *Kadsura heteroclita* [Syn. *Uvaria heteroclita*]. 【文献】299, 509, 521.

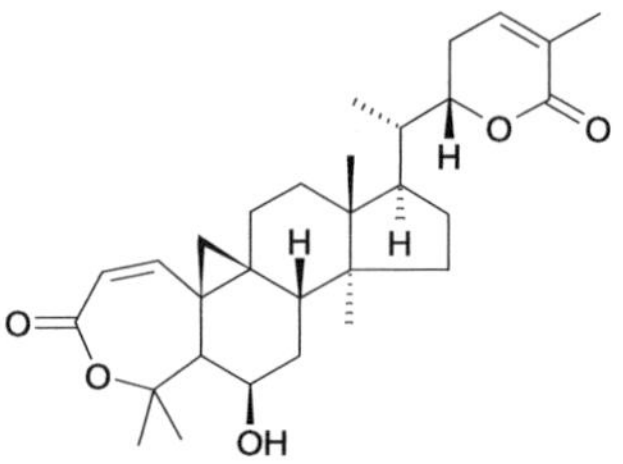

854　Kahiricoside Ⅲ 开罗黄芪苷Ⅲ*

9β,19-Cyclolanost-24*E*-ene-3β,6α,16β,27-tetraol-3-*O*-(2'-*O*-acetyl)-β-*D*-glucopyranoside $C_{38}H_{62}O_{10}$ (678.91). 无色针状结晶, mp 140℃, $[\alpha]_D^{25}$ = +49° (*c* = 0.065, 甲醇). 【类型】环羊毛甾烷型四环三萜. 【活性】细胞毒 (A2780, IC_{50} = 16.0μg/mL, 弱活性)[834]. 【来源】开罗黄芪 *Astragalus kahiricus* (地上部分). 【文献】834.

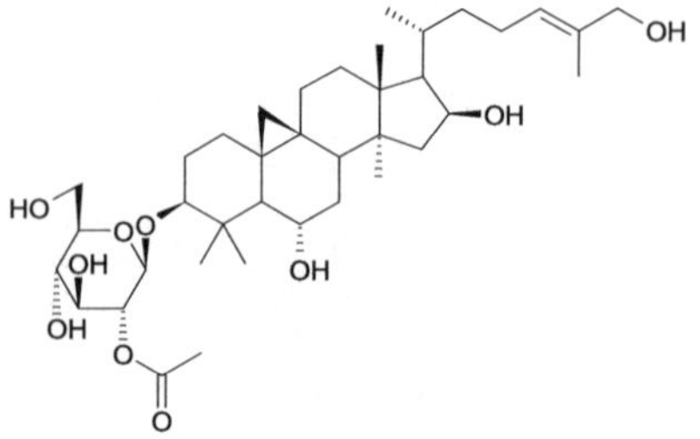

855 KahiricosideⅣ 开罗黄芪苷Ⅳ*

9*β*,19-Cyclolanost-24*E*-ene-3*β*,6*α*,16*β*,27-tetraol-3-*O*-(6'-*O*-acetyl)-*β*-*D*-glucopyranoside $C_{38}H_{62}O_{10}$ (678.91). 无色针状结晶, mp 165℃, $[\alpha]_D^{25}$ = +175° (*c* = 0.02, 甲醇). 【类型】环羊毛甾烷型四环三萜. 【活性】细胞毒 (A2780, IC_{50} = 17.0μg/mL, 弱活性)[834]. 【来源】开罗黄芪 *Astragalus kahiricus* (地上部分). 【文献】834.

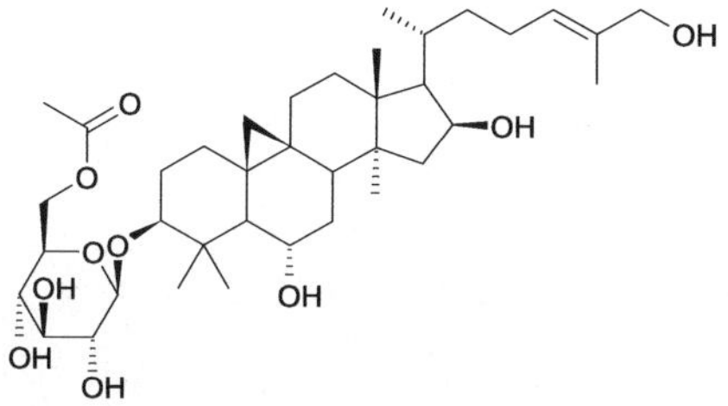

856 KahiricosideⅤ 开罗黄芪苷Ⅴ*

9*β*,19-Cyclolanost-24*E*-ene-3*β*,6*α*,16*β*,27-tetraol-3-*O*-*β*-*D*-glucopyranosyl-27-*O*-*β*-*D*-glucopyranoside $C_{44}H_{72}O_{15}$ (841.06). 无色针状结晶, mp 157~158℃, $[\alpha]_D^{25}$ = +86.7° (*c* = 0.015, 甲醇). 【类型】环羊毛甾烷型四环三萜. 【活性】细胞毒 (A2780, IC_{50} = 17.0μg/mL, 弱活性)[834]. 【来源】开罗黄芪 *Astragalus kahiricus* (地上部分). 【文献】834.

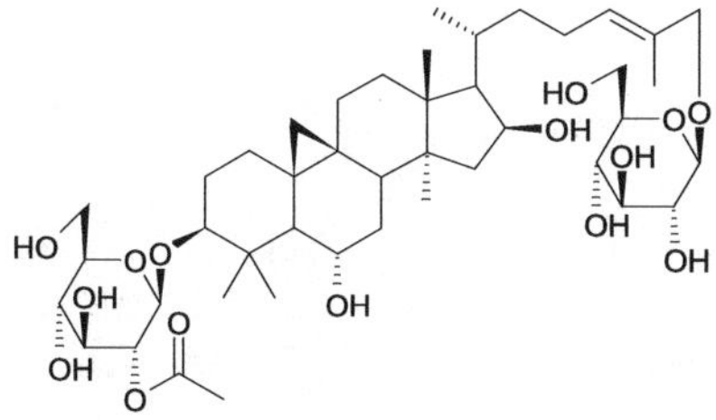

857 25-*O*-Methoxycimigenol 3-*O*-*α*-*L*-arabinopyranoside 25-*O*-甲氧基升麻环氧醇 3-*O*-*α*-*L*-吡喃阿拉伯糖苷*

$C_{36}H_{58}O_9$ (634.86). 【类型】环羊毛甾烷型四环三萜. 【活性】细胞毒 (人口鳞状细胞 HSC-2, IC_{50} = 30μmol/L, 对照依托泊苷, IC_{50} = 24μmol/L; 正常的人牙龈成纤维细胞 HGF, IC_{50} = 54μmol/L)[895]. 【来源】总状升麻 *Cimicifuga racemosa* (根茎). 【文献】895.

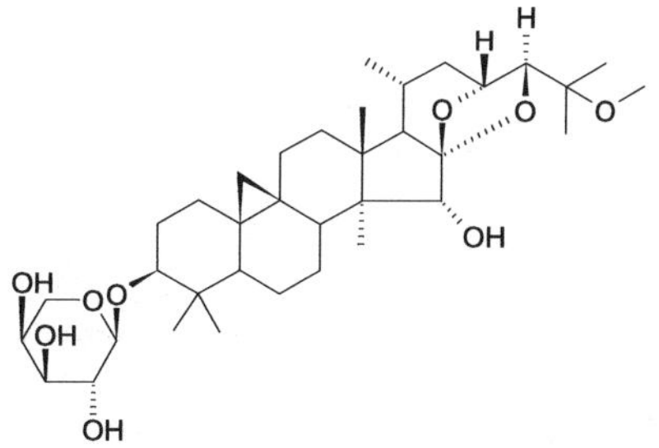

858 24-Methylenecycloartenone 24-亚甲基环木菠萝烯酮*

$C_{31}H_{48}O$ (436.73). 【类型】环羊毛甾烷型四环三萜. 【活性】抗肿瘤[521]; 抗 HIV[521]. 【来源】冷饭团 *Kadsura coccinea* [syn. *Kadsura chenensis*; *Kadsura hainanensis*]. 【文献】521.

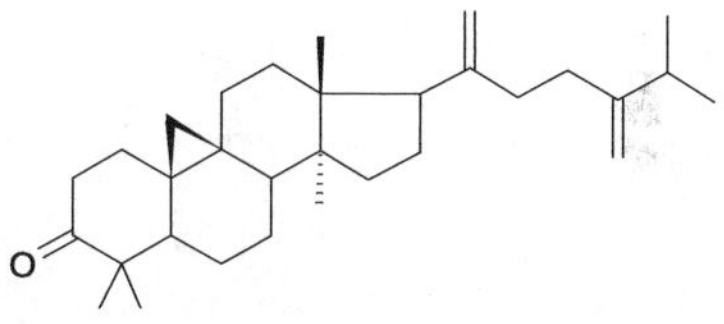

859 Nigranoic acid 内风消五味子酸*

[39111-07-4] $C_{30}H_{46}O_4$ (470.70). 【类型】环羊毛甾烷型四环三萜. 【活性】抗 HIV[521] (抑制 HIV-RT 和 HIV 聚合酶); 抗肿瘤[521]. 【来源】华中五味子 *Schisandra sphenanthera*, 内风消五味子 *Schisandra nigra*, 球蕊五味子 *Schisandra sphaerandra*. 【文献】299, 498, 521.

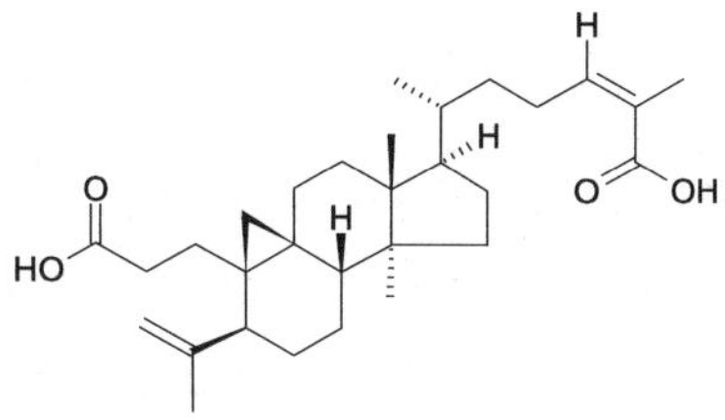

860 Pseudolarolide B 土荆皮内酯 B

[151368-43-3] $C_{30}H_{42}O_4$ (466.67). 针晶 (丙酮), mp 229~231℃. 【类型】环羊毛甾烷型四环三萜. 【活性】细胞毒 (KB, ED_{50} = 0.49μg/mL, A549, ED_{50} = 0.67μg/mL, HCT8, ED_{50} = 0.73μg/mL, P_{388}, ED_{50} = 0.79μg/mL). 【来源】土荆皮(金钱松) *Pseudolarix amabilis* [Syn. *Larix amabilis*; *Pseudolarix kaempferi*]. 【文献】707.

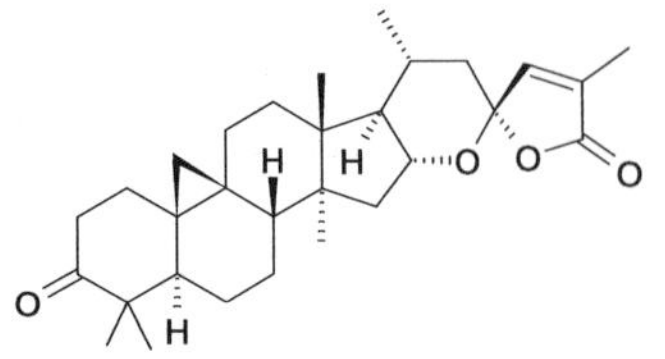

861　Schisandraflorin 大花五味子素*

$C_{30}H_{46}O_2$ (438.70). 【类型】环羊毛甾烷型四环三萜. 【活性】抗肿瘤[521]; 抗 HIV[521]. 【来源】大花五味子 *Schisandra grandiflora*. 【文献】521.

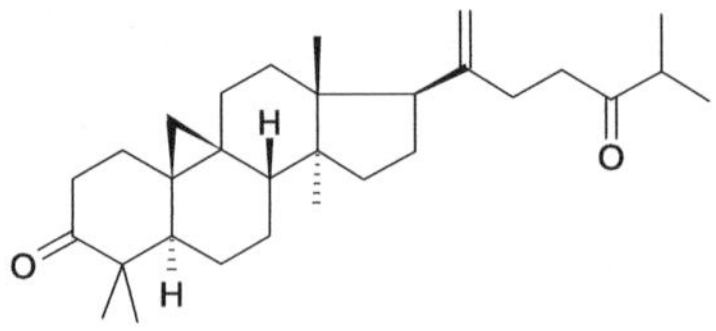

862　Schisanlactone A 五味子内酯 A

[87164-31-6] $C_{30}H_{40}O_4$ (464.65). 晶体, mp 227~229℃, $[\alpha]_D^{23}$ = +365° (*c* = 0.20, 三氯甲烷). 【类型】环羊毛甾烷型四环三萜. 【活性】抗肿瘤[521]; 抗 HIV[521]. 【来源】长梗南五味子 *Kadsura peltigera* [Syn. *Kadsura longipedunculata*], 五味子属 *Schisandra* sp. 【文献】510, 511, 521.

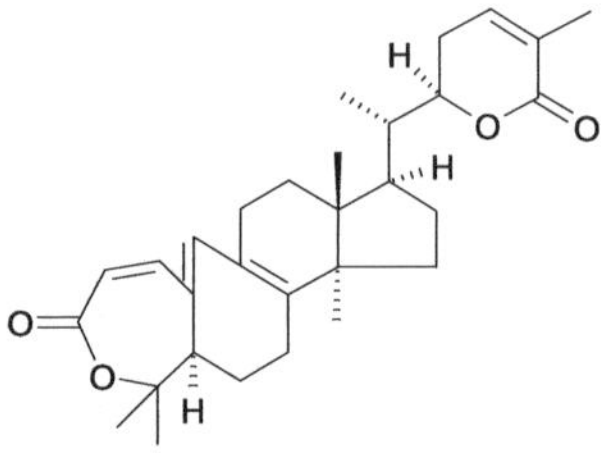

863　Schisanlactone B 五味子内酯 B

$C_{30}H_{42}O_4$ (466.67). 晶体, mp 205~207℃, $[\alpha]_D^{20}$ = +80.2° (*c* = 0.94, 三氯甲烷). 【类型】环羊毛甾烷型四环三萜. 【活性】抗肿瘤[521]; 抗 HIV[521]. 【来源】长梗南五味子 *Kadsura peltigera* [Syn. *Kadsura longipedunculata*], 五味子属 *Schisandra* sp. 【文献】275, 510, 521.

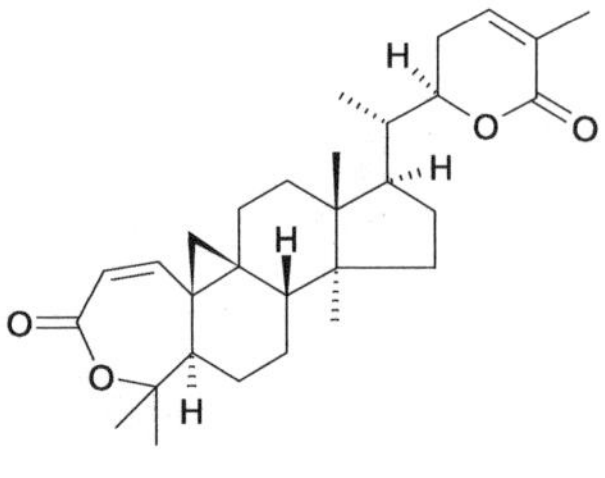

864　Schisanlactone E 五味子内酯 E

[136040-43-2] $C_{30}H_{44}O_4$ (468.68). mp 120~122℃, $[\alpha]_D^{15}$ = − 113.0° (*c* = 0.330, 三氯甲烷). 【类型】环羊毛甾烷型四环三萜. 【活性】细胞毒 (*in vitro*, P_{388}, IC_{50} = 10μg/mL)[521]. 【来源】长梗南五味子 *Kadsura peltigera* [Syn. *Kadsura longipedunculata*]. 【文献】275, 521.

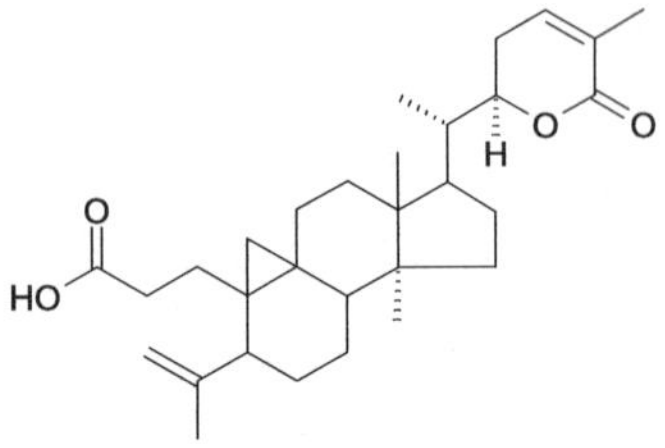

865　Schisanterpene B 五味子萜 B*

$C_{27}H_{40}O_4$ (428.62). 无色针晶, mp 193~194℃, $[\alpha]_D^{20}$ = +20° (*c* = 0.1, 三氯甲烷). 【类型】环羊毛甾烷型四环三萜. 【活性】细胞毒 (人肝癌细胞 HepG2, IC_{50} = 61.32μmol/L, 对照喜树碱, IC_{50} = 1.23μmol/L; 人急性白血病细胞 HL-60, IC_{50} = 58.07μmol/L, 喜树碱, IC_{50} = 1.35μmol/L; 人肝癌细胞 Bel7402, IC_{50} = 72.93μmol/L, 喜树碱, IC_{50} = 1.02μmol/L). 【来源】含蕊五味子 *Schisandra propinqua* (茎: 产率 = 0.0001%干重). 【文献】477.

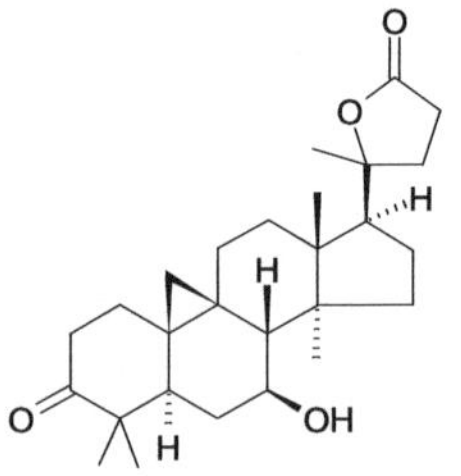

866　Schizandrolic acid 五味子醇酸*

$C_{30}H_{48}O_3$ (456.72). 【类型】环羊毛甾烷型四环三萜. 【活性】细胞毒 (*in vitro*, 肝癌 HepG2 细胞, 细胞凋亡途径: 活化 PARP 卵裂)[1389]; 抗肿瘤[521]; 抗 HIV[521]. 【来源】含蕊五味子 *Schisandra propinqua*[1389], 华中五味子 *Schisandra sphenanthera*, 翼梗五味子 *Schisandra henryi*. 【文献】521, 1389.

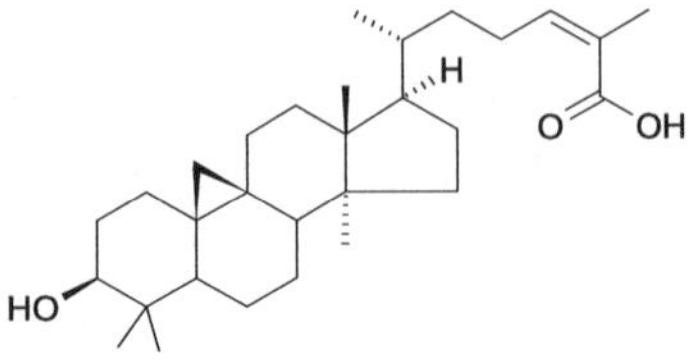

867 Schizandronic acid 五味子酸

Schisandronic acid; Ganwuweizic acid [55511- 14-3] $C_{30}H_{46}O_3$ (454.70). 【类型】环羊毛甾烷型四环三萜. 【活性】抗肿瘤[521]; 抗 HIV[521]. 【来源】长梗南五味子 *Kadsura peltigera* [Syn. *Kadsura longipedunculata*], 内风消五味子 *Schisandra nigra*, 小花五味子 *Schisandra micrantha* (叶和茎). 【文献】509, 521, 955.

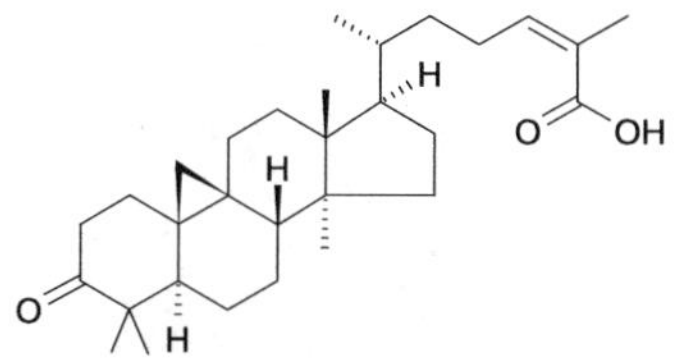

868 Thalicoside A 唐松草苷 A

$C_{42}H_{70}O_{14}$ (799.02). 【类型】环羊毛甾烷型四环三萜. 【活性】抗肿瘤. 【来源】小唐松草 *Thalictrum minus*. 【文献】167.

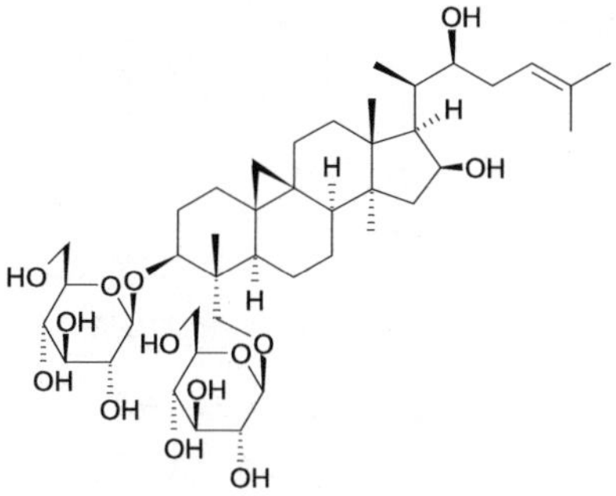

葫芦烷型四环三萜

869 Cucurbitacin B 葫芦素 B

Amarin; Fabacei Ⅱ [6199-67-3] $C_{32}H_{46}O_8$ (558.72). mp 178~186℃. 【类型】葫芦烷型四环三萜. 【活性】抗肿瘤; 细胞毒 (人癌细胞株 NuGc-3, IC_{50} = 0.22μg/mL, 人癌细胞株 HONE-1, IC_{50} = 0.05μg/mL 人癌细胞株 A549, EC_{50} < 2.5μg/mL, 人癌细胞株 MCF7, EC_{50} < 2.5μg/mL)[926]; 抗肝炎; 驱肠虫剂; LD_{50} (兔, iv) = 0.5mg/kg, LD_{50} (鼠, orl) = (1.0±0.07)mg/kg, LD_{50} (大鼠, sc) = 0.5mg/kg. 【来源】瓠瓜 *Lagenaria siceraria* var. *depressa*, 瓜蒂 *Cucumis melo*, 丝瓜 *Luffa cylindrica*, 黄瓜 *Cucumis sativus*, 药西瓜 *Citrullus colocynthis*, 喷瓜 *Ecballium elaterium*, 白泻根 *Bryonia alba*, 非洲黄瓜* *Cucumis africanus*, 伞形屈曲花 *Iberis umbellata*, 栝楼 *Trichosanthes kirilowii*, 羊角拗子 *Strophanthus divaricatus*, 南投秋海棠 *Begonia nantoensis* (根茎). 【文献】3, 4, 5, 110, 167, 926.

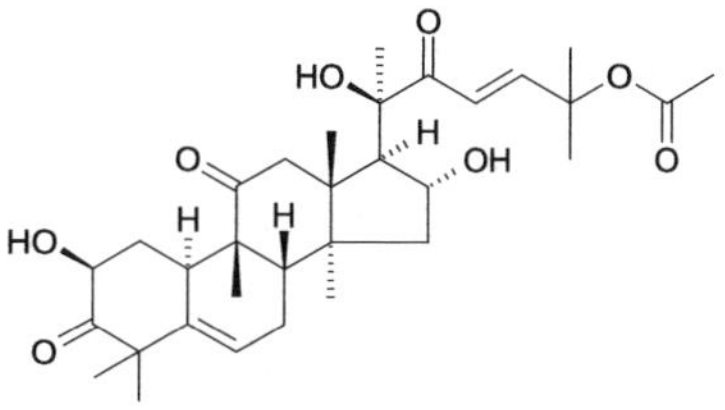

870 Cucurbitacin D 葫芦素 D

Elatericin [3877-86-9] $C_{30}H_{44}O_7$ (516.68). mp 149~153℃ (分解). 【类型】葫芦烷型四环三萜. 【活性】抗肿瘤; 抗高血压; 显著提高毛细管渗透性; 轻泻药 (动物实验); LD_{50} (鼠, iv) = 0.96mg/kg, LD_{50} (猫, iv) = 0.9mg/kg, LD_{50} (犬, iv) = 1.0mg/kg. 【来源】白泻根 *Bryonia alba*, 红百合木 *Crinodendron hookerianum*, 黄瓜 *Cucumis sativus*, 伞形屈曲花 *Iberis umbellata*, 水八角属 *Gratiola* sp. 【文献】4, 5, 167.

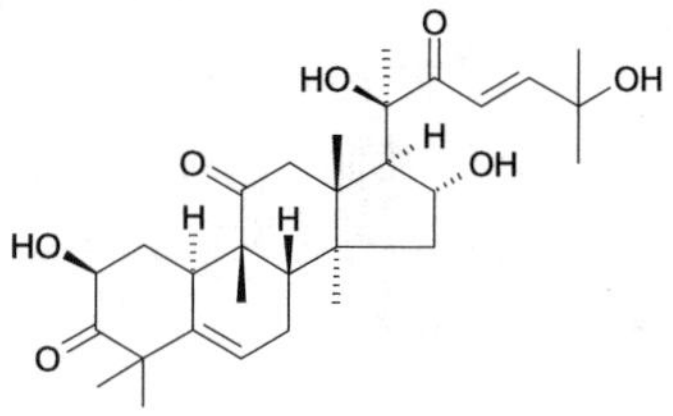

871 Cucurbitacin E 葫芦素 E

[18444-66-1] $C_{32}H_{44}O_8$ (556.70). mp 234℃ (三氯甲烷–甲醇), $[\alpha]_D^{20} = -64.3°$ (c = 1.64, 三氯甲烷). 【类型】葫芦烷型四环三萜. 【活性】抗肿瘤 (S_{180} *in vivo*, 5~15mg/kg, 抑制率 = 40%~42%, EAC *in vivo*, 2.5~7.5mg/kg, 抑制率 = 29%~73%); 抗赤霉素; 抗肝炎; 细胞毒 (KB *in vitro*, ED_{50} = 0.01μg/mL, HeLa *in vitro*, ED_{50} = 0.01~0.05μg/mL); 细胞毒 (人癌细胞株 NuGc-3, IC_{50} = 0.34μg/mL; 人癌细胞株 HONE-1, IC_{50} = 0.08μg/mL, 人癌细胞株 A549, EC_{50} < 2.5μg/mL, 人癌细胞株 MCF7, EC_{50} < 2.5μg/mL)[926]; LD_{50} (鼠, orl) = 340mg/kg. 【来源】白泻根 *Bryonia alba*, 瓜蒂 *Cucumis melo*, 喷瓜 *Ecballium elaterium*, 伞形屈曲花 *Iberis umbellata*, 药水八角 *Gratiola officinalis*, 南投秋海棠 *Begonia nantoensis* (根茎). 【文献】167, 926.

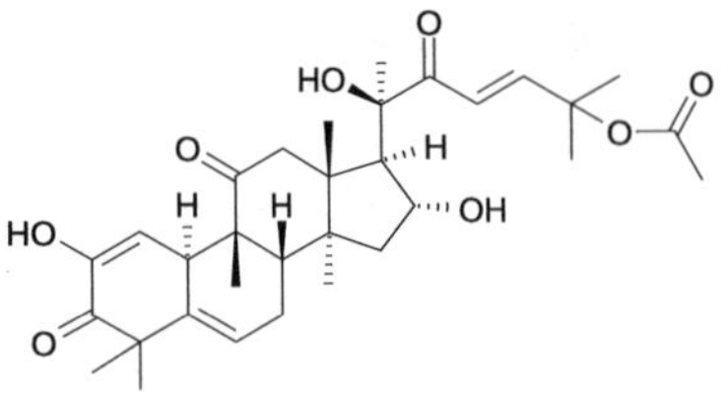

872　Cucurbitacin I 葫芦素 I

[2222-07-3] $C_{30}H_{42}O_7$ (514.67). 针状晶体 (乙酸乙酯–苯), mp 148~149℃ (分解), $[\alpha]_D = -52°$ (c = 1.56, 三氯甲烷); 白色晶体 (乙酸乙酯–苯), mp 146~148℃, $[\alpha]_D^{22} = -56°$ (c = 1.0, 乙醇). 【类型】葫芦烷型四环三萜. 【活性】抗肿瘤 (S_{180}, *in vivo*, 0.25~1.00mg/kg, 抑制率 = 5%~44%, EAC, *in vivo*, 0.25~1.00mg/kg, 抑制率 = 0~30%, EAC, 0.25~0.50mg/kg, 生命延长率 = 36%~61%); 抗赤霉素; 细胞毒 (KB, *in vitro*, ED_{50} = 0.005~0.010μg/mL, HeLa, *in vitro*, ED_{50} = 0.01μg/mL); 细胞毒 (人胃癌细胞 NuGc-3, IC_{50} = 2.14μg/mL, 人鼻咽癌细胞 HONE-1, IC_{50} = 0.89μg/mL, 人肺癌细胞株 A549, EC_{50} < 2.5μg/mL, 人乳腺癌细胞株 MCF7, EC_{50} < 2.5μg/mL)[926]. 【来源】喷瓜 *Ecballium elaterium*, 白泻根 *Bryonia alba*, 屈曲花 *Iberis amara*, 药水八角 *Gratiola officinalis*, 南投秋海棠 *Begonia nantoensis* (根茎). 【文献】169, 926.

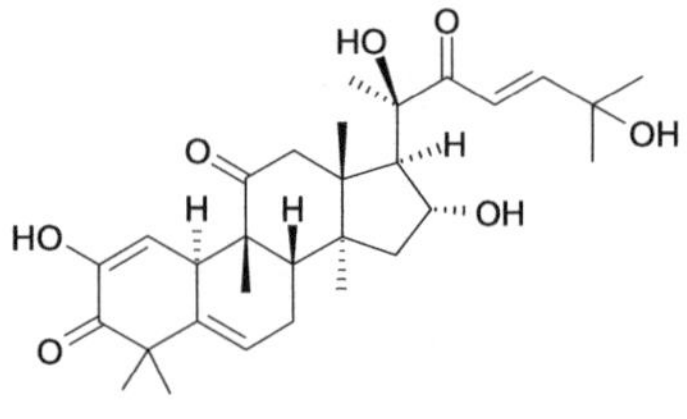

873　Cucurbitacin J 葫芦素 J

[5979-41-9] $C_{30}H_{44}O_8$ (532.68). 晶体 (乙酸乙酯), mp 200~202℃, $[\alpha]_D = -36°$ (三氯甲烷); 白色晶体 (50%甲醇), mp 198℃ (分解), $[\alpha]_D^{22} = -30.4°$ (c = 1.0, 三氯甲烷). 【类型】葫芦烷型四环三萜. 【活性】抗肿瘤; 抗赤霉素; 细胞毒 (KB, *in vitro*, ED_{50} = 0.1~1.0μg/mL, HeLa, *in vitro*, ED_{50} = 1μg/mL). 【来源】无卷须西瓜 *Citrullus ecirrhosus*, 纳氏西瓜* *Citrullus naudinianus*, 白泻根 *Bryonia alba*. 【文献】169.

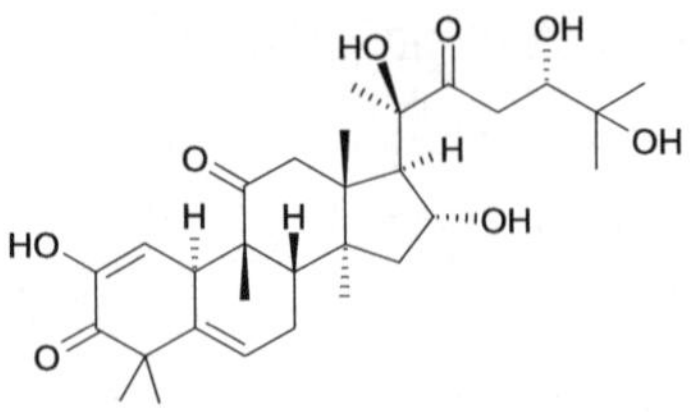

874　Cucurbitacin L 葫芦素 L

[1110-02-7] $C_{30}H_{44}O_7$ (516.68). 针状晶体 (稀甲醇), mp 140℃, $[\alpha]_D = -49°$ (三氯甲烷); 白色晶体 (50%甲醇), mp 124~127℃, $[\alpha]_D^{22} = -48°$ (c = 1.0, 乙醇). 【类型】葫芦烷型四环三萜. 【活性】抗肿瘤 (动物 Ehrlich 腹水癌 *in vivo*, 生命延长率 = 38%~42%; 细胞毒 (KB *in vitro*, ED_{50} = 0.01~0.1μg/mL, HeLa *in vitro*, ED_{50} = 0.1μg/mL). 【来源】白泻根 *Bryonia alba*, 喷瓜 *Ecballium elaterium*, 无卷须西瓜 *Citrullus ecirrhosus*, 药西瓜 *Citrullus colocynthis*. 【文献】169.

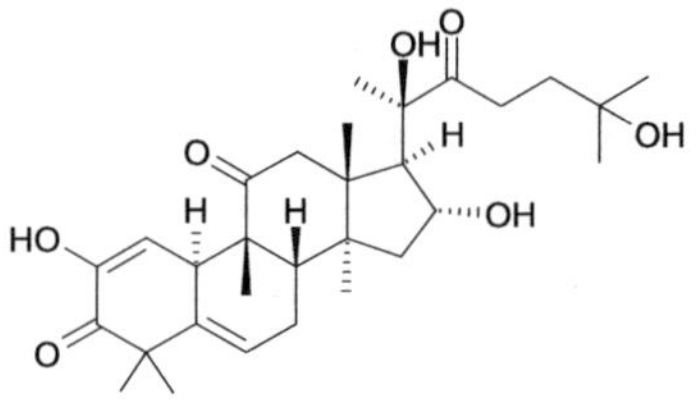

875　Dihydrocucurbitacin B 二氢葫芦素 B

23,24-Dihydrocucurbitacin B $C_{32}H_{48}O_8$ (560.73). 【类型】葫芦烷型四环三萜. 【活性】细胞毒 (*in vitro*, 人乳腺癌 Bcap37 细胞, 细胞凋亡途径: 诱导细胞周期停止于 G_2/M 期和依赖线粒体的凋亡)[1389]; 细胞毒 (人 NuGc-3 癌细胞, IC_{50} = 3.26μg/mL, 人 HONE-1 癌细胞, IC_{50} = 1.55μg/mL)[926]; 抗炎 (角叉菜胶诱导的鼠足趾水肿, 4mg/kg, 3h 抑制率 = 46%, 5h 抑制率 = 36%)[1164]. 【来源】栝楼 *Trichosanthes kirilowii*[1389], 南投秋海棠 *Begonia nantoensis* (根茎), 塔尤泻瓜 *Cayaponia tayuya* (根). 【文献】926, 1164, 1389.

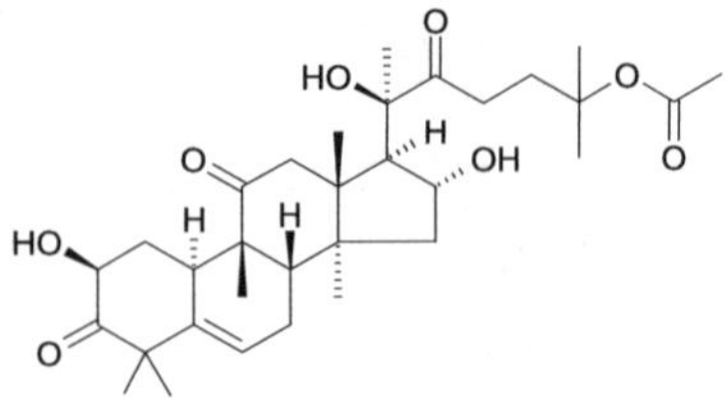

876 Dihydrocucurbitacin E 二氢葫芦素 E

$C_{32}H_{46}O_8$ (558.72).【类型】葫芦烷型四环三萜.【活性】细胞毒 (人 NuGc-3 癌细胞, IC_{50} = 8.60μg/mL, 人 HONE-1 癌细胞, IC_{50} = 2.68μg/mL)[926].【来源】南投秋海棠 *Begonia nantoensis* (根茎).【文献】926.

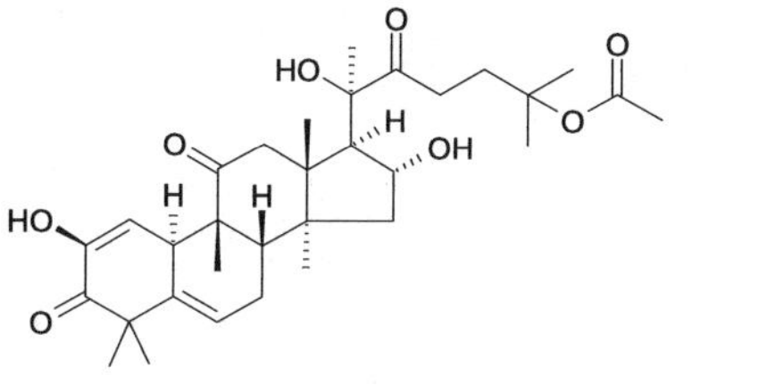

877 Isocucurbitacin D 异葫芦素 D

[68422-20-8] $C_{30}H_{44}O_7$ (516.68). mp 188~191℃ (乙醚), $[\alpha]_D$ = +37° (*c* = 0.8, 三氯甲烷).【类型】葫芦烷型四环三萜.【活性】细胞毒 (KB, ED_{50} = 0.024μg/mL).【来源】新西兰麻 *Phormium tenax*.【文献】169.

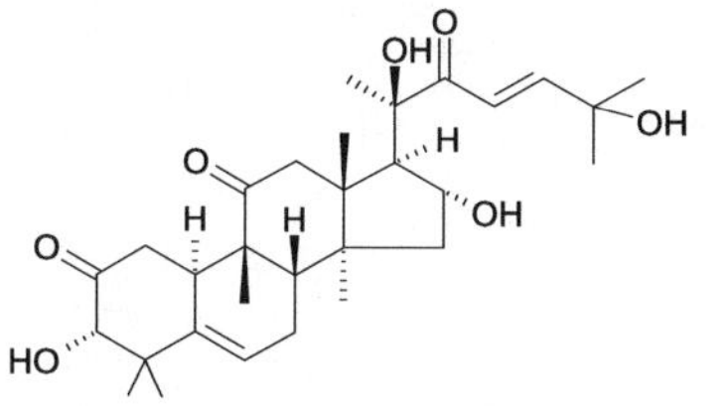

878 Momorcharaside A 苦瓜子苷 A

[135126-59-9] $C_{42}H_{72}O_{15}$ (817.03). 无色棱柱状晶体, mp 170~172℃, $[\alpha]_D^{19}$ = +0.80° (*c* = 1.80, 甲醇).【类型】葫芦烷型四环三萜.【活性】抗肿瘤 (S_{180}, 100μg/mL, 对瘤组织中DNA合成的抑制率 = 58%, 对RNA合成的抑制率 = 55%).【来源】苦瓜 *Momordica charantia*.【文献】29.

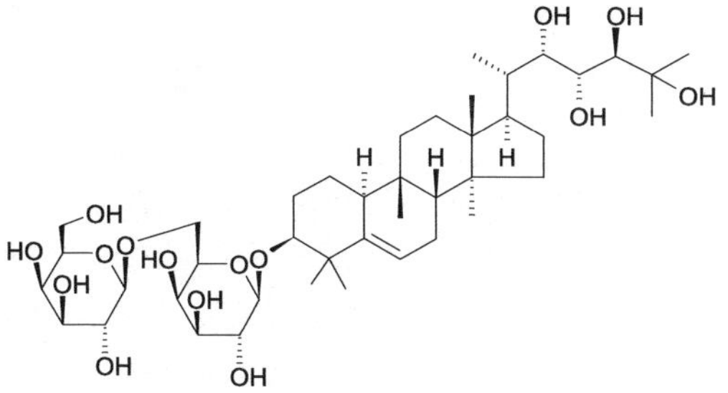

达玛烷型四环三萜

879 Bacopasaponin C 马齿苋皂苷 C

$C_{46}H_{74}O_{17}$ (899.09).【类型】达玛烷型四环三萜.【活性】细胞毒 (鳃足虫致死毒性实验, IC_{50} = 3.9μg/mL; 对照鬼臼毒素, IC_{50} = 4.5μg/mL)[1283].【来源】假马齿苋 *Bacopa monniera* (全株).【文献】1283.

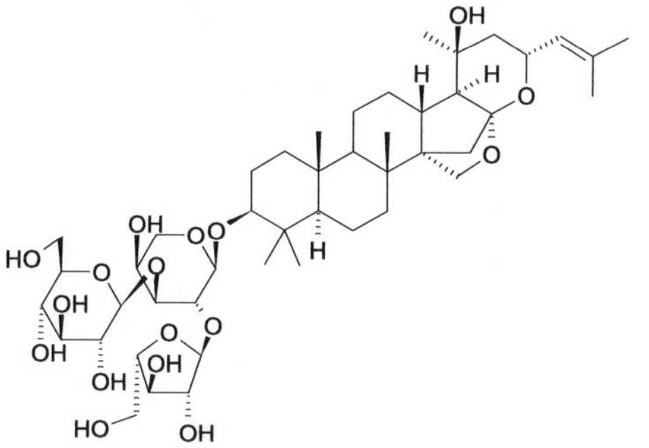

880 Ginsenoside Rb₁ 人参皂苷 Rb₁ (三七皂苷 E₁; 绞股蓝皂苷Ⅲ)

Sanchinoside E_1; GypenosideⅢ [41753-43-9] $C_{54}H_{92}O_{23}$ (1109.32). 白色粉末 (乙醇：正丁醇 = 1：1), mp 197~198℃, $[\alpha]_D^{22}$ = +12.42° (*c* = 0.91, 甲醇).【类型】达玛烷型四环三萜.【活性】抗心律失常 (氯化钡引起的大鼠心律不齐); 抗疲劳; 抗病毒; 抑制HSV-1复制; 对血压有双向作用 (鼠, 在心率减慢的同时, 先升压后降压); 钙拮抗; 血管扩张剂 (犬); 升高血压 (注射 0.3μL 到大鼠丘脑外侧, 平均动脉血压显著升高); 抗氧化剂 (大鼠肝脏匀浆, 由过氧化氢引起的, IC_{50} = 644.8μg/mL); cAMP 磷酸二酯酶抑制剂 (*in vitro*, IC_{50} = 137μmol/L); 抗高血脂 (减少血清中的胆固醇); 促进 DNA、蛋白质和脂类的生物合成 (鼠骨髓细胞); 提高柔红霉素和长春碱的细胞毒作用; 促进皮质酮血浆分泌 (ED_{50} = 112μmol/kg); 肝和神经保护剂; 减少子宫收缩 (豚鼠, *in vitro*, 乙酰胆碱引起的子宫收缩); 抗炎 (细胞因子网络调节器: 抑制 RAW264.7 和 U937 细胞由脂多糖诱导的 TNF*α* 的生成, 平均 IC_{50}分别为 56.5 和 51.3μmol/L)[963]; 抗痛觉活性 (i.t. 0.7μg 物质-P 诱导的疼痛模型, EC = 50μg i.t.)[1356]; 神经突生长增强剂 (人成神经细胞瘤 SK-N-SH 细胞, 100μmol/L, 神经突总长度 = 149.3μm, 每个细胞的曲张数 = 0.93, *P*<0.05; 对照, 神经突总长度 = 45.3μm, 每个细胞的曲张数 = 0.10)[1042]; 保肝 (抑制巨噬细胞活化, 抑制 sALT 和 sAST 水平的升高, *in vivo*, D-GalN/脂多糖诱导的小鼠肝损伤, 100mg/kg ip 对 sALT, 抑制率 = 33%; 100mg/kg ip 对 sAST, 抑

制率 = 40%; 对照氢化可的松, 20mg/kg ip 对 sALT, 抑制率 = 99%; 20mg/kg ip 对 sAST, 抑制率 = 97%)[1070]. 【来源】喙果绞股蓝 *Gynostemma yixingense*, 绞股蓝 *Gynostemma pentaphyllum*, 人参 *Panax ginseng* [Syn. *Panax schinseng*] (根茎: 含量 = 0.88%[1375]; 含量 = 0.56%[1372]), 三七 *Panax pseudo-ginseng* var. *notoginseng* [Syn. *Panax notoginseng*] (花: 8 产地平均含量 = 1.60%)[1380], 三七 *Panax pseudo-ginseng* var. *notoginseng* [Syn. *Panax notoginseng*] (根茎: 含量 = 4.1%)[1375], 三七花蕾 *Panax pseudo-ginseng* var. *notoginseng* [Syn. *Panax notoginseng*] (花蕾: 产率 = 0.24%干重)[1070], 西洋参 *Panax quinquefolium* (根茎: 含量 = 1.9%)[1375], 羽叶三七 *Panax japonicus* var. *bipinnatifidus*, 竹节三七(大叶三七) *Panax pseudo-ginseng* var. *japonicus* (根茎: 含量 = 1.7%[1375], 产率 = 0.025%干重[1042]). 【文献】2, 3, 22, 26, 52, 155, 184, 888, 963, 1042, 1070, 1356, 1372, 1375, 1380.

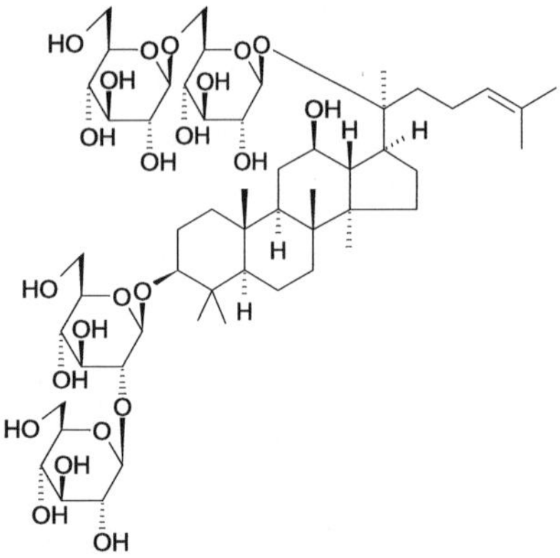

881　Ginsenoside Rb_2 人参皂苷 Rb_2

[11021-13-9] $C_{53}H_{90}O_{22}$ (1079.30). 白色粉末 (乙醇∶正丁醇 = 1∶5), mp 200~203℃, $[\alpha]_D^{22}$ = +3.05° (*c* = 0.98, 甲醇), $[\alpha]_D^{20}$ = +12.3° (*c* = 0.92, 甲醇). 【类型】达玛烷型四环三萜. 【活性】抗肿瘤 (抑制鼠肺部的黑色素转移瘤和预防新脉管形成); 抗疲劳; 抗心律失常 (氯化钡引起的大鼠心律不齐); 抗病毒; 抑制 HSV-1 复制; 对血压有双向作用 (鼠, 在心率减慢的同时, 先升压后降压); 钙拮抗; 溶血; 抑制糖尿病大鼠的肾损害; 血小板聚集抑制剂; 抑制心肌细胞中自由基的含量 (黄嘌呤氧化酶诱导的); cAMP 磷酸二酯酶抑制剂 (*in vitro*, IC_{50} = 199μmol/L); 抗高血脂 (减少血清中的胆固醇); 促进 DNA、蛋白质和脂肪的生物合成 (鼠骨髓细胞); 提高 RNA 聚合酶的活性 (促进患糖尿病大鼠的 rRNA 和 mRNA 的合成); 血管扩张剂 (犬); 抗炎 (细胞因子网络调节器: 抑制 RAW264.7 和 U937 细胞由脂多糖诱导的 TNF*α* 的生成, 平均 IC_{50} 分别为 27.5 和 26.8μmol/L)[963]; 抗痛觉活性 (i.t.注射 0.7μg 物质-P 诱导的疼痛模型, EC = 50μg i.t.)[1356]. 【来源】人参 *Panax ginseng* [Syn. *Panax schinseng*] (根茎: 含量 = 0.57%[1375]), 三七 *Panax pseudo-ginseng* var. *notoginseng* [Syn. *Panax notoginseng*] (根茎: 含量 = 0.17%)[1375], 三七花蕾 *Panax pseudo-ginseng* var. *notoginseng* [Syn. *Panax notoginseng*] (花蕾: 产率 = 0.29%干重)[1070], 西洋参 *Panax quinquefolium* (根茎: 含量 = 0.10%[1375]). 【文献】3, 22, 79, 184, 963, 1070, 1356, 1375.

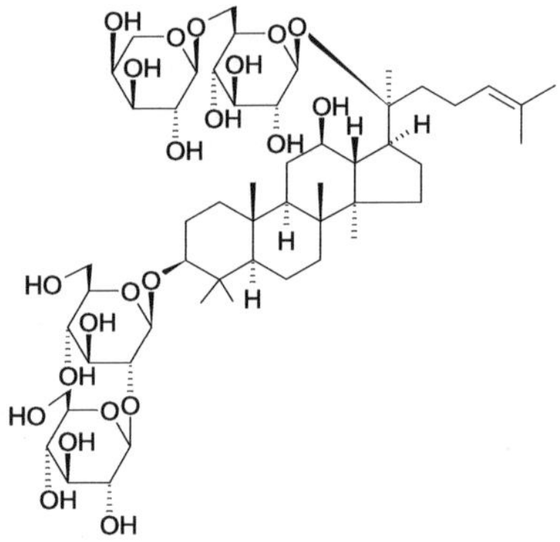

882　Ginsenoside Rd 人参皂苷 Rd

Gypenoside Ⅷ [52705-93-8] $C_{48}H_{82}O_{18}$ (947.18). 白色粉末 (乙醇∶正丁醇 = 1∶1), mp 206~209℃, $[\alpha]_D^{22}$ = +19.38° (*c* = 1.03, 甲醇). 【类型】达玛烷型四环三萜. 【活性】抗心律失常 (氯化钡引起的大鼠心律不齐); 抗病毒; 抑制 HSV-1 复制; 抗氧化剂 [大鼠肝脏匀浆, 过氧化氢所致, IC_{50} = (12.0±0.8)μg/mL, $FeSO_4$ 所致, IC_{50} = (457.5±15.4)μg/mL]; 11-*β*-羟甾类脱氢酶抑制剂; cAMP 磷酸二酯酶抑制剂 (*in vitro*, IC_{50} = 84μmol/L); 促进柔红霉素和长春花碱的细胞毒作用; 促进皮质酮血浆分泌 (ED_{50} = 112μmol/kg); 调节肾功能和抑制肾小球再生; 血管扩张剂; 抗痛觉活性 (i.t.注射 0.7μg 物质-P 诱导的疼痛模型, EC = 50μg i.t.)[1356]; 保肝 (抑制巨噬细胞活化, 抑制 sALT 和 sAST 水平的升高, *in vivo*, D-GalN/脂多糖诱导的

小鼠肝损伤, 100mg/kg ip 对 sALT, 抑制率 = 97%; 100mg/kg ip 对sAST, 抑制率 =93%; 对照氢化可的松, 20mg/kg ip 对 sALT, 抑制率 = 99%; 20mg/kg ip 对 sAST, 抑制率 = 97%)[1070].【来源】绞股蓝 *Gynostemma pentaphyllum* (叶: 产率 = 0.009%干重)[1103], 秦岭珠子参 *Panax japonicus* var. *major*, 人参 *Panax ginseng* [Syn. *Panax schinseng*] (根茎: 含量 = 0.16%[1375]), 三七 *Panax pseudo-ginseng* var. *notoginseng* [Syn. *Panax notoginseng*] (根茎: 含量 = 1.3%)[1375], 三七花蕾 *Panax pseudo-ginseng* var. *notoginseng* [Syn. *Panax notoginseng*] (花蕾: 产率 = 0.010%干重)[1070], 西洋参 *Panax quinquefolium* (根茎: 含量 = 0.78%[1375]), 竹节三七 *Panax pseudo-ginseng* var. *japonicus* (地下部分: 产率 = 0.0018%干重)[1042].【文献】3, 22, 79, 184, 1042, 1070, 1103, 1356, 1375.

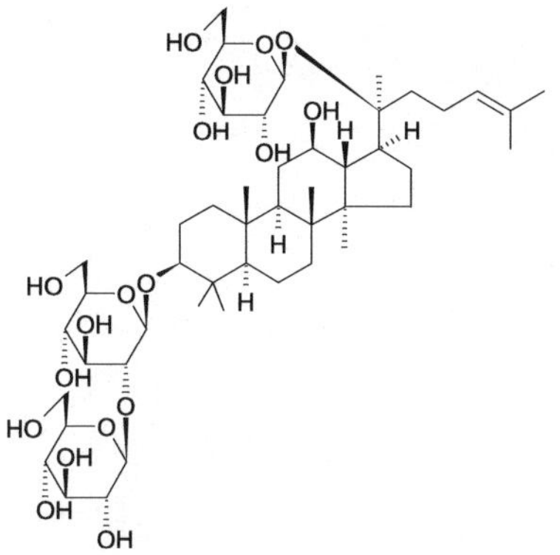

883 20(*R*)-Ginsenoside-Rh_2 20(*R*)-人参皂苷 Rh_2

[112246-15-8] $C_{36}H_{62}O_8$ (622.89).【类型】达玛烷型四环三萜.【活性】抗肿瘤 (人体早幼粒细胞白血病 HL-60, 2μg/mL 明显抑制; 诱导分化小鼠髓性白血病细胞株 M1, 50μmol/L, 生长率 = 70%); 细胞毒 (*in vitro*, 提高对耐药 P_{388} 株的细胞毒性, IC_{50} = 75.6μmol/L, MT-4, CC_{50}(半数细胞毒浓度) = 475μmol/L).【来源】人参 *Panax ginseng* [Syn. *Panax schinseng*].【文献】2, 327, 328, 329, 330.

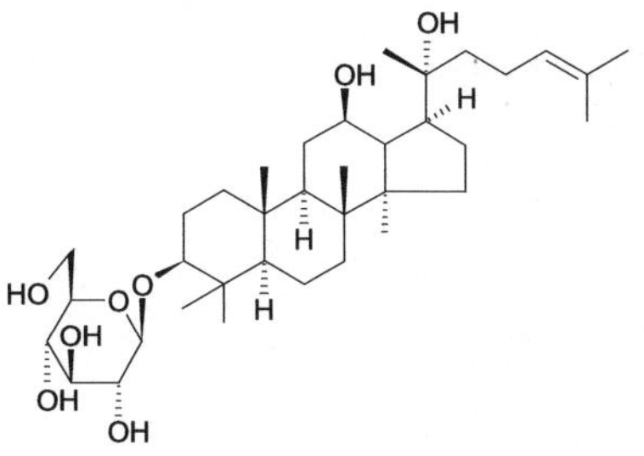

884 Ginsenoside Rh_4 人参皂苷 Rh_4

[174721-08-5] $C_{36}H_{60}O_8$ (620.87). 无色细晶 (甲醇–水), mp 160~161℃, $[\alpha]_D$ = +28.2° (*c* = 1, 甲醇).【类型】达玛烷型四环三萜.【活性】细胞毒 (P_{388}, ED_{50} = 25μmol/L, L_{1210}, ED_{50} = 23μmol/L).【来源】人参 *Panax ginseng* [Syn. *Panax schinseng*].【文献】266.

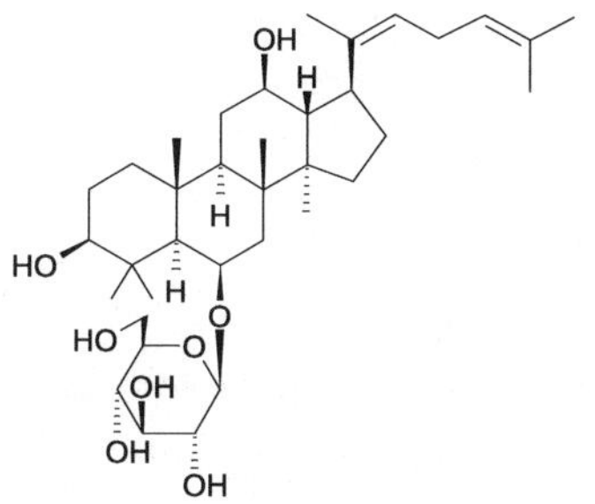

885 Ginsenoside Rf 人参皂苷 Rf

[52286-58-5] $C_{42}H_{72}O_{14}$ (801.03). 白色粉末, mp 197~198℃.【类型】达玛烷型四环三萜.【活性】抗肿瘤; 抗疲劳; 对血压有双向作用 (鼠, 心率减慢同时, 先升压后降压); 减少子宫收缩 (豚鼠, *in vitro*, 乙酰胆碱引起的子宫收缩); 抗痛觉活性 (i.t.注射 0.7μg 物质-P 诱导的疼痛模型, EC = 50μg i.t.)[1356].【来源】人参 *Panax ginseng* [Syn. *Panax schinseng*] (根茎: 含量 = 0.15%[1375]), 西洋参 *Panax quinquefolium*.【文献】3, 22, 167, 1356, 1375.

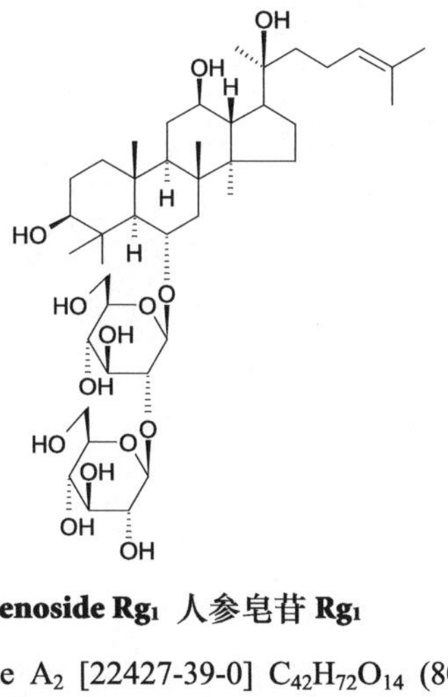

886 Ginsenoside Rg_1 人参皂苷 Rg_1

Ginsenoside A_2 [22427-39-0] $C_{42}H_{72}O_{14}$ (801.03). mp 194.0~196.5℃.【类型】达玛烷型四环三萜.【活性】抗肿瘤; 用于治疗胃癌; 抗疲劳; 对血压有双向作用 (鼠, 在心率减慢的同时先升压后降压); 促进 DNA、

蛋白质和脂肪的生物合成 (鼠骨髓细胞); 减少子宫收缩 (豚鼠, *in vitro*, 乙酰胆碱引起的子宫收缩); 血管扩张剂 (动物试验); 保肝 (抑制巨噬细胞活化, 抑制 sALT 和 sAST 水平的升高, *in vivo*, D-GalN/脂多糖诱导的小鼠肝损伤, 100mg/kg ip 对 sALT, 抑制率 = 30%; 100mg/kg ip 对 sAST, 抑制率 = 12%; 对照氢化可的松, 20mg/kg ip 对 sALT, 抑制率 = 99%; 20mg/kg ip 对 sAST, 抑制率 = 97%)[1070]; LD_{50} (鼠, orl) ≥ 5000mg/kg, LD_{50} (鼠, ip) = 1600mg/kg, LD_{50} (鼠, iv) = 396mg/kg.【来源】人参 *Panax ginseng* [Syn. *Panax schinseng*] (根茎: 含量 = 0.46%[1372]; 含量 = 0.38%[1375]), 三七 *Panax pseudo-ginseng* var. *notoginseng* [Syn. *Panax notoginseng*] (根茎: 含量 = 4.7%[1375]), 西洋参 *Panax quinquefolium* (根茎: 含量 = 0.20%[1375]), 竹节三七(大叶三七) *Panax pseudo-ginseng* var. *japonicus* (根茎: 含量 = 0.09%[1375], 产率 = 0.011% 干重[1017]).【文献】3, 22, 167, 888, 1017, 1070, 1372, 1375.

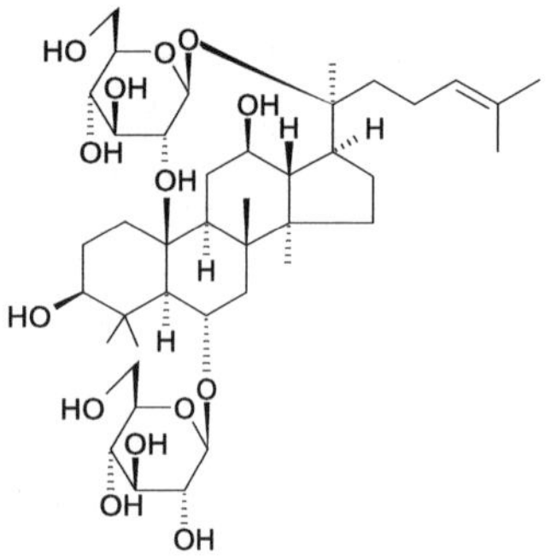

887　Ocotillone 奥寇梯木酮

[22549-21-9] $C_{30}H_{50}O_3$ (458.73). 晶体, $[\alpha]_D$ = +50° (二氧六环).【类型】达玛烷型四环三萜.【活性】细胞毒 (白血病细胞 L_{1210}, IC_{50} = 20μg/mL)[814].【来源】龙脑膏香 *Dryobalanops aromatica*, *Dipterus hispidus*, *Juliania adstringens* (树皮), *Dryanobulanops* spp.【文献】299, 514, 814.

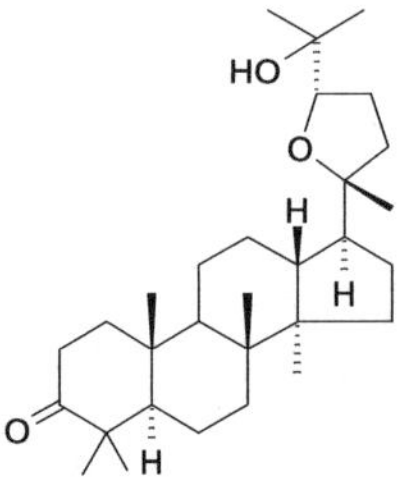

888　Polacandrin 臭矢菜素

[145700-90-9] $C_{30}H_{52}O_5$ (492.75). 无色棱晶, mp 234~238℃, $[\alpha]_D$ = −86.5° (*c* = 0.89, 三氯甲烷).【类型】达玛烷型四环三萜.【活性】细胞毒 (KB, ED_{50} = 0.6μg/mL, P_{388}, ED_{50} = 0.9μg/mL, RPMI-7951, ED_{50} = 0.62μg/mL).【来源】十二蕊臭矢菜 *Polanisia dodecandra*.【文献】751.

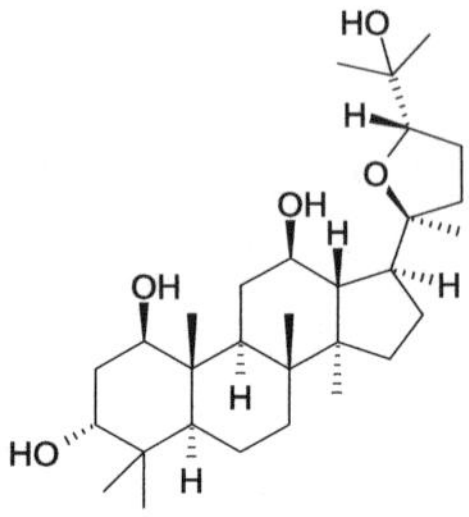

大戟烷型四环三萜

889　Antiquol B 火秧簕醇 B

19(10→9)Abeo-8*α*,9*β*,10*α*-eupha-5,24-dien-3*β*-ol $C_{30}H_{50}O$ (426.73). 针状结晶, mp 75~76℃, $[\alpha]_D^{25}$ = +24.8° (*c* = 0.21).【类型】大戟烷型四环三萜.【活性】抗肿瘤 [TPA 诱导的 EBV-EA, mol ratio/TPA = 1000, EBV-EA 的相对百分数 = 0 (阳性对照值 32pmol, 20ng TPA = 100%), Raji 细胞生存能力 = 70%; 参考化合物 *β*-胡萝卜素, 相对百分数 = 8.6%][1014].【来源】火秧簕 *Euphorbia antiquorum* (乳汁).【文献】1014.

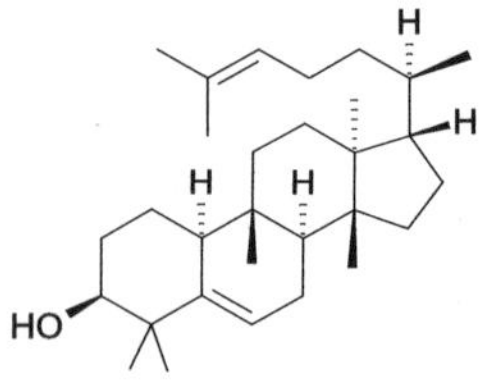

890　Antiquol C 火秧簕醇 C

Eupha-7,9(11),24-trien-3*β*-ol $C_{30}H_{48}O$ (424.72). 无定形胶, $[\alpha]_D^{25}$ = −35.0° (*c* = 0.24).【类型】大戟烷型四环三萜.【活性】抗肿瘤 [TPA 诱导的 EBV-EA, mol ratio/TPA = 1000, EBV-EA 的相对百分数 = 0 (阳性对照值 32pmol, 20ng TPA =100%), Raji 细胞生存能力 = 70%; 参考化合物 *β*-胡萝卜素, 相对百分数= 8.6%][1014].【来源】火秧簕 *Euphorbia antiquorum* (乳汁).【文献】1014.

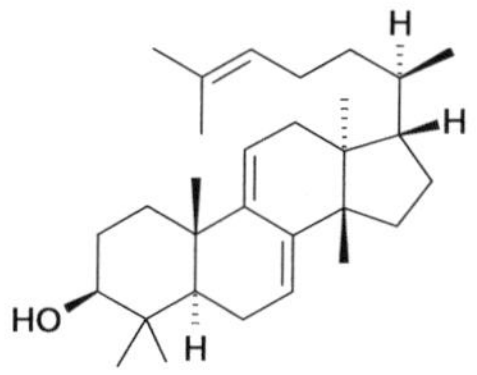

891 Dymacrin B 大花樫木素 B*

$C_{30}H_{46}O_3$ (454.70). $[\alpha]_D = -17°$ ($c = 1$, 三氯甲烷). 【类型】大戟烷型四环三萜. 【活性】细胞毒 (KB 细胞, $IC_{50} = 5.6\mu g/mL$)[507]. 【来源】大花樫木* *Dysoxylum macranthum*. 【文献】507.

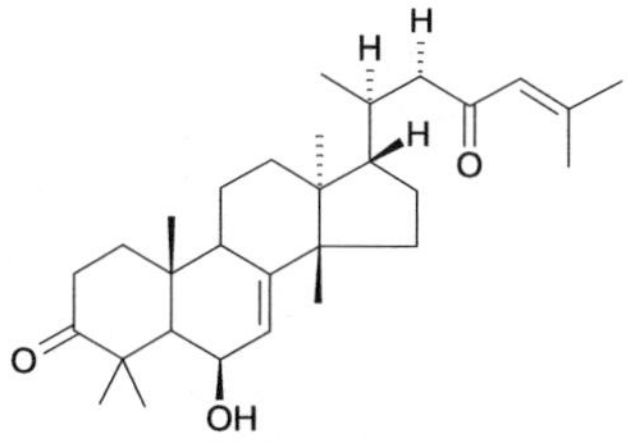

892 Dymacrin C 大花樫木素 C*

$C_{30}H_{46}O_3$ (454.70). $[\alpha]_D = +16°$ ($c = 1$, 三氯甲烷). 【类型】大戟烷型四环三萜. 【活性】细胞毒 (KB 细胞, $IC_{50} = 5.0\mu g/mL$)[507]. 【来源】大花樫木* *Dysoxylum macranthum*. 【文献】507.

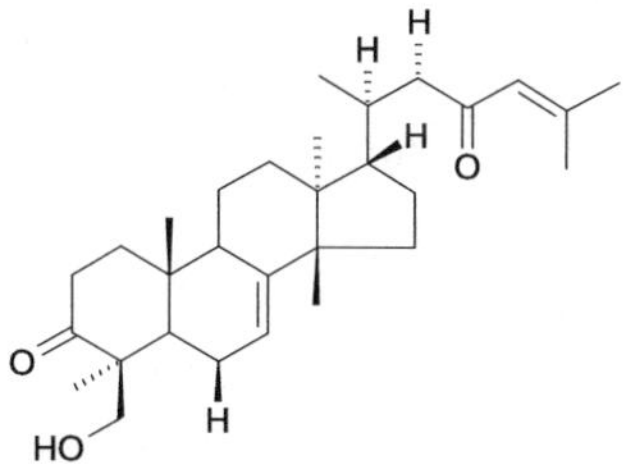

893 Dymacrin H 大花樫木素 H*

$C_{30}H_{46}O_5$ (486.70). $[\alpha]_D = +17°$ ($c = 1$, 三氯甲烷). 【类型】大戟烷型四环三萜. 【活性】细胞毒 (KB 细胞, $IC_{50} = 8.3\mu g/mL$)[507]. 【来源】大花樫木* *Dysoxylum macranthum*. 【文献】507.

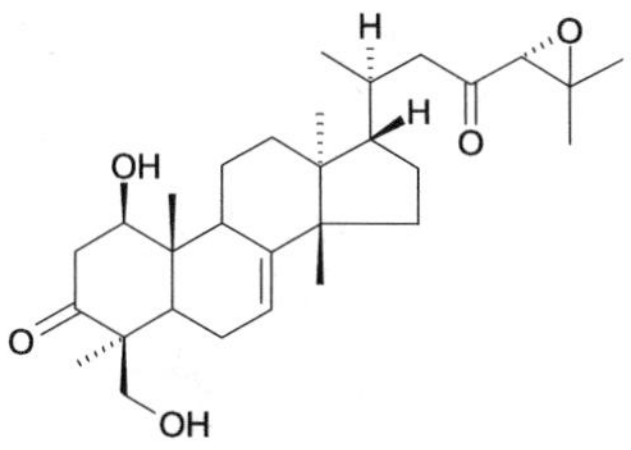

894 Dymacrin J 大花樫木素 J*

$C_{30}H_{48}O_4$ (472.71). $[\alpha]_D = +30°$ ($c = 1$, 三氯甲烷). 【类型】大戟烷型四环三萜. 【活性】细胞毒 (KB 细胞, $IC_{50} = 1.0\mu g/mL$)[507]. 【来源】大花樫木* *Dysoxylum macranthum*. 【文献】507.

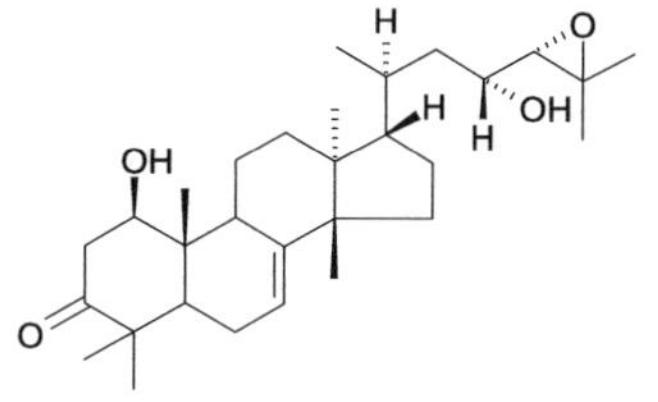

895 Euphol 大戟二烯醇

Euphadienol; Eupha-8,24-dien-3*β*-ol [514-47-6] $C_{30}H_{50}O$ (426.73). mp 116℃. 【类型】大戟烷型四环三萜. 【活性】抗高血压 (麻醉犬, iv, 0.31~10mg/kg, 血压下降 20~30mmHg 至 50~93mmHg, 持续 0.75~4.5 小时, ED_{50}(iv) = 2.18mg/Kg); 细胞毒 (P_{388}, $ED_{50} = 2.4\mu g/mL$); 抗肿瘤[TPA 诱导的 EBV-EA, mol ratio/TPA = 1000, EBV-EA 的相对百分数 = 0 (阳性对照值 32pmol, 20ng TPA = 100%), Raji 细胞生存能力 = 70%; 参考化合物 *β*-胡萝卜素, 相对百分数= 8.6%][1014]. 【来源】霸王鞭 *Euphorbia royleana*, 甘遂 *Euphorbia kansui*, 火秧簕 *Euphorbia antiquorum* (乳汁: 产率 = 0.38% 鲜重)[1014], 细叶大戟 *Euphorbia esula* var. *cyparissoides*. 【文献】5, 436, 437, 1014.

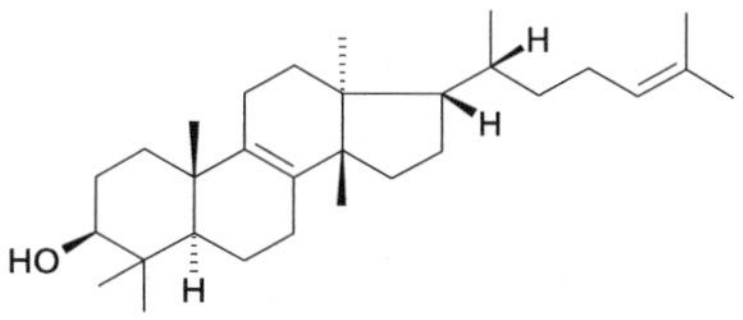

896 Euphorbol 大戟醇

α-Euphorbol [566-14-3] $C_{31}H_{52}O$ (440.76). 针状结晶, mp 123~126℃, mp 127~128℃, $[\alpha]_D^{25} = -1.0°$ ($c = 0.20$). 【类型】大戟烷型四环三萜. 【活性】抗肿瘤 [TPA 诱导的 EBV-EA, mol ratio/TPA = 1000, EBV-EA 的相对百分数 = 0 (阳性对照值 32pmol, 20ng TPA = 100%), Raji 细胞生存能力 = 70%; 参考化合物 *β*-胡萝卜素, 相对百分数= 8.6%][1014]. 【来源】霸王鞭 *Euphorbia royleana*, 甘遂 *Euphorbia kansui*, 火秧簕 *Euphorbia antiquorum* (乳汁)[1014]. 【文献】5, 1014.

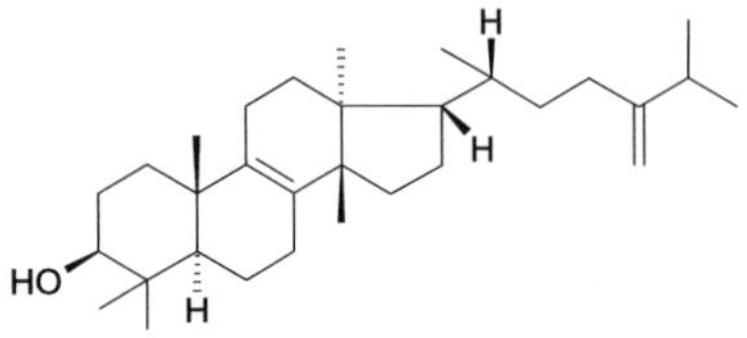

897　Isohelianol

$C_{30}H_{52}O$ (428.75). 【类型】大戟烷型四环三萜. 【活性】抗肿瘤 [TPA 诱导的 EBV-EA, mol ratio/TPA = 1000, EBV-EA 的相对百分数 = 0 (阳性对照值 32pmol, 20ng TPA =100%), Raji 细胞生存能力 = 70%; 参考化合物 *β*-胡萝卜素, 相对百分数= 8.6%][1014]. 【来源】火秧簕 *Euphorbia antiquorum* (乳汁). 【文献】1014.

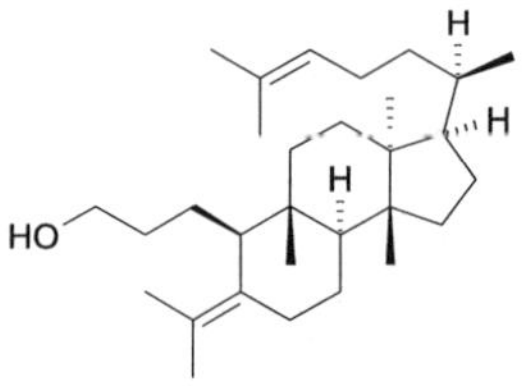

898　Niloticin 尼罗替星 (尼罗河金银楝素)

[115404-57-4] $C_{30}H_{48}O_3$ (456.72). 针晶, mp 147℃, $[\alpha]_D = -62°$ (*c* = 0.08, 三氯甲烷); 无色针晶, mp 149~151℃, $[\alpha]_D^{25} = -82.6°$ (*c* = 1.0, 甲醇). 【类型】大戟烷型四环三萜. 【活性】细胞毒 (P_{388}, ED_{50} = 1.5μg/mL; KB, ED_{50} = 8.3μg/mL). 【来源】白叶米仔兰 *Aglaia leucophylla*, 黄柏 *Phellodendron amurense*, 黄皮树 *Phellodendron chinense*, 长叶宽木 *Eurycoma longifolia*, 尼罗河金银楝 *Turraea nilotica*. 【文献】560, 561, 562, 563, 564, 565.

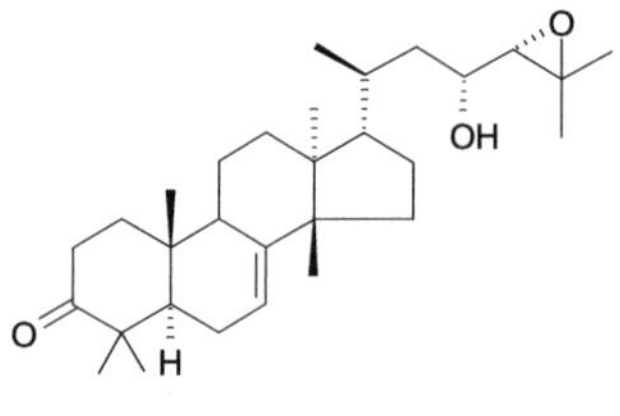

完整四去甲三萜

899　12-*O*-Deacetyltrichilin H　12-*O*-去乙酰基垂齐林 H*

$C_{34}H_{44}O_{13}$ (660.72). 无色无定形固体, $[\alpha]_D^{21} = -47.5°$ (*c* = 1.06, 三氯甲烷). 【类型】完整四去甲三萜. 【活性】细胞毒 (HeLa-S3, IC_{50} = 0.48μmol/L, 对照氟尿嘧啶, IC_{50} = 5.40μmol/L, 顺铂, IC_{50} = 2.46μmol/L)[999]. 【来源】苦楝实 *Melia azedarach* (成熟果实). 【文献】999.

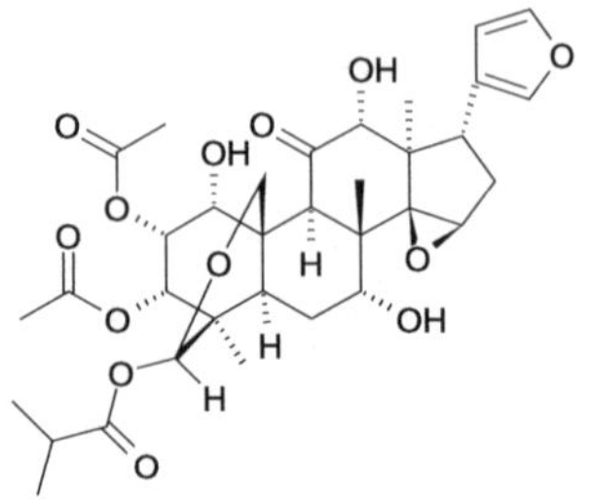

900　Meliatoxin B_1 楝毒 B_1*

$C_{35}H_{46}O_{12}$ (658.75). 【类型】完整四去甲三萜. 【活性】细胞毒 (抑制 KB 细胞生长, IC_{50} > 10μg/mL, 对照阿霉素, IC_{50} = 0.066μg/mL)[501]. 【来源】川楝皮 *Melia toosendan*. 【文献】501.

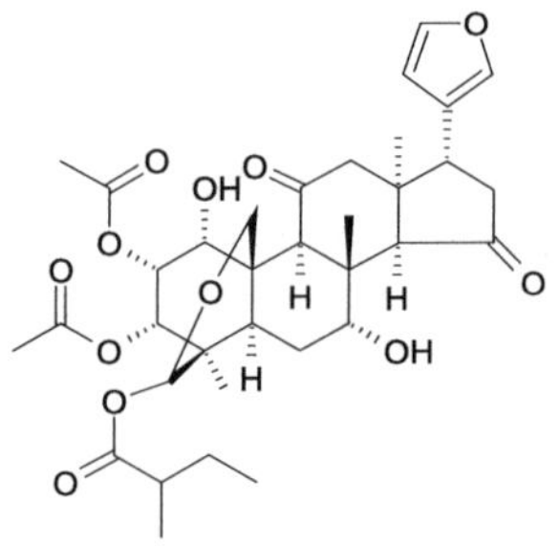

901　Toosendanal

$C_{30}H_{36}O_{10}$ (556.62). 无色针晶, mp 272.0~273.5℃, $[\alpha]_D^{18} = -32.7°$ (*c* = 0.1, 甲醇). 【类型】完整四去甲三萜. 【活性】细胞毒 (抑制 KB 细胞生长, IC_{50} > 10μg/mL, 对照阿霉素, IC_{50} = 0.066μg/mL)[501]. 【来源】川楝皮 *Melia toosendan*. 【文献】501.

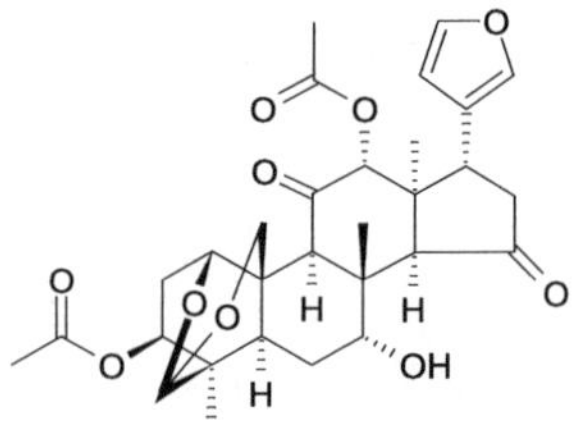

902　Toosendanin 川楝素 (苦楝素)

Azedarachin; Chuanliansu; 12-*α*-Acetoxyamoora- statin $C_{30}H_{38}O_{11}$ (574.63). mp 178~180℃, $[\alpha]_D^{28} = -13.1°$ (丙酮), 易溶于甲醇、乙醇、丙酮, 微溶于苯、三氯甲烷, 几乎不溶于水.[1374] 【类型】完整四去甲三萜. 【活性】细胞毒 (抑制 KB 细胞生长, IC_{50} = 3.82μg/mL, 对照

阿霉素, IC_{50} = 0.066μg/mL)[501]; 驱肠虫剂 (蛔虫, 作用缓慢而持久); 神经肌肉阻断作用 (小鼠, *in vitro*); LD_{50} (小鼠, ip) = 13.8mg/kg, (小鼠, iv) = 14.6mg/kg, (小鼠, sc) = 14.3mg/kg, (小鼠, orl) = 244.2mg/kg, (大鼠, sc) = 9.8mg/kg, (家兔, iv) = 4.2mg/kg. 【来源】川楝子 *Melia toosendan*, 椿白皮 *Toona sinensis*, 苦楝皮 *Melia azedarach* (干燥的茎或根皮: 含量 = 0.4%), 川楝皮 *Melia toosendan* (干燥的茎或根皮: 含量 = 0.4%). 【文献】3, 168, 501, 1372, 1374.

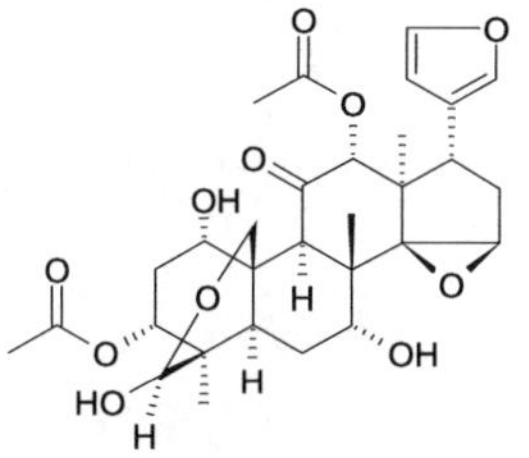

903 Trichilin H 垂齐林 H

$C_{36}H_{46}O_{14}$ (702.76). 【类型】完整四去甲三萜. 【活性】细胞毒 (抑制 KB 细胞生长, IC_{50} = 0.11μg/mL, 对照阿霉素, IC_{50} = 0.066μg/mL)[501]. 【来源】川楝皮 *Melia toosendan*, 苦楝实 *Melia azedarach* (成熟果实). 【文献】501, 999.

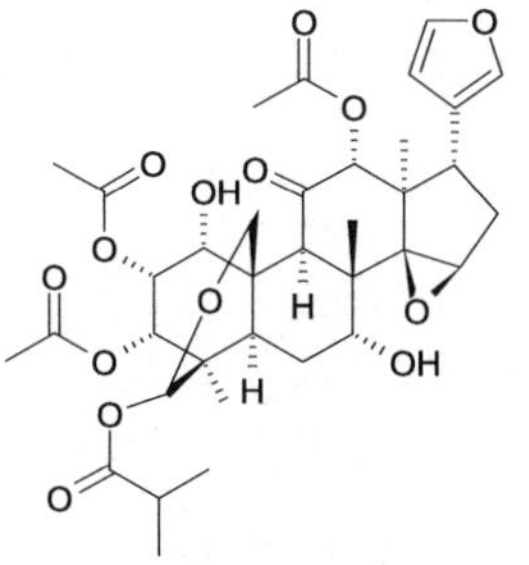

裂环四去甲三萜

904 15-*O*-Deacetyl-15-*O*-methylnimbolidin A 15-*O*-去乙酰基-15-*O*-甲基尼母波力定 A*

$C_{39}H_{48}O_{11}$ (692.81). 无色无定形固体, $[\alpha]_D^{21}$ = −5.8° (*c* = 1.26, 三氯甲烷). 【类型】裂环四去甲三萜. 【活性】细胞毒 (HeLa-S3, IC_{50} = 37.4μmol/L, 对照氟尿嘧啶, IC_{50} = 5.40μmol/L, 顺铂, IC_{50} = 2.46μmol/L)[999]. 【来源】苦楝实 *Melia azedarach* (成熟果实). 【文献】999.

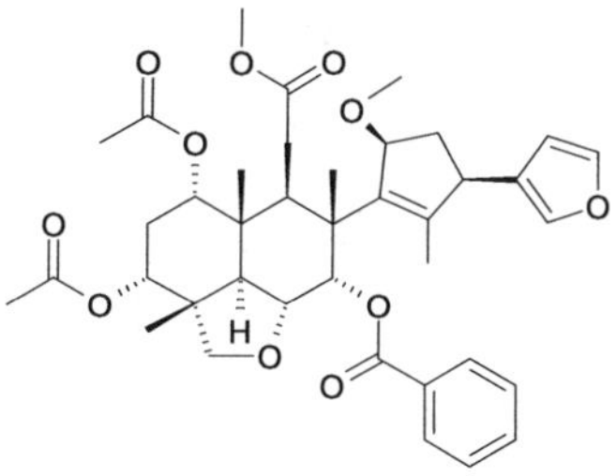

905 15-*O*-Deacetyl-15-*O*-methylnimbolidin B 15-*O*-去乙酰基-15-*O*-甲基尼母波力定 B*

$C_{37}H_{50}O_{11}$ (670.80). 无色无定形固体, $[\alpha]_D^{21}$ = −6.7° (*c* = 1.28, 三氯甲烷). 【类型】裂环四去甲三萜. 【活性】细胞毒 (HeLa-S3, IC_{50} = 28.3μmol/L, 对照氟尿嘧啶, IC_{50} = 5.40μmol/L, 顺铂, IC_{50} = 2.46μmol/L)[999]. 【来源】苦楝实 *Melia azedarach* (成熟果实). 【文献】999.

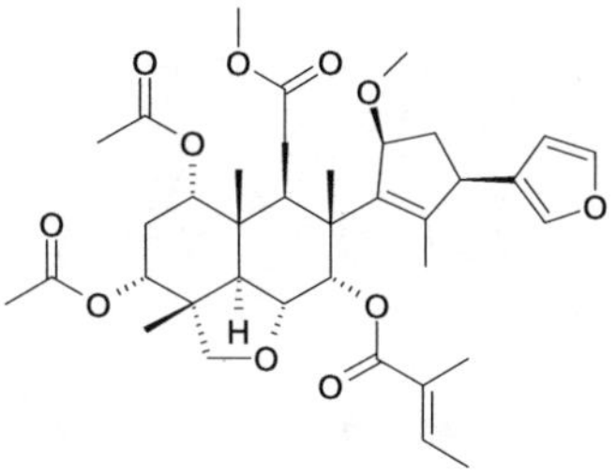

906 15-*O*-Deacetylnimbolidin B 15-*O*-去乙酰基尼母波力定 B*

$C_{36}H_{48}O_{11}$ (656.78). 无色无定形固体, $[\alpha]_D^{21}$ = −6.7° (*c* = 1.28, 三氯甲烷). 【类型】裂环四去甲三萜. 【活性】细胞毒 (HeLa-S3, IC_{50} = 0.10μmol/L, 对照氟尿嘧啶, IC_{50} = 5.40μmol/L, 顺铂, IC_{50} = 2.46μmol/L)[999]. 【来源】苦楝实 *Melia azedarach* (成熟果实). 【文献】999.

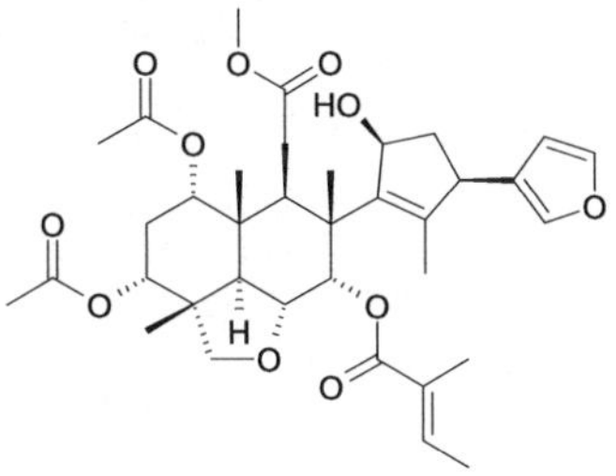

907 12-*O*-Methylvolkensin

[244179-69-9] $C_{34}H_{46}O_9$ (598.74). 无色针晶, mp = 236.5~238.0℃, $[\alpha]_D^{18}$ = −52.0° (*c* = 0.1, 甲醇). 【类型】裂环四去甲三萜. 【活性】细胞毒 (抑制 KB 细胞生

长, IC_{50} = 8.72μg/mL, 对照阿霉素, IC_{50} = 0.066μg/mL)[501]. 【来源】川楝皮 *Melia toosendan*. 【文献】501.

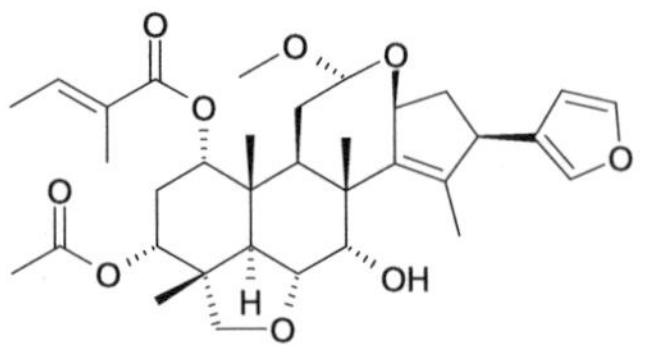

苦木素类去甲三萜

908　12-Acetyl-13,21-dihydroeurycomanone　12-乙酰基-13,21-二氢宽木酮

$C_{22}H_{28}O_{10}$ (452.46). 【类型】苦木素类去甲三萜. 【活性】细胞毒 (P_{388} 细胞, IC_{50} = 0.94μg/mL)[1007]. 【来源】宽木属 *Eurycoma* sp. 【文献】1007.

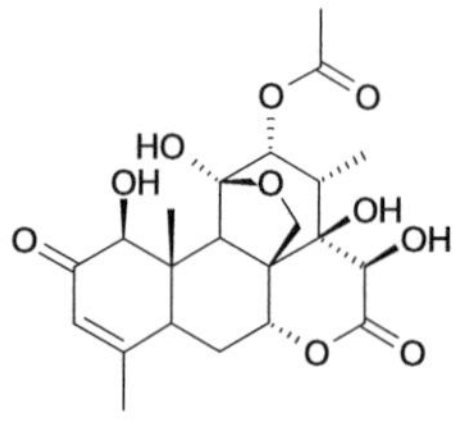

909　Ailanthone 臭椿酮

[981-15-7] $C_{20}H_{24}O_7$ (376.41). mp 234~238℃ (乙醇), $[\alpha]_D$ = +12.5° (乙醇). 【类型】苦木素类去甲三萜. 【活性】抗肿瘤 (P_{388}, 0.12~4.00mg/kg); 抗阿米巴药 (阿米巴痢疾, IC_{50} = 0.14μg/mL); 抗疟疾[恶性疟原虫 *in vitro*, IC_{50} = 0.015μg/mL, 鼠疟原虫 *in vivo*, ED_{50} = 0.76mg/(kg·d)]; 抗溃疡 (大鼠, 水浸所致溃疡, 1.0mg/kg orl, 抑制率 = 89.7%, 1.0mg/kg 吲哚美辛所致, 抑制率 = 95.8%, ED_{50} = 0.36mg/kg); 细胞毒 (KB, ED_{50} = 0.001~0.01μg/mL); 胃分泌液抑制剂 (大鼠, ED_{50} = 0.04mg/kg, 1.0mg/kg, 抑制率 = 96.6%); 植物生长调节剂. 【来源】樗白皮 *Ailanthus altissima*, 高樗 *Ailanthus excelsa*. 【文献】5, 184.

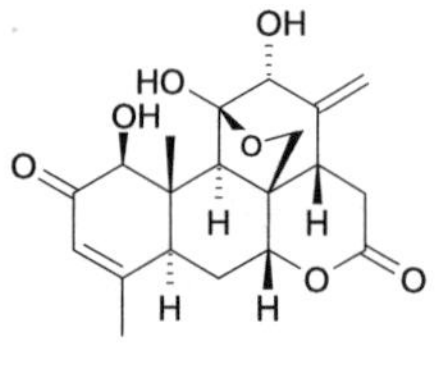

910　Ailantinol E 樗白皮醇 E

$C_{21}H_{24}O_7$ (388.42). 无色无定形粉末, mp 144~146℃, $[\alpha]_D^{25}$ = −166° (*c* = 0.14, 甲醇). 【类型】苦木素类去甲三萜. 【活性】抗肿瘤 (*in vitro*, 抑制 Raji 细胞中 TPA 诱导的 EBV-EA 的活化, 有明显的抗肿瘤活性而对 Raji 细胞没有细胞毒性)[940]; 抗氧化剂 (抑制 NO 供体 NOR1 的作用, 浓度 350nmol/L 时抑制比例 = 2.9, 阳性对照 NOR1, 浓度 350nmol/L 时抑制比例 = 1.0)[940]. 【来源】樗白皮 *Ailanthus altissima* (地上部分). 【文献】940.

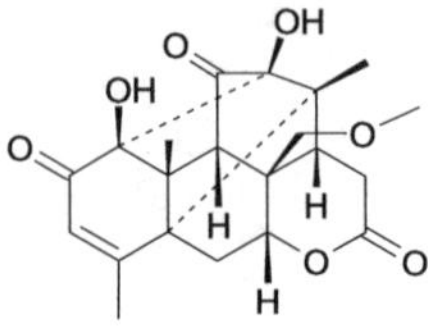

911　Ailantinol F 樗白皮醇 F

$C_{20}H_{26}O_6$ (362.43). 无色无定形粉末, mp 93~95℃, $[\alpha]_D^{25}$ = +23.3° (*c* = 0.06, 甲醇). 【类型】苦木素类去甲三萜. 【活性】抗肿瘤 (*in vitro*, 抑制 Raji 细胞中 TPA 诱导的 EBV-EA 的活化, 有明显的抗肿瘤活性而对 Raji 细胞没有细胞毒性)[940]; 抗氧化剂 (抑制 NO 供体 NOR1 的作用, 浓度 350nmol/L 时抑制比例 = 3.0, 阳性对照 NOR1, 浓度 350nmol/L 时抑制比例 = 1.0)[940]. 【来源】樗白皮 *Ailanthus altissima* (地上部分). 【文献】940.

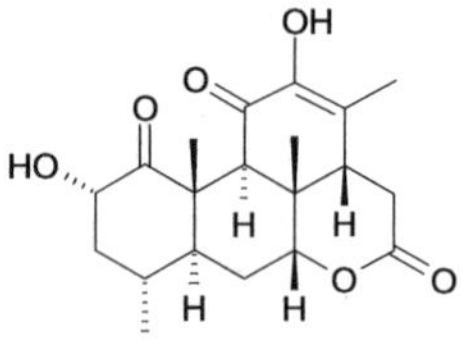

912　Ailantinol G 樗白皮醇 G

$C_{24}H_{32}O_{10}$ (480.52). 无色针状结晶, mp 230~232℃ (分解), $[\alpha]_D^{25}$ = +80.0° (*c* = 0.12, 甲醇). 【类型】苦木素类去甲三萜. 【活性】抗肿瘤 (*in vitro*, 抑制 Raji 细胞中 TPA 诱导的 EBV-EA 的活化, 有明显的抗肿瘤活性而对 Raji 细胞没有细胞毒性)[940]; 抗氧化剂 (抑制 NO 供体 NOR1 的作用, 浓度 350nmol/L 时抑制比例 = 1.7, 阳性对照 NOR1, 浓度 350nmol/L 时抑制比例 = 1.0)[940]. 【来源】樗白皮 *Ailanthus altissima* (地上部分). 【文献】940.

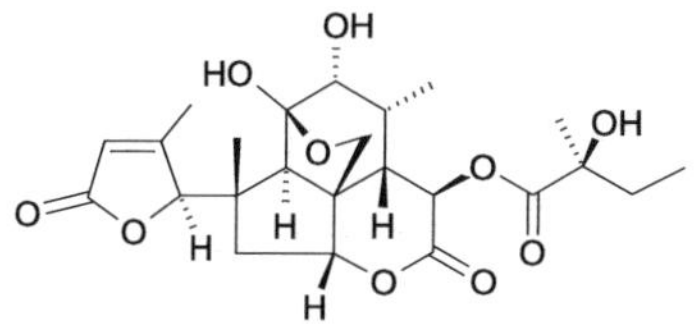

913 Anticancer Simaroubolide PMV70P691-137 抗癌苦木内酯 PMV70P691-137

$C_{20}H_{26}O_8$ (394.43). 【类型】苦木素类去甲三萜. 【活性】细胞毒 (HL-60 细胞分化)[1205]. 【来源】鸦胆子 *Brucea javanica* [Syn. *Brucea sumatrana*; *Rhus javanica*]. 【文献】1205.

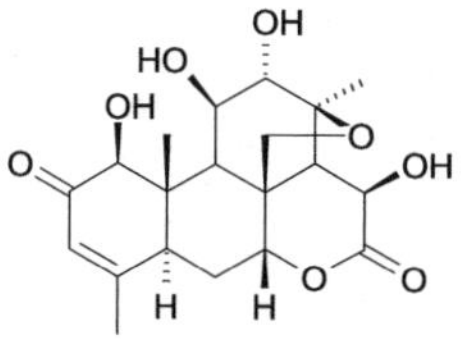

914 Bruceantin 鸦胆亭

[41451-75-6] $C_{28}H_{36}O_{11}$ (548.59). $[\alpha]_D^{25}$ = −27.7℃ (*c* = 3.0, 吡啶). 【类型】苦木素类去甲三萜. 【活性】细胞毒 (白血病, 对一系列肿瘤细胞有效, 在临床实验中对实体瘤无明显效果, 鸦胆子油乳剂有临床疗效)[1304]; 抗肿瘤 [P_{388}, Lewis 肺癌, L_{1210}和 B16 黑色素瘤, 0.5~1.0mg/(kg·d)]; 抗阿米巴药 (*in vitro*); 细胞毒 (KB, ED_{50} = 0.001~0.010μg/mL); LD_{50} (雄性鼠, iv) = 1.95mg/kg, LD_{50} (雌性鼠, iv) = 2.58mg/kg. 【来源】抗痢鸦胆子 *Brucea antidysenterica*, 鸦胆子 *Brucea javanica* [Syn. *Brucea sumatrana*; *Rhus javanica*]. 【文献】167, 169, 1304.

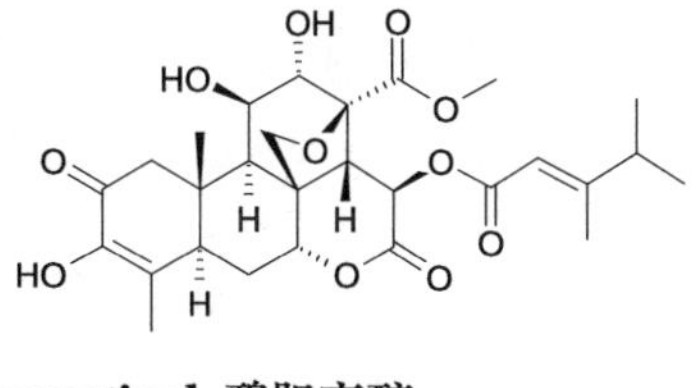

915 Bruceantinol 鸦胆亭醇

[53729-52-5] $C_{30}H_{38}O_{13}$ (606.63). $[\alpha]_D^{24}$ = −14.5° (*c* = 0.44, 吡啶). 【类型】苦木素类去甲三萜. 【活性】抗肿瘤 (P_{388}, *in vivo*); 细胞毒 (KB, ED_{50} = 0.001~0.010μg/mL). 【来源】抗痢鸦胆子 *Brucea antidysenterica*, 鸦胆子 *Brucea javanica* [Syn. *Brucea sumatrana*; *Rhus javanica*]. 【文献】167, 169.

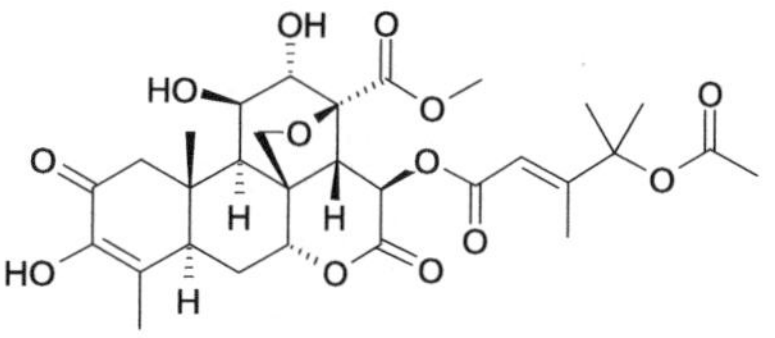

916 Bruceantinoside A 抗痢鸦胆子苷 A

[79439-85-3] $C_{34}H_{46}O_{16}$ (710.74). 无定形固体, mp 150℃ (分解), $[\alpha]_D^{25}$ = +7.8° (*c* = 0.6, 吡啶). 【类型】苦木素类去甲三萜. 【活性】抗肿瘤 (白血病). 【来源】抗痢鸦胆子 *Brucea antidysenterica*, 鸦胆子 *Brucea javanica* [Syn. *Brucea sumatrana*; *Rhus javanica*] (种子: 产率 = 0.0025%干重)[1098]. 【文献】167, 169, 1098.

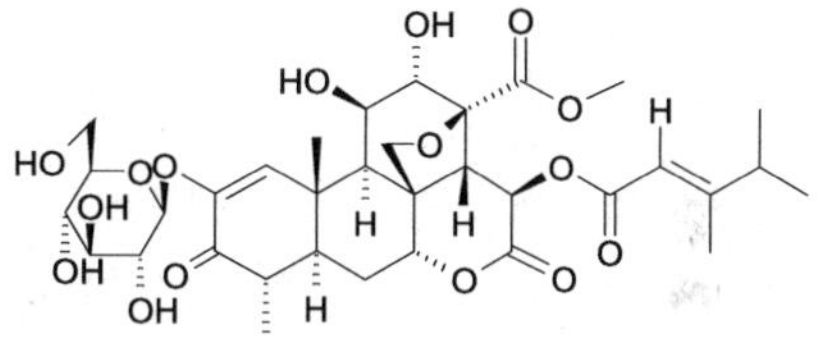

917 Bruceine A 鸦胆子苦素 A

Brucein A [25514-31-2] $C_{26}H_{34}O_{11}$ (522.55). mp 267~270℃. 【类型】苦木素类去甲三萜. 【活性】细胞毒 (鼠, 淋巴细胞肉瘤, ID_{50} = 0.031μmg/mL, 抑制胸腺嘧啶核苷吸收). 【来源】鸦胆子 *Brucea javanica* [Syn. *Brucea sumatrana*; *Rhus javanica*], 苦鸦胆子 *Brucea amarissima*. 【文献】1, 2, 3, 5.

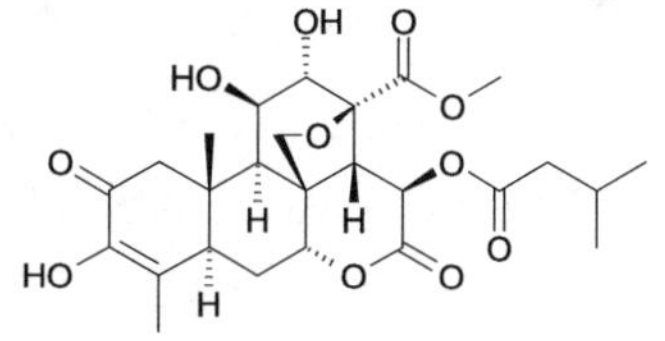

918 Bruceine C 鸦胆子苦素 C

Brucein C [25514-30-1] $C_{28}H_{36}O_{12}$ (564.59). mp 175~180℃. 【类型】苦木素类去甲三萜. 【活性】抗阿米巴药; 抗肿瘤 (鼠, P_{388}). 【来源】鸦胆子 *Brucea javanica* [Syn. *Brucea sumatrana*; *Rhus javanica*]. 【文献】1, 2, 3, 5.

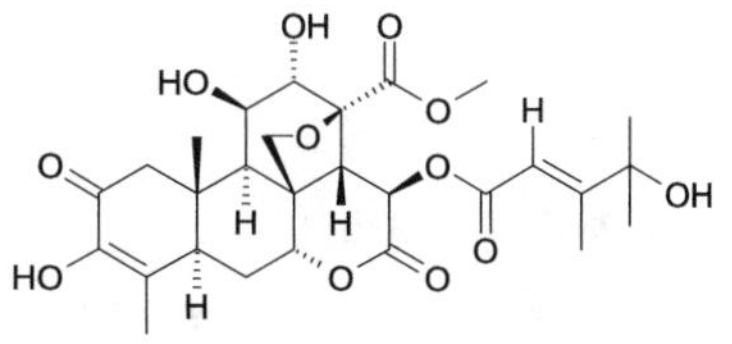

919　Bruceine D 鸦胆子苦素 D

Brucein D [21499-66-1] $C_{20}H_{26}O_9$ (410.42). mp 285~290℃. 【类型】苦木素类去甲三萜. 【活性】抗阿米巴药; 抗肿瘤 (鼠, P_{388}). 【来源】苦鸦胆子 *Brucea amarissima*, 鸦胆子 *Brucea javanica* [Syn. *Brucea sumatrana*; *Rhus javanica*] (种子: 产率 = 0.0012%干重)[1098]. 【文献】1, 2, 3, 5, 1098.

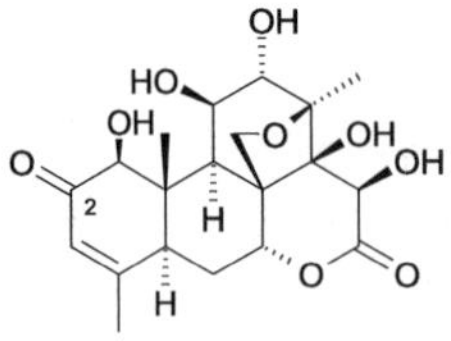

920　Bruceoside A 鸦胆子属苷 A

[63306-30-9] $C_{32}H_{42}O_{16}$ (682.66). 【类型】苦木素类去甲三萜. 【活性】抗肿瘤 (白血病). 【来源】鸦胆子 *Brucea javanica* [Syn. *Brucea sumatrana*; *Rhus javanica*] (种子: 产率 = 0.020%干重)[1098]. 【文献】2, 167, 1098.

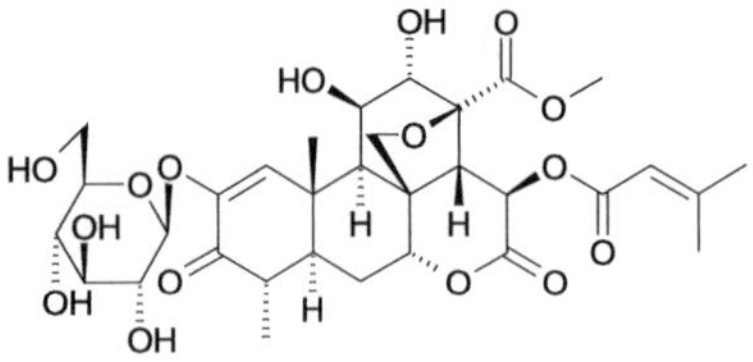

921　Bruceoside B 鸦胆子属苷 B

[69687-69-0] $C_{32}H_{42}O_{16}$ (682.66). 白色粉末 (甲醇), mp 220.0~223.5℃ (分解). 【类型】苦木素类去甲三萜. 【活性】抗肿瘤 [P_{388} *in vivo*, 1.5mg/(kg·d), 生命延长率 = 132%]; 细胞毒 (HL-60 细胞分化)[1205]; 退热剂 (降低小鼠的正常体温); 杀虫剂; 毒素 (使鼠死亡). 【来源】鸦胆子 *Brucea javanica* [Syn. *Brucea sumatrana*; *Rhus javanica*] (种子: 产率 = 0.0025%干重)[1098]. 【文献】2, 184, 1098, 1205.

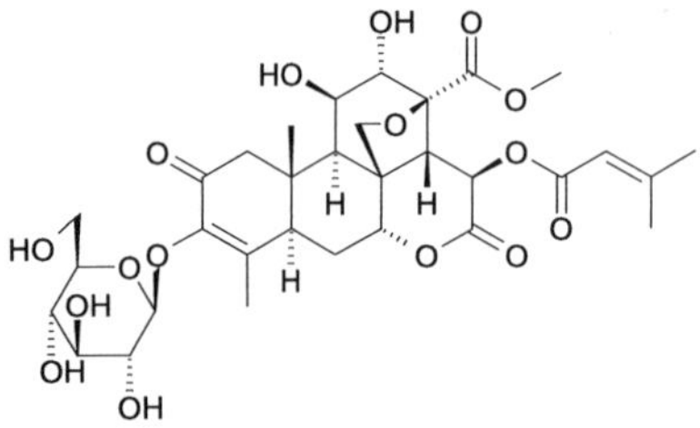

922　Bruceoside C 鸦胆子属苷 C

[141271-79-6] $C_{32}H_{42}O_{16}$ (682.66). 【类型】苦木素类去甲三萜. 【活性】细胞毒 (KB, ED_{50} < 0.1μg/mL; A549, ED_{50} = 0.44μg/mL; HCT, ED_{50} = 4.51μg/mL; RPMI, ED_{50} < 0.1μg/mL; TE-671, ED_{50} = 0.29μg/mL; P_{388}, ED_{50} = 5.11μg/mL). 【来源】鸦胆子 *Brucea javanica* [Syn. *Brucea sumatrana*; *Rhus javanica*] (种子: 产率 = 0.000042%干重)[1098]. 【文献】2, 379, 1098.

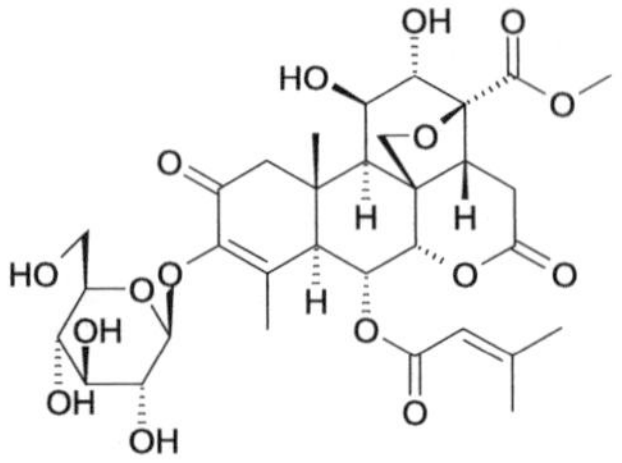

923　Brusatol 鸦胆子苦醇

Yatansin [14907-98-3] $C_{26}H_{32}O_{11}$ (520.54). mp 276~278℃. 【类型】苦木素类去甲三萜. 【活性】细胞毒 (白血病)[1304]; 抗肿瘤 (P_{388}, 抑制 RNA 和蛋白质的生物合成); 细胞毒 (HL-60 细胞分化)[1205]; 抗阿米巴药; 己糖激酶抑制剂 (作用强). 【来源】鸦胆子 *Brucea javanica* [Syn. *Brucea sumatrana*; *Rhus javanica*] (种子: 产率 = 0.0085%干重)[1098]. 【文献】1, 2, 3, 1098, 1205, 1304, 1372.

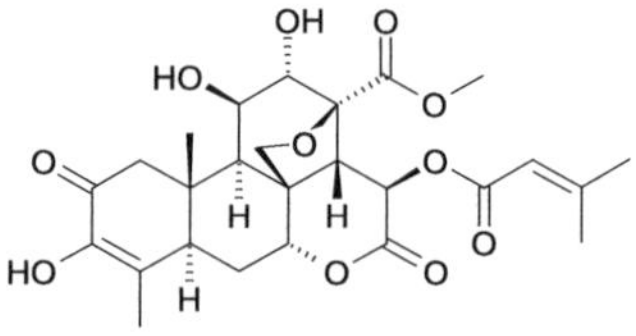

924　Chaparrinone 查杷任酮

[22611-34-3] $C_{20}H_{26}O_7$ (378.43). mp 236~248℃. 【类型】苦木素类去甲三萜. 【活性】抗肿瘤 (P_{388}, 40mg/kg, 生命延长率 = 145%); 细胞毒 (KB, ED_{50} = 0.142μg/mL, Rous 肉瘤病毒 *in vitro*). 【来源】樗白皮 *Ailanthus altissima*, 全缘樗 *Ailanthus integrifolia* ssp. *calycina*. 【文献】1, 4, 5.

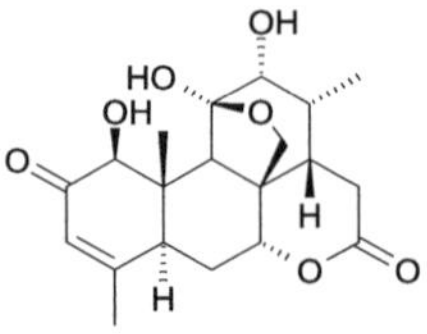

925　6-Dehydroxylongilactone 6-去羟基长叶宽木内酯*

6-Dehydrolongilactone $C_{19}H_{26}O_6$ (350.42). 【类型】苦木

素类去甲三萜. 【活性】细胞毒 (P_{388}, IC_{50} = 0.66μg/mL, A549 细胞, 有显著活性, MCF7 细胞, IC_{50} < 2.5μg/mL)[1007]; 植物生长抑制剂 [黄瓜籽, 根的生长, IC_{50} = (25.7±0.5)μmol/L, 芽的生长, IC_{50} = (48.6±0.5)μmol/L; 稻种, 根的生长, IC_{50} > 200μmol/L, 芽的生长, IC_{50} > 200μmol/L][1250]. 【来源】长叶宽木 *Eurycoma longifolia* (叶), 宽木属 *Eurycoma* sp. 【文献】1007, 1250.

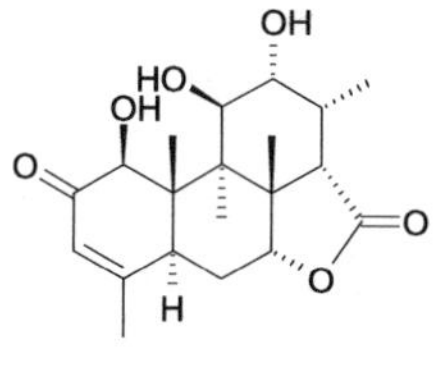

926 3,4β-Dihydrosamaderine C 3,4β-二氢黄楝树素 C*

$C_{19}H_{26}O_7$ (366.41). 黄色无定形固体, $[\alpha]_D$ = −18° (*c* = 0.022, 三氯甲烷). 【类型】苦木素类去甲三萜. 【活性】细胞毒 (非小细胞肺癌 NCI-H266, LC_{50} = 20.9μg/mL; 结肠癌 HCC-2998, LC_{50} = 26.1μg/mL, HCT116, LC_{50} = 35.9μg/mL; HCT15, LC_{50} = 8.55μg/mL; 中枢神经系统癌 SF539, LC_{50} = 21.8μg/mL, U251, LC_{50} = 9.42μg/mL; 黑色素瘤 LOX IMVI, LC_{50} = 7.09μg/mL, MI4, LC_{50} = 11.0μg/mL, SK-MEL-5, LC_{50} = 8.42μg/mL; 肾癌 A498, LC_{50} = 18.1μg/mL, ACHN, LC_{50} = 10.9μg/mL; 前列腺癌 DU-145, LC_{50} = 50.8μg/mL)[1284]. 【来源】马岛黄楝树* *Samadera madagascariensis* (叶). 【文献】1284.

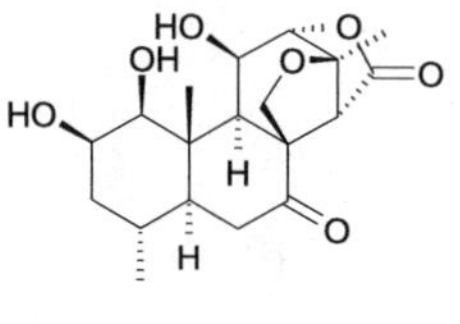

927 14β,15β-Dihydroxyklaineanone 14β,15β-二羟基克伦苦木酮*

$C_{20}H_{28}O_8$ (396.44). 【类型】苦木素类去甲三萜. 【活性】细胞毒 (KB 细胞, IC_{50} = 0.38μg/mL, P_{388} 细胞, IC_{50} = 0.29μg/mL)[1007]; 植物生长抑制剂 [黄瓜籽, 根的生长, IC_{50} = (2.5±0.5)μmol/L, 芽的生长, IC_{50} = (22.7±0.5) μmol/L; 稻种, 根的生长, IC_{50} > 200μmol/L, 芽的生长, IC_{50} > 200μmol/L][1250]. 【来源】长叶宽木 *Eurycoma longifolia* (叶), 宽木属 *Eurycoma* sp. 【文献】1007, 1250.

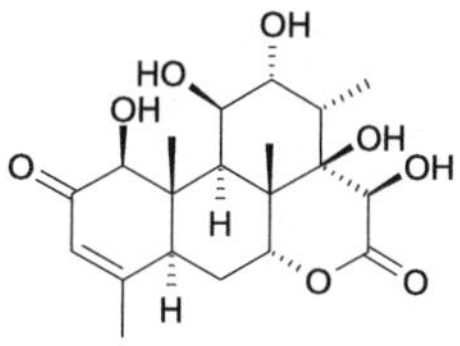

928 Eurycomalactone 宽木内酯Ⅱ*

$C_{19}H_{24}O_6$ (348.40). 【类型】苦木素类去甲三萜. 【活性】细胞毒 (A549 肿瘤细胞, 活性显著; MCF7 肿瘤细胞, IC_{50} < 2.5μg/mL)[1007]; 抗利什曼原虫 (IC_{50} = 0.21μg/mL, 对照氯喹, IC_{50} = 0.21μg/mL)[1007]. 【来源】宽木属 *Eurycoma* sp. 【文献】1007.

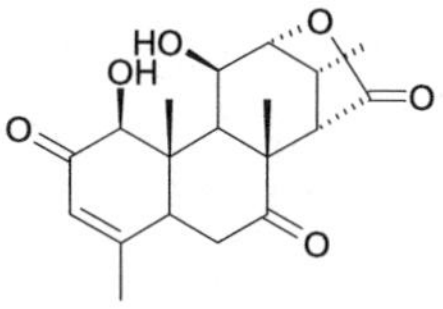

929 Eurycomanol 宽木醇*

$C_{20}H_{26}O_9$ (410.42). 【类型】苦木素类去甲三萜. 【活性】细胞毒 (KB 癌细胞, IC_{50} = 3.6μg/mL)[1007]; 抗利什曼原虫 (IC_{50} = 0.28μg/mL, 对照氯喹, IC_{50} = 0.21μg/mL)[1007]. 【来源】宽木属 *Eurycoma* sp. 【文献】1007.

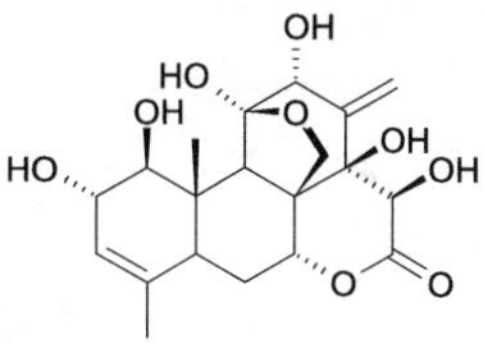

930 Glaucarubinone 乐园树酮

[1259-86-5] $C_{25}H_{34}O_{10}$ (494.54). mp 228~230℃, $[\alpha]_D^{20}$ = +50° (*c* = 0.27, 甲醇). 【类型】苦木素类去甲三萜. 【活性】抗肿瘤 (P_{388}, Lewis 肺癌和 B16 黑色素瘤, 0.12~0.5mg/kg); 抗阿米巴药; 抗疟疾 (ED = 0.006μg/mL); 细胞毒 (KB, ED_{50} = 0.025μg/mL); 杀虫剂. 【来源】高樗 *Ailanthus excelsa*. 【文献】169.

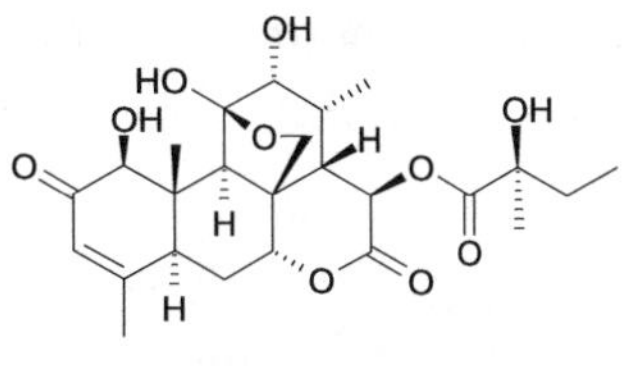

931 7α-Hydroxyeurycomalactone 7α-羟基宽木内酯Ⅱ*

$C_{19}H_{26}O_6$ (350.42). 【类型】苦木素类去甲三萜. 【活性】细胞毒 (P_{388} 细胞, IC_{50} = 0.11μg/mL)[1007]. 【来源】宽

木属 *Eurycoma* sp. 【文献】1007.

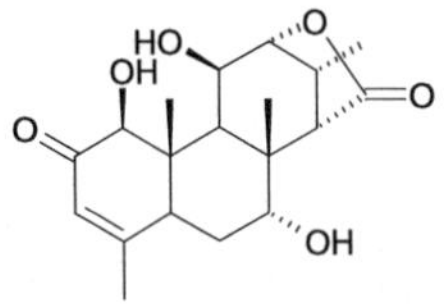

932　Javanicolide D 苦鸦胆子内酯 D*

$C_{28}H_{38}O_{12}$ (566.61). 无定形粉末, $[\alpha]_D^{26}$ = +60.0° (*c* = 0.06, 甲醇). 【类型】苦木素类去甲三萜. 【活性】细胞毒 (*in vitro*, P_{388}, IC_{50} = 18μg/mL, 弱活性)[1098]. 【来源】鸦胆子 *Brucea javanica* [Syn. *Brucea sumatrana*; *Rhus javanica*] (种子: 产率 = 0.00005%干重). 【文献】1098.

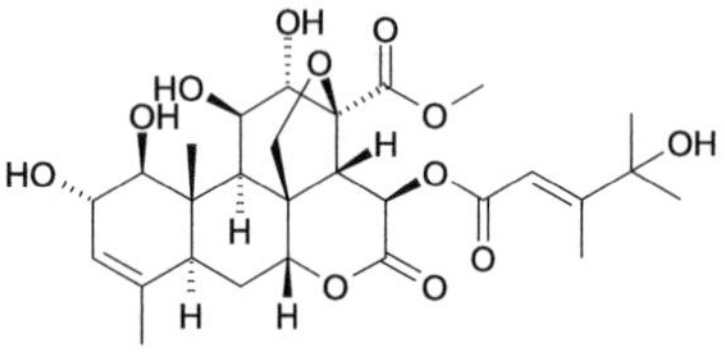

933　Javanicoside B 苦鸦胆子苷 B*

$C_{32}H_{44}O_{16}$ (684.7). 无定形粉末, $[\alpha]_D^{26}$ = −20.0° (*c* = 0.10, 甲醇). 【类型】苦木素类去甲三萜. 【活性】细胞毒 (*in vitro*, P_{388}, IC_{50} = 5.6μg/mL)[1098]. 【来源】鸦胆子 *Brucea javanica* [Syn. *Brucea sumatrana*; *Rhus javanica*] (种子: 产率 = 0.00012%干重). 【文献】1098.

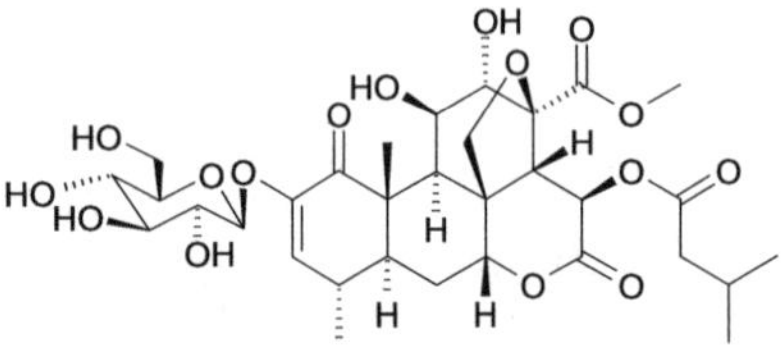

934　Javanicoside C 苦鸦胆子苷 C*

$C_{32}H_{40}O_{16}$ (680.67). 无定形粉末, $[\alpha]_D^{26}$ = −34.0° (*c* = 0.10, 甲醇). 【类型】苦木素类去甲三萜. 【活性】细胞毒 (*in vitro*, P_{388}, IC_{50} = 18μg/mL, 弱活性)[1098]. 【来源】鸦胆子 *Brucea javanica* [Syn. *Brucea sumatrana*; *Rhus javanica*] (种子: 产率 = 0.000026%干重). 【文献】1098.

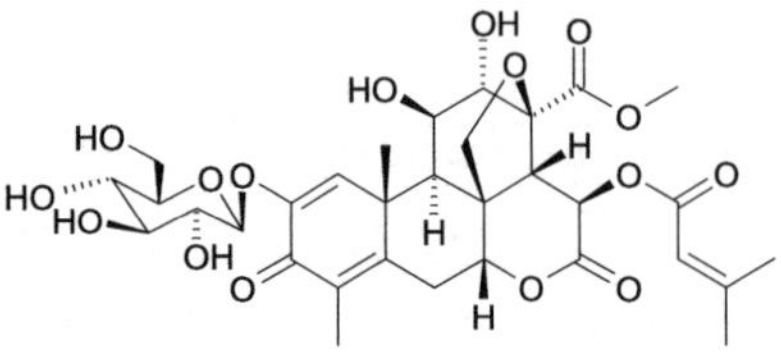

935　Javanicoside E 苦鸦胆子苷 E*

$C_{36}H_{50}O_{18}$ (770.79). 无定形粉末, $[\alpha]_D^{24}$ = −2.3° (*c* = 0.44, 甲醇). 【类型】苦木素类去甲三萜. 【活性】细胞毒 (*in vitro*, P_{388}, IC_{50} = 16μg/mL, 弱活性)[1098]. 【来源】鸦胆子 *Brucea javanica* [Syn. *Brucea sumatrana*; *Rhus javanica*] (种子: 产率 = 0.00011%干重). 【文献】1098.

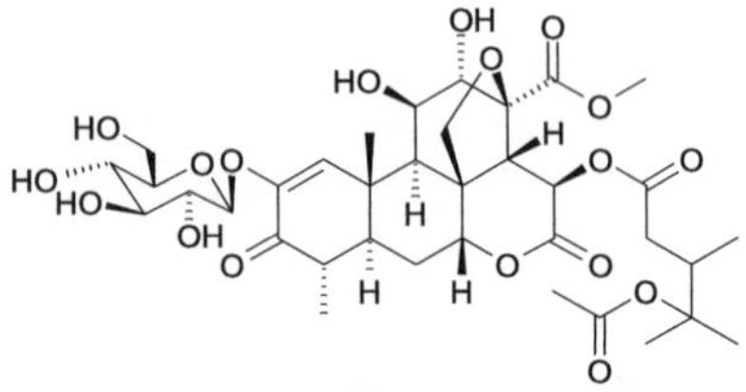

936　Javanicoside I 苦鸦胆子苷 I*

$C_{32}H_{42}O_{16}$ (682.68). 无定形粉末, $[\alpha]_D^{26}$ = −2.0° (*c* = 0.65, 甲醇). 【类型】苦木素类去甲三萜. 【活性】细胞毒 (P_{388}, IC_{50} = 7.5μg/mL)[837]. 【来源】苦鸦胆子 *Brucea amarissima* (种子). 【文献】837.

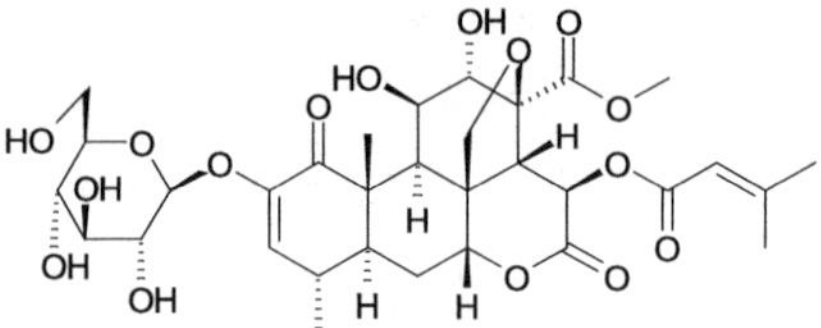

937　Javanicoside J 苦鸦胆子苷 J*

$C_{34}H_{40}O_{16}$ (704.69). 无定形粉末, $[\alpha]_D^{26}$ = +1.3° (*c* = 0.24, 甲醇). 【类型】苦木素类去甲三萜. 【活性】细胞毒 (P_{388}, IC_{50} = 2.3μg/mL)[837]. 【来源】苦鸦胆子 *Brucea amarissima* (种子). 【文献】837.

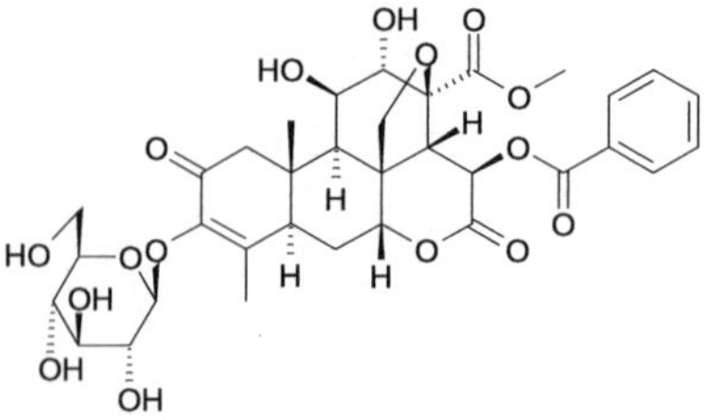

938　Javanicoside K 苦鸦胆子苷 K*

$C_{34}H_{48}O_{17}$ (728.75). 无定形粉末, $[\alpha]_D^{26}$ = +31° (*c* = 0.12, 甲醇). 【类型】苦木素类去甲三萜. 【活性】细胞毒 (P_{388}, IC_{50} = 1.6μg/mL)[837]. 【来源】苦鸦胆子 *Brucea amarissima* (种子). 【文献】837.

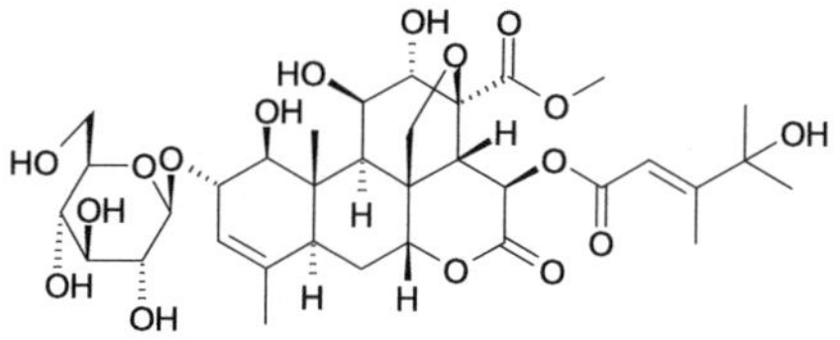

939 Javanicoside L 苦鸦胆子苷 L*

$C_{32}H_{46}O_{16}$ (686.71). 无定形粉末, $[\alpha]_D^{26} = -5.8°$ (*c* = 0.31, 甲醇). 【类型】苦木素类去甲三萜. 【活性】细胞毒 (P_{388}, IC_{50} = 2.9μg/mL)[837]. 【来源】苦鸦胆子 *Brucea amarissima* (种子). 【文献】837.

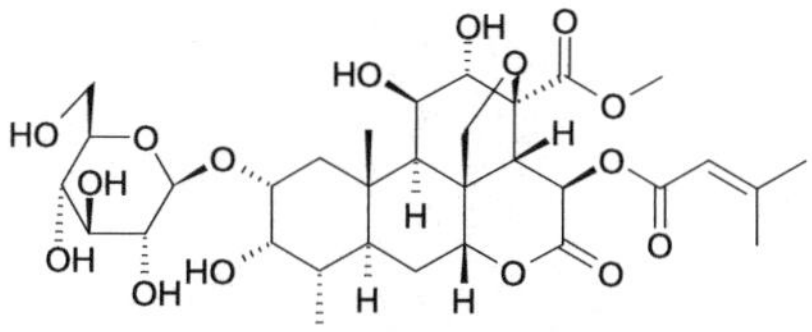

940 Longilactone 长叶宽木内酯*

$C_{19}H_{26}O_7$ (366.41). 【类型】苦木素类去甲三萜. 【活性】细胞毒 (KB 细胞, IC_{50} = 3.4μg/mL; P_{388} 细胞, IC_{50} = 1.3μg/mL; A549 细胞, 有显著活性)[1007]; 植物生长抑制剂 [黄瓜籽, 根的生长, IC_{50} = (66±10)μmol/L; 芽的生长, IC_{50} = (95.0±1.0)μmol/L; 稻种, 根的生长, IC_{50} > 200μmol/L; 芽的生长, IC_{50} > 200μmol/L][1250]. 【来源】长叶宽木 *Eurycoma longifolia* (叶), 宽木属 *Eurycoma* sp. 【文献】1007, 1250.

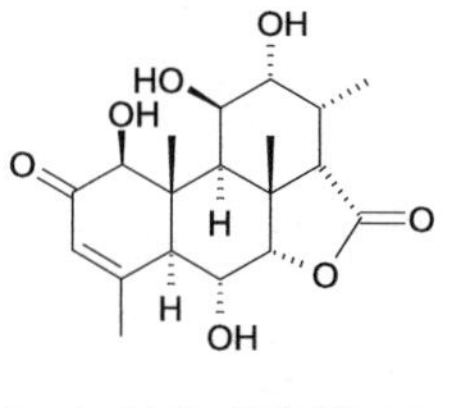

941 Pasakbumin A 帕萨克布明 A*

Eurycomanone $C_{20}H_{24}O_9$ (408.41). 【类型】苦木素类去甲三萜. 【活性】细胞毒 (KB 癌细胞, IC_{50} = 0.40μg/mL, MCF7 癌细胞, IC_{50} < 2.5μg/mL, A549 癌细胞, 有显著活性)[1007]; 抗利什曼原虫 (利什曼原虫, IC_{50} = 0.11μg/mL, 对照绿喹, IC_{50} = 0.21μg/mL)[1007]; 抗溃疡 [吲哚美辛(茚甲新)诱发的溃疡, ED_{50} = 0.27μg/mL][1007]; LD_{50} = 18.9μg/kg[1007]. 【来源】宽木属 *Eurycoma* sp. 【文献】1007.

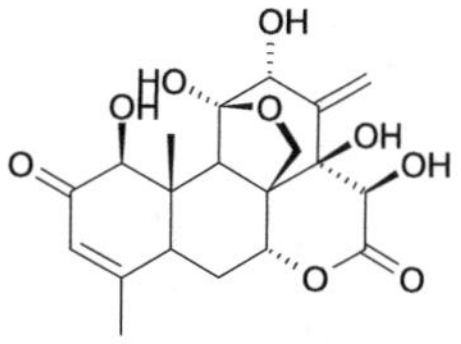

942 Pasakbumin B 帕萨克布明 B*

13*α*(21)-Epoxyeurycomanone $C_{20}H_{24}O_{10}$ (424.41). 【类型】苦木素类去甲三萜. 【活性】细胞毒 (MCF7 肿瘤细胞, IC_{50} < 2.5μg/mL)[1007]; 抗溃疡 [吲哚美辛(茚甲新)诱发的溃疡, ED_{50} = 0.19μg/mL][1007]; LD_{50} = 5.1μg/kg[1007]. 【来源】宽木属 *Eurycoma* sp. 【文献】1007.

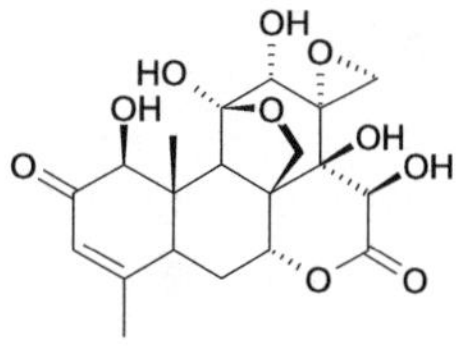

943 Pasakbumin C 帕萨克布明 C*

13*β*,21-Dihydroeuycomanone $C_{20}H_{26}O_9$ (410.42). 【类型】苦木素类去甲三萜. 【活性】细胞毒 (KB 细胞, IC_{50} = 0.33μg/mL, P_{388} 细胞, IC_{50} = 1.2μg/mL, MCF7 细胞, IC_{50} < 2.5μg/mL)[1007]. 【来源】宽木属 *Eurycoma harmandiana* (根), 宽木属 *Eurycoma* sp. 【文献】1007, 1240.

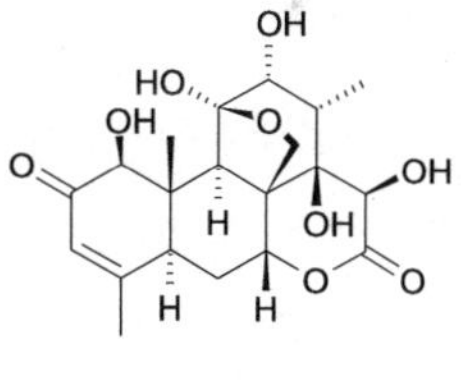

944 Quassimarin 苦木苦素

[59938-97-5] $C_{27}H_{36}O_{11}$ (536.58). 针状晶体 (乙酸乙酯−己烷), mp 237.5~238.5℃ (分解), $[\alpha]_D^{26}$ = +22.4° (*c* = 0.29, 三氯甲烷). 【类型】苦木素类去甲三萜. 【活性】抗肿瘤 (鼠, P_{388}, 4mg/kg, 生命延长率 = 65%, 50μg/kg, 生命延长率 > 25%); 细胞毒 (KB, ED_{50} = 0.01μg/mL). 【来源】美洲苦木 *Quassia amara*. 【文献】169, 167.

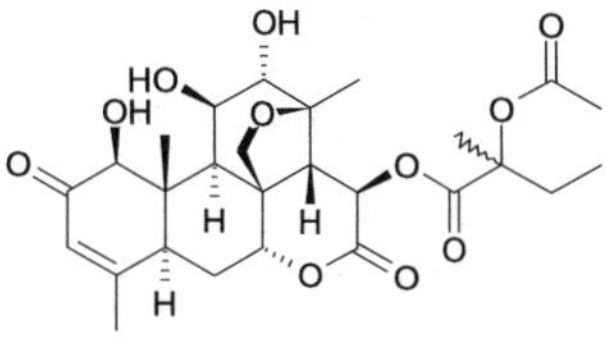

945　Samaderine A 黄楝树素 A* (萨马素 A)

$C_{18}H_{18}O_6$ (330.34).【类型】苦木素类去甲三萜.【活性】细胞毒 (白血病).【来源】马岛黄楝树* *Samadera madagascariensis* (叶), 苦木科多种植物 family Simarubaceae spp.【文献】167, 1284.

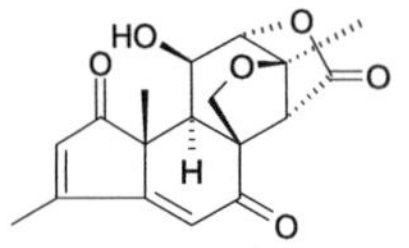

946　Simalikalactone D 苦木内酯 D

[35321-80-3] $C_{25}H_{34}O_9$ (478.54). mp 228~230℃.【类型】苦木素类去甲三萜.【活性】抗肿瘤 (鼠 P_{388}, 1mg/kg, 生命延长率 = 65%~75%, KB *in vitro*, ED_{50} = 0.001~0.01μg/mL); 抗阿米巴药; 抗疟疾 (恶性疟原虫, CIC = 0.002μg/mL); 抗病毒.【来源】非洲苦木 *Quassia africana*, 苦树皮 *Picrasma quassioides* [Syn. *Picrasma ailanthoides*], 美洲苦木 *Quassia amara*.【文献】4, 167.

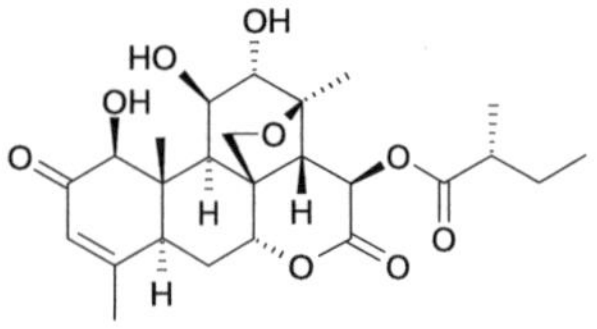

947　Soularbinone 寿拉宾酮

$C_{25}H_{34}O_{10}$ (494.55).【类型】苦木素类去甲三萜.【活性】抗肿瘤 (白血病); 抗疟疾 (ED = 0.006μg/mL).【来源】苦木科多种植物 family Simarubaceae spp.【文献】167.

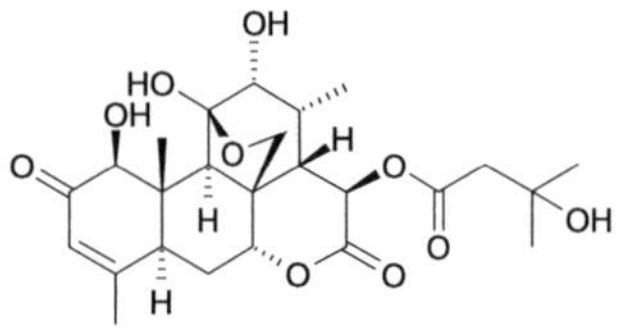

948　Undulatone 波状酮

[70993-77-0] $C_{27}H_{34}O_{11}$ (534.57).【类型】苦木素类去甲三萜.【活性】抗肿瘤 (白血病).【来源】波叶苦木 *Hannoa undulata*.【文献】167.

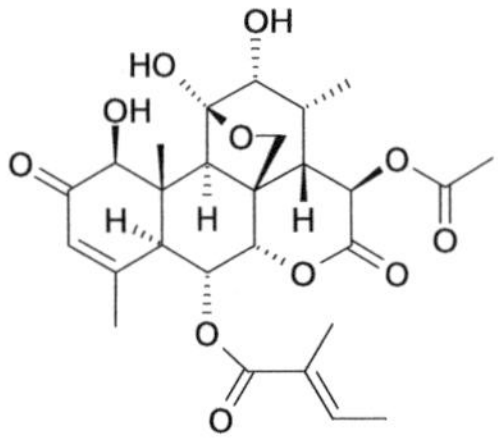

949　Yadanzioside A 鸦胆子苷 A

2-*O*-(*β*-*D*-Glucosyl) brucein A [95258-15-4] $C_{32}H_{44}O_{16}$ (684.69). 无定形固体, mp 200~204℃ (分解), $[\alpha]_D^{26}$ = +3° (*c* = 1.8, 乙醇).【类型】苦木素类去甲三萜.【活性】抗肿瘤 (小鼠, P_{388}, 10mg/kg, 生命延长率 = 7.1%); 杀昆虫剂 (*Plutella xylostella*).【来源】鸦胆子 *Brucea javanica* [Syn. *Brucea sumatrana*; *Rhus javanica*] (干燥果实: 含量范围 = 0.5%~1.43%[1372],平均含量 = 0.96%[1375]).【文献】168, 189, 1098, 1372, 1375.

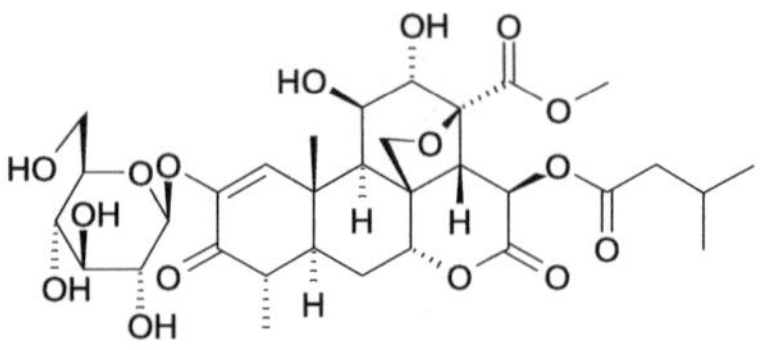

950　Yadanzioside B 鸦胆子苷 B

3-*O*-(*β*-*D*-Glucopyranosyl) brucein A [95258-18-7] $C_{32}H_{44}O_{16}$ (684.69). 无定形固体, mp 189~195℃ (分解), $[\alpha]_D^{26}$ = −8.1° (*c* = 0.84, 乙醇).【类型】苦木素类去甲三萜.【活性】抗肿瘤 (小鼠, P_{388}, 10mg/kg, 生命延长率 = 4.1%); 杀昆虫剂 (*Plutella xylostella*).【来源】鸦胆子 *Brucea javanica* [Syn. *Brucea sumatrana*; *Rhus javanica*] (种子: 产率 = 0.0007%干重)[1098].【文献】168, 189, 1098.

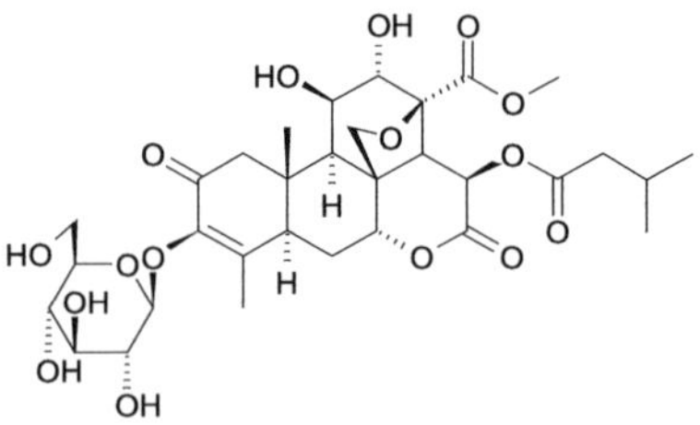

951　Yadanzioside C 鸦胆子苷 C

2-*O*-(*β*-*D*-Glucopyranosyl) brucein C [95258-16-5] $C_{34}H_{46}O_{17}$ (726.73). 无定形固体, mp 204~209℃ (分解), $[\alpha]_D^{26}$ = +20° (*c* = 0.92, 乙醇).【类型】苦木素类去甲三萜.【活性】抗肿瘤 (小鼠, P_{388}, 10mg/kg, 生命延长率 = 2.0%); 杀昆虫剂 (*Plutella xylostella*).【来源】鸦胆子 *Brucea javanica* [Syn. *Brucea sumatrana*; *Rhus javanica*] (种子: 产率 = 0.00013%干重)[1098].【文献】168, 189, 1098.

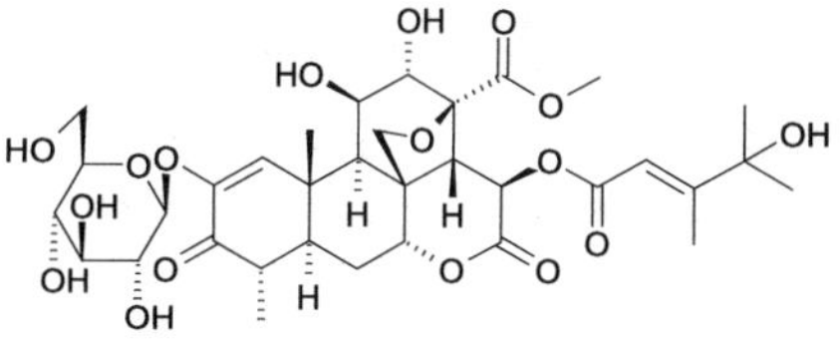

952 Yadanzioside D 鸦胆子苷 D

[95258-19-8] $C_{29}H_{40}O_{16}$ (644.63). 无定形固体，mp 207~212℃ (分解), $[\alpha]_D^{20}=+38°$ ($c=0.98$, 乙醇). 【类型】苦木素类去甲三萜. 【活性】抗肿瘤 (小鼠, P_{388}, 10mg/kg, 生命延长率 = 9.2%); 抗病毒. 【来源】鸦胆子 *Brucea javanica* [Syn. *Brucea sumatrana*; *Rhus javanica*] (种子: 产率 = 0.00039%干重)[1098]. 【文献】168, 189, 1098.

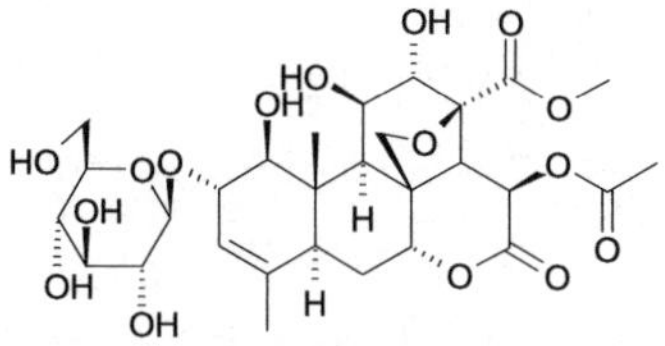

953 Yadanzioside E 鸦胆子苷 E

[95258-20-1] $C_{32}H_{44}O_{16}$ (684.70). 无定形固体，mp 190~195℃ (分解), $[\alpha]_D^{23}=+59°$ ($c=1.6$, 乙醇). 【类型】苦木素类去甲三萜. 【活性】抗肿瘤 (小鼠, P_{388}, 10mg/kg, 生命延长率 = 7.1%). 【来源】鸦胆子 *Brucea javanica* [Syn. *Brucea sumatrana*; *Rhus javanica*] (种子: 产率 = 0.0011%干重)[1098]. 【文献】168, 189, 1098.

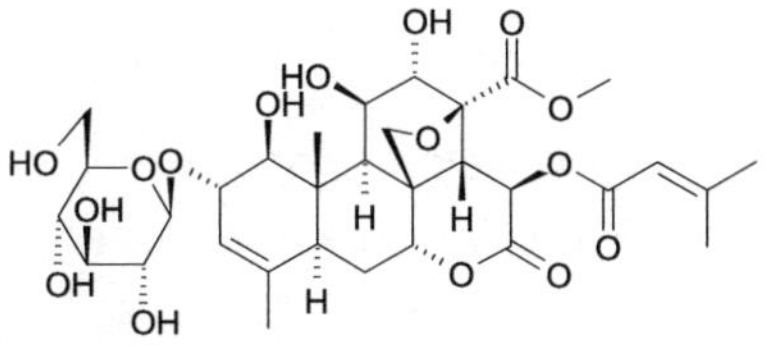

954 Yadanzioside F 鸦胆子苷 F

2-*O*-(*β*-*D*-Glucosyl) brucein B [95258-11-0] $C_{29}H_{38}O_{16}$ (642.61). 白色粉末 (甲醇), mp 190~195℃, $[\alpha]_D^{25}=+8.2°$ ($c=1.1$, 甲醇). 【类型】苦木素类去甲三萜. 【活性】抗肿瘤 (小鼠, P_{388}); 昆虫拒食剂 (*Plutella xylostella*); 降低小鼠的正常体温. 【来源】鸦胆子 *Brucea javanica* [Syn. *Brucea sumatrana*; *Rhus javanica*] (种子: 产率 = 0.0011%干重)[1098]. 【文献】168, 184, 1098.

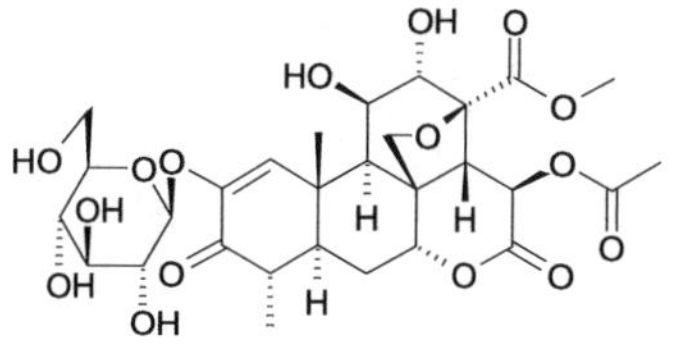

955 Yadanzioside G 鸦胆子苷 G

2-*O*-(*β*-*D*-Glucopyranosyl) bruceantinol [95258-17-6] $C_{36}H_{48}O_{18}$ (768.77). 无定形固体, mp 180~185℃ (分解), $[\alpha]_D^{22}=+19°$ ($c=1.2$, 乙醇). 【类型】苦木素类去甲三萜. 【活性】抗肿瘤 (小鼠, P_{388}, 10mg/kg, 生命延长率 = 4.1%); 杀昆虫剂 (*Plutella xylostella*). 【来源】鸦胆子 *Brucea javanica* [Syn. *Brucea sumatrana*; *Rhus javanica*] (种子: 产率 = 0.0155%干重). 【文献】168, 189, 1098.

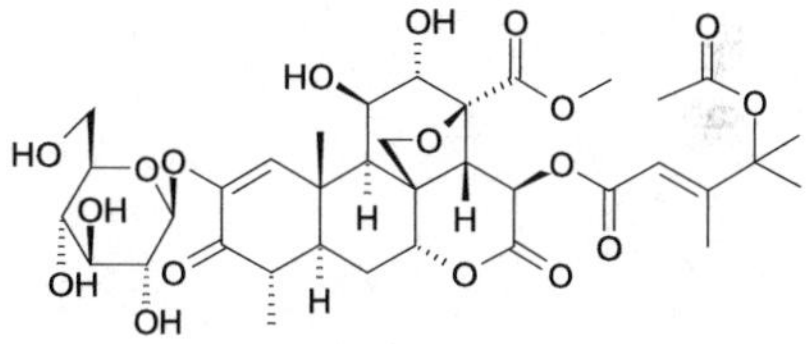

956 Yadanzioside I 鸦胆子苷 I

3-*O*-(*β*-*D*-Glucosyl) brucein B [99132-95-3] $C_{29}H_{38}O_{16}$ (642.62). 无色菱形晶体 (乙醇), mp 287~290℃, $[\alpha]_D^{28}=-21°$ ($c=1.0$, 甲醇). 【类型】苦木素类去甲三萜. 【活性】抗肿瘤 (小鼠, P_{388}). 【来源】鸦胆子 *Brucea javanica* [Syn. *Brucea sumatrana*; *Rhus javanica*] (种子: 产率 = 0.0001%干重)[1098]. 【文献】168, 187, 1098.

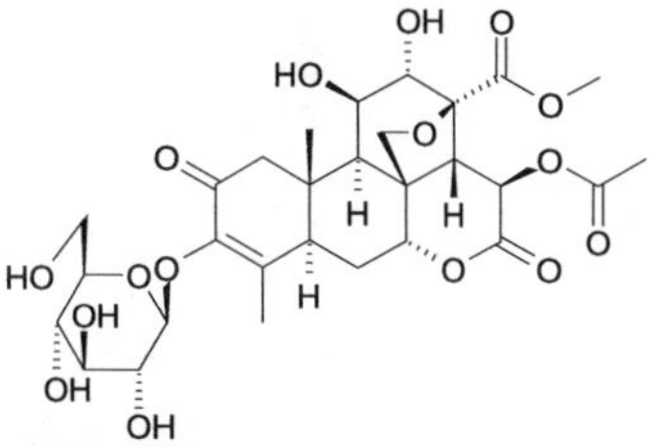

957 Yadanzioside J 鸦胆子苷 J

[99132-96-4] $C_{32}H_{44}O_{17}$ (700.69). 无定形固体, mp 198~202℃, $[\alpha]_D^{22}=-6.4°$ ($c=2.8$, 甲醇). 【类型】苦木素类去甲三萜. 【活性】抗肿瘤 (小鼠, P_{388}). 【来源】鸦胆子 *Brucea javanica* [Syn. *Brucea sumatrana*; *Rhus javanica*]. 【文献】168, 187.

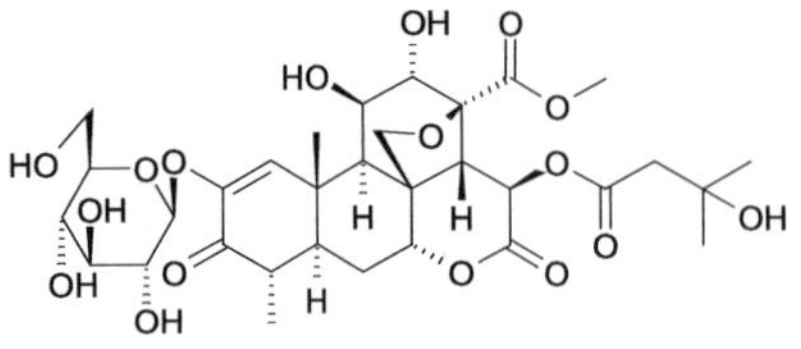

958　Yadanzioside K 鸦胆子苷 K

[101559-98-2] $C_{35}H_{46}O_{18}$ (754.75). 晶体 (甲醇), mp 214.5~216.5℃, $[\alpha]_D^{23}$ = +15° (c = 1.0, 乙醇); $[\alpha]_D^{18}$ = −31° (c = 0.9, 吡啶). 【类型】苦木素类去甲三萜. 【活性】抗肿瘤 (小鼠, P_{388}). 【来源】鸦胆子 *Brucea javanica* [Syn. *Brucea sumatrana*; *Rhus javanica*] (种子: 产率 = 0.00051%干重)[1098]. 【文献】168, 184, 299, 1098.

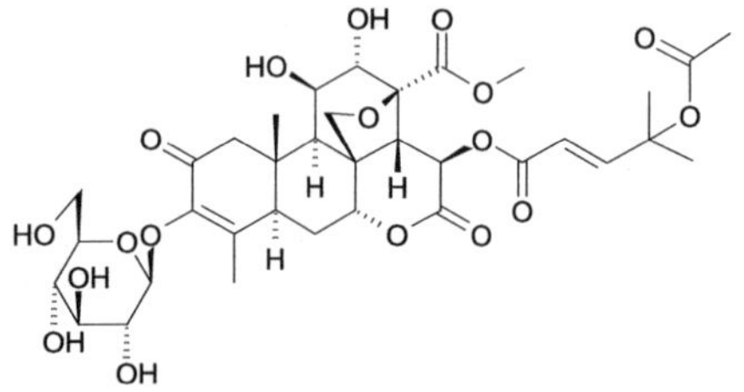

959　Yadanzioside L 鸦胆子苷 L

3-*O*-(*β*-*D*-Glucosyl) brucein C [99132-97-5] $C_{34}H_{46}O_{17}$ (726.73). 无色菱形晶体 (乙醇−乙醚), mp 199~204℃, $[\alpha]_D^{26}$ = −0.7° (c = 6.2, 甲醇). 【类型】苦木素类去甲三萜. 【活性】抗肿瘤 (小鼠, P_{388}); 杀昆虫剂 (*Plutella xylostella*). 【来源】鸦胆子 *Brucea javanica* [Syn. *Brucea sumatrana*; *Rhus javanica*] (种子: 产率 = 0.000942%干重)[1098]. 【文献】168, 187, 1098.

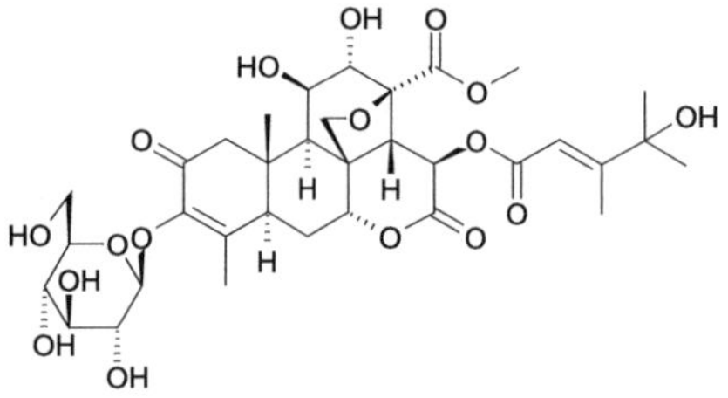

960　Yadanzioside P 鸦胆子苷 P (抗痢鸦胆子苷 B)

Bruceantinoside B [79439-84-2] $C_{34}H_{46}O_{16}$ (710.74). 无色无定形粉末, mp 193~198℃, mp 200℃ (分解), $[\alpha]_D^{23}$ = +7.0° (c = 0.57, 乙醇); $[\alpha]_D$ = −45° (c = 1.7, 吡啶), $[\alpha]_D^{25}$ = −3.6° (c = 0.5, 吡啶). 【类型】苦木素类去甲三萜. 【活性】抗肿瘤 [小鼠, P_{388}, 5mg/(kg·d), 生命延长率 = 15.5%, 10mg/(kg·d), 生命延长率 = 28.9%]. 【来源】抗痢鸦胆子 *Brucea antidysenterica*, 鸦胆子 *Brucea javanica* [Syn. *Brucea sumatrana*; *Rhus javanica*] (种子: 产率 = 0.00029%干重)[1098]. 【文献】2, 167, 168, 169, 207, 232, 1098.

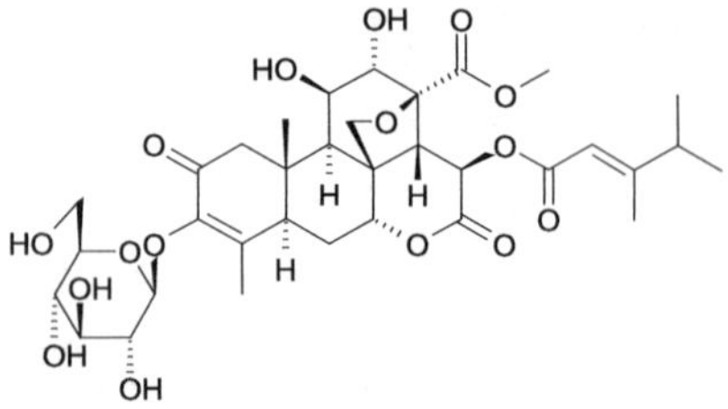

羽扇豆烷型五环三萜

961　Acetylbetulinic acid 乙酰基白桦脂酸

$C_{32}H_{50}O_4$ (498.75). 【类型】羽扇豆烷型五环三萜. 【活性】细胞毒 [*in vitro*, HONE-1 细胞, IC_{50} = (4.7±1.9)μmol/L, 对照依托泊苷, IC_{50} = (0.5±0.2)μmol/L, 顺铂, IC_{50} = (3.2±0.5)μmol/L; KB 细胞, IC_{50} = (6.7±2.6)μmol/L, 依托泊苷, IC_{50} = (0.9±0.3)μmol/L, 顺铂, IC_{50} = (4.4±0.9) μmol/L; HT29 细胞, IC_{50} > 10μmol/L, 依托泊苷, IC_{50} = (2.4±0.5)μmol/L, 顺铂, IC_{50} = (5.7±1.1)μmol/L][1265]. 【来源】榕树 *Ficus microcarpa* (气生根). 【文献】1265.

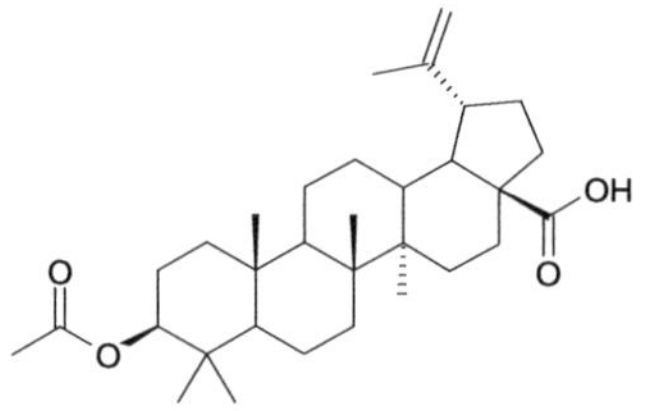

962　3*β*-*D*-*O*-(*α*-*L*-Arabinopyranosyl)-lup-20 (29)-ene-28-*O*-*β*-*D*-glucopyranosyl ester　3*β*-*D*-*O*-(*α*-*L*-吡喃阿拉伯糖基)-羽扇豆-20(29)-烯-28-*O*-*β*-*D*-吡喃葡萄糖酯

$C_{41}H_{66}O_{12}$ (750.98). 白色粉末, $[\alpha]_D^{25}$ = +93°, (c = 0.1, 甲醇). 【类型】羽扇豆烷型五环三萜. 【活性】细胞毒 (抗增殖 *in vitro*: J774.A1 细胞株, IC_{50} = 0.19μmol/L, HEK-293 细胞株, IC_{50} = 0.26μmol/L, WEHI-164 细胞株, IC_{50} = 0.55μmol/L; 对照 6-巯基嘌呤, J774.A1 细胞株, IC_{50} = 0.003μmol/L, HEK-293 细胞株, IC_{50} = 0.007μmol/L, WEHI-164 细胞株, IC_{50} = 0.015μmol/L)[1203]. 【来源】圆叶鹅掌柴* *Schefflera rotundifolia* (地上部分). 【文献】1203.

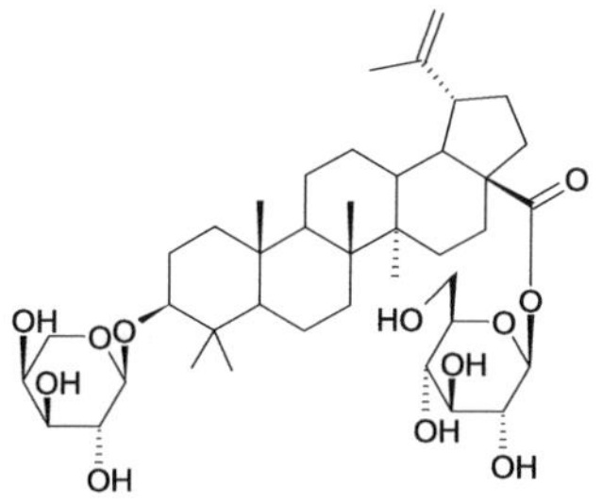

963 Betulin 白桦脂醇

Betulinol [473-98-3] $C_{30}H_{50}O_2$ (442.73). mp 248~254℃; mp 251~253℃, $[\alpha]_D^{23}$ = +21° (*c* = 0.18, 三氯甲烷). 【类型】羽扇豆烷型五环三萜. 【活性】抗肿瘤 (大鼠 W_{256} 和 SWA16, 400mg/kg); 细胞毒实验无活性 (NSCLC-N6 细胞株)[817]; 成骨细胞增生刺激剂 (UMR106 细胞系, 最佳浓度 21.5μmol/L, 浓度太高抑制细胞生长); 碱性磷酸酶促进剂 (UMR106 细胞); 抗结核 [结核分枝杆菌, MIC = 30.0μg/mL, 细胞毒, Vero 细胞, IC_{50} = 101μg/mL, 选择性指数(IC_{50}/MIC) = 3.37, 阳性对照利福平, MIC = 0.03μg/mL, IC_{50} = 98.3μg/mL, 选择性指数 = 3277][1171]; 黏液素释放刺激剂 (直接作用于气道分泌黏液素的细胞, 在最高浓度 0.00001~0.001mol/L, 黏液素释放量比对照提高 40%~50%, 可能用于治疗慢性气管病)[876]; 抗肿瘤 [TPA 诱导的 EBV-EA, IC_{50} = 378 (mol ratio/32 pmol TPA), 对照姜黄素 IC_{50} = 343 (mol ratio/32 pmol TPA)][883]. 【来源】奥雷同桤木 *Alnus oregana*, 蚕豆 *Vicia faba*, 大枣 *Ziziphus jujuba*, 红桦皮 *Betula platyphylla* var. *japonica*, 胡桃仁 *Juglans regia*, 火焰花 *Phlogacanthus curviflorus* (根: 产率 = 0.0277%干重)[1129], 桔梗 *Platycodon grandiflorum*, 接骨木 *Sambucus williamsii* (茎枝), 具蜜金合欢 *Acacia mellifera* (茎皮), 君迁子 *Diospyros lotus*, 迷迭香 *Rosmarinus officinalis*, 木香 *Saussurea lappa* [Syn. *Aucklandia lappa*], 千金子 *Euphorbia lathyris*, 枪刀药 *Hypoestes purpurea* [Syn. *Justicia purpurea*; *Hypoestes sinica*] (地上部分: 产率 = 0.000042%干重)[1119], 疏花缬草* *Valeriana laxiflora* (地上部分和根), 乌木屑 *Diospyros ebenum*, 落萼叶下珠 *Phyllanthus flexuosus* (根皮). 【文献】2, 4, 5, 167, 168, 817, 876, 883, 1119, 1129, 1136, 1171.

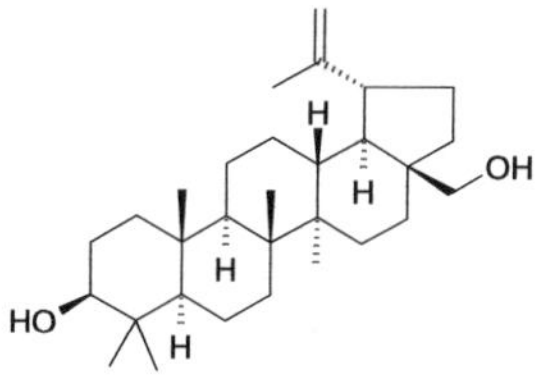

964 Betulinic acid 白桦脂酸

Betulic acid [472-15-1] $C_{30}H_{48}O_3$ (456.72). 白色固体, mp 285~287℃, 易溶于三氯甲烷、丙酮、乙酸乙酯, 几乎不溶于水; 白色针状结晶 (三氯甲烷-甲醇), mp 275~278℃, $[\alpha]_D^{20}$ = +7.8° (*c* = 0.9, 吡啶). 【类型】羽扇豆烷型五环三萜. 【活性】抗肿瘤 (W_{256}); 细胞毒 (COX-2 抑制剂)[1205]; 抗结核 [结核分枝杆菌, MIC = 62.1μg/mL, 细胞毒, Vero 细胞, IC_{50} = 78.5μg/mL, 选择性指数(IC_{50}/MIC) = 1.26, 阳性对照利福平, MIC = 0.03μg/mL, IC_{50} = 98.3μg/mL, 选择性指数 = 3277][1171]; 细胞毒 [K562, ED_{50} = (13±1.3)μmol/L, 对照阿霉素, ED_{50} = (0.09±0.03)μmol/L; B-16 (F-10), ED_{50} = (14±0.2) μmol/L, 阿霉素, ED_{50} = (0.06±0.10)μmol/L; SK-MEL-2, ED_{50} = (7.2±0.6)μmol/L, 阿霉素, ED_{50} = (0.09±0.30) μmol/L; PC3, ED_{50} = (15±0.5)μmol/L, 阿霉素, ED_{50} = (0.83±0.18)μmol/L; LOX-IMVI, ED_{50} = (9.2±0.3)μmol/L, 阿霉素, ED_{50} = (0.38±0.33)μmol/L; A549, ED_{50} = (14±2)μmol/L, 阿霉素, ED_{50} = (0.67±0.21)μmol/L][1361]; 抗疟疾实验无活性 (疟原虫 *in vitro*, *Plasmodium falciparum*)[474]; 抗菌 (结核分枝杆菌, MIC = 25μg/mL)[474]. 【来源】大枣 *Ziziphus jujuba*, 虎掌草 *Anemone rivularis* (根), 柬埔寨枣* *Ziziphus cambodiana* (根皮: 产率= 0.054%干重)[474], 具蜜金合欢 *Acacia mellifera* (茎皮), 疏花缬草* *Valeriana laxiflora* (地上部分和根), 树形杜鹃 *Rhododendron arboreum*, 水流豆 *Pongamia pinnata* (茎皮: 产率= 0.0033%)[1083], 酸枣仁 *Ziziphus jujuba* var. *Spinosa* (种子: 含量 = 0.184%)[1375], 甜山竹子* *Garcinia dulcis* (果实), 喜树 *Camptotheca acuminata*. 【文献】2, 80, 109, 138, 152, 167, 168, 474, 817, 1083, 1171, 1205, 1278, 1361, 1375.

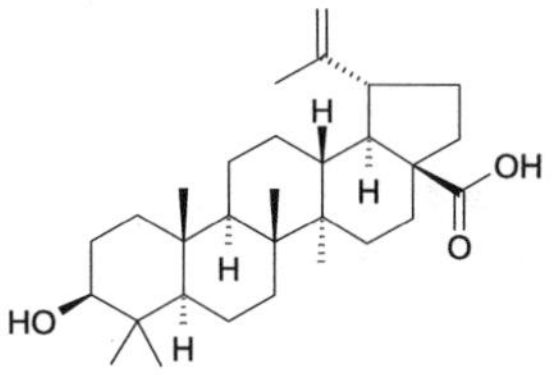

965 Betulonic acid 白桦脂酮酸（路路通酸）

Liquidambronic acid $C_{30}H_{46}O_3$ (454.70). 白色粉末, mp 253~255℃, $[\alpha]_D^{20}$ = +7.0° (*c* = 1.0, 吡啶). 【类型】羽扇豆烷型五环三萜.【活性】细胞毒 [*in vitro*, HONE-1 细胞, IC_{50} = (4.9±2.1)μmol/L, 对照依托泊苷, IC_{50} = (0.5±0.2)μmol/L, 顺铂, IC_{50} = (3.2±0.5)μmol/L; KB 细胞, IC_{50} = (8.2±1.8)μmol/L, 依托泊苷, IC_{50} = (0.9±0.3)μmol/L, 顺铂, IC_{50} = (4.4±0.9)μmol/L; HT29 细胞, IC_{50} > 10μmol/L, 依托泊苷, IC_{50} = (2.4±0.5) μmol/L, 顺铂, IC_{50} = (5.7±1.1)μmol/L][1265]; 细胞毒 [K562, ED_{50} = (13.4±1.5)μmol/L, 对照阿霉素, ED_{50} = (0.09±0.03)μmol/L; B-16 (F-10), ED_{50} > 20μmol/L, 阿霉素, ED_{50} = (0.06±0.10)μmol/L; SK-MEL-2, ED_{50} > 20μmol/L, 阿霉素, ED_{50} = (0.09±0.30)μmol/L; PC3, ED_{50} = (19±0.8)μmol/L, 阿霉素, ED_{50} = (0.83±0.18) μmol/L; LOX-IMVI, ED_{50} = (16±0.6)μmol/L, 阿霉素, ED_{50} = (0.38±0.33)μmol/L; A549, ED_{50} = (8.9±2.1)μmol/L, 阿霉素, ED_{50} = (0.67±0.21)μmol/L][1361].【来源】大枣 *Ziziphus jujuba*, 具蜜金合欢 *Acacia mellifera* (茎皮), 路路通 *Liquidambar formosana* [Syn. *Liquidambar taiwaniana*], 榕树 *Ficus microcarpa* (气生根), 山稔叶 *Rhodomyrtus tomentosa*.【文献】168, 817, 1265, 1361.

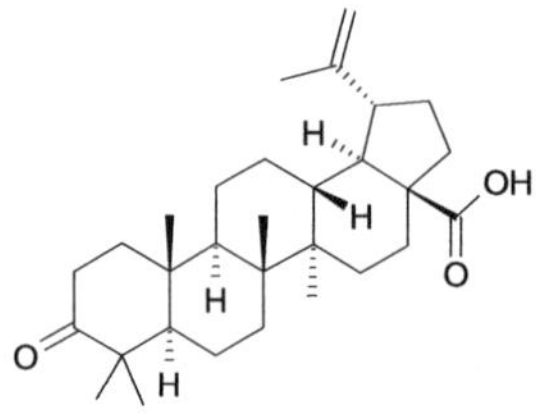

966 3-*O*-(*cis-p*-Coumaroyl)-alphitolic acid 3-*O*-(*cis-p*-香豆酰基)-麦珠子酸*

$C_{39}H_{54}O_6$ (618.86). 白色粉末, mp 208~210℃, $[\alpha]_D^{20}$ = +0.9° (*c* = 1.0, pyridine).【类型】羽扇豆烷型五环三萜.【活性】细胞毒 [K562, ED_{50} = (10.7±0.1)μmol/L, 对照阿霉素, ED_{50} = (0.09±0.03)μmol/L; B-16 (F-10), ED_{50} = (10.2±0.2)μmol/L, 阿霉素, ED_{50} = (0.06±0.10)μmol/L; SK-MEL-2, ED_{50} = (8.9±1.4)μmol/L, 阿霉素, ED_{50} = (0.09±0.30)μmol/L; PC3, ED_{50} = (7.3±0.2)μmol/L, 阿霉素, ED_{50} = (0.83±0.18)μmol/L; LOX-IMVI, ED_{50} = (5.5±0.4)μmol/L, 阿霉素, ED_{50} = (0.38±0.33)μmol/L; A549, ED_{50} = (4.7±1.8)μmol/L, 阿霉素, ED_{50} = (0.67±0.21)μmol/L][1361].【来源】大枣 *Ziziphus jujuba*.【文献】2, 1361.

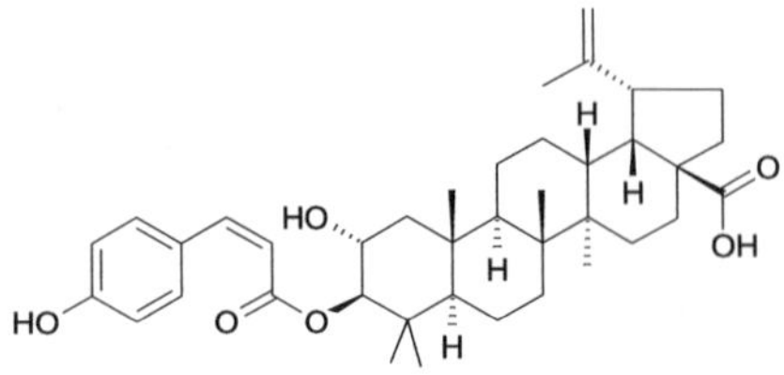

967 3-*O*-(*trans-p*-Coumaroyl)-alphitolic acid 3-*O*-(*trans-p*-香豆酰基)-麦珠子酸*

$C_{39}H_{54}O_6$ (618.86). 白色粉末, mp 279~280℃, $[\alpha]_D^{25}$ = +44.1° (*c* = 0.8, 吡啶).【类型】羽扇豆烷型五环三萜.【活性】细胞毒 [K562, ED_{50} = (9.4±1.0)μmol/L, 对照阿霉素, ED_{50} = (0.09±0.03)μmol/L; B-16 (F-10), ED_{50} = (7.3±2.0)μmol/L, 阿霉素, ED_{50} = (0.06±0.10)μmol/L; SK-MEL-2, ED_{50} = (6.9±0.9)μmol/L, 阿霉素, ED_{50} = (0.09±0.30)μmol/L; PC3, ED_{50} = (4.0±0.4)μmol/L, 阿霉素, ED_{50} = (0.83±0.18)μmol/L; LOX-IMVI, ED_{50} = (4.3±1.3)μmol/L, 阿霉素, ED_{50} = (0.38±0.33)μmol/L; A549, ED_{50} = (12±1.7)μmol/L, 阿霉素, ED_{50} = (0.67±0.21)μmol/L][1361].【来源】大枣 *Ziziphus jujuba*.【文献】1361.

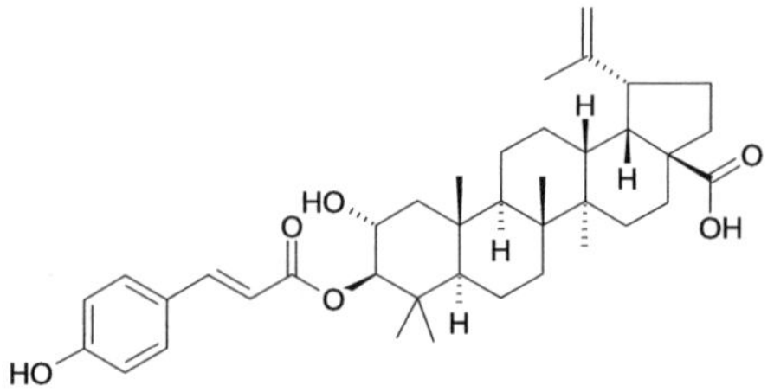

968 Glochidiol 算盘子二醇*

$C_{30}H_{50}O_2$ (442.73). mp 260~262℃, $[\alpha]_D^{23}$ = +19° (*c* = 0.98, 三氯甲烷); mp 265~267℃ (己烷), $[\alpha]_D^{20}$ = +18.3° (*c* = 0.05g/mL, 三氯甲烷).【类型】羽扇豆烷型五环三萜.【活性】抗肿瘤 [TPA 诱导的 EBV-EA, IC_{50} = 290 (mol ratio/32pmol TPA), 对照姜黄素 IC_{50} = 343 (mol ratio/32pmol TPA)][883]; 细胞毒 [抑制人癌细胞生长, MCF7 乳腺癌, GI_{50} = (6.6±0.7)μmol/L, 对照多柔比星, GI_{50} = (42.8±8.2)μmol/L; NCI-H460 肺癌, GI_{50} = (7.5±0.5)μmol/L, 多柔比星, GI_{50} = (94.0±8.7) μmol/L; SF268 神经细胞癌, GI_{50} = (9.7±0.3)μmol/L,

多柔比星, GI_{50} = (93.0±7.0)μmol/L[1219].【来源】棰柱算盘子 *Glochidion zeylanicum* (根皮), 毛果算盘子 *Glochidion eriocarpum* (根和茎木), 圆果算盘子 *Glochidion sphaerogynum* (根和茎木).【文献】883, 1219.

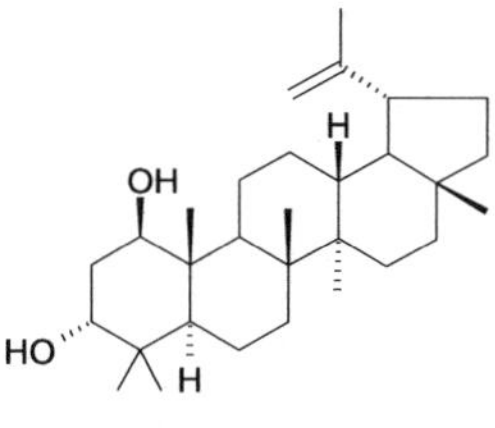

969 Glochidone 算盘子酮*

$C_{30}H_{46}O$ (422.70). mp 165~167℃, $[\alpha]_D^{23}$ = +42° (*c* = 0.46, 三氯甲烷); mp 163~164℃ (乙醇), $[\alpha]_D^{20}$ = +70.6° (*c* = 7mg/mL, 三氯甲烷).【类型】羽扇豆烷型五环三萜.【活性】抗肿瘤 [TPA 诱导的 EBV-EA, IC_{50} = 341 (mol ratio/32pmol TPA), 对照姜黄素 IC_{50} = 343 (mol ratio/32pmol TPA)][883]; 细胞毒 [抑制人癌细胞生长, MCF7 乳腺癌, GI_{50} >100μmol/L, 对照多柔比星, GI_{50} = (42.8±8.2)μmol/L; NCI-H460 肺癌, GI_{50} >100μmol/L, 多柔比星, GI_{50} = (94.0±8.7)μmol/L; SF268 神经细胞癌, GI_{50} >100μmol/L, 多柔比星, GI_{50} = (93.0±7.0)μmol/L][1219].【来源】棰柱算盘子 *Glochidion zeylanicum* (根皮), 毛果算盘子 *Glochidion eriocarpum* (根和茎木).【文献】883, 1219.

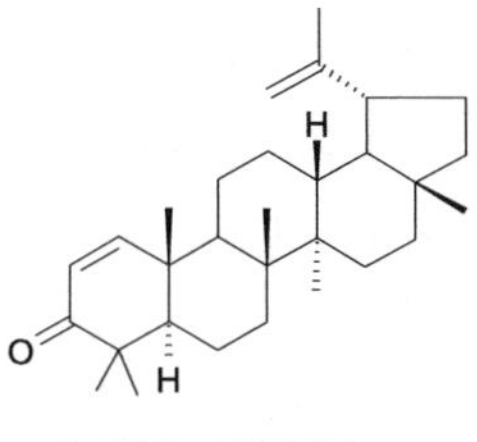

970 Glochidonol 算盘子酮醇*

$C_{30}H_{48}O_2$ (440.72). mp 225~227℃, $[\alpha]_D^{23}$ = +23° (*c* = 0.95, 三氯甲烷); mp 228~230℃ (己烷), $[\alpha]_D^{20}$ = +50.7° (*c* = 0.5g/100mL, 三氯甲烷).【类型】羽扇豆烷型五环三萜.【活性】抗肿瘤 [TPA 诱导的 EBV-EA, IC_{50} = 325 (mol ratio/32pmol TPA), 对照姜黄素 IC_{50} = 343(mol ratio/32pmol TPA)][883]; 细胞毒 [抑制人癌细胞生长, MCF7 乳腺癌, GI_{50} = (9.0±3.7)μmol/L, 对照多柔比星, GI_{50} = (42.8±8.2)μmol/L; NCI-H460 肺癌, GI_{50} = (4.9±0.2)μmol/L, 多柔比星, GI_{50} = (94.0±8.7)μmol/L; SF268 神经细胞癌, GI_{50} = (9.8±0.5)μmol/L, 多柔比星, GI_{50} = (93.0±7.0)μmol/L][1219].【来源】棰柱算盘子 *Glochidion zeylanicum* (根皮), 毛果算盘子 *Glochidion eriocarpum* (根和茎木), 圆果算盘子 *Glochidion sphaerogynum* (根和茎木).【文献】883, 1219.

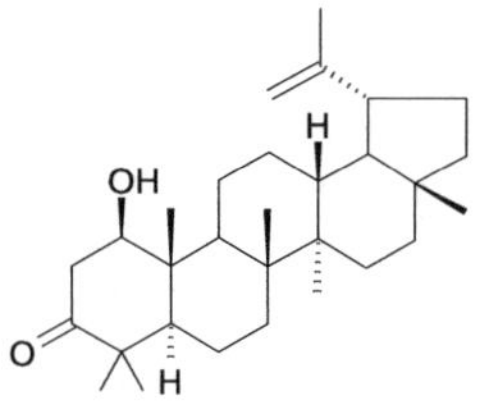

971 3*β*-Hydroxy-lup-20(29)-en-30-al 3*β*-羟基-羽扇豆-20(29)-烯-30-醛*

$C_{30}H_{48}O_2$ (440.72).【类型】羽扇豆烷型五环三萜.【活性】细胞毒 [NSCLC-N6 细胞株, IC_{50} = (11±0.02)μg/mL][817]; 抗疟疾 [恶性疟原虫 FcB1, IC_{50} = (3.15±0.07)μg/mL, 对照氯喹, IC_{50} = (0.05±0.002)μg/mL; 恶性疟原虫 FcM29, IC_{50} = (4.06±0.53)μg/mL][965].【来源】具蜜金合欢 *Acacia mellifera* (茎皮), *Nuxia sphaerocephala* (叶).【文献】817, 965.

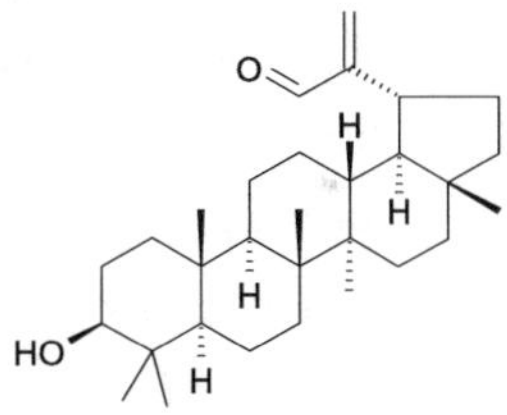

972 6*β*-Hydroxylup-20(29)-en-3-oxo-27,28-dioic acid 6*β*-羟基-羽扇豆-20(29)-烯-3-酮-27,28-二酸*

$C_{30}H_{44}O_6$ (500.68). 无定形粉末, $[\alpha]_D^{26}$ = −17.5° (*c* = 0.05, 三氯甲烷).【类型】羽扇豆烷型五环三萜.【活性】细胞毒 (*in vitro*, 胃癌 NuGc, 10μmol/L, 抑制率 = 80%; 对照 Antinomycin D, 10μmol/L, 抑制率 = 98%~100%)[1034].【来源】香气荚蒾* *Viburnum odoratissimum* (叶和花: 产率 = 0.009%).【文献】1034.

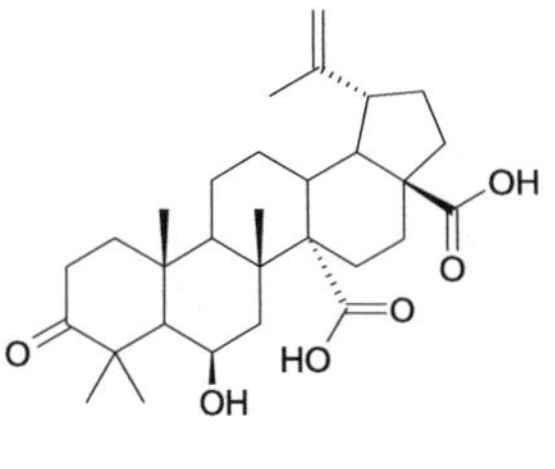

973　28-Hydroxy-3-oxo-lup-20-(29)-en-30-al　28-羟基-3-酮-羽扇豆-20-(29)-烯-30-醛*

$C_{30}H_{46}O_3$ (454.70). 无色胶状物, $[\alpha]_D^{20}$ = +9.62° (*c* = 1.0, 三氯甲烷). 【类型】羽扇豆烷型五环三萜. 【活性】细胞毒 [NSCLC-N6 细胞株, IC_{50} = (15±0.06)μg/mL][817]. 【来源】具蜜金合欢 *Acacia mellifera* (茎皮). 【文献】817.

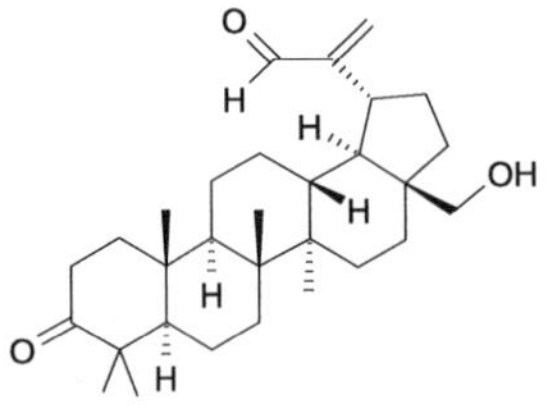

974　Lup-20(29)-ene-1β,3β-diol　羽扇豆-20(29)-烯-1β,3β-二醇

$C_{30}H_{50}O_2$ (442.73). mp 245~246.5℃, $[\alpha]_D^{23}$ = +11° (*c* = 0.25, 三氯甲烷); mp 248~249℃ (已烷), $[\alpha]_D^{20}$ = +30.2° (*c* = 0.7g/100mL, 三氯甲烷). 【类型】羽扇豆烷型五环三萜. 【活性】抗肿瘤 [TPA 诱导的 EBV-EA, IC_{50} = 300(mol ratio/32pmol TPA); 对照姜黄素 IC_{50} = 343 (mol ratio/32pmol TPA)][883]; 细胞毒 [抑制人癌细胞生长, MCF7 乳腺癌, GI_{50} = (79.2±2.4)μmol/L, 对照多柔比星, GI_{50} = (42.8±8.2)μmol/L; NCI-H460 肺癌, GI_{50} > 100μmol/L, 多柔比星, GI_{50} = (94.0±8.7)μmol/L; SF268 脑癌, GI_{50} > 100μmol/L, 多柔比星, GI_{50} = (93.0±7.0)μmol/L][1219]. 【来源】榧柱算盘子 *Glochidion zeylanicum* (根皮), 毛果算盘子 *Glochidion eriocarpum* (根和茎木). 【文献】883, 1219.

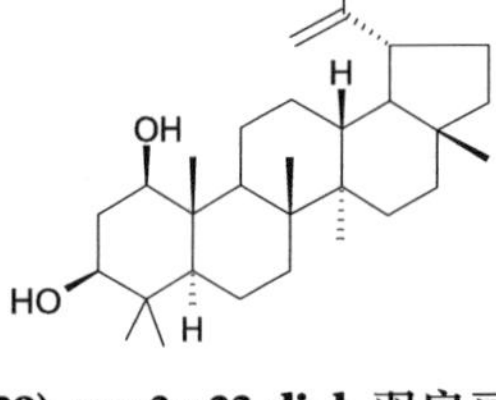

975　Lup-20(29)-ene-3α,23-diol　羽扇豆-20(29)-烯-3α,23-二醇

$C_{30}H_{50}O_2$ (442.73). mp 213~214℃ (已烷), $[\alpha]_D^{20}$ = +16.3° (*c* = 0.6g/100mL, 三氯甲烷). 【类型】羽扇豆烷型五环三萜. 【活性】细胞毒 [抑制人癌细胞生长, MCF7 乳腺癌, GI_{50} = (12.7±1.6)μmol/L, 对照多柔比星, GI_{50} = (42.8±8.2)μmol/L; NCI-H460 肺癌, GI_{50} = (17.9±1.1)μmol/L, 多柔比星, GI_{50} = (94.0±8.7)μmol/L; SF268 脑癌, GI_{50} = (17.9±0.5)μmol/L, 多柔比星, GI_{50} = (93.0±7.0)μmol/L][1219]. 【来源】毛果算盘子 *Glochidion eriocarpum* (根和茎木). 【文献】1219.

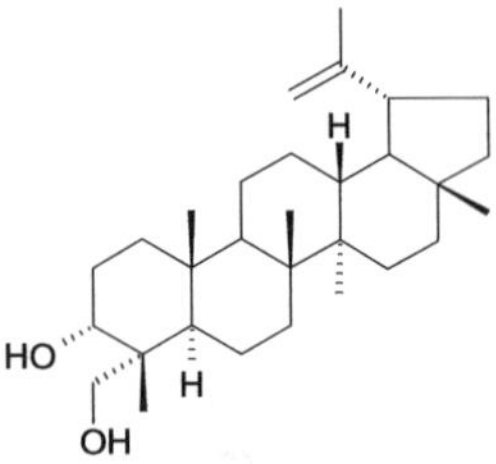

976　Lup-20(29)-ene-3β,24-diol　羽扇豆-20(29)-烯-3β,24-二醇

$C_{30}H_{50}O_2$ (442.73). mp 249~250℃, $[\alpha]_D^{23}$ = +41° (*c* = 0.58, 三氯甲烷). 【类型】羽扇豆烷型五环三萜. 【活性】抗肿瘤 [TPA 诱导的 EBV-EA, IC_{50} = 350(mol ratio/32pmol TPA); 对照姜黄素 IC_{50} = 343(mol ratio/32pmol TPA)][883]. 【来源】落萼叶下珠 *Phyllanthus flexuosus* (根皮). 【文献】883.

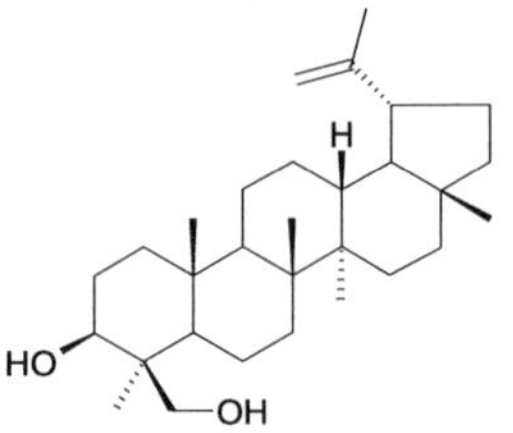

977　Lupeol　羽扇豆醇

[545-47-1] $C_{30}H_{50}O$ (426.73). 无色针状晶体, mp 214~216℃, $[\alpha]_D^{18}$ = +20° (*c* = 0.101, 三氯甲烷); 白色无定形粉末, $[\alpha]_D^{23}$ = +23° (*c* = 0.1, 三氯甲烷), $[\alpha]_D^{20}$ = +26.4° (*c* = 1, 三氯甲烷); mp 212~214℃, $[\alpha]_D^{23}$ = +28° (*c* = 0.55, 三氯甲烷); mp 199~200℃ (乙醇), $[\alpha]_D^{20}$ = +14.2° (*c* = 0.08g/mL, 三氯甲烷). 【类型】羽扇豆烷型五环三萜. 【活性】抗肿瘤 (大鼠 W_{256}); 细胞毒 (人纤维肉瘤细胞 HT1080, ED_{50} = 16.7μg/mL; 对照阿霉素, ED_{50} = 0.1μg/mL)[969]; 抗高血压; 降血糖; 抗 HSV-1 (EC_{50} = 11.7μmol/L, IC_{50} = 49.3μmol/L, SI = 4.20, 对照无环鸟苷, EC_{50} = 1.72μmol/L, IC_{50} = 15860μmol/L, SI = 9220)[543]; 15-脂加氧酶抑制剂 [IC_{50} = (35±9)μmol/L][1159]; 抗肿瘤 [TPA 诱导的 EBV-EA, IC_{50} = 380(mol ratio/32pmol TPA), 对照

Curcumin IC_{50} = 343(mol ratio/32pmol TPA)][883]; 抗炎 (鼠, 抑制 TPA 诱导的耳水肿; 髓过氧化物酶抑制剂)[962]; 细胞毒 [抑制人癌细胞生长, MCF7 乳腺癌, GI_{50} = (75.6±11.7)μmol/L, 对照阿霉素, GI_{50} = (42.8±8.2) μmol/L; NCI-H460 肺癌, GI_{50} = (86.1±12.4) μmol/L, 阿霉素, GI_{50} = (94.0±8.7)μmol/L; SF268 脑癌, GI_{50} = (80.9±2.6)μmol/L, 阿霉素, GI_{50} = (93.0±7.0)μmol/L][1219]; 血小板聚集抑制剂 (100μmol/L 花生四烯酸诱导的, 20μg/mL, 抑制率 = 12.2%±4.5%, 对照阿司匹林, 50μg/mL, 抑制率 = 100%; 10μg/mL Col 诱导的, 100μg/mL, 抑制率 = 10.3%±3.0%, P<0.001, 阿司匹林, 50μg/mL, 抑制率 = 12.2%±1.7%; 2nmol/L PAF 诱导的, 20μg/mL, 抑制率 = 3.1%±2.1%, P<0.001, 阿司匹林, 50μg/mL, 抑制率 = 9.6%±1.2%; 0.1μg/mL 凝血酶诱导的, 20μg/mL, 抑制率 = 0.5%±0.3%); 细胞毒 (NSCLC-N6 细胞株, IC_{50} > 30μg/mL)[817]; 细胞毒实验无活性 (*in vitro*, HeLa、Vero、K562、Raji、Wish 和 Calu1 癌细胞株, IC_{50} > 100μmol/L)[653]. 【来源】庵摩勒 *Phyllanthus emblica*, 白僵蚕 *Bombyx mori*, 波特兰大戟* *Euphorbia portlandica* (全株), 蚕茧 *Bombyx mori*, 大叶冬青 *Ilex latifolia*, 枸骨树皮 *Ilex cornuta*, 枸杞子 *Lycium chinense*, 鬼盖 *Coprinus atramentarius*, 黄龙胆 *Gentiana lutea* (根茎和根), 火焰花 *Phlogacanthus curviflorus* (根: 产率 = 0.0231%干重)[1129], 箭叶橐吾根 *Ligularia sagitta*, 具蜜金合欢 *Acacia mellifera* (茎皮), 君迁子 *Diospyros lotus*, 苦地胆 *Elephantopus scaber*, 烈味裂榄 *Bursera graveolens* (茎), 落萼叶下珠 *Phyllanthus flexuosus* (根皮), 马蓝根 *Baphicacanthus cusia* [Syn. *Strobilanthes cusia*], 毛果算盘子 *Glochidion eriocarpum* (根和茎木), 枪刀药 *Hypoestes purpurea* [Syn. *Justicia purpurea*; *Hypoestes sinica*] (地上部分: 产率 = 0.00069%干重)[1119], 桑寄生 *Loranthus parasiticus* [Syn. *Loranthus chinenis*; *Taxillus chinensis*], 桑叶 *Morus alba*, 山豆根 *Sophora subprostrata* [Syn. *Sophora tonkinensis*], 山稔叶 *Rhodomyrtus tomentosa*, 水流豆 *Pongamia pinnata* (茎皮: 产率 = 0.0028%)[1083], 台湾蜂斗菜* *Petasites formosanus*, 无花果 *Ficus carica*, 无花果叶 *Ficus carica*, 细长南美豆 *Anadenanthera colubrine* (地上部分), 小花木榄果* *Bruguiera parviflora*, 崖椒属 *Fagara xanthoxyloides*, 杨梅 *Myrica rubra*, 翼核果 *Ventilago leiocarpa* (茎)[653], 油柑根 *Phyllanthus emblica*, 油柑木皮 *Phyllanthus emblica*, 油柑叶 *Phyllanthus emblica*, 原蚕沙 *Bombyx mori*, 云实 *Caesalpinia decapetala* (叶), 还存在于许多植物中 (榕属 *Ficus* spp., *Achras* spp., *Rauvolfia* spp.). 【文献】5, 80, 167, 168, 506, 525, 543, 817, 883, 932, 962, 969, 974, 1083, 1119, 1159, 1193, 1219, 1313, 1315.

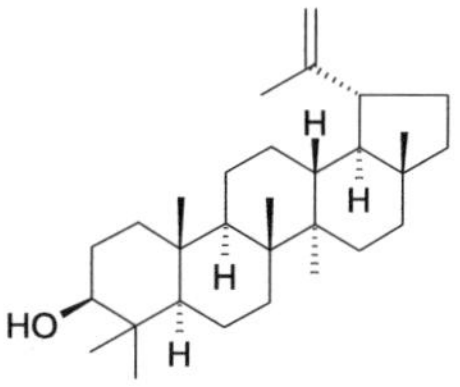

978 Lupeol acetate 乙酸羽扇豆醇酯

Lupenyl acetate $C_{32}H_{52}O_2$ (468.77). 晶体, mp 206~209℃, mp 217~218℃. 【类型】羽扇豆烷型五环三萜. 【活性】抗肿瘤; 降血糖; 抑制 T 细胞细胞核因子 NFAT 的转录 [IC_{50} > 100μmol/L, 阳性对照环孢素, IC_{50} = (0.29±0.01)μmol/L][526]. 【来源】华茶藨 *Ribes fasciculatum* var. *chinense*, 黄花夹竹桃 *Thevetia neriifolia* [Syn. *Thevetia peruviana*], 苦地胆 *Elephantopus scaber*, 杧果树皮 *Mangifera indica*, 苏库巴斗花 *Himatanthus sucuuba*, 无漏子 *Phoenix dactylifera*, 象皮木 *Alstonia scholaris*. 【文献】5, 167, 526, 889.

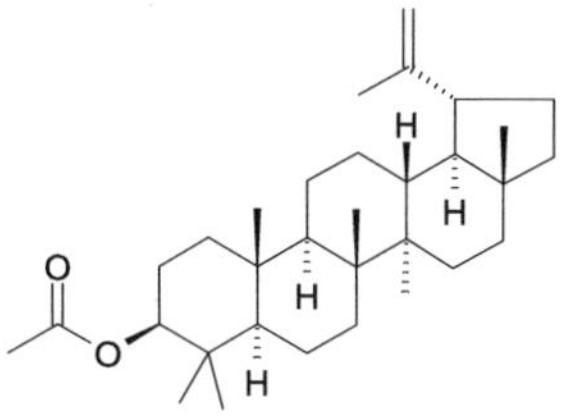

979 Ochraceolide A 赭黄栲古那内酯 A

[138913-61-8] $C_{30}H_{44}O_3$ (452.68). 无色结晶 (三氯甲烷−甲醇), mp 223~225℃, $[\alpha]_D^{25}$ = +31° (c = 0.1, 甲醇). 【类型】羽扇豆烷型五环三萜. 【活性】细胞毒 (P_{388} *in vitro*, ED_{50} = 0.26μg/mL; BC1, HT, Lu1, KB-V, LNCaP, ZR-75-1, U373: ED_{50} = 4.5~17.2μg/mL). 【来源】沃利赫冠瓣 *Lophopetalum wallichii*, 赭黄栲古那 *Kokoona ochracea*. 【文献】609, 616.

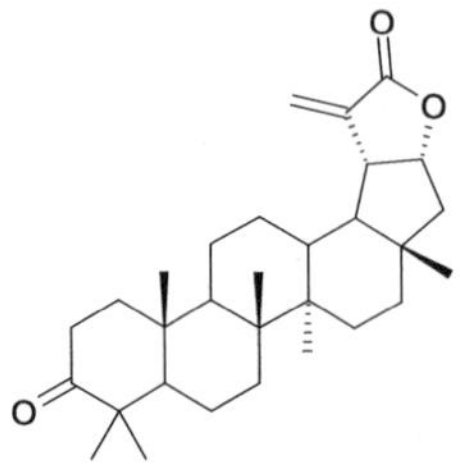

980　Ochraceolide B 赭黄椤古那内酯 B

[138913-62-9] $C_{30}H_{44}O_4$ (468.68). 无色结晶 (乙醚), mp 236~238℃, $[\alpha]_D^{25}$ = +10° (*c* = 0.1, 甲醇). 【类型】羽扇豆烷型五环三萜. 【活性】细胞毒 (P_{388}, ED_{50} = 7.8μg/mL; KB_3, ED_{50} = 5.2μg/mL). 【来源】赭黄椤古那 *Kokoona ochracea*. 【文献】609.

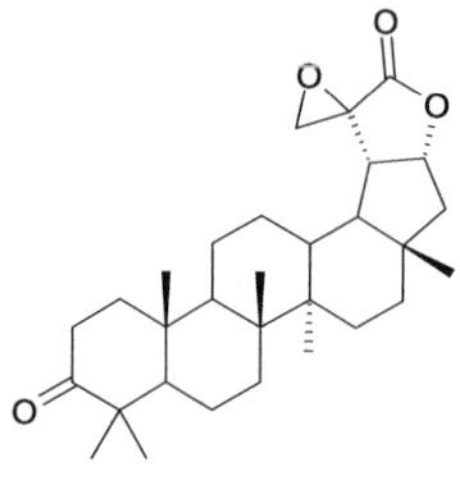

981　Ochraceolide C 赭黄椤古那内酯 C

[138913-63-0] $C_{30}H_{44}O_3$ (452.68). 无色结晶 (甲苯–石油醚), mp 236~238℃, $[\alpha]_D^{25}$ = −25° (*c* = 0.1, 甲醇). 【类型】羽扇豆烷型五环三萜. 【活性】细胞毒 (P_{388} *in vitro*, ED_{50} = 0.53μg/mL). 【来源】赭黄椤古那 *Kokoona ochracea*. 【文献】609.

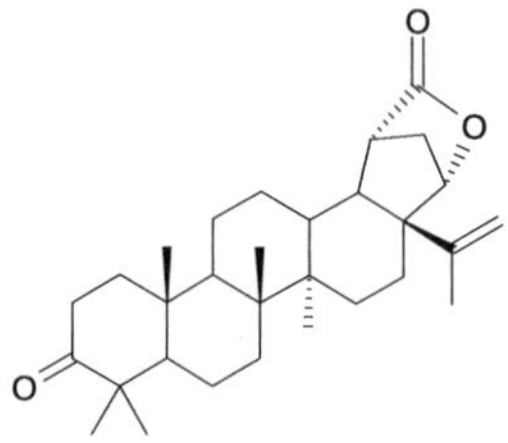

982　Ochraceolide D 赭黄椤古那内酯 D

[152221-16-4] $C_{30}H_{46}O_5$ (486.70). 无色结晶 (三氯甲烷–甲醇), mp 253~256℃, $[\alpha]_D^{25}$ = +10° (*c* = 0.1, 甲醇). 【类型】羽扇豆烷型五环三萜. 【活性】细胞毒 (人恶性胶质瘤细胞 U373 *in vitro*, ED_{50} = 3.9μg/mL; HT1080, A-431, LNCaP 有弱细胞毒活性). 【来源】赭黄椤古那 *Kokoona ochracea*. 【文献】609.

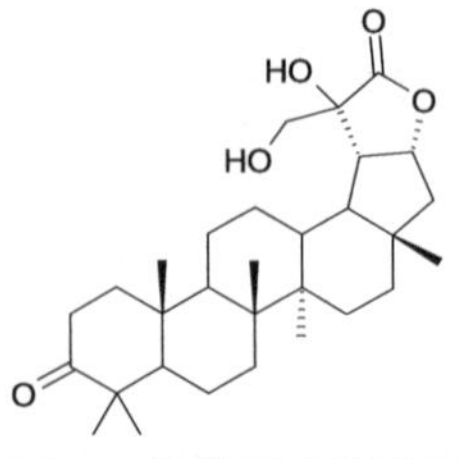

983　Ochraceolide E 赭黄椤古那内酯 E

[152231-40-8] $C_{30}H_{44}O_4$ (468.68). 无色结晶 (三氯甲烷), mp 233~235℃, $[\alpha]_D^{25}$ = +29° (*c* = 0.1, 甲醇). 【类型】羽扇豆烷型五环三萜. 【活性】细胞毒 (HT1080, ED_{50} = 12.2μg/mL; Mel-2, ED_{50} = 11.9μg/mL; ZR-75-1, ED_{50} = 18.8μg/mL; U373, ED_{50} = 8.6μg/mL). 【来源】赭黄椤古那 *Kokoona ochracea*. 【文献】609.

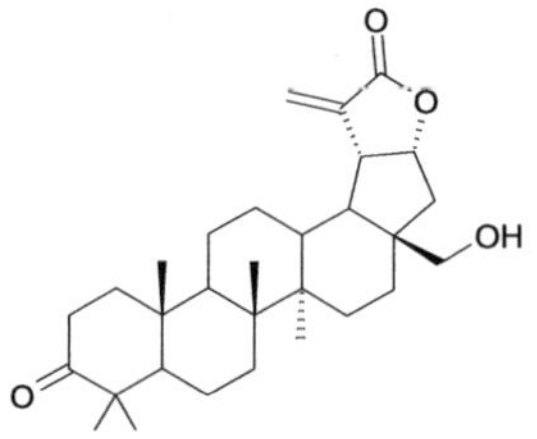

984　3*β*-*D*-*O*-(*α*-*L*-Rhamnopyranosyl-(1 → 2)-*α*-*L*-arabinopyranosyl)-lup-20(29)-ene-28-*O*-*β*-*D*-glucopyranosyl ester　3*β*-*D*-*O*-(*α*-*L*-吡喃鼠李糖基-(1 → 2)-*α*-*L*-吡喃阿拉伯糖基)-羽扇豆-20(29)-烯-28-*O*-*β*-*D*-吡喃葡萄糖酯*

$C_{47}H_{76}O_{16}$ (897.12). 白色粉末, $[\alpha]_D^{25}$ = +71°, (*c* = 0.1, 甲醇). 【类型】羽扇豆烷型五环三萜. 【活性】细胞毒 (抗增殖 *in vitro*: J774.A1 细胞株, IC_{50} = 0.32μmol/L; HEK-293 细胞株, IC_{50} = 0.44μmol/L; WEHI-164 细胞株, IC_{50} = 0.79μmol/L; 对照 6-巯基嘌呤, J774.A1 细胞株, IC_{50} = 0.003μmol/L; HEK-293 细胞株, IC_{50} = 0.007μmol/L; WEHI-164 细胞株, IC_{50} = 0.015μmol/L)[1203]. 【来源】圆叶鹅掌柴* *Schefflera rotundifolia* (地上部分). 【文献】1203.

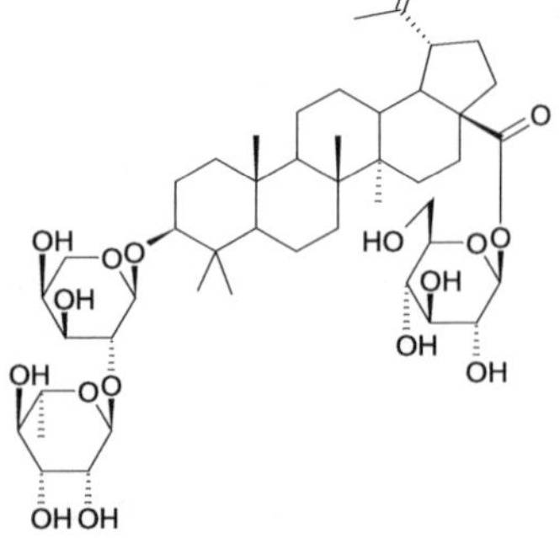

985 Zizyberenalic acid

$C_{30}H_{44}O_3$ (452.68). 白色粉末, mp 214~216℃, $[\alpha]_D^{18}$ = +24° (c = 0.5, 甲醇). 【类型】3(2→1)-移羽扇豆烷型五环三萜. 【活性】细胞毒 [K562, ED_{50} > 20μmol/L, 对照阿霉素, ED_{50} = (0.09±0.03)μmol/L; B16(F-10), ED_{50} > 20μmol/L, 阿霉素, ED_{50} = (0.06±0.10)μmol/L; SK-MEL-2, ED_{50} > 20μmol/L, 阿霉素, ED_{50} = (0.09±0.3) μmol/L; PC3, ED_{50} = (19.9±0.9)μmol/L, 阿霉素, ED_{50} = (0.83±0.18))μmol/L; LOX-IMVI, ED_{50} = (15.0±1.3)μmol/L, 阿霉素, ED_{50} = (0.38±0.33)μmol/L; A549, ED_{50} > 20μmol/L, 阿霉素, ED_{50} = (0.67±0.21)μmol/L][1361]. 【来源】大枣 *Ziziphus jujuba*. 【文献】1361.

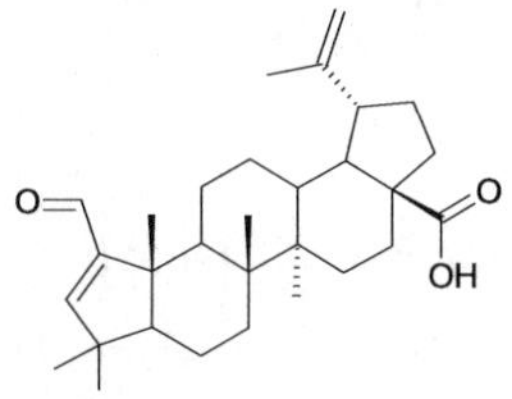

齐墩果烷型五环三萜

986 Abrusgenic acid 相思子原酸 (3β,22α-二羟基齐墩果-12-烯-29-酸)

Maytenfolic acid; 3*β*,22*α*-Dihydroxyolean-12-en-29-oic acid [84108-17-8] $C_{30}H_{48}O_4$ (472.71). 无色针状晶体, mp 320~322℃, $[\alpha]_D$ = 34.2° (c = 1.2, 吡啶). 【类型】齐墩果烷型五环三萜. 【活性】抗肿瘤 (P_{388}, 6.25mg/kg, 生命延长率 = 148%)[282]; 抗炎[282]; 抗 HIV [抑制 HIV 复制, H9 淋巴细胞, IC_{50} (抑制未感染的 H9 淋巴细胞 50%的浓度) > 25μg/mL, EC_{50} = 5.65μg/mL, TI = 4.40μg/mL, 对照 3'-叠氮基-3'-脱氧胸苷, IC_{50} = 500μg/mL, EC_{50} = 0.0007μg/mL, TI = 737207][926]; DPPH 清除实验无活性 (对 40μmol/L DPPH 自由基降低 50%所需的浓度 SC_{50} > 40μmol/L)[953]. 【来源】黑蔓 *Tripterygium regelii*, 昆明山海棠 *Tripterygium hypoglaucum*, 雷公藤 *Tripterygium wilfordii*, 丝棉木 *Euonymus bungeanus*, 桫拉木 *Salacia prinoides* [Syn. *Salacia chinensis*] (茎), 相思藤 *Abrus precatorius*, 相思子 *Abrus precatorius*, 南投秋海棠 *Begonia nantoensis* (根茎). 【文献】282, 284, 926, 953.

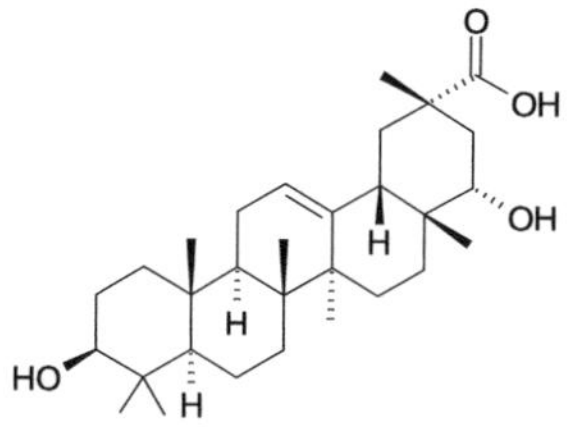

987 3β-Acetoxyolean-12-en-28-oic acid 3β-乙酰氧基齐墩果-12-烯-28-酸

3*β*-Acetyloleanolic acid [4339-72-4] $C_{32}H_{50}O_4$ (498.75). 无色针状晶体, mp 258~268℃, $[\alpha]_D^{25}$ = +74° (c = 1.0, 三氯甲烷). 【类型】齐墩果烷型五环三萜. 【活性】细胞毒 (Col2, IC_{50} = 10.4μg/mL, 对照椭圆玫瑰树碱, IC_{50} = 0.3μg/mL; LNCaP, IC_{50} > 20μg/mL; KB, IC_{50} > 20μg/mL; LU1, IC_{50} > 20μg/mL)[1326]; 抑制癌症的促进剂 (皮肤肿瘤); 免疫增强; 抗疟疾 [恶性疟原虫 FcB1, IC_{50} = (7.65±0.49)μg/mL; 对照氯喹, IC_{50} = (0.05±0.002)μg/mL][965]. 【来源】白头翁 *Pulsatilla chinensis*, 桦木皮 *Betula platyphylla*, 昆明山海棠 *Tripterygium hypoglaucum*, 龙脑膏香 *Dryobalanops aromatica*, 美商陆 *Phytolacca americana* [Syn. *Phytolacca decandra*], 女贞子 *Ligustrum lucidum*, 茜草根 *Rubia cordifolia*, 雄蕊状鼠尾草* *Salvia staminea*, 姊妹树 *Millingtonia hortensis*, 核果木属 *Drypetes molunduana* (茎), *Nuxia sphaerocephala* (叶). 【文献】5, 168, 355, 356, 852, 965, 1326.

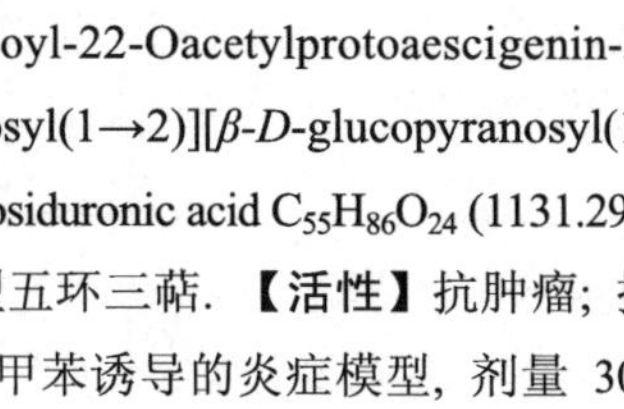

988 Aescin 七叶皂苷

21-*O*-Angeloyl-22-Oacetylprotoaescigenin-3-*O*-[*β*-*D*-glucopyranosyl(1→2)][*β*-*D*-glucopyranosyl(1→4)]-*β*-*D*-glucopyranosiduronic acid $C_{55}H_{86}O_{24}$ (1131.29). 【类型】齐墩果烷型五环三萜. 【活性】抗肿瘤; 抗真菌; 抗炎 (鼠, 二甲苯诱导的炎症模型, 剂量 30mg/kg, 抑制率 = 71.5%; 对照地塞米松, 剂量 1mg/kg, 抑制率 = 55.6%); 收敛剂; 溶血. 【来源】欧洲七叶树 *Aesculus hippocastanum*, 七叶树 *Aesculus chinensis* (种子), 娑

罗子 *Aesculus wilsonii*. 【文献】167, 544.

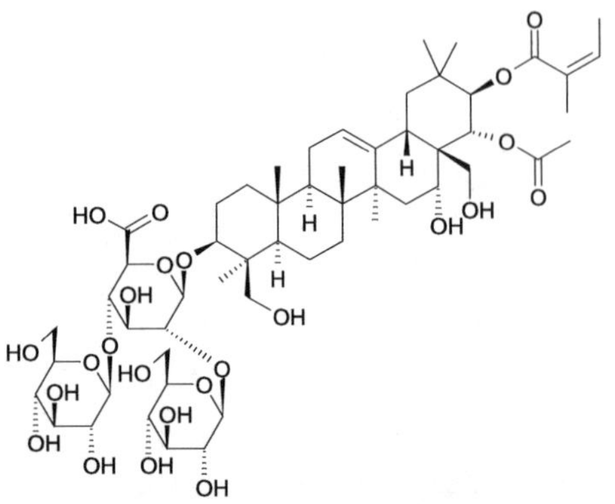

989　Agrostemmasaponin 1　麦仙翁皂草苷 1

$C_{72}H_{112}O_{37}$ (1569.67). 【类型】齐墩果烷型五环三萜. 【活性】细胞毒 (和 agrostin 联合起作用)[1354]. 【来源】麦仙翁 *Agrostemma githago* (根). 【文献】1354.

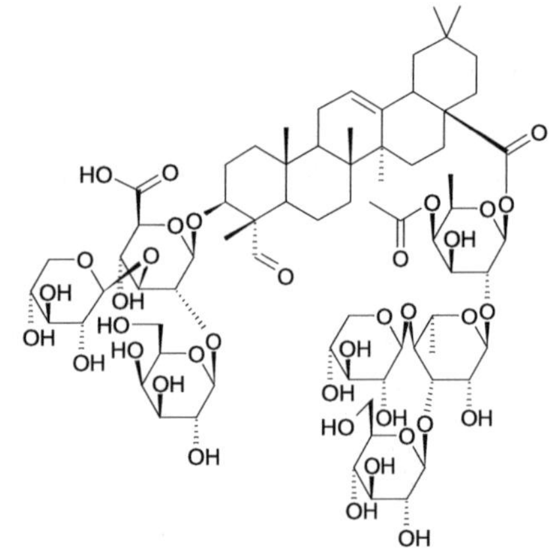

990　3-*O*-*α*-*L*-Arabinopyranosyloleanolic acid　3-*O*-*α*-*L*-吡喃阿拉伯糖基齐墩果酸

$C_{35}H_{56}O_7$ (588.83). 【类型】齐墩果烷型五环三萜. 【活性】细胞毒 [A2780, IC_{50} = (8.6±0.3)μg/mL; 对照放线菌素 D, IC_{50} = 2~5ng/mL][1323]. 【来源】黄花败酱 *Patrinia scabiosaefolia*, 刺五加 *Acanthopanax senticosus* [Syn. *Eleutherococcus senticosus*]. 【文献】1323.

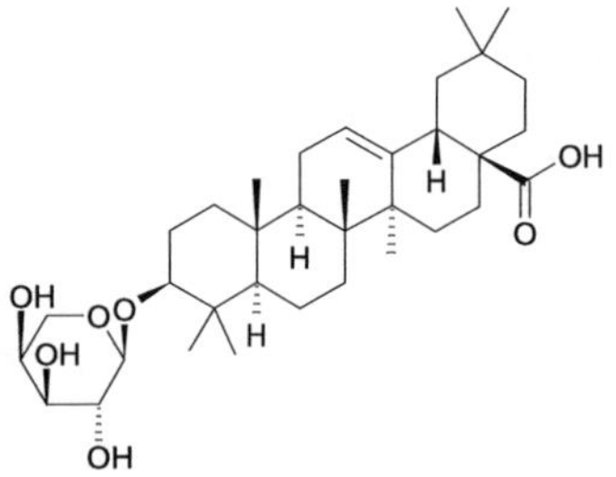

991　3*β*-[(*α*-*L*-Arabinopyranosyl)oxy]-23-hy-droxyolean-12-en-28-oic acid 28-*β*-*D*-glucopy-ranosyl ester　3*β*-[(*α*-*L*-吡喃阿拉伯糖基)氧]-23-羟基齐墩果-12-烯-28-酸 28-*β*-*D*-吡喃葡萄糖酯

$C_{41}H_{66}O_{13}$ (766.98). 【类型】齐墩果烷型五环三萜. 【活性】细胞毒 (HSC-2, IC_{50} = 18μg/mL; HGF, IC_{50} > 200μg/mL)[1238]. 【来源】地榆 *Sanguisorba officinalis*. 【文献】1238.

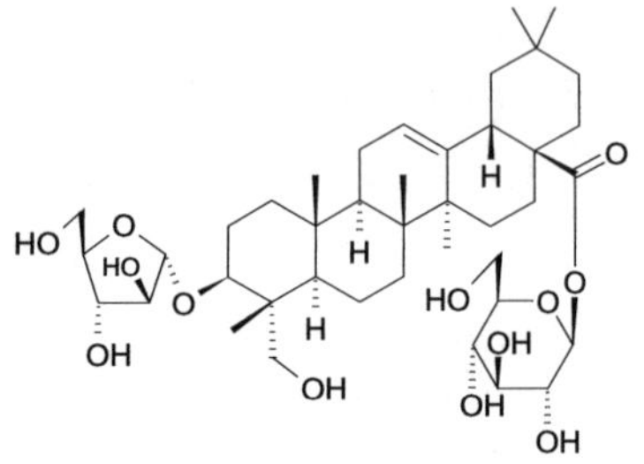

992　Ardipusilloside Ⅰ　九节龙皂苷Ⅰ

3-*O*-[*α*-*L*-Rhamnopyranosyl-(1→2)-*β*-*D*-gluco-pyranosyl-(1→3)][*β*-*D*-glucopyranosyl-(1→2)]-*α*-*L*-arabinopyranosyl cyclamiretin A [153127-34-5] $C_{53}H_{86}O_{22}$ (1075.26). 白色针状晶体, mp 239~241℃, $[\alpha]_D^{22.8}$ = −26.6° (*c* = 0.93, 甲醇). 【类型】齐墩果烷型五环三萜. 【活性】抗肿瘤 (S_{180}、ESC 和 B16); 免疫增强. 【来源】川产九节龙 *Ardisia pusilla*. 【文献】42.

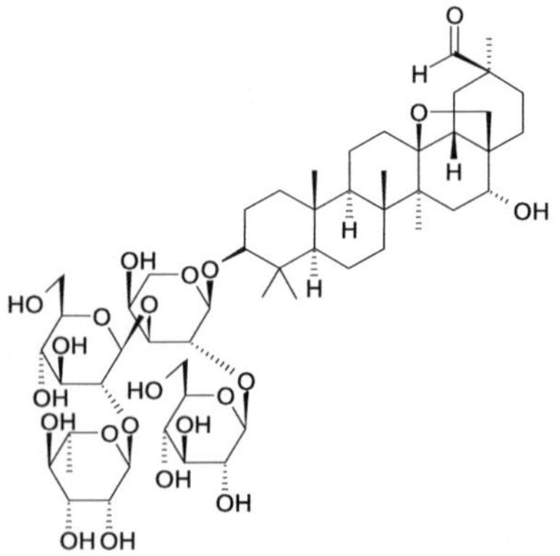

993　Ardipusilloside Ⅱ　九节龙皂苷Ⅱ

3-*O*-[*α*-*L*-Xylopyranosyl-(1→2)-*β*-*D*-glucopyranosyl-(1→4)][*β*-*D*-glucopyranosyl-(1→2)-*β*-*D*-glucopyranosyl-(1→2)]-*α*-*L*-rhamnopyranosyl cyclamiretin A [153127-35-6] $C_{58}H_{94}O_{27}$ (1223.38). 白色粉末, mp 279~281℃, $[\alpha]_D^{22.5}$ = −21.91° (*c* = 0.79, C_5H_5N). 【类型】齐墩果烷

型五环三萜.【活性】抗肿瘤 (S_{180}、ESC 和 B16); 免疫增强.【来源】川产九节龙 *Ardisia pusilla*.【文献】42.

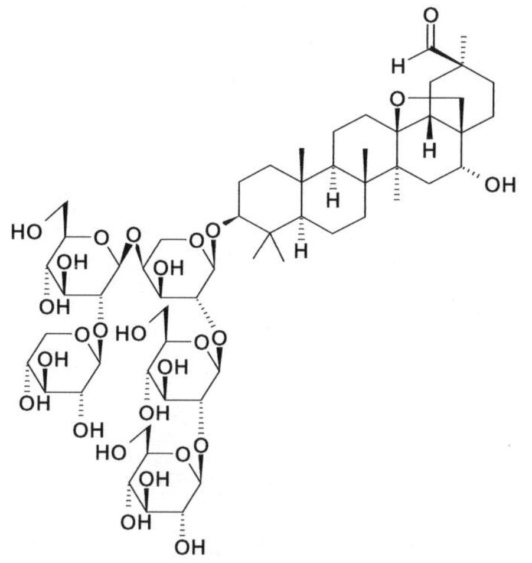

994 AssamicinⅢ 长柄七叶树苷Ⅲ

28-*O*-Acetyl-21-*O*-(4-*O*-angeloyl)-6-deoxy-*β*-glucopyranosyl-3-*O*-[*β*-glucopyranosyl(1→2)-*O*-[*β*-glucopyranosyl(1→4)]-*β*-glucuronopyranosyl]protoaescigenin $C_{61}H_{96}O_{28}$ (1277.43). 无定形粉末, $[\alpha]_D^{24} = -47.8°$ (c = 0.2, 吡啶).【类型】齐墩果烷型五环三萜.【活性】抗真菌 (植物病原真菌 *Pyricularia oryzae*)[995]; 细胞毒 (*in vitro*, K562、HCT15)[995].【来源】长柄七叶树 *Aesculus assamica* (种子).【文献】995.

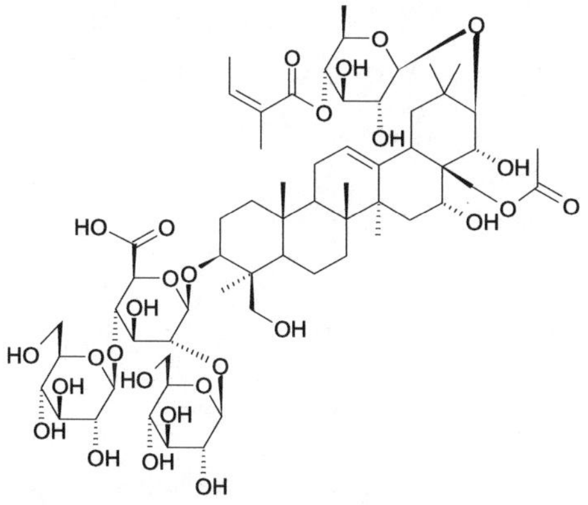

995 AssamicinⅣ 长柄七叶树苷Ⅳ

21-*O*-(4-*O*-Angeloyl)-6-deoxy-*β*-glucopyranosyl-3-*O*-[*β*-glucopyranosyl(1→2)-*O*-[*β*-glucopyranosyl(1→4)]-*β*-glucuronopyranosyl]protoaescigenin $C_{59}H_{94}O_{27}$ (1235.39). 无定形粉末, $[\alpha]_D^{24} = -40.5°$ (c = 0.2, 吡啶).【类型】齐墩果烷型五环三萜.【活性】抗真菌 (植物病原真菌 *Pyricularia oryzae*)[995]; 细胞毒 (*in vitro*, K562, HCT15)[995].【来源】长柄七叶树 *Aesculus assamica* (种子).【文献】995.

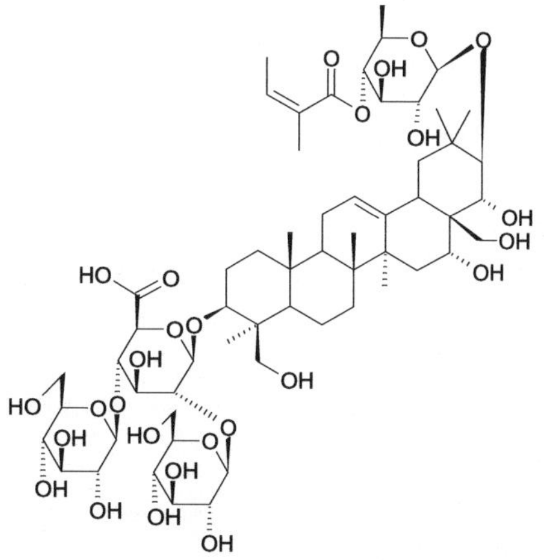

996 Capilliposide B 细梗香草皂苷 B

$C_{58}H_{96}O_{24}$ (1177.40). 白色无定形粉末, $[\alpha]_D^{20} = -23.4°$ (c = 0.55, 甲醇).【类型】齐墩果烷型五环三萜.【活性】细胞毒 (人 A-2780, IC_{50} = 0.1μg/mL).【来源】细梗香草 *Lysimachia capillipes* (全株: 产率 = 0.00060% 干重).【文献】484.

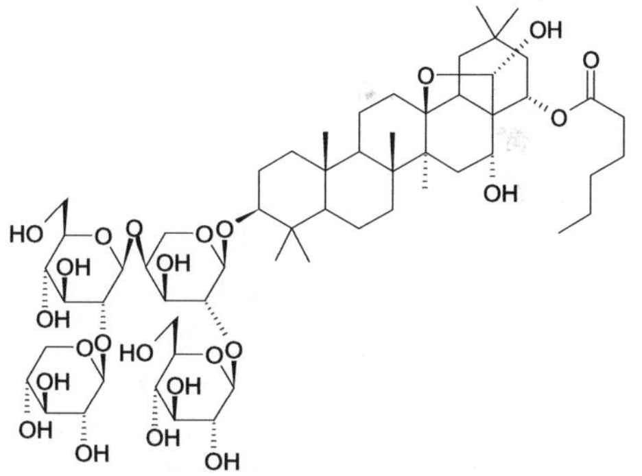

997 Clematibetoside C 西藏铁线莲苷 C

3-*O*-*β*-*D*-Ribopyranosyl hederagenin 28-*O*-*α*-*L*-rhamnopyranosyl-(1→4)-*β*-*D*-glucopyranosyl-(1→6)-*β*-*D*-glucopyranoside $C_{53}H_{86}O_{22}$ (1075.26). 白色无定形粉末, $[\alpha]_D^{28} = -25.7°$ (c = 0.67, 甲醇).【类型】齐墩果烷型五环三萜.【活性】细胞毒 (抗增殖 *in vitro*: J774.A1 细胞株, IC_{50} = 0.85μmol/L, HEK-293 细胞株, IC_{50} = 1.1μmol/L, WEHI-164 细胞株, IC_{50} = 1.2μmol/L; 对照 6-巯基嘌呤, J774.A1 细胞株, IC_{50} = 0.003μmol/L, HEK-293 细胞株, IC_{50} = 0.007μmol/L, WEHI-164 细胞

株, IC_{50} = 0.015μmol/L)[1203]. 【来源】西藏铁线莲* *Clematis tibetana* (地上部分). 【文献】727, 1203.

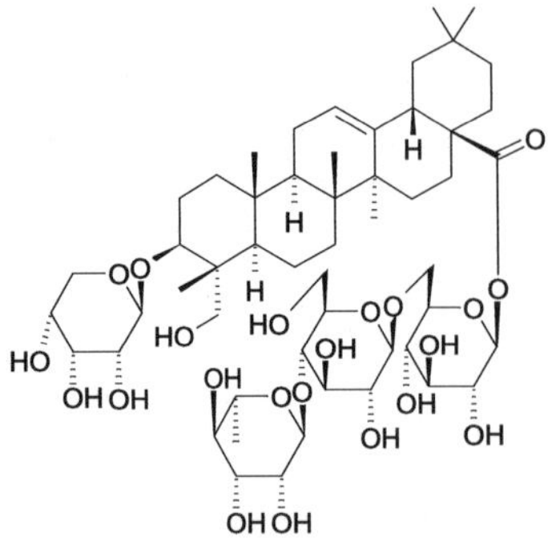

998 (3*Z*)-Coumaroylarjunolic acid (3*Z*)-香豆酰基阿江榄仁酸*

$C_{39}H_{54}O_7$ (634.86). 暗淡黄色无定形粉末 (三氯甲烷–甲醇), mp 252℃ (分解), $[\alpha]_D^{20}$ = +25.5° (*c* = 0.047, 甲醇). 【类型】齐墩果烷型五环三萜. 【活性】细胞毒 (鼠乳腺培养实验, 10μg/mL 抑制 79%)[1205]; 细胞毒 (小鼠乳腺培养物, 二甲基苯并蒽诱导的肿瘤生成前的损害, 4μg/mL, 抑制率 = 79.2%)[1244]. 【来源】三维治番樱桃* *Eugenia sandwicensis* (茎). 【文献】1205, 1244.

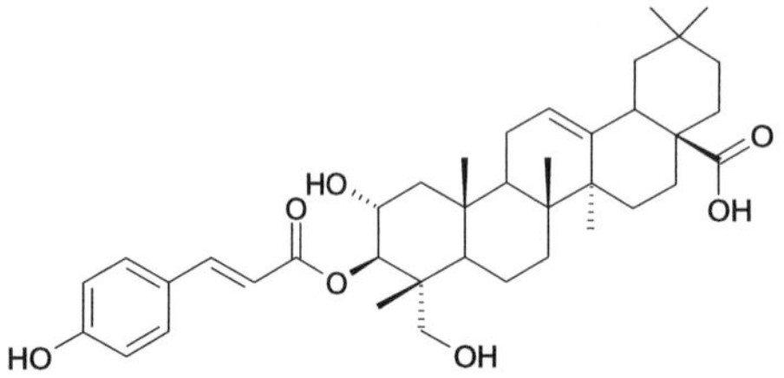

999 (3*Z*)-Coumaroylhederagenin (3*Z*)-香豆酰基常春藤皂苷元*

$C_{39}H_{54}O_6$ (618.86). 白色无定形粉末, $[\alpha]_D^{25}$ = +9.6° (*c* = 0.3, 三氯甲烷). 【类型】齐墩果烷型五环三萜. 【活性】细胞毒 [*in vitro*, 口表皮样癌 KB, IC_{50} = (1.2±0.01) μmol/L, 对照 VP-16, IC_{50} = (1.1±0.02)μmol/L; 结肠直肠癌 HT29, IC_{50} = (2.1±0.04)μmol/L, VP-16, IC_{50} = (2.3±0.08)μmol/L][629]. 【来源】毛草龙 *Ludwigia octovalvis* (全株: 产率 = 0.00024%干重). 【文献】629.

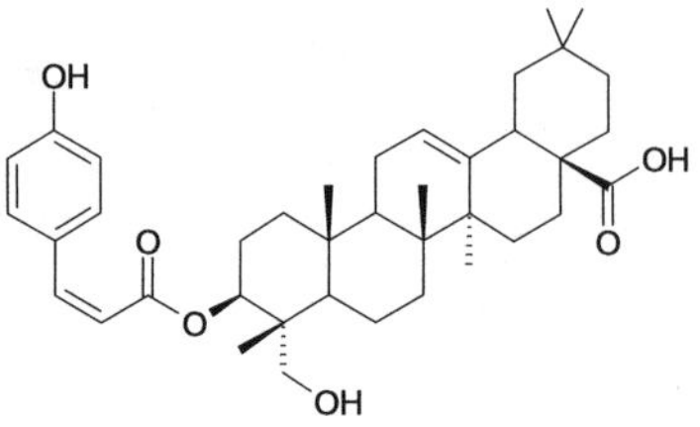

1000 (23*E*)-Coumaroylhederagenin (23*E*)-香豆酰基常春藤皂苷元*

$C_{39}H_{54}O_6$ (618.86). 白色无定形粉末, $[\alpha]_D^{25}$ = +6.8° (*c* = 0.2, 三氯甲烷). 【类型】齐墩果烷型五环三萜. 【活性】细胞毒 [*in vitro*, KB, IC_{50} = (1.3±0.05)μmol/L, 对照 VP-16, IC_{50} = (1.1±0.02)μmol/L; 结肠直肠癌 HT29, IC_{50} = (2.4±0.08)μmol/L, 对照 VP-16, IC_{50} = (2.3±0.08) μmol/L][629]. 【来源】毛草龙 *Ludwigia octovalvis* (全株: 产率 = 0.00024%干重). 【文献】629.

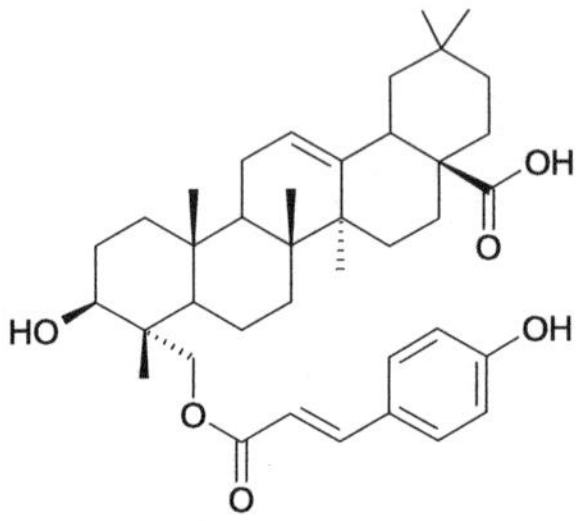

1001 (23*Z*)-Coumaroylhederagenin (23*Z*)-香豆酰基常春藤皂苷元*

$C_{39}H_{54}O_6$ (618.86). 白色无定形粉末, $[\alpha]_D^{25}$ = +14.6° (*c* = 0.2, 三氯甲烷). 【类型】齐墩果烷型五环三萜. 【活性】细胞毒 [*in vitro*, KB, IC_{50} = (1.6±0.10)μmol/L, 对照 VP-16, IC_{50} = (1.1±0.02)μmol/L; 结肠直肠癌 HT29, IC_{50} = (3.6±0.08)μmol/L, VP-16, IC_{50} = (2.3±0.08) μmol/L][629]. 【来源】毛草龙 *Ludwigia octovalvis* (全株: 产率 =0.00018%干重). 【文献】629.

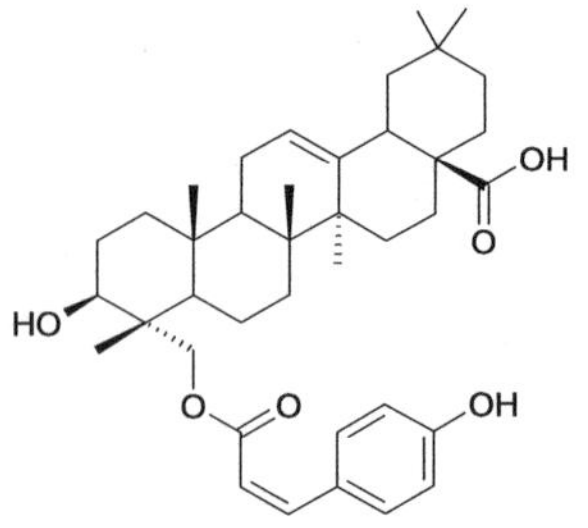

1002 3*β*-*cis*-*p*-Coumaroyloxy-2*α*,23-dihy-droxyolean-12-en-28-oic acid 3*β*-*cis*-*p*-香豆酰氧基-2*α*,23-二羟基齐墩果-12-烯-28-酸*

$C_{39}H_{54}O_7$ (634.86). 白色无定形粉末 (三氯甲烷–甲醇), mp 252℃ (分解), $[\alpha]_D^{20}$ = +34.9° (*c* = 0.032, 甲醇). 【类型】齐墩果烷型五环三萜. 【活性】细胞毒 (小鼠乳腺培养物, 二甲基苯并蒽诱导的肿瘤生成前的损害, 10μg/mL, 抑制率 = 36.6%)[1244]. 【来源】三维治番樱桃* *Eugenia sandwicensis* (茎). 【文献】1244.

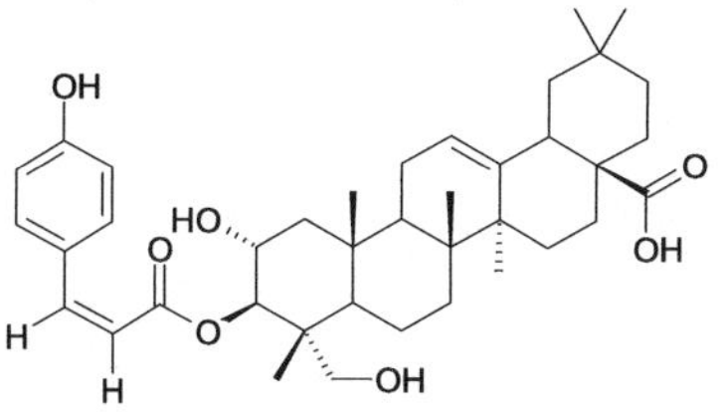

1003 23-*trans-p*-Coumaroyloxy-2*α*,3*β*-dihy-droxyolean-12-en-28-oic acid 23-*trans-p*-香豆酰氧基-2*α*,3*β*-二羟基齐墩果-12-烯-28-酸*

$C_{39}H_{54}O_7$ (634.86). 白色无定形粉末 (三氯甲烷–甲醇), mp 210~214℃, $[\alpha]_D^{20}$ = +21.8° (*c* = 0.055, 甲醇). 【类型】齐墩果烷型五环三萜. 【活性】细胞毒 (小鼠乳腺培养物, 二甲基苯并蒽诱导的肿瘤生成前的损害, 10μg/mL, 抑制率 = 48.1%)[1244]. 【来源】三维治番樱桃* *Eugenia sandwicensis* (茎). 【文献】1244.

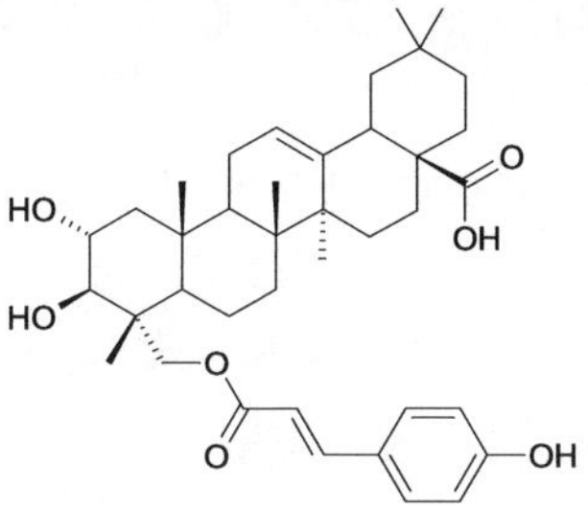

1004 Cyclamin 仙客来皂苷

[23643-76-7] $C_{58}H_{94}O_{27}$ (1223.38). 无色针状晶体或簇晶, mp 280~281℃, $[\alpha]_D^{21}$ = −10.1° (*c* = 1.48, 水); $[\alpha]_D^{20}$ = −22.4° (*c* = 1.52, 吡啶). 【类型】齐墩果烷型五环三萜. 【活性】抗肿瘤; 抗真菌; 溶血; 毒素. 【来源】仙客来 *Cyclamen persicum*, 欧洲仙客来 *Cyclamen europaeum*. 【文献】167.

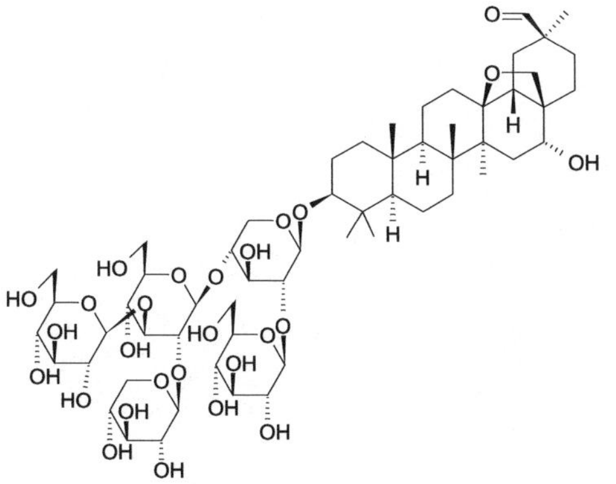

1005 Eleutheroside K 五加苷 K(*β*-常春藤皂苷; 齐墩果酸 3-*O*-*α*-*L*-吡喃鼠李糖基(1→2)-*α*-*L*-吡喃阿拉伯糖苷)

β-Hederin; Oleanolic acid 3-*O*-*α*-*L*-rhamno- pyranosyl (1→2)-*α*-*L*-arabinopyranoside [35790- 95-5] $C_{41}H_{66}O_{11}$ (734.98). 白色针状结晶, mp 221~223℃; 白色无定形粉末, $[\alpha]_D^{23}$ = +10.9° (*c* = 0.55, 甲醇). 【类型】齐墩果烷型五环三萜. 【活性】细胞毒 (人胃癌细胞株 BGC823 和人白血病细胞株 K562, 很强的抑制作用)[1131]; 溶血. 【来源】刺五加 *Acanthopanax senticosus* [Syn. *Eleutherococcus senticosus*] (种子), 刺五加叶 *Acanthopanax senticosus* [Syn. *Eleutherococcus senticosus*], 多被银莲花(两头尖) *Anemone raddeana*, 黄花败酱 *Patrinia scabiosaefolia*, 洋常春藤 *Hedera helix*. 【文献】5, 167, 168, 496, 1131, 1135.

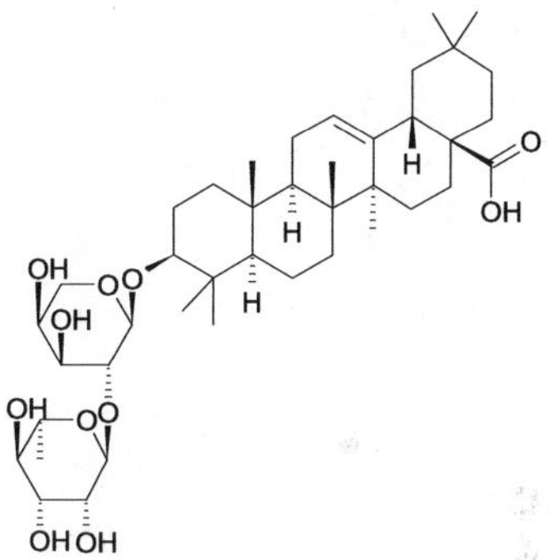

1006 3-*O*-*β*-*D*-Galactopyranosyl-(1→4)-*β*-*D*-galactopyranosyloleanolic acid 3-*O*-*β*-*D*-吡喃半乳糖基-(1→4)-*β*-*D*-吡喃半乳糖基齐墩果酸*

$C_{42}H_{68}O_{13}$ (781.00). 【类型】齐墩果烷型五环三萜. 【活性】细胞毒 [A2780, IC_{50} = (9.6±0.3)μg/mL; 对照放线菌素 D, IC_{50} = 2~5ng/mL][1323]. 【来源】大叶南洋参* *Polyscias amplifolia* (果序), 光叶决明 *Cassia laevigata* [Syn. *Cassia floribunda*]. 【文献】1323.

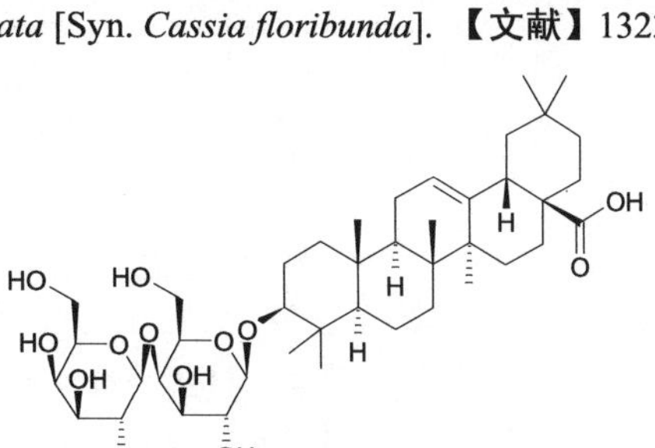

1007　3-*O*-*β*-*D*-Galactopyranosyloleanolic acid　3-*O*-*β*-*D*-吡喃半乳糖基齐墩果酸*

$C_{36}H_{58}O_8$ (618.86). 【类型】齐墩果烷型五环三萜. 【活性】细胞毒 [A2780, IC_{50} = (10.8±0.5)μg/mL; 对照放线菌素 D, IC_{50} = 2~5ng/mL][1323]. 【来源】大叶南洋参* *Polyscias amplifolia* (果序), 短花葫芦* *Lagenaria breviflora*, *Brenania brieyi*. 【文献】1323.

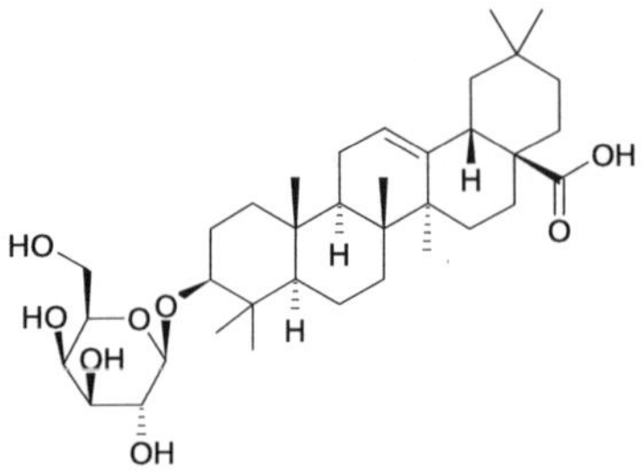

1008　Gleditsiasaponin C′ 皂荚皂苷 C′*(3-*O*-*β*-*D*-吡喃木糖基(1→2)-*α*-*L*-阿拉伯吡喃糖基-(1→6)-*β*-*D*-吡喃葡萄糖基-28-*O*-*β*-*D*-吡喃木糖基(1→3)-*β*-*D*-吡喃木糖基(1→4)-*α*-*L*-吡喃鼠李糖基(1→2)-[*α*-*L*-吡喃鼠李糖基(1→6)]-*β*-*D*-吡喃葡萄糖基刺囊酸)

3-*O*-*β*-*D*-Xylopyranosyl(1→2)-*α*-*L*-arabinopyranosyl(1→6)-*β*-*D*-glucopyranosyl-28-*O*-*β*-*D*-Xylopyranosyl(1→3)-*β*-*D*-Xylopyranosyl(1→4)-*α*-*L*-rhamnopyranosyl(1→2)-[*α*-*L*-rhamnopyranosyl(1→6)]-*β*-*D*-glucopyranosyl echinocystic acid $C_{74}H_{120}O_{38}$ (1617.76). 白色无定形固体, mp 234~235℃(分解), $[\alpha]_D^{21}$ = −18° (*c* = 0.10, 甲醇). 【类型】齐墩果烷型五环三萜. 【活性】细胞毒 [HL-60, IC_{50} = (100.0±5.2)μmol/L, 对照紫杉醇, IC_{50} = (4.1×10^{-4}±1.1×10^{-4})μmol/L; MCF7, IC_{50} = (35.7±2.5) μmol/L, 紫杉醇, IC_{50} = (15.3±2.6)μmol/L; Bel7402, IC_{50} > 100μmol/L, 紫杉醇, IC_{50} = (0.3±0.1)μmol/L; BGC823, IC_{50} = (100±3.7)μmol/L; HeLa, IC_{50} = (54.0±1.7)μmol/L, 紫杉醇, IC_{50} = (33.0±6.1)μmol/L; KB, IC_{50} > 100μmol/L, 紫杉醇, IC_{50} > 100μmol/L][1190]; 细胞凋亡引导剂 (HL-60 cells, 15μmol/L, sub-G1 population = 8.6%±2.6%, 空白 sub-G1 population = 5.4%±3.2%, 阳性对照紫杉醇, sub-G1 population = 40.5%±0.2%)[1190]. 【来源】云南皂荚 *Gleditsia delavayi*, 皂荚 *Gleditsia sinensis* [Syn. *Gleditsia horrida*]. 【文献】497, 505, 1190.

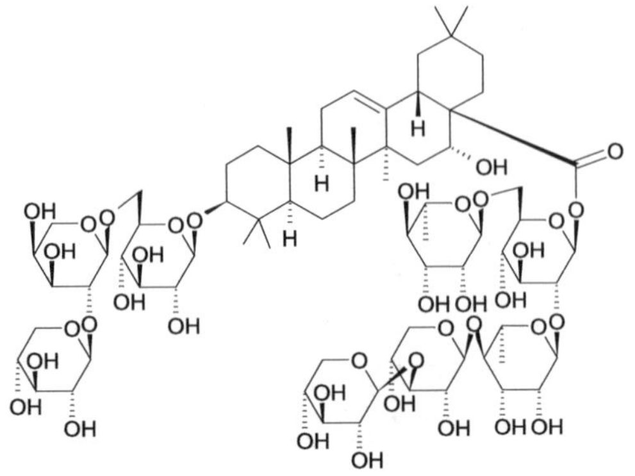

1009　3*β*-*O*-(*β*-*D*-Glucopyranosyl-(1→3)-*α*-*L*-rhamnopyranosyl-(1 → 2)-*α*-*L*-arabinopyranosyl)-hederagenin-28-*O*-*β*-*D*-glucopyranosyl ester　3*β*-*O*-(*β*-*D*-吡喃葡萄糖基-(1→3)-*α*-*L*-吡喃鼠李糖基-(1→2)-*α*-*L*-吡喃阿拉伯糖基)-常春藤皂苷元-28-*O*-*β*-*D*-吡喃葡萄糖酯*

$C_{53}H_{86}O_{22}$ (1075.26). 白色粉末, $[\alpha]_D^{25}$ = +47°, (*c* = 1, 甲醇). 【类型】齐墩果烷型五环三萜. 【活性】细胞毒 (抗增殖 *in vitro*: J774.A1 细胞株, IC_{50} = 0.51μmol/L, HEK-293 细胞株, IC_{50} = 1.8μmol/L, WEHI-164 细胞株, IC_{50} = 1.74μmol/L; 对照 6-巯基嘌呤, J774.A1 细胞株, IC_{50} = 0.003μmol/L, HEK-293 细胞株, IC_{50} = 0.007μmol/L, WEHI-164 细胞株, IC_{50} = 0.015μmol/L)[1203]. 【来源】圆叶鹅掌柴* *Schefflera rotundifolia* (地上部分). 【文献】1203.

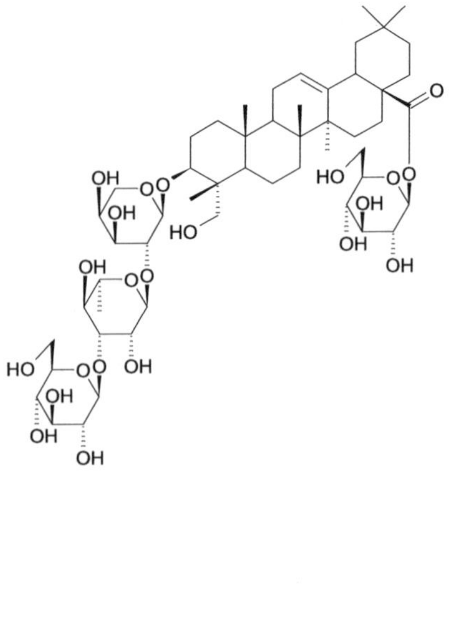

1010 3β-*O*-(β-*D*-Glucopyranosyl-(1→3)-α-*L*-rhamnopyranosyl-(1 → 2)-α-*L*-arabinopyranosyl)-hederagenin-28-*O*-(β-*D*-glucopyranosyl-(1 → 4)-β-*D*-glucopyranosyl) ester 3β-*O*-(β-*D*-吡喃葡萄糖基-(1→3)-α-*L*-吡喃鼠李糖基-(1→2)-α-*L*-吡喃阿拉伯糖基)-常春藤皂苷元-28-*O*-(β-*D*-吡喃葡萄糖基-(1→4)-β-*D*-吡喃葡萄糖)酯*

$C_{59}H_{96}O_{27}$ (1237.41). 白色粉末, $[\alpha]_D^{25}$ = +29°, (*c* = 1, 甲醇). 【类型】齐墩果烷型五环三萜. 【活性】细胞毒 (抗增殖, *in vitro*: J774.A1 细胞株, IC_{50} = 1.63μmol/L, WEHI-164 细胞株, IC_{50} = 0.64μmol/L; 对照 6-巯基嘌呤, J774.A1 细胞株, IC_{50} = 0.003μmol/L, WEHI-164 细胞株, IC_{50} = 0.015μmol/L)[1203]. 【来源】圆叶鹅掌柴* *Schefflera rotundifolia* (地上部分). 【文献】1203.

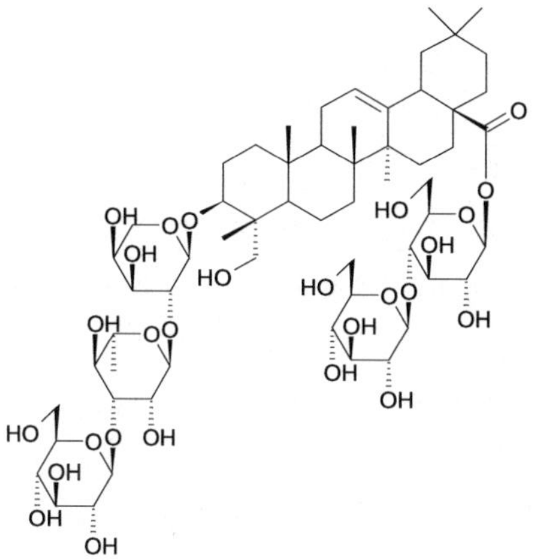

1011 Glycyrrhetinic acid 甘草次酸

[471-53-4] $C_{30}H_{46}O_4$ (470.70). mp 297~298℃. 【类型】齐墩果烷型五环三萜. 【活性】抗肿瘤 (大鼠, 移植 Oberling-Guerin 骨髓瘤); 肾上腺皮质激素样作用 (去氧皮质酮样作用); 抗过敏; 抗菌 (与小檗碱配合抑制金黄色葡萄球菌, *in vitro*); 抗炎 (大鼠, 棉球肉芽肿模型, 甲醛致炎模型, 结核菌素反应模型, 皮下肉芽肿模型和角叉菜胶引起的足肿胀模型); 抗溃疡 (结扎幽门的大鼠); 减少血清胆红素和提高尿中胆红素的排出量 (结扎胆总管的大鼠和兔); 毒素 (豚鼠, 抑制甲状腺功能和减少基础新陈代谢). 【来源】粗毛甘草 *Glycyrrhiza aspera* (根和根茎: 含量 = 0.72%)[10], 甘草 *Glycyrrhiza uralensis* (根和根茎: 3 产地平均含量 = 4.93%)[10], 光果甘草 *Glycyrrhiza glabra* (根和根茎: 含量 = 3.40%)[10], 黄甘草 *Glycyrrhiza kansuensis* (根和根茎: 含量 = 4.16%)[10], 云南甘草 *Glycyrrhiza yunnanensis* (根和根茎: 含量 = 2.52%)[10], 胀果甘草 *Glycyrrhiza inflata* (根和根茎: 含量 = 3.72%)[10]. 【文献】3, 10, 167, 1372.

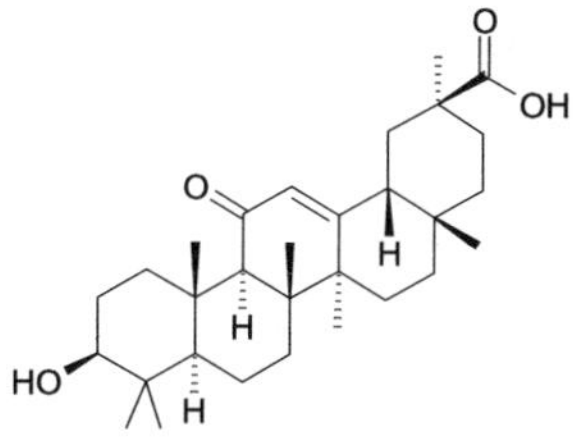

1012 Glycyrrhizic acid 甘草酸 (甘草甜素; 甘草皂苷)

Glycyrrhizin; Glycyrrhetinic acid glycyside; Glycyrrhizinic acid [1405-86-3] $C_{42}H_{62}O_{16}$ (822.95). 白色针状晶体, mp 220℃ (分解), $[\alpha]_D^{17}$ = +46.2° (乙醇), 易溶于水、乙醇, 不溶于乙醚.[1374] 【类型】齐墩果烷型五环三萜. 【活性】抗肿瘤; 抗 HIV (0.5mg/mL 抑制率 = 98%, 0.125mg/mL 抑制率 = 50%); 抗病毒 (水痘病毒、带状疱疹病毒); 肾上腺皮质激素样作用; 抗过敏; 抗炎; 抗肝毒 (四氯化碳中毒的大鼠, 减少过量的 SGPT); 减少三酰甘油在肝中的沉积; 减少血清胆红素和提高尿中胆红素的排出量 (兔和大鼠, 结扎胆管); 抗高血脂 (减少血清中的胆固醇); 抗高血压; 平滑肌松弛剂 (*in vitro* 兔的回肠和豚鼠的气管, 由组胺、乙酰胆碱和 SRSA 引起的平滑肌收缩). 【来源】粗毛甘草 *Glycyrrhiza aspera*, 甘草 *Glycyrrhiza uralensis* (根和根茎: 14 产地含量范围 = 2.60%~8.44%, 平均含量 = 5.92%[10, 1375]), 光果甘草 *Glycyrrhiza glabra* (根和根茎: 平均含量 = 4.22%[1375]), 黄甘草 *Glycyrrhiza kansuensis*, 相思子 *Abrus precatorius*, 胀果甘草 *Glycyrrhiza inflata* (根和根茎: 平均含量 = 4.59%)[10, 1375]. 【文献】3, 10, 167, 168, 1372, 1374, 1375.

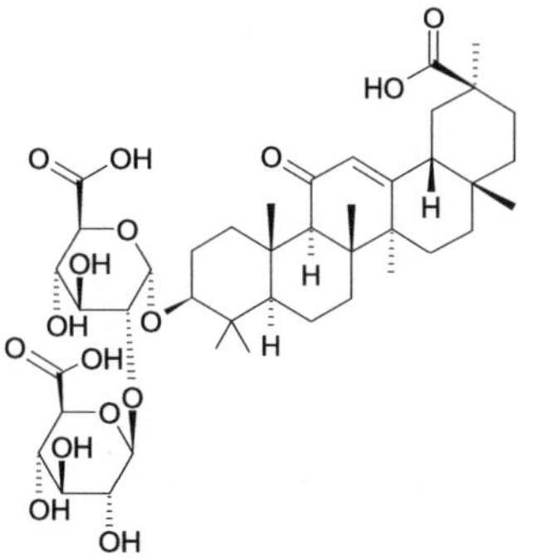

1013　Hibicusin 台湾芙蓉新*

$C_{48}H_{60}O_9$ (781.01). 白色粉末, mp 211~213℃, $[\alpha]_D$ = +31.7° (c = 0.32, 甲醇). 【类型】齐墩果烷型五环三萜. 【活性】抗 HIV [H9 淋巴细胞, 抑制 HIV 复制, IC_{50} (抑制未感染 H9 细胞生长 50%的浓度) > 25μg/mL][523]; 细胞毒 (人, A549, EC_{50} = 16.4μg/mL; MCF7, EC_{50} > 20μg/mL)[523]. 【来源】台湾芙蓉 *Hibiscus taiwanensis*. 【文献】523.

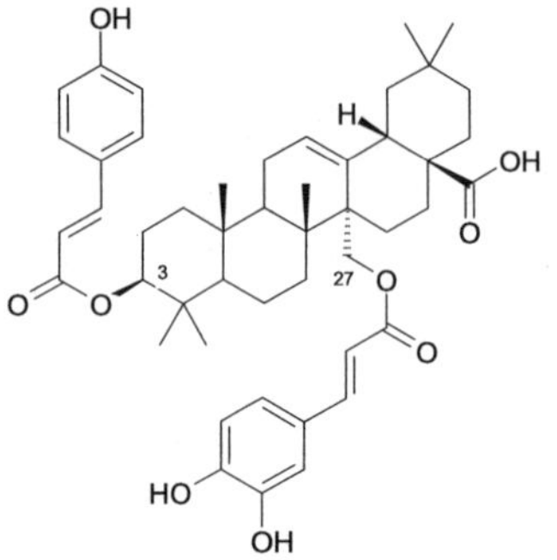

1014　Ixerissaponin B 苦荬菜皂苷 B*

3-*O*-[Bis[*β*-*D*-glucopyra-nosyl(1→2 and 1→3)- *α*-*L*-arabinopyranosyl]]echinocystic acid 28-*O*- *β*-*D*-glucopyranosyl ester $C_{53}H_{86}O_{23}$ (1093.26). 白色无定形粉末, $[\alpha]_D^{25}$ = +22.4° (c = 0.21, 吡啶). 【类型】齐墩果烷型五环三萜. 【活性】细胞毒 [*in vitro*, 培养 A375 细胞, IC_{50} = (8.83±2.78)μmol/L, 对照光神霉素, IC_{50} = (0.35±0.03)μmol/L; L-929, IC_{50} = (12.10±4.69)μmol/L, 光神霉素, IC_{50} = (0.32±0.02)μmol/L; HeLa, IC_{50} = (15.83±3.65)μmol/L, 光神霉素, IC_{50} = (0.23±0.02)μmol/L][1358]. 【来源】抱茎苦荬菜 *Ixeris sonchifolia* (全株). 【文献】1358.

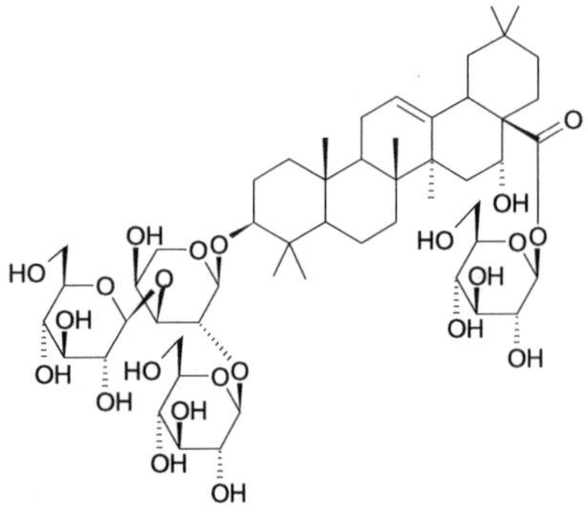

1015　Ixerissaponin C 苦荬菜皂苷 C*

3-*O*-[*β*-*D*-Glucopyrano-syl(1→3)-*β*-*D*-glucopyranosyl (1→3)-*α*-*L*-arabinopyranosyl]-16*α*,23-dihydroxyolean-12-ene 28-*O*-*β*-*D*-glucopyranosyl ester $C_{53}H_{86}O_{24}$ (1107.26). 白色无定形粉末, $[\alpha]_D^{25}$ = +28.6° (c = 0.25, 吡啶). 【类型】齐墩果烷型五环三萜. 【活性】细胞毒 [*in vitro*, 培养 A375 细胞, IC_{50} = (10.32±3.12)μmol/L, 对照光神霉素, IC_{50} = (0.35±0.03)μmol/L; L-929, IC_{50} = (13.2±5.02)μmol/L, 光神霉素, IC_{50} = (0.32±0.02)μmol/L; HeLa, IC_{50} = (9.49±2.36)μmol/L, 光神霉素, IC_{50} = (0.23±0.02)μmol/L][1358]. 【来源】抱茎苦荬菜 *Ixeris sonchifolia* (全株). 【文献】1358.

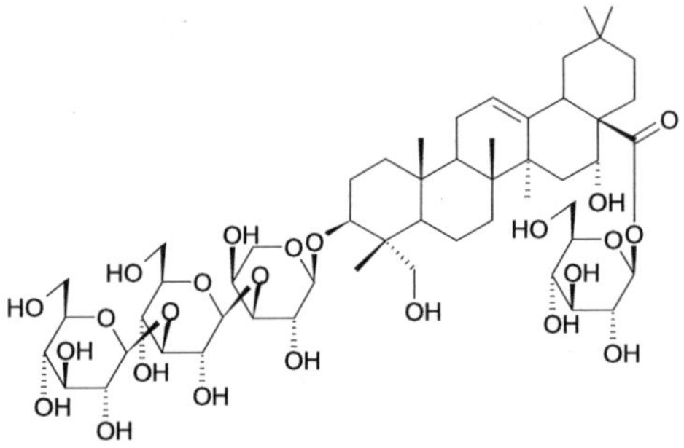

1016　Myriceric acid C 腊果杨梅酸 C*

$C_{48}H_{60}O_{10}$ (797.01). 【类型】齐墩果烷型五环三萜. 【活性】抗 HIV [H9 淋巴细胞, 抑制 HIV 复制, IC_{50} (抑制未感染 H9 细胞生长 50%的浓度) = 14.95μg/mL][523]; 细胞毒 (人, A549, EC_{50} = 3.9μg/mL; MCF7, EC_{50} = 4.1μg/mL)[523]. 【来源】台湾芙蓉 *Hibiscus taiwanensis*. 【文献】523.

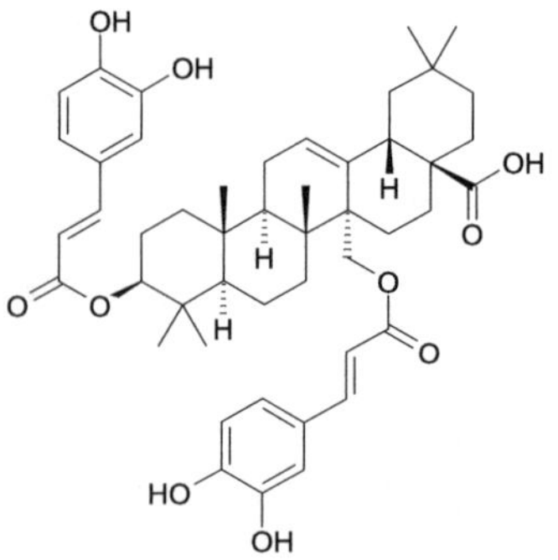

1017　Oleanolic acid 齐墩果酸

3-Hydroxy-12-oleanen-28-oic acid [508-02-1] $C_{30}H_{48}O_3$ (456.72). 白色针状晶体 (乙醇), mp 306~310℃; 白色针晶 (甲醇), mp 306~308℃, $[\alpha]_D^{20}$ = +75.2° (c = 1.0, 吡啶). 【类型】齐墩果烷型五环三萜. 【活性】

细胞毒 [A2780, IC_{50} = (20.4±0.4)μg/mL; 对照放线菌素 D, IC_{50} = 2~5ng/mL][1323]; 细胞毒 [K562, ED_{50} > 20μmol/L, 对照阿霉素, ED_{50} = (0.09±0.03)μmol/L; B16(F-10), ED_{50} > 20μmol/L, 阿霉素, ED_{50} = (0.06±0.10)μmol/L; SK-MEL-2, ED_{50} > 20μmol/L, 阿霉素, ED_{50} = (0.09±0.30)μmol/L; PC3, ED_{50} = (15±2)μmol/L, 阿霉素, ED_{50} = (0.83±0.18)μmol/L; LOX-IMVI, ED_{50} > 20μmol/L, 阿霉素, ED_{50} = (0.38±0.33)μmol/L; A549, ED_{50} > 20μmol/L, 阿霉素, ED_{50} = (0.67±0.21)μmol/L][1361]; 抗肿瘤 (S_{180}); 抗炎 (大鼠, 角叉菜胶引起的足肿胀模型, 实验性慢性关节炎); 强心剂; 利尿剂; 降血糖; 丙氨酸氨基转移酶抑制剂 (血清); 减少毛细血管渗透性 (鼠); 促进肝细胞修复和再生 (动物肝损伤模型); 抗锥虫 (锥虫 *Trypanosoma cruzi* 的表鞭毛体, MLC = 6.2μmol/L, 对照结晶紫, MLC = 6.2μmol/L)[545]; 抗氧化剂 (超氧化物阴离子清除剂, fMLP/CB 或 PMA 激活的人中性粒细胞); 组织因子抑制实验无活性[1316]; 抗结核 [结核分枝杆菌, MIC = 28.7μg/mL, 细胞毒, Vero 细胞, IC_{50} = 82.9μg/mL, 选择性指数(IC_{50}/MIC) = 2.89, 阳性对照利福平, MIC = 0.03μg/mL, IC_{50} = 98.3μg/mL, 选择性指数 = 3277][1171]; 血小板聚集抑制剂 [2~5mg/mL 胶原质诱导的, IC_{50} > 1000μmol/L, 对照 ASA, IC_{50} = (420±3)μmol/L; 带 0.8~1.0mg/mL 胶原质的 1~4μmol/L 肾上腺素诱导的, IC_{50} = (45.3±51)μmol/L, ASA, IC_{50} = (53.0±4.5)μmol/L; 带 0.8~1.0mg/mL 胶原质的 10~40μmol/L 花生四烯酸钠盐诱导的, IC_{50} > 1000μmol/L, ASA, IC_{50} = (66.0±2.1)μmol/L; 带 0.8~1.0mg/mL 胶原质的 1~5μmol/L PGH_2/TXA_2 受体激动剂 U46619 诱导的, IC_{50} > 1000μmol/L, ASA, IC_{50} = (340±12)μmol/L][1177]; 细胞毒 [HL-60, IC_{50} > 100μmol/L, 对照紫杉醇, IC_{50} = ($4.1\times10^{-4}\pm1.1\times10^{-4}$) μmol/L; MCF7, IC_{50} > 100μmol/L, 紫杉醇, IC_{50} = (15.3±2.6)μmol/L; Bel7402, IC_{50} > 100μmol/L, 紫杉醇, IC_{50} = (0.3±0.1)μmol/L; BGC823, IC_{50} = (30.7±1.8) μmol/L; HeLa, IC_{50} > 100μmol/L, 紫杉醇, IC_{50} = (33.0±6.1)μmol/L; KB, IC_{50} > 100μmol/L, 紫杉醇, IC_{50} > 100μmol/L][1190]; 细胞凋亡引导剂 (HL-60 cells, 15μmol/L, sub-G1 population = 8.7%±4.7%, 空白 sub-G1 population = 5.6%±0.2%, 阳性对照 Taxol, sub-G1 population = 40.5%±0.2%)[1190]; COX-2 选择性抑制剂 (其异构体的平均 IC_{50} = 295μmol/L)[962]; TGF-β1 拮抗剂 [抑制 Balb/c 3T3 细胞中 ^{125}I-TGF-β1 对其受体的结合, IC_{50} = (21.0±2.3)μmol/L, 此结果提示 TGF-β1 拮抗活性至少部分是猫须草治疗肾病的原因)[1370]; 抗疟原虫 (*in vitro* 中等活性, 引起红细胞变化成为裂口红细胞)[1346]; 细胞毒 (白血病细胞 L_{1210}, IC_{50} = 40μg/mL)[814]; 抗疟疾 [恶性疟原虫 FcB1, IC_{50} = (9.8±3.1)μg/mL, 对照氯喹, IC_{50} = (0.05±0.002)μg/mL][965]; 低毒. **【来源】**白花蛇舌草 *Oldenlandia diffusa* [Syn. *Hedyotis diffusa*] (全株: 9 批样本平均含量 = 1.68%[1375]), 扁枝槲寄生 *Viscum articulactum*, 冰片 *Dryobalanops aromatica*, 车前 *Plantago asiatica* (全株: 平均含量 = 0.227%)[1375], 川西獐牙菜 *Swertia mussotii*, 刺五加叶 *Acanthopanax senticosus* [Syn. *Eleutherococcus senticosus*], 楤木 *Aralia chinensis* (根: 含量 = 3.31%)[1375], 大车前 *Plantago major*, 大星芹 *Astrantia major*, 大枣 *Ziziphus jujuba* (成熟果实: 平均含量 = 0.021%[1375]), 丁香 *Syzygium aromaticum* [Syn. *Eugenia caryophyllata*], 冬凌草(碎米桠) *Rabdosia rubescens* (全株: 平均含量 = 0.466%[1375]; 叶: 平均含量 = 0.613%)[1375], 短葶山麦冬 *Liriope muscari* (块茎)[1113], 枫香寄生 *Viscum articulatum*, 关木通 *Aristolochia manshuriensis*, 黑忍冬 *Lonicera nigra*, 红筷子 *Chamaenerion angustifolium* [Syn. *Epilobium angustifolium*], 槲寄生 *Viscum coloratum* (茎叶: 含量 = 1.49%[1375]), 黄花败酱 *Patrinia scabiosaefolia*, 黄杞 *Engelhardia roxburghiana* (根), 藿香 *Agastache rugosus*, 鸡屎藤果 *Paederia scandens*, 连翘 *Forsythia suspensa* (2.28%), 辽东楤木 *Aralia elata* (根: 含量 = 4.98%, 根皮: 含量 = 5.59%, 茎皮: 含量 = 3.69%)[1375], 麦冬 *Ophiopogon japonicus* (块茎: 产率 = 0.000016%)[1113], 猫须草 *Clerodendranthus spicatus*, 毛草龙 *Ludwigia octovalvis* (全株: 产率 = 0.00016%干重), 美商陆 *Phytolacca americana* [Syn. *Phytolacca decandra*], 木鳖子 *Momordica cochinchinensis*, 木瓜 *Chaenomeles sinensis*, 木通 *Akebia quinata*, 牛膝 *Achyranthes bidentata*

(根: 含量范围 = 0.186%~2.190%[1372], 平均含量 = 1.23%[1375]), 女贞子 *Ligustrum lucidum* (成熟果实: 6 产地含量范围 = 8.83%~15.16%; 平均含量 = 10.79%), 平车前 *Plantago depressa* (全株: 平均含量 = 0.204%)[1375], 青叶胆 *Swertia mileensis*, 秋木瓜(皱皮木瓜) *Chaenomeles lagenaria* [Syn. *Chaenomeles speciosa*] (果实: 3 产地含量范围 = 0.46%~1.72%, 平均含量 = 1.03%)[1375], 日本鹿蹄草 *Pyrola japonica*, 桑寄生 *Loranthus parasiticus* [Syn. *Loranthus chinenis*; *Taxillus chinensis*], 沙枣 *Elaeagnus angustifolia* (果实: 含量 = 0.014%)[1375], 山茱萸 *Cornus officinalis* [Syn. *Macrocarpium officinale*] (干燥成熟果实: 3 产地平均含量 = 0.066%)[1375], 石楠 *Photinia serrulata* (叶: 平均含量 = 0.653%)[1375], 柿蒂 *Diospyros kaki*, 柿叶 *Diospyros kaki* (干燥叶: 平均含量 = 0.430%[1375]), 疏花缬草* *Valeriana laxiflora* (地上部分和根), 酸枣 *Ziziphus jujuba* var. *spinosa* (成熟果实: 含量 = 0.038%)[1375], 甜菜 *Beta vulgaris*, 土当归 *Aralia cordata* (根: 含量 = 0.42%)[1375], 无梗五加皮 *Acanthopanax sessiliflorus* (果实), 夏枯草 *Prunella vulgaris* (干燥果穗: 含量 = 0.233%[1375]), 绣球鼠尾草* *Salvia hydrangea* (花), 伊朗青兰* *Dracocephalum kotschyi*, 油橄榄 *Olea europaea*, 预知子 *Akebia quinata*, 皂荚 *Gleditsia sinensis* [Syn. *Gleditsia horrida*] (果实), 紫葳(凌霄花) *Campsis grandiflora* (干燥花: 平均含量 = 0.176%)[1372, 1375], *Juliania adstringens* (树皮)[814], *Nuxia sphaerocephala* (叶)[965], 还存在于许多植物中 (分布非常广泛的糖苷配基). **【文献】**3, 5, 76, 80, 82, 85, 88, 89, 139, 145, 159, 167, 168, 545, 629, 814, 962, 964, 965, 1113, 1171, 1177, 1190, 1216, 1316, 1323, 1346, 1361, 1370, 1372, 1375.

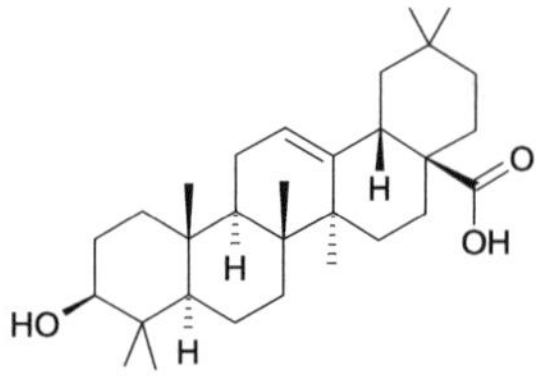

1018　3-Oxo-olean-12-en-28-oic acid　3-氧代-12-齐墩果烯-28-羧酸 (齐墩果酮酸)

Oleanonic acid [17990-42-0] $C_{30}H_{46}O_3$ (454.70). 白色粉末, mp 226~229℃, $[\alpha]_D^{20}$ = +101° (*c* = 1.63, 吡啶), $[\alpha]_D^{25}$ = +76.9° (*c* = 0.06, 三氯甲烷). **【类型】**齐墩果烷型五环三萜. **【活性】**细胞毒 [*in vitro*, HONE-1 细胞, IC_{50} = (7.2±1.9)μmol/L, 对照依托泊苷, IC_{50} = (0.5±0.2)μmol/L, 顺铂, IC_{50} = (3.2±0.5)μmol/L; KB 细胞, IC_{50} = (6.3±1.6)μmol/L, 依托泊苷, IC_{50} = (0.9±0.3)μmol/L, 顺铂, IC_{50} = (4.4±0.9)μmol/L; HT29 细胞, IC_{50} > 10μmol/L, 依托泊苷, IC_{50} = (2.4±0.5)μmol/L, 顺铂, IC_{50} = (5.7±1.1)μmol/L][1265]; 细胞毒实验无活性 [K562, ED_{50} > 20μmol/L, 对照阿霉素, ED_{50} = (0.09±0.03)μmol/L; B16(F-10), ED_{50} > 20μmol/L, 阿霉素, ED_{50} = (0.06±0.10)μmol/L; SK-MEL-2, ED_{50} > 20μmol/L, 阿霉素, ED_{50} = (0.09±0.30)μmol/L; PC3, ED_{50} > 20μmol/L, 阿霉素, ED_{50} = (0.83±0.18)μmol/L; LOX-IMVI, ED_{50} > 20μmol/L, 阿霉素, ED_{50} = (0.38±0.33)μmol/L; A549, ED_{50} > 20μmol/L, 阿霉素, ED_{50} = (0.67±0.21)μmol/L][1361]; 细胞毒 [MCF7, IC_{50} = (4.6±0.1)μmol/L, 对照阿霉素, IC_{50} = (1.5±0.2)μmol/L; K562, IC_{50} = (4.2±0.3)μmol/L, 阿霉素, IC_{50} = (0.07±0.01)μmol/L; Bowes, IC_{50} = (14.8±0.5)μmol/L, 阿霉素, IC_{50} = (0.45±0.01)μmol/L; T24S 人膀胱癌细胞, IC_{50} = (24.9±0.5)μmol/L, 阿霉素, IC_{50} = (5.8±0.6)μmol/L; A549, IC_{50} = (61.3±1.2)μmol/L, 阿霉素, IC_{50} = (15.8±6.7)μmol/L][1273]. **【来源】**安徽楤木 *Aralia subcapitata*, 龙脑膏香 *Dryobalanops aromatica*, 木通 *Akebia quinata*, 榕树 *Ficus microcarpa* (气生根), 苏合香 *Liquidambar orientalis*, 台湾芙蓉 *Hibiscus taiwanensis*, 大枣 *Ziziphus jujuba*, 玄参 *Scrophularia ningpoensis*, *Juliania adstringens* (树皮)[814]. **【文献】**159, 168, 523, 814, 1265, 1273, 1361.

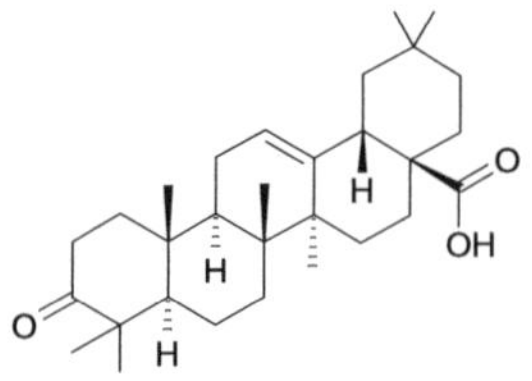

1019　3-Oxo-olean-12-en-29-oic acid　3-氧代-12-齐墩果烯-29-羧酸

[76094-29-6] $C_{30}H_{46}O_3$ (454.70). 无色针晶 (丙酮), mp 255~256℃, $[\alpha]_D^{23}$ = +85.3° (*c* = 0.59, 三氯甲烷). **【类型】**

齐墩果烷型五环三萜. 【活性】细胞毒 (培养 P_{388}, ED_{50} = 0.61μg/mL). 【来源】昆明山海棠 *Tripterygium hypoglaucum*. 【文献】606, 607.

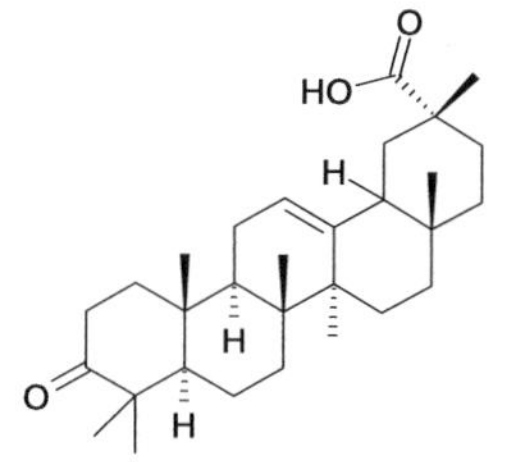

1020 Pfaffic acid 巴西人参素酸

[86432-14-6] $C_{29}H_{44}O_3$ (440.67). 【类型】齐墩果烷型五环三萜. 【活性】细胞毒 (4~6μg/mL). 【来源】巴西人参 *Pfaffia paniculata*. 【文献】167.

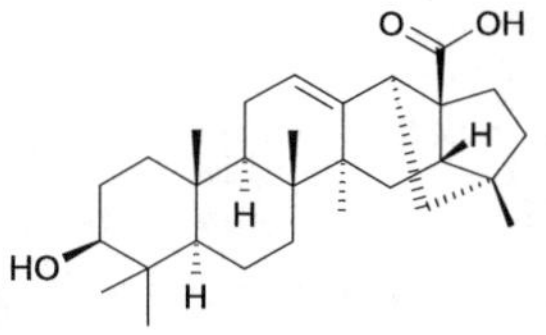

1021 Pfaffoside A 巴西人参苷 A

[90745-17-8] $C_{40}H_{60}O_{13}$ (748.92). 【类型】齐墩果烷型五环三萜. 【活性】细胞毒 (30~50μg/mL). 【来源】巴西人参 *Pfaffia paniculata*. 【文献】167.

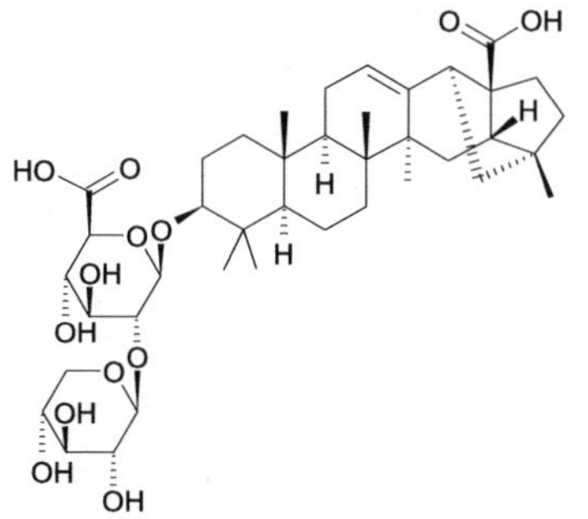

1022 Polyfoliolide A 3-*O*-*β*-*D*-吡喃半乳糖基-(1→4)-*β*-*D*-吡喃木糖基齐墩果酸*

3-*O*-*β*-*D*-Galactopyranosyl-(1→4)-*β*-*D*-xylopyranosyloleanolic acid $C_{41}H_{66}O_{12}$ (750.98). 无色固体, $[\alpha]_D^{25}$ = +12.4° (*c* = 1.42, 甲醇). 【类型】齐墩果烷型五环三萜. 【活性】细胞毒 [A2780, IC_{50} = (6.7±0.4)μg/mL; 对照放线菌素 D, IC_{50} = 2~5ng/mL][1323]. 【来源】大叶南洋参* *Polyscias amplifolia* (果序). 【文献】1323.

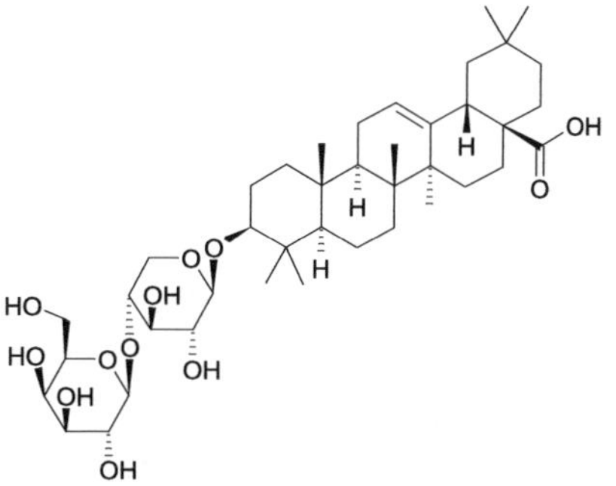

1023 Polyfoliolide B 3-*O*-*β*-*D*-吡喃半乳糖基-(1→4)-*α*-*L*-吡喃阿拉伯糖基齐墩果酸*

3-*O*-*β*-*D*-Galactopyranosyl-(1→4)-*α*-*L*-arabinopyranosyloleanolic acid $C_{41}H_{66}O_{12}$ (750.98). 无色固体, $[\alpha]_D^{25}$ = +26.4° (*c* = 0.96, 甲醇). 【类型】齐墩果烷型五环三萜. 【活性】细胞毒 [A2780, IC_{50} = (9.2±0.3)μg/mL; 对照放线菌素 D, IC_{50} = 2~5ng/mL][1323]. 【来源】大叶南洋参* *Polyscias amplifolia* (果序). 【文献】1323.

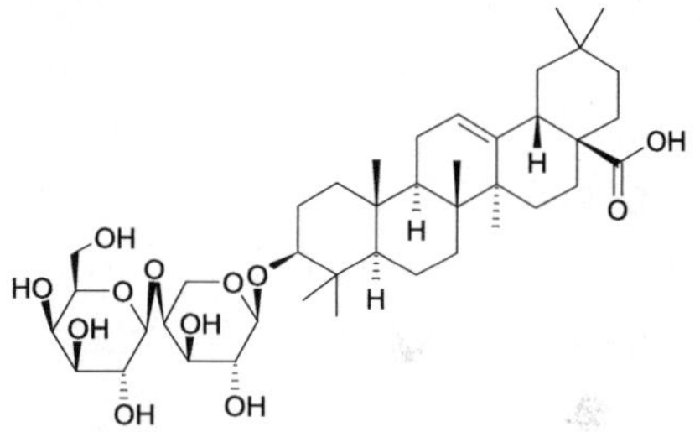

1024 3*β*-*D*-*O*-(*α*-*L*-Rhamnopyranosyl-(1→2)-*α*-*L*-arabinopyranosyl)-olean-12-ene-28-*O*-(*β*-*D*-glucopyranosyl-(1→4)-*β*-*D*-glucopyranosyl) ester 3*β*-*D*-*O*-(*α*-*L*-吡喃鼠李糖基-(1→2)-*α*-*L*-吡喃阿拉伯糖基)-齐墩果-12-烯-28-*O*-(*β*-*D*-吡喃葡萄糖基-(1→4)-*β*-*D*-吡喃葡萄糖)酯*

$C_{53}H_{86}O_{21}$ (1059.26). 白色粉末, $[\alpha]_D^{25}$ = +37°, (*c* = 1, 甲醇). 【类型】齐墩果烷型五环三萜. 【活性】细胞毒 (抗增殖 *in vitro*: J774.A1 细胞株, IC_{50} = 0.45μmol/L; HEK-293 细胞株, IC_{50} = 1.85μmol/L; WEHI-164 细胞株, IC_{50} = 0.67μmol/L; 对照 6-巯基嘌呤, J774.A1 细胞株, IC_{50} = 0.003μmol/L; HEK-293 细胞株, IC_{50} = 0.007μmol/L; WEHI-164 细胞株, IC_{50} = 0.015μmol/L)[1203]. 【来源】圆叶鹅掌柴* *Schefflera rotundifolia* (地上部分). 【文献】1203.

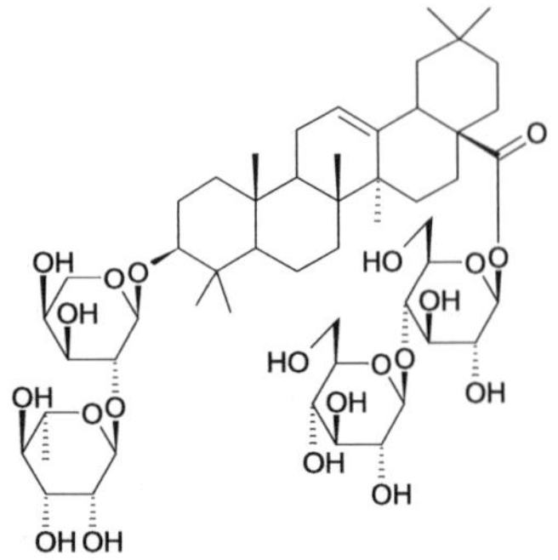

1025　3-*O*-{[*α*-*L*-Rhamnopyranosyl-(1→2)-*β*-*D*-galactopyranosyl-(1→2)]-*β*-*D*-glucuronopyranosyl}-22-*O*-[*α*-*L*-rhamnopyranosyl-(1→2)-*α*-*L*-arabinopyranosyl]-3*β*,22*β*,24-trihydroxyolean-12-ene　3-*O*-{[*α*-*L*-吡喃鼠李糖基-(1→2)-*β*-*D*-吡喃半乳糖基-(1→2)]-*β*-*D*-吡喃葡萄糖醛酸基}-22-*O*-[*α*-*L*-吡喃鼠李糖基-(1→2)-*α*-*L*-吡喃阿拉伯糖基]-3*β*,22*β*,24-三羟基齐墩果-12-烯*

$C_{59}H_{96}O_{26}$ (1221.41). 白色无定形粉末, $[\alpha]_D^{25} = -14.20°$ (*c* = 0.50, 甲醇). 【类型】齐墩果烷型五环三萜. 【活性】细胞毒 (*in vitro*, Hs740T, ED_{50} = 3.53μg/mL; Hs756T, ED_{50} = 2.47μg/mL; Hs578T, ED_{50} = 2.39μg/mL; Hs742T, ED_{50} = 17.51μg/mL; DU145, ED_{50} = 3.12μg/mL; LNCaP-FGC, ED_{50} = 27.5μg/mL)[1028]. 【来源】大豆 *Glycine max* (大豆植物化学浓缩物: 产率 = 0.0039%干重). 【文献】1028.

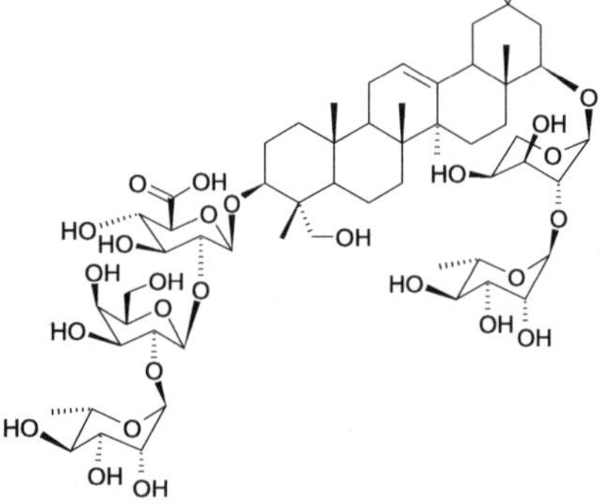

1026　3-*O*-{[*α*-*L*-Rhamnopyranosyl-(1→2)-*β*-*D*-galactopyranosyl-(1→2)]-*β*-*D*-glucuronopyranosyl}-22-*O*-[*α*-*L*-rhamnopyranosyl-(1→2)-*β*-*D*-glucopyranosyl]-3*β*,22*β*,24-trihydroxyolean-12-ene　3-*O*-{[*α*-*L*-吡喃鼠李糖基-(1→2)-*β*-*D*-吡喃半乳糖基-(1→2)]-*β*-*D*-吡喃葡萄糖醛酸基}-22-*O*-[*α*-*L*-吡喃鼠李糖基-(1→2)-*β*-*D*-吡喃葡萄糖基]-3*β*,22*β*,24-三羟基齐墩果-12-烯*

$C_{60}H_{98}O_{27}$ (1251.43). 白色无定形粉末, $[\alpha]_D^{25} = -23.00°$ (*c* = 0.53, 甲醇). 【类型】齐墩果烷型五环三萜. 【活性】细胞毒 (*in vitro*, Hs740T, ED_{50} = 4.1μg/mL; Hs756T, ED_{50} = 3.94μg/mL; Hs578T, ED_{50} = 2.12μg/mL; Hs742T, ED_{50} = 14.63μg/mL; DU145, ED_{50} = 3.25μg/mL; LNCaP-FGC, ED_{50} = 24.1μg/mL)[1028]. 【来源】大豆 *Glycine max* (大豆植物化学浓缩物: 产率 = 0.0051%干重). 【文献】1028.

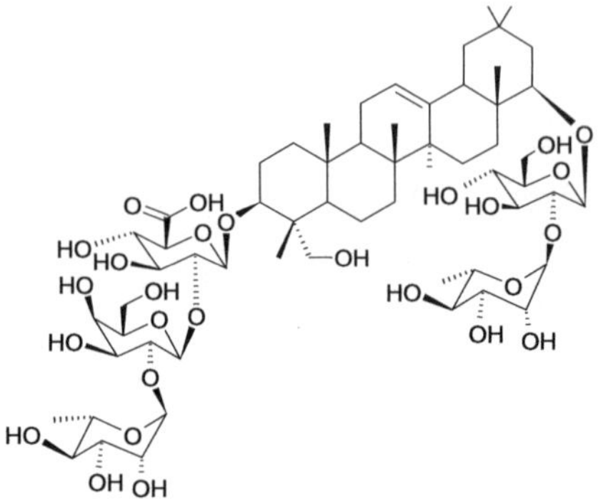

1027　3*β*-[(*O*-*α*-*L*-Rhamnopyranosyl-(1→6)-*O*-*β*-*D*-glucopyranosyl-(1→4)-*O*-*β*-*D*-glucopyranosyl-(1→4)-*O*-*β*-*D*-ribopyranosyl-(1→3)-*O*-*α*-*L*-rhamnopyranosyl-(1→2)-*α*-*L*-arabinopyranosyl)oxy]olean-12-en-28-oic acid　3*β*-[(*O*-*α*-*L*-吡喃鼠李糖基-(1→6)-*O*-*β*-*D*-吡喃葡萄糖基-(1→4)-*O*-*β*-*D*-吡喃葡萄糖基-(1→4)-*O*-*β*-*D*-吡喃核糖基-(1→3)-*O*-*α*-*L*-吡喃鼠李糖基-(1→2)-*α*-*L*-吡喃阿拉伯糖基)氧]齐墩果-12-烯-28-酸*

$C_{64}H_{104}O_{29}$ (1337.53). 无定形固体, $[\alpha]_D^{25} = -82.0°$ (*c* = 0.25, 甲醇). 【类型】齐墩果烷型五环三萜. 【活性】细胞毒 (*in vitro*, HL-60, IC_{50} = 2.8μmol/L; BSY1, IC_{50} = 5.9μmol/L; U251, IC_{50} = 6.3μmol/L; SF295, IC_{50} = 6μmol/L; PC3, IC_{50} = 6μmol/L; NCI-H460, IC_{50} = 40μmol/L; OVCAR-3, IC_{50} = 47μmol/L; OVCAR-8, IC_{50} = 71μmol/L; MKN28, IC_{50} = 30μmol/L; 对日本基金会的 39 种细胞测试未发现细胞敏感度上有明显差别)[1108]. 【来源】威灵仙 *Clematis chinensis* (根: 产率 = 0.0087%). 【文献】1108.

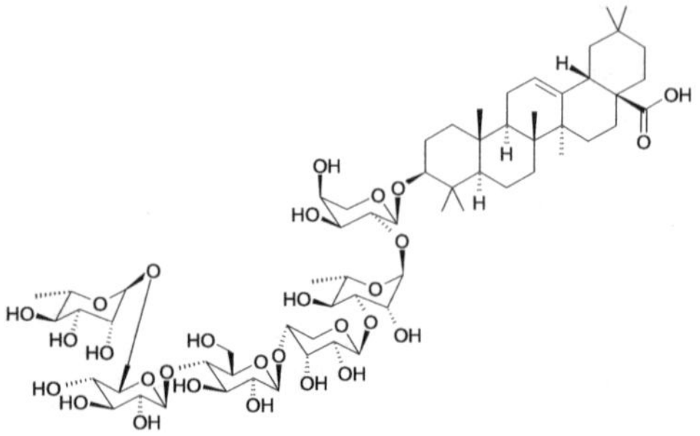

1028 3β-O-[α-L-Rhamnopyranosyl-(1→3)-α-L-rhamnopyranosyl-(1→2)-α-L-arabinopyranosyl]-olean-12-ene-28-O-[β-D-glucopyranosyl-(1→4)-β-D-glucopyranosyl] ester 3β-O-[α-L-吡喃鼠李糖基-(1→3)-α-L-吡喃鼠李糖基-(1→2)-α-L-吡喃阿拉伯糖基]-齐墩果-12-烯-28-O-[β-D-吡喃葡萄糖基-(1→4)-β-D-吡喃葡萄糖]酯*

$C_{59}H_{96}O_{25}$ (1205.41). 白色粉末, $[\alpha]_D^{25}$ = +22°, (c = 1, 甲醇).【类型】齐墩果烷型五环三萜.【活性】细胞毒 (抗增殖 in vitro: J774.A1 细胞株, IC_{50} = 1.78μmol/L; HEK-293 细胞株, IC_{50} = 2.2μmol/L; 对照 6-巯基嘌呤, J774.A1 细胞株, IC_{50} = 0.003μmol/L; HEK-293 细胞株, IC_{50} = 0.007μmol/L)[1203].【来源】圆叶鹅掌柴* *Schefflera rotundifolia* (地上部分).【文献】1203.

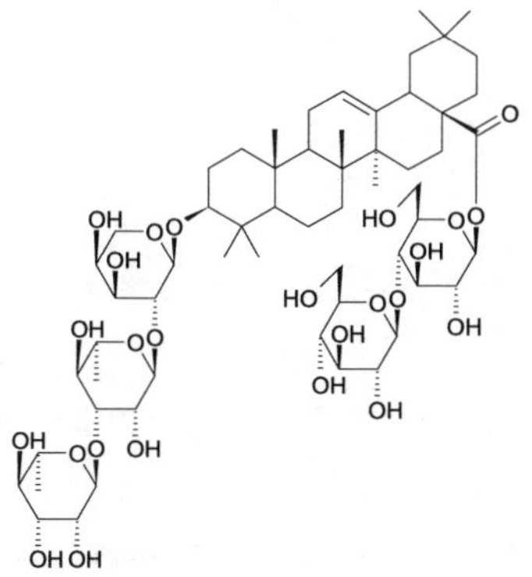

1029 3β-[(O-β-D-Ribopyranosyl-(1→3)-O-α-L-rhamnopyranosyl-(1→2)-α-L-arabinopyranosyl)oxy] olean-12-en-28-oic acid 3β-[(O-β-D-吡喃核糖基-(1→3)-O-α-L-吡喃鼠李糖基-(1→2)-α-L-吡喃阿拉伯糖基)氧]齐墩果-12-烯-28-酸*

$C_{46}H_{74}O_{15}$ (867.09).【类型】齐墩果烷型五环三萜.【活性】细胞毒 (*in vitro*, HL-60, IC_{50} = 2.3μmol/L)[1108].【来源】威灵仙 *Clematis chinensis* (根: 产率 = 0.0004%).【文献】1108.

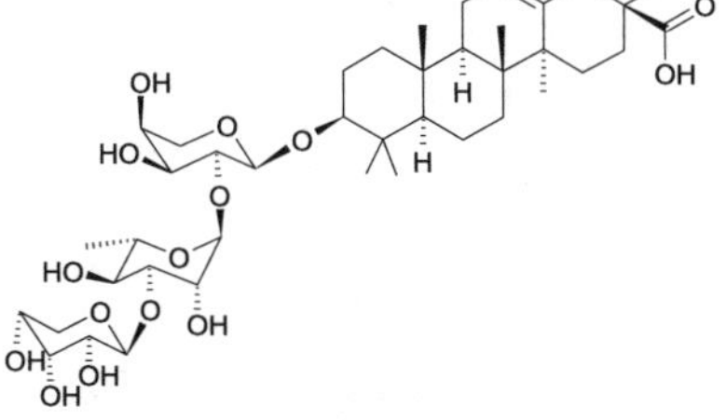

1030 Saikosaponin A 柴胡皂苷 A

[20736-09-8] $C_{42}H_{68}O_{13}$ (781.00). mp 225~232℃.【类型】齐墩果烷型五环三萜.【活性】抗肿瘤 (EAC); 抗肝毒 (大鼠, 由四氯化碳引起的肝细胞毒素); 抗炎; 抗病毒 (流行性感冒病毒 A_2 *in vitro*, 50μg/mL, 抑制率 = 69%); 抗高血脂.【来源】柴胡(北柴胡) *Bupleurum chinense* (干燥根: 含量范围 = 0.11%~0.34%, 平均含量 = 0.185%[1375]), 黑柴胡 *Bupleurum smithii* (干燥根: 平均含量 = 0.470%)[1375], 红柴胡(狭叶柴胡) *Bupleurum scorzonerifolium* (干燥根: 含量范围 = 0.03%~0.07%, 平均含量 = 0.05%[1375]), 线叶柴胡 *Bupleurum angustissimum* (干燥根: 含量 = 0.05%)[1375], 小叶黑柴胡 *Bupleurum smithii* var. *parvifolium* (干燥根: 含量范围 = 0.13%~0.24%, 平均含量 = 0.176%[1375]), 银洲柴胡 *Bupleurum yinchowense* (干燥根: 含量范围 = 0.08%~0.13%, 平均含量 =0.105%)[1375], 竹叶柴胡 *Bupleurum marginatum* (干燥根: 含量 = 0.41%)[1375], 锥叶柴胡 *Bupleurum bicaule* (干燥根: 含量范围 = 0.07%~0.08%, 平均含量 = 0.075%)[1375], 紫胡(三岛柴胡) *Bupleurum falcatum* (干燥根: 含量 = 0.07%[1375]), 柴胡属 *Bupleurum* spp.【文献】4, 65, 144, 167, 168, 1338, 1372, 1375.

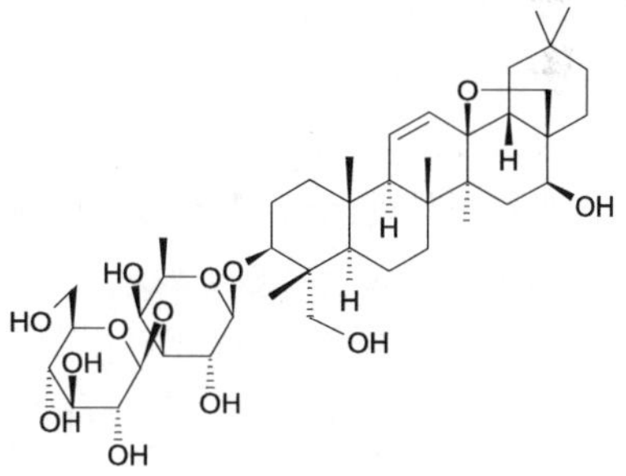

1031 Saikosaponin B_2 柴胡皂苷 B_2

[58316-41-9] $C_{42}H_{68}O_{13}$ (781.00). 白色粉末 (甲醇-乙醚), mp 235~240℃, $[\alpha]_D^{25}$ = −32.1° (c = 0.518).【类型】齐墩果烷型五环三萜.【活性】抗炎; 细胞毒 (P_{388}, ED_{50} = 0.3μg/mL, 抑制 B16、MH_1C_1 和 EL_4 细胞生长, 诱导 B16 细胞凋亡); 免疫增强 (延长免疫损伤小鼠的存活时间); 抑制脂肪分解 (选择性的); 刺激 PGE_2 的合成.【来源】多枝柴胡 *Bupleurum polyclonum*, 黑柴胡 *Bupleurum smithii*, 丽江柴胡 *Bupleurum rockii*,

银洲柴胡 *Bupleurum yinchowense*, 紫胡 *Bupleurum falcatum*. 【文献】168, 184.

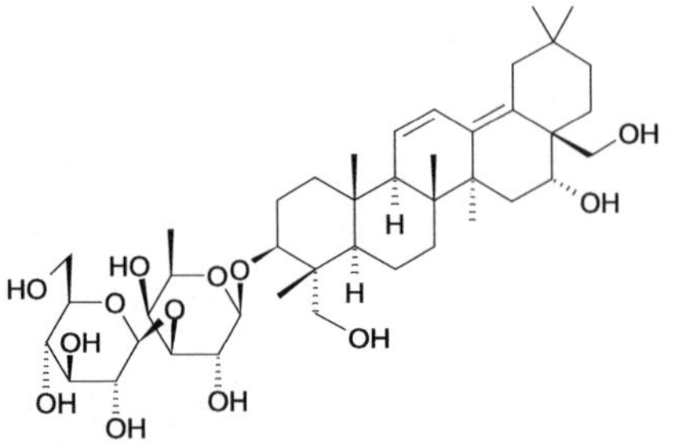

1032　Saikosaponin BK$_1$ 柴胡皂苷 BK$_1$

$C_{48}H_{78}O_{17}$ (927.15). 【类型】齐墩果烷型五环三萜. 【活性】细胞毒 (*in vitro*, 白血病). 【来源】昆明柴胡 *Bupleurum kunmingense*. 【文献】167.

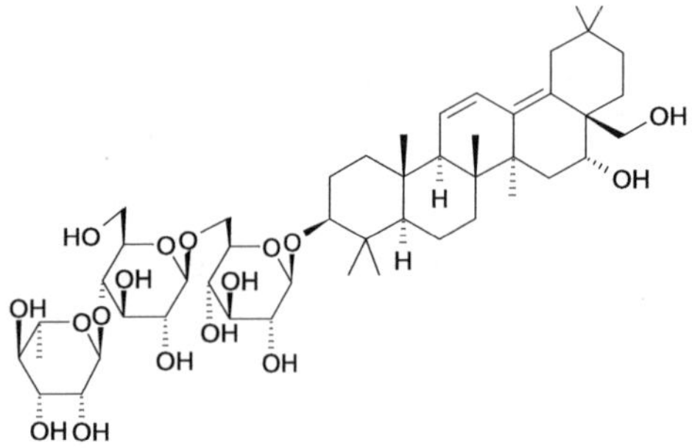

1033　Saikosaponin D 柴胡皂苷 D

[20874-52-6] $C_{42}H_{68}O_{13}$ (781.00). 白色粉末, mp 212~218℃, $[\alpha]_D^{23}$ = +37° (乙醇), +36.8° (*c* = 1.9, 乙醇). 【类型】齐墩果烷型五环三萜. 【活性】抗肿瘤 (EAC); 抗肝毒 (由四氯化碳和半乳糖胺引起的肝损伤); 细胞毒 (KB, ED_{50} = 9.2μg/mL; P_{388}, ED_{50} = 1.1μg/mL); 细胞毒 (人肝癌细胞 HepG2, 10μg/mL)[1338]; 免疫增强 (延长免疫损害动物的生存时间); 抗菌 (铜绿假单胞菌); 抗炎 (P<0.001); 抗病毒 (麻疹病毒和单纯疱疹病毒 *in vitro*, >5μmol/L); 溶血 (*in vivo*); 抗高血脂; 刺激 CRF 和 CRF 基因表达 (大鼠下丘脑); 刺激 PGE_2 的合成. 【来源】柴胡(北柴胡) *Bupleurum chinense* (干燥根: 含量范围 = 0.12%~0.35%, 平均含量 = 0.217%[1375]), 大叶柴胡 *Bupleurum longiradiatum*, 黑柴胡 *Bupleurum smithii* (干燥根: 平均含量 = 0.227%)[1375], 红柴胡(狭叶柴胡) *Bupleurum scorzonerifolium* (干燥根: 含量范围 = 0.05%~0.16%, 平均含量 = 0.09%[1375]), 线叶柴胡 *Bupleurum angustissimum* (干燥根: 含量 = 1.42%)[1375], 小叶黑柴胡 *Bupleurum smithii* var. *parvifolium* (干燥根: 含量范围 = 0.15%~0.26%, 平均含量 = 0.21%[1375]), 银洲柴胡 *Bupleurum yinchowense* (干燥根: 含量范围 = 0.14%~0.23%, 平均含量 = 0.185%)[1375], 竹叶柴胡 *Bupleurum marginatum* (干燥根: 含量 = 0.44%)[1375], 锥叶柴胡 *Bupleurum bicaule* (干燥根: 含量范围 = 1.74%~2.36%, 平均含量 = 2.05%)[1375], 紫胡(三岛柴胡) *Bupleurum falcatum* (干燥根: 含量 = 0.16%[1375]), 柴胡属 *Bupleurum* spp. 【文献】4, 65, 144, 168, 184, 1338, 1372, 1375.

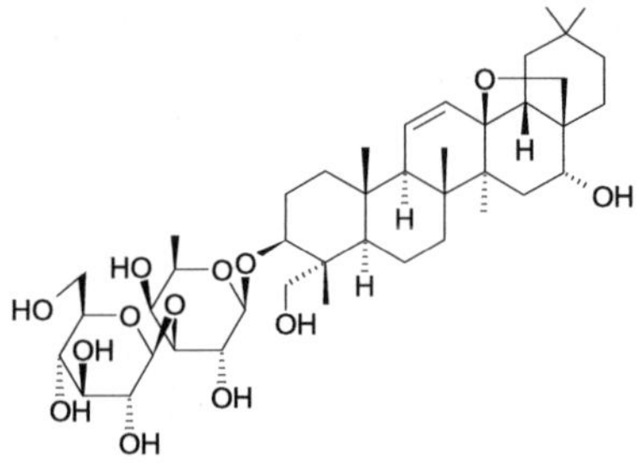

1034　Sapindoside A 无患子属皂苷 A

Akebiasaponin P_D $C_{41}H_{66}O_{12}$ (750.98). mp 214~216℃. 【类型】齐墩果烷型五环三萜. 【活性】抗肿瘤; 抗真菌; 溶血; 抗高血脂; 抗高血压 (兔, sc, 0.04mg/kg, 血压降低 25%); 灭螺剂 (*Biomphalaria glabrata*, EC = 8mg/L); LD_{50} (鼠, iv 或 ip) = 270mg/kg, LD_{50} (鼠, sc) = 659mg/kg, LD_{50} (鼠, orl) = 1625mg/kg. 【来源】朝鲜白头翁 *Pulsatilla cernua*, 菱形常春藤 *Hedera rhombea*, 木通 *Akebia quinata*, 无患子皮 *Sapindus mukorossi*, 无患子叶 *Sapindus mukorossi*, 洋常春藤 *Hedera helix*. 【文献】5, 167.

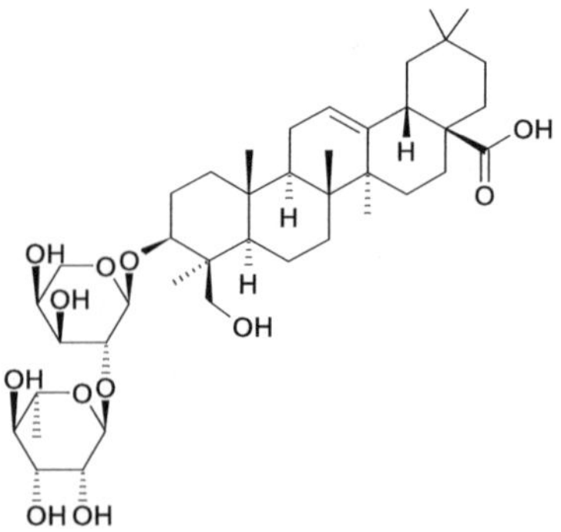

1035　Senegin Ⅱ 远志苷Ⅱ

2,3,27-Trihydroxy-12-oleanene-23,28-dioic acid 3-*O*-*β*-*D*-

glucopyranoside,28-*O*-[*β-D*-galactopyranosyl-(1→4)-*β-D*-xylopyranosyl-(1→4)-*α-L*-rhamnopyranosyl-(1→2)-[3,4-dimethoxycinnamoyl-(1→4)]-*α-L*-fucopyranosyl] ester [34366-31-9] $C_{70}H_{104}O_{32}$ (1457.60). 【类型】齐墩果烷型五环三萜. 【活性】抗肿瘤; 镇咳 (祛痰). 【来源】美远志 *Polygala senega*. 【文献】167, 299.

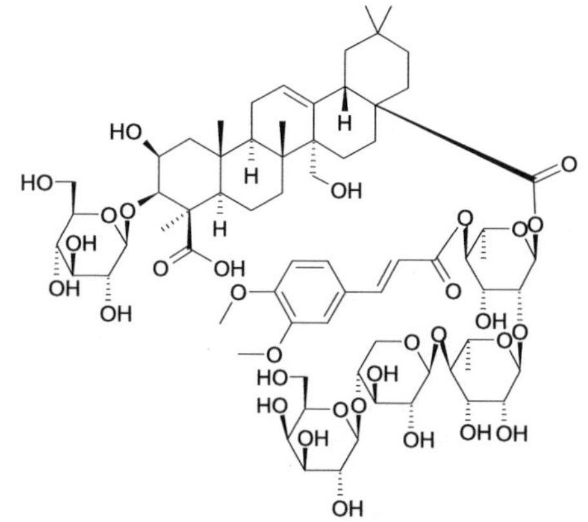

1036　Soyasapogenol B monoglucuronide 大豆皂醇 B 单葡萄糖醛酸苷

3-*O*-[*β-D*-Glucuronopyranosyl]soyasapogenol B $C_{36}H_{58}O_9$ (634.86). 【类型】齐墩果烷型五环三萜. 【活性】细胞毒 (*in vitro*, Hs740.T, ED_{50} = 9.61μg/mL; Hs756T, ED_{50} = 9.59μg/mL; Hs578T, ED_{50} = 8.77μg/mL; HS742.T, ED_{50} = 28.68μg/mL; DU145, ED_{50} = 9.13μg/mL; LNCaP-FGC, ED_{50} = 37.29μg/mL)[1028]. 【来源】大豆 *Glycine max* (大豆植物化学浓缩物: 产率 = 0.0022% 干重). 【文献】1028.

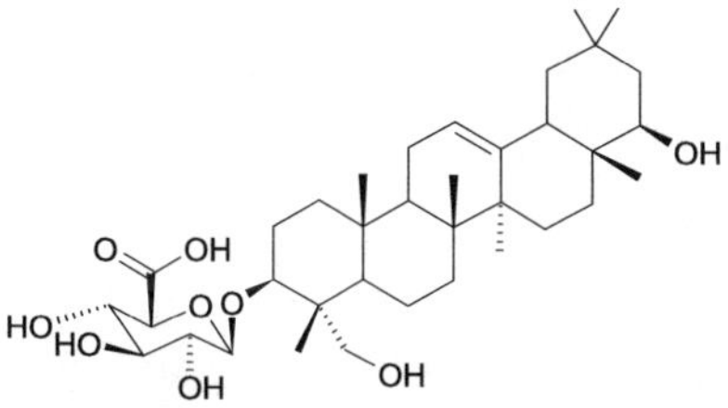

1037　Soyasaponin A₂ 大豆皂苷 A₂

3-*O*-{[*β-D*-Galactopyranosyl-(1→2)-*β-D*-glucuronopyranosyl]}-22-*O*-[*β-D*-glucopyranosyl(1→3)-*α-L*-arabinopyranosyl] soyasapogenol A [78693-93-3] $C_{53}H_{86}O_{24}$ (1107.26). 无色细针状晶体 (水–甲醇), mp 231~232℃, $[\alpha]_D^{26}$ = +25.3° (*c* = 1.0, 甲醇). 【类型】齐墩果烷型五环三萜. 【活性】钙拮抗; 抗高血脂; 抗氧化剂 (鼠心脏, 抑制阿霉素所致的脂类过氧化作用, ED_{50} = 17.8mg/kg); 抑制肝损害; 细胞毒 (*in vitro*, Hs740T, ED_{50} = 3.15μg/mL; Hs756T, ED_{50} = 3.22μg/mL; Hs578T, ED_{50} = 4.84μg/mL; Hs742T, ED_{50} = 30.1μg/mL; DU145, ED_{50} = 2.11μg/mL; LNCaP-FGC, ED_{50} = 30.7μg/mL)[1028]. 【来源】大豆 *Glycine max* (大豆植物化学浓缩物: 产率 = 0.0048% 干重), 黑大豆 *Glycine max*. 【文献】184, 299, 1028.

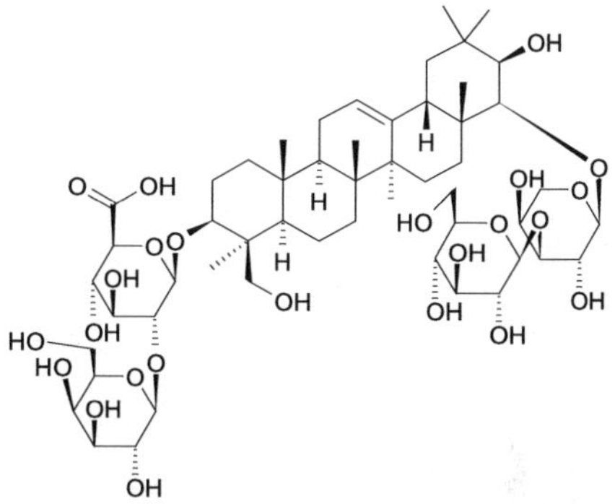

1038　Soyasaponin V 大豆皂苷 V

3-*O*-[*β-D*-Glucopyranosyl-(1→2)-*β-D*-galactopyranosyl(1→2)-*β-D*-glucuronopyranosyl]soyasapogenol B [114590-20-4] $C_{48}H_{78}O_{19}$ (959.15). 无色针状晶体, mp 217~219℃ (乙醇–水), $[\alpha]_D^{22}$ = +17.8° (*c* = 0.5, 甲醇). 【类型】齐墩果烷型五环三萜. 【活性】脂加氧酶抑制剂; 细胞毒 (*in vitro*, Hs740.T, ED_{50} = 8.97μg/mL; Hs756T, ED_{50} = 7.36μg/mL; Hs578T, ED_{50} = 9.87μg/mL; Hs742.T, ED_{50} = 31.55μg/mL; DU145, ED_{50} = 5.75μg/mL; LNCaP-FGC, ED_{50} = 40.68μg/mL)[1028]. 【来源】白饭豆 *Phaseolus vulgaris*, 大豆 *Glycine max* (大豆植物化学浓缩物: 产率 = 0.0036% 干重)[1028], 黑大豆 *Glycine max*. 【文献】184, 1028.

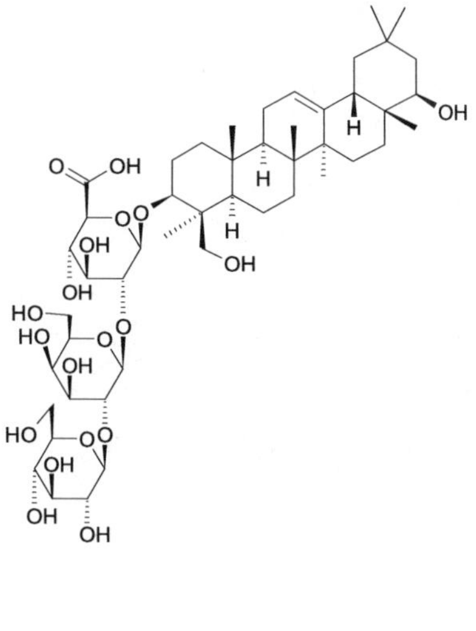

1039 Symplocososide A 山矾皂苷 A*

$C_{63}H_{100}O_{23}$ (1225.49). 白色无定形粉末, mp 189~191℃, $[\alpha]_D^{18} = -29°$ (c = 0.99, 甲醇). 【类型】齐墩果烷型五环三萜.【活性】细胞毒 (*in vitro*, KB, IC_{50} = 1.72μg/mL; HCT8, IC_{50} = 4.31μg/mL; A549, IC_{50} = 0.67μg/mL; 正常人胚肺成纤维细胞 HELF, IC_{50} = 4.62μg/mL)[1121].【来源】华山矾 *Symplocos chinensis* (根).【文献】1121.

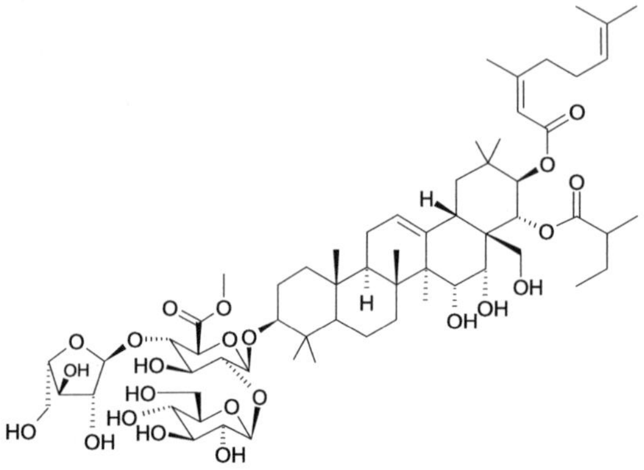

1040 Symplocososide C 山矾皂苷 C*

$C_{66}H_{106}O_{23}$ (1267.57). 白色无定形粉末, mp217~219℃, $[\alpha]_D^{24} = -23.3°$ (c = 1.03, 甲醇). 【类型】齐墩果烷型五环三萜. 【活性】细胞毒 (*in vitro*, HCT8, IC_{50} = 2.86μg/mL; BGC823, IC_{50} = 7.29μg/mL)[1121]. 【来源】华山矾 *Symplocos chinensis* (根). 【文献】1121.

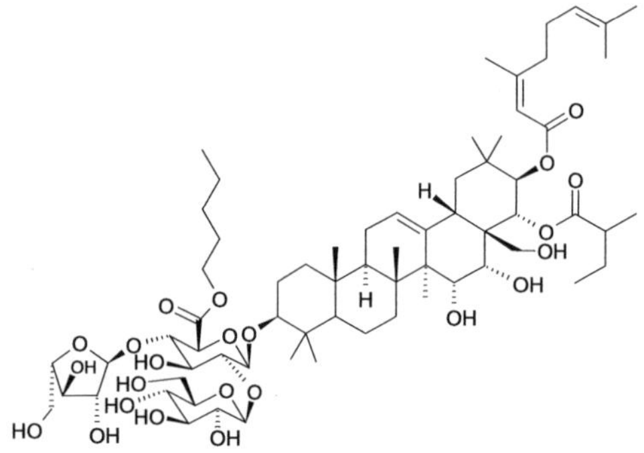

1041 Symplocososide F 山矾皂苷 F*

$C_{61}H_{98}O_{21}$ (1167.45). 白色无定形粉末, mp 234~236℃, $[\alpha]_D^{24} = -24.3°$ (c = 0.70, 甲醇). 【类型】齐墩果烷型五环三萜. 【活性】细胞毒 (*in vitro*, HCT8, IC_{50} = 4.04μg/mL)[1121].【来源】华山矾 *Symplocos chinensis* (根). 【文献】1121.

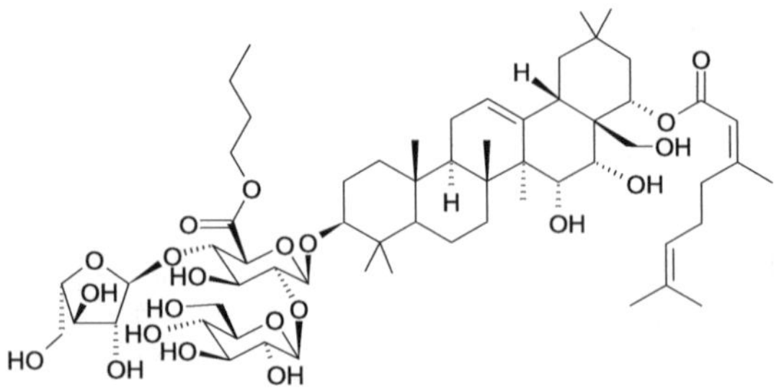

1042 Tubeimoside A 土贝母苷甲

Tubeimoside Ⅰ $C_{63}H_{98}O_{29}$ (1319.47). 【类型】齐墩果烷型五环三萜.【活性】抗肿瘤 (*in vivo*); 细胞毒 (强抗癌和抗促癌活性). 【来源】假贝母(土贝母) *Bolbostemma paniculatum* (块茎: 10 批样本含量范围 = 0.84%~2.01% [1372, 1375]; 平均含量 = 1.204%[1375]).【文献】167, 1372, 1375.

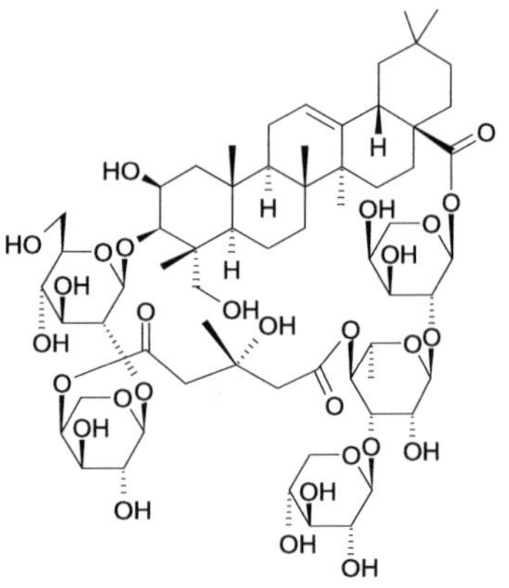

1043 Uncarinic acid A 钩藤酸 A

$C_{40}H_{56}O_7$ (648.89).【类型】齐墩果烷型五环三萜.【活性】抗HIV [H9 淋巴细胞, 抑制复制, IC_{50} (抑制未感染 H9 细胞生长 50%的浓度) = 19.87μg/mL, EC_{50} (抑制病毒复制 50%的浓度) = 1.53μg/mL, TI(IC_{50}/EC_{50}) = 12.95, 对照 3'-叠氮基-3'-脱氧胸苷 IC_{50} = 500μg/mL, EC_{50} = 0.0007μg/mL, TI = 740000][523]; 细胞毒 (人, A549, EC_{50} = 4.6μg/Ml; MCF7, EC_{50} = 7.7μg/mL)[523]; 细胞毒 (抑制人癌细胞 A549、HCT15、MCF7 和 HT1197 的生长)[1287]; 磷脂酶 PLCγ1 抑制剂 (IC_{50} = 35.66μmol/L) [1287].【来源】钩藤 *Uncaria rhynchophylla* [Syn. *Nauclea rhynchophylla*], 台湾芙蓉 *Hibiscus taiwanensis*.【文献】299, 523, 1287.

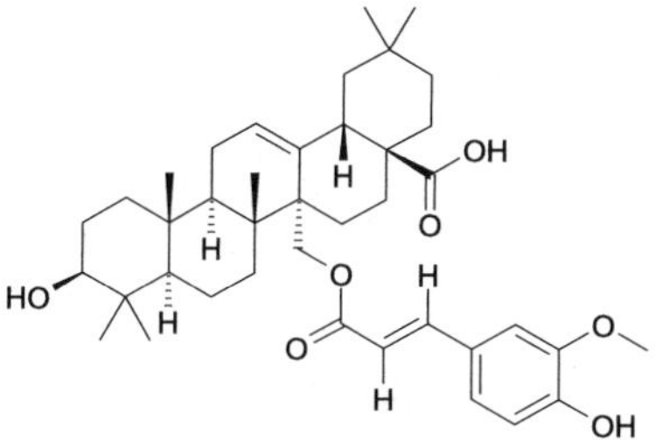

1044 Uncarinic acid B 钩藤酸 B

$C_{40}H_{56}O_7$ (648.89). 【类型】齐墩果烷型五环三萜. 【活性】细胞毒 (抑制人癌细胞 A549, HCT15, MCF7 和 HT1197 的生长)[1287]; 磷脂酶 PLCγ1 抑制剂 (IC_{50} = 35.66μmol/L)[1287]. 【来源】钩藤 *Uncaria rhynchophylla* [Syn. *Nauclea rhynchophylla*]. 【文献】1287.

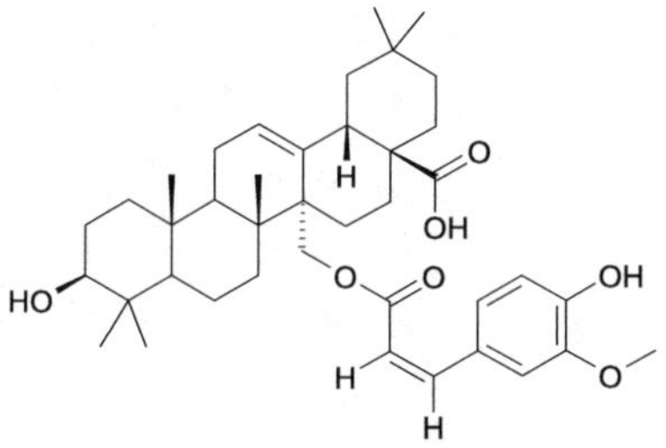

1045 Uncarinic acid E 钩藤酸 E

$C_{40}H_{56}O_7$ (648.89). 【类型】齐墩果烷型五环三萜. 【活性】磷脂酶 PLCγ1 抑制剂 (IC_{50} = 4.6~9.5μmol/L)[1287]; 细胞毒 (抑制人癌细胞生长, IC_{50} = 0.5~6.5μg/mL)[1287]. 【来源】钩藤 *Uncaria rhynchophylla* [Syn. *Nauclea rhynchophylla*]. 【文献】1287.

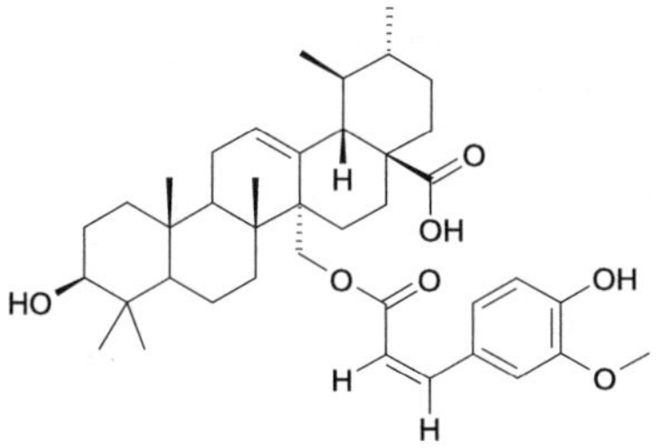

1046 3*β*-*D*-*O*-(*β*-*D*-Xylopyranosyl)-olean-12-ene-28-*O*-(*α*-*L*-rhamnopyranosyl-(1→4)-*β*-*D*-glucopyranosyl-(1→4)-*β*-*D*-glucopyranosyl) ester 3*β*-*D*-*O*-(*β*-*D*-吡喃木糖基)-齐墩果-12-烯-28-*O*-(*α*-*L*-吡喃鼠李糖基-(1→4)-*β*-*D*-吡喃葡萄糖基-(1→4)-*β*-*D*-吡喃葡萄糖)酯

$C_{53}H_{86}O_{21}$ (1059.26). 白色粉末, $[\alpha]_D^{25}$ = +68°, (*c* = 1, 甲醇). 【类型】齐墩果烷型五环三萜. 【活性】细胞毒 (抗增殖 *in vitro*: J774.A1 细胞株, IC_{50} = 0.52μmol/L, HEK-293 细胞株, IC_{50} = 1.3μmol/L, WEHI-164 细胞株, IC_{50} = 2.1μmol/L; 对照 6-巯基嘌呤, J774.A1 细胞株, IC_{50} = 0.003μmol/L, HEK-293 细胞株, IC_{50} = 0.007μmol/L, WEHI-164 细胞株, IC_{50} = 0.015μmol/L)[1203]. 【来源】圆叶鹅掌柴* *Schefflera rotundifolia* (地上部分). 【文献】1203.

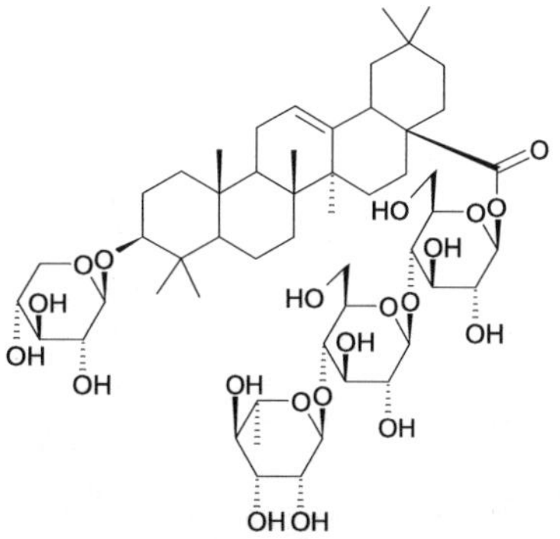

1047 3-*O*-*β*-*D*-Xylopyranosyloleanolic acid 3-*O*-*β*-*D*-吡喃木糖基齐墩果酸

$C_{35}H_{56}O_7$ (588.83). 【类型】齐墩果烷型五环三萜. 【活性】细胞毒 [A2780, IC_{50} = (8.9±0.6)μg/mL; 对照放线菌素 D, IC_{50} = 2~5ng/mL][1323]. 【来源】准噶尔兰盆花 *Scabiosa soongorica*, *Dialium guineense*. 【文献】1323.

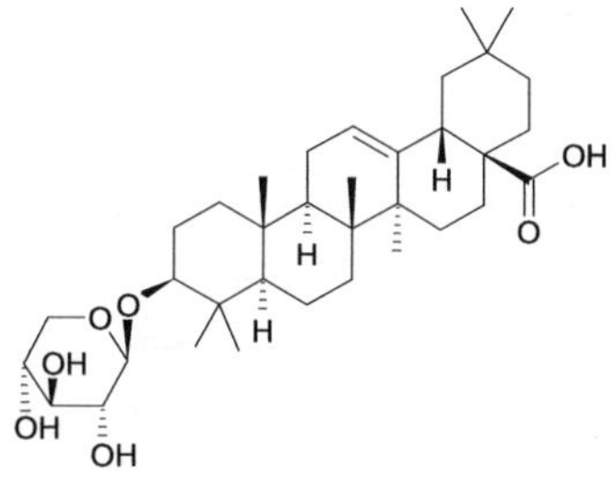

1048 Gleditsiasaponin B 皂荚皂苷 B*

$C_{94}H_{148}O_{44}$ (1982.20). $[\alpha]_D^{25}$ = −20° (*c* = 0.10, 甲醇). 【类型】齐墩果烷型五环三萜/链状单萜. 【活性】细胞毒 [HL-60, IC_{50} = (1.0±0.2)μmol/L, 对照紫杉醇, IC_{50} = ($4.1\times10^{-4}\pm1.1\times10^{-4}$)μmol/L; MCF7, IC_{50} = (24.5±1.2) μmol/L, 对照紫杉醇, IC_{50} = (15.3±2.6)μmol/L; Bel7402, IC_{50} = (42.6±4.2)μmol/L, 对照紫杉醇, IC_{50} = (0.3±0.1)μmol/L; BGC823, IC_{50} = (60.6±2.8)μmol/L;

HeLa, IC_{50} = (50.6±0.4)μmol/L, 对照紫杉醇, IC_{50} = (33.0±6.1)μmol/L; KB, IC_{50} = (44.7±4.0)μmol/L, 对照紫杉醇, IC_{50} > 100μmol/L][1190]; 细胞凋亡引导剂 (HL-60 cells, 15μmol/L, sub-G1 population = 59.1%±2.8%, 空白 sub-G1 population = 5.4%±3.2%, 阳性对照紫杉醇, sub-G1 population = 40.5%±0.2%)[1190].【来源】皂荚 *Gleditsia sinensis* [Syn. *Gleditsia horrida*] (果实).【文献】1190.

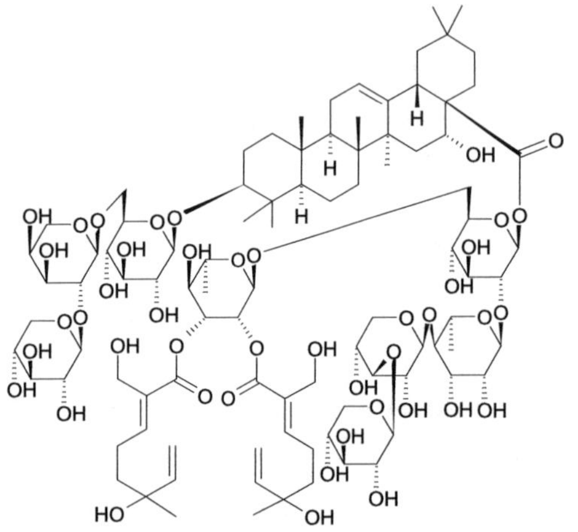

1049　Gleditsiasaponin C 皂荚皂苷 C*

$C_{94}H_{148}O_{43}$ (1966.20). $[\alpha]_D^{25}$ = −21° (*c* = 0.10, 甲醇).【类型】齐墩果烷型五环三萜/链状单萜.【活性】细胞毒 [HL-60, IC_{50} = (0.4±0.0)μmol/L, 对照紫杉醇, IC_{50} = (4.1×10^{-4}±1.1×10^{-4})μmol/L; MCF7, IC_{50} = (28.7±3.0)μmol/L, 对照紫杉醇, IC_{50} = (15.3±2.6)μmol/L; Bel7402, IC_{50} = (37.6±3.7)μmol/L, 对照紫杉醇, IC_{50} = (0.3±0.1)μmol/L; BGC823, IC_{50} = (40.0±3.4)μmol/L; HeLa, IC_{50} = (33.9±0.0)μmol/L, 紫杉醇, IC_{50} = (33.0±6.1) μmol/L; KB, IC_{50} = (44.6±0.7)μmol/L, 对照紫杉醇, IC_{50} > 100μmol/L][1190]; 细胞凋亡引导剂 (HL-60 cells, 15μmol/L, sub-G1 population = 40.4%±4.7%, 空白 sub-G1 population = 5.4%±3.2%, 阳性对照紫杉醇, sub-G1 population = 40.5%±0.2%)[1190].【来源】皂荚 *Gleditsia sinensis* [Syn. *Gleditsia horrida*] (果实).【文献】1190.

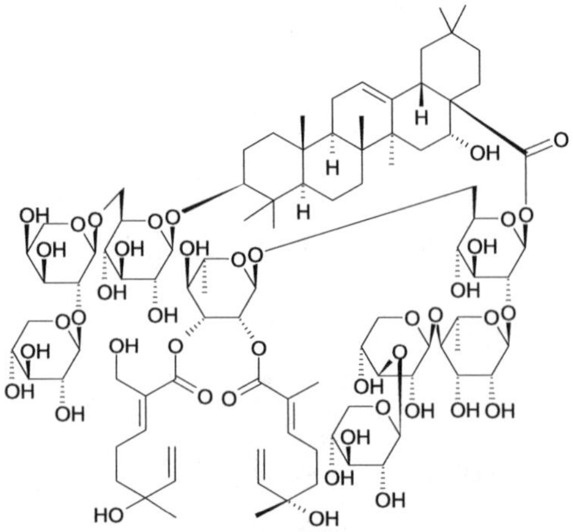

1050　Gleditsioside A 皂荚苷 A*

$C_{78}H_{124}O_{35}$ (1621.84). $[\alpha]_D^{25}$ = −11° (*c* = 0.10, 甲醇).【类型】齐墩果烷型五环三萜/链状单萜.【活性】细胞毒 [HL-60, IC_{50} = (16.7±0.8)μmol/L, 对照紫杉醇, IC_{50} = (4.1×10^{-4}±1.1×10^{-4})μmol/L; MCF7, IC_{50} = (12.9±1.1)μmol/L, 对照紫杉醇, IC_{50} = (15.3±2.6)μmol/L; Bel7402, IC_{50} = (34.6±0.8)μmol/L, 对照紫杉醇, IC_{50} = (0.3±0.1)μmol/L; BGC823, IC_{50} = (37.5±2.5)μmol/L; HeLa, IC_{50} = (35.8±1.2)μmol/L, 紫杉醇, IC_{50} = (33.0±6.1)μmol/L; KB, IC_{50} = (44.5±3.0)μmol/L, 对照紫杉醇, IC_{50} > 100μmol/L)[1190]; 细胞凋亡引导剂 (HL-60 cells, 15μmol/L, sub-G1 population = 8.3%±1.7%, 空白 sub-G1 population = 5.4%±3.2%, 阳性对照紫杉醇, sub-G1 population = 40.5%±0.2%)[1190].【来源】皂荚 *Gleditsia sinensis* [Syn. *Gleditsia horrida*] (果实).【文献】1190.

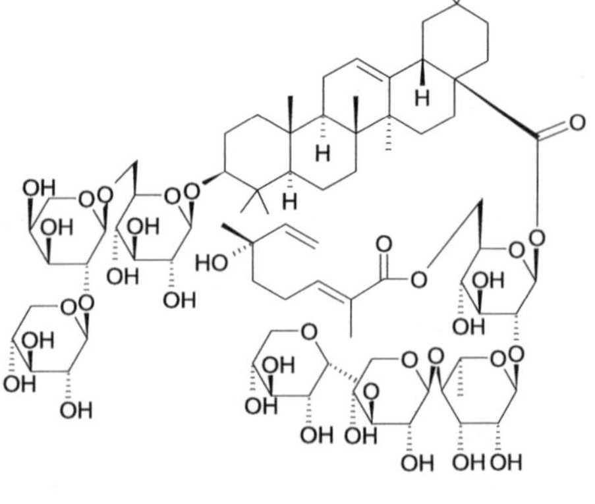

1051 Gleditsioside B 皂荚苷 B*

$C_{78}H_{124}O_{36}$ (1637.84). $[\alpha]_D^{25} = -10°$ (c = 0.10, 甲醇). 【类型】齐墩果烷型五环三萜/链状单萜. 【活性】细胞毒 [HL-60, IC_{50} = (14.7±1.1)μmol/L, 对照紫杉醇, IC_{50} = (4.1×10^{-4}±1.1×10^{-4})μmol/L; MCF7, IC_{50} = (17.5±0.8)μmol/L, 对照紫杉醇, IC_{50} = (15.3±2.6) μmol/L; Bel7402, IC_{50} = (27.4±0.8)μmol/L, 对照紫杉醇, IC_{50} = (0.3±0.1)μmol/L; BGC823, IC_{50} = (46.6±4.6)μmol/L; HeLa, IC_{50} = (35.9±1.7)μmol/L, 紫杉醇, IC_{50} = (33.0±6.1)μmol/L; KB, IC_{50} = (44.7±4.3)μmol/L, 对照紫杉醇, IC_{50} > 100μmol/L][1190]; 细胞凋亡引导剂 (HL-60 cells, 15μmol/L, sub-G1 population = 14.9%±3.0%, 空白 sub-G1 population = 5.4%±3.2%, 阳性对照紫杉醇, sub-G1 population = 40.5%±0.2%)[1190]. 【来源】皂荚 *Gleditsia sinensis* [Syn. *Gleditsia horrida*] (果实). 【文献】1190.

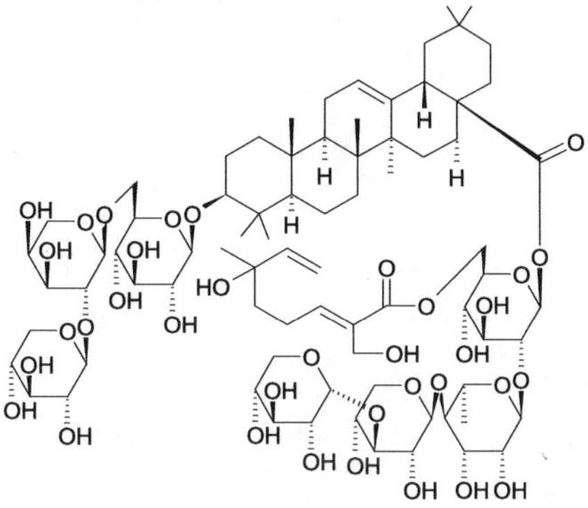

1052 Gleditsioside C 皂荚苷 C*

$C_{84}H_{134}O_{42}$ (1815.98). $[\alpha]_D^{25} = -15°$ (c = 0.10, 甲醇). 【类型】齐墩果烷型五环三萜/链状单萜. 【活性】细胞毒 [HL-60, IC_{50} = (2.2±0.2)μmol/L, 对照紫杉醇, IC_{50} = (4.1×10^{-4}±1.1×10^{-4})μmol/L; MCF7, IC_{50} = (26.3±2.3) μmol/L, 对照紫杉醇, IC_{50} = (15.3±2.6)μmol/L; Bel7402, IC_{50} = (50.3±2.7)μmol/L, 对照紫杉醇, IC_{50} = (0.3±0.1)μmol/L; BGC823, IC_{50} = (50.6±4.2)μmol/L; HeLa, IC_{50} = (36.7±3.2)μmol/L, 紫杉醇, IC_{50} = (33.0±6.1) μmol/L; KB, IC_{50} = (33.1±3.7)μmol/L, 对照紫杉醇, IC_{50} > 100μmol/L][1190]; 细胞凋亡引导剂 (HL-60 cells, 15μmol/L, sub-G1 population = 25.8%±4.0%, 空白 sub-G1 population = 5.4%±3.2%, 阳性对照紫杉醇, sub-G1 population = 40.5%±0.2%)[1190]. 【来源】皂荚 *Gleditsia sinensis* [Syn. *Gleditsia horrida*] (果实). 【文献】1190.

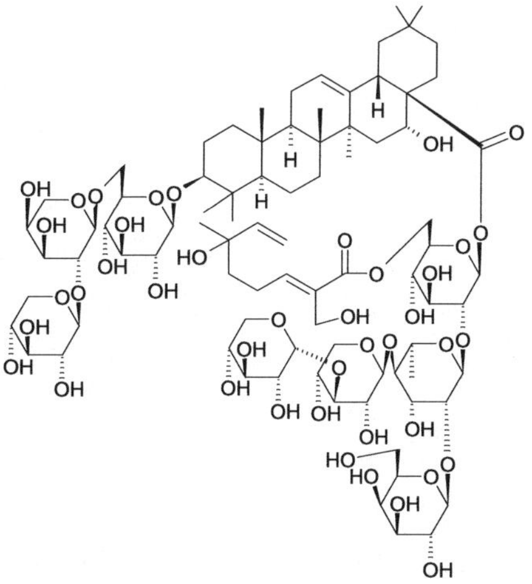

1053 Gleditsioside D 皂荚苷 D*

$C_{84}H_{134}O_{41}$ (1799.98). $[\alpha]_D^{25} = -19°$ (c = 0.10, 甲醇). 【类型】齐墩果烷型五环三萜/链状单萜. 【活性】细胞毒 [HL-60, IC_{50} = (3.5±0.1)μmol/L, 对照紫杉醇, IC_{50} = (4.1×10^{-4}±1.1×10^{-4})μmol/L; MCF7, IC_{50} = (9.7±0.7)μmol/L, 对照紫杉醇, IC_{50} = (15.3±2.6)μmol/L; Bel7402, IC_{50} = (6.6±0.7)μmol/L, 对照紫杉醇, IC_{50} = (0.3±0.1)μmol/L; BGC823, IC_{50} = (6.0±2.2)μmol/L; HeLa, IC_{50} = (4.7±0.7) μmol/L, 对照紫杉醇, IC_{50} = (33.0±6.1)μmol/L; KB, IC_{50} = (42.5±3.8)μmol/L, 对照紫杉醇, IC_{50} > 100μmol/L][1190]; 细胞凋亡引导剂 (HL-60 cells, 15μmol/L, sub-G1 population = 13.8%±2.5%, 空白 sub-G1 population = 5.4%±3.2%, 阳性对照紫杉醇, sub-G1 population = 40.5%±0.2%)[1190]. 【来源】皂荚 *Gleditsia sinensis* [Syn. *Gleditsia horrida*] (果实). 【文献】1190.

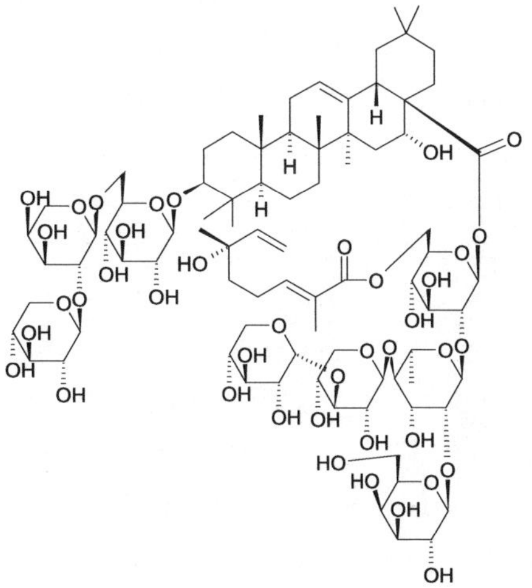

1054　Gleditsioside E 皂荚苷 E*

$C_{94}H_{148}O_{43}$ (1966.20). $[\alpha]_D^{25} = -23°$ (c = 0.10, 甲醇). **【类型】**齐墩果烷型五环三萜/链状单萜. **【活性】**细胞毒 [Bel7402癌细胞, IC_{50} = (3.1±2.8)μmol/L, 对照紫杉醇, IC_{50} = (0.3±0.1)μmol/L; BGC823, IC_{50} = (8.0±1.2)μmol/L; HeLa, IC_{50} = (5.0±3.4)μmol/L, 对照紫杉醇, IC_{50} = (33.0±6.1)μmol/L; HL-60, IC_{50} = (3.0±1.3) μmol/L, 对照紫杉醇, IC_{50} = (4.1×10^{-4}±1.1×10^{-4}) μmol/L; KB, IC_{50} = (34.3±4.5)μmol/L; MCF7, IC_{50} = (6.6±2.3)μmol/L, 对照紫杉醇, IC_{50} = (15.3±2.6)μmol/L][1333]. **【来源】**皂荚 *Gleditsia sinensis* [Syn. *Gleditsia horrida*] (果实). **【文献】**1190, 1333.

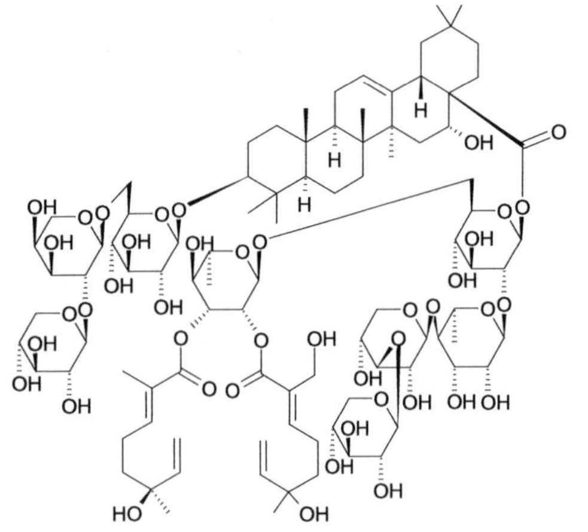

1055　Gleditsioside F 皂荚苷 F*

$C_{94}H_{148}O_{42}$ (1950.20). $[\alpha]_D^{25} = -20°$ (c = 0.10, 甲醇). **【类型】**齐墩果烷型五环三萜/链状单萜. **【活性】**细胞毒 [HL-60, IC_{50} = (1.1±0.1)μmol/L, 对照紫杉醇, IC_{50} = (4.1×10^{-4}±1.1×10^{-4})μmol/L; MCF7, IC_{50} = (23.6±3.2)μmol/L, 对照紫杉醇, IC_{50} = (15.3±2.6)μmol/L; Bel7402, IC_{50} = (3.5±0.1)μmol/L, 对照紫杉醇, IC_{50} = (0.3±0.1)μmol/L; BGC823, IC_{50} = (49.1±0.1)μmol/L; HeLa, IC_{50} = (3.3±0.2)μmol/L, 对照紫杉醇, IC_{50} = (33.0±6.1)μmol/L; KB, IC_{50} = (36.7±3.0)μmol/L, 对照紫杉醇, IC_{50} > 100μmol/L][1190]; 细胞凋亡引导剂 (HL-60 cells, 15μmol/L, sub-G1 population = 16.6%±2.0%, 空白 sub-G1 population = 5.4%±3.2%, 阳性对照紫杉醇, sub-G1 population = 40.5%±0.2%)[1190]. **【来源】**皂荚 *Gleditsia sinensis* [Syn. *Gleditsia horrida*] (果实). **【文献】**1190.

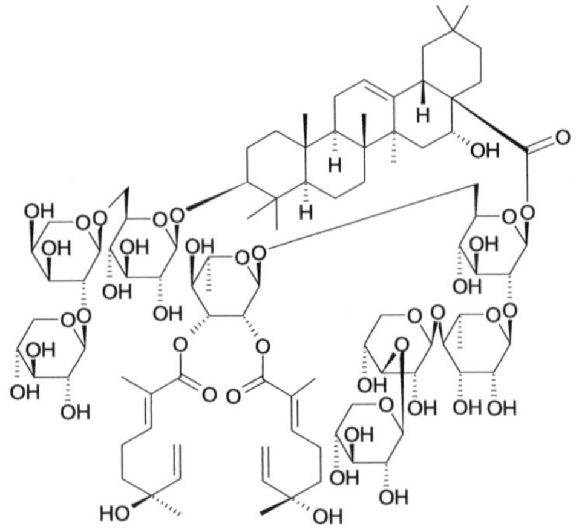

1056　Gleditsioside G 皂荚苷 G*

$C_{94}H_{148}O_{42}$ (1950.20). $[\alpha]_D^{25} = -10°$ (c = 0.10, 甲醇). **【类型】**齐墩果烷型五环三萜/链状单萜. **【活性】**细胞毒 [HL-60, IC_{50} = (21.9±2.2)μmol/L, 对照紫杉醇, IC_{50} = (4.1×10^{-4}±1.1×10^{-4})μmol/L; MCF7, IC_{50} = (35.8±5.8) μmol/L, 紫杉醇, IC_{50} = (15.3±2.6)μmol/L; Bel7402, IC_{50} = (39.0±0.3)μmol/L, 紫杉醇, IC_{50} = (0.3±0.1)μmol/L; BGC823, IC_{50} = (52.9±5.2)μmol/L; HeLa, IC_{50} = (45.0±2.1) μmol/L, 紫杉醇, IC_{50} = (33.0±6.1)μmol/L; KB, IC_{50} = (42.5±0.8)μmol/L, 紫杉醇, IC_{50} > 100μmol/L][1190]; 细胞凋亡引导剂 (HL-60 cells, 15μmol/L, sub-G1 population = 27.5%±4.8%, 空白 sub-G1 population = 5.4%±3.2%, 阳性对照紫杉醇, sub-G1 population = 40.5%±0.2%)[1190]. **【来源】**皂荚 *Gleditsia sinensis* [Syn. *Gleditsia horrida*] (果实). **【文献】**1190.

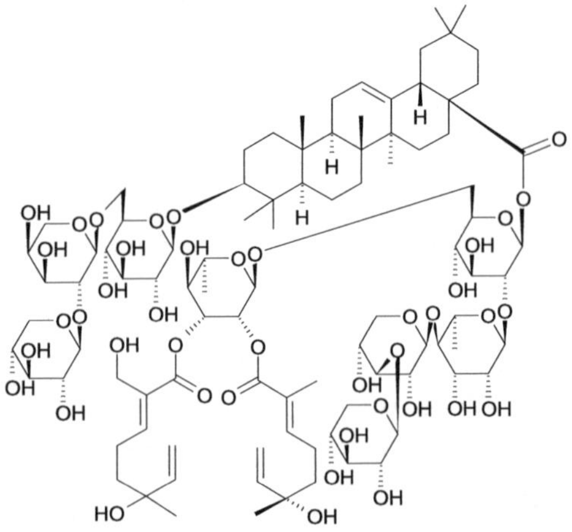

1057 Gleditsioside N 皂荚苷 N*

$C_{88}H_{138}O_{38}$ (1804.06). $[\alpha]_D^{25} = -18°$ (c = 0.10, 甲醇). 【类型】齐墩果烷型五环三萜/链状单萜. 【活性】细胞毒 [HL-60, IC_{50} = (31.9±1.8)μmol/L, 对照紫杉醇, IC_{50} = (4.1×10^{-4}±1.1×10^{-4})μmol/L; MCF7, IC_{50} = (58.1±4.2)μmol/L, 对照紫杉醇, IC_{50} = (15.3±2.6)μmol/L; Bel7402, IC_{50} = (49.3±5.8)μmol/L, 对照紫杉醇, IC_{50} = (0.3±0.1)μmol/L; BGC823, IC_{50} = (54.7±0.7)μmol/L; HeLa, IC_{50} = (35.7±1.8)μmol/L, 紫杉醇, IC_{50} = (33.0±6.1) μmol/L; KB, IC_{50} = (60.6±3.5)μmol/L, 对照紫杉醇, IC_{50} > 100μmol/L][1190]; 细胞凋亡引导剂 (HL-60 cells, 15μmol/L, sub-G1 population = 9.1%±0.9%, 空白 sub-G1 population = 5.4%±3.2%, 阳性对照紫杉醇, sub-G1 population = 40.5%±0.2%)[1190]. 【来源】皂荚 *Gleditsia sinensis* [Syn. *Gleditsia horrida*] (果实). 【文献】1190.

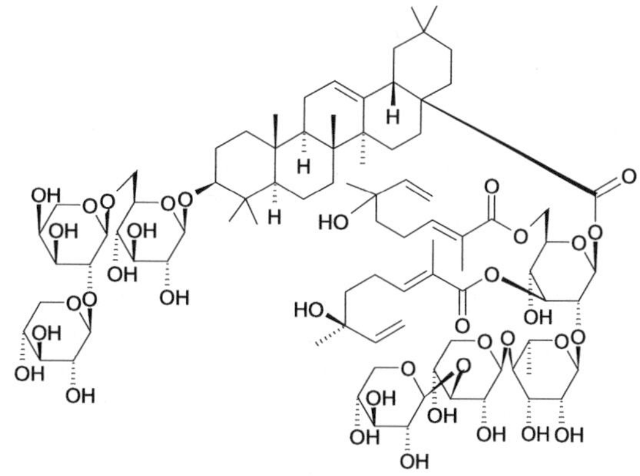

1058 Gleditsioside O 皂荚苷 O*

$C_{88}H_{138}O_{37}$ (1788.06). $[\alpha]_D^{25} = -20°$ (c = 0.10, 甲醇). 【类型】齐墩果烷型五环三萜/链状单萜. 【活性】细胞毒 [HL-60, IC_{50} = (68.1±2.3)μmol/L, 对照紫杉醇, IC_{50} = (4.1×10^{-4}±1.1×10^{-4})μmol/L][1190]; 细胞凋亡引导剂 (HL-60 cells, 15μmol/L, sub-G1 population = 7.8%±2.5%, 空白 sub-G1 population = 5.4%±3.2%, 阳性对照紫杉醇, sub-G1 population = 40.5%±0.2%)[1190]. 【来源】皂荚 *Gleditsia sinensis* [Syn. *Gleditsia horrida*] (果实). 【文献】1190.

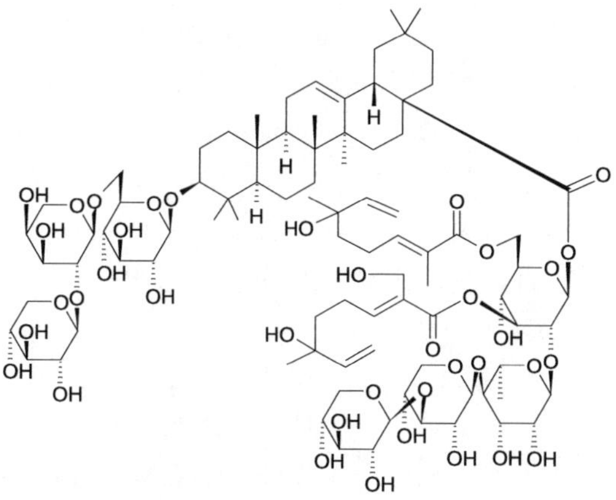

1059 Gleditsioside P 皂荚苷 P*

$C_{103}H_{160}O_{43}$ (2086.40). $[\alpha]_D^{25} = -20°$ (c = 0.10, 甲醇). 【类型】齐墩果烷型五环三萜/链状单萜. 【活性】细胞毒 [HL-60, IC_{50} = (31.9±2.6)μmol/L, 对照紫杉醇, IC_{50} = (4.1×10^{-4}±1.1×10^{-4})μmol/L; MCF7, IC_{50} = (23.1±2.0)μmol/L, 紫杉醇, IC_{50} = (15.3±2.6)μmol/L; Bel7402, IC_{50} = (40.0±2.3)μmol/L, 紫杉醇, IC_{50} = (0.3±0.1)μmol/L; BGC823, IC_{50} = (40.0±2.1)μmol/L; HeLa, IC_{50} = (35.7±0.7)μmol/L, 紫杉醇, IC_{50} = (33.0±6.1) μmol/L; KB, IC_{50} = (36.7±4.3)μmol/L, 紫杉醇, IC_{50} > 100μmol/L][1190]; 细胞凋亡引导剂 (HL-60 cells, 15μmol/L, sub-G1 population = 31.4%±2.2%, 空白 sub-G1 population = 5.4%±3.2%, 阳性对照紫杉醇, sub-G1 population = 40.5%±0.2%)[1190]. 【来源】皂荚 *Gleditsia sinensis* [Syn. *Gleditsia horrida*] (果实). 【文献】1190.

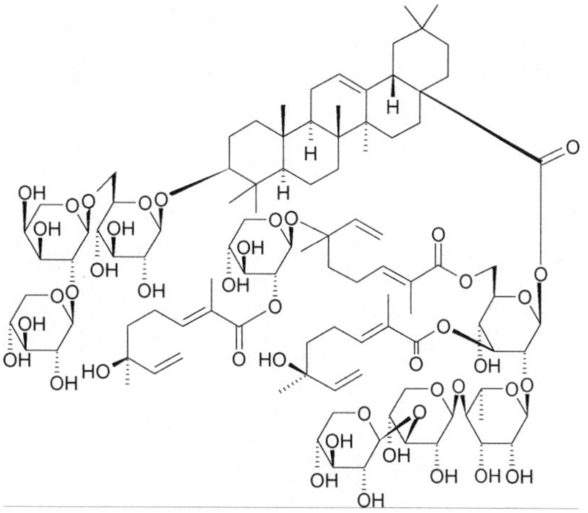

1060 Gleditsioside Q 皂荚苷 Q*

$C_{78}H_{124}O_{37}$ (1653.84). $[\alpha]_D^{25} = -12°$ (c = 0.10, 甲醇).

【类型】齐墩果烷型五环三萜/链状单萜. 【活性】细胞毒 [HL-60, IC_{50} = (5.9±0.5)μmol/L, 对照紫杉醇, IC_{50} = ($4.1×10^{-4}$±$1.1×10^{-4}$)μmol/L; MCF7, IC_{50} = (34.4±0.8)μmol/L, 对照紫杉醇, IC_{50} = (15.3±2.6)μmol/L; Bel7402, IC_{50} = (29.0±2.7)μmol/L, 对照紫杉醇, IC_{50} = (0.3±0.1)μmol/L; BGC823, IC_{50} = (51.0±3.0)μmol/L; HeLa, IC_{50} = (43.9±1.5)μmol/L, 对照紫杉醇, IC_{50} = (33.0±6.1)μmol/L; KB, IC_{50} = (44.9±3.6)μmol/L, 对照紫杉醇, IC_{50} > 100μmol/L][1190]; 细胞凋亡引导剂 (HL-60 cells, 15μmol/L, sub-G1 population = 24.2%±3.0%, 空白 sub-G1 population = 5.4%±3.2%, 阳性对照紫杉醇, sub-G1 population = 40.5%±0.2%)[1190]. 【来源】皂荚 *Gleditsia sinensis* [Syn. *Gleditsia horrida*] (果实). 【文献】1190.

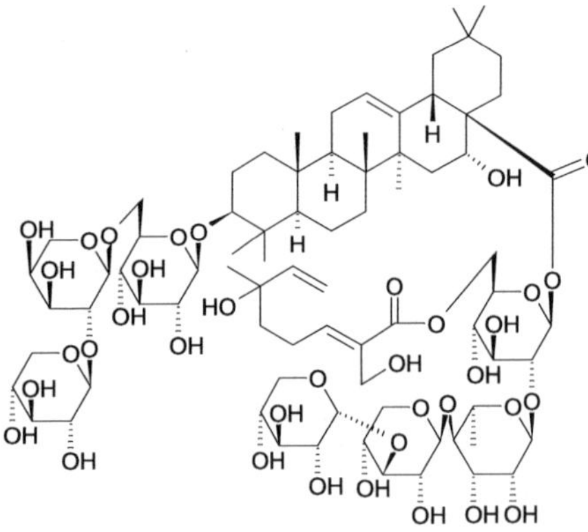

Multiflorane 烷型五环三萜

1061 Bryonolic acid 泻根醇酸

[24480-45-3] $C_{30}H_{48}O_3$ (456.72). 无色菱形晶体 (甲醇), mp 299~302℃, $[\alpha]_D^{20}$ = +25.0° (*c* = 1.0, 吡啶). 【类型】Multiflorane 烷型五环三萜. 【活性】抗肿瘤 (L_{1210}, IC_{50} = 0.024μg/mL); 抗过敏 (小鼠和大鼠); 抗炎. 【来源】白蔹 *Ampelopsis japonica* [Syn. *Paullinia japonica*], 栝楼 *Trichosanthes kirilowii*, 湖北栝楼 *Trichosanthes hupehensis*, 丝瓜 *Luffa cylindrica*, 天花粉 *Trichosanthes kirilowii*. 【文献】2, 184.

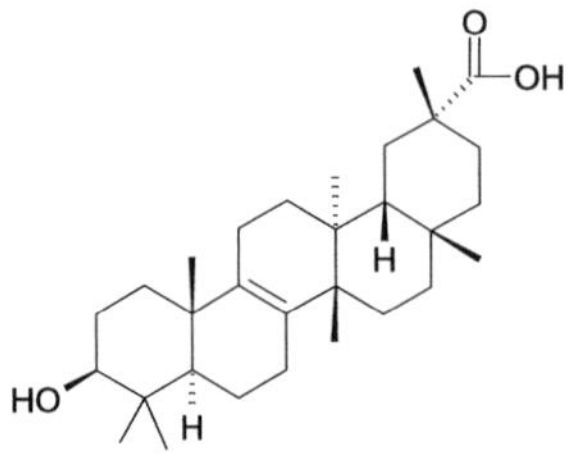

无羁萜烷型五环三萜

1062 Celastrol 南蛇藤素(雷公藤红素)

Tripterine [34157-83-0] $C_{29}H_{38}O_4$ (450.62). 红色晶体, mp 205℃ (分解); 无定形固体, mp 198~200℃. 【类型】无羁萜烷型五环三萜. 【活性】抗炎 (大鼠, 0.5mg/kg, 强烈抑制棉球肉芽肿, 0.1~1.0μg/mL, 抑制 PG E_2 释放, 1.0μg/mL, 抑制巨噬细胞吞噬细胞的功能); 抗关节炎药 (抑制鼠腹腔巨噬细胞内白介素-1 的活性, 抑制鼠脾细胞产生白介素-2, 减少兔滑膜细胞释放前列腺素 E_2); 抗氧化剂 (IC_{50} = 7μmol/L); 免疫调节剂 (强烈抑制小鼠脾脏生成血小板细胞, 有效抑制鼠过敏反应延迟); 免疫抑制剂 (抑制 PHA、ConA 和脂多糖引起的鼠脾细胞复制, 抑制淋巴细胞增殖); 杀精子 (豚鼠, *in vitro*); 催眠 (延长由戊巴比妥诱导的小鼠的睡眠时间); 抗炎 (细胞因子网络调节器: 抑制人单核细胞中脂多糖刺激的 IL-1β 生成, 平均 IC_{50} = 56nmol/L)[963]; 抗炎 (细胞因子网络调节器: 降低人单核细胞和巨噬细胞中发炎早期细胞因子 TNFα 和 IL-1β 的生成, IC_{50} = 30~100nmol/L)[963]; 抗炎 (NO 生成抑制剂)[962]; 抗炎 [*in vitro*, NF-κB 抑制剂, IC_{50} = (0.27±0.01)μmol/L; NO 生成抑制剂, IC_{50} = (0.23±0.02)μmol/L; 对照氨基胍, IC_{50} = (16.3±0.4)μmol/L][1013]; 细胞毒 [KB, IC_{50} = (1.6±0.14)μmol/L, 对照鬼臼毒素, IC_{50} =0.014μmol/L][849]; 抗菌 (蜡样芽孢杆菌, MIC = 4.44μmol/L, 对照氯霉素, MIC = 6.19μmol/L; 表皮葡萄球菌, MIC = 1.11μmol/L, 氯霉素, MIC = 12.38μmol/L; 藤黄微球菌, MIC = 4.44μmol/L, 氯霉素, MIC = 6.19μmol/L)[849]. 【来源】粗毛南蛇藤 *Celastrus strigillosus*, 高梅缨瓣 *Crossopetalum gaumeri* (根), 黑蔓 *Tripterygium regelii*, 雷公藤 *Tripterygium wilfordii*, 美洲南蛇藤 *Celastrus scandens*, 南蛇藤根 *Celastrus orbiculatus* [Syn. *Celastrus articulatus*] (根: 产率 = 0.13%干重)[1013]. 【文献】1, 5, 184, 849, 962, 963, 1013.

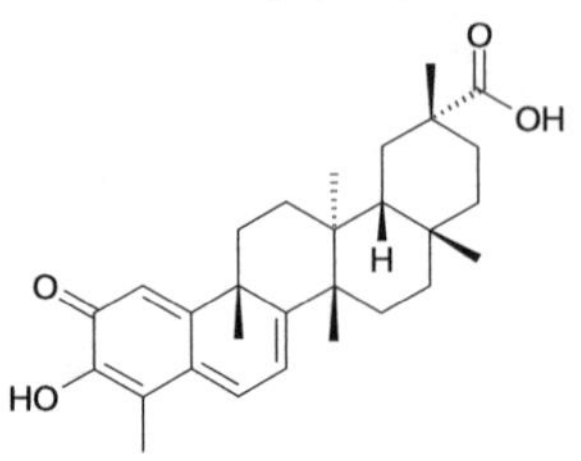

1063 Friedelan-3-one 无羁萜烷-3-酮(木栓酮)

Friedelin [559-74-0] $C_{30}H_{50}O$ (426.73). 无色细针状晶体, mp 257~264℃, $[\alpha]_D^{28} = -14.1°$ (c = 0.07, 三氯甲烷). 【类型】无羁萜烷型五环三萜. 【活性】抗炎; 活化T细胞的细胞核因子NFAT转录因子抑制实验无活性 [IC_{50} > 50μmol/L, 阳性对照环孢素 A, IC_{50} = (0.31±0.01)μmol/L][993]; 细胞毒 (P_{388}, ED_{50} = 14.61μg/mL, 对照光神霉素, ED_{50} = 0.58μg/mL; A549, ED_{50} = 30.72μg/mL, 光神霉素, ED_{50} = 0.073μg/mL; HT29, ED_{50} = 17.30μg/mL, 光神霉素, ED_{50} = 0.076μg/mL)[1335]. 【来源】扁桃 *Mangifera persiciformis*, 朝鲜裸菀* *Gymnaster koraiensis* (叶), 川党参 *Codonopsis tangshen*, 川梨果 *Pyrus pashia*, 大飞扬草 *Euphorbia hirta*, 党参 *Codonopsis pilosula* (干燥根: 平均含量 = 0.0095%[1375]), 海棠果 *Calophyllum inophyllum* (根皮和坚果), 黑线条藤黄* *Garcinia nigrolineata* (叶)[1091], 黄花蒿(青蒿) *Artemisia annua*, 灰苞蒿 *Artemisia roxbugiana*, 藿香 *Agastache rugosus*, 块茎马利筋 *Asclepias tuberosa*, 阔荚合欢 *Albizzia lebbeck*, 龙须草 *Poa sphondylodes*, 路边青 *Clerodendron cyrtophyllum*, 杧果 *Mangifera indica*, 毛莲蒿 *Artemisia vestita*, 蒙古栎 *Quercus mongolica*, 膜质脚骨脆* *Casearia membranacea* (茎), 南烛子 *Vaccinium bracteatum*, 球花党参 *Codonopsis subglobosa*, 雀梅藤 *Sageretia theezans* [Syn. *Sageretia thea*], 裙带菜 *Undaria pinnatifida*, 日本黄柏 *Phellodendron japonicum* (叶), 石榴皮 *Punica granatum*, 素花党参 *Codonopsis pilosula* var. *modesta* [Syn. *Codonopsis modesta*] (干燥根: 平均含量 = 0.0162%)[1375], 太白花 *Cladonia stellaris* [Syn. *Cladonia alpestris*], 臀形果 *Pygeum topengii*, 小舌紫菀 *Aster albescens*, 鸭跖草 *Commelina communis*, 紫菀 *Aster tataricus*, 还存在于许多植物中. 【文献】2, 78, 91, 97, 99, 104, 120, 132, 145, 153, 167, 168, 831, 990, 993, 1091, 1335, 1372, 1375.

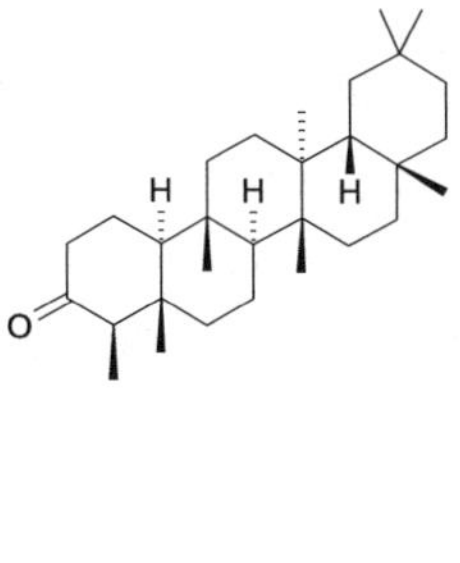

H H H O

1064 3-Oxofriedelan-28-oic acid 3-酮无羁萜烷-28-酸*

$C_{30}H_{48}O_3$ (456.72). 【类型】无羁萜烷型五环三萜. 【活性】细胞毒 [*in vitro*, HONE-1 细胞, IC_{50} = (9.4±2.8)μmol/L, 对照依托泊苷, IC_{50} = (0.5±0.2)μmol/L, 顺铂, IC_{50} = (3.2±0.5)μmol/L; KB 细胞, IC_{50} = (8.3±2.4)μmol/L, 依托泊苷, IC_{50} = (0.9±0.3)μmol/L, 顺铂, IC_{50} = (4.4±0.9)μmol/L; HT29 细胞, IC_{50} > 10μmol/L, 依托泊苷, IC_{50} = (2.4±0.5)μmol/L, 顺铂, IC_{50} = (5.7±1.1)μmol/L][1265]. 【来源】榕树 *Ficus microcarpa* (气生根). 【文献】1265.

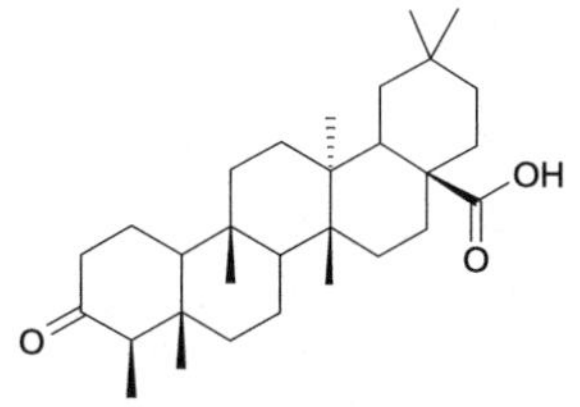

OH O O

1065 6-Oxopristimerol 6-氧代扁蒴藤酚

[161127-55-5] $C_{30}H_{40}O_5$ (480.65). 无色无定形固体, mp 173~178℃, $[\alpha]_D = -80.4°$ (c = 0.48, 吡啶). 【类型】无羁萜烷型五环三萜. 【活性】细胞毒 (L_{1210}, IC_{50} = 2.8μg/mL; KB, IC_{50} = 2.8μg/mL; P_{388}, IC_{50} = 1.5μg/mL). 【来源】丘氏美登木 *Maytenus chuchuhuasca*. 【文献】608.

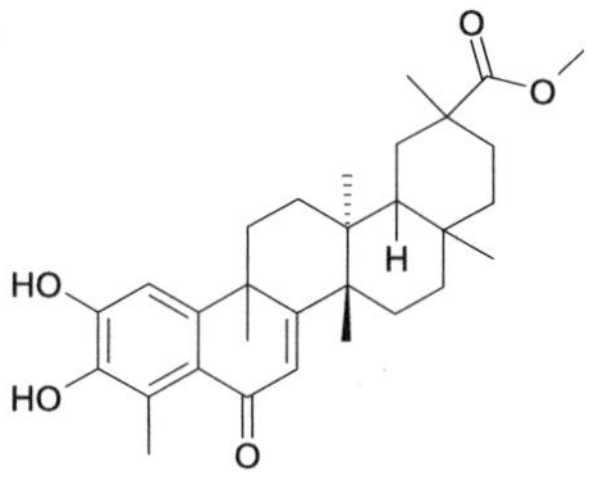

O O H HO HO O

1066 6-Oxotingenol 6-氧代卫矛酚

[161127-54-4] $C_{28}H_{36}O_4$ (436.60). 白色粉末, mp > 300℃, $[\alpha]_D = -151.8°$ (c = 0.11, 吡啶). 【类型】无羁萜烷型五环三萜. 【活性】细胞毒 (L_{1210}, IC_{50} = 6.0μg/mL; KB, IC_{50} = 30μg/mL; P_{388}, IC_{50} = 2.6μg/mL); 抗菌 (金黄色葡萄球菌 MIC = 40~50μg/mL; 枯草杆菌 MIC = 12~14μg/mL). 【来源】冬青叶美登木 *Maytenus ilicifolia*, 加那利美登木 *Maytenus canariensis*. 【文献】589, 608.

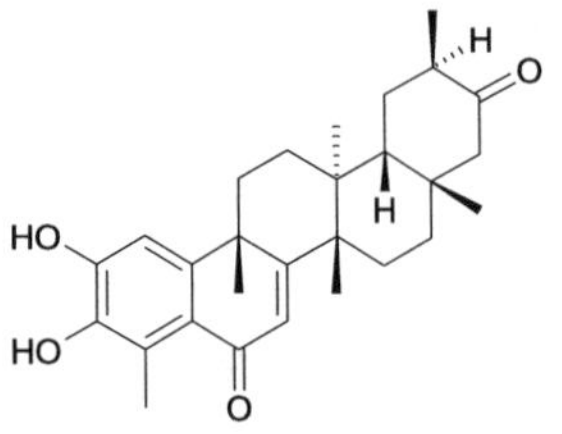

1067 Pristimerin 扁蒴藤素

[1258-84-0] $C_{30}H_{40}O_4$ (464.65). 橙色晶体 (甲醇), mp 214~217℃. 【类型】无羁萜烷型五环三萜. 【活性】抗肿瘤; 细胞毒 [KB, IC_{50} = (0.60±0.01)μmol/L, 对照鬼臼毒素, IC_{50} =0.014μmol/L][849]; 细胞毒 (HeLa, ID_{50} = 0.6μg/mL); 抗阿米巴药 (用于治疗痢疾); 抗菌 (金黄色葡萄球菌、肺炎链球菌、酿脓链球菌和易变链球菌, 5~8μg/mL); 抗菌 (蜡样芽孢杆菌, MIC = 8.62μmol/L, 对照氯霉素, MIC = 6.19μmol/L; 表皮葡萄球菌, MIC = 0.54μmol/L, 氯霉素, MIC = 12.38μmol/L; 藤黄微球菌, MIC = 8.62μmol/L, 氯霉素, MIC = 6.19μmol/L)[849]; 抗炎 (细胞因子网络调节器: 抑制人单核细胞中脂多糖刺激的 IL-1β 生成, 平均 IC_{50} = 56 nmol/L)[963]; 抗炎 (核转录因子-κB 途径)[962]; 抗炎 (NO 生成抑制剂)[962]. 【来源】扁蒴藤 *Pristimera indica*, 高梅缨瓣 *Crossopetalum gaumeri* (根), 加那利美登木 *Maytenus canariensis*, 巧茶 *Catha edulis*, *Prinostemma aspera*. 【文献】4, 169, 849, 963, 962.

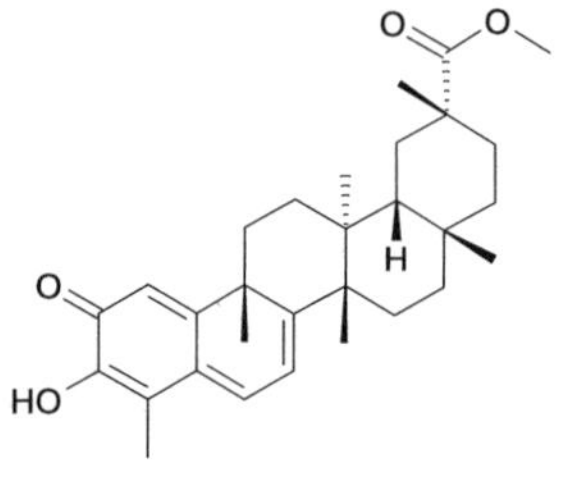

1068 Tingenone 着色酮

[50802-21-6] $C_{28}H_{36}O_3$ (420.60). 晶体, mp 203~204℃. 【类型】无羁萜烷型五环三萜. 【活性】抗锥虫; 发芽抑制剂 (菜豆种子); 抑制 DNA、RNA 和蛋白质的生物合成; 抗肿瘤; 抗氧化剂 (DPPH 清除剂, SC_{50} = 13μmol/L, SC_{50} 为对 40μmol/L DPPH 自由基降低 50% 所需的浓度)[953]; 抗炎 (细胞因子网络调节器: 抑制人单核细胞中脂多糖刺激的 IL-1β 生成, 平均 IC_{50} = 58nmol/L)[963]. 【来源】桫拉木 *Salacia prinoides* [Syn. *Salacia chinensis*], 加那利美登木 *Maytenus canariensis*, 美登木属 *Maytenus* sp., 五层龙属 *Salacia* sp. 【文献】167, 299, 953, 963.

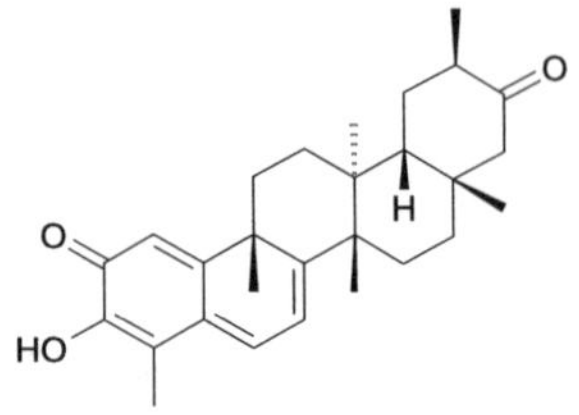

1069 2,3,7-Trihydroxy-6-oxo-1,3,5(10),7-tetra-ene-24-nor-friedelane-29-oic acid methylester 2,3,7-三羟基-6-酮-1,3,5(10),7-四烯-24-去甲-无羁萜烷-29-酸甲酯*

$C_{30}H_{40}O_6$ (496.65). 黄色粉末, $[\alpha]_D^{24} = -45.5°$ (c = 3.03, 甲醇). 【类型】无羁萜烷型五环三萜. 【活性】细胞毒 [KB, IC_{50} = (9.48±0.35)μmol/L, 对照鬼臼毒素, IC_{50} = 0.014μmol/L][849]; 抗菌 (蜡样芽孢杆菌, MIC = 129.03μmol/L, 对照氯霉素, MIC = 6.19μmol/L; 表皮葡萄球菌, MIC = 129.03μmol/L, 氯霉素, MIC = 12.38μmol/L; 藤黄微球菌, MIC = 32.26μmol/L, 氯霉素, MIC = 6.19μmol/L)[849]. 【来源】高梅缨瓣 *Crossopetalum gaumeri* (根). 【文献】849.

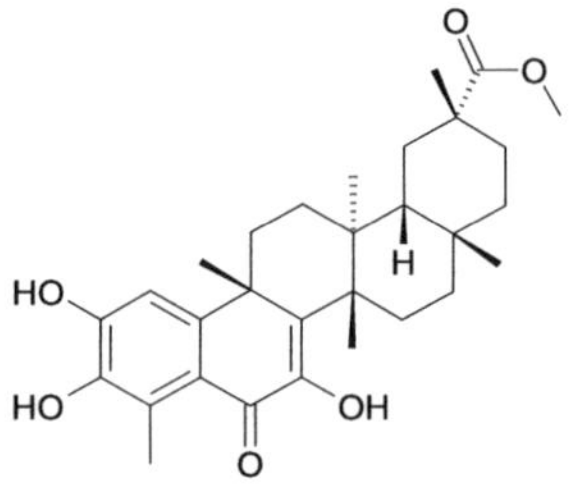

乌苏烷型五环三萜

1070 3-*O*-Acetylursolic acid 3-*O*-乙酰基熊果酸

$C_{32}H_{50}O_4$ (498.75). mp 289~290℃. 【类型】乌苏烷型五环三萜. 【活性】细胞毒 [*in vitro*, HONE-1 细胞, IC_{50} > 10μmol/L, 对照依托泊苷, IC_{50} = (0.5±0.2) μmol/L, 顺铂, IC_{50} = (3.2±0.5)μmol/L; KB 细胞, IC_{50} = (8.4±2.9)μmol/L, 依托泊苷, IC_{50} = (0.9±0.3)μmol/L, 顺铂, IC_{50} = (4.4±0.9)μmol/L; HT29 细胞, IC_{50} > 10μmol/L, 依托泊苷, IC_{50} = (2.4±0.5)μmol/L, 顺铂, IC_{50} = (5.7±1.1)μmol/L][1265]. 【来源】女贞子 *Ligustrum lucidum*, 秋木瓜 *Chaenomeles lagenaria* [Syn. *Chaenomeles* speciosa], 榕树 *Ficus microcarpa* (气生根), 锁阳 *Cynomorium songaricum*, 杨梅树皮 *Myrica rubra* (树皮: 产率 = 0.0021%)[896], 还存在于许多植物中. 【文献】152, 168, 896, 1265.

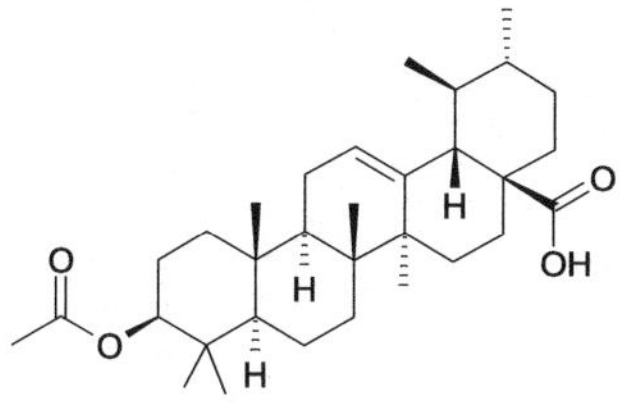

1071 3β-((α-L-Arabinopyranosyl)oxy)-23-hy-droxyurs-12,19(29)-dien-28-oic acid 28-β-D-glucopyranosyl ester 3β-((α-L-吡喃阿拉伯糖基)氧)-23-羟基熊果-12,19(29)-二烯-28-酸 28-β-D-吡喃葡萄糖酯

$C_{41}H_{64}O_{13}$ (764.96). 无定形固体, $[\alpha]_D^{25}$ = +24.0° (*c* = 0.10, 甲醇). 【类型】乌苏烷型五环三萜. 【活性】细胞毒 (HSC-2, IC_{50} = 15μg/mL; HGF, IC_{50} > 200μg/mL)[1238]. 【来源】地榆 *Sanguisorba officinalis*. 【文献】1238.

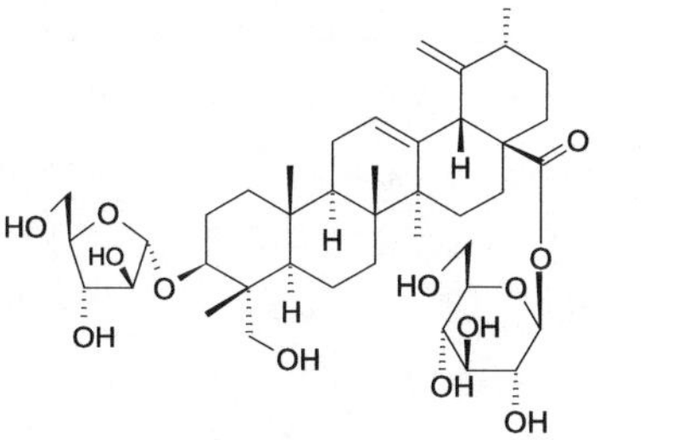

1072 Cladocalol 枝状萼桉醇

17β-Formyloxy-28-nor-urs-12-en-3β-ol $C_{30}H_{48}O_3$ (456.72). 无定形固体, $[\alpha]_D^{20}$ = +58° (*c* = 0.2, 三氯甲烷). 【类型】乌苏烷型五环三萜. 【活性】细胞毒 [HL-60 细胞, IC_{50} = (42±4)μmol/L][1267]. 【来源】枝状萼桉* *Eucalyptus cladocalyx* (叶). 【文献】1267.

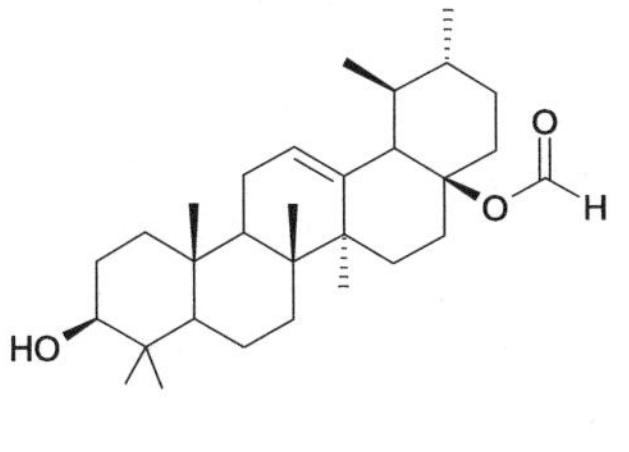

1073 2α,3β-Dihydroxy-28-norurs-12,17,19(20), 21-tetraen-23-oic cid 2α,3β-二羟基-28-去甲熊果-12,17,19(20),21-四烯-23-酸*

$C_{29}H_{40}O_4$ (452.64). 白色无定形粉末, $[\alpha]_D^{28.6}$ = +19.8° (*c* = 0.21, 甲醇). 【类型】乌苏烷型五环三萜. 【活性】细胞毒 (SGC 细胞, EC_{50} = 10.2μmol/L)[1274]. 【来源】地榆 *Sanguisorba officinalis*. 【文献】1274.

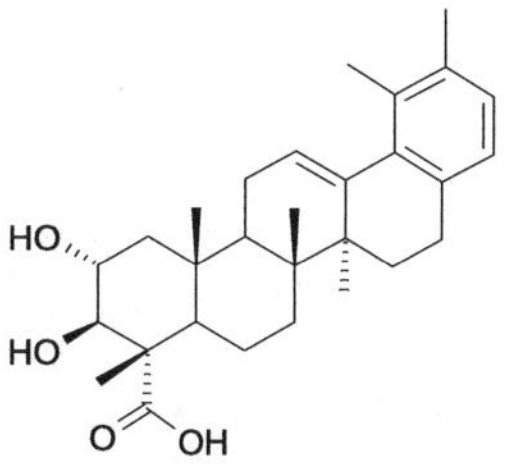

1074 17β-Formyloxy-3β-acetyloxy-28-nor-urs-12-ene 17β-甲酰基-3β-乙酰氧基-28-去甲熊果-12-烯*

$C_{32}H_{50}O_4$ (498.75). 无色针状结晶 (甲醇), mp 203~204℃, $[\alpha]_D^{20}$ = +59° (*c* = 0.05, 三氯甲烷). 【类型】乌苏烷型五环三萜. 【活性】细胞毒 [HL-60 细胞, IC_{50} = (83±24)μmol/L][1267]. 【来源】枝状萼桉* *Eucalyptus cladocalyx* (叶). 【文献】1267.

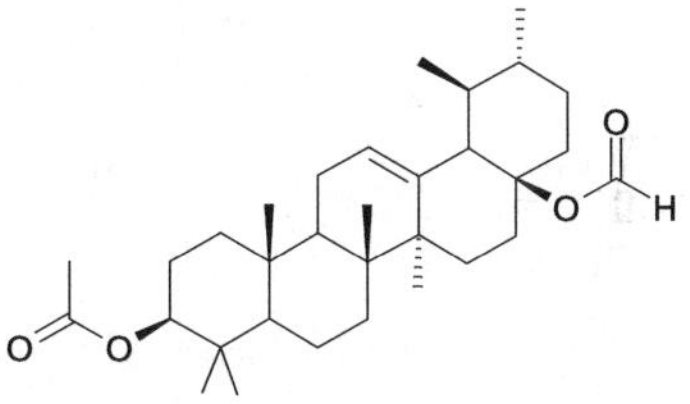

1075 23-Hydroxyursolic acid 23-羟基熊果酸

$C_{30}H_{48}O_4$ (472.71). mp 280~281℃ $[\alpha]_D^{25}$ = +64° (*c* = 0.27, 甲醇). 【类型】乌苏烷型五环三萜. 【活性】抗结核 [结核分枝杆菌, MIC = 15.5μg/mL, 细胞毒, Vero 细胞, IC_{50} = 33.7μg/mL, 选择性指数(IC_{50}/MIC) = 2.17, 阳性对照利福平, MIC = 0.03μg/mL, IC_{50} = 98.3μg/mL, 选择性指数 = 3300][1171]; 抗炎 [*in vitro* 鼠 RAW264.7 巨噬细胞, 抑制脂多糖诱导的 NO 生成 (IC_{50} = 2.4μmol/L) 和 PGE_2 产生; 抑制 iNOS 和 COX-2 酶的蛋白和 mRNA 表达水平; 抑制脂多糖诱导的 NF-κB 的 DNA 结合活性, 和核中的蛋白水平降低有关][1191]. 【来源】疏花缬草* *Valeriana laxiflora* (地上部分和根), 库松木属 *Cussonia bancoensis*.

【文献】1171, 1191.

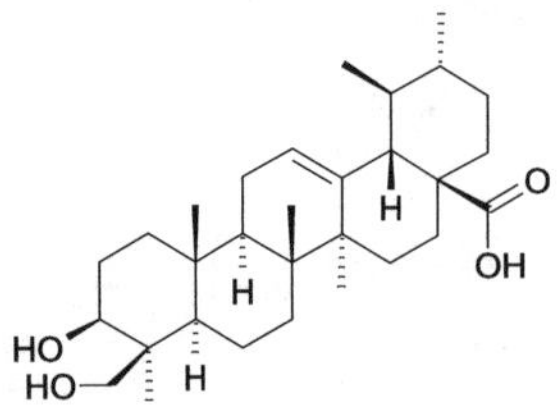

1076　28-Nor-urs-12-ene-3β-,17β-diol　28-去甲熊果-12-烯-3β-,17β-二醇*

$C_{29}H_{48}O_2$ (428.70). 无定形固体, $[\alpha]_D^{20}$ = +26° (*c* = 0.02, 三氯甲烷). 【类型】乌苏烷型五环三萜. 【活性】细胞毒 [HL-60 细胞, IC_{50} = (51±1)μmol/L])[1267]. 【来源】枝状萼桉* *Eucalyptus cladocalyx* (叶). 【文献】1267.

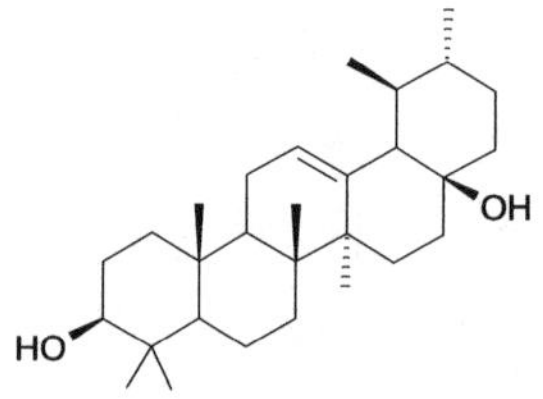

1077　Pomolic acid　坡模醇酸

19α-Hydroxyursolic acid [13849-91-7] $C_{30}H_{48}O_4$ (472.71). 无色细针状晶体 (甲醇−水), mp 293~295℃, $[\alpha]_D^{32}$ = +6.1° (*c* = 0.69, 吡啶); mp 301~303℃, $[\alpha]_D^{20}$ = +37° (*c* =2.0, THF). 【类型】乌苏烷型五环三萜. 【活性】抗菌 (金黄色葡萄球菌, MIC = 25μg/mL; 链球菌变种, MIC = 12.5~25μg/mL; 铜绿假单胞菌, MIC = 25μg/mL); 细胞毒 (P_{388}, ED_{50} = 2.9μg/mL). 【来源】赤楠 *Syzygium buxifolium*, 五灵脂 *Trogopterus xanthipes*; *Pteromys volans*, 蛇莓 *Duchesnea indica*, 五色梅 *Lantana camara*, 地榆 *Sanguisorba officinalis*. 【文献】145, 165, 184.

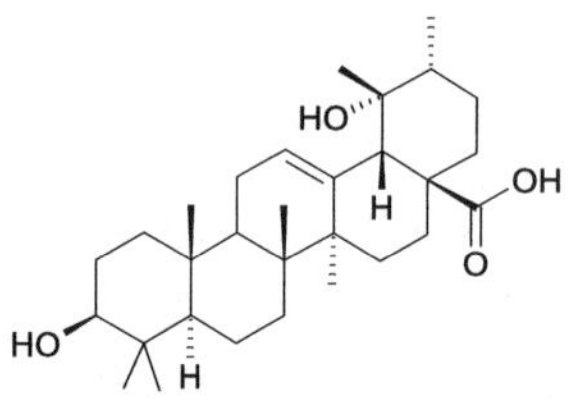

1078　Rotundifolioside A　圆叶柴胡果苷 A*

13β, 28-Epoxy-16α, 23-dihydroxyurs-11-en-3β-yl β-D-xylopyranosyl-(1→2)-β-D-glucopyranosyl-(1→2)-β-D-fucopyranoside $C_{47}H_{76}O_{17}$ (913.12). 白色粉末, $[\alpha]_D^{24}$ = −62.0° (*c* = 0.18, 吡啶). 【类型】乌苏烷型五环三萜. 【活性】细胞毒 (*in vitro*, MTT 实验测抗增生活性, 人 MK1 细胞, GI_{50} = 48μmol/L; 人 HeLa 细胞, GI_{50} = 71μmol/L; 鼠 B16F10 细胞, GI_{50} = 31μmol/L)[939]. 【来源】圆叶柴胡 *Bupleurum rotundifolium* (果实). 【文献】939.

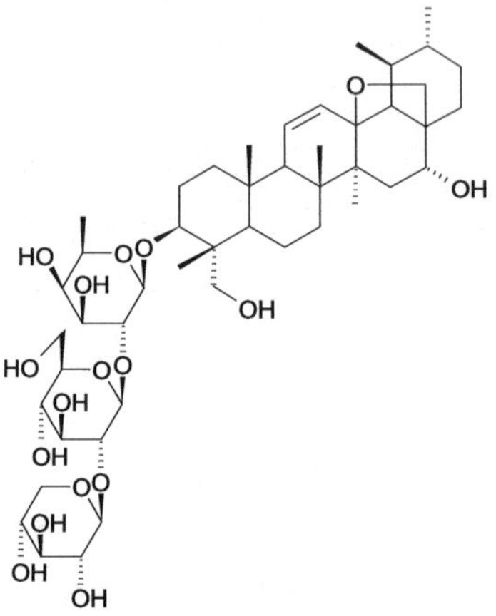

1079　Rotundifolioside G　圆叶柴胡果苷 G*

13β, 28-Epoxy-16α, 23-dihydroxyurs-11-en-3β-yl β-D-xylopyranosyl-(1→2)-β-D-glucopyranosyl-(1→2)-β-D-glucopyranoside $C_{47}H_{76}O_{18}$ (929.12). 白色粉末, $[\alpha]_D^{24}$ = +3.8° (*c* = 0.90, 吡啶). 【类型】乌苏烷型五环三萜. 【活性】细胞毒 (*in vitro*, MTT 实验测抗增生活性, 人 MK1 细胞, GI_{50} = 84μmol/L; 人 HeLa 细胞, GI_{50} > 100μg/mL; 鼠 B16F10 细胞, GI_{50} = 46μmol/L)[939]. 【来源】圆叶柴胡 *Bupleurum rotundifolium* (果实). 【文献】939.

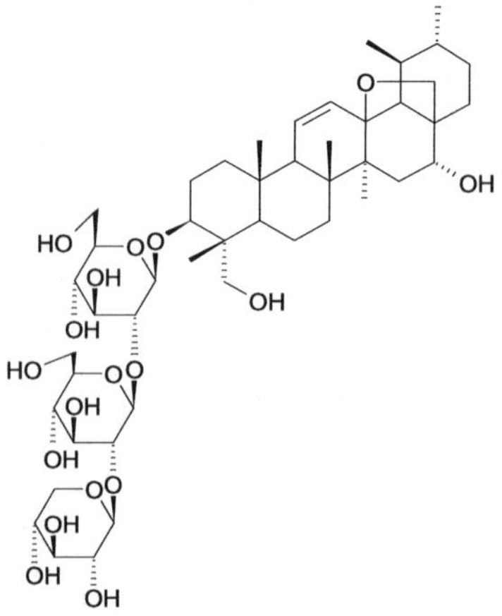

1080 Rotundifolioside H 圆叶柴胡果苷 H*

13*β*,28-Epoxy-16*α*-hydroxyurs-11-en-3*β*-yl *β*-*D*-xylopyranosyl-(1→2)-*β*-*D*-glucopyranosyl-(1→2)-*β*-*D*-glucopyranoside $C_{47}H_{76}O_{17}$ (913.12). 白色粉末, $[\alpha]_D^{24} = -9.4°$ (*c* = 0.64, 吡啶). 【类型】乌苏烷型五环三萜. 【活性】细胞毒 (*in vitro*, MTT 实验测抗增生活性, 人 MK1 细胞, GI_{50} = 18μmol/L, 人 HeLa 细胞, GI_{50} = 31μmol/L, 鼠 B16F10 细胞, GI_{50} = 18μmol/L)[939]. 【来源】圆叶柴胡 *Bupleurum rotundifolium* (果实). 【文献】939.

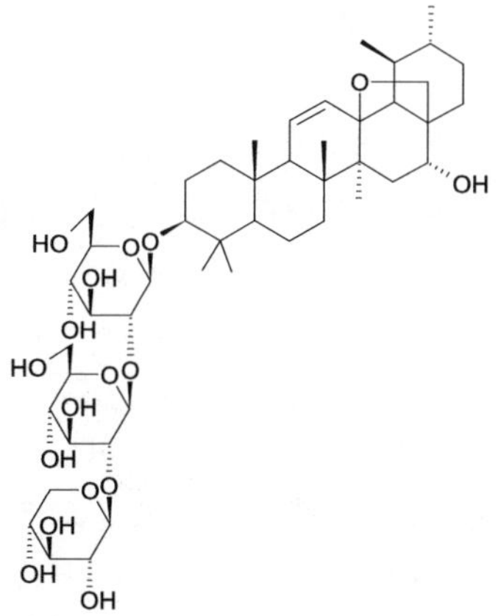

1081 Rotundifolioside I 圆叶柴胡果苷 I*

13*β*,28-Epoxy-16*α*-hydroxyurs-11-en-3*β*-yl *β*-*D*-xylopyranosyl (1→2)-*β*-*D*-glucopyranosyl-(1→2)-*β*-*D*-fucopyranoside $C_{47}H_{76}O_{16}$ (897.12). 白色粉末, $[\alpha]_D^{24} = -10.1°$ (*c* = 0.99, 吡啶). 【类型】乌苏烷型五环三萜. 【活性】细胞毒 (*in vitro*, MTT 实验测抗增生活性, 人 MK1 细胞, GI_{50} = 20μmol/L; 人 HeLa 细胞, GI_{50} = 37μmol/L; 鼠 B16F10 细胞, GI_{50} = 18μmol/L)[939]. 【来源】圆叶柴胡 *Bupleurum rotundifolium* (果实). 【文献】939.

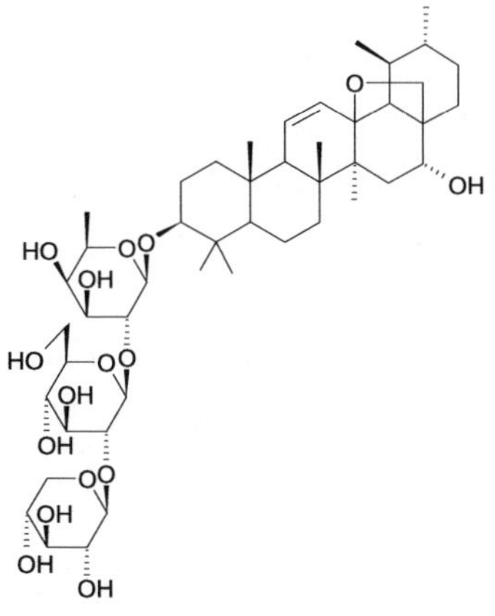

1082 Rotundifolioside J 圆叶柴胡果苷 J*

13*β*, 28-Epoxy-16*α*-hydroxyurs-11-en-3*β*-yl *α*-*L*-rhamnopyranosyl-(1→2)-*β*-*D*-glucopyranosyl-(1→2)-*β*-*D*-fucopyranoside $C_{48}H_{78}O_{16}$ (911.15). 白色粉末, $[\alpha]_D^{24} = +31.3°$ (*c* = 1.00, 吡啶). 【类型】乌苏烷型五环三萜. 【活性】细胞毒 (*in vitro*, MTT 实验测抗增生活性, 人 MK1 细胞, GI_{50} = 16μmol/L; 人 HeLa 细胞, GI_{50} = 21μmol/L; 鼠 B16F10 细胞, GI_{50} = 11μmol/L)[939]. 【来源】圆叶柴胡 *Bupleurum rotundifolium* (果实). 【文献】939.

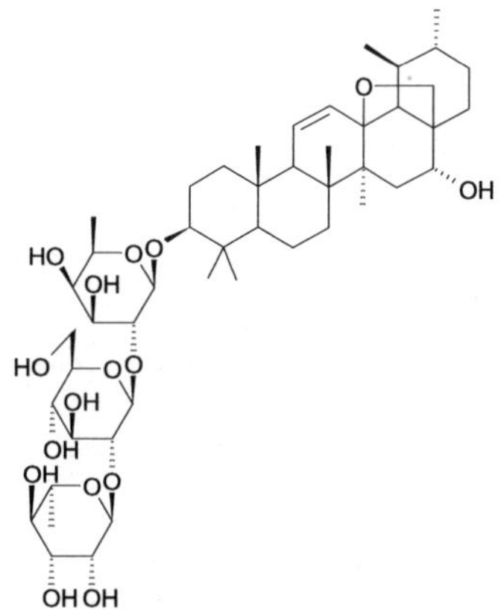

1083 Uncarinic acid C 钩藤酸 C

$C_{39}H_{54}O_6$ (618.86). 【类型】乌苏烷型五环三萜. 【活性】细胞毒 (磷脂酶 PLCγ1 抑制剂, IC_{50} = 4.6~9.5μmol/L)[1287]; 细胞毒 (抑制人癌细胞生长, IC_{50} = 0.5~6.5μg/mL)[1287]. 【来源】钩藤 *Uncaria rhynchophylla* [Syn. *Nauclea rhynchophylla*]. 【文献】1287.

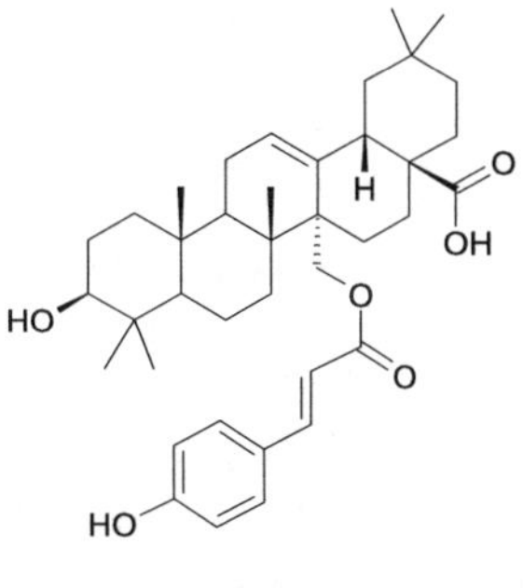

1084 Uncarinic acid D 钩藤酸 D

$C_{40}H_{56}O_7$ (648.89). 【类型】乌苏烷型五环三萜. 【活性】细胞毒 (磷脂酶 PLCγ1 抑制剂, IC_{50} = 4.6~9.5μmol/L)[1287]; 细胞毒 (抑制人癌细胞生长, IC_{50} = 0.5~6.5μg/mL)[1287]. 【来源】钩藤 *Uncaria rhynchophylla* [Syn. *Nauclea rhynchophylla*]. 【文献】1287.

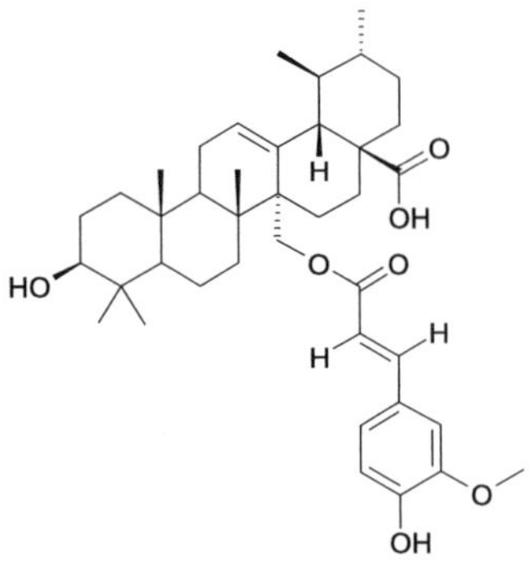

1085 Ursolic acid 熊果酸

β-Ursolic acid [77-52-1] $C_{30}H_{48}O_3$ (456.72). 白色粉末(三氯甲烷-甲醇), mp 294~298℃, 265~267℃.【类型】乌苏烷型五环三萜.【活性】细胞毒 (KB, ED_{50} > 25μg/mL, 对照阿霉素, ED_{50} = 0.12μg/mL; Hep3B, ED_{50} > 25μg/mL, 对照阿霉素, ED_{50} = 0.14μg/mL; Colon205, ED_{50} > 25μg/mL, 对照阿霉素, ED_{50} = 0.10μg/mL; HeLa, ED_{50} > 25μg/mL, 对照阿霉素, ED_{50} = (0.11μg/mL)[950]; 细胞毒 [*in vitro*, HONE-1 细胞, IC_{50} = (8.8±1.5)μmol/L, 对照依托泊苷, IC_{50} = (0.5±0.2)μmol/L, 顺铂, IC_{50} = (3.2±0.5)μmol/L; KB 细胞, IC_{50} = (8.2±2.7)μmol/L, 依托泊苷, IC_{50} = (0.9±0.3)μmol/L, 顺铂, IC_{50} = (4.4±0.9)μmol/L; HT29 细胞, IC_{50} = (4.7±1.5)μmol/L, 依托泊苷, IC_{50} = (2.4±0.5)μmol/L, 顺铂, IC_{50} = (5.7±1.1)μmol/L][1265]; 抗肿瘤 (肝癌细胞 *in vitro*, 鼠腹水癌 *in vivo*, 延长生命); 抗菌 (大肠埃希菌, IZD = 13~15mm, 对照氯霉素, IZD = 16~20mm, 对照二甲亚砜 (4%), IZD < 10mm; 金黄色葡萄球菌, IZD = 10~12mm, 对照氯霉素, IZD = 16~20mm, 对照二甲亚砜 (4%), IZD < 10mm; 枯草杆菌, IZD = 13~15mm; 对照氯霉素, IZD = 16~20mm, 对照二甲亚砜 (4%), IZD < 10mm)[1276]; 抗菌 (多种葡萄球菌 *in vitro*, MIC = 300μg/mL, 革兰阳性菌 *in vitro*, MIC = 50~400μg/mL, 革兰阴性菌 *in vitro*, MIC = 200~800μg/mL, 酵母菌 *in vitro*, MIC = 100~700μg/mL); 抗结核 [结核分枝杆菌, MIC = 41.9μg/mL, 细胞毒, Vero 细胞, IC_{50} = 46.5μg/mL, 选择性指数(IC_{50}/MIC) = 1.11, 阳性对照利福平, MIC = 0.03μg/mL, IC_{50} = 98.3μg/mL, 选择性指数 = 3277][1171]; 抗惊厥 (戊四唑引起的惊厥); 抗炎 [大鼠, 植入羊毛球所引起的炎症, 12.5mg/(kg·d) ip, 7d 有效]; 抗炎 (*in vitro* 鼠 RAW264.7 巨噬细胞, 抑制脂多糖诱导的 NO 生成和 PGE_2 产生)[1191]; COX-2 选择性抑制剂 (其异构体的平均 IC_{50} = 130μmol/L)[962]; COX-2 抑制剂 (PMA 处理的人乳腺和口腔上皮细胞, 其分子机制是由 COX-2 促进剂的 cAMP 响应元素介导的, 和抑制激酶有联系)[962]; 退热剂 (显著降低大鼠正常体温); 减少血清转氨酶 (动物, 100mg/kg); 抗锥虫 (锥虫 *Trypanosoma cruzi* 的表鞭毛体, MLC = 6.2μmol/L, 对照 Gentian violet, MLC = 6.2μmol/L)[545]; 黏液素释放刺激剂 (直接作用于气道分泌黏液素的细胞, 在最高浓度 0.00001~0.001mol/L, 黏液素释放量比对照提高 40%~50%, 可能用于治疗慢性气管病)[876]; 血小板聚集抑制剂 [2~5mg/mL 胶原质诱导的, IC_{50} = (511±4)μmol/L, 对照 ASA, IC_{50} = (420±3)μmol/L; 带 0.8~1.0mg/mL 胶原质的 1~4μmol/L 肾上腺素诱导的, IC_{50} = (82.6±2.8)μmol/L, ASA, IC_{50} = (53.0±4.5)μmol/L; 带 0.8~1.0mg/mL 胶原质的 0~40μmol/L 花生四烯酸钠盐诱导的, IC_{50} = (669±12)μmol/L, ASA, IC_{50} = (66.0±2.1)μmol/L; 带 0.8~1.0mg/mL 胶原质的 1~5μmol/L PGH_2/TXA_2 受体激动剂 U46619 诱导的, IC_{50} > 1000μmol/L, ASA, IC_{50} = (340±12)μmol/L][1177]; 组织因子抑制实验无活性[1316]; 抗风湿剂[1287]; 降血糖[1287]; 抗溃疡[1287]; 降血脂[1287]; 抗动脉粥样硬化[1287]; 抗 HIV[1287]; TGF-*β*1 拮抗剂 [抑制 Balb/c 3T3 细胞中 ^{125}I-TGF-*β*1 对其受体的结合, IC_{50} = (6.9±0.8)μmol/L, 此结果提示 TGF-*β*1 拮抗活性至少部分是猫须草治疗肾病的原因)[1370]; 糖皮质激素样作用 (增加肝糖原, 降低心肌和横纹肌糖原); LD_{50} (鼠, ip) = 680mg/kg. 【来源】白花蛇舌草 *Oldenlandia diffusa* [Syn. *Hedyotis diffusa*] (全株: 16 产地平均含量 = 0.211%)[1375], 秘鲁钩藤* *Uncaria tomentosa*, 车前 *Plantago asiatica* (全株: 含量范围 = 0.28%~2.32%, 平均含量 = 0.97%)[1375], 赤楠 *Syzygium buxifolium*, 虫牙药 *Isodon ternifolius*, 刺五加叶 *Acanthopanax senticosus* [Syn. *Eleutherococcus senticosus*], 大车前 *Plantago major*, 大枣 *Ziziphus jujuba* (成熟果实: 平均含量 = 0.016%)[1375], 丹参 *Salvia miltiorrhiza*, 滇南红厚壳 *Calophyllum polyanthum*

(种子：产率= 0.0064%干重)，冬凌草(碎米桠) *Rabdosia rubescens* (全株：平均含量 = 0.414%[1375]；叶：平均含量 = 0.573%[1375])，杜仲 *Eucommia ulmoides*，枸骨叶 *Ilex cornuta* (叶：平均含量 = 0.96%)[1375]，光茎茜草 *Rubia wallichiana* (茎)，红花鹿蹄草 *Pyrola incarnata* (全株：含量 = 2.06%)[1375]，湖北山楂 *Crataegus hupehensis* (干燥成熟果实：平均含量 = 0.455%)，箭叶橐吾根 *Ligularia sagitta*，连钱草 *Glechoma lungituba*，连翘 *Forsythia suspensa*，硫球蛇根草 *Ophiorrhiza liukiuensis* (全株)，马鞭草 *Verbena officinalis* (全株：5 批样本平均含量 = 0.227%)[1375]，猫须草 *Clerodendranthus spicatus*，毛草龙 *Ludwigia octovalvis* (全株：产率=0.00012%干重)，毛泡桐 *Paulownia tomentosa*，木瓜 *Chaenomeles sinensis*，女贞子 *Ligustrum lucidum*，枇杷叶 *Eriobotrya japonica* (干燥叶：平均含量 = 0.677%)[1375]，枇杷叶 *Eriobotrya japonica* (枝叶)，平车前 *Plantago depressa* (全株：平均含量 = 0.276%)[1375]，日本鹿蹄草 *Pyrola japonica*，榕树 *Ficus microcarpa* (气生根)，山地香茶菜 *Isodon oresbia*，山里红 *Crataegus pinnatifida* var. *major*，山楂 *Crataegus pinnatifida* (果实：含量范围 = 0.31%~0.56%)[1372]，山茱萸 *Cornus officinalis* [Syn. *Macrocarpium officinale*] (干燥成熟果实：含量范围 = 0.24%~0.32%[1372]，平均含量 = 0.263%[1375])，湿生扁蕾 *Gentianopsis paludosa*，石楠 *Photinia serrulata* (叶：平均含量 = 1.50%)[1375]，柿叶 *Diospyros kaki* (干燥叶：平均含量 = 0.784%)[1375]，疏花缬草* *Valeriana laxiflora* (地上部分和根)，酸枣 *Ziziphus jujuba* var. *spinosa* (成熟果实：含量 = 0.030%)[1375]，锁阳 *Cynomorium songaricum* (肉质茎：含量 = 0.78%)[1375]，委陵菜 *Potentilla chinensis*，无梗五加皮 *Acanthopanax sessiliflorus* (果实)，夏枯草 *Prunella vulgaris* (干燥果穗：含量 = 0.780%)[1375]，杨梅树皮 *Myrica rubra* (树皮：含量 = 0.027%)，野山楂 *Crataegus cuneata* (干燥成熟果实：3 产地平均含量 = 0.399%[1375])，伊朗青兰* *Dracocephalum kotschyi*，栀子 *Gardenia jasminoides* [Syn. *Gardenia florida*] (干燥成熟果实：平均含量 = 0.041%[1375])，皱叶鹿蹄草 *Pyrola rugosa* (全株：含量 = 3.00%)[1375]，库松木属 *Cussonia bancoensis*，还存在于许多植物中. 【文献】3, 57, 71, 81, 96, 139, 142, 145, 167, 168, 545, 629, 655, 876, 896, 950, 962, 998, 1110, 1113, 1171, 1177, 1191, 1265, 1276, 1313, 1316, 1287, 1370, 1372, 1375.

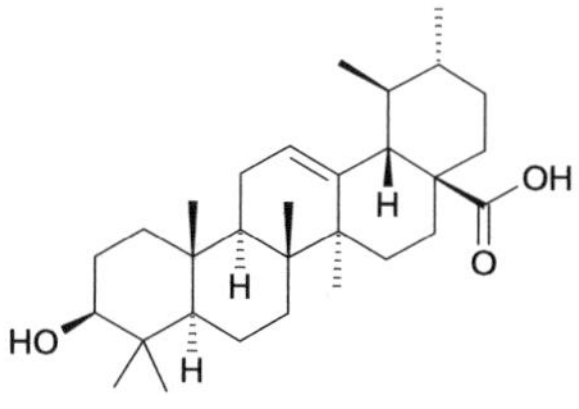

1086 Ursonic acid 乌宋酸 (乌苏酸)

$C_{30}H_{46}O_3$ (454.70). 无色固体, mp 271~275℃, $[\alpha]_D^{25}$ = +56.7° (*c* = 0.9, 三氯甲烷). 【类型】乌苏烷型五环三萜. 【活性】抑制 *β*-氨基己糖苷酶的脱粒和释放 (RBL-2H3 细胞, 100μmol/L, 抑制率 = 20.2%±1.3%, 对照姜黄素, 100μmol/L, 抑制率 = 62.6%±1.0%, *P*<0.01, 不影响该酶的活性)[896]; 细胞毒 [*in vitro*, HONE-1 细胞, IC_{50} = (5.2±0.7)μmol/L, 对照依托泊苷, IC_{50} = (0.5±0.2)μmol/L, 顺铂, IC_{50} = (3.2±0.5)μmol/L; KB 细胞, IC_{50} = (4.0±2.1)μmol/L, 依托泊苷, IC_{50} = (0.9±0.3)μmol/L, 顺铂, IC_{50} = (4.4±0.9)μmol/L; HT29 细胞, IC_{50} = (6.3±1.8)μmol/L, 依托泊苷, IC_{50} = (2.4±0.5)μmol/L, 顺铂, IC_{50} = (5.7±1.1)μmol/L][1265]. 【来源】多穗破布木* *Cordia multispicata* (叶)，榕树 *Ficus microcarpa* (气生根)，杨梅树皮 *Myrica rubra* (树皮：产率 = 0.0067%). 【文献】885, 896, 1265.

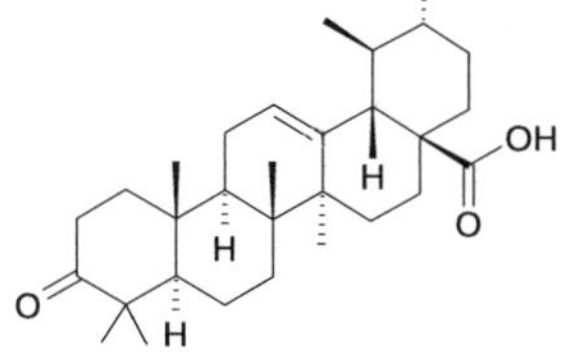

千层塔烷型五环三萜

1087 13β,14β-Epoxy-3β-methoxyserratan-21β-ol 13β,14β-环氧-3β-甲氧基千层塔-21β-醇*

$C_{31}H_{52}O_3$ (472.76). 无色棱晶, mp 264~267℃, $[\alpha]_D^{23.5}$ = +4.7° (*c* = 0.11, 三氯甲烷). 【类型】千层塔烷型五环三萜. 【活性】抗肿瘤促进剂 [鼠皮肤癌, TPA 诱导的 EBV-EA 活化模型, 化合物浓度 (mol ratio/32 pmol TPA) = 500, EBV-EA 细胞生存能力 = 25.7%, IC_{50}(mol ratio/32 pmol TPA) = 288; 对照齐墩果酸, 化合物浓度 (mol ratio/32 pmol TPA) = 500, EBV-EA 细胞生存能力 = 30.0%, IC_{50}(mol ratio/32 pmol TPA) = 360][1359]. 【来源】鱼鳞云杉 *Picea jezoensis* var. *jezoensis* (茎皮). 【文献】1359.

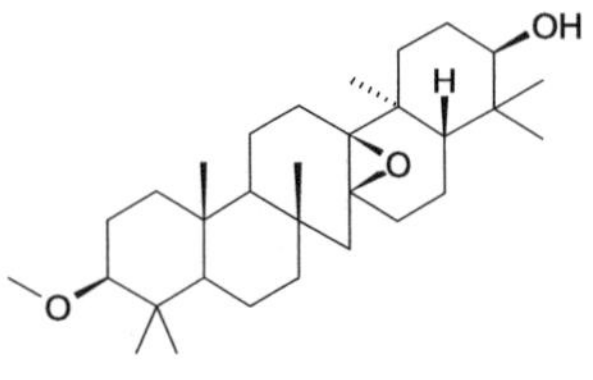

1088　3β-Methoxyserrat-13-en-21β-ol　3β-甲氧基千层塔-13-烯-21β-醇*

$C_{31}H_{52}O_2$ (456.76). 无色棱晶, mp 257~259℃, $[\alpha]_D^{23.5}$ = +59.1° (*c* = 0.28, 三氯甲烷). 【类型】千层塔烷型五环三萜. 【活性】抗肿瘤促进剂 [鼠皮肤癌, TPA 诱导的 EBV-EA 活化模型, 化合物浓度 (mol ratio/32 pmol TPA) = 500, EBV-EA 细胞生存能力 = 20.3%, IC_{50}(mol ratio/32 pmol TPA) = 271; 对照齐墩果酸, 化合物浓度 (mol ratio/32 pmol TPA) = 500, EBV-EA 细胞生存能力 = 30.0%, IC_{50}(mol ratio/32 pmol TPA) = 360][1359]. 【来源】鱼鳞云杉 *Picea jezoensis* var. *jezoensis* (茎皮). 【文献】1359.

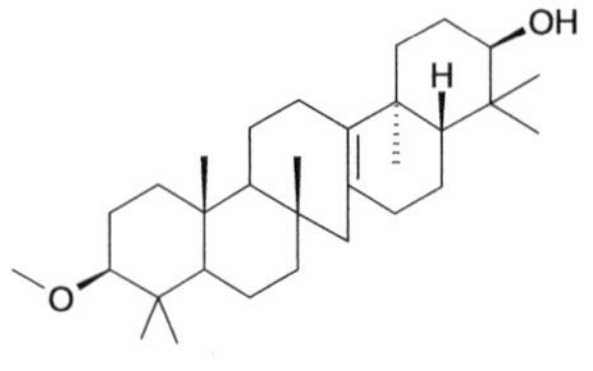

杂类三萜

1089　Achilleol C　蓍草醇 C

Camelliol C $C_{30}H_{50}O$ (426.73). 【类型】杂类三萜. 【活性】抗肿瘤 [TPA 诱导的 EBV-EA, mol ratio/TPA = 1000, EBV-EA 的相对百分数 = 20.1% (阳性对照值 32pmol, 20ng TPA =100%), Raji 细胞生存能力 = 70%; 参考化合物 β-胡萝卜素, 相对百分数= 8.6%][1014]. 【来源】火秧簕 *Euphorbia antiquorum* (乳汁), 美丽藤黄* *Garcinia speciosa* (树干皮和茎). 【文献】1014, 1368.

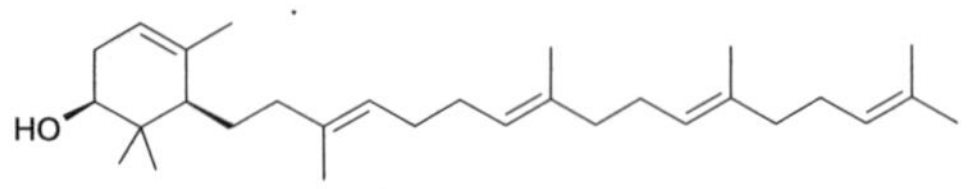

1090　Lemmaphylla-7,21-dien-3β-ol　7,21-倒卵叶伏石蕨二烯-3β-醇*

$C_{30}H_{50}O$ (426.73). 【类型】杂类三萜. 【活性】抗肿瘤 [TPA 诱导的 EBV-EA, mol ratio/TPA = 1000, EBV-EA 的相对百分数 = 2.2% (阳性对照值 32pmol, 20ng TPA =100%), Raji 细胞生存能力 = 70%; 参考化合物 β-胡萝卜素, 相对百分数= 8.6%][1014]. 【来源】火秧簕 *Euphorbia antiquorum* (乳汁). 【文献】1014.

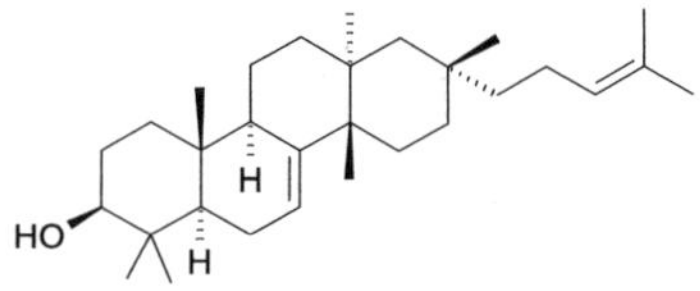

1091　Neokadsuranic acid A　新南五味子酸 A

[123929-80-6] $C_{30}H_{44}O_3$ (452.68). 无色油状物, $[\alpha]_D^{20}$ = −35.0° (*c* = 0.1, 三氯甲烷). 【类型】杂类三萜. 【活性】抗高血脂 (抑制胆固醇生物合成); 抗肿瘤[521]; 抗 HIV[521]. 【来源】异型南五味子 *Kadsura heteroclita* [Syn. *Uvaria heteroclita*], 长梗南五味子 *Kadsura peltigera* [Syn. *Kadsura longipedunculata*]. 【文献】214, 509, 521, 554.

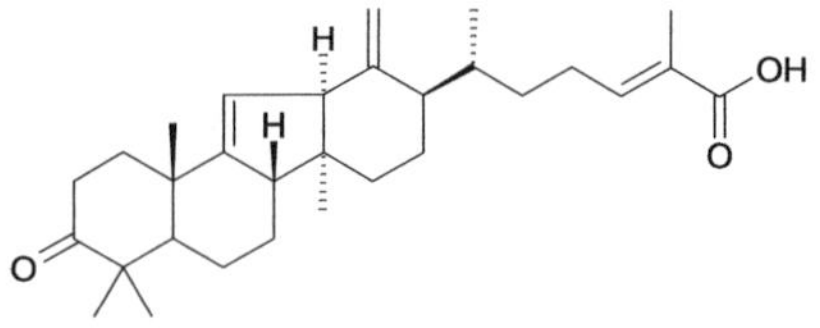

1092　Seco-neokadsuranic acid A　开环新南五味子酸 A

$C_{30}H_{44}O_4$ (468.68). 【类型】杂类三萜. 【活性】抗肿瘤[521]; 抗 HIV[521]. 【来源】异型南五味子 *Kadsura heteroclita* [Syn. *Uvaria heteroclita*]. 【文献】168, 509, 521.

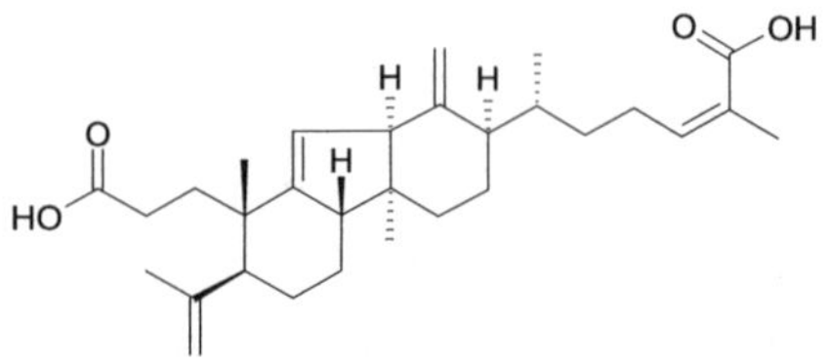

四萜

1093 Canthaxanthin 鸡油菌黄质

β,β-Carotene-4,4'-dione [514-78-3] $C_{40}H_{52}O_2$ (564.86). mp 218℃. 【类型】四萜. 【活性】抗肿瘤 (化学致癌物诱发的皮肤癌、乳腺癌、结肠癌). 【来源】海虾 *Penaeus orientalis*, 金鱼 *Carassius auratus*. 【文献】5, 320.

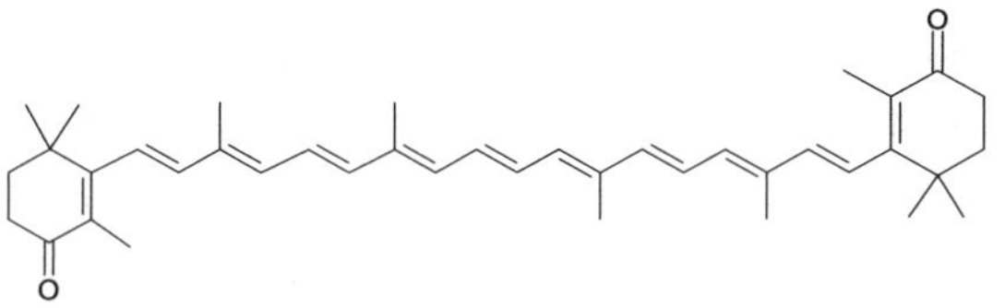

1094 *β*-Carotene *β*-胡萝卜素

trans-β-Carotene [7235-40-7] $C_{40}H_{56}$ (536.89). mp 184℃.[1374] 【类型】四萜. 【活性】EBV-EA 活化抑制剂 (Raji 细胞 *in vitro*, TPA 诱导的, IC_{50} = 400mol ratio/32pmol TPA)[720, 1093, 1211, 1266]; 抗肿瘤促进剂 (*in vivo*, 鼠皮肤癌, 抑制 TPA 诱导的 EBV-EA 活化, 100mol ratio/32pmolTPA, EBV-EA 阳性细胞 = 82.7%生存能力)[1169]; 屏蔽紫外线; 维生素A生物合成前体; 色素; 食品添加剂. 【来源】白果 *Ginkgo biloba* (干燥成熟种子: 含量 = 0.0002%)[1375], 斑纹芦荟 *Aloe vera* var. *chinensis*, 番木瓜 *Carica papaya*, 甘薯 *Ipomoea batatas* [Syn. *Convolvulus batatas*], 枸杞子 *Lycium chinense*, 红海椒 *Capsicum annuum*, 辣椒 *Capsicum frutescens*, 苜蓿 *Medicago sativa*, 南鹤虱 *Daucus carota*, 异株荨麻 *Urtica dioica*, 荆豆属 *Ulex* sp., 薯蓣属 *Dioscorea* sp., 蔷薇属 *Rosa* sp. 【文献】2, 10, 167, 168, 720, 1093, 1169, 1211, 1266, 1374, 1375.

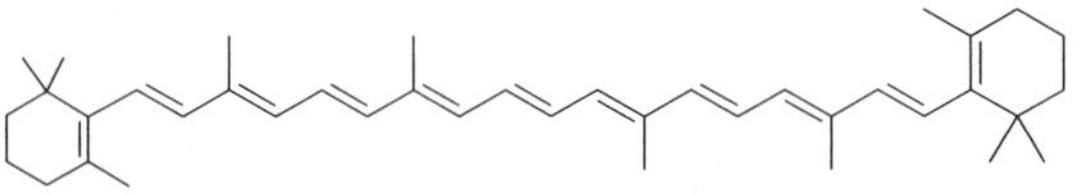

1095 Fucoxanthin 岩藻黄素

[3351-86-8] $C_{41}H_{56}O_6$ (644.90). 【类型】四萜. 【活性】抗肿瘤 (小鼠, 抑制皮肤癌及十二指肠癌的发生). 【来源】番茄 *Lycopersicon esculentum*. 【文献】299, 320.

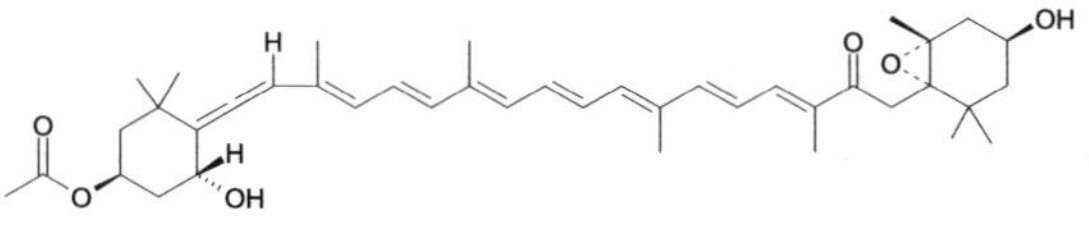

1096 Lycopene 番茄烯

[502-65-8] $C_{40}H_{56}$ (536.89). 【类型】四萜. 【活性】抗肿瘤 (B6C3F1 小鼠, 膀胱癌); 抗氧化剂 (低密度脂蛋白氧化抑制剂, 自由基清除剂); 细胞毒 (*in vitro*, *in vivo*); 抗动脉粥样硬化; 用于治疗男性不育症 (不育男性, orl, 2mg/d, 3 周, 有效率 = 60%). 【来源】番茄 *Lycopersicon esculentum*, 金盏菊 *Calendula officinalis*, 苦瓜 *Momordica charantia*, 南鹤虱 *Daucus carota*, 犬齿蔷薇* *Rosa canina*, 瑞典甘蓝* *Brassica rutabaga*, 柿蒂 *Diospyros kaki*, 柑橘属 *Citrus* sp. 【文献】167, 320, 446, 447, 448, 449, 450, 451, 452.

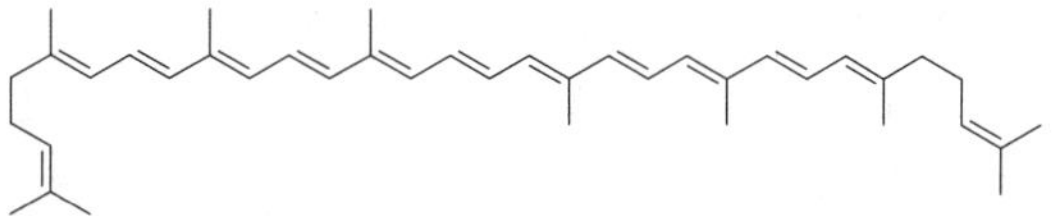

杂类萜

1097 (6*S*,7*αR*)-Loliolide 黑麦草内酯(洋地黄内酯)

Digiprolactone $C_{11}H_{16}O_3$ (196.25). mp 149℃. 【类型】阿朴胡萝卜素类. 【活性】抗肿瘤 (抑制EB病毒的早期抗原EBV-EA 的诱导, 作用强烈). 【来源】白毛夏枯草 *Ajuga decumbens*, 大车前 *Plantago major* (叶), 苦楝皮 *Melia azedarach*, 毛地黄 *Digitalis purpurea*, 毛花毛地黄 *Digitalis lanata*, 密花美登木 *Maytenus confertiflorus*, 千屈菜 *Lythrum salicaria*, 裙带菜 *Undaria pinnatifida* (干燥的叶状体: 产率 = 0.0014%)[1012], 睡菜 *Menyanthes trifoliata*, 向日葵花 *Helianthus annuus*, 鸭跖草 *Commelina communis*, 药用球果紫堇 *Fumaria officinalis*, 阴行草 *Siphonostegia chinensis*. 【文献】5, 168, 174, 299, 1012.

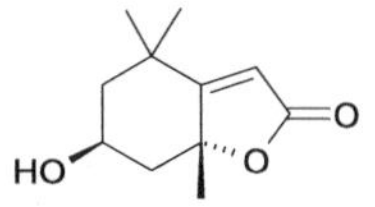

1098 Loliolide isomer 黑麦草内酯异构体

Anticancer Monoterpene PMV70P691-127 $C_{11}H_{16}O_3$ (196.25). 【类型】阿朴胡萝卜素类. 【活性】细胞毒 (培养鼠肝癌细胞 Hepa1c1c7, 诱导醌还原酶实验)[1205]. 【来源】黄花稔 *Sida acuta*. 【文献】1205.

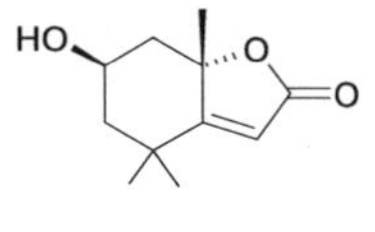

1099　Vomifoliol 催吐萝芙木醇

Blumenol A [23526-45-6] $C_{13}H_{20}O_3$ (224.30). 无色菱形晶体(苯), mp 112~114℃, $[\alpha]_{578nm}$ = +233° (c = 1.0, 三氯甲烷); $[\alpha]_D^{18}$ = +215.3° (c = 1.0, 甲醇); $[\alpha]_D^{25}$ = +111.4° (c = 0.14, 三氯甲烷). 【类型】大柱头波若尼亚烷型去甲萜. 【活性】抗肿瘤 (HL-60, ED_{50} = 20μg/mL); 细胞毒 (培养鼠肝癌细胞 Hepa1c1c7, 诱导醌还原酶测定)[1205]; 血小板聚集抑制剂 (凝血酶诱导的兔血小板聚集, 100μg/mL, 加凝血酶 0.1U/mL, 聚集率 = 92.1%±0.1%, 对照聚集率 = 92.6%±0.4%; 加花生四烯酸 100μmol/L, 100μg/mL, 聚集率 = 87.6%±1.3%, 对照聚集率 = 87.8%±0.3%, 阿司匹林 50μg/mL, 聚集率 = 11.7%±10.1%; 加 Col 10μg/mL, 100μg/mL, 聚集率 = 88.2%±0.2%, 对照聚集率 = 89.3%±0.5%, 阿司匹林 100μg/mL, 聚集率 = 81.3%±0.5%; 加 PAF 2ng/mL, 100μg/mL, 聚集率 = 92.7%±0.1%, 对照聚集率 = 93.0%±0.6%)[1149]. 【来源】白首乌 *Cynanchum bungei*, 大枣 *Ziziphus jujuba*, 黄花稔 *Sida acuta*, 鸡蛋果 *Passiflora edulis*, 九里香 *Murraya paniculata* [Syn. *Chalcas paniculata*], 毛冬青 *Ilex pubescens* (叶), 台湾胡椒* *Piper taiwanense* (茎), 杏子 *Prunus armeniaca*, 鱼腥草 *Houttuynia cordata*, 竹柏 *Myrica nagi* [Syn. *Podocarpus nagi*]. 【文献】168, 184, 1149, 1205.

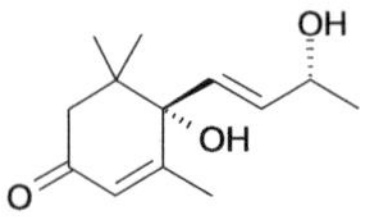

局部萜

1100　Albaconol 云南地花菌醇

$C_{22}H_{34}O_3$ (346.51). 【类型】局部萜. 【活性】VR1 受体(vanilloid receptor 1)拮抗剂 (IC_{50} = 5μmol/L); 细胞毒 [明显抑制人肿瘤细胞生长: K562, IC_{50} = (8.0±0.4)μmol/L; A549, IC_{50} = (3.17±0.89)μmol/L; BGC823, IC_{50} = (4.18±0.14)μmol/L; Bcap-37, IC_{50} = (7.5±2.5)μmol/L; 作用于 DNA 拓扑异构酶Ⅱ][1189]; 平滑肌收缩剂 [气管, $-\log(M)EC_{50}$ = 4.23±0.18, n = 10][1341]. 【来源】云南地花菌 *Albatrellus confluens*. 【文献】499, 1189, 1341.

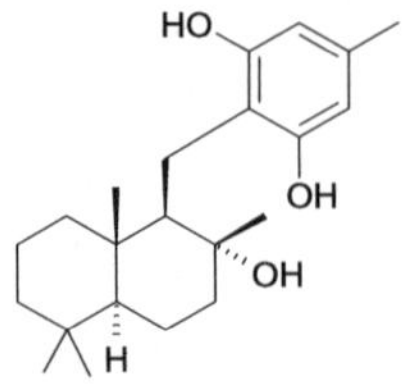

1101　Euglobal Ⅰb 桉醛Ⅰb

[77844-94-1] $C_{23}H_{30}O_5$ (386.49). 无色针状晶体 (三氯甲烷), mp 118~120℃, $[\alpha]_D$ = +2.27° (c = 0.65, 三氯甲烷). 【类型】局部萜. 【活性】抗肿瘤 (TPA 诱导的 EBV-EA, 本品与 TPA 的分子比率为 1000 时, 抑制率 = 70%~80%, 分子比率为 100 时, 抑制率 = 50%); 抗炎. 【来源】桉叶 *Eucalyptus globulus*. 【文献】197, 200.

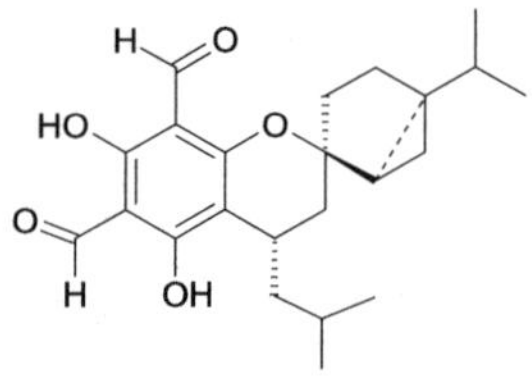

1102　Euglobal Ⅰc 桉醛Ⅰc

[77794-60-6] $C_{23}H_{30}O_5$ (386.49). 无色菱形晶体 (乙醇), mp 108~110℃, $[\alpha]_D^{20}$ = −3.12° (c = 1.0, 三氯甲烷). 【类型】局部萜. 【活性】抗肿瘤 (TPA 诱导的 EB 病毒早期抗原 EBV-EA, 本品与 TPA 的分子比率为 1000 时, 抑制率 > 80%, 分子比率为 100 时, 抑制率 = 20%~30%); 抗炎. 【来源】桉叶 *Eucalyptus globulus*. 【文献】197, 200.

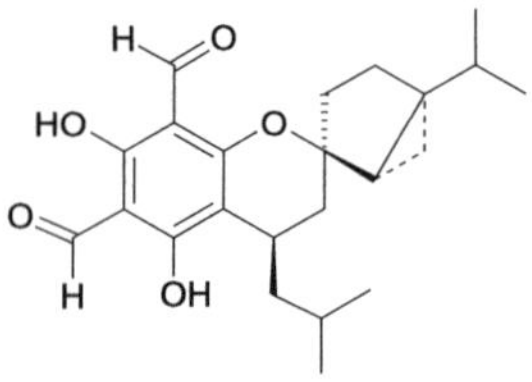

1103　Euglobal Ⅱa 桉醛Ⅱa

[77844-92-9] $C_{23}H_{30}O_5$ (386.49). 无色菱形晶体 (三氯甲烷), mp 115~117℃, $[\alpha]_D$ = +26.7° (c = 0.7, 三氯甲烷). 【类型】局部萜. 【活性】抗肿瘤 (TPA 诱导的 EB 病毒早期抗原 EBV-EA, 本品与 TPA 的分子比率为 1000 时, 抑制率 > 80%, 分子比率为 100 时, 抑制率 = 20%~30%); 抗炎. 【来源】桉叶 *Eucalyptus globulus*. 【文献】197, 200.

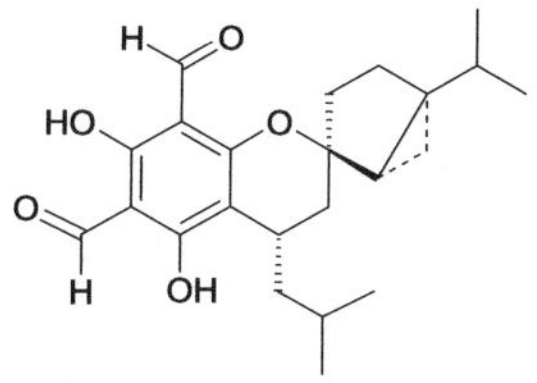

1104 Euglobal Ⅲ 桉醛Ⅲ

[76449-26-8] $C_{28}H_{38}O_5$ (454.61). 无色针状晶体 (乙醇), mp 169~170℃, $[\alpha]_D^{20}=+229°$ ($c=1.0$, 三氯甲烷).【类型】局部萜.【活性】抗肿瘤 (TPA 诱导的 EB 病毒早期抗原 EBV-EA, 本品与 TPA 的分子比率为 1000 时, 抑制率 = 100%, 分子比率为 500 时, 抑制率 > 70%); 抗炎.【来源】桉叶 *Eucalyptus globulus*.【文献】199, 201, 208.

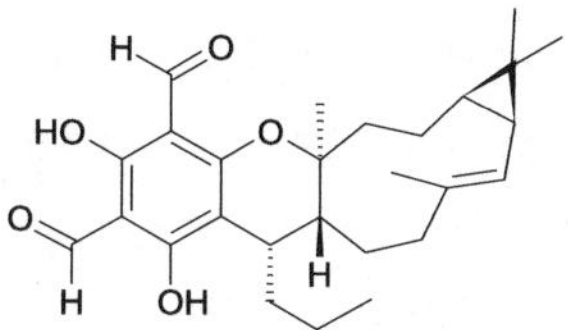

1105 Euglobal Ⅴ 桉醛Ⅴ

[77809-89-3] $C_{28}H_{38}O_5$ (454.61). 无色菱形晶体, mp 184~185℃, $[\alpha]_D^{20}=-206°$ ($c=1$, 三氯甲烷).【类型】局部萜.【活性】抗肿瘤 (TPA 诱导的 EB 病毒早期抗原 EBV-EA, 本品与 TPA 的分子比率为 1000 时, 抑制率 = 80%, 分子比率为 500 时, 抑制率 > 40%); 抗炎.【来源】桉叶 *Eucalyptus globulus*.【文献】199, 201, 216.

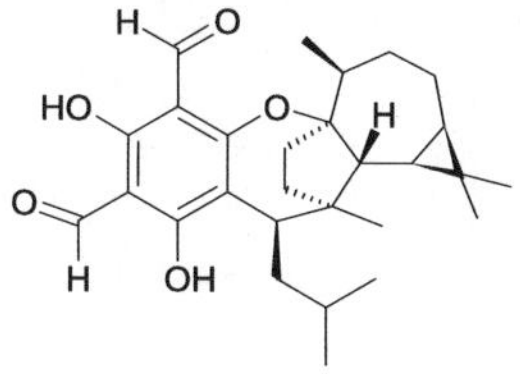

1106 Geranyloxy sinapyl alcohol 牻牛儿氧基芥子醇*

$C_{21}H_{30}O_4$ (346.47).【类型】局部萜.【活性】细胞毒 (*in vitro*, A549, IC_{50} = 34μmol/L; HL-60, 6.7μmol/L; KB, 3.0μmol/L)[1030].【来源】莲叶橐吾 *Ligularia nelumbifolia* (根, 产率 = 0.0040%干重).【文献】1030.

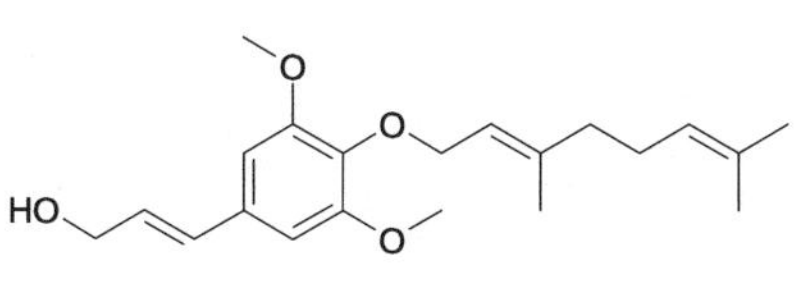

1107 Geranyloxy sinapyl aldehyde 牻牛儿氧基芥子醛*

$C_{21}H_{28}O_4$ (344.45).【类型】局部萜.【活性】细胞毒 (*in vitro*, A549, IC_{50} = 22μmol/L; HL-60, 12μmol/L; KB, 2.6μmol/L)[1030].【来源】莲叶橐吾 *Ligularia nelumbifolia* (根, 产率 = 0.0018%干重).【文献】1030.

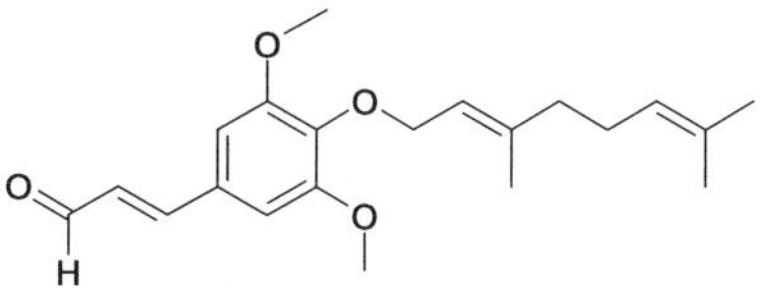

1108 Grifolin 奇果菌素

$C_{22}H_{30}O_2$ (326.5).【类型】局部萜.【活性】细胞毒 (*in vitro*, 人骨肉瘤细胞, 细胞凋亡途径: 抑制 PI3K/AKT、FOXO 和 GSK3)[1389]; 抗组胺 (抑制组胺释放, 大鼠腹膜肥大细胞, 化合物 48/80 诱导的组胺释放)[1102].【来源】满山红(兴安杜鹃) *Rhododendron dauricum* (枝和叶: 产率 = 0.0031%)[1102], 云南地花菌 *Albatrellus confluens*[1389].【文献】1102, 1389.

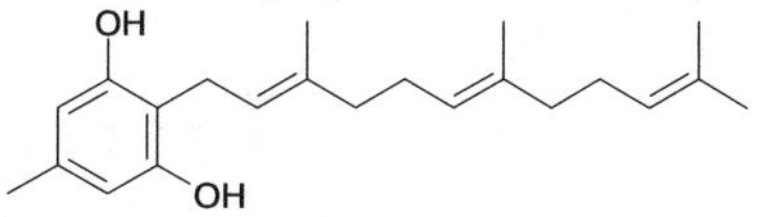

1109 Lupulone 蛇麻酮

β-Bitter acid [468-28-0] $C_{26}H_{38}O_4$ (414.59). 棱柱状晶体 (90%甲醇), mp 92~94℃.【类型】局部萜.【活性】抗炎 (NO 生成抑制剂, *in vitro*, RAW264.7 巨噬细胞, 脂多糖/IFN-*γ* 诱导的 NO 生成, IC_{50} = 17μmol/L, 但细胞毒性强)[1127]; 抗菌 (金黄色葡萄球菌, MIC = 0.60~1.25μg/mL; 结核分枝杆菌, IC = 1~10μg/mL; 革兰阳性菌, 枯草杆菌); LD_{50} (大鼠, orl) = 1.8g/kg.【来源】葎草 *Humulus japonicus* [Syn. *Humulus scandens*], 啤酒花 *Humulus lupulus* (球穗花序)[1127].【文献】3, 5, 169, 1127.

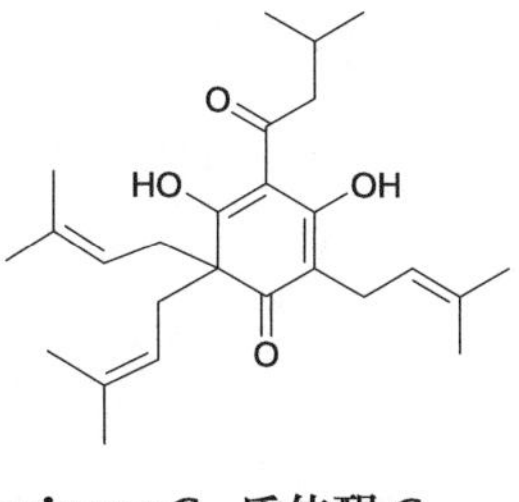

1110 Plastoquinone C_2 质体醌 C_2

$C_{27}H_{40}O_4$ (428.62). 暗淡黄色油状物.【类型】局部萜.

【活性】抗氧化剂 (脂类过氧化抑制剂, IC_{50} = 0.95μg/mL, 对照维生素 E, IC_{50} = 40.4μg/mL; DPPH 清除剂, 100μg/mL, 清除率 = 3.00%)[991]; 细胞毒 (Colon26-L5 细胞, IC_{50} = 1.51μg/mL, 对照 C 顺铂, IC_{50} = 0.67μg/mL)[991]. 【来源】马尾藻属 *Sargassum micracanthum*. 【文献】991.

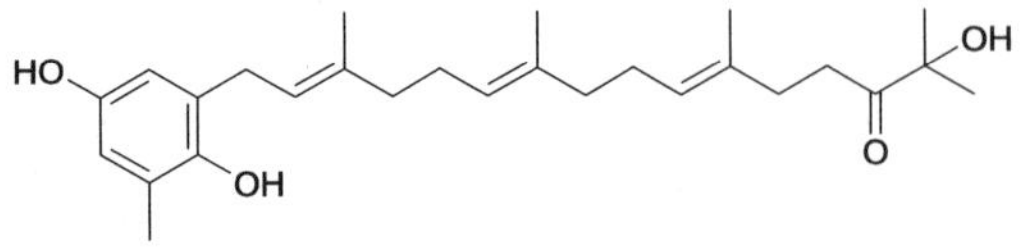

1111 Plastoquinone C₃ 质体醌 C₃

$C_{45}H_{76}O_5$ (697.10). 无色油状物, $[\alpha]_D^{25}$ = +6.2° (*c* = 0.56, 三氯甲烷). 【类型】局部萜. 【活性】抗氧化剂 (脂类过氧化抑制剂, IC_{50} = 44.3μg/mL, 对照维生素 E, IC_{50} = 40.4μg/mL; DPPH 清除剂, 100μg/mL, 清除率 = 52.6%)[991]; 细胞毒 (Colon26-L5 细胞, IC_{50} = 17.5μg/mL, 对照 C 顺铂, IC_{50} = 0.67μg/mL)[991]. 【来源】马尾藻属 *Sargassum micracanthum*. 【文献】991

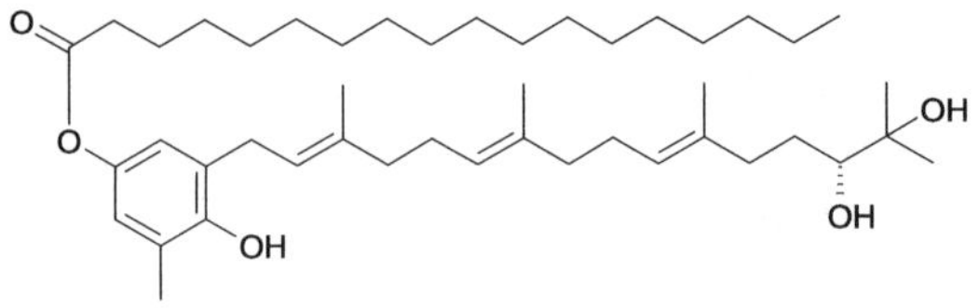

1112 Plastoquinone C₄ 质体醌 C₄

$C_{45}H_{74}O_5$ (695.09). 无色油状物, $[\alpha]_D^{25}$ = +6.0° (*c* = 0.33, 三氯甲烷). 【类型】局部萜. 【活性】抗氧化剂 (脂类过氧化抑制剂, IC_{50} = 1.15μg/mL, 对照维生素 E, IC_{50} = 40.4μg/mL; DPPH 清除剂, 100μg/mL, 清除率 = 32.3%)[991]; 细胞毒 (Colon26-L5 细胞, IC_{50} = 1.69μg/mL, 对照 C 顺铂, IC_{50} = 0.67μg/mL)[991]. 【来源】马尾藻属 *Sargassum micracanthum*. 【文献】991.

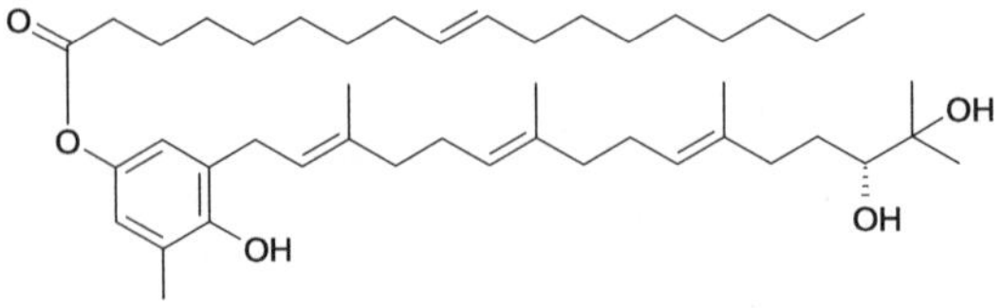

1113 Psorothamnone A 戴尔豆酮 A

[208105-38-8] $C_{20}H_{16}O_5$ (336.35). 橙色针晶 (乙酸乙酯), mp 247~248℃ (分解). 【类型】局部萜. 【活性】蛋白激酶 C 抑制剂 (IC_{50} = 12μg/mL). 【来源】灯心戴尔豆 *Psorothamnus junceus*. 【文献】770.

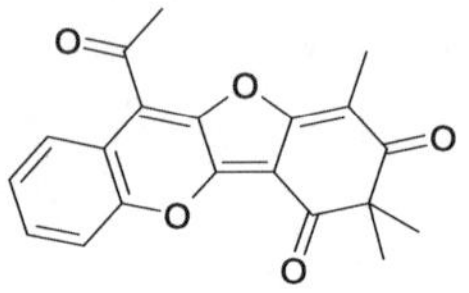

1114 Stachybotrydial (Mer-NF5003F)

$C_{23}H_{30}O_5$ (386.49). 黄色固体, $[\alpha]_D^{28}$ = −20.8° (*c* = 0.25, 三氯甲烷). 【类型】局部萜. 【活性】抗病毒 [HSV-1, IC_{50} = (4.32±0.57)μg/mL, 对照无环鸟苷 IC_{50} = (1.5±0.5) μg/mL, 比色法 (P. Skehan, et al., J Natl Cancer Inst, 1990, 82, 1107~1112)][872]; 抗疟疾 [恶性疟原虫, K1 多重抗药菌株, Trager 和 Jensen 法体外培养 (Science, 1976, 193, 673), IC_{50} = (0.85±0.20)μg/mL (*n* = 3), 对照二氢青蒿素 IC_{50} = (1.2±0.02)ng/mL][872]; 细胞毒 [Vero 细胞, IC_{50} = (24.3±0.2)μg/mL (*n* = 3), 对照椭圆玫瑰树碱 IC_{50} = (0.4±0.1)μg/mL, 比色法 (P. Skehan, et al., J Natl Cancer Inst 1990, 82, 1107~1112)][872]. 【来源】穗霉菌属 *Stachybotrys nephrospora*. 【文献】872.

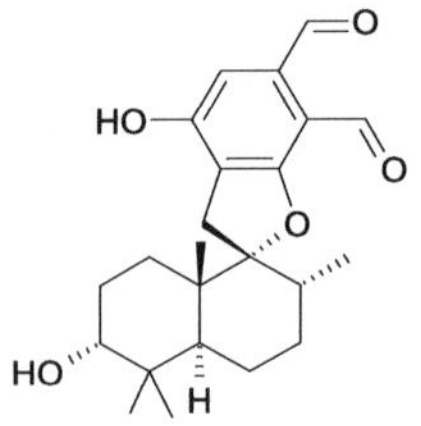

3. 黄　酮　类

3.1　黄　酮　类

1115　Acacetin 刺槐素

5,7-Dihydroxy-4'-methoxyflavone [480-44-4] $C_{16}H_{12}O_5$ (284.27). 黄色针状晶体 (95%乙醇), mp 263℃, 溶于乙醇. **【类型】**黄酮. **【活性】**芳化酶抑制剂 (*in vitro*, HepG2 细胞溶解产物, IC_{50} = 10.8μmol/L)[1388]; 抗炎 (鼠, orl, 25~100mg/kg, 减少甲醛致炎; 鼠, orl, 50~100mg/kg, 减少肠血管渗透性和脆性); 解痉; 类似维生素 P 样作用 (似槲皮黄酮样作用); LD_{50} (鼠) = 933mg/kg. **【来源】**刺槐花 *Robinia pseudoacacia*, 蜂胶 *Apis mellifera ligustica*, 藿香 *Agastache rugosus*, 剪秋罗毛蕊花 *Verbascum lychnites*, 菊花 *Chrysanthemum morifolium* [Syn. *Dendranthema morifolium*], 扩展时钟花 *Turnera diffusa*[1388], 痢止蒿 *Ajuga forrestii*, 密蒙花 *Buddleja officinalis*, 野菊花 *Chrysanthemum indicum*, *Nuxia sphaerocephala* (叶). **【文献】**1, 6, 49, 58, 86, 965, 1372, 1388.

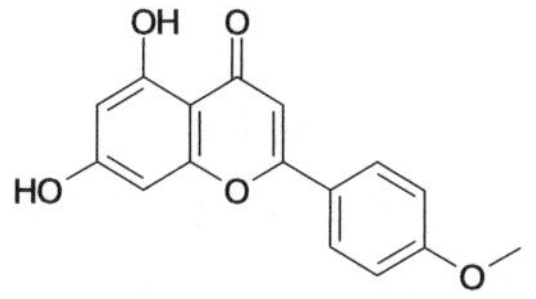

1116　Anhydroicaritin-3-*O*-*α*-*L*-rhamnosyl-7-*O*-*β*-*D*-glucopyranoside 脱水淫羊藿素-3-*O*-*α*-*L*-鼠李糖基-7-*O*-*β*-*D*-吡喃葡萄糖苷 (淫羊藿黄酮苷; 淫羊藿苷)

Icariin [489-32-7] $C_{33}H_{40}O_{15}$ (676.68). **【类型】**黄酮. **【活性】**抗高血压 (兔, 缓和降压); 冠状动脉扩张剂 (增加冠脉血流, 使用植物箭叶淫羊藿, 用于治疗 AP 综合征); 解毒剂 (明显降低丙氨酸转氨酶和山梨醇脱氢酶的释放, 1~20μg/mL, 解毒率 = 76%)[1372]; 增加缺氧的耐受性 (筒箭毒处理的大鼠脑缺氧)[1372]; 成骨细胞分化刺激剂 (促进成骨细胞合成分泌碱性磷酸酶和 I 型胶原蛋白)[1372]; 细胞毒 (白血病细胞)[1372]; 血管扩张剂[1372]; 免疫增强 (小鼠)[1372]; 抗肿瘤[1372]. **【来源】**朝鲜淫羊藿 *Epimedium koreanum* (地上部分: 含量范围= 0.72%~3.69%, 平均含量 = 1.61%[1375]), 川滇淫羊藿(宝兴淫羊藿) *Epimedium davidii* (地上部分: 含量 = 0.72%[1375]), 川鄂淫羊藿 *Epimedium fargesii* (地上部分: 含量 = 0.66%[1375]), 川西淫羊藿 *Epimedium elongatum* (地上部分: 含量 = 0.48%[1375]), 粗毛淫羊藿 *Epimedium acuminatum* (地上部分: 2 产地平均含量 = 1.14%[1375]), 大花淫羊藿 *Epimedium grandiflorum*, 箭叶淫羊藿 *Epimedium sagittatum* (地上部分: 含量范围 = 0.33%~1.60%, 平均含量 = 1.11%[1375]), 柔毛淫羊藿 *Epimedium pubescens* (地上部分: 含量范围 = 0.29%~1.62%, 平均含量 = 1.21%[1375]), 四川淫羊藿 *Epimedium sutchuenense* (地上部分: 含量 = 0.57%[1375]), 巫山淫羊藿 *Epimedium wushanense* (地上部分: 含量范围 = 0.44%~2.78%, 平均含量 = 1.26%[1375]), 无距淫羊藿 *Epimedium ecalcaratum* (地上部分: 含量 = 0.67%[1375]), 淫羊藿 *Epimedium brevicornum* (地上部分: 含量范围 = 1.01%~8.81%[1372], 平均含量 = 1.27%[1375]). **【文献】**2, 103, 130, 164, 167, 168, 1372, 1375.

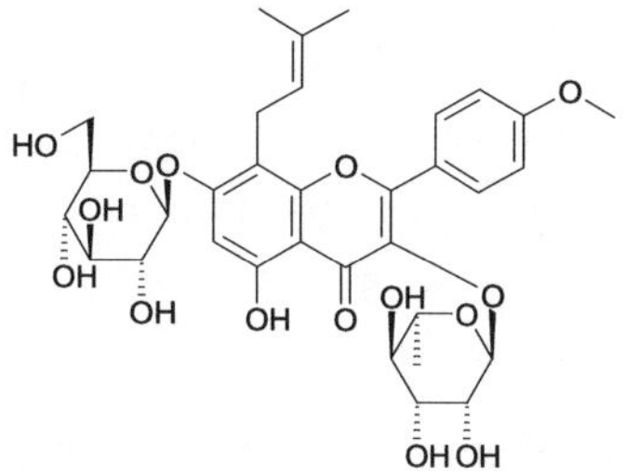

1117　Anticancer Flavonoid PMV70P691-024 抗癌类黄酮 PMV70P691-024

Anticancer Flavonoid PMV70P691-112 $C_{25}H_{26}O_6$ (422.48). **【类型】**黄酮. **【活性】**细胞毒 (芳化酶抑制剂)[1205]. **【来源】**构树 *Broussonetia papyrifera*. **【文献】**1205.

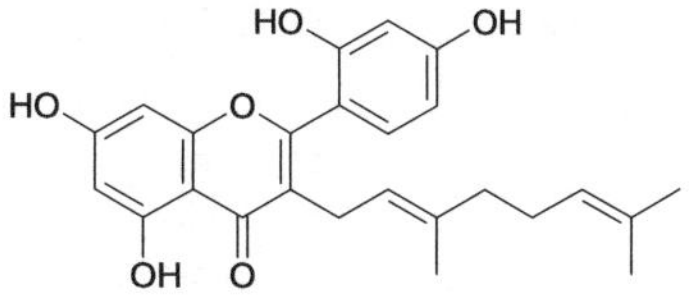

1118 Anticancer Flavonoid PMV70P691-025 抗癌类黄酮 PMV70P691-025

$C_{24}H_{24}O_7$ (424.45). 【类型】黄酮. 【活性】细胞毒 (培养鼠肝癌细胞 Hepa1c1c7, 诱导醌还原酶实验)[1205]. 【来源】灰叶 *Tephrosia purpurea*. 【文献】1205.

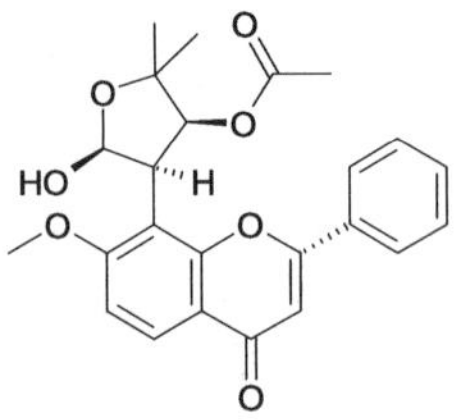

1119 Apigenin 芹菜苷元 (芹菜素)

[520-36-5] $C_{15}H_{10}O_5$ (270.24). 亮黄色晶体 (甲醇), mp 344~347℃; 346~347℃. 【类型】黄酮. 【活性】芳化酶抑制剂 (*in vitro*, DBF 酶, K_i = 1.0μmol/L)[1388]; 抗高血压; 抗菌; 抗溃疡 (大鼠, 胃溃疡); 解痉 (平滑肌); 利尿剂; 醛糖还原酶抑制剂 (IC_{50} = 2.2μmol/L, 对照依帕司他 IC_{50} = 0.072μmol/L)[1000]; 在豌豆与豌豆根瘤菌相互作用时, 起结瘤信号作用; 苯二氮䓬受体结合活性 [IC_{50} = (30±4)μmol/L, 对照 Diazepam, IC_{50} = (0.05±0.01)μmol/L][1301]; 抗炎 (IL-5抑制剂, 浓度依赖方式, 平均 IC_{50} = 16.4μmol/L)[963]; 抗炎 (巨噬细胞, COX-2 抑制剂, 抑制 COX-2 的表达)[962]; 抗炎 (NO生成抑制剂)[962]; 血小板聚集抑制剂[962]; 抗氧化剂 [Takamatsu DCFH 方法, 骨髓单核 HL-60 细胞, IC_{50} = (27.8±1.6)μg/mL; 对照 NDGA, IC_{50} = (0.7±0.3) μg/mL, 抗坏血酸, IC_{50} = (1.9±0.7)μg/mL, Trolox, IC_{50} = (1.4±0.5)μg/mL] [825]; 细胞毒 [XTT 实验, HL-60 细胞, IC_{50} > 25.0μg/mL; 对照 NDGA, IC_{50} = (2.6±0.2)μg/mL, 抗坏血酸, IC_{50} > 10.0μg/mL, Trolox, IC_{50} > 10.0μg/mL][825]; 抗氧化剂 (DPPH 清除剂, 10μmol/L, 清除率 = 18%, 对照丁化羟基甲苯, 10μmol/L, 清除率 = 43%)[1278]. 【来源】白果叶 *Ginkgo biloba*, 百里香 *Thymus serpyllum*, 北野菊 *Chrysanthemum boreale*, 粗硬毛滇紫草* *Onosma hispida* (全株), 分枝珀菊* *Amberboa ramosa*, 蜂胶 *Apis mellifera ligustica*, 广藿香 *Pogostemon cablin* [Syn. *Mentha cablin*], 旱芹变种 *Apium graveolens* var. *dulce*, 虎杖 *Polygonum cuspidatum*, 鸡眼草 *Kummerowia striata*, 假马齿苋 *Bacopa monniera* (全株: 产率 = 0.00004%鲜重)[1050], 卷柏 *Selaginella tamariscina*, 兰屿白及 *Bletilla formosana* (全株), 狼杷草 *Bidens tripartita* (全株: 平均含量 = 0.043%[1375]), 老鼠簕 *Acanthus ilicifolius*, 鹿草 *Rhaponticum carthamoides*, 麻黄 *Ephedra sinica*, 密蒙花 *Buddleja officinalis*, 南川冠唇花 *Microtoena prainiana* (茎: 产率 = 0.00017%干重)[1100], 牛舌头 *Sonchus arvensis*, 日本花柏 *Chamaecyparis pisifera* (叶), 三齿拉瑞阿 *Larrea tridentata* (叶)[825], 三尖杉 *Cephalotaxus fortunei*, 山莴苣 *Lactuca indica* (新鲜全株: 产率 = 0.00043%鲜重)[1062], 水母雪莲花 *Saussurea medusa* (全株), 四齿四棱草 *Schnabelia tetradonta* (地上部分: 产率 = 0.00002%干重)[1051], 台湾粗榧 *Cephalotaxus wilsoniana* (叶: 产率 = 0.00029%干重)[1105], 甜山竹子* *Garcinia dulcis* (果实), 无患子叶 *Sapindus mukorossi*, 无距耧斗菜 *Aquilegia ecalcarata* (全株: 产率 = 0.00022%干重)[641], 雄蕊状鼠尾草* *Salvia staminea*, 芫花 *Daphne genkwa* (干燥花蕾: 19 产地平均含量 = 0.444%[1385]), 洋蓍草 *Achillea millefolium*, 药用丹参叶* *Salvia officinalis*, 药用蒲公英 *Taraxacum officinale*, 圆柏 *Sabina chinensis*, 紫葳 *Campsis grandiflora* (花), 还存在于许多植物中 (以游离苷元或糖苷的形式非常广泛地分布于植物的茎、根、叶、种子或果实中). 【文献】2, 58, 62, 77, 86, 107, 143, 168, 175, 473, 524, 641, 825, 890, 962, 963, 986, 989, 1000, 1050, 1051, 1062, 1100, 1105, 1278, 1301, 1326, 1372, 1375, 1385, 1388.

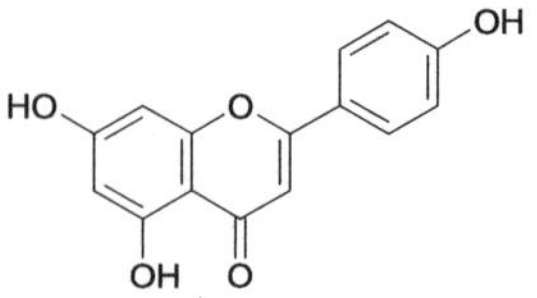

1120 Apigenin-7-*O*-glucoside 芹菜苷元-7-*O*-葡萄糖苷 (大波斯菊苷; 烟锅草苷)

Thalictiin; Cosmosiin; Apigenside [578-74-5] $C_{21}H_{20}O_{10}$ (432.39). 黄色粉末, mp 178~180℃, $[\alpha]_D^{25}$ = −62° (c = 0.45, 甲醇); mp 238.0~239.5℃. 【类型】黄酮. 【活性】细胞毒 (KB 口表皮样癌, ED_{50} = 3.5μg/mL, Hep3B 肝细胞瘤, ED_{50} = 8.7μg/mL)[921]; 醛糖还原酶抑制剂 (IC_{50} = 4.4μmol/L, 对照物依帕司他, IC_{50} = 0.072μmol/L)[1000]; 醛

糖还原酶抑制剂 (大鼠晶状体, IC_{50} = 23μmol/L, 对照依帕司他, IC_{50} = 0.072μmol/L)[910]; 豌豆和豌豆根瘤共生时起结瘤信号作用; 抗炎 (IL-5 抑制剂, 浓度依赖方式, 平均 IC_{50} = 14.2μmol/L)[963]; 抗氧化剂 (抗溶血, *in vitro*, AAPH-诱导的红细胞溶血, IC_{50} = 88.4μmol/L; 对照 Trolox, IC_{50} = 101μmol/L)[1068]. **【来源】** 百日草 *Zinnia elegans*, 粗硬毛滇紫草* *Onosma hispida* (全株), 粗壮女贞 *Ligustrum robustum* (叶: 产率 = 0.0021%干重)[1068], 大波斯菊 *Cosmos bipinnata*, 广藿香 *Pogostemon cablin* [Syn. *Mentha cablin*], 鸡眼草 *Kummerowia striata*, 菊花 *Chrysanthemum morifolium* [Syn. *Dendranthema morifolium*] (干燥头状花序: 9 产地杭白菊平均含量 = 0.54%[1383]), 水母雪莲花 *Saussurea medusa* (全株), 台湾粗榧 *Cephalotaxus wilsoniana* (小枝), 仙鹤草 *Agrimonia pilosa* var. *japonica*, 雄蕊状鼠尾草* *Salvia staminea*, 烟锅草 *Thalictrum thunbergii*, 药用蒲公英 *Taraxacum officinale*, 野菊花 *Chrysanthemum indicum*. **【文献】** 2, 5, 77, 167, 168, 910, 921, 963, 986, 1000, 1068, 1326, 1383.

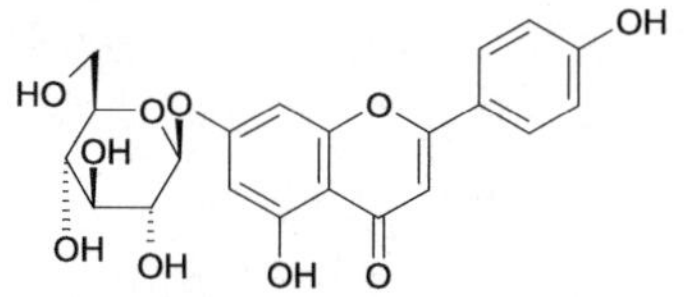

1121 Apigenin-7-*O*-neohesperidoside 芹菜苷元-7-*O*-新陈皮糖苷 (野漆树苷)

Rhoifolin; Rhoifoloside [17306-46-6] $C_{27}H_{30}O_{14}$ (578.53). mp 205~208℃. **【类型】** 黄酮. **【活性】** 抗肿瘤 (对 TPA 诱导的 EB 病毒早期抗原 EBV-EA 有较弱的抑制活性); 抗高血压 (清醒的自发性高血压大鼠); 黄嘌呤氧化酶抑制剂 (50μg/mL, 抑制率 = 12.9%); 抗氧化剂 (四氯化碳诱导的大鼠肝微粒体脂质过氧化, 100μmol/L 抑制率 = 37.9%, $FeSO_4$+半胱氨酸诱导的大鼠肝微粒体脂质过氧化, 100μmol/L 抑制率 = 70.1%; IC_{50} = 66.1μmol/L); 抗氧化剂 (抗溶血, *in vitro*, AAPH-诱导的红细胞溶血, IC_{50} = 95.9μmol/L; 对照 Trolox, IC_{50} = 101μmol/L)[1068]. **【来源】** 粗壮女贞 *Ligustrum robustum* (叶: 产率 = 0.0022%干重[1068]), 独一味 *Lamiophlomis rotata* [Syn. *Phlomis rotata*], 枸橘 *Poncirus trifoliata*, 枸橘叶 *Poncirus trifoliata*, 化州柚(化橘红;毛橘红) *Citrus grandis* var. *Tomentosa* (近成熟外层果皮: 平均含量 = 0.655%[1375]), 林背子 *Toxicodendron succedaneum* [Syn. *Rhus succedanea*], 络石藤 *Trachelospermum jasminoides*, 野漆树叶 *Rhus sylvestris*, 柚(光七爪;光橘红) *Citrus grandis* (近成熟外层果皮: 平均含量 = 0.090%[1375]), 枳实 *Citrus aurantium*. **【文献】** 5, 168, 342, 357, 358, 359, 1068, 1375.

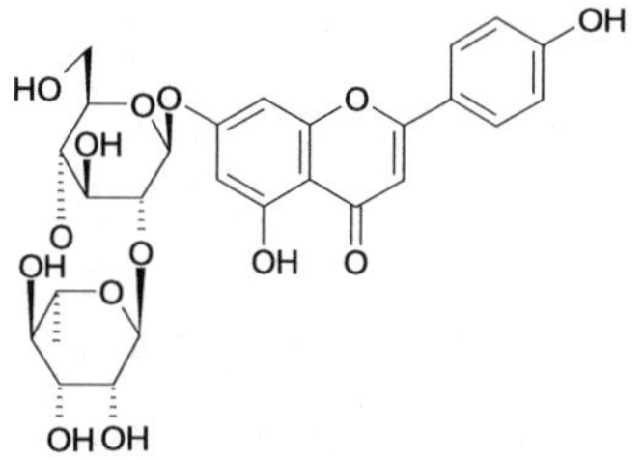

1122 Baicalein 黄芩素 (黄芩苷元)

Noroxylin [491-67-8] $C_{15}H_{10}O_5$ (270.24). **【类型】** 黄酮. **【活性】** 芳化酶抑制剂 (*in vitro*, DBF 酶, K_i = 5.1μmol/L)[1388]; 细胞毒 (*in vitro*, 各种癌细胞株, 抗氧化剂, 抑制 NF-κB, COX-2, PLase C 和 Ca^{2+} 信号)[1389]; 抗过敏; 抗炎 (细胞因子网络调节器: 提高 RAW264.7 细胞中的 TNF-α水平)[963]; 抗炎 (抑制几种趋化因子, 如 CXC、CC 和人白细胞或趋化因子受体感染的细胞结合)[963]; 抗炎 [预防人成纤维细胞中由 IL-4 加 TNFα 刺激的嗜伊红细胞趋化因子 eotaxin 的产生 (IC_{50} = 1.8μg/mL) 和 mRNA 嗜伊红细胞趋化因子的表达][963]; 抗炎 (巨噬细胞, IL-12 生成抑制剂, 脂多糖诱导的, 抑制 NF-κB 结合)[1344]; 减少反应性氧中间体的积聚 (人中性粒细胞和单核细胞, fMLP 或 PMA 诱导的, IC_{50} = 1.5~64.5μmol/L)[963]; 整合蛋白 MAC-1 抑制剂 [fMLP 诱导的, 降低 MAC-1(CD11b/ CD18) 在表面上表达上升和依赖于 MAC-1 的中性粒细胞黏附][963]; 抗炎 (人视网膜色素上皮细胞株, IL-6 和 IL-8 阻断剂, 阻断 IL-6 和 IL-8 产生和表达, IC_{50} = 1~40μmol/L)[963]; 利胆剂; 利尿剂; 抗血栓形成 (通过凝血酶延长血纤维蛋白原的凝固时间, 高浓度); 乙二醛酶 I 抑制剂; 脂加氧酶抑制剂 [*in vitro*, IC_{50} = (22.5±0.3)μmol/L][534]; 脂加氧酶抑制剂 [EC1.13.11.12, IC_{50} = (22.4±1.3)μmol/L][816]; 脂加氧酶抑制剂 [*in vitro*, IC_{50} = (22.4±1.3)μmol/L][935]; 脂加氧酶抑制剂 [I-B 型 EC1.13.11.12, IC_{50} = (22.6±0.05) μmol/L)[970]; 脂加氧酶抑制剂 [EC1.13.11.12, IC_{50} = (22.0±0.05)μmol/L, 混合型, K_i = (18.0±0.02)μmol/L][986]; 12-脂加氧酶抑制剂 (10μg/mL, 抑制率 = 56.23%)[1261]; 抗高血脂; 白细胞弹性蛋白酶 MMP-2/9 抑制剂[963]; 抗炎 (大鼠腹膜巨噬细胞中 5-脂加氧酶的选择性抑制剂; 大鼠腹膜巨噬细胞中 LTC_4 的选择性抑制剂, IC_{50} = 9.5μmol/L; 口服时改善数种实验性大肠炎的症状, 如体重减轻, 血红蛋白低和直肠出血(只有黄芩苷元有效, 黄芩苷和汉黄芩素无效); 抑制 TPA 导致的鼠耳皮肤水肿; 鼠皮肤中鸟氨酸脱羧酶抑制剂; 鼠皮肤中髓过氧物酶抑制剂; 抗大鼠水肿; 15-脂加氧酶抑制剂)[962]; 抗炎 (NO 生成抑制剂)[962]; 细胞毒 (KU-1 人膀胱癌细胞, EJ-1 人膀胱癌细胞, MBT-2 鼠膀胱癌细胞, *in vitro* 以剂量依赖方式抑制细胞增殖, 活性比黄芩苷弱)[1304]; 细胞毒 (LXFL529L 人大细胞肺癌细胞和 HL-60, 在微克分子浓度范围抑制细胞生长)[1304]; 细胞毒 (抑制 MDA-MB-435 人乳腺癌细胞生长, IC_{50} = 6μg/mL, 活性比橙皮素和柚皮素强)[1304]; 细胞毒 (抑制雌激素受体阳性的 MCF7 人乳腺癌细胞, 加入雌激素该作用不可逆)[1304]; 细胞毒 (抑制人 T-淋巴白血细胞增殖, IC_{50} = 5μmol/L)[1304]; 细胞毒 (BxPC3 人胰腺癌细胞, IC_{50} = 50μg/mL, PLC/PRF/5 人肝癌细胞, HepG2 人肝癌细胞, 抑制细胞生长)[1304]; cAMP 磷酸二酯酶抑制剂 (抑制特定的 cAMP 异构酶家族 PDE4, IC_{50} = 10μmol/L)[1304]; DNA 拓扑异构酶 Ⅱ 抑制剂 (作用机制可能是稳定共价结合的酶-DNA 三元络合物中间体)[1304]; α-葡萄糖苷酶抑制剂 (鼠黑色素瘤细胞, 抑制体外入侵和体内代谢)[1304]; 黄嘌呤氧化酶抑制剂 (作用强, 因脑癌组织的血清中黄嘌呤氧化酶水平升高,黄芩素可能用于治疗脑癌)[1304]; 酪氨酸激酶抑制剂 (EGFR 的酪氨酸激酶, IC_{50} = 1.1μmol/L, 活性比黄芩苷、汉黄芩素、汉黄芩苷和黄芩新素强)[1304]; 酪氨酸激酶抑制剂 (人, T-淋巴白血细胞中的酪氨酸激酶)[1304]. 【来源】并头黄芩 *Scutellaria scordifolia*, 川黄芩 *Scutellaria hypericifolia*, 大车前 *Plantago major*, 滇黄芩 *Scutellaria amoena*, 甘肃黄芩 *Scutellaria rehderiana*, 黄芩 *Scutellaria baicalensis* (干燥根: 20 样本含量范围 = 0.17%~11.94%, 平均含量 = 1.85%[1375]), 丽江黄芩 *Scutellaria likiangensis*, 木蝴蝶 *Oroxylum indicum*, 黏毛黄芩 *Scutellaria viscidula*. 【文献】2, 3, 167, 168, 534, 816, 935, 962, 963, 970, 986, 1261, 1304, 1344, 1372, 1375, 1388, 1389.

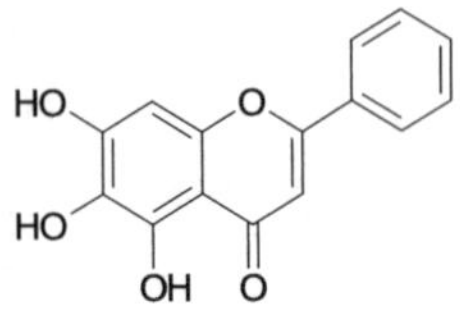

1123　Baicalin 黄芩苷 (黄芩素-7-葡萄糖醛酸苷)

Baicalein-7-glucuronide [21967-41-9] $C_{21}H_{18}O_{11}$ (446.37). mp 223℃. 【类型】黄酮. 【活性】细胞毒 (*in vitro*, 各种癌细胞株, 抗氧化剂, 抑制 NF-κB, COX-2, PLase C 和 Ca^{2+}信号)[1389]; 抗过敏; 抗菌; 抗炎 (细胞因子网络调节器: 提高 RAW264.7 细胞中的 TNF*α* 水平)[963]; 抗炎 (明显抑制几种趋化因子, 如 CXC、CC 和人白细胞或趋化因子受体感染的细胞结合, IC_{50} = 15~320μg/mL)[963]; 抗炎 (抑制人外周血单核细胞中在免疫超级抗原葡萄球菌外毒素刺激下 IL-1*β*, IL-6, TNF*α*、IFN-γ、MIP-1*α*/*β* 的表达和产生)[963]; 减少反应性氧中间体的积聚 (人中性粒细胞和单核细胞, fMLP 或 PMA 诱导的, IC_{50} = 1.5~64.5μmol/L)[963]; 整合蛋白 MAC-1 抑制剂 [fMLP 诱导的, 降低 MAC-1(CD11b/CD18)在表面上表达上升和依赖于 MAC-1 的中性粒细胞黏附][963]; 退热剂; 利胆剂; 利尿剂; 抗高血压; 抗毒素 (减少鼠类马钱子碱中毒的死亡率); 镇静; 肺表面活性剂蛋白 A(SP-A)基因表达促进剂 (肺癌细胞株 H441, *in vitro*, 依赖剂量和时间方式, SP-A 基因最大表达在 baicalin 浓度为 150nmol/L 作用 48h 时是对照的 1.7 倍)[1317]; 药代动力学详细研究[871]; 抗炎 (抗大鼠水肿; 抑制 C6 大鼠神经胶质瘤细胞中前列腺素 E_2 的产生; 抑制 LTB_4 生物合成; 人血小板 12-脂加氧酶抑制剂, 不影响环加氧酶水平)[962]; 抗炎 (NO 生成抑制剂)[962]; 细胞毒 (BxPC3 人胰腺癌细胞, IC_{50} = 20μg/mL, PLC/PRF/5 人肝癌细胞, HepG2 人肝癌细胞, 抑制细胞生长)[1304]; 细胞毒 (KU-1 人膀胱癌细胞, EJ-1 人膀胱癌细胞, MBT-2 鼠膀胱癌细胞, *in vitro* 以剂量依赖方式抑制细胞增殖, 活性比黄芩素和汉黄芩素强)[1304]; 细胞毒 (LXFL529L 人大细胞肺癌细胞和 HL-60, 在微克分子浓度范围抑制细胞生长)[1304]; 酪氨酸激酶抑制剂

(EGFR 的酪氨酸激酶, $IC_{50} > 60\mu mol/L$)[1304]. 【来源】并头黄芩 *Scutellaria scordifolia*, 川黄芩 *Scutellaria hypericifolia*, 大车前 *Plantago major*, 丹参 *Salvia miltiorrhiza*, 滇黄芩 *Scutellaria amoena*, 甘肃黄芩 *Scutellaria rehderiana*, 黄芩 *Scutellaria baicalensis* (干燥根: 27 产地 10 批样本含量范围 = 4.42%~23.31%, 平均含量 = 13.06%[1375]), 木蝴蝶 *Oroxylum indicum*, 木蝴蝶树皮 *Oroxylum indicum*, 黏毛黄芩 *Scutellaria viscidula*. 【文献】2, 3, 4, 5, 167, 168, 871, 962, 963, 1304, 1317, 1372, 1375, 1389.

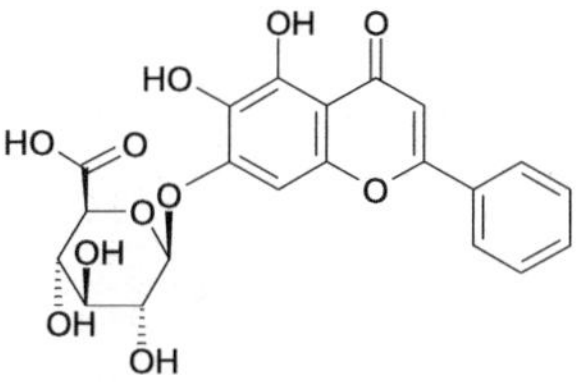

1124 Breviflavone B 淫羊藿黄酮 B

$C_{25}H_{26}O_7$ (438.48). 黄色粉末, $[\alpha]_D^{27} = -43.6°$ (c = 0.003, 乙醇). 【类型】黄酮. 【活性】细胞毒 (抑制乳腺癌细胞生长)[1213]. 【来源】淫羊藿 *Epimedium brevicornum* (叶). 【文献】1213.

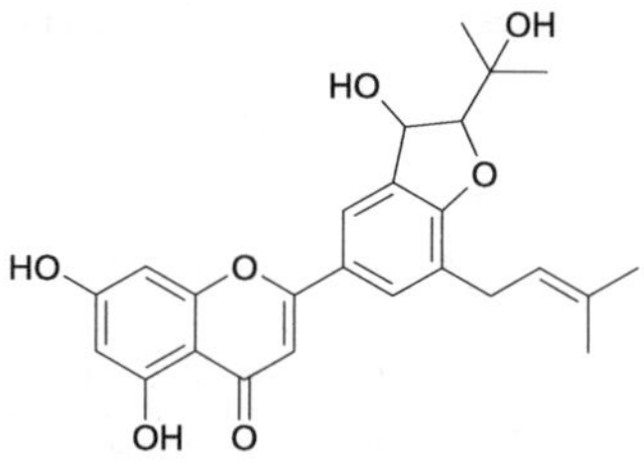

1125 Candidin 坎狄定

Anticancer Flavonoid PMV70P691-81 $C_{21}H_{18}O_4$ (334.38). 【类型】黄酮. 【活性】细胞毒 (*in vitro*, Hepa 1c1c7 小鼠肝癌细胞, $IC_{50} = 4.5\mu g/mL$, CD = 4.5μg/mL, CI = 1; 对照 Sulforaphane, $IC_{50} = 2.1\mu g/mL$, CD = 0.087μg/mL, CI = 24.1)[1083, 1205]. 【来源】水流豆 *Pongamia pinnata* (茎皮: 产率 = 0.0012%)[1083]. 【文献】1083, 1205.

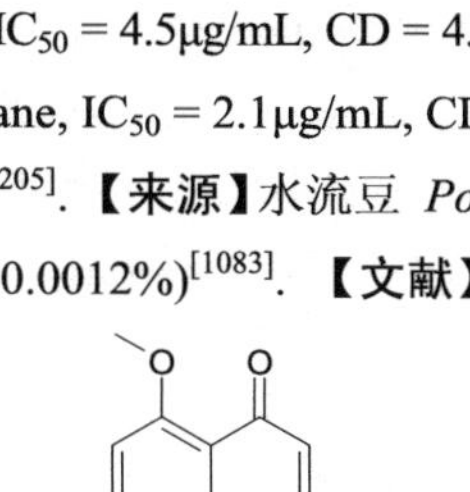

1126 Chrysin 白杨素

5,7-Dihydroxyflavone [480-40-0] $C_{15}H_{10}O_4$ (254.24). 黄色颗粒状晶体 (甲醇), mp 266~268℃. 【类型】黄酮. 【活性】抗 HIV (抑制 HIV 复制, $EC_{50} = 5\mu mol/L$); 抗炎; 抗微生物; 细胞毒 (KB, $ED_{50} = 13\mu g/mL$); 诱导产生雌激素合酶和血红蛋白; 抗组胺 (抑制组胺释放, 大鼠腹膜肥大细胞); 醛糖还原酶抑制剂 (眼晶状体); 碘化甲状腺原氨酸脱碘抑制剂; 抗炎 (COX-2 抑制剂, 抑制 COX-2 的表达)[962]; 血小板聚集抑制剂[962]. 【来源】北京杨 *Populus beijingensis* (树皮: 含量 = 0.10%)[1375], 刺果松 *Pinus aristata*, 滇黄芩 *Scutellaria amoena*, 蜂胶 *Apis mellifera ligustica*, 黄芩 *Scutellaria baicalensis*, 加杨 *Populus canadensis* (树皮: 含量 = 0.10%)[1375], 加州山松 *Pinus monticola*, 毛白杨 *Populus tomentosa* (树皮: 含量 = 0.03%)[1375], 木蝴蝶 *Oroxylum indicum*, 乔桧 *Pinus excelsa*, 山杨 *Populus davidiana* (树皮: 含量 = 0.04%)[1375], 小黑杨 *Populus xiaohei* (树皮: 含量 = 0.02%)[1375], 小青杨 *Populus pseudo-simonii* (树皮: 含量 = 0.08%)[1375], 新疆杨 *Populus alba* var. *pyramdalis* (树皮: 含量 = 0.01%)[1375], 银白杨 *Populus alba* (树皮: 含量 = 0.01%)[1375], 杨属 *Populus* sp., 艾斯卡罗属 *Escallonia* sp. 【文献】2, 4, 86, 168, 306, 962, 1372, 1375.

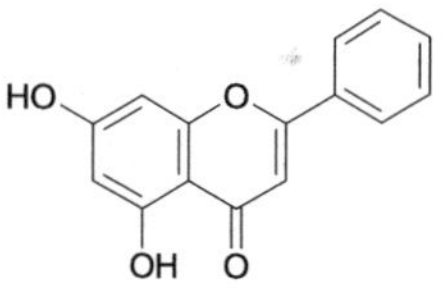

1127 Chrysoeriol 金圣草(黄)素

Crysoeriol; 3'-Methoxy-4',5,7-trihydroxyflavone [491-71-4] $C_{16}H_{12}O_6$ (300.27). 【类型】黄酮. 【活性】抗肿瘤 (抑制 DMBA 诱导的肿瘤前期损伤 *in vitro*, MMOC 实验, $IC_{50} = 36\mu mol/L$; 对照 Sulforaphane, $IC_{50} = 11\mu mol/L$)[1081]; 抗肿瘤 (抑制 3,4-苯并芘的致癌作用, 抑制苯并芘代谢); 细胞毒 (P_{388}, $ED_{50} = 1.9\mu g/mL$); cAMP 磷酸二酯酶抑制剂 (*in vitro*, $IC_{50} = 269\mu mol/L$); 细胞毒 (培养鼠肝癌细胞 Hepa1c1c7, 诱导醌还原酶测定)[1205]; 抗过敏及抗炎 (抑制嗜碱粒细胞释放组胺, 抑制中性粒细胞释放 *β*-葡萄糖醛酸酶); 醛糖还原酶抑制剂 (10μmol/L, 抑制率 = 31.3%); 黄嘌呤氧化酶抑制剂 (50μg/mL, 抑制率 = 61.5%, $IC_{50} = 14.0\mu mol/L$); 抗促凝 (抑制白介素 I 诱导的人单核细胞组织因子的表达, IC_{50} =

2.6μmol/L); 抗补体活性.【来源】毒灰毛豆 *Tephrosia toxicaria* (茎: 产率 = 0.00017%干重)[1081], 黄花蒿(青蒿) *Artemisia annua*, 金银花 *Lonicera japonica*, 攀缘鱼藤 *Derris scandens* (茎), 三尖杉 *Cephalotaxus fortunei*, 香豆 *Dipteryx odorata* (基盘和根).【文献】2, 168, 337, 338, 339, 340, 341, 342, 343, 344, 820, 1081, 1205.

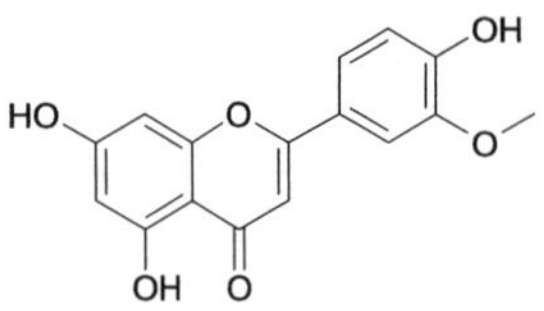

1128 Cirsimaritin 滨蓟黄素

[6601-62-3] $C_{17}H_{14}O_6$ (314.30).【类型】黄酮.【活性】抗肿瘤 (小鼠, 分化诱导髓性白血病细胞 M1, 50μmol/L, 生长率 = 28%, 并有吞噬活性 >10%); 细胞毒 (HeLa *in vitro*, IC_{50} = 3.2μg/mL, 艾氏腹水癌 EAC *in vitro*, IC_{50} = 0.54μg/mL); 抗菌 (革兰阳性菌、革兰阴性菌); 解痉 (抑制组胺、氯化钡、乙酰胆碱引起的豚鼠回肠挛缩); cAMP 磷酸二酯酶抑制剂 (IC_{50} = 118μmol/L); 醛糖还原酶抑制剂; 苯二氮䓬受体结合活性 [IC_{50} = (350±37)μmol/L, 对照 Diazepam, IC_{50} = (0.05±0.01)μmol/L][1301]; 抗氧化剂 (硫氰酸铁方法, 0.5mmol/L, 过氧化值 = 14.3%, 对照丁基羟基茴香醚 0.5mmol/L, 过氧化值 = 4.5%, 对照维生素 E 0.5mmol/L, 过氧化值= 14.7%)[992].【来源】黄花蒿(青蒿) *Artemisia annua*, 黄蒿 *Artemisia scoparia* [Syn. *Artemisia capillaris* var. *scoparia*], 甜舌草 *Lippia dulcis* (地上部分), 茵陈蒿 *Artemisia capillaris*, 药用丹参叶* *Salvia officinalis*.【文献】2, 168, 351, 397, 398, 399, 400, 992, 1301.

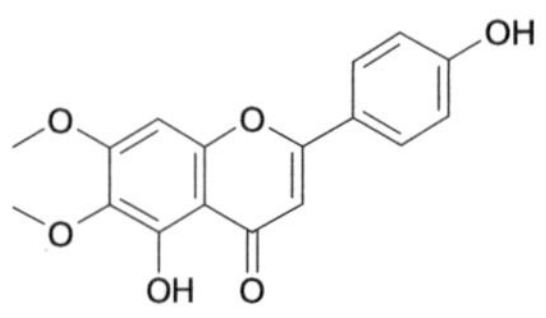

1129 5,6-Dihydroxy-7,3',4'-trimethoxyfla-vone 5,6-二羟基-7,3',4'-三甲氧基黄酮

[25782-23-4] $C_{18}H_{16}O_7$ (344.32). 暗黄色粉末, mp 244~247℃.【类型】黄酮.【活性】法尼基异戊烯转移酶 PFTase 抑制剂 (100μg/mL,抑制率 = 62%, IC_{50} = 25μg/mL)[1311]; 细胞毒 [抑制人癌细胞生长: SW620, GI_{50} = (9.5±1.0)μmol/L, 对照阿霉素, GI_{50} = 0.34μmol/L; A549, GI_{50} = (19.3±2.0)μmol/L, 阿霉素, GI_{50} = 0.21μmol/L; PC3, GI_{50} = (13.4±1.0)μmol/L, 阿霉素, GI_{50} = 0.39μmol/L; LOX-IMVI, GI_{50} = (4.9±0.5)μmol/L, 阿霉素, GI_{50} = 0.12μmol/L; HCT15, GI_{50} = (8.8±0.6)μmol/L, 阿霉素, GI_{50} = 0.84μmol/L][1311]; 细胞毒实验无活性 (人乳腺癌细胞株: MDA-MB-231, MCF7, T47D, 20μg/mL)[1311]; 血管生成抑制实验无活性 [鸡胚胎绒毛尿囊膜(CAM)实验, 10μg][1311]; 抗肿瘤 [裸鼠, 人肿瘤异种移植物模型, SW620 人结肠癌细胞, 0.5% tween 80, ip 60mg/(kg·d) 22d 后肿瘤体积减小 44.6%且体重不下降; 良好的抗癌药物候选物][1311].【来源】艾叶 *Artemisia argyi*, 百里香属 *Thymus piperella*, 香薄荷属 *Thymbra* spp.【文献】299, 1311.

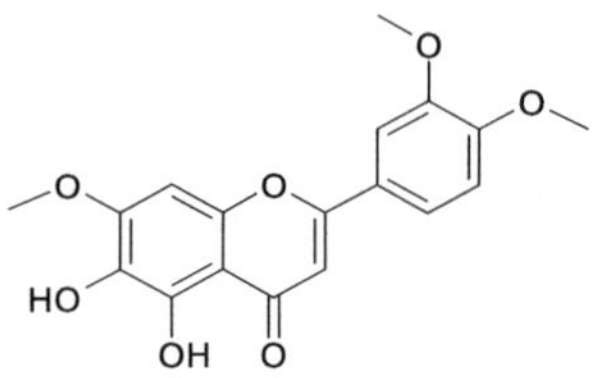

1130 Eupafolin 泽兰叶黄素 (5,7,3',4'-四羟基-6-甲氧基黄酮)

5,7,3',4'-Tetrahydroxy-6-methoxyflavone; 6-Methoxyluteolin [520-11-6] $C_{16}H_{12}O_7$ (316.27). 黄色针状晶体, mp 257~259℃.【类型】黄酮.【活性】细胞毒 (KB, ED_{50} = 18μg/mL).【来源】近戟泽兰 *Eupatorium subhastatum*, 荔枝草 *Salvia plebeia*, 毛莲蒿 *Artemisia vestita*, 迷迭香 *Rosmarinus officinalis*, 蓬莱草 *Lippia nodiflora*, 楔叶泽兰 *Eupatorium cuneifolium*, 印度假荆芥 *Nepeta hindostana*.【文献】4, 91, 167.

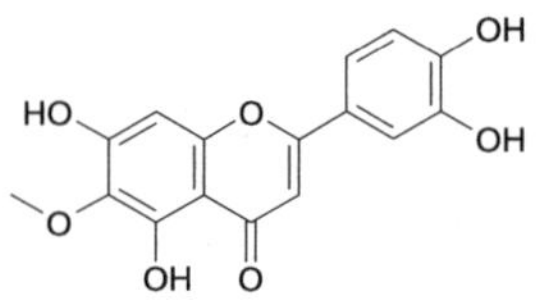

1131 Hispidulin 粗毛豚草素

Dinatin [1447-88-7] $C_{16}H_{12}O_6$ (300.27). 暗黄色粉末, mp 287~289℃, mp 281~282℃, mp 291~292℃, mp 304~305℃.【类型】黄酮.【活性】抗肝毒; 镇咳; 细胞毒 (KB *in vitro*, ED_{50} = 96μg/mL); 镇咳 (祛痰); 血

小板聚集抑制剂；苯二氮䓬受体结合活性 [IC_{50} = (1.3±0.2)μmol/L, 对照 Diazepam, IC_{50} = (0.05±0.01)μmol/L] [1301]；法尼基异戊烯转移酶 PFTase 抑制剂 (100μg/mL, 抑制率 = 75%)[1311]；细胞毒 (强烈抑制 ZR-75-1 细胞的生长，GI_{50} = 1.2μg/mL)[1311]；细胞毒实验无活性 (人乳腺癌细胞株: MDA-MB-231, MCF7, T47D, 20μg/mL) [1311]；血管生成抑制实验无活性 [鸡胚胎绒毛尿囊膜 (CAM)实验, 10μg][1311]. 【来源】艾叶 *Artemisia argyi*, 长管假茉莉 *Clerodendron indicum*, 臭茉莉 *Clerodendron fragrans*, 堆心菊 *Helenium autumnale*, 荔枝草 *Salvia plebeia*, 苏打其柑橘 *Citrus sudachii*, 锈毛地黄 *Digitalis ferruginea*, 阿片 *Papaver somniferum*, 依瓦菊 *Iva frutescens*, 印度假荆芥 *Nepeta hindostana*, 姐妹树 *Millingtonia hortensis*, 毛花毛地黄 *Digitalis lanata*, 粗硬毛豚草* *Ambrosia hispida*, 艾叶黄芩 *Scutellaria przewalskii*, 俯垂弗劳菊 *Flourensia cernua*, 药用丹参叶* *Salvia officinalis*, *Warionia saharae*. 【文献】4, 167, 299, 1301, 1311, 1325.

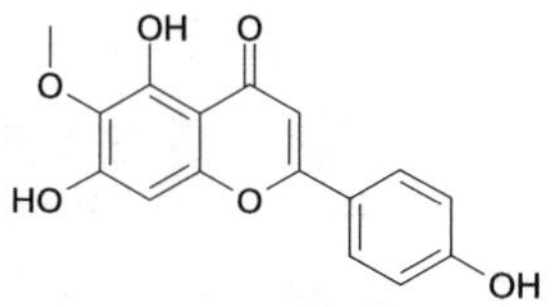

1132 3'-Hydroxy-5,6,7,8,4'-pentamethoxyfla-vone 3'-羟基-5,6,7,8,4'-五甲氧基黄酮

[112448-39-2] $C_{20}H_{20}O_8$ (388.37). 无色菱形晶体 (己烷−乙酸乙酯), mp 139~140℃. 【类型】黄酮. 【活性】细胞毒 (鼠骨髓白血病细胞，强烈地诱导细胞分化，50μmol/L, 生长率 = 37%, 巨噬细胞的活性 > 25%, 5μmol/L, 生长率 = 50%, 巨噬细胞的活性 > 10%). 【来源】橘皮 *Citrus reticulata*. 【文献】204, 231.

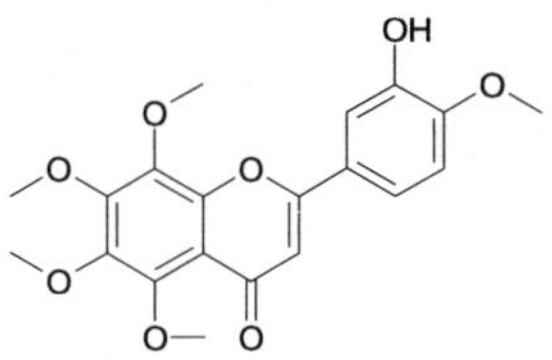

1133 7-Hydroxy-5,6,8,4'-tetramethoxyflavone 7-羟基-5,6,8,4'-四甲氧基黄酮

[73213-66-8] $C_{19}H_{18}O_7$ (358.35). 油状物. 【类型】黄酮. 【活性】细胞毒 (鼠骨髓白血病细胞，强烈地诱导细胞分化，50μmol/L, 生长率 22%, 巨噬细胞的活性 > 50%, 5μmol/L, 生长率 56%, 巨噬细胞的活性> 10%). 【来源】橘皮 *Citrus reticulata*. 【文献】204, 243.

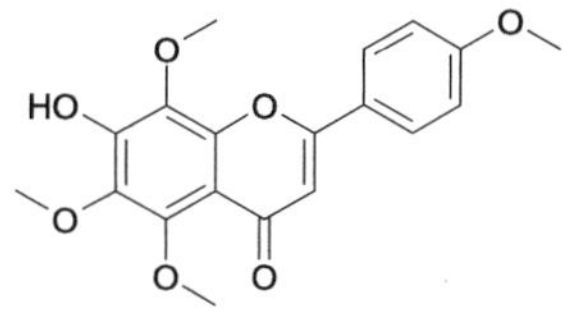

1134 8-Hydroxy-5,7,4'-trimethoxyflavone 8-羟基-5,7,4'-三甲氧基黄酮

[21919-71-1] $C_{18}H_{16}O_6$ (328.32). 淡黄色菱形晶体, mp 233~234℃ (甲醇). 【类型】黄酮. 【活性】细胞毒 (鼠骨髓白血病细胞，强烈地诱导细胞分化，50μmol/L, 生长率 42%, 巨噬细胞的活性 > 25%, 5μmol/L, 生长率 80%). 【来源】橘皮 *Citrus reticulata*. 【文献】188, 204.

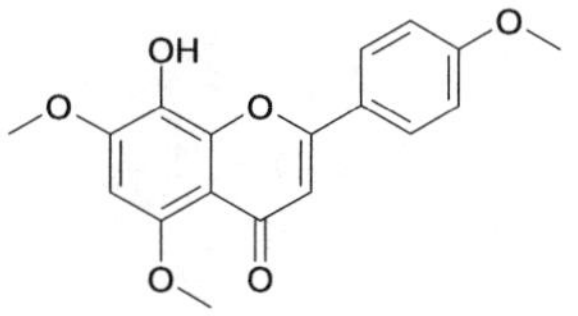

1135 Isovitexin 异牡荆苷

Homovitexin;Saponaretin;Apigenin-6-*C*-*β*-*D*-glucopyranoside [38953-85-4] $C_{21}H_{20}O_{10}$ (432.39). mp 265℃, mp 239℃, $[\alpha]_D^{22} = -9.2°$ (*c* = 0.72, 吡啶). 【类型】黄酮. 【活性】抗肿瘤 (用 60 种黄酮化合物作试验，10 种显示抗肿瘤活性，异牡荆苷是三种最强的抗肿瘤化合物之一)；植物抗毒素[1087]. 【来源】滨牡荆 *Vitex littoralis*, 黄瓜 *Cucumis sativus* (叶)[1087], 二蕊荷莲豆 *Drymaria diandra* [Syn. *Drymaria cordata* ssp. *diandra*] (全株：产率 = 0.000018%干重)[1104], 日本双蝴蝶* *Tripterospermum japonicum*, 酸角 *Tamarindus indica*, 新西兰牡荆 *Vitex lucens*, 亚麻 *Linum usitatissimum*, 皂荚 *Gleditsia sinensis* [Syn. *Gleditsia horrida*], 獐牙菜 *Swertia pseudochinensis*. 【文献】167, 728, 1087, 1104.

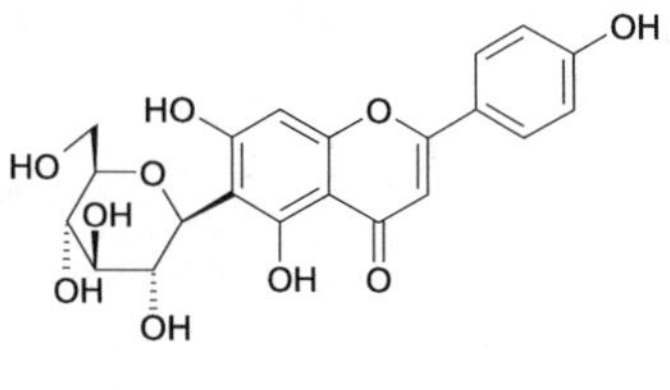

1136 Luteolin 木犀草素

5,7,3',4'-Tetrahydroxyflavone [491-70-3] $C_{15}H_{10}O_6$ (286.24). 黄色针晶, mp 328~330℃ (分解). 【类型】黄酮. 【活性】细胞毒 (*in vitro*, 癌细胞, 拓扑异构酶 I 和 II 抑制剂, 抑制 NF-κB 和 AP-1, 活化 p53, 抑制 STAT3, IGF1R 和 HER2)[1389];细胞毒 (NK/LY 腹水癌 *in vitro*); 抗过敏; 抗菌 (金黄色葡萄球菌和枯草杆菌, EC = 1∶35000, 肺炎链球菌、卡他球菌、伤寒杆菌、痢疾杆菌、铜绿假单胞菌和变形杆菌); 抗真菌 (白色念珠菌); 抗炎 [大鼠, 植入羊毛球所致, 20mg/(kg·d), 7d]; 解痉 (兔肠 *in vitro*, 豚鼠, 气管平滑肌和回肠); 镇咳 (抑制咳嗽中枢); 祛痰 (大鼠毛细管法, 鼠 P.S.P. 法); 抗病毒 (*H. suis* 病毒); 增强动脉张力和降低静脉内张力 (犬心脏 *in vitro*, 5~10mg); 增加毛细血管的渗透性 (大鼠, 0.5g/kg sc); 免疫增强; 增加冠脉血流; 二氢辅酶 I (NADH) 氧化酶抑制剂; 碘化甲状腺氨酸脱碘酶抑制剂; 醛糖还原酶抑制剂 (眼晶状体, IC_{50} = 0.45μmol/L, 对照依帕司他, IC_{50} = 0.072μmol/L)[910, 1000]; 蛋白激酶 C 抑制剂; 琥珀氧化酶抑制剂; 抗高血脂 (兔, 减少血清中的胆固醇和三酰甘油); 抗炎 (细胞因子网络调节器: 抑制巨噬细胞 RAW264.7 中脂多糖刺激的 TNF*α* 和 IL-6 的释放, IC_{50} < 1μmol/L)[963]; 抗炎 (*in vivo*, 抑制 TNF*α* 的产生, 减轻 PMA 和唑酮诱导的过敏性耳水肿)[963]; 抗炎 (鼠肝, 明显降低脂多糖刺激的 ICAM-1 的表达)[963]; 抗炎 (处理气管支气管狭窄和支气管高反应性, 降低 IL-4 和 IL-5 水平, 建议作为研发治疗哮喘病新药的先导化合物)[963]; 抗炎 (IL-5 抑制剂, 浓度依赖方式, 平均 IC_{50} = 18.7μmol/L)[963]; 抗炎 (COX-2 抑制剂, 大鼠肾骨髓, 中等活性)[962]; 15-脂加氧酶抑制剂[962]; 抗炎 (NO 生成抑制剂)[962]; 抗 HIV; LD_{50} (鼠, ip) = 180mg/kg. 【来源】大车前 *Plantago major*, 淡黄木犀草 *Reseda luteola* (1832 年首次由此植物分离), 黑水缬草 *Valeriana amurensis*, 黄褐毛忍冬 *Lonicera fulvotomentosa*, 黄花蒿(青蒿) *Artemisia annua*, 鸡眼草 *Kummerowia striata*, 假马齿苋 *Bacopa monniera* (全株: 产率 = 0.0001%鲜重)[1050], 金沸草 *Inula japonica*, 金银花(忍冬) *Lonicera japonica* (花蕾: 含量范围 = 0.45%~5.18%), 荆芥 *Schizonepeta tenuifolia* [Syn. *Nepeta tenuifolia*], 菊花 *Chrysanthemum morifolium* [Syn. *Dendranthema morifolium*] (干燥头状花序: 24 产地含量范围 = 0.002%~0.105%, 平均含量 = 0.0563%[1375]), 狼杷草 *Bidens tripartita* (全株: 平均含量 = 0.171%)[1375], 落花生 *Arachis hypogaea*, 密蒙花 *Buddleja officinalis*, 南川冠唇花 *Microtoena prainiana* (茎: 产率 = 0.00007%干重)[1100], 山莴苣 *Lactuca indica* (新鲜全株: 产率 = 0.0024%鲜重)[1062], 湿生扁蕾 *Gentianopsis paludosa*, 水母雪莲花 *Saussurea medusa* (全株), 无距耧斗菜 *Aquilegia ecalcarata* (全株: 产率 = 0.00017%干重)[641], 夏枯草 *Prunella vulgaris*, 雄蕊状鼠尾草* *Salvia staminea*, 药用蒲公英 *Taraxacum officinale*, 野菊花 *Chrysanthemum indicum*, 芫花 *Daphne genkwa* (干燥花蕾: 19 产地平均含量 = 0.048%)[1385], 还存在于许多植物中 (豆科多种植物 family Fabaceae spp., 木犀草科多种植物 family Resedaceae spp., 大戟科多种植物 family Euphorbiaceae spp., 伞形科多种植物 family Apiaceae spp., 玄参科多种植物 family Scrophulariaceae spp., 菊科多种植物 family Asteraceae spp., 半日花科多种植物 family Cistaceae spp., 和西番莲科多种植物 family Passifloraceae spp.). 【文献】2, 3, 58, 147, 167, 168, 299, 641, 910, 962, 963, 1000, 1050, 1062, 1100, 1326, 1372, 1375, 1385, 1389.

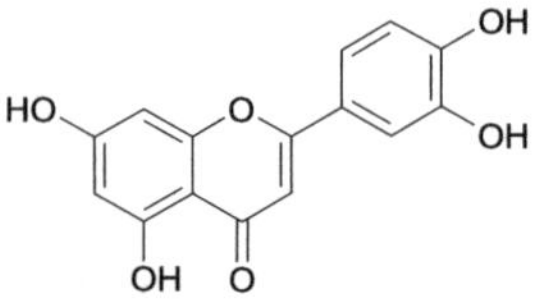

1137 Moralbanone 桑白皮酮*

$C_{30}H_{34}O_6$ (490.60). 黄色粉末. 【类型】黄酮. 【活性】抗病毒; 细胞毒 (Vero 细胞系). 【来源】桑白皮 *Morus alba*. 【文献】470.

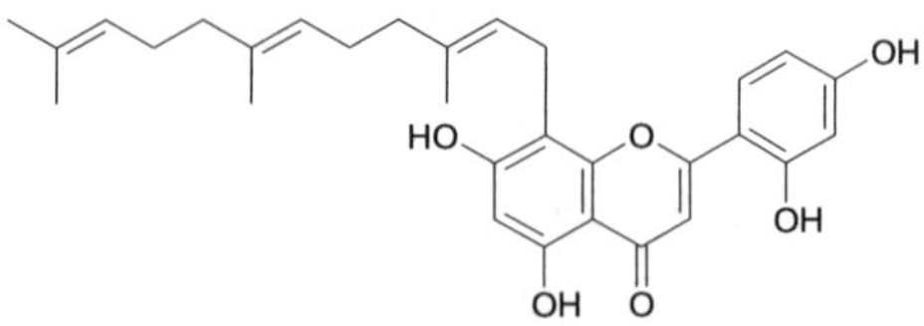

1138 Morusin 桑辛素 (桑色烯)

Mulberrochromene [62596-29-6] $C_{25}H_{24}O_6$ (420.47).

淡黄色菱形晶体 (己烷–乙醚), mp 214~216℃; 黄色晶体 (己烷–二氯甲烷), mp168~169℃; mp 232~235℃. 【类型】黄酮. 【活性】抗过敏; 抗炎 (NO 生成抑制剂)[962]; 细胞毒 (人淋巴细胞, IC_{50} = 8.18μg/mL); 抗 HIV (*in vitro*, 人 HIV, EC_{50} = 2.91μg/mL); Na^+,K^+-ATP 酶抑制剂; 花生四烯酸加氧酶抑制剂 (哺乳动物, IC_{50} = 1.6~3.4μmol/L); 细胞毒 (鳃足虫 *Artemia salina* 实验, LC_{50} = 67.8μg/mL)[716]. 【来源】蒙桑 *Morus mongolica* (根皮: 产率 = 0.00055%半干重)[645], 桑白皮 *Morus alba*, 桑叶 *Morus alba*, 桑枝 *Morus alba*, 波罗蜜属 *Artocarpus fretessi* (树皮). 【文献】5, 184, 299, 645, 716, 962.

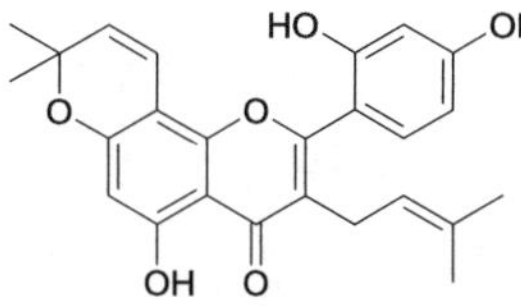

1139 Neohydnocarpin 新次大风子素

[71417-57-7] $C_{25}H_{20}O_9$ (464.43). 黄色粉末 (苯/丙酮), mp 235~237℃, $[\alpha]_D$ = −20.3° (*c* = 0.59, 甲醇). 【类型】黄酮. 【活性】细胞毒 (鼠, L_{1210}; 人: KB、结肠腺癌、骨癌、HeLa-S3 子宫癌、Tmolt3 白血病细胞). 【来源】韦氏大风子 *Hydnocarpus wightiana*. 【文献】552, 553.

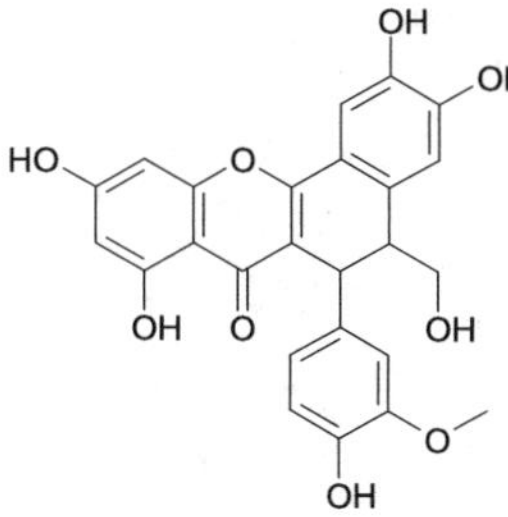

1140 Nobiletin 川陈皮素

Nubiletin [10236-47-2] $C_{21}H_{22}O_8$ (402.40). 亮黄色针状晶体 (三氯甲烷), mp 127~129℃; mp 137~138℃. 【类型】黄酮. 【活性】抗肿瘤 (鼠, *in vivo*, Lewis 肺癌和 W_{256}); 细胞毒 (KB *in vitro*, ED_{50} = 3~28μg/mL); 细胞毒 (HeLa, IC_{50} = 30.4μg/mL, 对照丝裂霉素 C, IC_{50} = 1.7μg/mL)[878]; 细胞毒 (对许多肿瘤细胞有抗增殖作用,体外以浓度依赖方式诱导 HL-60 细胞分化)[1304]; 细胞毒 (体外抑制鼠 MO4 细胞侵入鸡胚胎心脏片段)[1304]; 抗真菌 (*Deuterophoma tracheiphila*); 抗血栓形成; 血小板聚集抑制剂 (大鼠, orl, *in vivo*); 抗炎 (Ungar 方法, ED_{25} = 20mg/kg, 抗炎强度为 50u/g); 抗炎 (细胞因子网络调节器: 有效抑制兔滑液纤维原细胞中 PGE_2 和 proMMP-9 的产生)[963]; 抗炎 (抑制人滑液纤维原细胞中 IL-1*β* 诱导的 PGE_2 的产生, IC_{50} < 4μmol/L; 32μmol/L 降低巨噬细胞 J774A.1 中 IL-1*α*, IL-1*β*, TNFα 和 IL-6 mRNAs 的表达; 建议作为研发新的抗炎或免疫调节药物的先导化合物)[963]. 【来源】川橘 *Citrus nobilis*, 枳壳 *Citrus aurantium*, 蕉柑 *Citrus tankan*, 橘皮 *Citrus reticulata*, 金柑 *Fortunella japonica*, 蕉柑皮 *Citrus tankan*, 金橘叶 *Fortunella margarita*, 雷公藤 *Tripterygium wilfordii*, 团集艾纳香* *Blumea glomerata*. 【文献】3, 4, 167, 168, 172, 878, 963, 1304, 1372.

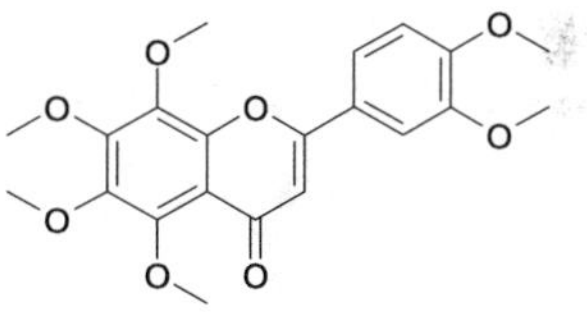

1141 Norartocarpetin 去甲桂木生黄亭

$C_{15}H_{10}O_6$ (286.24). 淡黄色针晶 (丙酮, 乙醇 或乙酸), mp 332~335℃. 【类型】黄酮. 【活性】细胞毒 (COX-1 抑制剂, IC_{50} = 4.0μg/mL)[1205]; 细胞毒 (鼠乳腺培养测定, 10μg/mL 抑制 85%)[1205]. 【来源】波罗蜜 *Artocarpus heterophyllus*, 达达赫面包果* *Artocarpus dadah*. 【文献】299, 1205.

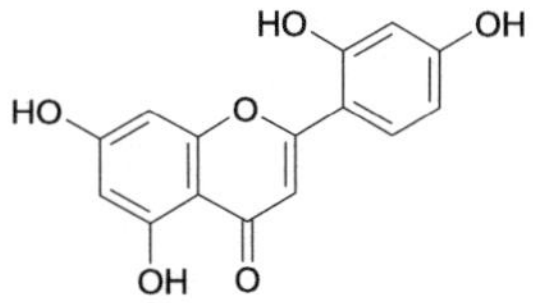

1142 Oroxylin A 木蝴蝶素 A (千层纸素 A)

Oroxylin [480-11-5] $C_{16}H_{12}O_5$ (284.27). mp 231~232℃. 【类型】黄酮. 【活性】细胞毒 (*in vitro*,肝癌 HepG2 细胞, 细胞凋亡: 活化 MAC 相关的线粒体途径)[1389]; 细胞毒 (人周围血 T 细胞, 剂量 = 2.0μg/mL, T 细胞存活率 = 72%)[723]; 抗炎 (人血小板 12-脂加氧酶抑制剂, 不影响 COX 水平)[962];免疫抑制剂 (抑制 CD28 共刺激的 IL-2 的分泌, 剂量 = 2.0μg/mL, 抑制率 = 49%)[723]. 【来源】川黄芩 *Scutellaria hypericifolia*,

滇黄芩 *Scutellaria amoena*, 甘肃黄芩 *Scutellaria rehderiana*, 红柴胡 *Bupleurum scorzonerifolium* (根), 黄芩 *Scutellaria baicalensis* (干燥根: 10 样本含量范围 = 0.07%~0.46%, 平均含量 = 0.21%[1375]), 丽江黄芩 *Scutellaria likiangensis*, 木蝴蝶树皮 *Oroxylum indicum*, 黏毛黄芩 *Scutellaria viscidula*. **【文献】** 5, 168, 299, 723, 962, 1375, 1389.

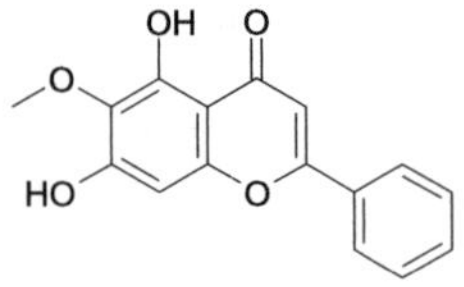

1143 Retusin 巴拿马黄檀异黄酮 (岩牡丹素)

[1245-15-4] $C_{19}H_{18}O_7$ (358.35). mp 159~160℃. **【类型】** 黄酮. **【活性】** 细胞毒 (KB 细胞, ED_{50} = 41μg/mL); *β*-葡萄糖醛酸酶抑制剂 (兔中性粒细胞分泌的酶, ED_{50} = 60μmol/L); Ca^{2+}-ATPase 酶抑制剂 (肌质网状组织中的酶, 100μmol/L, 抑制率 = 100%). **【来源】** 藿香 *Agastache rugosus*. **【文献】** 99, 408, 409.

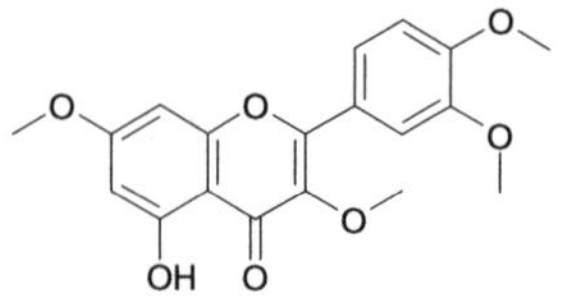

1144 Scutellarin 高山黄芩素苷 (黄芩素苷; 灯盏花乙素)

[27740-01-8] $C_{21}H_{18}O_{12}$ (462.37). mp > 300℃. **【类型】** 黄酮. **【活性】** 细胞毒 (*in vitro*, 胃癌 SCG-7901 细胞, 细胞凋亡途径: 增强 5-FU 诱导的胱天蛋白酶-6 和凋亡)[1389]; 血小板聚集抑制剂 (ADP 诱导的血小板聚集); 改善 BBB 的渗透性; 增加脑血流; 灯盏细辛中灯盏花素治疗脑卒中后瘫痪的主要成分; 减少脑血管阻力; 用于治疗脑栓塞后瘫痪 (临床 469 例, 有效率 = 89.3%); 抗氧化剂 (PC12 细胞, 谷氨酸盐诱导的氧化毒性: 对照 LDH 释放 25.94%±5.92%; 谷氨酸盐, LDH 释放 76.26%±7.01%; 0.1μmol/L+谷氨酸盐, LDH 释放 58.98%±9.20%; 1.0μmol/L+谷氨酸盐, LDH 释放 = 52.23%±7.74%; 10μmol/L+谷氨酸盐, LDH 释放 42.27%±3.84%; 维生素 E 10μmol/L+谷氨酸盐, LDH 释放 55.70%±8.84%)[1165]; LD_{50} (鼠, iv) = 1314mg/kg. **【来源】** 半枝莲 *Scutellaria barbata* [Syn. *Scutellaria rivularis*], 臭茉莉 *Clerodendron fragrans*, 大车前 *Plantago major*, 灯盏细辛 *Erigeron breviscapus*, 高丛珍珠梅 *Sorbaria arborea*, 高黄芩 *Scutellaria altissima*, 黄芩 *Scutellaria baicalensis*,尖紫苏叶 *Perilla frutescens* var. *acuta* [Syn. *Perilla frutescens* var. *purpurascens*], 木蝴蝶 *Oroxylum indicum*, 珍珠梅 *Sorbaria sorbifolia*. **【文献】** 5, 167, 168, 1165, 1372, 1389.

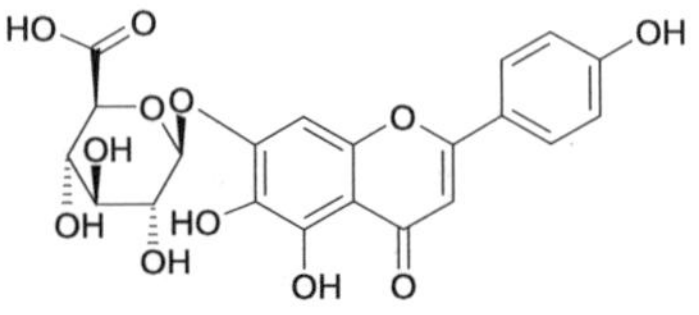

1145 Sinensetin 甜橙素(5,6,7,3',4'-五甲氧基黄酮)

5,6,7,3',4'-Pentamethoxyflavone [2306-27-6] $C_{20}H_{20}O_7$ (372.38). 无色棱柱状晶体, mp 169~171℃ (甲醇); 淡黄色棱柱状晶体, mp 179℃, 172~173℃. **【类型】** 黄酮. **【活性】** 抗真菌; 细胞毒 (EAC *in vitro*, 30μg/mL, 抑制率 = 50%); 诱导细胞分化 (鼠骨髓白血病细胞, 50μmol/L, 生长率 = 62%, 5μmol/L, 生长率 = 81%, 50μmol/L 和 5μmol/L, 巨噬细胞的活性 >10%, HL-60 细胞, 100μmol/L, 生长率 = 50%, 50μmol/L, 生长率 = 73%, 50μmol/L, 巨噬细胞的活性 >25%, 5μmol/L, 巨噬细胞的活性 = 10%); 抗组胺 (抑制组胺释放, 嗜碱性细胞, 抗原和 TPA 所致的组胺释放, IC_{50} = 44 和 26μmol/L); 抑制亚油酸氧化 (IC_{50} = 114μmol/L); 抑制组织因子的表达 (人透明蛋白白细胞中白介素-1 诱导的组织因子表达, IC_{50} = 10μmol/L); 15-脂加氧酶抑制剂. **【来源】** 化州柚 *Citrus grandis* var. *tomentosa*, 蕉柑 *Citrus tankan*, 九里香 *Murraya paniculata* [Syn. *Chalcas paniculata*], 橘皮 *Citrus reticulata*, 龙须藤 *Bauhinia championii*, 猫须草 *Clerodendranthus spicatus*, 胜红蓟 *Ageratum conyzoides*, 甜橙 *Citrus sinensis*, 枳壳 *Citrus aurantium*, 枳实 *Citrus aurantium*, 总状花藜 *Chenopodium championii*. **【文献】** 167, 184, 198, 558, 602, 614, 619, 625.

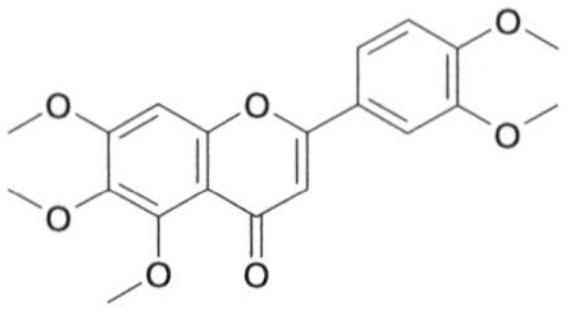

1146 Skullcapflavone Ⅱ 黄芩黄酮Ⅱ (5,2'-二羟基-6,7,8,6'-四甲氧基黄酮; 黄芩新素)

5,2'-Dihydroxy-6,7,8,6'-tetamethoxyflavone [55084-08-7] $C_{19}H_{18}O_8$ (374.35). 黄色柱状晶体, mp180~181℃; 黄色片状晶体(甲醇), mp194~196℃. 【类型】黄酮. 【活性】抗肿瘤 (ICR 鼠 S_{180}, 生命延长率 = 172%); 抗血栓形成 (1.0mmol/L, 抑制胶原所致的血小板聚集, 抑制率 = 32.5%); 缓激肽拮抗剂; 细胞毒 (*in vitro*, L_{1210}, ED_{50} = 1.5μg/mL); 抗组胺 (抑制组胺释放, *in vitro*, 大鼠腹膜巨大细胞, IC_{50} = 15.0μmol/L); 胰蛋白酶抑制剂 (IC_{50} = 18μmol/L); 细胞毒 (LXFL529L 人大细胞肺癌细胞和 HL-60, 在微克分子浓度范围抑制细胞生长)[1304]; 酪氨酸激酶抑制剂 (EGFR 的酪氨酸激酶, IC_{50} > 60μmol/L)[1304]. 【来源】滇黄芩 *Scutellaria amoena*, 黄芩 *Scutellaria baicalensis* (干燥根: 平均含量 = 0.055%[1375]), 黏毛黄芩 *Scutellaria viscidula*. 【文献】2, 167, 168, 184, 1304, 1375.

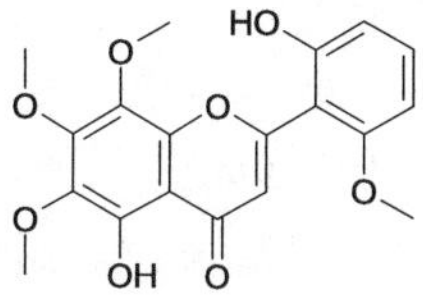

1147 Tangeretin 橘皮素 (5,6,7,8,4'-五甲氧基黄酮)

5,6,7,8,4'-Pentamethoxyflavone [481-53-8] $C_{20}H_{20}O_7$ (372.38). 杆状晶体或针状晶体 (乙酸乙酯), mp 154℃, mp 150~151℃. 【类型】黄酮. 【活性】抗肿瘤 (诱导白细胞抑制 HL-60 白血病细胞的生长, 溶解癌细胞); 细胞毒 (对许多肿瘤细胞有抗增殖作用,体外以浓度依赖方式诱导 HL-60 细胞分化)[1304]; 细胞毒 (体外抑制鼠 MO4 细胞侵入鸡胚胎心脏片段)[1304]; 抗病毒; 抗菌; 抗真菌; 喂养孕期大鼠 (10mg/kg, 生殖子代死亡率 83%); 平滑肌松弛剂. 【来源】化州柚 *Citrus grandis* var. *tomentosa*, 金柑 *Fortunella japonica*, 金橘 *Fortunella margarita*, 橘皮 *Citrus reticulata*, 枳实 *Citrus aurantium*, 柑橘属 *Citrus* sp. 【文献】2, 5, 167, 198, 299, 489, 602, 1304.

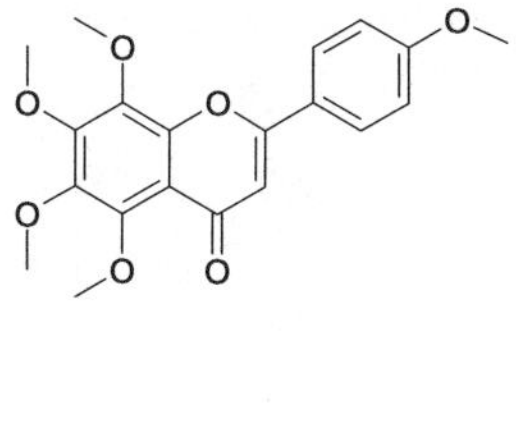

1148 Tectochrysin 7-甲氧基白杨素

5-Hydroxy-7-methoxyflavone $C_{16}H_{12}O_4$ (268.27). 黄色片状的晶体(甲醇), mp 163℃. 【类型】黄酮. 【活性】芳化酶抑制剂 (*in vitro*, DBF 酶, K_i = 2.1μmol/L)[1388]; 抗炎 (NO 生成抑制剂, *in vitro*, 脂多糖活化的小鼠腹膜巨噬细胞, IC_{50} = 23μmol/L; 对照 *L*-NMMA, IC_{50} = 28μmol/L)[1045]; *β*-己糖胺酶释放抑制剂 (RBL-2H3 细胞, 100μmol/L, 抑制率 = 75.1%; 对照姜黄素, 抑制率 = 62.6%)[1045]. 【来源】山杨 *Populus davidiana*, *Nuxia sphaerocephala* (叶), 益智仁 *Alpinia oxyphylla* (果实: 产率 = 0.0013%干重)[1045], 杏仁属 *Prunus avium*[1388]. 【文献】492, 965, 1045, 1388.

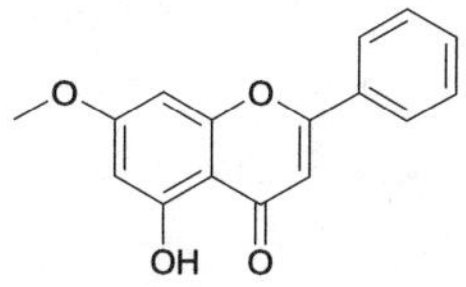

1149 5,7,2',4'-Tetrahydroxy-3-geranylflavone 5,7,2',4'-四羟基-3-牻牛儿基黄酮*

$C_{25}H_{26}O_6$ (422.48). 棕色粉末, mp 94~95℃. 【类型】黄酮. 【活性】芳化酶抑制剂 (*in vitro*, IC_{50} = 24μmol/L; 对照氨鲁米特, IC_{50} = 6.4μmol/L)[670]. 【来源】构树 *Broussonetia papyrifera*. 【文献】670.

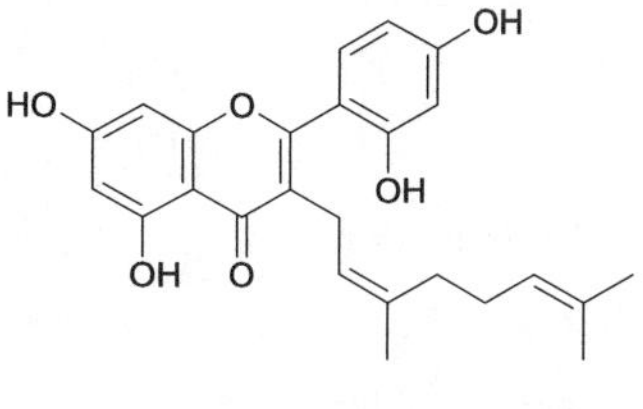

1150 Tricin 小麦黄素 (苜蓿素; 麦黄酮)

[520-32-1] $C_{17}H_{14}O_7$ (330.30). 黄色粉末. 【类型】黄酮. 【活性】抗肿瘤; 平滑肌松弛剂; 抗结核 [结核分枝杆菌, MIC = 58.5μg/mL; 细胞毒, Vero 细胞, IC_{50} = 20.2μg/mL, 选择性指数(IC_{50}/MIC) = 0.35, 阳性对照利福平, MIC = 0.03μg/mL, IC_{50} = 98.3μg/mL, 选择性指数 = 3300][1171]. 【来源】朝鲜淫羊藿 *Epimedium koreanum*, 粗毛淫羊藿 *Epimedium acuminatum*, 胡卢巴 *Trigonella foenum-graecum*, 了哥王根 *Wikstroemia indica*, 芦根 *Phragmites communis*, 芒茎 *Miscanthus sinensis*, 苜蓿 *Medicago sativa*, 双边栝楼 *Trichosanthes* *rosthornii* [Syn. *Trichosanthes uniflora*], 盐地禾 *Spartina cynosuroides*, 针葵 *Phoenix canariensis*, 疏花缬草* *Valeriana laxiflora* (地上部分和根). 【文献】 3, 84, 112, 156, 167, 168, 1171.

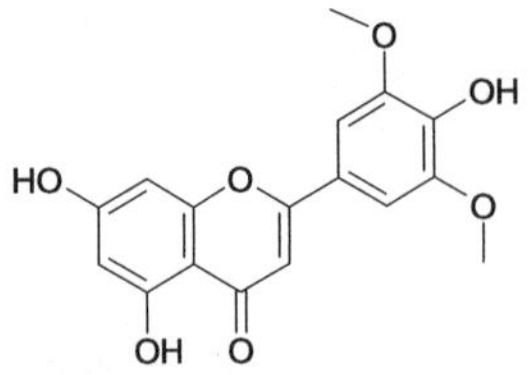

1151　5,6,4'-Trihydroxy-7,3'-dimethoxyflavone　5,6,4'-三羟基-7,3'-二甲氧基黄酮

[25782-25-6] $C_{17}H_{14}O_7$ (330.30). 暗黄色粉末, mp 268~270℃. 【类型】黄酮. 【活性】法尼基异戊烯转移酶PFTase 抑制剂 (100μg/mL, 抑制率 = 84%, IC_{50} = 63μg/mL)[1311]; 细胞毒 [抑制人癌细胞生长: SW620 人结肠癌细胞, GI_{50} = (5.0±0.4)μmol/L, 对照阿霉素, GI_{50} = 0.34μmol/L; A549, GI_{50} = (11±3)μmol/L, 阿霉素, GI_{50} = 0.21μmol/L; PC3, GI_{50} = (3.4±0.3)μmol/L, 阿霉素, GI_{50} = 0.39μmol/L; LOX-IMVI, GI_{50} = (2.6±0.3)μmol/L, 阿霉素, GI_{50} = 0.12μmol/L; HCT15, GI_{50} = (4.1±0.3)μmol/L, 阿霉素, GI_{50} = 0.84μmol/L][1311]; 细胞毒实验无活性 (人乳腺癌细胞株: MDA-MB-231, MCF7, T47D, 20μg/mL)[1311]; 血管生成抑制剂 [鸡胚胎绒毛尿囊膜(CAM)实验, 10μg, 抑制率 = 55%][1311]; 抗肿瘤 [裸鼠, 人肿瘤异种移植物模型, SW620 人结肠癌, 0.5%吐温 80, ip 60mg/(kg·d), 22d 后肿瘤体积减小 14.6%且体重不下降; 良好的抗癌药物候选物][1311]. 【来源】艾叶 *Artemisia argyi*, 塔花百里香* *Thymus satureioide* (地上部分), 香薄荷属 *Thymbra* spp. 【文献】 299, 1311.

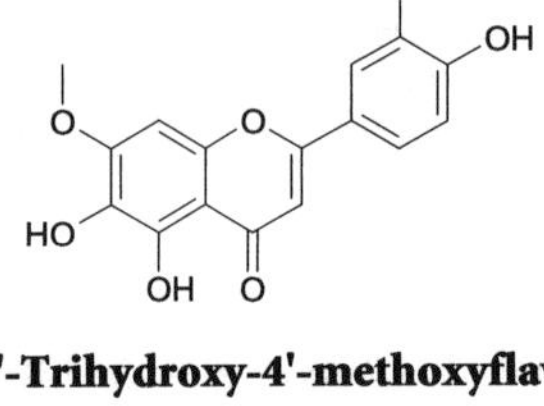

1152　5,7,3'-Trihydroxy-4'-methoxyflavone　5,7,3'-三羟基-4'-甲氧基黄酮

$C_{16}H_{12}O_6$ (300.27). 【类型】黄酮. 【活性】抗结核 (结核分枝杆菌, MIC > 128μg/mL, 细胞毒, Vero 细胞, IC_{50} = 65.0μg/mL, 阳性对照利福平, MIC = 0.03μg/mL, IC_{50} = 98.3μg/mL, 选择性指数 = 3300)[1171]. 【来源】疏花缬草* *Valeriana laxiflora* (地上部分和根). 【文献】 1171.

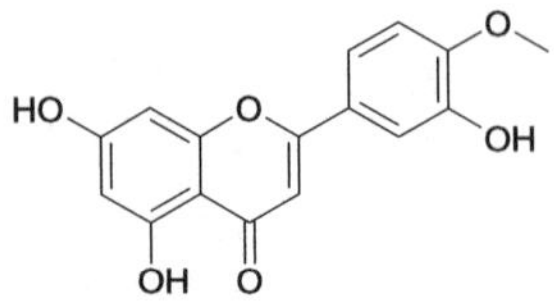

1153　Vitexin 牡荆素 (牡荆黄素; 牡荆苷)

Apigenin-8-*C*-*β*-*D*-glucopyranoside [3681-93-4] $C_{21}H_{20}O_{10}$ (432.39). mp 258~259℃, 263℃, 269~270℃ (分解), $[\alpha]_D^{20}$ = −14.5° (*c* = 2.79, 吡啶). 【类型】黄酮. 【活性】细胞毒 (*in vitro*, 巨噬细胞 RAW264.7 和 THP-1 细胞, 细胞凋亡途径: 降低 BCL-2/BAX 比例; 活化胱天蛋白酶)[1389]; 抗肿瘤; 抗炎; 解痉; 甲状腺过氧化酶抑制剂; 抗高血压 (作用微弱); 抗氧化剂 (DPPH 清除剂, 10μmol/L, 清除率 = 17%, 对照丁化羟基甲苯, 10μmol/L, 清除率 = 43%)[1278]; 抗心肌缺血 (麻醉犬 iv, 20mg/kg, 对完全性心肌缺血有保护作用, 最长作用时间 120min, 长于普萘洛尔); 植物抗毒素[1087]; *β*-葡萄糖苷酶抑制剂[1087]; 果胶酶抑制剂[1087]. 【来源】滨牡荆 *Vitex littoralis* (1963 年从该植物中分离)[1373], 长瓣金莲花 *Trollius macropetalus* (花: 平均含量 = 0.457%[1375]), 甘肃山楂 *Crataegus kansuensis* (干燥成熟果实: 含量 = 0.031%)[1375], 胡卢巴 *Trigonella foenum-graecum* (干燥成熟种子: 18 产地含量范围 = 0.0029%~0.0184%, 平均含量 = 0.0087%[1375]), 湖北山楂 *Crataegus hupehensis* (干燥成熟果实: 5 产地平均含量 = 0.084%)[1375], 黄瓜 *Cucumis sativus* (叶)[1087], 金莲花 *Trollius chinensis* [Syn. *Trollius asiaticus* var. *chinensis*], 辽宁山楂 *Crataegus sanguinea* (干燥成熟果实: 含量 = 0.038%)[1375], 葎草 *Humulus japonicus* [Syn. *Humulus scandens*], 蔓荆子 *Vitex trifolia* (干燥成熟果实: 16 产地平均含量 = 0.0489%)[1375], 毛山楂 *Crataegus maximowiczii* (干燥成熟果实: 含量 = 0.306%)[1375], 山地香茶菜 *Isodon oresbia* (地上部分), 山里红 *Crataegus pinnatifida* var. *major* (干燥成熟果实: 4 产地平均含量 = 0.031%)[1375], 山楂 *Crataegus pinnatifida* (干燥成熟果实: 含量范围 = 0.018%~

0.31%[1372], 3 产地平均含量 = 0.068%)[1375], 水蜈蚣 *Kyllinga brevifolia*, 酸角 *Tamarindus indica*, 甜山竹子* *Garcinia dulcis* (果实), 无毛山楂 *Crataegus pinnatifida* var. *psilosa* (干燥成熟果实: 含量 = 0.042%)[1375], 新西兰牡荆 *Vitex lucens*, 夜关门 *Lespedeza cuneata*, 英国山楂 *Crataegus oxyacantha*, 云南山楂 *Crataegus scabrifolia* (干燥成熟果实:含量 = 0.081%)[1375], 还存在于许多植物中 (侧金盏花属 *Adonis* spp., 桫椤属 *Alsophila* spp., 落叶松属 *Larix* spp., 胡枝子属 *Lespedeza* spp., 牧豆树属 *Prosopis* spp. 及多种其他植物). 【文献】 2, 38, 156, 167, 168, 299, 819, 1087, 1278, 1372, 1373, 1375, 1389.

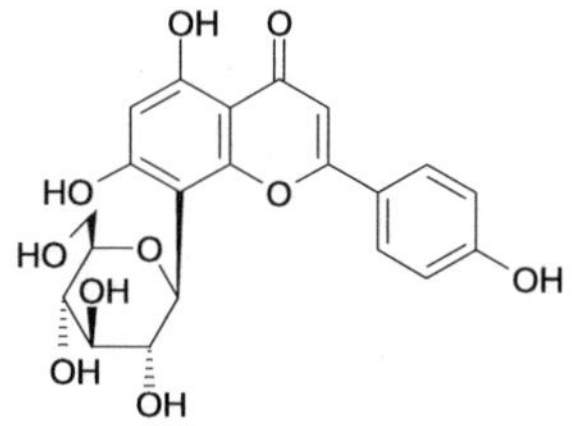

1154 Wogonin 汉黄芩素

[632-85-9] $C_{16}H_{12}O_5$ (284.27). mp 203℃. 【类型】黄酮. 【活性】细胞毒 (*in vitro*, 各种癌细胞株, 抗氧化剂, 抑制 NF-κB, COX-2, PLase C 和 Ca^{2+}信号)[1389]; 细胞毒 (*in vitro* 和异种移植物, T 淋巴细胞, 细胞凋亡途径: 活化 PLCγ 和 Ca^{2+}相关)[1389]; 细胞毒 (*in vitro*, 乳腺癌 MDA-MB-453 细胞, 细胞凋亡途径: 通过 ROS 上调 p53 和 PUMA 提高 TNF 相关的诱导凋亡配体 TRAIL 的细胞毒性)[1389]; 抗肿瘤; 解痉 (鼠肠, *in vitro*); 利尿剂; 雌激素样活性 (大鼠); 细胞毒 (人周围血 T 细胞, 剂量 = 2.0μg/mL, T 细胞存活率 = 69%)[723]; 免疫抑制剂 (抑制 CD28 共刺激的 IL-2 的分泌, 剂量 = 2.0μg/mL, 抑制率 = 77%)[723]; 抗炎 (细胞因子网络调节器: 提高 RAW264.7 细胞中的 TNFα 水平)[963]; 抗炎 (人视网膜色素上皮细胞株, IL-6 和 IL-8 阻断剂, 阻断 IL-6 和 IL-8 产生和表达, IC_{50} = 1~40μmol/L)[963]; 抗炎 (人血小板 12-脂加氧酶抑制剂, 不影响 COX 水平; 巨噬细胞, COX-2 抑制剂, 抑制 COX-2 表达)[962]; 抗炎 (NO 生成抑制剂)[962]; 降血脂; 抗氧化剂; 细胞毒 (KU-1 人膀胱癌细胞, EJ-1 人膀胱癌细胞, MBT-2 鼠膀胱癌细胞, *in vitro* 以剂量依赖方式抑制细胞增殖, 活性比黄芩苷弱)[1304]; 细胞毒 (LXFL529L 人大细胞肺癌细胞和 HL-60, 在微克分子浓度范围抑制细胞生长)[1304]; 黄嘌呤氧化酶抑制剂 (作用强, 因脑癌组织的血清中黄嘌呤氧化酶水平升高,汉黄芩素可能用于治疗脑癌)[1304]; 酪氨酸激酶抑制剂 (EGFR 的酪氨酸激酶, IC_{50} > 60μmol/L)[1304]. 【来源】半枝莲 *Scutellaria barbata* [Syn. *Scutellaria rivularis*], 川黄芩 *Scutellaria hypericifolia*, 滇黄芩 *Scutellaria amoena*, 甘肃黄芩 *Scutellaria rehderiana*, 红柴胡 *Bupleurum scorzonerifolium* (根), 黄芩 *Scutellaria baicalensis* (干燥根: 10 样本含量范围 = 0.04%~2.59%, 平均含量 = 0.66%[1375]), 丽江黄芩 *Scutellaria likiangensis*, 鳝藤 *Anodendron affine*, 银柴胡 *Stellaria dichotoma* var. *lanceolata*, 黏毛黄芩 *Scutellaria viscidula*. 【文献】2, 167, 168, 723, 962, 963, 1304, 1372, 1375, 1389.

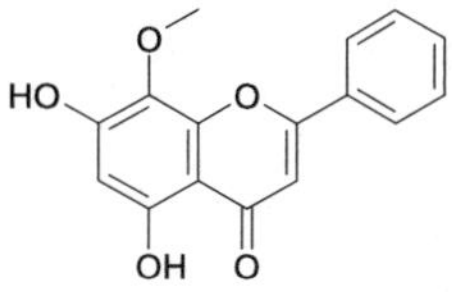

1155 Wogonoside 汉黄芩苷 (汉黄芩素-7-*O*-葡萄糖醛酸苷)

Wogonin-7-*O*-glucuronide [51059-44-0] $C_{22}H_{20}O_{11}$ (460.40). 黄色针晶 (甲醇), mp 228~229℃. 【类型】黄酮. 【活性】cAMP 磷酸二酯酶抑制剂 (IC_{50} = 42μmol/L); 抗组胺 (大鼠, 抑制组胺释放, 腹膜巨细胞释放组胺 IC_{50} = 140μmol/L); 肝脏涎酶抑制剂 (小鼠, 10μg/mL, 抑制率 = 12.6%); 抗炎 (小鼠, 角叉菜胶引起的足肿胀模型, 抑制炎性渗出液中白细胞聚集); 细胞毒 (LXFL529L 人大细胞肺癌细胞和 HL-60, 在微克分子浓度范围抑制细胞生长)[1304]; 酪氨酸激酶抑制剂 (EGFR 的酪氨酸激酶, IC_{50} > 60μmol/L)[1304]. 【来源】连翘 *Forsythia suspensa*, 川黄芩 *Scutellaria hypericifolia*, 滇黄芩 *Scutellaria amoena*, 黄芩 *Scutellaria baicalensis* (干燥根: 10 样本含量范围 = 1.07%~3.24%, 平均含量 = 2.34%[1375]), 黏毛黄芩 *Scutellaria viscidula*. 【文献】2, 168, 351, 352, 353, 354, 518, 1304, 1375.

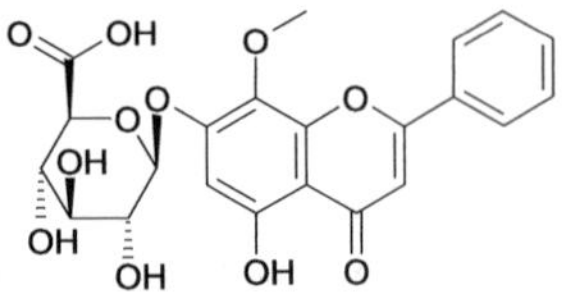

1156 Xanthomicrol 黄姜味草醇

[16545-23-6] $C_{18}H_{16}O_7$ (344.32). mp 227~230℃. 【类型】黄酮. 【活性】抗肿瘤 (Friend virus 白血病, 存活期之比 T/C < 140%); 细胞毒 (KB, ED_{50} = 0.7~100μg/mL); 解痉; 抗真菌 (茄形镰刀菌、寄生曲霉、热带念珠菌). 【来源】辣薄荷 *Mentha piperita*, 美商陆 *Phytolacca americana* [Syn. *Phytolacca decandra*], 苏打其柑橘 *Citrus sudachii*, 阔苞菊属 *Baccharis* spp., 毒马草属 *Sideritis* spp., 百里香属 *Thymus* spp. 【文献】5, 299, 408, 410, 411.

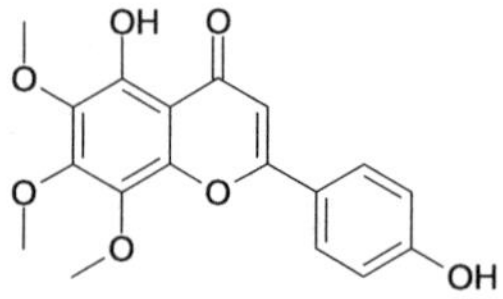

3.2 二氢黄酮类

1157 (2*S*)-Abyssinone Ⅱ (2*S*)-埃塞俄比亚刺桐二氢黄酮Ⅱ

4',7-Dihydroxy-3'-prenylflavanone $C_{20}H_{20}O_4$ (324.38). 【类型】二氢黄酮. 【活性】芳化酶抑制剂 (*in vitro*, IC_{50} = 0.4μmol/L; 对照氨鲁米特, IC_{50} = 6.4μmol/L)[670]; 细胞毒 (芳化酶抑制剂, 一种有希望的抗癌药先导化合物)[1205]; 抗菌 (大肠埃希菌, MIA = 10.00μg, 对照氯霉素, MIA = 0.001μg; 金黄色葡萄球菌, MIA = 0.50μg, 氯霉素, MIA = 0.0001μg; 枯草杆菌, MIA = 0.50μg, 氯霉素, MIA = 0.0001μg)[1259]; 抗真菌 (假丝酵母属 *Candida mycoderma*, MIA = 0.01μg, 对照咪康唑, MIA = 0.0001μg)[1259]; 抗氧化剂 (DPPH 清除剂, TLC, MIA = 0.5μg, IC_{50} = 630μg/mL; 对照槲皮素, MIA < 0.05μg, IC_{50} = 7μg/mL, 没食子酸, MIA < 0.05μg, IC_{50}= 4μg/mL; 抗坏血酸, MIA < 0.10μg, IC_{50} = 18μg/mL)[1259]. 【来源】构树 *Broussonetia papyrifera*, 极宽刺桐* *Erythrina latissima* (茎木). 【文献】670, 1205, 1259.

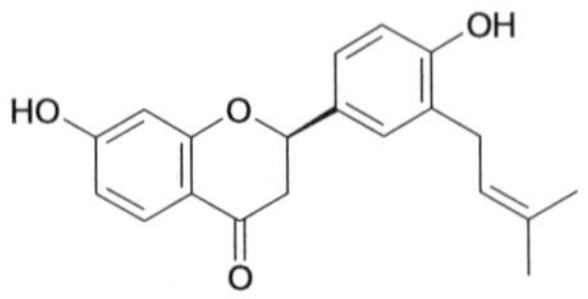

1158 Anticancer Flavonoid PMV70P691-101 抗癌类黄酮 PMV70P691-101

$C_{16}H_{14}O_4$ (270.29). 【类型】二氢黄酮. 【活性】细胞毒 (培养鼠肝癌细胞 Hepa1c1c7, 诱导醌还原酶实验)[1205]. 【来源】牙买加樱桃 *Muntingia calabura*. 【文献】1205.

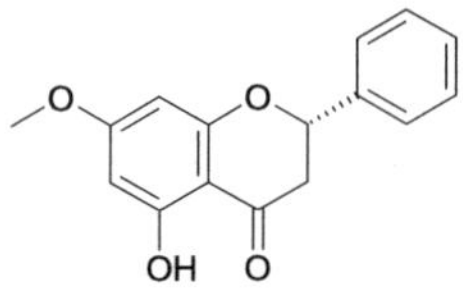

1159 Anticancer Flavonoid PMV70P691-106 抗癌类黄酮 PMV70P691-106

$C_{23}H_{24}O_6$ (396.44). 【类型】二氢黄酮. 【活性】细胞毒 (培养鼠肝癌细胞 Hepa1c1c7, 诱导醌还原酶实验)[1205]. 【来源】水流豆 *Pongamia pinnata*. 【文献】1205.

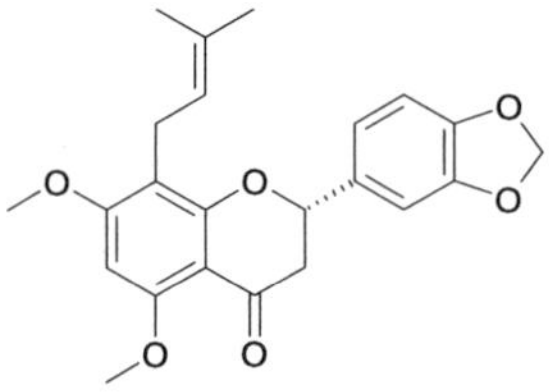

1160 Anticancer Flavonoid PMV70P691-82 抗癌类黄酮 PMV70P691-82

$C_{22}H_{24}O_4$ (352.43). 【类型】二氢黄酮. 【活性】细胞毒 (培养鼠肝癌细胞 Hepa1c1c7, 诱导醌还原酶实验)[1205]. 【来源】水流豆 *Pongamia pinnata*. 【文献】1205.

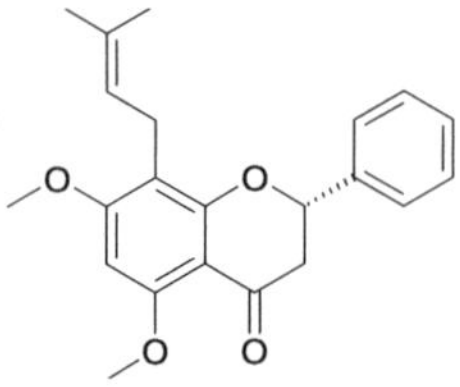

1161 Anticancer Flavonoid PMV70P691-95 抗癌类黄酮 PMV70P691-95

$C_{16}H_{14}O_4$ (270.29). 【类型】二氢黄酮. 【活性】细胞

毒 (培养鼠肝癌细胞 Hepa1c1c7, 诱导醌还原酶实验)[1205]. 【来源】润尼花属 *Renealmia nicolaioides*. 【文献】1205.

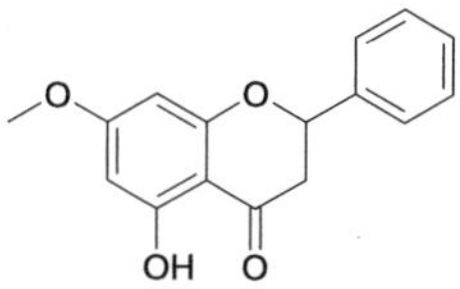

1162 (2*R*,3*R*)-Aromadendrin (2*R*,3*R*)-香树素 (香橙醇; 二氢山柰酚)

Aromadendrol; Dihydrokaempferol [480-20-6] $C_{15}H_{12}O_6$ (288.26). mp 247~249℃. 【类型】二氢黄酮. 【活性】细胞毒 (Bel7402, ED_{50} = 1.47μg/mL, 对照喜树碱, ED_{50} = 0.06μg/mL; BGC823, ED_{50} = 2.62μg/mL, 喜树碱, ED_{50} = 0.09μg/mL; HCT8, ED_{50} = 1.34μg/mL, 喜树碱, ED_{50} = 0.14μg/mL; A549, ED_{50} > 10μg/mL, 喜树碱, ED_{50} = 0.09μg/mL; MCF7, ED_{50} > 10μg/mL, 喜树碱, ED_{50} = 0.01μg/mL)[1286]; 细胞毒实验无活性 (*in vitro*, HeLa、Vero、K562、Raji、Wish 和 Calu1 癌细胞株, IC_{50} > 100μmol/L)[653]; 芳化酶抑制实验无活性 (*in vitro*, IC_{50} > 40μmol/L; 对照氨鲁米特, IC_{50} = 6.4μmol/L)[670]; 抗真菌; 抗菌实验无活性 (金黄色葡萄球菌, MIC > 100μg/mL; 枯草杆菌, MIC > 100μg/mL)[890]. 【来源】巴旦杏仁 *Prunus amygdalus*, 侧柏叶 *Thuja orientalis* [Syn. *Platycladus orientalis*; *Biota orientalis*], 构棘 *Cudrania cochinchinensis* (根: 产率 = 0.00087%干重)[1078], 构树 *Broussonetia papyrifera* [670], 日本花柏 *Chamaecyparis pisifera* (叶), 桑枝 *Morus alba*, 山桃茎白皮 *Prunus davidiana*, 蛇葡萄 *Ampelopsis brevipedunculata*, 台湾黄檗 *Phellodendron amurense* var. *wilsonii* (叶: 产率 = 0.00033%干重)[1084], 桃茎白皮 *Prunus persica*, 桃枝 *Prunus persica*, 翼核果 *Ventilago leiocarpa* (茎)[653], 油柑叶 *Phyllanthus emblica* (枝叶), 枳椇子 *Hovenia dulcis*. 【文献】5, 63, 122, 167, 168, 653, 670, 890, 907, 1078, 1084, 1286.

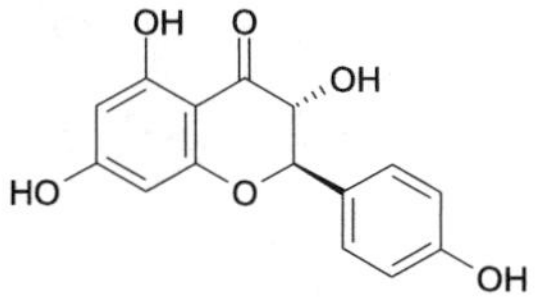

1163 Bavachin 补骨脂甲素

Corylifolin [19879-32-4] $C_{20}H_{20}O_4$ (324.38). 【类型】二氢黄酮. 【活性】细胞毒 (COX-1 抑制剂)[1205]; 芳化酶抑制实验无活性 (*in vitro*, IC_{50} > 40μmol/L; 对照氨鲁米特, IC_{50} = 6.4μmol/L)[670]. 【来源】补骨脂 *Psoralea corylifolia* (干燥成熟果实: 7 产地平均含量 = 1.22%[1375]), 构树 *Broussonetia papyrifera*[670]. 【文献】2, 116, 670, 1205, 1375.

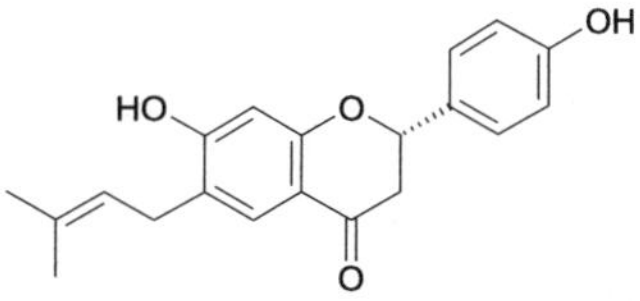

1164 BF-4

$C_{30}H_{32}O_6$ (488.59). 晶体(甲醇), mp 155~156℃, $[\alpha]_D$ = 0℃. 【类型】二氢黄酮. 【活性】细胞毒 (组织培养白血病细胞 L_{1210}, IC_{50} = 0.2~0.5μg/mL). 【来源】岗松 *Baeckea frutescens*. 【文献】461.

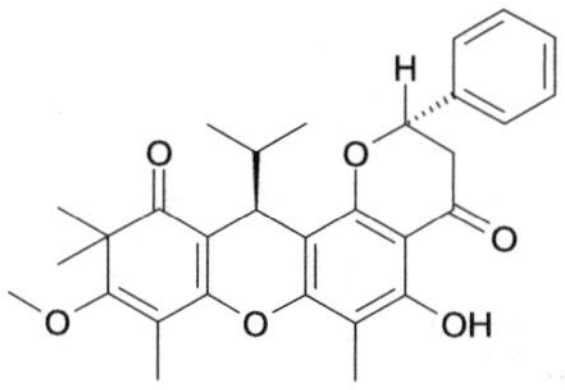

1165 BF-5

$C_{30}H_{32}O_6$ (488.59). 晶体(甲醇), mp 81~83℃, $[\alpha]_D$ = 0℃. 【类型】二氢黄酮. 【活性】细胞毒 (组织培养白血病细胞 L_{1210}, IC_{50} = 0.2~0.5μg/mL). 【来源】岗松 *Baeckea frutescens*. 【文献】461.

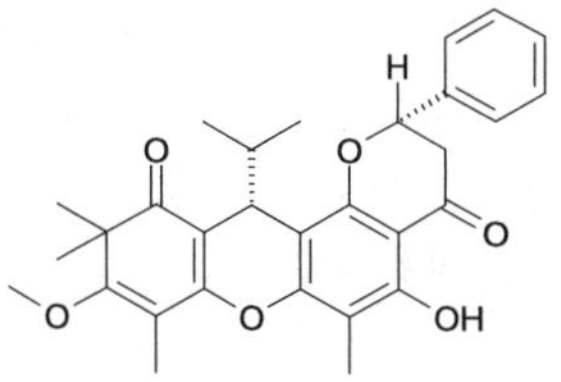

1166 Calyxin E 云南草蔻新 E

$C_{35}H_{34}O_8$ (582.66). 【类型】二氢黄酮. 【活性】细胞毒 (Colon26-L5, ED_{50} = 98.1μmol/L; HT1080, ED_{50} = 21.7μmol/L; 对照姜黄素, Colon26-L5, ED_{50} = 23.2μmol/L; HT1080, ED_{50} = 23.4μmol/L)[646]. 【来源】

云南草蔻 *Alpinia blepharocalyx* (种子: 产率 = 0.00019%). 【文献】646.

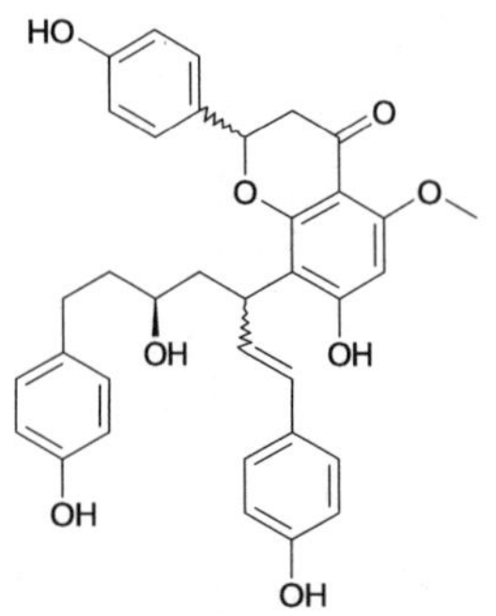

1167 Calyxin G 云南草蔻新 G

$C_{35}H_{34}O_8$ (582.66). 【类型】二氢黄酮. 【活性】细胞毒 (Colon26-L5, ED_{50} = 42.2μmol/L; HT1080, ED_{50} = 25.9μmol/L; 对照姜黄素, Colon26-L5, ED_{50} = 23.2μmol/L; HT1080, ED_{50} = 23.4μmol/L)[646]. 【来源】云南草蔻 *Alpinia blepharocalyx* (种子: 产率 = 0.000012%). 【文献】646.

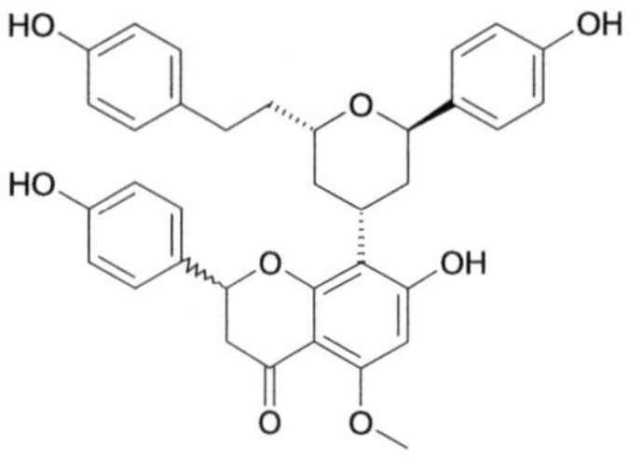

1168 Calyxin K 云南草蔻新 K

$C_{35}H_{34}O_8$ (582.66). 暗黄色无定形固体, $[\alpha]_D^{25}$ = +35.5° (*c* = 0.06, 甲醇). 【类型】二氢黄酮. 【活性】细胞毒 (Colon26-L5, ED_{50} = 7.73μmol/L; HT1080, ED_{50} = 5.09μmol/L; 对照姜黄素, Colon26-L5, ED_{50} = 23.2μmol/L; HT1080, ED_{50} = 23.4μmol/L)[646]. 【来源】云南草蔻 *Alpinia blepharocalyx* (种子: 产率 = 0.000012%). 【文献】646.

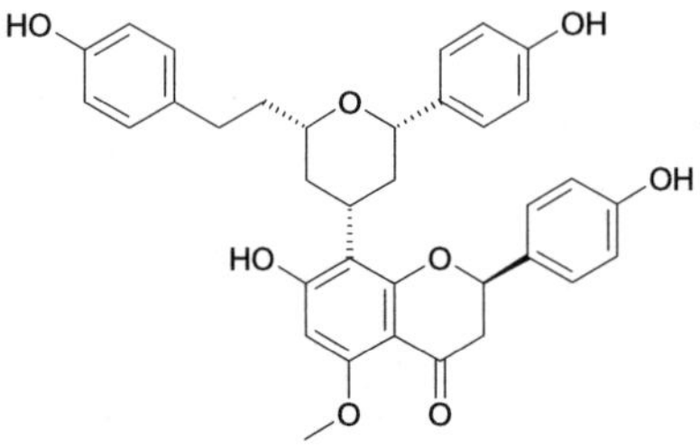

1169 Candidone 坎狄冬

$C_{22}H_{24}O_4$ (352.43). 【类型】二氢黄酮. 【活性】细胞毒 (*in vitro*, Hepa 1c1c7 小鼠肝癌细胞, IC_{50} = 4.1μg/mL, CD = 4.7μg/mL, CI = 0.9; 对照 Sulforaphane, IC_{50} = 2.1μg/mL, CD = 0.087μg/mL, CI = 24.1)[1083]. 【来源】水流豆 *Pongamia pinnata* (茎皮: 产率 = 0.0020%)[1083]. 【文献】1083.

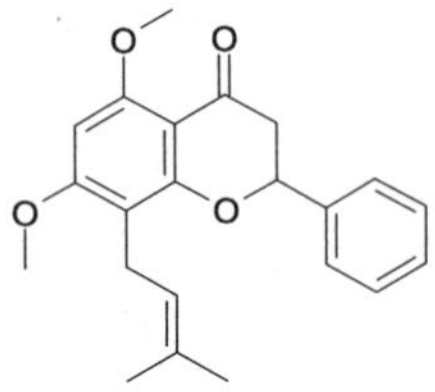

1170 (2*S*)-2',4'-Dihydroxy-2"-(1-hydroxy-1-methylethyl) dihydrofuro[2,3-h]-flavanone (2*S*)-2',4'-二羟基-2"-(1-羟基-1-甲乙基)二氢呋喃[2,3-h]-黄烷酮*

$C_{20}H_{20}O_6$ (356.38). 黄色粉末. 【类型】二氢黄酮. 【活性】细胞毒 (芳化酶抑制剂, 一种有希望的抗癌药先导化合物)[1205]; 芳化酶抑制剂 (*in vitro*, IC_{50} = 0.1μmol/L; 对照氨鲁米特, IC_{50} = 6.4μmol/L)[670]. 【来源】构树 *Broussonetia papyrifera*. 【文献】670, 1205.

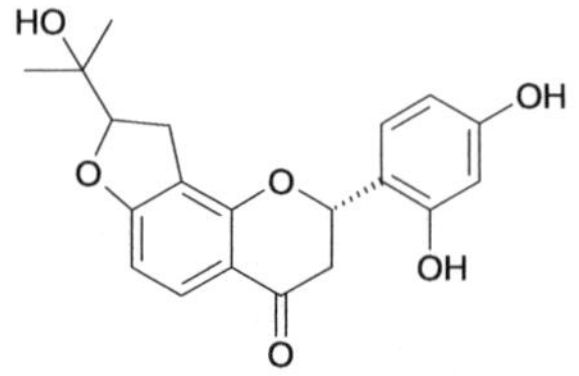

1171 5,3'-Dihydroxy-6,7,4'-trimethoxyflava-none 5,3'-二羟基-6,7,4'-三甲氧基黄烷酮*

$C_{18}H_{18}O_7$ (346.34). 【类型】二氢黄酮. 【活性】细胞毒 (*in vitro*, PC12, GI_{50} = 2.27μg/mL, 对照顺铂, GI_{50} = 0.111μg/mL; HCT116, GI_{50} = 2.87μg/mL, 对照顺铂, GI_{50} = 0.794μg/mL)[1024]. 【来源】单叶蔓荆子 *Vitex rotundifolia* [Syn. *Vitex trifollia* var. *simplicifolia*] (种子: 产率 = 0.0017%干重). 【文献】1024.

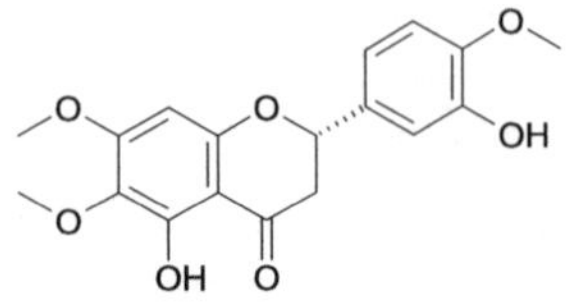

1172 (2*S*)-5,7-Dimethoxy-8-formylflavanone (2*S*)-5,7-二甲氧基-8-甲酰基黄烷酮*

Anticancer Flavonoid PMV70P691-016 $C_{18}H_{16}O_5$ (312.33). 黄色油状物, $[\alpha]_D = -28.0°$ (c = 0.10, 甲醇). 【类型】二氢黄酮. 【活性】细胞毒 (*in vitro*, Hepa 1c1c7 小鼠肝癌细胞, IC_{50} > 10μg/mL, CD = 2.6μg/mL, CI > 3.9; 对照 Sulforaphane, IC_{50} = 2.1μg/mL, CD = 0.087μg/mL, CI = 24.1)[1083]; 细胞毒 (培养鼠肝癌细胞 Hepa1c1c7, 诱导醌还原酶实验)[1205]. 【来源】水流豆 *Pongamia pinnata* (茎皮: 产率 = 0.0001%)[1083]. 【文献】1083, 1205.

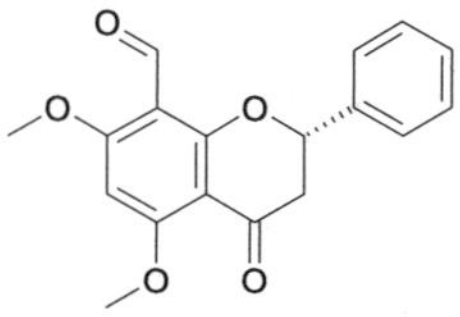

1173 (2*S*)-5,7-Dimethoxy-8-(2*S*-hydroxy-3-methyl-3-butenyl)-flavanone (2*S*)-5,7-二甲氧基-8-(2*S*-羟基-3-甲基-3-丁烯基)-黄烷酮*

Anticancer Flavonoid PMV70P691-017 $C_{22}H_{24}O_5$ (368.43). 黄色油状物, $[\alpha]_D = -22.0°$ (c = 0.1, 甲醇). 【类型】二氢黄酮. 【活性】细胞毒 (*in vitro*, Hepa 1c1c7 小鼠肝癌细胞, IC_{50} = 19.3μg/mL, CD = 4.4μg/mL, CI = 4.4; 对照 Sulforaphane, IC_{50} = 2.1μg/mL, CD = 0.087μg/mL, CI = 24.1)[1083]; 细胞毒 (培养鼠肝癌细胞 Hepa1c1c7, 诱导醌还原酶实验)[1205]. 【来源】水流豆 *Pongamia pinnata* (茎皮: 产率 = 0.00036%). 【文献】1083, 1205.

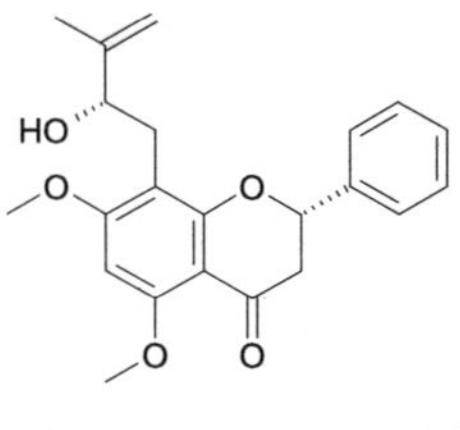

1174 6,8-Diprenylnaringenin 6,8-二异戊烯基柚皮素*

Lonchocarpol A $C_{25}H_{28}O_5$ (408.50). 【类型】二氢黄酮. 【活性】细胞毒 (COX-2 抑制剂, IC_{50} = 3.9μg/mL)[1205]; 细胞毒 (鼠乳腺培养实验, 10μg/mL 抑制 86%)[1205]. 【来源】啤酒花 *Humulus lupulus* (球穗花序), 针叶血桐 *Macaranga conifera*. 【文献】1124, 1205.

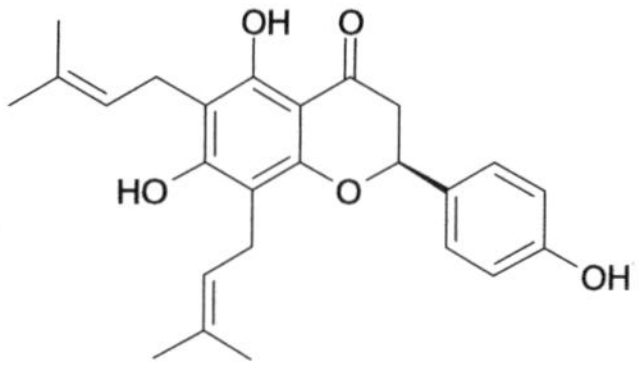

1175 Epicalyxin J 表云南草蔻新 J*

$C_{42}H_{38}O_9$ (686.77). 亮黄色无定形固体. 【类型】二氢黄酮. 【活性】细胞毒 (calyxin J 和 epicalyxin J 的 1∶1 混合物: Colon26-L5, ED_{50} = 13.7μmol/L; HT1080, ED_{50} = 0.32μmol/L; 对照姜黄素, Colon26-L5, ED_{50} = 23.2μmol/L; HT1080, ED_{50} = 23.4μmol/L)[646]. 【来源】云南草蔻 *Alpinia blepharocalyx* (种子: 产率 = 0.000056%). 【文献】646.

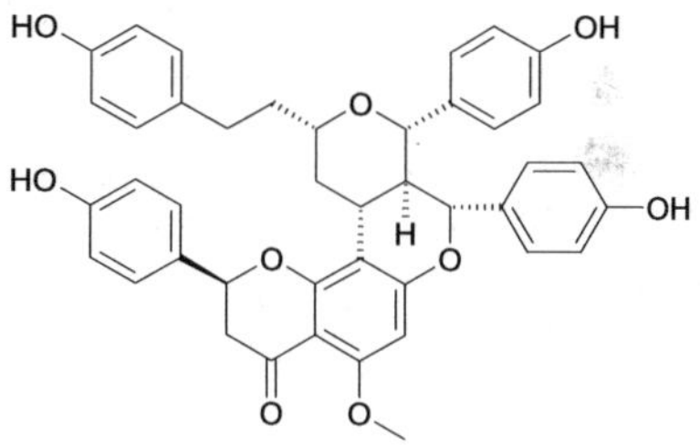

1176 Epicalyxin K 表云南草蔻新 K*

$C_{35}H_{34}O_8$ (582.66). 暗黄色无定形固体, $[\alpha]_D^{25} = -17.0°$ (c = 0.085, 甲醇). 【类型】二氢黄酮. 【活性】细胞毒 (Colon26-L5, ED_{50} = 33.0μmol/L; HT1080, ED_{50} = 4.75μmol/L; 对照姜黄素, Colon26-L5, ED_{50} = 23.2μmol/L; HT1080, ED_{50} = 23.4μmol/L)[646]. 【来源】云南草蔻 *Alpinia blepharocalyx* (种子: 产率 = 0.000017%). 【文献】646.

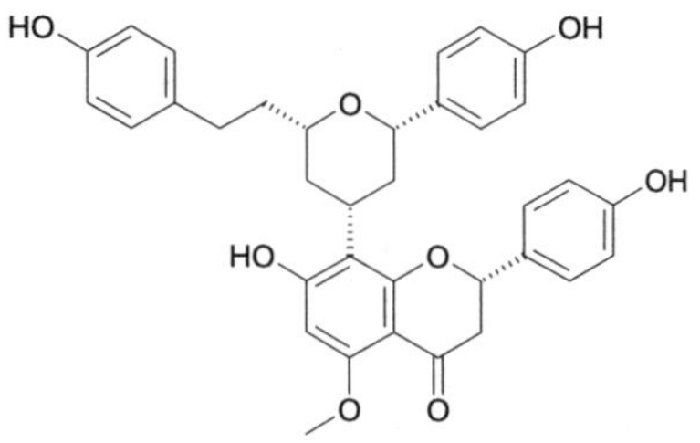

1177 Epicalyxin M 表云南草蔻新 M*

$C_{35}H_{34}O_8$ (582.66). 黄色无定形固体 (Calyxin M 和 Epicalyxin M 的差向异构混合物). 【类型】二氢黄酮. 【活性】细胞毒 (calyxin M 和 epicalyxin M 的 3∶2 混合物: Colon26-L5, ED_{50} = 42.1μmol/L; HT1080, ED_{50}

= 10.1μmol/L; 对照姜黄素, Colon26-L5, ED_{50} = 23.2μmol/L; HT1080, ED_{50} = 23.4μmol/L)[646]. 【来源】云南草蔻 *Alpinia blepharocalyx* (种子). 【文献】646.

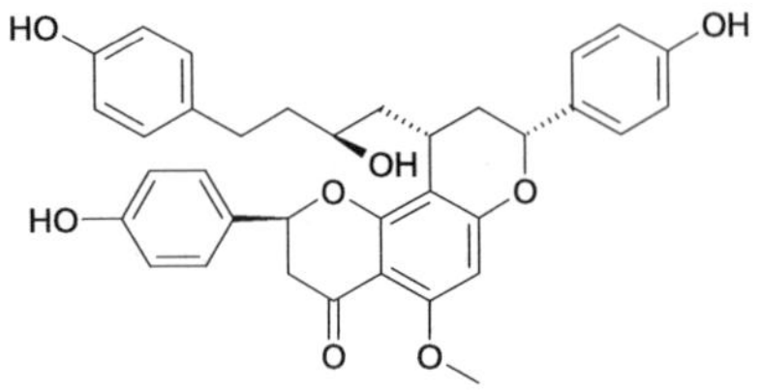

1178 (2*S*)-Euchrenone A7 (2*S*)-台湾山豆根黄烷酮 A7*

Anticancer Flavonoid PMV70P691-90 $C_{20}H_{20}O_5$ (340.38). 【类型】二氢黄酮. 【活性】芳化酶抑制剂 (*in vitro*, IC_{50} = 3.4μmol/L; 对照氨鲁米特, IC_{50} = 6.4μmol/L)[670, 1205]. 【来源】构树 *Broussonetia papyrifera*. 【文献】670, 1205.

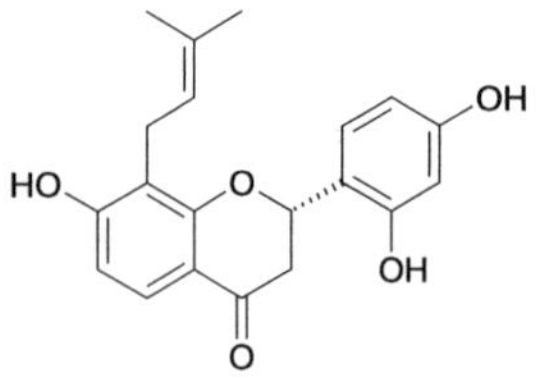

1179 Goniolactone B 哥纳香内酯 B*

$C_{28}H_{24}O_7$ (472.5). 无定形粉末, mp 176~178℃, $[\alpha]_D^{20}$ = +33.7° (*c* = 0.92, 乙醇). 【类型】二氢黄酮. 【活性】细胞毒 (*in vitro*, A2780, IC_{50} = 7.4μmol/L; HCT8, IC_{50} = 4.43μmol/L; KB, IC_{50} = 7.23μmol/L)[1029]. 【来源】哥纳香 *Goniothalamus cheliensis* (根: 产率 = 0.00029% 干重). 【文献】1029.

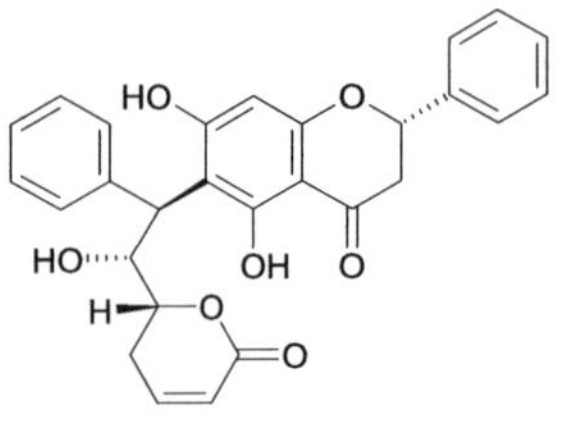

1180 Hesperetin 橙皮素

Hesperitin [520-33-2] $C_{16}H_{14}O_6$ (302.29). 三角形片状物 (乙醇), mp 216~218℃, $[\alpha]_D^{27}$ = −37.6° (*c* = 1.80, 乙醇). 【类型】二氢黄酮. 【活性】抗病毒; 抗肿瘤促进剂; 抗菌; 拒食剂 (*Schizaphis graminus* 和 *Myzus persicae*); 抑制脂肪分解 (大鼠的脂肪细胞, 肾上腺素和茶碱诱导的); 3-*α*-羟基类固醇脱氢酶抑制剂; 醛糖还原酶抑制剂 (0.01mg/mL, 抑制率 = 25.6%); 促进DNA生物合成 (鼠肝细胞核 *in vitro*); 抗炎 (细胞因子网络调节器: 抑制巨噬细胞RAW264.7中脂多糖刺激的 TNF*α* 的释放, IC_{50} ≈ 50μmol/L)[963]; 被动皮肤过敏反应抑制剂 [RBL-2H3 细胞, 抑制 IgE 诱导的 *β*-己糖胺酶释放, IC_{50} = (71±2)μmol/L, 对照 Azelastine, IC_{50} = (35±2)μmol/L; PCA 反应抑制剂, 5mg/kg ip, InRt = 65.9%±2.9%][1206]. 【来源】荆芥 *Schizonepeta tenuifolia* [Syn. *Nepeta tenuifolia*], 柠檬 *Citrus limon*, 甜橙 *Citrus sinensis*, 无核蜜橘 *Citrus unshiu* (果皮). 【文献】2, 184, 299, 963, 1206.

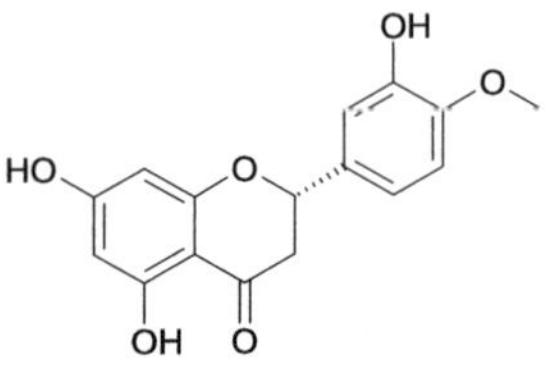

1181 (2*S*)-5-Hydroxy-7-methoxy-8-[(*E*)-3-oxo-1-butenyl] flavanone (2*S*)-5-羟基-7-甲氧基-8-[(*E*)-3-酮-1-丁烯基]黄烷酮*

Anticancer Flavonoid PMV70P691-019 $C_{20}H_{18}O_5$ (338.36). 白色无定形粉末, mp 156~157℃, $[\alpha]_D^{20}$ = −98° (*c* = 0.1, 三氯甲烷). 【类型】二氢黄酮. 【活性】抗肿瘤 (抑制 DMBA 诱导的肿瘤前期损伤 *in vitro*, MMOC 实验, IC_{50} = 14.9μmol/L; 对照 Sulforaphane, IC_{50} = 11μmol/L)[1081]; 细胞毒 (培养鼠肝癌细胞 Hepa1c1c7, 诱导醌还原酶实验)[1205]. 【来源】毒灰毛豆 *Tephrosia toxicaria* (茎: 产率 = 0.00019%干重). 【文献】1081, 1205.

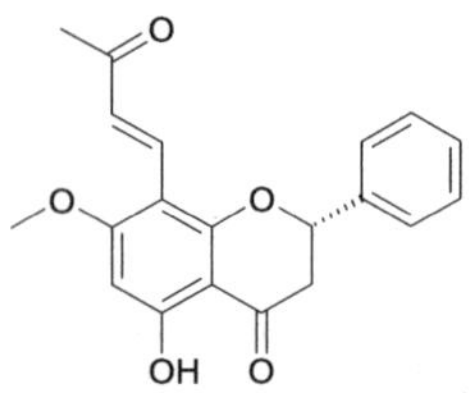

1182 Isobavachin 异补骨脂双氢黄酮(8-异戊烯基柚皮素*; 槐黄烷酮 B*)

8-Prenylnaringenin; Sophoraflavanone B [31524-62-6] $C_{20}H_{20}O_5$ (340.38). 晶体 (甲醇), mp 187~188℃, mp 200~202℃, $[\alpha]_D^{22}$ = −46° (*c* = 0.13, 乙醇). 【类型】二氢黄酮. 【活性】细胞毒 (COX-1 抑制剂)[1205]; 细胞

毒 (HSC-2 细胞, CC_{50} = 0.13mmol/L; HGF, CC_{50} = 0.19mmol/L)[639].【来源】补骨脂 *Psoralea corylifolia*, 构棘 *Cudrania cochinchinensis* (根: 产率 = 0.00143%干重), 岭南槐树 *Sophora tomentosa*, 啤酒花 *Humulus lupulus* (球穗花序), 砂生槐 *Sophora moorcroftiana*, 针叶血桐 *Macaranga conifera*.【文献】2, 116, 299, 639, 1124, 1205.

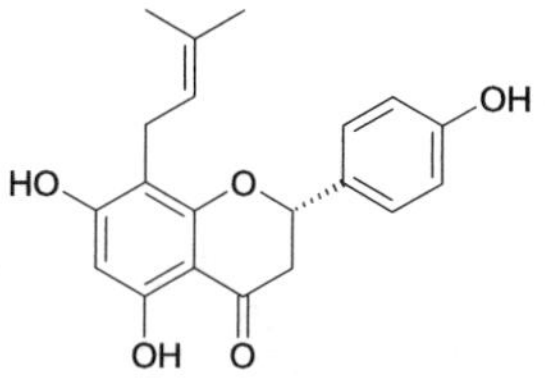

1183 Isoxanthohumol 异黄腐醇

[70872-29-6] $C_{21}H_{22}O_5$ (354.41). mp 198℃.【类型】二氢黄酮.【活性】细胞毒 (抑制乳腺癌、结肠癌、卵巢癌 A2780 的细胞增生).【来源】苦参 *Sophora flavescens* [Syn. *Sophora angustfolia*], 啤酒花 *Humulus lupulus* (球穗花序)[1124].【文献】5, 320, 1124.

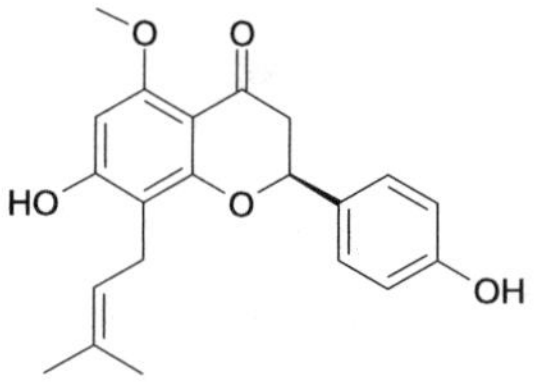

1184 Kurarinone 苦参酮

[34981-26-5] $C_{26}H_{30}O_6$ (438.53).【类型】二氢黄酮.【活性】雌激素样活性 (酵母筛选, EC_{50} = 4.6μmol/L; Ishikawa Var-I 实验, EC_{50} = 1.66μmol/L)[1116]; 细胞毒 (*in vitro* sulforhodamine-B 实验, MCF7/6, IC_{50} = 22.2μmol/L)[1116]; cAMP 磷酸二酯酶抑制剂 (IC_{50} = 25μmol/L); 抗真菌 (各种腐霉菌, 12.5μg/mL, 黄瓜枝孢和白色念珠菌, TLC 板上最低剂量 = 5μg); 二酰甘油酰基转移酶 DGAT 抑制剂 (*in vitro*, IC_{50} = 10.9μmol/L)[1157]; 酪氨酸酶抑制剂 (IC_{50} = 1.3μmol/L, 对照麴酸, IC_{50} = 11.3μmol/L)[1332].【来源】秦艽 *Gentiana macrophylla*, 苦参 *Sophora flavescens* [Syn. *Sophora angustfolia*][1116].【文献】178, 206, 287, 1116, 1157, 1332.

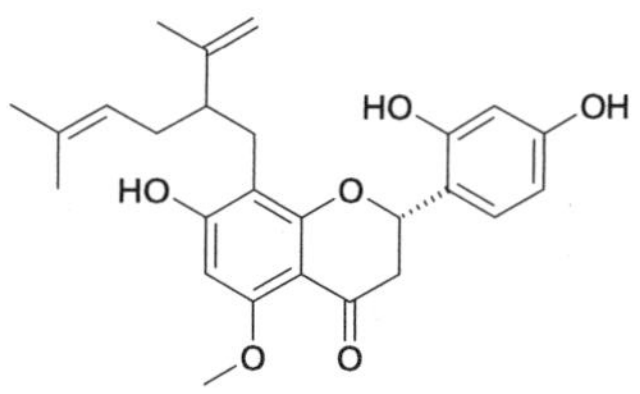

1185 Leachianone A 利奇槐酮 A*

$C_{26}H_{30}O_6$ (438.53).【类型】二氢黄酮.【活性】细胞毒 (HL-60 细胞)[968].【来源】苦参 *Sophora flavescens* [Syn. *Sophora angustfolia*], 利奇槐 *Sophora leachiana*.【文献】299, 968.

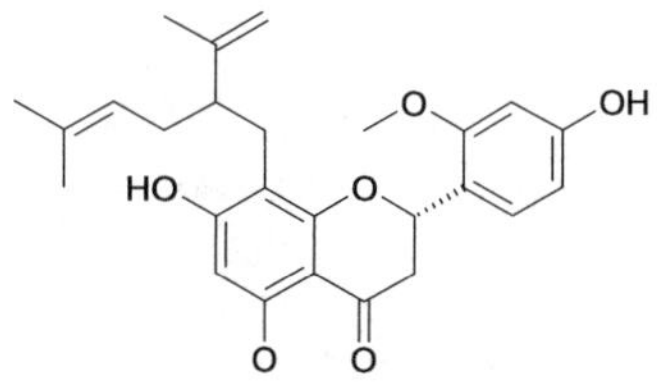

1186 Leachianone G 利奇槐酮 G*

$C_{20}H_{20}O_6$ (356.38).【类型】二氢黄酮.【活性】抗菌 [耐甲氧苯青霉素金黄色葡萄球菌 *Staphylococcus aureus*(MRSA), IC_{50} = 12.5μg/mL][968]; 细胞毒 (人脊髓白血病 HL-60 细胞, IC_{50} = 11.3μmol/L; 人肝癌 HepG2 细胞, IC_{50} = 13.3μmol/L)[968].【来源】苦参 *Sophora flavescens* [Syn. *Sophora angustfolia*].【文献】968.

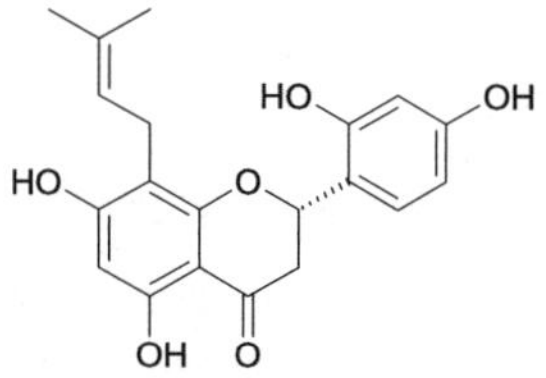

1187 Liquiritigenin 甘草苷元

4,7-Dihydroxyflavanone [578-86-9] $C_{15}H_{12}O_4$ (256.26). 白色粉末, mp 210~212℃.【类型】二氢黄酮.【活性】芳化酶抑制剂 (*in vitro*, MFC 酶, IC_{50} = 0.34μmol/L)[1388]; 单胺氧化酶抑制剂 (大鼠肝细胞线粒体, *in vitro*); 解痉 (解除组胺、乙酰胆碱和氯化钡引起的肠痉挛); 抗溃疡 (抑制大鼠结扎幽门溃疡); 中枢神经系统活性.【来源】朝鲜淫羊藿 *Epimedium koreanum*, 刺槐花 *Robinia pseudoacacia*, 甘草 *Glycyrrhiza uralensis*, 光果甘草 *Glycyrrhiza glabra*, 回回豆 *Cicer arietinum*, 降真香 *Dalbergia odorifera*, 毛曼陀罗叶 *Datura innoxia*, 斯特文黄檀 *Dalbergia stevensonii*, 胀果甘草 *Glycyrrhiza inflata*, 鹰嘴豆属 *Cicer* spp., 黄檀属 *Dalbergia* spp., 甘草属 *Glycyrrhiza* spp., 苜蓿属 *Medicago* spp., 南美槐属 *Myroxylon* spp., 驴食草属 *Onobrychis* spp. 【文献】2, 84, 167, 168, 299, 1388.

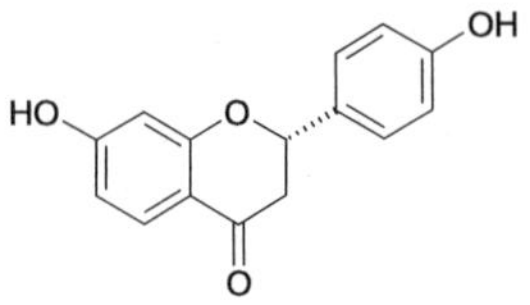

1188 7-*O*-Methyleriodictyol 7-*O*-甲基圣草酚

$C_{16}H_{14}O_6$ (302.29). 【类型】二氢黄酮. 【活性】细胞毒 (HeLa, IC_{50} = 18.6μg/mL, 对照丝裂霉素 C, IC_{50} = 1.7μg/mL)[878].【来源】团集艾纳香* *Blumea glomerata*. 【文献】878.

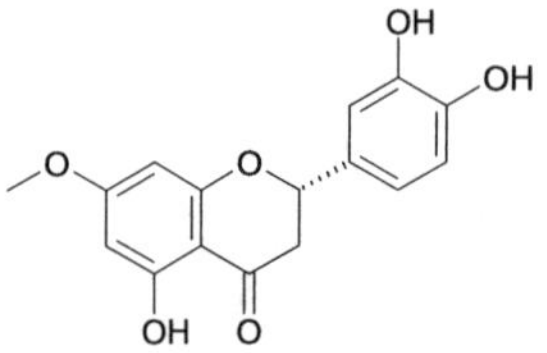

1189 Naringenin 柚皮素 (柚皮苷元)

5,7,4'-Trihydroxyflavanone; (2*S*)-Naringenin [480-41-1] $C_{15}H_{12}O_5$ (272.26). mp 251℃. 【类型】二氢黄酮. 【活性】抗肿瘤 (大鼠 L_{1210} 和肉瘤); 细胞毒 (人口鳞状癌细胞 HSC-2, CC_{50} = 0.55mmol/L; 正常的人牙龈成纤维细胞 HGF, CC_{50} > 0.74mmol/L)[639]; 抗菌 (金黄色葡萄球菌、大肠埃希菌、痢疾杆菌和伤寒杆菌); 抗真菌 (TLC 生物自显影试验, 枝孢属 *Cladosporium cladosporioides*, MA = 1.0μg, 对照咪康唑, MA = 1.0μg; 圆球种子枝孢* *Cladosporium sphaerospermum*, MA = 5.0μg, 咪康唑, MA = 1.0μg)[713]; 抗肝毒; 抗炎 [大鼠, 羊毛球模型, 20mg/(kg·d), ip]; 解痉; 利胆剂 (胆汁分泌促进剂); 抗氧化剂; 血小板聚集抑制剂; 5-羟色胺抑制剂; 组氨酸脱羧酶抑制剂; 诱导豌豆根瘤菌与豌豆共生时结瘤基因的表达; 抗炎 (巨噬细胞, COX-2 抑制剂, 抑制 COX-2 的表达)[962]; 被动皮肤过敏反应抑制剂 [RBL-2H3 细胞, 抑制 IgE 诱导的 β-己糖胺酶释放, IC_{50} =(29±1)μmol/L, 对照 Azelastine, IC_{50} = (35±2)μmol/L; PCA 反应抑制剂, 5mg/kg ip, 抑制率 = 70%±2%][1206]; 芳化酶抑制剂 (*in vitro*, IC_{50} = 17μmol/L;对照氨鲁米特, IC_{50} = 6.4μmol/L)[670]. 【来源】粗叶脉胡椒* *Piper crassinervium*, 都咸子 *Anacardium occidentale*, 构棘 *Cudrania cochinchinensis* (根: 产率 = 0.0010%干重)[639], 构树 *Broussonetia papyrifera*[670], 胡卢巴 *Trigonella foenum-graecum*, 化州柚(化橘红;毛橘红) *Citrus grandis* var. *Tomentosa* (近成熟外层果皮: 平均含量 = 0.044%)[1375], 棱核槲寄生 *Viscum angulatum* (全株: 产率 = 0.00090%干重)[1026], 普洱茶 *Camellia sinensis* var. *assamica*, 日本樱花 *Prunus yedoensis*, 沙生蜡菊 *Helichrysum arenarium*, 山桃茎白皮 *Prunus davidiana*, 山桃枝 *Prunus davidiana*, 山竹子 *Garcinia multiflora* (茎: 产率 = 0.00007%干重)[1075], 桃花 *Prunus persica*, 桃茎白皮 *Prunus persica*, 桃叶 *Prunus persica*, 桃枝 *Prunus persica*, 乌梅 *Prunus mume*, 无核蜜橘 *Citrus unshiu* (果皮)., 狭叶香蒲 *Typha angustifolia*, 油柑叶 *Phyllanthus emblica* (枝叶), 柚(光七爪;光橘红) *Citrus grandis* (近成熟外层果皮: 平均含量 = 0.043%)[1375], 蒿属 *Artemisia* sp., 大丽花属 *Dahlia* sp., 还存在于许多植物中.【文献】3, 5, 133, 156, 167, 168, 639, 670, 713, 907, 962, 1026, 1075, 1206, 1375.

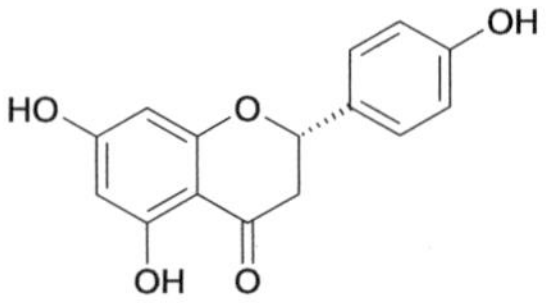

1190 Neocalyxin A 新云南草蔻新 A*

$C_{28}H_{26}O_7$ (474.52). 【类型】二氢黄酮. 【活性】细胞毒 (Colon26-L5, ED_{50} > 100μmol/L; HT1080, ED_{50} = 10.7μmol/L; 对照姜黄素, Colon26-L5, ED_{50} = 23.2μmol/L; HT1080, ED_{50} = 23.4μmol/L)[646]. 【来源】云南草蔻 *Alpinia blepharocalyx* (种子: 产率 = 0.000022%). 【文献】646.

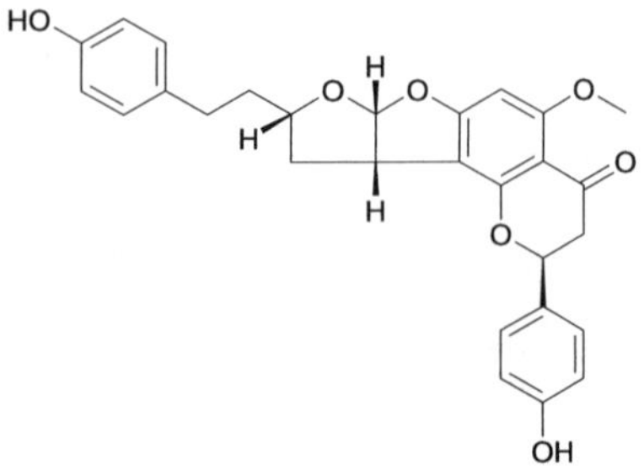

1191 Neocalyxin B 新云南草蔻新 B*

$C_{28}H_{26}O_7$ (474.52). 【类型】二氢黄酮. 【活性】细胞毒 (Colon26-L5, ED_{50} = 78.0μmol/L; HT1080, ED_{50} = 20.2μmol/L; 对照姜黄素, Colon26-L5, ED_{50} = 23.2μmol/L; HT1080, ED_{50} = 23.4μmol/L)[646]. 【来源】云南草蔻 *Alpinia blepharocalyx* (种子: 产率 = 0.000022%). 【文献】646.

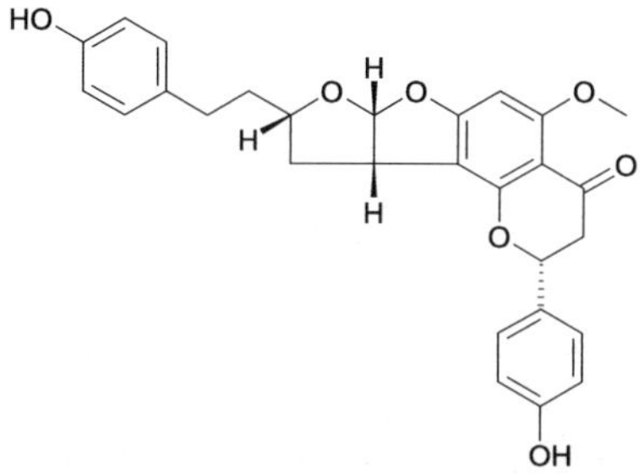

1192 Onychin 金粉蕨黄酮苷

Sarotanoside [13241-31-1] $C_{27}H_{32}O_{13}$ (564.55). 无色针晶, mp 277~279℃, $[\alpha]_D^{26}$ = −104° (*c* = 0.56, 吡啶). 【类型】二氢黄酮. 【活性】细胞毒 (P_{388}, IC_{50} = 2.58μg/mL). 【来源】马状赛亚麻 *Nierembergia hippomanica*, 小野鸡尾(野鸡尾金粉蕨) *Onychium japonicum* [Syn. *Tricomanes japonicum*]. 【文献】593, 594, 595.

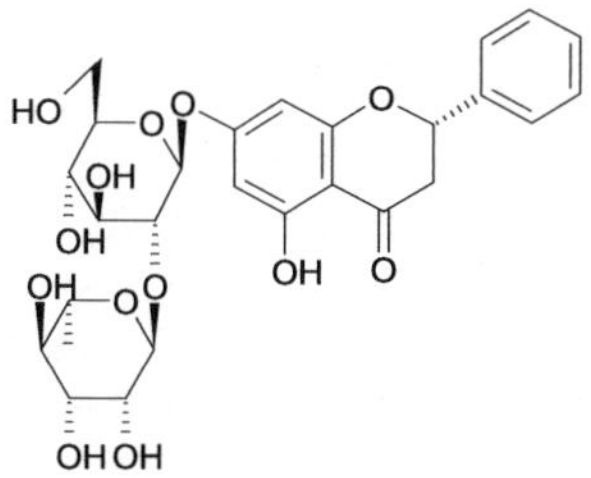

1193 Pinocembrin 欧洲五松素

(*S*)-Pinocembrin [480-39-7] $C_{15}H_{12}O_4$ (256.26). $[\alpha]_D^{25}$ = −32.8° (*c* = 0.39, 丙酮). 【类型】二氢黄酮. 【活性】芳化酶抑制剂 (*in vitro*, HepG2 细胞溶解产物, IC_{50} = 18.7μmol/L)[1388]; 细胞毒 (芳化酶抑制剂)[1205]; 抗菌 (枯草杆菌, 3μg/mL); 抗真菌 (白色念珠菌, EC = 0.1~3.0mg/mL, 啤酒酵母 *Saccharomyces cerevisiae* 和新型隐球菌 *Cryptococcus neoformans*); 抗炎[962]. 【来源】大花哥纳香 *Goniothalamus griffithii*, 构树果 *Broussonetia papyrifera*, 光果甘草 *Glycyrrhiza glabra* (叶)[1059], 扩展时钟花 *Turnera diffusa*[1388], 瑞士石松 *Pinus cembra*, 意大利蜡菊* *Helichrysum italicum*, 甘草属 *Glycyrrhiza* sp., 李属 *Prunus* sp., 蜡菊属 *Helichrysum* sp., 洋蒲桃叶 *Syzygium samarangense*. 【文献】167, 299, 884, 962, 1059, 1205, 1348, 1388.

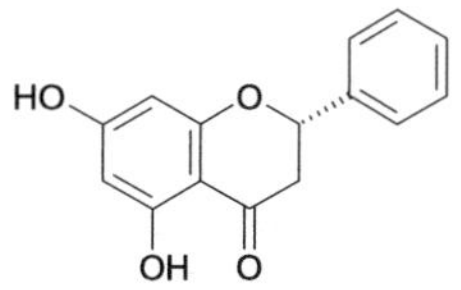

1194 (*S*)-Sakuranetin (*S*)-樱花素(7-*O*-甲基柚皮素*)

7-*O*-Methylnaringenin [2957-21-3] $C_{16}H_{14}O_5$ (286.29). mp 152~154℃. 【类型】二氢黄酮. 【活性】芳化酶抑制剂 (*in vitro*, DBF 酶, K_i = 1.2μmol/L)[1388]; 抗真菌 (叶面真菌, Grossulariaceae); 细胞毒 (HeLa, IC_{50} = 93.1μg/mL, 对照 Mitomycin C, IC_{50} = 1.7μg/mL)[878]; 抗真菌 (白色念珠菌, 假丝酵母属 *Candida krusei*, MIC = 100μg/mL, 对照制霉菌素, MIC = 2.0μg/mL)[1248]; 抗菌 (金黄色葡萄球菌, MIC ≈ 100μg/mL, 对照氯霉素, MIC = 4.0μg/mL; 包皮垢分枝杆菌、胞内分枝杆菌、蟾蜍分枝杆菌, MIC ≈ 100μg/mL, 对照异烟肼, MIC = 10.0μg/mL)[1248]. 【来源】树脂盐肤木* *Rhus retinorrhoea* (叶), 田野蒿* *Artemisia campestris*, 樱桃 *Prunus pseudocerasus*, 胡桃属 *Juglans* sp., 桦木属 *Betula* sp., 团集艾纳香* *Blumea glomerata*, 杏仁属 *Prunus avium*[1388]. 【文献】5, 167, 878, 1248, 1388.

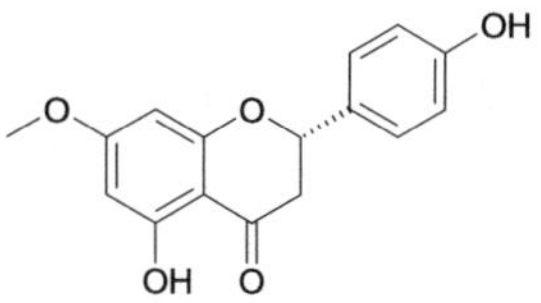

1195 Sanggenol M 桑烯醇 M*

$C_{45}H_{46}O_{11}$ (762.86). 非立体异构混合物: 暗黄色无定形固体, $[\alpha]_D^{22}$ = −126° (*c* = 0.1, 甲腈). 【类型】二氢黄酮. 【活性】细胞毒 (外消旋混合物, HSC-2, CC_{50} = 13μmol/L, 10μg/mL; HSG, CC_{50} = 13μmol/L, 10μg/mL; HGF, CC_{50} = 32μmol/L, 24μg/mL)[645]. 【来源】蒙桑 *Morus mongolica* (根皮: 产率 = 0.0014%半干重). 【文献】645.

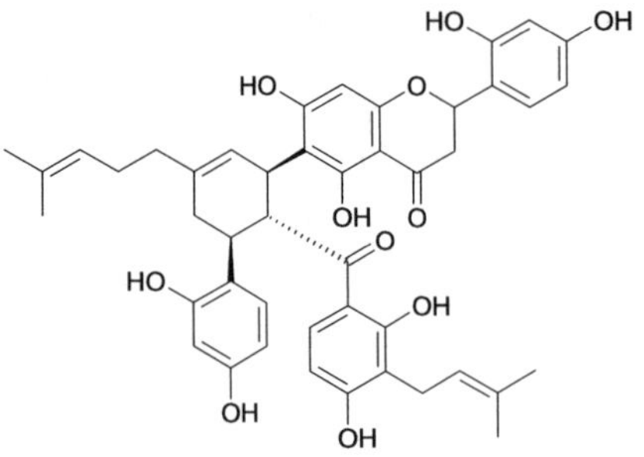

1196 Sophoranone 广豆根素

$C_{30}H_{36}O_4$ (460.62). mp 108℃. 【类型】二氢黄酮. 【活性】抗肿瘤 (胃癌). 【来源】山豆根 *Sophora subprostrata* [Syn. *Sophora tonkinensis*]. 【文献】5, 167.

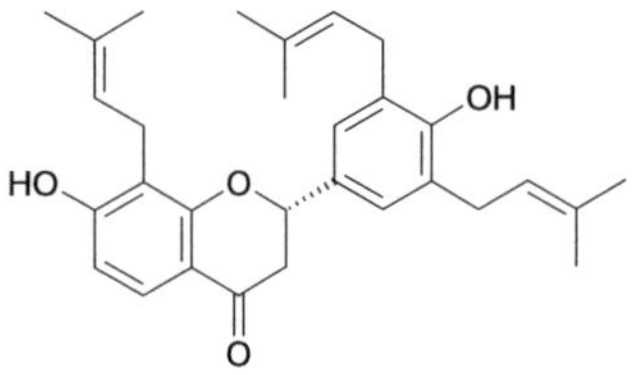

1197 Steppogenin 草原大戟苷元((2*S*)-5,7,2',4'-四羟基黄烷酮*)

(2*S*)-5,7,2',4'-Tetrahydroxyflavanone $C_{15}H_{12}O_6$ (288.26). 【类型】二氢黄酮. 【活性】细胞毒 (COX-1 抑制剂, IC_{50} = 1.7μg/mL)[1205]; 细胞毒 (鼠乳腺培养实验, 10μg/mL 抑制 67%)[1205]; 芳化酶抑制剂 (*in vitro*, IC_{50} = 2.2μmol/L; 对照氨鲁米特, IC_{50} = 6.4μmol/L)[670]. 【来源】达达赫面包果* *Artocarpus dadah*, 构树 *Broussonetia papyrifera*. 【文献】670, 1205.

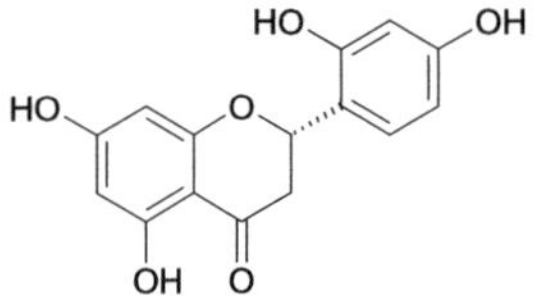

3.3 黄 酮 醇 类

1198 Anticancer Flavonoid PMV70P691-103 抗癌类黄酮 PMV70P691-103

$C_{16}H_{12}O_6$ (300.27). 【类型】黄酮醇. 【活性】细胞毒 (培养鼠肝癌细胞 Hepa1c1c7, 诱导醌还原酶实验)[1205]. 【来源】牙买加樱桃 *Muntingia calabura*. 【文献】1205.

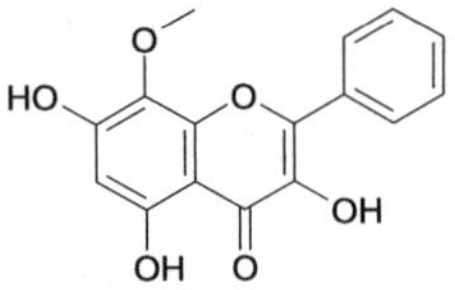

1199 Anticancer Flavonoid PMV70P691-114 抗癌类黄酮 PMV70P691-114

$C_{19}H_{18}O_7$ (358.35). 【类型】黄酮醇. 【活性】细胞毒 (培养鼠肝癌细胞 Hepa1c1c7, 诱导醌还原酶实验)[1205]. 【来源】三裂血桐* *Macaranga triloba*. 【文献】1205.

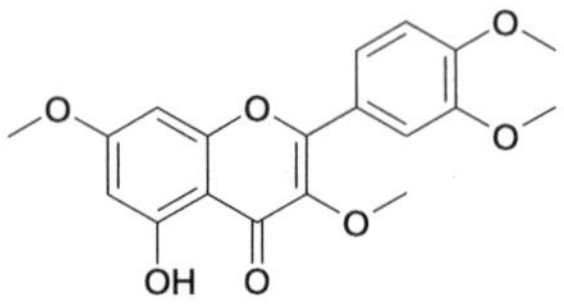

1200 Anticancer Flavonoid PMV70P691-87 抗癌类黄酮 PMV70P691-87

$C_{17}H_{14}O_7$ (330.30). 【类型】黄酮醇. 【活性】细胞毒 (培养鼠肝癌细胞 Hepa1c1c7, 诱导醌还原酶实验)[1205]. 【来源】三裂血桐* *Macaranga triloba*. 【文献】1205.

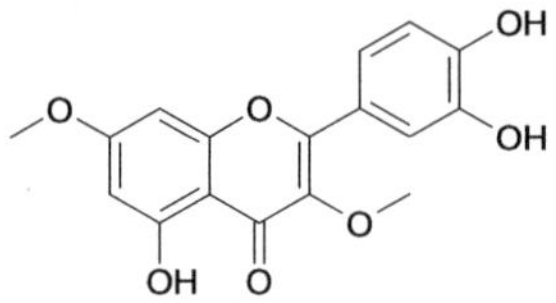

1201 Artemisetin 艾黄素 (蒿黄素)

5-Hydroxy-3,6,7,3',4'-pentamethoxy-flavone [479-90-3] $C_{20}H_{20}O_8$ (388.38). 【类型】黄酮醇. 【活性】细胞毒 (Meth-A 肉瘤细胞系, ED_{50} = 4.3μg/mL, LLC Lewis 肺癌细胞系, ED_{50} > 10μg/mL)[726]; 细胞毒 (*in vitro*, PC12, GI_{50} = 2.27μg/mL, 对照顺铂, GI_{50} = 0.111μg/mL; HCT116, GI_{50} = 2.20μg/mL, 顺铂, GI_{50} = 0.794μg/mL)[1024]. 【来源】单叶蔓荆子 *Vitex rotundifolia* [Syn. *Vitex trifollia* var. *simplicifolia*] (种子: 产率 = 0.0020%干重)[1024], 黄花蒿(青蒿) *Artemisia annua*, 青蒿 *Artemisia apiacea* [Syn. *Artemisia carvifolia*; *Artemisia caruifolia*] (地上部分), 栀子 *Gardenia jasminoides* [Syn. *Gardenia florida*], 黄蒿 *Artemisia scoparia* [Syn. *Artemisia capillaris* var. *scoparia*], 马鞭草 *Verbena officinalis*, 洋蓍草 *Achillea millefolium*. 【文献】2, 161, 168, 726, 1024.

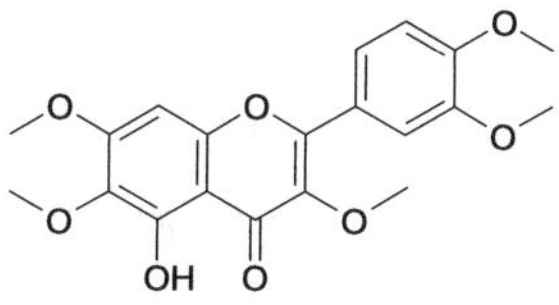

1202 Ayanin 阿亚黄素

$C_{18}H_{16}O_7$ (344.32). 【类型】黄酮醇. 【活性】细胞毒 (P_{388} 癌细胞株, ED_{50} = 0.22μg/mL, 对照光神霉素, ED_{50} = 0.06μg/mL; HT29, ED_{50} = 11.2μg/mL, 光神霉素, ED_{50} = 0.07μg/mL; A549, ED_{50} = 6.9μg/mL, 光神霉素, ED_{50} = 0.08μg/mL)[1329]. 【来源】北艾 *Artemisia vulgaris*, 似肉托果叶蜜茱萸* *Melicope semecarpifolia*. 【文献】168, 1329.

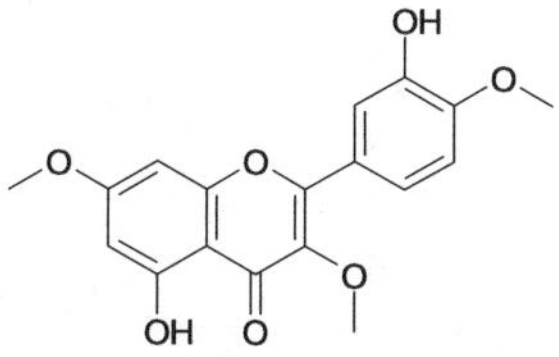

1203 3'-Benzoyloxy-5-hydroxy-3, 6, 7, 4'-tetramethoxyflavone 3'-苯甲酰氧基-5-羟基-3, 6, 7, 4'-四甲氧基黄酮

$C_{26}H_{22}O_9$ (478.46). mp210~211℃. 【类型】黄酮醇. 【活性】细胞毒 (*in vitro*, Col2, ED_{50} > 20μg/mL; hTERT-RPE1, ED_{50} = 3.6μg/mL; HUVEC, ED_{50} > 20μg/mL; KB, ED_{50} > 20μg/mL; Lu1, ED_{50} = 16.5μg/mL)[1069]. 【来源】黄荆叶 *Vitex negundo*. 【文献】1069.

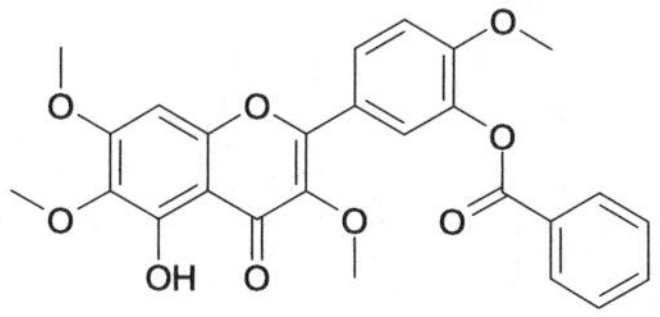

1204 Broussoflavonol F 构树黄酮醇 F

Anticancer Flavonoid PMV70P691-80 $C_{25}H_{26}O_6$ (422.48). 【类型】黄酮醇. 【活性】细胞毒 (人乳腺癌细胞, 抗增生活性)[1205]; 细胞毒 (COX-1 抑制剂)[1205]; 细胞毒 (氧化剂实验)[1205]; 细胞毒 (芳化酶抑制剂)[1205]; 芳化酶抑制剂 (*in vitro*, IC_{50} = 9.7μmol/L, 对照氨鲁米特, IC_{50} = 6.4μmol/L)[670]. 【来源】构树 *Broussonetia papyrifera*. 【文献】670, 1205.

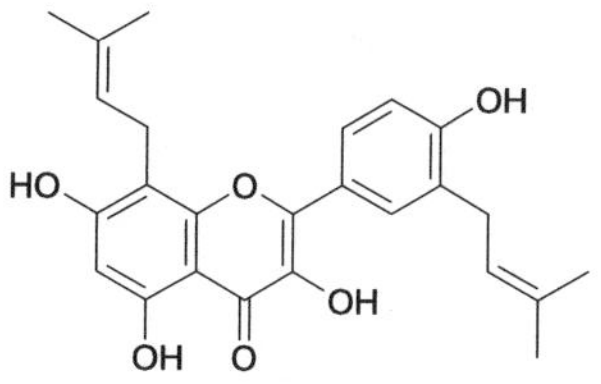

1205 Broussonol A 构树酚 A

$C_{25}H_{24}O_7$ (436.47). 黄色粉末, mp 162~164℃. 【类型】黄酮醇. 【活性】细胞毒 (*in vitro*, MTT 方法, A549, ED_{50} = 8.74μg/mL; HCT8, ED_{50} = 9.10μg/mL; KB, ED_{50} > 10μg/mL)[667]. 【来源】小构树 *Broussonetia kazinoki* (叶). 【文献】667.

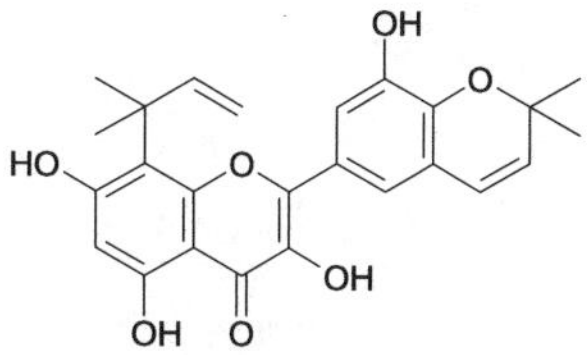

1206 Broussonol B 构树酚 B

$C_{25}H_{24}O_7$ (436.47). 黄色粉末, mp 210~212℃, $[\alpha]_D^{25}$ = 0° (*c* = 0.20, 甲醇). 【类型】黄酮醇. 【活性】细胞毒 (*in vitro*, MTT 方法, A549, ED_{50} = 5.52μg/mL; HCT8, ED_{50} = 8.80μg/mL; KB, ED_{50} > 10μg/mL)[667]. 【来源】小构树 *Broussonetia kazinoki* (叶). 【文献】667.

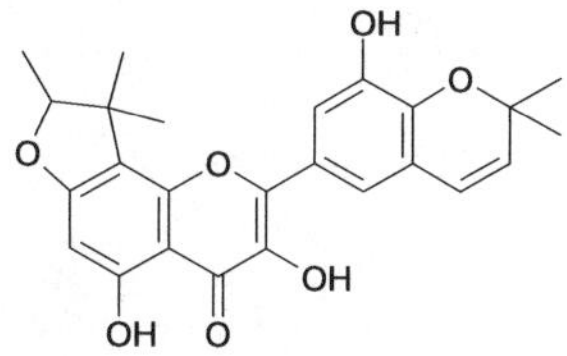

1207 Broussonol C 构树酚 C

$C_{25}H_{26}O_7$ (438.48). 黄色粉末, mp 174~176℃, $[\alpha]_D^{25}$ = 0° (*c* = 0.12, 甲醇). 【类型】黄酮醇. 【活性】细胞毒 (*in vitro*, MTT 方法, A549, ED_{50} = 7.77μg/mL; HCT8, ED_{50} = 9.63μg/mL; KB, ED_{50} > 10μg/mL)[667]. 【来源】小构树 *Broussonetia kazinoki* (叶). 【文献】667.

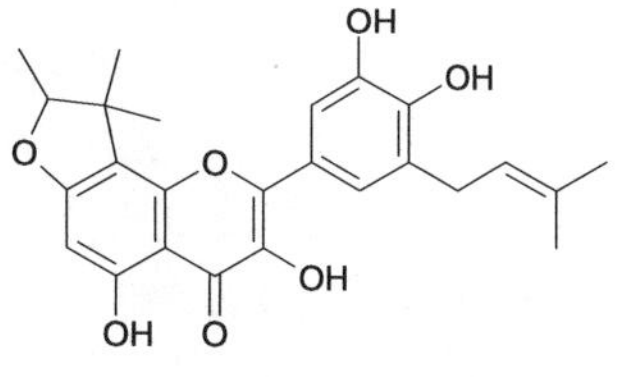

1208　Broussonol D 构树酚 D

$C_{25}H_{26}O_7$ (438.48). 黄色粉末, mp 187~189℃.【类型】黄酮醇.【活性】细胞毒 (*in vitro*, MTT 方法, A549, ED_{50} > 10μg/mL; HCT8, ED_{50} > 10μg/mL; KB, ED_{50} = 4.15μg/mL)[667].【来源】小构树 *Broussonetia kazinoki* (叶).【文献】667.

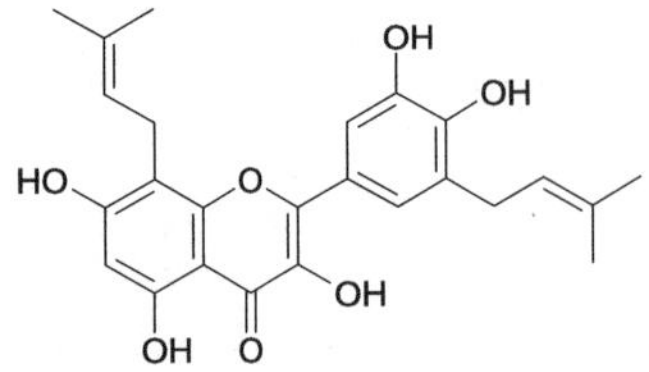

1209　Broussonol E 构树酚 E

$C_{25}H_{26}O_7$ (438.48). 黄色粉末, mp 192~193℃.【类型】黄酮醇.【活性】细胞毒 (*in vitro*, MTT 方法, A549, ED_{50} > 10μg/mL; HCT8, ED_{50} > 10μg/mL; KB, ED_{50} > 10μg/mL)[667].【来源】小构树 *Broussonetia kazinoki* (叶).【文献】667.

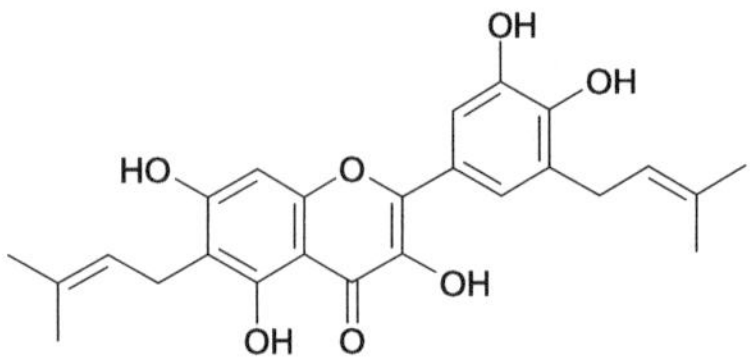

1210　Casticin 紫花牡荆素 (牡荆子黄酮)

Vitexicarpin [479-91-4] $C_{19}H_{18}O_8$ (374.35). 橙色晶体 (三氯甲烷-甲醇), mp 188~190℃, mp 188~189℃, mp 186~187℃, mp 183~184℃.【类型】黄酮醇.【活性】细胞毒 (*in vitro*, 白血病 K562 细胞, 细胞凋亡途径: 活化 p21 和 p27; 活化胱天蛋白酶-3 和 PARP 卵裂)[1389]; 细胞毒 (*in vitro*, PC12, GI_{50} = 0.114μg/mL, 对照顺铂, GI_{50} = 0.111μg/mL; HCT116, GI_{50} = 0.119μg/mL, 对照顺铂, GI_{50} = 0.794μg/mL)[1024]; 细胞毒 (*in vitro*, Col2, ED_{50} = 12.7μg/mL; hTERT-RPE1, ED_{50} = 0.2μg/mL; HUVEC, ED_{50} = 0.6μg/mL; KB, ED_{50} = 0.2μg/mL; HUVEC, ED_{50} = 0.5μg/mL; Lu1, ED_{50} = 0.8μg/mL)[1069]; 抗肿瘤实验无活性 (*in vivo* hollow fiber 实验, 40mg/kg: Lu1、KB 和 LNCaP 细胞; *in vivo* P_{388} 白血病模型, 135mg/kg)[1069]; 抗病毒.【来源】单叶蔓荆 *Vitex rotundifolia* [Syn. *Vitex trifollia* var. *simplicifolia*][1389], 单叶蔓荆子 *Vitex rotundifolia* [Syn. *Vitex trifollia* var. *simplicifolia*] (干燥成熟果实: 产率 = 0.011%干重)[1024], 黄蒿 *Artemisia scoparia* [Syn. *Artemisia capillaris* var. *scoparia*], 黄花蒿(青蒿) *Artemisia annua*, 黄花蒿(青蒿) *Artemisia annua* (种子), 黄荆叶 *Vitex negundo* (叶: 产率 = 0.035%干重)[1069], 蔓荆子 *Vitex trifolia* (干燥成熟果实: 5 产地平均含量 = 0.126%)[1375], 母菊 *Matricaria chamomilla* [Syn. *Matricaria recutita*], 日本金腰 *Chrysosplenium japonicum*, 上佐州金腰* *Chrysosplenium tosaense*, 萨氏毛地黄* *Digitalis thapsii*.【文献】2, 5, 126, 167, 168, 712, 1024, 1069, 1375, 1389.

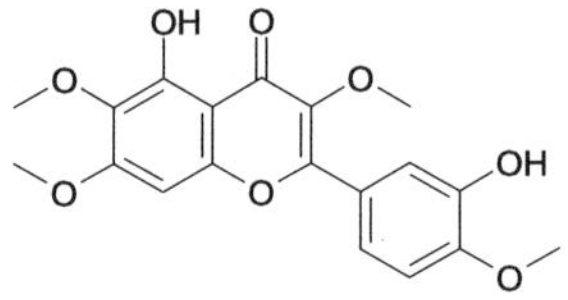

1211　Centaureidin 矢车菊黄素

[17313-52-9] $C_{18}H_{16}O_8$ (360.32). mp 203℃.【类型】黄酮醇.【活性】细胞毒 (2.7mg/mL); NO 生成抑制剂 (脂多糖诱导的, 浓度依赖方式, IC_{50} = 31.9 或 7.1μmol/L)[1140]; 前列腺素 E_2 生成抑制剂 (脂多糖诱导的, 浓度依赖方式, IC_{50} = 21.7 或 28.7μmol/L)[1140].【来源】除虫菊 *Chrysanthemum cinerariaefolium*, 欧洲桤木 *Alnus glutinosa*, 小叶菊蒿 *Tanacetum microphyllum* (地上部分), 依瓦菊 *Iva frutescens*.【文献】169, 1140.

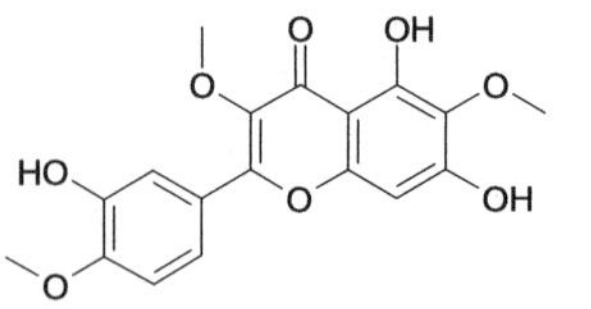

1212　Chrysosplenol G 猫眼草酚 G

[130252-52-7] $C_{19}H_{18}O_8$ (374.35). 淡黄色菱形晶体 (甲醇), mp 153~155℃.【类型】黄酮醇.【活性】细胞毒 [KB, ED_{50} = (8.61±0.43)μg/mL].【来源】金钱苦叶草 *Chrysosplenium grayanum*.【文献】229.

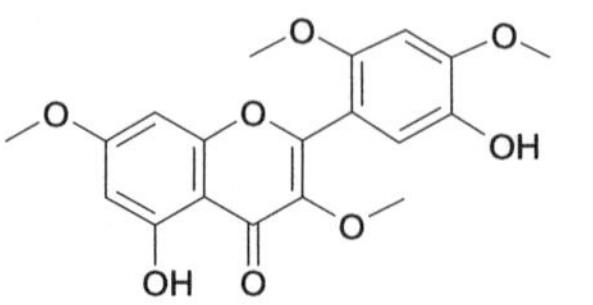

1213 Cochinchinol A 构棘酚 A*

$C_{32}H_{22}MgO_{14}$ (654.84). 亮黄色粉末. 【类型】黄酮醇. 【活性】细胞毒 (Bel7402, ED_{50} > 10μg/mL, 对照喜树碱, ED_{50} = 0.06μg/mL; BGC823, ED_{50} > 10μg/mL, 喜树碱, ED_{50} = 0.09μg/mL; HCT8, ED_{50} > 10μg/mL, 喜树碱, ED_{50} = 0.14μg/mL; A549, ED_{50} > 10μg/mL, 喜树碱, ED_{50} = 0.09μg/mL; MCF7, ED_{50} > 10μg/mL, 喜树碱, ED_{50} = 0.01μg/mL)[1286]. 【来源】构棘 *Cudrania cochinchinensis* (根). 【文献】1286.

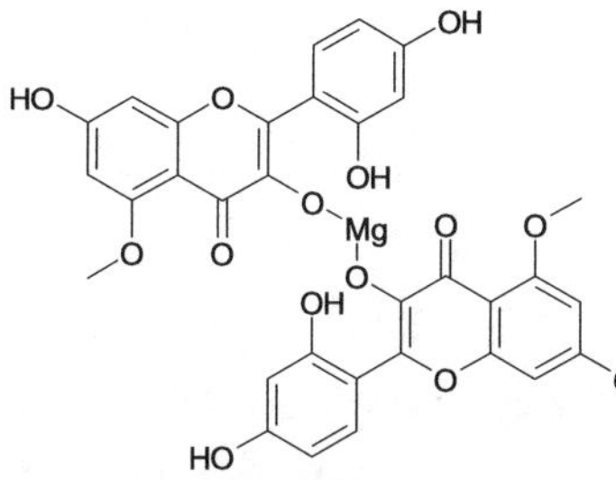

1214 Cochinchinol B 构棘酚 B*

$C_{30}H_{18}CaO_{14}$ (642.55). 亮黄色粉末. 【类型】黄酮醇. 【活性】细胞毒 (Bel7402, ED_{50} > 10μg/mL, 对照喜树碱, ED_{50} = 0.06μg/mL; BGC823, ED_{50} > 10μg/mL, 喜树碱, ED_{50} = 0.09μg/mL; HCT8, ED_{50} > 10μg/mL, 喜树碱, ED_{50} = 0.14μg/mL; A549, ED_{50} > 10μg/mL, 喜树碱, ED_{50} = 0.09μg/mL; MCF7, ED_{50} > 10μg/mL, 喜树碱, ED_{50} = 0.01μg/mL)[1286]. 【来源】构棘 *Cudrania cochinchinensis* (根). 【文献】1286.

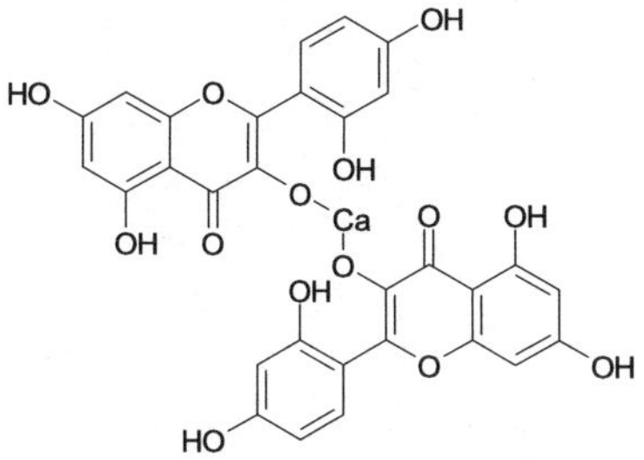

1215 5,3'-Diacetoxy-3,6,7,4'-tetramethoxy-flavone 5, 3'-二乙酰氧基-3,6,7,4'-四甲氧基黄酮*

$C_{23}H_{22}O_{10}$ (458.43). mp 140~142℃. 【类型】黄酮醇. 【活性】细胞毒 (*in vitro*, Col2, ED_{50} = 15.9μg/mL; hTERT-RPE1, ED_{50} = 0.4μg/mL; HUVEC, ED_{50} = 0.1μg/mL; KB, ED_{50} = 0.2μg/mL; HUVEC, ED_{50} = 0.1μg/mL; Lu1, ED_{50} = 0.7μg/mL)[1069]. 【来源】黄荆叶 *Vitex negundo*. 【文献】1069.

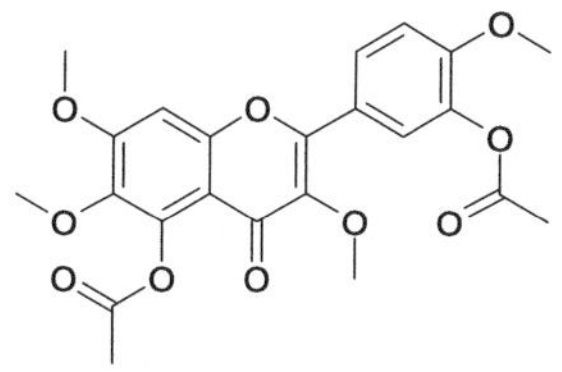

1216 5,3'-Dibenzoyloxy-3,6,7,4'-tetramethoxy-flavone 5,3'-双苯甲酰氧基-3,6,7,4'-四甲氧基黄酮*

$C_{33}H_{26}O_{10}$ (582.57). mp 220~222℃. 【类型】黄酮醇. 【活性】细胞毒 (*in vitro*, Col2, ED_{50} > 20μg/mL; hTERT-RPE1, ED_{50} = 4.3μg/mL; HUVEC, ED_{50} > 20μg/mL; KB, ED_{50} > 20μg/mL; HUVEC, ED_{50} > 20μg/mL; Lu1, ED_{50} = 6.5μg/mL)[1069]. 【来源】黄荆叶 *Vitex negundo*. 【文献】1069.

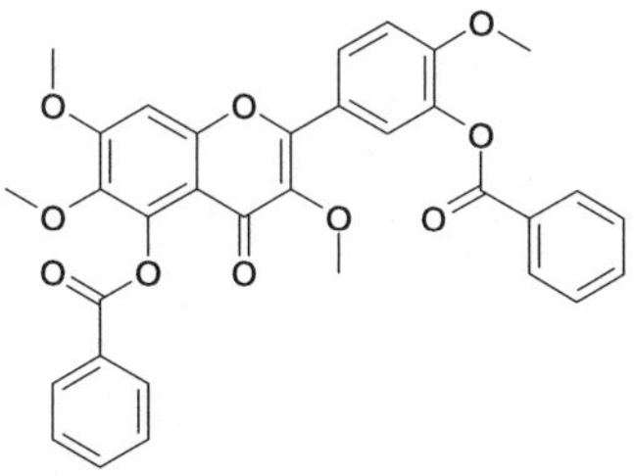

1217 5,3'-Dibutanoyloxy-3,6,7,4'-tetrametho-xyflavone 5,3'-双丁酰氧基-3,6,7,4'-四甲氧基黄酮*

$C_{27}H_{30}O_{10}$ (514.53). mp 108~109℃. 【类型】黄酮醇. 【活性】细胞毒 (*in vitro*, Col2, ED_{50} = 11.7μg/mL; hTERT-RPE1, ED_{50} = 0.6μg/mL; HUVEC, ED_{50} > 20μg/mL; KB, ED_{50} = 0.5μg/mL; HUVEC, ED_{50} = 0.8μg/mL; Lu1, ED_{50} = 1.7μg/mL)[1069]. 【来源】黄荆叶 *Vitex negundo*. 【文献】1069.

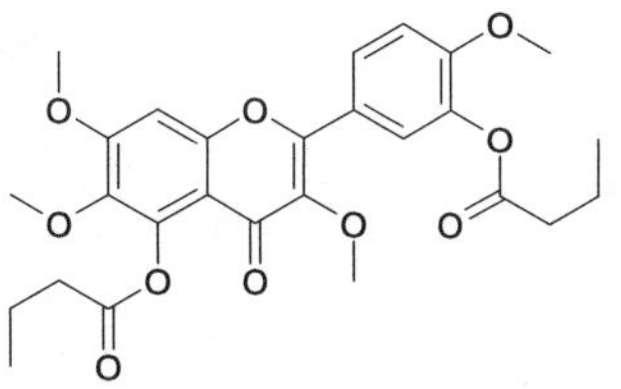

1218 5,3'-Dihexanoyloxy-3,6,7,4'-tetrametho-xyflavone 5,3'-双己酰氧基-3,6,7,4'-四甲氧基黄酮*

$C_{31}H_{38}O_{10}$ (570.64). mp 100~101℃. 【类型】黄酮醇. 【活性】细胞毒 (*in vitro*, Col2, ED_{50} > 20μg/mL; hTERT-RPE1, ED_{50} = 0.4μg/mL; HUVEC, ED_{50} =

11.1μg/mL; KB, ED_{50} = 0.5μg/mL; HUVEC, ED_{50} = 0.5μg/mL; Lu1, ED_{50} = 0.7μg/mL)[1069]. 【来源】黄荆叶 *Vitex negundo*. 【文献】1069.

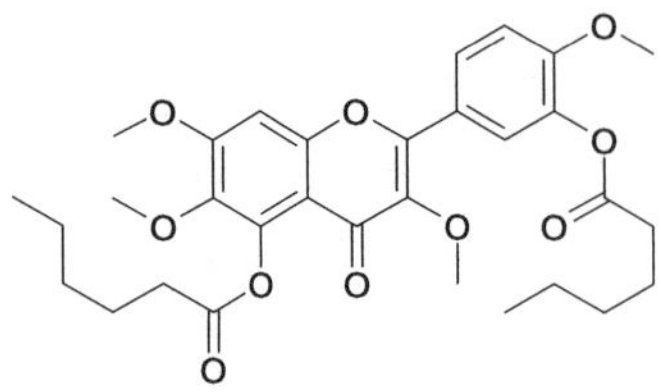

1219　4',7-Dihydroxy-2',5-dimethoxyflavonol　4',7-二羟基-2',5-二甲氧基黄酮醇*

$C_{17}H_{14}O_7$ (330.30). 黄色粉末. 【类型】黄酮醇. 【活性】细胞毒 (Bel7402, ED_{50} > 10μg/mL, 对照喜树碱, ED_{50} = 0.06μg/mL; BGC823, ED_{50} > 10μg/mL, 喜树碱, ED_{50} = 0.09μg/mL; HCT8, ED_{50} > 10μg/mL, 喜树碱, ED_{50} = 0.14μg/mL; A549, ED_{50} > 10μg/mL, 喜树碱, ED_{50} = 0.09μg/mL; MCF7, ED_{50} > 10μg/mL, 喜树碱, ED_{50} = 0.01μg/mL)[1286]. 【来源】构棘 *Cudrania cochinchinensis* (根). 【文献】1286.

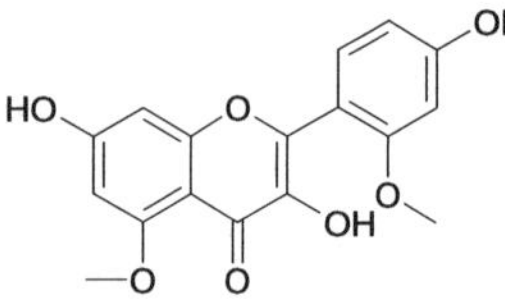

1220　3,3'-Dimethylquercetin　3,3'-二甲基槲皮素 (槲皮素-3,3'-二甲醚)

3,3'-Dimethoxyquercetin [4382-17-6] $C_{17}H_{14}O_7$ (330.29). 淡黄色针状晶体 (甲醇), mp 255℃. 【类型】黄酮醇. 【活性】抗真菌; 抗病毒 (1 型流行性脊髓灰质炎和哥萨克 B_4 病毒, 0.01μg/mL, 抑制率 = 90%); 细胞毒 (P_{388}, ED_{50} = 1.7μg/mL); 昆虫拒食剂 (圆荚象鼻虫); 平滑肌松弛剂. 【来源】鹅不食草 *Centipeda minima*, 甘草 *Glycyrrhiza uralensis*, 鹿草 *Rhaponticum carthamoides*. 【文献】28, 168, 184, 855, 856.

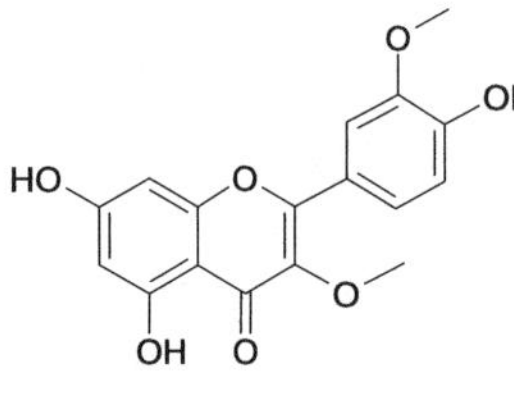

1221　5, 3'-Dipent-4-enoyloxy-3, 6, 7, 4'-tetramethoxyflavone　5,3'-双戊-4-烯酰氧基-3,6,7,4'-四甲氧基黄酮*

$C_{29}H_{30}O_{10}$ (538.56). mp 155~157℃. 【类型】黄酮醇. 【活性】细胞毒 (*in vitro*, Col2, ED_{50} = 15μg/mL; hTERT-RPE1, ED_{50} = 0.6μg/mL; HUVEC, ED_{50} = 5.5μg/mL; KB, ED_{50} = 0.6μg/mL; HUVEC, ED_{50} = 0.7μg/mL; Lu1, ED_{50} = 1.4μg/mL)[1069]. 【来源】黄荆叶 *Vitex negundo*. 【文献】1069.

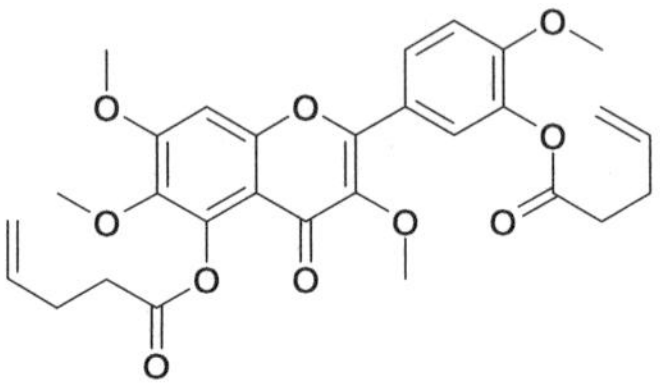

1222　5, 3'-Dipropanoyloxy-3, 6, 7, 4'-tetramethoxyflavone　5,3'-双丙酰氧基-3,6,7,4'-四甲氧基黄酮*

$C_{25}H_{26}O_{10}$ (486.48). mp 131~132℃. 【类型】黄酮醇. 【活性】细胞毒 (*in vitro*, Col2, ED_{50} > 20μg/mL; hTERT-RPE1, ED_{50} = 0.5μg/mL; HUVEC, ED_{50} = 6.5μg/mL; KB, ED_{50} = 0.6μg/mL; HUVEC, ED_{50} = 0.4μg/mL; Lu1, ED_{50} = 1.0μg/mL)[1069]. 【来源】黄荆叶 *Vitex negundo*. 【文献】1069.

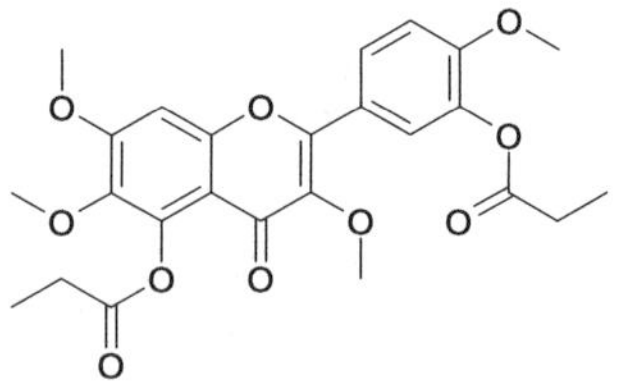

1223　Eupatin　泽兰黄醇 (3,5,3'-三羟基-6,7,4'-三甲氧基黄酮)

3,5,3'-Trihydroxy-6,7,4'-trimethoxy flavone [19587-65-6] $C_{18}H_{16}O_8$ (360.32). 金黄色棒状晶体 (甲醇), mp 243~245℃. 【类型】黄酮醇. 【活性】细胞毒 (KB, ED_{50} = 4.6μg/mL). 【来源】半锯齿状泽兰 *Eupatorium semiserratum*, 黄花蒿(青蒿) *Artemisia annua*. 【文献】2, 168, 169.

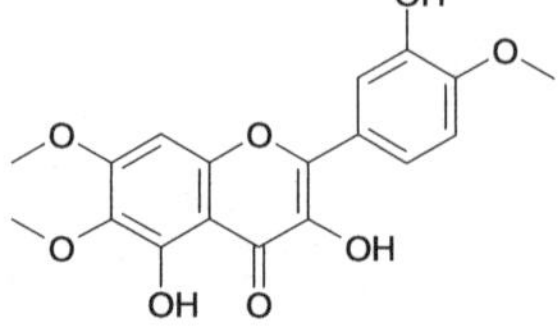

1224 Eupatoretin 泽兰黄醇亭

3,3'-Dihydroxy-4',5,6,7-tetramethoxyflavone [19587-69-0] $C_{19}H_{18}O_8$ (374.35). 淡黄色针状晶体 (苯), mp 146~148℃. 【类型】黄酮醇. 【活性】细胞毒 (KB). 【来源】半锯齿状泽兰 *Eupatorium semiserratum*. 【文献】169.

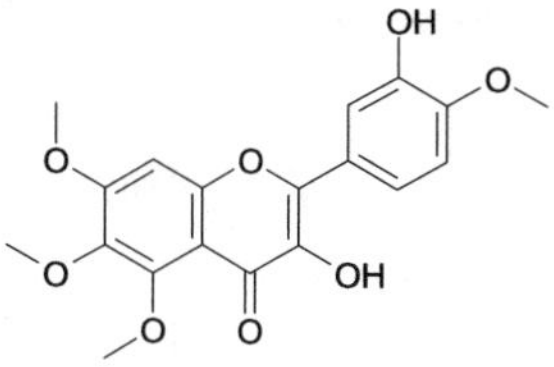

1225 Fisetin 漆树黄酮

3,7,3',4'-Tetrahydroxyflavone [528-48-3] $C_{15}H_{10}O_6$ (286.24). 黄色针状晶体 (稀释乙醇), mp 330℃ (分解), mp 348℃, mp 350℃; 黄色细针状晶体, mp > 300℃. 【类型】黄酮醇. 【活性】抗菌; 解痉 (鼠小肠, 乙酰胆碱引起的痉挛, 平滑肌松弛剂); 抑制新陈代谢和花生四烯酸的释放; 抗组胺 (抑制组胺释放, 嗜碱粒细胞); 前列腺素生物合成抑制剂; Δ^5-脂加氧酶抑制剂; NADH 氧化酶抑制剂; 碘化甲状腺氨酸脱碘酶抑制剂; 醛糖还原酶抑制剂 (大鼠, 眼晶状体, ID_{50} = 1μmol/L); 蛋白激酶 C 抑制剂; 琥珀氧化酶抑制剂; 调节变应性反应. 【来源】孩儿茶 *Acacia catechu*, 黄练芽 *Pistacia chinensis*, 疗伤绒毛花 *Anthyllis vulneraria*, 林背子 *Toxicodendron succedaneum* [Syn. *Rhus succedanea*], 杧果 *Mangifera indica*, 野漆树叶 *Rhus sylvestris*. 【文献】5, 169.

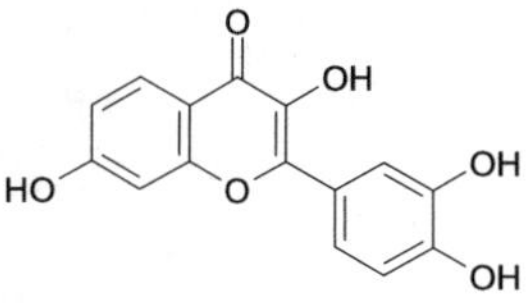

1226 Gossypetin 棉花皮素

[489-35-0] $C_{15}H_{10}O_8$ (318.24). mp 311~313℃. 【类型】黄酮醇. 【活性】芳化酶抑制剂 (*in vitro*, MFC 酶, IC_{50} = 11μmol/L)[1388]; 抗菌 (嗜麦芽假单胞菌和阴沟肠杆菌). 【来源】白花映山红 *Rhododendron mucronatum*, 横根费菜 *Sedum kamtschaticum*, 满山红(兴安杜鹃) *Rhododendron dauricum*, 小叶枇杷 *Rhododendron anthopogonoides*, 迎山红 *Rhododendron mucronulatum*, 照山白 *Rhododendron micranthum*. 【文献】5, 167, 1388.

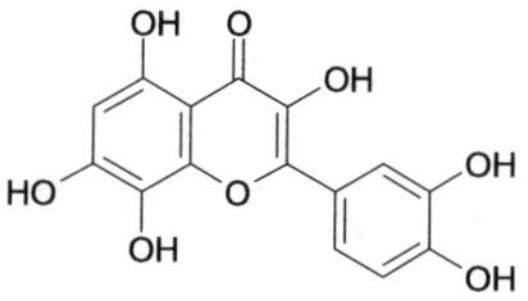

1227 Isolicoflavonol 异甘草黄酮醇

[94805-83-1] $C_{20}H_{18}O_6$ (354.36). 【类型】黄酮醇. 【活性】抗衰老 (自由基清除剂, EC_{50} = 40μmol/L); 抗 HIV; 细胞毒 (COX-2 抑制剂, 一种有希望的抗癌药先导化合物)[1205]; 细胞毒 (芳化酶抑制剂)[1205]; 芳化酶抑制剂 (*in vitro*, IC_{50} = 0.1μmol/L; 对照氨鲁米特, IC_{50} = 6.4μmol/L)[670]. 【来源】甘草 *Glycyrrhiza uralensis*, 构树 *Broussonetia papyrifera*[670], 针叶血桐 *Macaranga conifera*. 【文献】2, 205, 360, 670, 1205.

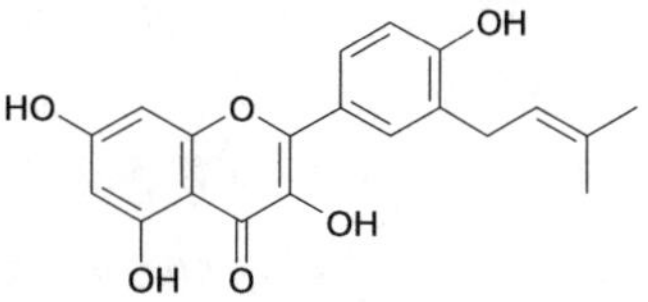

1228 Isorhamnetin-3-*O*-glucoside 异鼠李素-3-*O*-葡萄糖苷

[5041-82-7] $C_{22}H_{22}O_{12}$ (478.41). mp 177~179℃. 【类型】黄酮醇. 【活性】细胞毒 (*in vitro*, HL-60, IC_{50} = 2.24μg/mL, PC-3M-1E8, IC_{50} > 10μg/mL, BGC823, IC_{50} > 10μg/mL, MDA-MB-435, IC_{50} > 10μg/mL, Bel7402, IC_{50} > 10μg/mL, HeLa, IC_{50} > 10μg/mL). 【来源】播娘蒿 *Descurainia Sophia* (种子), 金盏菊 *Calendula officinalis* (花), 田葱 *Philydrum lanuginosum*, 茵陈蒿 *Artemisia capillaris*, 珍珠梅 *Sorbaria sorbifolia*, 藤黄 *Garcinia morella*, 藏红花 *Crocus sativus* (花粉). 【文献】2, 5, 532, 730, 915.

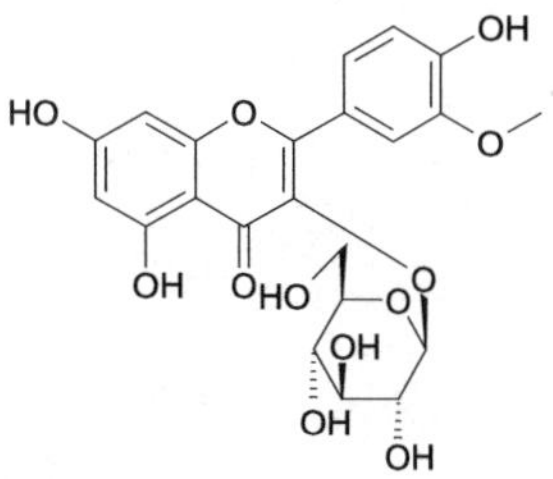

1229 3'-Methoxypongapin 3'-甲氧基水黄皮黄素*

5'-Methoxypongapin; Anticancer Flavonoid PMV70P691-102 $C_{20}H_{14}O_7$ (366.33). 【类型】黄酮醇. 【活性】细胞毒 (*in vitro*, Hepa1c1c7 小鼠肝癌细胞, IC_{50} = 18.9μg/mL, CD

= 1.1μg/mL, CI = 17.2; 对照 Sulforaphane, IC_{50} = 2.1μg/mL, CD = 0.087μg/mL, CI = 24.1)[1083]; 细胞毒 (培养鼠肝癌细胞 Hepa1c1c7, 诱导醌还原酶实验)[1205]. 【来源】水流豆 *Pongamia pinnata* (茎皮: 产率 = 0.00019%). 【文献】299, 1083, 1205.

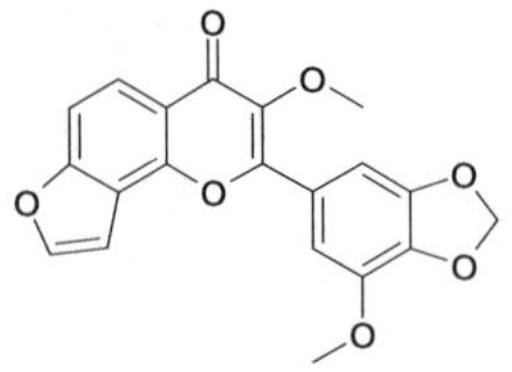

1230 Morin 桑色素 (桑黄素; 3,5,7,2',4'-五羟基黄酮)

3,5,7,2',4'-Pentahydroxyflavone; Osage orange [480-16-0] $C_{15}H_{10}O_7$ (302.24). mp 303~304℃; 285~290℃ (分解). 【类型】黄酮醇. 【活性】抗肿瘤 (*in vivo*: 腺癌 755、L_{1210}、P_{388}、S_{180}); 变应原; 抗菌 (金黄色葡萄球菌、痢疾杆菌、伤寒杆菌); 解痉 (豚鼠回肠, 胆碱酯酶抑制剂, 抗血管紧张素的 ED_{50} = 600μg/mL 和抗麝香蛸素的 ED_{50} = 107μg/mL); 抗病毒 (疱疹病毒, EC = 50μg/mL; 马铃薯病毒); 利尿剂 (兔, 25mg/kg); 醛糖还原酶抑制剂 (大鼠眼晶状体 *in vivo*, CIC = 100μmol/L); Δ^5-脂加氧酶抑制剂; 碘化甲状腺氨酸脱碘酶抑制剂; 诱变剂 (鼠伤寒沙门菌); 诱食剂 (蚕); 抗炎 (细胞因子网络调节器; 白细胞弹性蛋白酶 MMP-2/9 抑制剂)[963]; 抗炎 (COX-2 抑制剂, 大鼠肾骨髓和巨噬细胞, 中等活性)[962]; LD (兔, sc) = 8~10g/kg. 【来源】锯齿桑* *Morus serrata*, 全缘叶波罗蜜* *Artocarpus integrifolia*, 染色桑 *Morus tinctoria*, 桑白皮 *Morus alba*, 桑叶 *Morus alba*, 桑枝 *Morus alba*. 【文献】3, 167, 962, 963, 1372.

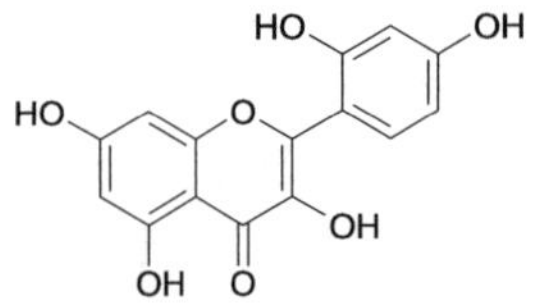

1231 Myricetin 杨梅树皮素 (杨梅黄素)

3,3',4',5,5',7-Hexahydroxyflavone; Cannabiscetin; Myricetol [529-44-2] $C_{15}H_{10}O_8$ (318.24). mp > 330℃. 【类型】黄酮醇. 【活性】芳化酶抑制剂 (*in vitro*, MFC 酶, IC_{50} = 10μmol/L)[1388]; 抗肿瘤 (B16 黑色素瘤和 L_{1210}, *in vivo*); 抗促性腺激素; 细胞毒 (KB *in vitro*, EC = 15μg/mL); 抗菌 (金黄色葡萄球菌、大肠埃希菌、痢疾杆菌、伤寒杆菌、嗜麦芽假单胞菌和 *Enteromorpha cloacae*); 镇咳 (祛痰); 利尿剂; 抑制花生四烯酸的释放和新陈代谢; 醛糖还原酶抑制剂 (鼠眼晶状体, 100μmol/L, 抑制率 = 100%); Δ^5-脂加氧酶抑制剂; NADH 氧化酶抑制剂; 琥珀氧化酶抑制剂; 抑制 *β*-氨基己糖苷酶的脱粒和释放 (RBL-2H3 细胞, IC_{50} = 23μmol/L, 对照姜黄素, IC_{50} = 82μmol/L, P<0.01, 不影响该酶的活性)[896]; DPPH 清除剂 [IC_{50} = (16.0±0.4) μmol/L, 对照 Trolox, IC_{50} = (25.4±0.8)μmol/L][917]; LD (兔, sc) = 8~10g/kg. 【来源】白花映山红 *Rhododendron mucronatum*, 草原大戟 *Euphorbia stepposa*, 侧柏叶 *Thuja orientalis* [Syn. *Platycladus orientalis*; *Biota orientalis*], 醋柳果 *Hippophae rhamnoides*, 鬼箭锦鸡儿 *Caragana jubata*, 黄蜀葵花 *Abelmoschus manihot*, 文冠木 *Xanthoceras sorbifolia* (茎干: 平均含量 = 0.12%)[1375], 显齿蛇葡萄 *Ampelopsis grossedentata* [Syn. *Ampelopsis cantoniesis* var. *grossedentata*], 杨梅 *Myrica rubra*, 杨梅树皮 *Myrica rubra* (树皮: 含量 = 0.027%)[1372], 洋蒲桃叶 *Syzygium samarangense*, 硬毛金丝桃 *Hypericum hirsutum*, 有色紫金牛* *Ardisia colorata* (果实), 沼生大戟 *Euphorbia palustris*, 竹柏 *Myrica nagi* [Syn. *Podocarpus nagi*]. 【文献】2, 3, 149, 167, 857, 896, 917, 884, 1372, 1374, 1388.

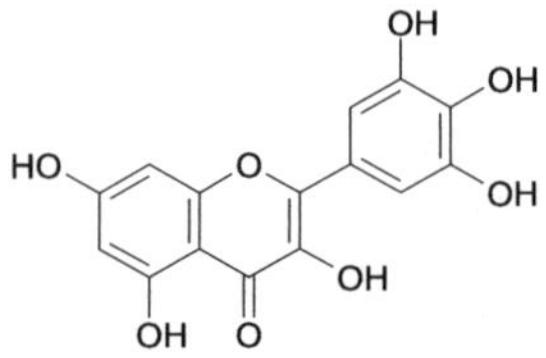

1232 Pachypodol 槲皮素-3,3',7-三甲基醚

[33708-72-4] $C_{18}H_{16}O_7$ (344.32). mp 164~166℃. 【类型】黄酮醇. 【活性】细胞毒 (培养鼠肝癌细胞 Hepa1c1c7, 诱导醌还原酶实验)[1205]; 抗病毒; 抗雄激素实验无活性[885]. 【来源】多穗破布木* *Cordia multispicata* (叶), 广藿香 *Pogostemon cablin* [Syn. *Mentha cablin*], 光洁秋海棠* *Begonia glabra*, 藿香 *Agastache rugosus*, 南川冠唇花 *Microtoena prainiana* (茎: 产率 = 0.00004%干重)[1100], 柔毛茄 *Solanum pubescens*, 三裂血桐* *Macaranga triloba*, 野独活属 *Miliusa balansae*

(枝叶: 产率 = 0.052%干重). 【文献】2, 99, 167, 168, 635, 885, 1100, 1205.

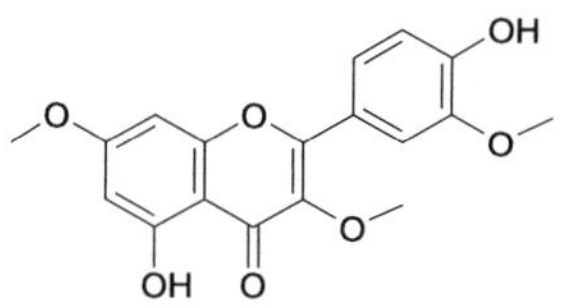

1233 Patuletin 万寿菊素

[519-96-0] $C_{16}H_{12}O_8$ (332.27). 【类型】黄酮醇. 【活性】抗氧化剂 (DPPH 清除剂, IC_{50} = 9.0μg/mL, 细胞色素C还原作用, IC_{50} = 10.1μg/mL); 细胞毒 (1μmol/L, 提高堆心菊素对人型肺癌细胞株 GLC4 的 ID_{50} 值, ID_{50} = 160μmol/L; 对人型结肠癌细胞株 COLO320, ID_{50} = 147μmol/L). 【来源】黄花蒿(青蒿) *Artemisia annua*. 【文献】2, 440, 441, 442.

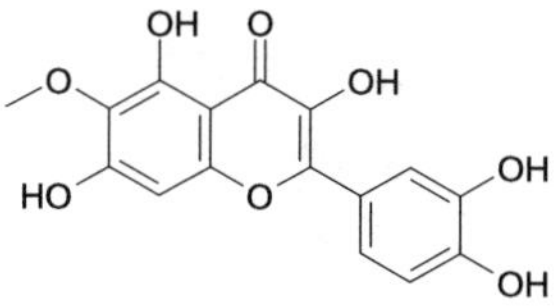

1234 Petalopurpurenol 紫色瓣蕊豆酚

[173221-05-1] $C_{25}H_{24}O_7$ (436.47). 黄色固体, mp 92~95℃, $[\alpha]_D^{20}$ = −12° (*c* = 1.1, 三氯甲烷). 【类型】黄酮醇. 【活性】细胞毒 [BC1, ED_{50} = 9.9μg/mL, HT, ED_{50} = 7.3μg/mL, Lu1, ED_{50} = 14.8μg/mL, Mel-2, ED_{50} = 17.1μg/mL, KB, 18.9μg/mL, KB-V(+VLB), 1.0μg/mL, KB-V(−VLB), 6.7μg/mL, A-431, 11.9μg/mL, LNCaP, 14.8μg/mL, ZR-75-1, 4.1μg/mL, U373, 13.3μg/mL]. 【来源】紫色瓣蕊豆 *Petalostemon purpureus*. 【文献】738.

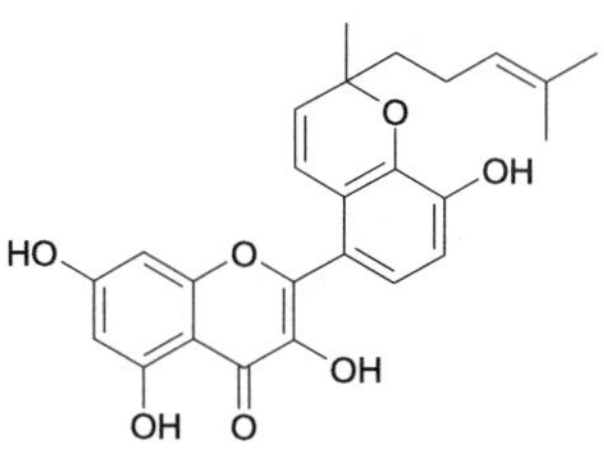

1235 Platanoside 悬铃木苷

Kaempferol 3-(2,3-di-*E*-*p*-coumaroyl-*α*-*L*-rhamno-pyranoside) $C_{39}H_{32}O_{14}$ (724.67). 淡黄色粉末. 【类型】黄酮醇. 【活性】抗菌 (*β*-链球菌、大肠埃希菌、肺炎杆菌和铜绿假单胞菌); 细胞毒 (KM3、HL-60、DAUDI、Jurkat-T 和 SDK). 【来源】胡荽子 *Coriandrum sativum*. 【文献】252.

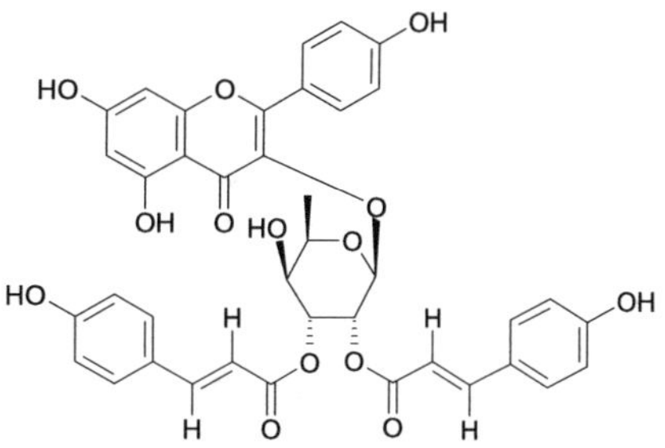

1236 Quercetin 槲皮素

2,(3,4-Dihyroxyphenyl)-3,5,7-trihydroxy-4*H*-1-benzopyran-4-one [117-39-5] $C_{15}H_{10}O_7$ (302.24). 黄色针状晶体(甲醇), mp 313~314℃. 【类型】黄酮醇. 【活性】抗 HIV-1 [反转录酶 RT(依赖于 RNA 的 DNA 聚合酶 RDDP)抑制剂, IC_{50} = 43μmol/L, 阳性对照阿霉素, IC_{50} = 27μmol/L; 依赖于 DNA 的 DNA 聚合酶 DDDP 抑制剂, IC_{50} > 100μmol/L, 阳性对照阿霉素, IC_{50} = 6μmol/L; 整合酶 IN 抑制剂, IC_{50} = 15μmol/L, 阳性对照苏拉明, IC_{50} = 2.4μmol/L][903]; 平喘 (用于治愈慢性支气管炎); 抗菌; 抗高血压; 抗肝毒; 抗炎 (COX-1 抑制剂, 200μmol/L, 抑制率 = 44%±2%, 阳性对照吲哚美辛(茚甲新), 1.7μmol/L, 抑制率 = 43%±3%); 抗病毒; 冠状动脉扩张剂 (增加冠脉血流); 镇咳 (祛痰); 抗高血脂; 5-羟色胺抑制剂; 平滑肌松弛剂; 血小板聚集抑制剂; 3',5'-cAMP-磷酸二酯酶抑制剂; 脂肪酸合成抑制剂; 醛糖还原酶抑制剂 (眼晶状体); 蛋白激酶 C 抑制剂; 减少毛细血管脆性; 抗氧化剂 (DPPH 清除剂, EC_{50} = 1.5μg/mL = 5.0μmol/L, 对照抗坏血酸, EC_{50} = 1.6μg/mL = 9.1μmol/L)[893]; 抗氧化剂 (DPPH 清除剂, IC_{50} = 17.5μmol/L, 对照维生素 E, IC_{50} = 27.0μmol/L)[990]; DPPH 清除剂 [IC_{50} = (11.6±0.7)μmol/L, 对照 Trolox, IC_{50} = (25.4±0.8)μmol/L][917]; DPPH 清除剂 (SC_{50} = 3.3μmol/L)[919]; 抗氧化剂 (超氧化物阴离子清除剂, 超氧化物歧化酶法, 甲臜形成活性的 IC_{50} = 72μmol/L)[919]; 抗氧化剂 [DPPH 清除剂, IC_{50} = 3.7nmol/mL[725], IC_{50} = (6.11±0.53)μg/mL[1277], IC_{50} = (9.7±0.8)μmol/L[1369]]; 抗氧化剂 (DPPH 清除剂, TLC, MIA < 0.05μg, IC_{50} = 7μg/mL)[813, 1259]; 抗氧化剂 (DPPH 清除剂, TLC, MIA = 1μg)[1315]; 抗氧化剂 [化学发光方法, IC_{50} = (0.53±0.01)μmol/L][810]; 抗氧化剂

[分叶核白细胞 PMN 的化学发光响应测定，减少 FMLP 诱导的氧化暴发，IC_{50} = (0.5±0.05)μmol/L][1305]；白介素-10 样活性 (细胞增生实验，呈剂量依赖关系，最大值在 30μg/mL)[971]；醛糖还原酶抑制剂 (IC_{50} = 2.2μmol/L, 对照依帕司他 IC_{50} = 0.072μmol/L)[1000]；抗炎 (细胞因子网络调节器：抑制巨噬细胞 RAW264.7 中脂多糖刺激的 TNFα 和 IL-6 的释放，IC_{50} = 1μmol/L)[963]；白细胞弹性蛋白酶 MMP-2/9 抑制剂[963]；TNFα 分泌抑制剂 (脂多糖刺激的 RAW264.7 巨噬细胞，IC_{50} < 200μg/mL，妨碍 JNK/SAPK 及其下游底物 c-Jun, ATF-2, ERK1/2 和 p38 MAPK 的磷酸化和活化)[963]；抑制 AP-1 的活化[963]；TNFα 生成抑制剂 (鼠巨噬细胞，脂多糖诱导的，IC_{50} < 20μmol/mL)[963]；抗炎 (巨噬细胞，COX-2 抑制剂，抑制 COX-2 的表达)[962]；抗炎 (核转录因子-κB 途径)[962]；抗炎 (NO 生成抑制剂，鼠，由脂多糖/干扰素活化的类巨噬细胞株 RAW264.7, IC_{50} = 26.8μmol/L)[527, 535]；抗炎 (NO 生成抑制剂，鼠，由脂多糖和重组鼠干扰素-γ 活化的类巨噬细胞株，IC_{50} = 24.8μmol/L)[529]；黄质氧化酶抑制剂 (IC_{50} = 3.4μg/mL, IC_{50} = 10μmol/L)[1262]；LD_{50} (鼠, orl)= 160mg/kg. 【来源】槟榔 *Areca catechu*, 长吉黄 *Rheum* sp.[1132], 倒捻子 *Garcinia mangostana* (果壳)[656], 短毛金线草根 *Antenoron neofiliforme*, 钝叶桂皮 *Cinnamomum bejolghota* [Syn. *Cinnamomum obtusifolium*; *Laurus bejolghota*], 桂枝 *Cinnamomum cassia* [Syn. *Cinnamomum aromaticum*], 海州骨碎补 *Davallia mariesii*, 龙眼叶 *Euphoria longan* [Syn. *Dimocarpus longan*], 落花生 *Arachis hypogaea* (种子), 毛杭子梢 *Campylotropis hirtella*, 婆罗门皂荚 *Cassia fistula*, 葡萄 *Vitis vinifera*, 肉桂 *Cinnamomum cassia* [Syn. *Cinnamomum aromaticum*], 薯莨 *Dioscorea cirrhosa* [Syn. *Dioscorea pogonoides*], 天荞麦根 *Fagopyrum cymosum* [Syn. *Polygonum cymosum*], 樟树皮 *Cinnamomum camphora*, 七叶树属 *Aesculus* spp., 栒子属 *Cotoneaster* spp., 山楂属 *Crataegus* spp., 苹果属 *Malus* spp., 存在于许多植物中. 【文献】2, 3, 87, 92, 120, 124, 141, 148, 156, 167, 168, 473, 527, 529, 535, 634, 725, 810, 813, 857, 881, 893, 903, 907, 917, 919, 961, 962, 963, 971, 974, 990, 1000, 1062, 1084, 1085, 1090, 1259, 1262, 1277, 1305, 1308, 1315, 1369, 1372, 1375, 1379, 1382, 1384.

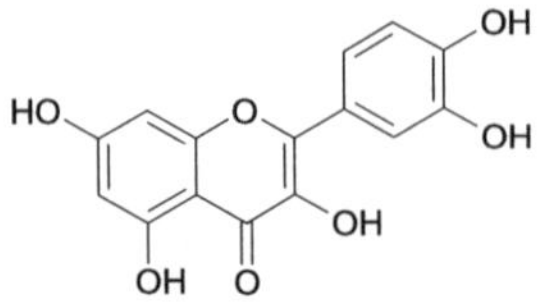

1237 Quercitrin 槲皮苷 (槲皮素-3-*O*-α-*L*-吡喃鼠李糖苷)

Quercetin-3-*O*-α-*L*-rhamnopyranoside $C_{21}H_{20}O_{11}$ (448.39). 黄色晶体, mp 166~168℃, mp 182~185℃, mp 178~182℃. 【类型】黄酮醇. 【活性】抗肿瘤；抗菌 (嗜麦芽假单胞菌和 *Enteromorpha cloacae*)；抗肝毒；抗炎；抗诱变剂；抗病毒 (鼠体组织和小鸡胚胎，泡状口腔炎病毒，流行性感冒病毒 A)；利尿剂；止血剂；醛糖还原酶抑制剂 (眼晶状体,作用强)；抗氧化剂 (3.125μg/mL, 清除超氧化物自由基的活性 = 15.6%, 对照 Urcumin 为 16.1%; 6.25μg/mL, 清除 DPPH 自由基活性 = 11.6%, 对照 Urcumin 为 50.0%)[1002]；抑制癌细胞侵入实验无活性 (MM1 细胞，*in vitro*, 10μg/mL)[938]；昆虫拒食剂 (*Bombyx mor*)；昆虫吞噬兴奋剂 (*Gastrophysa atriocyaea*)；保肝 [大鼠原代培养肝细胞，过氧化氢诱导毒性，50μmol/L，相对保护率 = 57.3% (过氧化氢处理，相对保护率 = 0，空白，相对保护率 = 100%)，阳性对照水飞蓟素，相对保护率 = 74.9%][1179]；血管紧张素转化酶 ACE 抑制剂 (IC_{50} = 250μmol/L, 对照 Lisinopril, IC_{50} = 1nmol/L)；中性肽链内切酶 NEP 抑制剂 (IC_{50} > 500μmol/L, 对照 Phosphoramidon, IC_{50} = 9nmol/L)；APN 抑制实验无活性；抑制活化 T 细胞的细胞核因子 NFAT 的转录 [IC_{50} > 100μmol/L，阳性对照环孢菌素 A, IC_{50} = (0.29±0.01)μmol/L][526]. 【来源】白果叶 *Ginkgo biloba*, 萹蓄 *Polygonum aviculare*, 侧柏叶 *Thuja orientalis* [Syn. *Platycladus orientalis*; *Biota orientalis*], 赤杨 *Alnus japonica* (叶), 多穗蓼 *Polygonum polystachyum*, 贯叶连翘 *Hypericum perforatum*, 黑紫梨果寄生* *Scurrura atropurpurea*, 红筷子 *Chamaenerion angustifolium* [Syn. *Epilobium angustifolium*], 虎杖 *Polygonum cuspidatum*, 虎杖叶 *Polygonum cuspidatum*, 岭南杜鹃 *Rhododendron mariae* (小枝叶或花：含量 = 0.76%)[1375], 龙眼叶

Euphoria longan [Syn. *Dimocarpus longan*], 满山红(兴安杜鹃) *Rhododendron dauricum* (小枝叶或花: 含量 = 0.42%)[1375], 芒萁骨 *Dicranopteris pedata* [Syn. *Polypodium pedatum*; *Dicranopteris dichotoma*], 猫眼草 *Euphorbia lunulata*, 欧洲七叶树 *Aesculus hippocastanum*, 欧洲油菜 *Brassica napus*, 日本鬼灯擎 *Rodgersia podophylla* (地上部分), 三白草 *Saururus chinensis*, 桑寄生 *Loranthus parasiticus* [Syn. *Loranthus chinenis*; *Taxillus chinensis*], 山樱桃 *Prunus tomentosa*, 水蓼 *Polygonum hydropiper*, 水麻艿 *Polygonum thunbergii*, 天荞麦根 *Fagopyrum cymosum* [Syn. *Polygonum cymosum*], 杨梅树皮 *Myrica rubra* (树皮: 产率 = 0.0028%), 一枝黄花 *Solidago virgaurea* var. *leiocarpa* [Syn. *Solidago decurrens*], 油柑叶 *Phyllanthus emblica* (枝叶), 鱼腥草 *Houttuynia cordata* (干燥地上部分: 含量 = 0.026%[1375]), 窄叶半枫荷 *Pterospermum lanceaefolium*, 着色栎* *Quercus tinctoria*, 紫金牛 *Ardisia japonica*, 还存在于许多植物中. 【文献】2, 5, 74, 167, 168, 526, 896, 907, 938, 1002, 1179, 1201, 1375.

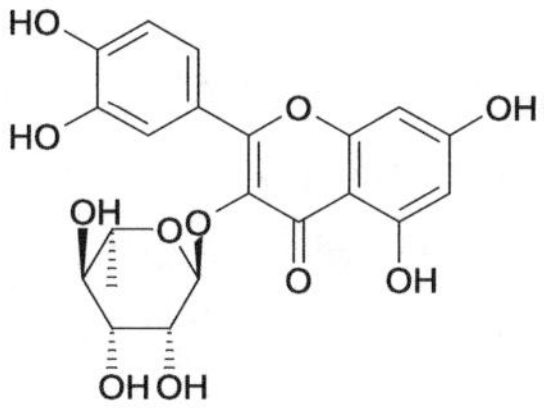

1238 Rhamnetin 鼠李素

[90-19-7] $C_{16}H_{12}O_7$ (316.27). 黄色粉末状晶体 (甲醇), mp 288~290℃. 【类型】黄酮醇. 【活性】变应原 (中等活性); 抗菌 (嗜麦芽假单胞菌和 *Enteromorpha cloacae*); 抗肿瘤; 细胞毒; 诱变剂 (鼠伤寒沙门菌 TA98). 【来源】丁香 *Syzygium aromaticum* [Syn. *Eugenia caryophyllata*], 蜂胶 *Apis mellifera ligustica*, 广藿香 *Pogostemon cablin* [Syn. *Mentha cablin*], 黄花蒿(青蒿) *Artemisia annua*, 锡叶藤 *Tetracera asiatica*. 【文献】2, 5, 86, 167, 168.

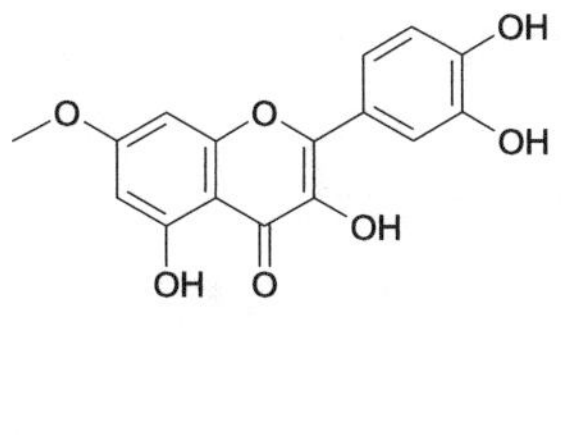

1239 Santin 散亭(桦木酚-3-甲醚;6-羟基山柰酚-3,6,4'-三甲基醚;5,7-二羟基-3,6,4'-三甲氧基黄酮)*

Betuletol 3-methyl ether; Centauridin; Tanetin; 6-Hydroxykaempferol 3,6,4'-trimethylether; 5,7-Dihydroxy-3,6,4'-trimethoxyflavone [27782-63-4] $C_{18}H_{16}O_7$ (344.32). mp 159~161℃. 【类型】黄酮醇. 【活性】COX 抑制剂 (对凝血噁烷 B_2 的相对抑制活性, IC_{50} = 27μmol/L)[500]; 5-脂加氧酶抑制剂 (对白三烯 B_4 的相对抑制活性, IC_{50} = 58μmol/L)[500]; NO生成抑制剂 (脂多糖诱导的, 浓度依赖方式, IC_{50} = 7.8μmol/L 或 6.2μmol/L)[1140]; PGE_2 生成抑制剂 (脂多糖诱导的, 浓度依赖方式, IC_{50} = 3.9μmol/L 或 4.3μmol/L)[1140]; 抗结核 [结核分枝杆菌, MIC = 46.2μg/mL, 细胞毒, Vero 细胞, IC_{50} = 28.7μg/mL, 选择性指数(IC_{50}/MIC) = 0.62, 阳性对照利福平, MIC = 0.03μg/mL, IC_{50} = 98.3μg/mL, 选择性指数 = 3300][1171]. 【来源】赤杨 *Alnus japonica*, 雏艾菊 *Tanacetum parthenium*[500], 菊蒿 *Tanacetum vulgare*[500], 疏花缬草* *Valeriana laxiflora* (地上部分和根)[1171], 小叶菊蒿 *Tanacetum microphyllum* (地上部分), 桤木属 *Alnus* spp., 桦木属 *Betula* spp., 蓍属 *Achillea* spp., 车桑仔属 *Dodonaea* spp. 【文献】168, 298, 500, 1140, 1171.

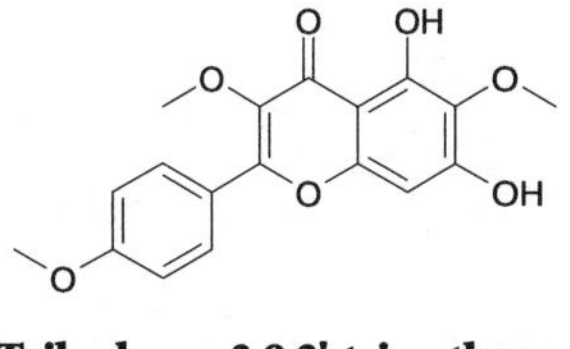

1240 5,7,4'-Trihydroxy-3,8,3'-trimethoxy-flavone 5,7,4'-三羟基-3,8,3'-三甲氧基黄酮

$C_{18}H_{16}O_8$ (360.32). 【类型】黄酮醇. 【活性】抗氧化实验无活性 [Takamatsu DCFH 方法, 骨髓单核 HL-60 细胞, 对照去甲二氢愈创木脂酸, IC_{50} = (0.7±0.3)μg/mL, 抗坏血酸, IC_{50} = (1.9±0.7)μg/mL, Trolox, IC_{50} = (1.4±0.5)μg/mL][825]; 细胞毒 [XTT 实验, HL-60 细胞, IC_{50} > 50.0μg/mL; 对照去甲二氢愈创木脂酸, IC_{50} = (2.6±0.2)μg/mL, 抗坏血酸, IC_{50} > 10.0μg/mL, Trolox, IC_{50} > 10.0μg/mL][825]. 【来源】三齿拉瑞阿 *Larrea tridentata* (叶), *Cyanostegia angustifolia* (叶), *Geraea canescens*, 古蒂菊属 *Gutierrezia* spp. 【文献】299, 825.

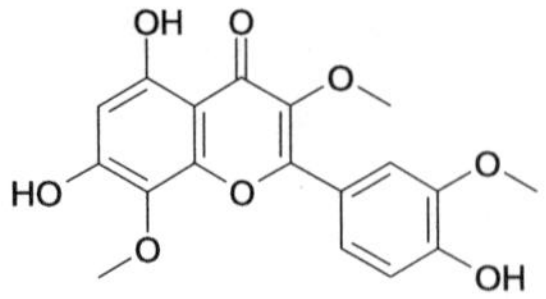

3.4 二氢黄酮醇类

1241 Anticancer Flavonoid PMV70P691-022 抗癌类黄酮 PMV70P691-022

$C_{16}H_{14}O_6$ (302.29).【类型】二氢黄酮醇.【活性】细胞毒 (培养鼠肝癌细胞 Hepa1c1c7, 诱导醌还原酶实验)[1205].【来源】牙买加樱桃 *Muntingia calabura*.【文献】1205.

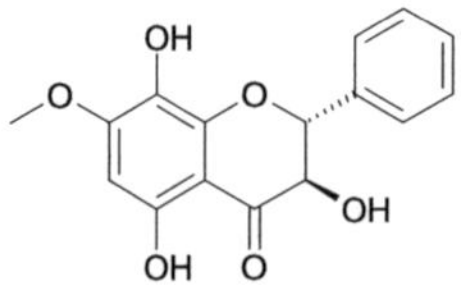

1242 Anticancer Flavonoid PMV70P691-100 抗癌类黄酮 PMV70P691-100

$C_{25}H_{26}O_6$ (422.48).【类型】二氢黄酮醇.【活性】细胞毒 (COX-1 抑制剂)[1205].【来源】针叶血桐 *Macaranga conifera*.【文献】1205.

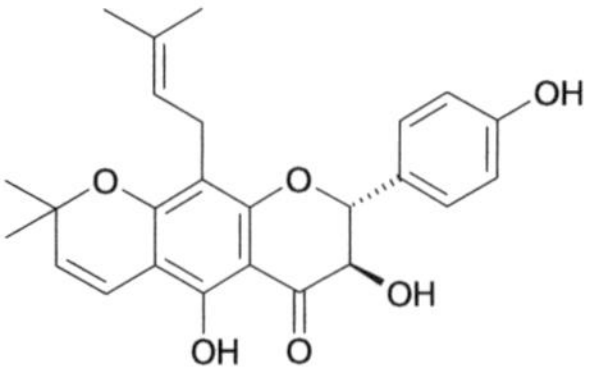

1243 (2*R*,3*S*)-Aromadendrin (2*R*,3*S*)-香树素

$C_{15}H_{12}O_6$ (288.26).【类型】二氢黄酮醇.【活性】细胞毒 (COX-1 抑制剂)[1205].【来源】达达赫面包果* *Artocarpus dadah*.【文献】1205.

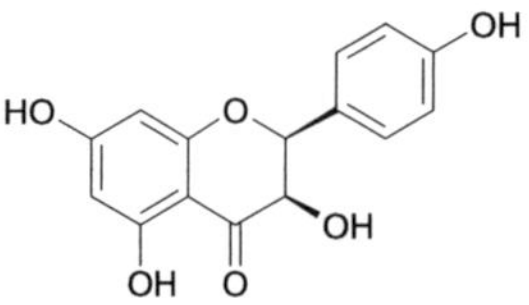

1244 Astilbin 落新妇苷 (花旗松素-3-*O*-*α*-*L*-鼠李糖苷)

Taxifolin-3-*O*-*α*-*L*-rhamnoside [29838-67-3] $C_{21}H_{22}O_{11}$ (450.40). mp 180℃ (分解).【类型】二氢黄酮醇.【活性】抗肿瘤 (黑色素瘤细胞 B16 melanoma F-1, 完全抑制黑色素的形成, 抑制 TPA 诱导的 EB 病毒早期抗原 EBV-EA 的活化); 抗氧化剂 (抑制活性氧生成, IC_{50} = 9.5nmol/L, 用于治疗类风湿关节炎和动脉粥样硬化); 抗溶血 (保护红细胞不受氧化而溶血); 抗炎 (大鼠, 角叉菜胶引起的足肿胀模型); 醛糖还原酶抑制剂 (猪晶状体, 67μmol/L, 抑制率 = 65%); 抗肝毒; 抗疟疾 [恶性疟原虫 PoW, IC_{50} = 50μg/mL, 对照氯喹二磷酸盐, IC_{50} = (0.006±0.002)μg/mL; Dd2, IC_{50} < 50μg/mL, 氯喹二磷酸盐, IC_{50} = (0.06±0.01)μg/mL][1249].【来源】倒捻子 *Garcinia mangostana* (果壳)[656], [illegible]木 *Lyonia ovalifolia*, 土茯苓 *Smilax glabra* (根茎: 含量 = 0.756%[1375]), 无刺柯椏树 *Andira inermis* (叶).【文献】5, 68, 130, 424, 425, 426, 427, 428, 429, 656, 1249, 1375.

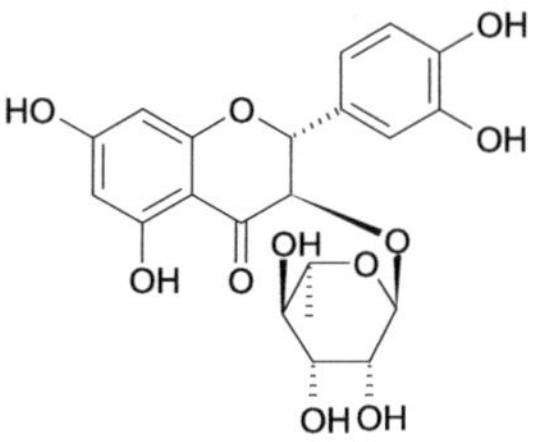

1245 Cathayanon A 华桑酮 A

$C_{40}H_{36}O_{12}$ (708.73). 暗黄色晶体 (甲醇), mp 180~181℃ (分解), $[\alpha]_D^{19}$ = −193.9° (*c* = 0.12, 甲醇).【类型】二氢黄酮醇.【活性】细胞毒 (细胞黏附抑制剂, HL-60 细胞对牛动脉内皮细胞的黏附, 10μmol/L, 抑制率 = 44.72%)[1241].【来源】华桑 *Morus cathayana* (根皮).【文献】1241.

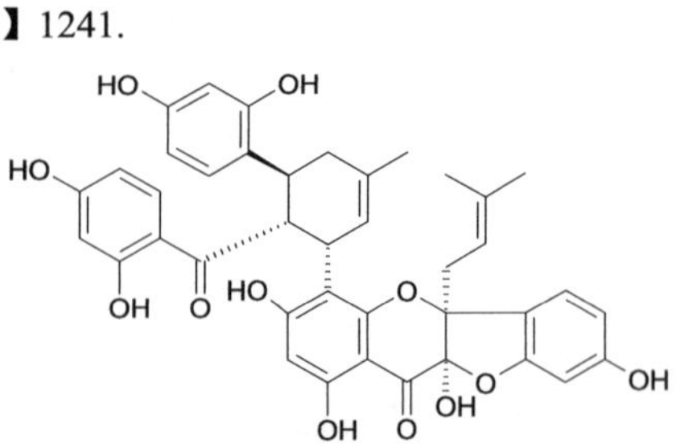

1246 Cathayanon B 华桑酮 B

$C_{40}H_{36}O_{12}$ (708.73). 黄色粉末, $[\alpha]_D^{19}$ = −733.7° (*c* = 0.18, 甲醇).【类型】二氢黄酮醇.【活性】细胞毒 (细胞黏附抑制剂, HL-60 细胞对牛动脉内皮细胞的黏附, 10μmol/L, 抑制率 = 39.02%)[1241].【来源】华桑 *Morus cathayana* (根皮).【文献】1241.

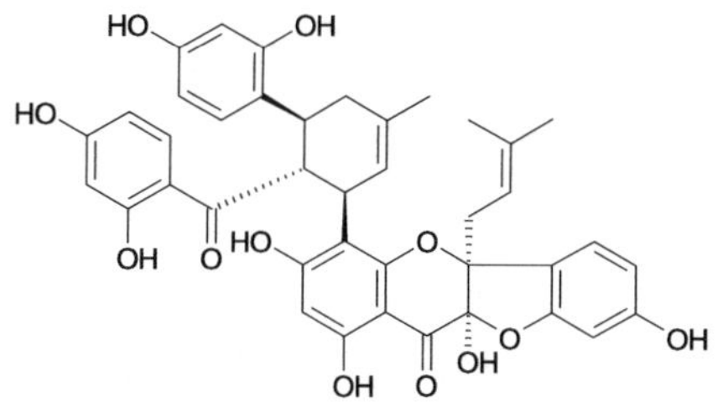

1247 Dihydromorin 二氢桑色素

[18422-83-8] $C_{15}H_{12}O_7$ (304.26). mp 226~228℃. 【类型】二氢黄酮醇. 【活性】细胞毒 (COX-1 抑制剂, IC_{50} = 20.4μg/mL)[1205]; 细胞毒 (鼠乳腺培养测定, 10μg/mL, 抑制率 82%)[1205]. 【来源】达达赫面包果* *Artocarpus dadah*, 桑枝 *Morus alba*. 【文献】5, 1205.

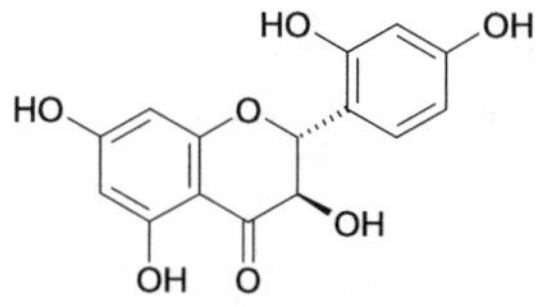

1248 (2*R*, 3*R*)-4', 7-Dihydroxy-2', 5-dimethoxy-dihydroflavonol (2*R*,3*R*)-4',7-二羟基-2',5-二甲氧基二氢黄酮醇

$C_{17}H_{16}O_7$ (332.31). 白色粉末, $[\alpha]_D^{25}$ = +82.7° (*c* = 0.12, 甲醇). 【类型】二氢黄酮醇. 【活性】细胞毒 (Bel7402, ED_{50} > 10μg/mL, 对照喜树碱, ED_{50} = 0.06μg/mL; BGC823, ED_{50} > 10μg/mL, 喜树碱, ED_{50} = 0.09μg/mL; HCT8, ED_{50} > 10μg/mL, 喜树碱, ED_{50} = 0.14μg/mL; A549, ED_{50} > 10μg/mL, 喜树碱, ED_{50} = 0.09μg/mL; MCF7, ED_{50} > 10μg/mL, 喜树碱, ED_{50} = 0.01μg/mL)[1286]. 【来源】构棘 *Cudrania cochinchinensis* (根). 【文献】1286.

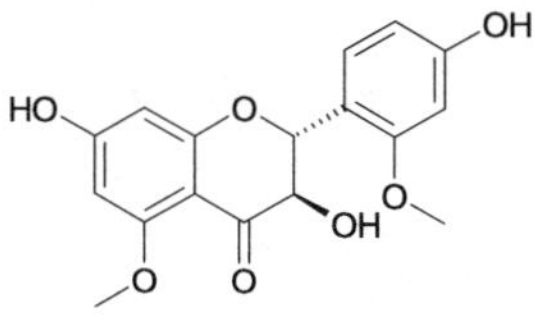

1249 Epitaxifolin 表花旗松素*

$C_{15}H_{12}O_7$ (304.26). 【类型】二氢黄酮醇. 【活性】细胞毒 (COX-1 抑制剂)[1205]. 【来源】葡萄 *Vitis vinifera* (细胞培养物). 【文献】1205.

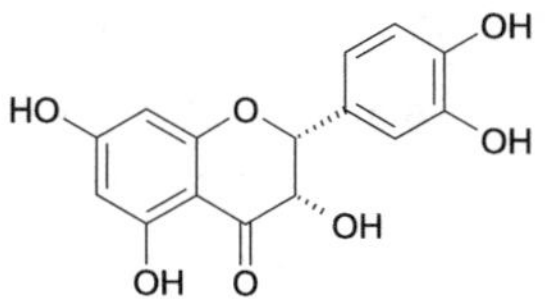

1250 (2*R*,3*R*)-Lespedezaflavanone C

Anticancer Flavonoid PMV70P691-99 $C_{25}H_{28}O_6$ (424.50). 【类型】二氢黄酮醇. 【活性】芳化酶抑制实验无活性 (*in vitro*, IC_{50} > 40μmol/L; 对照氨鲁米特, IC_{50} = 6.4μmol/L)[670]; 细胞毒 (COX-1 抑制剂)[1205]. 【来源】构树 *Broussonetia papyrifera*. 【文献】670, 1205.

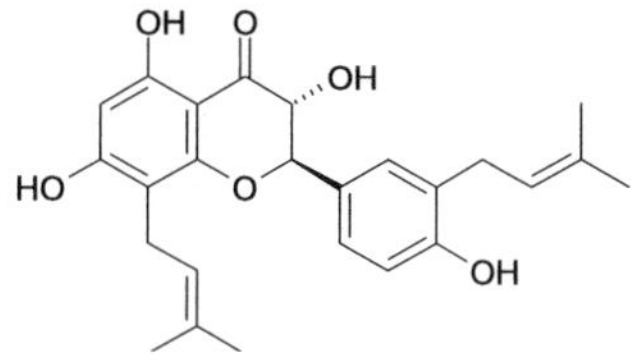

1251 Petalostemumol 瓣蕊豆酚

[152253-68-4] $C_{30}H_{36}O_7$ (508.62). 黄色片晶 (20%乙醚-正己烷), mp 179~180℃, $[\alpha]_D$ = +6.4° (*c* = 0.032, 甲醇). 【类型】二氢黄酮醇. 【活性】抗菌 (革兰阳性菌, 强活性; 革兰阴性菌, 中等活性); 细胞毒 (HT, ED_{50} = 10.3μg/mL; KB-V +VLB, ED_{50} = 1.2μg/mL; ZR-75-1, ED_{50} = 17.1μg/mL); 抗肿瘤 (25μg/mL, 活性和博来霉素硫酸盐相同). 【来源】黄色瓣蕊豆 *Petalostemum purpureum*. 【文献】737, 738.

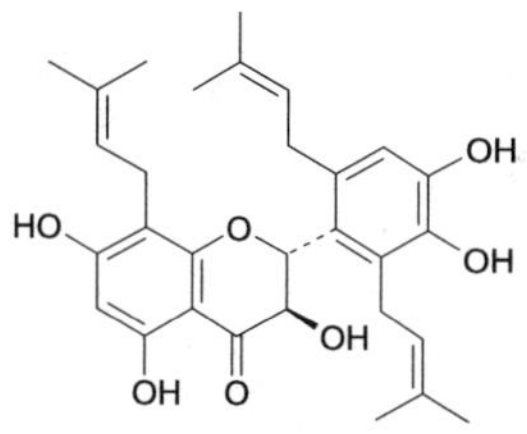

1252 Sanggenon A 桑根酮 A

$C_{25}H_{24}O_7$ (436.47). 【类型】二氢黄酮醇. 【活性】蛋白激酶 C 抑制剂 (抑制促癌因子杀鱼菌素的蛋白激酶 C, 有剂量依赖关系)[520]; 鸟氨酸脱羧酶抑制剂 [抑制促癌因子鸟氨酸脱羧酶(ODC)活性的诱导][520]; 细胞毒 (HSC-2, CC_{50} = 53μmol/L, 23μg/mL; HSG, CC_{50} = 46μmol/L, 20μg/mL; HGF, CC_{50} = 110μmol/L, 49μg/mL)[645]. 【来源】华桑 *Morus cathayana* (根皮), 桑白皮 *Morus alba*. 【文献】168, 299, 520, 645.

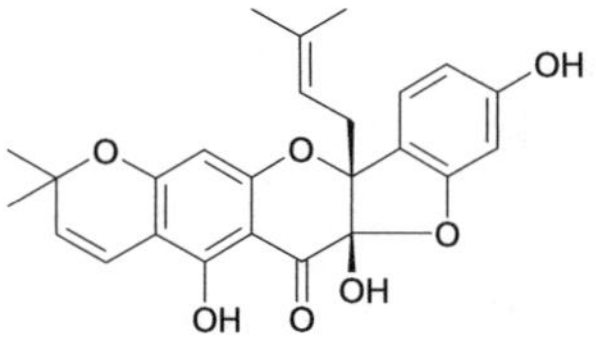

1253 Sanggenon C 桑根酮 C

$C_{40}H_{36}O_{12}$ (708.73). 【类型】二氢黄酮醇. 【活性】抗微生物 (金黄色葡萄球菌, 枯草杆菌, 须发癣菌, 稻热病菌 *Pyricularia oryzae*); 抗高血压; 细胞毒 (HSC-2, CC_{50} = 18μmol/L, 13μg/mL; HSG, CC_{50} = 23μmol/L, 16μg/mL; HGF, CC_{50} = 42μmol/L, 30μg/mL)[645]. 【来源】华桑 *Morus cathayana* (根皮), 桑白皮 *Morus alba* (根皮: 10 产地含量范围 = 0.020%~0.55%, 平均含量 = 0.130%)[1375]. 【文献】167, 645, 1375.

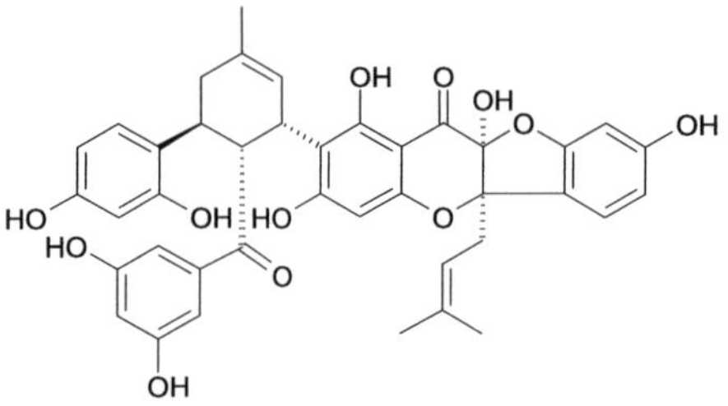

1254 Sanggenon D 桑根酮 D

[81422-93-7] $C_{40}H_{36}O_{12}$ (708.73). 无定形粉末, mp 175~185℃, $[\alpha]_D^{26} = -145°$ (c = 0.17, 甲醇). 【类型】二氢黄酮醇. 【活性】抗微生物 (金黄色葡萄球菌, 枯草杆菌, 须发癣菌, 稻热病菌 *Pyricularia oryzae*); 抑制神经末端; 蛋白激酶 C 抑制剂; 抗高血压 (大鼠, iv, 0.5~2.0mg/kg); 抑制花生四烯酸新陈代谢 (大鼠血小板聚集中,抑制血栓素 B_2 的形成, IC_{50} = 48.3μmol/L); cAMP 磷酸二酯酶抑制剂 (IC_{50} = 26μmol/L); 抗炎 (NO 生成抑制剂)[962]; 细胞毒 (HSC-2 细胞, CC_{50} = 44μmol/L, 31μg/mL; HSG 细胞, CC_{50} = 64μmol/L, 45μg/mL; HGF 细胞, CC_{50} = 140μmol/L, 100μg/mL)[645]. 【来源】华桑 *Morus cathayana* (根皮), 桑白皮 *Morus alba*. 【文献】167, 184, 645, 962.

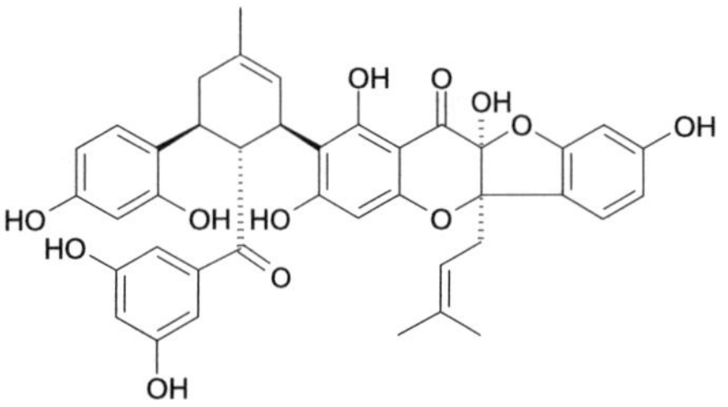

1255 Sanggenon M 桑根酮 M

$C_{25}H_{24}O_7$ (436.47). 【类型】二氢黄酮醇. 【活性】细胞毒 (HSC-2, CC_{50} = 48μmol/L, 21μg/mL; HSG, CC_{50} = 53μmol/L, 23μg/mL; HGF, CC_{50} = 110μmol/L, 49μg/mL)[645]. 【来源】华桑 *Morus cathayana* (根皮), 桑白皮 *Morus alba*. 【文献】168, 299, 645.

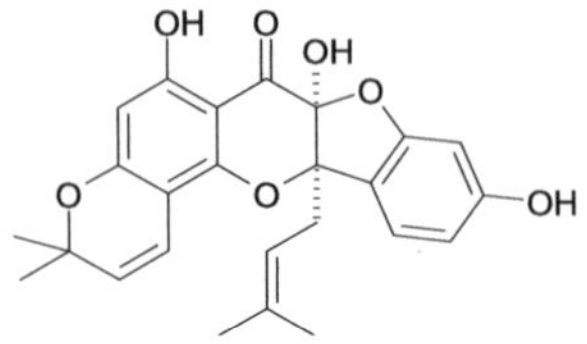

3.5 异 黄 酮 类

1256 Alpinumisoflavone 阿尔卑斯异黄酮

$C_{20}H_{16}O_5$ (336.35). 【类型】异黄酮. 【活性】细胞毒 (HSC-2 细胞, CC_{50} = 0.40mmol/L; HGF, CC_{50} > 0.60mmol/L)[639]; 细胞毒 (KB, EC_{50} = 4.13μg/mL)[1252]; 保肝 (鼠原代培养肝细胞, 抗半乳糖胺 *D*-GalN 诱导的肝毒, 100μmol/L, 抑制率 = 1.1%±0.8%, 无活性, 对照 Silybin, 100μmol/L, 抑制率 = 77.0%±5.5%)[880]. 【来源】刺桐 *Erythrina variegata* [Syn. *Erythrina indica*] (茎皮), 构棘 *Cudrania cochinchinensis* (根: 产率 = 0.00017% 干重), 广布丁公藤* *Erycibe expansa*. 【文献】639, 880, 1252.

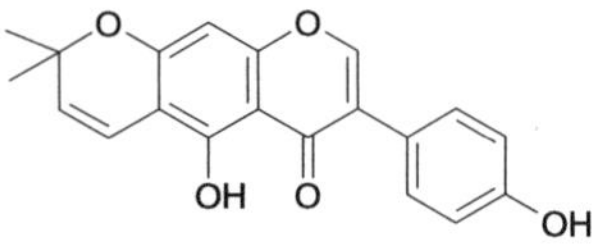

1257 Anticancer Flavonoid PMV70P691-94 抗癌类黄酮 PMV70P691-94

$C_{15}H_{10}O_3$ (238.25). 【类型】异黄酮. 【活性】细胞毒 (培养鼠肝癌细胞 Hepa1c1c7, 诱导醌还原酶实验)[1205]. 【来源】牙买加樱桃 *Muntingia calabura*. 【文献】1205.

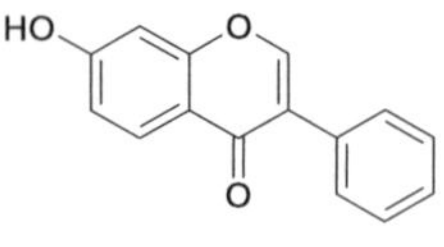

1258 Biochanin A 鸡豆黄素 A

5,7-Dihydroxy-4'-methoxyisoflavone; Olmelin [491-80-5] $C_{16}H_{12}O_5$ (284.27). mp 215~216℃. 【类型】异黄酮. 【活性】芳化酶抑制剂 (*in vitro*, supersomes, IC_{50} = 12.5μmol/L)[1388]; 芳化酶抑制剂 (*in vitro*, MCF7aro

细胞, IC_{50} = 8μmol/L)[1388]; 芳化酶抑制剂 (*in vitro*, MCF7aro 细胞, K_i = 10.8μmol/L)[1388]; 细胞毒 (KB, ED_{50} > 100μg/mL); 雌激素样活性; 抗高血脂 (减少血清中的胆固醇). 【来源】缠绕黄檀 *Dalbergia volubilis*, 地下车轴草 *Trifolium subterraneum*, 大豆 *Glycine max* (大豆植物化学浓缩物: 产率 = 0.0018%干重)[1028], 红车轴草 *Trifolium pratense*, 回回豆 *Cicer arietinum*, 孟买肉豆蔻 *Myristica malabarica* (心材), 毡毛栒子 *Cotoneaster pannosus*, *Trofilium pratense*[1388]. 【文献】1, 5, 838, 1028, 1388.

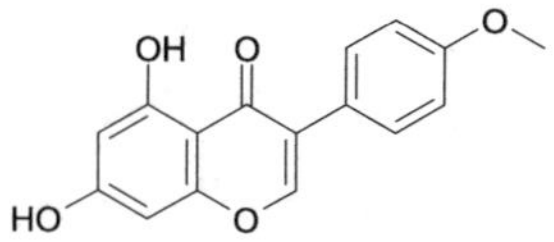

1259 Daidzein 大豆苷元 (大豆素)

4',7-Dihydroxyisoflavone [486-66-8] $C_{15}H_{10}O_4$ (254.24). 【类型】异黄酮. 【活性】抗真菌; 解痉 (鼠小肠); 心血管活性 (增进缺血心肌侧支循环和心肌氧消耗); 雌激素样活性; 增加冠脉血流 (麻醉犬); 脂肪酶抑制剂; 抗炎 (NO 生成抑制剂)[962]; 细胞毒 [KB, IC_{50} > 75μmol/Lμmol/L, 堆心菊素, IC_{50} = (0.64±0.08)μmol/L, 美法仑, IC_{50} = (6.0±0.5)μmol/L; Mono-Mac-6, IC_{50} > 75μmol/L, 堆心菊素, IC_{50} = (3.1±0.3)μmol/L; Jurkat-T, IC_{50} > 75μmol/Lμmol/L, 堆心菊素, IC_{50} = (1.14±0.08) μmol/L, 美法仑, IC_{50} = (9.1±0.8)μmol/L][1225]; 抗菌 (金黄色葡萄球菌, MIA = 1.00μg, 氯霉素, MIA = 0.0001μg; 枯草杆菌, MIA = 5.00μg, 氯霉素, MIA = 0.0001μg)[1259]; 抗真菌 (假丝酵母属 *Candida mycoderma*, MIA = 0.05μg, 对照咪康唑, MIA = 0.0001μg)[1259]; 抗氧化剂 (DPPH 清除剂, TLC, MIA = 0.1μg, IC_{50} = 380μg/mL; 对照槲皮素, MIA < 0.05μg, IC_{50} = 7μg/mL, 没食子酸, MIA < 0.05μg, IC_{50} = 4μg/mL; 抗坏血酸, MIA < 0.10μg, IC_{50} = 18μg/mL)[1259]. 【来源】大豆 *Glycine max* (大豆植物化学浓缩物: 产率 = 0.0058%干重)[1028], 峨眉葛 *Pueraria omeiensis* (根: 含量 = 0.055%)[1375], 粉葛 *Pueraria lobata* var. *thomsonii* (根: 2 产地平均含量 = 0.035%)[1375], 葛根 *Pueraria lobata* [Syn. *Pueraria thunbergiana; Pueraria pseudohirsuta*] (根: 10 产地平均含量 = 0.137%[1375]), 黑大豆 *Glycine max*, 红车轴草 *Trifolium pratense*, 黄花木 *Piptanthus nepalensis*, 黄毛葛(黄毛萼葛) *Pueraria calycina* (根: 含量 = 0.030%)[1375], 极宽刺桐* *Erythrina latissima* (茎木), 苜蓿 *Medicago sativa*, 三裂叶葛 *Pueraria phaseoloides* (根: 含量 = 0.090%)[1375], 三消草 *Trifolium repens*, 山豆根 *Sophora subprostrata* [Syn. *Sophora tonkinensis*], 食用葛 *Pueraria edulis* (根: 含量 = 0.063%)[1375], 斯特文黄檀 *Dalbergia stevensonii*, 云南葛藤(苦葛) *Pueraria peduncularis* (根: 含量 = 0.053%)[1375], *Bituminaria morisiana* (叶). 【文献】2, 3, 167, 168, 962, 1028, 1225, 1259, 1375.

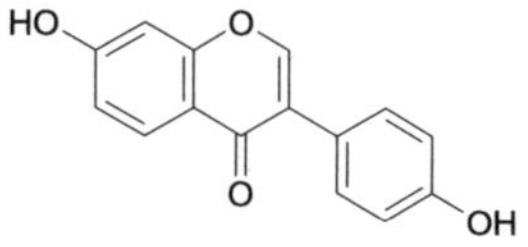

1260 2",6"-*O*-Diacetylononin

Formononetin-7-*O*-(2", 6"-*O*-diacetyl)glucopyranoside $C_{26}H_{26}O_{11}$ (514.49). 黄色无定形粉末, $[\alpha]_D^{25}$ = + 9.3° (*c* = 0.55, 甲醇). 【类型】异黄酮. 【活性】细胞毒 (*in vitro*, Hs740T, ED_{50} = 7.61μg/mL; Hs756T, ED_{50} = 8.89μg/mL; Hs578T, ED_{50} = 5.44μg/mL; Hs742T, ED_{50} = 25.53μg/mL; DU145, ED_{50} = 4.18μg/mL; LNCaP-FGC, ED_{50} = 22.12μg/mL)[1028]. 【来源】大豆 *Glycine max* (大豆植物化学浓缩物: 产率 = 0.0039%干重). 【文献】1028.

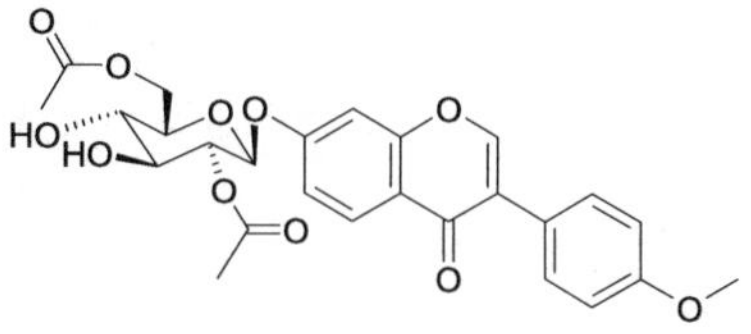

1261 7,4'-Dimethoxyisoflavone 7,4'-二甲氧基异黄酮

Dimethoxydaidzein [1157-39-7] $C_{17}H_{14}O_4$ (282.30). 针状晶体 (乙醇), mp 154~156℃. 【类型】异黄酮. 【活性】细胞毒 (Raji 细胞); cAMP 磷酸二酯酶抑制剂 (大鼠的心脏, IC_{50} = 2.3μmol/L). 【来源】刺果甘草 *Glycyrrhiza pallidiflora*. 【文献】184.

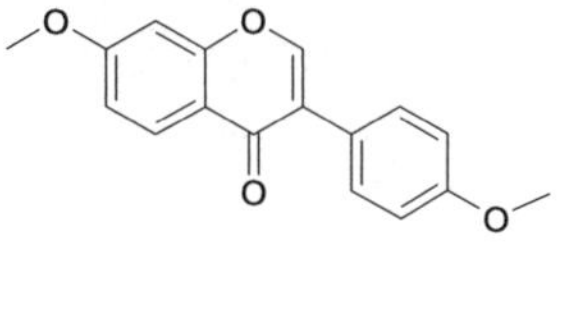

1262 Erysenegalensein E 塞内加尔刺桐素 E*

$C_{25}H_{26}O_6$ (422.48). 无色无定形物质, $[\alpha]_D = +4.8°$ (c = 0.056, 乙醇). 【类型】异黄酮. 【活性】抗真菌 (须发癣菌, 500~1000μg/mL)[502]; 细胞毒 (KB, EC_{50} = 6.25μg/mL)[1252]. 【来源】刺桐 *Erythrina variegata* [Syn. *Erythrina indica*] (茎皮), 攀缘鱼藤 *Derris scandens*. 【文献】502, 1252.

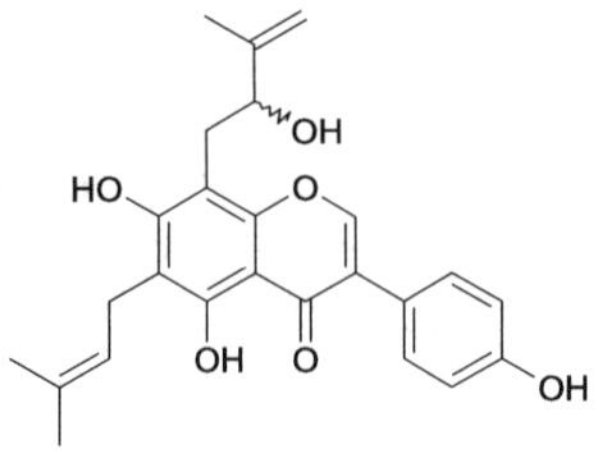

1263 Genistein 染料木素

[446-72-0] $C_{15}H_{10}O_5$ (270.24). mp 301~302℃ (分解). 【类型】异黄酮. 【活性】芳化酶抑制剂 (*in vitro*, HepG2 细胞, 1μmol/L 即可诱导芳化酶活性)[1388]; 芳化酶抑制剂 (*in vivo*, 斑马鱼, 诱导 aro-B 基因表达)[1388]; 细胞毒 (培养鼠肝癌细胞 Hepa1c1c7, 诱导醌还原酶实验)[1205]; 细胞毒 (KB, ED_{50} = 7.4μg/mL); 细胞毒 (*in vitro*, Hs740T, ED_{50} = 4.38μg/mL; Hs756T, ED_{50} = 5.82μg/mL; Hs578T, ED_{50} = 3.5μg/mL; Hs742T, ED_{50} = 14.88μg/mL; DU145, ED_{50} = 2.39μg/mL; LNCaP-FGC, ED_{50} = 25.45μg/mL)[1028]; 抗肿瘤 (抑制 DMBA 诱导的肿瘤前期损伤 *in vitro*, MMOC 实验, IC_{50} = 45.2μmol/L; 对照 Sulforaphane, IC_{50} = 11μmol/L)[1081]; 儿茶酚-*O*-甲基转移酶抑制剂 (竞争性的); 抗高血脂 (大鼠, 减少血清中的胆固醇和三酰甘油, 减少三硝基甲苯引起的血脂过多); 组氨酸脱羧酶抑制剂 (竞争性的); 过氧化物酶抑制剂 (竞争性的); 脂肪酶抑制剂 (大豆, 竞争性的); 细胞色素 CyP1A 抑制剂 [IC_{50} = (4.9±0.5)μmol/L][1292]; QR 抑制剂 [培养的小鼠 Hepa1c1c7 细胞, CD = (17.1±8.5)μmol/L, IC_{50} = (23.9±5.9)μmol/L][1292]; DPPH 清除剂 (SC_{50} > 250μmol/L, 250μmol/L 清除率 = 2%)[1292]; 抗炎 (抑制脑脂质体过氧化, 62.5μg/mL, DMSO 对照的光密度 = 52.8%±0.3%; 阳性对照物 Propyl gallate, 7.5μmol/mL, DMSO 对照的光密度 = 20.6%±0.2%)[1170]; 颗粒释放抑制剂[1170]; 保肝 (鼠原代培养肝细胞, 抗半乳糖胺 *D*-GalN 诱导的肝毒, IC_{50} = 29μmol/L, 对照 Silybin, IC_{50} = 41μmol/L)[880]; 抗炎 (细胞因子网络调节器: 抑制巨噬细胞 RAW264.7 中脂多糖刺激的 TNF*α* 和 IL-6 的释放, IC_{50} = 1μmol/L)[963]; 抗炎 (NO 生成抑制剂)[962]; 抗氧化剂 (DPPH 清除剂, TLC 检出限 = 1.0μg, IC_{50} = 1810μg/mL; 对照槲皮素, TLC 检出限 < 0.05μg, IC_{50} = 7μg/mL; 没食子酸, TLC 检出限 < 0.05μg, IC_{50} = 4μg/mL; 抗坏血酸, TLC 检出限 < 0.10μg, IC_{50} = 18μg/mL)[813]; 抗菌 (大肠埃希菌, MIA = 100.0μg, 对照氯霉素, MIA = 0.001μg; 金黄色葡萄球菌, MIA = 1.00μg, 氯霉素, MIA = 0.0001μg; 枯草杆菌, MIA = 5.00μg, 氯霉素, MIA = 0.0001μg)[1259]; 抗真菌 (假丝酵母属 *Candida mycoderma*, MIA = 0.10μg, 对照咪康唑, MIA = 0.0001μg)[1259]; 抗氧化剂 (DPPH 清除剂, TLC, MIA = 0.5μg, IC_{50} = 354μg/mL; 对照槲皮素, MIA < 0.05μg, IC_{50} = 7μg/mL, 没食子酸, MIA < 0.05μg, IC_{50} = 4μg/mL; 抗坏血酸, MIA < 0.10μg, IC_{50} = 18μg/mL)[1259]. 【来源】大豆 *Glycine max* (大豆植物化学浓缩物: 产率 = 0.013% 干重)[1028], 毒灰毛豆 *Tephrosia toxicaria* (茎: 产率 = 0.000065% 干重)[1081], 葛根 *Pueraria lobata* [Syn. *Pueraria thunbergiana*; *Pueraria pseudohirsuta*], 红车轴草 *Trifolium pratense*, 槐 *Sophora japonica*, 槐角 *Sophora japonica*, 黄花木 *Piptanthus nepalensis*, 黄羽扇豆 *Lupinus luteus*, 黑大豆 *Glycine max*, 极宽刺桐* *Erythrina latissima* (茎木), 攀缘鱼藤 *Derris scandens* (茎), 染料木 *Genista tinctoria*, 山豆根 *Sophora subprostrata* [Syn. *Sophora tonkinensis*], 李属 *Prunus* sp., 攀缘鱼藤 *Derris scandens* (茎), 广布丁公藤* *Erycibe expansa*, *Bolusanthus speciosus* (根木)[813]. 【文献】2, 3, 4, 167, 813, 820, 880, 962, 963, 1028, 1081, 1170, 1205, 1259, 1292, 1388.

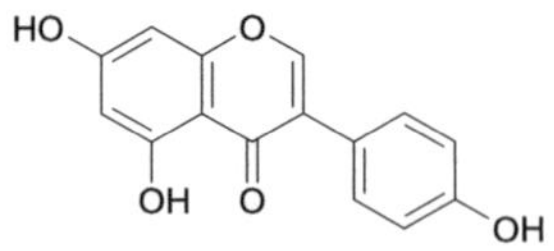

1264 Indicanine D 因地卡宁 D*

5,7-Dihydroxy-6(*γ*,*γ*-dimethylallyl)-8-(2'''-hydroxy-3'''-methylbut-3'''-enyl)-4'-(1''-hydroxymethylpenta cosanyl) isoflavone $C_{51}H_{78}O_7$ (803.19). 黄色针状结晶, mp 212~214℃, $[\alpha]_D^{20}$ = +8.5° (*c* = 0.045, 甲醇). 【类型】异黄酮. 【活性】细胞毒 (KB, EC_{50} = 12.5μg/mL)[1252]. 【来源】刺桐 *Erythrina variegata* [Syn. *Erythrina indica*] (茎皮). 【文献】1252.

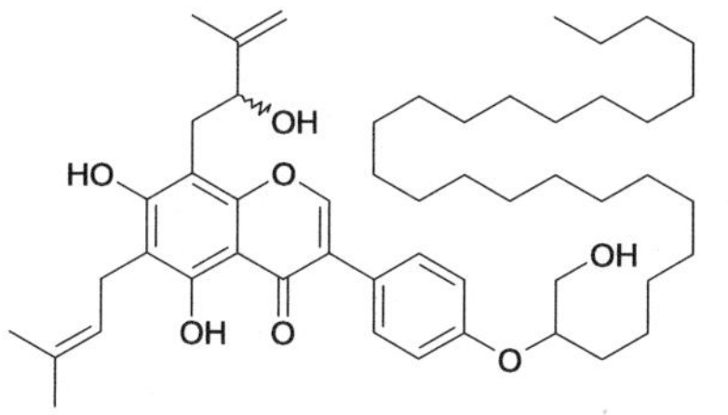

1265 3'-*O*-Methylorobol 3'-*O*-甲基香豌豆苷元

5,7,4'-Trihydroxy-3'-methoxyisoflavone $C_{16}H_{12}O_6$ (300.27). 【类型】异黄酮. 【活性】细胞毒 (HSC-2 cells, CC_{50} = 0.16mmol/L; HGF, CC_{50} > 0.67mmol/L)[639]; 保肝 (鼠原代培养肝细胞, 抗半乳糖胺 *D*-GalN 诱导的肝毒, IC_{50} = 55μmol/L, 对照 Silybin, IC_{50} = 41μmol/L)[880]. 【来源】金雀儿 *Cytisus scoparius* [Syn. *Spartium scoparium*], 构棘 *Cudrania cochinchinensis* (根: 产率 = 0.000046%干重)[639], 广布丁公藤* *Erycibe expansa*. 【文献】294, 639, 880.

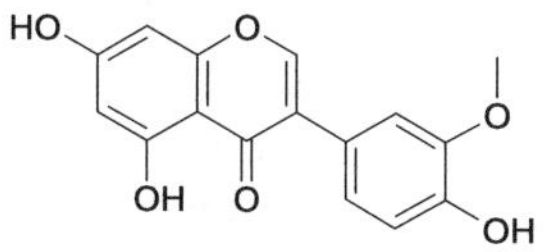

1266 8-Prenylerythrinin 8-异戊烯基海桐皮宁*

$C_{25}H_{26}O_6$ (422.48). 【类型】异黄酮. 【活性】细胞毒 (KB, EC_{50} = 13μg/mL)[1252]. 【来源】刺桐 *Erythrina variegata* [Syn. *Erythrina indica*] (茎皮). 【文献】1252.

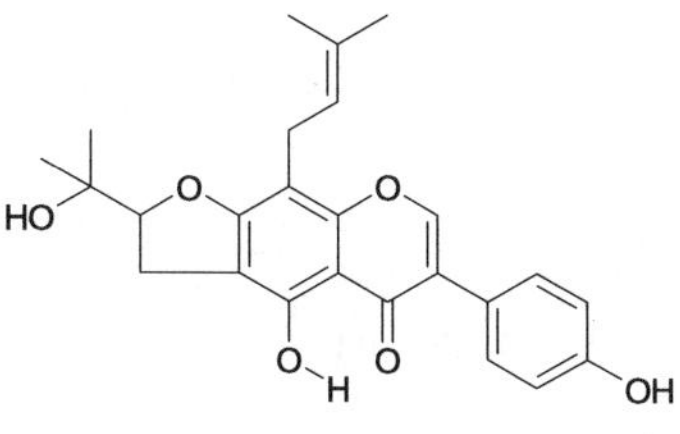

1267 Tectoridin 鸢尾啶苷 (鸢尾苷; 射干苷)

Tectorigin; Shekanin $C_{22}H_{22}O_{11}$ (462.41). mp 258℃. 【类型】异黄酮. 【活性】抗氧化剂 (羟基自由基 OH• 清除剂)[515]; 抗炎 (TPA 刺激的鼠腹膜巨噬细胞,抑制 PGE_2 的产生)[962]; 抗血管生成 (鸡胚胎, 30μg/卵, 抑制率 = 35.0%, 对照 *trans*-视黄酸, 1μg/卵, 抑制率 = 77.3%)[1337]; 抗增生 (CPAE cell, 100μmol/L, 抑制率 = 55.0%, IC_{50} = 43.6μmol/L, 对照染料木素, 抑制率 = 56.4%, IC_{50} = 66.9μmol/L)[1337]; 抗肿瘤 [S180 癌 ICR 小鼠, 30mg/(kg·d) ip 10d, 肿块体积抑制 24.8%][1337]. 【来源】白花射干 *Iris dichotoma* (干燥根茎: 平均含量 = 0.86%[1375]), 河岸黄檀 *Dalbergia riparia*, 射干 *Belamcanda chinensis* (干燥根茎: 平均含量 = 1.72%[1375]), 鸢尾 *Iris tectorum*. 【文献】5, 167, 515, 887, 962, 1337, 1375.

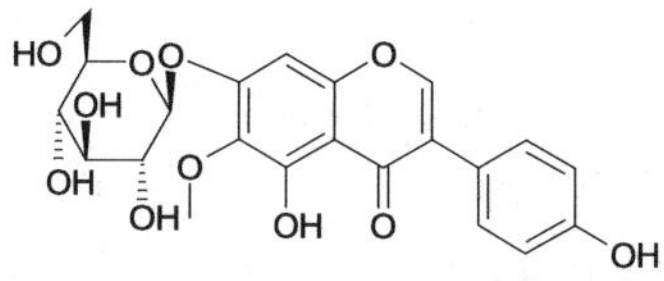

1268 Tectorigenin 鸢尾种苷元 (鸢尾黄素)

$C_{16}H_{12}O_6$ (300.27). mp 227℃ (分解). 【类型】异黄酮. 【活性】抗真菌[515]; 自由基清除剂 (能有效清除 O_2^-、·OH 和 H_2O_2 自由基)[515]; 抗炎 (TPA 刺激的鼠腹膜巨噬细胞,抑制 PGE_2 的产生)[962]; 抗血管生成 (鸡胚胎, 30μg/卵, 抑制率 = 80.0%, 对照 *trans*-视黄酸, 1μg/卵, 抑制率 = 77.3%)[1337]; 抗增生 (CPAE 细胞, 100μmol/L, 抑制率 = 55.0%, IC_{50} = 67.9μmol/L, 对照染料木素, 抑制率 = 56.4%, IC_{50} = 66.9μmol/L)[1337]; 抗肿瘤 [Lewis 肺癌小鼠, 30mg/(kg · d) sc, 20d, 肿块体积抑制 30.8%][1337]; 抗肿瘤 [S180 癌 ICR 小鼠, 30mg/(kg · d) ip, 10d, 肿块体积抑制 44.2%][1337]. 【来源】白花射干 *Iris dichotoma* (干燥根茎: 含量 = 0.87%)[1375], 刺芒柄花 *Ononis spinosa*, 德国鸢尾 *Iris germanica*, 射干 *Belamcanda chinensis* (干燥根茎: 含量 = 1.37%[1375]), 鸢尾(川射干) *Iris tectorum* (干燥根茎: 含量 = 3.14%[1375]), 黄檀属 *Dalbergia* sp. 【文献】5, 167, 515, 887, 962, 1337, 1372, 1375.

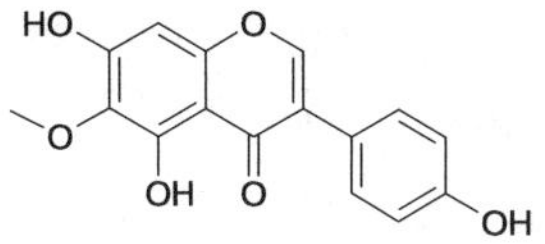

1269 7,3',4'-Trimethoxyisoflavone 7,3',4'-三甲氧基异黄酮

Anticancer Flavonoid PMV70P691-115 $C_{18}H_{16}O_5$ (312.33). 【类型】异黄酮. 【活性】保肝 (鼠原代培养肝细胞, 抗

半乳糖胺 *D*-GalN 诱导的肝毒, 100μmol/L, 抑制率 = 6.6%±0.8%,无活性, 对照 Silybin, 100μmol/L, 抑制率 = 77.0%±5.5%)[880]; 细胞毒 (培养鼠肝癌细胞 Hepa1c1c7, 诱导醌还原酶实验)[1205]. 【来源】广布丁公藤* *Erycibe expansa*, 牙买加樱桃 *Muntingia calabura*. 【文献】880, 1205.

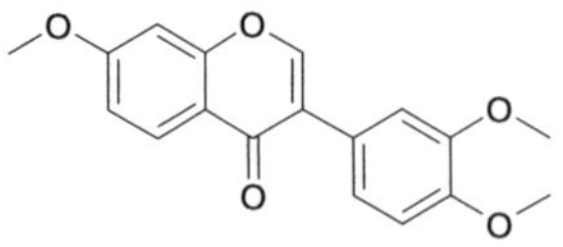

1270 Wighteone 5,7,4'-三羟基-6-异戊烯异黄酮

5,7,4'-Trihydroxy-6-prenyl-isoflavone [51225-30- 0] $C_{20}H_{18}O_5$ (338.36). 【类型】异黄酮. 【活性】细胞毒 (HSC-2 cells, CC_{50} = 0.12mmol/L; HGF, CC_{50} = 0.25mmol/L)[639]; 细胞毒 (KB, EC_{50} = 0.78μg/mL)[1252]; 保肝 (鼠原代培养肝细胞, 抗半乳糖胺 *D*-GalN 诱导的肝毒, 100μmol/L, 抑制率 = −17.8%±0.5%, 有相反的作用, 对照 Silybin, 100μmol/L, 抑制率 = 77.0%±5.5%)[880]; 抗菌 (大肠埃希菌, MIA = 0.05μg, 对照氯霉素, MIA = 0.001μg; 枯草杆菌, MIA = 0.01μg, 氯霉素, MIA = 0.001μg; 金黄色葡萄球菌, MIA = 0.01μg, 氯霉素, MIA = 0.001μg)[813]; 抗真菌 (假丝酵母属 *Candida mycoderma*, MIA = 0.05μg, 咪康唑, MIA = 0.0001μg)[813]; 抗真菌 (烟曲霉菌和 *Aspergillus nidulan*, MIC = 2~4μg/mL; 新型隐球菌, MIC = 4μg/mL)[1078]; 抗氧化剂 (DPPH 清除剂, TLC 检出限 = 1.0μg, IC_{50} = 2100μg/mL; 对照槲皮素, TLC 检出限 < 0.05μg, IC_{50} = 7μg/mL; 没食子酸, TLC 检出限 < 0.05μg, IC_{50} = 4μg/mL; 抗坏血酸, TLC 检出限 < 0.10μg, IC_{50} = 18μg/mL)[813]; 抗菌 [粪肠球菌 JCM7783 (VSE) (= ATCC19434), MIC = 6.25μg/mL, 对照 Linezolid, MIC = 1.56μg/mL; 粪肠球菌 JU1856(VRE, VanA), MIC = 6.25μg/mL, Linezolid, MIC = 0.78μg/mL; 粪肠球菌 JU1782(VRE, VanB), MIC = 6.25μg/mL, Linezolid, MIC = 0.78μg/mL; 屎肠球菌 JCM5804 (VSE) (= ATCC 29212), MIC = 6.25μg/mL, Linezolid, MIC = 1.56μg/mL; 屎肠球菌 JU1858 (VRE, VanA), MIC = 6.25μg/mL, Linezolid, MIC = 0.78μg/mL; 屎肠球菌 JU1777 (VRE, VanB), MIC = 6.25μg/mL, Linezolid, MIC = 1.56μg/mL; 鹑鸡肠球菌 JU2786 (VRE,VanC), MIC = 6.25μg/mL, Linezolid, MIC = 0.78μg/mL; 金黄色葡萄球菌 JCM2874 (MSSA) (=ATCC29213), MIC = 6.25μg/mL, Linezolid, MIC =1.56μg/mL; 金黄色葡萄球菌(MRSA, 10 strains), MIC = 6.25μg/mL, Linezolid, MIC = 0.78μg/mL; 金黄色葡萄球菌(MRSA, 8 strains), 平均 MIC_{80} = 6.25μg/mL, Linezolid, 平均 MIC_{80} = 0.78μg/mL][1183]. 【来源】白羽扇豆 *Lupinus albus*, 刺桐 *Erythrina variegata* [Syn. *Erythrina indica*] (茎皮)[1252], 构棘 *Cudrania cochinchinensis* (根: 产率 = 0.0131%干重[639]; 产率 = 0.000034%干重[1078]), 光果甘草 *Glycyrrhiza glabra* (叶)[1059], 羽扇豆属 *Lupinus* sp., 广布丁公藤* *Erycibe expansa*, *Bolusanthus speciosus* (根木)[813]. 【文献】167, 639, 813, 880, 1059, 1078, 1183, 1252.

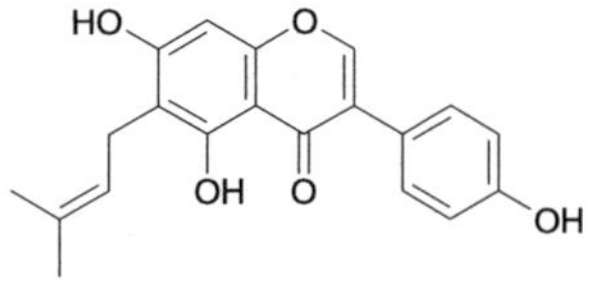

1271 Wrightiadione 胭木二酮

[148180-61-4] $C_{16}H_8O_3$ (248.24). mp 228~230℃, $[\alpha]_D$ = 0° (*c* = 0.1, 三氯甲烷). 【类型】异黄酮. 【活性】抗肿瘤 (EAC, S_{180}, HCS, ARS 和 P_{388}, P<0.05). 【来源】胭木 *Wrightia tomentosa*. 【文献】250.

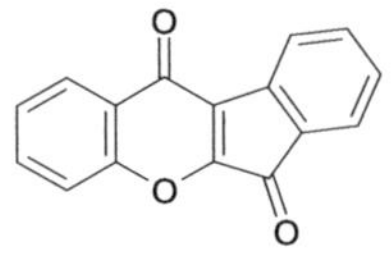

3.6 二氢异黄酮类

1272 Anticancer Rotenoid PMV70P691-036 抗癌鱼藤酮类似物 PMV70P691-036

$C_{24}H_{26}O_{10}$ (474.47). 【类型】二氢异黄酮. 【活性】细胞毒 (培养鼠肝癌细胞 Hepa1c1c7, 诱导醌还原酶实验)[1205]. 【来源】毒灰毛豆 *Tephrosia toxicaria*. 【文献】1205.

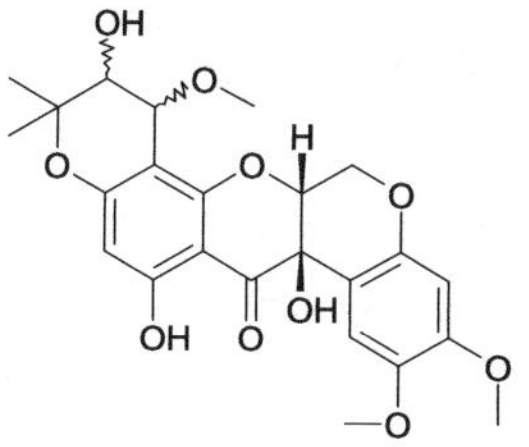

1273 Deguelin 鱼藤素

Degueline [522-17-8] $C_{23}H_{22}O_6$ (394.43). 黄色晶体, mp 180~182℃ (甲醇); 171℃, $[\alpha]_D^{20} = -107°$ (c = 0.2, 苯). 【类型】二氢异黄酮. 【活性】鸟氨酸脱羧酶抑制剂 (酯佛波醇引起的, IC_{50} = 0.0003μg/mL); 杀幼虫剂 (蚊子幼虫); 杀线虫剂 (MLD = 1μmol/L); 抗肿瘤促进剂 [*in vivo*, 鼠皮肤癌, 抑制 TPA 诱导的 EBV-EA 活化, 100(mol ratio/32 pmol TPA), EBV-EA 阳性细胞 = 72.3%生存能力, 阳性对照 *β*-胡萝卜素, EBV-EA 阳性细胞 = 82.7%生存能力][1169]. 【来源】木蓝 *Indigofera tinctoria*, 灰叶根 *Tephrosia purpurea*, 毛鱼藤 *Derris elliptica*, 鱼藤 *Derris trifoliata* (茎), 灰毛豆属 *Tephrosia* sp., 矛果豆属 *Lonchocarpus* sp. 【文献】5, 184, 1169.

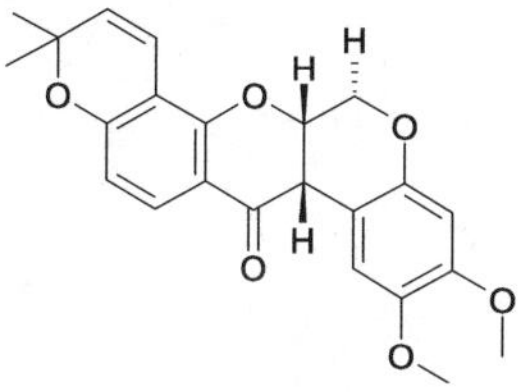

1274 Dihydrodaidzin 二氢大豆苷*

(−)-Dihydrodaidzin; 7-*O*-*β*-*D*-Glucopyranosyl-4'-hydroxyisoflavanone $C_{21}H_{22}O_9$ (418.4). 黄色无定形粉末, $[\alpha]_D^{25} = -12.9°$ (c = 1.00, 甲醇). 【类型】二氢异黄酮. 【活性】细胞毒 (*in vitro*, Hs740T, ED_{50} = 17.37μg/mL; Hs756T, ED_{50} = 14.92μg/mL; Hs578T, ED_{50} = 28.23μg/mL; Hs742T, ED_{50} = 33.57μg/mL; DU145, ED_{50} = 9.16μg/mL; LNCaP-FGC, ED_{50} = 32.45μg/mL)[1028]. 【来源】大豆 *Glycine max* (大豆植物化学浓缩物: 产率 = 0.0080%干重). 【文献】1028.

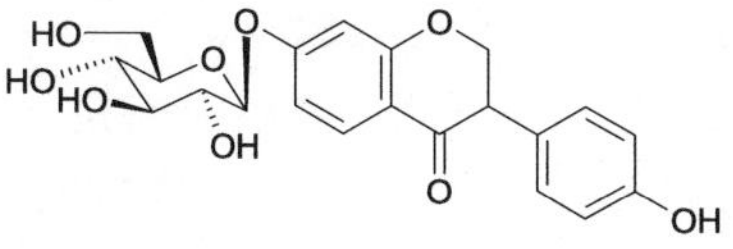

1275 4',5'-Dihydro-11,5'-dihydroxy-4'-metho-xytephrosin 4',5'-二氢-11,5'-二羟基-4'-甲氧基灰毛豆素*

$C_{24}H_{26}O_{10}$ (474.47). 无色固体, $[\alpha]_D^{20} = +1.7°$ (c = 0.1, 丙酮). 【类型】二氢异黄酮. 【活性】抗肿瘤 (抑制 DMBA 诱导的肿瘤前期损伤 *in vitro*, MMOC 实验, IC_{50} = 9.1μmol/L; 对照 Sulforaphane, IC_{50} = 11μmol/L)[1081]. 【来源】毒灰毛豆 *Tephrosia toxicaria* (茎: 产率 = 0.00016%干重). 【文献】1081.

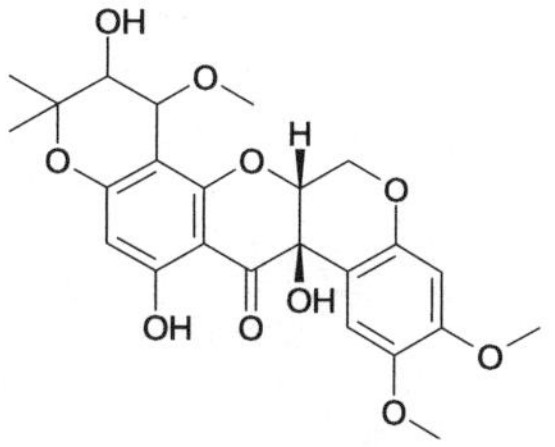

1276 Dihydrogenistin 二氢染料木苷*

(−)-Dihydrogenistin; 7-*O*-*β*-*D*-Glucopyranosyl- 5,7,4'-trihydroxyisoflavanone $C_{21}H_{22}O_{10}$ (434.4). 黄色无定形粉末, $[\alpha]_D^{25} = -23.7°$ (c = 0.50, 甲醇). 【类型】二氢异黄酮. 【活性】细胞毒 (*in vitro*, Hs740T, ED_{50} = 15.12μg/mL; Hs756T, ED_{50} = 12.24μg/mL; Hs578T, ED_{50} = 15.36μg/mL; Hs742T, ED_{50} = 30.8μg/mL; DU145, ED_{50} = 10.25μg/mL; LNCaP-FGC, ED_{50} = 41.58μg/mL)[1028]. 【来源】大豆 *Glycine max* (大豆植物化学浓缩物: 产率 = 0.013%干重). 【文献】1028.

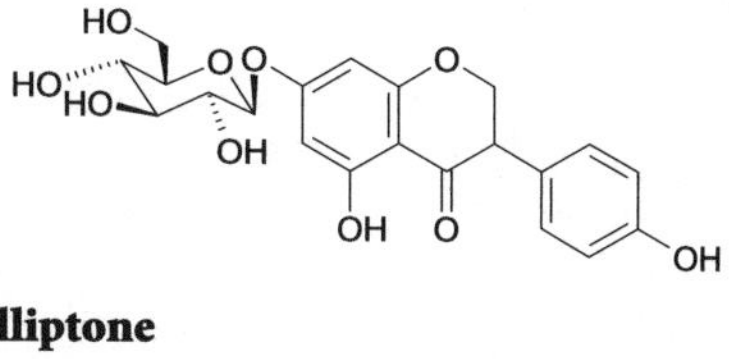

1277 Elliptone

$C_{20}H_{16}O_6$ (352.35). 【类型】二氢异黄酮. 【活性】抗肿瘤促进剂 (*in vivo*, 鼠皮肤癌, 抑制 TPA 诱导的 EBV-EA 活化, 100 mol ratio/32pmol TPA, EBV-EA 阳性细胞 = 76.8%生存能力, 阳性对照 *β*-胡萝卜素, EBV-EA 阳性细胞 = 82.7%生存能力)[1169]. 【来源】鱼藤 *Derris trifoliata* (茎). 【文献】1169.

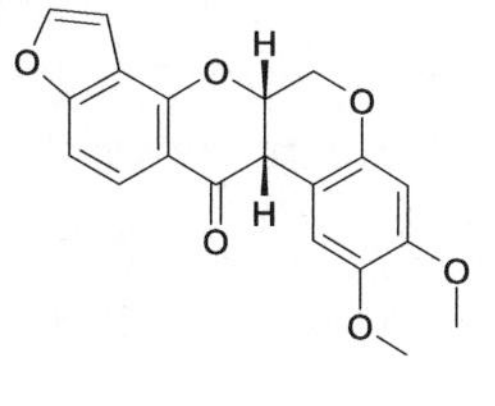

1278 6aα,12aα-12a-Hydroxyelliptone

$C_{20}H_{16}O_7$ (368.35). 无色油状物, $[\alpha]_D^{25} = -4.4°$ (c = 0.068, 三氯甲烷). 【类型】二氢异黄酮. 【活性】抗肿瘤促进剂 (*in vivo*, 鼠皮肤癌, 抑制 TPA 诱导的 EBV-EA 活化, 100 mol ratio/32pmol TPA, EBV-EA 阳性细胞 = 66.4% 生存能力, 阳性对照 β-胡萝卜素, EBV-EA 阳性细胞 = 82.7%生存能力)[1169]. 【来源】鱼藤 *Derris trifoliata* (茎). 【文献】1169.

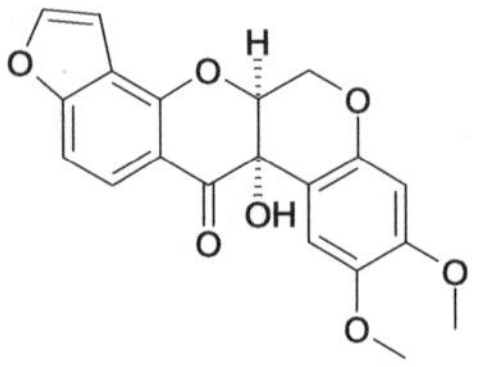

1279 12α-Hydroxyrotenone 鱼藤醇酮

Rotenolone [509-96-6] $C_{23}H_{22}O_7$ (410.43). 淡黄色固体, mp 88℃. 【类型】二氢异黄酮. 【活性】细胞毒 (KB, ED_{50} = 0.01~0.30μg/mL); 杀虫剂; 杀螨剂; 杀线虫剂 (0.1mg/mL 用犬弓蛔虫幼虫培养, 3h 后 RM = 33, 6h 后 RM = 0, MLC = 5μmol/L). 【来源】地瓜子 *Pachyrhizus erosus*, 灰叶根 *Tephrosia purpurea*, 苦檀子 *Millettia pachycarpa*, 灰毛豆属 *Tephrosia* sp. 【文献】167, 184, 299.

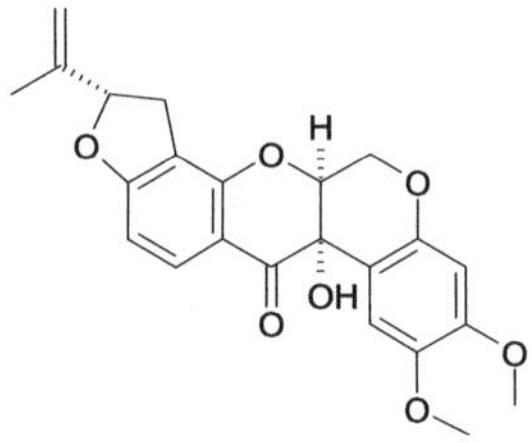

1280 Rotenone 鱼藤酮

[83-79-4] $C_{23}H_{22}O_6$ (394.43). mp (–) 163℃. 【类型】二氢异黄酮. 【活性】线粒体呼吸链复合物 I 抑制剂 [IC_{50} = (5.10±0.90)nmol/L][1160]; NADH 氧化酶抑制剂 [牛心亚线粒体颗粒, IC_{50} = (0.0051±0.0009)μmol/L][1296]; 线粒体复合物 I 选择性抑制剂 [NADH 氧化酶, IC_{50} = (5.10±0.09)nmol/L][1194]; 抗原生动物; 杀鱼剂 (成年 zebra 鱼 *Brachydanio rerio*, LC_{100} = 1.0μg/mL, 时间 = 20~30min)[1321]; 杀虫剂; 抗肿瘤促进剂 [*in vivo*, 鼠皮肤癌, 抑制 TPA 诱导的 EBV-EA 活化, 100(mol ratio/32pmol TPA), EBV-EA 阳性细胞 = 69.2%生存能力, 阳性对照 β-胡萝卜素, EBV-EA 阳性细胞 = 82.7%生存能力]][1169]; LD (犬, iv) = 0.5mg/kg; LD_{50} (鼠, ip)= 2.8mg/kg. 【来源】地瓜子 *Pachyrhizus erosus*, 豆薯 *Pachyrrhizus erosus* (种子), 灰叶根 *Tephrosia purpurea*, 鸡血藤根 *Millettia reticulata*, 苦檀子 *Millettia pachycarpa*, 毛蕊花 *Verbascum thapsus*, 毛鱼藤 *Derris elliptica*, 鱼藤 *Derris trifoliata*, 鱼藤 *Derris trifoliata* (茎). 【文献】5, 167, 899, 1160, 1169, 1194, 1296, 1321.

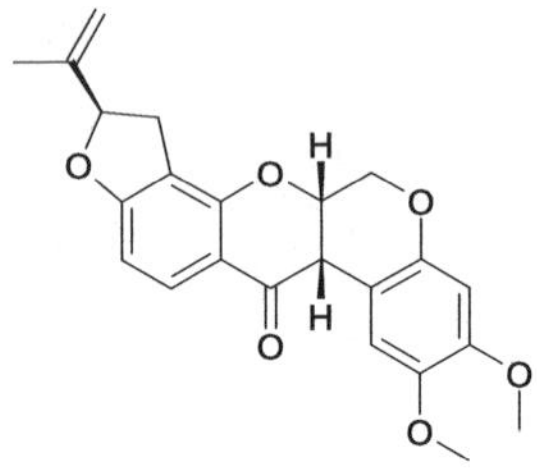

1281 Sumatrol 异灰毛豆酚

$C_{23}H_{22}O_7$ (410.43). 【类型】二氢异黄酮. 【活性】抗肿瘤 (抑制 DMBA 诱导的肿瘤前期损伤 *in vitro*, MMOC 实验, IC_{50} > 47μmol/L; 对照 Sulforaphane, IC_{50} = 11μmol/L)[1081]; 杀虫剂. 【来源】毒灰毛豆 *Tephrosia toxicaria* (茎: 产率 = 0.0093%干重)[1081], 马六甲鱼藤 *Derris malaccensis*. 【文献】167, 1081.

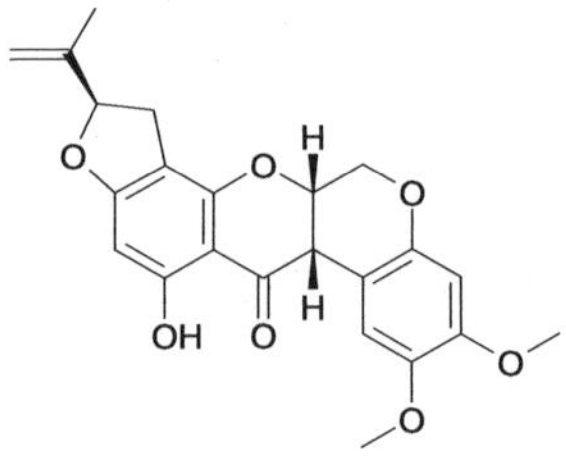

1282 α-Toxicarol α-异灰叶素

[82-09-7] $C_{23}H_{22}O_7$ (410.43). 淡黄色固体, mp 98~102℃; mp (–) 125~127℃, (±) 219~223℃. 【类型】二氢异黄酮. 【活性】抗肿瘤 (抑制 DMBA 诱导的肿瘤前期损伤 *in vitro*, MMOC 实验, IC_{50} > 47μmol/L; 对照 Sulforaphane, IC_{50} = 11μmol/L)[1081]; 细胞毒 (鼠乳腺培养实验, 10μg/mL 抑制 80%)[1205]; 杀线虫剂 (*in vitro*, 0.1mg/mL, 用犬弓蛔虫幼虫培养, 6h 后, RM = 4h, 24h 后, RM = 0); 杀虫剂; 抗肿瘤促进剂 (*in vivo*, 鼠皮肤癌, 抑制 TPA 诱导的 EBV-EA 活化, 100 mol ratio/32pmol TPA, EBV-EA 阳性细胞 = 71.9%生存能

力，阳性对照 β-胡萝卜素，EBV-EA 阳性细胞 = 82.7%生存能力)[1169]．【来源】毒灰毛豆 *Tephrosia toxicaria* (茎: 产率 = 0.023%干重)[1081]，灰叶根 *Tephrosia purpurea*，毛鱼藤 *Derris elliptica*，鱼藤 *Derris trifoliata*，鱼藤 *Derris trifoliata* (茎)．【文献】5, 184, 1081, 1169, 1205.

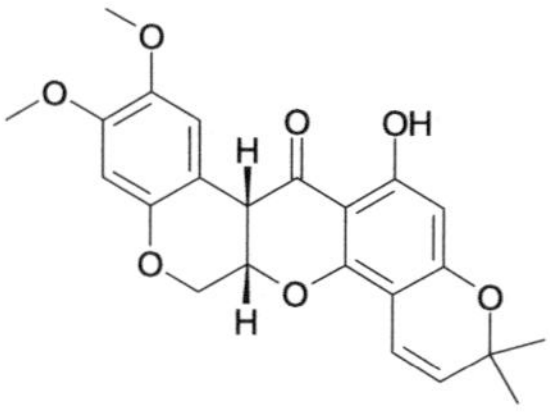

3.7 黄 烷 类

1283 Anticancer Flavonoid PMV70P691-013 抗癌类黄酮 PMV70P691-013

$C_{20}H_{22}O_4$ (326.40)．【类型】黄烷．【活性】细胞毒 (雌激素 α 受体结合实验)[1205]；细胞毒 (雌激素 β 受体结合实验)[1205]；细胞毒 (COX-1 抑制剂)[1205]．【来源】构树 *Broussonetia papyrifera*．【文献】1205.

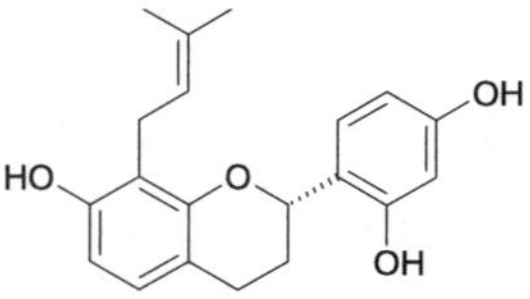

1284 Anticancer Flavonoid PMV70P691-015 抗癌类黄酮 PMV70P691-015

$C_{20}H_{22}O_3$ (310.40)．【类型】黄烷．【活性】细胞毒 (人乳腺癌细胞，抗增生活性)[1205]．【来源】黄栌 *Cotinus coggygria*．【文献】1205.

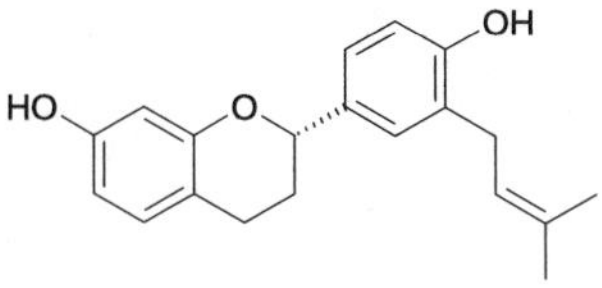

1285 Calyxin L 云南草蔻新 L

$C_{35}H_{34}O_8$ (582.66)．亮黄色无定形固体，$[\alpha]_D^{25} = +77.1°$ (c = 0.05，甲醇)．【类型】黄烷．【活性】细胞毒 (Colon26-L5, ED_{50} = 28.2μmol/L; HT1080, ED_{50} = 44.3μmol/L; 对照姜黄素, Colon26-L5, ED_{50} = 23.2μmol/L; HT1080, ED_{50} = 23.4μmol/L)[646]．【来源】云南草蔻 *Alpinia blepharocalyx* (种子: 产率 = 0.00011%[646]; 产率 = 0.00029%[647]; 产率 = 0.00011%干重[648])．【文献】646, 647, 648.

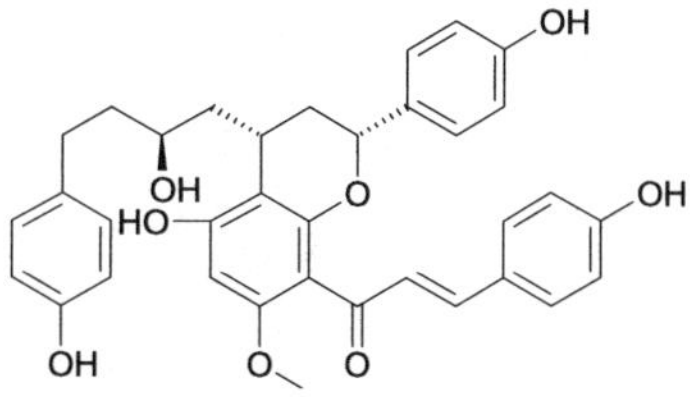

1286 4'-Hydroxy-7-methoxyflavan 4'-羟基-7-甲氧基黄烷*

$C_{16}H_{16}O_3$ (256.30)．无色棱晶 (己烷–丙酮)，mp 115~117℃，$[\alpha]_D^{26} = -12°$ (c = 0.1，甲醇)．【类型】黄烷．【活性】细胞毒 (Meth-A 细胞, ED_{50} > 10μg/mL，对照阿霉素, ED_{50} < 0.09μg/mL; LLC 细胞, ED_{50} > 10μg/mL，对照阿霉素, ED_{50} = 0.1μg/mL)[886]．【来源】日本文殊兰 *Crinum asiaticum* var. *japonicum* (鳞茎)．【文献】886.

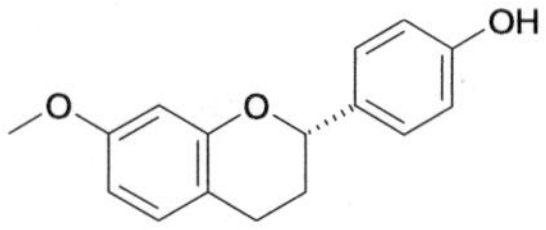

1287 (2*S*)-7,8,3',4',5'-Pentamethoxyflavan (2*S*)-7,8,3',4',5'-五甲氧基黄烷

[133342-91-3] $C_{20}H_{24}O_6$ (360.41)．无色油状物，$[\alpha]_D^{20} = -75.0°$ (c = 0.30，三氯甲烷)．【类型】黄烷．【活性】细胞毒 (人: 黑色素瘤, ED_{50} = 8.9μg/mL，结肠癌, ED_{50} = 15.8μg/mL，鼻咽癌, ED_{50} = 13.3μg/mL，耐长春新碱的 KB, ED_{50} = 2.1μg/mL; 鼠: 淋巴白血病细胞, ED_{50} = 5.4μg/mL)．【来源】牙买加樱桃 *Muntingia calabura*．【文献】736.

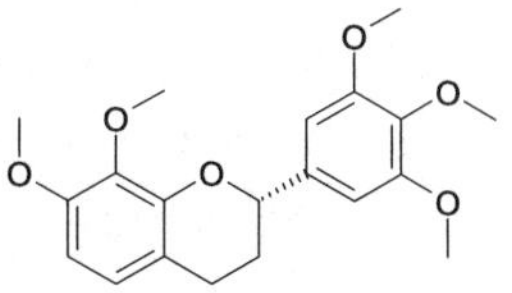

3.8 黄烷-3-醇类

1288 Anticancer Flavonoid PMV70P691-014 抗癌类黄酮 PMV70P691-014

$C_{25}H_{24}O_{10}$ (484.46)．【类型】黄烷-3-醇．【活性】细

胞毒 (细胞色素 C 抗氧化剂实验)[1205]. 【来源】尖锐毛茶* *Antirhea acutata*. 【文献】1205.

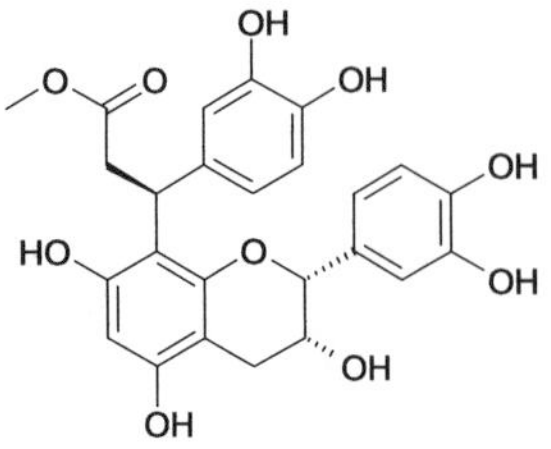

1289 Anticancer Flavonoid PMV70P691-77 抗癌类黄酮 PMV70P691-77

$C_{21}H_{24}O_9$ (420.42). 【类型】黄烷-3-醇. 【活性】细胞毒 (COX-1 抑制剂)[1205]; 细胞毒 (COX-2 抑制剂)[1205]. 【来源】达达赫面包果* *Artocarpus dadah*. 【文献】1205.

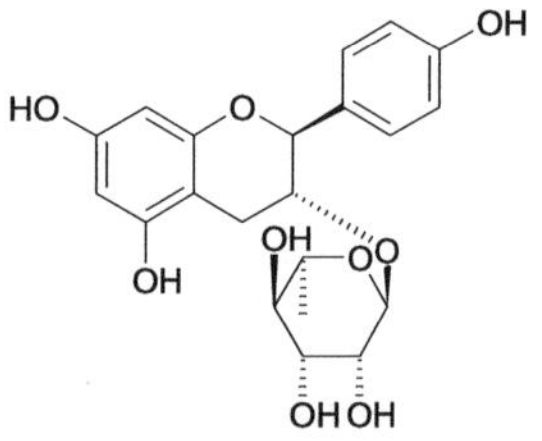

1290 (+)-Catechin (+)-儿茶素

Catechinic acid; Catechuic acid; Cyanidol [154-23-4] $C_{15}H_{14}O_6$ (290.28). 暗黄色粉末, mp 95~98℃, $[\alpha]_D^{20}$ = 17.5° (*c* = 0.3, 三氯甲烷). 【类型】黄烷-3-醇. 【活性】抗肿瘤; 细胞毒 (COX-1 抑制剂)[1205]; 抗病毒; 抗菌; 抗腹泻 (阻滞在大肠中产生吲哚); 抗溃疡 (大鼠, 胃溃疡); 抗肝毒; 止血剂; 类似维生素 P 样作用; 抑制活化 T 细胞的细胞核因子 NFAT 的转录 [IC_{50} = (22.4±0.50)μmol/L, 阳性对照环孢素, IC_{50} = (0.29±0.01)μmol/L][526]; 抗氧化剂 (DPPH 清除剂, SC_{50} = 5.9μmol/L, SC_{50} 为对 40μmol/L DPPH 自由基降低 50%所需的浓度)[953]; 抗氧化剂 (抑制自由基诱导的大鼠血红细胞的溶解, 对细胞膜有强的剂量依赖性的保护作用)[1287]; 抗氧化剂 [超氧化物阴离子清除剂, IC_{50} = (3.67±0.14)μmol/L][994]; *β*-己糖胺酶抑制实验无活性 (RBL-2H3 细胞, 抑制*β*-己糖胺酶的释放, 100μmol/L, 抑制率 = 2.1%±2.5%)[930]; 抑制癌细胞侵入 (MM1 细胞, *in vitro*, 10μg/mL, 抑制率 = 34.0%)[938]; 骨髓细胞增殖促进剂 [1~100mg/mL, 促进培养骨髓细胞的增殖, 刺激骨髓集落的形成, 并有增强白介素 3 提高培养物中集落形成单位(CFU-*c*)数目的作用][1318]; 骨髓细胞增殖促进剂 [*ex vivo*, 降低骨髓功能的模型鼠, 口服 100mg/(kg·d), 刺激白介素 3 诱导的骨髓细胞培养物中骨髓集落 CFU-c 的形成][1318]; 抗氧化剂 (DPPH 清除剂, 高活性)[1254]; 细胞毒实验无活性 (MCF、HM02、HepG2)[1254]. 【来源】阿拉伯胶金合欢 *Acacia nilotica*, 白果 *Ginkgo biloba*, 槟榔 *Areca catechu*, 藏边大黄 *Rheum emodi* [Syn. *Rheum australe*] (茎和根茎: 含量 = 0.22%)[1375], 茶叶 *Camellia sinensis* [Syn. *Thea sinensis*], 醋柳果 *Hippophae rhamnoides*, 大枣 *Ziziphus jujuba*, 儿茶钩藤(方儿茶) *Uncaria gambir* (树干干燥煎膏: 10 产地含量范围 = 22.4%~33.0%; 平均含量 = 25.9%)[1375], 孩儿茶 *Acacia catechu* (树干干燥煎膏: 8 产地含量范围 = 11.6%~21.0%; 平均含量 = 17.2%[1375]), 黑紫梨果寄生* *Scurrura atropurpurea*, 红楠皮 *Machilus thunbergii*, 虎杖 *Polygonum cuspidatum*, 华茶藨 *Ribes fasciculatum* var. *chinense*, 黄花儿柳 *Salix caprea*, 柬埔寨古柯* *Erythroxylum cambodianum* (地上部分), 昆明山海棠 *Tripterygium hypoglaucum*, 罗布麻 *Apocynum venetum*, 毛果槭 *Acer nikoense* (茎皮), 猕猴梨 *Actinidia arguta*, 绵毛钩藤* *Uncaria lanosa*, 牛西西 *Rumex patientia*, 葡萄 *Vitis vinifera* (细胞培养物), 日本苦楝 *Melia azedarach* var. *japonica*, 沙枣 *Elaeagnus angustifolia*, 山樱桃 *Prunus tomentosa*, 桫拉木 *Salacia prinoides* [Syn. *Salacia chinensis*] (茎), 唐古特大黄 *Rheum tanguticum* (茎和根茎: 含量 = 0.79%)[1375], 桃仁 *Prunus persica*, 仙鹤草 *Agrimonia pilosa* var. *japonica*, 掌叶大黄 *Rheum palmatum* (茎和根茎: 含量 = 2.01%)[1375], 棕榈皮 *Trachycarpus fortunei* (叶柄及叶鞘纤维, 炒棕炭: 5 产地平均含量 = 0.334%[1375]), 还存在于许多植物中. 【文献】1, 2, 5, 154, 526, 902, 930, 938, 953, 976, 994, 1205, 1254, 1287, 1308, 1318, 1372, 1375.

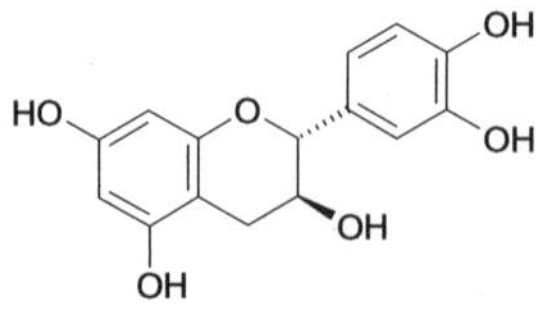

1291 *L*-Epigallocatechin *L*-表没食子儿茶素

(−)-Epigallocatechin [970-74-1] $C_{15}H_{14}O_7$ (306.27). mp

227℃.【类型】黄烷-3-醇.【活性】血管紧张素转化酶ACE抑制剂; 血小板聚集抑制剂 (兔, 强于阿司匹林, 弱于双嘧达莫); 抗菌 (伤寒杆菌、副伤寒杆菌、黄色溶血性葡萄球菌、金黄色葡萄球菌); 细胞毒 (HeLa, *in vitro*); 解痉 (大鼠); 脂加氧酶抑制剂 (大豆, IC_{50} = 10~20μmol/L); 抑制癌细胞侵入 (MM1 细胞, *in vitro*, 10μg/mL, 抑制率 = 27.8%)[938]; 抗氧化剂 (DPPH 清除剂, SC_{50} = 2.5μmol/L, SC_{50} 为对40μmol/L DPPH 自由基降低 50%所需的浓度)[953]; 骨髓细胞增殖促进剂 (100mg/mL, 刺激骨髓集落的形成)[1318]; 抑制*β*-氨基己糖苷酶的脱粒和释放 (RBL-2H3 细胞, 100μmol/L, 抑制率 = 12.6%±4.2%, 对照姜黄素, 100μmol/L, 抑制率 = 62.6%±1.0%, 不影响该酶的活性)[896].【来源】阿拉伯胶金合欢 *Acacia nilotica*, 庵摩勒 *Phyllanthus emblica* (枝叶)[672], 茶叶 *Camellia sinensis* [Syn. *Thea sinensis*], 昆明山海棠 *Tripterygium hypoglaucum*, 桫拉木 *Salacia prinoides* [Syn. *Salacia chinensis*] (茎), 杨梅树皮 *Myrica rubra* (树皮: 产率 = 0.0066%)[896].【文献】5, 154, 309, 310, 311, 312, 313, 314, 672, 896, 938, 953, 1308, 1318.

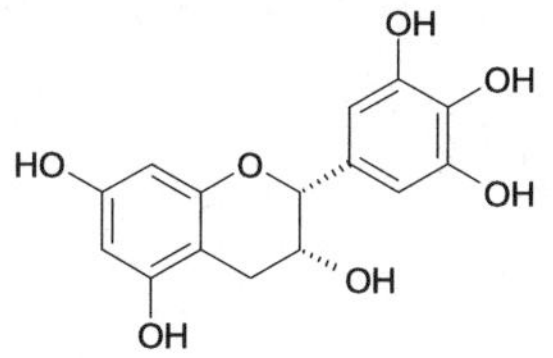

1292 Epigallocatechin 3-gallate (EGCG) 表没食子儿茶素 3-没食子酸酯

(−)-Epigallocatechin-3-*O*-gallate [989-51-5] $C_{22}H_{18}O_{11}$ (458.38). mp 215~216℃; $[\alpha]_D^{25} = -121.2°$ (*c* = 0.99, 丙酮).【类型】黄烷-3-醇.【活性】芳化酶抑制剂 (*in vitro*, CaSki 细胞, mRNA 表达减少 76%)[1388]; 芳化酶抑制剂 (*in vitro*, HeLa 细胞, mRNA 表达减少 90%)[1388]; 特殊茶香味; 抑制癌细胞侵入 (MM1 细胞, *in vitro*, 10μg/mL, 抑制率 = 72.8%, 5μg/mL, 抑制率 = 59.7%)[938]; 骨髓细胞增殖促进剂 (100mg/mL, 刺激骨髓集落的形成)[1318]; 5α-还原酶抑制实验无活性 [IC_{50} > 1mmol/L; 对照非那雄胺, IC_{50} = (0.38±0.06)μmol/L; *α*-亚麻酸, IC_{50} = (160.3±24.6)μmol/L][1324]; 抑制细胞增殖 (周围血单核细胞 PBMC,植物凝集素 PHA 活化的, IC_{50} = 28.9μmol/L, 抑制机制可能涉及阻断白介素-2 和干扰素-*γ* 的生成)[884]; TNFα 释放抑制剂 (BALB/3T3 细胞, okadaic acid 刺激的, 平均 IC_{50} = 26μmol/L)[963]; 抗炎 (核转录因子-κB 途径)[962]; 抗炎 (NO 生成抑制剂)[962]; 抗炎 (细胞因子网络调节器: 白细胞弹性蛋白酶 MMP-2/9 抑制剂)[963]; 抗氧化剂 [DPPH 清除剂, IC_{50} = (1.13±0.08)μmol/L][824]; 抗氧化剂 (羟基自由基清除剂, IC_{50} = 0.43mmol/L)[988]; 抗氧化剂 (超氧化物阴离子清除剂, IC_{50} = 0.53mmol/L)[988].【来源】茶花 *Camellia sinensis* [Syn. *Thea sinensis*][1388], 茶叶 *Camellia sinensis* [Syn. *Thea sinensis*], 黑紫梨果寄生* *Scurrura atropurpurea*, 美洲金缕梅 *Hamamelis virginiana*, 油柑叶 *Phyllanthus emblica* (枝叶), 洋蒲桃叶 *Syzygium samarangense*, 毛果槭 *Acer nikoense*, 毛杨梅 *Myrica esculenta*, 野梧桐 *Mallotus japonicus*.【文献】5, 167, 299, 824, 884, 907, 938, 962, 963, 988, 1318, 1324, 1388.

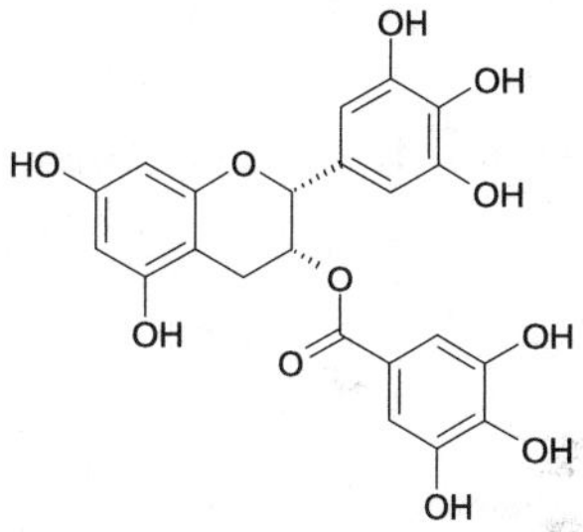

1293 Procyanidin B1 原矢车菊素 B1

[20315-25-7] $C_{30}H_{26}O_{12}$ (578.53). 淡黄色粉末晶体 (甲醇, 十乙酰基物), mp 231~232℃ (十乙酰基物), $[\alpha]_D^{25} = +110.9°$ (*c* = 2, 丙酮, 十乙酰基物).【类型】黄烷-3-醇.【活性】抗肿瘤 (TPA 引起的肿瘤, 10μmol/L); 抗氧化剂 (抑制自由基诱导的大鼠血红细胞的溶解,对细胞膜有强的剂量依赖性的保护作用)[1287]; 抗氧化剂 (抑制大鼠心脏线粒体的氧消耗, IC_{50} = 16.0μmol/L, 抑制丙二醛 MDA 的形成, IC_{50} = 15.5μmol/L, 在 0.00005%~0.001%, pH 7~9, 抗氧化活性强于 VC, *γ*-谷维素, 没食子酸, 儿茶素); DPPH 清除剂 (活性强于 VC 和 VE).【来源】槟榔 *Areca catechu*, 长吉黄 *Rheum* sp.[1132], 赤豆 *Vigna angularis* [Syn. *Dolichus angularis*; *Phaseolus angularis*], 单子山楂 *Crataegus monogyna*, 红花鹿蹄草 *Pyrola incarnata*,

华钩藤 *Uncaria sinensis*, 黄药子 *Dioscorea bulbifera*, 可可 *Theobroma cacao*, 罗汉柏 *Thujopsis dolobrata*, 落叶松 *Larix gmelini*, 毛杭子梢 *Campylotropis hirtella*, 毛薯 *Dioscorea alata*, 毛枝桦 *Betula pubescens*, 欧洲七叶树 *Aesculus hippocastanum*, 葡萄 *Vitis vinifera*, 肉桂 *Cinnamomum cassia* [Syn. *Cinnamomum aromaticum*], 薯莨 *Dioscorea cirrhosa* [Syn. *Dioscorea pogonoides*], 野草莓 *Fragaria vesca*, 越橘叶 *Vaccinium vitis-idaea*, 樟树皮 *Cinnamomum camphora*, 桦木属 *Betula* spp., 还存在于许多植物中. 【文献】168, 299, 307, 603, 610, 617, 621, 673, 696, 697, 698, 1132, 1287.

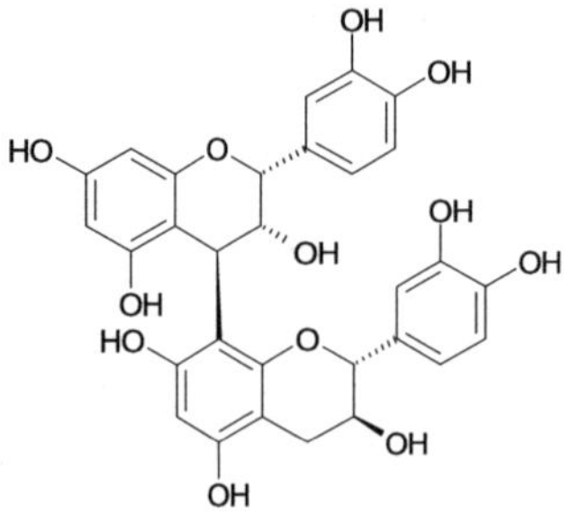

1294 Procyanidin B4 原矢车菊素 B4

[29106-51-2] $C_{30}H_{26}O_{12}$ (578.53). mp 207~210℃. 【类型】黄烷-3-醇. 【活性】抗肿瘤 (小鼠, TPA 诱导的皮肤肿瘤, 10μmol/L 有中等抑制作用); 抗氧化剂; 抑制 LDL 的氧化; 抗溃疡; 用于治疗小儿胃功能混乱; 抗氧化剂 [DPPH 清除剂, IC_{50} = (1.02±0.09)μmol/L; 对照表没食子儿茶精没食子酸酯, IC_{50} = (1.13±0.08) μmol/L][824]. 【来源】覆盆子 *Rubus idaeus*, 昆明山海棠 *Tripterygium hypoglaucum*, 落花生 *Arachis hypogaea* (种子). 【文献】154, 167, 444, 445, 824.

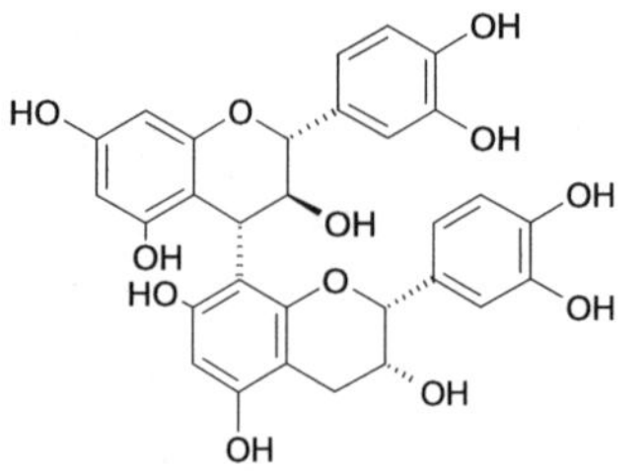

1295 Tupichinol A 开口箭醇 A*

(2*R*,3*R*)-3, 4'-Dihydroxy-7-methoxy-8-methylflavan $C_{17}H_{18}O_4$ (286.33). 无色棱柱晶体 (乙酸乙酯), mp 141~142℃, $[\alpha]_D^{24}$ = −40.1° (*c* = 0.034, 甲醇). 【类型】黄烷-3-醇. 【活性】细胞毒 (*in vitro*, 人胃癌细胞 NUGC, 50μmol/L, 抑制率 = 80%)[1392]. 【来源】开口箭 *Tupistra chinensis* (地下部分: 产率 = 0.083%干重). 【文献】1392.

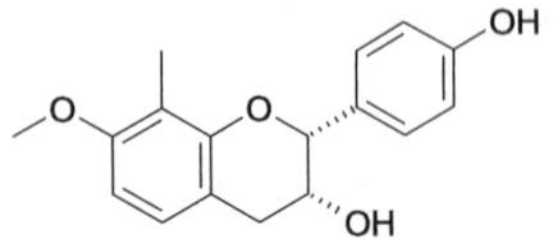

3.9 异黄烷类

1296 Abruquinone B 相思子醌 B

[71593-09-4] $C_{20}H_{22}O_8$ (390.39). 棕色黏性液体, $[\alpha]_D^{25}$ = +128.6° (*c* = 0.25, 甲醇). 【类型】异黄烷. 【活性】血小板聚集抑制剂 (兔, 花生四烯酸引起的血小板聚集, IC_{50} < 5μg/mL, 胶原引起的血小板聚集, IC_{50} < 5μg/mL)[300]; 抗结核 [MIC = (12.5±0.0)μg/mL][1162]; 抗疟疾 [杀疟原虫, IC_{50} = (1.5±0.2)μg/mL][1162]; 细胞毒 [Vero 细胞, IC_{50} > 50μg/mL; KB 细胞, IC_{50} = (9.9±0.3)μg/mL; BC 细胞, IC_{50} = (5.7±0.2)μg/mL][1162]. 【来源】相思子 *Abrus precatorius*, 相思藤 *Abrus precatorius* (地上部分). 【文献】300, 1162.

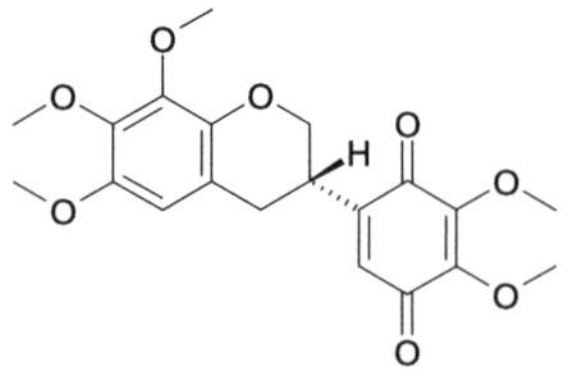

3.10 查耳酮类

1297 Anticancer Flavonoid PMV70P691-026 抗癌类黄酮 PMV70P691-026

$C_{21}H_{20}O_5$ (352.39). 【类型】查耳酮. 【活性】细胞毒 (培养鼠肝癌细胞 Hepa1c1c7, 诱导醌还原酶实验)[1205]. 【来源】灰叶 *Tephrosia purpurea*. 【文献】1205.

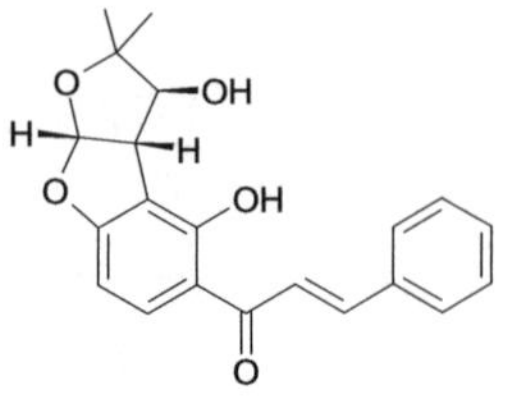

1298 Anticancer Flavonoid PMV70P691-105 抗癌类黄酮 PMV70P691-105

$C_{23}H_{22}O_7$ (410.43). 【类型】查耳酮. 【活性】细胞毒 (培养鼠肝癌细胞 Hepa1c1c7, 诱导醌还原酶实验)[1205]. 【来源】水流豆 *Pongamia pinnata*. 【文献】1205.

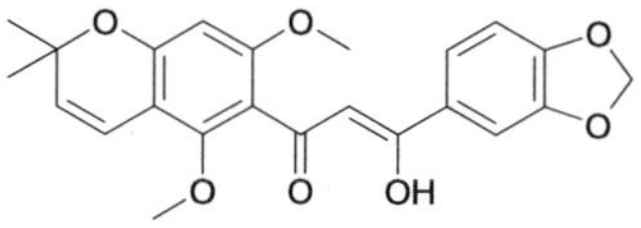

1299 Anticancer Flavonoid PMV70P691-107 抗癌类黄酮 PMV70P691-107

$C_{22}H_{22}O_5$ (366.42). 【类型】查耳酮. 【活性】细胞毒 (培养鼠肝癌细胞 Hepa1c1c7, 诱导醌还原酶实验)[1205]. 【来源】水流豆 *Pongamia pinnata*. 【文献】1205.

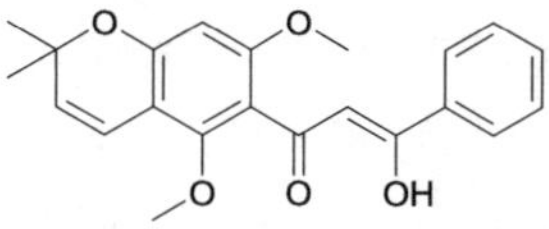

1300 Anticancer Flavonoid PMV70P691-84 抗癌类黄酮 PMV70P691-84

$C_{15}H_{12}O_3$ (240.26). 【类型】查耳酮. 【活性】细胞毒 (培养鼠肝癌细胞 Hepa1c1c7, 诱导醌还原酶实验)[1205]. 【来源】牙买加樱桃 *Muntingia calabura*. 【文献】1205.

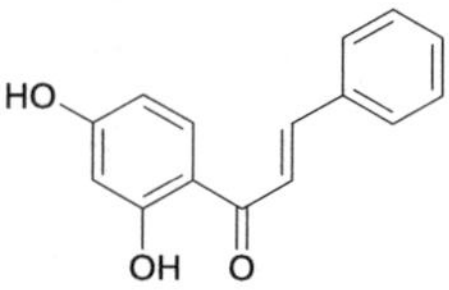

1301 Anticancer Flavonoid PMV70P691-91 抗癌类黄酮 PMV70P691-91

$C_{29}H_{26}O_7$ (486.53). 【类型】查耳酮. 【活性】细胞毒 (COX-1 抑制剂)[1205]. 【来源】达达赫面包果* *Artocarpus dadah*. 【文献】1205.

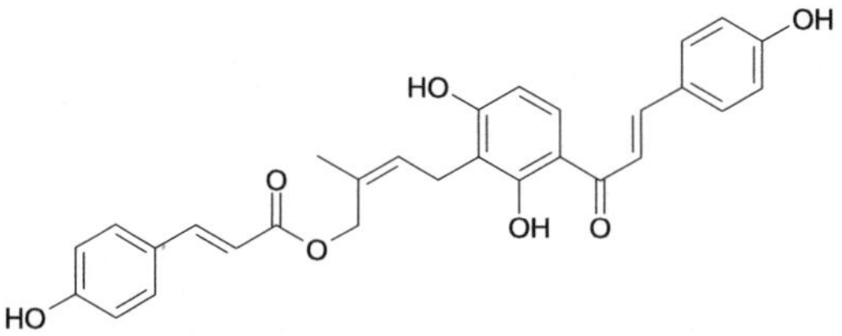

1302 Anticancer Flavonoid PMV70P691-93 抗癌类黄酮 PMV70P691-93

$C_{17}H_{16}O_4$ (284.31). 【类型】查耳酮. 【活性】细胞毒 (培养鼠肝癌细胞 Hepa1c1c7, 诱导醌还原酶实验)[1205]. 【来源】润尼花属 *Renealmia nicolaioides*. 【文献】1205.

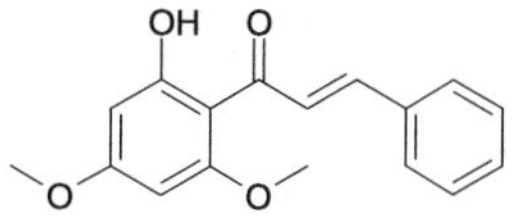

1303 Anticancer Flavonoid PMV70P691-97 抗癌类黄酮 PMV70P691-97

$C_{29}H_{26}O_7$ (486.53). 【类型】查耳酮. 【活性】细胞毒 (COX-1 抑制剂)[1205]. 【来源】达达赫面包果* *Artocarpus dadah*. 【文献】1205.

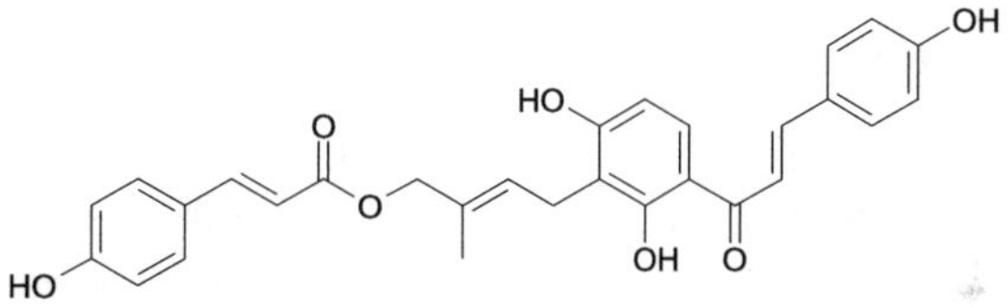

1304 Blepharocalyxin E 布雷发若云南草蔻新 E

$C_{54}H_{54}O_{11}$ (879.03). 亮黄色无定形固体, $[\alpha]_D^{25} = +145.5°$ ($c = 0.025$, 甲醇). 【类型】查耳酮. 【活性】细胞毒 (Colon26-L5, ED_{50} = 32.2μmol/L, 对照氟尿嘧啶, ED_{50} = 0.53μmol/L; HT1080, ED_{50} = 9μmol/L, 氟尿嘧啶, ED_{50} = 8.0μmol/L)[648]. 【来源】云南草蔻 *Alpinia blepharocalyx* (种子: 产率 = 0.000070%干重)[648]. 【文献】648.

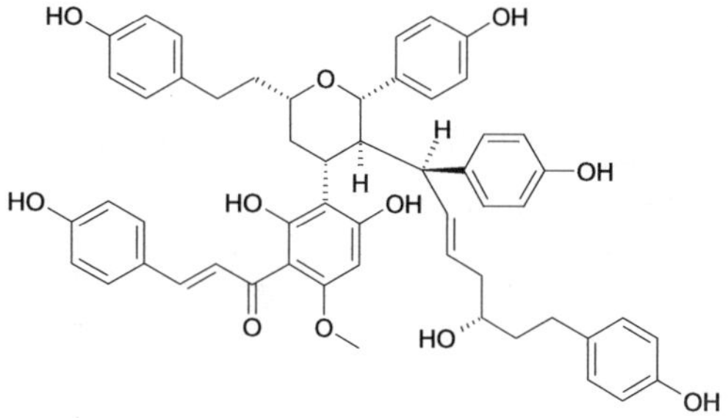

1305 Broussochalcone B 构树查耳酮 B

Anticancer Flavonoid PMV70P691-79 $C_{20}H_{20}O_4$ (324.38). 【类型】查耳酮. 【活性】芳化酶抑制实验无活性 (*in vitro*, IC_{50} > 40μmol/L; 对照氨鲁米特, IC_{50} = 6.4μmol/L)[670]; 细胞毒 (雌激素 α 受体结合实验)[1205]; 细胞毒 (雌激素 β 受体结合实验)[1205]. 【来源】构树白皮 *Broussonetia papyrifera*, 构树 *Broussonetia papyrifera*. 【文献】168, 670, 1205.

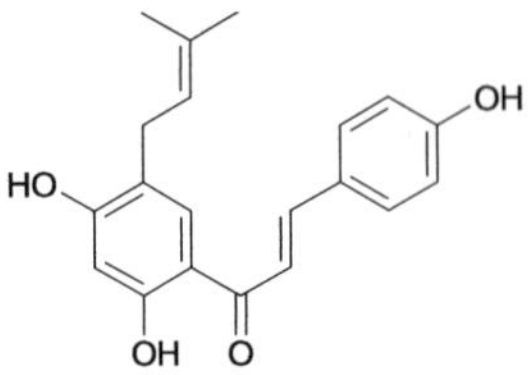

1306 Calodenin B 喀麦隆金莲木宁 B

$C_{30}H_{20}O_9$ (524.49).【类型】查耳酮.【活性】抗菌 (MDR 金黄色葡萄球菌: RN4220 菌株, MIC = 64μg/mL, 对照红霉素, MIC = 128μg/mL; XU212 菌株, MIC = 8μg/mL, 对照四环素, MIC = 128μg/mL; SA-1199-B 菌株, MIC = 16μg/mL, 对照诺氟沙星, MIC = 32μg/mL)[1306]; 细胞毒 [MCF7 乳腺癌细胞, MTT 方法, IC_{50} = (7±0.5)μmol/L, 对照阿霉素, IC_{50} = (0.1±0,001)μmol/L][1306].【来源】长萼金莲木皮* *Ochna macrocalyx*, 桑岛布木 *Brackenridgea zanguebarica*, 金莲木属 *Ochna afzelii*.【文献】714, 1306.

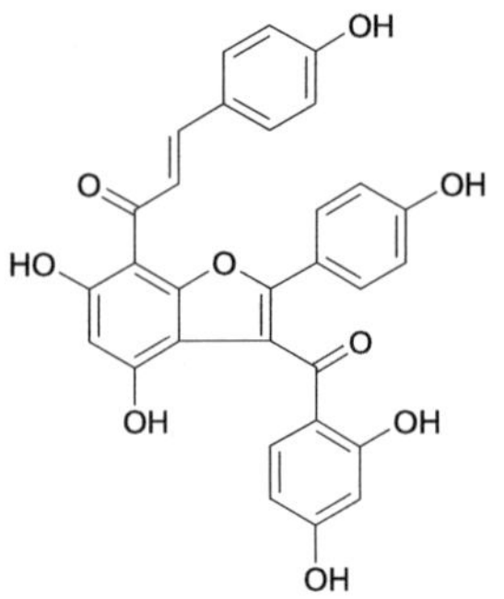

1307 Calyxin A 云南草蔻新 A

$C_{35}H_{34}O_9$ (598.66).【类型】查耳酮.【活性】细胞毒 (Colon26-L5, ED_{50} = 13.1μmol/L; HT1080, ED_{50} = 10.7μmol/L; 对照姜黄素, Colon26-L5, ED_{50} = 23.2μmol/L; HT1080, ED_{50} = 23.4μmol/L)[646].【来源】云南草蔻 *Alpinia blepharocalyx* (种子: 产率 = 0.00033%).【文献】646.

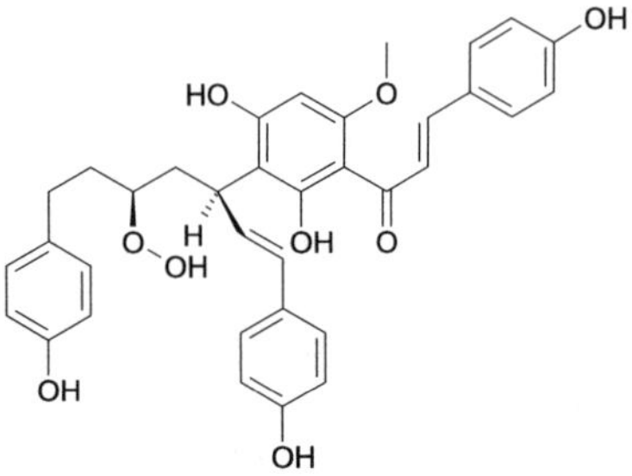

1308 Calyxin F 云南草蔻新 F

$C_{35}H_{34}O_8$ (582.66).【类型】查耳酮.【活性】细胞毒 (Colon26-L5, ED_{50} = 10.4μmol/L; HT1080, ED_{50} = 10.4μmol/L; 对照姜黄素, Colon26-L5, ED_{50} = 23.2μmol/L; HT1080, ED_{50} = 23.4μmol/L)[646].【来源】云南草蔻 *Alpinia blepharocalyx* (种子: 产率 = 0.000024%).【文献】646.

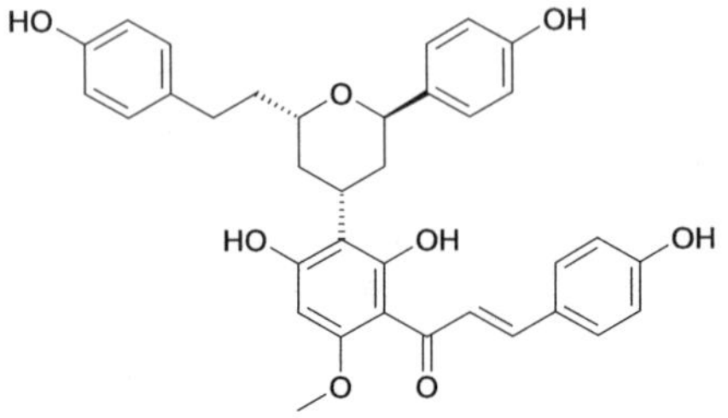

1309 (5*Ar*,6*R*,9*R*,9*Ar*)-4-Cinnamoyl-3,6-dihy-droxy-1-methoxy-6-methyl-9-(1-methylethyl)-5a,6,7,8,9a-hexahydro-dibenzofuran (5*Ar*,6*R*,9*R*,9Ar)-4-桂皮酰基-3,6-二羟基-1-甲氧基-6-甲基-9-(1-甲乙基)-5a,6,7,8,9a-六氢二苯并呋喃

[166983-85-3] $C_{26}H_{30}O_5$ (422.52). 黄色固体, $[\alpha]_D$ = −22.7° (*c* = 0.86, 三氯甲烷).【类型】查耳酮.【活性】抗肿瘤 (抑制黑色素的产生).【来源】钓樟根皮 *Lindera umbellata* [Syn. *Lindera erythrocarpa*].【文献】212.

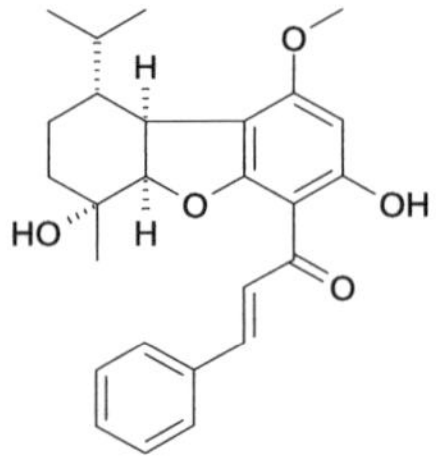

1310 Corylifolinin

[20784-50-3] $C_{20}H_{20}O_4$ (324.38). mp 154~156 ℃; 166~167℃.【类型】查耳酮.【活性】抗心脏衰竭 (蛙心脏, 乳酸引起的); 冠状动脉扩张剂 (豚鼠、兔、猫和大鼠, *in vitro*, 具高选择性); 刺激心脏 (蛙); 提高心肌收缩力 (豚鼠、大鼠), 细胞毒 (雌激素 *α* 受体结合实验)[1205]; 细胞毒 (雌激素 *β* 受体结合实验)[1205]; 芳化酶抑制实验无活性 (*in vitro*, IC_{50} > 40μmol/L; 对照氨鲁米特, IC_{50} = 6.4μmol/L)[670].【来源】补骨脂 *Psoralea corylifolia*, 甘草 *Glycyrrhiza uralensis*, 构树 *Broussonetia papyrifera*[670]. 【文献】3, 168, 508, 670, 1205.

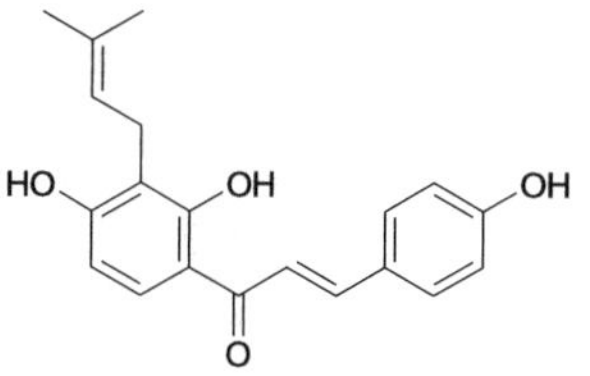

1311 Deoxycalyxin A 去氧云南草蔻新 A*

$C_{35}H_{34}O_8$ (582.66). 亮黄色无定形固体, $[\alpha]_D^{25}$ = +147.9° (*c* = 0.035, 甲醇). 【类型】查耳酮. 【活性】细胞毒 (Colon26-L5, ED_{50} = 27.4μmol/L; HT1080, ED_{50} = 26.5μmol/L; 对照姜黄素, Colon26-L5, ED_{50} = 23.2μmol/L; HT1080, ED_{50} = 23.4μmol/L)[646]. 【来源】云南草蔻 *Alpinia blepharocalyx* (种子: 产率 = 0.000056%). 【文献】646.

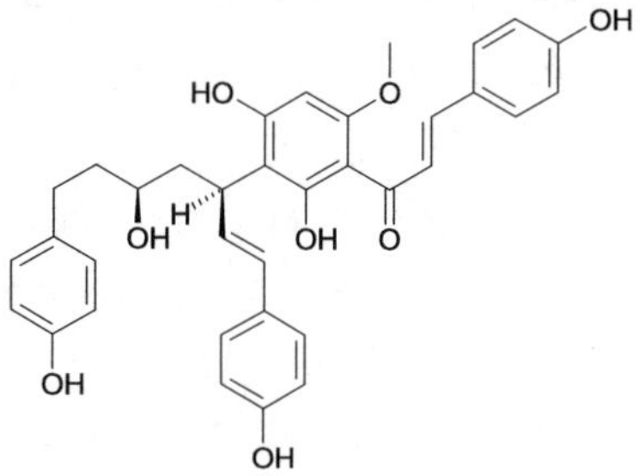

1312 Dihydrocalodenin B 二氢卡罗得宁 B*

$C_{30}H_{22}O_9$ (526.50). 【类型】查耳酮. 【活性】抗菌 (MDR 金黄色葡萄球菌: RN4220 菌株, MIC = 8μg/mL = 15μmol/L, 对照红霉素, MIC = 128μg/mL; XU212 菌株, MIC = 8μg/mL = 15μmol/L, 对照四环素, MIC = 128μg/mL; SA-1199-B 菌株, MIC = 8μg/mL = 15μmol/L, 对照诺氟沙星, MIC = 32μg/mL)[1306]; 细胞毒 [MCF7 乳腺癌细胞, MTT 方法, IC_{50} = (35±7)μmol/L, 对照阿霉素, IC_{50} = (0.1±0.001)μmol/L][1306]. 【来源】长萼金莲木皮* *Ochna macrocalyx*, 桑岛布木 *Brackenridgea zanguebarica*. 【文献】1306.

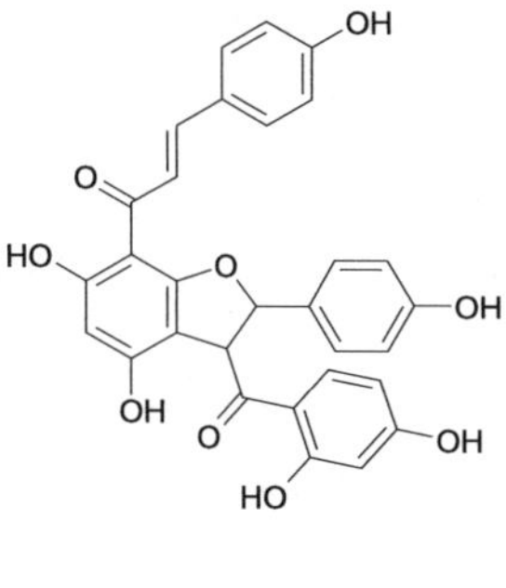

1313 1-(2,4-Dihydroxy-3-(3-hydroxy-2-metho-xy-3-methylbutyl)-6-methoxyphenyl)-3-(4-hydroxyphenyl) propenone 1-(2,4-二羟基-3-(3-羟基-2-甲氧基-3-甲基丁基)-6-甲氧基苯基)-3-(4-羟基苯基)丙烯酮*

$C_{22}H_{26}O_7$ (402.45). 黄色粉末. 【类型】查耳酮. 【活性】抗炎 (NO 生成抑制剂, *in vitro*, RAW264.7 巨噬细胞, 脂多糖/IFN-γ 诱导的 NO 生成, IC_{50} = 6.5μmol/L, 浓度低于 10μmol/L 时无细胞毒活性, 细胞存活率 > 95%)[1127]. 【来源】啤酒花 *Humulus lupulus* (球穗花序). 【文献】1127.

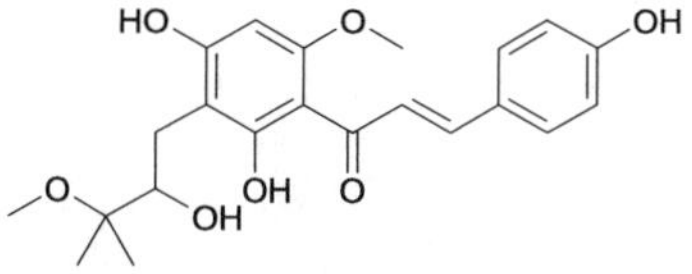

1314 2', 6'-Dimethoxy-4,4'-dihydroxychalcone 2',6'-二甲氧基-4,4'-二羟基查耳酮*

$C_{17}H_{16}O_5$ (300.31). 【类型】查耳酮. 【活性】细胞毒 (Colon26-L5, ED_{50} = 28.7μmol/L; HT1080, ED_{50} = 50.5μmol/L)[647]. 【来源】云南草蔻 *Alpinia blepharocalyx* (种子: 产率 = 0.00018%~0.0129%). 【文献】647, 648.

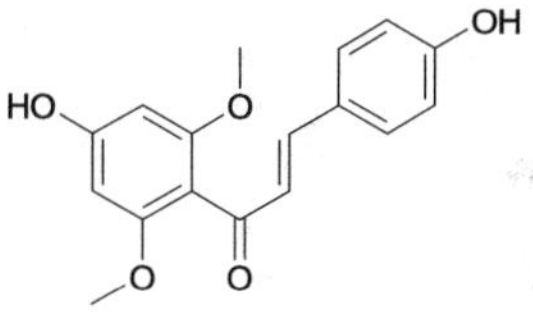

1315 Epicalyxin F 表云南草蔻新 F*

$C_{35}H_{34}O_8$ (582.66). 亮黄色无定形固体, $[\alpha]_D^{25}$ = +103.1° (*c* = 0.05, 甲醇). 【类型】查耳酮. 【活性】细胞毒 (Colon26-L5, ED_{50} = 0.89μmol/L; HT1080, ED_{50} = 1.71μmol/L; 对照姜黄素, Colon26-L5, ED_{50} = 23.2μmol/L; HT1080, ED_{50} = 23.4μmol/L)[646]. 【来源】云南草蔻 *Alpinia blepharocalyx* (种子: 0.000043%). 【文献】646.

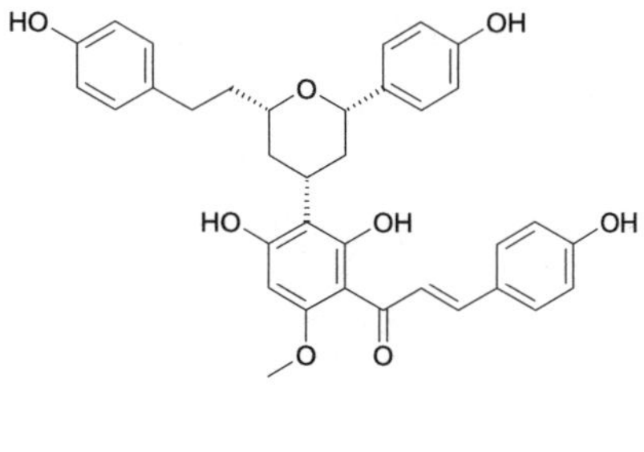

1316　Epicalyxin I 表云南草蔻新 I*

$C_{42}H_{38}O_9$ (686.77). 亮黄色无定形固体, $[\alpha]_D^{25} = +28.3°$ ($c = 0.025$, 甲醇). 【类型】查耳酮. 【活性】细胞毒 (Colon26-L5, ED_{50} = 12.1μmol/L; HT1080, ED_{50} = 5.88μmol/L; 对照姜黄素, Colon26-L5, ED_{50} = 23.2μmol/L; HT1080, ED_{50} = 23.4μmol/L)[646]. 【来源】云南草蔻 *Alpinia blepharocalyx* (种子: 产率 = 0.000040%[646]; 产率 = 0.000040%干重[648]). 【文献】646, 648.

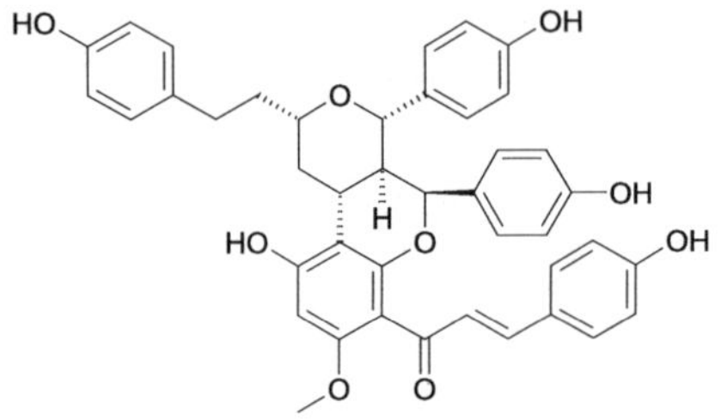

1317　Gemichalcone C 双花金丝桃查耳酮 C*

Isogemichalcone C; 3'-[γ-Hydroxymethyl (*E*)-γ-methylallyl]-2,4,2',4'-tetrahydroxychalcone 11'-*O*-coumarate; Anticancer Flavonoid PMV70P691-020 $C_{30}H_{28}O_9$ (532.55). 黄色粉末 (甲醇). 【类型】查耳酮. 【活性】细胞毒 (芳化酶抑制剂, 一种有希望的抗癌药先导化合物)[1205]; 芳化酶抑制剂 (*in vitro*, IC_{50} = 7.1μmol/L; 对照氨鲁米特, IC_{50} = 6.4μmol/L)[670]. 【来源】构树 *Broussonetia papyrifera*, 双花金丝桃* *Hypericum geminiflorum*. 【文献】670, 721, 1205.

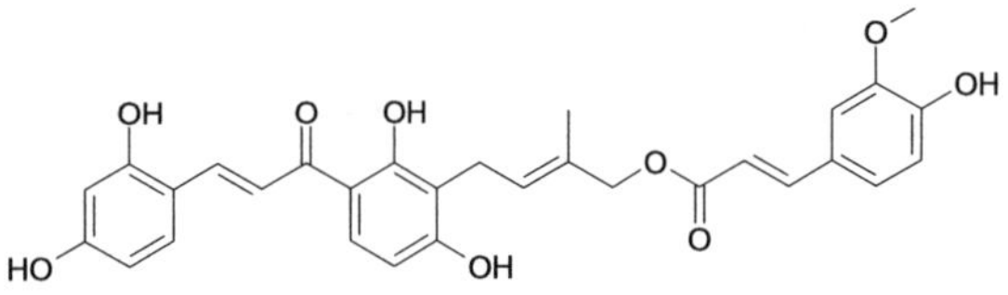

1318　Helichrysetin 蜡菊亭*

$C_{16}H_{14}O_5$ (286.29). 【类型】查耳酮. 【活性】细胞毒 (Colon26-L5, ED_{50} = 64.7μmol/L; HT1080, ED_{50} = 40.1μmol/L)[647]. 【来源】云南草蔻 *Alpinia blepharocalyx* (种子: 产率 = 0.00079%). 【文献】647.

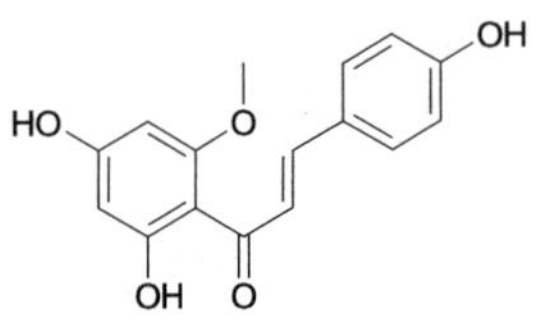

1319　4-Hydroxyderricin

$C_{21}H_{22}O_4$ (338.41). 【类型】查耳酮. 【活性】抗肿瘤及抗转移活性 (鼠, 25mg/kg 或 50mg/kg bid, 8~14d 时抑制肿瘤生长, 和切除肿块的鼠比较延长存活时间和提高存活比例, 并对切除肿块的鼠抑制转移到肺并提高肺重量; 50mg/kg bid orl, 到第 15d 肿瘤重量降低)[1152]. 【来源】滨海当归 *Angelica keiskei* (根). 【文献】1152.

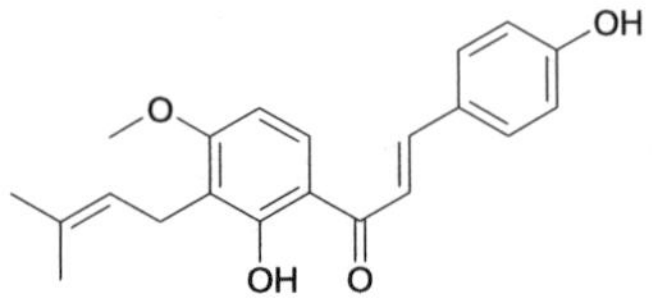

1320　3'-(γ-Hydroxymethyl-(*E*)-γ-methylallyl)-2,4,2',4'-tetrahydroxychalcone 11'-*O*-coumarate　3'-(γ-羟甲基-(*E*)-γ-甲基烯丙基)-2,4,2',4'-四羟基查耳酮 11'-*O*-香豆酸酯*

Anticancer Flavonoid PMV70P691-021 $C_{29}H_{26}O_8$ (502.53). 橙色粉末. 【类型】查耳酮. 【活性】芳化酶抑制剂 (*in vitro*, IC_{50} = 0.5μmol/L; 对照氨鲁米特, IC_{50} = 6.4μmol/L)[670, 1205]. 【来源】构树 *Broussonetia papyrifera*. 【文献】670, 1205.

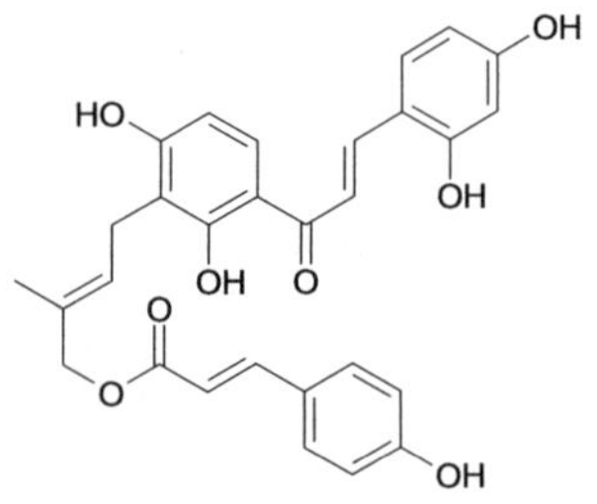

1321　Isoliquiritigenin 异甘草苷元

4,2',4'-Trihydroxychalcone [961-29-5] $C_{15}H_{12}O_4$ (256.26). mp 185~186℃ (分解), 199.5~200.5℃. 【类型】查耳酮. 【活性】芳化酶抑制剂 (*in vitro*, supersomes, IC_{50} = 3.8μmol/L)[1388]; 芳化酶抑制剂 (*in vitro*, MCF7aro 细胞, K_i = 3μmol/L)[1388]; 芳化酶抑制剂 (*in vivo*, 异种移植小鼠, 阻止生长)[1388]; 细胞毒 (培养鼠肝癌细胞 Hepa1c1c7, 诱导醌还原酶测定, CD = 1.4μg/mL)[1205]; 细胞毒 (鼠乳腺培养测定, 10μg/mL 抑制 76%, 一种有希望的抗癌药先导化合物)[1205]; 细胞毒 (HT1080 细胞株, IC_{50} = 96.8μmol/L)[980]; 抗肿瘤 (抑制 DMBA

诱导的肿瘤前期损伤 *in vitro*, MMOC 实验, IC_{50} = 36.3μmol/L; 对照 Sulforaphane, IC_{50} = 11μmol/L) [1081]; 抑制细胞增殖 (HepG2 细胞, IC_{50} = 10.51μg/mL, 导致细胞凋亡)[1214]; 单胺氧化酶抑制剂 (鼠肝细胞线粒体); 解痉 (动物肠道 *in vitro*, 抑制乙酰胆碱, 组胺或氯化钡引起的肠痉挛); 抗溃疡 (大鼠结扎幽门). 【来源】刺槐花 *Robinia pseudoacacia*, 毒灰毛豆 *Tephrosia toxicaria* (茎: 产率 = 0.00015%干重)[1081], 甘草 *Glycyrrhiza uralensis*, 光果甘草 *Glycyrrhiza glabra*[1388], 胡葱 *Allium ascalonicum*, 回回豆 *Cicer arietinum*, 绢毛黄檀 *Dalbergia sericea*, 岭南槐树 *Sophora tomentosa*, 龙血树 *Dracaena draco* (茎皮)[1067], 驴豆 *Onobrychis viciifolia*, 斯特文黄檀 *Dalbergia stevensonii*, 牙买加樱桃 *Muntingia calabura*, 云南甘草 *Glycyrrhiza yunnanensis*, 胀果甘草 *Glycyrrhiza inflata*. 【文献】2, 5, 167, 168, 980, 1067, 1081, 1205, 1214, 1388.

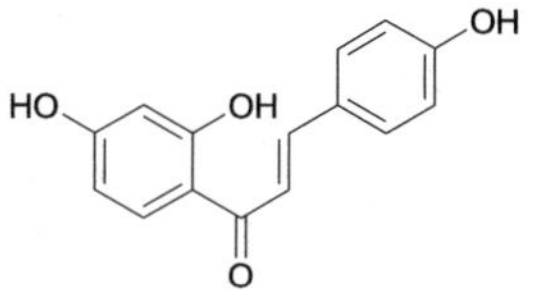

1322 Licochalcone A 胀果甘草查耳酮 A

[58749-22-7] $C_{21}H_{22}O_4$ (338.41). 黄色针状晶体, mp 101~102℃. 【类型】查耳酮. 【活性】细胞毒 (*in vitro*, 前列腺癌 LNCaP 细胞, 细胞凋亡途径: 抑制 BCL-2 表达和 mTOR 途径, 诱导前列腺 LNCaP 癌细胞自吞噬)[1389]; 细胞毒 (HT1080 细胞株, IC_{50} = 57.0μmol/L)[980]; 抗肿瘤 (小鼠, *in vitro* 抑制 TPA 促进的 ^{32}P 与 HeLa 细胞磷脂的结合, ID_{50} = 5.3μg/mL; *in vivo* 抑制 DMBA 和 TPA 诱导的乳头状瘤); 抗 HIV (20μg/mL, 抑制 HIV 诱导的巨细胞的形成); 抗炎 (小鼠, 0.5mg/耳, 抑制 TPA 和花生四烯酸诱导的耳水肿); 抗过敏 (抗人多型核中性粒细胞中白三烯合成); 黄嘌呤氧化酶抑制剂 (IC_{50} = 56μmol/L); 抗菌 (金黄色葡萄球菌, MIC = 1.95μg/mL; 枯草杆菌, MIC = 3.91μg/mL; 耐甲氧西林的金黄色葡萄球菌 MIC = 0.01μg/mL); 抗氧化剂 (抗溶血, 过氧化氢诱导的, 自由基清除剂); 抗凝血 (人血小板, 抑制花生四烯酸引起的环加氧酶代谢物 TXB_2 形成, IC_{50} = 3.9μmol/L); 12(*S*)-HETE 形成抑制剂 (IC_{50} = 82.3μmol/L); 抗疟疾 (恶性疟原虫 3D7、Dd2 株, *in vitro*; 小鼠, ip 或 orl, 3~6d 后, 免受 *P. yoelii* 疟原虫的致死性感染). 【来源】光果甘草 *Glycyrrhiza glabra*[1389], 黄甘草 *Glycyrrhiza kansuensis*, 胀果甘草 *Glycyrrhiza inflate*. 【文献】2, 138, 299, 361, 362, 367, 368, 369, 370, 371, 372, 373, 980, 1389.

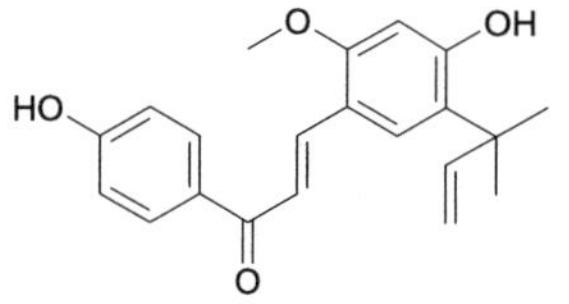

1323 Licochalcone C 胀果甘草查耳酮 C

$C_{21}H_{22}O_4$ (338.41). 【类型】查耳酮. 【活性】细胞毒 (HT1080 细胞株, IC_{50} = 72.8μmol/L)[980]. 【来源】胀果甘草 *Glycyrrhiza inflata*. 【文献】168, 508, 980.

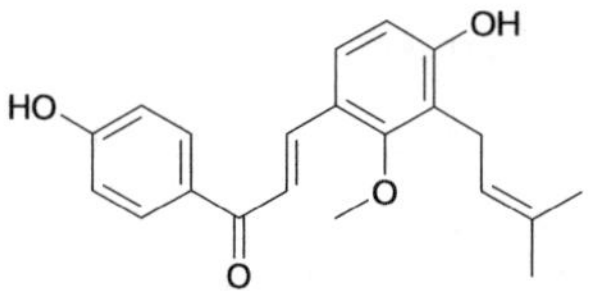

1324 Licochalcone E 胀果甘草查耳酮 E

$C_{21}H_{22}O_4$ (338.41). 无定形粉末, $[\alpha]_D = -10.0°$ (c = 0.2, 丙酮). 【类型】查耳酮. 【活性】细胞毒 (HT1080 细胞株, IC_{50} = 45.2μmol/L)[980]. 【来源】胀果甘草 *Glycyrrhiza inflata* (根). 【文献】980.

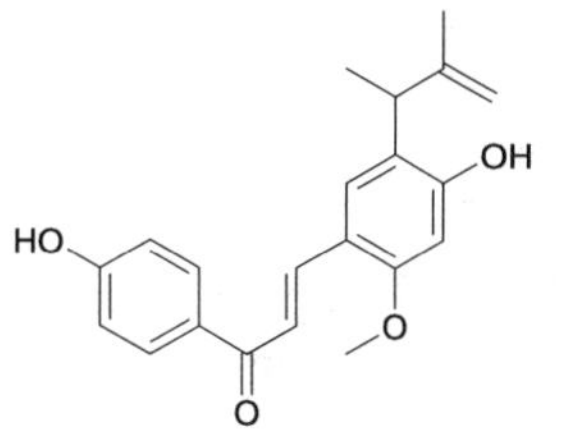

1325 7-*O*-Methoxypraecansone B

7,2',6'-Trimethoxy-6",6"-dimethylpyrano-(3',4':2",3")-chalcone; Anticancer Flavonoid PMV70P691- 023 $C_{23}H_{24}O_5$ (380.44). 黄色油状物. 【类型】查耳酮. 【活性】细胞毒 (*in vitro*, Hepa1c1c7 小鼠肝癌细胞, IC_{50} = 9.6μg/mL, CD = 1.2μg/mL, CI = 8; 对照 Sulforaphane, IC_{50} = 2.1μg/mL, CD = 0.087μg/mL, CI = 24.1)[1083]; 细胞毒 (培养鼠肝癌细胞 Hepa1c1c7, 诱导醌还原酶实验)[1205]. 【来源】水流豆 *Pongamia pinnata* (茎皮:

产率 = 0.0012%). 【文献】1083, 1205.

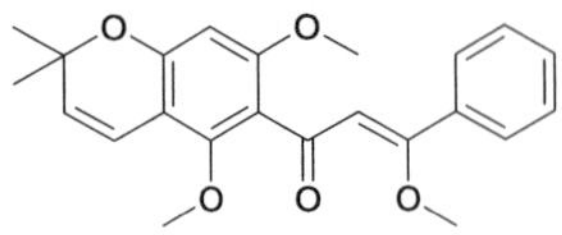

1326 2,4,2',4'-Tetrahydroxy-3'-prenylchal-cone 2,4,2',4'-四羟基-3'-异戊烯基查耳酮*

Anticancer Flavonoid PMV70P691-113 $C_{20}H_{20}O_5$ (340.38). 【类型】查耳酮. 【活性】芳化酶抑制剂 (*in vitro*, IC_{50} = 4.6μmol/L; 对照氨鲁米特, IC_{50} = 6.4μmol/L)[670, 1205]. 【来源】构树 *Broussonetia papyrifera*. 【文献】670, 1205.

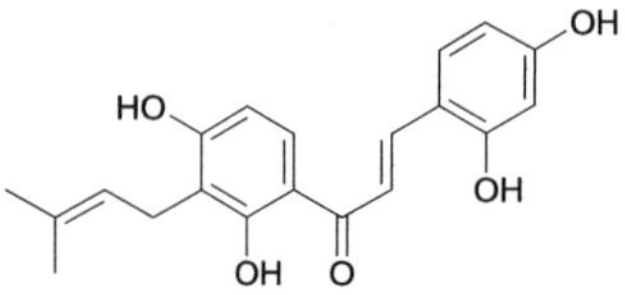

1327 2,4,4'-Trihydroxychalcone 2,4,4'-三羟基查耳酮

Isoliquiritigenin $C_{15}H_{12}O_4$ (256.26). 【类型】查耳酮. 【活性】细胞毒 (*in vitro*, 人子宫平滑肌瘤细胞, 细胞凋亡途径: 活化 p53、p21 和胱天蛋白酶-3, 抑制 BCL-2、p-Rb、CDK2/4 和 E2F, 诱导生长抑制和凋亡)[1389]. 【来源】甘草 *Glycyrrhiza uralensis*. 【文献】5, 1389.

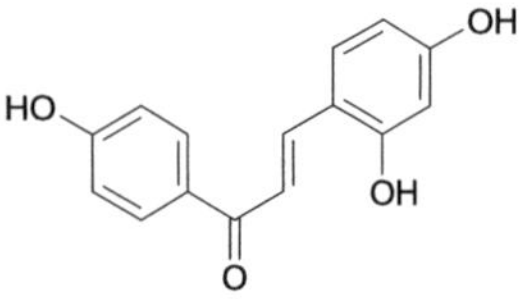

1328 Xanthohumol 黄腐醇

[569-83-5] $C_{21}H_{22}O_5$ (354.41). mp 172℃. 【类型】查耳酮. 【活性】细胞毒 (抑制乳腺癌、结肠癌、卵巢癌 A-2780 的细胞增生); 抗炎 (NO 生成抑制剂, *in vitro*, RAW264.7 巨噬细胞, 脂多糖/IFN-γ 诱导的 NO 生成, IC_{50} = 8.3μmol/L, 浓度低于 10μmol/L 时无细胞毒活性, 细胞存活率 > 95%)[1127]. 【来源】苦参 *Sophora flavescens* [Syn. *Sophora angustfolia*], 啤酒花 *Humulus lupulus* (球穗花序)[1124, 1127]. 【文献】5, 320, 1124, 1127.

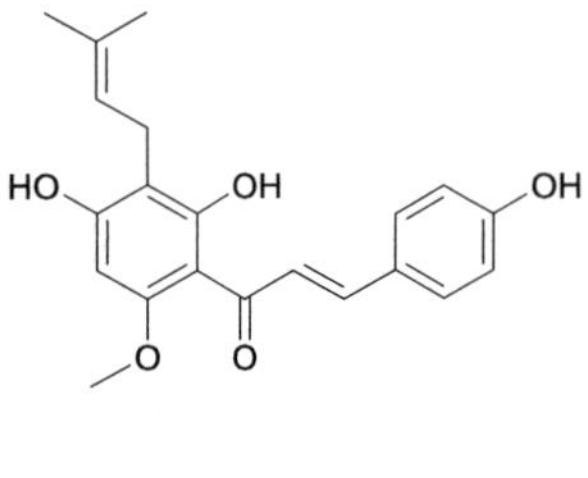

1329 Xanthohumol B 黄腐醇 B

$C_{21}H_{22}O_6$ (370.41). 【类型】查耳酮. 【活性】抗炎 (NO 生成抑制剂, *in vitro*, RAW264.7 巨噬细胞, 脂多糖/IFN-γ 诱导的 NO 生成, IC_{50} = 5.6μmol/L, 浓度低于 10μmol/L 时无细胞毒活性, 细胞存活率 > 95%)[1127]. 【来源】啤酒花 *Humulus lupulus* (球穗花序)[1124, 1127]. 【文献】1124, 1127.

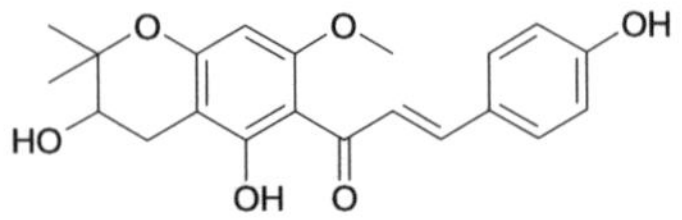

1330 Xanthohumol D 黄腐醇 D

$C_{21}H_{22}O_6$ (370.41). 【类型】查耳酮. 【活性】抗炎 (NO 生成抑制剂, *in vitro*, RAW264.7 巨噬细胞, 脂多糖/IFN-γ 诱导的 NO 生成, IC_{50} = 9.4μmol/L, 浓度低于 10μmol/L 时无细胞毒活性, 细胞存活率 > 95%)[1127]. 【来源】啤酒花 *Humulus lupulus* (球穗花序)[1124, 1127]. 【文献】1124, 1127.

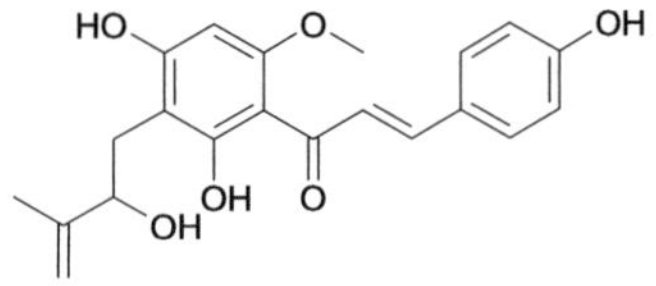

3.11 二氢查耳酮类

1331 Diuvaretin 双-(2-羟基苯甲基)-紫玉盘亭*

$C_{30}H_{28}O_6$ (484.55). 无色晶体, mp 127~131℃ (三氯甲烷). 【类型】二氢查耳酮. 【活性】细胞毒 (人早幼粒细胞 HL-60 白血病细胞, IC_{50} = 6.1μmol/L)[925]. 【来源】尖紫玉盘* *Uvaria acuminata* (根). 【文献】925.

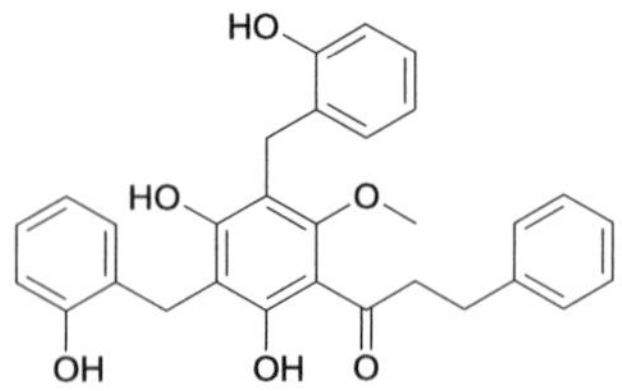

1332 Isouvaretin 异紫玉盘素

[61463-03-4] $C_{23}H_{22}O_5$ (378.43). 树脂. 【类型】二氢查耳酮. 【活性】抗菌 (金黄色葡萄球菌, MIC = 3.1μg/mL; 枯草杆菌, MIC = 0.8μg/mL; 包皮垢分枝

杆菌, MIC = 12.5μg/mL); 细胞毒 (人早幼粒细胞 HL-60 白血病细胞, IC_{50} = 24.7μmol/L)[925]. 【来源】暗紫玉盘 *Uvaria chamae*, 管紫玉盘 *Uvaria angolensis*, 尖紫玉盘* *Uvaria acuminata* (根). 【文献】169, 925.

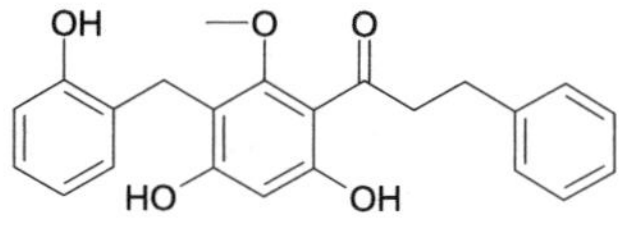

1333 Phloretin 根皮素

[60-82-2] $C_{15}H_{14}O_5$ (274.28). mp 262~264℃ (分解). 【类型】二氢查耳酮. 【活性】抗菌; 抗炎 (COX-2 抑制剂, 阻止 COX-2 的表达)[962]; 血小板聚集抑制剂[962]; 诱导脂肪过氧化 (大鼠, 脑线粒体); 碘化甲状腺氨酸脱碘酶抑制剂; 蛋白激酶 C 抑制剂; 昆虫拒食剂 (*Schizaphis graminum*). 【来源】柠檬叶 *Citrus limon*. 【文献】5, 167, 962.

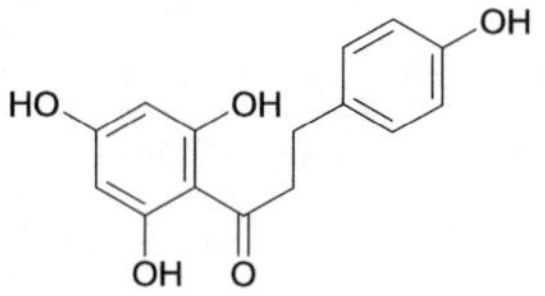

1334 Piperaduncin A 钩状胡椒素 A

[155023-54-4] $C_{29}H_{30}O_7$ (490.56). 淡黄色无定形粉末, $[\alpha]_D^{20}$ = −3.1° (*c* = 0.64, 甲醇). 【类型】二氢查耳酮. 【活性】细胞毒 (KB, ED_{50} = 2.3μg/mL); 抗菌 (TLC 板上, 枯草杆菌 MIC = 1.6μg; 藤黄微球菌 MIC = 1.6μg). 【来源】钩状胡椒* *Piper aduncum*. 【文献】781.

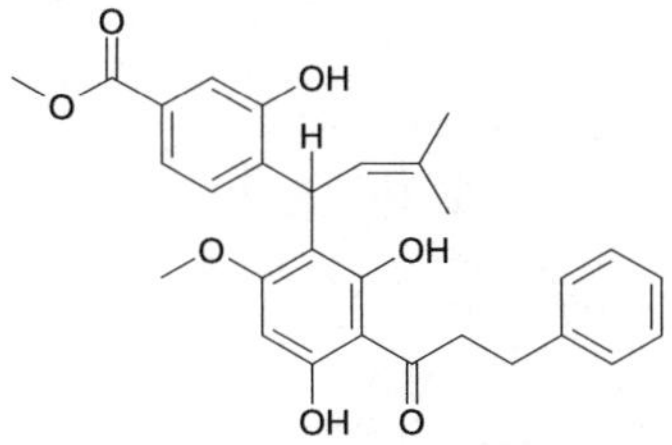

1335 Piperaduncin B 钩状胡椒素 B

[155023-55-5] $C_{29}H_{30}O_8$ (506.56). 黄色油状物, $[\alpha]_D^{20}$ = −15° (*c* = 0.10, 甲醇). 【类型】二氢查耳酮. 【活性】细胞毒 (KB, ED_{50} = 4.7μg/mL); 抗菌 (TLC 板上, 枯草杆菌 MIC = 0.2μg; 藤黄微球菌 MIC = 0.4μg). 【来源】钩状胡椒* *Piper aduncum*. 【文献】781.

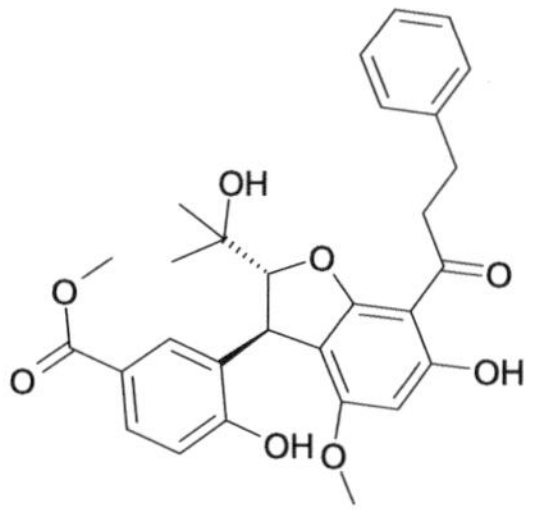

3.12 噢 呋 类

1336 Anticancer Flavonoid PMV70P691-018 抗癌类黄酮 PMV70P691-018

$C_{30}H_{18}O_{10}$ (538.47). 【类型】 噢呋. 【活性】细胞毒 (氧化剂实验)[1205]. 【来源】黄栌 *Cotinus coggygria*. 【文献】1205.

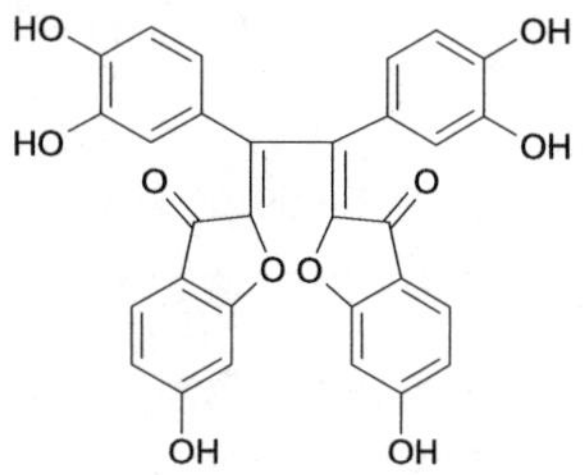

1337 Anticancer Flavonoid PMV70P691-85 抗癌类黄酮 PMV70P691-85

$C_{16}H_{12}O_5$ (284.27). 【类型】 噢呋. 【活性】 细胞毒 (培养鼠肝癌细胞 Hepa1c1c7, 诱导醌还原酶实验)[1205]. 【来源】香豆 *Dipteryx odorata* (基盘和根). 【文献】1205.

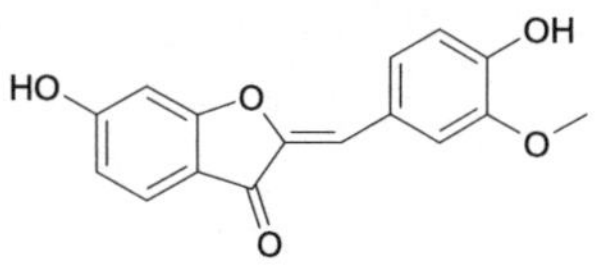

1338 Sulfuretin 硫磺菊素

$C_{15}H_{10}O_5$ (270.24). 橘黄色棱柱状晶体 (甲醇), mp 280~285℃ (分解). 【类型】噢呋. 【活性】碘化甲状腺氨酸脱碘酶抑制剂 (大鼠, 肝细胞微粒体膜); 细胞毒 (氧化剂实验)[1205]; 抗类风湿关节炎 [口服 30mg/kg, 明显减少弗氏完全佐剂中类风湿关节炎 (RA)和 C-反应蛋白 (C-reactive protein, CRP)因子][1352]. 【来源】黄栌 *Cotinus coggygria*, 漆子 *Rhus verniciflua* [Syn. *Toxicadendron verniciflum*], 黄栌属 *Cotinus* sp,

小叶红光树 *Knema globularia*. 【文献】5, 167, 491, 1205, 1352.

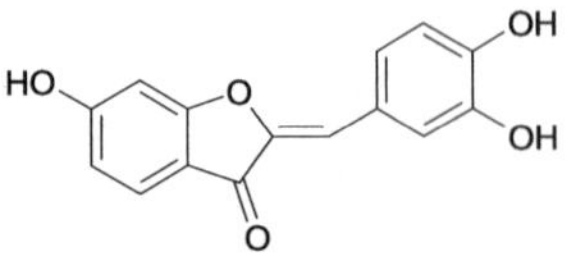

1339 Sulfuretin glucoside 硫磺菊素葡萄糖苷

$C_{21}H_{20}O_{10}$ (432.39). mp 200℃ (分解). 【类型】噢哢. 【活性】细胞毒 (氧化剂实验)[1205]. 【来源】黄栌 *Cotinus coggygria*. 【文献】5, 1205.

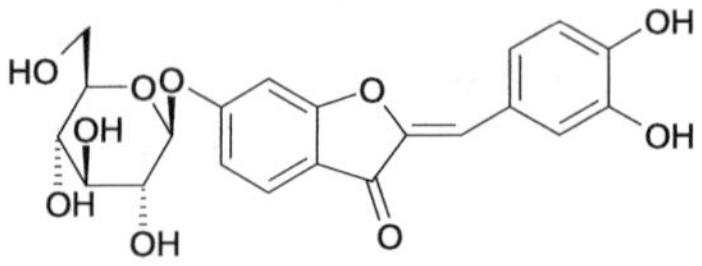

3.13 双 黄 酮 类

1340 3″,4′,4‴,5,5″,7,7″-Heptahydroxy-3,8″- biflavanone 3″,4′,4‴,5,5″,7,7″-七羟基-3,8″-双黄烷酮*

$C_{30}H_{22}O_{11}$ (558.50). 暗淡棕色粉末. 【类型】双黄酮. 【活性】芳化酶抑制剂 (*in vitro*, DBF 酶, IC_{50} = 11.3μmol/L)[1388]; 抗菌 [抗 methicillin 金黄色葡萄球菌(MRSA), MIC = 32μg/mL; 抗万古霉素肠球菌 *Enterococci* sp. (VRE), MIC = 128μg/mL][987]. 【来源】可乐藤黄* *Garcinia kola* (根). 【文献】987, 1388.

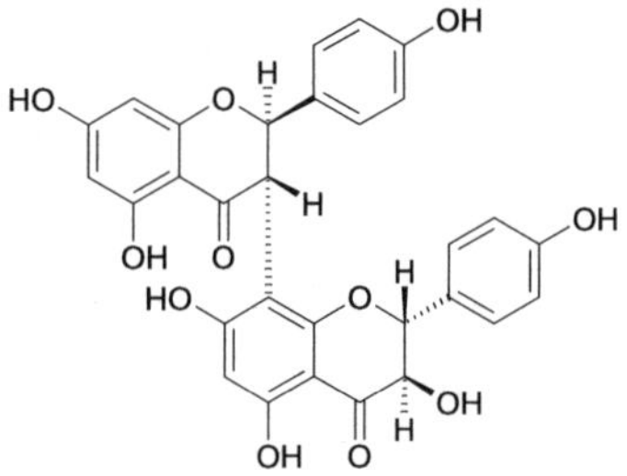

1341 Neochamaejasmenin A 新狼毒素 A

Neochamaejasmin A [90411-13-5] $C_{30}H_{22}O_{10}$ (542.50). mp 287℃ (分解), $[\alpha]_D$ = +129° (*c* = 1.0, 乙醇). 【类型】双黄酮. 【活性】细胞毒 (*in vitro*, 人前列腺癌 LNCaP 细胞, 细胞凋亡途径: 活化 p21、胱天蛋白酶-3 和胱天蛋白酶-9)[1389]; 抑制癌症的促进剂 (抑制神经末端活性)[184]; 抗有丝分裂抗真菌 (稻梨孢菌*, 200μg/mL, 强烈抑制, 400μg/mL, 完全抑制)[981]. 【来源】狼毒 *Stellera chamaejasme*. 【文献】184, 981, 1389.

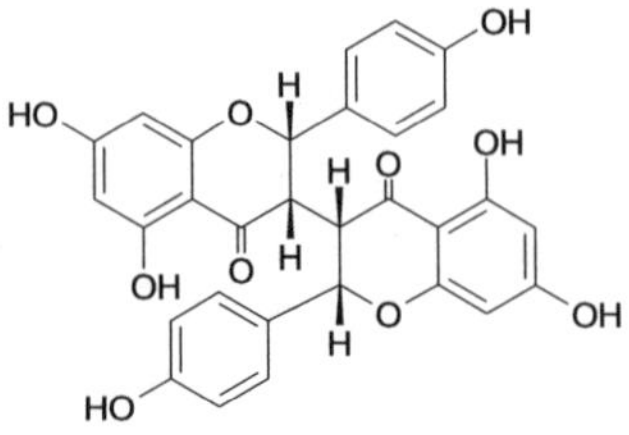

1342 Podocarpusflavone A 竹柏双黄酮 A

[22136-74-9] $C_{31}H_{20}O_{10}$ (552.50). 淡黄色无定形粉末 (MeOH), mp 321~323℃, $[\alpha]_D^{18.1}$ = +15.31° (*c* = 0.27, 吡啶). 【类型】双黄酮. 【活性】组织蛋白酶 B 抑制剂 (IC50 = 1.68μmol/L); 细胞毒 (HT29, IC_{50} = 11.16μmol/L); 抗氧化实验无活性 (DPPH 清除剂, 10μmol/L, 清除率 = 5%; 对照丁化羟基甲苯, 10μmol/L, 清除率 = 43%, IC_{50} = 19.00μmol/L)[966]. 【来源】杜松实 *Juniperus rigida*, 鸡毛松 *Podocarpus imbricatus*, 罗汉松叶 *Podocarpus macrophyllus*, 墨西哥落羽杉 *Taxodium mucronatum* (枝叶), 甜山竹子* *Garcinia dulcis* (花). 【文献】5, 115, 966, 1008.

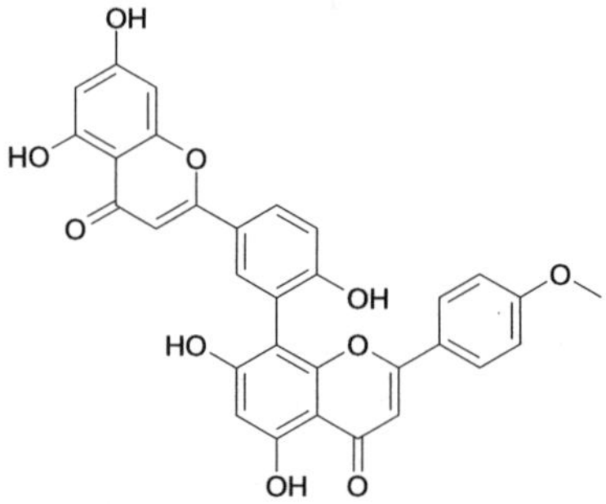

1343 Amentoflavone 穗花杉双黄酮

[1617-53-4] $C_{30}H_{18}O_{10}$ (538.47). 黄色无定形粉末 (甲醇), mp 298~300℃, $[\alpha]_D^{17.8}$ = +7.71° (*c* = 0.23, 吡啶). 【类型】双黄酮. 【活性】抗真菌 (烟曲霉菌、灰葡萄孢和粉绿木霉菌); 核苷酸二磷酸酶抑制剂; 抗 HIV-1 实验无活性 (*in vitro*)[916]; 组织蛋白酶 B 抑制剂 (IC_{50} = 1.75μmol/L); 细胞毒 (BGC823, IC_{50} = 3.51μmol/L); 血管松弛剂 (通过依赖于内皮的氮氧化物 cGMP 信号, 可能涉及非特性化的钾和钙离子通道)[1186]. 【来源】白果 *Ginkgo biloba*, 侧柏叶 *Thuja orientalis* [Syn. *Platycladus orientalis*; *Biota orientalis*], 翠云草 *Selaginella uncinata* (干燥全株: 含量 = 0.131%[1375]), 大叶菜(深绿卷柏) *Selaginella doederleinii* (干燥全株: 平均含量 = 0.182%[1375]), 垫状卷柏 *Selaginella pulvinata* (干燥全株: 平均含量 = 0.185%[1375]), 杜松实 *Juniperus rigida*, 峨眉卷柏 *Selaginella omeiensis* (干燥全株: 含量 = 0.326%[1375]), 桧叶 *Sobina chinensis*, 旱生卷柏 *Selaginella stauntoniana* (干燥全株: 含量 = 0.750%[1375]),江南卷柏 *Selaginella moellendorffii* (干燥全株: 平均含量 = 0.963%[1375]), 卷柏 *Selaginella tamariscina* (干燥全株: 平均含量 = 0.439%[1375]), 林背子 *Toxicodendron succedaneum* [Syn. *Rhus succedanea*], 蔓生卷柏(蔓出卷柏) *Selaginella davidii* (干燥全株: 平均含量 = 1.154%[1375]), 毛枝卷柏(布朗卷柏) *Selaginella braunii* (干燥全株: 平均含量 = 0.276%[1375]), 墨西哥落羽杉 *Taxodium mucronatum* (枝叶), 三尖杉 *Cephalotaxus fortunei*, 山地罗汉松* *Podocarpus montanus*, 苏铁树果 *Cycas revoluta*, 西方刺柏* *Juniperus occidentalis* (叶), 兖州卷柏 *Selaginella involvens* (干燥全株: 含量 = 0.685%[1375]), 圆枝卷柏(红枝卷柏) *Selaginella sanguinolenta* (干燥全株: 含量 = 0.678%[1375]), 云南榧树 *Torreya yunnanensis* (叶和细枝: 产率 = 0.0076%干重[1074]), 中华卷柏 *Selaginella sinensis* (干燥全株: 含量 = 1.364%[1375]). 【文献】2, 5, 167, 916, 958, 1008, 1074, 1186, 1375.

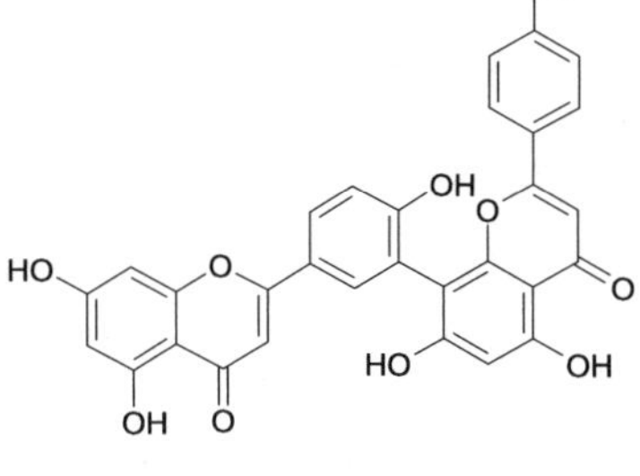

1344 4',7-Dimethylamentoflavone 4',7-二甲基穗花杉双黄酮*

$C_{32}H_{22}O_{10}$ (566.53). 淡黄色无定形粉末 (甲醇), mp 317~319℃, $[\alpha]_D^{17.6}$ = +15.92° (*c* = 0.26, 吡啶). 【类型】双黄酮. 【活性】组织蛋白酶 B 抑制剂 (IC_{50} = 0.55μmol/L)[1008]; 细胞毒 (A549, IC_{50} = 7.74μmol/L, Bel7402, IC_{50} = 17.16μmol/L, DU145, IC_{50} = 12.42μmol/L, HT29, IC_{50} = 14.54μmol/L)[1008]. 【来源】墨西哥落羽杉 *Taxodium mucronatum* (枝叶). 【文献】1008.

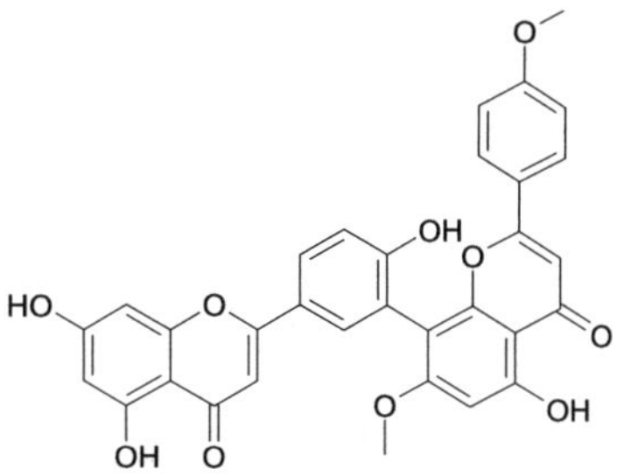

1345 Isocryptomerin 异柳杉素 (异柳杉双黄酮)

7''-Monomethylhinoliflavone [20931-58-2] $C_{31}H_{20}O_{10}$ (552.50). 淡黄色菱形晶体 (甲醇–吡啶), mp 308~310℃ (分解). 【类型】双黄酮. 【活性】细胞毒 (*in vitro*, BC1, ED_{50} = 1.5μg/mL, HT1080, ED_{50} = 0.6μg/mL, Lu1, ED_{50} = 0.9μg/mL, Col2, ED_{50} = 1.8μg/mL, KB, ED_{50} = 1.6μg/mL, KB-V^+, ED_{50} = 1.5μg/mL, KB-V^-, ED_{50} = 2.1μg/mL, LNCaP, ED_{50} = 2.1μg/mL, U373, ED_{50} = 3.5μg/mL 和 ZR-75-1, ED_{50} = 0.58μg/mL). 【来源】卷柏 *Selaginella tamariscina*, 日本扁柏 *Chamaecyparis obtusa*, 日本花柏 *Chamaecyparis pisifera*. 【文献】5, 184, 299.

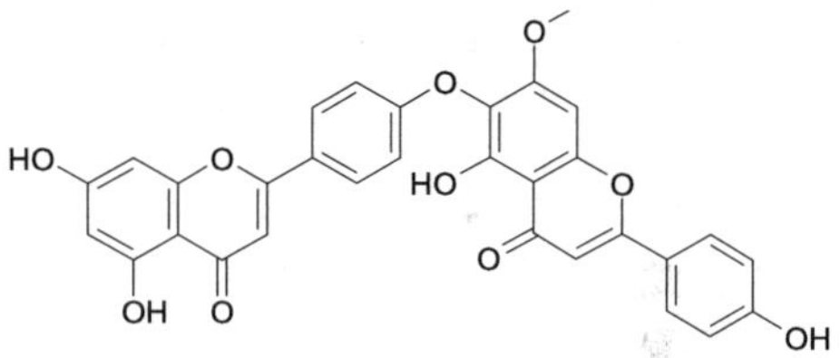

1346 Robustaflavone-7''-methyl ether 南方贝壳杉双黄酮-7''-甲酯

[136638-91-0] $C_{31}H_{20}O_{10}$ (552.50). 【类型】双黄酮. 【活性】细胞毒 (人癌细胞 *in vitro*: BC-1, EC_{50} = 3.3μg/mL; HT1080, EC_{50} = 0.9μg/mL; Lu1, EC_{50} = 0.4μg/mL; Co1-2, EC_{50} = 6.0μg/mL; KB, EC_{50} = 3.6μg/mL; 抗药 KB+Vinblatine, EC_{50} = 8.9μg/mL; 抗药 KB, EC_{50} = 7.5μg/mL; LNCaP, EC_{50} = 3.7μg/mL; ZR-75-1, EC_{50} = 1.4μg/mL; U373, EC_{50} = 0.7μg/mL). 【来源】鸡毛松 *Podocarpus imbricatus*. 【文献】115, 435.

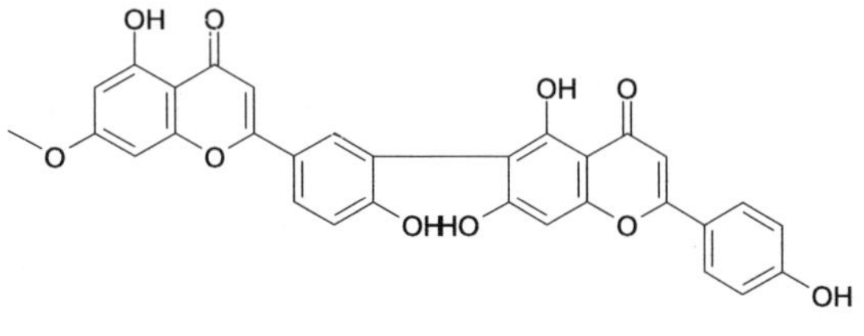

1347 Sikokianin C 四国荛花素 C*

[159813-69-1] $C_{31}H_{24}O_{10}$ (556.53). 无定形粉末, $[\alpha]_D^{30}$ = +3.1° (*c* = 1.0, 甲醇). 【类型】双黄酮. 【活性】抗疟疾 (恶性疟原虫的抗氯喹株 K1, IC_{50} = 0.56μg/mL, 对照氯喹, IC_{50} = 0.56μg/mL, 青蒿素, IC_{50} = 0.0097μg/mL; 药物敏感株 FCR3, IC_{50} = 0.34μg/mL, 对照氯喹, IC_{50} = 0.014μg/mL, 青蒿素, IC_{50} = 0.0068μg/mL)[1143]; 细胞毒 (MRC-5 细胞, IC_{50} = 11.21μg/mL, 对照氯喹, IC_{50} = 18.54μg/mL, 青蒿素, IC_{50} = 45.12μg/mL)[1143]; NO 生成抑制剂 (鼠, 由脂多糖和重组鼠 IFN-γ 活化的类巨噬细胞株, IC_{50} = 50~60μmol/L, 对照槲皮素, IC_{50} = 24.8μmol/L)[529]. 【来源】了哥王根 *Wikstroemia indica*. 【文献】529, 1143.

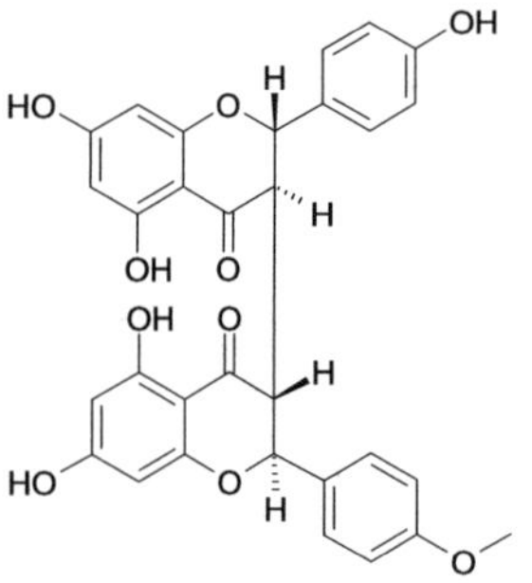

1348 Taiwanhomoflavone B 台湾高黄酮 B*

$C_{32}H_{24}O_{10}$ (568.54). 暗黄色粉末. 【类型】双黄酮. 【活性】细胞毒 (KB 口表皮样癌, ED_{50} = 3.8μg/mL, Hep3B 肝细胞瘤, ED_{50} = 3.5μg/mL)[921]. 【来源】台湾粗榧 *Cephalotaxus wilsoniana* (小枝). 【文献】921.

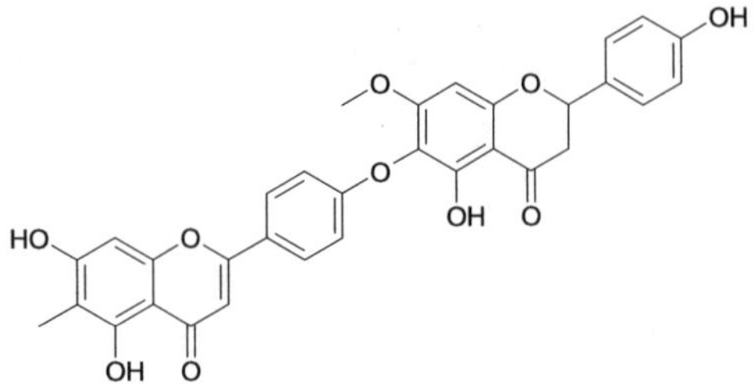

4. 甾族化合物

4.1 孕甾烷类

1349 Atratoglaucoside B 白薇苷 B

7-Desoxyneocynapanogenin A 3-*O*-*β*-*D*-cymaro-pyranosyl-(1→4)-*α*-*L*-diginopyranosyl-(1→4)-*β*-*D*-thevetopyranoside $C_{42}H_{62}O_{16}$ (822.95). 无色油状物, $[\alpha]_D^{25} = -60°$ (*c* = 1.25, 三氯甲烷). 【类型】孕甾烷类甾族化合物. 【活性】细胞毒 (*in vitro*, T24、CaSki、SiHa、HT3、PLC/PRF/5 和 212 细胞, $ED_{50} > 4\mu g/mL$, 无明显活性)[651]. 【来源】白薇 *Cynanchum atratum* (根). 【文献】651.

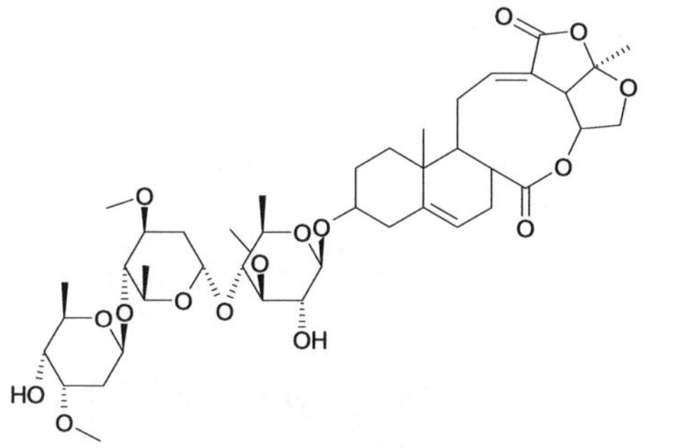

1350 Atratoside A 直立白薇新苷 A

[118002-91-8] $C_{42}H_{64}O_{13}$ (776.97). 【类型】孕甾烷类甾族化合物. 【活性】抗肿瘤 (小鼠, 20mg/kg orl, U14 宫颈癌, 抑制率 = 53.0%; HepA 肝癌, 抑制率 = 58.5%). 【来源】白薇 *Cynanchum atratum* (根). 【文献】168, 1372.

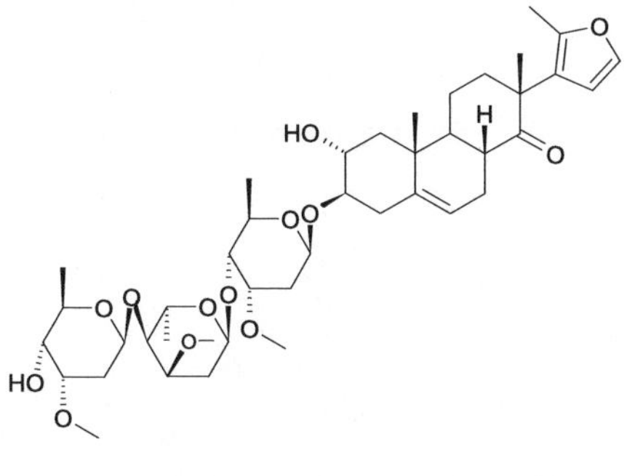

1351 Condurangoglycoside A₀ 南美牛奶皮苷 A₀

$C_{59}H_{88}O_{22}$ (1149.35). 无定形白色粉末, mp 170~174℃, $[\alpha]_D = +43.9°$ (*c* = 0.62, 甲醇). 【类型】孕甾烷类甾族化合物. 【活性】抗肿瘤 (S_{180}, ICR 鼠 Ehrlich 癌); LD_{50} (鼠) = 75mg/kg. 【来源】南美牛奶菜 *Marsdenia condurango*. 【文献】169.

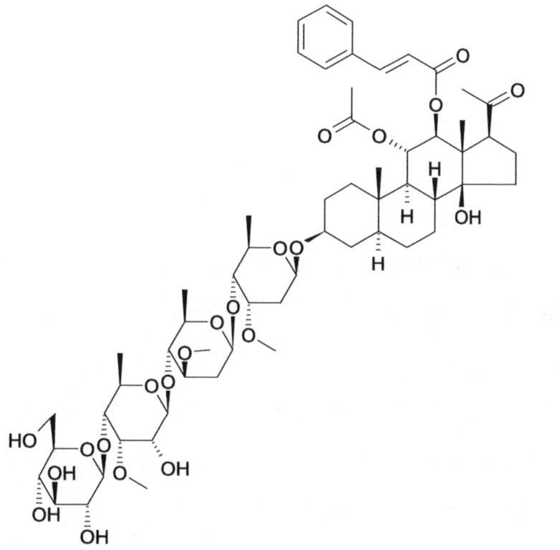

1352 Condurangoglycoside C₀ 南美牛奶皮苷 C₀

$C_{59}H_{90}O_{22}$ (1151.36). 无定形粉末, mp 160~170℃, $[\alpha]_D = +25.9°$ (*c* = 1.28, 甲醇). 【类型】孕甾烷类甾族化合物. 【活性】抗肿瘤 (S_{180}, ICR 鼠 Ehrlich 癌); LD_{50} (鼠) = 375mg/kg. 【来源】南美牛奶菜 *Marsdenia condurango*. 【文献】169.

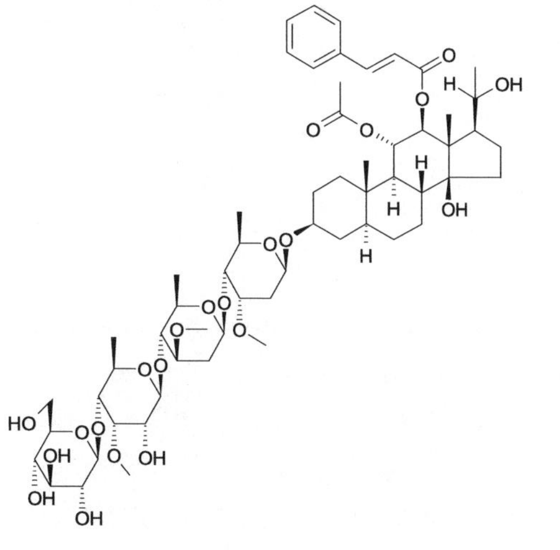

1353 *N*20,*N*20-Dimethyl-*N*3-benzoyl-3, 20-di-amino-pregn-2-en-4-ol *N*20,*N*20-二甲基-*N*3-苯甲酰基-3,20-二氨基孕甾-2-烯-4-醇*

Anticancer Alkaloid PMV70P691-001 $C_{30}H_{44}N_2O_2$ (464.70). 【类型】孕甾烷类甾族化合物. 【活性】细胞毒 (雌素酮硫酸酯酶实验)[1205]. 【来源】仰卧板凳果* *Pachysandra procumbens*. 【文献】1205.

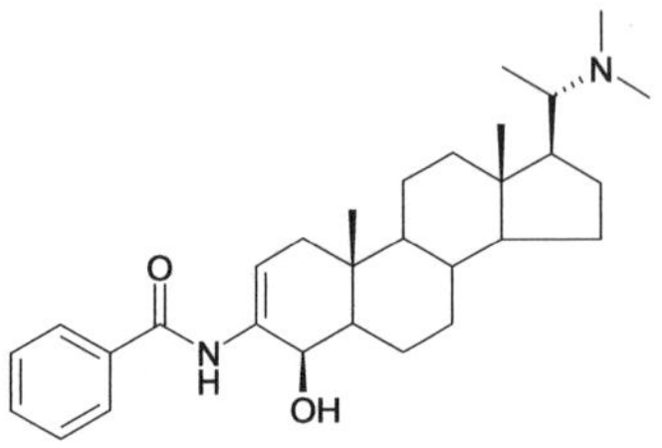

1354 Glaucogenin C 3-*O*-*β*-*D*-cymaropyra-nosyl-(1→4)-*α*-*L*-diginopyranosyl-(1→4)-*β*-*D*-thevetopyranoside

$C_{42}H_{64}O_{15}$ (808.97). 【类型】孕甾烷类甾族化合物. 【活性】抗炎 (*in vitro*, 抑制 TNFα 形成, 30μmol/L: 脂多糖诱导的 RAW264.7 细胞株, 抑制率 = 33.7%±6.2%; 脂多糖/IFN-*γ* 诱导的 N9 神经胶质细胞株, 抑制率 = 30.9%±4.3%; 对各种诱导剂诱导的肥大细胞和中性粒细胞发炎无明显抑制效应) [651]; 细胞毒 (*in vitro*, 212 细胞株, ED_{50} = 0.96μg/mL, 活性明显)[651]. 【来源】白薇 *Cynanchum atratum* (根). 【文献】651.

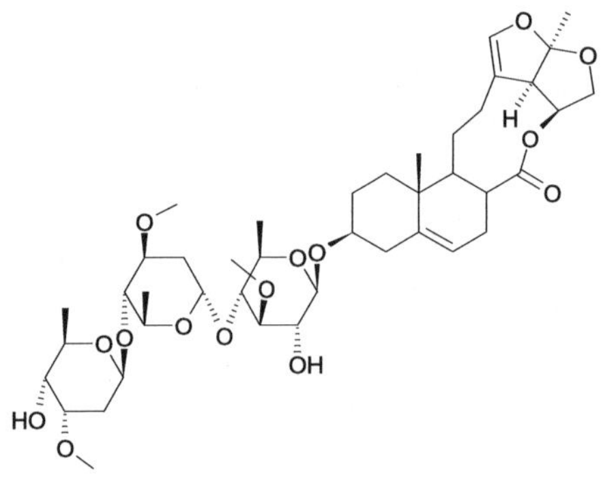

1355 *N*3,*N*20,*N*20-Trimethyl-*N*3-(3-methyl-2-butenoyl)-3,20-diaminopregnan-12-ol *N*3,*N*20,*N*20-三甲基-*N*3-(3-甲基-2-丁烯酰基)-3,20-二氨基孕甾 n-12-醇*

Anticancer Alkaloid PMV70P691-002 $C_{29}H_{50}N_2O_2$ (458.73). 【类型】孕甾烷类甾族化合物. 【活性】细胞毒 (雌素酮硫酸酯酶实验)[1205]. 【来源】仰卧板凳果* *Pachysandra procumbens*. 【文献】1205.

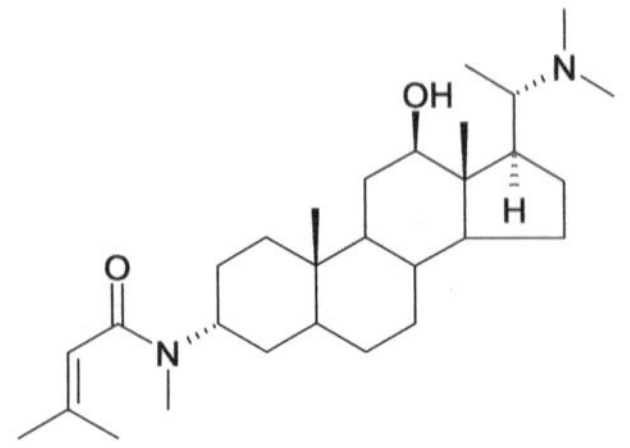

1356 Wrightiamine B 倒吊笔胺 B

$C_{21}H_{35}NO$ (317.52). 无色无定形固体, $[\alpha]_D^{25}$ = +5° (*c* = 0.04, 甲醇). 【类型】孕甾烷类甾族化合物. 【活性】细胞毒 (抗长春新碱的鼠白血病细胞 P_{388}, 有长春新碱 12.5ng/mL 时, IC_{50} = 22μg/mL, 无长春新碱时, IC_{50} = 25μg/mL)[944]. 【来源】爪哇倒吊笔* *Wrightia javanica* (叶). 【文献】944.

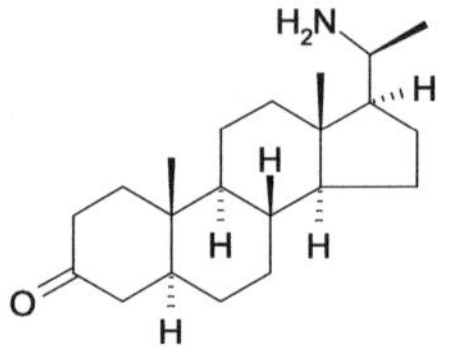

4.2 强心甾内酯类

1357 2'-*O*-Acetyl cerleaside A 2'-*O*-乙酰基海杧果苷 A

$C_{32}H_{46}O_9$ (574.72). 白色固体, mp 209~211℃, $[\alpha]_D^{26}$ = −62.50° (*c* = 0.0016, 三氯甲烷). 【类型】强心甾内酯类甾族化合物. 【活性】细胞毒 (KB, ED_{50} = 7.56μg/mL; BC, ED_{50} = 4.62μg/mL; NCI-H187, ED_{50} = 7.42μg/mL; 对照椭圆玫瑰树碱, ED_{50} = 0.3~0.6μg/mL)[812]. 【来源】奥道拉姆海杧果 *Cerbera odollam* (种子), 牛心茄子 *Cerbera manghas*. 【文献】547, 812.

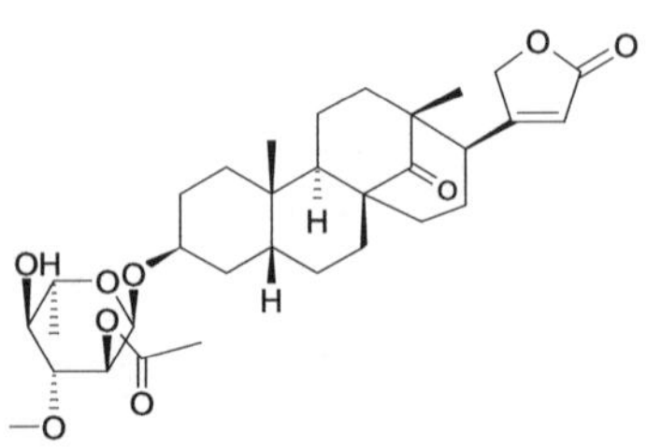

1358 3*β*-*O*-(2'-*O*-Acetyl-*α*-*L*-thevetosyl)-14*β*- hydroxy-7-en-5*β*-card-20(22)-enolide 3*β*-*O*-(2'-*O*-乙酰基-*α*-*L*-黄花夹竹桃糖基)-14*β*-羟基-7-烯-5*β*-甲型强心甾-20(22)-烯内酯

7,8-Dehydrocerberin $C_{32}H_{46}O_9$ (574.72). 白色固体, mp 103~105℃. 【类型】强心甾内酯类甾族化合物. 【活性】细胞毒 (KB, ED_{50} = 1.75μg/mL; BC, ED_{50} = 0.0006μg/mL; NCI-H187, ED_{50} = 16.7μg/mL)[547]. 【来源】牛心茄子 *Cerbera manghas*. 【文献】547.

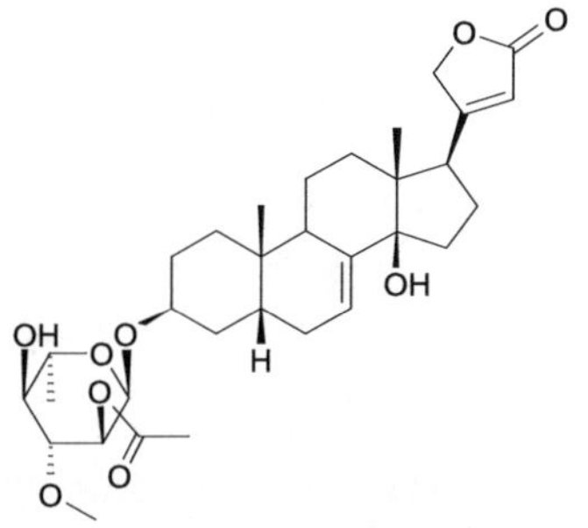

1359 Anticancer Cardiac Glycoside PM V70P691-007 抗癌强心苷 PMV70P691-007

$C_{30}H_{44}O_9$ (548.68). 【类型】强心甾内酯类甾族化合物. 【活性】细胞毒 (人结肠癌细胞, 抗增生活性)[1205]; 细胞毒 (Ishikawa 抗-E2 生物实验)[1205]. 【来源】牛心茄子 *Cerbera manghas*. 【文献】1205.

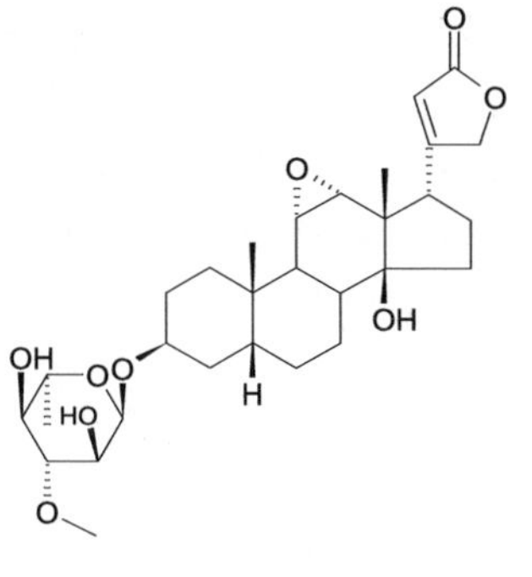

1360 Anticancer Cardiac Glycoside PMV70P691-008 抗癌强心苷 PMV70P691-008

$C_{30}H_{44}O_9$ (548.68). 【类型】强心甾内酯类甾族化合物. 【活性】细胞毒 (人结肠癌细胞, 抗增生活性)[1205]; 细胞毒 (Ishikawa 抗-E2 生物实验)[1205]. 【来源】牛心茄子 *Cerbera manghas*. 【文献】1205.

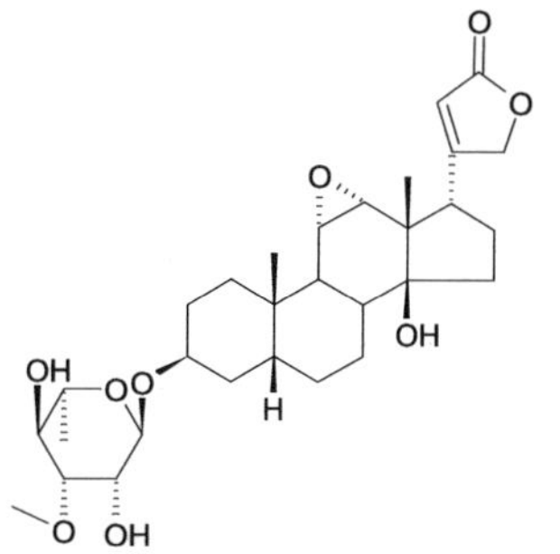

1361 Cerberin 乙酰黄花夹竹桃次苷乙(海杧果素)

Veneniferin $C_{32}H_{48}O_9$ (576.73). mp 212~215℃. 【类型】强心甾内酯类甾族化合物. 【活性】细胞毒 (KB, ED_{50} = 1.92μg/mL; BC, ED_{50} = 1.63μg/mL; NCI-H187, ED_{50} = 1.24μg/mL; 对照椭圆玫瑰树碱, ED_{50} = 0.3~0.6μg/mL)[812]. 【来源】奥道拉姆海杧果 *Cerbera odollam* (种子), 黄花夹竹桃 *Thevetia neriifolia* [Syn. *Thevetia peruviana*] (种子: 平均含量 = 0.60%[1375]), 牛心茄子 *Cerbera manghas*. 【文献】1, 547, 812, 1375.

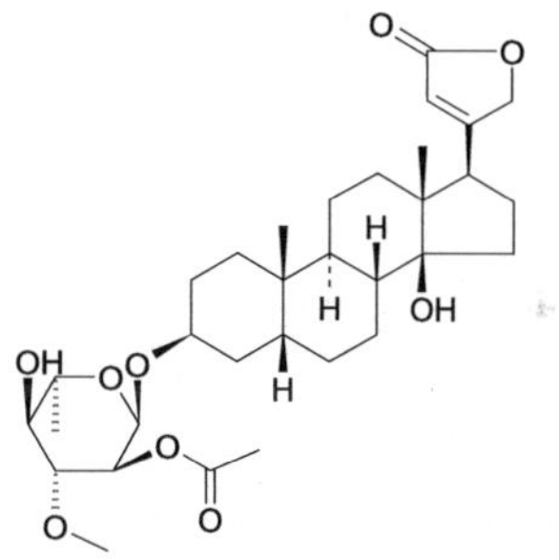

1362 Cerleaside A 海杧果苷 A

$C_{30}H_{44}O_8$ (532.68). 【类型】强心甾内酯类甾族化合物. 【活性】细胞毒 (KB, 无活性, ED_{50} > 50μg/mL; BC, ED_{50} = 9.12μg/mL; NCI-H187, 无活性, ED_{50} > 50μg/mL; 对照椭圆玫瑰树碱, ED_{50} = 0.3~0.6μg/mL)[812]. 【来源】奥道拉姆海杧果 *Cerbera odollam* (种子). 【文献】812.

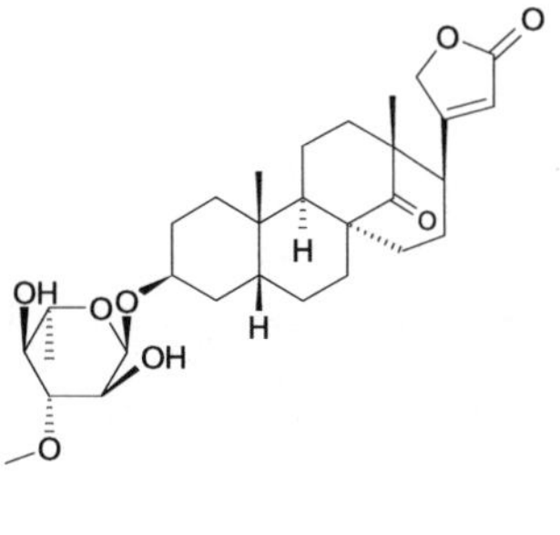

1363 Cymarin 加拿大麻苷

[508-77-0] $C_{30}H_{44}O_9$ (548.68). mp 148℃, 185~187℃. 【类型】强心甾内酯类甾族化合物.【活性】抗肿瘤; 抗有丝分裂; 强心剂 (犬, 治疗实验性心血管功能不全); 细胞毒 (KB, $ED_{50} < 0.1\mu g/mL$); 利尿剂 (大鼠); 升高血压; 预防心肌及冠状血管硬化 (兔); 促进心脏糖原合成; 减少急性循环障碍心肌炎症状 (兔); LD_{50} (猫, iv) = 0.095mg/kg.【来源】春福寿草 *Adonis vernalis*, 福寿草 *Adonis amurensis*, 黑杠柳 *Periploca nigrescens*, 黄菀 *Senecio nemorensis*, 金黄侧金盏花 *Adonis chrysocyatha*, 康毗毒毛旋花* *Strophanthus kombe*, 罗布麻 *Apocynum venetum*.【文献】3, 4, 5, 167, 516.

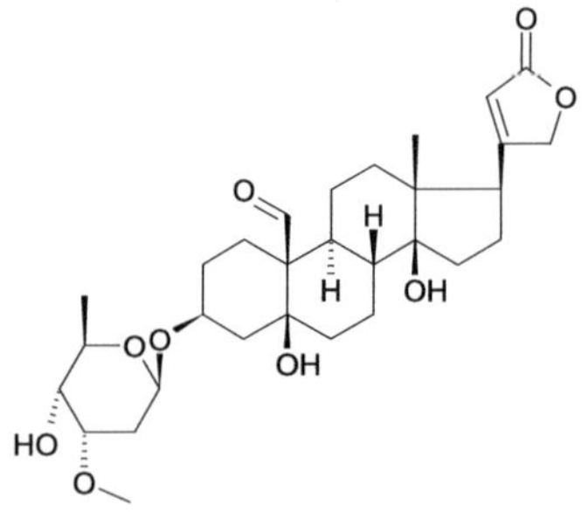

1364 Deacetyltanghinin 去乙酰基坦杧果苷*

$C_{30}H_{44}O_9$ (548.68).【类型】强心甾内酯类甾族化合物.【活性】细胞毒 (KB, ED_{50} = 0.05μg/mL, BC, ED_{50} = 1.48μg/mL, NCI-H187, ED_{50} = 0.1μg/mL)[547].【来源】牛心茄子 *Cerbera manghas*.【文献】547.

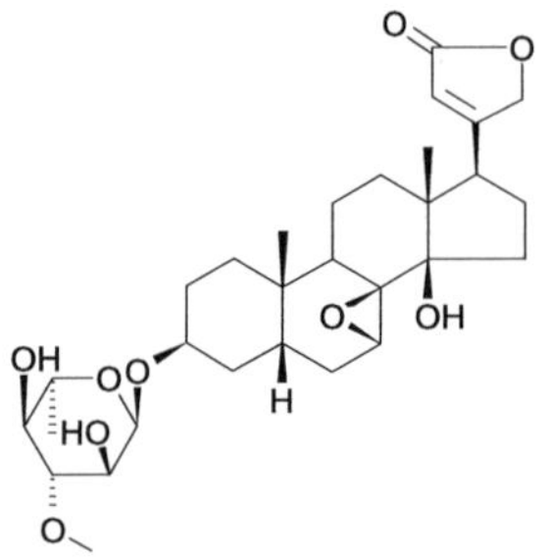

1365 Euonymoside A 卫矛苷 A

[155740-04-8] $C_{35}H_{54}O_{14}$ (698.81). 无色细晶 (甲醇), mp 172~173℃, $[\alpha]_D^{25}$ = +33.9° (*c* = 2.42, 三氯甲烷∶甲醇 = 4∶1).【类型】强心甾内酯类甾族化合物.【活性】细胞毒 (A549 *in vitro*, IC_{50} = 0.06μg/mL, SK-OV-3, IC_{50} = 0.4μg/mL).【来源】西博卫矛 *Euonymus sieboldianus*【文献】202, 265, 299.

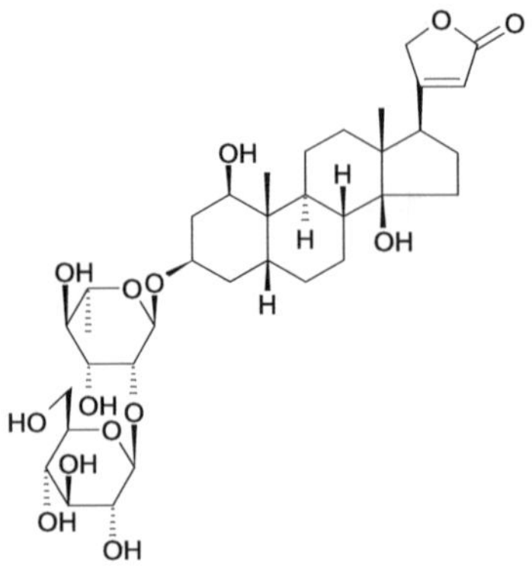

1366 Extensumside A 翅果藤苷 A*

17*β*-Uzarigenin-3-*O*-*β*-glucopyranosyl-(1→6)-*β*-glucopyranosyl-(1→4)-*β*-theveto-pyranosyl-(1→4)-*β*-cymaropyranoside $C_{49}H_{78}O_{21}$ (1003.16). 白色无定形粉末, mp 176~178℃, $[\alpha]_D^{25}$ = −12.5° (*c* = 0.4, 甲醇).【类型】强心甾内酯类甾族化合物.【活性】细胞毒 [9 种癌细胞株的平均 GI_{50} = 0.346μg/mL: NCI-H460 细胞, GI_{50} = (0.107±0.016)μg/mL; Colon205 细胞, GI_{50} = (0.123± 0.014)μg/mL; MDA-MB-231 细胞, GI_{50} = (0.527±0.036) μg/mL; MCF7 细胞, GI_{50} = (0.385±0.019)μg/mL; MDA- MB-231 细胞, GI_{50} = (0.470±0.018)μg/mL; OVCAR-3 细胞, GI_{50} = (0.407±0.017)μg/mL; A549 细胞, GI_{50} = (0.296±0.008) μg/mL; HT29 细胞, GI_{50} = (0.436±0.011) μg/mL; ACHN 细胞, GI_{50} = (0.361±0.022)μg/mL; 对照紫杉醇对后 6 种癌细胞株的 GI_{50} 分别为(0.102±0.009)μg/mL、(0.099±0.001)μg/mL、(0.028±0.006)μg/mL、(0.030±0.001) μg/mL、(0.032±0.003)μg/mL 和(0.088± 0.004)μg/mL][1176].【来源】翅果藤 *Myriopteron extensum* (全株).【文献】1176.

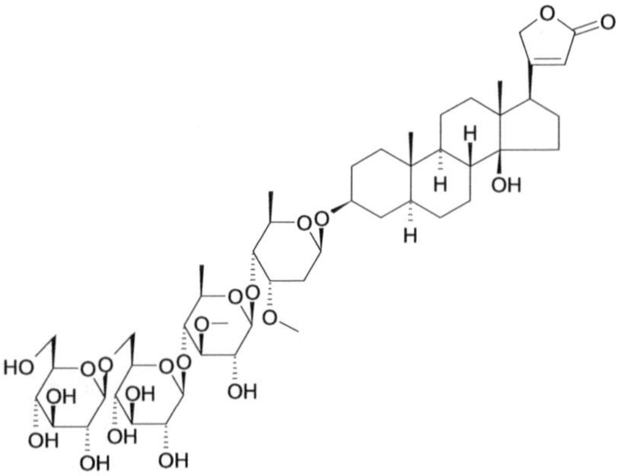

1367 19-Hydroxy-sarmentogenin-3β-O-β-6-deoxyguloside

$C_{29}H_{44}O_{10}$ (552.67). 白色粉末, $[\alpha]_D^{24} = -36.0°$ (c = 1.0, 甲醇). 【类型】强心甾内酯类甾族化合物. 【活性】细胞毒 [KB, IC_{50} = (0.199±0.008)μmol/L, 对照鬼臼毒素, IC_{50} = 0.014μmol/L][849]. 【来源】高梅缨瓣 *Crossopetalum gaumeri* (根). 【文献】849.

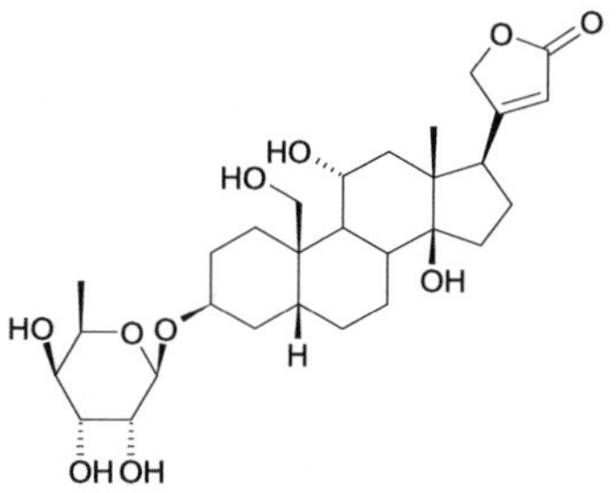

1368 Hyrcanoside 西加小冠花苷

[15001-93-1] $C_{34}H_{48}O_{14}$ (680.75). 晶体 (甲醇), mp 205~208℃. 【类型】强心甾内酯类甾族化合物. 【活性】抗肿瘤 (鼠, P_{388}, 1.25mg/kg, 生命延长率 = 33%, 鼠结肠癌, 0.31mg/kg, 生命延长率 = 69%, 鼠结肠癌, 2.5mg/kg, 生命延长率 = 43%); 强心剂; 细胞毒 (KB). 【来源】多变小冠花 *Coronilla varia*. 【文献】169.

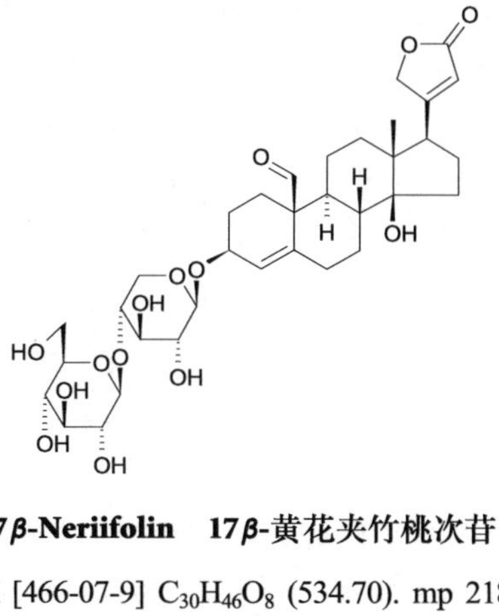

1369 17β-Neriifolin 17β-黄花夹竹桃次苷乙

Neriifolin [466-07-9] $C_{30}H_{46}O_8$ (534.70). mp 218~225℃. 【类型】强心甾内酯类甾族化合物. 【活性】细胞毒 (KB, ED_{50} = 0.017μg/mL; BC, ED_{50} = 0.048μg/mL; NCI-H187, ED_{50} = 0.076μg/mL; 对照椭圆玫瑰树碱, ED_{50} = 0.3~0.6μg/mL)[812]; 细胞毒 (人结肠癌细胞, 抗增生活性)[1205]. 【来源】奥道拉姆海杧果 *Cerbera odollam* (种子), 黄花夹竹桃 *Thevetia neriifolia* [Syn. *Thevetia peruviana*] (种子: 平均含量 = 2.00%[1375]), 牛心茄子 *Cerbera manghas*. 【文献】3, 4, 547, 587, 812, 1205, 1375.

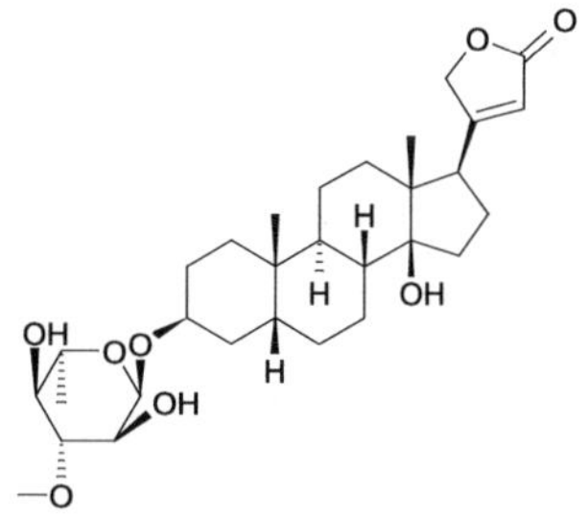

1370 17α-Neriifolin 17α-黄花夹竹桃次苷乙

$C_{30}H_{46}O_8$ (534.70). 【类型】强心甾内酯类甾族化合物. 【活性】细胞毒 (KB, ED_{50} = 0.078μg/mL; BC, ED_{50} = 0.049μg/mL; NCI-H187, ED_{50} = 0.032μg/mL; 对照椭圆玫瑰树碱, ED_{50} = 0.3~0.6μg/mL)[812]. 【来源】奥道拉姆海杧果 *Cerbera odollam* (种子). 【文献】812.

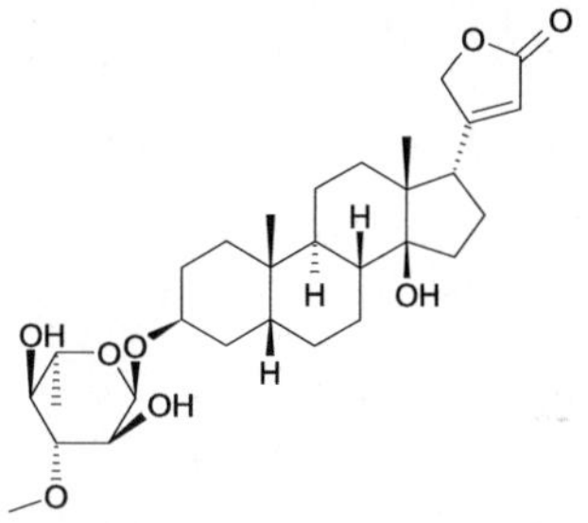

1371 Sarmentogenin-3β-O-(α-allosyl-(1 → 4)-β-6-deoxyalloside) 沙门苷元-3β-O-(α-阿洛糖基-(1 → 4)-β-6-去氧阿洛糖苷)*

$C_{35}H_{54}O_{14}$ (698.81). 白褐色粉末, $[\alpha]_D^{24} = -5.2°$ (c = 2.3, 甲醇). 【类型】强心甾内酯类甾族化合物. 【活性】细胞毒 [KB, IC_{50} = (0.075±0.004)μmol/L, 对照鬼臼毒素, IC_{50} = 0.014μmol/L][849]. 【来源】高梅缨瓣 *Crossopetalum gaumeri* (根). 【文献】849.

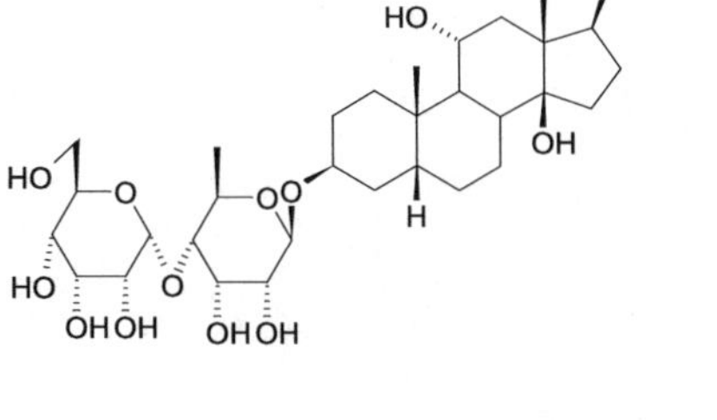

1372 Sarmentosigenin-3β-O-β-6-deoxygulo-side

$C_{29}H_{42}O_{11}$ (566.65). 白色粉末, $[\alpha]_D^{24} = -26.0°$ (c = 2.3, 甲醇). 【类型】强心甾内酯类甾族化合物. 【活性】细胞毒 [KB, IC_{50} = (0.074±0.009)μmol/L, 对照鬼臼毒素, IC_{50} = 0.014μmol/L][849]. 【来源】高梅缨瓣 *Crossopetalum gaumeri* (根). 【文献】849.

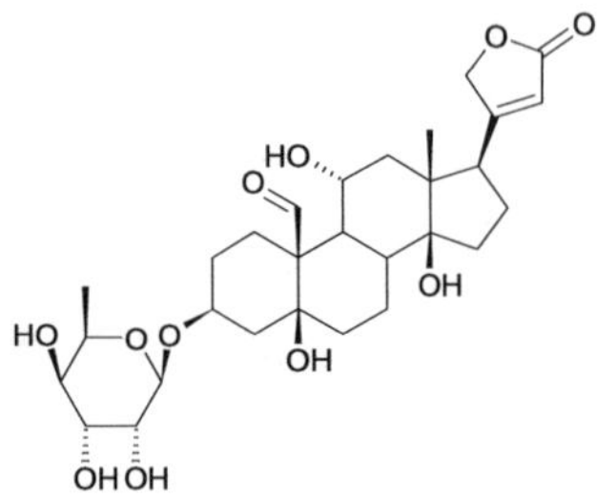

1373 Securigenin-3β-O-(α-allosyl-(1→4)-β-6-deoxyalloside)

$C_{35}H_{52}O_{15}$ (712.80). 黄白色粉末, $[\alpha]_D^{24} = -28.7°$ (c = 2.2, 甲醇). 【类型】强心甾内酯类甾族化合物. 【活性】细胞毒 [KB, IC_{50} = (0.104±0.005)μmol/L, 对照鬼臼毒素, IC_{50} = 0.014μmol/L][849]. 【来源】高梅缨瓣 *Crossopetalum gaumeri* (根). 【文献】849.

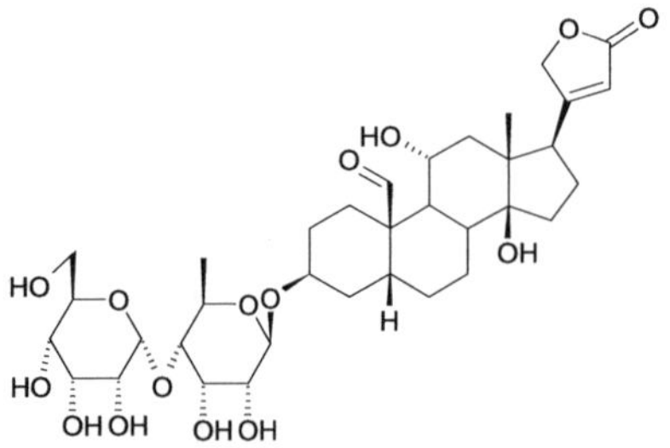

1374 Securigenin-3β-O-β-6-deoxyguloside

$C_{29}H_{42}O_{10}$ (550.65). 白色粉末, $[\alpha]_D^{24} = -61.0°$ (c = 1.0, 甲醇). 【类型】强心甾内酯类甾族化合物. 【活性】细胞毒 [KB, IC_{50} = (0.164±0.015)μmol/L, 对照鬼臼毒素, IC_{50} = 0.014μmol/L][849]. 【来源】高梅缨瓣 *Crossopetalum gaumeri* (根). 【文献】849.

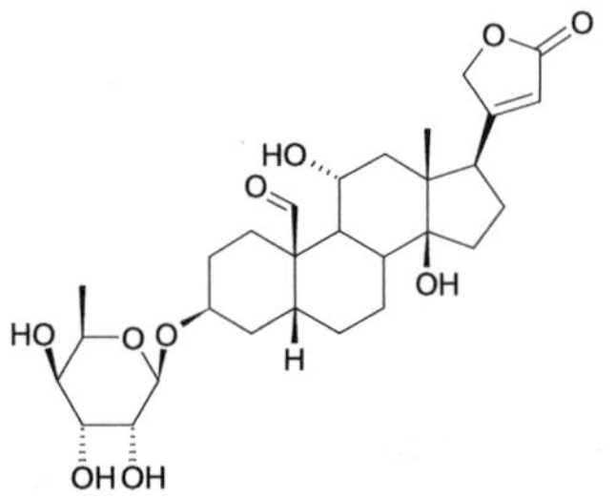

1375 Strophanthidin 毒毛旋花子苷元

Apocynamarin [66-28-4] $C_{23}H_{32}O_6$ (404.51). 晶体, +2分子结晶水 (水), mp 169~170℃, $[\alpha]_D^{25} = +43.1°$ (甲醇); mp 235℃ (脱水化合物). 【类型】强心甾内酯类甾族化合物. 【活性】细胞毒 (*in vitro*, HL-60, IC_{50} > 10μg/mL; PC-3M-1E8, IC_{50} = 4.48μg/mL; BGC823, IC_{50} = 0.0225μg/mL; MDA-MB-435, IC_{50} = 0.142μg/mL; Bel7402, IC_{50} = 2.34μg/mL; HeLa, IC_{50} = 0.541μg/mL)[532]. 【来源】播娘蒿 *Descurainia Sophia* (种子), 康毗毒毛旋花* *Strophanthus kombe*, 黑杠柳 *Periploca nigrescens*, 罗布麻 *Apocynum venetum*, 桂竹糖芥 *Erysimum cheiranthoides*, 福寿草 *Adonis amurensis*. 【文献】4, 299, 516, 532.

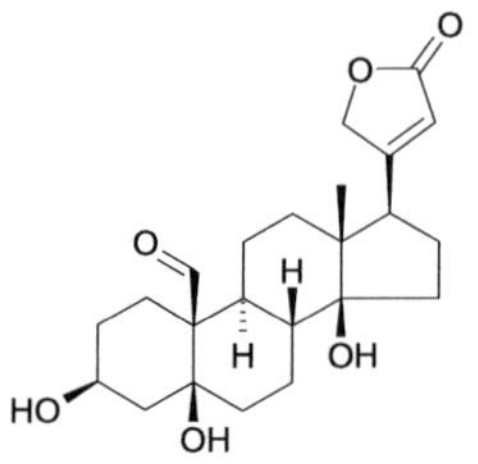

1376 Tanghinin 坦杠果苷*

[25390-16-3] $C_{32}H_{46}O_{10}$ (590.72). 【类型】强心甾内酯类甾族化合物. 【活性】细胞毒 (KB, ED_{50} = 1.29μg/mL, BC, ED_{50} = 0.77μg/mL, NCI-H187, ED_{50} = 2.3μg/mL)[547]; 强心剂. 【来源】牛心茄子 *Cerbera manghas*, 坦杠果 *Tanghinia venenifera*. 【文献】299, 547.

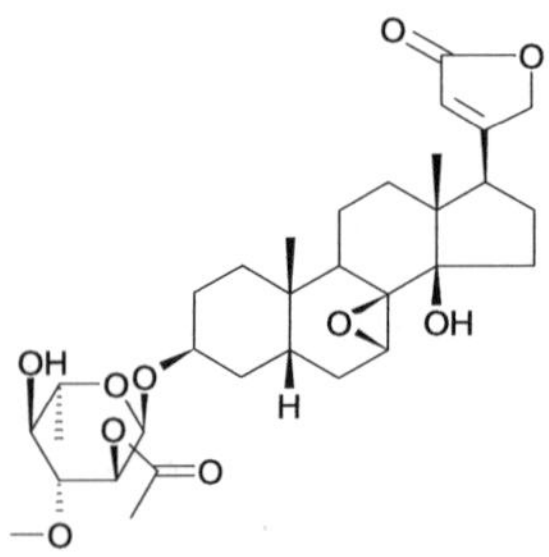

1377 Uzarigenin 乌沙苷元

[466-09-1] $C_{23}H_{34}O_4$ (374.53). mp 246℃. 【类型】强心甾内酯类甾族化合物. 【活性】强心剂; 细胞毒 (KB, EC = 1.0~3.5μg/mL); 利尿剂. 【来源】莲生桂子花 *Asclepias curassavica*, 变白马利筋 *Asclepias albicans*. 【文献】4, 5, 167.

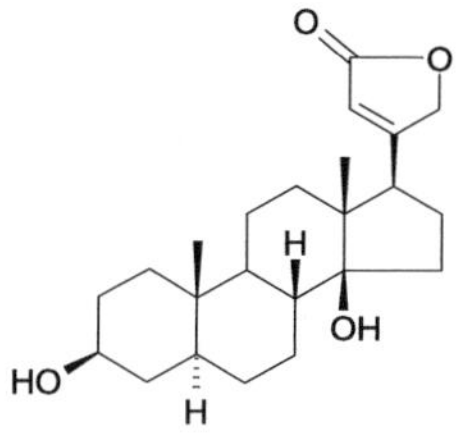

4.3 蟾酥内酯类

1378 Bufalin 蟾酥灵 (蟾毒灵)

[465-21-4] $C_{24}H_{34}O_4$ (386.54). 【类型】蟾酥内酯类甾族化合物. 【活性】细胞毒 (*in vitro*, CHO 细胞, 拓扑异构酶 II 抑制剂)[1389]; 细胞毒 (*in vitro*, 人白血病 ML1 细胞, 抑制 PKA 和 PKC, 抑制 Cdc2 和 CKII)[1389]; 细胞毒 (*in vitro*, KB, IC_{50} = 0.67μg/mL; HL-60, IC_{50} < 0.01μg/mL; MH-60, IC_{50} > 25μg/mL)[665]; 强心剂 (强心苷); 呼吸兴奋剂 (麻醉兔, iv); 升高血压 (麻醉兔, iv); 致惊厥 (大鼠, iv, 0.8mg/kg, 强直性惊厥); 麻醉剂; LD_{50} (鼠, iv) = 2.2mg/kg. 【来源】蟾蜍 *Bufo bufo gargarizans*; *Bufo melanostictus*, 蟾酥 *Bufo bufo gargarizans* (干燥分泌物: 含量 = 0.34%)[1375]; *Bufo melanostictus* (干燥分泌物: 含量 = 0.73%)[1375]. 【文献】2, 158, 167, 665, 1372, 1375, 1389.

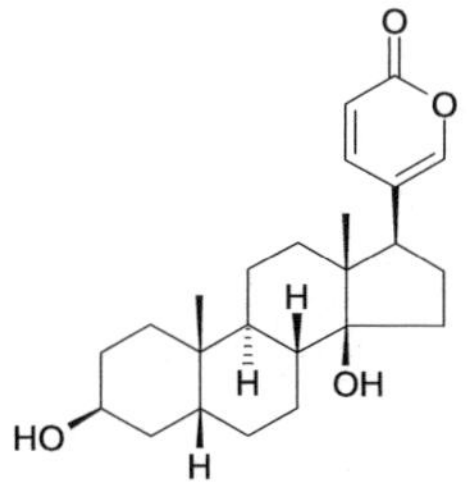

1379 Bufotalin 蟾蜍它灵 (蟾毒它灵)

[471-95-4] $C_{26}H_{36}O_6$ (444.57). 【类型】蟾酥内酯类甾族化合物. 【活性】细胞毒 (*in vitro*, KB, IC_{50} = 0.19μg/mL; HL-60, IC_{50} < 0.01μg/mL; MH-60, IC_{50} > 25μg/mL)[665]. 【来源】蟾酥 *Bufo bufo gargarizans* (干燥分泌物: 含量 = 0.72%[1375]); *Bufo melanostictus* (干燥分泌物: 含量 = 0.01%[1375]). 【文献】299, 665, 1375.

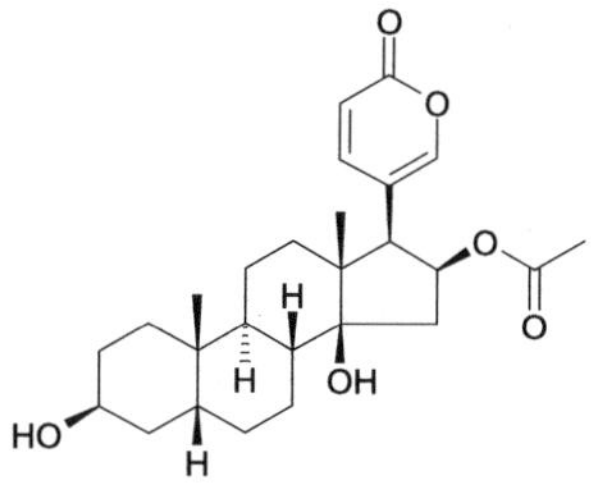

1380 Cinobufagin 华蟾蜍毒基

[470-37-1] $C_{26}H_{34}O_6$ (442.56). 【类型】蟾酥内酯类甾族化合物. 【活性】细胞毒 (*in vitro*, KB, IC_{50} = 0.21μg/mL; HL-60, IC_{50} < 0.01μg/mL; MH-60, IC_{50} > 25μg/mL)[665]; 升高血压; 强心剂; LD_{50} (猫) = 0.23mg/kg. 【来源】蟾蜍 *Bufo bufo gargarizans*; 蟾酥 *Bufo bufo gargarizans*; *Bufo melanostictus* (干燥分泌物: 含量 = 7.2%[1372]; 含量 = 0.91%[1375]). 【文献】2, 157, 167, 665, 1372, 1375.

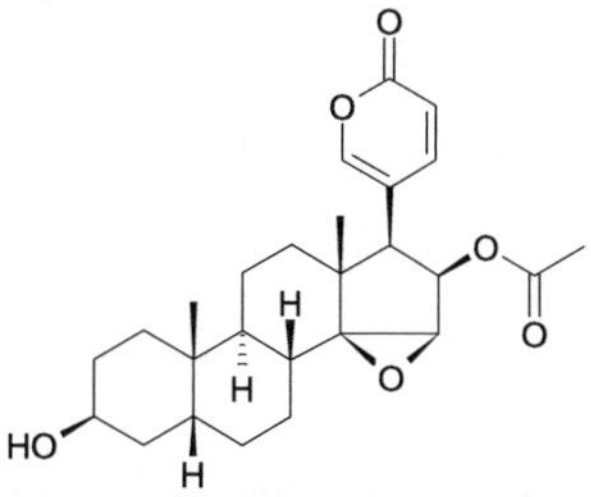

1381 Cinobufotalin 华蟾蜍毒它灵

[1108-68-5] $C_{26}H_{34}O_7$ (458.56). 【类型】蟾酥内酯类甾族化合物. 【活性】细胞毒 (*in vitro*, KB, IC_{50} = 0.37μg/mL; HL-60, IC_{50} = 0.047μg/mL; MH-60, IC_{50} > 25μg/mL)[665]; 升高血压; 强心剂. 【来源】蟾酥 *Bufo bufo gargarizans*; *Bufo melanostictus*. 【文献】2, 665, 1372.

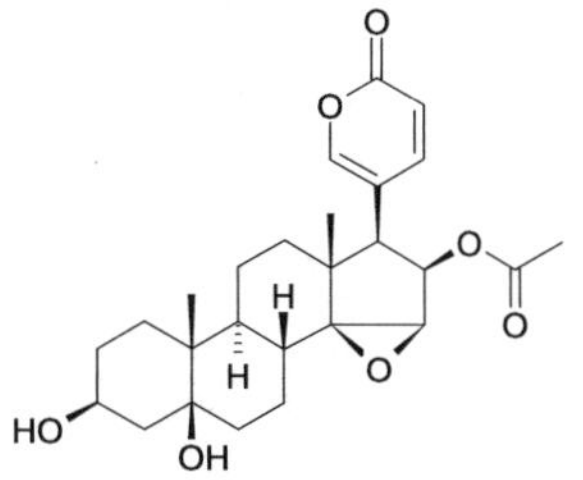

1382 Desacetylbufotalin 去乙酰蟾蜍它灵

$C_{24}H_{34}O_5$ (402.54). 【类型】蟾酥内酯类甾族化合物. 【活性】细胞毒 (*in vitro*, KB, IC_{50} = 0.79μg/mL; HL-60,

IC_{50} = 0.025μg/mL; MH-60, IC_{50} > 25μg/mL)[665]. 【来源】蟾酥 *Bufo bufo gargarizans*; *Bufo melanostictus*. 【文献】2, 5, 665.

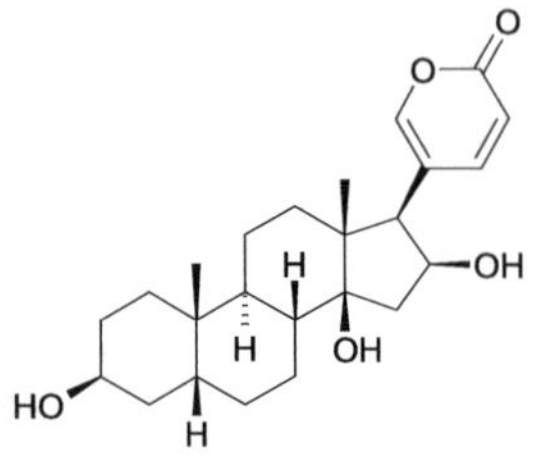

1383 Desacetylcinobufagin 去乙酰华蟾蜍精

$C_{24}H_{32}O_5$ (400.52). 【类型】蟾酥内酯类甾族化合物. 【活性】细胞毒 (*in vitro*, KB, IC_{50} = 0.44μg/mL; HL-60, IC_{50} = 1μg/mL; MH-60, IC_{50} > 25μg/mL)[665]. 【来源】蟾酥 *Bufo bufo gargarizans*; *Bufo melanostictus*. 【文献】2, 5, 665.

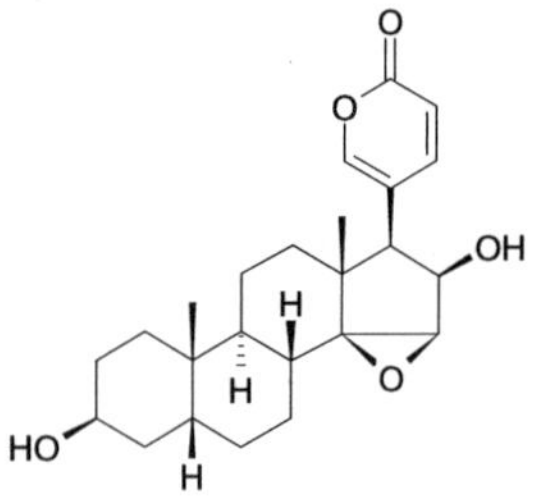

1384 Desacetylcinobufotalin 去乙酰华蟾蜍毒它灵

$C_{24}H_{32}O_6$ (416.52). 【类型】蟾酥内酯类甾族化合物. 【活性】细胞毒 (*in vitro*, KB, IC_{50} = 10μg/mL; HL-60, IC_{50} = 4.3μg/mL; MH-60, IC_{50} > 25μg/mL)[665]. 【来源】蟾酥 *Bufo bufo gargarizans*; *Bufo melanostictus*. 【文献】2, 5, 665.

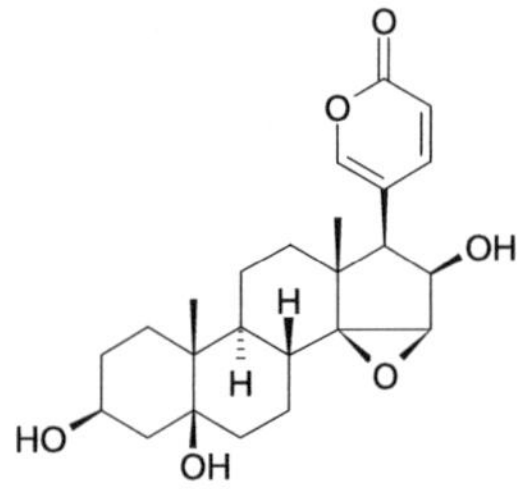

1385 20*R*,21-Epoxyresibufogenin 20*R*,21-环氧脂蟾毒配基*

$C_{24}H_{32}O_5$ (400.52). 无色针状结晶, mp 90~94 ℃, $[\alpha]_D^{19}$ = −17.0° (*c* = 0.1, 三氯甲烷). 【类型】蟾酥内酯类甾族化合物. 【活性】细胞毒 (*in vitro*, KB, IC_{50} = 8.09μg/mL; MH-60, IC_{50} = 1.8μg/mL)[1031]. 【来源】蟾酥 *Bufo bufo gargarizans*; *Bufo melanostictus* (由耳后腺体分泌的白色浆汁制成的干燥物: 产率 =0.031%干重). 【文献】1031.

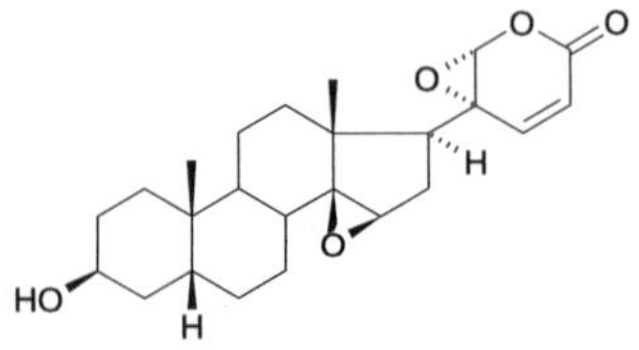

1386 20*S*,21-Epoxyresibufogenin 20*S*,21-环氧脂蟾毒配基*

$C_{24}H_{32}O_5$ (400.52). 无色片状晶体, mp 184~186 ℃, $[\alpha]_D^{18}$ = +18.2° (*c* = 0.1, 三氯甲烷). 【类型】蟾酥内酯类甾族化合物. 【活性】细胞毒 (*in vitro*, KB, IC_{50} = 10.88μg/mL; MH-60, IC_{50} = 1.82μg/mL)[1031]. 【来源】蟾酥 *Bufo bufo gargarizans*; *Bufo melanostictus* (由耳后腺体分泌的白色浆汁制成的干燥物: 产率 = 0.044%干重). 【文献】1031.

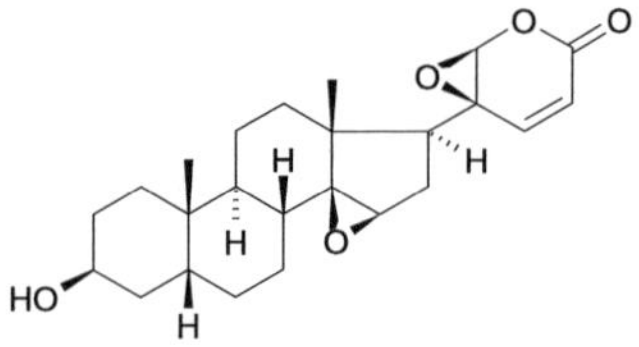

1387 3*β*-Formyloxyresibufogenin 3*β*-甲酰氧基脂蟾毒配基*

$C_{25}H_{32}O_5$ (412.53). 无色固体, $[\alpha]_D^{21}$ = +12.0° (*c* = 0.1, 甲醇). 【类型】蟾酥内酯类甾族化合物. 【活性】细胞毒 (*in vitro*, KB, IC_{50} = 3.4μg/mL; HL-60, IC_{50} = 1μg/mL; MH-60, IC_{50} = 8.1μg/mL; BXPC3, IC_{50} = 1.6μg/mL; MCF7, IC_{50} = 0.6μg/mL; SF268, IC_{50} = 0.38μg/mL; NCI-H460, IC_{50} = 0.53μg/mL; KM20L2, IC_{50} = 0.54μg/mL; DU145, IC_{50} = 0.42μg/mL)[665]. 【来源】蟾酥 *Bufo bufo gargarizans*; *Bufo melanostictus*. 【文献】665.

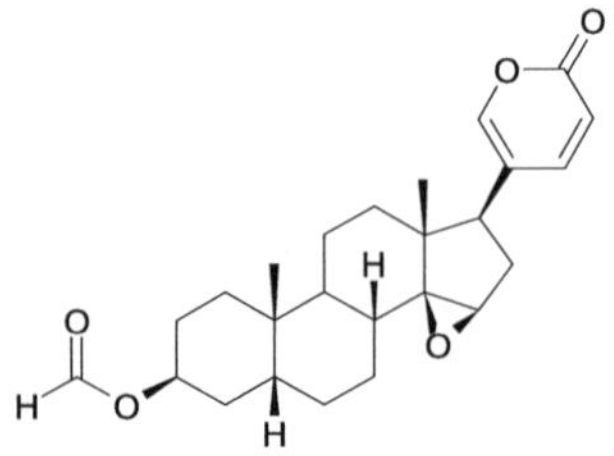

1388 Gamabufogenin 日本蟾蜍毒苷元 (日本蟾蜍毒它灵)

Gamabufotalin [465-11-2] $C_{24}H_{34}O_5$ (402.54). mp 261~263℃ (分解). 【类型】蟾酥内酯类甾族化合物. 【活性】细胞毒 (*in vitro*, KB, IC_{50} = 0.75μg/mL; HL-60, IC_{50} = 0.014μg/mL; MH-60, IC_{50} > 25μg/mL)[665]. 【来源】蟾酥 *Bufo bufo gargarizans* (干燥分泌物: 含量 = 0.22%[1375]); *Bufo melanostictus* (干燥分泌物: 含量 = 0.01%[1375]). 【文献】2, 5, 665, 1375.

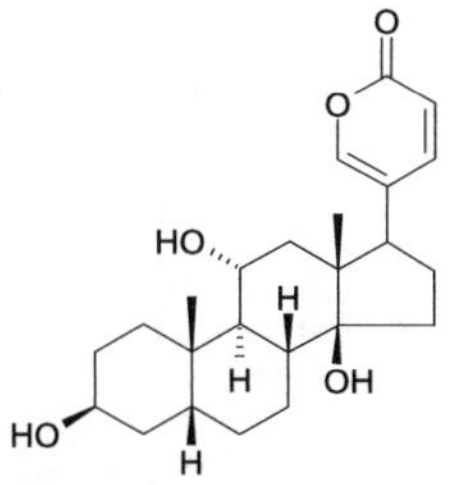

1389 Hellebrin 嚏根草苷

Hellebrigenin glucorhamnoside [13289-18-4] $C_{36}H_{52}O_{15}$ (724.81). mp 283~284℃. 【类型】蟾酥内酯类甾族化合物. 【活性】细胞毒 (人表皮癌 KB 细胞, *in vitro*); 抗惊厥 (戊四唑引起的); 抗电休克; 强心苷; LD_{50} (豚鼠, 胃灌肠) = 0.85μmol/kg. 【来源】嚏根草 *Helleborus niger*, 紫嚏根草 *Helleborus purpurascens*, 铁筷子 *Helleborus thibetanus*, 香铁筷子 *Helleborus odorus*, 马蹄叶 *Caltha palustris*. 【文献】4, 167, 168.

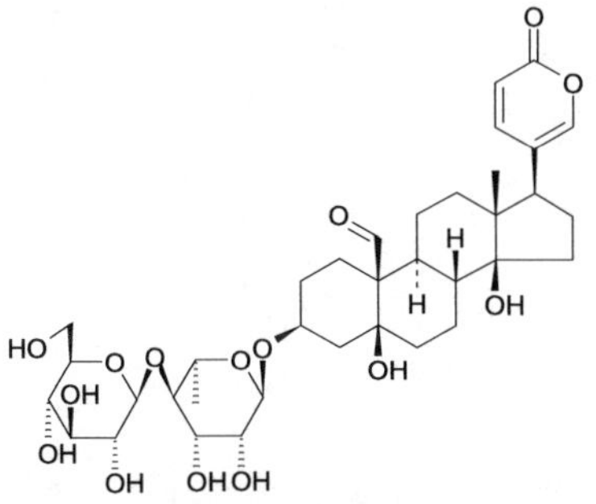

1390 1β-Hydroxybufalin 1β-羟基蟾酥灵*

$C_{24}H_{34}O_5$ (402.54). 无色固体, $[\alpha]_D^{21}$ = −18.7° (*c* = 0.1, 甲醇). 【类型】蟾酥内酯类甾族化合物. 【活性】细胞毒 (*in vitro*, KB, IC_{50} = 0.19μg/mL; HL-60, IC_{50} < 0.01μg/mL; MH-60, IC_{50} > 25μg/mL; BXPC3, IC_{50} = 0.024μg/mL; MCF7, IC_{50} = 0.012μg/mL; SF268, IC_{50} = 0.0044μg/mL; NCI-H460, IC_{50} = 0.014μg/mL; KM20L2, IC_{50} = 0.011μg/mL; DU145, IC_{50} = 0.005μg/mL)[665]. 【来源】蟾酥 *Bufo bufo gargarizans*; *Bufo melanostictus*. 【文献】665.

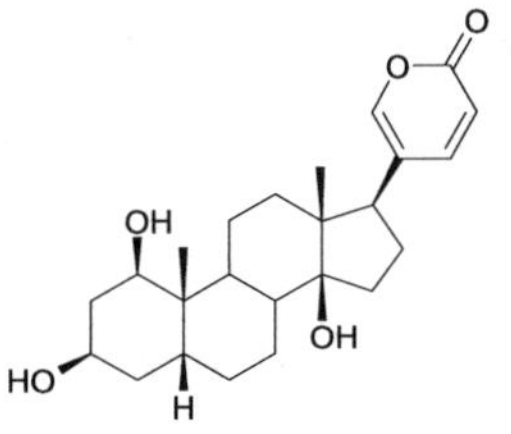

1391 5β-Hydroxybufotalin 5β-羟基蟾蜍它灵*

$C_{26}H_{36}O_7$ (460.57). 【类型】蟾酥内酯类甾族化合物. 【活性】细胞毒 (*in vitro*, KB, IC_{50} = 0.2μg/mL; HL-60, IC_{50} < 0.01μg/mL; MH-60, IC_{50} > 25μg/mL; BXPC3, IC_{50} = 0.11μg/mL; MCF7, IC_{50} = 0.046μg/mL; SF268, IC_{50} = 0.033μg/mL; NCI-H460, IC_{50} = 0.048μg/mL; KM20L2, IC_{50} = 0.034μg/mL; DU145, IC_{50} = 0.024μg/mL)[665]. 【来源】蟾酥 *Bufo bufo gargarizans*; *Bufo melanostictus*. 【文献】665.

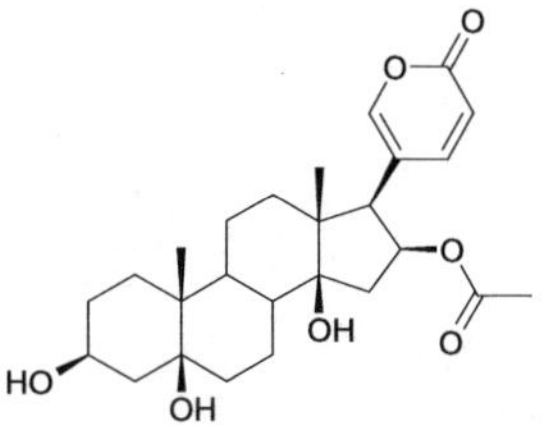

1392 6α-Hydroxycinobufagin 6α-羟基华蟾蜍毒基*

$C_{26}H_{34}O_7$ (458.56). 无色固体, $[\alpha]_D^{21}$ = −3.2° (*c* = 0.1, 甲醇). 【类型】蟾酥内酯类甾族化合物. 【活性】细胞毒 (*in vitro*, KB, IC_{50} = 0.87μg/mL; HL-60, IC_{50} = 0.038μg/mL; MH-60, IC_{50} > 25μg/mL; BXPC3, IC_{50} = 0.46μg/mL; MCF7, IC_{50} = 0.36μg/mL; SF268, IC_{50} = 0.32μg/mL; NCI-H460, IC_{50} = 0.74μg/mL; KM20L2, IC_{50} = 0.28μg/mL; DU145, IC_{50} = 0.21μg/mL)[665]. 【来源】蟾酥 *Bufo bufo gargarizans*; *Bufo melanostictus*. 【文献】665.

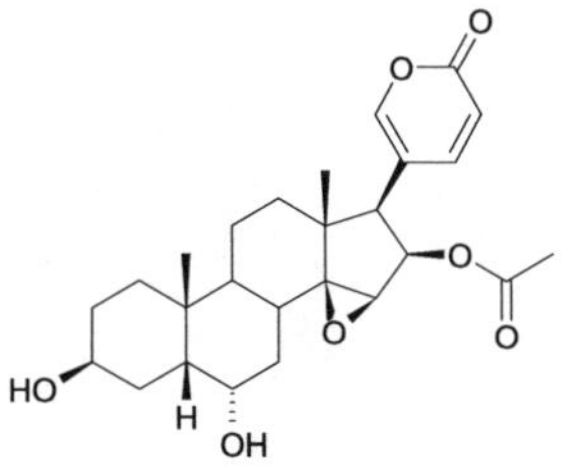

1393 12β-Hydroxycinobufagin 12β-羟基华蟾蜍毒基*

$C_{26}H_{34}O_7$ (458.56). 【类型】蟾酥内酯类甾族化合物. 【活性】细胞毒 (*in vitro*, KB, IC_{50} = 0.79μg/mL; HL-60, IC_{50} < 0.01μg/mL; MH-60, IC_{50} > 25μg/mL)[665]. 【来源】蟾酥 *Bufo bufo gargarizans*; *Bufo melanostictus*. 【文献】665.

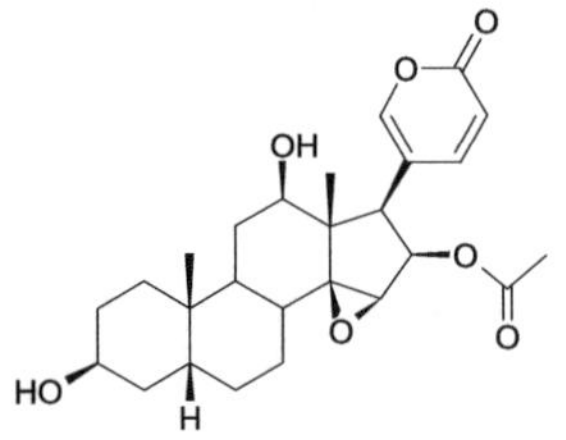

1394 19-Hydroxydesacetylcinobufagin 19-羟基去乙酰基华蟾蜍毒基*

Desacetylcinobufaginol $C_{24}H_{32}O_6$ (416.52). 【类型】蟾酥内酯类甾族化合物. 【活性】细胞毒 (*in vitro*, KB, IC_{50} = 3.9μg/mL; HL-60, IC_{50} = 0.49μg/mL; MH-60, IC_{50} > 25μg/mL)[665]. 【来源】蟾酥 *Bufo bufo gargarizans*; *Bufo melanostictus*. 【文献】665.

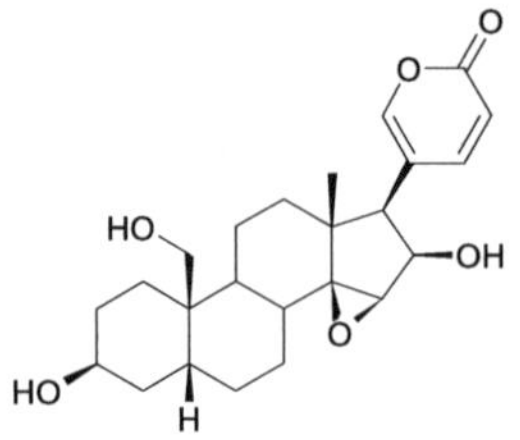

1395 12β-Hydroxyresibufogenin 12β-羟基脂蟾毒配基*

$C_{24}H_{32}O_5$ (400.52). 【类型】蟾酥内酯类甾族化合物. 【活性】细胞毒 (*in vitro*, KB, IC_{50} = 0.97μg/mL; HL-60, IC_{50} = 0.045μg/mL; MH-60, IC_{50} > 25μg/mL; BXPC3, IC_{50} = 0.12μg/mL; MCF7, IC_{50} = 0.066μg/mL; SF268, IC_{50} = 0.046μg/mL; NCI-H460, IC_{50} = 0.017μg/mL; KM20L2, IC_{50} = 0.012μg/mL; DU145, IC_{50} = 0.041μg/mL)[665]. 【来源】蟾酥 *Bufo bufo gargarizans*; *Bufo melanostictus*. 【文献】665.

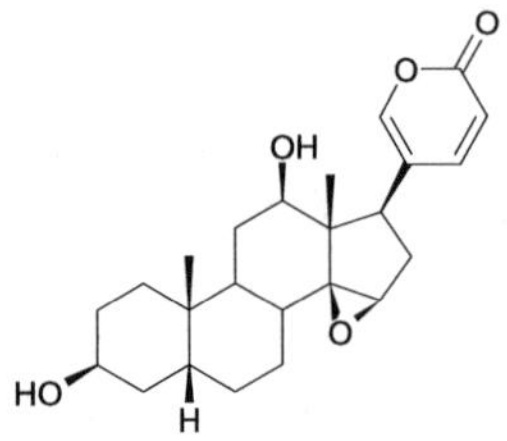

1396 19-Hydroxyresibufogenin 19-羟基脂蟾毒配基*

Resibufaginol $C_{24}H_{32}O_5$ (400.52). 【类型】蟾酥内酯类甾族化合物. 【活性】细胞毒 (*in vitro*, KB, IC_{50} = 1.2μg/mL; HL-60, IC_{50} = 0.48μg/mL; MH-60, IC_{50} > 25μg/mL; BXPC3, IC_{50} = 0.63μg/mL; MCF7, IC_{50} = 0.33μg/mL; SF268, IC_{50} = 0.25μg/mL; NCI-H460, IC_{50} = 0.44μg/mL; KM20L2, IC_{50} = 0.45μg/mL; DU145, IC_{50} = 0.38μg/mL)[665]. 【来源】蟾酥 *Bufo bufo gargarizans*; *Bufo melanostictus*. 【文献】665.

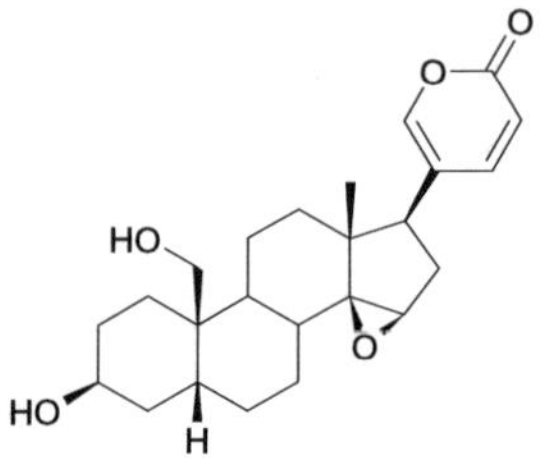

1397 19-Oxobufalin 19-酮蟾酥灵*

$C_{24}H_{32}O_5$ (400.52). 无色固体, $[\alpha]_D^{21}$ = +7.0° (*c* = 0.1, 甲醇). 【类型】蟾酥内酯类甾族化合物. 【活性】细胞毒 (*in vitro*, HL-60, IC_{50} < 0.01μg/mL; MH-60, IC_{50} > 25μg/mL; BXPC3, IC_{50} = 0.014μg/mL; MCF7, IC_{50} = 0.0072μg/mL; SF268, IC_{50} = 0.0047μg/mL; NCI-H460, IC_{50} = 0.018μg/mL; KM20L2, IC_{50} = 0.0082μg/mL; DU145, IC_{50} = 0.0046μg/mL)[665]. 【来源】蟾酥 *Bufo bufo gargarizans*; *Bufo melanostictus*. 【文献】665.

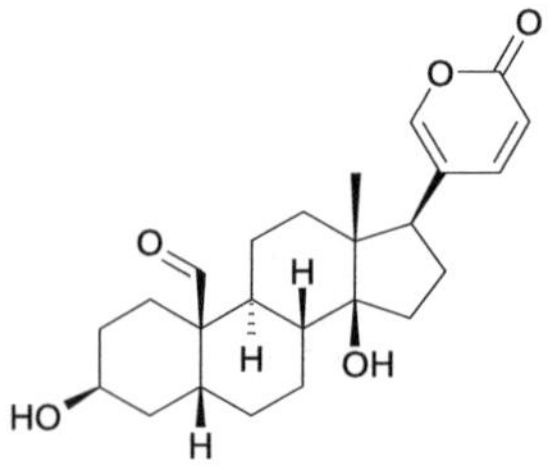

1398 19-Oxodesacetylcinobufagin 19-酮去乙酰基华蟾蜍毒基*

$C_{24}H_{30}O_6$ (414.5). 无色固体, $[\alpha]_D^{21}$ = +17.3° (*c* = 0.1, 甲醇). 【类型】蟾酥内酯类甾族化合物. 【活性】细胞毒 (*in vitro*, KB, IC_{50} = 0.65μg/mL; HL-60, IC_{50} = 3μg/mL; MH-60, IC_{50} > 25μg/mL; BXPC3, IC_{50} >1μg/mL; MCF7, IC_{50} >1μg/mL; SF268, IC_{50}

>1μg/mL; NCI-H460, IC_{50} >1μg/mL; KM20L2, IC_{50} >1μg/mL; DU145, IC_{50} >1μg/mL)[665]. 【来源】蟾酥 *Bufo bufo gargarizans*; *Bufo melanostictus*. 【文献】665.

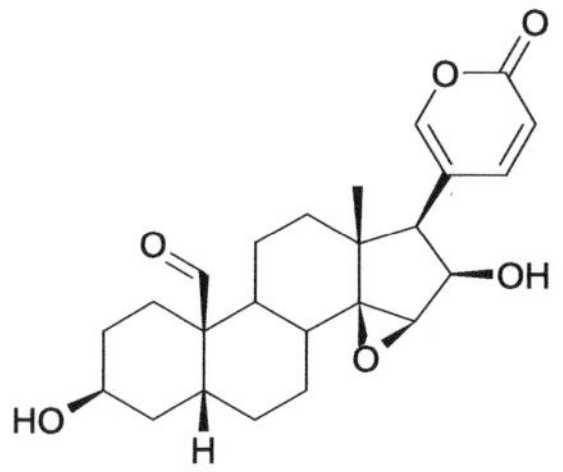

1399 3-Oxo-20*S*,21-epoxyresibufogenin 3-酮-20*S*,21-脂蟾毒配基*

$C_{24}H_{30}O_5$ (398.5). 无色针晶, mp 180~182℃, $[\alpha]_D^{20}$ = +30.8° (*c* = 0.1, 三氯甲烷). 【类型】蟾酥内酯类甾族化合物. 【活性】细胞毒 (*in vitro*, KB, IC_{50} = 18.51μg/mL; MH-60, IC_{50} = 8.54μg/mL)[1031]. 【来源】蟾酥 *Bufo bufo gargarizans*; *Bufo melanostictus* (由耳后腺体分泌的白色浆汁制成的干燥物: 产率 = 0.0048%干重). 【文献】1031.

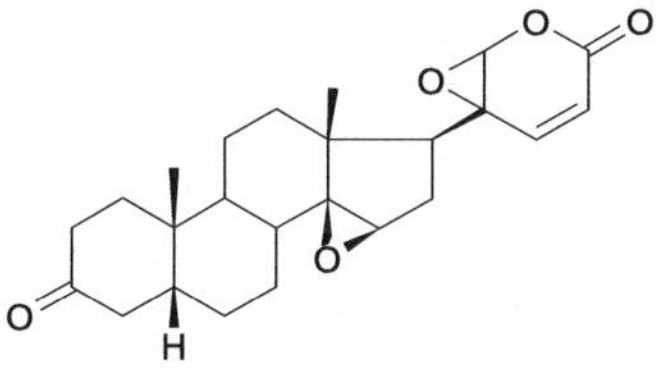

1400 Resibufogenin 脂蟾毒配基

Bufogenin [465-39-4] $C_{24}H_{32}O_4$ (384.52). mp 113~140℃, 155~168℃. 【类型】蟾酥内酯类甾族化合物. 【活性】强心剂; 升高血压; 呼吸兴奋剂; 用于治疗心脏衰竭和呼吸抑制; 细胞毒 (*in vitro*, KB, IC_{50} = 1.3μg/mL; HL-60, IC_{50} = 0.5μg/mL; MH-60, IC_{50} = 10μg/mL)[665]; 细胞毒 (*in vitro*, KB, IC_{50} = 1.34μg/mL; MH-60, IC_{50} = 10.48μg/mL)[1031]. 【来源】蟾皮 *Bufo bufo gargarizans*; 蟾酥 *Bufo bufo gargarizans* (干燥分泌物: 含量 = 0.51%[1375]); *Bufo melanostictus* (干燥分泌物: 含量 = 0.05%[1375]), 蟾蜍 *Bufo bufo gargarizans*; *Bufo melanostictus*. 【文献】2, 5, 157, 167, 665, 1031, 1375.

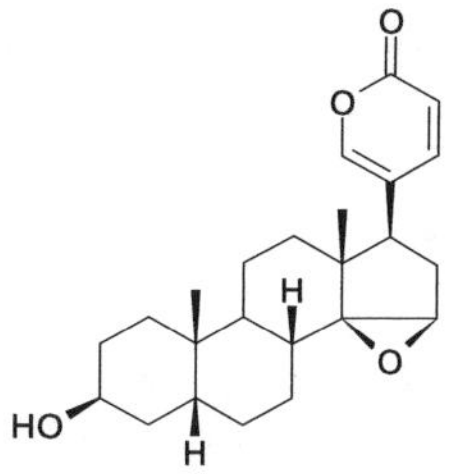

1401 Telocinobufagin 远华蟾蜍毒精

$C_{24}H_{34}O_5$ (402.54). mp 160℃, 207~211℃. 【类型】蟾酥内酯类甾族化合物. 【活性】细胞毒 (*in vitro*, KB, IC_{50} = 1.3μg/mL; HL-60, IC_{50} < 0.01μg/mL; MH-60, IC_{50} > 25μg/mL)[665]. 【来源】蟾酥 *Bufo bufo gargarizans* (干燥分泌物: 含量 = 0.44%)[1375]; *Bufo melanostictus* (干燥分泌物: 含量 = 0.03%)[1375]. 【文献】2, 665, 1375.

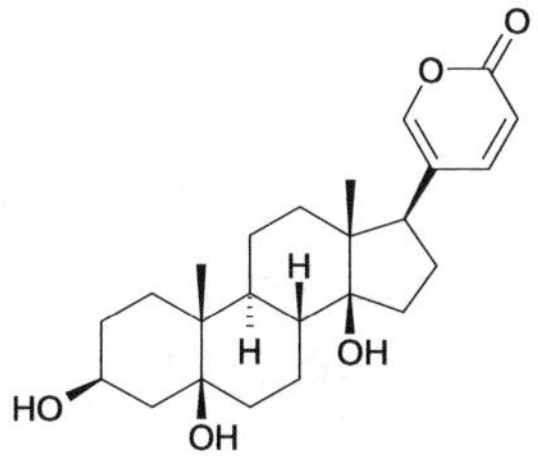

4.4 胆甾烷类

1402 16*β*-((*α*-*L*-Arabinopyranosyl)oxy)-3*β*-((*β*-*D*-glucopyranosyl)oxy)-17*α*-hydroxycholest-5-en-22-one 16*β*-((*α*-*L*-吡喃阿拉伯糖基)氧)-3*β*-((*β*-*D*-吡喃葡萄糖基)氧)-17*α*-羟基胆甾烷-5-烯-22-酮

$C_{38}H_{62}O_{13}$ (726.91). 无定形固体, $[\alpha]_D^{25}$ = −40.0° (*c* = 0.10, 甲醇). 【类型】胆甾烷类甾族化合物. 【活性】细胞毒 (HL-60 细胞, IC_{50} = 0.053μmol/L, 对照依托泊苷, IC_{50} = 0.025μmol/L)[1390]. 【来源】夏风信子 *Galtonia candicans* (鳞茎). 【文献】1390.

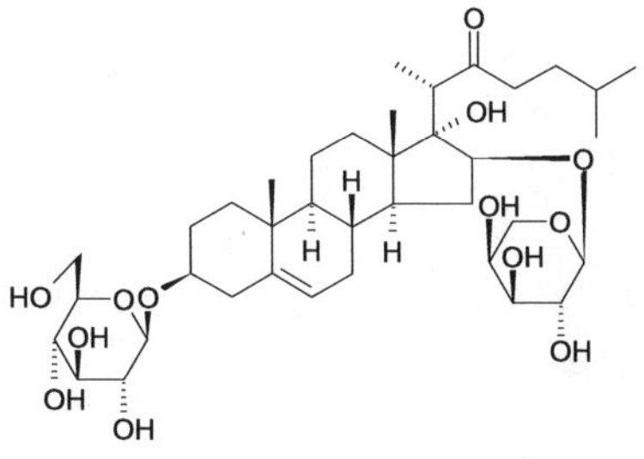

1403 (22*S*)-Cholesta-5,24-diene-3*β*,11*α*,16*β*,22-tetrol 16-*O*-(2,3-di-*O*-acetyl-*α*-*L*-rhamnopyra-noside) (22*S*)-胆甾-5,24-二烯-3*β*,11*α*,16*β*,22-四醇 16-*O*-(2,3-双-*O*-乙酰-*α*-*L*-鼠李吡喃糖苷)

$C_{37}H_{58}O_{10}$ (662.87). 无定形固体, $[\alpha]_D^{30} = -24.0°$ (c = 0.10, 甲醇). 【类型】胆甾烷类甾族化合物. 【活性】细胞毒 (抑制细胞生长, HL-60 细胞, GI_{50} = 0.80μmol/L)[504]. 【来源】虎眼万年青属 *Ornithogalum saundersiae*. 【文献】504.

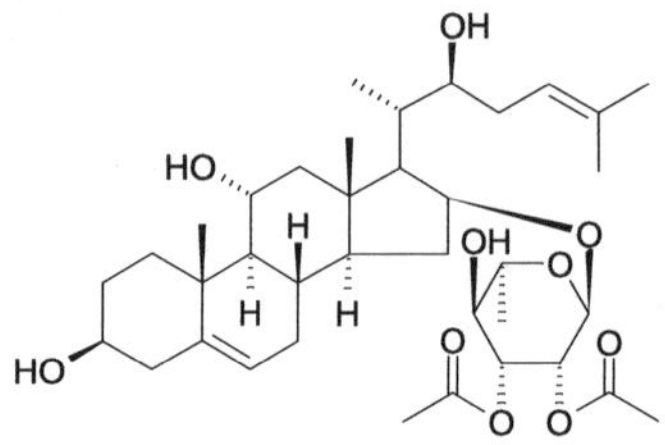

1404 (22*S*)-Cholest-5-ene-3*β*,11*α*,16*β*,22-tetrol 16-*O*-[2-*O*-acetyl-3-*O*-(*p*-methoxybenzoyl)-*α*-*L*-rhamnopyranoside] (22*S*)-胆甾-5-烯-3*β*,11*α*,16*β*, 22-四醇 16-*O*-[2-*O*-乙酰-3-*O*-(*p*-甲氧基苯甲酰基)-*α*-*L*-鼠李吡喃糖苷]

$C_{43}H_{64}O_{11}$ (756.98). 无定形固体, $[\alpha]_D^{30} = -12.0°$ (c = 0.10, 甲醇). 【类型】胆甾烷类甾族化合物. 【活性】细胞毒 (抑制细胞生长, HL-60 细胞, GI_{50} = 0.022 μmol/L)[504]. 【来源】虎眼万年青属 *Ornithogalum saundersiae*. 【文献】504.

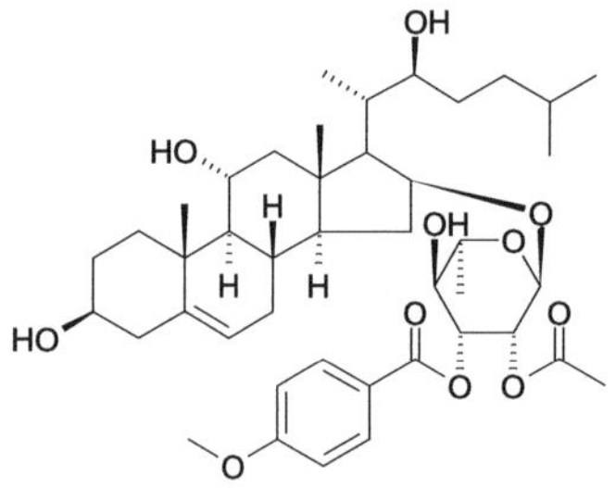

1405 (22*S*)-Cholest-5-ene-3*β*,11*α*,16*β*,22-tetrol 16-*O*-[2-*O*-acetyl-3-*O*-(3,4,5-trimethoxybenzoyl)-*α*-*L*-rhamnopy ranoside] (22*S*)-胆甾-5-烯-3*β*, 11*α*,16*β*,22-四醇 16-*O*-[2-*O*-乙酰-3-*O*-(3,4,5-三甲氧基苯甲酰基)-*α*-*L*-鼠李吡喃糖苷]

$C_{45}H_{69}O_{13}$ (817.04). 无定形固体, $[\alpha]_D^{27} = +6.0°$ (c = 0.10, 甲醇). 【类型】胆甾烷类甾族化合物. 【活性】细胞毒 (抑制细胞生长, HL-60 细胞, GI_{50} = 1.8μmol/L)[504]. 【来源】虎眼万年青属 *Ornithogalum saundersiae*. 【文献】504.

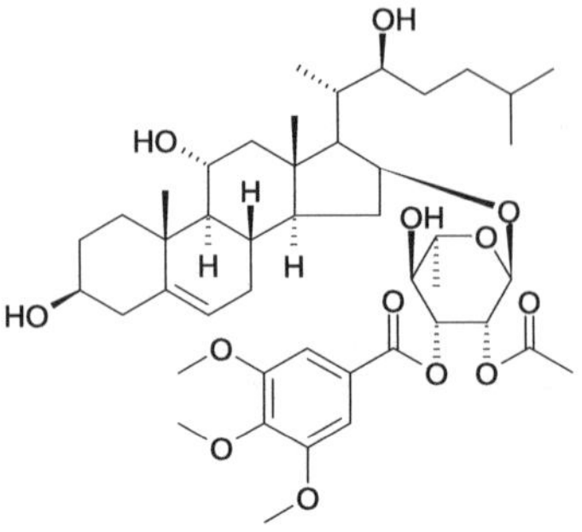

1406 (22*S*)-Cholest-5-ene-3*β*,11*α*,16*β*,22-tetrol 16-*O*-(2,3-di-*O*-acetyl-*α*-*L*-rhamnopyranoside) (22*S*)-胆甾-5-烯-3*β*,11*α*,16*β*,22-四醇 16-*O*-(2,3-双-*O*-乙酰-*α*-*L*-鼠李吡喃糖苷)

$C_{37}H_{60}O_{10}$ (664.88). 无定形固体, $[\alpha]_D^{30} = -28.0°$ (c = 0.10, 甲醇). 【类型】胆甾烷类甾族化合物. 【活性】细胞毒 (抑制细胞生长, HL-60 细胞, GI_{50} = 6.9μmol/L)[504]. 【来源】虎眼万年青属 *Ornithogalum saundersiae*. 【文献】504.

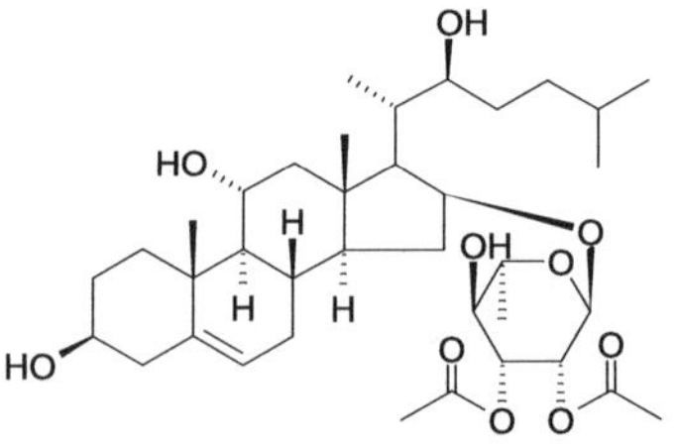

1407 (22*S*)-Cholest-5-ene-3*α*,11*α*,16*β*,22-tetrol 16-*O*-*α*-*L*-rhamnopyranoside (22*S*)-胆甾-5-烯-3*α*,11*α*,16*β*,22-四醇 16-*O*-*α*-*L*-鼠李吡喃糖苷

$C_{33}H_{56}O_8$ (580.81). 无定形固体, $[\alpha]_D^{26} = -39.0°$ (c = 0.50, 甲醇). 【类型】胆甾烷类甾族化合物. 【活性】细胞毒 (抑制细胞生长, HL-60 细胞, GI_{50} = 0.19μmol/L)[504]; 细胞毒 (NCI 60 种细胞株, 白血病: K562, GI_{50} = 0.12μmol/L, Molt4, GI_{50} = 0.028μmol/L, RPMI-8226, GI_{50} = 0.016μmol/L, SR 白血病, GI_{50} = 0.042μmol/L; 非小细胞肺癌: A549/ATCC, GI_{50} = 1.5μmol/L, HOP-62, GI_{50} = 0.032μmol/L, NCI-H23, GI_{50}

= 27μmol/L, NCI-H522, GI_{50} = 5.3μmol/L; 结肠癌: Colon205, GI_{50} = 1.3μmol/L, HCT116, GI_{50} = 0.18μmol/L, HT29, GI_{50} = 1.8μmol/L, KM12, GI_{50} = 0.41μmol/L, SW620, GI_{50} = 0.14μmol/L; 中枢神经系统癌: SF268, GI_{50} = 1.2μmol/L, SF295, GI_{50} = 0.021μmol/L, SF539, GI_{50} = 0.015μmol/L, U251, GI_{50} = 0.010μmol/L; 黑色素瘤: MALME-3M, GI_{50} = 2.5μmol/L, M14, GI_{50} = 1.2μmol/L, SK-MEL-2, GI_{50} = 7.2μmol/L, SK-MEL-28, GI_{50} = 0.22μmol/L, SK-MEL-5, GI_{50} = 0.74μmol/L, UACC62, GI_{50} = 0.50μmol/L; 子宫癌: OVCAR-5, GI_{50} = 6.2μmol/L; 肾癌: 780-6, GI_{50} = 0.11μmol/L, A498, GI_{50} = 0.46μmol/L, CAKI-1, GI_{50} = 0.63μmol/L, RXF-393, GI_{50} = 0.025μmol/L, UO-31, GI_{50} = 3.1μmol/L; 前列腺癌: PC3, GI_{50} = 0.34μmol/L; 乳腺癌: MCF7, GI_{50} = 0.022μmol/L, MCF7/ADR-RES, GI_{50} = 87μmol/L, MDA-MB-231/ATCC, GI_{50} = 1.0μmol/L, MDA-MB-435, GI_{50} = 0.98μmol/L, MDA-N, GI_{50} = 1.2μmol/L; 平均 GI_{50} = 1.5μmol/L; 平均 TGI = 20μmol/L; 平均 LC_{50} = 69μmol/L)[504]. 【来源】虎眼万年青属 *Ornithogalum saundersiae*. 【文献】504.

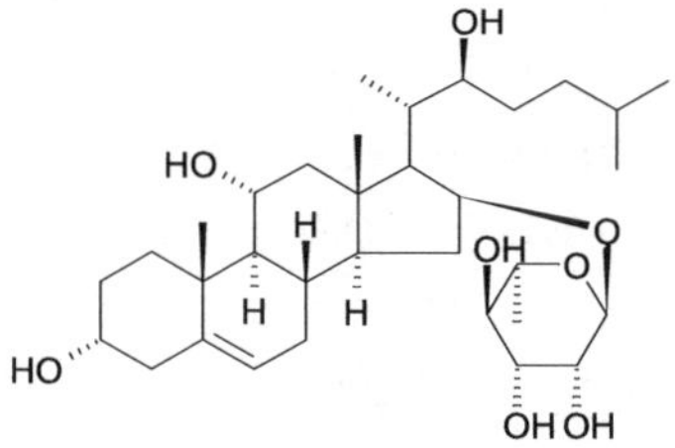

1408 16β-((*O*-(2-*O*-(*E*)-Cinnamoyl-β-*D*-xylo-pyranosyl)-(1→2)-2-*O*-acetyl-α-*L*-arabinopyranosyl)oxy)-3β-((β-*D*-glucopyranosyl)oxy)-17α-hydroxycholest-5-en-22-one 16β-((*O*-(2-*O*-(*E*)-桂皮酰基-β-*D*-吡喃木糖基)-(1→2)-2-*O*-乙酰基-α-*L*-吡喃阿拉伯糖基)氧)-3β-((β-*D*-吡喃葡萄糖基)氧)-17α-羟基胆甾-5-烯-22-酮

$C_{54}H_{78}O_{19}$ (1031.21). 无定形固体, $[\alpha]_D^{25}$ = −16.0° (*c* = 0.10, 甲醇). 【类型】胆甾烷类甾族化合物. 【活性】细胞毒 (HL-60 细胞, IC_{50} = 0.00012μmol/L, 对照依托泊苷, IC_{50} = 0.025μmol/L)[1390]. 【来源】夏风信子 *Galtonia candicans* (鳞茎). 【文献】1390.

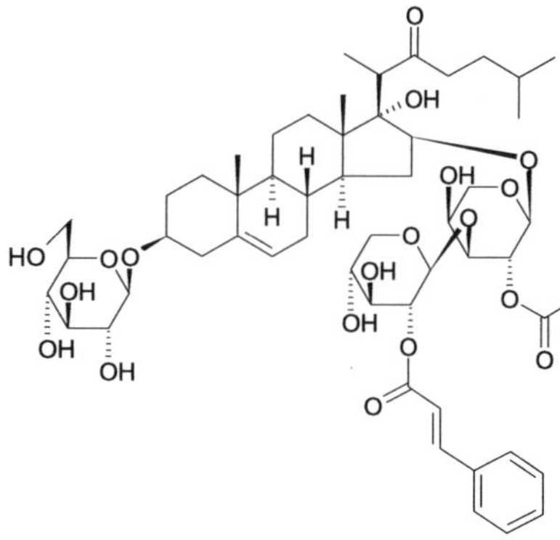

1409 3β,17α-Dihydroxy-16β-((*O*-β-*D*-gluco-pyranosyl-(1→4)-*O*-(2-*O*-3,4-dimethoxybenzoyl-β-*D*-xylopyranosyl)-(1→3)-2-*O*-acetyl-α-*L*-arabinopyranosyl)oxy)cholest-5-en-22-one 3β,17α-二羟基-16β-((*O*-β-*D*-吡喃葡萄糖基-(1→4)-*O*-(2-*O*-3,4-二甲氧基苯甲酰基-β-*D*-吡喃木糖基)-(1→3)-2-*O*-乙酰基-α-*L*-吡喃阿拉伯糖基)氧)胆甾-5-烯-22-酮*

$C_{54}H_{80}O_{21}$ (1065.23). 【类型】胆甾烷类甾族化合物. 【活性】细胞毒 (HL-60 细胞, IC_{50} = 0.016μmol/L)[642]. 【来源】虎眼万年青属 *Ornithogalum saundersiae* (鳞茎: 产率 = 0.00007%). 【文献】642.

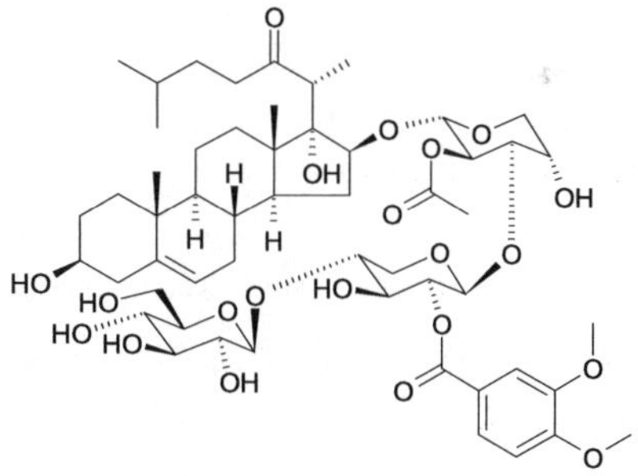

1410 3β,-17α-Dihydroxy-16β-((*O*-β-*D*-gluco-pyranosyl-(1→4)-*O*-(2-*O*-3,4,5-trimethoxybenzoyl-β-*D*-xylopyranosyl)-(1→3)-2-*O*-acetyl-α-*L*-arabinopyranosyl)oxy)cholest-5-en-22-one 3β,-17α-二羟基-16β-((*O*-β-*D*-吡喃葡萄糖基-(1→4)-*O*-(2-*O*-3,4,5-三甲氧基苯甲酰基-β-*D*-吡喃木糖基)-(1→3)-2-*O*-乙酰基-α-*L*-吡喃阿拉伯糖基) 氧) 胆甾 5-烯-22-酮*

$C_{55}H_{82}O_{22}$ (1095.25). 【类型】胆甾烷类甾族化合物. 【活性】细胞毒 (HL-60 细胞, IC_{50} = 0.014μmol/L)[642]. 【来源】虎眼万年青属 *Ornithogalum saundersiae* (鳞

茎: 产率 = 0.00011%). 【文献】642.

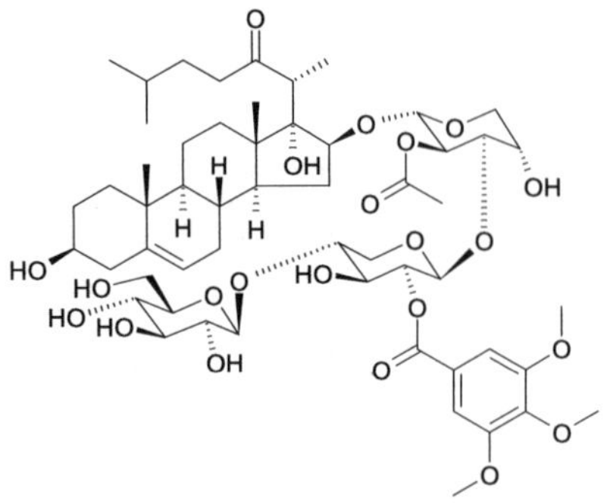

1411 (22*S*)-3*β*,22-Dihydroxy-1*β*-((*α*-*L*-rham-nopyranosyl) oxy) cholest-5, 24-dien-16*β*-yl *β*-*D*-glucopyranoside (22*S*)-3*β*,22-二羟基-1*β*-((*α*-*L*-吡喃鼠李糖基)氧)胆甾-5,24-二烯-16*β*-基 *β*-*D*-吡喃葡萄糖苷*

$C_{39}H_{64}O_{13}$ (740.94). 无定形固体, $[\alpha]_D^{25}$ = −40.0° (*c* = 0.10, 甲醇). 【类型】胆甾烷类甾族化合物. 【活性】细胞毒 (HL-60 细胞, IC_{50}> 10μmol/L, 对照依托泊苷, IC_{50} = 0.025μmol/L)[1390]. 【来源】夏风信子 *Galtonia candicans* (鳞茎). 【文献】1390.

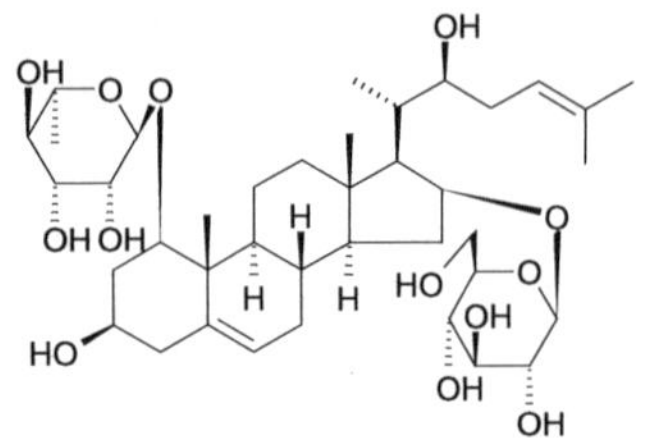

1412 5*α*,8*α*-Epidioxy-24(*R*)-methylcholesta-6,22-diene-3*β*-ol 5*α*,8*α*-表双氧-24(*R*)-甲基胆甾-6,22-二烯-3*β*-醇*

Ergosterol peroxide $C_{28}H_{44}O_3$ (428.66). 无色针状结晶, mp 180~182℃, $[\alpha]_D$ = −33.3 (*c* = 0.3, 三氯甲烷). 【类型】胆甾烷类甾族化合物. 【活性】DNA 拓扑异构酶 I 抑制剂 (抑制由 DNA 拓扑异构酶 I 诱导的 DNA 超螺旋 pBR322 的松弛)[1210]; 细胞毒 (边缘活性, 对人结肠癌细胞有选择性, Colon205, ED_{50} = 8.56μg/mL)[1210]. 【来源】青霉属 *Penicillium oxalicum*. 【文献】1210.

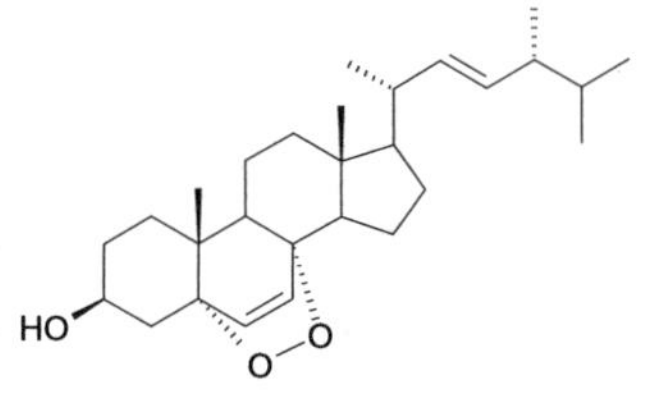

1413 (22*S*,23*R*)-16*β*,23-Epoxy-18,23-dihydro-xy-22-(2-methyl-1-propenyl)-24-norchol-5-en-3*β*-yl *O*-*α*-*L*-rhamnopyranosyl-(1→2)-*β*-*D*-glu-copyranoside (22*S*,23*R*)-16*β*,23-环氧-18,23-二羟基-22-(2-甲基-1-丙烯基)-24-去甲胆甾-5-烯-3*β*-基 *O*-*α*-*L*-吡喃鼠李糖基-(1→2)-*β*-*D*-吡喃葡萄糖苷*

$C_{39}H_{62}O_{13}$ (738.92). 无定形固体, $[\alpha]_D^{25}$ = −18.0° (*c* = 0.10, 甲醇). 【类型】胆甾烷类甾族化合物. 【活性】细胞毒 (HL-60 细胞, IC_{50}> 10μmol/L, 对照依托泊苷, IC_{50} = 0.025μmol/L)[1390]. 【来源】夏风信子 *Galtonia candicans* (鳞茎). 【文献】1390.

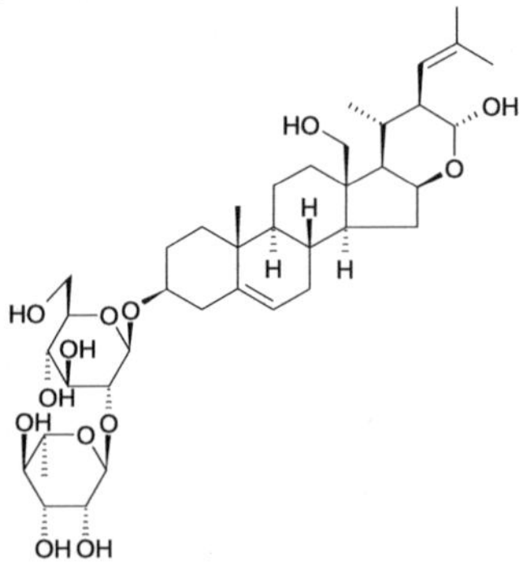

1414 3*β*-((*β*-*D*-Glucopyranosyl)oxy)-17*α*-hy-droxy-16*β*-((*O*-(2-*O*-3,4-dimethoxybenzoyl-*β*-*D*-xylopyranosyl)-(1→2)-2-*O*-acetyl-*α*-*L*-arabinopyranosyl)oxy)cholest-5-en-22-one 3*β*-((*β*-*D*-吡喃葡萄糖基)氧)-17*α*-羟基-16*β*-((*O*-(2-*O*-3,4-二甲氧基苯甲酰基-*β*-*D*-吡喃木糖基)-(1→2)-2-*O*-乙酰基-*α*-*L*-吡喃阿拉伯糖基)氧)胆甾-5-烯-22-酮*

$C_{54}H_{80}O_{21}$ (1065.23). 无定形固体, $[\alpha]_D^{25}$ = −50.0° (*c* = 0.10, 甲醇). 【类型】胆甾烷类甾族化合物. 【活性】细胞毒 (HL-60 细胞, IC_{50} = 0.00048μmol/L, 对照依托泊苷, IC_{50} = 0.025μmol/L)[1390]. 【来源】夏风信子 *Galtonia candicans* (鳞茎). 【文献】1390.

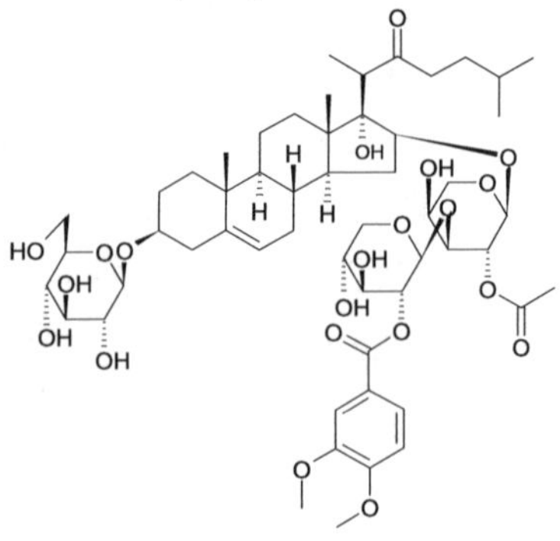

1415 3β-((β-D-Glucopyranosyl)oxy)-17α-hy-droxy-16β-((O-β-D-xylopyranosyl-(1 → 2)-2-O-acetyl-α-L-arabinopyranosyl)oxy)cholest-5-en-22-one 3β-((β-D-吡喃葡萄糖基)氧)-17α-羟基-16β-((O-β-D-吡喃木糖基-(1→2)-2-O-乙酰基-α-L-吡喃阿拉伯糖基)氧)胆甾-5-烯-22-酮*

$C_{45}H_{72}O_{18}$ (901.06). 无定形固体, $[\alpha]_D^{25} = -50.0°$ ($c = 0.10$, 甲醇). 【类型】胆甾烷类甾族化合物. 【活性】细胞毒 (HL-60 细胞, $IC_{50} = 0.0024\mu mol/L$, 对照依托泊苷, $IC_{50} = 0.025\mu mol/L$)[1390]. 【来源】夏风信子 *Galtonia candicans* (鳞茎). 【文献】1390.

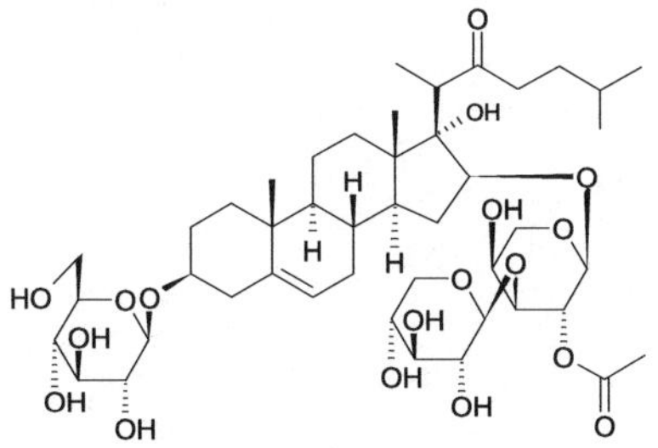

1416 OSW-1

$C_{47}H_{68}O_{15}$ (873.06). 【类型】胆甾烷类甾族化合物. 【活性】细胞毒 (对癌细胞有很专一的活性). 【来源】虎眼万年青属 *Ornithogalum saundersiae*. 【文献】482.

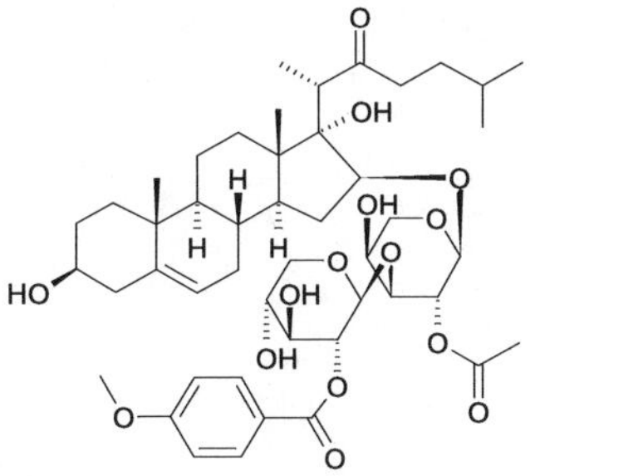

1417 Saundersioside E 虎眼万年青苷 E*

$C_{46}H_{64}O_{15}$ (857.01). 无定形固体, $[\alpha]_D^{27} = -32.8°$ ($c = 0.25$, 甲醇). 【类型】胆甾烷类甾族化合物. 【活性】细胞毒 (抑制细胞生长, HL-60 细胞, $IC_{50} = 0.021\mu mol/L$)[503]. 【来源】虎眼万年青属 *Ornithogalum saundersiae*. 【文献】503.

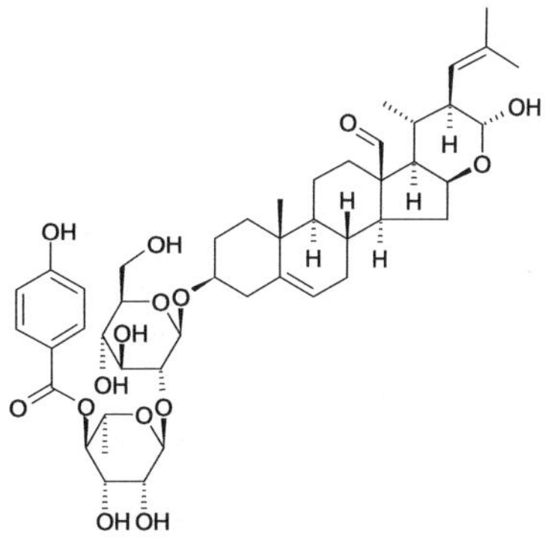

1418 Saundersioside F 虎眼万年青苷 F*

$C_{47}H_{66}O_{15}$ (871.04). 无定形固体, $[\alpha]_D^{26} = -4.0°$ ($c = 0.10$, 甲醇). 【类型】胆甾烷类甾族化合物. 【活性】细胞毒 (抑制细胞生长, HL-60 细胞, $IC_{50} = 0.019\mu mol/L$)[503]. 【来源】虎眼万年青属 *Ornithogalum saundersiae*. 【文献】503.

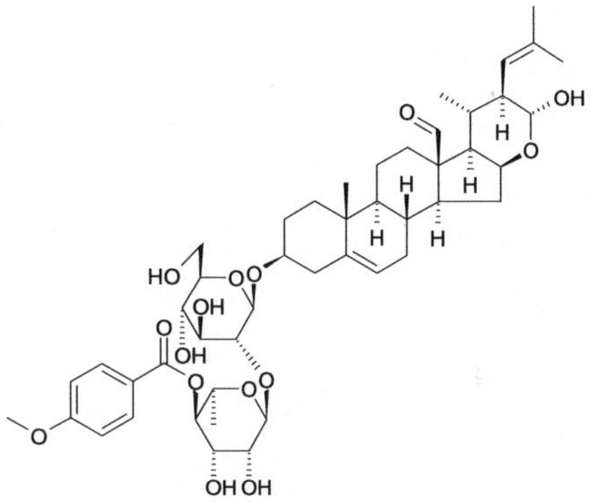

1419 Saundersioside G 虎眼万年青苷 G*

$C_{46}H_{66}O_{15}$ (859.03). 无定形固体, $[\alpha]_D^{26} = -20.0°$ ($c = 0.10$, 甲醇). 【类型】胆甾烷类甾族化合物. 【活性】细胞毒 (抑制细胞生长, HL-60 细胞, $IC_{50} = 0.063\mu mol/L$)[503]. 【来源】虎眼万年青属 *Ornithogalum saundersiae*. 【文献】503.

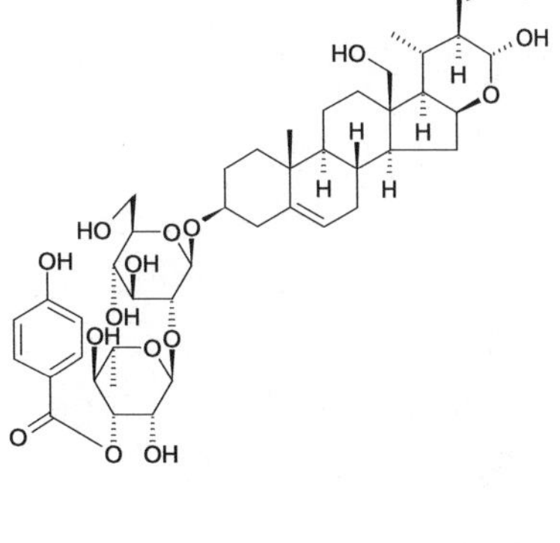

1420 Saundersioside H 虎眼万年青苷 H*

$C_{47}H_{68}O_{15}$ (873.06). 无定形固体, $[\alpha]_D^{26}$ = −16.0° (*c* = 0.10, 甲醇). 【类型】胆甾烷类甾族化合物. 【活性】细胞毒 (抑制细胞生长, HL-60 细胞, IC_{50} = 0.052μmol/L)[503]. 【来源】虎眼万年青属 *Ornithogalum saundersiae*. 【文献】503.

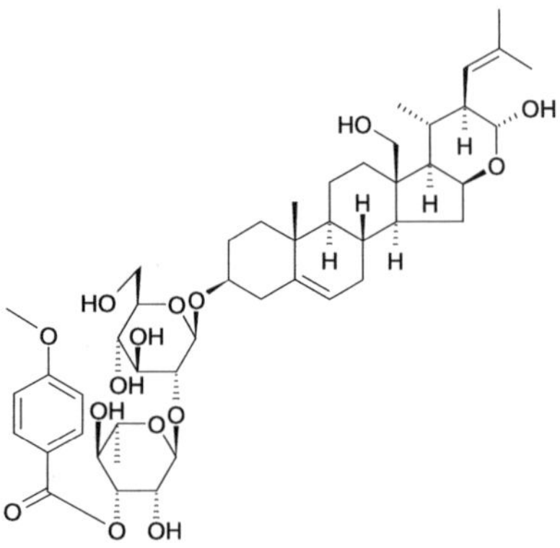

1421 Polypodine B 水龙骨素 B

[18069-14-2] $C_{27}H_{44}O_8$ (496.65). 白色粉末, mp 252~254℃. 【类型】胆甾烷类甾族化合物/蜕皮甾醇甾族化合物. 【活性】抗肿瘤 (抑制 EBV-EA 的诱导); 昆虫蜕皮激素; 杀幼虫剂 (*Acroepiopsis assectella* 幼虫生长抑制剂). 【来源】白毛夏枯草 *Ajuga decumbens*, 大花剪秋罗 *Lychnis fulgens*, 多足蕨 *Polypodium vulgare*, 鹿草 *Rhaponticum carthamoides*, 匍匐筋骨草 *Ajuga reptans*, 毛剪秋罗 *Lychnis coronaria*. 【文献】167, 174, 487.

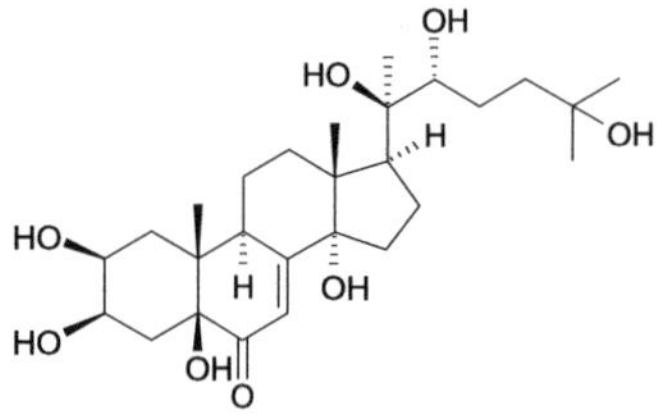

4.5 螺甾烷类

1422 Agamenoside F 番麻苷 F

$C_{56}H_{90}O_{28}$ (1211.32). 【类型】螺甾烷类甾族化合物. 【活性】细胞毒 (*in vitro*, HeLa, IC_{50}= 5.1μg/mL; 对照顺铂, IC_{50} = 0.75μg/mL)[627]. 【来源】晚香玉 *Polianthes tuberosa* (块茎: 产率 =0.0018%鲜重)[627]. 【文献】627.

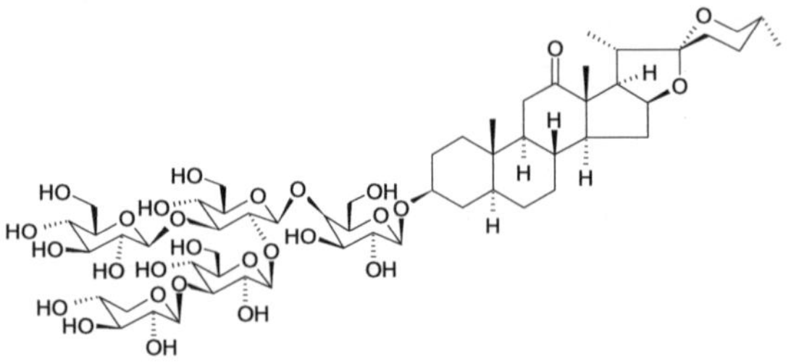

1423 Agavoside A 龙舌兰苷 A

$C_{33}H_{52}O_9$ (592.78). 【类型】螺甾烷类甾族化合物. 【活性】抗肿瘤 (组织培养 KB、白血病). 【来源】番麻 *Agave americana*. 【文献】167.

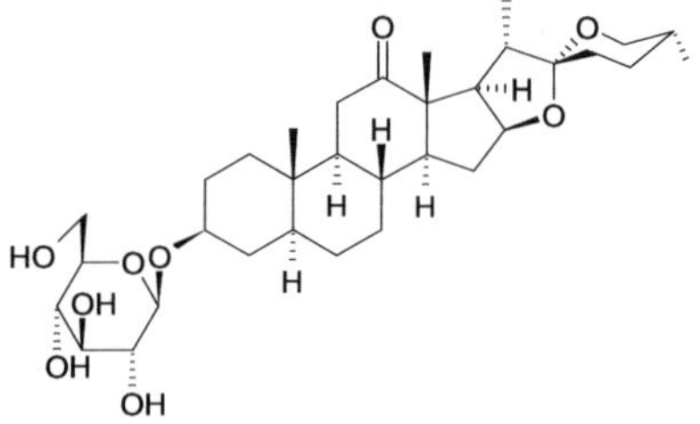

1424 Anemarsaponin G 知母皂苷 G

Timosaponin G [195304-82-6] $C_{50}H_{80}O_{23}$ (1049.18). 白色无定形粉末, mp 258℃ (分解). 【类型】螺甾烷类甾族化合物. 【活性】细胞毒 (HSC-2, LD_{50} = 12μg/mL; HGF, LD_{50} = 37μg/mL)[638]. 【来源】夜香树 *Cestrum nocturnum* (叶: 产率 = 0.0068%鲜重)[638], 知母 *Anemarrhena asphodeloides*. 【文献】180, 638.

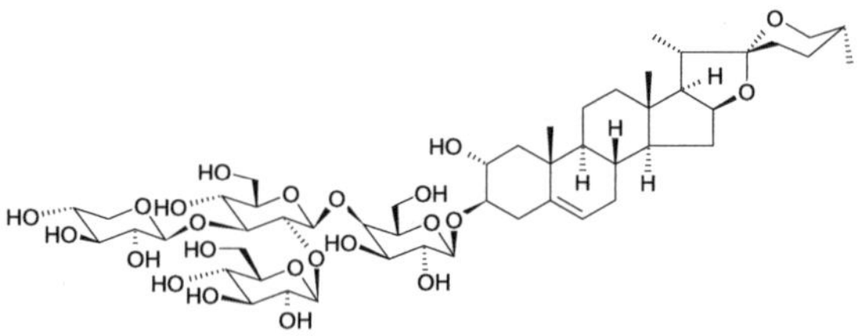

1425 (25*R*)-3*β*-((*O*-*α*-*L*-Arabinopyranosyl-(1→3)-*β*-*D*-glucopyranosyl-(1→2)-*O*-(*β*-*D*-glucopyranosyl-(1→3))-*O*-*β*-*D*-glucopyranosyl-(1→4)-*β*-*D*-galactopyranosyl)oxy)-5*α*-spirostan-12-one (25*R*)-3*β*-((*O*-*α*-*L*-吡喃阿拉伯糖基-(1→3)-*β*-*D*-吡喃葡萄糖基-(1→2)-*O*-(*β*-*D*-吡喃葡萄糖基-(1→3))-*O*-*β*-*D*-吡喃葡萄糖基-(1→4)-*β*-*D*-吡喃半乳糖基)氧)-5*α*-螺甾烷-12-酮

$C_{56}H_{90}O_{28}$ (1211.32). 无定形固体, $[\alpha]_D^{26}$ = −24.0° (*c* = 0.10, 甲醇). 【类型】螺甾烷类甾族化合物. 【活性】

细胞毒 (*in vitro*, HL-60, IC_{50} = 9μg/mL; HSC-2, IC_{50} = 13μg/mL; 对照依托泊苷: HL-60, IC_{50} = 0.3μg/mL; HSC-2, IC_{50} = 24.4μg/mL)[1043]. 【来源】晚香玉 *Polianthes tuberosa* (地下部分: 产率 = 0.0041%干重)[1043]. 【文献】1043.

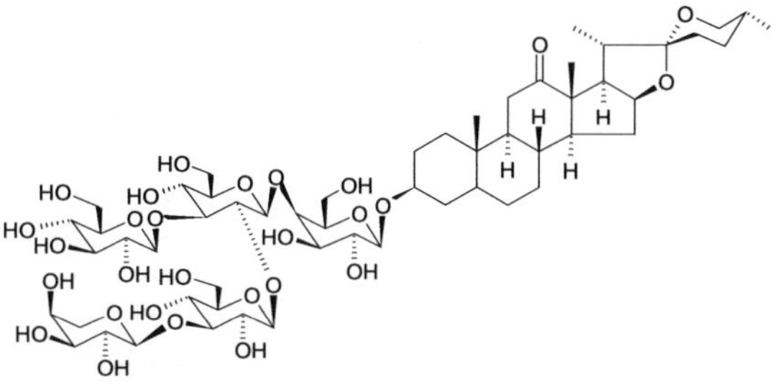

1426 (25*R*)-3*β*-((*O*-*α*-*L*-Arabinopyranosyl-(1→3)-*β*-*D*-glucopyranosyl-(1→2)-*O*-(*β*-*D*-xylopyranosyl-(1→3))-*O*-*β*-*D*-glucopyranosyl-(1→4)-*β*-*D*-galactopyranosyl)oxy)-5*α*-spirostan-12-one (25*R*)-3*β*-((*O*-*α*-*L*-吡喃阿拉伯糖基-(1→3)-*β*-*D*-吡喃葡萄糖基-(1→2)-*O*-(*β*-*D*-吡喃木糖基-(1→3))-*O*-*β*-*D*-吡喃葡萄糖基-(1→4)-*β*-*D*-吡喃半乳糖基)oxy)-5*α*-螺甾烷-12-酮

$C_{55}H_{88}O_{27}$ (1181.3). 无定形固体, $[\alpha]_D^{26}$ = −30.0° (*c* = 0.10, 甲醇). 【类型】螺甾烷类甾族化合物. 【活性】细胞毒 (*in vitro*, HL-60, IC_{50} = 4.4μg/mL; HSC-2, IC_{50} = 2.2μg/mL; 对照依托泊苷: HL-60, IC_{50} = 0.3μg/mL; HSC-2, IC_{50} = 24.4μg/mL)[1043]. 【来源】晚香玉 *Polianthes tuberosa* (地下部分: 产率 = 0.0085%干重)[1043]. 【文献】1043.

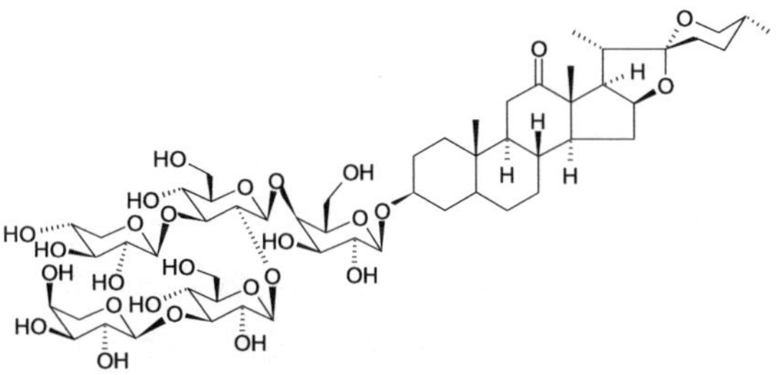

1427 Aspafilioside A 羊齿天门冬苷 A

3-*O*-[*β*-*D*-Xylopyranosyl(1→4)-[*β*-*D*-glucopyranosyl]-(25*S*)-5*β*-spirostan-3*β*-ol [72947-73-0] $C_{38}H_{62}O_{12}$ (710.91). 白色针状晶体 (甲醇), mp 210~212℃, $[\alpha]_D^{14}$ = −36.5° (*c* = 0.09, 三氯甲烷−甲醇); $[\alpha]_D^{21}$ = −70.2° (*c* = 0.20, 吡啶). 【类型】螺甾烷类甾族化合物. 【活性】杀精子 (人, *in vitro*, 1mg/mL, 精子活力为 56%, 2mg/mL, 精子活力为 0); 细胞毒 [*in vitro*, HO-8910 细胞, IC_{50} = (24.6±0.7)μmol/L, 对照长春新碱, IC_{50} = (25.1±1.9)μmol/L; Bel-7405 细胞, IC_{50} = (30.8±2.6)μmol/L, 对照长春新碱, IC_{50} = (31.4±3.4) μmol/L][1167]. 【来源】石刁柏 *Asparagus officinalis*, 土百部 *Asparagus filicinus*, 戈壁天门冬 *Asparagus gobicus* (根). 【文献】27, 268, 1167.

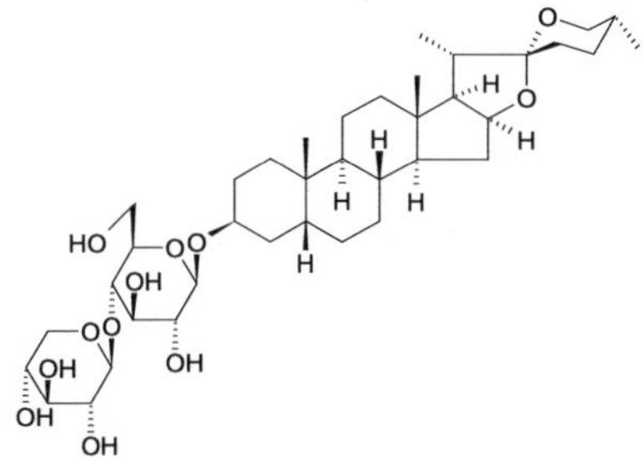

1428 Asparacoside 天门冬苷

(25*S*)-5*β*-Spirostan-3*β*-ol-3-*O*-*α*-*L*-arabinopyranosyl-(1→6)-[*α*-*L*-arabinopyranosyl-(1→4)]-[*β*-*D*-glucopyranosyl-(1→2)]-*β*-*D*-glucopyranoside $C_{49}H_{80}O_{21}$ (1005.17). 白色粉末, $[\alpha]_D^{20}$ = −35.2° (*c* = 0.57, 甲醇∶三氯甲烷 = 1∶1). 【类型】螺甾烷类甾族化合物. 【活性】细胞毒 [*in vitro*, Lu1, IC_{50} = 4.2μg/mL (4.2μmol/L), LNCaP, IC_{50} = 10.1μg/mL (10.1μmol/L), Col2, IC_{50} = 5.4μg/mL (5.4μmol/L), HUVEC, IC_{50} = 4.1μg/mL (4.1μmol/L), KB, IC_{50} = 4.8μg/mL (4.8μmol/L), HOG.R5, IC_{50} < 10μg/mL (< 10μmol/L), 对照椭圆玫瑰树碱: Lu1, IC_{50} = 0.02μg/mL (0.08μmol/L), LNCaP, IC_{50} = 0.8μg/mL (3.25μmol/L), Col2, IC_{50} = 0.3μg/mL (1.22μmol/L), HUVEC, IC_{50} = 0.09μg/mL (0.37μmol/L), KB, IC_{50} = 0.04μg/mL (0.16μmol/L), HOG.R5, IC_{50} = 0.02μg/mL (0.08μmol/L)][630]. 【来源】天门冬 *Asparagus cochinchinensis* [Syn. *Asparagus lucidus*] (干燥根: 产率 = 0.015%干重)[630]. 【文献】630.

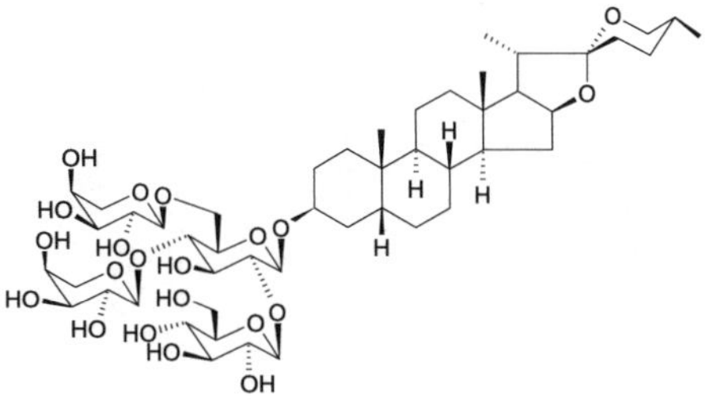

1429 3-*O*-(Bis-*α*-*L*-rhamnopyranosyl-(1→2 & 1→4)-*β*-*D*-glucopyranosyl)-22*R*,25*R*-spirost-5-ene-3*β*, 20 *α*-diol 3-*O*-(双-*α*-*L*-吡喃鼠李糖基-(1→2 和 1→4)-*β*-*D*-吡喃葡萄糖基)-22*R*,25*R*-螺甾-5-烯-3*β*,20*α*-二醇

$C_{45}H_{72}O_{17}$ (885.07). 白色无定形粉末, mp 225~228℃, $[\alpha]_D^{25} = -55.0°$ ($c = 0.1$, 吡啶). 【类型】螺甾烷类甾族化合物. 【活性】细胞毒 [*in vitro*, A375 细胞, IC_{50} = (1.23±0.82)μmol/L, 对照 Mithramycin, IC_{50} = (0.37±0.05)μmol/L; L-929, IC_{50} = (1.56±1.03)μmol/L, 对照 Mithramycin, IC_{50} = (0.31±0.03)μmol/L; HeLa 细胞, IC_{50} = (1.18±0.81)μmol/L, 对照 Mithramycin, IC_{50} = (0.19±0.03)μmol/L][1181]. 【来源】黄山药 *Dioscorea panthaica* (根茎). 【文献】1181.

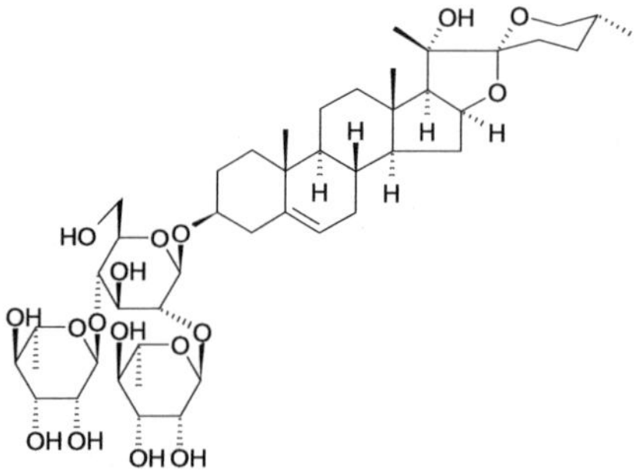

1430 Chlorogenin-3-*O*-*β*-*D*-xylopyranosyl-(1→3)-*β*-*D*-glucopyranosyl-(1→2)-(*β*-*D*-xylopyranosyl-(1→3))-*β*-*D*-glucopyranosyl-(1→4)-*β*-*D*-galactopyranoside 绿莲皂苷元-3-*O*-*β*-*D*-吡喃木糖基-(1→3)-*β*-*D*-吡喃葡萄糖基-(1→2)-(*β*-*D*-吡喃木糖基-(1→3))-*β*-*D*-吡喃葡萄糖基-(1→4)-*β*-*D*-吡喃半乳糖苷

$C_{55}H_{90}O_{27}$ (1183.31). 【类型】螺甾烷类甾族化合物. 【活性】细胞毒 (*in vitro*, HeLa, IC_{50} = 7.5μg/mL; 对照顺铂, IC_{50} = 0.75μg/mL)[627]. 【来源】晚香玉 *Polianthes tuberosa* (块茎: 产率 = 0.0025%鲜重) 【文献】627.

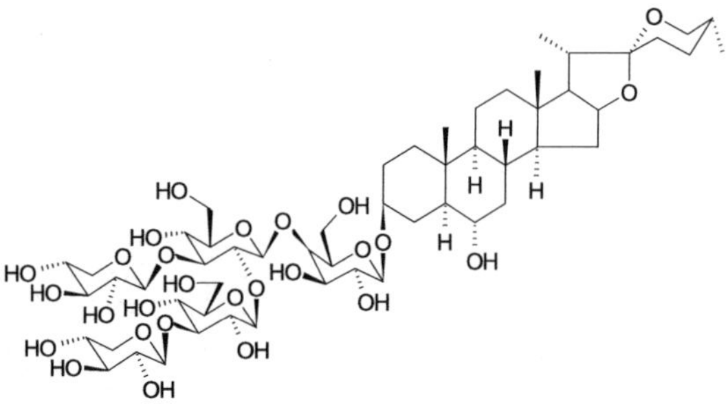

1431 CTHD0233276-4

$C_{44}H_{70}O_{18}$ (887.04). 【类型】螺甾烷类甾族化合物. 【活性】抗肿瘤 (S_{180} 肉瘤, 艾氏腹水癌 EAC). 【来源】短葶山麦冬 *Liriope muscari*. 【文献】482.

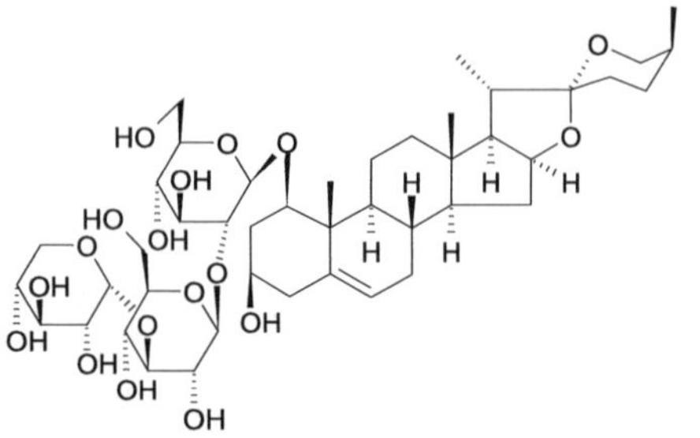

1432 Degalactotigonin 去半乳糖替告皂苷

[39941-51-0] $C_{50}H_{82}O_{22}$ (1035.20). 【类型】螺甾烷类甾族化合物. 【活性】抗肿瘤 (HeLa, 抑制 ^{32}P 与 HeLa 细胞磷脂的结合, 50μg/mL, 抑制率 = 57.8%). 【来源】知母 *Anemarrhena asphodeloides*. 【文献】2, 345.

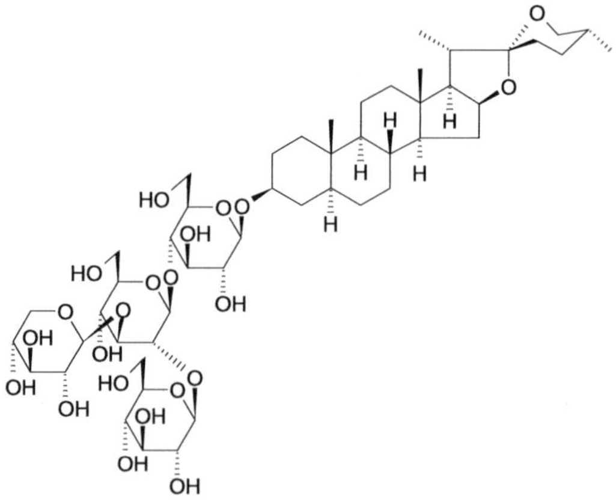

1433 1*β*,2*α*-Dihydroxyspirosta-5,25(27)-dien- 3*β*-yl *O*-*α*-*L*-rhamnopyranosyl-(1→2)-*O*-(*β*-*D*- glucopyranosyl-(1→4))-*β*-*D*-galactopyranoside 1*β*,2*α*-二羟基螺甾-5,25(27)-二烯-3*β*-基 *O*-*α*-*L*-吡喃鼠李糖基-(1→2)-*O*-(*β*-*D*-吡喃葡萄糖基-(1→4))-*β*-*D*-吡喃半乳糖苷*

$C_{45}H_{70}O_{19}$ (915.05). 无定形固体, $[\alpha]_D^{25} = -124.4°$ (c = 0.25, 甲醇). 【类型】螺甾烷类甾族化合物. 【活性】细胞毒 (HL-60, IC_{50} = 7.7μg/mL, 对照依托泊苷, IC_{50} = 0.75μg/mL)[1232]. 【来源】夜香树属 *Cestrum sendtenerianum* (叶). 【文献】1232.

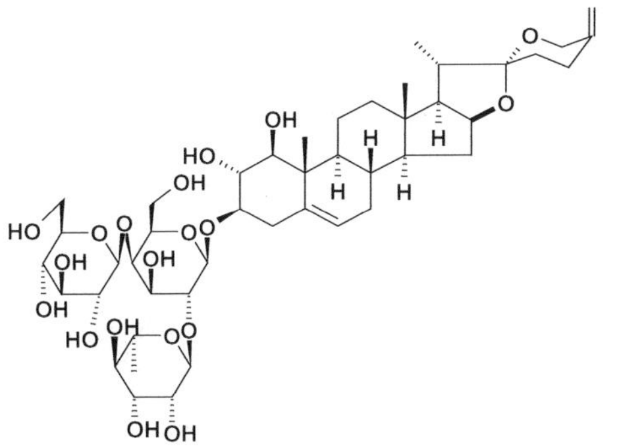

1434 (25*R*)-2*α*,17*α*-Dihydroxyspirost-5-en-3*β*-yl *O*-*β*-*D*-glucopyranosyl-(1→3)-*O*-*β*-*D*-gluco- pyranosyl-(1→2)-*O*-(*β*-*D*-xylopyranosyl-(1→3))-*O*-*β*-*D*-glucopyranosyl-(1→4)-*β*-*D*-galactopyranoside (25*R*)-2*α*,17*α*-二羟基螺甾-5-烯-3*β*-基-*O*-*β*-*D*-吡喃葡萄糖基-(1→3)-*O*-*β*-*D*-吡喃葡萄糖基-(1→2)-*O*-(*β*-*D*-吡喃木糖基-(1→3))-*O*-*β*-*D*-吡喃葡萄糖基-(1→4)-*β*-*D*-吡喃半乳糖苷*

$C_{56}H_{90}O_{29}$ (1227.32). 无定形粉末, $[\alpha]_D^{24} = -57°$ (*c* = 0.2, 三氯甲烷–甲醇, 1∶1). 【类型】螺甾烷类甾族化合物. 【活性】细胞毒 (HSC-2 细胞, LD_{50} = 5.5μg/mL; HGF, LD_{50} = 34μg/mL)[638]; 细胞毒 (*in vitro*, HSC-2, LD_{50} = 4.4μg/mL; 对照阿霉素, LD_{50} = 2.5μg/mL)[1053]. 【来源】夜香树 *Cestrum nocturnum* (叶: 产率 = 0.0077%鲜重). 【文献】638, 1053.

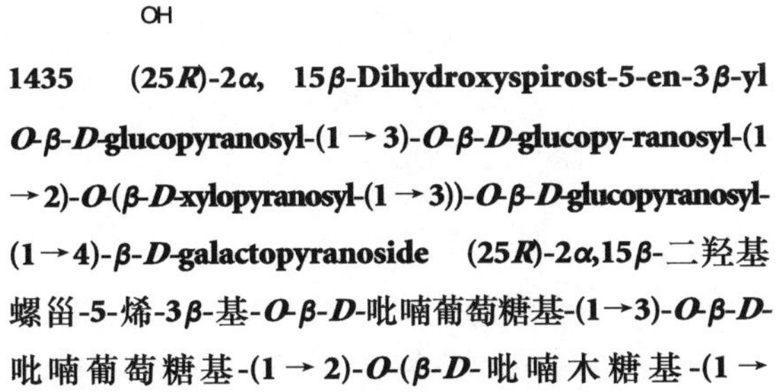

1435 (25*R*)-2*α*, 15*β*-Dihydroxyspirost-5-en-3*β*-yl *O*-*β*-*D*-glucopyranosyl-(1→3)-*O*-*β*-*D*-glucopy-ranosyl-(1→2)-*O*-(*β*-*D*-xylopyranosyl-(1→3))-*O*-*β*-*D*-glucopyranosyl-(1→4)-*β*-*D*-galactopyranoside (25*R*)-2*α*,15*β*-二羟基螺甾-5-烯-3*β*-基-*O*-*β*-*D*-吡喃葡萄糖基-(1→3)-*O*-*β*-*D*-吡喃葡萄糖基-(1→2)-*O*-(*β*-*D*-吡喃木糖基-(1→3))-*O*-*β*-*D*-吡喃葡萄糖基-(1→4)-*β*-*D*-吡喃半乳糖苷*

$C_{56}H_{90}O_{29}$ (1227.32). 无定形粉末, $[\alpha]_D^{24} = -60°$ (*c* = 0.13, 三氯甲烷–甲醇, 1∶1). 【类型】螺甾烷类甾族化合物. 【活性】细胞毒 (HSC-2 细胞, LD_{50} = 4.4μg/mL; HGF, LD_{50} = 22μg/mL)[638]. 【来源】夜香树 *Cestrum nocturnum* (叶: 产率 = 0.0071%鲜重). 【文献】638.

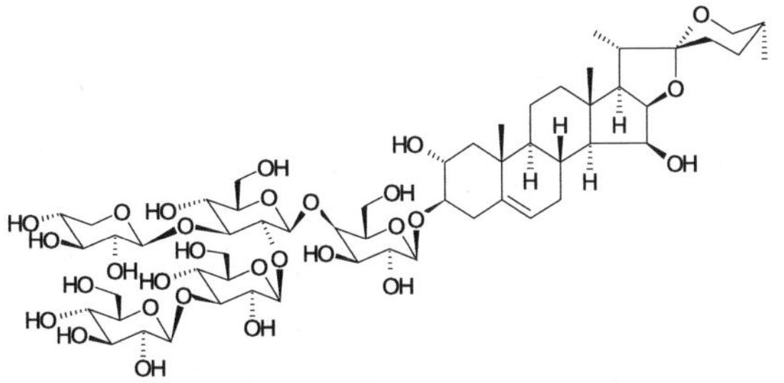

1436 (25*R*)-2*α*,17*α*-Dihydroxyspirost-5-en-3*β*-yl *O*-*β*-*D*-glucopyranosyl-(1→2)-*O*-(*β*-*D*-xylo-pyranosyl-(1→3))-*O*-*β*-*D*-glucopyranosyl-(1→4)-*β*-*D*-galactopyranoside (25*R*)-2*α*,17*α*-二羟基螺甾-5-烯-3*β*-基-*O*-*β*-*D*-吡喃葡萄糖基-(1→2)-*O*-(*β*-*D*-吡喃木糖基-(1→3))-*O*-*β*-*D*-吡喃葡萄糖基-(1→4)-*β*-*D*-吡喃半乳糖苷*

$C_{50}H_{80}O_{24}$ (1065.18). 无定形粉末, $[\alpha]_D^{24} = -70.8°$ (*c* = 0.13, 三氯甲烷–甲醇, 1∶1). 【类型】螺甾烷类甾族化合物. 【活性】细胞毒 (HSC-2 细胞, LD_{50} = 13μg/mL; HGF, LD_{50} = 58μg/mL)[638]. 【来源】夜香树 *Cestrum nocturnum* (叶: 产率 = 0.0070%鲜重). 【文献】638.

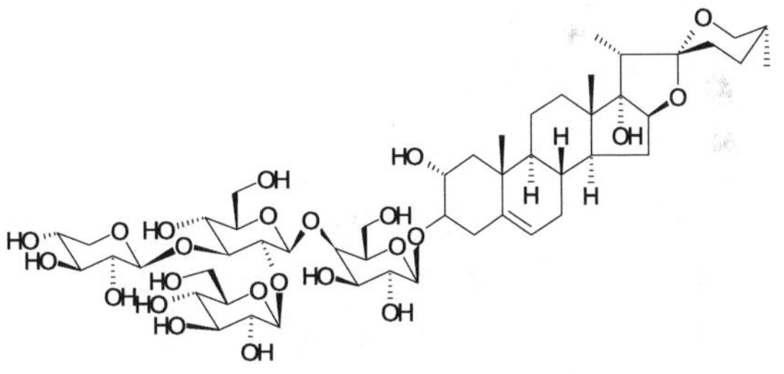

1437 Dioscin 薯蓣皂苷

[19057-60-4] $C_{45}H_{72}O_{16}$ (869.07). 白色无定形粉末, mp 288℃, $[\alpha]_D^{20} = -115°$ (*c* = 0. 4, 甲醇); $[\alpha]_D^{25} = -108.0°$ (*c* = 0.07, 吡啶). 【类型】螺甾烷类甾族化合物. 【活性】抗真菌 (人病原酵母白色假丝酵母, MIC = 12.5μg/mL; 平滑球假丝酵母, MIC = 12.5μg/mL; 假丝酵母属 *Candida tropicalis*, MIC = 25μg/mL)[1148]; 抗真菌 (须发癣菌); 杀昆虫剂; 细胞毒 (人白血病 HL-60 细胞); 细胞毒 [*in vitro*: A375 细胞, IC_{50} = (2.38±1.12)μmol/L, 对照光神霉素, IC_{50} = (0.37±0.05)μmol/L; L-929 细胞, IC_{50} = (2.67±1.38)μmol/L, 对照光神霉素, IC_{50} =

(0.31±0.03)μmol/L; HeLa 细胞, IC_{50}= (3.06±1.95)μmol/L, 对照光神霉素, IC_{50}= (0.19±0.03)μmol/L][1181]. 【来源】白药子 *Stephania cepharantha*, 萆薢 *Dioscorea hypoglauca* [Syn. *Dioscorea collettii* var. *hypoglauca*], 穿龙薯蓣 *Dioscorea nipponica*, 刺蒺藜 *Tribulus terrestris*, 福州薯蓣 *Dioscorea futschauensis*, 海锦萆薢 *Dioscorea spongiosa* (根茎: 产率 = 0.0019%)[1064], 黄山药 *Dioscorea panthaica*, 龙血树 *Dracaena draco* (茎皮)[1067], 日本薯蓣 *Dioscorea japonica*, 山萆薢 *Dioscorea tokoro*, 山药 *Dioscorea batatas* [Syn. *Dioscorea opposita*], 蜀葵叶薯蓣 *Dioscorea althaeoides*, 纤细薯蓣 *Dioscorea gracillima*, 蚤休 *Paris polyphylla*, 湖北黄精 *Polygonatum zanlanscianense*, 薯蓣属 *Dioscorea cayenensis* (根茎), 闭鞘姜属 *Costus* sp., 胡卢巴属 *Trigonella* sp. 【文献】3, 7, 167, 168, 482, 1064, 1067, 1148, 1181, 1372.

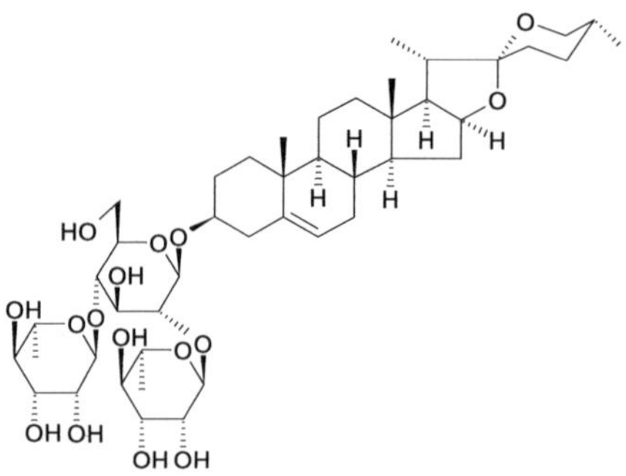

1438 Diosgenin 3-*O*-α-*L*-rhamnopyranosyl-(1→4)-α-*L*-rhamnopyranosyl-(1→4)-(α-*L*-rhamnopyranosyl-(1→2))-β-*D*-glucopyranoside 薯蓣皂苷元 3-*O*-α-*L*-吡喃鼠李糖基-(1→4)-α-*L*-吡喃鼠李糖基-(1→4)-(α-*L*-吡喃鼠李糖基-(1→2))-β-*D*-吡喃葡萄糖苷*

Diosgenin tetraglycoside $C_{51}H_{82}O_{20}$ (1015.21). 白色无定形粉末, $[\alpha]_D^{20}$ = −113° (*c* = 0.57, 甲醇); mp 203~206℃ (分解). 【类型】螺甾烷类甾族化合物. 【活性】抗真菌 (人病原酵母白色假丝酵母, MIC = 100 μg/mL; 平滑球假丝酵母, MIC = 200μg/mL; 假丝酵母属 *Candida tropicalis*, MIC > 200μg/mL)[1148]; 细胞毒 (HSC-2 细胞, LD_{50} = 2μg/mL; HGF 细胞, LD_{50} = 2.8μg/mL)[638]. 【来源】薯蓣属 *Dioscorea cayenensis* (根茎), 夜香树 *Cestrum nocturnum* (叶: 产率 = 0.0024%鲜重), 蚤休 *Paris polyphylla*. 【文献】5, 638, 1148.

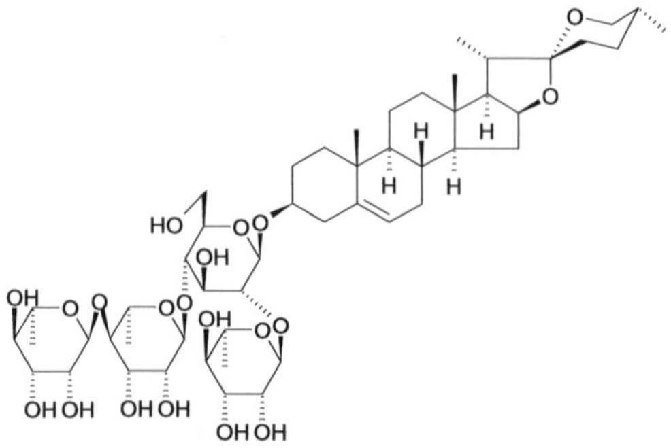

1439 DraconinA 龙血树宁 A*

(23*S*,24*S*)-Spirosta-5,25(27)-diene-1*β*,3*β*,23,24-tetrol-*O*-[*O*-(2,3,4-tri-*O*-acetyl-*α*-*L*-rhamnopyranosyl)-(1→2)-*α*-*L*-arabinopyranosyl] $C_{44}H_{64}O_{17}$ (864.99). 无定形固体, $[\alpha]_D^{20}$ = −70° (*c* = 1.5, 乙醇). 【类型】螺甾烷类甾族化合物. 【活性】细胞毒 (*in vitro*, HL-60, IC_{50} = 9.7μmol/L)[1067]. 【来源】龙血树 *Dracaena draco* (茎皮: 产率 = 0.00034%). 【文献】1067.

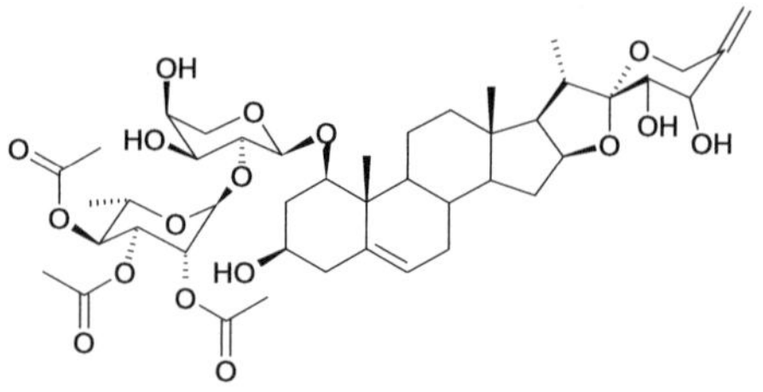

1440 DraconinB 龙血树宁 B*

(23*S*,24*S*)-Spirosta-5,25(27)-diene-1*β*,3*β*,23,24-tetrol 1-*O*-[*O*-(2,3-di-*O*-acetyl-*α*-*L*-rhamnopyranos-yl)-(1→2)-*α*-*L*-arabinopyranosyl] $C_{42}H_{62}O_{16}$ (822.95). 无定形固体, $[\alpha]_D^{20}$ = −100° (*c* = 2.6, 乙醇). 【类型】螺甾烷类甾族化合物. 【活性】细胞毒 (*in vitro*, HL-60, IC_{50} = 39μmol/L)[1067]. 【来源】龙血树 *Dracaena draco* (茎皮: 产率 = 0.0017%). 【文献】1067.

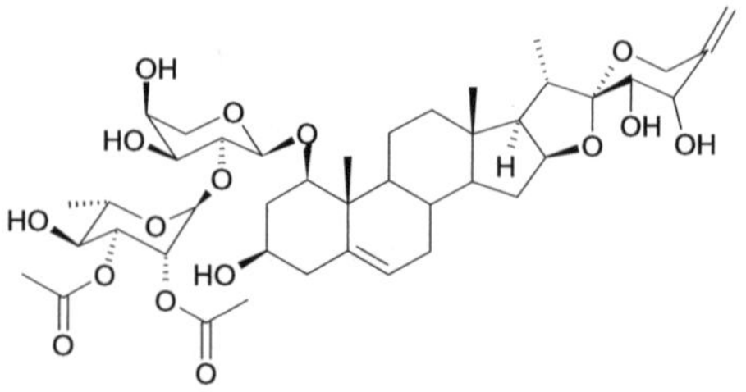

1441 F-Gitonin F-支脱皂苷

Gitogenin β-lycotetraoside [28591-01-7] $C_{50}H_{82}O_{23}$ (1051.20). 微针状晶体 (甲醇), mp 260~263 ℃, $[\alpha]_D^{24} = -51.6°$ (c = 0.21, 吡啶). 【类型】螺甾烷类甾族化合物. 【活性】抗肿瘤 (HeLa, 抑制 ^{32}P 与 HeLa 细胞磷脂的结合, 50μg/mL, 抑制率 = 23.1%); 抗病毒 (降低烟草镶嵌病毒的滴定度 2~3 倍). 【来源】刺蒺藜 *Tribulus terrestris*. 【文献】177, 345, 346, 347.

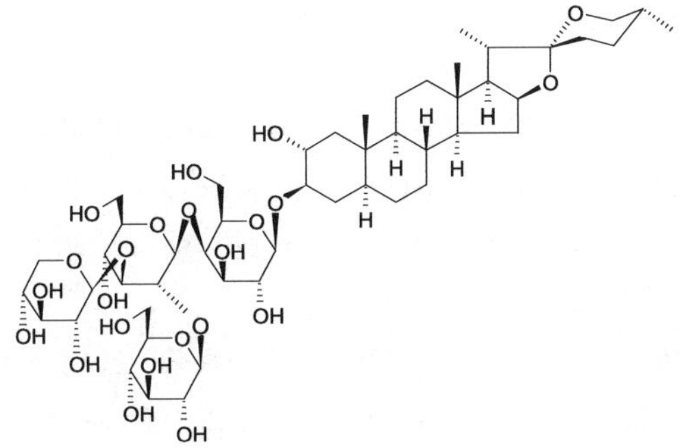

1442 3-*O*-(*β*-*D*-Glucopyranosyl(1 → 2)-*β*-*D*-glucopyranosyl)-(25*S*)-5*β*-spirostan-3*β*-ol 3-*O*-(*β*-*D*-吡喃葡萄糖基(1→2)-*β*-*D*-吡喃葡萄糖基)-(25*S*)-5*β*-螺甾-3*β*-醇*

$C_{39}H_{64}O_{13}$ (740.94). $[\alpha]_D^{21} = -60.9°$ (c = 1.00, 吡啶). 【类型】螺甾烷类甾族化合物. 【活性】细胞毒 [*in vitro*, HO-8910, IC_{50} = (5.8±0.4)μmol/L, 长春新碱, IC_{50} = (25.1±1.9)μmol/L; Bel7405, IC_{50} = (5.9±0.4)μmol/L, 长春新碱, IC_{50} = (31.4±3.4)μmol/L][1167]. 【来源】戈壁天门冬 *Asparagus gobicus* (根). 【文献】1167.

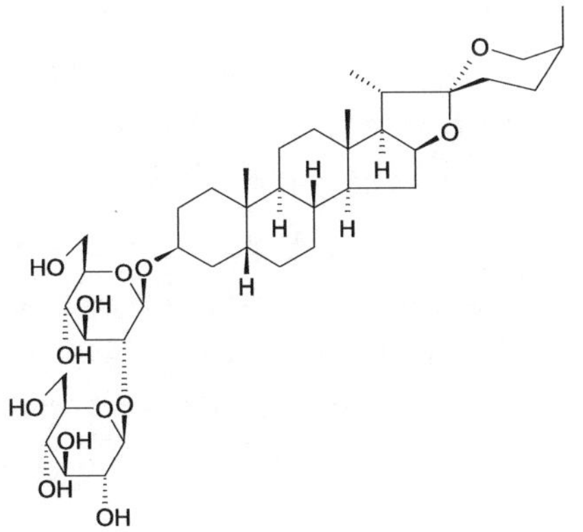

1443 (25*R*)-3*β*-((*O*-*β*-*D*-Glucopyranosyl-(1→ 3)-*β*-*D*-glucopyranosyl-(1 → 2)-*O*-(*β*-*D*-xylopyranosyl-(1 → 3))-*O*-*β*-*D*-glucopyranosyl-(1→4)-*β*-*D*-galactopyranosyl)oxy)-5*α*-spirostan-12-one (25*R*)-3*β*-((*O*-*β*-*D*-吡喃葡萄糖基-(1→3)-*β*-*D*-吡喃葡萄糖基-(1→2)-*O*-(*β*-*D*-吡喃木糖基-(1→3))-*O*-*β*-*D*-吡喃葡萄糖基-(1→4)-*β*-*D*-吡喃半乳糖基)氧)-5*α*-螺甾-12-酮*

$C_{56}H_{90}O_{28}$ (1211.32). 无定形固体, $[\alpha]_D^{26} = -30.0°$ (c = 0.10, 甲醇). 【类型】螺甾烷类甾族化合物. 【活性】细胞毒 (*in vitro*, HL-60, IC_{50} = 5.9μg/mL; HSC-2, IC_{50} = 1.5μg/mL; 对照依托泊苷: HL-60, IC_{50} = 0.3μg/mL; HSC-2, IC_{50} = 24.4μg/mL)[1043]. 【来源】晚香玉 *Polianthes tuberosa* (地下部分: 产率 = 0.0065%干重). 【文献】1043.

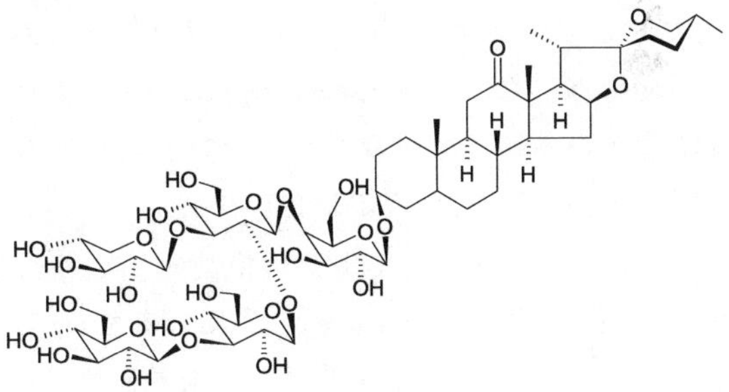

1444 Gracillin 纤细薯蓣皂苷

Gracilline [19083-00-2] $C_{45}H_{72}O_{17}$ (885.07). 无色菱形晶体 (甲醇), mp 287~289℃ (分解); 298~302℃; 290~293℃, $[\alpha]_D^{20} = -86.2°$ (c = 0.12, 二甲基甲酰胺). 【类型】螺甾烷类甾族化合物. 【活性】抗菌 (痢疾杆菌, MIC = 2.5mg/mL; 黏质沙雷菌, MIC = 2.5mg/mL; 大肠埃希菌, MIC = 5.0mg/mL; 耐药的金黄色葡萄球菌, MIC = 2.5mg/mL; 敏感的金黄色葡萄球菌, MIC = 2.5mg/mL); 抗真菌 (须发癣菌); 强心剂; 细胞毒 (*in vitro*, HeLa, IC_{50} = 12.74μg/mL; 对照顺铂, HeLa, IC_{50} = 0.75 μg/mL)[1123]; 溶血 (非常强); 抑制癌症的促进剂, 抗肿瘤 (抑制 TPA 促进的 ^{32}P 与 HeLa 细胞磷脂的结合, 5μg/mL, 抑制率 = 11.5%); cAMP 磷酸二酯酶抑制剂 (*in vitro*, IC_{50} = 61μmol/L). 【来源】菝葜 *Smilax china* [Syn. *Smilax japonica*], 刺蒺藜 *Tribulus terrestris*, 盾叶薯蓣 *Dioscorea zingiberensis*, 福州薯蓣 *Dioscorea futschauensis*, 海锦草薢 *Dioscorea spongiosa* (根

茎: 产率 = 0.00041%)[1064], 湖北黄精 *Polygonatum zanlanscianense* (根茎: 产率 = 0.00045%干重)[1123], 蜀葵叶薯蓣 *Dioscorea althaeoides*, 纤细薯蓣 *Dioscorea gracillima*, 樟柳头 *Costus speciosus*, 小花盾叶薯蓣 *Dioscorea parviflora*, 闭鞘姜属 *Costus* sp. 【文献】5, 7, 10, 168, 184, 1064, 1123.

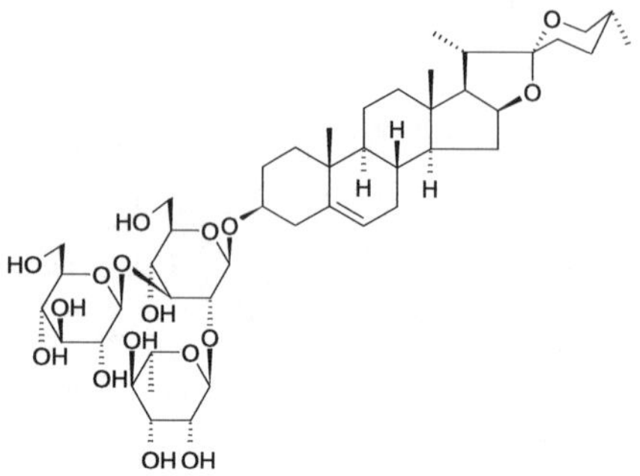

1445 Hecogenin 3-*O*-*β*-*D*-glucopyranosyl-(1→2)-*β*-*D*-glucopyranosyl-(1→4)-*β*-*D*-galactopyranoside 海柯皂苷元 3-*O*-*β*-*D*-吡喃葡萄糖基-(1→2)-*β*-*D*-吡喃葡萄糖基-(1→4)-*β*-*D*-吡喃半乳糖苷*

$C_{45}H_{72}O_{19}$ (917.06). 【类型】螺甾烷类甾族化合物. 【活性】细胞毒 (*in vitro*, HeLa, IC_{50} = 8.6μg/mL; 对照顺铂, IC_{50} = 0.75μg/mL)[627]. 【来源】晚香玉 *Polianthes tuberosa* (块茎: 产率 = 0.0048%鲜重) 【文献】627.

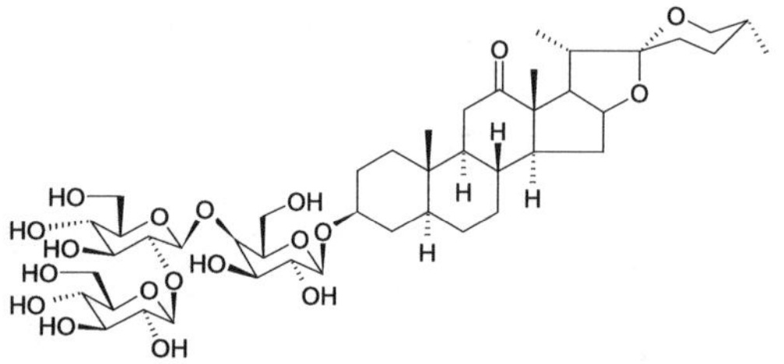

1446 Hecogenin 3-*O*-*β*-*D*-glucopyranosyl-(1→2)-(*β*-*D*-xylopyranosyl-(1→3))-*β*-*D*-glucopyranosyl-(1→4)-*β*-*D*-galactopyranoside 海柯皂苷元 3-*O*-*β*-*D*-吡喃葡萄糖基-(1→2)-(*β*-*D*-吡喃木糖基(1→3))-*β*-*D*-吡喃葡萄糖基-(1→4)-*β*-*D*-吡喃半乳糖苷*

$C_{50}H_{80}O_{23}$ (1049.18). 【类型】螺甾烷类甾族化合物. 【活性】细胞毒 (*in vitro*, HeLa, IC_{50} = 8.2μg/mL; 对照顺铂, IC_{50} = 0.75μg/mL)[627]. 【来源】晚香玉 *Polianthes tuberosa* (块茎: 产率 = 0.041%鲜重) 【文献】627.

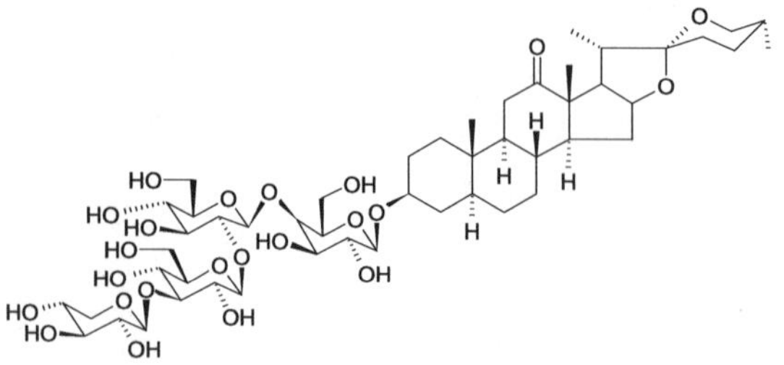

1447 Hecogenin 3-*O*-*β*-*D*-xylopyranosyl-(1→3)-*β*-*D*-glucopyranosyl-(1→2)-(*β*-*D*-xylopyranosyl-(1→3))-*β*-*D*-glucopyranosyl-(1→4)-*β*-*D*-galactopyranoside 海柯皂苷元 3-*O*-*β*-*D*-吡喃木糖基-(1→3)-*β*-*D*-吡喃葡萄糖基-(1→2)-(*β*-*D*-吡喃木糖基-(1→3))-*β*-*D*-吡喃葡萄糖基-(1→4)-*β*-*D*-吡喃半乳糖苷*

$C_{55}H_{88}O_{27}$ (1181.3). 【类型】螺甾烷类甾族化合物. 【活性】细胞毒 (*in vitro*, HeLa, IC_{50} = 4μg/mL; 对照顺铂, IC_{50} = 0.75μg/mL)[627]. 【来源】晚香玉 *Polianthes tuberosa* (块茎: 产率 = 0.0035%鲜重) 【文献】627.

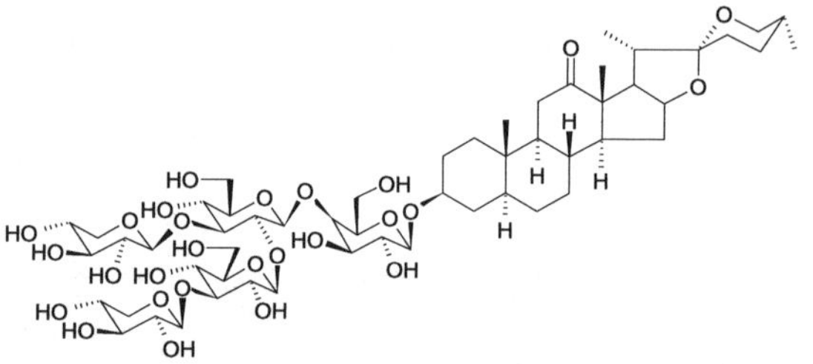

1448 (25*R*)-2*α*-Hydroxyspirost-5-en-3*β*-yl-*O*-*β*-*D*-glucopyranosyl-(1→3)-*O*-*β*-*D*-glucopyranosyl-(1→2)-*O*-(*β*-*D*-xylopyranosyl-(1→3))-*O*-*β*-*D*-glucopyranosyl-(1→4)-*β*-*D*-galactopyranoside (25*R*)-2*α*-羟基螺甾-5-烯-3*β*-基-*O*-*β*-*D*-吡喃葡萄糖基-(1→3)-*O*-*β*-*D*-吡喃葡萄糖基-(1→2)-*O*-(*β*-*D*-吡喃木糖基-(1→3))-*O*-*β*-*D*-吡喃葡萄糖基-(1→4)-*β*-*D*-吡喃半乳糖苷*

$C_{56}H_{90}O_{28}$ (1211.32). 【类型】螺甾烷类甾族化合物. 【活性】细胞毒 (HSC-2 细胞, LD_{50} = 2.7μg/mL; HGF, LD_{50} = 31μg/mL)[638]. 【来源】夜香树 *Cestrum nocturnum* (叶: 产率 = 0.112%鲜重). 【文献】638.

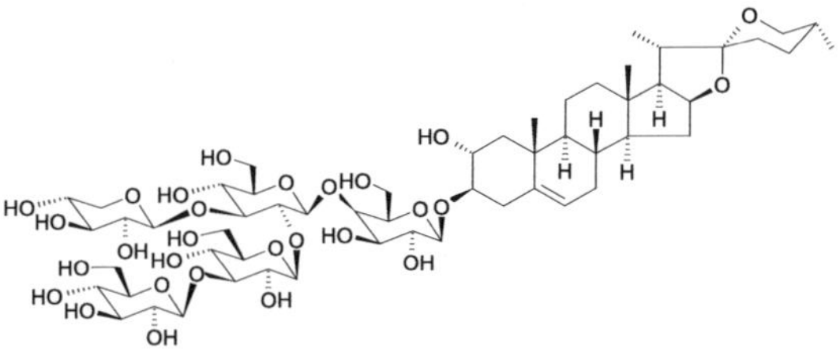

1449 (24*S*,25*R*)-24-Hydroxyspirost-5-en-3*β*-yl *O*-*α*-*L*-rhamnopyranosyl-(1→2)-*O*-(*O*-*β*-*D*-glucopyranosyl-(1→4)-*α*-*L*-rhamnopyranosyl-(1→3))-*β*-*D*-glucopyranoside (24*S*,25*R*)-24-羟基螺甾烷-5-烯-3*β*-基 *O*-*α*-*L*-吡喃鼠李糖基-(1→2)-*O*-(*O*-*β*-*D*-吡喃葡萄糖基-(1→4)-*α*-*L*-吡喃鼠李糖基-(1→3))-*β*-*D*-吡喃葡萄糖苷

$C_{51}H_{82}O_{22}$ (1047.21). 无定形固体. $[\alpha]_D^{25} = -108.0°$ (*c* = 0.10, 三氯甲烷：甲醇 = 1：1). 【类型】螺甾烷类甾族化合物. 【活性】细胞毒 (人早幼粒细胞 HL-60 白血病细胞, 10μg/mL, 抑制率 > 50%). 【来源】箭根薯 *Tacca chantrieri* [Syn. *Tacca minor*; *Tacca esquirolii*]. 【文献】467.

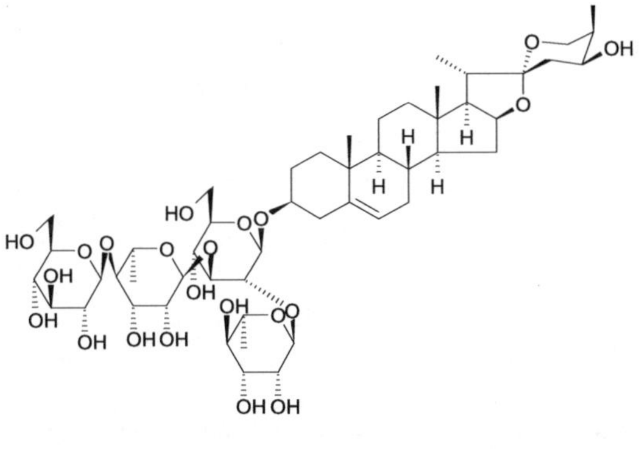

1450 (24*S*,25*R*)-24-Hydroxyspirost-5-en-3*β*-yl *O*-*α*-*L*-rhamnopyranosyl-(1→2)-*O*-(*α*-*L*-rhamnopyranosyl-(1→3))-*β*-*D*-glucopyranoside (24*S*,25*R*)-24-羟基螺甾烷-5-烯-3*β*-基 *O*-*α*-*L*-吡喃鼠李糖基-(1→2)-*O*-(*α*-*L*-吡喃鼠李糖基-(1→3))-*β*-*D*-吡喃葡萄糖苷

$C_{45}H_{72}O_{17}$ (885.07). 无定形固体. $[\alpha]_D^{25} = -112.0°$ (*c* = 0.10, 三氯甲烷：甲醇 = 1：1). 【类型】螺甾烷类甾族化合物. 【活性】细胞毒 (人早幼粒细胞 HL-60 白血病细胞, 10μg/mL, 抑制率 > 50%). 【来源】箭根薯 *Tacca chantrieri* [Syn. *Tacca minor*; *Tacca esquirolii*]. 【文献】467.

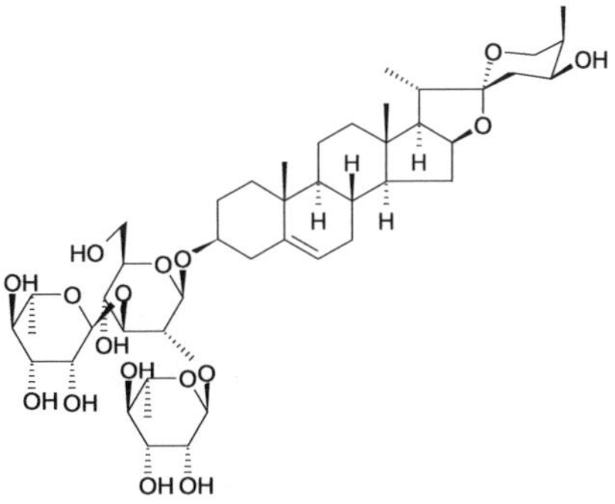

1451 (25*R*)-2*α*-Hydroxyspirost-5-en-3*β*-yl *O*-*α*-*L*-rhamnopyranosyl-(1→2)-*O*-(*O*-*α*-*L*-rhamnopyranosyl-(1→4)-*α*-*L*-rhamnopyranosyl-(1→4))-*β*-*D*-glucopyranoside (25*R*)-2*α*-羟基螺甾-5-烯-3*β*-基-*O*-*α*-*L*-吡喃鼠李糖基-(1→2)-*O*-(*O*-*α*-*L*-吡喃鼠李糖基-(1→4)-*α*-*L*-吡喃鼠李糖基-(1→4))-*β*-*D*-吡喃葡萄糖苷*

$C_{51}H_{82}O_{21}$ (1031.21). 无定形粉末, $[\alpha]_D^{24} = -93.3°$ (*c* = 0.12, 三氯甲烷：甲醇 = 1：1). 【类型】螺甾烷类甾族化合物. 【活性】细胞毒 (HSC-2 细胞, LD_{50} = 5.5μg/mL; HGF, LD_{50} = 9.1μg/mL)[638]. 【来源】夜香树 *Cestrum nocturnum* (叶: 产率 = 0.00073%鲜重). 【文献】638.

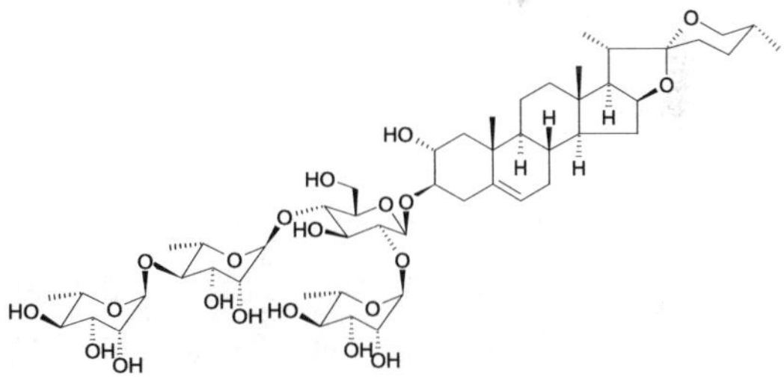

1452 Isonarthogenin 3-*O*-*β*-*D*-glucopyranosyl-(1→2)-*β*-*D*-glucopyranosyl-(1→4)-*β*-*D*-galactopyranoside 异娜草苷元 3-*O*-*β*-*D*-吡喃葡萄糖基-(1→2)-*β*-*D*-吡喃葡萄糖基-(1→4)-*β*-*D*-吡喃半乳糖苷*

$C_{45}H_{72}O_{19}$ (917.06). 【类型】螺甾烷类甾族化合物. 【活性】细胞毒 (*in vitro*, HeLa, IC_{50} = 5.24μg/mL; 对照顺铂, HeLa, IC_{50} = 0.75μg/mL)[1123]. 【来源】湖北黄精 *Polygonatum zanlanscianense* (根茎: 产率 = 0.00006%干重). 【文献】1123.

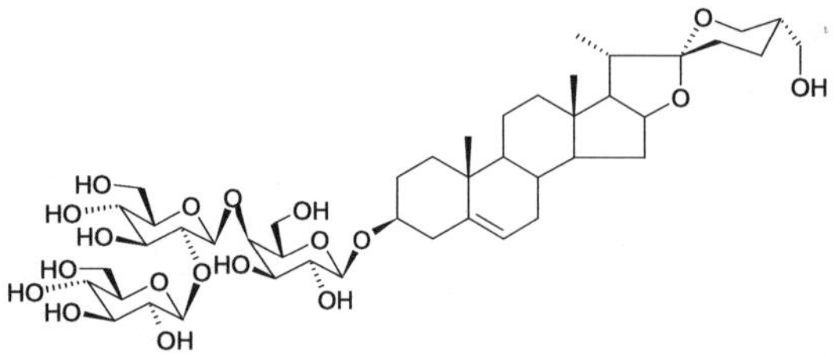

1453 Isonarthogenin-3-*O*-α-*L*-rhamnopyrano-syl-(1→2)-*O*-(α-*L*-rhamnopyranosyl-(1 → 4))-*β*-*D*-glucopyranoside 异娜草苷元-3-*O*-α-*L*-吡喃鼠李糖基-(1→2)-*O*-(α-*L*-吡喃鼠李糖基-(1→4))-*β*-*D*-吡喃葡萄糖苷*

$C_{45}H_{72}O_{17}$ (885.07). 【类型】螺甾烷类甾族化合物. 【活性】细胞毒 (*in vitro*, HeLa, IC_{50} = 3.62μg/mL; 对照顺铂, HeLa, IC_{50} = 0.75μg/mL)[1123]. 【来源】海锦草薢 *Dioscorea spongiosa* (根茎: 产率= 0.00016%), 湖北黄精 *Polygonatum zanlanscianense* (根茎: 产率= 0.00014%干重). 【文献】1064, 1123.

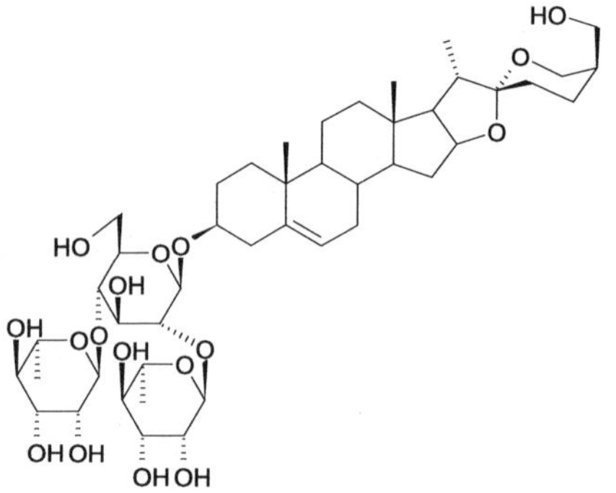

1454 12-Ketoporrigenin 12-酮韭葱苷元*

$C_{27}H_{42}O_5$ (426.63). 【类型】螺甾烷类甾族化合物. 【活性】细胞毒 (体外抑制肿瘤细胞的增殖). 【来源】韭葱 *Allium porrum*. 【文献】482.

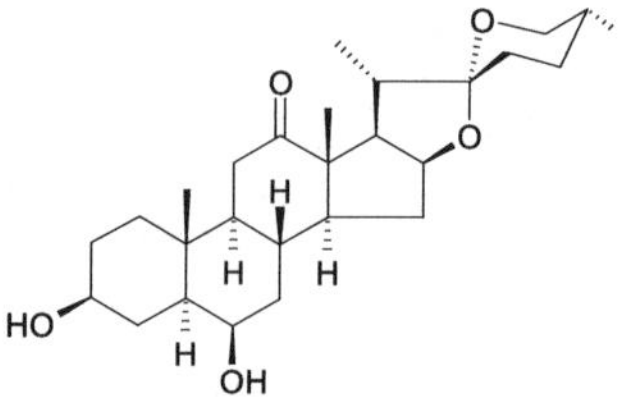

1455 Parillin 洋菝葜皂苷

[19057-61-5] $C_{51}H_{84}O_{22}$ (1049.23). 【类型】螺甾烷类甾族化合物. 【活性】抗肿瘤 (大鼠 Walker 癌, 非口服, ED_{50} = 50mg/kg); 抗菌 (致植物病的细菌); 抗真菌 (*Sclerotinia*, 麦角菌和粉红单端孢); 溶血; LD_{50} (大鼠, 非口服) = 80mg/kg. 【来源】灰菝葜 *Smilax aristolochiaefolia*. 【文献】167.

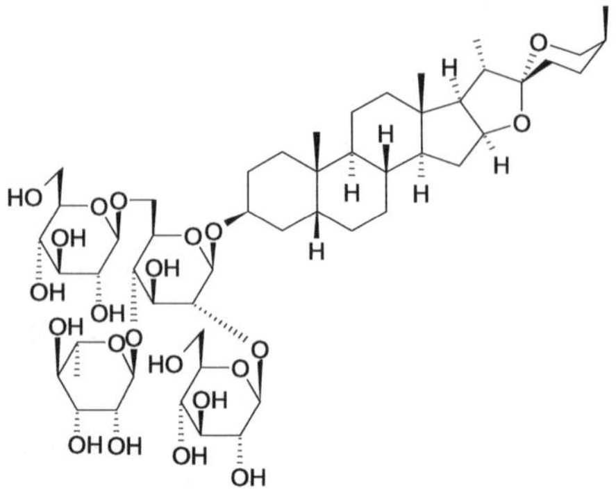

1456 Parissaponin Pb

$C_{50}H_{80}O_{21}$ (1017.18). 【类型】螺甾烷类甾族化合物. 【活性】细胞毒 (*in vitro*, HeLa, IC_{50} = 3.14μg/mL; 对照顺铂, HeLa, IC_{50} = 0.75μg/mL)[1123]. 【来源】湖北黄精 *Polygonatum zanlanscianense* (根茎: 产率 = 0.00058%干重). 【文献】1123.

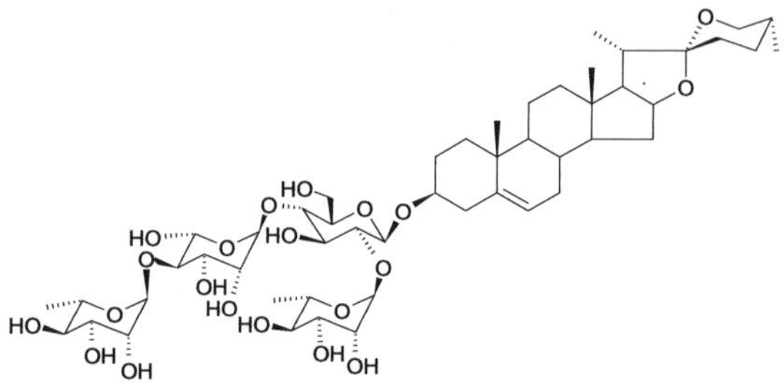

1457 *Δ*25(27)-Pentrogenin

$C_{27}H_{42}O_7$ (478.63). 【类型】螺甾烷类甾族化合物. 【活性】细胞毒 (*in vitro*, 人胃癌细胞 NUGC, 50μmol/L, 抑制率 = 100%; 人鼻咽癌细胞 HONE-1, 50μmol/L, 抑制率 = 100%)[1392]. 【来源】开口箭 *Tupistra chinensis* (地下部分). 【文献】1392.

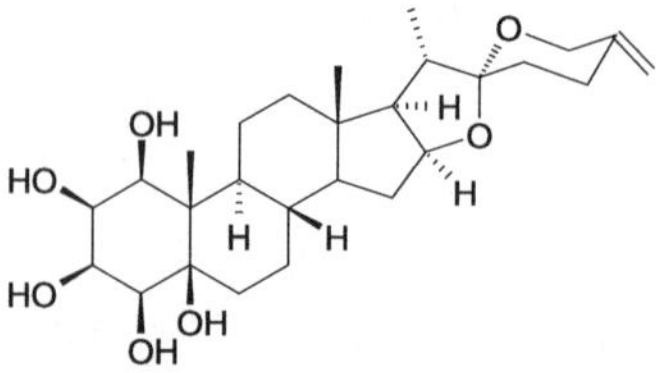

1458 Polygonatoside A 黄精苷 A*

(25*S*)-3*β*,27-Dihydroxyspirost-5-en-12-one 27-*O*- *β*-*D*-

glucopyranosyl-3-*O*-*β*-*D*-glucopyranosyl-(1→4)-*β*-*D*-fucopyranoside $C_{45}H_{70}O_{19}$ (915.05). 白色无定形粉末, $[\alpha]_D^{20} = -24.51°$ ($c = 0.1489$, 吡啶). 【类型】螺甾烷类甾族化合物. 【活性】细胞毒 (*in vitro*, HeLa, IC_{50} = 5.06μg/mL; 对照顺铂, HeLa, IC_{50} = 0.75 μg/mL)[1123]. 【来源】湖北黄精 *Polygonatum zanlanscianense* (根茎: 产率 =0.00055%干重). 【文献】1123.

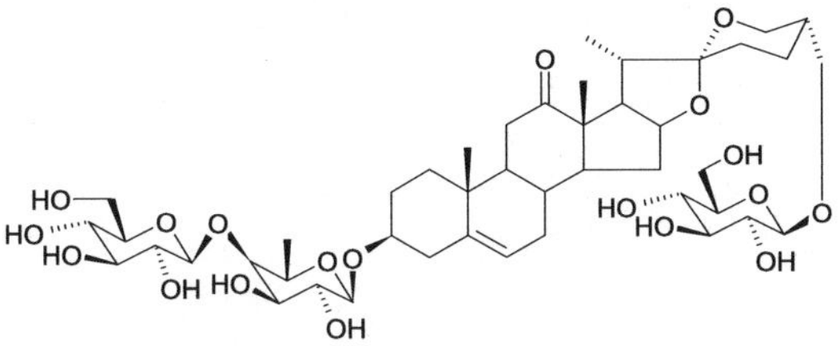

1459 Polygonatoside B 黄精苷 B*

(25*S*)-3*β*,27-Dihydroxyspirost-5-en-12-one 27-*O*- *β*-*D*-glucopyranosyl-3-*O*-*β*-*D*-glucopyranosyl-(1→4)-*β*-*D*-galactopyranoside $C_{45}H_{70}O_{20}$ (831.05). 白色无定形粉末, $[\alpha]_D^{20} = -19.19°$ ($c = 0.0521$, 吡啶). 【类型】螺甾烷类甾族化合物. 【活性】细胞毒 (*in vitro*, HeLa, IC_{50} = 5.13μg/mL; 对照顺铂, HeLa, IC_{50} = 0.75μg/mL)[1123]. 【来源】湖北黄精 *Polygonatum zanlanscianense* (根茎: 产率 =0.00014%干重). 【文献】1123.

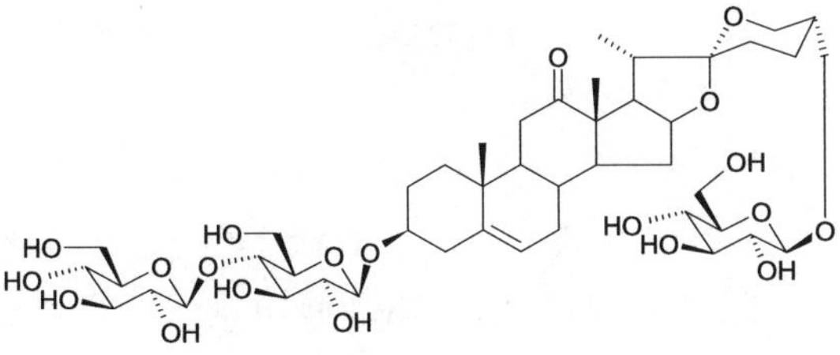

1460 Polygonatoside C 黄精苷 C*

(23*S*,25*S*)-3*β*,23,27-Trihydroxyspirost-5-en-12-one 3-*O*-*β*-*D*-glucopyranosyl-(1→4)-*β*-*D*-fucopyra- noside $C_{39}H_{60}O_{15}$ (768.9). 白色固体, $[\alpha]_D^{20} = -48.43°$ (c = 0.0351, 吡啶). 【类型】螺甾烷类甾族化合物. 【活性】细胞毒 (*in vitro*, HeLa, IC_{50} = 7.45μg/mL; 对照顺铂, HeLa, IC_{50} = 0.75μg/mL)[1123]. 【来源】湖北黄精 *Polygonatum zanlanscianense* (根茎: 产率 = 0.00018%干重). 【文献】1123.

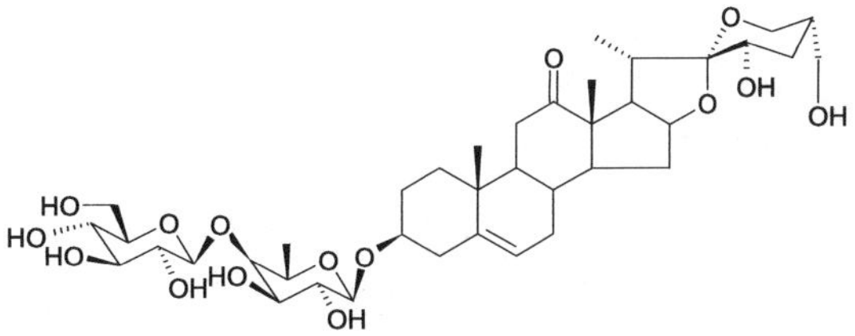

1461 Polygonatoside D 黄精苷 D*

(25*S*)-Spirost-5-ene-3*β*,27-diol 27-*O*-*β*-*D*-gluco-pyranosyl-3-O-[*α*-*L*-rhamnopyranosyl-(1→4)]-*β*-*D*-glucopyranoside $C_{45}H_{72}O_{18}$ (901.06). 白色无定形粉末, $[\alpha]_D^{20} = -50.31°$ (c = 0.0141, 吡啶). 【类型】螺甾烷类甾族化合物. 【活性】细胞毒 (*in vitro*, HeLa, IC_{50} = 5.83μg/mL; 对照顺铂, HeLa, IC_{50} = 0.75μg/mL)[1123]. 【来源】湖北黄精 *Polygonatum zanlanscianense* (根茎: 产率 = 0.00006%干重). 【文献】1123.

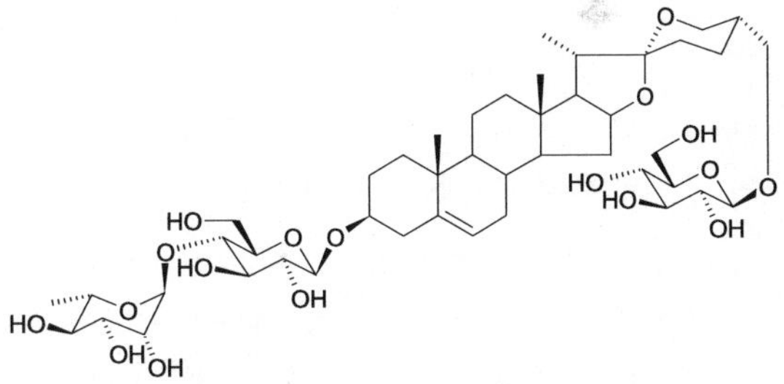

1462 Polyphyllin C 七叶一枝花皂苷 C (薯蓣皂苷元-3-*α*-*L*-吡喃鼠李糖(1→3)-*β*-*D*-吡喃葡萄糖苷)

Diosgenin-3-*O*-*α*-*L*-rhamnopyranosyl(1→3)-*β*-*D*-gluco pyranoside $C_{39}H_{62}O_{12}$ (722.92). $[\alpha]_D^{25} = -97.3°$ ($c = 0.07$, 吡啶). 【类型】螺甾烷类甾族化合物. 【活性】细胞毒 (*in vitro*, HeLa, IC_{50} = 6.23μg/mL; 对照顺铂, HeLa, IC_{50} = 0.75μg/mL)[1123]; 细胞毒 [*in vitro*: A375 细胞, IC_{50} = (3.31±2.51)μmol/L, 对照光神霉素, IC_{50} = (0.37±0.05)μmol/L; L929 细胞, IC_{50} = (4.37±2.89)μmol/L, 对照光神霉素, IC_{50} = (0.31±0.03)μmol/L; HeLa 细胞, IC_{50} = (4.29±1.89)μmol/L, 对照光神霉素, IC_{50} = (0.19±0.03)μmol/L][1181]. 【来源】湖北黄精 *Polygonatum zanlanscianense* (根茎: 产率 = 0.00025%干重)[1123], 黄山药 *Dioscorea panthaica* (根茎), 蚤休 *Paris polyphylla*. 【文献】5, 624, 1123, 1181.

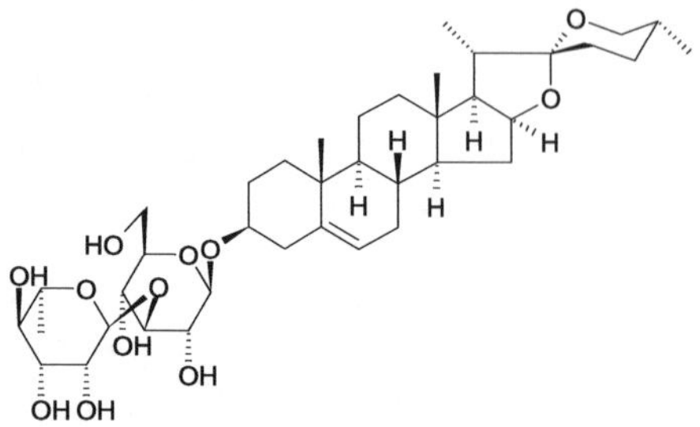

1463　2,3-Seco-porrigenin 开环韭葱配基*

$C_{27}H_{40}O_6$ (460.62). 【类型】螺甾烷类甾族化合物. 【活性】细胞毒 (体外抑制肿瘤细胞的增殖). 【来源】韭葱 *Allium porrum*. 【文献】482.

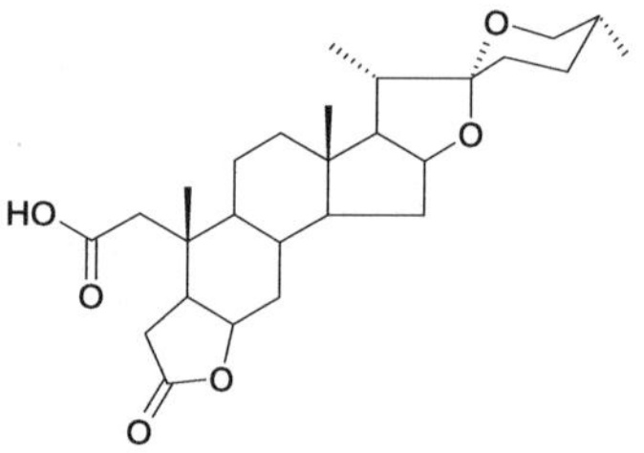

1464　Solasodoside A 索多米茄苷*

(25*R*,26*R*)-26-Methoxyspirost-5-en-3*β*-ol 3-*O*-{*O*-*α*-*L*-rhamnopyranosyl-(1→2)-*O*-[*β*-*D*-xylopyranosyl-(1→2)-*O*-*α*-*L*-rhamnopyranosyl-(1→4)]-*β*-*D*-glucopyranoside} $C_{51}H_{82}O_{21}$ (1031.21). 无定形粉末. 【类型】螺甾烷类甾族化合物. 【活性】细胞毒 (抗增生, HL-60 细胞 *in vitro*, $GI_{50} > 80.0\mu mol/L$, 对照顺铂, $GI_{50} = 8.5\mu mol/L$). 【来源】索多米茄 *Solanum sodomeum* [Syn. *Solanum sodomaeum*] (地下部分: 产率 =0.0036%鲜重). 【文献】267.

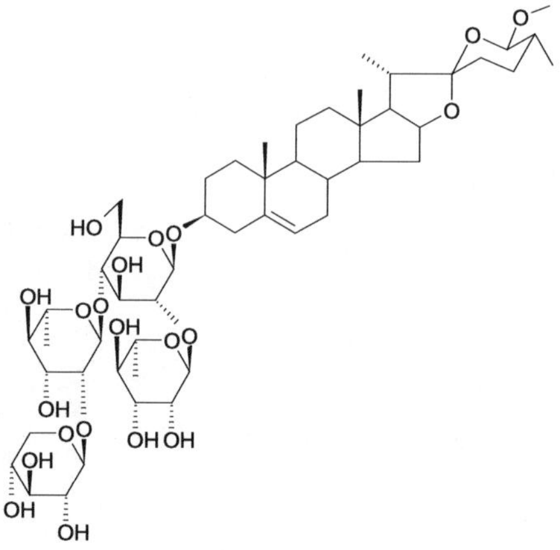

1465　(25*S*)-Spirost-5-en-3*β*-yl *O*-*β*-*D*-glucopyranosyl-(1→4)-*O*-*α*-*L*-rhamnopyranosyl-(1→3)-*β*-*D*-glucopyranoside　(25*S*)-螺甾-5-烯-3*β*-基 *O*-*β*-*D*-吡喃葡萄糖基-(1→4)-*O*-*α*-*L*-吡喃鼠李糖基-(1→3)-*β*-*D*-吡喃葡萄糖苷

$C_{45}H_{72}O_{17}$ (885.07). 无定形固体. $[\alpha]_D^{25} = -86.0°$ (c = 0.10, 三氯甲烷：甲醇 =1：1). 【类型】螺甾烷类甾族化合物. 【活性】细胞毒 (人早幼粒细胞 HL-60 白血病细胞, 10μg/mL, 抑制率 > 50%). 【来源】箭根薯 *Tacca chantrieri* [Syn. *Tacca minor*; *Tacca esquirolii*]. 【文献】467.

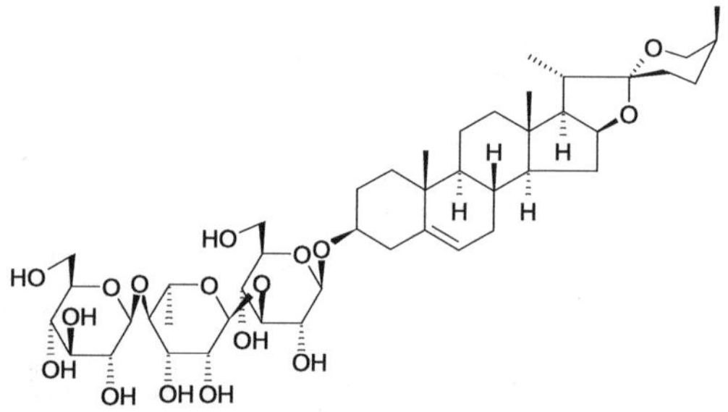

1466　(25*S*)-Spirost-5-en-3*β*-yl *O*-*α*-*L*-rhamnopyranosyl-(1→2)-*O*-(*O*-*β*-*D*-glucopyranosyl-(1→4)-*α*-*L*-rhamnopyranosyl-(1→3))-*β*-*D*-glucopyranoside (25*S*)-螺甾-5-烯-3*β*-基 *O*-*α*-*L*-吡喃鼠李糖基-(1→2)-*O*-(*O*-*β*-*D*-吡喃葡萄糖基-(1→4)-*α*-*L*-吡喃鼠李糖基-(1→3))-*β*-*D*-吡喃葡萄糖苷

$C_{51}H_{82}O_{21}$ (1031.21). 无定形固体. $[\alpha]_D^{25} = -86.0°$ (c = 0.10, 三氯甲烷：甲醇 =1：1). 【类型】螺甾烷类甾族化合物. 【活性】细胞毒 (人早幼粒细胞 HL-60 白血病细胞, 10μg/mL, 抑制率 >50%). 【来源】箭根薯 *Tacca chantrieri* [Syn. *Tacca minor*; *Tacca esquirolii*]. 【文献】467.

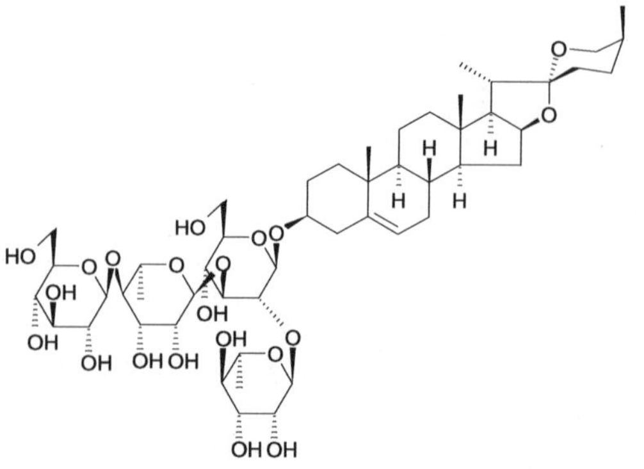

1467 SQD4

$C_{38}H_{60}O_{13}$ (724.89). 【类型】螺甾烷类甾族化合物.【活性】抗肿瘤 (抑制 HeLa 细胞, SMMC-7721 肝癌细胞, MQc80-3 胃腺癌细胞的生长). 【来源】粗糙菝葜 *Smilax lebrunii*. 【文献】482.

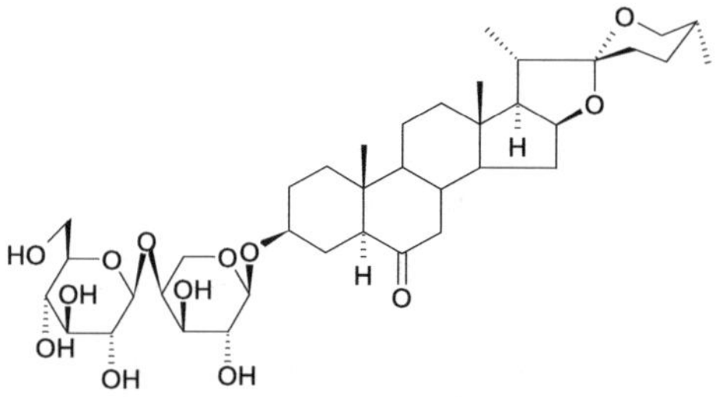

1468 Tigogenin 3-*O*-*β*-*D*-glucopyranosyl-(1→2)-(*β*- *D*-xylopyranosyl-(1→3))-*β*-*D*-glucopyranosyl-(1→4)-*β*-*D*-galactopyranoside 替告皂苷元-3-*O*-*β*-*D*-吡喃葡萄糖基-(1→2)-(*β*-*D*-吡喃木糖基-(1→3))-*β*-*D*-吡喃葡萄糖基-(1→4)-*β*-*D*-吡喃半乳糖苷*

$C_{50}H_{82}O_{22}$ (1035.2).【类型】螺甾烷类甾族化合物.【活性】细胞毒 (*in vitro*, HeLa, IC_{50} = 3.5μg/mL; 对照顺铂, IC_{50} = 0.75μg/mL)[627]. 【来源】晚香玉 *Polianthes tuberosa* (块茎: 产率 =0.017%鲜重). 【文献】627.

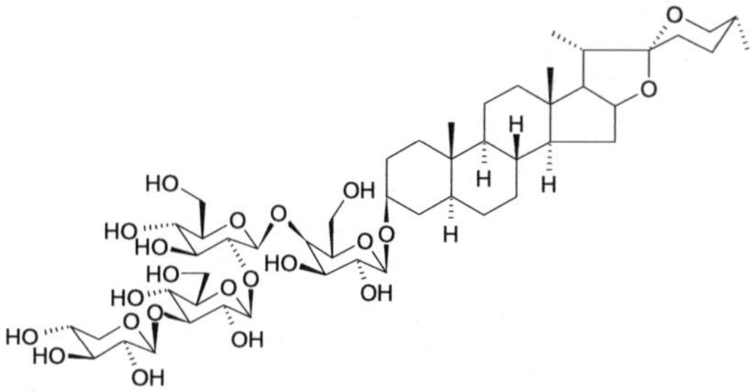

1469 Tigogenin 3-*O*-*β*-*D*-xylopyranosyl-(1→3)-*β*-*D*-glucopyranosyl-(1→2)-(*β*-*D*-xylopyranosyl-(1→3))-*β*-*D*-glucopyranosyl-(1 → 4)-*β*-*D*-galactopyranoside 替告皂苷元-3-*O*-*β*-*D*-吡喃木糖基-(1→3)-*β*-*D*-吡喃葡萄糖基-(1→2)-(*β*-*D*-吡喃木糖基-(1→3))-*β*-*D*-吡喃葡萄糖基-(1→4)-*β*-*D*-吡喃半乳糖苷*

$C_{55}H_{90}O_{26}$ (1167.31). 【类型】螺甾烷类甾族化合物.【活性】细胞毒 (*in vitro*, HeLa, IC_{50} = 7.2μg/mL; 对照顺铂, IC_{50} = 0.75μg/mL)[627]. 【来源】晚香玉 *Polianthes tuberosa* (块茎: 产率 =0.0040%鲜重). 【文献】627.

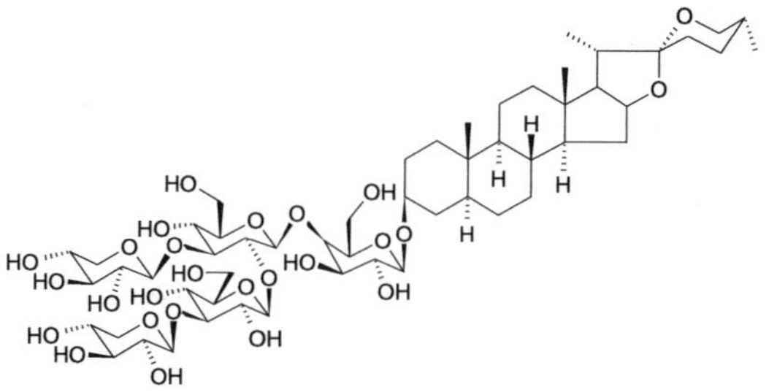

1470 Wattoside G 弯蕊苷 G

(25*R*)-1*β*,2*β*,3*β*,5*β*-Tetrahydroxyspirostan-4*β*-yl-*O*-*β*-*D*-xylopyranoside $C_{32}H_{52}O_{11}$ (612.76). 无定形粉末 (甲醇), mp 214~216℃, $[\alpha]_D^{20}$ = −65.5° (*c* = 0.03, 甲醇).【类型】螺甾烷类甾族化合物. 【活性】细胞毒 (MTT 实验, K562, IC_{50} = 35.67μmol/L, 阳性对照顺铂, IC_{50} = 69.33μmol/L)[937].【来源】弯蕊开口箭 *Tupistra wattii* [Syn. *Campylandra wattii*] (鲜根茎). 【文献】937.

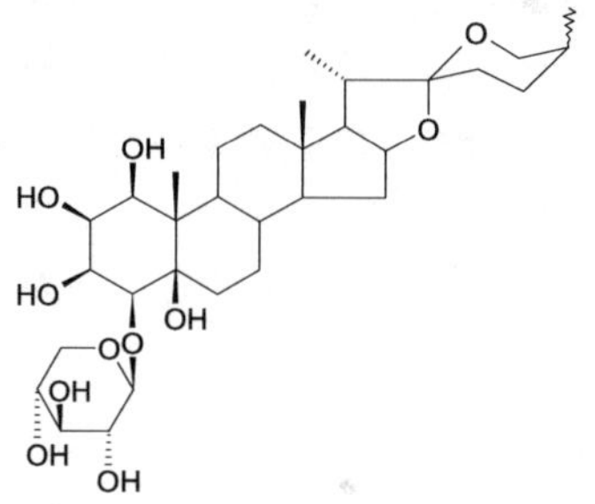

1471 Wattoside H 弯蕊苷 H

(24*S*,25*S*)-24-[(*β*-*D*-Glucopyranosyl)oxy]-1*β*,2*β*,3*β*,4*β*,5*β*,7*β*-hexahydroxyspirostan-6-one $C_{33}H_{52}O_{15}$ (688.77). 无定形粉末 (甲醇), mp 200~203℃, $[\alpha]_D^{20}$ = −78.0° (*c* = 0.014, 甲醇). 【类型】螺甾烷类甾族化合物. 【活性】细胞毒 (MTT 实验, K562, IC_{50} = 76.16μmol/L, 阳性对照顺铂, IC_{50} = 69.33μmol/L)[937]. 【来源】弯蕊开口箭 *Tupistra wattii* [Syn. *Campylandra wattii*] (鲜根茎). 【文献】937.

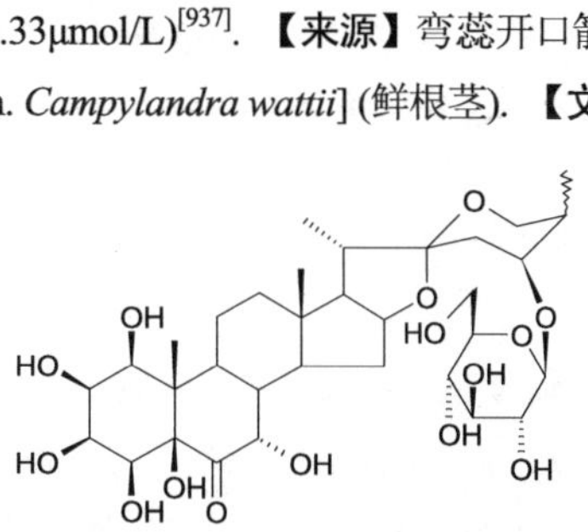

1472 Wattoside I 弯蕊苷 I

(24*S*,25*S*)-1*β*,3*β*-Dihydroxy-5*β*-spirostan-24-yl-*O*-*β*-*D*-

glucopyranosyl-(1→6)-*β*-*D*-glucopyranoside $C_{39}H_{64}O_{15}$ (772.94). 无定形粉末 (甲醇), mp 205~207℃, $[\alpha]_D^{20}$ = −76.2° (*c* = 0.027, 甲醇). 【类型】螺甾烷类甾族化合物. 【活性】细胞毒 (MTT 实验, K562, IC_{50} = 76.96μmol/L, 阳性对照顺铂, IC_{50} = 69.33μmol/L)[937]. 【来源】弯蕊开口箭 *Tupistra wattii* [Syn. *Campylandra wattii*] (鲜根茎). 【文献】937.

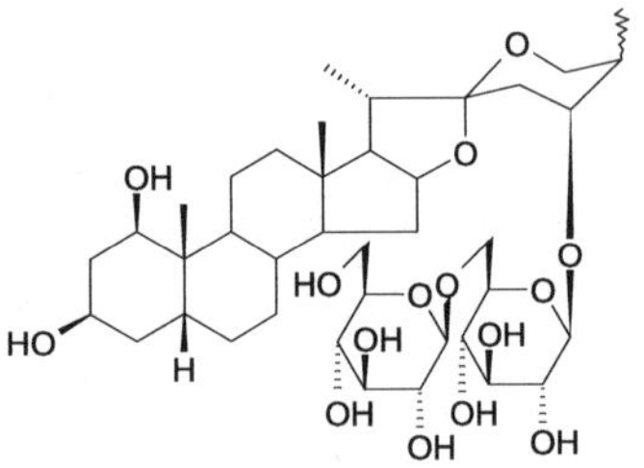

1473 (25*R*)-3*β*-((*O*-*β*-*D*-Xylopyranosyl-(1→3)-*β*-*D*-glucopyranosyl-(1→2)-*O*-(*β*-*D*-glucopyranosyl-(1→3))-*O*-*β*-*D*-glucopyranosyl-(1→4)-*β*-*D*-galactopyranosyl)oxy)-5*α*-spirostan-12-one (25*R*)-3*β*-((*O*-*β*-*D*-吡喃木糖基-(1→3)-*β*-*D*-吡喃葡萄糖基-(1→2)-*O*-(*β*-*D*-吡喃葡萄糖基-(1→3))-*O*-*β*-*D*-吡喃葡萄糖基-(1→4)-*β*-*D*-吡喃半乳糖基)氧)-5*α*-螺甾-12-酮

$C_{56}H_{90}O_{28}$ (1211.32). 无定形固体, $[\alpha]_D^{26}$ = −34.0° (*c* = 0.10, 甲醇). 【类型】螺甾烷类甾族化合物. 【活性】细胞毒 (*in vitro*, HL-60, IC_{50} = 3.9μg/mL; HSC-2, IC_{50} = 7.8μg/mL; 对照依托泊苷: HL-60, IC_{50} = 0.3μg/mL; HSC-2, IC_{50} = 24.4μg/mL)[1043]. 【来源】晚香玉 *Polianthes tuberosa* (地下部分: 产率 =0.0060%干重). 【文献】1043.

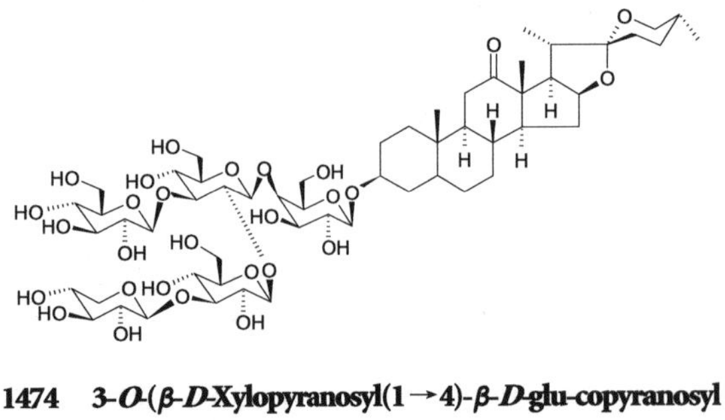

1474 3-*O*-(*β*-*D*-Xylopyranosyl(1→4)-*β*-*D*-glu-copyranosyl (1 → 2)-*β*-*D*-glucopyranosyl)-(25*S*)-5*β*-spirostan-3*β*-ol 3-*O*-(*β*-*D*-吡喃木糖基(1→4)-*β*-*D*-吡喃葡萄糖基(1→2)-*β*-*D*-吡喃葡萄糖基)-(25*S*)-5*β*-螺甾-3*β*-醇

$C_{44}H_{72}O_{17}$ (873.05). 白色无定形粉末, mp 274~275℃ (甲醇), $[\alpha]_D^{21}$ = −40.0° (*c* = 0.25, 吡啶). 【类型】螺甾烷类甾族化合物. 【活性】细胞毒 [*in vitro*, HO-8910, IC_{50} = (5.2±0.1)μmol/L, 长春新碱, IC_{50} = (25.1±1.9)μmol/L; Bel7405, IC_{50} = (5.2±0.3)μmol/L, 长春新碱, IC_{50} = (31.4±3.4)μmol/L][1167]. 【来源】戈壁天门冬 *Asparagus gobicus* (根). 【文献】1167.

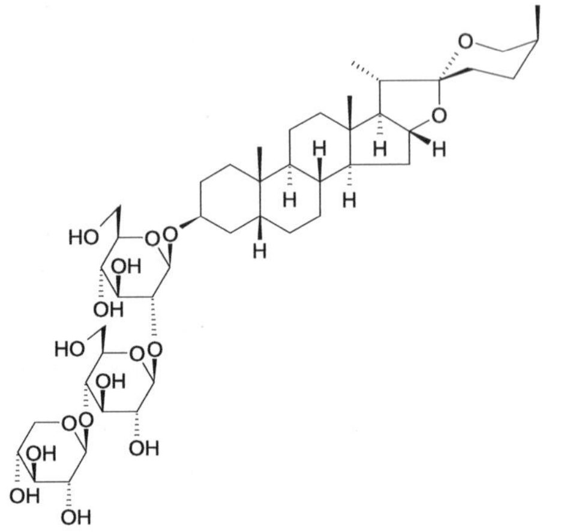

1475 Zingiberoside A3 盾叶薯蓣皂苷 A3

Balanitin 6 [99661-97-9] $C_{45}H_{72}O_{17}$ (885.05). 针状晶体 (乙醇), mp 278~280℃; 282~289℃, $[\alpha]_D^{29}$ = −89° (*c* = 0.67, 吡啶). 【类型】螺甾烷类甾族化合物. 【活性】细胞毒 (鼠, P_{388}, ED_{50} = 0.21μg/mL). 【来源】盾叶薯蓣 *Dioscorea zingiberensis*. 【文献】185, 223.

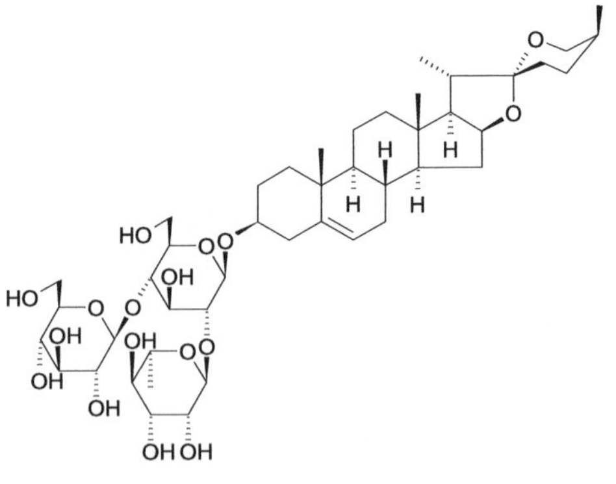

1476 22-*O*-Methylprotodioscin 22-*O*-甲基原薯蓣皂苷*

$C_{52}H_{86}O_{22}$ (1063.25). 【类型】螺甾烷类甾族化合物. 【活性】细胞毒 (人白血病细胞 HL-60, 抑制 DNA、RNA 和蛋白质生物合成及细胞生长); 骨吸收抑制剂 (甲状旁腺激素 PTH 诱导的骨器官培养体系)[1064]; 抗真菌实验无活性 (人病源酵母: 白色念珠菌, 平滑球假丝酵母，假丝酵母属 *Candida tropicalis*, MIC > 200μg/mL)[538].【来源】海锦萆薢 *Dioscorea spongiosa* (根茎: 产率 = 0.036%)[1064], 龙血树 *Dracaena draco* (茎皮)[1067], 石刁柏 *Asparagus officinalis*, 天茄子 *Solanum indicum*, 圆薯蓣 *Dioscorea rotundata* [Syn. *Dioscorea cayenensis*].【文献】168, 292, 482, 538, 1064, 1067, 1153.

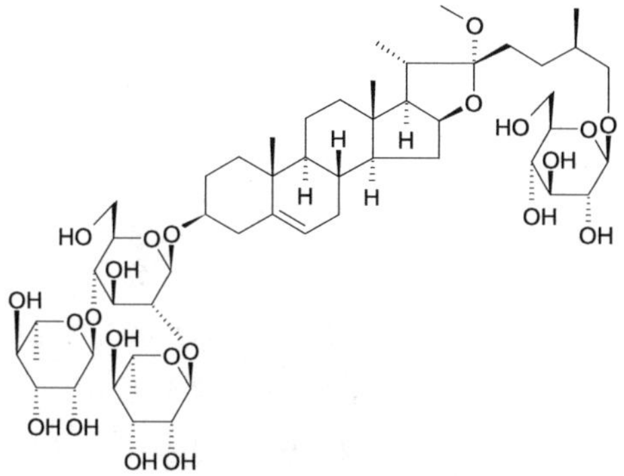

1477 Polianthoside D 晚香玉苷 D*

26-*O*-*β*-*D*-Glucopyranosyl-(25*R*)-5*α*-furost-3*β*,22*α*,26-triol-12-one 3-*O*-*β*-*D*-glucopyranosyl-(1→2)-[*β*-*D*-xylopyranosyl-(1→3)]-*β*-*D*-glucopyranosyl-(1→4)-*β*-*D*-galactopyranoside $C_{56}H_{92}O_{29}$ (1229.34). 白色无定形粉末，$[\alpha]_D^{18.1} = -23.21°$ (*c* = 0.0474, 吡啶).【类型】螺甾烷类甾族化合物.【活性】细胞毒 (*in vitro*, HeLa, IC_{50} = 7.9μg/mL; 对照顺铂, IC_{50} = 0.75μg/mL)[627].【来源】晚香玉 *Polianthes tuberosa* (块茎: 产率 = 0.0062% 鲜重).【文献】627.

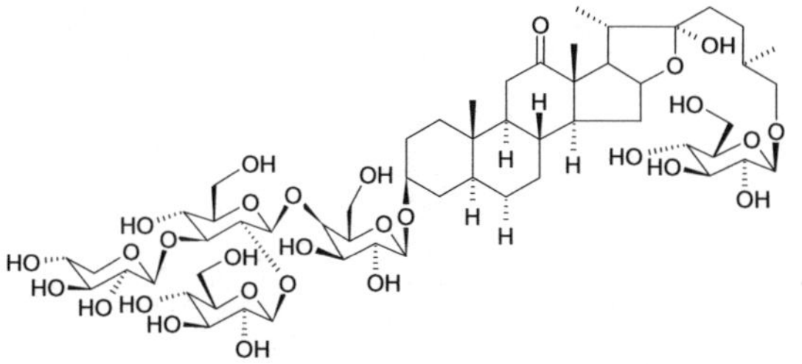

1478 Polianthoside E 晚香玉苷 E*

26-*O*-*β*-*D*-Glucopyranosyl-(25*R*)-5*α*-furost-3*β*,22*α*,-26-triol-12-one3-*O*-*β*-*D*-xylopyranosyl-(1→3)-*β*-*D*-glucopyranosyl-(1→2)-[*β*-*D*-xylopyranosyl-(1→3)]-*β*-*D*-glucopyranosyl-(1→4)-*β*-*D*-galactopyranoside $C_{61}H_{100}O_{33}$ (1361.46). 白色无定形粉末，$[\alpha]_D^{18.1} = -23.53°$ (*c* = 0.034, 吡啶).【类型】螺甾烷类甾族化合物.【活性】细胞毒 (*in vitro*, HeLa, IC_{50} = 5.2μg/mL; 对照顺铂, IC_{50} = 0.75μg/mL)[627].【来源】晚香玉 *Polianthes tuberosa* (块茎: 产率 = 0.021% 鲜重).【文献】627.

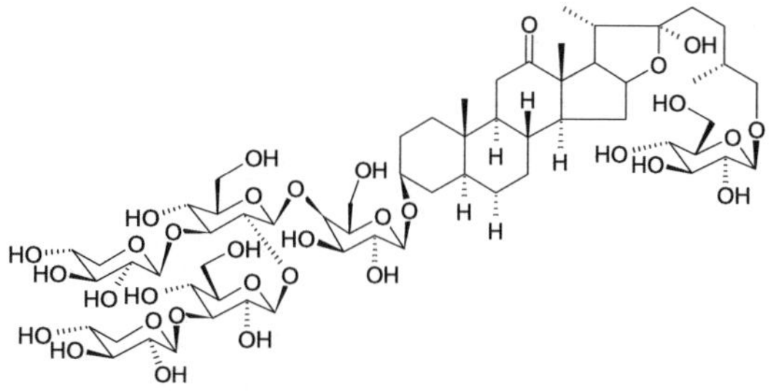

1479 Polianthoside G 晚香玉苷 G*

26-*O*-*β*-*D*-Glucopyranosyl-(25*R*)-5*α*-furost-3*β*,22*α*,26-triol 3-*O*-*β*-*D*-xylopyranosyl-(1→3)-*β*-*D*-gluco- pyranosyl-(1→2)-[*β*-*D*-glucopyranosyl-(1→3)]-*β*- *D*-glucopyranosyl-(1→4)-*β*-*D*-galactopyranoside $C_{62}H_{104}O_{33}$ (1377.5). 白色无定形粉末，$[\alpha]_D^{19.7} = -35.26°$ (*c* = 0.039, 吡啶).【类型】螺甾烷类甾族化合物.【活性】细胞毒 (*in vitro*, HeLa, IC_{50} = 5.4μg/mL; 对照顺铂, IC_{50} = 0.75μg/mL)[627].【来源】晚香玉 *Polianthes tuberosa* (块茎: 产率 = 0.00075%鲜重).【文献】627.

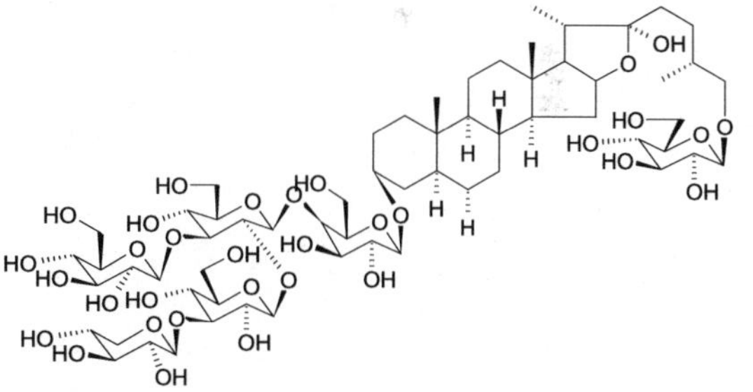

1480 Protodioscin 原薯蓣皂苷

[55056-80-9] $C_{51}H_{84}O_{22}$ (1049.23). 无色菱形晶体 (水), mp 190~196℃ (分解), $[\alpha]_D = -79.8°$ (*c* = 0.99, 吡啶); mp 267~271℃ (分解).【类型】螺甾烷类甾族化合物.【活性】细胞毒 (人 PC-6, IC_{50} = 1.53μg/mL, 人 MCF7, IC_{50} = 1.86μg/mL, SW620 人结肠腺癌细胞, IC_{50} = 1.83μg/mL, 人 NUGC-3, IC_{50} = 1.69μg/mL, 鼠 P_{388}, IC_{50} = 1.67μg/mL).【来源】茄子 *Solanum melongena*, 山萆薢 *Dioscorea tokoro*, 天茄子 *Solanum indicum*, 纤细薯蓣 *Dioscorea gracillima*, 樟柳头 *Costus speciosus*.

【文献】167, 184, 292, 576.

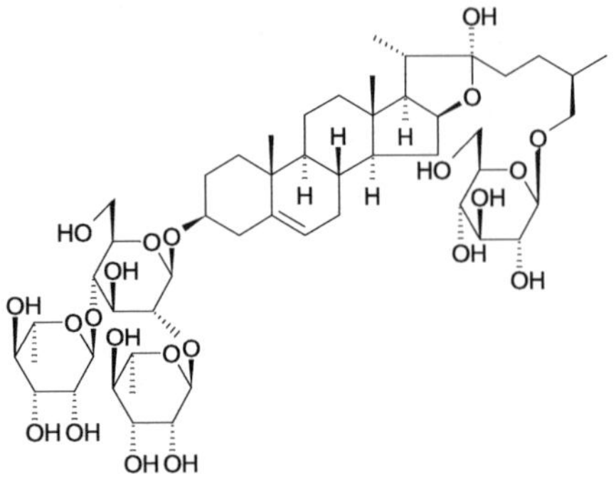

1481 Protogracillin 原纤细薯蓣皂苷

[54848-30-5] $C_{51}H_{84}O_{23}$ (1065.22). 白色菱形晶体, mp 223~225℃, $[\alpha]_D^{25}$ = −75.1° (*c* = 1.00, 二甲基甲酰胺). 【类型】螺甾烷类甾族化合物. 【活性】细胞毒 (K562 *in vitro*, IC_{50} = 3.3μmol/L, 改变 *Pyricularia oryzae* 菌丝体的形状, MIC = 94.0μmol/L). 【来源】刺蒺藜 *Tribulus terrestris*, 盾叶薯蓣 *Dioscorea zingiberensis*, 海锦革薢 *Dioscorea spongiosa* (根茎: 产率 = 0.000072%)[1064], 山萆薢 *Dioscorea tokoro*, 纤细薯蓣 *Dioscorea gracillima*, 小花盾叶薯蓣 *Dioscorea parviflora*, 樟柳头 *Costus speciosus*. 【文献】7, 10, 184, 1064.

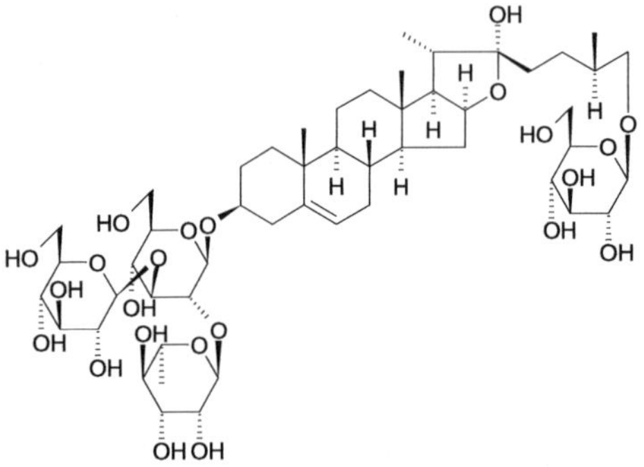

1482 Protoneodioscin 原新薯蓣皂素

[60478-69-5] $C_{51}H_{84}O_{22}$ (1049.22). 白色无定形粉末, mp 166~168℃ (分解), $[\alpha]_D^{13}$ = −70.1° (*c* = 0.001, 吡啶). 【类型】螺甾烷类甾族化合物. 【活性】细胞毒 (*in vitro*, K562, IC_{50} = 2.7μmol/L, 改变 *Pyricularia oryzae* 菌丝体的形状, MIC = 95.4μmol/L). 【来源】萆薢 *Dioscorea hypoglauca* [Syn. *Dioscorea collettii* var. *hypoglauca*]. 【文献】789.

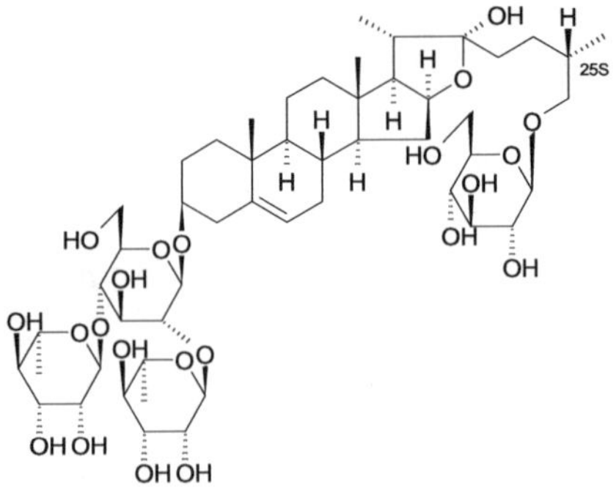

1483 Pseudoprotodioscin 伪原薯蓣皂苷

[102115-79-7] $C_{51}H_{82}O_{21}$ (1031.21). 粉末 (甲醇−乙酸乙酯), mp 174~176℃ (分解), $[\alpha]_D^{20}$ = −80.4° (*c* = 1, 吡啶), $[\alpha]_D^{25}$ = −66.4° (*c* = 0.1, 吡啶). 【类型】螺甾烷类甾族化合物. 【活性】细胞毒 [*in vitro*: A375, IC_{50} = (7.38±2.32)μmol/L, 对照 Mithramycin, IC_{50} = (0.37±0.05)μmol/L; L929, IC_{50} = (6.75±3.62)μmol/L, Mithramycin, IC_{50} = (0.31±0.03)μmol/L; HeLa, IC_{50} = (5.02±2.19) μmol/L, Mithramycin, IC_{50} = (0.19±0.03)μmol/L][1181]. 【来源】菝葜 *Smilax china* [Syn. *Smilax japonica*], 黄山药 *Dioscorea panthaica* (根茎), 鞘柄菝葜 *Smilax stans* [Syn. *Smilax vaginata* var. *stans*], 天门冬 *Asparagus cochinchinensis* [Syn. *Asparagus lucidus*], 瓦氏棕榈 *Trachycarpus wagnerianus*. 【文献】708, 557, 731, 1181.

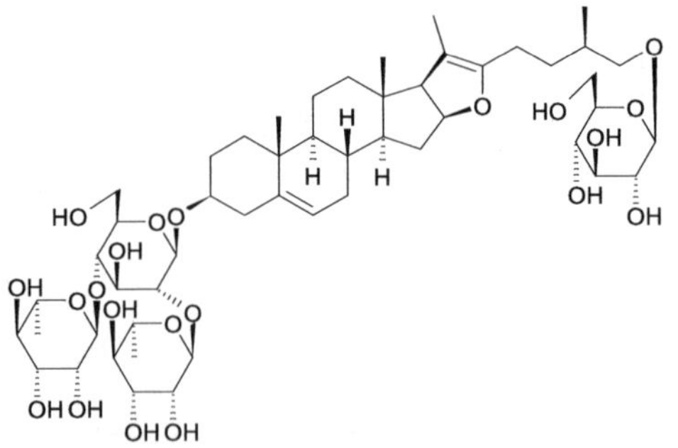

1484 Uttroside B

26-*O*-*β*-*D*-Glucopyranosyl-(25*R*)-5*α*-furost-3*β*,22*α*,26-triol 3-*O*-*β*-*D*-glucopyranosyl-(1→2)-[*β*-*D*-xylo-pyranosyl-(1→3)]-*β*-*D*-glucopyranosyl-(1→4)-*β*-*D*-galactopyranoside $C_{56}H_{94}O_{28}$ (1215.36). 【类型】螺甾烷类甾族化合物. 【活性】细胞毒 (*in vitro*, HeLa, IC_{50} = 18.8μg/mL; 对照顺铂, IC_{50} = 0.75μg/mL)[627]. 【来源】晚香玉 *Polianthes tuberosa* (块茎: 产率 = 0.0043%鲜重) 【文献】627.

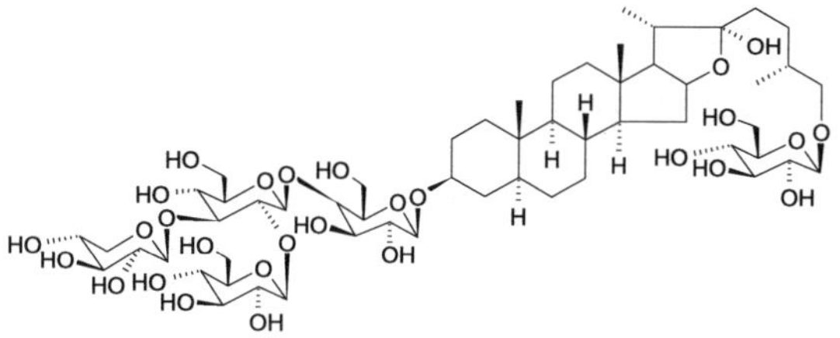

4.6 呋甾烷类

1485 3-*O*-(Bis-α-*L*-rhamnopyranosyl-(1→2 & 1→4)-β-*D*-glucopyranosyl)-25*R*-furost-5-ene-3β,22α,26-triol 3-*O*-(双-α-*L*-吡喃鼠李糖基-(1→2 和 1→4)-β-*D*-吡喃葡萄糖基)-25*R*-呋甾-5-烯-3β,22α,26-三醇

$C_{45}H_{74}O_{17}$ (887.08). 白色无定形粉末, $[\alpha]_D^{25}=-61.8°$ (c = 0.1, 吡啶). 【类型】呋甾烷类甾族化合物. 【活性】细胞毒 [*in vitro*, A375 细胞, IC_{50} = (17.88±1.12)μmol/L, 对照 Mithramycin, IC_{50} = (0.37±0.05)μmol/L; L-929 细胞, IC_{50} = (15.43±6.89)μmol/L, 对照 Mithramycin, IC_{50} = (0.31±0.03)μmol/L; HeLa 细胞, IC_{50} = (9.87±5.48)μmol/L, 对照 Mithramycin, IC_{50} = (0.19±0.03)μmol/L][1181]. 【来源】黄山药 *Dioscorea panthaica* (根茎). 【文献】1181.

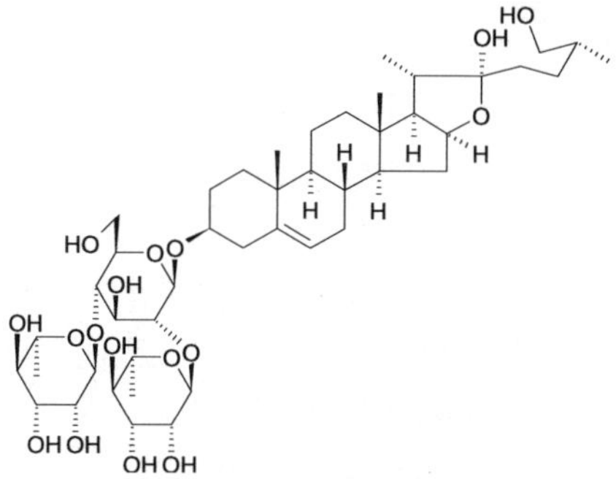

1486 Chinenoside Ⅱ 荞头苷Ⅱ

$C_{49}H_{78}O_{22}$ (1019.15). 【类型】呋甾烷类甾族化合物. 【活性】抗肿瘤 (强). 【来源】荞头 *Allium chinense*. 【文献】482.

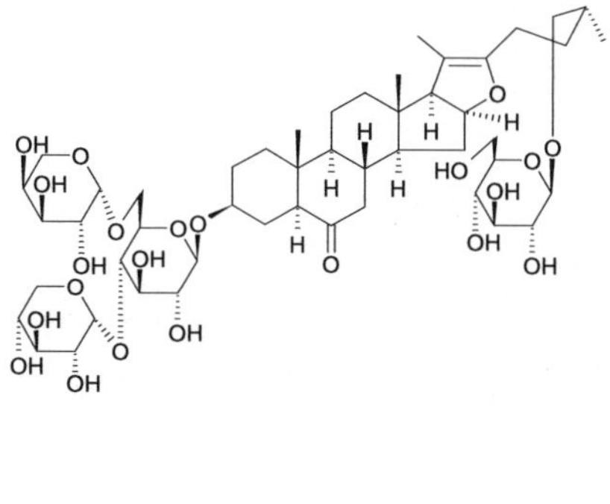

1487 (25*R*)-26-*O*-β-*D*-Glucopyranosyl-22-hy-droxy-5β-furostane-3β,26-diol 3-*O*-β-*D*-gluco-pyranosyl-(1→2)-*O*-β-*D*-galactopyranoside (25*R*)-26-*O*-β-*D*-吡喃葡萄糖基-22-羟基-5β-呋甾烷基-3β,26-二醇 3-*O*-β-*D*-吡喃葡萄糖基(1→2)-*O*-β-*D*-吡喃半乳糖苷

$C_{45}H_{76}O_{19}$ (921.10). 白色粉末, mp 194~196℃ $[\alpha]_D^{25}$ = −31.5° (c = 0.001, 水). 【类型】呋甾烷类甾族化合物. 【活性】细胞毒 (SF268 和 NCI-H460 肿瘤细胞, EC = 25μg/mL; 对 HepG2 细胞无活性). 【来源】薤白 *Allium macrostemon*. 【文献】1134.

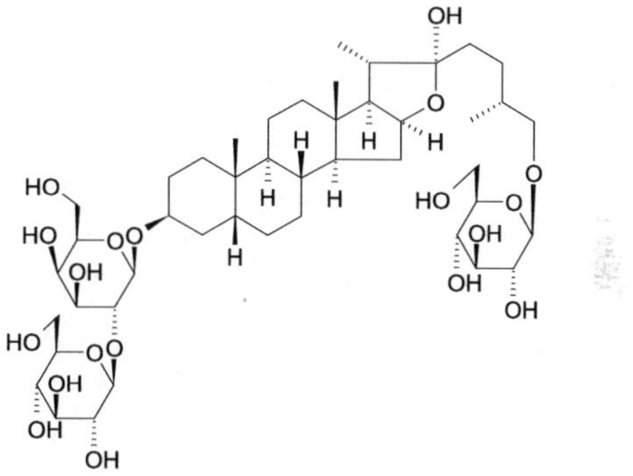

1488 (25*S*)-26-*O*-β-*D*-Glucopyranosyl-22-hy-droxy-5β-furostane-3β,26-diol 3-*O*-β-*D*-gluco-pyranosyl-(1→2)-*O*-β-*D*-galactopyranoside (25*S*)-26-*O*-β-*D*-吡喃葡萄糖基-22-羟基-5β-呋甾烷基-3β,26-二醇 3-*O*-β-*D*-吡喃葡萄糖基(1→2)-*O*-β-*D*-吡喃半乳糖苷

$C_{45}H_{76}O_{19}$ (921.10). 【类型】呋甾烷类甾族化合物. 【活性】细胞毒 (SF268 和 NCI-H460 肿瘤细胞, EC = 25μg/mL; 对 HepG2 细胞无活性). 【来源】知母 *Anemarrhena asphodeloides*. 【文献】2.

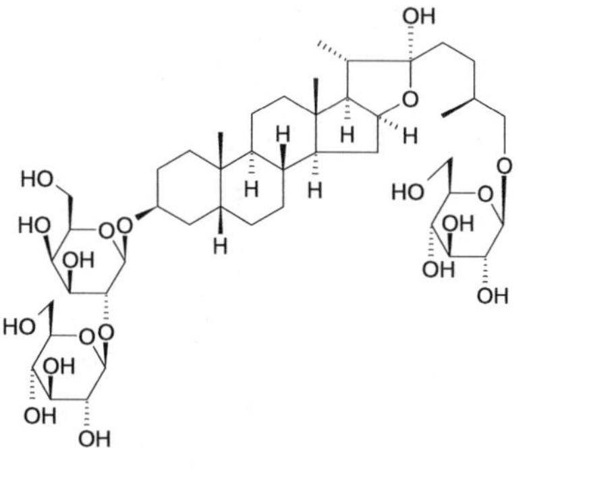

1489 (25*R*)-26-*O*-*β*-*D*-Glucopyranosyl-22-hy-droxy-furost-5(6)-ene-3*β*,26-diol-3-*O*-*β*-*D*-glucopyranosyl(1→2)(*β*-*D*-glucopyranosyl(1→3))-*β*-*D*-glucopyranosyl(1→4)-*β*-*D*-galactopyranoside (25*R*)-26-*O*-*β*-*D*-吡喃葡萄糖基-22-羟基-呋甾-5(6)-烯-3*β*,26-二醇-3-*O*-*β*-*D*-吡喃葡萄糖基(1→2)(*β*-*D*-吡喃葡萄糖基(1→3))-*β*-*D*-吡喃葡萄糖基(1→4)-*β*-*D*-吡喃半乳糖苷

$C_{57}H_{94}O_{29}$ (1243.37). 白色粉末, mp 223~225℃ $[\alpha]_D^{27} = -32.7°$ ($c = 0.098$, 水). 【类型】呋甾烷类甾族化合物. 【活性】细胞毒 (SF268 细胞, EC = 25μg/mL, NCI-H460 细胞, EC = 25μg/mL, HepG2 细胞, 无活性)[1134]. 【来源】薤白 *Allium macrostemon*. 【文献】1134.

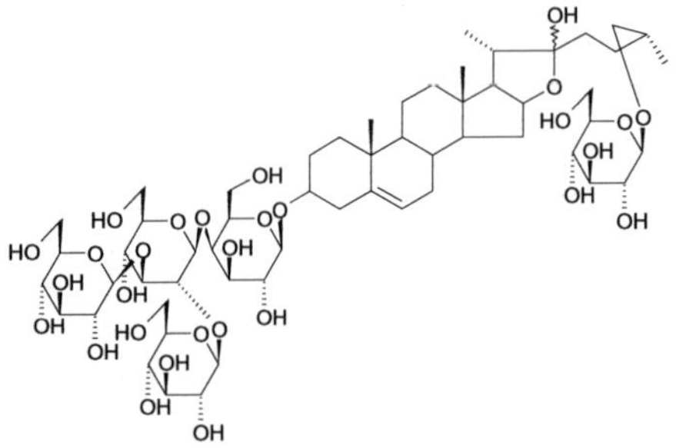

1490 (25*R*)-26-((*β*-*D*-Glucopyranosyl)oxy)-2*α*-hydroxy-22*α*-methoxyfurost-5-en-3*β*-yl-*O*-*β*-*D*-glucopyranosyl-(1→3)-*O*-*β*-*D*-glucopyranosyl-(1 → 2)-*O*-(*β*-*D*-xylopyranosyl-(1 → 3))-*O*-*β*-*D*-glucopyranosyl-(1 → 4)-*β*-*D*-galactopyranoside (25*R*)-26-((*β*-*D*-吡喃葡萄糖基)氧)-2*α*-羟基-22*α*-甲氧基呋甾-5-烯-3*β*-基-*O*-*β*-*D*-吡喃葡萄糖基-(1→3)-*O*-*β*-*D*-吡喃葡萄糖基-(1→2)-*O*-(*β*-*D*-吡喃木糖基-(1→3))-*O*-*β*-*D*-吡喃葡萄糖基-(1→4)-*β*-*D*-吡喃半乳糖苷*

$C_{63}H_{104}O_{34}$ (1405.51). 无定形粉末, $[\alpha]_D^{27} = -60.0°$ ($c = 0.10$, 甲醇). 【类型】呋甾烷类甾族化合物. 【活性】细胞毒 (*in vitro*, HSC-2, LD_{50} = 6.1μg/mL; 对照阿霉素, LD_{50} = 2.5μg/mL)[1053]. 【来源】夜香树 *Cestrum nocturnum* (叶: 产率 =0.0264%鲜重). 【文献】1053.

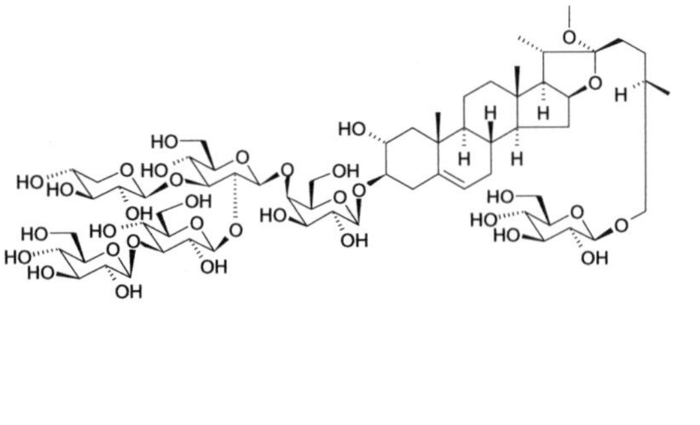

4.7 麦角甾烷类 (非睡茄内酯)

1491 9(11)-Dehydroaxinysterol 9(11)-去氢阿克星尼海绵醇*

$C_{28}H_{40}O_3$ (424.63). 白色无定形固体, $[\alpha]_D^{25} = +78.9°$ ($c = 0.89$, 三氯甲烷). 【类型】麦角甾烷类甾族化合物(不含睡茄内酯). 【活性】细胞毒 (乳腺癌: HBC4, IC_{50} = 0.85μg/mL; BSY1, IC_{50} = 0.60μg/mL; HBC5, IC_{50} = 0.96μg/mL; MCF7, IC_{50} = 0.36μg/mL; MDA-MB-231, IC_{50} = 1.26μg/mL; 肺癌: NCI-H23, IC_{50} = 0.54μg/mL; NCI-H226, IC_{50} = 0.63μg/mL; NCI-H522, IC_{50} = 0.57μg/mL; NCI-H460, IC_{50} = 0.81μg/mL; A549, IC_{50} = 0.96μg/mL; DMS273, IC_{50} = 0.54μg/mL; DMS114, IC_{50} = 0.48μg/mL; 胃癌: St4, IC_{50} = 0.69μg/mL; MKN1, IC_{50} = 0.42μg/mL; MKN7, IC_{50} = 0.48μg/mL; MKN28, IC_{50} = 0.84μg/mL; MKN45, IC_{50} = 0.54μg/mL; MKN74, IC_{50} = 0.54μg/mL; 肾癌: RXF-631L, IC_{50} = 0.72μg/mL; ACHN, IC_{50} = 0.51μg/mL; 结肠癌: HCC2998, IC_{50} = 0.57μg/mL; KM12, IC50 = 0.60μg/mL; HT29, IC_{50} = 0.57μg/mL; HCT15, IC_{50} = 0.75μg/mL; HCT116, IC_{50} = 0.48μg/mL; 卵巢癌: OVCAR-3, IC_{50} = 0.19μg/mL; OVCAR-4, IC_{50} = 0.60μg/mL; OVCAR-5, IC_{50} = 0.54μg/mL; OVCAR-8, IC_{50} = 0.22μg/mL; SK-OV-3, IC_{50} = 0.81 μg/mL; 中枢神经系统癌: U251, IC_{50} = 0.63μg/mL; SF268, IC_{50} = 1.02μg/mL; SF295, IC_{50} = 0.75μg/mL; SF539, IC_{50} = 0.84μg/mL; SNB75, IC_{50} = 2.16μg/mL; SNB78, IC_{50} = 1.17μg/mL; 前列腺癌: DU145, IC_{50} = 0.54μg/mL; PC3, IC_{50} = 0.57μg/mL; 黑色素瘤: LOX-IMVI, IC_{50} = 0.60 μg/mL)[914]. 【来源】海绵 *Axinyssa* sp. 【文献】914.

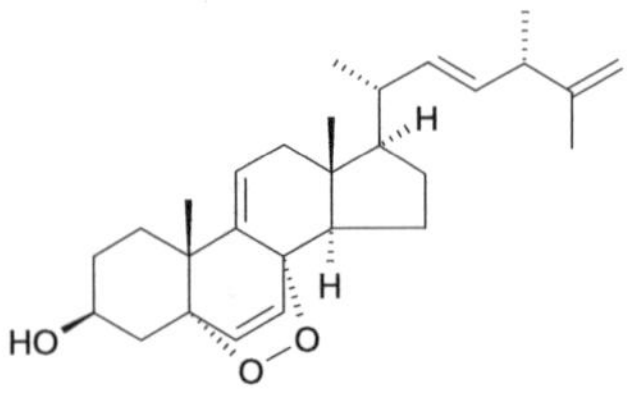

1492 Ixocarpalactone A 黏性果实酸浆内酯 A*

5,6-Epoxy-4,16,20,22-tetrahydroxy-1-oxoergost-2-eno-

26,23-lactone [71801-45-1] $C_{28}H_{40}O_8$ (504.63). 晶体, mp 294~295℃, $[\alpha]_D = +84°$. 【类型】麦角甾烷类甾族化合物(不含睡茄内酯). 【活性】醌还原酶诱导剂 [鼠 Hepa1c1c7 细胞, CD = (0.22±0.08)μmol/L, IC_{50} = (4.1± 2.9)μmol/L, CI = 19, 阳性对照 Sulforaphane, CD = (0.36± 0.17)μmol/L, IC_{50} = (9.9±2.1)μmol/L, CI = 28][941]; 细胞毒 (培养鼠肝癌细胞 Hepa1c1c7, 诱导醌还原酶实验, IC_{50} = 0.16μg/mL)[1205]; 细胞毒 (JB6 细胞, 软琼脂转换实验, IC_{50} = 0.13μg/mL)[1205]; 细胞毒 (鼠乳腺培养实验, 10μg/mL 抑制 60%, 一种有希望的抗癌药先导化合物)[1205]. 【来源】费城酸浆 *Physalis philadelphica* (叶和茎), 黏性果实酸浆* *Physalis ixocarpa*. 【文献】299, 941, 1205.

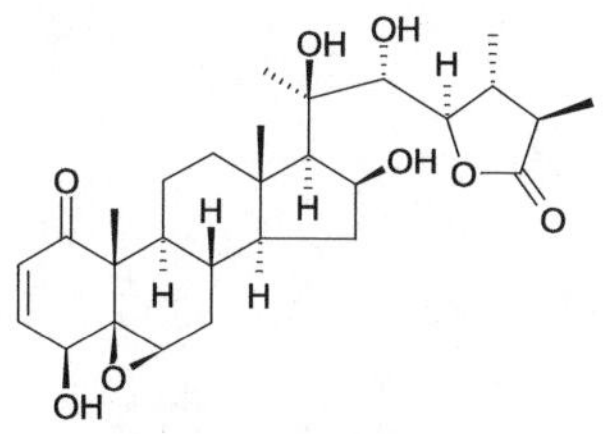

1493 Taccalonolide A 箭根薯酮内酯 A

$C_{36}H_{46}O_{14}$ (702.76). 【类型】麦角甾烷类甾族化合物(不含睡茄内酯). 【活性】抗肿瘤 (*in vitro* 和 *in vivo*, 微管稳定剂, 促进微管蛋白聚合)[1387]; 【来源】裂果薯 *Tacca plantaginea* [Syn. *Schizocapsa plantaginea*][1387]. 【文献】1387.

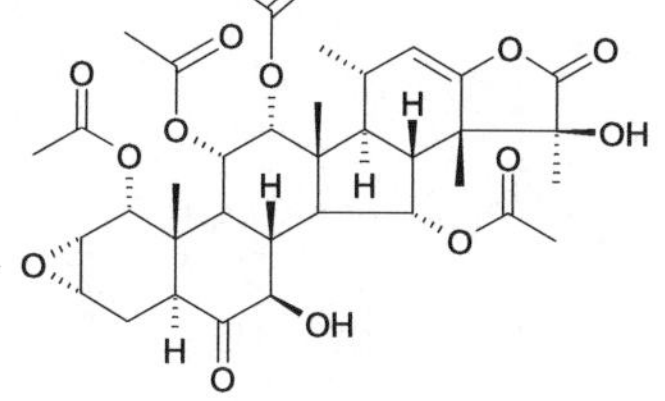

1494 Taccalonolide E 箭根薯酮内酯 E

$C_{34}H_{44}O_{12}$ (644.72). 【类型】麦角甾烷类甾族化合物(不含睡茄内酯). 【活性】抗肿瘤 (*in vitro* 和 *in vivo*, 微管稳定剂, 促进微管蛋白聚合)[1387]; 【来源】裂果薯 *Tacca plantaginea* [Syn. *Schizocapsa plantaginea*]. 【文献】46, 1387.

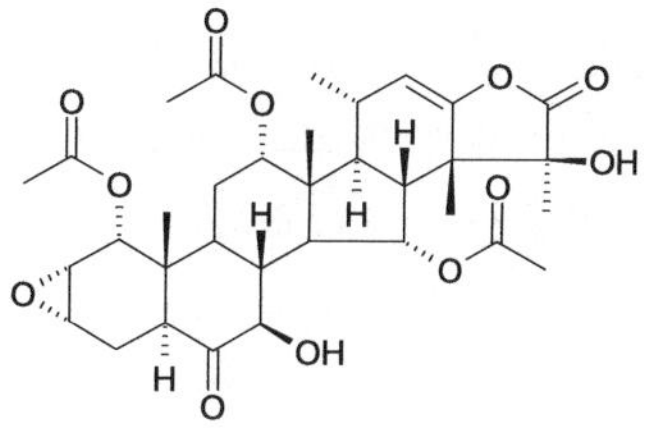

4.8 睡茄内酯类

1495 Anticancer Norwithanolide PMV70- P691-029 抗癌去甲睡茄内酯 PMV70P691-029

$C_{27}H_{34}O_6$ (454.57). 【类型】睡茄内酯类甾族化合物. 【活性】细胞毒 (培养鼠肝癌细胞 Hepa1c1c7, 诱导醌还原酶实验)[1205]. 【来源】*Deprea subtriflora*. 【文献】1205.

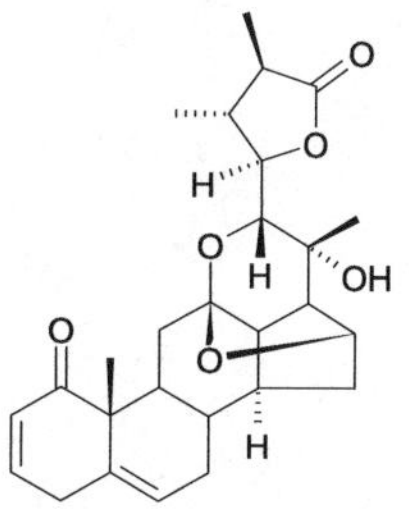

1496 Anticancer Norwithanolide PMV70- P691-030 抗癌去甲睡茄内酯 PMV70P691-030

$C_{27}H_{34}O_7$ (470.57). 【类型】睡茄内酯类甾族化合物. 【活性】细胞毒 (培养鼠肝癌细胞 Hepa1c1c7, 诱导醌还原酶实验)[1205]; 细胞毒 (JB6 细胞, 软琼脂转换实验)[1205]. 【来源】*Deprea subtriflora*. 【文献】1205.

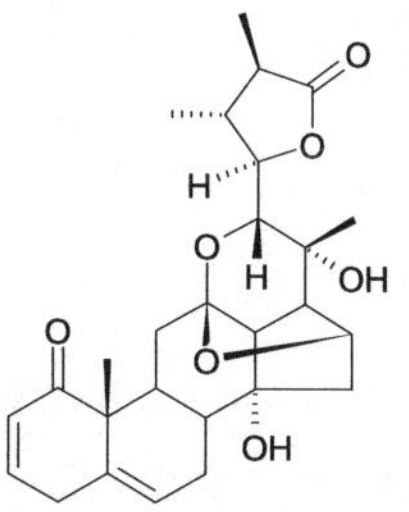

1497 Anticancer Norwithanolide PMV70- P691-031 抗癌去甲睡茄内酯 PMV70P691-031

$C_{27}H_{36}O_6$ (456.58). 【类型】睡茄内酯类甾族化合物.

【活性】细胞毒 (培养鼠肝癌细胞 Hepa1c1c7, 诱导醌还原酶实验)[1205]; 细胞毒 (JB6 细胞, 软琼脂转换实验)[1205]. 【来源】*Deprea subtriflora*. 【文献】1205.

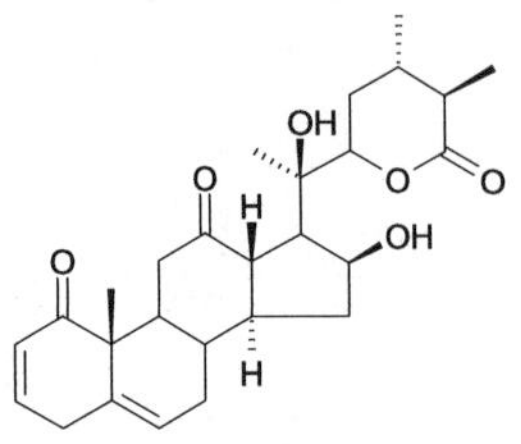

1498 Anticancer Norwithanolide PMV70-P691-032 抗癌去甲睡茄内酯 PMV70P691-032

$C_{27}H_{36}O_7$ (472.58). 【类型】睡茄内酯类甾族化合物. 【活性】细胞毒 (培养鼠肝癌细胞 Hepa1c1c7, 诱导醌还原酶实验)[1205]. 【来源】*Deprea subtriflora*. 【文献】1205.

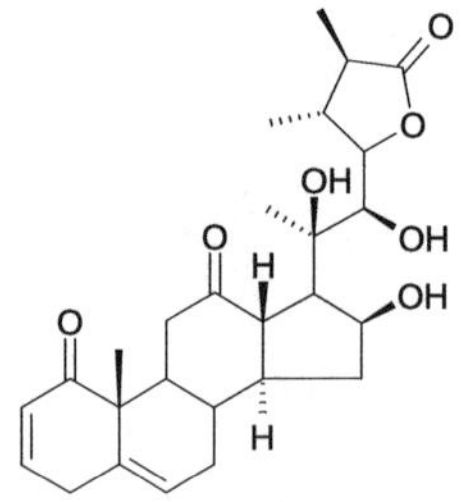

1499 Anticancer Norwithanolide PMV70-P691-033 抗癌去甲睡茄内酯 PMV70P691-033

$C_{30}H_{40}O_7$ (512.65). 【类型】睡茄内酯类甾族化合物. 【活性】细胞毒 (培养鼠肝癌细胞 Hepa1c1c7, 诱导醌还原酶实验)[1205]. 【来源】*Deprea subtriflora*. 【文献】1205.

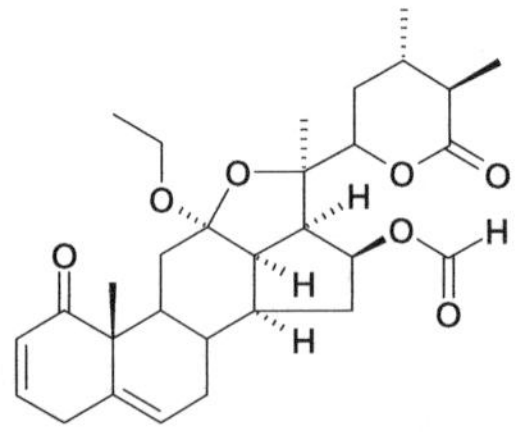

1500 Anticancer Norwithanolide PMV70-P691-034 抗癌去甲睡茄内酯 PMV70P691-034

$C_{29}H_{38}O_7$ (498.62). 【类型】睡茄内酯类甾族化合物. 【活性】细胞毒 (培养鼠肝癌细胞 Hepa1c1c7, 诱导醌还原酶实验)[1205]. 【来源】*Deprea subtriflora*. 【文献】1205.

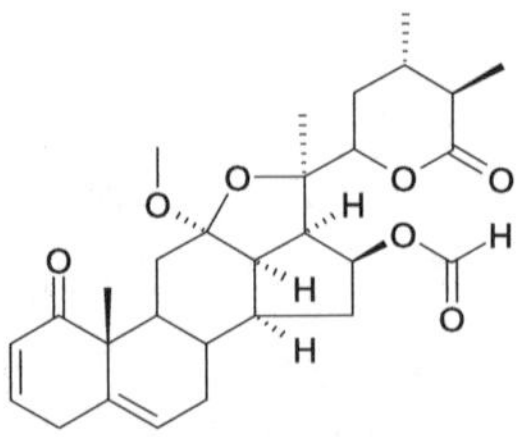

1501 Anticancer Norwithanolide PMV70-P691-035 抗癌去甲睡茄内酯 PMV70P691-035

$C_{27}H_{34}O_9$ (502.57). 【类型】睡茄内酯类甾族化合物. 【活性】细胞毒 (培养鼠肝癌细胞 Hepa1c1c7, 诱导醌还原酶实验)[1205]; 细胞毒 (JB6 细胞, 软琼脂转换实验)[1205]. 【来源】*Deprea subtriflora*. 【文献】1205.

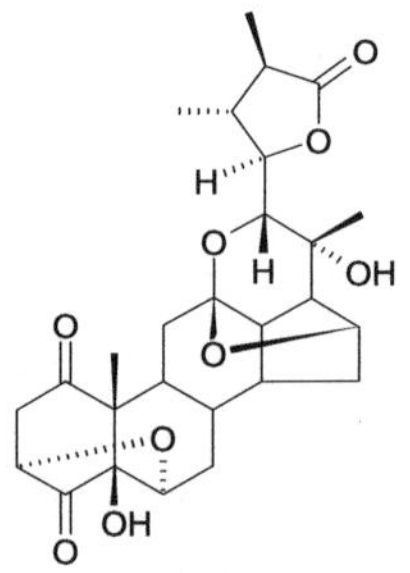

1502 Anticancer Withanolide PMV70-P691-045 抗癌睡茄内酯 PMV70P691-045

$C_{28}H_{40}O_8$ (504.63). 【类型】睡茄内酯类甾族化合物. 【活性】细胞毒 (培养鼠肝癌细胞 Hepa1c1c7, 诱导醌还原酶实验)[1205]. 【来源】费城酸浆 *Physalis philadelphica*. 【文献】1205.

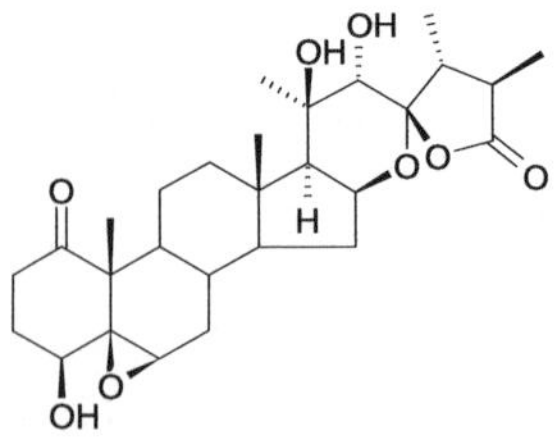

1503 Anticancer Withanolide PMV70- P691-046 抗癌睡茄内酯 PMV70P691-046

$C_{28}H_{38}O_8$ (502.61). 【类型】睡茄内酯类甾族化合物. 【活性】细胞毒 (培养鼠肝癌细胞 Hepa1c1c7, 诱导醌还原酶实验)[1205]. 【来源】费城酸浆 *Physalis philadelphica*. 【文献】1205.

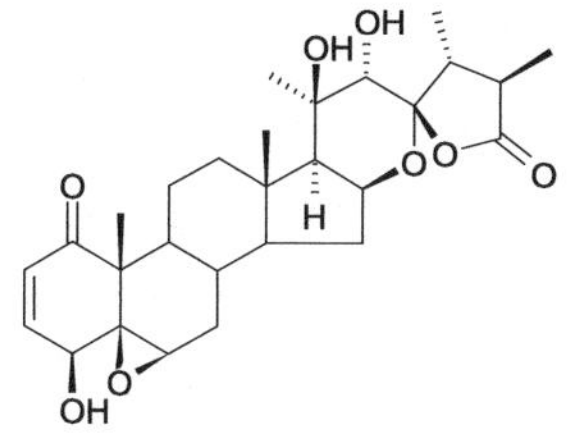

1504 Anticancer Withanolide PMV70- P691-047 抗癌睡茄内酯 PMV70P691-047

$C_{28}H_{40}O_7$ (488.63). 【类型】睡茄内酯类甾族化合物. 【活性】细胞毒 (培养鼠肝癌细胞 Hepa1c1c7, 诱导醌还原酶实验)[1205]; 细胞毒 (鼠乳腺培养实验)[1205]. 【来源】费城酸浆 *Physalis philadelphica*. 【文献】1205.

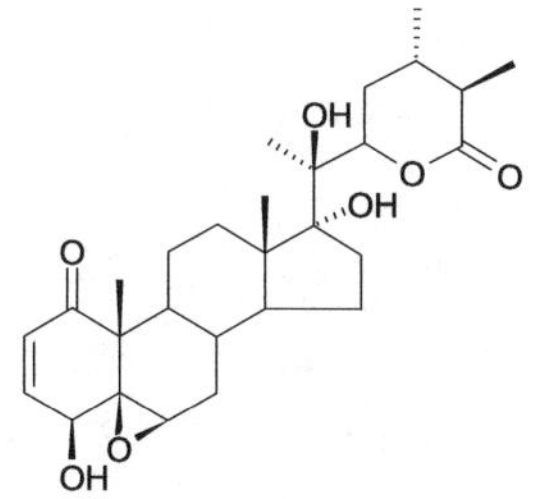

1505 Anticancer Withanolide PMV70- P691-048 抗癌睡茄内酯 PMV70P691-048

$C_{28}H_{40}O_8$ (504.63). 【类型】睡茄内酯类甾族化合物. 【活性】细胞毒 (培养鼠肝癌细胞 Hepa1c1c7, 诱导醌还原酶实验)[1205]; 细胞毒 (鼠乳腺培养实验)[1205]. 【来源】费城酸浆 *Physalis philadelphica*. 【文献】1205.

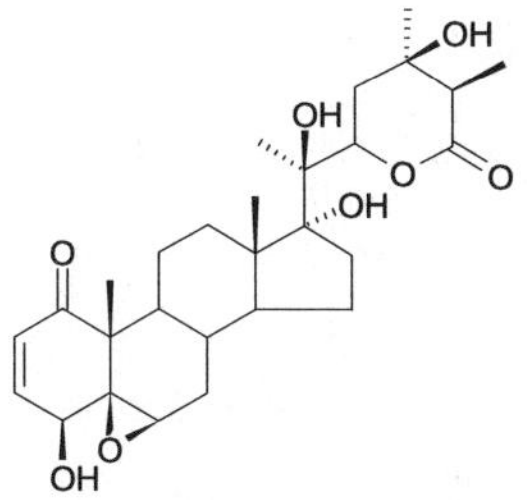

1506 Anticancer Withanolide PMV70-P691-049 抗癌睡茄内酯 PMV70P691-049

$C_{28}H_{40}O_6$ (472.63). 【类型】睡茄内酯类甾族化合物. 【活性】细胞毒 (培养鼠肝癌细胞 Hepa1c1c7, 诱导醌还原酶实验)[1205]. 【来源】费城酸浆 *Physalis philadelphica*. 【文献】1205.

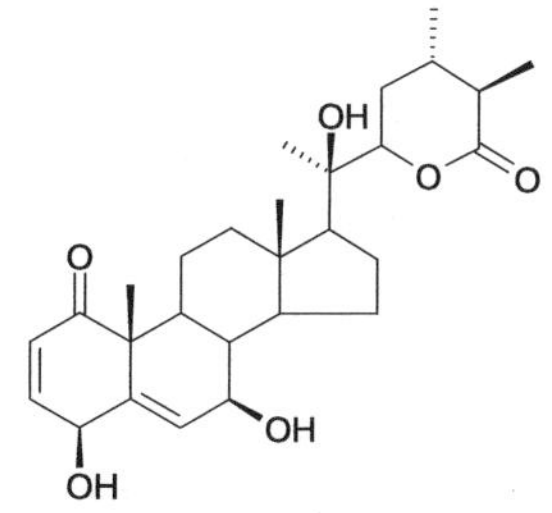

1507 Anticancer Withanolide PMV70-P691-148 抗癌睡茄内酯 PMV70P691-148

$C_{30}H_{40}O_9$ (544.65). 【类型】睡茄内酯类甾族化合物. 【活性】细胞毒 (培养鼠肝癌细胞 Hepa1c1c7, 诱导醌还原酶实验)[1205]. 【来源】费城酸浆 *Physalis philadelphica*. 【文献】1205.

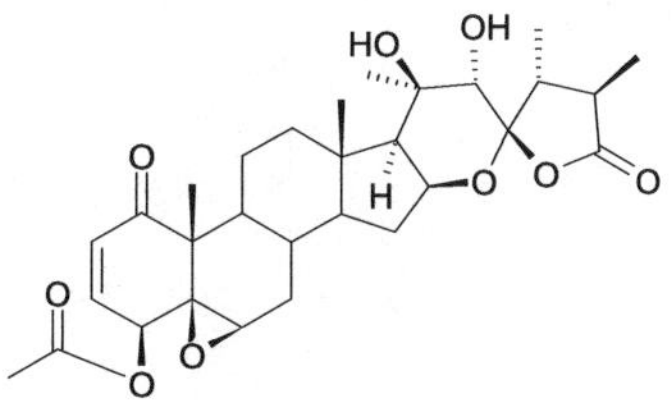

1508 Anticancer Withanolide PMV70- P691-149 抗癌睡茄内酯 PMV70P691-149

$C_{28}H_{40}O_6$ (472.63). 【类型】睡茄内酯类甾族化合物. 【活性】细胞毒 (培养鼠肝癌细胞 Hepa1c1c7, 诱导醌还原酶实验)[1205]. 【来源】*Deprea subtriflora*. 【文献】1205.

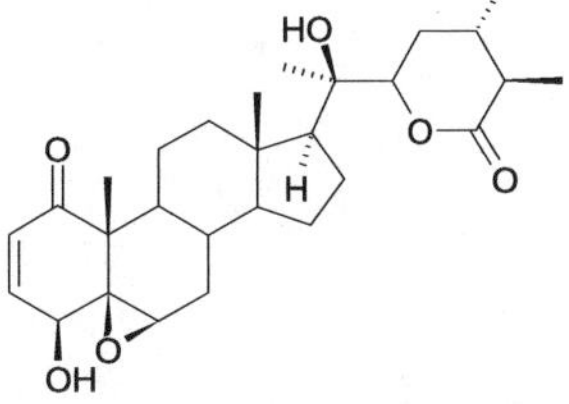

1509 18-Hydroxywithanolide D 18-羟基睡茄内酯 D*

$C_{28}H_{38}O_7$ (486.61). 【类型】睡茄内酯类甾族化合物. 【活性】细胞毒 (培养鼠肝癌细胞 Hepa1c1c7, 诱导醌还原酶实验, IC_{50} = 0.029μg/mL)[1205]; 细胞毒 (JB6 细胞, 软琼脂转换实验, IC_{50} = 0.31μg/mL)[1205]; 细胞毒 (鼠乳腺培养实验, 10μg/mL, 抑制 63%)[1205]. 【来源】费城酸浆 *Physalis philadelphica*. 【文献】1205.

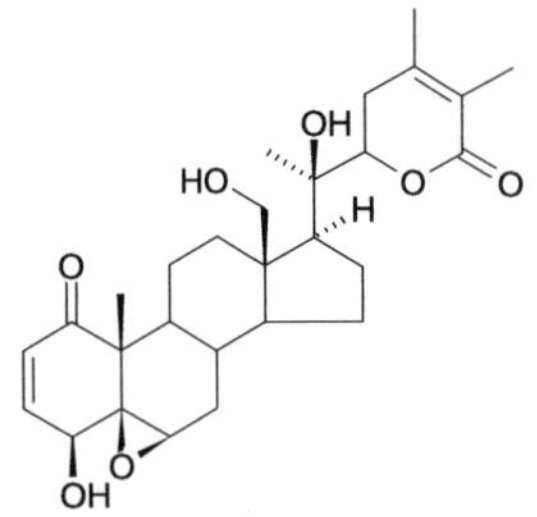

1510　Physalin A 酸浆苦味素 A

[23027-91-0] $C_{28}H_{30}O_{10}$ (526.55). mp 266℃. 【类型】睡茄内酯类甾族化合物. 【活性】细胞毒 (小鼠髓细胞性白血病 M1, 50μmol/L); 细胞分化诱导活性 (小鼠髓细胞性白血病 M1, 10μmol/L, 50% M1 细胞分化成巨噬细胞). 【来源】酸浆 *Physalis alkekengi*. 【文献】5, 376.

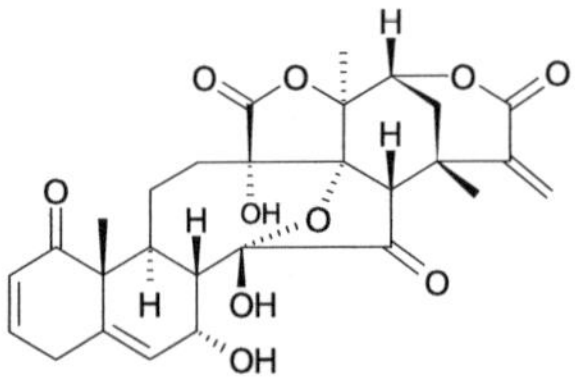

1511　Physalin B 酸浆苦味素 B

[23133-56-4] $C_{28}H_{30}O_9$ (510.55). mp 250℃ (丙酮), 271℃ (甲醇). 【类型】睡茄内酯类甾族化合物. 【活性】抗肿瘤 (小鼠白血病 3PS, 300mg/kg, 存活期之比 T/C = 137%); 细胞毒 (小鼠淋巴白血病 9PS, ED_{50} = 0.01μg/mL, 鼻咽癌 9KB, ED_{50} = 3.1μg/mL, 人白血病细胞 HL-60, KG-1, CTV1, K562, APM1840); 抗炎 (细胞因子网络调节器: 抑制脂多糖和 IFNγ 刺激的巨噬细胞中 TNFα, IL-6 和 IL-12 的生成, IC_{50} < 2μg/mL; 剂量为每鼠 0.5mg 时降低脂多糖处理小鼠血清中 TNFα 的水平)[963]. 【来源】酸浆 *Physalis alkekengi*, 苦蘵 *Physalis angulata*. 【文献】5, 383, 384, 385, 963.

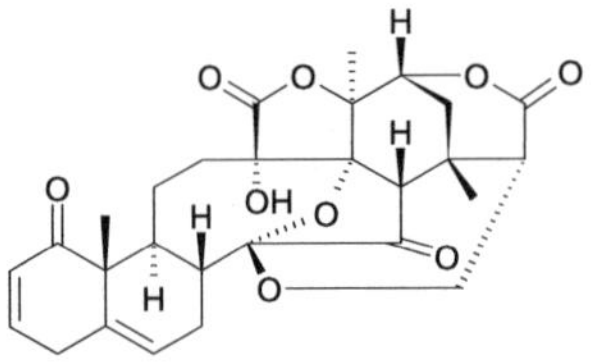

1512　Physalin L 酸浆苦味素 L

[113146-74-0] $C_{28}H_{32}O_{10}$ (528.56). 无色棱晶, mp 252~254℃ (三氯甲烷∶甲醇 = 1∶1), $[\alpha]_D$ = −134° (*c* = 0.033, 丙酮). 【类型】睡茄内酯类甾族化合物. 【活性】抗肿瘤 (50μmol/L, 有诱导细胞分化活性). 【来源】挂金灯 *Physalis alkekengi* var. *franchetii*. 【文献】746, 376.

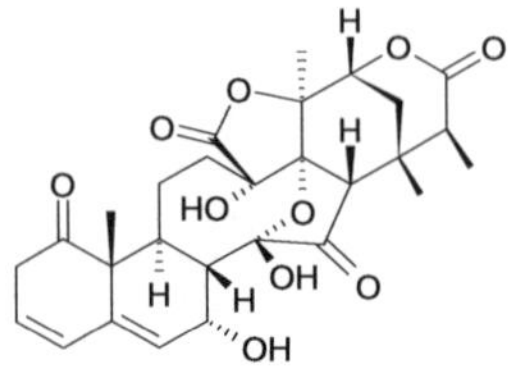

1513　Withaferin A 睡茄素 A

[5119-48-2] $C_{28}H_{38}O_6$ (470.61). mp 252~253℃. 【类型】睡茄内酯类甾族化合物. 【活性】抗菌; 抗肿瘤 (S_{180}, EC = 40μg/mL, 鼠, 黑色素瘤, EAC 和 E0771 乳腺癌); 抗真菌; 抗炎 (鼠, 足肿胀模型, ED_{50} = 12.0mg/kg); AChE 抑制剂 [IC_{50} = (84.0±1.5)μmol/L, 对照加兰他敏 IC_{50} = (0.50±0.001)μmol/L, 对照毒扁豆碱 IC_{50} = (0.04±0.0001)μmol/L][539]; BChE 抑制剂 [IC_{50} = (125±3.2)μmol/L, 对照加兰他敏 IC_{50} = (8.2±0.01)μmol/L, 对照毒扁豆碱 IC_{50} = (0.85±0.0001)μmol/L][539]. 【来源】催眠睡茄 *Withania somnifera*, 催眠睡茄 *Withania somnifera* (根), 催眠睡茄 *Withania somnifera* (叶), 水茄 *Solanum torvum*. 【文献】4, 539, 904, 1282.

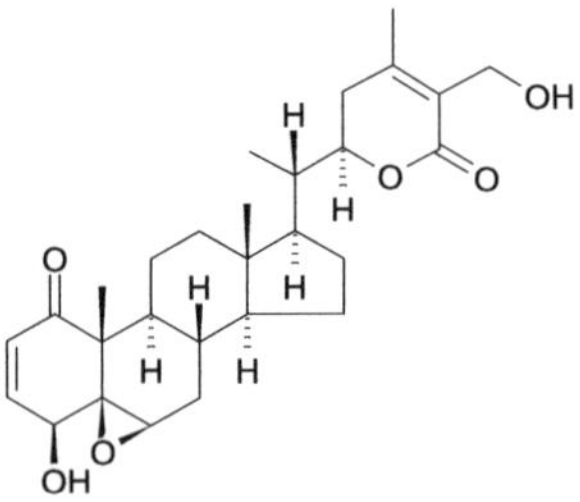

1514　Withanolide D 睡茄内酯 D

[30655-48-2] $C_{28}H_{38}O_6$ (470.61). mp 253~255℃. 【类型】睡茄内酯类甾族化合物. 【活性】抗肿瘤 (S_{180}, 40mg/mL); 抗菌 (革兰阳性菌). 【来源】催眠睡茄 *Withania somnifera* (根), 水茄 *Solanum torvum*. 【文献】4, 167, 904.

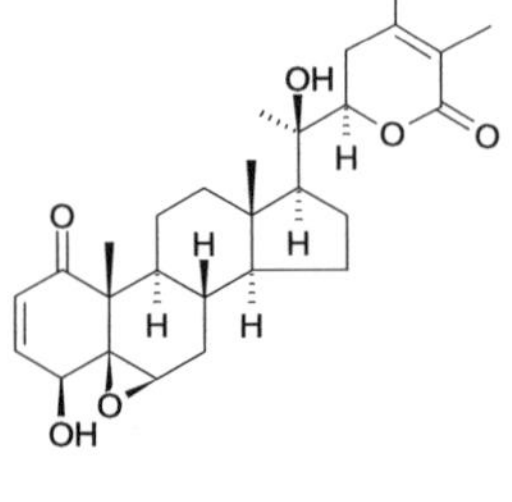

1515 Withanone 睡茄酮

$C_{28}H_{36}O_6$ (470.61). 【类型】睡茄内酯类甾族化合物. 【活性】细胞毒 (鼠乳腺培养实验, 10μg/mL, 抑制 69%)[1205]. 【来源】催眠睡茄 *Withania somnifera* (叶), 费城酸浆 *Physalis philadelphica*. 【文献】1205, 1282.

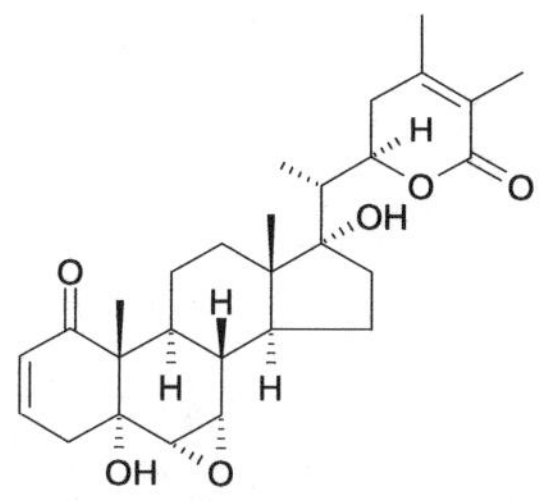

1516 Withaphysacarpin 睡茄酸浆卡品

$C_{28}H_{40}O_7$ (488.63). 【类型】睡茄内酯类甾族化合物. 【活性】细胞毒 (培养鼠肝癌细胞 Hepa1c1c7, 诱导醌还原酶实验, IC_{50} = 0.015μg/mL)[1205]; 细胞毒 (JB6 细胞, 软琼脂转换实验, IC_{50} = 0.020μg/mL)[1205]; 细胞毒 (鼠乳腺培养实验, 10μg/mL 抑制 88%)[1205]. 【来源】费城酸浆 *Physalis philadelphica*. 【文献】1205.

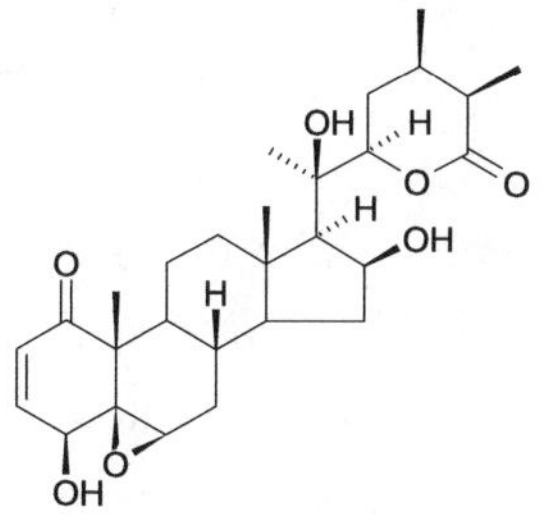

4.9 豆甾烷类

1517 Cyasterone 杯苋甾酮

$C_{29}H_{44}O_8$ (520.67). mp 164~166℃. 【类型】豆甾烷类甾族化合物. 【活性】抗肿瘤 (鼠皮肤 *in vivo*, 抑制 EB 病毒的早期抗原 EBV-EA 的诱导作用); 昆虫蜕皮激素. 【来源】白毛夏枯草 *Ajuga decumbens*, 川牛膝 *Cyathula officinalis* (根: 1.5%~7.6%[1372]; 22 批样本平均含量 = 0.064%[1375]), 黄筋骨草* *Ajuga chamaepitys*, 筋骨草 *Ajuga ciliata* (干燥全株: 平均含量 = 0.044%)[1375], 麻牛膝 *Cyathula capitata*, 匍匐筋骨草 *Ajuga reptans*, 台湾筋骨草* *Ajuga taiwanensis* (全株), 延龄草 *Trillium tschonoskii*, 鱼儿七 *Trillium camtschaticum*. 【文献】5, 167, 168, 174, 983, 1372, 1375.

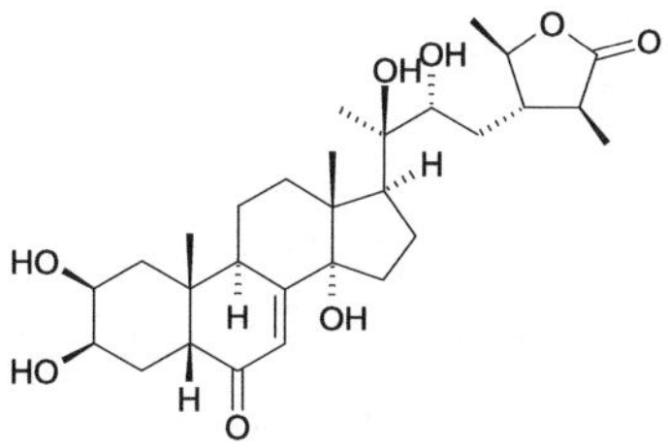

1518 Decumbesterone A

$C_{29}H_{46}O_7$ (506.69). 【类型】豆甾烷类甾族化合物. 【活性】抗肿瘤 (抑制 EB 病毒的早期抗原 EBV-EA 的诱导, 作用强烈). 【来源】白毛夏枯草 *Ajuga decumbens*. 【文献】174.

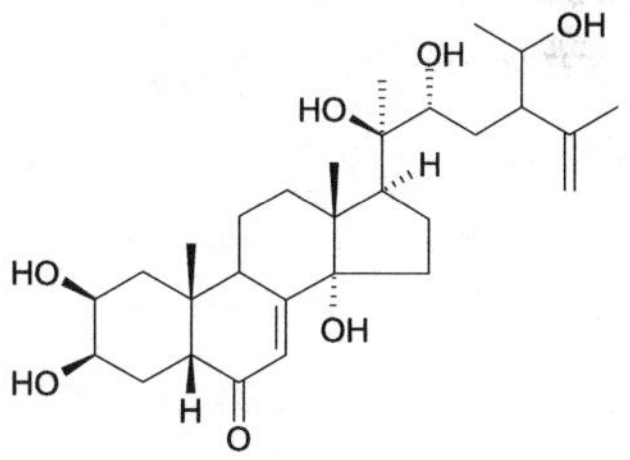

1519 1-Oxo-7α-hydroxysitosterol 1-氧代-7α-羟基谷甾醇

[194089-22-0] $C_{29}H_{48}O_3$ (444.70). $[\alpha]_D$ = +5.3° (*c* = 0.8, 三氯甲烷). 【类型】豆甾烷类甾族化合物. 【活性】细胞毒 (P_{388}, KB, 边缘活性) 【来源】胶质鼠尾草 *Salvia glutinosa*. 【文献】596.

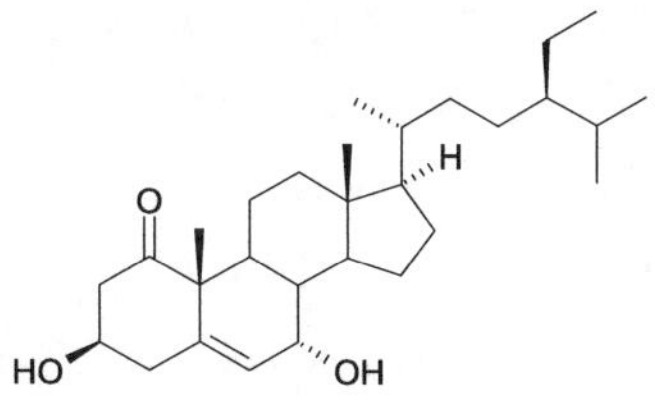

1520 Pogosterol 波戈甾醇

[149155-26-0] $C_{29}H_{46}O_6$ (490.69). 结晶 (甲醇), mp 154~157℃, $[\alpha]_D^{23}$ = −91.6° (*c* = 0.43, 三氯甲烷). 【类型】豆甾烷类甾族化合物. 【活性】细胞毒 (*in vitro*, L_{1210}, IC_{50} = 1.7μg/mL). 【来源】波戈斑鸠菊 *Vernonia pogosperma*. 【文献】750.

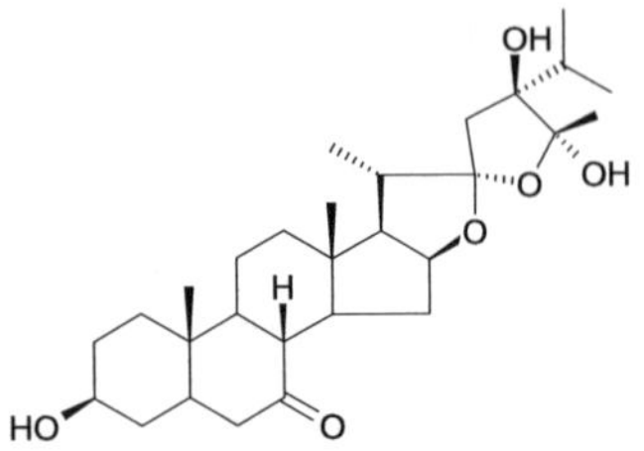

1521 β-Sitosterol β-谷甾醇

(3*β*,24*R*)Stigmast-5-en-3-ol [83-46-5] $C_{29}H_{50}O$ (414.72). mp 136~137℃, $[\alpha]_D^{22}$=−35° (三氯甲烷), $[\alpha]_D^{25}$ = −36° (*c* = 1.0, 三氯甲烷); $[\alpha]_D^{25}$ = −36.0° (*c* = 0.2, 三氯甲烷). 【类型】豆甾烷类甾族化合物. 【活性】抗肿瘤 (鼠 Lewis 肺癌和腺癌 715, 大鼠 W_{256}); 抗突变 (*E. coli* PQ37, 抗基因毒性试验, 对突变原 MNNG, 诱导因子降低 45%, 对突变原 NQO, 诱导因子降低 55%)[975]; 抗炎; 镇咳 (鼠, 氨水引起的咳嗽, orl, ED = 250mg/kg); 抗高血脂 (鼠和黑猩猩, 减少胆固醇); 抗真菌实验无活性 (人病源酵母: 白色念珠菌、平滑球假丝酵母、假丝酵母属 *Candida tropicalis*); 12(*S*)-脂加氧酶抑制剂 [人血小板, 12(*S*)-HETE 生成抑制剂, 100μg/mL, 抑制率 = 25.0%±2.2%, 对照黄芩素, IC_{50} = 24.6μmol/L][1168]; 胃保护作用 (30 mg/kg, Gp = 42.5%±7.5%, 对照 Carbenoxolone, Gp = 88.4%±5.4%, $P<0.05$)[1353]; 血小板聚集抑制剂 (洗涤兔血小板, 100μg/mL, 100μmol/L 花生四烯酸诱导的, 抑制率 = 18.6%, 对照 50μmol/L 阿司匹林, 抑制率 = 100%; 10μg/mL Col 诱导的, 抑制率 = 8.4%, 100μmol/L 阿司匹林, 抑制率 = 4.9%; 0.1U/mL 凝血酶诱导的, 抑制率 = 16.3%, 100μmol/L 阿司匹林, 抑制率 = 1.7%; 2ng/mL PAF 诱导的, 抑制率 = 1.3%, 100μmol/L 阿司匹林, 抑制率 = 2.1%)[1339]; 血小板聚集抑制剂 [2~5mg/mL 胶原质诱导的, IC_{50} = (195±8)μmol/L, 对照 ASA, IC_{50} = (420±3)μmol/L; 带 0.8~1.0mg/mL 胶原质的 1~4μmol/L 肾上腺素诱导的, IC_{50} = (174±8)μmol/L, ASA, IC_{50} = (53±5)μmol/L; 带 0.8~1.0mg/mL 胶原质的 0~40μmol/L 花生四烯酸钠盐诱导的, IC_{50} = (145±5)μmol/L, ASA, IC_{50} = (66.0±2.1)μmol/L; 带 0.8~1.0mg/mL 胶原质的 1~5μmol/L PGH_2/TXA_2 受体激动剂 U46619 诱导的, IC_{50} = (170±9)μmol/L, ASA, IC_{50} = (340±12)μmol/L][1177]; 细胞毒 (P_{388}, ED_{50} = 15.87μg/mL, 对照光神霉素, ED_{50} = 0.58μg/mL; A549, ED_{50} > 50μg/mL, 光神霉素, ED_{50} = 0.073μg/mL; HT29, ED_{50} > 50μg/mL, 光神霉素, ED_{50} = 0.076μg/mL)[1335]; 细胞毒 [MCF7, IC_{50} > 100μmol/L, 对照阿霉素, IC_{50} = (1.5±0.2)μmol/L; K562, IC_{50} > 100μmol/L, 阿霉素, IC_{50} = (0.07±0.01)μmol/L; Bowes, IC_{50} = (36.5±3.8)μmol/L, 阿霉素, IC_{50} = (0.45±0.01)μmol/L; T24S, IC_{50} > 100μmol/L, 阿霉素, IC_{50} = (5.8±0.6)μmol/L; A549, IC_{50} > 100μmol/L, 阿霉素, IC_{50} = (15.8±6.7) μmol/L][1273]; 细胞毒实验无活性 (*in vitro*, HONE-1 和 NUGC 癌细胞株, 无明显活性)[658]; 细胞毒实验无活性(*in vitro*, LNCaP, IC_{50} > 100μmol/L)[1015]; 抗锥虫实验无活性 (锥虫 *Trypanosoma cruzi* 的表鞭毛体, 400μmol/L)[545]; 酪氨酸酶抑制剂 (333μmol/L, 抑制率 = 14.3%, 对照麹酸, IC_{50} = 125μmol/L)[1084]; CYP3A4 药物代谢酶抑制实验无活性 (IC_{50} > 100μmol/L, 对照酮康唑, IC_{50} = 0.245μmol/L)[1055]; CYP2D6 药物代谢酶抑制实验无活性 (IC_{50} >100μmol/L, 对照奎尼定, IC_{50} = 0.078μmol/L)[1055]. 【来源】暗紫贝母 *Fritillaria unibracteata*, 巴豆 *Croton tiglium*, 巴戟天 *Morinda officinalis* (根: 含量范围 = 0.059%~0.062%)[1372], 菝葜 *Smilax china* [Syn. *Smilax japonica*] (块根: 平均含量 = 0.0050%)[1375], 白果 *Ginkgo biloba*, 白芥子 *Sinapis alba* [Syn. *Brassica alba*; *Brassica hirta*] (干燥成熟种子: 含量 = 0.03%)[1375], 白芍 *Paeonia albiflora* [Syn. *Paeonia lactiflora*], 板蓝根 *Isatis indigotica*, 半夏 *Pinellia ternata*, 北马兜铃 *Aristolochia contorta*, 北马兜铃根 *Aristolochia contorta*, 贝加尔唐松草 *Thalictrum baicalense*, 蟾酥 *Bufo bufo gargarizans*; *Bufo melanostictus*, 长叶天名精 *Carpesium longifolium* (地上部分: 产率 = 0.0036%干重)[1092], 朝鲜冷杉* *Abies koreana* (根皮), 车前 *Plantago asiatica*, 赤芍 *Paeonia lactiflora*, 川芎 *Ligusticum chuanxiong* [Syn. *Ligusticum wallichii*], 川续断 *Dipsacus asperoides*, 刺五加 *Acanthopanax senticosus* [Syn. *Eleutherococcus senticosus*], 刺五加叶 *Acanthopanax senticosus* [Syn. *Eleutherococcus senticosus*], 醋柳果 *Hippophae rhamnoides*, 大车前 *Plantago major*, 大青叶 *Isatis indigotica*, 丹参 *Salvia miltiorrhiza*, 滇黄芩 *Scutellaria amoena*, 滇龙胆 *Gentiana rigescens*, 滇南红厚壳 *Calophyllum polyanthum* (种子: 产率 =

0.020%干重)[1110], 东北天南星 *Arisaema amurense* (干燥块茎: 含量 = 0.25%)[1375], 东方乌檀 *Nauclea orientalis* (树皮)[661], 东风橘根 *Atalantia buxifolia* [Syn. *Severinia buxifolia*] (根皮)[662], 冬虫夏草 *Cordyceps sinensis*, 杜仲 *Eucommia ulmoides*, 芳香姜 *Zingiber aromaticum* (根茎: 产率 =0.00025%干重)[1055], 防风 *Saposhnikovia divaricata* [Syn. *Ledebouriella seseloides*], 干地黄 *Rehmannia glutinosa* [Syn. *Rehmannia glutinosa* f. *huechingensis*], 甘草 *Glycyrrhiza uralensis*, 葛根 *Pueraria lobata* [Syn. *Pueraria thunbergiana*; *Pueraria pseudohirsuta*], 枸杞根皮 *Lycium chinense*, 枸杞子 *Lycium chinense*, 骨碎补 *Drynaria fortunei*, 关木通 *Aristolochia manshuriensis* (茎)[1073], 光茎茜草 *Rubia wallichiana* (茎), 广防己 *Aristolochia fangchi*, 桂枝 *Cinnamomum cassia* [Syn. *Cinnamomum aromaticum*], 海风藤 *Piper kadsura* [Syn. *Piper futokadsura*], 何首乌 *Polygonum multiflorum*, 黑大豆 *Glycine max*, 红花 *Carthamus tinctorius*, 华东蓝刺头 *Echinops grijsii*, 淮通 *Aristolochia moupinensis*, 黄柏 *Phellodendron amurense*, 黄甘草 *Glycyrrhiza kansuensis*, 黄花蒿(青蒿) *Artemisia annua*, 黄芪 *Astragalus membranaceus*, 黄杞 *Engelhardia roxburghiana* (根), 黄芩 *Scutellaria baicalensis*, 回回苏 *Perilla frutescens* var. *crispa*, 火焰花 *Phlogacanthus curviflorus* (根: 产率 = 0.0062%干重)[1129], 藿香 *Agastache rugosus*, 尖紫苏叶 *Perilla frutescens* var. *acuta* [Syn. *Perilla frutescens* var. *purpurascens*], 箭叶橐吾根 *Ligularia sagitta*, 金银花 *Lonicera japonica*, 橘皮 *Citrus reticulata*, 开口箭 *Tupistra chinensis* (地下部分)[1392], 莨菪子 *Hyoscyamus niger* (种子: 产率 = 0.00024%干重)[1015], 黎檬皮 *Citrus limonia*, 流苏石斛 *Dendrobium fimbriatum* var. *oculatum*, 硫球蛇根草 *Ophiorrhiza liukiuensis* (全株), 龙血树 *Dracaena draco* (茎皮)[1067], 庐山石韦 *Pyrrosia sheareri*, 马蹄叶 *Caltha palustris*, 蔓荆子 *Vitex trifolia*, 芒萁骨 *Dicranopteris pedata* [Syn. *Polypodium pedatum*; *Dicranopteris dichotoma*], 蒙古黄芪 *Astragalus mongholicus*, 绵毛马兜铃 *Aristolochia mollissima* (干的根和茎: 产率 = 0.012%干重)[640], 膜质脚骨脆* *Casearia membranacea* (茎), 木槿皮 *Hibiscus syriacus*, 木通 *Akebia quinata*, 木香 *Saussurea lappa* [Syn. *Aucklandia lappa*], 欧洲刺柏 *Juniperus communis* (木质部), 枇杷叶 *Eriobotrya japonica* (枝叶)[655], 蒲黄 *Typha angustata*, 羌活 *Notopterygium incisum*, 青风藤 *Sinomenium acutum*, 青葙 *Celosia argentea* (种子), 人参 *Panax ginseng* [Syn. *Panax schinseng*], 日本黄柏 *Phellodendron japonicum* (叶), 日本鹿蹄草 *Pyrola japonica*, 肉苁蓉 *Cistanche deserticola*, 塞尔维亚蓍草 *Achillea alexandri-regis*, 三棱 *Sparganium stoloniferum* (块茎: 含量 = 0.0353%)[1375], 三七 *Panax pseudo-ginseng* var. *notoginseng* [Syn. *Panax notoginseng*], 三七草 *Gynura segetum* [Syn. *Gynura japonica*] (根茎), 山药 *Dioscorea batatas* [Syn. *Dioscorea opposita*], 圣地红景天 *Rhodiola sacra*, 石韦 *Pyrrosia lingua*, 收敛两翼木 *Amphipterygium adstringens* (茎皮), 四齿四棱草 *Schnabelia tetradonta* (地上部分: 产率 = 0.0012%干重)[1051], 台湾芙蓉 *Hibiscus taiwanensis*, 台湾哥纳香 *Goniothalamus amuyon* (新鲜叶子和树干)[1060], 台湾黄檗 *Phellodendron amurense* var. *wilsonii* (叶: 产率 = 0.0016%干重)[1084], 台湾筋骨草* *Ajuga taiwanensis* (全株), 台湾蒲公英 *Taraxacum formosanum* (鲜根), 台湾绣线菊 *Spiraea formosana*, 天麻 *Gastrodia elata*, 天南星 *Arisaema consanguineum* (干燥块茎: 3 产地含量范围 = 0.11%~0.13%, 平均含量 = 0.12%[1375]), 秃叶黄皮树 *Phellodendron chinense* var. *glabriusculum*, 无梗五加皮 *Acanthopanax sessiliflorus*, 无梗五加皮 *Acanthopanax sessiliflorus* (果实), 五加皮 *Acanthopanax gracilistylus*, 狭叶香蒲 *Typha angustifolia*, 仙鹤草 *Agrimonia pilosa* var. *japonica*, 腺梗豨莶 *Siegesbeckia orientalis* var. *pubescens* [Syn. *Siegesbeckia pubescens*], 小红参 *Rubia yunnanensis* (根)[1041], 小麦 *Triticum aestivum* [Syn. *Triticum vulgare*], 小乔木紫金牛 *Ardisia arborescens* (全株)[1111], 小叶贯众 *Matteuccia struthiopteris*, 新疆蓝刺头 *Echinops ritro*, 兴安升麻 *Cimicifuga dahurica*, 雄蕊状鼠尾草* *Salvia staminea*, 玄参 *Scrophularia ningpoensis*, 杨梅树皮 *Myrica rubra* (树皮: 产率 = 0.0036%), 药用蒲公英 *Taraxacum officinale*, 椰子瓤 *Cocos nucifera*, 伊朗青兰* *Dracocephalum kotschyi*, 异叶天南星 *Arisaema heterophyllum*, 异株荨麻 *Urtica* *dioica*, 茵陈蒿 *Artemisia capillaris*, 硬核 *Scleropyrum wallichianum* (小枝), 鱼腥草 *Houttuynia cordata*, 玉蜀黍 *Zea mays*, 云南甘草 *Glycyrrhiza yunnanensis*, 云南穗花杉 *Amentotaxus yunnanensis* (叶和嫩枝: 产率 = 0.0005%干重)[1074], 赞比西巴豆 *Croton zambesicus* (叶), 皂荚刺 *Gleditsia sinensis* [Syn. *Gleditsia horrida*] (刺), 窄叶半枫荷 *Pterospermum lanceaefolium*, 掌叶半夏 *Pinellia pedatisecta* (干燥块茎: 含量 = 0.15%)[1375], 胀果甘草 *Glycyrrhiza inflata*, 栀子 *Gardenia jasminoides* [Syn. *Gardenia florida*], 中国绣球 *Hydrangea chinensis* (根)[658], 紫苏叶 *Perilla frutescens* var. *arguta*, *Juliania adstringens* (树皮), 还存在于许多植物中 (是高等植物中最常见的甾醇). 【文献】2, 3, 59, 105, 167, 168, 299, 523, 531, 541, 542, 545, 640, 655, 658, 661, 662, 814, 818, 828, 896, 950, 975, 983, 985, 990, 996, 998, 1015, 1041, 1051, 1055, 1060, 1067, 1073, 1074, 1084, 1092, 1110, 1111, 1129, 1168, 1177, 1216, 1273, 1313, 1326, 1335, 1339, 1353, 1372, 1375, 1392.

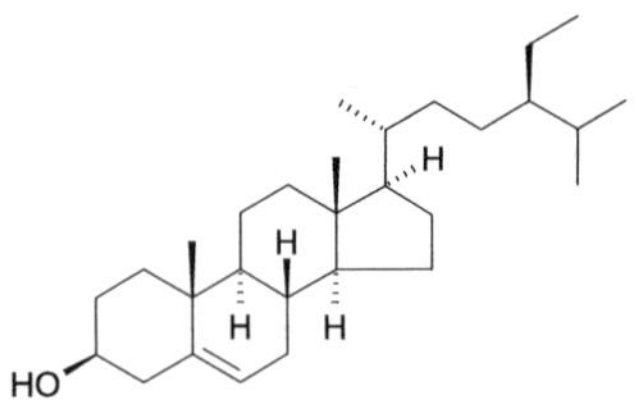

1522 β-Sitosterol-3-*O*-β-*D*-glucoside β-谷甾醇-3-*O*-β-*D*-葡萄糖苷*

β-Sitosteryl 3-*O*-*β*-*D*-glucoside $C_{35}H_{60}O_6$ (576.86). mp 135~136°C, $[\alpha]_D^{23} = +40.2°$ (*c* = 0.85, 吡啶). 【类型】豆甾烷类甾族化合物.【活性】抗菌 (口服病原体: 变异链球菌, MIC > 500μg/mL, 对照 Chlorhexidne gluconate, MIC = 1.25μg/mL; 核粒梭形杆菌, MIC > 500μg/mL, Chlorhexidne gluconate, MIC = 2.5μg/mL)[1334]; 细胞毒 (P_{388}, ED_{50} = 6.12μg/mL, 对照光神霉素, ED_{50} = 0.58μg/mL; A549, ED_{50} > 50μg/mL, 光神霉素, ED_{50} = 0.073μg/mL; HT29, ED_{50} = 26.55μg/mL, 光神霉素, ED_{50} = 0.076μg/mL)[1335]. 【来源】白毛茛 *Hydrastis canadensis* (根), 膜质脚骨脆* *Casearia membranacea* (茎). 【文献】1334, 1335.

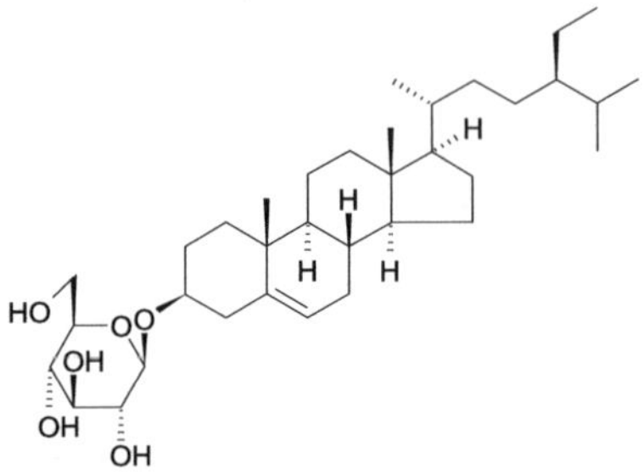

1523 Stigmast-5-ene-3β,7β-diol 豆甾-5-烯-3β,7β-二醇

$C_{29}H_{50}O_2$ (430.72).【类型】豆甾烷类甾族化合物.【活性】细胞毒 (P_{388}, ED_{50} = 6.39μg/mL, 对照光神霉素, ED_{50} = 0.58μg/mL; A549, ED_{50} = 10.95μg/mL, 光神霉素, ED_{50} = 0.073μg/mL; HT29, ED_{50} = 8.09μg/mL, 光神霉素, ED_{50} = 0.076μg/mL)[1335]. 【来源】膜质脚骨脆* *Casearia membranacea* (茎). 【文献】1335.

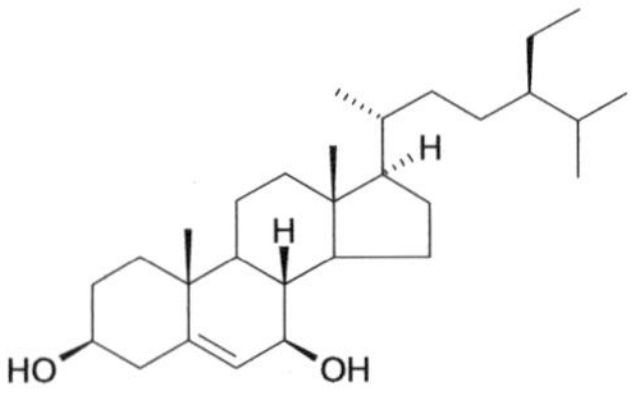

5. 脂肪族化合物

5.1 链状醇、烯酮、烯酸

1524 14-Octacosanol 14-二十八醇

[138967-02-9] $C_{28}H_{58}O$ (410.77). mp 79~80℃.【类型】饱和直链醇.【活性】芳化酶抑制剂 (29.6μmol/L, 抑制率 = 24.3%±8.9%).【来源】异株荨麻 *Urtica dioica*.【文献】184.

HO

1525 (*6Z,9Z,12Z*)Pentadecatrien-2-one (6*Z*,9*Z*, 12*Z*)十五烷三烯-2-酮

[139328-79-3] $C_{15}H_{24}O$ (220.36). 油状物.【类型】直链烯酮.【活性】细胞毒(MCF7, IC_{50} = 5.15μg/mL, HT29, IC_{50} = 3.01μg/mL).【来源】桂皮钓樟 *Lindera benzoin*.【文献】225.

1526 Anticancer Fatty acid PMV70P691-75 抗癌脂肪酸 PMV70P691-75

$C_{19}H_{34}O_2$ (194.48).【类型】直链烯酸.【活性】细胞毒(COX-1 抑制剂)[1205]; 细胞毒 (COX-2 抑制剂)[1205].【来源】石刁柏 *Asparagus officinalis*.【文献】1205.

1527 Fumaric acid 富马酸 (延胡索酸)

(*E*)-2-Butenedioic acid [110-17-8] $C_4H_4O_4$ (116.07). mp 250~260℃.【类型】直链烯酸.【活性】抗肿瘤; 止痛; 抗菌; 抗电休克; 镇咳.【来源】大车前 *Plantago major*, 甘蔗 *Saccharum sinensis*, 黄海罂粟* *Glaucium flavum*, 火秧簕 *Euphorbia antiquorum*, 荠菜 *Capsella bursa-pastoris*, 金刷把 *Cladonia fallax*, 九节茶(肿节风) *Sarcandra glabra* [Syn. *Chloranthus glaber*] (干燥全株: 6 产地含量范围 = 0.052%~0.183%, 平均含量 = 0.122%[1375]), 庐山石韦 *Pyrrosia sheareri*, 麦家公 *Lithospermum arvense*, 牛耳枫子 *Daphniphyllum calycinum*, 苹果海棠* *Malus domestica*, 石蕊 *Cladonia rangiferina*, 豌豆 *Pisum sativum*, 无花果 *Ficus carica*, 向日葵籽 *Helianthus annuus*, 延胡索 *Corydalis yanhusuo* [Syn. *Corydalis turtschaninovii* f. *yanhusuo*], 药用球果紫堇 *Fumaria officinalis*, 异株荨麻 *Urtica dioica*, 云南榧树 *Torreya yunnanensis* (叶和细枝), 紫芝 *Ganoderma japonicum* [Syn. *Ganoderma sinense*], 还存在于许多植物中.【文献】5, 167, 168, 1074, 1372, 1375.

1528 *cis*-Aconitic acid *cis*-乌头酸

[585-84-2] $C_6H_6O_6$ (174.11). mp (*cis*-) 125℃, (*trans*-) 194~195℃.【类型】支链烯酸.【活性】抗肿瘤 (鼠, 抑制 3,4-苯并芘的致癌作用).【来源】甘蔗 *Saccharum sinensis*, 骨节草 *Equisetum palustre*, 黑大豆 *Glycine max*, 黑大豆叶 *Glycine max*, 荩草 *Arthraxon hispidus*, 欧乌头 *Aconitum napellus*, 药用甘蔗* *Saccharum officinarum*, 一枝蒿 *Achillea alpina* [Syn. *Achillea sibirica*], 蓍属 *Achillea* sp.【文献】1, 5.

1529 Coixenolide 薏苡仁酯

[29066-43-1] $C_{38}H_{70}O_4$ (590.98).【类型】支链烯酯.【活性】细胞毒 (小鼠, EAC); 免疫增强 (荷瘤小鼠红细胞, 降低其细胞膜的 Na^+,K^+-ATP 酶的活性).【来源】薏苡仁 *Coix lacryma-jobi* var. *ma-yuen*.【文献】4, 5, 1372.

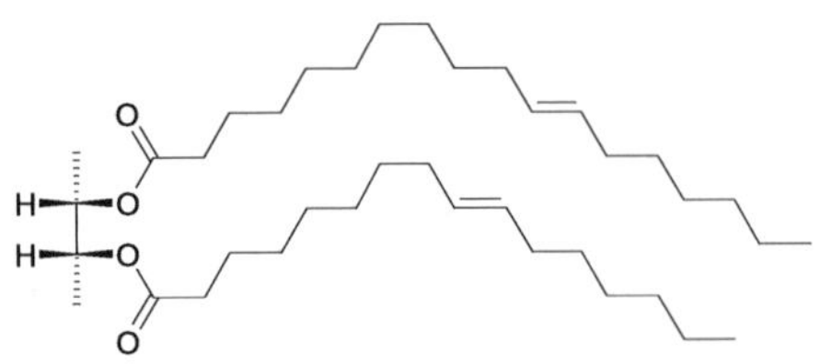

5.2 炔　　醇

1530　Asparenydiol 天门冬炔二醇

$C_{17}H_{16}O_3$ (268.32). 【类型】炔醇. 【活性】细胞毒 [*in vitro*, KB, IC_{50} = 2.4μg/mL (8.5μmol/L), Lu1, IC_{50} = 19.8μg/mL, HOG.R5, IC_{50} < 5μg/mL (< 18μmol/L), 对照椭圆玫瑰树碱: KB, IC_{50} = 0.04μg/mL (0.16μmol/L), Lu1, IC_{50} = 0.02μg/mL (0.08μmol/L), HOG.R5, IC_{50} = 0.02μg/mL (0.08μmol/L)][630]; 细胞毒实验无活性 (Col2、LNCaP、HUVEC, IC_{50} > 20μg/mL)[630]. 【来源】天门冬 *Asparagus cochinchinensis* [Syn. *Asparagus lucidus*] (干燥根: 产率 = 0.00004%干重)[630]. 【文献】630.

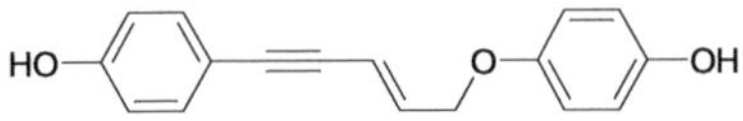

1531　Cicutoxin 毒芹素

[505-75-9] $C_{17}H_{22}O_2$ (258.37). mp 54℃. 【类型】炔醇. 【活性】抗肿瘤 (白血病); 致惊厥 (升高血压, 高剂量时加速呼吸, 最终导致死亡); 中枢镇静 (低剂量时, 镇静剂, 抗高血压和轻微增加尿量); LD_{50} (猫, iv) = 48.3mg/kg. 【来源】毒芹根 *Cicuta virosa*. 【文献】5, 167.

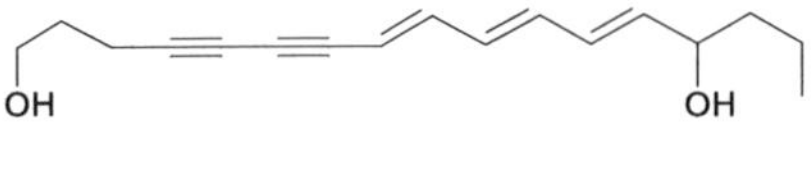

1532　3*R*,8*R*-Dehydrofalcarindiol 3*R*,8*R*-去氢福尔卡烯炔二醇*

$C_{17}H_{22}O_2$ (258.36). 暗黄色油状物, $[\alpha]_D^{25}$ = +39.8° (*c* = 2.66, 三氯甲烷). 【类型】炔醇. 【活性】12-脂加氧酶抑制实验无活性 (10μg/mL, 抑制率 = 0; 30μg/mL, 抑制率 = 0; 对照黄芩素, 10μg/mL, 抑制率 = 56.23%)[1261]; 细胞毒 [*in vitro*, MTT 方法: LS174T 结肠癌, IC_{50} = (14.8±7.2)μg/mL, 对照阿霉素, IC_{50} = (324± 100)ng/mL; SKCO1 结肠癌, IC_{50} = (13.3±5.4)μg/mL, 阿霉素, IC_{50} = (28.5±10)ng/mL; COLO320DM 结肠癌, IC_{50} = 9.6μg/mL, 阿霉素 IC_{50} = (1163±168)ng/mL; WIDr 结肠癌, IC_{50} = 10.9μg/mL; MDA231 乳腺癌, IC_{50} = 37.6μg/mL; MCF7 乳腺癌, IC_{50} = 5.8μg/mL][1261]. 【来源】单籽蒿* *Artemisia monosperma*. 【文献】1261.

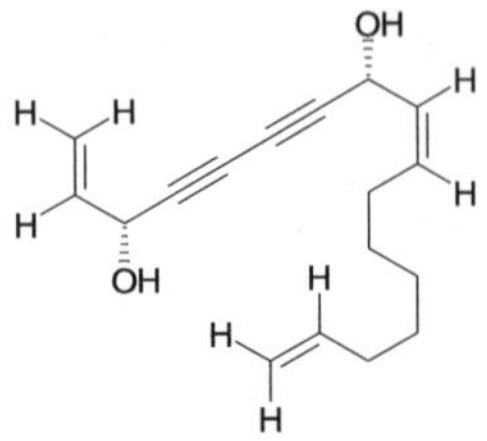

1533　Ginsenoyne E 人参炔 E (3-氧代人参环氧炔醇)

3-Oxopanaxydol; PQ-3 [126146-63-2] $C_{17}H_{22}O_2$ (258.36). 油状物, $[\alpha]_D$ = −36.9℃ (*c* = 0.68, 甲醇). 【类型】炔醇. 【活性】细胞毒 (L_{1210}, 0.5~1.0μg/mL, 抑制率 = 100%). 【来源】人参 *Panax ginseng* [Syn. *Panax schinseng*], 西洋参 *Panax quinquefolium*. 【文献】2, 210, 299.

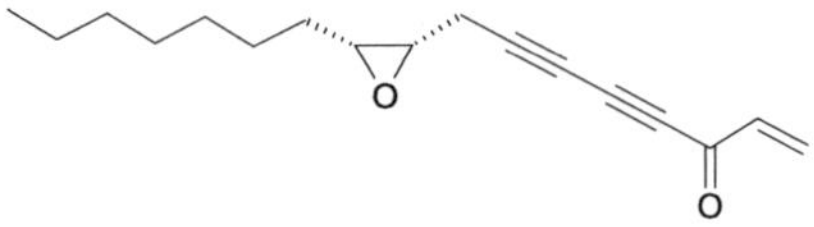

1534　Panaquinquecol 1 西洋参醇 1*

PQ-1; 10-Methoxyheptadeca-1-ene-4,6-diyne-3,9-diol [133921-57-0] $C_{18}H_{28}O_3$ (292.42). 油状物, $[\alpha]_D$ = −21.7℃ (*c* = 0.58, 甲醇). 【类型】炔醇. 【活性】细胞毒 (L_{1210}, 0.5~1.0μg/mL, 抑制率 = 100%). 【来源】西洋参 *Panax quinquefolium*. 【文献】2, 210, 299.

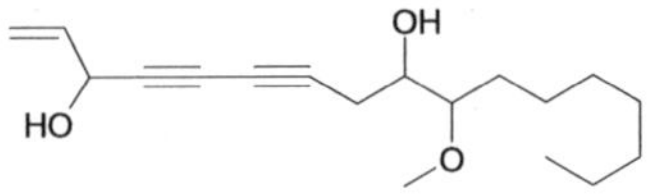

1535　Panaxacol 人参炔二醇酮

[106828-96-0] $C_{17}H_{26}O_3$ (278.39). 无色固体, 室温迅速聚合, $[\alpha]_D^{22}$ = +19.5° (*c* = 1.0, 甲醇). 【类型】炔醇. 【活性】抗肿瘤 (吉田肉瘤 Yoshida sarcoma, 10μg/mL, 抑制率 = 95%, 25μg/mL *in vitro*, 抑制率 = 100%). 【来源】人参 *Panax ginseng* [Syn. *Panax schinseng*]. 【文献】802, 803.

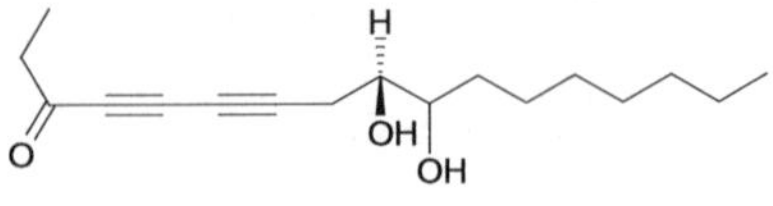

1536 Panaxydol 人参环氧炔醇

[72800-72-7] $C_{17}H_{24}O_2$ (260.38). 黄色油状物, $[\alpha]_D = -19.5°$ ($c = 0.7$, 甲醇).【类型】炔醇.【活性】抗菌 (金黄色葡萄球菌, 强烈抑制); 细胞毒 (组织培养物 *in vitro*, 抑制白血病细胞生长).【来源】人参 *Panax ginseng* [Syn. *Panax schinseng*], 三七 *Panax pseudo-ginseng* var. *notoginseng* [Syn. *Panax notoginseng*], 西洋参 *Panax quinquefolium*, *Niphogeton ternata*.【文献】315, 623, 894.

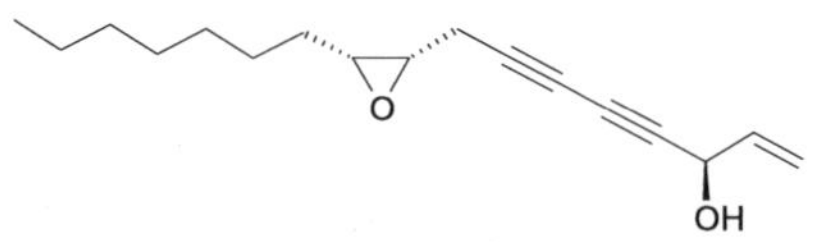

1537 Panaxytriol 人参炔三醇

[87005-03-6] $C_{17}H_{26}O_3$ (278.39). 无色片状晶体, mp 78~79℃.【类型】炔醇.【活性】抗病毒 (EBV); 细胞毒 (MK1, B16 黑色素瘤, L929, SW620 人结肠腺癌细胞和 HeLa); 抗高血脂 (抑制与胆固醇和 LDL 有关的胆甾醇酶转移蛋白, $IC_{50} = 35\mu g/mL$).【来源】人参 *Panax ginseng* [Syn. *Panax schinseng*], 三七 *Panax pseudo-ginseng* var. *notoginseng* [Syn. *Panax notoginseng*].【文献】2, 184.

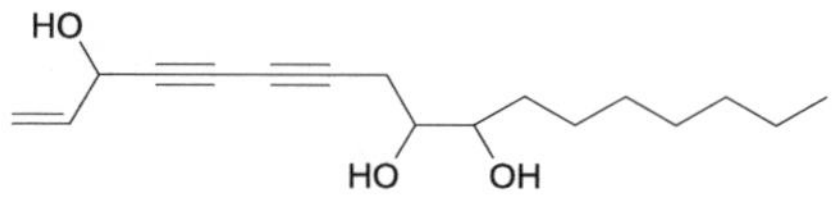

1538 Safynol 红花炔二醇

$C_{13}H_{12}O_2$ (200.24). 淡黄色粉末, mp 97~99℃.【类型】炔醇.【活性】细胞毒 (HL-60, $IC_{50} = 4.7$ g/mL, K562, $IC_{50} = 6.0\mu g/mL$)[1009]; 植物抗毒素[167].【来源】鬼针草 *Bidens bipinnata* (全株), 红花 *Carthamus tinctorius*, 矢车菊属 *Centaurea* sp.【文献】167, 1009.

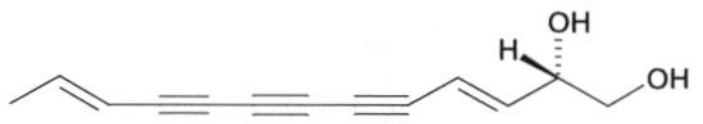

5.3 单碳环化合物

1539 Jacaranone 蓝花楹酮

[60263-07-2] $C_9H_{10}O_4$ (182.18). mp 76~77℃, 80~81℃.【类型】单碳环醛酮.【活性】抗肿瘤 (鼠 P_{388} *in vivo*, 2mg/kg, 生命延长率 = 65%); 细胞毒 (KB *in vitro*, $ED_{50} = 2.1\mu g/mL$).【来源】松叶千里光 *Senecio abrotanifolius*, 绯一点红* *Emilia coccinea*, 一点红 *Emilia sonchifolia*.【文献】4, 167, 299.

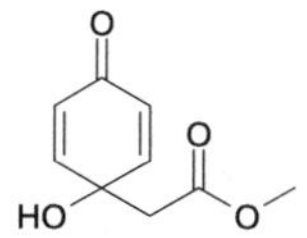

1540 Litseachromolaevane B

$C_{15}H_{22}O_2$ (234.34). 无色胶状物, $[\alpha]_D^{20} = +0°$ ($c = 0.05$, 三氯甲烷).【类型】单碳环醛酮.【活性】抗 HIV-1 [*in vitro*, HIV-1 复制抑制剂, HOG.R5, $IC_{50} = 28\mu g/mL$ (120μmol/L), 细胞毒, 20μg/mL, 无活性][1061].【来源】跌打老 *Litsea verticillata* (枝叶: 产率 = 0.00002%干重).【文献】1061.

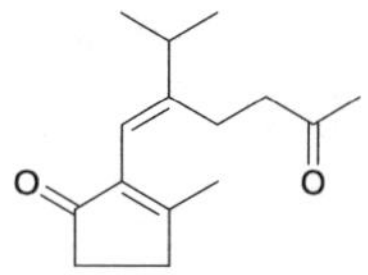

1541 Nakienone A 那基烯酮 A

[161407-85-8] $C_{11}H_{14}O_3$ (194.23).【类型】单碳环醛酮.【活性】细胞毒 (KB, $ED_{50} = 5\mu g/mL$, HCT116, $ED_{50} = 20\mu g/mL$).【来源】集胞藻属 *Synechocytis* sp.【文献】548.

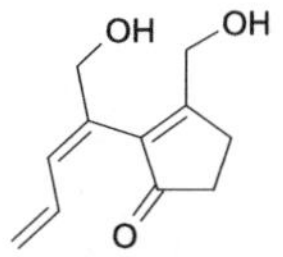

1542 Prostaglandin A1 前列腺素 A1

[14152-28-4] C20H32O4 (336.48). 无色粉末, mp 42~44℃, 易溶于甲醇、乙醇、三氯甲烷, 不溶于水.【类型】单碳环醛酮.【活性】抗高血压; 利尿剂; 抗肿瘤; 抗病毒 (脊髓灰质炎病毒, Mayaro 病毒, 抑制复制); 类似前列腺素的生理活性.【来源】分蘖葱头 *Allium cepa* var. *agrogatum*, 薤白 *Allium macrostemon* (干燥鳞茎: 含量 = 0.589%[5508]).【文献】759, 760, 761, 762, 763, 1375.

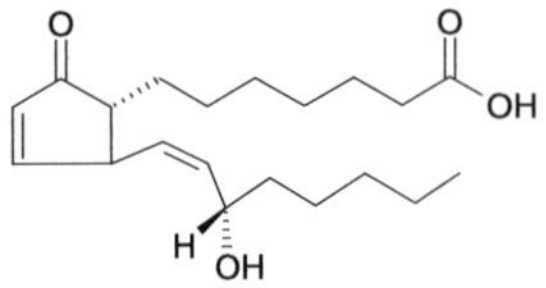

1543 Surinone A 苏草胡椒酮 A*

(−)-2-(15-Benzo[1,3]dioxol-5-yl-pentadecanoyl)-3,6-dihydroxy-cyclohex-2-enone $C_{28}H_{40}O_6$ (472.63). 淡黄色油状物, $[\alpha]_D^{25} = -15.8°$ (c = 0.070, 三氯甲烷). 【类型】单碳环醛酮. 【活性】细胞毒 (*in vitro*, HONE-1 细胞株, 50μmol/L, 细胞生长抑制率 = 31%; NUGC-3 细胞株, 50μmol/L, 细胞生长抑制率 = 38%)[710]. 【来源】草胡椒属 *Peperomia sui*. 【文献】710.

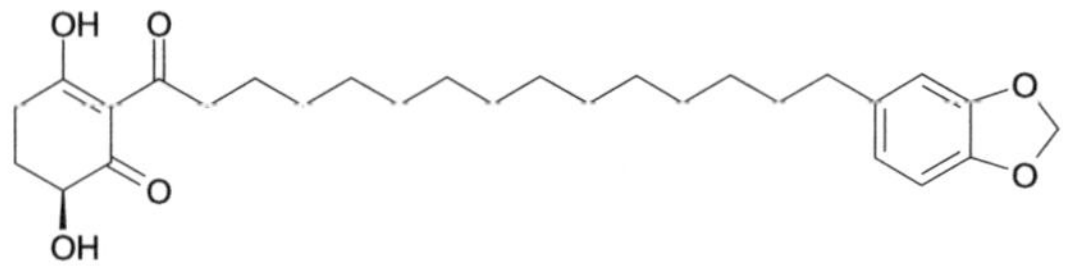

1544 Surinone C 苏草胡椒酮 C*

(*Z*)-(−)-3,6-Dihydroxy-2-icos-14-enoyl-cyclohex-2-enone $C_{26}H_{44}O_4$ (420.64). 无色胶状物, $[\alpha]_D^{25} = -29.1°$ (c = 0.075, 三氯甲烷). 【类型】单碳环醛酮. 【活性】细胞毒 (*in vitro*, HONE-1 细胞株, 50μmol/L, 细胞生长抑制率 = 39%; NUGC-3 细胞株, 50μmol/L, 细胞生长抑制率 = 27%)[710]. 【来源】草胡椒属 *Peperomia sui*. 【文献】710.

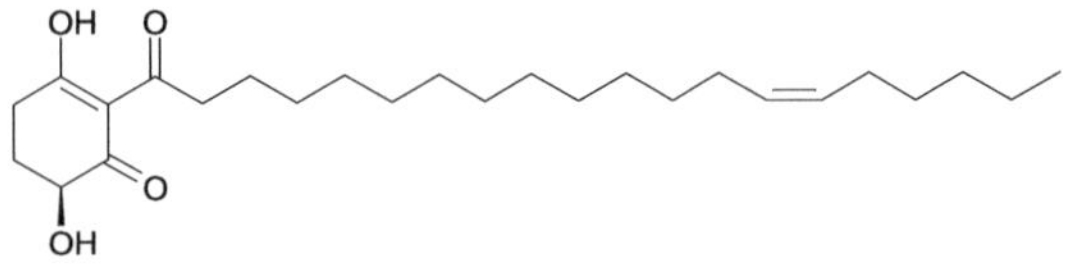

1545 Chlorogenic acid 绿原酸

3-Caffeoylquinid acid [327-97-9] $C_{16}H_{18}O_9$ (354.32). 浅黄色粉末, mp 208~209℃. 【类型】单碳环羧酸. 【活性】抗氧化剂 [化学发光方法, IC_{50} = (0.31±0.01)μmol/L, 对照芦丁, IC_{50} = (0.11±0.01)μmol/L, 槲皮素, IC_{50} = (0.53±0.01)μmol/L, 咖啡酸, IC_{50} = (0.66±0.07)μmol/L, 没食子酸, IC_{50} = (0.74±0.06)μmol/L; DPPH 清除剂, IC_{50} = (0.13±0.01)μmol/L, 芦丁, IC_{50} = (0.15±0.00)μmol/L, 槲皮素, IC_{50} = (0.26±0.02)μmol/L, 咖啡酸, IC_{50} = (0.39±0.01)μmol/L, 没食子酸, IC_{50} = (0.36±0.02)μmol/L][810]; 抗氧化剂 (DPPH 清除剂, EC_{50} = 4.2μg/mL = 11.9μmol/L, 对照抗坏血酸, EC_{50} = 1.6μg/mL = 9.1μmol/L)[893]; 抗氧化剂 [DPPH 清除剂, IC_{50} = (1.28±0.38)μg/mL][1275]; 抗肿瘤; 细胞毒 (人慢性髓性白血病 K562 细胞株, 抑制细胞增殖, IC_{50} = 97.2μg/mL); 抗菌 (*in vivo*); 抗诱变剂; 抗病毒; 利胆剂 (大鼠); 缩短血凝和出血时间; 促进肠运动 (小鼠和大鼠); 子宫兴奋剂 (大鼠, 提高子宫张力); 止血剂; 刺激白细胞生成; 致敏物质 (人); 中枢兴奋剂 (大鼠, orl 或 ip); 抗锥虫 (*Trypanosoma b. rhodesiense*, IC_{50} = 18.9μg/mL, 对照米拉索普, IC_{50} = 0.00098μg/mL; *Trypanosoma cruzi*, IC_{50} > 90μg/mL, 对照苄硝唑, IC_{50} = 1.06μg/mL)[1185]; 抗利什曼原虫 (杜氏利什曼原虫, IC_{50} = 7.0μg/mL, 对照米替福新, IC_{50} = 0.102μg/mL)[1185]; 抗疟疾 (恶性疟原虫, IC_{50} > 50μg/mL, 对照青蒿素, IC_{50} = 0.0022μg/mL)[1185]; 细胞毒 (L6, IC_{50} > 90μg/mL, 对照鬼臼毒素, IC_{50} = 0.008μg/mL)[1185]; LD_{50} (幼年大鼠, orl) ≥ 1g/kg, (幼年大鼠, ip) ≥ 0.25g/kg. 【来源】阿拉伯胶金合欢 *Acacia nilotica*, 白梅花 *Prunus mume* (花: 产率 = 0.0006% 鲜重)[1037], 北京石韦 *Pyrrosia davidii* (干燥叶: 含量 = 1.64%[1375]), 北沙参 *Glehnia littoralis* (地下部分), 萹蓄 *Polygonum aviculare*, 茶叶 *Camellia sinensis* [Syn. *Thea sinensis*], 朝鲜淫羊藿 *Epimedium koreanum* (地上部分: 含量 = 0.251%)[1375], 车桑仔叶 *Dodonaea viscosa*, 醋柳果 *Hippophae rhamnoides*, 大车前 *Plantago major*, 大血藤 *Sargentodoxa cuneata* (茎), 杜仲 *Eucommia ulmoides* (树皮: 32 产地含量范围 = 0.0043%~0.286%, 平均含量 = 0.0654%)[1375], 杜仲叶 *Eucommia ulmoides* (春季叶: 17 产地平均含量 = 3.42%, 秋季叶: 17 产地平均含量 = 0.65%)[1375], 多足蕨 *Polypodium vulgare*, 甘蓝 *Brassica oleracea* var. *capitata*, 光叶丁公藤 *Erycibe schmidtii*, 华南忍冬 *Lonicera confusa* (花蕾: 含量 = 3.97%)[1375], 黄蒿 *Artemisia scoparia* [Syn. *Artemisia capillaris* var. *scoparia*], 黄褐毛忍冬 *Lonicera fulvotomentosa*, 鸡子木 *Sinoadina Racemosa* [Syn. *Adina racemosa*] (叶、花和嫩枝: 产率 = 0.38%干重)[1085], 檵木 *Loropetalum chinense* (根、叶和花: 平均含量 = 2.05%)[1375], 假马鞭 *Stachytarpheta jamaicensis*, 金银花(忍冬) *Lonicera japonica* (花蕾: 5 产地含量范围 = 1.84%~5.13%, 平均含量 = 3.21%)[1375], 菊花

Chrysanthemum morifolium [Syn. *Dendranthema morifolium*] (干燥头状花序: 41 产地含量范围 = 0.08%~0.72%, 平均含量 = 0.305%)[1375], 可可 *Theobroma cacao*, 硫球蛇根草 *Ophiorrhiza liukiuensis* (全株), 庐山石韦 *Pyrrosia sheareri* (干燥叶: 含量 = 0.605%[1375]), 马钱子 *Strychnos nux-vomica*, 拟光石韦 *Pyrrosia pseudocalvata* (干燥叶: 含量 = 0.44%)[1375], 蓬子菜 *Galium verum*, 蒲公英 *Taraxacum mongolicum* (干燥全株: 含量 = 0.913%)[1375], 千屈菜 *Lythrum salicaria*, 忍冬藤 *Lonicera japonica* (茎枝: 含量 = 1.73%)[1375], 桑叶 *Morus alba* (叶: 6 产地含量范围 = 0.69%~2.46%, 平均含量 = 1.38%)[1375], 山里红 *Crataegus pinnatifida* var. *major*, 山莴苣 *Lactuca indica* (新鲜全株: 产率 = 0.0033% 鲜重)[1062], 山楂 *Crataegus pinnatifida*, 石韦 *Pyrrosia lingua* (干燥叶: 5 产地含量范围 = 0.048%~0.344%, 平均含量 = 0.154%)[1375], 台湾蒲公英 *Taraxacum formosanum* (干燥全株: 含量 = 0.275%)[1375], 乌毛蕨 *Blechnum orientale*, 西南石韦 *Pyrrosia gralla* (干燥叶: 含量 = 0.711%[1375]), 细毡毛忍冬 *Lonicera similis* (花蕾: 平均含量 = 4.80%[1375]), 腺叶忍冬 *Lonicera hypoglauca* (花蕾: 含量 = 2.40%[1375]), 小果咖啡 *Coffea arabica*, 小蓟(刺儿菜) *Cirsium setosum* [Syn. *Cerratula setosa*; *Cirsium segetum; Cephalanoplos segetum*] (全株或根: 平均含量 = 0.0372%)[1375], 小叶贯众 *Matteuccia struthiopteris*[810], 旋覆花 *Inula britannica*, 药用蒲公英 *Taraxacum officinale* (干燥全株: 含量 = 0.291%[1375]), 野菊花 *Chrysanthemum indicum* (头状花序: 14 产地含量范围 = 0.053%~0.358%, 平均含量 = 0.230%)[1375], 野山楂 *Crataegus cuneata*, 异株荨麻 *Urtica dioica*, 英国山楂 *Crataegus oxyacantha*, 有柄石韦 *Pyrrosia petiolosa* (干燥叶: 12 产地含量范围 = 0.085%~1.463%, 平均含量 = 0.658%[1375]), 鱼腥草 *Houttuynia cordata*, 毡毛石韦 *Pyrrosia drakeana* (干燥叶: 含量 = 0.595%)[1375], 栀子 *Gardenia jasminoides* [Syn. *Gardenia florida*] (干燥成熟果实: 平均含量 = 0.096%[1375]), 蜘蛛香 *Valeriana jatamansii* [Syn. *Valeriana wallichii*], 棕盔糙苏* *Phlomis brunneogaleata*, 还存在于许多植物中 (包括沙戟属 *Chrozophora* spp., 金鸡纳属 *Cinchona* spp., 蓝盆花属 *Scabiosa* spp., 缬草属 *Valeriana* spp., 千里光属 *Senecio* spp., 阔苞菊属 *Baccharis* spp., 和金丝桃属 *Hypericum* spp., 最初从 Liberian 咖啡中分离). 【文献】2, 3, 134, 147, 165, 167, 168, 810, 893, 998, 1037, 1062, 1085, 1133, 1185, 1275, 1308, 1372, 1375.

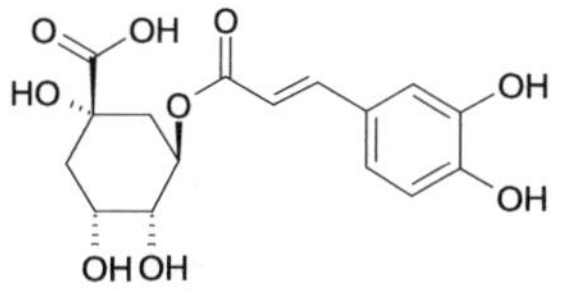

1546 3,4-Di-*O*-caffeoylquinic acid 3,4-二-*O*-咖啡酰基奎宁酸 (异绿原酸 B)

Isochlorogenic acid B [14534-61-3] $C_{25}H_{24}O_{12}$ (516.46). 【类型】单碳环羧酸. 【活性】抗肿瘤 (小鼠, 黑色素瘤 B16 细胞, 抑制黑色素生成); 血小板聚集抑制剂 (大鼠, 500μg/mL, ADP 诱导的血小板聚集, 抑制率 = 75%, 胶原诱导的血小板聚集, 抑制率 = 42%); 促进前列腺环素 PGI_2 的释放 (大鼠, 10μmol/L, 190.6%); 增加冠脉血流; 提高巨噬细胞的蔓延性和迁移率 (鼠); 抗 HIV (HIV-1 整合酶抑制剂, 抑制 HIV 复制); 抗氧化剂 (肝细胞的细胞核和微粒体, 抑制脂类过氧化作用). 【来源】粗壮咖啡 *Coffea robusta*, 塞尔维亚蓍草 *Achillea alexandri-regis*, 小果咖啡 *Coffea arabica*, 栀子 *Gardenia jasminoides* [Syn. *Gardenia florida*], 蒿属 *Artemisia* sp. 【文献】2, 161, 167, 214, 316, 317, 318, 319, 531.

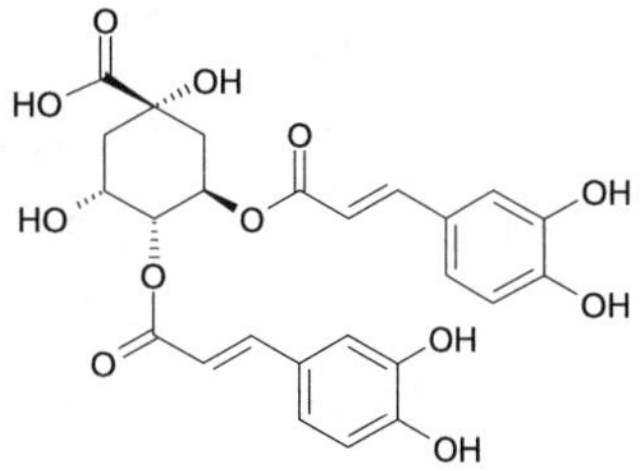

5.4 脂杂环化合物

1547 Altholactone 哥纳香醇

Goniothalenol [65408-91-5] $C_{13}H_{12}O_4$ (232.24). 【类型】双脂杂环化合物. 【活性】NADH 氧化酶抑制剂 [哺乳动物线粒体呼吸链抑制剂, IC_{50} = (25±7)μmol/L,

IC_{100} = (84±6)μmol/L[846]; 细胞毒 (P_{388}); 毒素 (海虾). 【来源】大哥纳香 *Goniothalamus giganteus*, 田野哥纳香* *Goniothalamus arvensis* (茎皮). 【文献】167, 846.

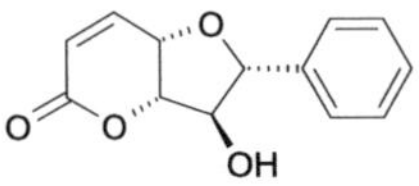

1548 Inoscavin A

$C_{25}H_{18}O_9$ (462.42). 【类型】三脂杂环化合物. 【活性】细胞毒 (*in vitro*, A549, IC_{50} > 0.108μmol/L; BGC823, IC_{50} > 0.108μmol/L; MCF7, IC_{50} > 0.108μmol/L; Bel7402, IC_{50} = 0.088μmol/L; Ketr3, IC_{50} > 0.108μmol/L; HCT8, IC_{50} > 0.108μmol/L; 对照拓扑替康, A549, IC_{50} = 0.0032μmol/L; BGC823, IC_{50} = 0.0043μmol/L; MCF7, IC_{50} = 0.0018μmol/L; Bel7402, IC_{50} = 0.0012μmol/L; Ketr3, IC_{50} = 0.0049μmol/L; HCT8, IC_{50} = 0.0015μmol/L)[1097]. 【来源】桑黄 *Phellinus igniarius* (子实体: 产率 = 0.0017% 干重). 【文献】1097.

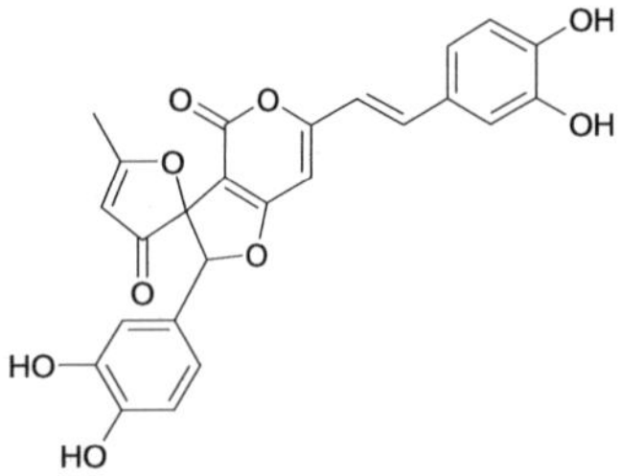

1549 1-Cinnamoyl -11-methoxymeliacarpinin 1-桂皮酰基-11-甲氧基苦楝子卡匹宁

1-Cinnamoyl-3-hydroxy-11-methoxymeliacarpinin [177795-22-1] $C_{37}H_{44}O_{13}$ (696.75). 无色粉末, mp 124~126℃ (三氯甲烷), $[\alpha]_D$ = −2.39° (*c* = 0.2, 三氯甲烷). 【类型】多脂杂环化合物. 【活性】细胞毒 (P_{388}, IC_{50} = 1.5μg/mL). 【来源】苦楝皮 *Melia azedarach*. 【文献】248.

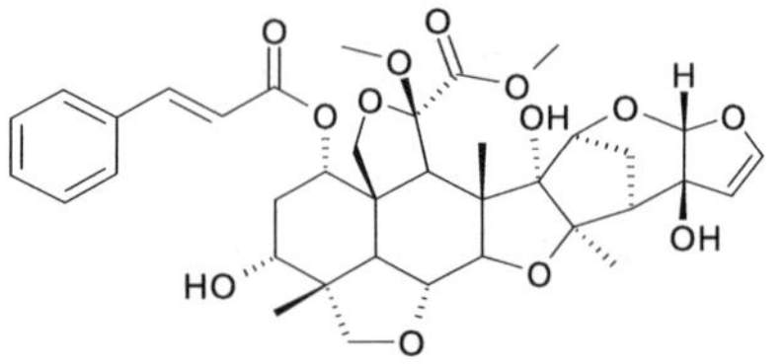

1550 Hainanolide 海南粗榧内酯

Harringtonolide [64761-48-4] $C_{19}H_{18}O_4$ (310.35). 淡黄色晶体 (二氯甲烷–甲醇), mp 285~288℃ (分解), $[\alpha]_D^{30}$ = +83.0° (*c* = 1.5, 三氯甲烷); mp 266~268℃. 【类型】多脂杂环化合物/杂类二萜. 【活性】细胞毒 (KB 口表皮样癌, ED_{50} = 0.11μg/mL; Hep3B 肝细胞瘤, ED_{50} = 0.05μg/mL; HeLa, ED_{50} = 0.37μg/mL)[921]; 抗肿瘤 (L_{615}、S_{180}、W_{256}、P_{388}、L_{1210} 和 Lewis 肺癌); 抗病毒 (流行性感冒病毒、新城病病毒、乙型流行性脑炎病毒和牛痘病毒, 组织培养模型). 【来源】海南粗榧 *Cephalotaxus hainanensis* [Syn. *Cephalotaxus mannii*], 三尖杉 *Cephalotaxus fortunei*, 台湾粗榧 *Cephalotaxus wilsoniana* (小枝), 中国粗榧子 *Cephalotaxus sinensis* [Syn. *Cephalotaxus harringtonia* var. *sinensis*], 中国粗榧枝叶 *Cephalotaxus sinensis* [Syn. *Cephalotaxus harringtonia* var. *sinensis*]. 【文献】167, 168, 921.

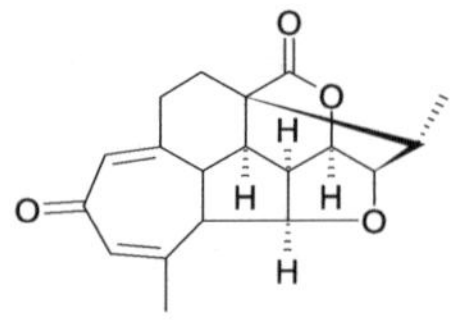

5.5 酰基甘油类

1551 *L*-(−)-α-Monopalmitin *L*-(−)-α-单棕榈酸甘油酯

(2*S*)-1-*O*-Palmitoyl glycerol [19670-51-0] $C_{19}H_{38}O_4$ (330.51). 【类型】单酰基甘油类. 【活性】细胞毒 (COX-1 抑制剂)[1205]; 细胞毒 (COX-2 抑制剂)[1205]. 【来源】石刁柏 *Asparagus officinalis*, 双边栝楼 *Trichosanthes rosthornii* [Syn. *Trichosanthes uniflora*], 细囊马尾藻 *Sargassum parvivesiculosum*. 【文献】2, 168, 546, 1205.

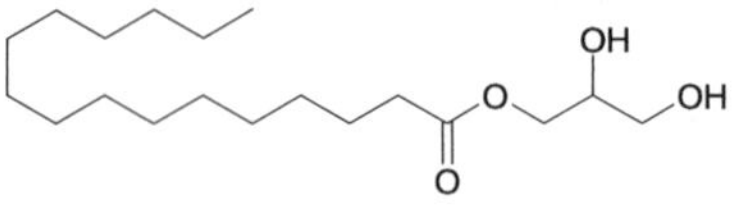

1552 Anticancer Glycerol Ester PMV70- P691-117 抗癌甘油酯 PMV70P691-117

$C_{21}H_{20}O_7$ (384.39). 【类型】双酰基甘油类. 【活性】细胞毒 (COX-1 抑制剂)[1205]. 【来源】石刁柏 *Asparagus officinalis*. 【文献】1205.

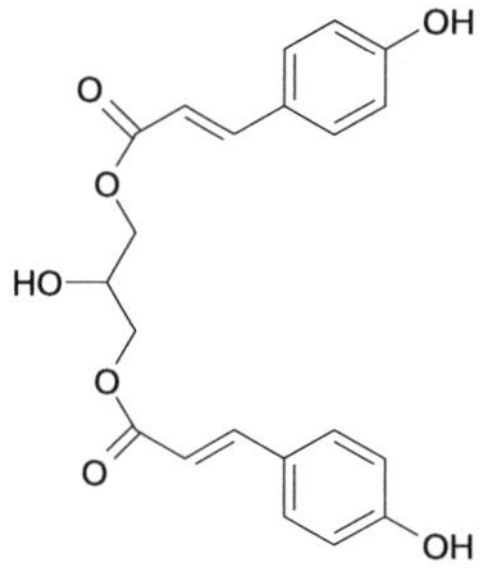

1553 Anticancer Glycerol Ester PMV70P691-118 抗癌甘油酯 PMV70P691-118

$C_{22}H_{22}O_8$ (414.42). 【类型】双酰基甘油类. 【活性】细胞毒 (COX-1 抑制剂)[1205]. 【来源】石刁柏 *Asparagus officinalis*. 【文献】1205.

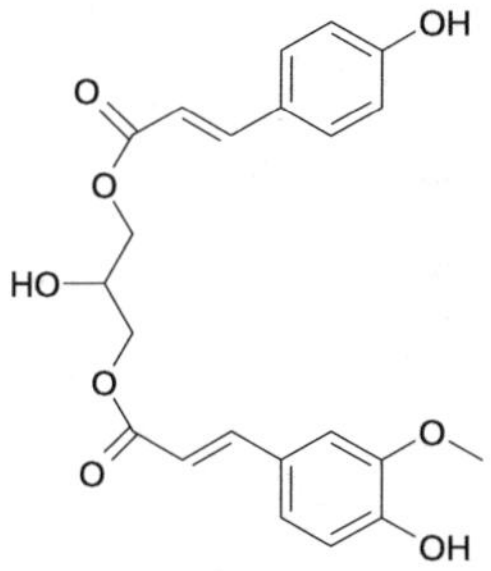

1554 Anticancer Glycerol Ester PMV70P691-119 抗癌甘油酯 PMV70P691-119

$C_{39}H_{72}O_5$ (621.01). 【类型】双酰基甘油类. 【活性】细胞毒 (COX-2 抑制剂)[1205]. 【来源】鸦胆子 *Brucea javanica* [Syn. *Brucea sumatrana*; *Rhus javanica*]. 【文献】1205.

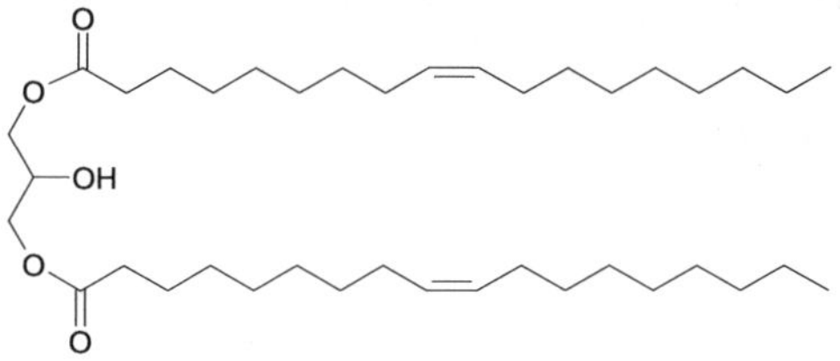

5.6 鞘胺醇类

1555 Anticancer Ceramide PMV70P691-009 抗癌鞘胺醇 PMV70P691-009

$C_{42}H_{83}NO_5$ (682.13). 【类型】鞘胺醇类. 【活性】细胞毒 (JB6 细胞, 软琼脂转换实验)[1205]. 【来源】费城酸浆 *Physalis philadelphica*. 【文献】1205.

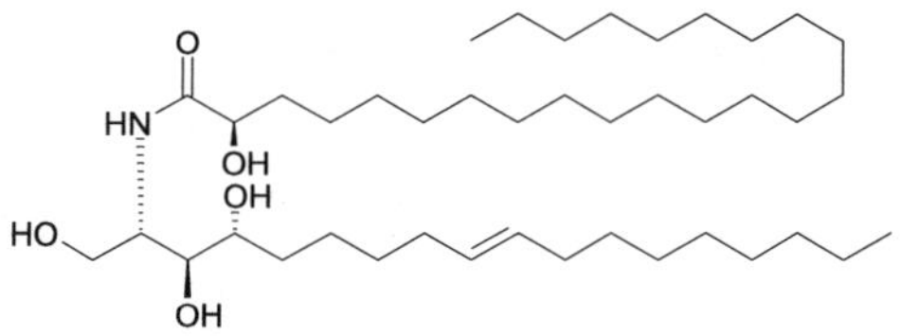

1556 Anticancer Ceramide PMV70P691-69 抗癌鞘胺醇 PMV70P691-69

$C_{42}H_{85}NO_5$ (684.15). 【类型】鞘胺醇类. 【活性】细胞毒 (培养鼠肝癌细胞 Hepa1c1c7, 诱导醌还原酶实验)[1205]. 【来源】费城酸浆 *Physalis philadelphica*. 【文献】1205.

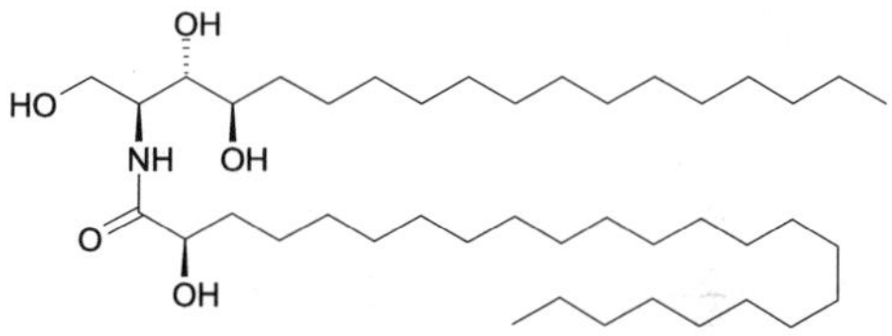

5.7 长链芳香系统

1557 Alkylresorcinol A 十五烷基间苯二酚

$C_{21}H_{36}O_2$ (320.52). 【类型】长链芳香系统. 【活性】DPPH 清除剂 [IC_{50} = 90μmol/L, 对照 Trolox, IC_{50} = (25.4±0.8)μmol/L][917]; 细胞毒 (鼠, 乳腺癌细胞系 FM3A, IC_{50} = 2.8μmol/L)[917]. 【来源】有色紫金牛* *Ardisia colorata* (果实). 【文献】917.

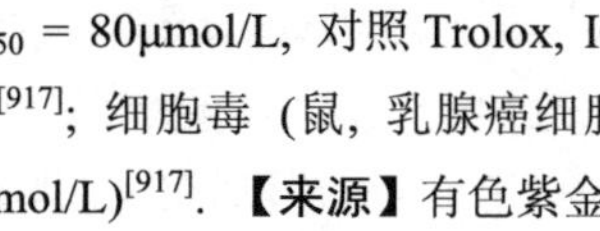

1558 Alkylresorcinol C 十七碳-*cis*,*cis*-8,11-二烯基间苯二酚

$C_{23}H_{36}O_2$ (344.54). 【类型】长链芳香系统. 【活性】DPPH 清除剂 [IC_{50} = 80μmol/L, 对照 Trolox, IC_{50} = (25.4±0.8)μmol/L][917]; 细胞毒 (鼠, 乳腺癌细胞系 FM3A, IC_{50} = 2.2μmol/L)[917]. 【来源】有色紫金牛* *Ardisia colorata* (果实). 【文献】917.

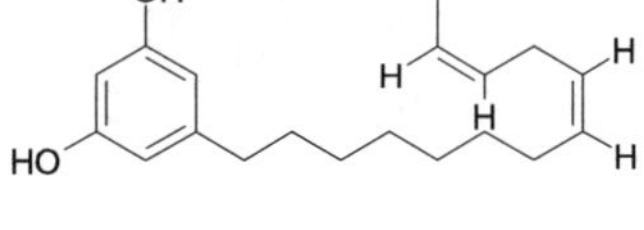

1559 Ardisiphenol A 紫金牛酚 A

6-Pentadecyl-1,2,4-trihydroxybenzene-1-*O*-acetate $C_{23}H_{38}O_4$ (378.56). 无色油状物, 暴露在空气中时变暗.【类型】长链芳香系统.【活性】DPPH 清除剂 [60μmol/L, 抑制率 = 47%, 对照 Trolox, IC_{50} = (25.4±0.8)μmol/L][917]; 细胞毒 (鼠, 乳腺癌细胞系 FM3A, IC_{50} = 1.8μmol/L)[917].【来源】有色紫金牛* *Ardisia colorata* (果实).【文献】917, 892.

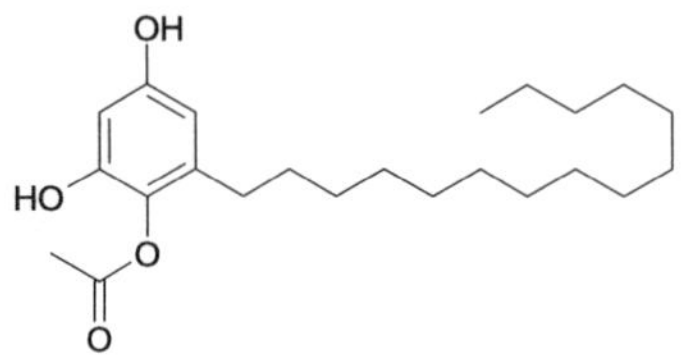

1560 Ardisiphenol B 紫金牛酚 B

6-(8'*Z*-Pentadecenyl)-1,2,4-trihydroxybenzene-1-*O*-acetate $C_{23}H_{36}O_4$ (376.54). 无色油状物, 暴露在空气中时变暗.【类型】长链芳香系统.【活性】DPPH 清除剂 [60μmol/L, 抑制率 = 51%, 对照 Trolox, IC_{50} = (25.4±0.8)μmol/L][917]; 细胞毒 (鼠, 乳腺癌细胞系 FM3A, IC_{50} = 1.2μmol/L)[917].【来源】有色紫金牛* *Ardisia colorata* (果实).【文献】917, 892.

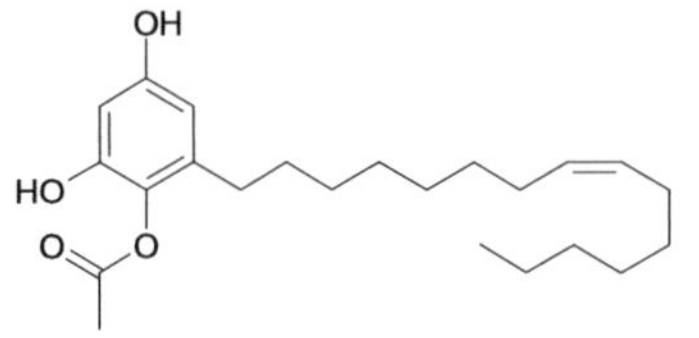

1561 Ardisiphenol C 紫金牛酚 C

6-(8'*Z*,11'*Z*-Heptadecadienyl)-1,2,4-tetrahydroxybenzene-1-*O*-acetate $C_{25}H_{38}O_4$ (402.58). 无色油状物, 暴露在空气中时变暗.【类型】长链芳香系统.【活性】DPPH 清除剂 [60μmol/L, 抑制率 = 51%, 对照 Trolox, IC_{50} = (25.4±0.8)μmol/L][917]; 细胞毒 (鼠, 乳腺癌细胞系 FM3A, IC_{50} = 0.5μmol/L)[917].【来源】有色紫金牛* *Ardisia colorata* (果实).【文献】917, 892.

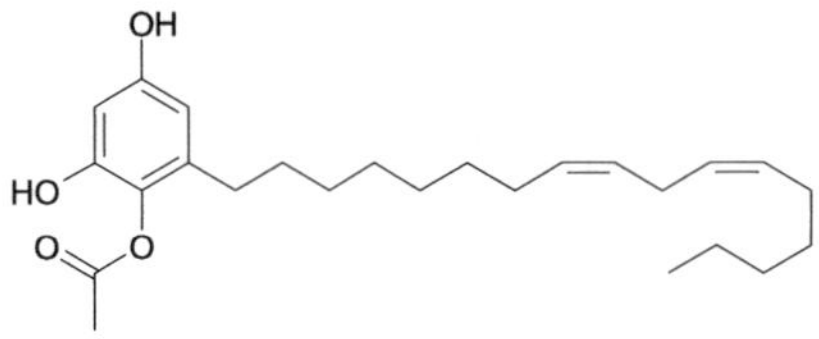

1562 Bilobol 银杏二酚

Cardol monoene; Alkylresorcinol B [22910-86-7] $C_{21}H_{34}O_2$ (318.50). 晶体 (戊烯), mp 36~37℃; 无色粉末, mp 30~31℃ (甲醇–水).【类型】长链芳香系统.【活性】抗菌 (金黄色葡萄球菌, MIC = 25μg/mL); 抗肿瘤 (EAC, 白血病 SN36 和 S_{180}); 子宫兴奋剂 (*in vitro*); 15-脂加氧酶抑制剂 (*in vitro*, IC_{50} = 250μmol/L); 麻痹小肠平滑肌 (兔, *in vitro*); 醛糖还原酶抑制剂; 酪氨酸酶抑制剂 (抑制小鼠腹水瘤, 0.8mmol/L, 抑制率 = 85%, ID_{50} = 0.08mmol/L); DPPH 清除剂 [IC_{50} = 87μmol/L, 对照 Trolox, IC_{50} = (25.4±0.8)μmol/L][917]; 细胞毒 (鼠, 乳腺癌细胞系 FM3A, IC_{50} = 2.0μmol/L)[917]; LD_{50} (鼠) = 761mg/kg.【来源】白果 *Ginkgo biloba* (1928 年川村实平从该植物中分离)[1373], 都咸子 *Anacardium occidentale*, 肖乳香 *Schinus terebinthifolius*, 有色紫金牛* *Ardisia colorata* (果实).【文献】184, 917, 1372, 1373.

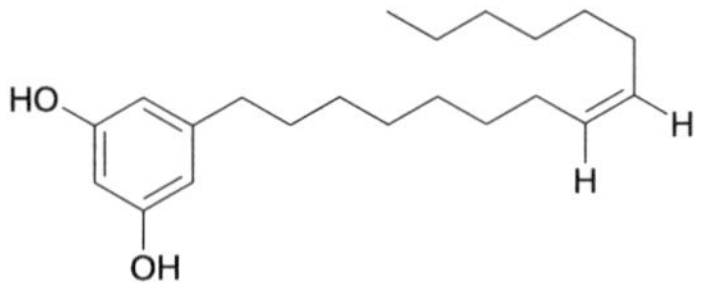

1563 Cardanol 卡尔德酚

Anacarol [501-26-8] $C_{21}H_{34}O$ (302.50).【类型】长链芳香系统.【活性】抗肿瘤 (S_{180}); 5-脂加氧酶抑制剂; 环加氧酶抑制剂; 刺激剂.【来源】白果 *Ginkgo biloba*, 肖乳香 *Schinus terebinthifolius*, 都咸子 *Anacardium occidentale*.【文献】5, 167.

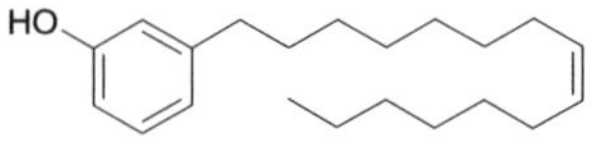

1564 Embelin 酸藤子酚 (酸藤子素)

2,5-Dihydroxy-3-undecyl-2,5-cyclohexadiene-1,4-dione [550-24-3] $C_{17}H_{26}O_4$ (294.39). 橙色晶体 (甲醇或 己烷–乙醇), mp 145~146℃, mp 143℃.【类型】长链芳香系统.【活性】止痛; 抗生育药 (大鼠); 抗炎; 退热剂; 驱肠虫剂 (驱绦虫); DPPH 清除剂 [IC_{50} = (23.3±0.5)μmol/L, 对照 Trolox, IC_{50} = (25.4±0.8)μmol/L][917]; 抗肿瘤 (大鼠, 甲基胆蒽 methylcholanthrene 诱导的土生纤维肉瘤, 延长实验动物的存活时间)[1304]; 细

胞毒 (*in vitro*, 纤维肉瘤细胞株, 浓度依赖性地降低肿瘤细胞的胸苷摄入和谷胱甘肽水平)[1304]. 【来源】矮紫金牛 *Ardisia humilis*, 巴贝酸藤子 *Embelia barbeyana*, 齿叶铁仔 *Myrsine semiserrata*, 粗叶脉密花树* *Rapanea neurophylla*, 粗壮酸藤子 *Embelia robusta*, 蜡烛果 *Aegiceras corniculatum*, 马桂花 *Embelia oblongifolia*, 伞花密花树* *Rapanea umbellata*, 铁仔 *Myrsine africana*, 威灵仙 *Clematis chinensis*, 咸酸蕴 *Embelia ribes*, 小头铁仔* *Myrsine capitellata*, 有色紫金牛* *Ardisia colorata* (果实), 硃砂根 *Ardisia crenata*, 紫金牛 *Ardisia japonica*, 牛拴藤属 *Connarus ritchiei*, 酸藤子属 *Embelia kilimandscharica*, 酸藤子属 *Embelia tsjersium-cottam*, 密花树属 *Rapanea* sp. 【文献】5, 167, 299, 917, 1304.

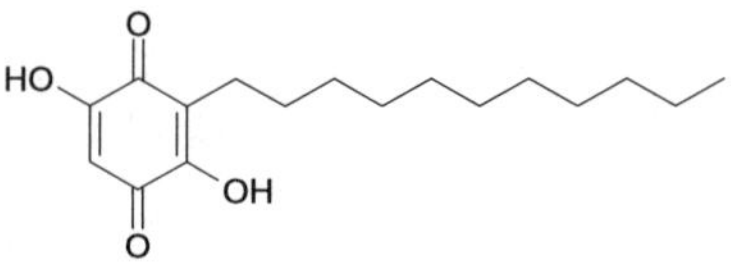

1565 5-*O*-Ethylembelin 5-*O*-乙基酸藤子酚*

$C_{19}H_{30}O_4$ (322.45). 橙色晶体, mp 59~60℃. 【类型】长链芳香系统. 【活性】细胞毒 (*in vitro*, HL-60, IC_{50} = 2.5μg/mL; Bel7402, IC_{50} = 2.7μg/mL; HeLa, IC_{50} = 3.9μg/mL; U937, IC_{50} = 1.3μg/mL; 对照秋水仙碱: HL-60, IC_{50} = 1.6μg/mL; Bel7402, IC_{50} = 0.4μg/mL; HeLa, IC_{50} = 0.1μg/mL; U937, IC_{50} = 0.1μg/mL)[1096]. 【来源】蜡烛果 *Aegiceras corniculatum* (茎和枝: 产率 = 0.00050%). 【文献】1096.

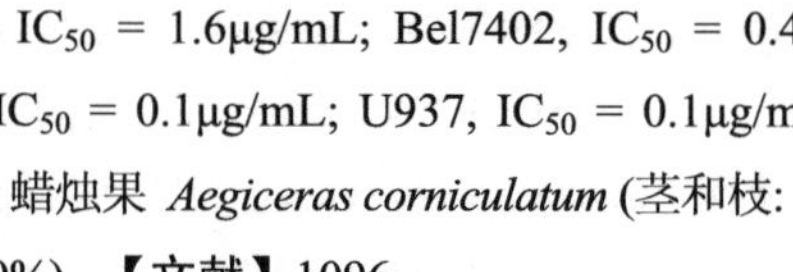

1566 Ginkgolic acid 银杏酸

Ginkgoic acid [22910-60-7] $C_{22}H_{34}O_3$ (346.51). 淡黄色油状物, mp 41~43℃. 【类型】长链芳香系统. 【活性】抗肿瘤; 抗菌 (*in vitro*, 结核分枝杆菌); 抗微生物; 前列腺素生物合成酶抑制剂; 灭螺剂; 脯氨酰肽链内切酶抑制剂 [K_i = 0.87μmol/L, IC_{50} = (0.86±0.04)μmol/L, 对照油酸, IC_{50} = (31.3±2.4)μmol/L, 水杨酸, IC_{50} = (1650±70)μmol/L, *Z*-Pro-prolinal, IC_{50} = (0.00219±0.00022)μmol/L][882]. 【来源】白果 *Ginkgo biloba* (干燥成熟种子: 含量 = 0.0222%[1375]), 白果叶 *Ginkgo biloba*, 都咸子 *Anacardium occidentale*. 【文献】3, 167, 882, 1372, 1375.

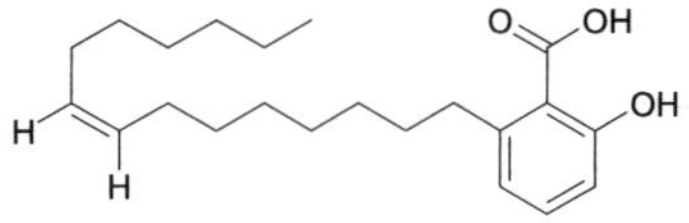

1567 10'(*Z*),13'(*E*)-Heptadecadienylhydroquinone 10'(*Z*),13'(*E*)-十七碳二烯基氢醌*

$C_{23}H_{36}O_2$ (344.54). 无色油状物. 【类型】长链芳香系统. 【活性】细胞毒 (*in vitro*, HeLa, IC_{50} = 4.6μg/mL; Huh7, IC_{50} = 6μg/mL; HCT116, IC_{50} = 3.5μg/mL; LoVo, IC_{50} = 5.6μg/mL; C6, IC_{50} = 1μg/mL)[1048]; 抗氧化剂 (亚麻酸为底物的铁/抗坏血酸盐实验抗氧化力 AOP 系统, 4mg/L, AOP = 95%; 对照丁化羟基甲苯, AOP = 100%)[1048]. 【来源】林背子 *Toxicodendron succedaneum* [Syn. *Rhus succedanea*] (树液: 产率 = 3.15%). 【文献】1048.

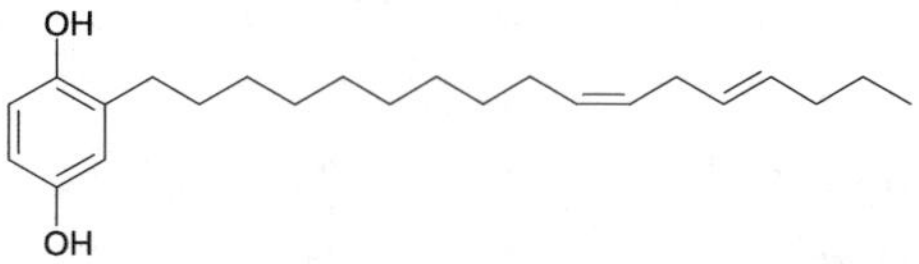

1568 10'(*Z*),13'(*E*),15'(*E*)-Heptadecatrienyl-hydroquinone 10'(*Z*),13'(*E*),15'(*E*)-十七碳三烯基氢醌*

$C_{23}H_{34}O_2$ (342.53). 暗黄色油状物. 【类型】长链芳香系统. 【活性】细胞毒 (*in vitro*, HeLa, IC_{50} = 2.8μg/mL; Huh7, IC_{50} = 3.9μg/mL; HCT116, IC_{50} = 2μg/mL; LoVo, IC_{50} = 4.5μg/mL; C6, IC_{50} = 0.9μg/mL)[1048]; 抗氧化剂 (亚麻酸为底物的铁/抗坏血酸盐实验抗氧化力 AOP 系统, 4mg/L, AOP = 97%; 对照丁化羟基甲苯, AOP = 100%)[1048]. 【来源】林背子 *Toxicodendron succedaneum* [Syn. *Rhus succedanea*] (树液: 产率 = 2.30%). 【文献】1048.

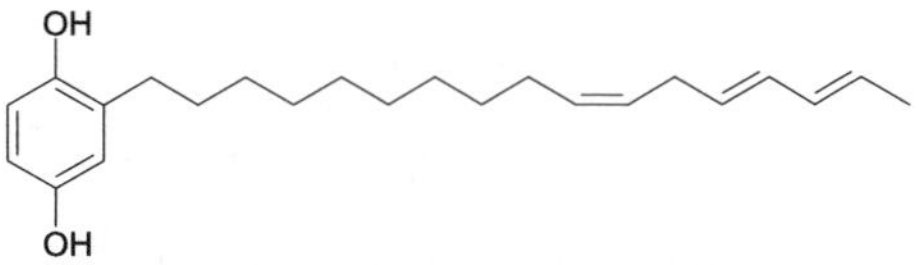

1569 10'(*Z*)-Heptadecenylhydroquinone 10'(*Z*)-十七碳烯基氢醌*

$C_{23}H_{38}O_2$ (346.56). 【类型】长链芳香系统. 【活性】细胞毒 (*in vitro*, HeLa, IC_{50} = 4.7μg/mL; Huh7, IC_{50} =

6.4μg/mL; HCT116, IC_{50} = 3.4μg/mL; LoVo, IC_{50} = 2.9μg/mL; C6, IC_{50} = 1.1μg/mL)[1048]; 抗氧化剂 (亚麻酸为底物的铁/抗坏血酸盐实验抗氧化力 AOP 系统, 4mg/L, AOP = 60%; 对照丁化羟基甲苯, AOP = 100%)[1048]. 【来源】林背子 *Toxicodendron succedaneum* [Syn. *Rhus succedanea*] (树液: 产率 = 3.15%). 【文献】1048.

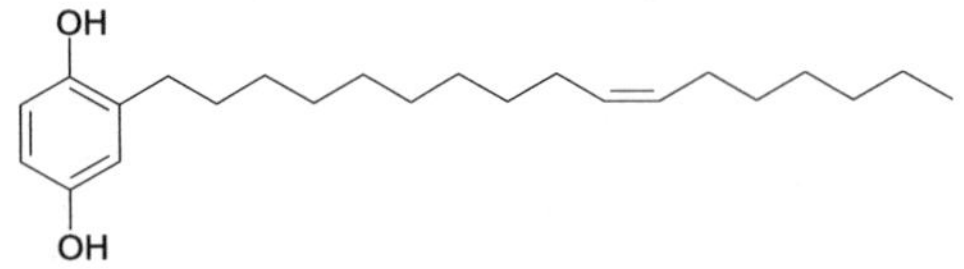

1570 Irisquinone A 鸢尾醌 A

Irisquinone [56495-82-0] $C_{24}H_{38}O_3$ (374.57). 【类型】长链芳香系统. 【活性】抗肿瘤 (急性白血病和实体瘤, 鼠瘤 U14, 3~7mg/kg ip, 抑制率 = 44.0%~55.5%, 鼠淋巴管肉瘤, 3mg/kg, 抑制率 = 33.3%, 实体肝癌, 7mg/kg, 抑制率 = 38%, 腹水肝癌, 5mg/kg, 生命延长率 = 150%, EAC, 5mg/kg, 生命延长率 = 38%); 免疫增强; 细胞毒 (放射增敏剂, *in vitro*, U_{14}, S-180V, HeLa, 鼠 Ma7373 乳腺癌细胞, 裸鼠的人肠黏液腺癌, 作用机制可能是抑制肿瘤细胞中氧的积累和谷胱甘肽的消耗)[1304]; 抗肿瘤 (鼠肿瘤异种移植物, U14 子宫颈癌和 Ehrlich 癌 ip, 淋巴肉瘤 ip 和 orl, 抑制肿瘤生长)[1304]; 抗肿瘤 (鼠 U_{14} 肿瘤, 肿瘤培植后 24h 开始, orl 100mg/kg 或 iv 5mg/kg, 隔日一次 5 个循环, 肿瘤抑制率 = 35%~55%)[1304]; 抗肿瘤 (临床试验, 558 名肺癌、食管癌或化疗中的表面转移癌患者 orl, 肿瘤明显缩小, 存活时间延长)[1304]; LD_{50} (鼠, ip) = 28mg/kg (25.4mg/kg), LD_{50} (鼠, orl) = 2.8g/kg. 【来源】马蔺 *Iris pallasii* var. *chinensis*, 黄菖蒲 *Iris pseudacorus*. 【文献】167, 1304.

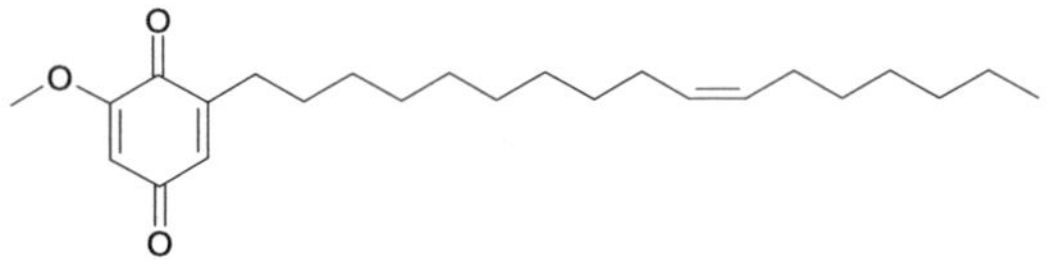

1571 5-*O*-Methylembelin 甲氧基信筒子醌

$C_{18}H_{28}O_4$ (308.42). 【类型】长链芳香系统. 【活性】细胞毒 (*in vitro*, HL-60, IC_{50} = 3μg/mL; Bel7402, IC_{50} = 3.6μg/mL; HeLa, IC_{50} = 9μg/mL; U937, IC_{50} = 1.5μg/mL; 对照秋水仙碱: HL-60, IC_{50} = 1.6μg/mL; Bel7402, IC_{50} = 0.4μg/mL; HeLa, IC_{50} = 0.1μg/mL; U937, IC_{50} = 0.1μg/mL)[1096]; 抗真菌 (腐霉属 *Pythium ultimus*); 鱼毒. 【来源】蜡烛果 *Aegiceras corniculatum*, 蜡烛果 *Aegiceras corniculatum* (茎和枝: 产率 = 0.0017%)[1096]. 【文献】167, 1096.

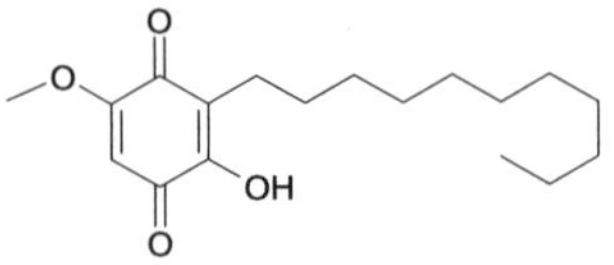

1572 Parvifolinoic acid 小叶丁素

[133336-95-5] $C_{42}H_{76}O_3$ (629.07). 白色粉末, mp 90~91.5℃ (三氯甲烷). 【类型】长链芳香系统. 【活性】细胞毒 (人肝癌细胞 QGY-7703). 【来源】小叶香茶菜 *Isodon parvifolia*. 【文献】734.

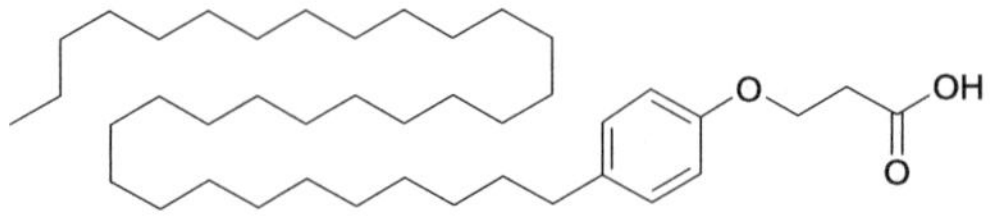

5.8 含硫化合物

1573 Allitridin 大蒜新素 (二烯丙基三硫醚)

Diallyl trisulfide [2050-87-5] $C_6H_{10}S_3$ (178.34). bp 87~88℃. 【类型】含硫化合物. 【活性】抗真菌 (白色念珠菌, EC = 1∶51200; 新型隐球菌, EC = 1∶200800); 细胞毒 (胃癌细胞, EC = 24μg/mL); 抗肝毒 (大鼠, 四氯化碳引起的肝损伤); 精子失活剂 (人, 大鼠, 0.15%, 3min); LD_{50} (鼠, iv) = 70mg/kg, (鼠, orl) = 600mg/kg. 【来源】大蒜 *Allium sativum*. 【文献】3, 1372.

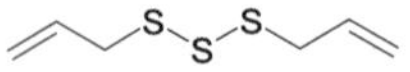

1574 Allyl methyl trisulfide 烯丙基甲基三硫醚

Methyl 2-propenyl trisulfide [34135-85-8] $C_4H_8S_3$ (152.30). 【类型】含硫化合物. 【活性】抗肿瘤 (抑制苯并芘诱发的雌鼠贲门窦瘤, 活化贲门窦中谷胱甘肽 S-转移酶); 血小板聚集抑制剂 (人富含血小板的血浆, IC < 10μmol/L). 【来源】薤白 *Allium macrostemon*, 大蒜 *Allium sativum*, 茖葱 *Allium victorialis*. 【文献】2, 21, 63, 293, 364, 365.

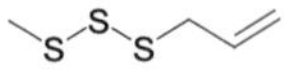

1575 Dipropyl disulfide 二丙基二硫化物

4,5-Dithiaoctane [629-19-6] $C_6H_{14}S_2$ (150.31). 无色挥发性油状物,有强烈的蒜味. 【类型】含硫化合物. 【活性】抗真菌 (植物病原真菌 *Cladosporium sphaerospermum*, MIC = 0.1μg, 对照制霉菌素, MIC = 1.0μg; *Cladosporium cladosporioides*, MIC = 1.0μg, 对照制霉菌素, MIC = 1.0μg)[1237]; 抗肿瘤 [基于机制的酵母 DNA 修饰剂生物实验, 突变啤酒酵母: RS188N(rad+), IC_{12} = 389μg/mL; RS321, IC_{12} = 68μg/mL; RS52YK(rad52Y), IC_{12} = 11μg/mL, 对照喜树碱, RS52YK(rad52Y), IC_{12} = 0.6μg/mL][1237]; 香料. 【来源】蒜臭母鸡草 *Petiveria alliacea* (根, 茎和叶), 大蒜 *Allium sativum*, 葱属 *Allium* sp. 【文献】2, 167, 1237.

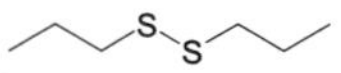

1576 Erysoline 糖芥灵

[504-84-7] $C_6H_{11}NO_2S_2$ (193.29). mp 59~60℃. 【类型】含硫化合物. 【活性】抗菌 (革兰阳性菌、革兰阴性菌、抗酸性细菌, EC = 125~500μg/mL); 抗原生动物 (阴道毛滴虫和马类性病锥虫 *in vitro*, EC = 1.0μg/mL, 冈比亚锥虫 *in vitro*, EC = 0.5~2.5μg/mL); 抗病毒 (*in vitro*); 细胞毒 (EAC *in vitro*, 500μg/mL, 24 小时后完全抑制). 【来源】阿富汗糖芥 *Erysimum perofskianum*, 群心菜 *Cardaria draba*, 毛独行菜 *Lepidium draba*. 【文献】169.

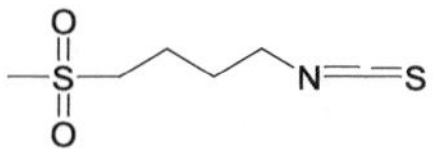

1577 Glucoerysolin 葡萄糖糖芥苷

[74542-16-8] $C_{12}H_{22}NO_{11}S_3^-$ (452.50). 【类型】含硫化合物. 【活性】细胞毒 (动物, 用其配基糖芥苷); 抗菌 (用其配基糖芥苷); 抗真菌 (用其配基糖芥苷). 【来源】芜菁甘蓝 *Brassica napus* var. *napobrassica*, 阿富汗糖芥 *Erysimum perofskianum*. 【文献】167.

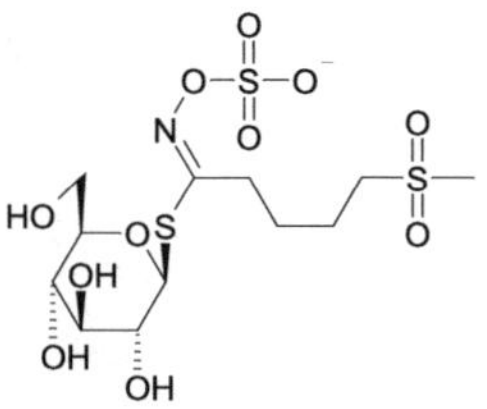

1578 Gluconasturtiin 豆瓣菜苷(2-苯乙基芥子油苷)

2-Phenylethyl-glucosinolate [499-30-9] $C_{15}H_{21}NO_9S_2$ (423.46). 灰白色晶体 (甲醇-乙醇, 钾盐), mp 171℃ (钾盐), $[\alpha]_D^{20}$ = −20.7° (*c* = 1.0, 水). 【类型】含硫化合物. 【活性】细胞毒 (动物试验). 【来源】白芥子 *Sinapis alba* [Syn. *Brassica alba*; *Brassica hirta*], 豆瓣菜 *Nasturtium officinale*, 黑芥 *Brassica nigra*, 芥菜 *Brassica juncea*, 芥子 *Brassica juncea*, 家独行菜 *Lepidium sativum*, 欧洲山芥 *Barbarea vulgaris*. 【文献】167, 299, 678.

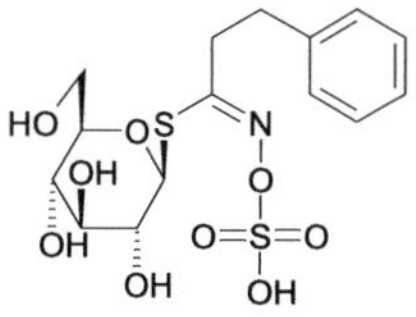

1579 Methyl allyl disulfide 甲基烯丙基二硫醚

[2179-58-0] $C_4H_8S_2$ (120.24). 【类型】含硫化合物. 【活性】抗肿瘤 (鼠, 抑制致癌物 *N*-亚硝基二乙胺和苯并芘诱发的贲门窦瘤和肺腺癌). 【来源】茖葱 *Allium victorialis*, 韭菜 *Allium tuberosum*, 大蒜 *Allium sativum*. 【文献】2, 5, 365, 453.

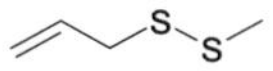

1580 4-Methylsulfinyl butyl isothiocyanate 异硫氰酸-4-甲亚硫酰基丁酯

Sulforaphane [4478-93-7] $C_6H_{11}NOS_2$ (177.29). 【类型】含硫化合物. 【活性】抗肿瘤 (EAC); 抗菌 (革兰阴性菌和革兰阳性菌); 抗真菌; 抗病毒 (门果病毒、柯萨奇-B病毒、假狂犬病毒和痘病毒 *in vitro*, 200μg/mL); 驱肠虫剂 (wileworm, 1mg/mL, 在 48h 内杀死 99%; 毛滴虫、变形虫); 抗锥虫 (2.5μg/mL). 【来源】甘蓝 *Brassica oleracea* var. *capitata*, 群心菜 *Cardaria draba*, 毛独行菜 *Lepidium draba*. 【文献】169, 286.

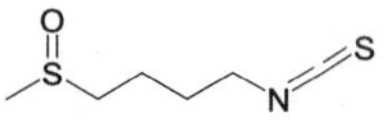

1581 Raphanin 菜菔素

$C_6H_9NOS_2$ (175.27). 【类型】含硫化合物. 【活性】抗菌 (金黄色葡萄球菌、大肠埃希菌, EC = 1mg/mL); 抗真菌; 细胞毒 (有潜在的抗癌性质). 【来源】莱菔子 *Raphanus sativus*. 【文献】299, 1372.

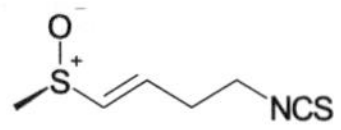

6. 聚酮类化合物

6.1 番荔枝乙酰精宁

1582 Annocatacin A 番荔枝卡他辛 A

$C_{35}H_{62}O_6$ (578.88). 浅黄色蜡状固体, $[\alpha]_D^{25} = +21.3°$ (c = 0.04, 三氯甲烷). 【类型】番荔枝乙酰精宁. 【活性】细胞毒 (人肝癌细胞株 HepG2, IC_{50} = 12.11μg/mL, 对照阿霉素, IC_{50} = 0.241μg/mL; 肝炎病毒转染的人肝癌细胞 Hep2.2.15, IC_{50} = 0.0817μg/mL, 阿霉素, IC_{50} = 0.450μg/mL)[1310]. 【来源】刺果番荔枝 *Annona muricata*. 【文献】1310.

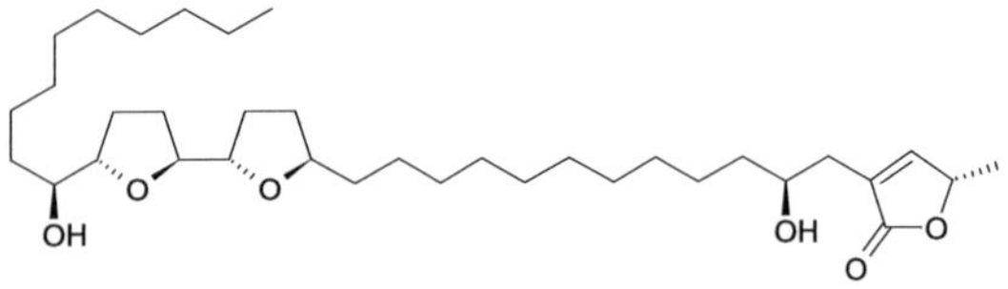

1583 Annocatacin B 番荔枝卡他辛 B

$C_{35}H_{62}O_6$ (578.88). 无色油状物, $[\alpha]_D^{25} = +13.2°$ (c = 0.10, 甲醇). 【类型】番荔枝乙酰精宁. 【活性】细胞毒 (人肝癌细胞株 HepG2, IC_{50} = 0.0335μg/mL, 对照阿霉素, IC_{50} = 0.241μg/mL; 肝炎病毒转染的人肝癌细胞 Hep 2.2.15, IC_{50} = 0.222μg/mL, 阿霉素, IC_{50} = 0.450μg/mL)[1310]. 【来源】刺果番荔枝 *Annona muricata*. 【文献】1310.

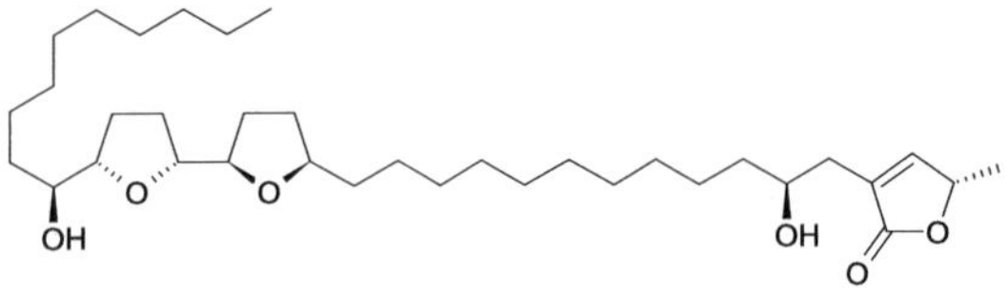

1584 Annocatalin 番荔枝卡他林

$C_{35}H_{64}O_7$ (596.9). 白色蜡样固体, $[\alpha]_D^{25} = +23.2°$ (c 0.05, 甲醇). 【类型】番荔枝乙酰精宁. 【活性】细胞毒 (*in vitro*, HepG2, IC_{50} = 5.7μg/mL, 对照阿霉素, IC_{50} = 0.241μg/mL; Hep2.2.15, IC_{50} = 0.00348μg/mL, 对照阿霉素, IC_{50} = 0.45μg/mL)[1021]. 【来源】刺果番荔枝 *Annona muricata* (叶: 产率 = 0.00013%干重)[1021]. 【文献】1021.

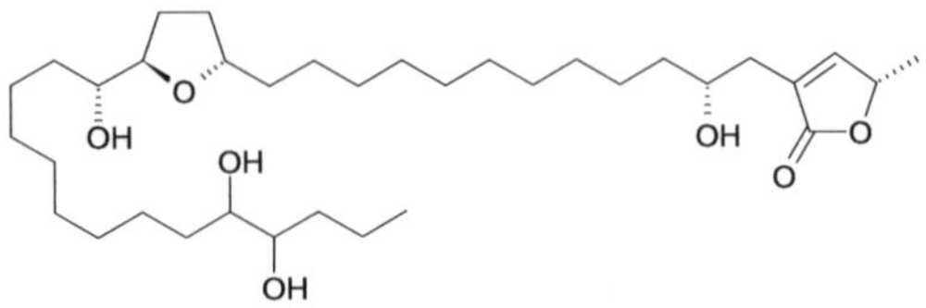

1585 Annocherimolin 毛叶番荔枝莫林

$C_{37}H_{66}O_7$ (622.93). 白色粉末, mp 57.9~58.7℃, $[\alpha]_D^{23} = -21°$ (c = 0.02, 二氯甲烷). 【类型】番荔枝乙酰精宁. 【活性】细胞毒 (鳃足虫致死毒性实验, LC_{50} = 0.0058μg/mL; A549, ED_{50} = 1.56μg/mL, 对照阿霉素, ED_{50} = 0.00113μg/mL; MCF7, ED_{50} = 0.00000406μg/mL, 阿霉素, ED_{50} = 0.0182μg/mL; HT29, ED_{50} = 0.00000249 μg/mL, 阿霉素, ED_{50} = 0.0128μg/mL; A498, ED_{50} = 0.153μg/mL, 阿霉素, ED_{50} = 0.00226μg/mL; PC3, ED_{50} = 1.02μg/mL, 阿霉素, ED_{50} = 0.0502μg/mL; MIA-PaCa-2, ED_{50} = 0.000012μg/mL, 阿霉素, ED_{50} = 0.00262μg/mL)[649]. 【来源】毛叶番荔枝 *Annona cherimolia* (种子: 产率 = 0.00013%干重)[649]. 【文献】649.

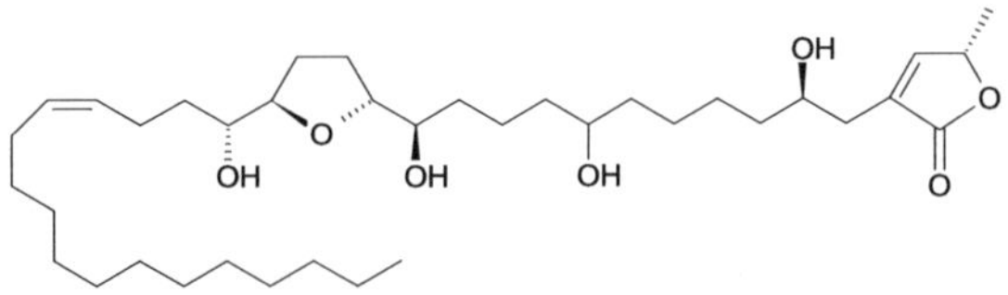

1586 Annoglaucin 番荔枝格劳辛

$C_{37}H_{66}O_8$ (638.93). 蜡状固体, $[\alpha]_D^{25} = +15.5°$ (c = 0.25, 三氯甲烷). 【类型】番荔枝乙酰精宁. 【活性】细胞毒 (人肝癌细胞株 HepG2, IC_{50} = 0.888μg/mL, 对照阿霉素, IC_{50} = 0.241μg/mL; 肝炎病毒转染的人肝癌细胞 Hep2.2.15, IC_{50} = 0.0173μg/mL, 阿霉素, IC_{50} = 0.450μg/mL)[1310]. 【来源】刺果番荔枝 *Annona muricata*. 【文献】1310.

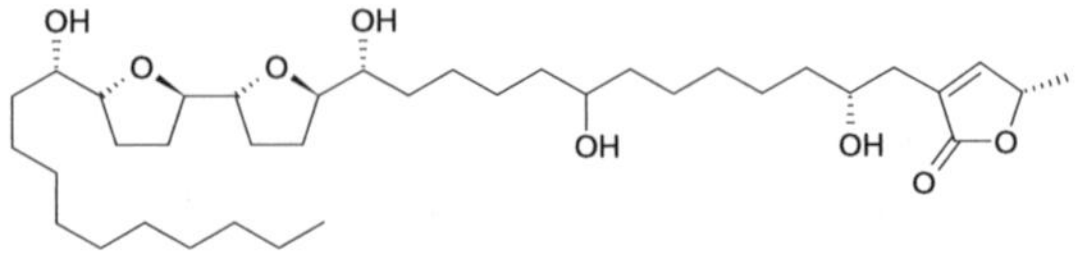

1587 Annomolin 番荔枝莫林

$C_{35}H_{64}O_7$ (596.90). 白色粉末, mp 60.5~61.2℃, $[\alpha]_D^{23} = +4.0°$ (c = 0.02, 二氯甲烷). 【类型】番荔枝乙酰精宁. 【活性】细胞毒 (鳃足虫致死毒性实验, LC_{50} = 0.0094μg/mL; A549, ED_{50} = 2.37μg/mL, 对照阿霉素, ED_{50} = 0.00113μg/mL; MCF7, ED_{50} = 0.000115μg/mL, 阿霉素, ED_{50} = 0.0182μg/mL; HT29, ED_{50} = 0.0000892μg/mL, 阿霉素, ED_{50} = 0.0128μg/mL; A498, ED_{50} = 0.000688μg/mL, 阿霉素, ED_{50} = 0.00226μg/mL; PC3, ED_{50} = 0.00000539μg/mL, 阿霉素, ED50 = 0.0502μg/mL; MIA-PaCa-2, ED_{50} = 2.18μg/mL, 阿霉素, ED_{50} = 0.00262μg/mL)[649]. 【来源】毛叶番荔枝 *Annona cherimolia* (种子: 产率 = 0.00025%干重)[649]. 【文献】649.

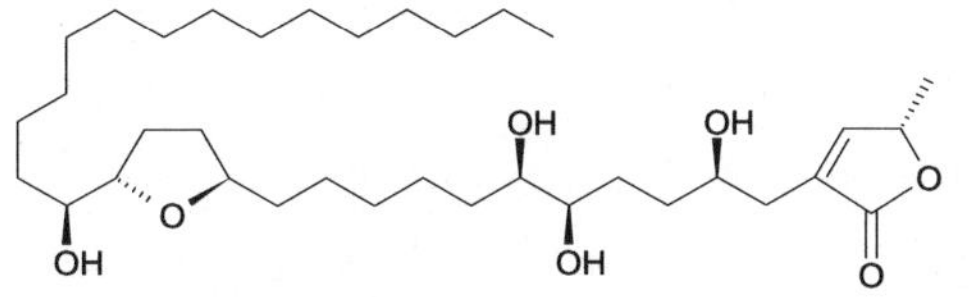

1588 Annomolon A 毛叶番荔枝隆 A

$C_{35}H_{62}O_7$ (594.88). 白色粉末, mp 82.1~82.7℃, $[\alpha]_D^{23} = -5.0°$ (c = 0.02, 二氯甲烷). 【类型】番荔枝乙酰精宁. 【活性】(下列数据是毛叶番荔枝隆 A 和 34-表-毛叶番荔枝隆 A 混合物的数据): 细胞毒 (鳃足虫致死毒性实验, LC_{50} = 0.375μg/mL)[1089]; 细胞毒 (*in vitro*, A549, ED_{50} = 1.26μg/mL; MCF7, ED_{50} = 0.303μg/mL; HT29, ED_{50} = 0.193μg/mL; A498, ED_{50} = 0.93μg/mL; PC3, ED_{50} = 0.198μg/mL; MIA-PaCa-2, ED_{50} = 0.00312μg/mL; 对照阿霉素: A549, ED_{50} = 0.00113μg/mL; MCF7, ED_{50} = 0.0182μg/mL; HT29, ED_{50} = 0.0128μg/mL; A498, ED_{50} = 0.00226μg/mL; PC3, ED_{50} = 0.0502μg/mL; MIA-PaCa-2, ED_{50} = 0.00262μg/mL)[1089]. 【来源】毛叶番荔枝 *Annona cherimolia* (种子). 【文献】1089.

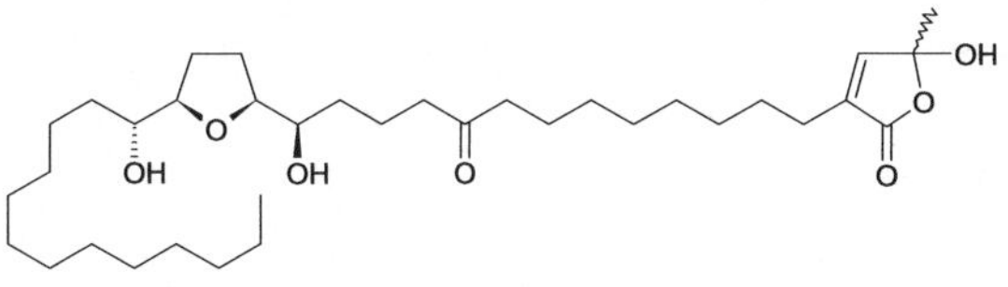

1589 Annomolon B 毛叶番荔枝隆 B

$C_{35}H_{62}O_8$ (610.88). 白色粉末, mp 86.3~87.2℃, $[\alpha]_D^{23} = +6.0°$ (c = 0.02, 二氯甲烷). 【类型】番荔枝乙酰精宁. 【活性】(下列数据是毛叶番荔枝隆 B 和 34-表-毛叶番荔枝隆 B 混合物的数据): 细胞毒 (鳃足虫致死毒性实验, LC_{50} = 0.07μg/mL)[1089]; 细胞毒 (*in vitro*, A549, ED_{50} = 1.37μg/mL; MCF7, ED_{50} = 0.047μg/mL; HT29, ED_{50} = 0.0719μg/mL; A498, ED_{50} = 0.377μg/mL; PC3, ED_{50} = 0.0553μg/mL; MIA-PaCa-2, ED_{50} = 0.00748μg/mL; 对照阿霉素: A549, ED_{50} = 0.00113μg/mL; MCF7, ED_{50} = 0.0182μg/mL; HT29, ED_{50} = 0.0128μg/mL; A498, ED_{50} = 0.00226μg/mL; PC3, ED_{50} = 0.0502μg/mL; MIA-PaCa-2, ED_{50} = 0.00262μg/mL)[1089]. 【来源】毛叶番荔枝 *Annona cherimolia* (种子). 【文献】1089.

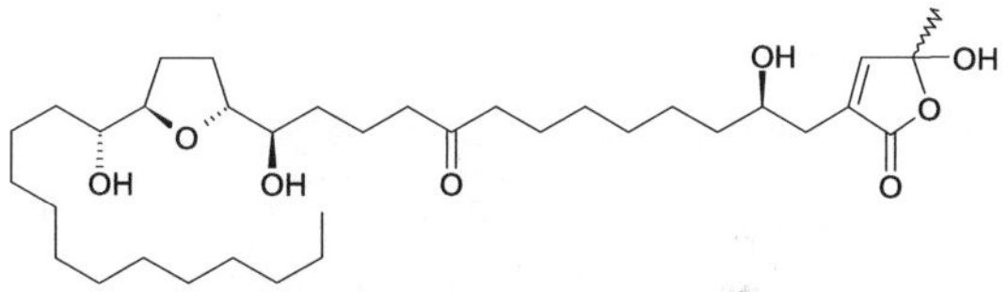

1590 Annomonicin 山番荔枝尼辛

[128741-22-0] $C_{35}H_{64}O_8$ (612.90). 亮黄色蜡质固体, mp 85~87℃. 【类型】番荔枝乙酰精宁. 【活性】细胞毒 (P_{388}, ED_{50} = 0.24μg/mL, KB, ED_{50} = 1.73μg/mL). 【来源】牛心番荔枝 *Annona reticulata*, 山番荔枝 *Annona Montana*. 【文献】73, 222, 299.

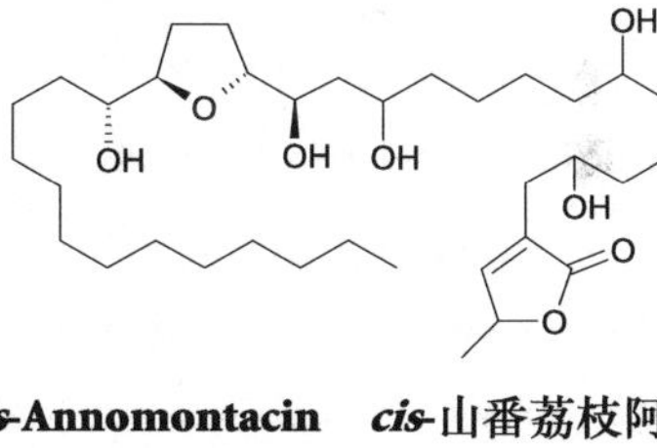

1591 *cis*-Annomontacin *cis*-山番荔枝阿诺辛

$C_{37}H_{68}O_7$ (624.95). 白色蜡样固体, $[\alpha]_D^{25} = +36.5°$ (c 0.03, 三氯甲烷). 【类型】番荔枝乙酰精宁. 【活性】细胞毒 (*in vitro*, HepG2, IC_{50} = 0.298μg/mL, 对照阿霉素, IC_{50} = 0.241μg/mL; Hep2.2.15, IC_{50} = 0.0162μg/mL, 对照阿霉素, IC_{50} = 0.45μg/mL)[1021]. 【来源】刺果番荔枝 *Annona muricata* (种子: 产率 = 0.0026%干重)[1021], 山番荔枝 *Annona montana* (种子: 产率 = 0.0003%)[1115]. 【文献】1021, 1115.

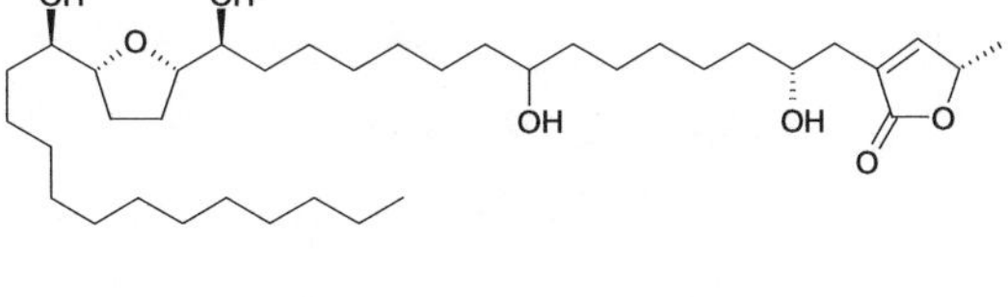

1592 *cis*-Annomuricin *cis*-刺果番荔枝素

[172586-13-9] $C_{35}H_{64}O_7$ (596.90). 白色无定形粉末(合成化合物?), mp 77℃, $[\alpha]_D^{25} = 10°$ (*c* = 17, 三氯甲烷). 【类型】番荔枝乙酰精宁. 【活性】细胞毒 (BST, LC_{50} = 2.3μg/mL, PD, 抑制率 = 28%, A549 *in vitro*, IC_{50} = 0.23μg/mL, MCF7 *in vitro*, IC_{50} = 1.18μg/mL, HT29 *in vitro*, IC_{50} = 1.0×10^{-8}μg/mL). 【来源】刺果番荔枝 *Annona muricata*. 【文献】230.

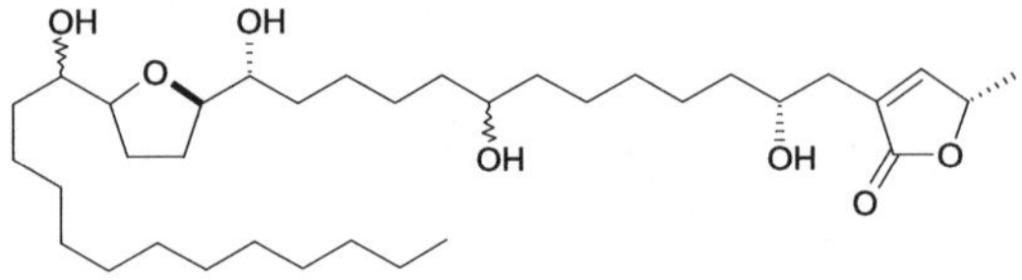

1593 Annomuricin A 刺果番荔枝素 A

[167172-78-3] $C_{35}H_{64}O_8$ (612.90). 白色无定形粉末, $[\alpha]_D^{22} = -6.4°$ (*c* = 0.0025). 【类型】番荔枝乙酰精宁. 【活性】细胞毒 (A549 *in vitro*, ED_{50} = 0.33μg/mL; BST, LC_{50} = 0.625μg/mL). 【来源】刺果番荔枝 *Annona muricata*. 【文献】219.

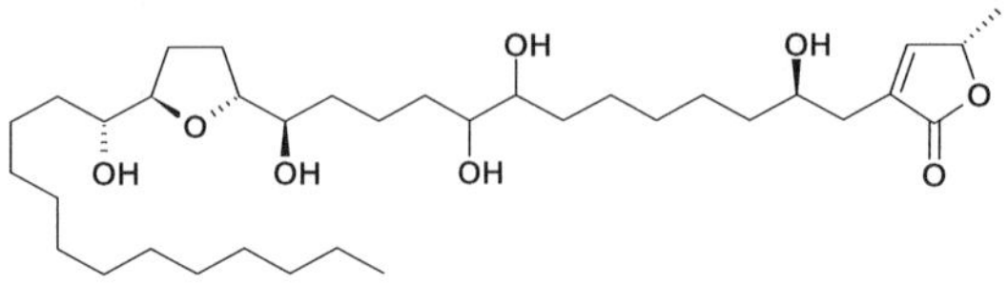

1594 Annomuricin B 刺果番荔枝素 B

[167355-37-5] $C_{35}H_{64}O_8$ (612.89). 白色无定形粉末, $[\alpha]_D^{22} = -11.7°$ (*c* = 0.0064). 【类型】番荔枝乙酰精宁. 【活性】细胞毒 (A549, ED_{50} = 0.159μg/mL, HT29 *in vitro*, ED_{50} = 0.435μg/mL, BST *in vitro*, LC_{50} = 0.687μg/mL). 【来源】刺果番荔枝 *Annona muricata*. 【文献】219.

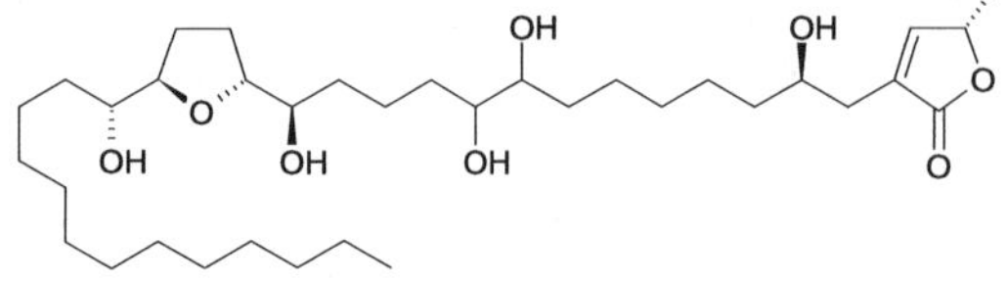

1595 Annonacin 番荔枝辛

[111035-65-5] $C_{35}H_{64}O_7$ (596.90). 白色无定形固体. 【类型】番荔枝乙酰精宁. 【活性】抗肿瘤 (A549, IC_{50} = 0.23μg/mL, MCF7, IC_{50} = 1.18μg/mL, HT29, IC_{50} = 1.0×10^{-8}μg/mL); 细胞毒 (BST, LC_{50} = 2.3μg/mL). 【来源】刺果番荔枝 *Annona muricata* (种子: 产率 = 0.105%干重)[1021], 金屏哥纳香 *Goniothalamus leiocarpus*, 山番荔枝 *Annona montana* (种子: 产率 = 0.052%)[1115]. 【文献】60, 69, 230, 1021, 1115, 1202.

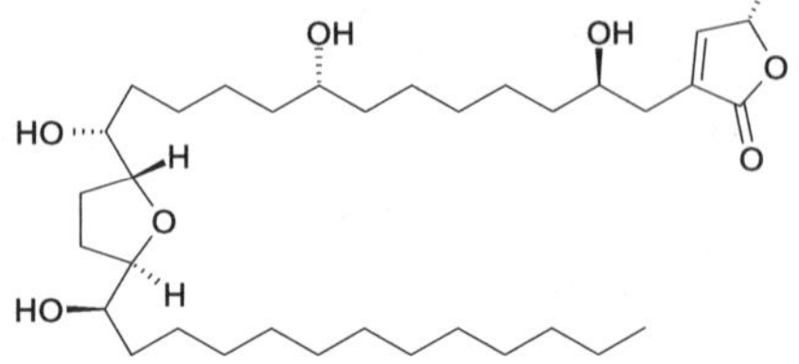

1596 Annonin Ⅵ 番荔枝宁Ⅵ

[129212-94-8] $C_{37}H_{66}O_7$ (622.93). 无色固体, $[\alpha]_D^{25}$ = +15.3° (*c* = 0.4, 二氯甲烷). 【类型】番荔枝乙酰精宁. 【活性】细胞毒 (HeLa *in vitro*, ED_{50} = 0.05μg/mL); NADH 氧化酶抑制剂 (牛心脏, *in vitro*); 葡萄糖脱氢酶抑制剂 (大肠埃希菌); 驱肠虫剂 (*Caenorhabditis elegans*); 杀虫剂. 【来源】番荔枝 *Annona squamosa*. 【文献】184.

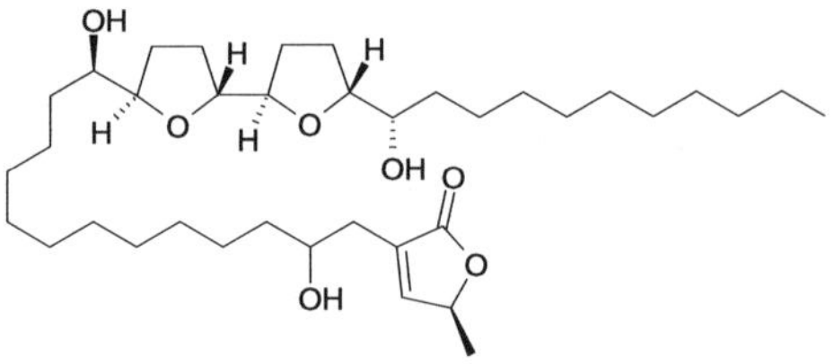

1597 Annopentocin A 番荔枝喷同辛 A

[184093-44-5] $C_{35}H_{64}O_8$ (612.89). 白色无定形粉末, $[\alpha]_D^{25}$ = +12° (*c* = 14, 三氯甲烷). 【类型】番荔枝乙酰精宁. 【活性】细胞毒 (*in vitro*, BST, LC_{50} = 8.9mg/L; A549, ED_{50} = 0.171μg/mL; MCF7, ED_{50} = 17.93μg/mL; HT29, ED_{50} = 1.63μg/mL; A498, ED_{50} = 0.607μg/mL; PC3, ED_{50} = 1.14μg/mL; PACA-2, ED_{50} = 0.0358μg/mL). 【来源】刺果番荔枝 *Annona muricata*. 【文献】227.

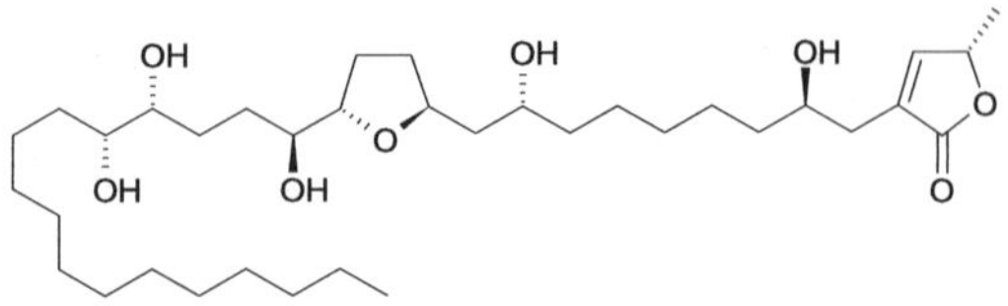

1598 Annopentocin B 番荔枝喷同辛 B

[184093-45-6] $C_{35}H_{64}O_8$ (612.89). 白色油状物, $[\alpha]_D^{25}$ = +15° (*c* = 10, 三氯甲烷). 【类型】番荔枝乙酰精宁.

【活性】细胞毒 (*in vitro*, BST, LC_{50} = 11.2mg/L; A549, ED_{50} = 0.0274μg/mL; MCF7, ED_{50} = 3.56μg/mL; HT29, ED_{50} = 1.64μg/mL; A498, ED_{50} = 0.379μg/mL; PC3, ED_{50} = 0.212μg/mL; PACA-2, ED_{50} = 0.162μg/mL). 【来源】刺果番荔枝 *Annona muricata*. 【文献】227.

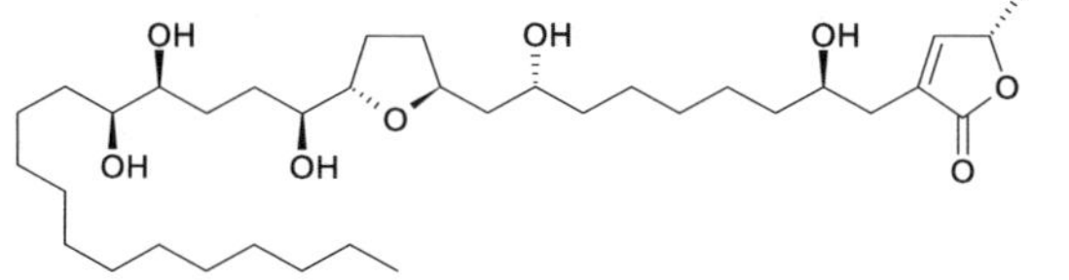

1599 Annopentocin C 番荔枝喷同辛 C

[184093-46-7] $C_{35}H_{64}O_8$ (612.89). 白色油状物, $[\alpha]_D^{25}$ = 9° (*c* = 11, 三氯甲烷). 【类型】番荔枝乙酰精宁. 【活性】细胞毒 (*in vitro*, BST, LC_{50} = 13.8mg/L; A549, ED_{50} = 0.0206μg/mL; MCF7, ED_{50} = 2.97μg/mL; HT29, ED_{50} = 1.24μg/mL; A498, ED_{50} = 0.258μg/mL; PC3, ED_{50} = 0.228μg/mL; PACA-2, ED_{50} = 0.428μg/mL). 【来源】刺果番荔枝 *Annona muricata*. 【文献】227.

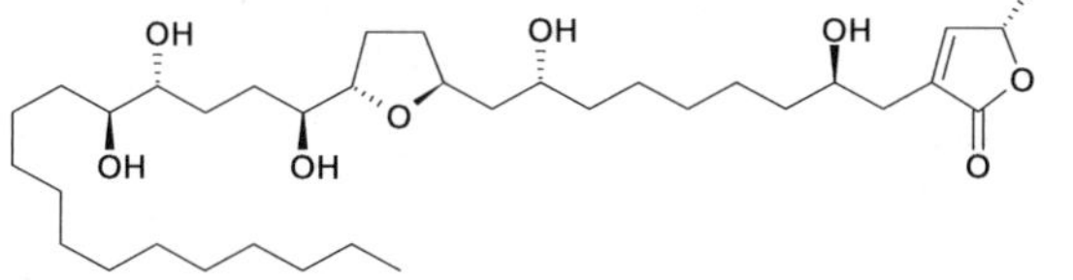

1600 Annoreticuin 牛心番荔枝素

[142488-56-0] $C_{35}H_{64}O_7$ (596.90). 亮黄色蜡质固体, mp 75~77℃. 【类型】番荔枝乙酰精宁. 【活性】细胞毒 (*in vitro* HepG2, EC_{50} = 0.0064μg/mL; Hep3B, EC_{50} = 2.45μg/mL; 对照多柔比星, HepG2, EC_{50} = 0.38μg/mL, Hep3B, EC_{50} = 0.36μg/mL)[1202]. 【来源】牛心番荔枝 *Annona reticulata*, 山番荔枝 *Annona montana* (种子). 【文献】73, 1202.

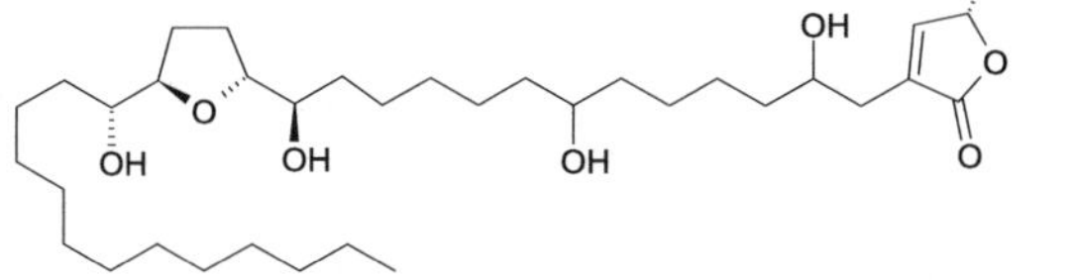

1601 *cis*-Annoreticuin *cis*-牛心番荔枝素

$C_{35}H_{64}O_7$ (596.90). 无色蜡样固体, $[\alpha]_D^{25}$ = +3.5° (*c* = 0.13, 三氯甲烷). 【类型】番荔枝乙酰精宁. 【活性】细胞毒 (*in vitro* HepG2, EC_{50} = 0.0024μg/mL, Hep3B, EC_{50} = 1.98μg/mL; 对照阿霉素, HepG2, EC_{50} = 0.38μg/mL, Hep3B, EC_{50} = 0.36μg/mL). 【来源】山番荔枝 *Annona montana* (种子). 【文献】1202.

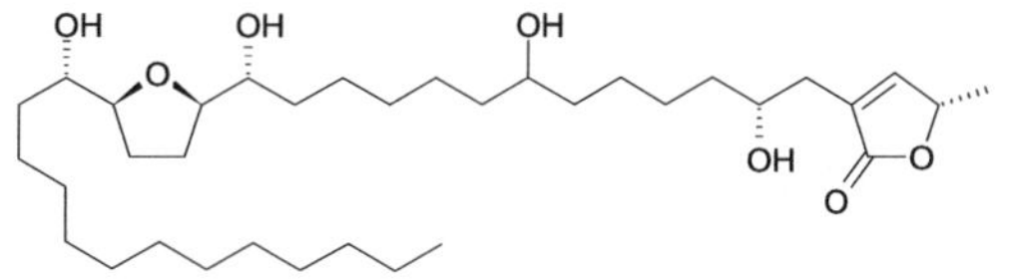

1602 Arianacin

[172430-57-8] $C_{35}H_{64}O_7$ (596.90). 白色无定形粉末, mp 64℃, $[\alpha]_D^{25}$ = +12.5° (*c* = 0.14). 【类型】番荔枝乙酰精宁. 【活性】细胞毒 (BST, LC_{50} = 7.1μg/mL, PD, 抑制率 = 26%, A549 *in vitro*, IC_{50} = 0.0047μg/mL, MCF7 *in vitro*, IC_{50} = 0.4μg/mL, HT29 *in vitro*, IC_{50} = 4.4μg/mL). 【来源】刺果番荔枝 *Annona muricata*. 【文献】230.

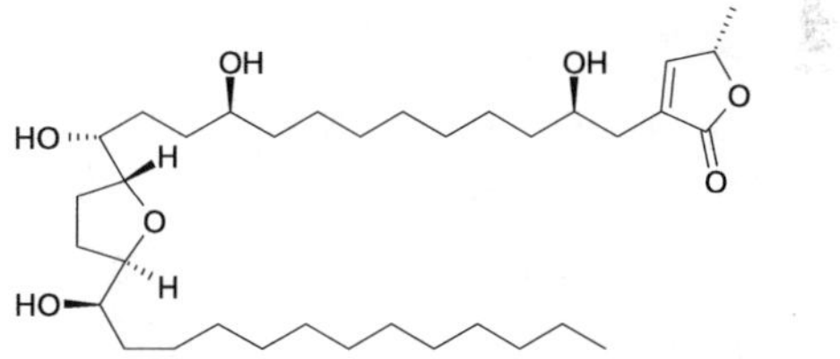

1603 Asimicin

$C_{37}H_{66}O_7$ (622.93). 无色油状物, $[\alpha]_D^{25}$ = +32.6° (*c* = 0.09, 三氯甲烷). 【类型】番荔枝乙酰精宁. 【活性】细胞毒 (人肝癌细胞株 HepG2, IC_{50} = 0.0628ng/mL, 对照阿霉素, IC_{50} = 0.241μg/mL; 肝炎病毒转染的人肝癌细胞 Hep2.2.15, IC_{50} = 0.066ng/mL, 阿霉素, IC_{50} = 0.450μg/mL)[1310]. 【来源】刺果番荔枝 *Annona muricata*. 【文献】1310.

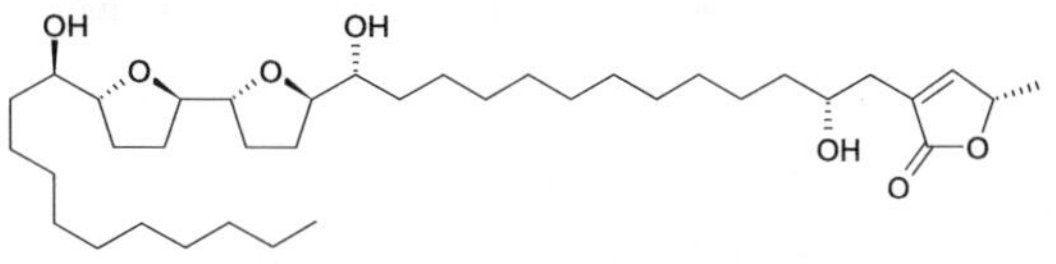

1604 Bullatacin 泡番荔枝辛

$C_{37}H_{66}O_7$ (622.93). 无色油状物, $[\alpha]_D^{24}$ = +17.5° (*c* = 0.13, 三氯甲烷). 【类型】番荔枝乙酰精宁. 【活性】细胞毒 (人肝癌细胞株 HepG2, IC_{50} = 0.063ng/mL, 对照阿霉素, IC_{50} = 0.241μg/mL; 肝炎病毒转染的人肝癌细胞 Hep2.2.15, IC_{50} = 0.069ng/mL, 阿霉素, IC_{50} = 0.450μg/mL)[1310]; 细胞毒 (*in vitro*, 9PS, ED_{50} = 1×10^{-15}μg/mL, 9KB, ED_{50} =

$6.2\times10^{-14}\mu g/mL$, A549, $ED_{50} = 1.3\times10^{-13}\mu g/mL$, HT29, $ED_{50} = 1\times10^{-12}\mu g/mL$, MCF7, $ED_{50} < 1\times10^{-12}\mu g/mL$)[483]; 抗肿瘤 (*in vivo*: 裸鼠, L_{1210}, 0.05mg/kg, T/C = 138%; 人, A2780, 0.1mg/kg, InRt = 68%)[483].【来源】番荔枝 *Annona squamosa*, 泡状番荔枝 *Annona bullata*, 刺果番荔枝 *Annona muricata*.【文献】483, 1310.

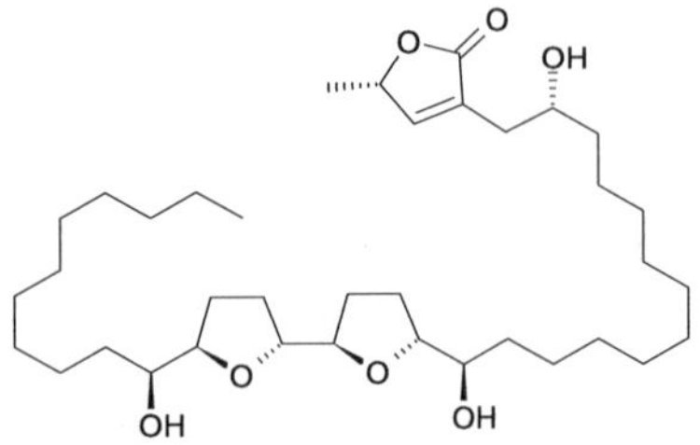

1605 Bullatanocin 泡番荔枝素

Squamostatin C $C_{37}H_{66}O_8$ (638.93). 白色粉末 (己烷–三氯甲烷) 或白色蜡状物 (三氯甲烷), $[\alpha]_D^{22} = +14.4°$ ($c = 0.55$, 三氯甲烷).【类型】番荔枝乙酰精宁.【活性】细胞毒 (BST, $LC_{50} = 0.43\mu g/mL$, A549 *in vitro*, $ED_{50} = 5.15\times10^{-10}\mu g/mL$, MCF7 *in vitro*, $ED_{50} = 0.0242\ \mu g/mL$, HT29 *in vitro*, $ED_{50} = 1.66\times10^{-11}\mu g/mL$)[238].【来源】番荔枝 *Annona squamosa*.【文献】211, 238, 270.

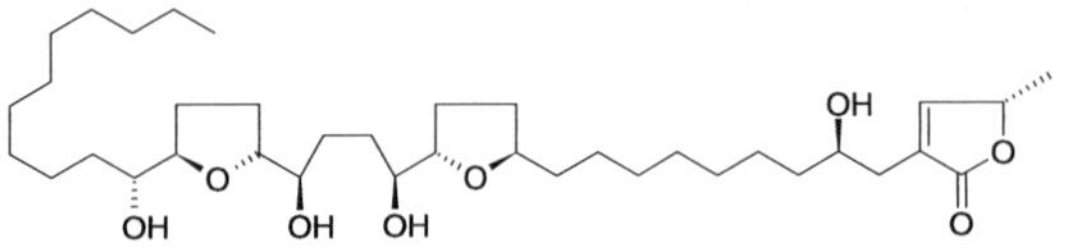

1606 Corossoline 刺果番荔枝林*

$C_{35}H_{64}O_6$ (580.90). 蜡样固体, $[\alpha]_D^{25} = +82.8°$ ($c = 0.34$, 三氯甲烷); 白色无定形固体, $[\alpha]_D^{25} = +19°$ ($c = 0.2$, 甲醇).【类型】番荔枝乙酰精宁.【活性】细胞毒 (*in vitro*, HepG2, $IC_{50} = 0.353\mu g/mL$, Hep2.2.15, $IC_{50} = 0.234\mu g/mL$; 对照阿霉素, HepG2, $IC_{50} = 0.241\mu g/mL$, Hep2.2.15, $IC_{50} = 0.45\mu g/mL$)[657].【来源】刺果番荔枝 *Annona muricata* (种子)[657], 金屏哥纳香 *Goniothalamus leiocarpus*.【文献】69, 657.

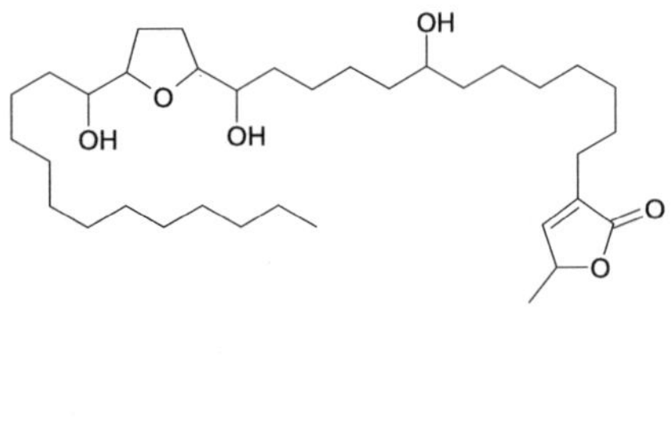

1607 Corossolone 刺果番荔枝酮*

$C_{35}H_{62}O_6$ (578.88). 蜡样固体, $[\alpha]_D^{25} = +11.7°$ ($c = 0.19$, 三氯甲烷).【类型】番荔枝乙酰精宁.【活性】细胞毒 (*in vitro*, HepG2, $IC_{50} = 0.48\mu g/mL$, Hep2.2.15, $IC_{50} = 0.284\mu g/mL$; 对照阿霉素, HepG2, $IC_{50} = 0.241\mu g/mL$, Hep2.2.15, $IC_{50} = 0.45\mu g/mL$)[657].【来源】刺果番荔枝 *Annona muricata* (叶: 产率 = 0.00015%干重)[1021], 刺果番荔枝 *Annona muricata* (种子).【文献】657, 1021.

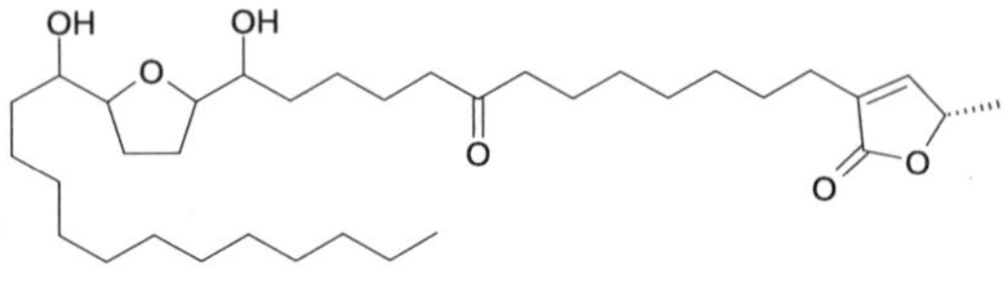

1608 *cis*-Corossolone *cis*-刺果番荔枝酮*

$C_{35}H_{62}O_6$ (578.88). 白色蜡样固体, $[\alpha]_D^{25} = +13.6°$ (c 0.10, 甲醇).【类型】番荔枝乙酰精宁.【活性】细胞毒 (*in vitro*, HepG2, $IC_{50} = 0.165\mu g/mL$, 对照阿霉素, $IC_{50} = 0.241\mu g/mL$; Hep2.2.15, $IC_{50} = 0.0476\mu g/mL$, 阿霉素, $IC_{50} = 0.45\mu g/mL$)[1021].【来源】刺果番荔枝 *Annona muricata* (叶: 产率 = 0.00013%干重).【文献】1021.

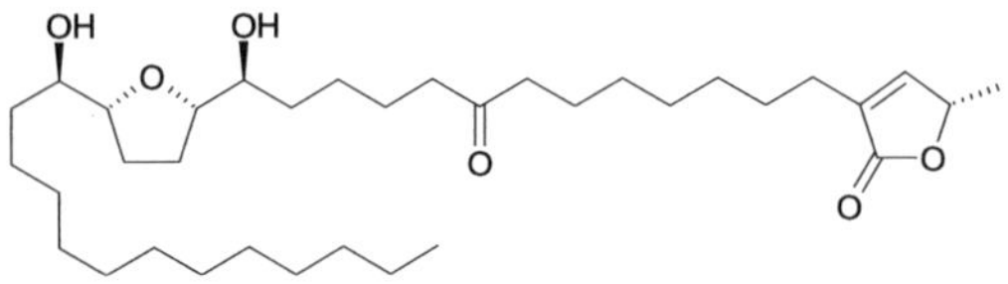

1609 Longifolicin

$C_{35}H_{64}O_6$ (580.9). 无色油状物, $[\alpha]_D^{25} = +8.3°$ ($c = 0.12$, 三氯甲烷).【类型】番荔枝乙酰精宁.【活性】细胞毒 (*in vitro*, HepG2, $IC_{50} = 0.000404\mu g/mL$, Hep2.2.15, $IC_{50} = 0.0049\mu g/mL$; 对照阿霉素, HepG2, $IC_{50} = 0.241\mu g/mL$, Hep2.2.15, $IC_{50} = 0.45\mu g/mL$)[657].【来源】刺果番荔枝 *Annona muricata* (种子).【文献】657.

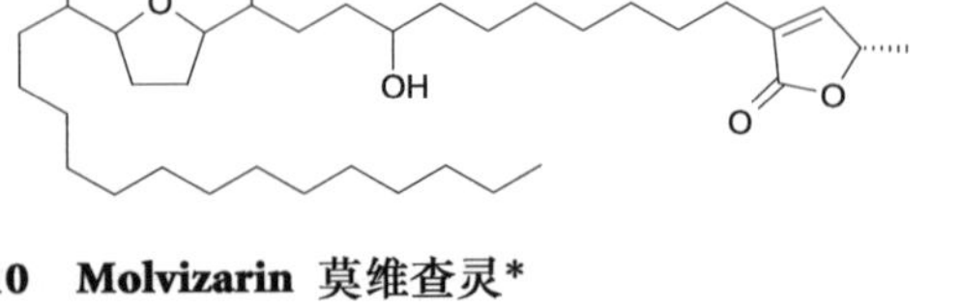

1610 Molvizarin 莫维查灵*

[138551-26-5] $C_{35}H_{62}O_7$ (594.88). 非晶体, mp 36~38℃, $[\alpha]_D = -9.7°$ ($c = 0.13$, 甲醇).【类型】番荔枝乙酰精

宁.【活性】细胞毒 (A549, HT29, A498, PC3 和 PACA-2, ED_{50} = 0.00000709~0.0000447ng/mL, BST, LC_{50} = 0.0526μg/mL, KB); 抗原生动物; NADH 辅酶 Q 还原酶抑制剂 (线粒体, IC_{50} = 1.7nmol/L); 线粒体复合物 I 选择性抑制剂 [NADH 氧化酶 IC_{50} = (1.55± 0.17)nmol/L, P<0.001, 对照鱼藤酮, IC_{50} = (5.10±0.09)nmol/L][1194].【来源】番荔枝 *Annona squamosa*, 毛叶番荔枝 *Annona cherimolia* (种子), 牛心番荔枝 *Annona reticulata*.【文献】217, 301, 302, 303, 1194.

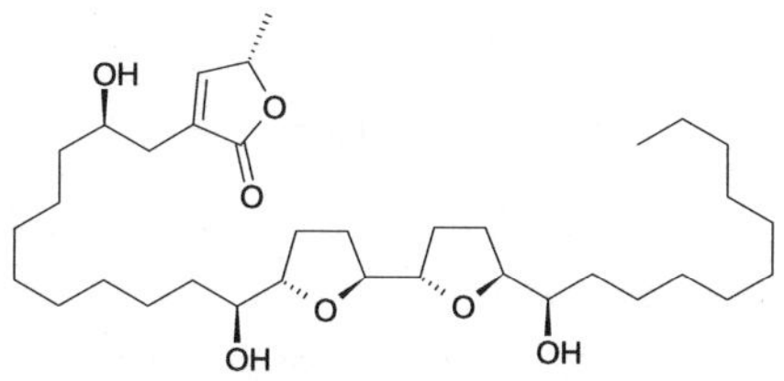

1611 Montacin 山番荔枝辛*

$C_{35}H_{62}O_8$ (610.88). 无色蜡状固体, $[\alpha]_D^{25}$ = +4.7° (c = 0.38, 三氯甲烷).【类型】番荔枝乙酰精宁.【活性】细胞毒 [*in vitro*: A549, ED_{50} = 12.9μg/mL; MCF7, ED_{50} = 10μg/mL; HCT8, ED_{50} = 16.5μg/mL; SK-MEL-2, ED_{50} = 11.2μg/mL; KB, ED_{50} = 16,6μg/mL; KB-VIN, ED_{50} > 20μg/mL; U-87-MG, ED_{50} > 20μg/mL; CAKI, ED_{50} > 20μg/mL; PC3, ED_{50} > 20μg/mL; 1A9 (3 天), ED_{50} > 10μg/mL; PTX10 (3 天), ED_{50} > 10μg/mL; 1A9 (6 天), ED_{50} = 6.7μg/mL; PTX10 (6 天), ED_{50} = 7.9μg/mL; 对照 Ca^{2+}: A549, ED_{50} > 20μg/mL; MCF7, ED_{50} > 20μg/mL; HCT8, ED_{50} > 20μg/mL; KB, ED_{50} > 20μg/mL; PC3, ED_{50} > 20μg/mL; 1A9 (3 天), ED_{50} > 20μg/mL; PTX10 (3 天), ED_{50} > 20μg/mL; PTX10 (6 天), ED_{50} > 20μg/mL][1115]; 细胞毒 [该化合物+Ca^{2+}($CaCl_2$), *in vitro*: A549, ED_{50} = 7.4μg/mL; MCF7, ED_{50} = 5.5μg/mL; HCT8, ED_{50} = 12.3μg/mL; SK- MEL-2, ED_{50} = 13.3μg/mL; KB, ED_{50} = 9.1μg/mL; KB-VIN, ED_{50} = 13.9μg/mL; U-87-MG, ED_{50} = 14.2μg/mL; CAKI, ED_{50} = 14.2μg/mL; PC3, ED_{50} = 14.2μg/mL; 1A9 (3 天), ED_{50} = 6.7μg/mL; PTX10 (3 天), ED_{50} = 7.5μg/mL; 1A9 (6 天), ED_{50} = 4.5μg/mL; PTX10 (6 天), ED_{50} = 2.8 μg/mL][1115].【来源】山番荔枝 *Annona montana* (种子: 产率 = 0.0015%).【文献】1115.

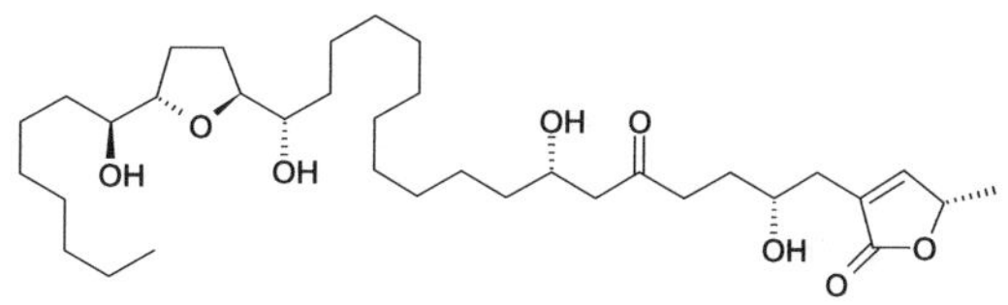

1612 *cis*-Montacin *cis*-山番荔枝辛*

$C_{35}H_{62}O_8$ (610.88). 白色蜡状固体, $[\alpha]_D^{25}$ = +9.4° (c = 0.17, 三氯甲烷).【类型】番荔枝乙酰精宁.【活性】细胞毒 [*in vitro*: A549, ED_{50} = 6μg/mL; MCF7, ED_{50} = 6.7μg/mL; HCT8, ED_{50} = 12.9μg/mL; KB, ED_{50} = 7.7μg/mL; KB-VIN, ED_{50} = 13.4μg/mL; U-87-MG, ED_{50} = 15μg/mL; PC3, ED_{50} = 11.9μg/mL; 1A9 (3 天), ED_{50} = 3.6μg/mL; PTX10 (3 天), ED_{50} = 5.9μg/mL; 1A9 (6 天), ED_{50} = 0.54μg/mL; PTX10 (6 天), ED_{50} = 1.8μg/mL; 对照 Ca^{2+}: A549, ED_{50} > 20μg/mL; MCF7, ED_{50} > 20μg/mL; HCT8, ED_{50} > 20μg/mL; KB, ED_{50} > 20μg/mL; PC3, ED_{50} > 20μg/mL; 1A9 (3 天), ED_{50} > 20μg/mL; PTX10 (3 天), ED_{50} > 20μg/mL; PTX10 (6 天), ED_{50} > 20μg/mL][1115]; 细胞毒 [该化合物+Ca^{2+}($CaCl_2$), *in vitro*: A549, ED_{50} = 5.5μg/mL; MCF7, ED_{50} = 6.5μg/mL; HCT8, ED_{50} = 111.7μg/mL; KB, ED_{50} = 8.2μg/mL; KB-VIN, ED_{50} = 13.8μg/mL; U-87-MG, ED_{50} = 14.3μg/mL; PC3, ED_{50} = 12.1μg/mL; 1A9 (3 天), ED_{50} = 2μg/mL; PTX10 (3 天), ED_{50} = 5.3μg/mL; 1A9 (6 天), ED_{50} = 0.13μg/mL; PTX10 (6 天), ED_{50} = 0.11μg/mL][1115].【来源】山番荔枝 *Annona montana* (种子: 产率 = 0.00075%).【文献】1115.

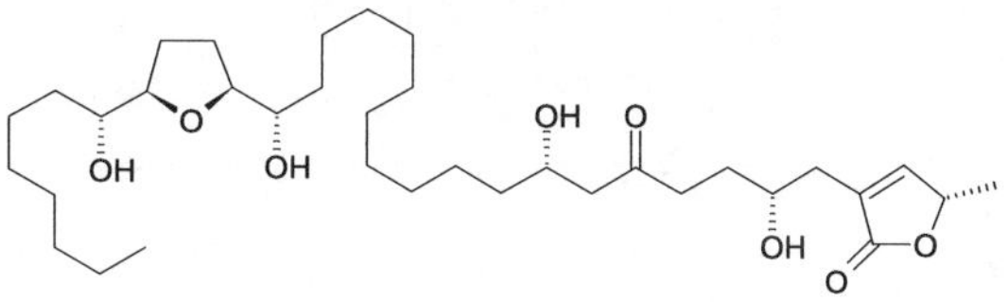

1613 Montalicin A 山番荔枝力辛 A*

$C_{33}H_{60}O_6$ (552.84). 无色蜡样固体, $[\alpha]_D^{25}$ = +17.0° (c = 0.34, 三氯甲烷).【类型】番荔枝乙酰精宁.【活性】细胞毒 (*in vitro* HepG2, EC_{50} < 0.01μg/mL, Hep3B, EC_{50} = 2.81μg/mL; 对照阿霉素, HepG2, EC_{50} = 0.38μg/mL, Hep3B, EC_{50} = 0.36μg/mL)[1202].【来源】山番荔枝 *Annona montana* (种子).【文献】1202.

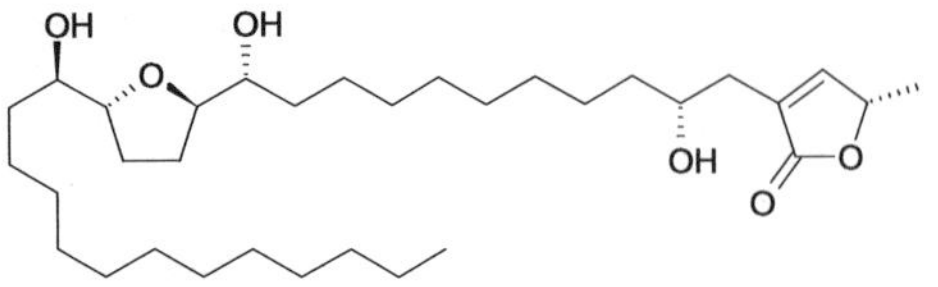

1614 Montalicin B 山番荔枝力辛 B*

$C_{35}H_{64}O_6$ (580.90). 无色蜡样固体, $[\alpha]_D^{25} = +13.1°$ (*c* = 0.60, 三氯甲烷). 【类型】番荔枝乙酰精宁. 【活性】细胞毒 (*in vitro* HepG2, EC_{50} = 0.53μg/mL, Hep3B, EC_{50} = 8.97μg/mL; 对照阿霉素, HepG2, EC_{50} = 0.38μg/mL, Hep3B, EC_{50} = 0.36μg/mL)[1202]. 【来源】山番荔枝 *Annona montana* (种子). 【文献】1202.

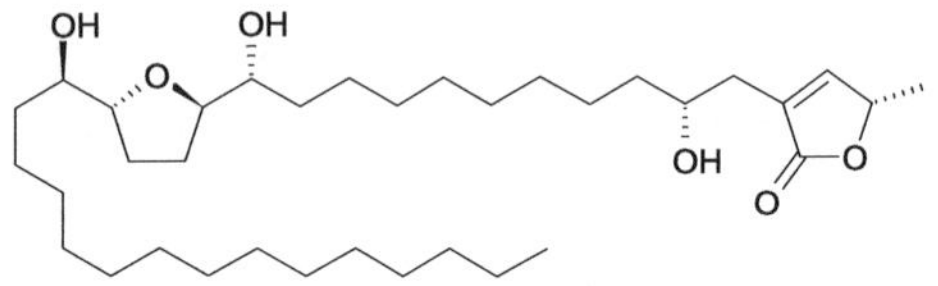

1615 Montalicin C 山番荔枝力辛 C*

$C_{35}H_{64}O_7$ (596.90). 无色蜡样固体, $[\alpha]_D^{25} = +16.7°$ (*c* = 0.34, 三氯甲烷). 【类型】番荔枝乙酰精宁. 【活性】细胞毒 (*in vitro* HepG2, EC_{50} = 0.022μg/mL, Hep3B, EC_{50} = 0.82μg/mL; 对照阿霉素, HepG2, EC_{50} = 0.38μg/mL, Hep3B, EC_{50} = 0.36μg/mL)[1202]. 【来源】山番荔枝 *Annona montana* (种子). 【文献】1202.

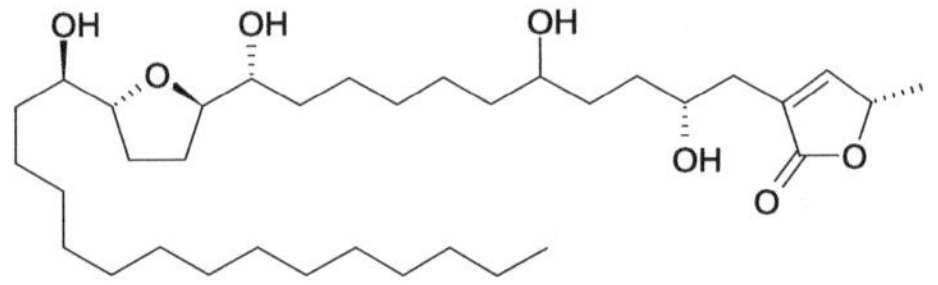

1616 Montalicin D 山番荔枝力辛 D*

$C_{35}H_{64}O_7$ (596.90). 无色蜡样固体, $[\alpha]_D^{25} = -3.5°$ (*c* = 0.43, 三氯甲烷). 【类型】番荔枝乙酰精宁. 【活性】细胞毒 (*in vitro* HepG2, EC_{50} = 1.99μg/mL; 对照阿霉素, HepG2, EC_{50} = 0.38μg/mL, Hep3B)[1202]. 【来源】山番荔枝 *Annona montana* (种子). 【文献】1202.

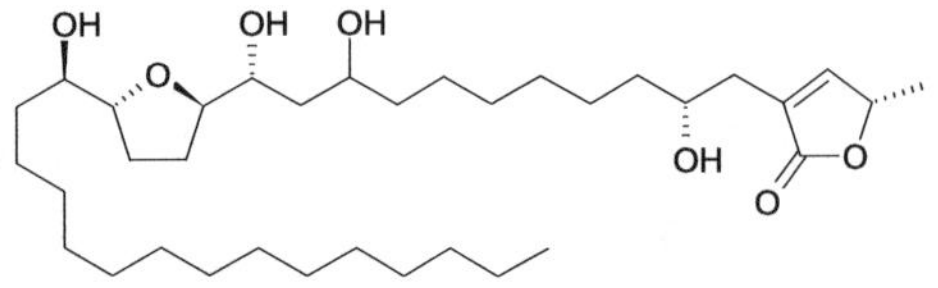

1617 Montalicin E 山番荔枝力辛 E*

$C_{37}H_{66}O_7$ (622.93). 无色蜡样固体, $[\alpha]_D^{25} = +16.5°$ (*c* = 0.23, 三氯甲烷). 【类型】番荔枝乙酰精宁. 【活性】细胞毒 (*in vitro* HepG2, EC_{50} = 0.13μg/mL, Hep3B, 无活性; 对照阿霉素, HepG2, EC_{50} = 0.38μg/mL, Hep3B, EC_{50} = 0.36μg/mL)[1202]. 【来源】山番荔枝 *Annona montana* (种子). 【文献】1202.

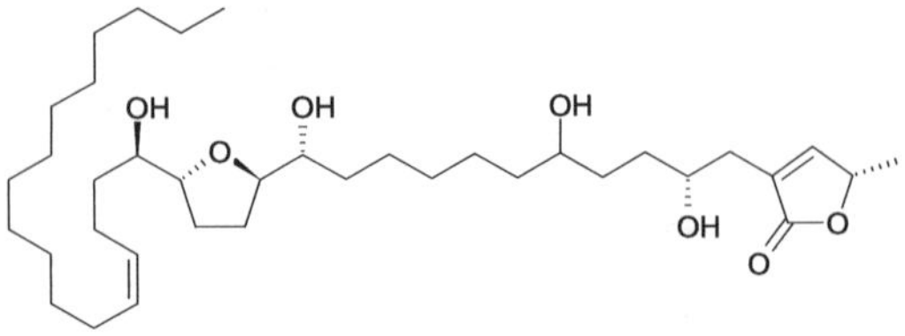

1618 Montalicin F 山番荔枝力辛 F*

$C_{35}H_{64}O_7$ (596.90). 无色蜡样固体, $[\alpha]_D^{25} = +19.5°$ (*c* = 0.15, 三氯甲烷). 【类型】番荔枝乙酰精宁. 【活性】细胞毒 (*in vitro* HepG2, EC_{50} < 0.01μg/mL; 对照阿霉素, HepG2, EC_{50} = 0.38μg/mL, Hep3B)[1202]. 【来源】山番荔枝 *Annona montana* (种子). 【文献】1202.

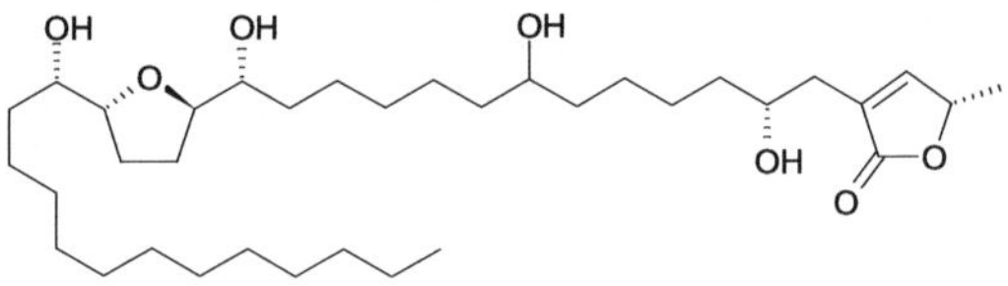

1619 Montalicin I 山番荔枝力辛 I*

$C_{37}H_{68}O_7$ (624.95). 无色蜡样固体, $[\alpha]_D^{25} = +16.7°$ (*c* = 0.34, 三氯甲烷). 【类型】番荔枝乙酰精宁. 【活性】细胞毒 (*in vitro* HepG2, EC_{50} = 0.11μg/mL, Hep3B, 无活性; 对照阿霉素, HepG2, EC_{50} = 0.38μg/mL, Hep3B, EC_{50} = 0.36μg/mL)[1202]. 【来源】山番荔枝 *Annona montana* (种子). 【文献】1202.

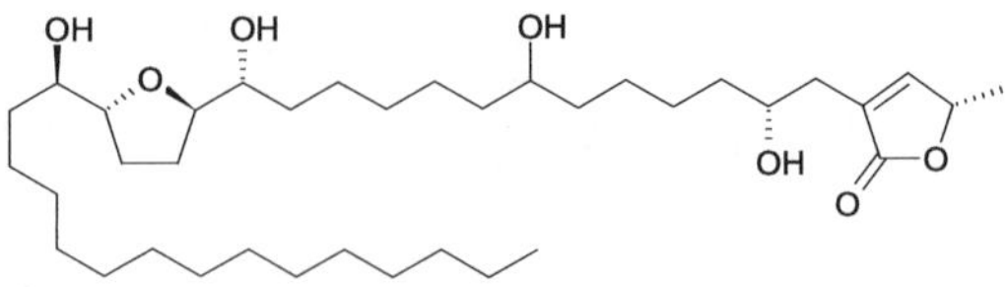

1620 Montalicin J 山番荔枝力辛 J*

$C_{37}H_{68}O_7$ (624.95). 无色蜡样固体, $[\alpha]_D^{25} = +7.3°$ (*c* = 1.39, 三氯甲烷). 【类型】番荔枝乙酰精宁. 【活性】细胞毒 (*in vitro* HepG2, EC_{50} < 0.01μg/mL, Hep3B, EC_{50} = 2.38μg/mL; 对照阿霉素, HepG2, EC_{50} = 0.38μg/mL, Hep3B, EC_{50} = 0.36μg/mL)[1202]. 【来源】山番荔枝 *Annona montana* (种子). 【文献】1202.

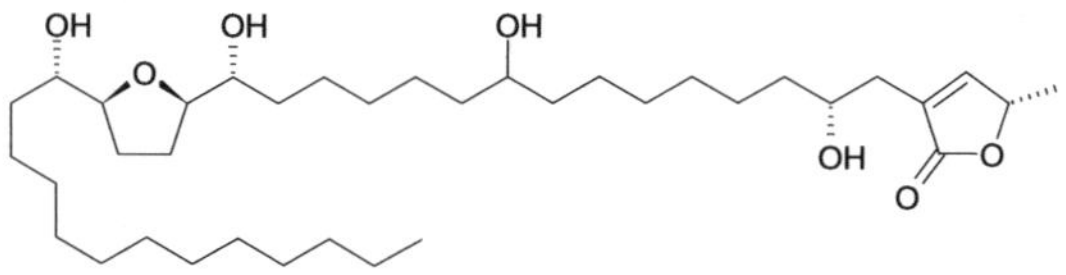

1621 Muricatacin 刺果番荔枝辛*

[134698-86-5] $C_{17}H_{32}O_3$ (284.44). mp 50℃, $[\alpha]_D^{20} = -16.1°$. 【类型】番荔枝乙酰精宁.【活性】细胞毒 (A549, ED_{50} = 23.3μg/mL, MCF7, ED_{50} = 9.8μg/mL, HT29, ED_{50} = 14.0μg/mL). 【来源】刺果番荔枝 *Annona muricata*. 【文献】304.

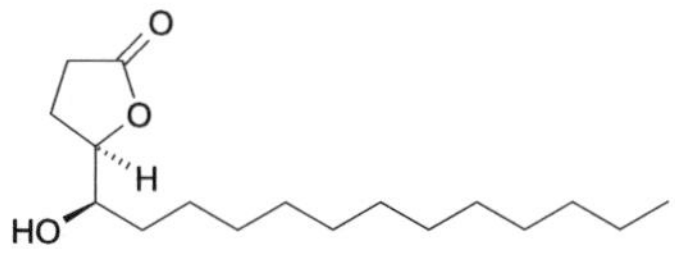

1622 Muricatetrocin A 刺果番荔枝卡特罗新 A*

[153125-14-5] $C_{35}H_{64}O_7$ (596.90). mp 102℃, $[\alpha]_D^{25}$ = 10.3° (*c* = 0.15, 三氯甲烷); 和 Muricatetrocin B 的混合物, 无色油状物, $[\alpha]_D^{25}$ = +22.2° (*c* = 0.25, 三氯甲烷). 【类型】番荔枝乙酰精宁.【活性】细胞毒 (A549, ED_{50} = 0.14μg/mL, MCF7, ED_{50} = 1.03μg/mL, HT29, ED_{50} ≤ 10^{-8}μg/mL, BST, LC_{50} = 1.4μg/mL, PD 实验, 肿块抑制率 = 76%); 细胞毒 (*in vitro*, 和 Muricatetrocin B 的混合物, HepG2, IC_{50} = 0.0495μg/mL, Hep2.2.15, IC_{50} = 0.00483μg/mL; 对照阿霉素, HepG2, IC_{50} = 0.241μg/mL, Hep2.2.15, IC_{50} = 0.45μg/mL)[657]. 【来源】刺果番荔枝 *Annona muricata*, 刺果番荔枝 *Annona muricata* (种子)[657]. 【文献】305, 657.

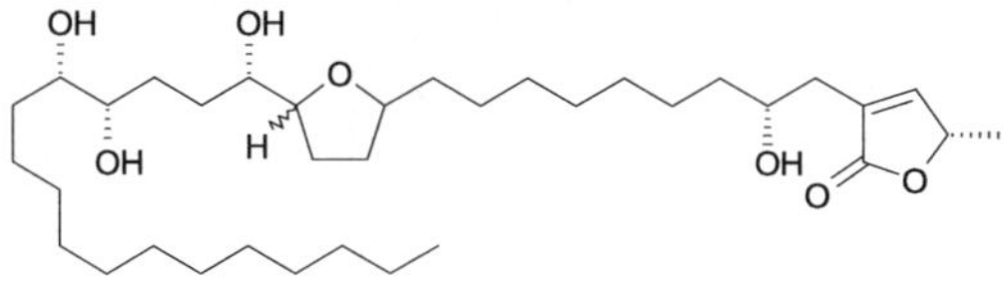

1623 Muricatetrocin B 刺果番荔枝卡特罗新 B*

[153220-48-5] $C_{35}H_{64}O_7$ (596.90). mp 89~90℃, $[\alpha]_D^{25}$ = 15.0° (*c* = 0.43, 三氯甲烷); 和 Muricatetrocin A 的混合物, 无色油状物, $[\alpha]_D^{25}$ = +22.2° (*c* = 0.25, 三氯甲烷). 【类型】番荔枝乙酰精宁.【活性】细胞毒 (A549, ED_{50} = 0.49μg/mL, MCF7, ED_{50} = 1.86μg/mL, HT29, ED_{50} = 0.028ng/mL, BST, LC_{50} = 1.8μg/mL, PD 实验, 肿块抑制率 = 53%); 细胞毒 (*in vitro*, 和 Muricatetrocin A 的混合物, HepG2, IC_{50} = 0.0495μg/mL, Hep2.2.15, IC_{50} = 0.00483μg/mL; 对照阿霉素, HepG2, IC_{50} = 0.241μg/mL, Hep2.2.15, IC_{50} = 0.45μg/mL)[657]. 【来源】刺果番荔枝 *Annona muricata*, 刺果番荔枝 *Annona muricata* (种子)[657]. 【文献】305, 657.

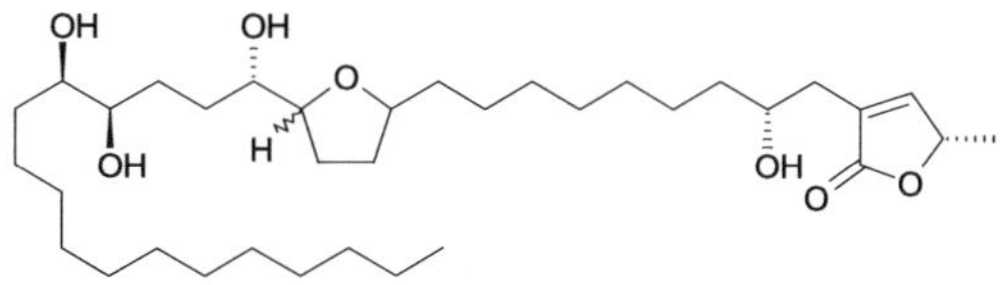

1624 Muricatocin A 刺果番荔枝卡托新 A*

[167172-79-4] $C_{35}H_{64}O_8$ (612.90). 白色无定形粉末, $[\alpha]_D^{22}$ = +21.8° (*c* = 0.001, 乙醇). 【类型】番荔枝乙酰精宁.【活性】细胞毒 (人 A549, ED_{50} = 0.0755μg/mL, MCF7, ED_{50} = 0.123μg/mL, HT29, ED_{50} = 1.56μg/mL, BST, LC_{50} = 0.699μg/mL). 【来源】刺果番荔枝 *Annona muricata*. 【文献】220.

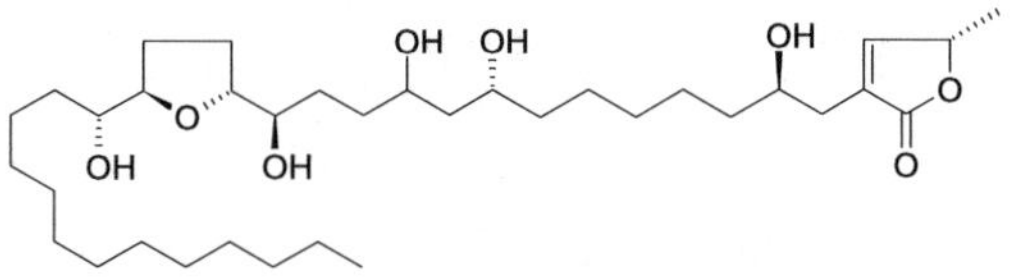

1625 Muricatocin B 刺果番荔枝卡托新 B*

[167355-38-6] $C_{35}H_{64}O_8$ (612.90). 白色无定形粉末, $[\alpha]_D^{22}$ = +62.5° (*c* = 0.001, 乙醇). 【类型】番荔枝乙酰精宁.【活性】细胞毒 (人 A549, ED_{50} = 0.334μg/mL, MCF7, ED_{50} = 0.103μg/mL, HT29, ED_{50} = 1.66μg/mL, BST, LC_{50} 0.557μg/mL). 【来源】刺果番荔枝 *Annona muricata*. 【文献】220.

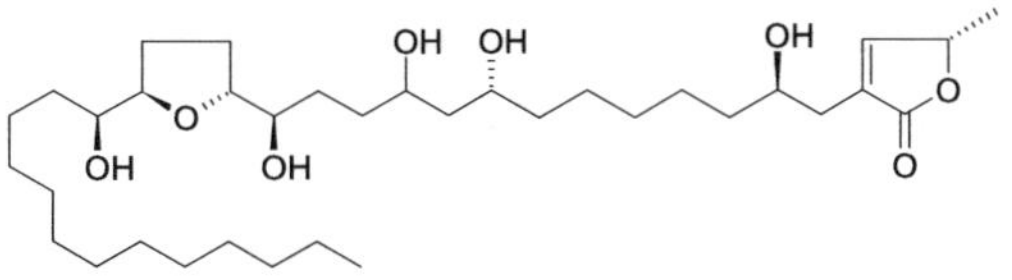

1626 Muricatocin C 刺果番荔枝卡托新 C*

[167355-40-0] $C_{35}H_{64}O_8$ (612.90). 白色无定形粉末, $[\alpha]_D^{22}$ = +32.5° (*c* = 0.001, 乙醇). 【类型】番荔枝乙酰精宁.【活性】细胞毒 (人 A549, ED_{50} = 0.0909μg/mL, MCF7, ED_{50} = 0.0645μg/mL, HT29, ED_{50} = 1.48μg/mL, BST, LC_{50} = 0.604μg/mL). 【来源】刺果番荔枝 *Annona muricata*. 【文献】221.

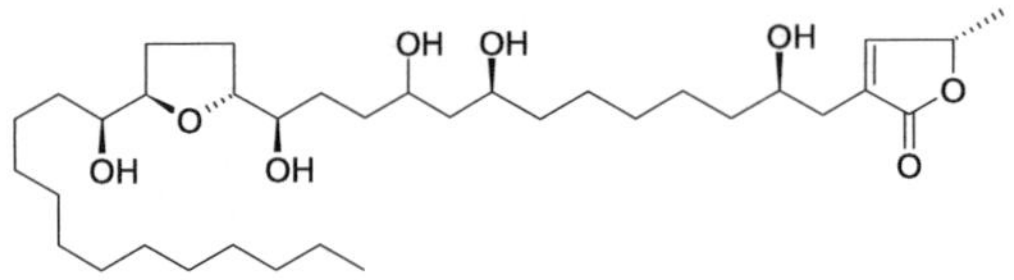

1627 Muricin A 刺果番荔枝辛 A*

$C_{35}H_{64}O_7$ (596.9). 白色蜡样固体, $[\alpha]_D^{25}$ = +7.2° (*c* = 0.25, 三氯甲烷). 【类型】番荔枝乙酰精宁. 【活性】细胞毒 (*in vitro*, HepG2, IC_{50} = 5.04μg/mL, Hep2.2.15, IC_{50} = 0.00513μg/mL; 对照阿霉素, HepG2, IC_{50} = 0.241 μg/mL, Hep2.2.15, IC_{50} = 0.45μg/mL) [657]. 【来源】刺果番荔枝 *Annona muricata* (种子). 【文献】657.

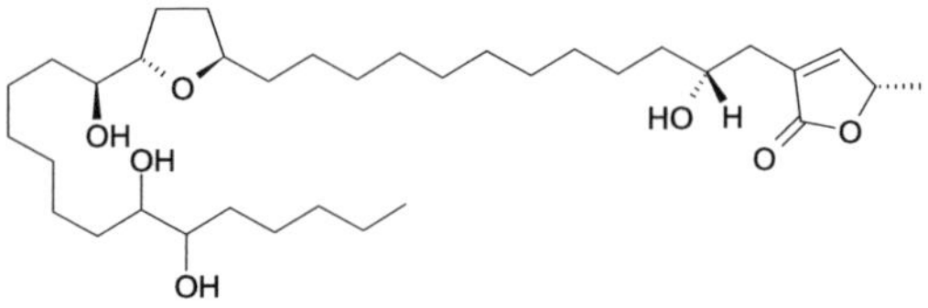

1628 Muricin B 刺果番荔枝辛 B*

$C_{35}H_{64}O_7$ (596.9). 白色蜡样固体, $[\alpha]_D^{25}$ = 0° (*c* = 0.11, 三氯甲烷). 【类型】番荔枝乙酰精宁. 【活性】细胞毒 (*in vitro*, HepG2, IC_{50} = 1.78μg/mL, Hep2.2.15, IC_{50} = 0.00429μg/mL; 对照阿霉素, HepG2, IC_{50} = 0.241μg/mL, Hep2.2.15, IC_{50} = 0.45μg/mL) [657]. 【来源】刺果番荔枝 *Annona muricata* (种子). 【文献】657.

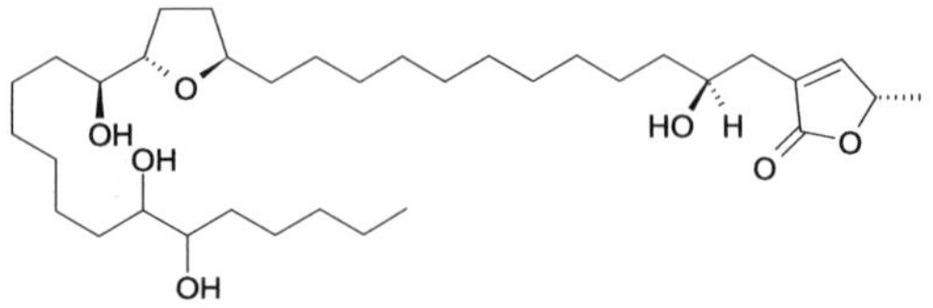

1629 Muricin C 刺果番荔枝辛 C*

$C_{35}H_{64}O_7$ (596.9). 白色蜡样固体, $[\alpha]_D^{25}$ = +86.0° (*c* = 0.15, 三氯甲烷). 【类型】番荔枝乙酰精宁. 【活性】细胞毒 (*in vitro*, HepG2, IC_{50} = 0.499μg/mL, Hep2.2.15, IC_{50} = 0.00387μg/mL; 对照阿霉素, HepG2, IC_{50} = 0.241 μg/mL, Hep2.2.15, IC_{50} = 0.45μg/mL) [657]. 【来源】刺果番荔枝 *Annona muricata* (种子). 【文献】657.

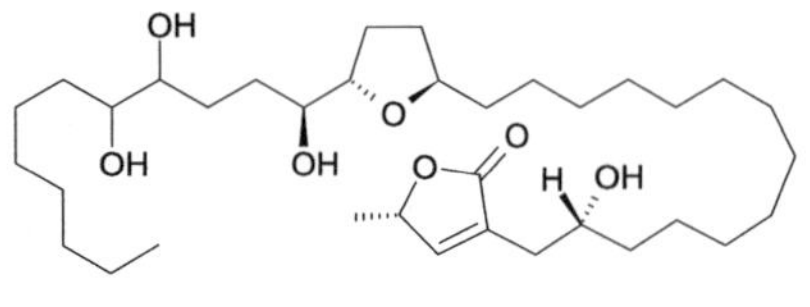

1630 Muricin D 刺果番荔枝辛 D*

$C_{33}H_{60}O_7$ (568.84). 白色蜡样固体, $[\alpha]_D^{25}$ = +77.6° (*c* = 0.34, 三氯甲烷). 【类型】番荔枝乙酰精宁. 【活性】细胞毒 (*in vitro*, HepG2, IC_{50} = 0.00066μg/mL, Hep2.2.15, IC_{50} = 0.048μg/mL; 对照阿霉素, HepG2, IC_{50} = 0.241μg/mL, Hep2.2.15, IC_{50} = 0.45μg/mL) [657]. 【来源】刺果番荔枝 *Annona muricata* (种子). 【文献】657.

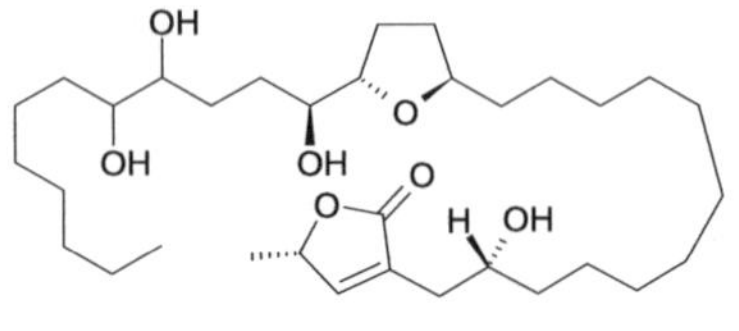

1631 Muricin F 刺果番荔枝辛 F*

$C_{35}H_{62}O_7$ (594.88). 白色蜡样固体, $[\alpha]_D^{25}$ = +48.2° (*c* = 0.48, 三氯甲烷). 【类型】番荔枝乙酰精宁. 【活性】细胞毒 (*in vitro*, HepG2, IC_{50} = 0.0428μg/mL, Hep2.2.15, IC_{50} = 0.00386μg/mL; 对照阿霉素, HepG2, IC_{50} = 0.241μg/mL, Hep2.2.15, IC_{50} = 0.45μg/mL) [657]. 【来源】刺果番荔枝 *Annona muricata* (种子). 【文献】657.

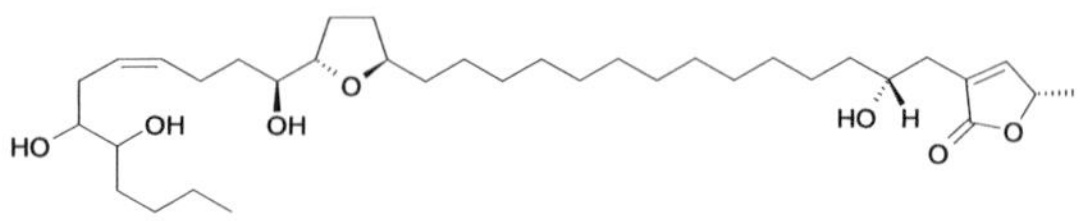

1632 Muricin H 刺果番荔枝新 H*

$C_{35}H_{64}O_6$ (580.9). 无色蜡状固体, $[\alpha]_D^{25}$ = +9.5° (*c*=0.76, 三氯甲烷). 【类型】番荔枝乙酰精宁. 【活性】细胞毒 (*in vitro*, HepG2, IC_{50} = 0.0951μg/mL, 对照阿霉素, IC_{50} = 0.241μg/mL; Hep2.2.15, IC_{50} = 0.0118μg/mL, 对照阿霉素, IC_{50} = 0.45μg/mL) [1021]. 【来源】刺果番荔枝 *Annona muricata* (种子: 产率 = 0.01%干重). 【文献】1021.

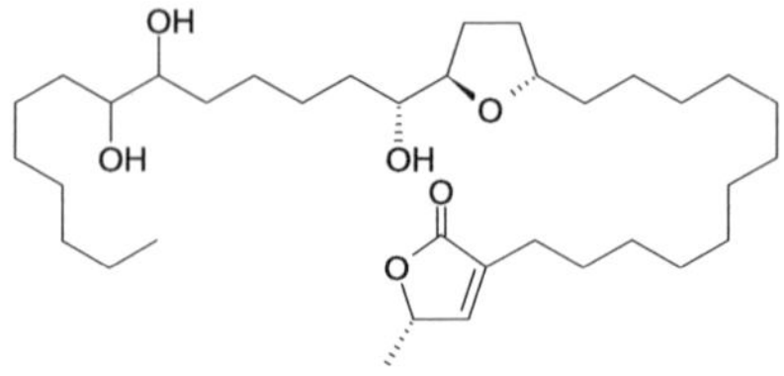

1633 Muricin I 刺果番荔枝新 I*

$C_{37}H_{66}O_6$ (606.93). 白色蜡样固体, $[\alpha]_D^{25}$ = +88.0° (*c* = 0.25, 三氯甲烷). 【类型】番荔枝乙酰精宁. 【活性】

细胞毒 (*in vitro*, HepG2, IC_{50} = 0.0509μg/mL, 对照阿霉素, IC_{50} = 0.241μg/mL; Hep2.2.15, IC_{50} = 0.222μg/mL, 对照阿霉素, IC_{50} = 0.45μg/mL)[1021].【来源】刺果番荔枝 *Annona muricata* (种子: 产率 =0.001%干重).【文献】1021.

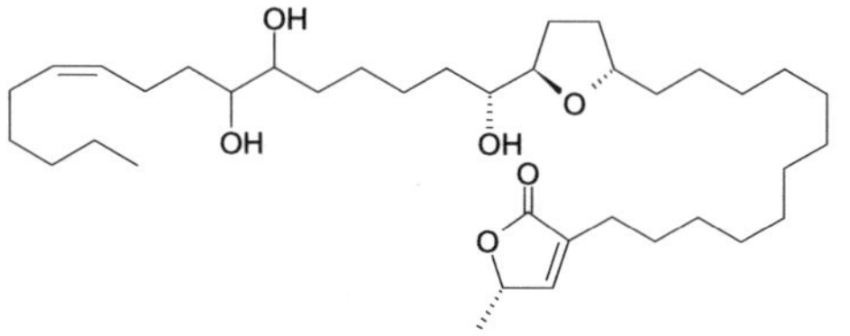

1634 Neoannonin 新番荔枝宁*

$C_{37}H_{66}O_6$ (606.93). 无色油状物, $[\alpha]_D^{25}$ = +3.2° (*c* = 0.51, 三氯甲烷).【类型】番荔枝乙酰精宁.【活性】细胞毒 (人肝癌细胞株 HepG2, IC_{50} = 0.064ng/mL, 对照阿霉素, IC_{50} = 0.241μg/mL; 肝炎病毒转染的人肝癌细胞 Hep2.2.15, IC_{50} = 0.073ng/mL, 阿霉素, IC_{50} = 0.450μg/mL)[1310].【来源】刺果番荔枝 *Annona muricata*.【文献】1310.

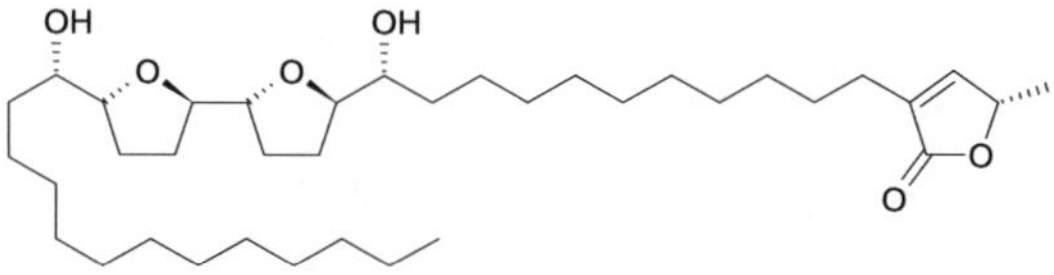

1635 Otivarin 奥梯瓦素

Dihydrocherimolin [92280-15-4] $C_{37}H_{68}O_8$ (640.95). $[\alpha]_D$ = +13° (*c* = 0.15, 甲醇).【类型】番荔枝乙酰精宁.【活性】抗寄生虫 (*Molinema dessetoe* 传染性幼虫); 细胞毒 (KB ED_{50} = 0.001~0.0001μg/mL, Vero 猴肾成纤维细胞 ED_{50} = 0.01~0.001μg/mL); NADH-辅酶 Q 还原酶抑制剂 (线粒体, 有较大的蛋白依赖效价).【来源】毛叶番荔枝 *Annona cherimolia*.【文献】591, 303.

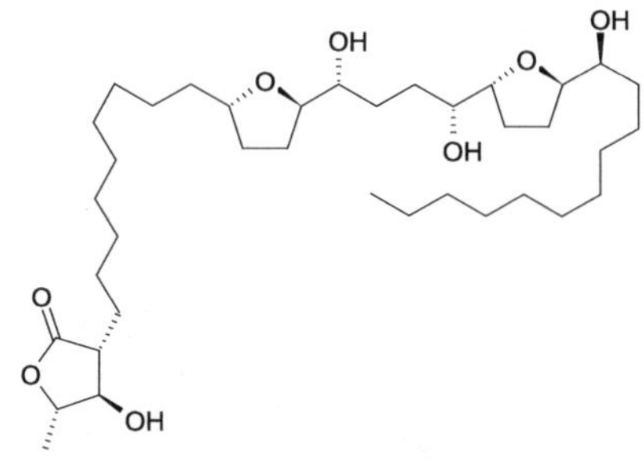

1636 Parvifloracin 小花泡泡新

[157110-12-8] $C_{35}H_{62}O_8$ (610.88). 类白色蜡状物, $[\alpha]_D^{22}$ = +18.75° (*c* = 0.08, 甲醇).【类型】番荔枝乙酰精宁.【活性】细胞毒 (A549, ED_{50} = 2.83×10^{-11}μg/mL, MCF7, ED_{50} < 10^{-12}μg/mL, BST, LC_{50} = 0.0201μg/mL).【来源】小花泡泡 *Asimina parviflora*.【文献】804.

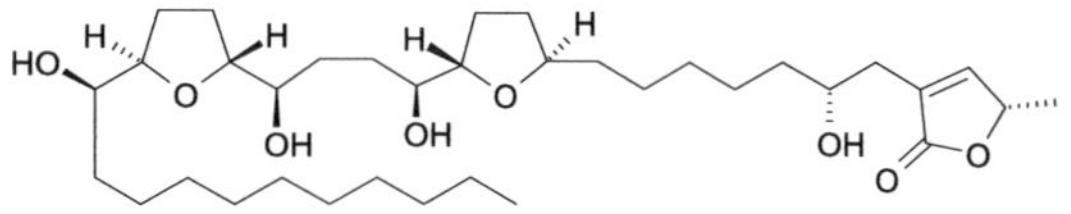

1637 Parviflorin 小花泡泡素

[152378-19-3] $C_{35}H_{62}O_7$ (594.88). 类白色蜡状物, $[\alpha]_D^{22}$ = +18.33° (*c* = 0.06, 乙醇).【类型】番荔枝乙酰精宁.【活性】细胞毒 (A549, ED_{50} < 10^{-12}μg/mL, HT29, ED_{50} = 0.549μg/mL, BST, LC_{50} = 0.08μg/mL).【来源】泡泡树 *Asimina triloba*, 泡状番荔枝 *Annona bullata*, 小花泡泡 *Asimina parviflora*.【文献】804, 805, 806, 807.

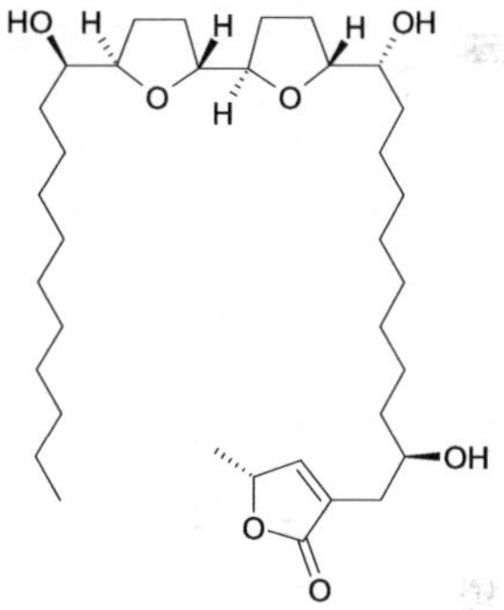

1638 Purpuracenin 紫番荔枝宁

[227086-12-6] $C_{37}H_{66}O_8$ (638.93). 淡黄色蜡状物, mp 42~44℃, $[\alpha]_D$ = +26° (*c* = 0.1, 甲醇).【类型】番荔枝乙酰精宁.【活性】细胞毒 (A549, ED_{50} = 0.048μg/mL; A498, ED_{50} < 0.001μg/mL; PC3, ED_{50} < 0.001μg/mL; BST, LC_{50} = 3.0μg/mL).【来源】紫番荔枝 *Annona purpurea*.【文献】808.

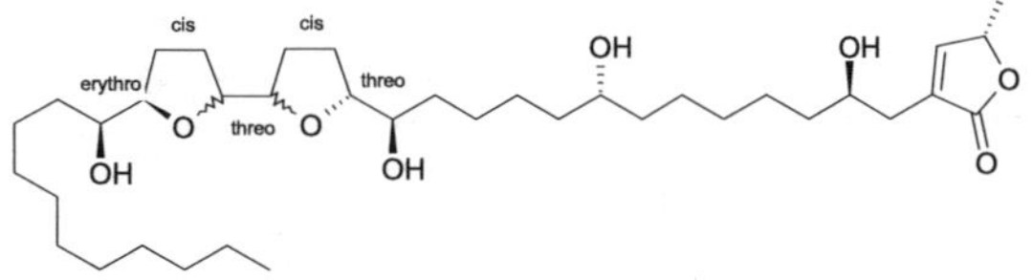

1639 Purpureacin 1 紫番荔枝素 1

[150134-21-7] $C_{37}H_{66}O_8$ (638.93). 白色无定形粉末, $[\alpha]_D$ = −3.3° (*c* = 0.12, 甲醇).【类型】番荔枝乙酰精宁.【活性】细胞毒 (海虾 BST, LC_{50} = 0.53μg/mL); 抗菌

(枯草杆菌, MED = 20μg); 抗真菌 (白假丝酵母 *Candida albicans*, MED = 0.05μg); 杀幼虫剂 (埃及伊蚊的幼虫, LC_{100} = 2.0μg/mL). 【来源】紫番荔枝 *Annona purpurea*. 【文献】774.

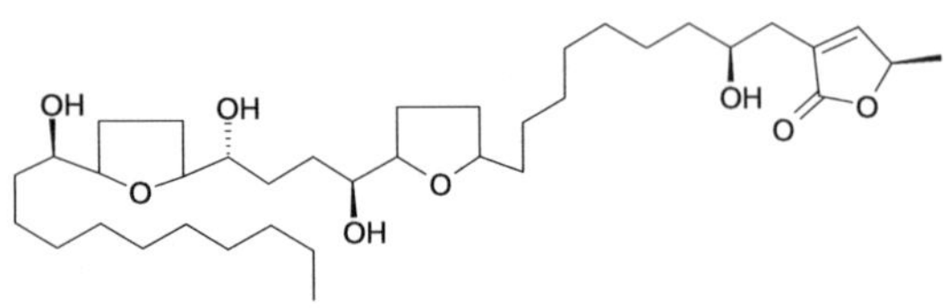

1640 Purpureacin 2 紫番荔枝素 2

[149990-60-3] $C_{37}H_{66}O_8$ (638.93). 白色无定形粉末, $[\alpha]_D$ = +6.5° (*c* = 0.17 甲醇). 【类型】番荔枝乙酰精宁. 【活性】细胞毒 (海虾 BST, LC_{50} = 0.38μg/mL); 抗真菌 (白假丝酵母 *Candida albicans*, MED = 1μg); 杀幼虫剂 (埃及伊蚊的幼虫, LC_{100} = 1.0μg/mL). 【来源】紫番荔枝 *Annona purpurea*. 【文献】774.

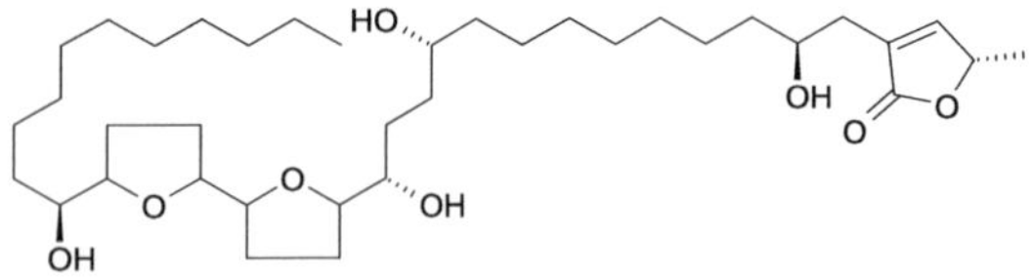

1641 Pyragonicin 吡喃哥纳香素

[209668-36-0] $C_{35}H_{64}O_7$ (596.90). 白色无定形蜡状物, $[\alpha]_D^{23}$ = −25.6° (*c* = 0.008, 三氯甲烷). 【类型】番荔枝乙酰精宁. 【活性】细胞毒 (PACA-2, ED_{50} = 0.058μg/mL, BST, LC_{50} = 0.9μg/mL, 黄热病蚊幼虫试验 YFM, LC_{50} = 73.8μg/mL). 【来源】大哥纳香 *Goniothalamus giganteus*. 【文献】809.

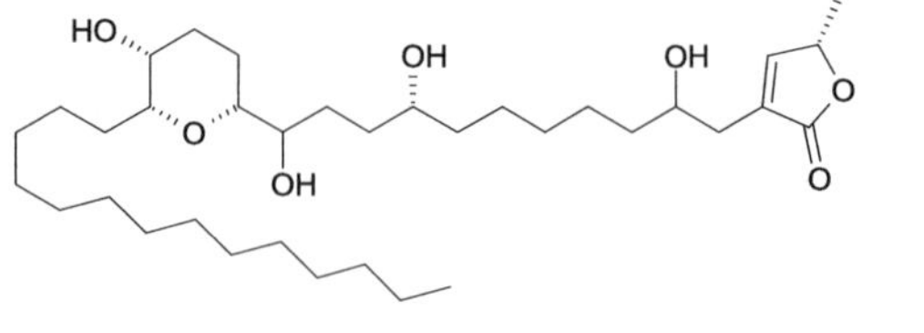

1642 Rollicosin 黏质罗林素*

$C_{22}H_{36}O_6$ (396.53). 白色无定形粉末, $[\alpha]_D^{24}$ = −26° (*c* = 0.05, 三氯甲烷). 【类型】番荔枝乙酰精宁. 【活性】细胞毒 (HepG2, IC_{50} = 0.10μg/mL; Hep2.2.15, IC_{50} = 0.021μg/mL; 对照阿霉素, IC_{50} = 0.045μg/mL; 是第一个在脂肪链两端有内酯结构, 而且既没有四氢呋喃环也没有四氢呋吡环的化合物, 可能作为发展番荔枝科作为潜在抗癌药物的原型分子)[1057]. 【来源】黏质罗林 *Rollinia mucosa* (新鲜未成熟果子: 产率 = 0.000018%鲜重). 【文献】1057.

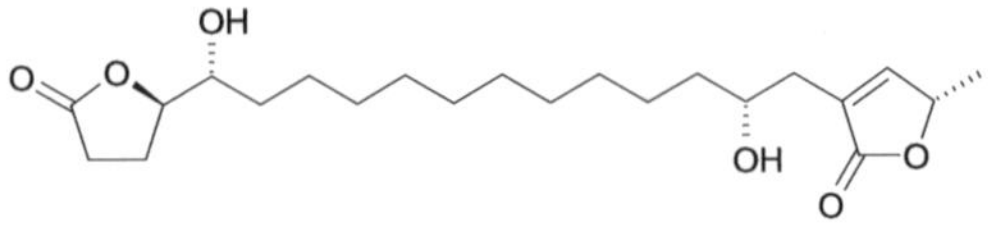

1643 Rollimusin 黏质罗林新*

$C_{37}H_{66}O_8$ (638.93). 蜡状固体, $[\alpha]_D^{25}$ = −7.8° (*c* = 0.55, 三氯甲烷). 【类型】番荔枝乙酰精宁. 【活性】细胞毒 (人肝癌细胞株 HepG2, IC_{50} = 0.0215μg/mL, 对照阿霉素, IC_{50} = 0.241μg/mL; 肝炎病毒转染的人肝癌细胞 Hep2.2.15, IC_{50} = 0.00145μg/mL, 阿霉素, IC_{50} = 0.450μg/mL)[1310]. 【来源】刺果番荔枝 *Annona muricata*. 【文献】1310.

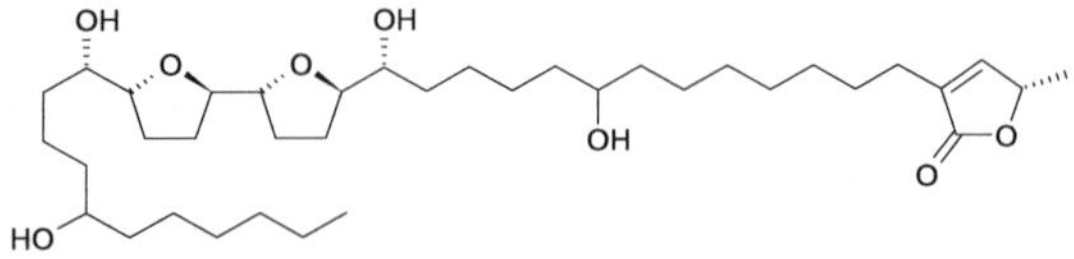

1644 Rolliniastatin 1 罗林素

[111056-97-4] $C_{37}H_{66}O_7$ (622.93). 油状物, mp 81~83℃ (丙酮), = $[\alpha]_{589nm}$ = +25.2°, $[\alpha]_{578nm}$ = +26.2°, $[\alpha]_{546nm}$ = +30.1°, $[\alpha]_{436nm}^{28}$ = +48.5°, $[\alpha]_{365nm}$ = +76.7° (*c* = 1.03, 二氯甲烷). 【类型】番荔枝乙酰精宁. 【活性】抗肿瘤 (P_{388}, ED_{50} = 0.045ng/mL); 细胞毒 (BST, LD_{50} = 0.0049μg/mL); 杀幼虫剂 (埃及伊蚊的幼虫, LD_{50} = 0.2μg/mL); 线粒体复合物 I 选择性抑制剂 [NADH 氧化酶 IC_{50} = (0.51±0.03)nmol/L, P<0.001, 对照鱼藤酮, IC_{50} = (5.10±0.09)nmol/L][1194]. 【来源】毛叶番荔枝 *Annona cherimolia* (种子), 牛心番荔枝 *Annona reticulata*. 【文献】184, 1194.

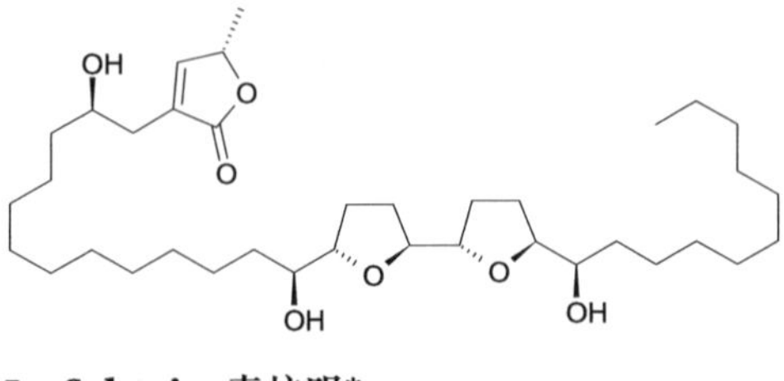

1645 Solamin 索拉明*

[138682-32-3] $C_{35}H_{64}O_5$ (564.90). 白色晶体, mp 74~75℃. 【类型】番荔枝乙酰精宁. 【活性】细胞毒

(P_{388}, ED_{50} = 0.04μg/mL; KB, ED_{50} = 0.3μg/mL). 【来源】刺果番荔枝 *Annona muricata* (叶: 产率 = 0.00025% 干重)[1021], 光叶紫玉盘 *Uvaria boniana*, 牛心番荔枝 *Annona reticulata*. 【文献】56, 73, 222, 1021.

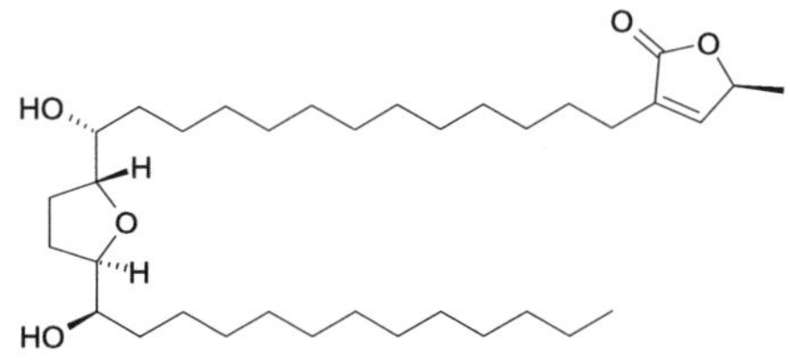

1646 Squamocin 多鳞番荔枝辛

Annonin I [120298-30-8] $C_{37}H_{66}O_7$ (622.93). 蜡状固体, mp < 30℃, $[\alpha]_D^{22}$ = +0.15° (*c* = 1.7, 甲醇); 无色油状物, $[\alpha]_D^{24}$ = +20.0° (*c* = 0.05, 三氯甲烷). 【类型】番荔枝乙酰精宁.【活性】细胞毒 (L_{1210} *in vitro*, ID_{50} = 0.58μg/mL; P_{388}, ED_{50} = 10^{-8}μg/mL); 细胞毒 (人肝癌细胞株 HepG2, IC_{50} = 0.547ng/mL, 对照阿霉素, IC_{50} = 0.241μg/mL; 肝炎病毒转染的人肝癌细胞 Hep2.2.15, IC_{50} = 0.923ng/mL, 阿霉素, IC_{50} = 0.450μg/mL)[1310]; NADH 辅酶 Q 还原酶抑制剂 (IC_{50} = 2.5nmol/L); 驱肠虫剂 (*Caenorhabditis elegans*); 杀昆虫剂. 【来源】刺果番荔枝 *Annona muricata*, 番荔枝 *Annona squamosa*. 【文献】184, 1310.

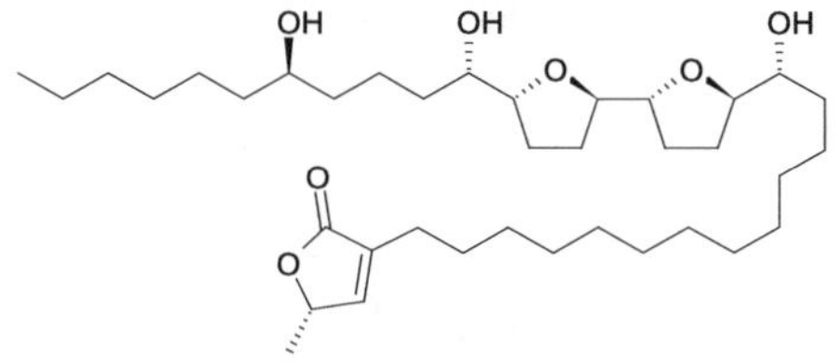

1647 Squamone 番荔枝酮

[126655-24-1] $C_{35}H_{62}O_7$ (594.88). 淡黄色无定形粉末, mp 87~89℃, $[\alpha]_D^{25}$ = +7.0° (*c* = 0.12, 三氯甲烷); 白色晶体, mp 95~97℃, $[\alpha]_D^{25}$ = +29° (*c* = 0.1, 甲醇). 【类型】番荔枝乙酰精宁.【活性】细胞毒 (P_{388}, ED_{50} = 5.6μg/mL; A549, ED_{50} = 1.34μg/mL; HT29, ED_{50} = 1.5μg/mL; MCF7, ED_{50} = 2.14μg/mL).【来源】牛心番荔枝 *Annona reticulata*, 番荔枝 *Annona squamosa*. 【文献】64, 222, 236.

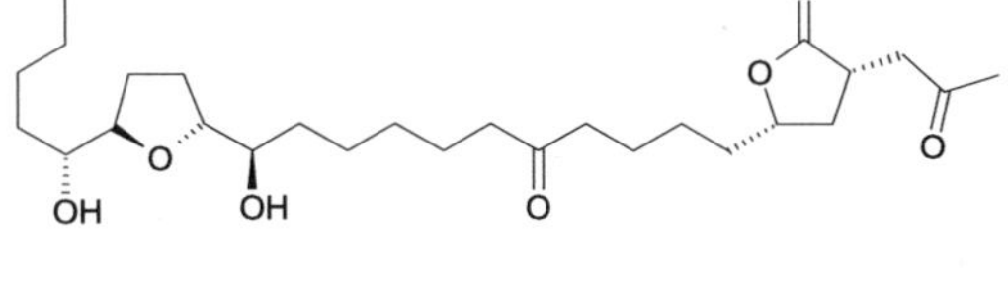

1648 Squamotacin 番荔枝塔辛

[174158-66-8] $C_{37}H_{66}O_7$ (622.93). 白色粉末, $[\alpha]_D$ = 2.59° (*c* = 0.0027). 【类型】番荔枝乙酰精宁. 【活性】细胞毒 (BST, LC_{50} = 0.0068μg/mL; PC3, ED_{50} = 0.00000172ng/mL). 【来源】番荔枝 *Annona squamosa*. 【文献】217.

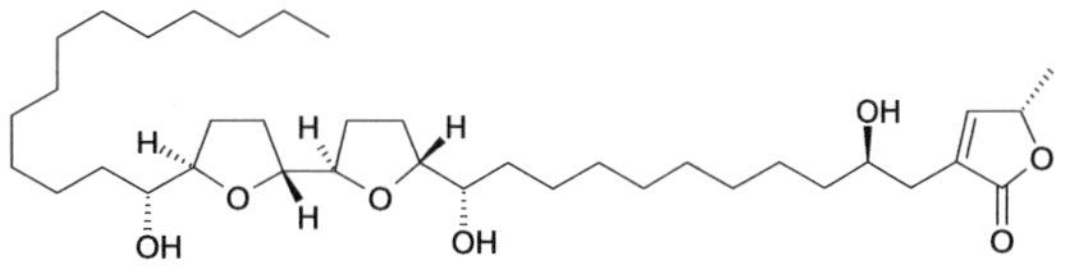

1649 Desacetyluvaricin 去乙酰基紫玉盘素*

[98767-45-4] $C_{37}H_{66}O_6$ (606.93). 无色油状物, $[\alpha]_D^{25}$ = +30.3° (*c* = 0.26, 三氯甲烷). 【类型】番荔枝乙酰精宁. 【活性】细胞毒 (人肝癌细胞株 HepG2, IC_{50} = 0.062ng/mL, 对照阿霉素, IC_{50} = 0.241μg/mL; 肝炎病毒转染的人肝癌细胞 Hep2.2.15, IC_{50} = 0.071ng/mL, 阿霉素, IC_{50} = 0.450μg/mL)[1310].【来源】刺果番荔枝 *Annona muricata*. 【文献】1310.

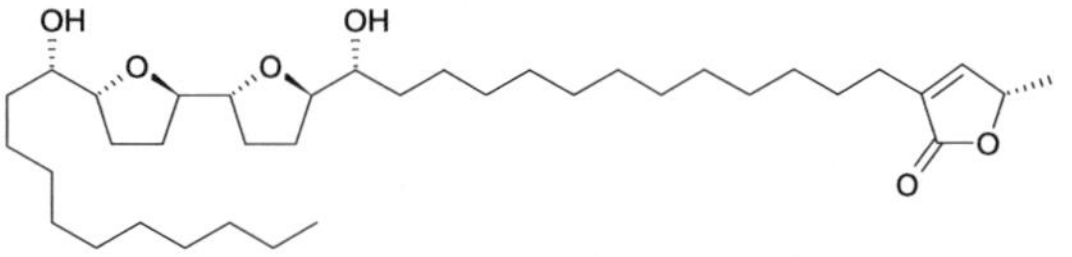

1650 34-Epiannomolon A 34-表毛叶番荔枝隆 A*

$C_{35}H_{62}O_7$ (594.88). 白色粉末, mp 82.1~82.7℃, $[\alpha]_D^{23}$ = −5.0° (*c* = 0.02, 二氯甲烷). 【类型】番荔枝乙酰精宁.【活性】下列数据是 annomolon A 和 34-epi-annomolon A 混合物的数据: 细胞毒 (鳃足虫致死毒性实验, LC_{50} = 0.375μg/mL)[1089]; 细胞毒 (*in vitro*, A549, ED_{50} = 1.26 μg/mL; MCF7, ED_{50} = 0.303μg/mL; HT29, ED_{50} = 0.193μg/mL; A498, ED_{50} = 0.93μg/mL; PC3, ED_{50} = 0.198μg/mL; MIA-PaCa-2, ED_{50} = 0.00312μg/mL; 对照阿霉素: A549, ED_{50} = 0.00113μg/mL; MCF7, ED_{50} = 0.0182μg/mL; HT29, ED_{50} = 0.0128μg/mL; A498, ED_{50} = 0.00226μg/mL; PC3, ED_{50} = 0.0502μg/mL; MIA-PaCa-2, ED_{50} = 0.00262μg/mL)[1089].【来源】毛叶番荔枝 *Annona cherimolia* (种子). 【文献】1089.

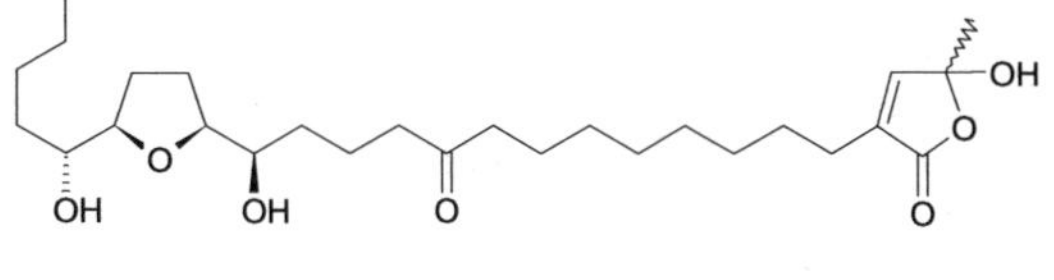

1651 34-Epiannomolon B 34-表毛叶番荔枝隆 B*

$C_{35}H_{62}O_8$ (610.88). 白色粉末, mp 86.3~87.2℃, $[\alpha]_D^{23}$ = +6.0° (c = 0.02, 二氯甲烷). 【类型】番荔枝乙酰精宁. 【活性】下列数据是毛叶番荔枝隆 B 和 34-表毛叶番荔枝隆 B 混合物的数据: 细胞毒 (鳃足虫致死毒性实验, LC_{50} = 0.07μg/mL)[1089]; 细胞毒 (*in vitro*, A549, ED_{50} = 1.37μg/mL; MCF7, ED_{50} = 0.047μg/mL; HT29, ED_{50} = 0.0719μg/mL; A498, ED_{50} = 0.377μg/mL; PC3, ED_{50} = 0.0553μg/mL; MIA-PaCa-2, ED_{50} = 0.00748μg/mL; 对照阿霉素: A549, ED_{50} = 0.00113μg/mL; MCF7, ED_{50} = 0.0182μg/mL; HT29, ED_{50} = 0.0128μg/mL; A498, ED_{50} = 0.00226μg/mL; PC3, ED_{50} = 0.0502μg/mL; MIA-PaCa-2, ED_{50} = 0.00262μg/mL)[1089]. 【来源】毛叶番荔枝 *Annona cherimolia* (种子). 【文献】1089.

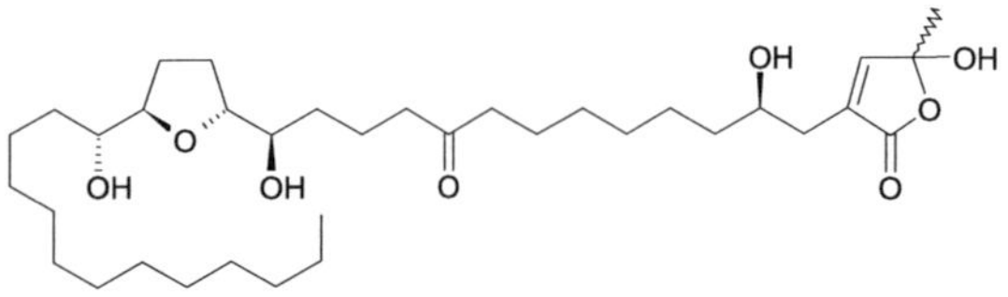

1652 Gigantetronenin

$C_{37}H_{66}O_7$ (622.93). 【类型】番荔枝乙酰精宁. 【活性】细胞毒 (*in vitro* HepG2, EC_{50} = 0.086 μg/mL, Hep3B, EC_{50} = 3.85μg/mL; 对照阿霉素, HepG2, EC_{50} = 0.38μg/mL, Hep3B, EC_{50} = 0.36μg/mL)[1202]. 【来源】山番荔枝 *Annona montana* (种子). 【文献】1202.

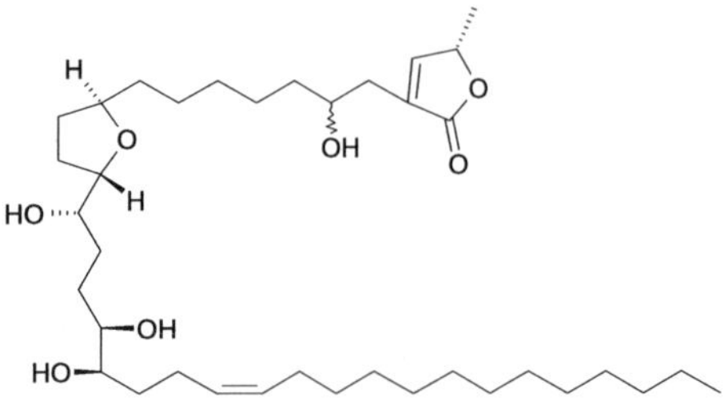

1653 *cis*-Goniothalamicin

[172586-14-0] $C_{35}H_{64}O_7$ (596.90). 白色无定形粉末 (己烷), mp 80℃, $[\alpha]_D^{25}$ = 7.2° (c = 0.03, 三氯甲烷). 【类型】番荔枝乙酰精宁. 【活性】细胞毒 (A549, IC_{50} = 0.13μg/mL, MCF7, IC_{50} = 1.05μg/mL, HT29, IC_{50} = 0.0053μg/mL); 细胞毒 (BST, LC_{50} = 5.2μg/mL, PD 实验, 抑制率 = 47%); 细胞毒 (*in vitro* HepG2, EC_{50} = 0.202μg/mL, Hep3B, EC_{50} = 3.11μg/mL; 对照阿霉素, HepG2, EC_{50} = 0.38μg/mL, Hep3B, EC_{50} = 0.36μg/mL)[1202]. 【来源】刺果番荔枝 *Annona muricata*, 山番荔枝 *Annona montana* (种子). 【文献】230, 1202.

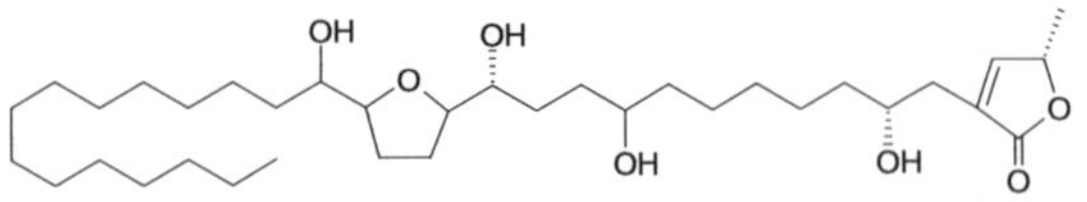

1654 Isodesacetyluvaricin 异去乙酰基紫玉盘素*

4-Deoxyasimicin [136033-39-1] $C_{37}H_{66}O_6$ (606.93). 蜡状固体, mp > 30℃. 【类型】番荔枝乙酰精宁. 【活性】细胞毒 (BST, LD_{50} = 0.201μg/mL, A549, ED_{50} = 0.000183 μg/mL, HT29, ED_{50} < 0.0001μg/mL). 【来源】大花紫玉盘 *Uvaria grandiflora*, 那耳紫玉盘 *Uvaria narum*. 【文献】213, 240, 270, 280, 299.

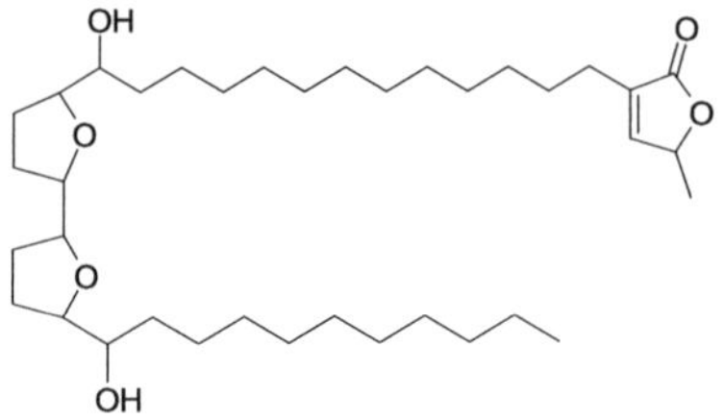

1655 Javoricin

[172588-18-0] $C_{35}H_{64}O_7$ (596.90). 白色无定形粉末 (己烷), mp 70℃, $[\alpha]_D^{25}$ = +13.6° (c = 0.1, 三氯甲烷). 【类型】番荔枝乙酰精宁. 【活性】抗肿瘤 (A549, IC_{50} = 0.017 μg/mL, MCF7, IC_{50} = 0.23μg/mL, HT29, IC_{50} = 1.8μg/mL); 细胞毒 (BST, IC_{50} = 4.9μg/mL, PD, 抑制率 = 47%). 【来源】刺果番荔枝 *Annona muricata*. 【文献】230.

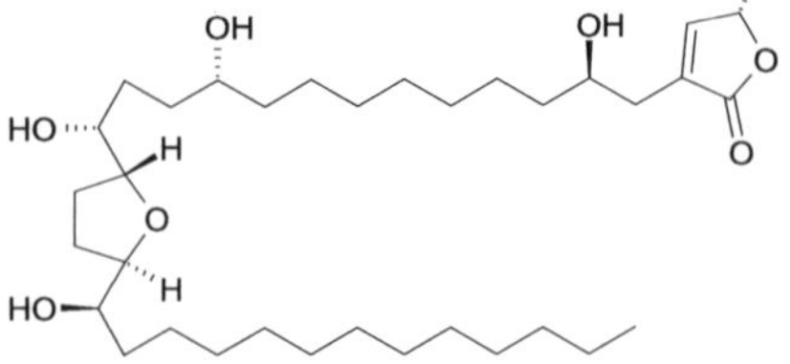

7. 含氧杂环类

7.1 丁内酯类

1656 Ascorbic acid 抗坏血酸 (维生素 C)

Vitamin C $C_6H_8O_6$ (176.13). 无色晶体, mp 190~192℃ (分解), $[\alpha]_D^{25}$ = +20.5°~+21.5° (水), 溶于水、乙醇.[1374] 【类型】丁内酯类. 【活性】抗氧化剂 [DPPH 清除剂, EC_{50} = (3.35±0.01)μg/mL][540]; 抗氧化剂 (类似超氧化物歧化酶活性, EC_{50} = 34.6μmol/L)[711]; 抗氧化剂 (DPPH 清除剂, EC_{50} = 6.25μmol/L)[711]; 抗氧化剂 (DPPH 清除剂, IC_{50} = 16.5μmol/L)[811,954,1364]; 抗氧化剂 (DPPH 清除剂, TLC, MIA < 0.10μg, IC_{50} = 18μg/mL)[813, 1259]; 抗氧化剂 [Takamatsu DCFH 方法, 骨髓单核 HL-60 细胞, IC_{50} = (1.9±0.7)μg/mL][825]; 抗氧化剂 (DPPH 清除剂, EC_{50} = 1.6μg/mL = 9.1μmol/L)[893]; 抗氧化剂 (DPPH 清除剂, IC_{50} = 10.3μmol/L)[952]; 抗氧化剂 [DPPH 清除剂, IC_{50} = (2.49±0.32)μg/mL][1275]; 抗氧化剂 (羟基自由基清除剂, IC_{50} = 51.8μmol/L, 超氧化物阴离子清除剂, IC_{50} = 86.2μmol/L)[928]; 细胞毒 (XTT 实验, HL-60 细胞, IC_{50} > 10.0μg/mL)[825]; 抗菌; 抗感染; 抗高血脂; 抑制生成致癌物质; 诱导组织产生胶原; 造血药 (促红细胞生成素类); 解毒剂. 【来源】白果 *Ginkgo biloba*, 醋柳果(沙棘) *Hippophae rhamnoides* (干燥成熟果实: 含量 = 0.95%[1375])' 枸杞子 *Lycium chinense*, 山楂 *Crataegus pinnatifida* (干燥成熟果实: 2 产地平均含量 = 0.07%[1375]), 云南山楂 *Crataegus scabrifolia* (干燥成熟果实: 2 产地平均含量 = 0.18%[1375]). 【文献】2, 167, 168, 540, 711, 811, 813, 825, 893, 928, 952, 954, 1259, 1275, 1364, 1374, 1375.

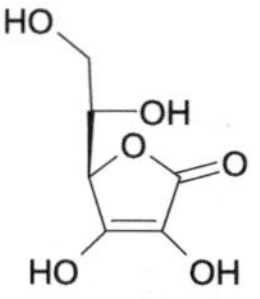

1657 Casealactone 脚骨脆内酯

$C_{21}H_{36}O_2$ (320.52). 无色油状物, $[\alpha]_D^{25}$ = +20.1° (*c* = 0.15, 三氯甲烷). 【类型】丁内酯类. 【活性】细胞毒 (P_{388}, ED_{50} = 1.10μg/mL, 对照光神霉素, ED_{50} = 0.58μg/mL; A549, ED_{50} = 6.69μg/mL, 光神霉素, ED_{50} = 0.073μg/mL; HT29, ED_{50} = 1.04μg/mL, 光神霉素, ED_{50} = 0.076μg/mL)[1335]. 【来源】膜质脚骨脆* *Casearia membranacea* (茎). 【文献】1335.

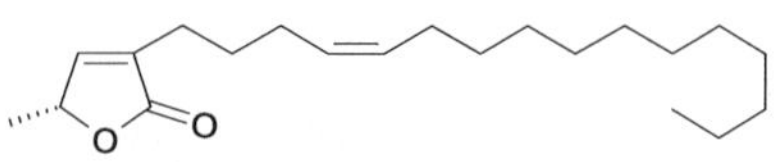

1658 2,3-Dihydroxy-2-methyl-butyolactone 2,3-二羟基-2-甲基丁内酯

$C_5H_8O_4$ (132.12). 白色颗粒状晶体 (丙酮). 【类型】丁内酯类. 【活性】细胞毒 (较强). 【来源】大叶白头翁 *Anaphalis margaritacea*, 观光木 *Tsoongiodendron odorum*. 【文献】486, 827.

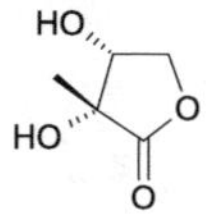

1659 Goniobutenolide A 哥纳香丁烯内酯 A*

$C_{13}H_{12}O_4$ (232.24). 【类型】丁内酯类. 【活性】细胞毒 (HepG2, IC_{50} = 5.83μg/mL, 对照多柔比星, IC_{50} = 0.38μg/mL; Hep3B, IC_{50} = 15.33μg/mL, 多柔比星, IC_{50} = 0.36μg/mL; MDA-MB-231, IC_{50} = 1.36μg/mL, 多柔比星, IC_{50} = 1.20μg/mL; MCF7, 无活性)[1215]. 【来源】台湾哥纳香 *Goniothalamus amuyon* (叶茎). 【文献】1215.

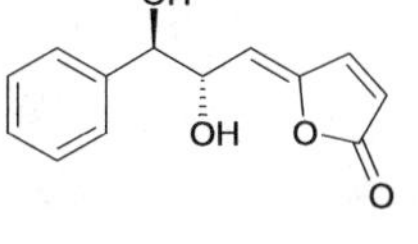

1660 Goniobutenolide B 哥纳香丁烯内酯 B*

$C_{13}H_{12}O_4$ (232.24). 【类型】丁内酯类. 【活性】细胞毒 (HepG2, IC_{50} = 6.68μg/mL, 对照多柔比星, IC_{50} = 0.38μg/mL; Hep3B, IC_{50} = 10.99μg/mL, 多柔比星, IC_{50} = 0.36μg/mL; MDA-MB-231, IC_{50} = 1.40μg/mL, 多柔比星, IC_{50} = 1.20μg/mL; MCF7, 无活性)[1215]. 【来源】台湾哥纳香 *Goniothalamus amuyon* (叶茎). 【文献】1215.

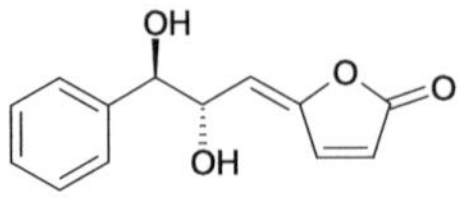

1661 Isoobtusilactone 异三桠乌药内酯

[56522-14-6] $C_{17}H_{26}O_3$ (278.39). 油状物, $[\alpha]_D = -43°$ ($c = 0.003$, 三氯甲烷). 【类型】丁内酯类. 【活性】细胞毒 (人的 MCF7 培养细胞, $ED_{50} = 4.60\mu g/mL$, HT29, $ED_{50} = 2.92\mu g/mL$, BST, $LC_{50} = 0.065mg/L$). 【来源】樟木 *Cinnamomum camphora*, 三钻风 *Lindera obtusiloba*. 【文献】190, 225, 253.

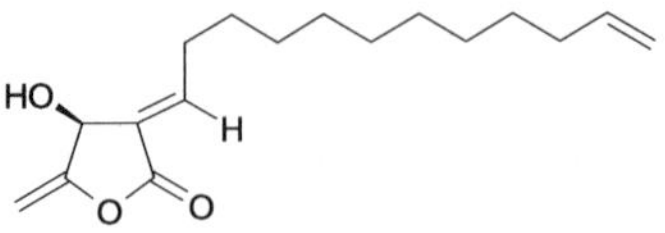

1662 Obtusilactone 三桠乌药内酯

[56799-51-0] $C_{17}H_{16}O_3$ (278.39). 黏性液体, $[\alpha]_D^{23} = -53°$ ($c = 0.35$, 甲醇). 【类型】丁内酯类. 【活性】细胞毒 (人 A549, $ED_{50} = 3.32\mu g/mL$, MCF7, $ED_{50} = 4.58\mu g/mL$, HT29, $ED_{50} = 3.26\mu g/mL$, BST, $LC_{50} = 0.035mg/L$, 土豆培养盘 PD 实验抑制率 = 64.2%). 【来源】桂皮钓樟 *Lindera benzoin*, 三钻风 *Lindera obtusiloba*, 樟树皮 *Cinnamomum camphora*. 【文献】225, 253.

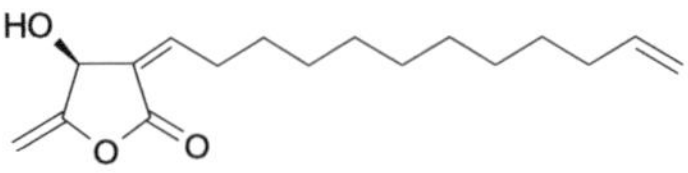

1663 Obtusilactone A 三桠乌药内酯 A

[56522-15-7] $C_{19}H_{32}O_3$ (308.47). 无色黏稠液体, $[\alpha]_D^{23} = -46°$ ($c = 0.45$, 三氯甲烷). 【类型】丁内酯类. 【活性】细胞毒 (人 MCF7, $ED_{50} = 5.12\mu g/mL$, HT29, $ED_{50} = 2.93\mu g/mL$, BST, $LC_{50} = 0.89mg/L$). 【来源】桂皮钓樟 *Lindera benzoin*, 三钻风 *Lindera obtusiloba*, 鳄梨属 *Persea borbonia*, 鳄梨属 *Persea* spp. 【文献】604, 605, 225.

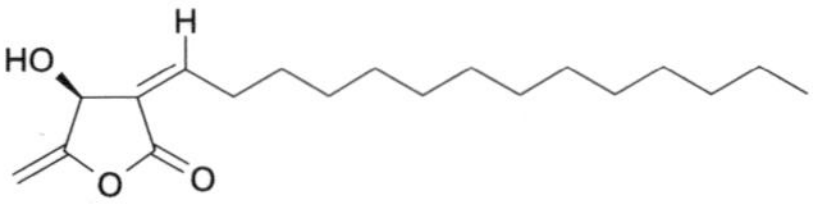

1664 Protolichesterinic acid

$C_{19}H_{32}O_4$ (324.46). 【类型】丁内酯类. 【活性】5-脂加氧酶抑制剂 (猪的白细胞, *in vitro*, $IC_{50} = 20.0\mu mol/L$, 对照 Zileuton, $IC_{50} = 0.4\mu mol/L$, 脂加氧酶涉及各种类型的致癌作用)[875]; 12-脂加氧酶抑制剂 (人血小板, *in vitro*)[875]; 细胞毒 [急性早幼粒细胞白血病 HL-60, $EC_{50} = (8.1±1.8)\mu g/mL$, Zileuton, $EC_{50} = (38.8±12.3)\mu g/mL$; 结肠直肠腺癌 WiDr, $EC_{50} = (18.1±6.2)\mu g/mL$, Zileuton, $EC_{50} > 80\mu g/mL$; 红白血病 K562, $EC_{50} = (10.7±0.1)\mu g/mL$, Zileuton, $EC_{50} = (38.5±5.4)\mu g/mL$; 胃腺癌 AGS, $EC_{50} = (7.0±0.9)\mu g/mL$, Zileuton, $EC_{50} = (70.5±3.1)\mu g/mL$; 乳腺癌 T47D, $EC_{50} = (3.7±1.6)\mu g/mL$, Zileuton, $EC_{50} = (23.9±4.1)\mu g/mL$; 卵巢腺癌 NIH:OVCAR-3, $EC_{50} = (4.2±1.3)\mu g/mL$, Zileuton, $EC_{50} = (53.1±7.7)\mu g/mL$; 胰腺癌 Capan1, $EC_{50} = (2.4±0.9)\mu g/mL$, Zileuton, $EC_{50} = (12.9±11.7)\mu g/mL$; 胰腺癌 Capan2, $EC_{50} = (8.7±4.5)\mu g/mL$, Zileuton, $EC_{50} > 80\mu g/mL$; 胰腺癌 PANC1, $EC_{50} = (3.1±0.8)\mu g/mL$, Zileuton, $EC_{50} = (46.6±5.4)\mu g/mL$; 前列腺癌 PC3, $EC_{50} = (2.6±1.1)\mu g/mL$, Zileuton, $EC_{50} = (49.9±9.0)\mu g/mL$; 小细胞肺癌 NCI-H1417, $EC_{50} = (4.2±0.2)\mu g/mL$, Zileuton, $EC_{50} > 80\mu g/mL$; T-细胞白血病 Jurkat-T, $EC_{50} = (4.3±3.3)\mu g/mL$, Zileuton, $EC_{50} = (78.3±5.0)\mu g/mL$][875]. 【来源】冰岛衣 *Cetraria islandica*. 【文献】875.

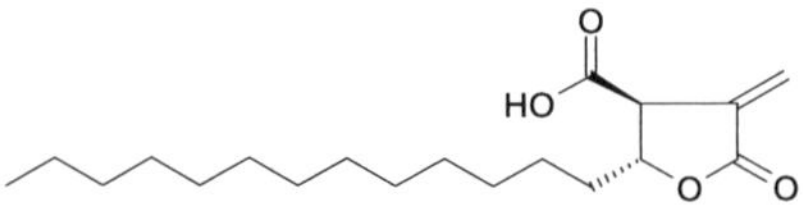

1665 Ranunculin 毛茛苷

[644-69-9] $C_{11}H_{16}O_8$ (276.25). mp 141~142℃. 【类型】丁内酯类. 【活性】细胞毒 (RB, $IC_{50} = 0.21\mu mol/L$, Bel7420, $IC_{50} = 0.35\mu mol/L$); 抗诱变剂 (丝裂霉素所致的鼠伤寒沙门菌 TA_{100} 和 TA_{102} 的回复突变, 抑制率 = 70%); 使表皮生疱. 【来源】白头翁 *Pulsatilla chinensis* (根: 含量 = 0.66%[1372]), 石龙芮 *Ranunculus sceleratus*. 【文献】5, 167, 1372.

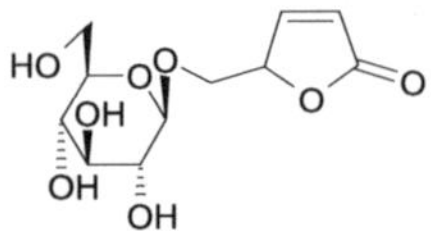

1666 Uncinine 有钩鹰爪宁

$C_{12}H_{15}NO_3$ (221.26). 白色无定形粉末. 【类型】丁内酯类/吡咯烷生物碱. 【活性】细胞毒 (*in vitro*, HepG2, IC_{50} =

6.1μg/mL; Hep2.2.15, IC_{50} = 7.4μg/mL)[666]. 【来源】有钩鹰爪* *Artabotrys uncinatus* (叶). 【文献】666.

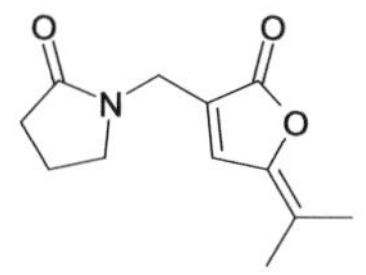

7.2 戊 内 酯 类

1667 8-Chlorogoniodiol 8-氯哥纳香二醇

(6*R*,7*R*,8*R*)-8-Chlorogoniodiol; 6*R*-(7*R*-Hydroxy- 8*R*-chloro-8-phenyl)-5,6-dihydro-2-pyrone $C_{13}H_{13}ClO_3$ (252.70). 无色板状晶体, mp 126~128℃, $[\alpha]_D^{25}$ = +13.7° (*c* = 0.3, 三氯甲烷). 【类型】戊内酯类. 【活性】细胞毒 (HepG2, IC_{50} = 0.64μg/mL, 对照多柔比星, IC_{50} = 0.38μg/mL; Hep3B, IC_{50} = 3.64μg/mL, 多柔比星, IC_{50} = 0.36μg/mL; MDA-MB-231, IC_{50} = 1.47μg/mL, 多柔比星, IC_{50} = 1.20μg/mL; MCF7, IC_{50} = 2.32μg/mL, 多柔比星, IC_{50} = 2.51μg/mL)[1215]; 细胞毒 (*in vitro*, NUGC, IC_{50} = 31μg/mL; HONE-1, IC_{50} = 4.87μg/mL, 选择性细胞毒性; 对照放线菌素, NUGC, IC_{50} = 6.61μg/mL; HONE-1, IC_{50} = 4.53μg/mL)[1060]. 【来源】台湾哥纳香 *Goniothalamus amuyon* (新鲜叶子: 产率 = 0.00041%鲜重; 树干: 产率 = 0.00067%鲜重). 【文献】1060, 1215.

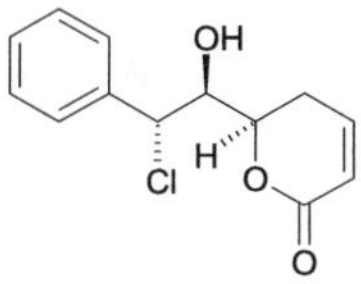

1668 Digoniodiol 双哥纳香二醇*

$C_{26}H_{26}O_7$ (450.49). 无色棱晶, mp 166~168℃, $[\alpha]_D^{23}$ = −35.5° (*c* = 0.11, 甲醇). 【类型】戊内酯类. 【活性】细胞毒 (HepG2, IC_{50} = 6.83μg/mL, 对照多柔比星, IC_{50} = 0.38μg/mL; Hep3B, IC_{50} = 20.15μg/mL, 多柔比星, IC_{50} = 0.36μg/mL; MDA-MB-231, IC_{50} = 6.80μg/mL, 多柔比星, IC_{50} = 1.20μg/mL; NCF-7, 无活性)[1215]. 【来源】台湾哥纳香 *Goniothalamus amuyon* (叶茎). 【文献】1215.

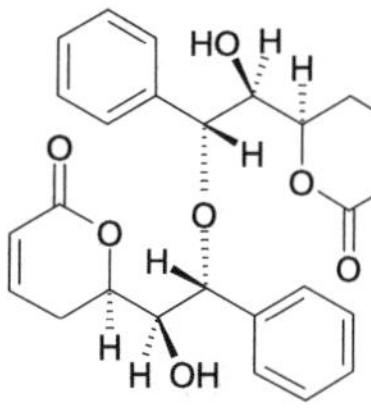

1669 (6*R*,7*R*,8*R*)-Goniodiol (6*R*,7*R*,8*R*)-哥纳香二醇*

$C_{13}H_{14}O_4$ (234.25). 【类型】戊内酯类. 【活性】细胞毒 (HepG2, IC_{50} = 9.15μg/mL, 对照多柔比星, IC_{50} = 0.38μg/mL; Hep3B, IC_{50} = 17.21μg/mL, 多柔比星, IC_{50} = 0.36μg/mL; MDA-MB-231, IC_{50} = 8.80μg/mL, 多柔比星, IC_{50} = 1.20μg/mL)[1215]. 【来源】台湾哥纳香 *Goniothalamus amuyon* (叶茎). 【文献】1215.

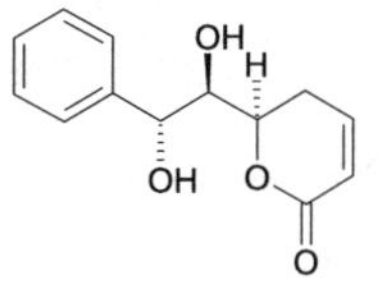

1670 Goniodiol-7-monoacetate 哥纳香二醇-7-单乙酸酯*

$C_{15}H_{16}O_5$ (276.29). 【类型】戊内酯类. 【活性】细胞毒 (*in vitro*, NUGC, IC_{50} = 4.12μg/mL; HONE-1, IC_{50} = 5.69μg/mL; 对照放线菌素, NUGC, IC_{50} = 6.61μg/mL; HONE-1, IC_{50} = 4.53μg/mL)[1060]; 细胞毒 (HepG2, 无活性; Hep3B, IC_{50} = 7.85μg/mL, 对照多柔比星, IC_{50} = 0.36μg/mL; MDA-MB-231, 无活性; MCF7, 无活性)[1215]. 【来源】台湾哥纳香 *Goniothalamus amuyon* (鲜叶: 产率 = 0.028%鲜重; 树干: 产率 = 0.0016%鲜重). 【文献】1060, 1215.

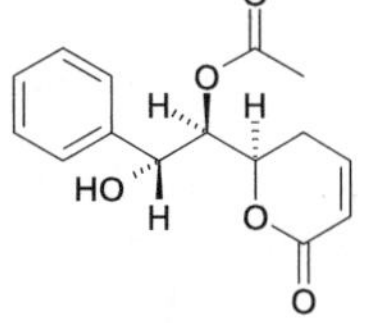

1671 Goniodiol-8-monoacetate 哥纳香二醇-8-单乙酸酯*

$C_{15}H_{16}O_5$ (276.29). 【类型】戊内酯类. 【活性】细胞毒 (*in vitro*, NUGC, IC_{50} = 5.02μg/mL; HONE-1, IC_{50} = 6.09μg/mL; 对照放线菌素, NUGC, IC_{50} = 6.61μg/mL;

HONE-1, IC_{50} = 4.53μg/mL)[1060]; 细胞毒 (HepG2, 无活性; Hep3B, IC_{50} = 4.63μg/mL, 对照多柔比星, IC_{50} = 0.36μg/mL; MDA-MB-231, IC_{50} = 8.05μg/mL, 多柔比星, IC_{50} = 1.20μg/mL; MCF7, 无活性)[1215]. 【来源】台湾哥纳香 *Goniothalamus amuyon* (鲜叶: 产率 = 0.0044%鲜重). 【文献】1060, 1215.

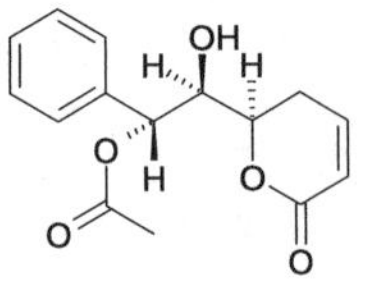

1672 Goniothalamin 台湾哥纳香素*

[17303-67-2] $C_{13}H_{12}O_2$ (200.24). 白色晶体, mp 85℃, $[\alpha]_D^{25}$ = +170° (*c* = 1.38, 三氯甲烷); $[\alpha]_D^{20}$ = −183.9° (*c* = 0.6, 甲醇). 【类型】戊内酯类. 【活性】细胞毒 (HepG2, IC_{50} = 0.31μg/mL, 对照阿霉素, IC_{50} = 0.38μg/mL; Hep3B, IC_{50} = 1.07μg/mL, 对照阿霉素, IC_{50} = 0.36μg/mL; MDA-MB-231, IC_{50} = 1.07μg/mL, 对照阿霉素, IC_{50} = 1.20μg/mL; MCF7, IC_{50} = 4.65μg/mL, 对照阿霉素, IC_{50} = 2.51 μg/mL)[1215]. 【来源】大花哥纳香 *Goniothalamus griffithii*, 金屏哥纳香 *Goniothalamus leiocarpus*, 台湾哥纳香 *Goniothalamus amuyon* (叶茎), 台湾哥纳香 *Goniothalamus amuyon* (鲜叶: 产率 = 0.00061%鲜重)[1060]. 【文献】69, 1060, 1215, 1348.

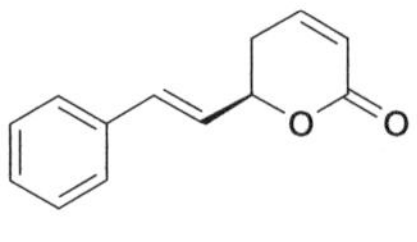

1673 Goniothalamin epoxide 台湾哥纳香素环氧化物*

$C_{13}H_{12}O_3$ (216.24). 【类型】戊内酯类. 【活性】细胞毒 (*in vitro*, NUGC, IC_{50} = 32.1μg/mL; HONE-1, IC_{50} = 36.3μg/mL; 对照放线菌素, NUGC, IC_{50} = 6.61μg/mL; HONE-1, IC_{50} = 4.53μg/mL)[1060]; 细胞毒 (HepG2, IC_{50} = 0.19μg/mL, 对照多柔比星, IC_{50} = 0.38μg/mL; Hep3B, IC_{50} = 3.29μg/mL, 多柔比星, IC_{50} = 0.36μg/mL; MDA-MB-231, IC_{50} = 1.23μg/mL, 多柔比星, IC_{50} = 1.20μg/mL; MCF7, IC_{50} = 1.94μg/mL, 多柔比星, IC_{50} = 2.51μg/mL)[1215]. 【来源】台湾哥纳香 *Goniothalamus amuyon* (鲜叶: 产率 = 0.00035%鲜重; 树干: 产率 = 0.00047%鲜重). 【文献】1060, 1215.

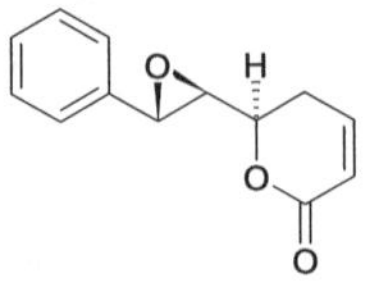

1674 Howiinol A 海南哥纳香醇甲

6*S*-(1*R*-Hydroxy-2*R*-cinnamyloxyphenethyl)-5,6-dihydro-5*S*-hydroxy-2-pyrone [190848-69-2] $C_{22}H_{20}O_6$ (380.40). 白色针状晶体, mp 176~178℃, $[\alpha]_D$ = +97.6° (*c* = 0.087, 三氯甲烷). 【类型】戊内酯类. 【活性】抗肿瘤 (人型肿瘤, *in vivo*, *in vitro*, 主要抑制细胞的增殖, 在一定程度上阻断 G_1 期细胞向 S 期移行, 还可增加 L_{1210} 细胞的膜流动性)[513]. 【来源】海南哥纳香 *Goniothalamus howii*. 【文献】66, 332, 513.

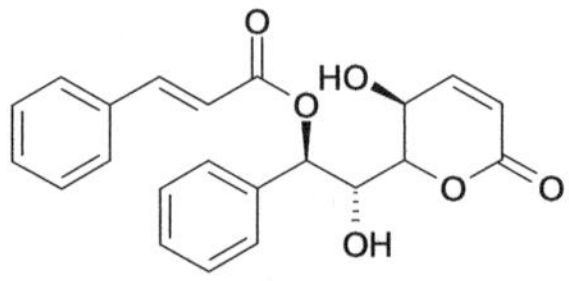

1675 4′-Hydroxy-5,6-dehydrokawain 4′-羟基卡文内酯*

$C_{14}H_{12}O_4$ (244.25). 【类型】戊内酯类. 【活性】细胞毒 (Colon26-L5, ED_{50} = 20.7μmol/L; HT1080, ED_{50} = 20.1 μmol/L)[647]. 【来源】云南草蔻 *Alpinia blepharocalyx* (种子: 产率 = 0.00185%). 【文献】647.

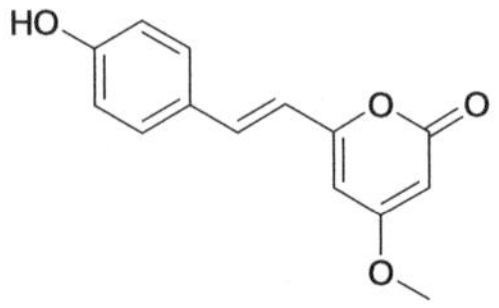

1676 (6*R*,7*R*,8*R*)-8-Methoxygoniodiol (6*R*,7*R*, 8*R*)-8-甲氧基哥纳香二醇*

6*R*-(7*R*-Hydroxy-8*R*-methoxy-8-phenyl)-5,6-dihydro-2-pyrone $C_{14}H_{16}O_4$ (248.28). 无色棱柱晶体, mp 99~101℃, $[\alpha]_D^{25}$ = +24.2° (*c* = 0.68, 三氯甲烷). 【类型】戊内酯类. 【活性】细胞毒 (*in vitro*, NUGC, IC_{50} = 168μg/mL; HONE-1, IC_{50} = 240μg/mL; 对照放线菌素, NUGC, IC_{50} = 6.61μg/mL; HONE-1, IC_{50} = 4.53μg/mL)[1060]; 细胞毒 (HepG2, IC_{50} = 4.63μg/mL, 对照多柔比星, IC_{50} = 0.38μg/mL; Hep3B, IC_{50} = 6.15μg/mL, 多柔比

星, IC_{50} = 0.36μg/mL; MDA-MB-231, 无活性; MCF7, 无活性)[1215].【来源】台湾哥纳香 *Goniothalamus amuyon* (鲜叶: 产率 = 0.00009%鲜重; 树干: 产率 = 0.00040%鲜重).【文献】1060, 1215.

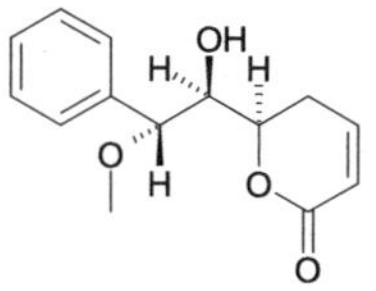

1677 Pectinolide A 柄山香内酯 A

[149155-54-4] $C_{16}H_{22}O_6$ (310.35). 油状物, $[\alpha]_D$ = +202° (c = 0.15, 甲醇).【类型】戊内酯类.【活性】抗菌 (金黄色葡萄球菌, MIC = 12.5μg/mL,枯草杆菌, MIC = 6.25μg/mL)[735]; 抗菌 (金黄色葡萄球菌: ATCC25923, MIC = 32μg/mL; XU-212, MIC = 128μg/mL; SA-1199B, MIC = 128μg/mL; EMRSA-15, MIC = 128μg/mL; 对照四环素, MIC 分别为 0.08、128、64 和 0.15μg/mL)[1224]; 细胞毒 (多种肿瘤细胞, ED_{50} < 4μg/mL)[735]; 细胞毒 (KB, ED_{50} = 0.63μg/mL, 对照椭圆玫瑰树碱, ED_{50} = 0.10μg/mL)[1224].【来源】柄山香 *Hyptis pectinata*.【文献】735, 1224.

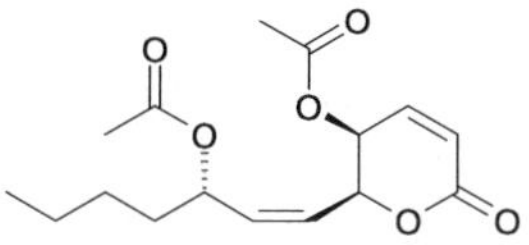

1678 Pectinolide B 柄山香内酯 B

[149155-55-5] $C_{14}H_{20}O_5$ (268.31). 油状物, $[\alpha]_D$ = +89.6° (c = 0.57, 甲醇).【类型】戊内酯类.【活性】抗菌 (金黄色葡萄球菌, MIC = 100μg/mL;枯草杆菌, MIC = 25μg/mL)[735]; 抗菌 (金黄色葡萄球菌: ATCC25923, MIC = 128μg/mL; XU-212, MIC = 256μg/mL; SA-1199B, MIC = 256μg/mL; EMRSA-15, MIC = 256μg/mL; 对照四环素, MIC 分别为 0.08μg/mL、128μg/mL、64μg/mL 和 0.15μg/mL)[1224]; 细胞毒 (多种肿瘤细胞, ED_{50} < 4μg/mL)[735]; 细胞毒 (KB, ED_{50} > 20μg/mL, 对照椭圆玫瑰树碱, ED_{50} = 0.10μg/mL)[1224].【来源】柄山香 *Hyptis pectinata*.【文献】735, 1224.

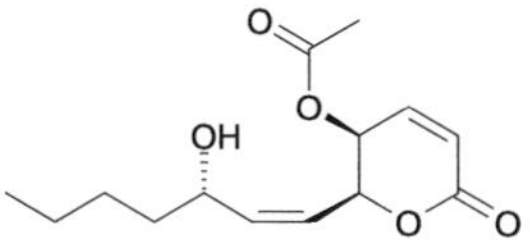

1679 Pectinolide C 柄山香内酯 C

[149155-56-6] $C_{14}H_{20}O_5$ (268.31). 油状物, $[\alpha]_D$ = +80.99° (c = 0.76, 甲醇).【类型】戊内酯类.【活性】抗菌 (金黄色葡萄球菌, MIC = 100μg/mL;枯草杆菌, MIC = 12.5μg/mL)[735]; 抗菌 (金黄色葡萄球菌: ATCC25923, MIC = 64μg/mL; XU-212, MIC = 256μg/mL; SA-1199B, MIC = 128μg/mL; EMRSA-15, MIC = 128μg/mL; 对照四环素, MIC 分别为 0.08、128、64 和 0.15μg/mL)[1224]; 细胞毒 (多种肿瘤细胞, ED_{50} < 4μg/mL)[735]; 细胞毒 (KB, ED_{50} = 2.52μg/mL, 对照椭圆玫瑰树碱, ED_{50} = 0.10μg/mL)[1224].【来源】柄山香 *Hyptis pectinata*.【文献】735, 1224.

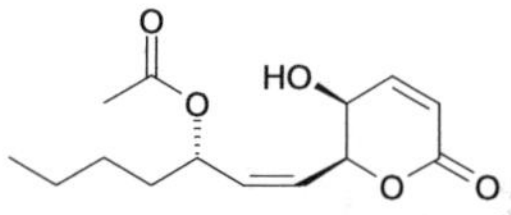

1680 Phelligridin B 桑黄素 B*

$C_{15}H_{12}O_7$ (304.26).【类型】戊内酯类.【活性】细胞毒 (*in vitro*, A549, IC_{50} > 0.164μmol/L; BGC823, IC_{50} = 0.146μmol/L; MCF7, IC_{50} = 0.143μmol/L; Bel7402, IC_{50} = 0.05μmol/L; Ketr3, IC_{50} = 0.144μmol/L; HCT8, IC_{50} = 0.139μmol/L; 对照拓扑替康, A549, IC_{50} = 0.0032μmol/L; BGC823, IC_{50} = 0.0043μmol/L; MCF7, IC_{50} = 0.0018 μmol/L; Bel7402, IC_{50} = 0.0012μmol/L; Ketr3, IC_{50} = 0.0049μmol/L; HCT8, IC_{50} = 0.0015μmol/L)[1097].【来源】桑黄 *Phellinus igniarius* (子实体).【文献】1097.

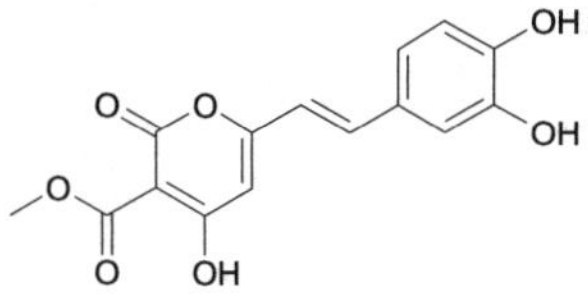

7.3 螺缩酮类

1681 Aculeatin D 刺豆蔻亭 D

rel-(2*R*,4*S*,6*S*)-4-Hydroxy-2-tridecyl-1,7-dioxa-dispiro[5.1.5.2]pentadeca-9,12-dien-11-one $C_{26}H_{42}O_4$ (418.62). 黄色油状物, $[\alpha]_D^{20}$ = +46.5° (c = 1, 三氯甲烷).【类型】螺缩酮类.【活性】细胞毒 (KB, IC_{50} = 0.38μg/mL, 对照鬼臼毒素, IC_{50} = 0.01μg/mL; 大鼠骨骼成肌细胞

L-6, IC_{50} = 1.00μg/mL)[1243]; 抗疟疾 (恶性疟原虫 K1, IC_{50} = 0.42μg/mL, 对照氯喹, IC_{50} = 0.09μg/mL; 恶性疟原虫 NF54, IC_{50} = 0.47μg/mL, 氯喹, IC_{50} = 0.004μg/mL)[1243]; 杀锥虫剂 (锥虫属 *Trypanosoma brucei rhodesiense*, IC_{50} = 0.20μg/mL, 对照米拉索普, IC_{50} = 0.0007μg/mL; 锥虫属 *Trypanosoma cruzi*, IC_{50} = 0.49μg/mL, 苄硝唑, IC_{50} = 2.1μg/mL)[1243]; 抗菌 (蜡样芽孢杆菌, MIC = 16μg/mL, 对照氯霉素, MIC = 4μg/mL; 大肠埃希菌, MIC = 16μg/mL, 氯霉素, MIC =2μg/mL; 表皮葡萄球菌, MIC = 8μg/mL, 氯霉素, MIC = 4μg/mL)[1243]; 抗真菌实验无活性 (白色念珠菌)[1243]. 【来源】刺豆蔻 *Amomum aculeatum* (根茎). 【文献】1243.

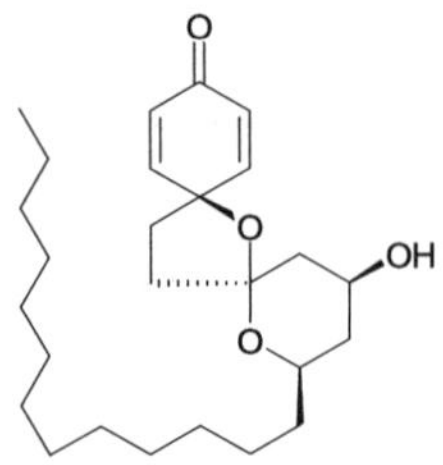

8. 简单芳香化合物

8.1 简单苯衍生物

1682 Diffractaic acid 地弗地衣酸

[436-32-8] $C_{20}H_{22}O_7$ (374.39). mp 189~190℃. 【类型】简单苯衍生物.【活性】抗肿瘤 (抑制诱导 Epstein-Barr 病毒活化的肿瘤).【来源】松萝 *Usnea longissima*, 环节松萝 *Usnea diffracta*. 【文献】5, 167, 168.

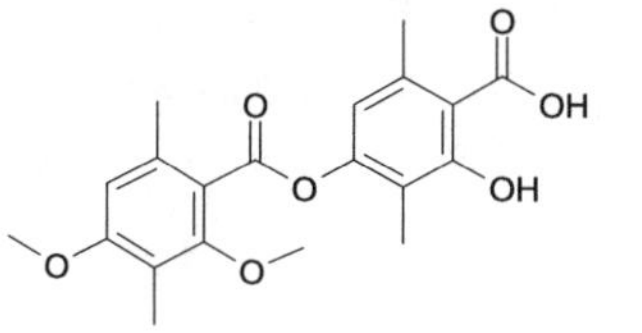

1683 4-(3,4-Dimethoxyphenyl)-but-1,3-diene 4-(3,4-二甲氧基苯基)-丁-1,3-二烯*

$C_{12}H_{14}O_2$ (190.24). 【类型】简单苯衍生物. 【活性】细胞毒 (A549, IC_{50} > 50μmol/L, 对照椭圆玫瑰树碱, IC_{50} = 0.8μmol/L; Col2, IC_{50} > 50μmol/L, 椭圆玫瑰树碱, IC_{50} = 1.6μmol/L; SNU638, IC_{50} = 44.7μmol/L, 椭圆玫瑰树碱, IC_{50} = 1.6μmol/L; HT1080, IC_{50} = 7,9μmol/L, 椭圆玫瑰树碱, IC_{50} = 1.2μmol/L)[874]; COX-2 抑制剂 (RAW264.7 细胞, 测量脂多糖诱导的前列腺素 E_2 的生成, IC_{50} = 20.68μmol/L, 对照 Celecoxib, IC_{50} = 0.52nmol/L)[1001]. 【来源】野姜 *Zingiber cassumunar* (根茎). 【文献】874, 1001.

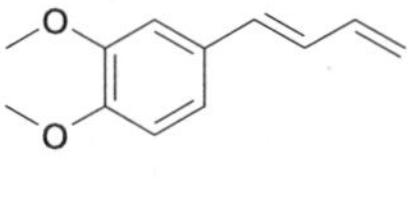

1684 4-(2,4,5-Trimethoxyphenyl)-but-1,3-di-ene 4-(2,4,5-三甲氧基苯基)-丁-1,3-二烯*

$C_{13}H_{16}O_3$ (220.27). 【类型】简单苯衍生物. 【活性】细胞毒 (对 A549、Col2、SNU638、HT1080 细胞, IC_{50} 均大于 50μmol/L; 对照椭圆玫瑰树碱, IC_{50} = 0.8~1.6μmol/L)[874]; COX-2 抑制剂 (RAW264.7 细胞, 测量脂多糖诱导的前列腺素 E_2 的产生, IC_{50} = 14.97μmol/L, 对照 Celecoxib, IC_{50} = 0.52nmol/L)[1001]. 【来源】野姜 *Zingiber cassumunar* (根茎). 【文献】874, 1001.

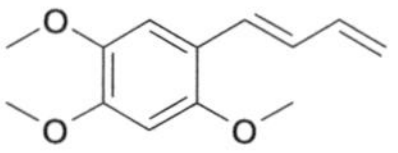

1685 Hispolone 粗硬毛纤孔菌醇酮*

[173933-40-9] $C_{12}H_{12}O_4$ (220.23). 【类型】简单酚类. 【活性】细胞毒 (*in vitro*, A549, IC_{50} = 0.183μmol/L; BGC823, IC_{50} = 0.205μmol/L; MCF7, IC_{50} = 0.025μmol/L; Bel7402, IC_{50} = 0.038μmol/L; Ketr3, IC_{50} = 0.206μmol/L; HCT8, IC_{50} = 0.199μmol/L; 对照拓扑替康, A549, IC_{50} = 0.0032μmol/L; BGC823, IC_{50} = 0.0043μmol/L; MCF7, IC_{50} = 0.0018μmol/L; Bel7402, IC_{50} = 0.0012μmol/L; Ketr3, IC_{50} = 0.0049μmol/L; HCT8, IC_{50} = 0.0015μmol/L)[1097]. 【来源】粗硬毛纤孔菌 *Inonotus hispidus*, 桑黄 *Phellinus igniarius* (子实体: 产率 = 0.0022%干重)[1097]. 【文献】299, 1097.

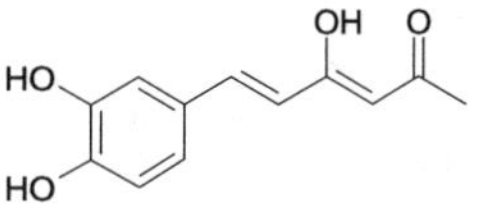

1686 Homoarbutin 高熊果酚苷 (高熊果苷)

[25712-94-1] $C_{13}H_{18}O_7$ (286.28). mp 192~193℃, $[\alpha]_D^{21}$ = −79.2°. 【类型】简单酚类. 【活性】细胞毒 (P_{388}). 【来源】大理鹿蹄草 *Pyrola forrestiana* (全株: 含量 = 0.092%)[1375], 红花鹿蹄草 *Pyrola incarnata*, 鹿衔草 *Pyrola calliantha* [Syn. *Pyrola rotundifolia* ssp. *chinensis*] (全株: 平均含量 = 0.102%[1375]), 普通鹿蹄草 *Pyrola decorata* (全株: 含量 = 0.063%)[1375], 日本鹿蹄草 *Pyrola japonica*, 西藏鹿蹄草 *Pyrola calliantha* var. *tibetana* (全株: 含量 = 0.075%)[1375], 圆叶鹿蹄草 *Pyrola rotundifolia*, 皱叶鹿蹄草 *Pyrola rugosa* (全株: 含量 = 0.061%)[1375], 紫背鹿蹄草 *Pyrola atropurpurea* (全株: 含量 = 0.0051%)[1375]. 【文献】5, 168, 308, 1375.

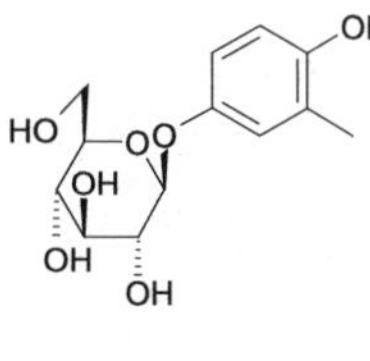

1687 (±)-*trans*-3-(4-Hydroxy-3-methoxyphen-yl)-4-((*E*)-3,4-dimethoxystyryl)cyclohex-1-ene (±)-*trans*-3-(4-羟基-3-甲氧基苯基)-4-((*E*)-3,4-二甲氧基苯乙烯基)环己-1-烯*

$C_{23}H_{26}O_4$ (366.46). 【类型】简单酚类.【活性】细胞毒 (A549, IC_{50} = 23.0μmol/L, 对照椭圆玫瑰树碱, IC_{50} = 0.8μmol/L; Col2, IC_{50} = 30.6μmol/L, 椭圆玫瑰树碱, IC_{50} = 1.6μmol/L; SNU638, IC_{50} = 18.0μmol/L, 椭圆玫瑰树碱, IC_{50} = 1.6μmol/L; HT1080, IC_{50} = 21.3μmol/L, 椭圆玫瑰树碱, IC_{50} = 1.2μmol/L)[874]; COX-2 抑制剂 (RAW264.7 细胞, 测量脂多糖诱导的前列腺素 E_2 的产生, IC_{50} = 3.64μmol/L, 对照 Celecoxib, IC_{50} = 0.52 nmol/L)[1001].【来源】野姜 *Zingiber cassumunar* (根茎).【文献】874, 1001.

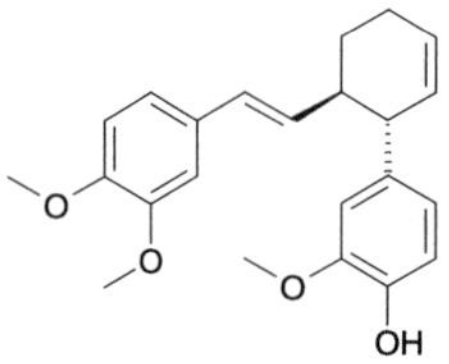

1688 3''-Methoxyasparenydiol 3''-甲氧基天门冬烯炔二酚*

1-[4-Hydroxyphenoxy]-5-[3-methoxy-4-hydroxyphenyl] pent-2-en-3-yne $C_{18}H_{16}O_4$ (296.33). 淡黄色粉末.【类型】简单酚类.【活性】细胞毒 [*in vitro*, KB, IC_{50} = 12μg/mL (40.5μmol/L), Lu1, IC_{50} = 19.7μg/mL (66.5μmol/L), HOG.R5, IC_{50} < 5μg/mL (< 17μmol/L), 对照椭圆玫瑰树碱: KB, IC_{50} = 0.04μg/mL (0.16μmol/L), Lu1, IC_{50} = 0.02μg/mL (0.08μmol/L), HOG.R5, IC_{50} = 0.02μg/mL (0.08μmol/L)][630], 细胞毒实验无活性 (Col2, LNCaP, HUVEC, IC_{50} > 20μg/mL)[630].【来源】天门冬 *Asparagus cochinchinensis* [Syn. *Asparagus lucidus*] (干燥根: 产率= 0.00019%干重).【文献】630.

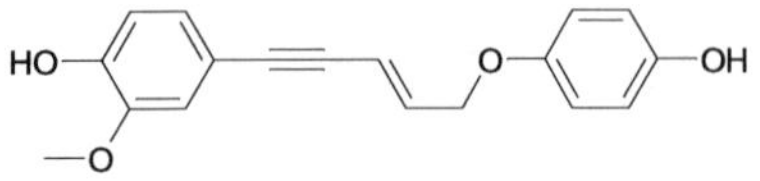

1689 Phloroglucinol 间苯三酚

1,3,5-Trihydroxybenzene [108-73-6] $C_6H_6O_3$ (126.11). 叶片形或片状晶体+2 分子结晶水 (水), mp 117℃ (二水合物), mp 217~219℃ (无水物, 快加热), mp 200~ 209℃ (无水物, 慢加热), pK_{a1} = 7.97; pK_{a2} = 9.23 (20℃).【类型】简单酚类.【活性】解痉; 细胞毒 (Colon26-L5, ED_{50} = 26.4μmol/L; HT1080, ED_{50} = 20.9μmol/L)[647].【来源】阿拉伯金合欢 *Acacia arabica*, 吕宋楸毛 *Mallotus philippinensis*, 苹果 *Malus pumila*, 洋葱 *Allium cepa*, 云南草蔻 *Alpinia blepharocalyx* (种子: 产率 = 0.00065%), 桉属 *Eucalyptus kino*.【文献】5, 167, 168, 299, 647.

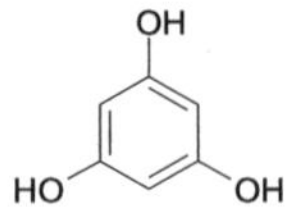

1690 Vanilloloside

$C_{14}H_{20}O_8$ (316.31).【类型】简单酚类.【活性】细胞增殖刺激剂 (*in vitro* B细胞, 0.00001mol/L, *P*<0.05)[1080]; 细胞增殖抑制剂 (*in vitro* T 细胞, 0.0000001mol/L, *P*<0.05, 无明显细胞毒性)[1080].【来源】细茎石斛 *Dendrobium moniliforme* (茎: 产率 =0.0003%干重).【文献】1080.

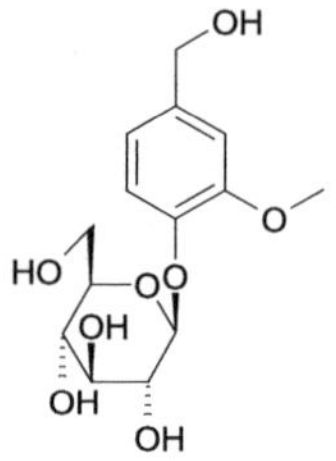

1691 Paeonol 丹皮酚

2'-Hydroxy-4'-methoxyacetophenone [552-41-0] $C_9H_{10}O_3$ (166.18). mp 50℃.【类型】苯酮类.【活性】抗肿瘤 (*in vivo*, Hepa 肝癌小鼠模型, 细胞凋亡途径: 活化 BAX, 抑制 BCL-2, 刺激 IL-2 和 TNFα 生成)[1389]; 止痛 (鼠, 热板模型, 醋酸诱导的扭体模型, 乙醛模型); 抗菌 (金黄色葡萄球菌, EC = 500μg/mL; 粪链球菌, EC = 500μg/mL; 大肠埃希菌, EC = 200μg/mL; 枯草杆菌, EC = 200μg/mL); 抗惊厥 (电流或药物引起的惊厥); 抗高血压 (麻醉犬, 80~120mg/kg iv, 降低血压 41%~61%, 持续10~12min); 抗炎 (大鼠, orl, 角叉菜胶, 葡聚糖或乙酸引起的足肿胀模型); 抗氧化剂; 退热剂 (正常小鼠, 发热小鼠); 镇静; 催眠 (鼠, ip 或 orl); 抗炎 (细胞因子网络调节器: 以浓度依赖方式抑制发炎前期细胞因子的生成, 如 TNFα、IL-1*β* 和 IL-6; 抑制 NO 和 PGE_2 的过量产生; 是发展新的抗炎药物的候选化合物)[963].【来源】白芍 *Paeonia albiflora* [Syn.

Paeonia lactiflora] (干燥根: 平均含量 = 0.0159%[1375]), 赤芍 *Paeonia lactiflora* (干燥根: 平均含量 = 0.0158%[1375]), 耳状报春花 *Primula auricula*, 红桦皮 *Betula platyphylla* var. *japonica*, 牡丹皮 *Paeonia moutan* [Syn. *Paeonia suffruticosa*] (干燥根皮: 28 产地平均含量 = 1.44%[1375]), 黏报春* *Primula viscosa*, 桑叶 *Morus alba*, 徐长卿 *Cynanchum paniculatum* (根: 平均含量 = 1.43%[1375]). **【文献】** 2, 3, 167, 168, 963, 1372, 1375, 1389.

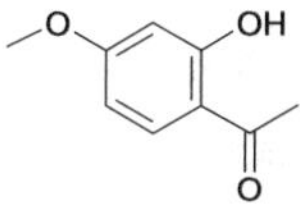

1692 2,6-Dimethoxybenzoquinone 2,6-二甲氧基苯醌

2,6-Dimethoxy-*p*-benzoquinone [530-55-2] $C_8H_8O_4$ (168.15). 黄色针状结晶, mp 260℃, 受热易升华. **【类型】** 苯醌类. **【活性】** 细胞毒 (P_{388} *in vitro*); 细胞毒 (K562 细胞, IC_{50} = 25.50μg/mL)[1010]; 细胞毒 (P_{388}, ED_{50} = 0.12μg/mL, 对照光神霉素, ED_{50} = 0.08μg/mL; HT29, ED_{50} = 3.97μg/mL, 光神霉素, ED_{50}= 0.07μg/mL; A549, ED_{50} = 10.57μg/mL, 光神霉素, ED_{50}= 0.06μg/mL)[1154]; 血小板聚集抑制剂 (洗涤兔血小板, 50μg/mL, 100μmol/L 花生四烯酸诱导的, 聚集率 = 100%, 对照 50μmol/L 阿司匹林, 聚集率 = 100%; 10μg/mL 胶原诱导的, 聚集率 = 100%, 100μmol/L 阿司匹林, 聚集率 = 4.9%; 0.1U/mL 凝血酶诱导的, 聚集率 = 100%, 100μmol/L 阿司匹林, 聚集率 = 1.7%; 2ng/mL 血小板活化因子诱导的, 聚集率 = 100%, 100μmol/L 阿司匹林, 聚集率 = 2.1%)[1339]. **【来源】** 春福寿草 *Adonis vernalis*, 催吐萝芙木 *Rauvolfia vomitoria*, 樗白皮 *Ailanthus altissima*, 刺五加 *Acanthopanax senticosus* [Syn. *Eleutherococcus senticosus*], 尖叶梣 *Fraxinus szaboana* [Syn. *Fraxinus chinensis* var. *acuminata*], 密脉鹅掌柴 *Schefflera venulosa* (茎皮), 小麦 *Triticum aestivum* [Syn. *Triticum vulgare*], 披针形荛花* *Wikstroemia lanceolata* (茎和根), 三七草 *Gynura segetum* [Syn. *Gynura japonica*] (根茎). **【文献】** 2, 5, 167, 168, 1010, 1154, 1339.

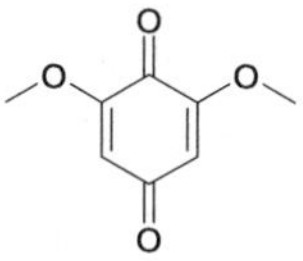

1693 Hydroquinone 氢醌

1,4-Benzenediol; *p*-Quinol [123-31-9] $C_6H_6O_2$ (110.11). mp 170.3℃. **【类型】** 苯醌类. **【活性】** 抗菌; 抗肿瘤; 抗有丝分裂; 细胞毒 (大鼠, 肝癌细胞); 脲酶抑制剂; 抗高血压; LD_{50} (大鼠, orl) = 320mg/kg. **【来源】** 多脂松 *Pinus resinosa*, 茴芹 *Pimpinella anisum*, 鸡屎藤 *Paederia scandens*, 鸡屎藤果 *Paederia scandens*, 加拿大苍耳 *Xanthium canadense*, 满山红(兴安杜鹃) *Rhododendron dauricum*, 蜜普罗梯亚木 *Protea mellifera*, 千里光 *Senecio scandens* [Syn. *Senecio chinensis*], 西洋梨 *Pyrus communis*, 越橘叶 *Vaccinium vitis-idaea*. **【文献】** 5, 167.

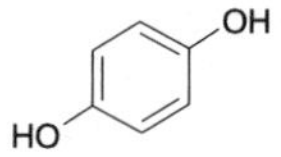

8.2 苯丙烯类

1694 1'-Acetoxychavicol acetate 1'-乙酰氧基胡椒酚乙酸酯

[108147-21-3] $C_{13}H_{14}O_4$ (234.25). $[\alpha]_D^{20}$ = −80° (*c* = 1, 乙醇). **【类型】** 苯丙烯类. **【活性】** 抗肿瘤 [S_{180}, 10mg/(kg·d), 生长率 = 1%]; 抗真菌; 抗溃疡 (大鼠, ip, 胃溃疡, 2mg/kg, 抑制率 = 20%, 5mg/kg, 抑制率 = 77%); 毒素. **【来源】** 大良姜 *Alpinia galanga*. **【文献】** 1, 203, 259.

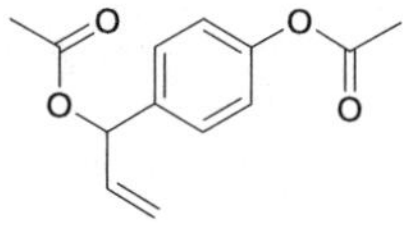

1695 1'-Acetoxyeugenol acetate 1'-乙酰氧基丁香酚乙酸酯

[108093-85-2] $C_{14}H_{16}O_5$ (264.28). **【类型】** 苯丙烯类. **【活性】** 抗肿瘤 (S_{180}, 10mg/kg, 生长率 = 10.0%); 抗溃疡 (大鼠, ip, 胃溃疡, 5mg/kg, 抑制率 = 36%; 10mg/kg, 抑制率 = 100%); 低毒. **【来源】** 大良姜 *Alpinia galanga*. **【文献】** 1, 203, 259.

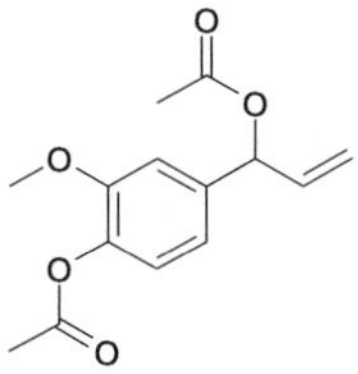

1696 Allylpyrocatechol 烯丙基焦儿茶酚(4-烯丙基儿茶酚)

4-Allylpyrocatechol; 4-Allylcatechol [1126-61-0] $C_9H_{10}O_2$ (150.18). mp 48~49℃. 【类型】苯丙烯类. 【活性】细胞毒 (*in vitro*, 人胃癌细胞 NUGC, 50μmol/L, 抑制率 = 96%)[1392]; 血小板聚集抑制剂 (凝血酶诱导的兔血小板聚集, 100μg/mL, 加凝血酶 0.1U/mL, 聚集率 = 90.8%±0.4%, 对照聚集率 = 92.6%±0.4%; 加花生四烯酸 100μmol/L, 100μg/mL, 聚集率 = 0, 0.5μg/mL, 聚集率 = 70.2%±6.8%, 对照聚集率 = 87.8%±0.3%, 对照阿司匹林 50μg/mL, 聚集率 = 11.7%±10.1%; 加胶原质 10μg/mL, 100μg/mL, 聚集率 = 7.6%±3.9%, 0.5μg/mL, 聚集率 = 86.9%±0.7%, 对照聚集率 = 89.3%±0.5%, 对照阿司匹林 100μg/mL, 聚集率 = 81.3%±0.5%; 加 PAF 2ng/mL, 100μg/mL, 聚集率 = 88.7%±0.9%, 对照聚集率 = 93.0%±0.6%)[1149]. 【来源】蒟酱叶 *Piper betle*, 开口箭 *Tupistra chinensis* (地下部分), 龙血树 *Dracaena draco* (茎皮), 台湾胡椒* *Piper taiwanense* (茎). 【文献】5, 1067, 1149, 1392.

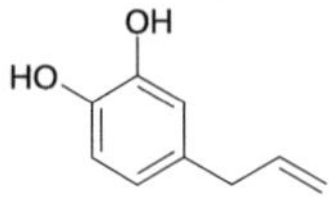

1697 Anticancer Benzenoid PMV70P691-004 抗癌苯类似物 PMV70P691-004

$C_{19}H_{24}O_6$ (348.40). 【类型】苯丙烯类. 【活性】细胞毒 (培养鼠肝癌细胞 Hepa1c1c7, 诱导醌还原酶实验)[1205]. 【来源】*Couepia ulei*. 【文献】1205.

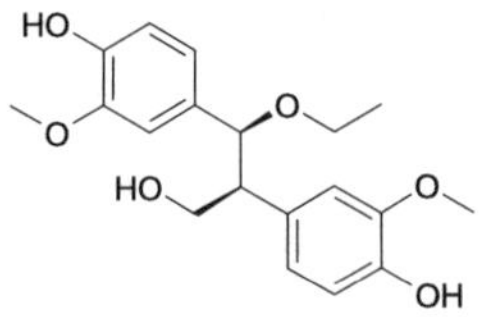

1698 Anticancer Benzenoid PMV70P691-57 抗癌苯类似物 PMV70P691-57

$C_{11}H_{12}O_3$ (192.22). 【类型】苯丙烯类. 【活性】细胞毒 (JB6 细胞, 软琼脂转换实验)[1205]. 【来源】五主脉大戟* *Euphorbia quinquecostata*. 【文献】1205.

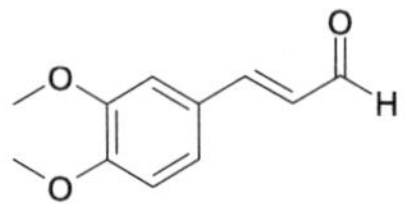

1699 Anticancer Benzenoid PMV70P691-58 抗癌苯类似物 PMV70P691-58

$C_{10}H_{12}O_4$ (196.20). 【类型】苯丙烯类. 【活性】细胞毒 (培养鼠肝癌细胞 Hepa1c1c7, 诱导醌还原酶实验)[1205]. 【来源】黄花稔 *Sida acuta*. 【文献】1205.

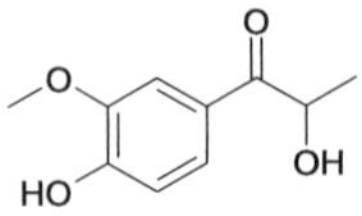

1700 Cinnamaldehyde 桂皮醛

Cinnamic aldehyde [104-55-2] C_9H_8O (132.16). 淡黄色油状液体, 有强的中国肉桂气味, mp −7.5℃, bp 246.0℃ (760mmHg), 76.1℃(1mmHg). 【类型】苯丙烯类. 【活性】抗肿瘤 (SV40 病毒引起的鼠肿瘤, 50μg/mL iv, 抑制率 = 100%); 止痛 (鼠); 抗真菌; 退热剂 (鼠); 核转录因子 NF-κB 抑制剂 [脂多糖诱导的 NF-κB 转录活性, IC_{50} = 43μmol/L, 阳性对照 Caffeic acid phenethyl ester (CAPE), IC_{50} = 2μmol/L; NF-κB 是调节炎症和免疫基因表达的转录因子][1192]; LD_{50} (鼠, iv) = 132mg/kg, LD_{50} (鼠, ip) = 610mg/kg, LD_{50} (鼠, orl) = 2225mg/kg. 【来源】广藿香 *Pogostemon cablin* [Syn. *Mentha cablin*], 桂皮 *Cinnamomum japonicum* (树皮: 含量 = 2.19%)[1375], 桂枝 *Cinnamomum cassia* [Syn. *Cinnamomum aromaticum*] (嫩枝: 含量范围 = 0.15%~0.70%[1372]; 40 产地含量范围 = 0.198%~1.17%, 平均含量 = 0.68%[1375]), 孔石莼 *Ulva pertusa*, 没药 *Commiphora myrrha* [Syn. *Commiphora molmol*], 肉桂 *Cinnamomum cassia* [Syn. *Cinnamomum aromaticum*] (树皮: 含量范围 = 0.9%~ 3.5%[1372]; 6 产地含量范围 = 0.76%~3.37%, 平均含量 = 2.56%[1375]), 三条筋 *Cinnamomum tamala*, 锡兰肉桂 *Cinnamomum zeylanicum*, 风信子属 *Hyacinthus* sp., 薰衣草属 *Lavandula* sp., 水仙属 *Narcissus* sp. 【文献】2, 167, 168, 169, 1192, 1372, 1375.

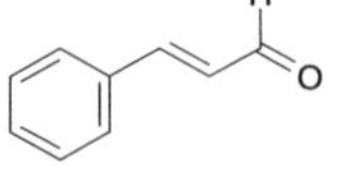

1701 Cistanoside D 肉苁蓉苷 D

[94492-21-4] $C_{31}H_{40}O_{15}$ (652.66). 无定形粉末, $[\alpha]_D^{20}$ =

−71.0° (c = 1.0, 甲醇). 【类型】苯丙烯类. 【活性】抗肿瘤 [SMMC-7721, IC_{50} = (267.8±12.6)μg/mL, L342, IC_{50} = (289.4±14.6)μg/mL, MGc803, IC_{50} = (256.7±11.2) μg/mL]; 抗氧化剂 (微粒体, 32.5μmol/L, 脂类过氧化作用抑制率 = 12.9%, 产生超氧化物阴离子抑制率 = 27.8%). 【来源】肉苁蓉 *Cistanche deserticola*, 盐生肉苁蓉 *Cistanche salsa*. 【文献】162, 184.

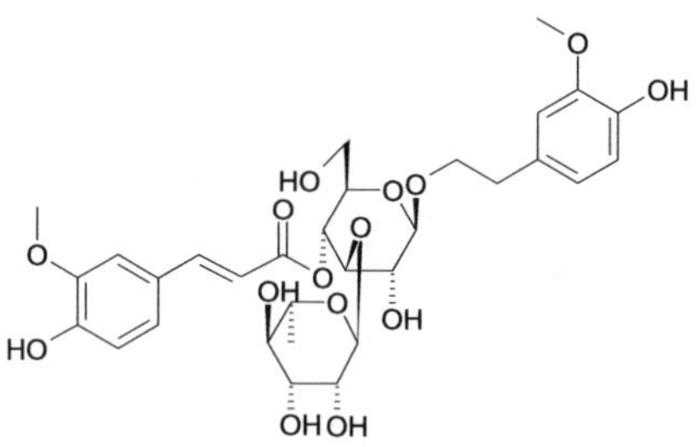

1702 *p*-Coumaric acid *p*-香豆酸

4-Hydroxycinnamic acid [501-98-4] $C_9H_8O_3$ (164.16). mp 171℃ (分解). 【类型】苯丙烯类. 【活性】抗菌 (革兰阳性菌: 金黄色葡萄球菌 ATCC25923, MIC = 6.4 mg/mL; 表皮葡萄球菌 ATCC12228, MIC = 3.2mg/mL; 酿脓链球菌 ATCC19615, MIC = 1.6mg/mL; 变异链球菌 ATCC25175, MIC = 6.4mg/mL; 粪肠球菌 ATCC 33186, MIC = 6.4mg/mL; 鹑鸡肠球菌 CDC-42, MIC > 12.8mg/mL; 革兰阴性菌: 鼠伤寒沙门菌 ATCC14028, MIC > 12.8mg/mL; 大肠埃希菌 ATCC25922, MIC = 6.4mg/mL; 大肠埃希菌 O157:H7 ATCC43894, MIC = 1.6mg/mL; 阴沟肠杆菌 ATCC23350, MIC > 12.8mg/mL; 肺炎克雷伯菌 ATCC13883, MIC > 12.8mg/mL; 铜绿假单胞菌 ATCC27853, MIC > 12.8mg/mL; 创伤弧菌 ATCC29307, MIC = 0.4mg/mL; 弗氏枸橼酸杆菌 ATCC8090, MIC > 12.8mg/mL)[1307]; 抗真菌; 抗肝毒; 细胞毒 (*in vitro*, P_{815} 和 P_{388}); 细胞毒实验无活性 (Colon26-L5, HT1080, 100μmol/L)[647]; 抗高血脂; 神经保护剂 (谷氨酸盐损伤的大鼠皮质细胞原代培养物, 10.0μmol/L, 细胞成活力 = 48.5%±3.3%, P<0.01, 对照 MK-801, 10.0μmol/L, 细胞成活力 = 83.6%±4.2%, APV, 10.0μmol/L, 细胞成活力 = 43.6%±3.2%, XNQX, 10.0μmol/L, 细胞成活力 = 61.6%±2.7%)[848]; 利胆剂 (胆汁分泌促进剂); 植物抗毒素[1087]; LD_{50} (小鼠, orl) = (1.1±0.3)g/kg. 【来源】北玄参 *Scrophularia buergeriana* (根), 北野菊 *Chrysanthemum boreale*, 斑纹桉* *Eucalyptus maculata*, 刺果番荔枝 *Annona muricata*, 大车前 *Plantago major*, 关木通 *Aristolochia manshuriensis* (茎: 产率 = 0.00056%)[1073], 海金沙 *Lygodium japonicum*, 红车轴草 *Trifolium pratense*, 黄瓜 *Cucumis sativus* (叶)[1087], 假百合 *Notholirion hyacinthinum* [Syn. *Notholirion bulbuliferum*], 芦荟 *Aloe vera* [Syn. *Aloe barbadensis*], 马铃薯 *Solanum tuberosum*, 木贼麻黄 *Ephedra equisetina*, 南方菟丝子 *Cuscuta australis*, 柠檬 *Citrus limon*, 日本黄柏 *Phellodendron japonicum* (叶), 台湾芙蓉 *Hibiscus taiwanensis*, 旋覆花 *Inula britannica*, 野黑樱 *Prunus serotina* (果皮), 云南草蔻 *Alpinia blepharocalyx* (种子: 产率 = 0.00124%)[647], 梓白皮 *Catalpa ovata*, 紫丁香 *Syringa oblata*, 还存在于许多植物中 (作为配糖体. 在 Bate-Smith 所研究的植物中, 48%的双子叶植物和 55%的单子叶植物都含对-香豆酸). 【文献】2, 136, 167, 168, 523, 647, 848, 990, 1073, 1087, 1307, 1372.

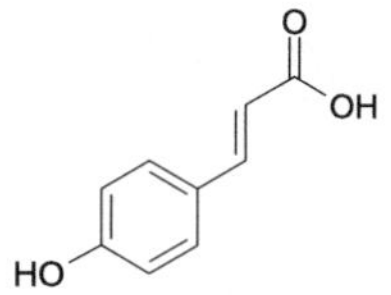

1703 (*E*)-4-(3, 4-Dihydroxyphenyl)but-3-en-2-one (*E*)-4-(3,4-二羟基苯基)丁-3-烯-2-酮*

$C_{10}H_{10}O_3$ (178.19). 【类型】苯丙烯类. 【活性】细胞毒 (*in vitro*, A549, IC_{50} > 0.28μmol/L; BGC823, IC_{50} = 0.243μmol/L; MCF7, IC_{50} = 0.141μmol/L; Bel7402, IC_{50} = 0.153μmol/L; Ketr3, IC_{50} = 0.245μmol/L; HCT8, IC_{50} = 0.227μmol/L; 对照拓扑替康, A549, IC_{50} = 0.0032μmol/L; BGC823, IC_{50} = 0.0043μmol/L; MCF7, IC_{50} = 0.0018μmol/L; Bel7402, IC_{50} = 0.0012μmol/L; Ketr3, IC_{50} = 0.0049μmol/L; HCT8, IC_{50} = 0.0015 μmol/L)[1097]. 【来源】桑黄 *Phellinus igniarius* (子实体: 产率 = 0.0062%干重). 【文献】1097.

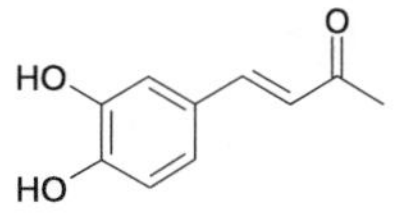

1704　3,4,l-*O*-3,4-Dimethoxy-phenylethyl-6-*O*-cinnamoyl-*β*-*D*-glucopyranose　3,4,l-*O*-3,4-二甲氧基-苯基乙基-6-*O*-桂皮酰基-*β*-*D*-吡喃葡萄糖*

$C_{27}H_{34}O_{11}$ (534.57). 【类型】苯丙烯类. 【活性】细胞毒 (EAC, T/C = 240%; P_{388}, ED_{50} = 16.1μg/mL)[821]. 【来源】番石榴籽 *Psidium guajava*. 【文献】821.

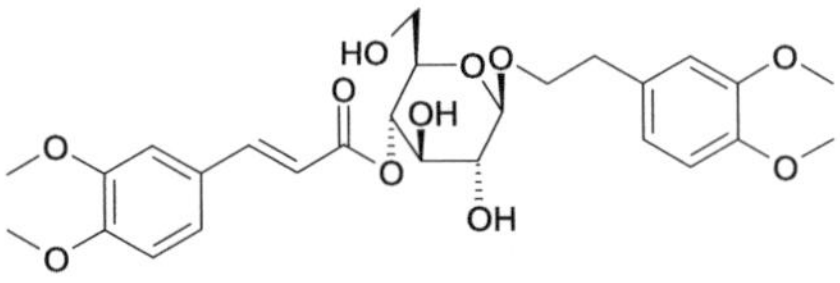

1705　l-*O*-3,4-Dimethoxy-phenylethyl-4-*O*-3,4-dimethoxy cinnamoyl-6-*O*-cinnamoyl-*β*-*D*-glu-copyranose　l-*O*-3,4-二甲氧基-苯基乙基-4-*O*-3,4-二甲氧基桂皮酰基-6-*O*-桂皮酰基-*β*-*D*-吡喃葡萄糖*

$C_{36}H_{40}O_{12}$ (664.71). 灰白色无定形粉末. 【类型】苯丙烯类. 【活性】细胞毒 (EAC, T/C = 220%; P_{388}, ED_{50} = 17.3μg/mL)[821]. 【来源】番石榴籽 *Psidium guajava*. 【文献】821.

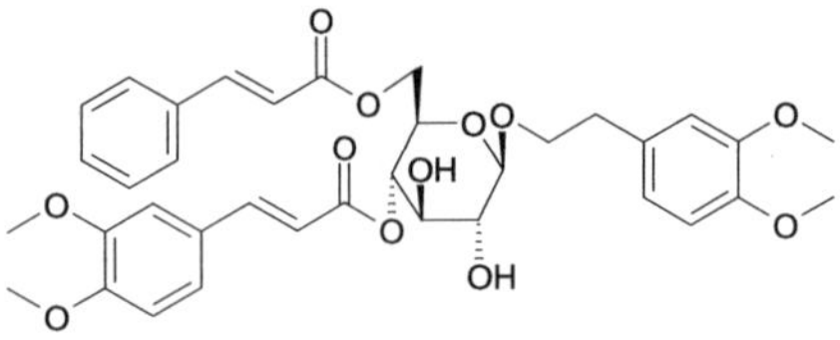

1706　Ethyl-*p*-methoxycinnamate　*p*-甲氧基桂皮酸乙酯

p-Methoxycinnamic acid ethyl ether [24393-56-4] $C_{12}H_{14}O_3$ (206.24). 【类型】苯丙烯类. 【活性】细胞毒 (HeLa). 【来源】山柰 *Kaempferia galanga*, 土良姜 *Hedychium spicatum*. 【文献】5, 167.

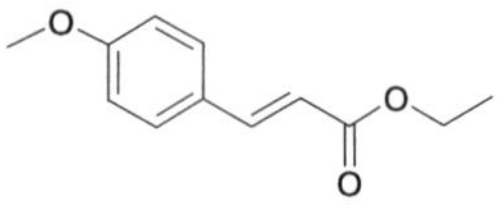

1707　Evofolin B

[168254-96-4] $C_{17}H_{18}O_6$ (318.33). 黄色油状物, $[\alpha]_D^{26}$ = +16.7° (*c* = 0.30, 甲醇). 【类型】苯丙烯类. 【活性】细胞毒 (培养鼠肝癌细胞 Hepa1c1c7, 诱导醌还原酶实验)[1205]. 【来源】海南樫木 *Dysoxylum hainanense*, *Couepia ulei*. 【文献】481, 1205.

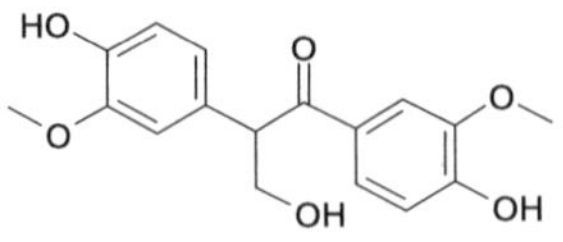

1708　Ferulic acid　阿魏酸

4-Hydroxy-3-methoxycinnamic acid [537-98-4] $C_{10}H_{10}O_4$ (194.19). 白色粉末, mp 170~171℃ (丙酮); mp 173~178℃. 【类型】苯丙烯类. 【活性】抗肿瘤; 抗有丝分裂; 细胞毒 (COX-1 抑制剂)[1205]; 抗菌; 抗雌激素; 抗真菌; 抗肝毒; 血小板聚集抑制剂; 抗氧化剂 (DPPH 清除剂, EC_{50} = 3.8μg/mL = 19.6μmol/L, 对照抗坏血酸, EC_{50} = 1.6μg/mL = 9.1μmol/L)[893]; DPPH 清除剂 (SC_{50} = 4.5μmol/L)[919]; 抗氧化剂 (超氧化物阴离子清除剂, 超氧化物歧化酶法, 甲臜形成活性的 IC_{50} > 100μmol/L)[919]; 抗结核 (结核分枝杆菌, MIC > 128μg/mL, 细胞毒, Vero 细胞, IC_{50} > 102μg/mL, 阳性对照利福平, MIC = 0.03μg/mL, IC_{50} = 98.3μg/mL, 选择性指数 = 3277)[1171]; 血小板聚集抑制剂 (100μmol/L 花生四烯酸诱导的, 5μg/mL, 抑制率 = 100.0%, *P*<0.001, 对照阿司匹林, 50μg/mL, 抑制率 = 100%; 10μg/mL Col 诱导的, 100μg/mL, 抑制率 = 93.5%±1.3%, *P*<0.001, 阿司匹林, 50μg/mL, 抑制率 = 12.2%±1.7%; 2nmol/L PAF 诱导的, 100μg/mL, 抑制率 = 16.0%±1.3%, *P*<0.05, 阿司匹林, 50μg/mL, 抑制率 = 9.6%±1.2%; 0.1μg/mL 凝血酶诱导的, 100μg/mL, 抑制率 = 7.2%±2.1%); 神经保护剂 (谷氨酸盐损伤的大鼠皮质细胞原代培养物, 0.1μmol/L, 细胞成活力 = 54.8%±1.1%, *P*<0.01, 对照 MK-801, 0.1μmol/L, 细胞成活力 = 31.8%±7.1%, APV, 0.1μmol/L, 细胞成活力 = 5.7%±1.9%, XNQX, 0.1μmol/L, 细胞成活力 = 28.1%±5.6%)[848]. 【来源】阿魏 *Ferula assafoetida* (树脂: 含量范围= 0.03%~0.09%[1372]), 艾蛙筋骨草* *Ajuga iva*, 北沙参 *Glehnia littoralis* (地下部分), 北玄参 *Scrophularia buergeriana* (根), 茶芎 *Ligusticum sinense* cv. *chaxiong*, 臭阿魏 *Ferula foetida*, 川芎 *Ligusticum chuanxiong* [Syn. *Ligusticum wallichii*] (根茎: 5 批样本平均含量 = 0.065%[1375]), 大车前 *Plantago major*, 大三叶升麻 *Cimicifuga heracleifolia* (干燥根茎: 含量 = 0.004%)[1375], 当归 *Angelica sinensis*

(干燥根: 平均含量 = 0.058%[1375]), 党参 *Codonopsis pilosula* (干燥根: 平均含量 = 0.00221%)[1375], 地梢瓜 *Cynanchum thesioides*, 短片藁本 *Ligusticum brachylobum* (根和根茎: 含量 = 0.02%)[1375], 分叉当归 *Angelica furcijuga* (花), 高贵春黄菊* *Anthemis nobilis*, 藁本 *Ligusticum sinense* (根和根茎: 8 产地平均含量 = 0.084%)[1375], 关木通 *Aristolochia manshuriensis* (茎: 产率 = 0.00070%)[1073], 胡黄连(印度胡黄连) *Picrorhiza kurrooa* (干燥根茎: 含量范围 = 0.82%~2.41%)[1375], 黄连 *Coptis chinensis*, 茴香茎叶 *Foeniculum vulgare*, 假百合 *Notholirion hyacinthinum* [Syn. *Notholirion bulbuliferum*], 粳米 *Oryza sativa*, 科西嘉松* *Pinus laricio*, 莱菔 *Raphanus sativus*, 莱菔子 *Raphanus sativus*, 老鼠瓜 *Capparis spinosa*, 黎檬叶 *Citrus limonia*, 辽藁本 *Ligusticum jeholense* (根和根茎: 5 产地平均含量 = 0.137%)[1375], 卵瓣蚤缀 *Arenaria kansuensis* var. *ovatipeatala* (全株: 平均含量 = 0.0406%)[1375], 毛梗豨莶 *Siegesbeckia orientalis* var. *glabrescens* [Syn. *Siegesbeckia glabrescens*], 米皮糠 *Oryza sativa*, 木贼 *Equisetum hiemale*, 柠檬根 *Citrus limon*, 柠檬皮 *Citrus limon*, 欧当归 *Levisticum officinale* (干燥根: 平均含量 = 0.025%)[1375], 羌活 *Notopterygium incisum*, 伸筋草 *Lycopodium japonicum* [Syn. *Lycopodium clavatum*], 升麻 *Cimicifuga foetida* (干燥根茎: 10 产地含量范围 = 0.003%~0.063%, 平均含量 = 0.018%)[1375], 石刁柏 *Asparagus officinalis*, 疏花缬草* *Valeriana laxiflora* (地上部分和根), 酸枣仁 *Ziziphus jujuba* var. *spinosa*, 台湾蜂斗菜* *Petasites formosanus*, 台湾芙蓉 *Hibiscus taiwanensis*, 梯牧草 *Phleum pratense*, 甜菜 *Beta vulgaris*, 希腊杠柳 *Periploca graeca*, 西藏胡黄连(胡黄连) *Picrorhiza scrophulariaeflora* (干燥根茎: 含量范围 = 0.82%~2.41%[1375]), 夏天无 *Corydalis decumbens* [Syn. *Corydalis amabilis*], 仙人掌 *Opuntia dillenii* (鲜茎: 产率 = 0.00053%), 小接筋草 *Huperzia selago* [Syn. *Lycopodium selago*], 新疆藁本 *Conioselinum vaginatum* (根和根茎: 含量 = 0.30%)[1375], 兴安升麻 *Cimicifuga dahurica* (干燥根茎: 3 产地平均含量 = 0.010%[1375]), 旋覆花 *Inula britannica*, 洋葱 *Allium cepa*, 药用蒲公英 *Taraxacum officinale*, 异叶铁杉 *Tsuga heterophylla*, 异株荨麻 *Urtica dioica*, 梓白皮 *Catalpa ovata*, 还存在于许多植物中 (在植物中有广泛分布. 首次从臭阿魏中分离得到. Bate-Smith 发现在所研究的植物中 33%的双子叶植物和 67%的单子叶植物都含有阿魏酸). 【文献】2, 3, 83, 93, 95, 100, 102, 146, 147, 167, 168, 171, 506, 523, 848, 893, 919, 973, 1073, 1171, 1205, 1372, 1375.

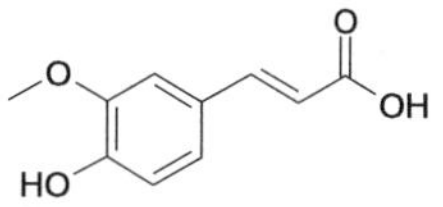

1709 Methyl caffeate 咖啡酸甲酯

[3843-74-1] $C_{10}H_{10}O_4$ (194.19). 【类型】苯丙烯类. 【活性】抗肿瘤 (S_{180}). 【来源】青蒿 *Artemisia apiacea* [Syn. *Artemisia carvifolia*; *Artemisia caruifolia*], 日本黄柏 *Phellodendron japonicum* (叶), 台湾芙蓉 *Hibiscus taiwanensis*, 台湾黄檗 *Phellodendron amurense* var. *wilsonii* (叶: 产率 = 0.00051%干重)[1084], 天人菊 *Gaillardia pulchella*. 【文献】167, 523, 990, 1084.

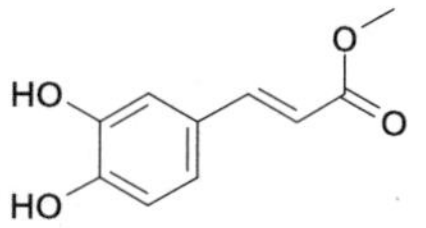

1710 *trans*-Methyl *p*-coumarate *trans*-*p*-香豆酸甲酯(*p*-羟基桂皮酸甲酯)

Methyl-*p*-hydroxycinnamate [3943-97-3] $C_{10}H_{10}O_3$ (178.19). 无色针状晶体, mp 216~220℃ (丙酮). 【类型】苯丙烯类. 【活性】细胞毒 (P_{388}癌细胞株, ED_{50} = 10.5μg/mL, 对照光神霉素, ED_{50} = 0.06μg/mL; HT29, ED_{50} = 8.9μg/mL, 光神霉素, ED_{50} = 0.07μg/mL; A549, ED_{50} = 15.1μg/mL, 光神霉素, ED_{50} = 0.08μg/mL)[1329]; 细胞毒 (Colon26-L5, ED_{50} = 84.2μmol/L; HT1080, ED_{50} > 100μmol/L)[647]; 细胞毒实验无活性 (*in vitro*, HONE-1 和 NUGC 癌细胞株, 无明显活性)[658]; 植物抗毒素[1087]. 【来源】黄瓜 *Cucumis sativus* (叶)[1087], 假百合 *Notholirion hyacinthinum* [Syn. *Notholirion bulbuliferum*], 开口箭 *Tupistra chinensis* (地下部分)[1392], 日本黄柏 *Phellodendron japonicum* (叶), 山黄皮 *Clausena excavata*, 似肉托果叶蜜茱萸* *Melicope semecarpifolia*, 台湾芙蓉 *Hibiscus taiwanensis*, 台湾黄檗 *Phellodendron* *amurense* var. *wilsonii* (叶: 产率 = 0.00017%干重)[1084], 云南草蔻 *Alpinia blepharocalyx* (种子: 产率 = 0.00076%)[647], 中国绣球 *Hydrangea chinensis* (根)[658]. 【文献】171, 176, 523, 647, 658, 990, 1084, 1087, 1329, 1392.

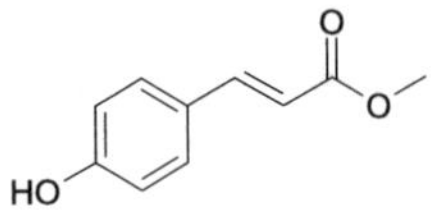

1711 Myristicin 肉豆蔻醚

[607-91-0] $C_{11}H_{12}O_3$ (192.22). bp 157℃(21mmHg); 149.5℃(15mmHg); 95~97℃ (0.2mmHg). 【类型】苯丙烯类. 【活性】抗肿瘤 (鼠肺瘤, 抑制率 = 65%, 胃瘤, 抑制率 = 31%); 抗真菌 (瓜枝霉菌 *in vitro*, MED = 20μg); 诱导细胞色素的活性 (大鼠, ip, 500μmol/kg, 提高肝 P450-1A1/2、2B1/2 和 2E1 活性 2~20 倍); 血小板聚集抑制剂 (兔, *in vitro*); 抗氧化剂 (鼠肝脏, 抑制脂类过氧化作用); 单胺氧化酶抑制剂 (*in vitro*); 杀幼虫剂 (埃及伊蚊幼虫, 25mg/L, 24h 杀 100%); 致幻剂 (正常人); 致畸. 【来源】大草蔻 *Alpinia speciosa*, 藁本 *Ligusticum sinense* (根和根茎: 含量 = 11.31%)[1375], 旱芹 *Apium graveolens*, 回回苏梗 *Perilla frutescens* var. *crispa*, 尖紫苏叶 *Perilla frutescens* var. *acuta* [Syn. *Perilla frutescens* var. *purpurascens*], 辽藁本 *Ligusticum jeholense* (根和根茎: 含量 = 1.51%)[1375], 辽细辛 *Asarum heterotropoides* var. *mandshuricum*, 南鹤虱 *Daucus carota*, 欧防风 *Pastinaca sativa*, 肉豆蔻 *Myristica fragrans* (种仁: 含量范围 = 2.12%~2.88%, 平均含量 = 2.49%[1375]), 细辛 *Asarum sieboldii*, 新疆藁本 *Conioselinum vaginatum* (根和根茎: 含量 = 2.21%[1375]), 云南樟 *Cinnamomum glanduliferum*, 皱叶欧芹 *Petroselinum crispum*. 【文献】2, 168, 184, 1375.

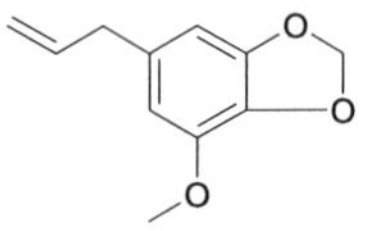

1712 Sinapaldehyde 芥子醛

[4206-58-0] $C_{11}H_{12}O_4$ (208.22). 【类型】苯丙烯类. 【活性】细胞毒 (培养鼠肝癌细胞 Hepa1c1c7, 诱导醌还原酶测定)[1205]; 消肿 (大鼠耳朵); 前列腺素生物合成酶抑制剂. 【来源】黑胡桃 *Juglans nigra*, 厚朴 *Magnolia officinalis*, 台湾芙蓉 *Hibiscus taiwanensis*, 银白槭 *Acer saccharinum*, 栎属 *Quercus* sp., 米仔兰属 *Aglaia ponapensis*. 【文献】2, 167, 523, 1205.

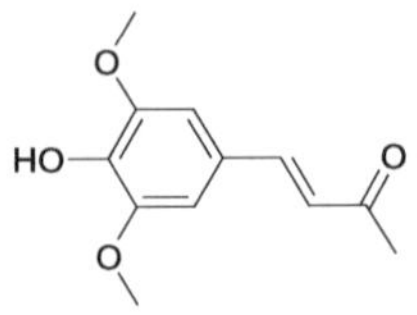

1713 *trans*-Sinapic acid methylester *trans*-芥子酸甲酯

3-(4-Hydroxy-3,5-dimethoxy-phenyl)-acrylic acid methyl ester $C_{12}H_{14}O_5$ (238.24). 淡黄色粉末; 无色晶体, mp 83~85℃, $[\alpha]_D^{22}$ = −8.1° (氯仿). 【类型】苯丙烯类. 【活性】细胞毒 [*in vitro* 抗增殖活性, LoVo, IC_{50} > 40μmol/L, 对照阿霉素, IC_{50} = (0.04±0.01)μmol/L]. 【来源】普通远志 *Polygala vulgaris*, 水甘草 *Amsonia sinensis*. 【文献】475, 918.

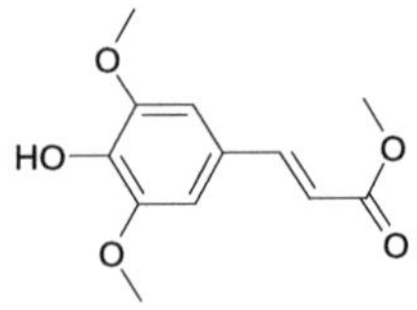

8.3 酰基间苯三酚类

1714 Acrovestone 包山油柑酚

[24177-16-0] $C_{32}H_{42}O_8$ (554.69). 【类型】酰基间苯三酚类. 【活性】细胞毒 (A549、KB、P_{388} 和 L_{1210})[167]; 抗氧化剂 (DPPH 清除剂, IC_{50} = 493μmol/L, 弱活性; 对照维生素 E, IC_{50} = 8.3μmol/L)[1072]; 酪氨酸酶抑制剂 (IC_{50} = 333μmol/L, 弱活性; 对照麴酸, IC_{50} = 125μmol/L)[1072]. 【来源】包山油柑 *Acronychia vestita*, 沙塘木 *Acronychia pedunculata* (根皮和茎: 产率 = 5.25%)[1072]. 【文献】167, 1072.

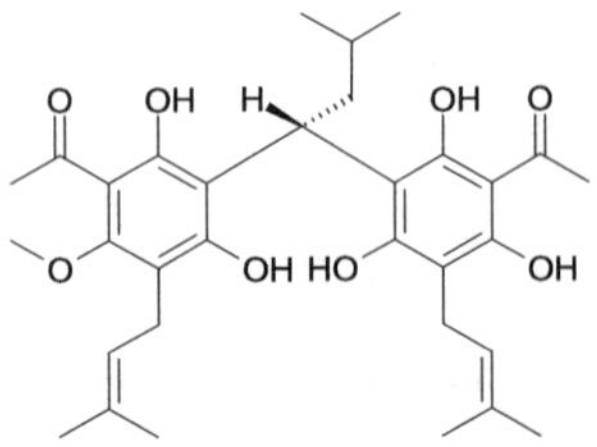

1715 Butyrylmallotojaponin 丁酰基日本野梧桐素

[96853-73-5] $C_{26}H_{32}O_8$ (472.54). 黄色针状晶体, mp 170~171℃ (甲醇). 【类型】酰基间苯三酚类. 【活性】细胞毒 (*in vitro*: HeLa, ID_{50} = 362ng/mL; KB, ED_{50} = 0.72μg/mL; Hep2, IC_{50} = 0.41μg/mL; PC13, IC_{50} = 0.91μg/mL; B16, IC_{50} = 0.60μg/mL; L5178Y, IC_{50} = 1.08μg/mL; P_{388}, IC_{50} = 2.85μg/mL); 抗病毒 (抑制 HSV-1 复制, ED_{50} = 165ng/mL). 【来源】野梧桐 *Mallotus japonicus*. 【文献】196, 228, 264, 278.

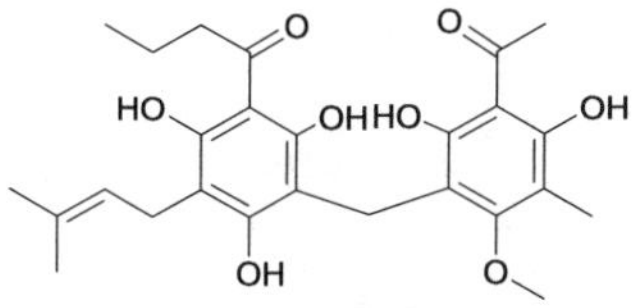

1716 Guttiferone A 格里菲思藤黄酮 A*

$C_{38}H_{50}O_6$ (602.82). 黄色油状物, $[\alpha]_D^{20}$ = +32° (*c* = 0.04, 三氯甲烷). 【类型】酰基间苯三酚类. 【活性】细胞毒 (人卵巢癌 A2780 细胞株, IC_{50} = 6.8μg/mL, 对照放线菌素 D, IC_{50} = 0.003μg/mL)[1345]. 【来源】藤黄属 *Garcinia macrophylla* (小枝). 【文献】1345.

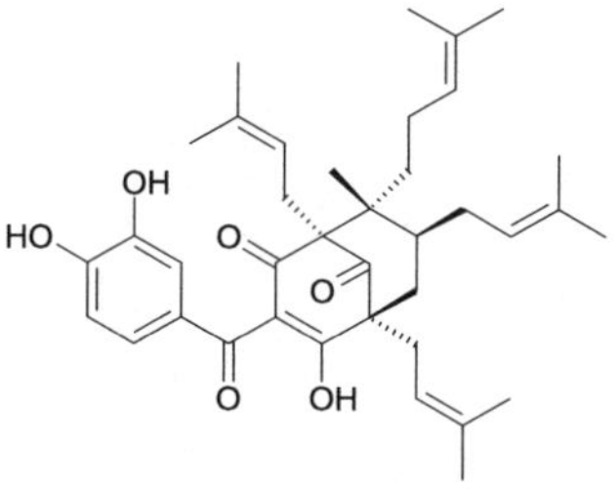

1717 Guttiferone G 格里菲思藤黄酮 G*

$C_{43}H_{58}O_6$ (670.54). 黄色无定形粉末, $[\alpha]_D^{20}$ = −25° (*c* = 0.04, 三氯甲烷). 【类型】酰基间苯三酚类. 【活性】细胞毒 (人卵巢癌 A2780 细胞株, IC_{50} = 8.0μg/mL, 对照放线菌素 D, IC_{50} = 0.003μg/mL)[1345]. 【来源】藤黄属 *Garcinia macrophylla* (小枝). 【文献】1345.

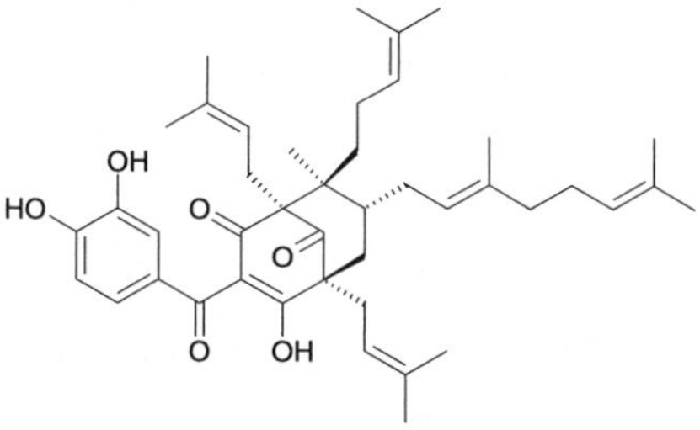

1718 Hypercalin B 大萼金丝桃素 B

$C_{33}H_{42}O_5$ (518.70). 【类型】酰基间苯三酚类. 【活性】抗肿瘤 (人, Co115 癌细胞系); 灭螺剂 (传染血吸虫病的钉螺, 也杀牡蛎). 【来源】大萼金丝桃 *Hypericum calycinum*. 【文献】167.

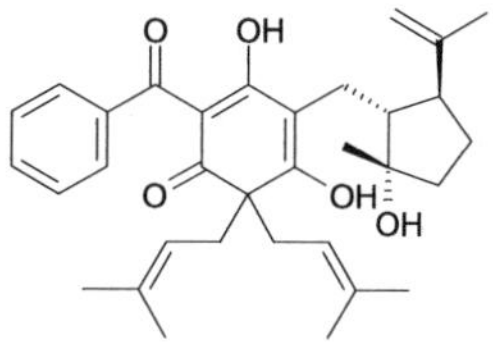

1719 Lupulone C 啤酒花酮 C*

$C_{26}H_{38}O_5$ (430.59). 黄色油状物, $[\alpha]_D^{25}$ = 0° (*c* = 0.4, 甲醇). 【类型】酰基间苯三酚类. 【活性】抗炎 (NO 生成抑制剂, *in vitro*, RAW264.7 巨噬细胞, 脂多糖/IFN-*γ* 诱导的 NO 生成, IC_{50} = 63μmol/L, 但细胞毒性强)[1127]. 【来源】啤酒花 *Humulus lupulus* (球穗花序). 【文献】1127.

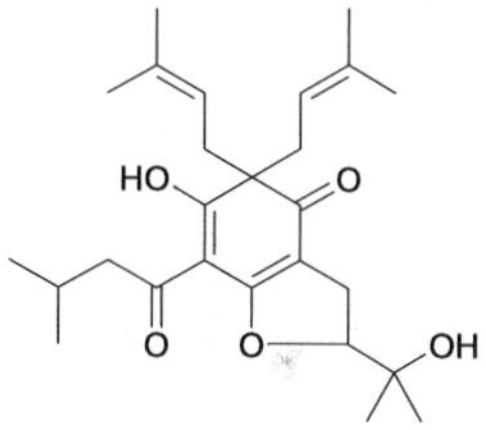

1720 Panduratin A 提琴状山柰素 A*

$C_{26}H_{30}O_4$ (406.53). 【类型】酰基间苯三酚类. 【活性】抗炎 (*in vitro*, NO 生成抑制剂, IC_{50} = 0.0175μmol/L; PGE_2 生成抑制剂, IC_{50} = 0.0195μmol/L; 对 RAW264.7 细胞以剂量依赖方式抑制 iNOS 和 COX-2 的表达而无任何可感知的细胞毒性)[1366]. 【来源】提琴状山柰* *Kaempferia pandurata*. 【文献】1366.

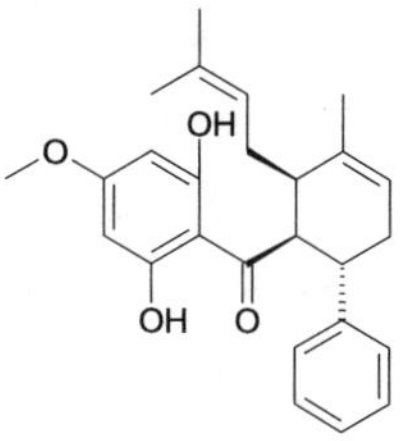

1721 Xanthoxylin 黄木灵

Phloroacetophenone [90-24-4] $C_{10}H_{12}O_4$ (196.20). 【类型】

酰基间苯三酚类. 【活性】细胞毒 (EAC); 前列腺素生物合成酶抑制剂; 5-脂加氧酶抑制剂. 【来源】艾纳香 *Blumea balsamifera*, 短叶绢蒿 *Artemisia brevifolia*, 马疯木 *Hippomane mancinella*, 乌桕木根皮 *Sapium sebiferum*. 【文献】5, 167.

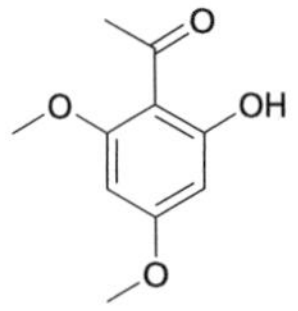

8.4 呫吨酮类

1722 Acumitin 尖紫玉盘亭

$C_{29}H_{22}O_6$ (466.50). 无色晶体, mp 186~187℃ (三氯甲烷). 【类型】呫吨酮类. 【活性】细胞毒 (人早幼粒细胞 HL-60 白血病细胞, IC_{50} = 4.1μmol/L)[925]. 【来源】尖紫玉盘* *Uvaria acuminata* (根). 【文献】925.

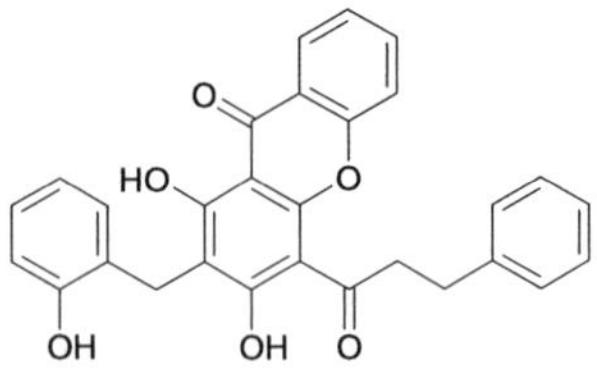

1723 Alvaxanthone 阿瓦呫吨酮

$C_{23}H_{24}O_6$ (396.44). 【类型】呫吨酮类. 【活性】细胞毒 (HSC-2 细胞, CC_{50} = 0.022mmol/L; HGF, CC_{50} = 0.025mmol/L)[639]. 【来源】构棘 *Cudrania cochinchinensis* (根: 产率= 0.0045%干重)[639]. 【文献】639.

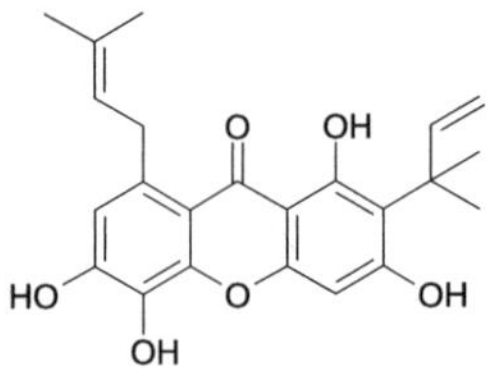

1724 Anhydromangostanol 脱水倒捻子醇*

1,6-Dihydroxy-7-methoxy-8-(3-methylbut-2-enyl)6',6'-dimethylpyrano(2',3':3,2)xanthone $C_{24}H_{24}O_6$ (408.46). 【类型】呫吨酮类. 【活性】细胞毒 (KB 癌细胞株, IC_{50} = 3.72μg/mL, 对照椭圆玫瑰树碱, IC_{50} = 1.33μg/mL; BC-1, IC_{50} = 3.02μg/mL, 椭圆玫瑰树碱, IC_{50} = 1.46μg/mL; NCI-H187, IC_{50} = 2.19μg/mL, 椭圆玫瑰树碱, IC_{50} = 0.39μg/mL)[331]; 抗结核 (结核分枝杆菌, MIC = 12.5μg/mL)[947]. 【来源】倒捻子 *Garcinia mangostana* (未成熟果实: 产率 =0.018%干重). 【文献】331, 947.

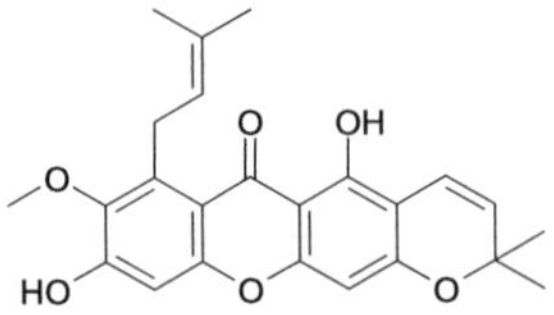

1725 Buchanaxanthone 1,6-二羟基-5-甲氧基呫吨酮

1,6-Dihydroxy-5-methoxyxanthone $C_{14}H_{10}O_5$ (258.23). 【类型】呫吨酮类. 【活性】细胞毒 (P_{388}, ED_{50} = 0.27μg/mL, 对照光神霉素, ED_{50} = 0.06μg/mL, HT29, ED_{50} = 0.84μg/mL, 光神霉素, ED_{50} = 0.08μg/mL)[879]. 【来源】海棠果 *Calophyllum inophyllum*, 台湾绿岛藤黄* *Garcinia linii*. 【文献】168, 879.

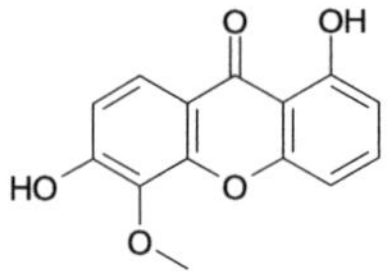

1726 Caloxanthone A 红厚壳呫吨酮 A

$C_{23}H_{22}O_6$ (394.43). 【类型】呫吨酮类. 【活性】细胞毒 (KB, IC_{50} = 7.4μg/mL)[831]; 抗菌 (金黄色葡萄球菌, 20μg/盘, DIZ = 9.0mm; 大肠埃希菌, 20μg/盘, 无活性; 鳗弧菌, 20μg/盘, 无活性)[831]; 抗真菌实验无活性热带假丝酵母, 20μg/盘)[831]. 【来源】海棠果 *Calophyllum inophyllum* (根皮和坚果). 【文献】831.

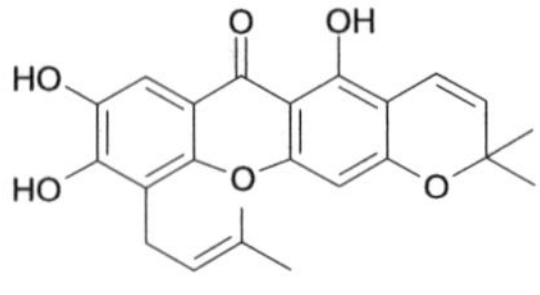

1727 7-Chloro-1,2,3-trihydroxy-6-methoxy-xanthone 7-氯-1,2,3-三羟基-6-甲氧基呫吨酮

$C_{14}H_9ClO_6$ (308.68). 黄色固体. 【类型】呫吨酮类. 【活性】细胞毒 [*in vitro* 抗增殖活性, LoVo, IC_{50} = (8.30±0.09)μmol/L, 对照阿霉素, IC_{50} = (0.04±0.01) μmol/L; LoVo/Doxo, IC_{50} = (6.70±0.40)μmol/L, 对照阿霉素, IC_{50} = (10.2±0.1)μmol/L][918]. 【来源】普通远

志 *Polygala vulgaris*. 【文献】918.

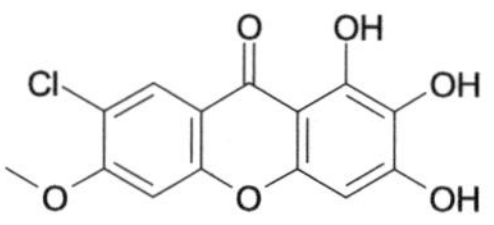

1728 Demethylcalabaxanthone 去甲卡拉巴呫吨酮*

1,7-Dihydroxy-8-(3-methylbut-2-enyl)-6',6'-dimethylpyrano(2',3':3,2)-xanthone $C_{23}H_{22}O_5$ (378.43). 【类型】呫吨酮类. 【活性】细胞毒 (KB 癌细胞株, IC_{50} = 10.9μg/mL, 对照椭圆玫瑰树碱, IC_{50} = 1.33μg/mL; BC-1, IC_{50} = 2.85μg/mL, 椭圆玫瑰树碱, IC_{50} = 1.46μg/mL; NCI-H187, IC_{50} = 3.13μg/mL, 椭圆玫瑰树碱, IC_{50} = 0.39μg/mL)[331]; 抗结核 (结核分枝杆菌, MIC = 12.5 μg/mL)[947]. 【来源】倒捻子 *Garcinia mangostana* (未成熟果实: 产率 = 0.0068%干重)[331]. 【文献】331, 947.

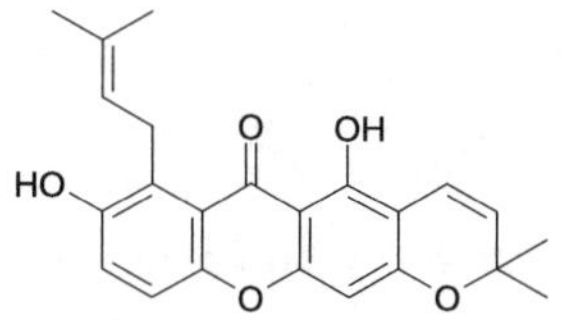

1729 Deoxygaudichaudione A 去氧告地查山竹子二酮 A*

$C_{33}H_{40}O_6$ (532.68). 【类型】呫吨酮类. 【活性】细胞毒 [人白血病: 抗阿霉素的 K562 细胞, IC_{50} = (3.04±0.18)μg/mL, 对照阿霉素, IC_{50} = (1.79±0.17)μg/mL; 药物敏感的 K562 细胞, IC_{50} = (1.74±0.22)μg/mL, 阿霉素, IC_{50} = (0.11±0.01)μg/mL]. 【来源】藤黄树 *Garcinia hanburyi* (树脂). 【文献】321.

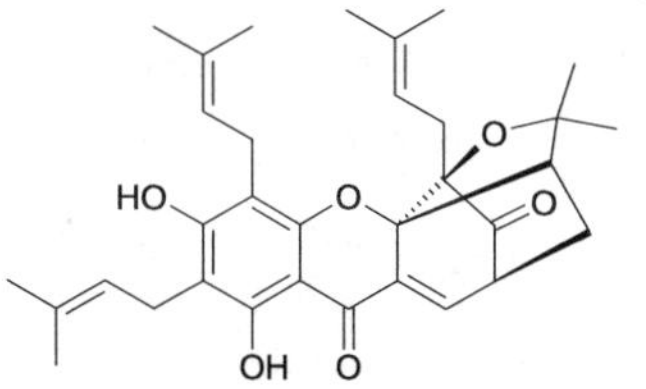

1730 6-Deoxyjacareubin 6-去氧巴西红厚壳素*(1,5-二羟基-6',6'-二甲基吡喃并(2',3':3,2)呫吨酮*)

1,5-Dihydroxy-6',6'-dimethylpyrano(2',3':3,2)xanthone $C_{18}H_{14}O_5$ (310.31). 【类型】呫吨酮类. 【活性】细胞毒 (HSC-2 细胞, CC_{50} = 0.48mmol/L; HGF, CC_{50} > 0.65mmol/L)[639]; 抗低血压 [血小板活化因子诱导的, ID_{50} = (14.5±3.2)μmol/kg, 对照白果苦内酯 B, ID_{50} = (38.5±2.7)μmol/kg, CV-3988, ID_{50} = (2.4±1.2)μmol/kg][1212]. 【来源】构棘 *Cudrania cochinchinensis* (根: 产率 = 0.00013%干重)[639], 海棠果 *Calophyllum inophyllum* (1971 年 F.S.AL-Jeboury 等从该植物中分离)[1373], 海棠果 *Calophyllum inophyllum* (根)[1212], 黑线条藤黄* *Garcinia nigrolineata* (茎皮)[719]. 【文献】639, 719, 1212, 1373.

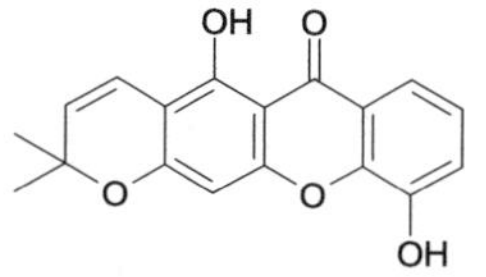

1731 8-Desoxygartanin 8-去氧倒捻子素*

$C_{23}H_{24}O_5$ (380.44). 【类型】呫吨酮类. 【活性】抗氧化剂 (DPPH 清除剂, 10μmol/L, 清除率 = 8%, 对照丁基羟基苯甲醚, 10μmol/L, 清除率 = 43%)[1278], 细胞毒 (KB 癌细胞株,无活性; BC-1, 无活性; NCI-H187, IC_{50} = 16.88μg/mL, 椭圆玫瑰树碱, IC_{50} = 0.39μg/mL)[331]; 抗菌 (MRSA, MIC = 16μg/mL; 对照万古霉素, MIC = 2μg/mL)[1091]. 【来源】倒捻子 *Garcinia mangostana* (未成熟果实: 产率 = 0.0060%干重)[331], 倒捻子 *Garcinia mangostana* (果壳), 黑线条藤黄* *Garcinia nigrolineata* (叶: 产率 = 0.00047%干重)[1091], 美丽藤黄* *Garcinia speciosa* (树干皮和茎), 甜山竹子* *Garcinia dulcis* (果实). 【文献】331, 656, 1091, 1278, 1368.

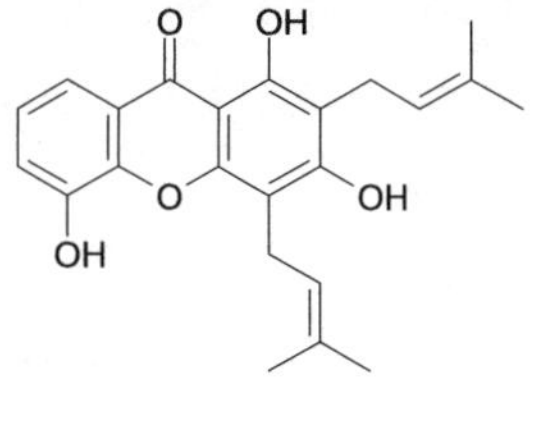

1732 1,3-Dihydroxy-6,7-dimethoxy-2,8-di-prenylxanthone 1,3-二羟基-6,7-二甲氧基-2,8-二异戊烯基呫吨酮*

$C_{25}H_{28}O_6$ (424.50). 黄色粉末, mp 91~92℃. 【类型】呫吨酮类. 【活性】细胞毒 [人小细胞肺癌 NCI-H187 细胞株, IC_{50} = (3.69±1.27)μg/mL, 对照椭圆玫瑰树碱, IC_{50} = (0.35±0.15)μg/mL][1217]. 【来源】乔木状黄牛木* *Cratoxylum arborescens* (茎皮). 【文献】1217.

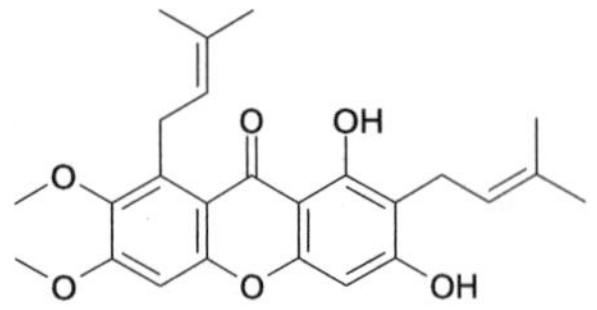

1733　1,6-Dihydroxy-3,5-dimethoxyxanthone　1,6-二羟基-3,5-二甲氧基呫吨酮

$C_{15}H_{12}O_6$ (288.26).【类型】呫吨酮类.【活性】细胞毒 (P_{388}, ED_{50} = 4.74μg/mL, 对照光神霉素, ED_{50} = 0.06μg/mL, HT29, ED_{50} = 7.28μg/mL, 光神霉素, ED_{50} = 0.08μg/mL)[879].【来源】台湾绿岛藤黄* *Garcinia linii*.【文献】879.

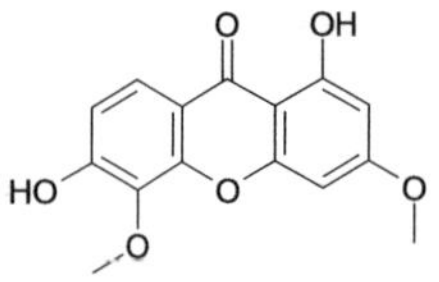

1734　1,6-Dihydroxy-5,7-dimethoxyxanthone　1,6-二羟基-5,7-二甲氧基呫吨酮

$C_{15}H_{12}O_6$ (288.26).【类型】呫吨酮类.【活性】细胞毒 (P_{388}, ED_{50} = 3.25μg/mL, 对照光神霉素, ED_{50} = 0.06μg/mL, HT29, ED_{50} = 5.48μg/mL, 光神霉素, ED_{50} = 0.08μg/mL)[879].【来源】台湾绿岛藤黄* *Garcinia linii*.【文献】879.

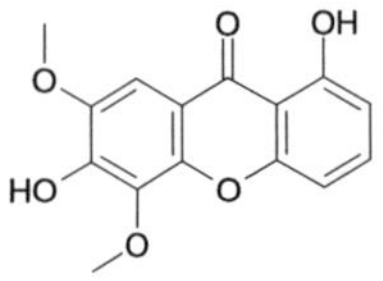

1735　1,3-Dihydroxy-5-*O*-*β*-*D*-glucopyranosyl-xanthone-4-sulfonate　1,3-二羟基-5-*O*-*β*-*D*-吡喃葡萄糖基呫吨酮-4-磺酸酯*

$C_{19}H_{17}O_{13}S$ (485.40). 黄色粉末, mp > 360℃, $[\alpha]_D^{31.2}$ = 8.10° (*c* = 0.033, 甲醇).【类型】呫吨酮类.【活性】细胞毒 (P_{388} 细胞株, ED_{50} = 15.69μmol/L; 对照 VP-16, ED_{50} = 0.064μmol/L)[830].【来源】元宝草 *Hypericum sampsonii* (全株).【文献】830.

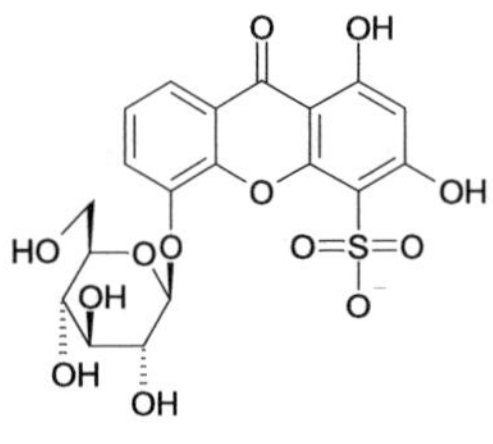

1736　1,7-Dihydroxy-2-isoprenyl-3-methoxy-xanthone　1,7-二羟基-2-异戊烯基-3-甲氧基呫吨酮*

1,7-Dihydroxy-3-methoxy-2-(3-methylbut-2-enyl)xanthone $C_{19}H_{18}O_5$ (326.35).【类型】呫吨酮类.【活性】抗氧化剂 (DPPH 清除剂, 10μmol/L, 清除率 = 15%, 对照丁化羟基甲苯, 10μmol/L, 清除率 = 43%)[1278]; 抗菌实验无活性 (MRSA)[1091]; 细胞毒 (*in vitro*, HL-60, IC_{50} = 23.6μmol/L)[1079]; 抗结核 (结核分枝杆菌, MIC > 200μg/mL, 无活性)[947].【来源】倒捻子 *Garcinia mangostana* (果实), 倒捻子 *Garcinia mangostana* (果壳), 黑线条藤黄* *Garcinia nigrolineata* (叶: 产率 = 0.0001%干重), 甜山竹子* *Garcinia dulcis* (果实), 甜山竹子* *Garcinia dulcis* (花).【文献】656, 966, 947, 1079, 1091, 1278.

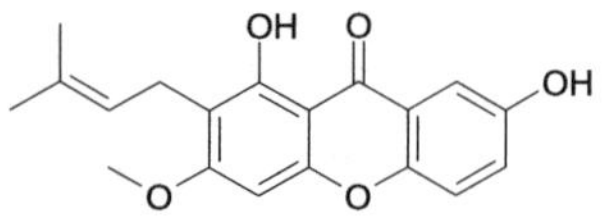

1737　1,6-Dihydroxy-7-methoxyxanthone　1,6-二羟基-7-甲氧基呫吨酮

$C_{14}H_{10}O_5$ (258.23).【类型】呫吨酮类.【活性】细胞毒 (P_{388}, ED_{50} = 3.02μg/mL, 对照光神霉素, ED_{50} = 0.06μg/mL, HT29, ED_{50} = 5.32μg/mL, 光神霉素, ED_{50} = 0.08μg/mL)[879].【来源】台湾绿岛藤黄* *Garcinia linii*.【文献】879.

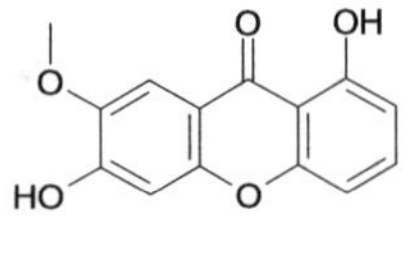

1738　1,3-Dihydroxy-5-methoxyxanthone-4-sulfonate　1,3-二羟基-5-甲氧基呫吨酮-4-磺酸酯*

$C_{14}H_9O_8S^-$ (337.29). 黄色针状结晶, mp > 360℃.【类型】呫吨酮类.【活性】细胞毒 (P_{388} 细胞株, ED_{50} = 3.46 μmol/L; 对照 VP-16, ED_{50} = 0.064μmol/L)[830].【来源】元宝草 *Hypericum sampsonii* (全株).【文献】830.

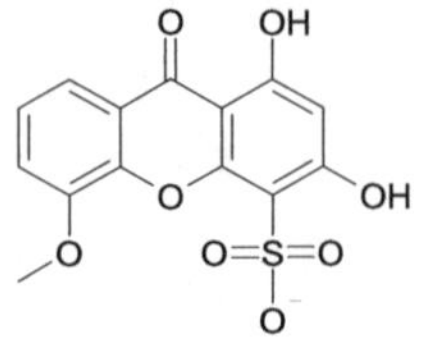

1739 1,3-Dihydroxy-2,4,7-trimethoxyxanthone 1,3-二羟基-2,4,7-三甲氧基呫吨酮

$C_{16}H_{14}O_7$ (318.29). 黄色固体. 【类型】呫吨酮类. 【活性】细胞毒 [*in vitro* 抗增殖活性, LoVo, IC_{50} = (34.6±2.3)μmol/L, 对照阿霉素, IC_{50} = (0.04±0.005)μmol/L; LoVo/Doxo, IC_{50} = (39.5±1.8)μmol/L, 阿霉素, IC_{50} = (10.2±0.1)μmol/L][918]. 【来源】普通远志 *Polygala vulgaris*. 【文献】918.

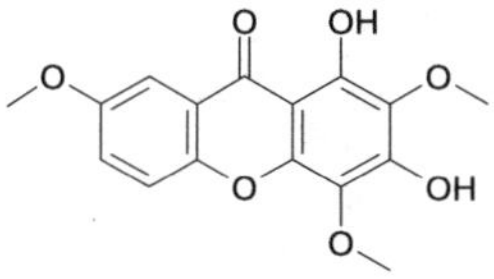

1740 1,6-Dihydroxy-3,5,7-trimethoxyxanthone 1,6-二羟基-3,5,7-三甲氧基呫吨酮

3,8-Dihydroxy-2,4,6-trimethoxyxanthone $C_{16}H_{14}O_7$ (318.29). 【类型】呫吨酮类. 【活性】细胞毒 (P_{388}, ED_{50} = 5.11μg/mL, 对照光神霉素, ED_{50} = 0.06μg/mL, HT29, ED_{50} = 6.25 μg/mL, 光神霉素, ED_{50} = 0.08μg/mL)[879]. 【来源】山竹子 *Garcinia multiflora* (茎: 产率 = 0.000021%干重), 台湾绿岛藤黄* *Garcinia linii*, 远志 *Polygala tenuifolia*. 【文献】2, 879, 1075.

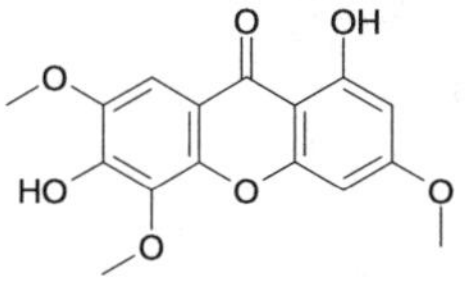

1741 1,5-Dihydroxyxanthone 1,5-二羟基呫吨酮

$C_{13}H_8O_4$ (228.21). 【类型】呫吨酮类. 【活性】细胞毒 (P_{388}, ED_{50} = 4.71μg/mL, 对照光神霉素, ED_{50} = 0.06 μg/mL, HT29, ED_{50} = 5.01μg/mL, 光神霉素, ED_{50} = 0.08μg/mL)[879]; 抗真菌 (烟曲霉菌 CBS113.26, MIC_{80} = 16μg/mL, 对照两性霉素 B, MIC_{80} = 8μg/mL; 黄曲霉菌 IHEM37.19, MIC_{80} = 16μg/mL, 两性霉素 B, MIC_{80} = 8μg/mL; 黑曲霉菌 IHEM2951, MIC_{80} = 31μg/mL, 两性霉素 B, MIC_{80} = 16μg/mL; 土曲霉菌* *Aspergillus terreus* 5029.2000, MIC_{80} = 62μg/mL; 两性霉素 B, MIC_{80} = 16μg/mL; 白色念珠菌 ATCC663.90, MIC_{80} = 62μg/mL; 两性霉素 B, MIC_{80} = 1μg/mL)[1178]. 【来源】非洲黄果木 *Mammea Africana*, 海棠果 *Calophyllum inophyllum* (根皮和坚果), 美洲曼密苹果 *Mammea americana*, 苏格兰胡桐* *Calophyllum caledonicum* (茎皮), 台湾绿岛藤黄* *Garcinia linii*, 铁力木 *Mesua ferrea*, 铁力木属 *Mesua thwaitesii*, 红厚壳属 *Calophyllum* spp, 藤黄属 *Garcinia* spp. 【文献】299, 831, 879, 1178.

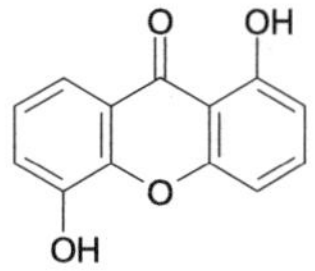

1742 1,7-Dihydroxyxanthone 1,7-二羟基呫吨酮

Euxanthone [529-61-3] $C_{13}H_8O_4$ (238.21). 【类型】呫吨酮类. 【活性】细胞毒 (P_{388}, ED_{50} = 1.21μg/mL, 对照光神霉素, ED_{50} = 0.06μg/mL, HT29, ED_{50} = 3.94 μg/mL, 光神霉素, ED_{50} = 0.08μg/mL)[879]; 细胞毒实验无活性 [人小细胞肺癌 NCI-H187 细胞株, 对照椭圆玫瑰树碱, IC_{50} = (0.35±0.15)μg/mL][1217]; 抗炎. 【来源】蝉翼藤 *Securidaca inappendiculata* (茎), 大花哥纳香 *Goniothalamus griffithii*, 美洲曼密苹果 *Mammea Americana*, 乔木状黄牛木* *Cratoxylum arborescens* (茎皮), 台湾绿岛藤黄* *Garcinia linii*. 【文献】167, 879, 1217, 1256, 1348.

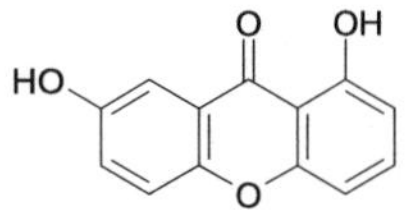

1743 Garcinianone A 山竹子酮 A*

$C_{28}H_{32}O_6$ (464.56). 黄色油状物, $[\alpha]_D^{25}$ = 0° (*c* = 0.48, 三氯甲烷). 【类型】呫吨酮类. 【活性】细胞毒 (鳃足虫致死毒性实验, LD_{50} = 7.7μmol/L; 对照小檗碱, LD_{50} = 67μmol/L)[1075]; 抗氧化剂 (DPPH 清除剂, IC_{50} = 107.4μmol/L; 对照儿茶素, IC_{50} = 2.53μmol/L)[1075]. 【来源】山竹子 *Garcinia multiflora* (茎: 产率 = 0.000042% 干重). 【文献】1075.

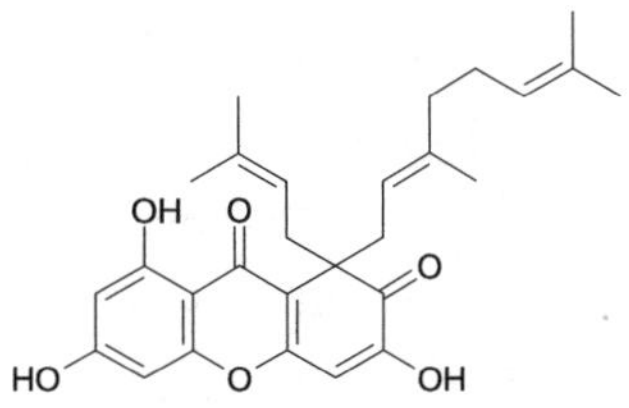

1744 Garcinianone B 山竹子酮 B*

$C_{28}H_{32}O_6$ (464.56). 黄色油状物, $[\alpha]_D^{25} = 0°$ (c = 0.21, 三氯甲烷). 【类型】呫吨酮类. 【活性】细胞毒 (鳃足虫致死毒性实验, LD_{50} = 25.8μmol/L; 对照小檗碱, LD_{50} = 67μmol/L)[1075]; 抗氧化剂 (DPPH 清除剂, IC_{50} = 144.8μmol/L; 对照儿茶素, IC_{50} = 2.53μmol/L)[1075]. 【来源】山竹子 *Garcinia multiflora* (茎: 产率 = 0.000036% 干重). 【文献】1075.

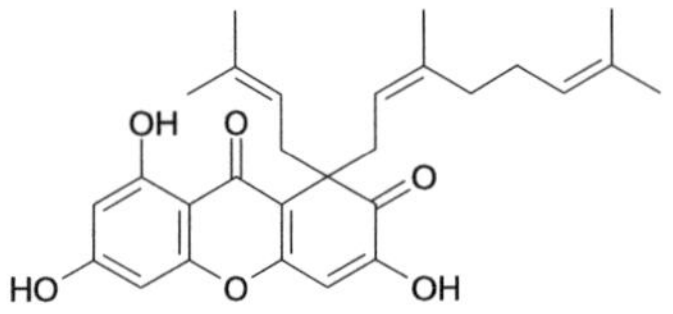

1745 Garcinone C 倒捻子酮 C*

$C_{23}H_{26}O_7$ (414.46). 【类型】呫吨酮类. 【活性】细胞毒 (KB 癌细胞株, IC_{50} = 7.48μg/mL, 对照椭圆玫瑰树碱, IC_{50} = 1.33μg/mL; BC-1, IC_{50} = 2.18μg/mL, 椭圆玫瑰树碱, IC_{50} = 1.46μg/mL; NCI-H187, IC_{50} = 3.66μg/mL 椭圆玫瑰树碱, IC_{50} = 0.39μg/mL)[331]. 【来源】倒捻子 *Garcinia mangostana* (未成熟果实: 产率 = 0.0068%干重). 【文献】331.

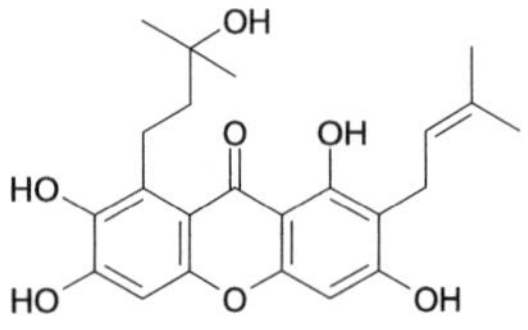

1746 Garcinone D 倒捻子酮 D*

$C_{24}H_{28}O_7$ (428.49). 【类型】呫吨酮类. 【活性】芳化酶抑制剂 (*in vitro*, 微粒体, IC_{50} = 5.2μmol/L)[1388]; 抗结核 (结核分枝杆菌, MIC = 25μg/mL)[947]; 抗氧化剂 (DPPH 清除剂, 10μmol/L, 清除率 = 3%, 对照丁化羟基甲苯, 10μmol/L, 清除率 = 43%)[1278]; 抗氧化实验无活性 (DPPH 清除剂, 50μmol/L, 清除率 = 6.9%; 对照丁化羟基甲苯, 50μmol/L, 清除率 = 51.7%, IC_{50} = 28.9μmol/L)[967]; 抗菌 (金黄色葡萄球菌 ATCC 25923, MIC = 16μg/mL, 对照万古霉素, MIC = 2μg/mL; 金黄色葡萄球菌 MRSA SK1, MIC = 32μg/mL, 万古霉素, MIC = 2μg/mL)[1278]; 细胞毒 (KB 癌细胞株, IC_{50} = 3.56 μg/mL, 对照椭圆玫瑰树碱, IC_{50} = 1.33μg/mL; BC-1, IC_{50} = 2.81μg/mL, 椭圆玫瑰树碱, IC_{50} = 1.46μg/mL; NCI-H187, IC_{50} = 11.04μg/mL 椭圆玫瑰树碱, IC_{50} = 0.39μg/mL)[331]. 【来源】倒捻子 *Garcinia mangostana* (果壳)[1388], 倒捻子 *Garcinia mangostana* (未成熟果实: 产率 = 0.030%干重)[331], 黄牛木 *Cratoxylum cochinchinense* (根), 甜山竹子* *Garcinia dulcis* (果实). 【文献】299, 331, 656, 947, 967, 1278, 1388.

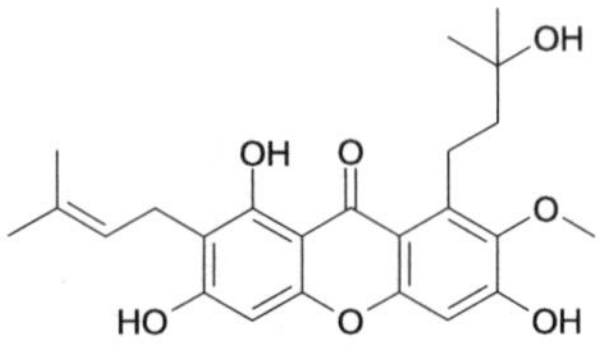

1747 Garcinone E 倒捻子酮 E*

$C_{28}H_{32}O_6$ (464.56). 【类型】呫吨酮类. 【活性】芳化酶抑制剂 (*in vitro*, SKBR3 细胞, 32.3PCA 5μmol/L)[1388]; 细胞毒 (KB 癌细胞株, IC_{50} = 2.67μg/mL, 对照椭圆玫瑰树碱, IC_{50} = 1.33μg/mL; BC-1, IC_{50} = 1.44μg/mL, 椭圆玫瑰树碱, IC_{50} = 1.46μg/mL; NCI-H187, IC_{50} = 3.74μg/mL 椭圆玫瑰树碱, IC_{50} = 0.39μg/mL)[331]; 细胞毒 (*in vitro*, HL-60, IC_{50} = 15.0μmol/L)[1079]. 【来源】倒捻子 *Garcinia mangostana* (果壳果皮)[1388], 倒捻子 *Garcinia mangostana* (未成熟果实: 产率 = 0.0078%干重)[331]. 【文献】331, 656, 1079, 1388.

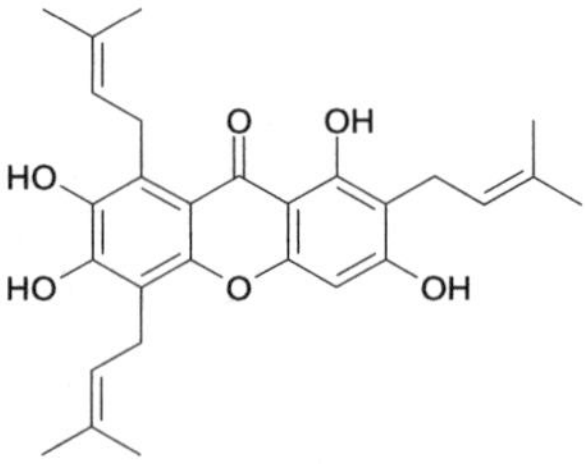

1748 Gartanin 倒捻子素*

$C_{23}H_{24}O_6$ (396.44). 【类型】呫吨酮类. 【活性】细胞毒 (KB 癌细胞株, IC_{50} = 15.63μg/mL, 对照椭圆玫瑰树碱, IC_{50} = 1.33μg/mL; BC-1, IC_{50} = 15.54μg/mL, 椭圆玫瑰树碱, IC_{50} = 1.46μg/mL; NCI-H187, IC_{50} = 1.08μg/mL 椭圆玫瑰树碱, IC_{50} = 0.39μg/mL)[331], 抗氧化剂 (DPPH 清除剂, 10μmol/L, 清除率 = 2%, 对照丁化羟基甲苯, 10μmol/L, 清除率 = 43%)[1278]. 【来源】倒捻子 *Garcinia mangostana* (未成熟果实: 产率 =

0.0060%干重)[331], 甜山竹子* *Garcinia dulcis* (果实). 【文献】299, 331, 656, 1278.

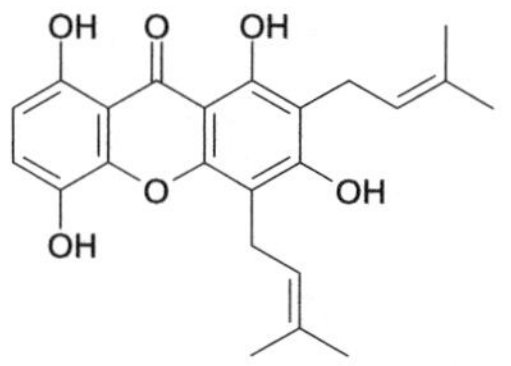

1749 Gaudichaudic acid 告地查山竹子酸*

$C_{33}H_{38}O_8$ (562.67). 亮黄色无定形粉末, $[\alpha]_D^{28} = -535°$, (*c* = 0.065, 三氯甲烷). 【类型】呫吨酮类. 【活性】细胞毒 [人白血病: 抗阿霉素的 K562 细胞, IC_{50} = (0.61±0.05)μg/mL, 对照阿霉素, IC_{50} = (1.79±0.17)μg/mL; 药物敏感的 K562 细胞, IC_{50} = (0.41±0.03)μg/mL, 阿霉素, IC_{50} = (0.11±0.01)μg/mL]. 【来源】藤黄树 *Garcinia hanburyi* (树脂). 【文献】321.

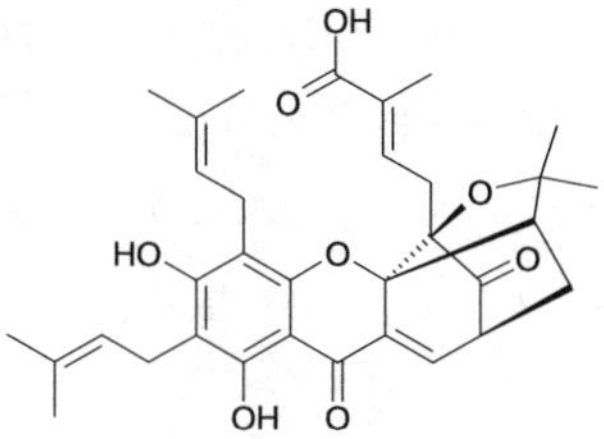

1750 Gerontoxanthone A 构棘呫吨酮 A*

$C_{23}H_{22}O_6$ (394.43). 【类型】呫吨酮类. 【活性】细胞毒 (HSC-2 细胞, CC_{50} > 0.51mmol/L; HGF, CC_{50} > 0.51 mmol/L)[639]. 【来源】构棘 *Cudrania cochinchinensis* (根: 产率 = 0.00095%干重). 【文献】639.

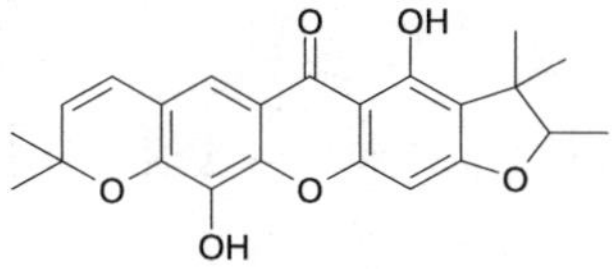

1751 Gerontoxanthone B 构棘呫吨酮 B*

$C_{23}H_{22}O_6$ (394.43). 【类型】呫吨酮类. 【活性】细胞毒 (HSC-2 细胞, CC_{50} = 0.39mmol/L; HGF, CC_{50} > 0.51 mmol/L)[639]. 【来源】构棘 *Cudrania cochinchinensis* (根: 产率 = 0.00017%干重). 【文献】639.

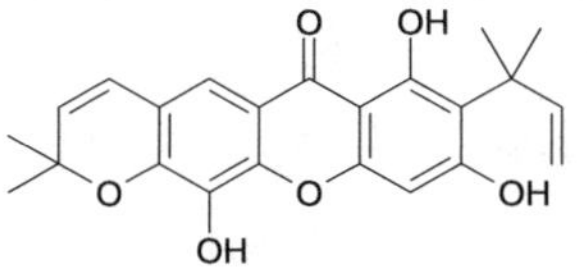

1752 Gerontoxanthone G 构棘呫吨酮 G*

$C_{23}H_{24}O_6$ (396.44). 【类型】呫吨酮类. 【活性】细胞毒 (HSC-2 细胞, CC_{50} > 0.51mmol/L; HGF, CC_{50} > 0.51mmol/L)[639]. 【来源】构棘 *Cudrania cochinchinensis* (根: 产率 = 0.0024%干重). 【文献】639.

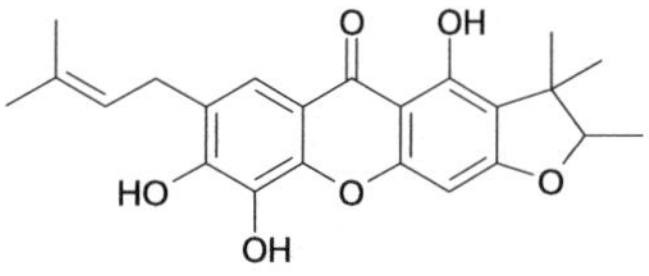

1753 Gerontoxanthone H 构棘呫吨酮 H*

$C_{23}H_{24}O_5$ (380.44). 【类型】呫吨酮类. 【活性】细胞毒 (HSC-2 细胞, CC_{50} = 0.12mmol/L; HGF, CC_{50} = 0.20 mmol/L)[639]. 【来源】构棘 *Cudrania cochinchinensis* (根: 产率 = 0.00062%干重). 【文献】639.

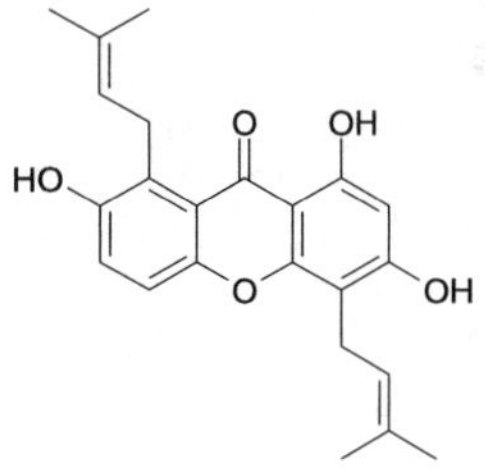

1754 Gerontoxanthone I 构棘呫吨酮 I*

$C_{23}H_{24}O_6$ (396.44). 【类型】呫吨酮类. 【活性】细胞毒 (HSC-2 细胞, CC_{50} = 0.43mmol/L; HGF, CC_{50} > 0.51 mmol/L)[639]. 【来源】构棘 *Cudrania cochinchinensis* (根: 产率 = 0.00115%干重). 【文献】639.

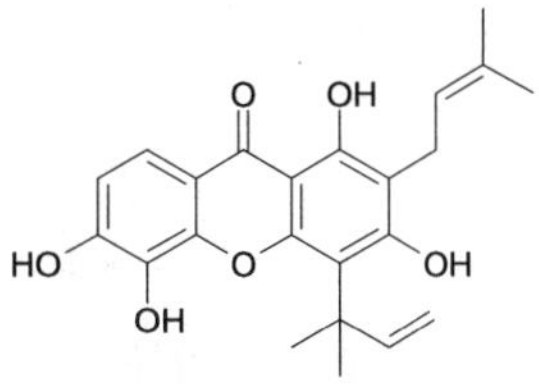

1755 Globulixanthone D 小体呫吨酮 D

1,6-Dihydroxy-5-methoxy-7-(3-methylbut-2-enyl)xanthone

$C_{19}H_{18}O_5$ (326.35). 黄色晶体, mp 120℃. 【类型】呫吨酮类. 【活性】抗微生物 (*in vitro*); 细胞毒 (P_{388}, ED_{50} = 0.42μg/mL, 对照光神霉素, ED_{50} = 0.06μg/mL, HT29, ED_{50} = 0.98μg/mL, 对照光神霉素, ED_{50} = 0.08μg/mL)[879]. 【来源】喀麦隆辛佛尼阿 *Symphonia globulifera*, 台

湾绿岛藤黄* *Garcinia linii*. 【文献】468, 879.

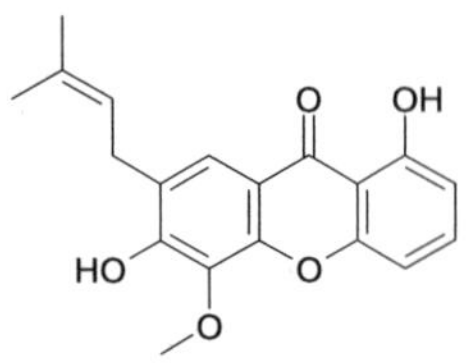

1756 11-Hydroxy-1-isomangostin 11-羟基-1-异倒捻子亭*

$C_{24}H_{26}O_7$ (426.47). 【类型】呫吨酮类. 【活性】细胞毒 (KB 癌细胞株, IC_{50} = 13.14μg/mL, 对照椭圆玫瑰树碱, IC_{50} = 1.33μg/mL; BC-1, IC_{50} = 18.53μg/mL, 椭圆玫瑰树碱, IC_{50} = 1.46μg/mL; NCI-H187, 无活性)[331]. 【来源】倒捻子 *Garcinia mangostana* (未成熟果实: 产率 =0.080%干重). 【文献】331.

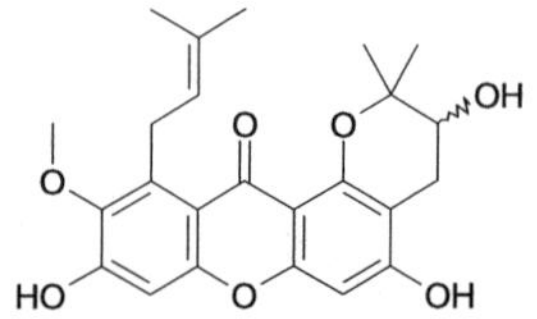

1757 5-Hydroxy-1-methoxyxanthone 5-羟基-1-甲氧基呫吨酮

$C_{14}H_{10}O_4$ (242.23). 【类型】呫吨酮类. 【活性】细胞毒 (P_{388}, ED_{50} = 7.28μg/mL, 对照光神霉素, ED_{50} = 0.06 μg/mL, HT29, ED_{50} = 4.74μg/mL, 对照光神霉素, ED_{50} = 0.08μg/mL)[879]. 【来源】台湾绿岛藤黄* *Garcinia linii*. 【文献】879.

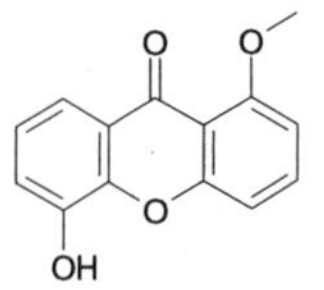

1758 Isoalvaxanthone 异阿瓦呫吨酮*

$C_{23}H_{24}O_6$ (396.44). 【类型】呫吨酮类. 【活性】细胞毒 (HSC-2 细胞, CC_{50} = 0.035mmol/L; HGF, CC_{50} = 0.058 mmol/L)[639]. 【来源】构棘 *Cudrania cochinchinensis* (根: 产率 =0.00164%干重). 【文献】639.

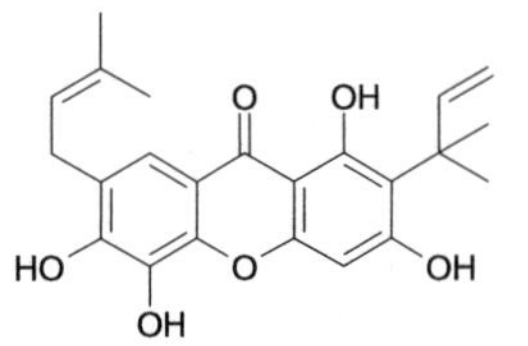

1759 Isogambogenic acid

$C_{38}H_{46}O_8$ (630.79). 亮黄色无定形粉末, $[\alpha]_D^{20}$ = −488°, (*c* = 0.290, 三氯甲烷). 【类型】呫吨酮类. 【活性】细胞毒 [人白血病: 抗阿霉素的 K562 细胞, IC_{50} = (2.86±0.16)μg/mL, 对照阿霉素, IC_{50} = (1.79±0.17)μg/mL; 药物敏感的 K562 细胞, IC_{50} = (2.10±0.14)μg/mL, 阿霉素, IC_{50} = (0.11±0.01)μg/mL]. 【来源】藤黄树 *Garcinia hanburyi* (树脂). 【文献】321.

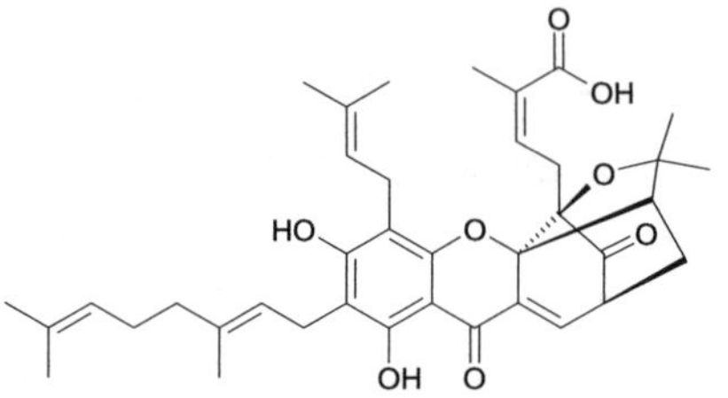

1760 Linixanthone A 台湾绿岛藤黄呫吨酮 A*

$C_{24}H_{24}O_7$ (424.45). 亮黄色针状晶体 (正己烷−乙酸乙酯), mp 174~176℃. 【类型】呫吨酮类. 【活性】细胞毒 (P_{388}, ED_{50} = 4.88μg/mL, 对照光神霉素, ED_{50} = 0.06μg/mL, HT29, ED_{50} = 5.34μg/mL, 对照光神霉素, ED_{50} = 0.08μg/mL)[879]. 【来源】台湾绿岛藤黄* *Garcinia linii*. 【文献】879.

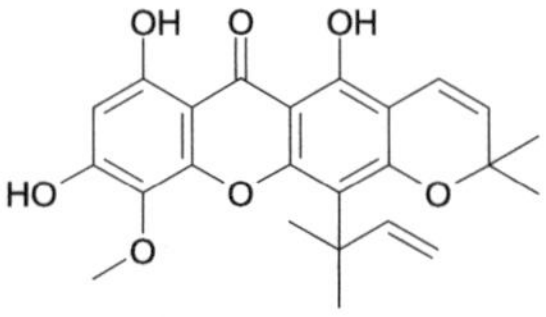

1761 Linixanthone B 台湾绿岛藤黄呫吨酮 B*

$C_{19}H_{16}O_5$ (324.34). 无色针状晶体 (乙酸乙酯), mp 171~172℃. 【类型】呫吨酮类. 【活性】细胞毒 (P_{388}, ED_{50} = 1.43μg/mL, 对照光神霉素, ED_{50} = 0.06μg/mL, HT29, ED_{50} = 3.14μg/mL, 对照光神霉素, ED_{50} = 0.08μg/mL)[879]. 【来源】台湾绿岛藤黄* *Garcinia linii*. 【文献】879.

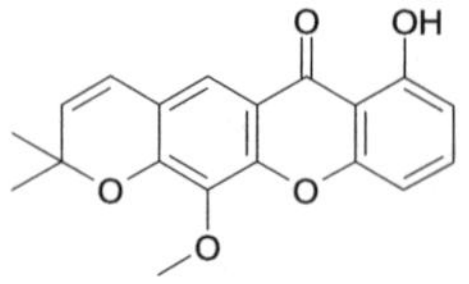

1762 Linixanthone C 台湾绿岛藤黄呫吨酮 C*

$C_{20}H_{20}O_5$ (340.38). 亮黄色针状晶体 (正己烷−丙酮),

mp 127~129℃. 【类型】呫吨酮类. 【活性】细胞毒 (P_{388}, ED_{50} = 1.44μg/mL, 对照光神霉素, ED_{50} = 0.06 μg/mL, HT29, ED_{50} = 1.54μg/mL, 对照光神霉素, ED_{50} = 0.08μg/mL)[879]. 【来源】台湾绿岛藤黄* *Garcinia linii*. 【文献】879.

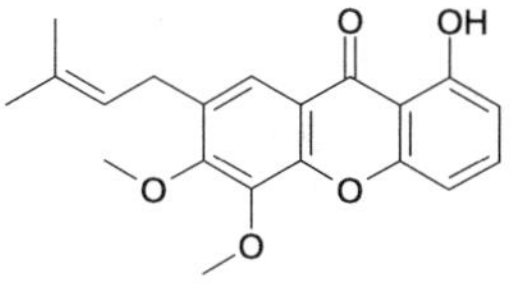

1763 Mangostanin 倒捻子宁

$C_{25}H_{28}O_7$ (440.50). 黄色固体, mp 215~217℃, $[\alpha]_D$ = −0.7° (*c* = 1.17, 三氯甲烷). 【类型】呫吨酮类. 【活性】细胞毒 (KB 癌细胞株, 无活性; BC-1, 无活性; NCI-H187, IC_{50} = 8.04μg/mL, 椭圆玫瑰树碱, IC_{50} = 0.39 μg/mL)[331]. 【来源】倒捻子 *Garcinia mangostana* (未成熟果实: 产率 = 0.0021%干重)[331]. 【文献】331, 463.

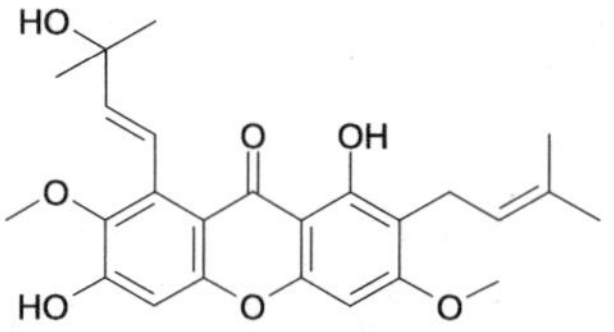

1764 Mangostenol 倒捻子烯醇*

$C_{24}H_{26}O_7$ (426.47). 【类型】呫吨酮类. 【活性】细胞毒 (KB 癌细胞株,无活性; BC-1, 无活性; NCI-H187, IC_{50} = 1.15μg/mL, 椭圆玫瑰树碱, IC_{50} = 0.39μg/mL)[331]; 抗结核 (结核分枝杆菌, MIC = 100μg/mL)[947]. 【来源】倒捻子 *Garcinia mangostana* (未成熟果实: 产率 = 0.0030%干重)[331]. 【文献】331, 947.

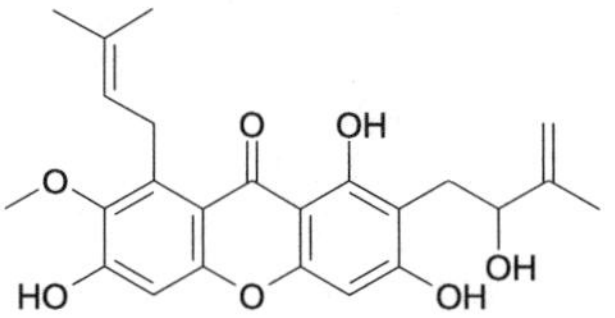

1765 Mangostenone C 倒捻子烯酮 C*

$C_{24}H_{26}O_8$ (442.47). 黄色固体, mp 126~127℃, $[\alpha]_D^{27}$ = −28.3°(*c* = 0.12, 甲醇). 【类型】呫吨酮类. 【活性】细胞毒 (KB 癌细胞株, IC_{50} = 2.8μg/mL, 对照椭圆玫瑰树碱, IC_{50} = 1.33μg/mL; BC-1, IC_{50} = 3.53μg/mL, 椭圆玫瑰树碱, IC_{50} = 1.46μg/mL; NCI-H187, IC_{50} = 3.72μg/mL, 椭圆玫瑰树碱, IC_{50} = 0.39μg/mL). 【来源】倒捻子 *Garcinia mangostana* (未成熟果实: 产率 = 0.0014%干重). 【文献】331.

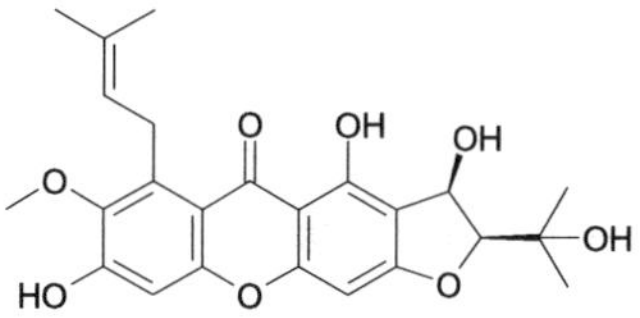

1766 Mangostenone D 倒捻子烯酮 D*

$C_{23}H_{24}O_6$ (396.44). 黄色固体, mp 208~210℃. 【类型】呫吨酮类. 【活性】细胞毒 (KB 癌细胞株, IC_{50} = 9.79 μg/mL, 对照椭圆玫瑰树碱, IC_{50} = 1.33μg/mL; BC-1, IC_{50} = 3.88μg/mL, 椭圆玫瑰树碱, IC_{50} = 1.46μg/mL; NCI-H187, IC_{50} = 9.07μg/mL, 椭圆玫瑰树碱, IC_{50} = 0.39μg/mL). 【来源】倒捻子 *Garcinia mangostana* (未成熟果实: 产率 = 0.002%干重). 【文献】331.

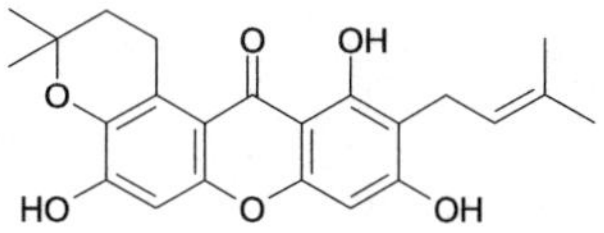

1767 Mangostenone E 倒捻子烯酮 E*

$C_{24}H_{28}O_8$ (444.49). 黄色无定形固体, $[\alpha]_D^{28}$ = 0.0° (*c* = 0.13, 甲醇). 【类型】呫吨酮类. 【活性】细胞毒 (KB 癌细胞株, IC_{50} = 19.96μg/mL, 对照椭圆玫瑰树碱, IC_{50} = 1.33μg/mL; BC-1, IC_{50} = 17.53μg/mL, 椭圆玫瑰树碱, IC_{50} = 1.46μg/mL; NCI-H187, 无活性). 【来源】倒捻子 *Garcinia mangostana* (未成熟果实: 产率 = 0.003%干重). 【文献】331.

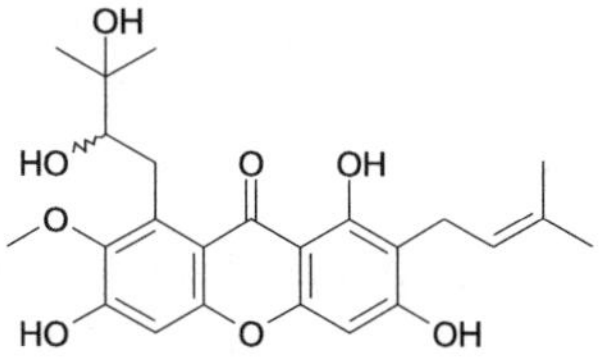

1768 Mangostin 倒捻子亭*

α-Mangostin [6147-11-1] $C_{24}H_{26}O_6$ (410.47). 【类型】呫吨酮类. 【活性】芳化酶抑制剂 (*in vitro*, 微粒体, IC_{50} = 20.7μmol/L)[1388]; 抗炎; 抗微生物; 抗溃疡 (*in vitro*); 抗氧化剂 (DPPH 清除剂, 10μmol/L, 清除率 = 18%, 对照丁化羟基甲苯, 10μmol/L, 清除率 = 43%)[1278];

抗氧化实验无活性 (DPPH 清除剂, 50μmol/L, 清除率 = 5.2%; 对照丁化羟基甲苯, 50μmol/L, 清除率 = 51.7%, IC_{50} = 28.9μmol/L)[967]; 抗菌 (金黄色葡萄球菌 ATCC 25923, MIC = 4μg/mL, 对照万古霉素, MIC = 2μg/mL; 金黄色葡萄球菌 MRSA SK1, MIC = 4μg/mL, 万古霉素, MIC = 2μg/mL)[1278]; 抗结核 (结核分枝杆菌 *Mycobacterium tuberculosis*, MIC = 6.25 μg/mL)[947]; 细胞毒 (*in vitro*, HL-60, IC_{50} = 6.8μmol/L, 10μmol/L, 抑制率 = 100%, 诱导细胞凋亡)[1079]; 细胞毒 (KB 癌细胞株, IC_{50} = 2.08μg/mL, 对照椭圆玫瑰树碱, IC_{50} = 1.33μg/mL; BC-1, IC_{50} = 0.92μg/mL, 椭圆玫瑰树碱, IC_{50} = 1.46μg/mL; NCI-H187, IC_{50} = 2.87μg/mL 椭圆玫瑰树碱, IC_{50} = 0.39μg/mL)[331]. 【来源】倒捻子 *Garcinia mangostana* (未成熟果实: 产率 = 2.32%干重)[331], 倒捻子 *Garcinia mangostana* (果壳)[656], 倒捻子 *Garcinia mangostana* (果皮)[1079], 黄牛木 *Cratoxylum cochinchinense* (根), 甜山竹子* *Garcinia dulcis* (果实), 甜山竹子* *Garcinia dulcis* (花). 【文献】167, 331, 656, 947, 966, 967, 1079, 1278, 1388.

1769 β-Mangostin β-倒捻子亭*

$C_{25}H_{28}O_6$ (424.50). 【类型】呫吨酮类. 【活性】细胞毒 (KB 癌细胞株, IC_{50} = 2.5μg/mL, 对照椭圆玫瑰树碱, IC_{50} = 1.33μg/mL; BC-1, IC_{50} = 2.03μg/mL, 椭圆玫瑰树碱, IC_{50} = 1.46μg/mL; NCI-H187, IC_{50} = 2.88μg/mL 椭圆玫瑰树碱, IC_{50} = 0.39μg/mL)[331]; 细胞毒 (*in vitro*, HL-60, IC_{50} = 7.6μmol/L)[1079]; 抗结核 (结核分枝杆菌, MIC = 6.25μg/mL)[947]; 抗氧化实验无活性 (DPPH 清除剂, 10μmol/L, 清除率 = 2%; 对照丁化羟基甲苯, 10μmol/L, 清除率 = 43%, IC_{50} = 19.00μmol/L)[966]; 抗氧化实验无活性 (DPPH清除剂, 50μmol/L, 清除率 = 1.7%; 对照丁化羟基甲苯, 50μmol/L, 清除率 = 51.7%, IC_{50} = 28.9μmol/L)[967]. 【来源】倒捻子 *Garcinia mangostana* (果壳), 倒捻子 *Garcinia mangostana* (未成熟果实: 产率 = 0.0017%干重)[331], 黄牛木 *Cratoxylum cochinchinense* (根), 甜山竹子* *Garcinia dulcis* (花). 【文献】331, 656, 947, 966, 967, 1079.

1770 γ-Mangostin γ-倒捻子亭*

$C_{23}H_{24}O_6$ (396.44). 【类型】呫吨酮类. 【活性】芳化酶抑制剂 (*in vitro*, 微粒体, IC_{50} = 6.9μmol/L)[1388]; 芳化酶抑制剂 (*in vitro*, SKBR3 细胞, IC_{50} = 4.97μmol/L)[1388]; 细胞毒 (KB 癌细胞株, IC_{50} = 4.69μg/mL, 对照椭圆玫瑰树碱, IC_{50} = 1.33μg/mL; BC-1, IC_{50} = 1.6μg/mL, 椭圆玫瑰树碱, IC_{50} = 1.46μg/mL; NCI-H187, IC_{50} = 2.55μg/mL 椭圆玫瑰树碱, IC_{50} = 0.39μg/mL)[331]; 细胞毒 (*in vitro*, HL-60, IC_{50} = 6.1μmol/L)[1079]; 抗结核 (结核分枝杆菌, MIC = 25μg/mL)[947]. 【来源】倒捻子 *Garcinia mangostana* (果实, 果壳), 倒捻子 *Garcinia mangostana* (未成熟果实: 产率 = 0.30%干重)[331]. 【文献】331, 656, 947, 1079, 1388.

1771 Mangostinone 倒捻子亭酮*

$C_{23}H_{24}O_5$ (380.44). 【类型】呫吨酮类. 【活性】细胞毒 (KB 癌细胞株, IC_{50} = 12.79μg/mL, 对照椭圆玫瑰树碱, IC_{50} = 1.33μg/mL; BC-1, IC_{50} = 7.26μg/mL, 椭圆玫瑰树碱, IC_{50} = 1.46μg/mL; NCI-H187, IC_{50} = 17.88μg/mL 椭圆玫瑰树碱, IC_{50} = 0.39μg/mL)[331]; 细胞毒 (*in vitro*, HL-60, IC_{50} = 19.0μmol/L)[1079]; 抗结核 (结核分枝杆菌, MIC = 200μg/mL)[947]. 【来源】倒捻子 *Garcinia mangostana* (未成熟果实: 产率 = 0.0042%干重)[331], 云南山竹子 *Garcinia cowa* (乳汁). 【文献】331, 947, 1079, 1270.

1772 Mesuaxanthone A 铁力木呫吨酮 A

[3561-81-7] $C_{14}H_{10}O_5$ (258.23). 【类型】呫吨酮类. 【活性】抗炎; 抗真菌 (烟曲霉菌 CBS113.26, MIC_{80} = 31μg/mL, 对照两性霉素 B, MIC_{80} = 8μg/mL; 黄曲霉菌 IHEM37.19, MIC_{80} = 31μg/mL, 两性霉素 B, MIC_{80} = 8μg/mL; 黑曲霉菌 IHEM2951, MIC_{80} = 125μg/mL, 两性霉素 B, MIC_{80} = 16μg/mL; 土曲霉菌**Aspergillus terreus* 5029.2000, MIC_{80} > 250μg/mL; 两性霉素 B, MIC_{80} = 16μg/mL; 白色念珠菌 ATCC663.90, MIC_{80} > 250μg/mL; 两性霉素 B, MIC_{80} = 1μg/mL)[1178]; 细胞毒 (P_{388}, ED_{50} = 2.76μg/mL, 对照光神霉素, ED_{50} = 0.06μg/mL, HT29, ED_{50} = 7.51μg/mL, 对照光神霉素, ED_{50} = 0.08μg/mL)[879]. 【来源】大叶藤黄 *Garcinia xanthochymus*, 苏格兰胡桐* *Calophyllum caledonicum* (茎皮), 铁力木 *Mesua ferrea*, 台湾绿岛藤黄* *Garcinia linii*, 维斯木属 *Vismia* sp. 【文献】167, 879, 1178.

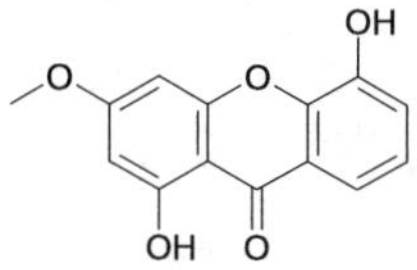

1773 10-*O*-Methylmacluraxanthone 10-*O*-甲基桑橙呫吨酮*

$C_{24}H_{24}O_6$ (408.46). 【类型】呫吨酮类. 【活性】细胞毒 (P_{388}, ED_{50} = 3.49μg/mL, 对照光神霉素, ED_{50} = 0.06μg/mL, HT29, ED_{50} = 5.25μg/mL, 对照光神霉素, ED_{50} = 0.08μg/mL)[879]. 【来源】台湾绿岛藤黄* *Garcinia linii*. 【文献】879.

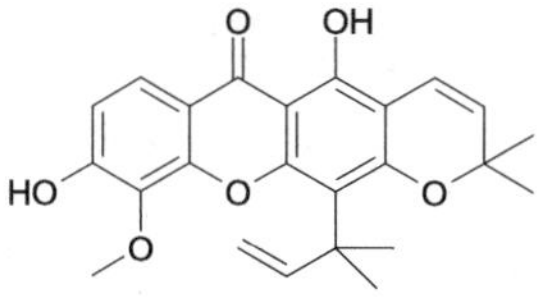

1774 Morellic acid 藤黄酸 B

*α*2-Guttiferin [173792-68-2] $C_{33}H_{36}O_8$ (560.65). 【类型】呫吨酮类. 【活性】细胞毒 (HeLa, MIC = 3.13μg/mL, 人胚肺成纤维细胞 HEL, MIC = 3.13μg/mL); 抗菌 (耐 2,6-二甲氧基苯青霉素金黄色葡萄球菌 *Staphylococcus aureus*, MIC = 25μg/mL)[984]. 【来源】藤黄 *Garcinia morella*, 藤黄树 *Garcinia hanburyi* (鲜果). 【文献】5, 247, 984.

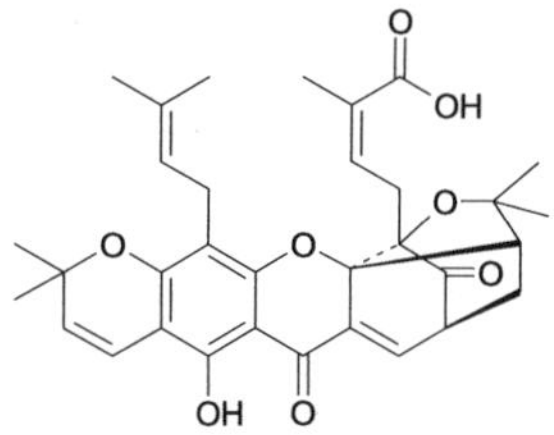

1775 Psorospermin 普梭草素

[74045-97-9] $C_{19}H_{16}O_6$ (340.34). 针状晶体, mp 227~228℃. 【类型】呫吨酮类. 【活性】抗肿瘤 (鼠 P_{388}, *in vivo*, 8mg/kg, 生命延长率 = 58%); 细胞毒 (KB, ED_{50} = 0.1μg/mL). 【来源】普梭木 *Psorospermum febrifugum*. 【文献】4, 167.

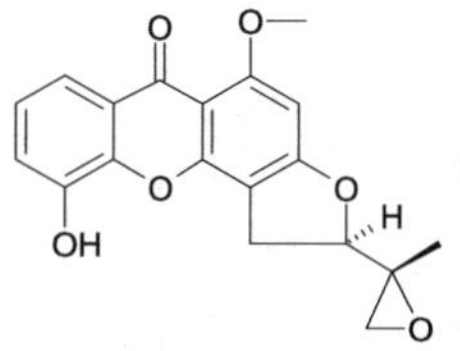

1776 Rheediachromenoxanthone

[82667-93-4] $C_{18}H_{14}O_5$ (310.31). 晶体 (乙醚-己烷), mp 223~224℃. 【类型】呫吨酮类. 【活性】细胞毒 (P_{388}, ED_{50} = 1.67μg/mL, 对照光神霉素, ED_{50} = 0.06 μg/mL; HT29, ED_{50} = 4.68μg/mL, 对照光神霉素, ED_{50} = 0.08μg/mL)[879]. 【来源】台湾绿岛藤黄* *Garcinia linii*, 瑞地木属 *Rheedia gardneriana*. 【文献】879.

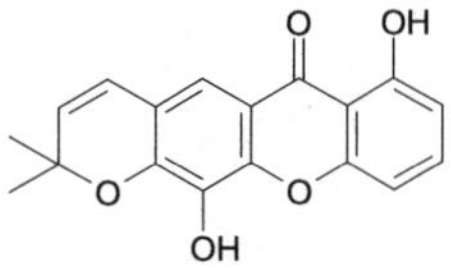

1777 1,3,7-Trihydroxy-2-(3-methylbut-2-enyl) xanthone 1,3,7-三羟基-2-(3-甲基丁-2-烯基)呫吨酮*

$C_{18}H_{16}O_5$ (312.33). 【类型】呫吨酮类. 【活性】细胞毒 (HSC-2 细胞, CC_{50} > 0.64mmol/L; HGF, CC_{50} > 0.64 mmol/L)[639]. 【来源】构棘 *Cudrania cochinchinensis* (根: 产率 = 0.00057%干重). 【文献】639.

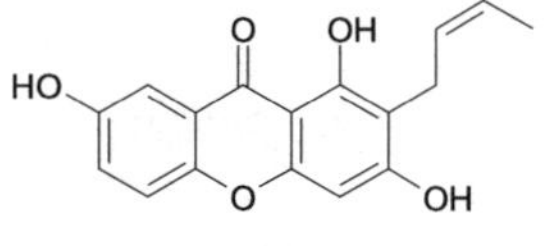

8.5 联 苯 类

1778 Aucuparin 欧花楸素

$C_{14}H_{14}O_3$ (230.27). 【类型】联苯类. 【活性】抗真菌; 细胞毒 (P_{388}, ED_{50} = 3.21μg/mL, 对照光神霉素, ED_{50} = 0.06μg/mL, HT29, ED_{50} = 5.39μg/mL, 光神霉素, ED_{50} = 0.08μg/mL)[879]. 【来源】欧洲花楸 *Sorbus aucuparia*, 美丽花楸 *Sorbus decora*, 台湾绿岛藤黄* *Garcinia linii*. 【文献】167, 879.

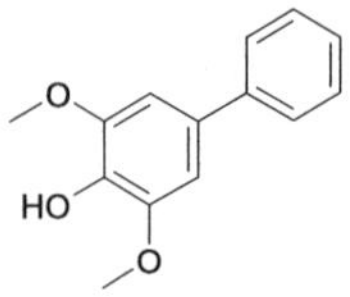

1779 Casearinone 脚骨脆酮

$C_{17}H_{20}O_7$ (336.34). 无色针状结晶 (甲醇), mp 188~190℃, $[\alpha]_D^{25}$ = 0° (*c* = 0.22, 三氯甲烷). 【类型】联苯类. 【活性】细胞毒 (P_{388}, ED_{50} = 10.00μg/mL, 对照光神霉素, ED_{50} = 0.58μg/mL; A549, ED_{50} > 50μg/mL, 光神霉素, ED_{50} = 0.073μg/mL; HT29, ED_{50} > 50μg/mL, 光神霉素, ED_{50} = 0.076μg/mL)[1335]. 【来源】膜质脚骨脆* *Casearia membranacea* (茎). 【文献】1335.

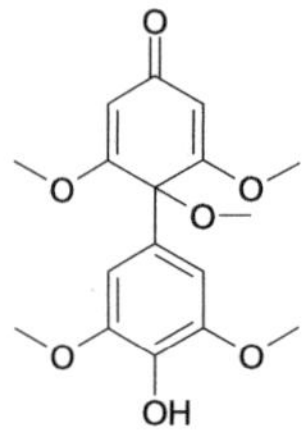

1780 3',5'-Dimethoxy-biphenyl-4-ol 3',5'-二甲氧基-联苯-4-醇*

$C_{14}H_{14}O_3$ (230.27). 白色粉末. 【类型】联苯类. 【活性】细胞毒 [*in vitro* 抗增殖活性, LoVo, IC_{50} > 40μmol/L, 对照阿霉素, IC_{50} = (0.04±0.005)μmol/L][918]. 【来源】普通远志 *Polygala vulgaris*. 【文献】918.

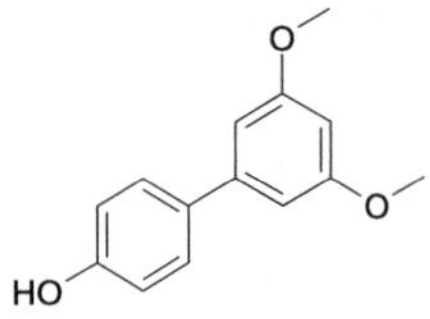

1781 Garcibiphenyl A 绿岛藤黄联苯 A*

$C_{13}H_{12}O_3$ (216.24). 无色油状物. 【类型】联苯类. 【活性】细胞毒 (P_{388}, ED_{50} = 10.2μg/mL, 对照光神霉素, ED_{50} = 0.06μg/mL, HT29, ED_{50} = 13.5μg/mL, 对照光神霉素, ED_{50} = 0.08μg/mL)[879]. 【来源】台湾绿岛藤黄* *Garcinia linii*. 【文献】879.

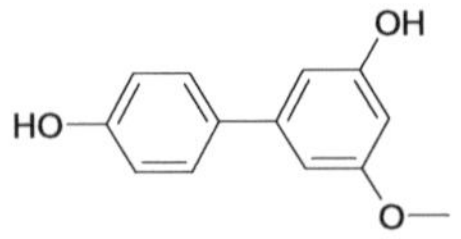

1782 Garcibiphenyl B 绿岛藤黄联苯 B*

$C_{18}H_{20}O_3$ (284.36). 无色油状物. 【类型】联苯类. 【活性】细胞毒 (P_{388}, ED_{50} = 6.63μg/mL, 对照光神霉素, ED_{50} = 0.06μg/mL, HT29, ED_{50} = 12.7μg/mL, 对照光神霉素, ED_{50} = 0.08μg/mL)[879]. 【来源】台湾绿岛藤黄* *Garcinia linii*. 【文献】879.

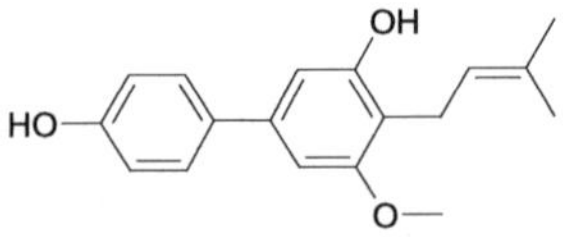

8.6 联 苄 类

1783 Perrottetin E 宁扁萼苔素 E

[89911-97-7] $C_{28}H_{26}O_4$ (426.52). 油状物. 【类型】联苄类. 【活性】细胞毒 (KB 细胞). 【来源】地梭罗 *Marchantia polymorpha*, 宁扁萼苔 *Radula perrottetii*, 杜若属 *Pollia endiviifolia*. 【文献】675, 676, 677.

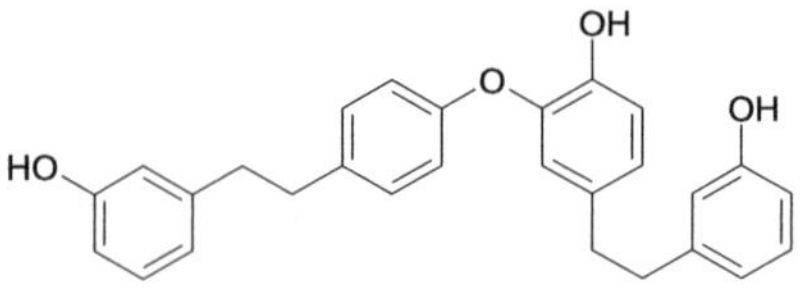

1784 Phoyunnanin A 云南石仙桃宁 A*

7-[2-(3-Hydroxyphenethyl)-4-hydroxy-6-methoxyphenoxy]-4-hydroxy-2-methoxy-9,10-dihydrophenanthrene

$C_{30}H_{28}O_6$ (484.55). 无定形粉末. 【类型】联苄类. 【活性】NO 生成抑制剂 (在测定浓度有细胞毒性). 【来源】云南石仙桃 *Pholidota yunnanensis* (干的全株: 产率 = 0.0007%干重). 【文献】12.

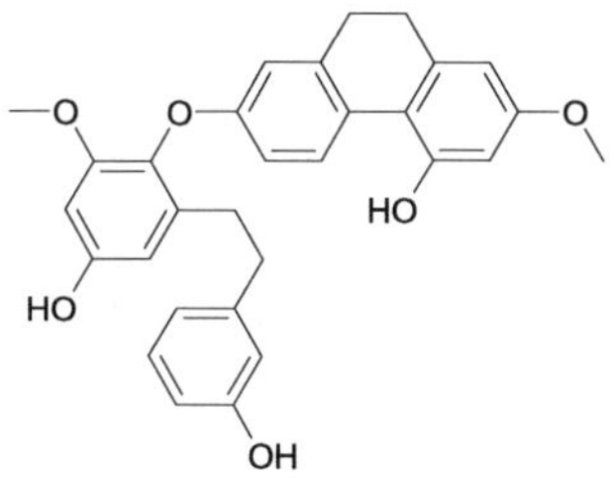

1785 Phoyunnanin B 云南石仙桃宁 B*

1-[(9,10-Dihydro-4-hydroxy-2-methoxy-7-phenanthrenyl)oxy]-4,7-dihydroxy-2-methoxy-9,10-dihydrophenanthrene $C_{30}H_{26}O_6$ (482.54). 无定形粉末. 【类型】联苄类. 【活性】NO 生成抑制剂 (在测定浓度有细胞毒性). 【来源】云南石仙桃 *Pholidota yunnanensis* (干的全株: 产率 = 0.0012%干重). 【文献】12.

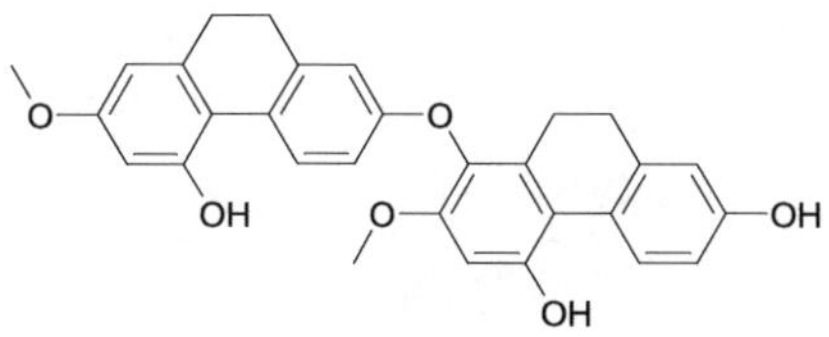

1786 Pallidisetin A 苍毛金发癣素 A

[154037-51-1] $C_{23}H_{18}O_3$ (342.40). 无色片状晶体, mp 233℃ (分解), $[\alpha]_D^{27}$ = +20.0 ° (c = 0.1, 三氯甲烷). 【类型】联苄类/苯并呋喃. 【活性】细胞毒 (人, 黑色素瘤 RPMI-7951, ED_{50} = 1.0μg/mL; 多形恶性胶质瘤, ED_{50} = 1.0μg/mL). 【来源】苍毛金发癣 *Polytrichum pollidisetum*. 【文献】778.

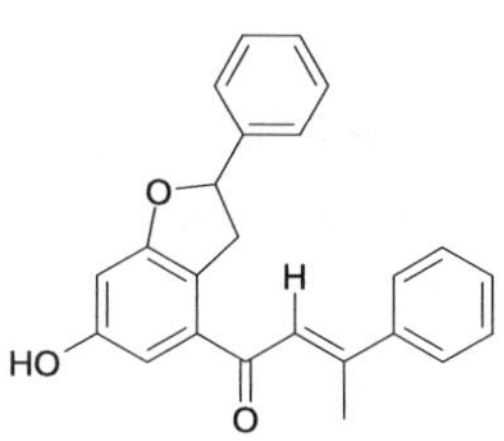

1787 Pallidisetin B 苍毛金发癣素 B

[154098-96-1] $C_{23}H_{18}O_3$ (342.40). 无色针晶, mp 194℃ (分解), $[\alpha]_D^{27}$ = −29.6° (c = 0.1, 三氯甲烷). 【类型】联苄类/苯并呋喃. 【活性】细胞毒 (人, 黑色素瘤 RPMI-7951, ED_{50} = 2.0μg/mL; 多形恶性胶质瘤, ED_{50} = 2.0 μg/mL). 【来源】苍毛金发癣 *Polytrichum pollidisetum*. 【文献】778.

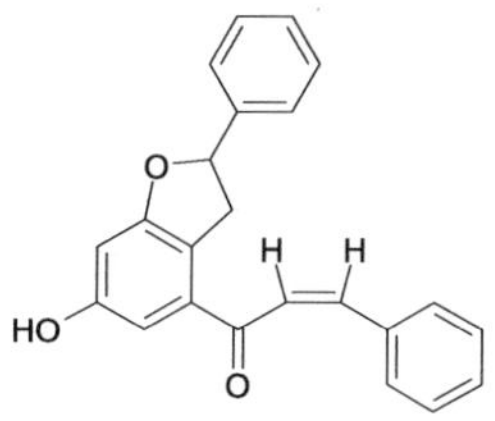

8.7 芪　类

1788 Anticancer Stilbenoid PMV70P691-038 抗癌芪类似物 PMV70P691-038

$C_{19}H_{22}O_5$ (330.38). 【类型】芪类. 【活性】细胞毒 (COX-2 抑制剂)[1205]. 【来源】达达赫面包果* *Artocarpus dadah*. 【文献】1205.

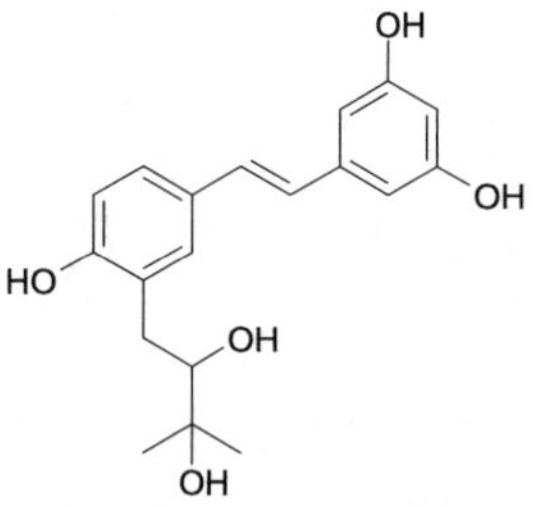

1789 Anticancer Stilbenoid PMV70P691-039 抗癌芪类似物 PMV70P691-039

$C_{19}H_{20}O_4$ (312.37). 【类型】芪类. 【活性】细胞毒 (COX-1 抑制剂)[1205]. 【来源】达达赫面包果* *Artocarpus dadah*. 【文献】1205.

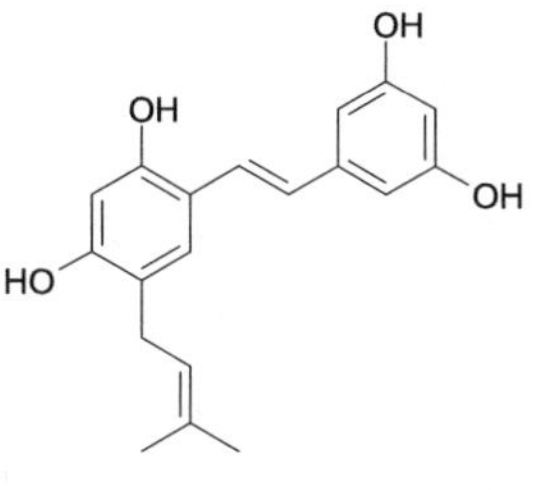

1790 Anticancer Stilbenoid PMV70P691-040 抗癌芪类似物 PMV70P691-040

$C_{19}H_{20}O_3$ (296.37). 【类型】芪类. 【活性】细胞毒 (COX-2 抑制剂)[1205]. 【来源】达达赫面包果* *Artocarpus dadah*. 【文献】1205.

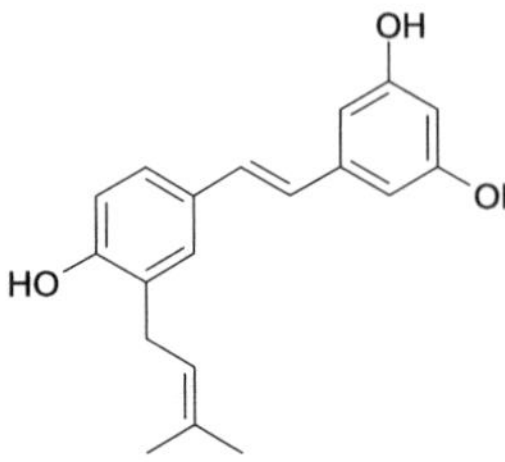

1791 Anticancer Stilbenoid PMV70P691-041 抗癌芪类似物 PMV70P691-041

$C_{34}H_{32}O_{11}$ (616.63). 【类型】芪类. 【活性】细胞毒 (COX-1 抑制剂)[1205]; 细胞毒 (COX-2 抑制剂)[1205]. 【来源】葡萄 *Vitis vinifera* (细胞培养物). 【文献】1205.

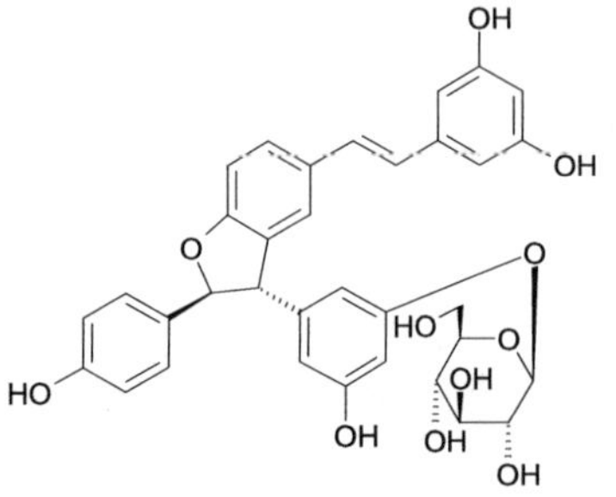

1792 Anticancer Stilbenoid PMV70P691-142 抗癌芪类似物 PMV70P691-142

$C_{20}H_{22}O_8$ (390.39). 【类型】芪类. 【活性】细胞毒 (COX-1 抑制剂)[1205]. 【来源】葡萄 *Vitis vinifera* (细胞培养物). 【文献】1205.

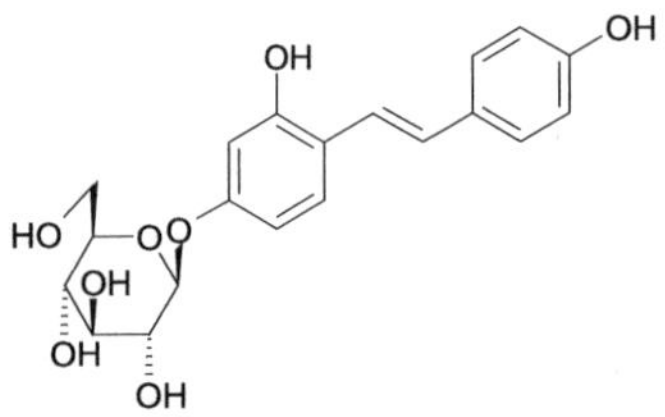

1793 Anticancer Stilbenoid PMV70P691-146 抗癌芪类似物 PMV70P691-146

$C_{20}H_{22}O_8$ (390.39). 【类型】芪类. 【活性】细胞毒 (COX-1 抑制剂)[1205]. 【来源】葡萄 *Vitis vinifera* (细胞培养物). 【文献】1205.

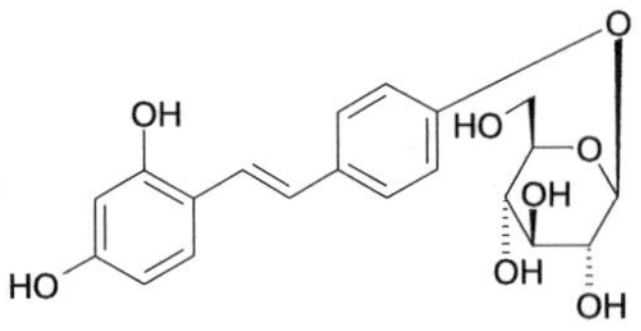

1794 Anticancer Stilbenolignan PMV70- P691-042 抗癌芪类似物 PMV70P691-042

$C_{25}H_{24}O_8$ (452.47). 【类型】芪类. 【活性】细胞毒 (COX-1 抑制剂)[1205]. 【来源】刺急怒棕榈 *Aiphanes aculeata*. 【文献】1205.

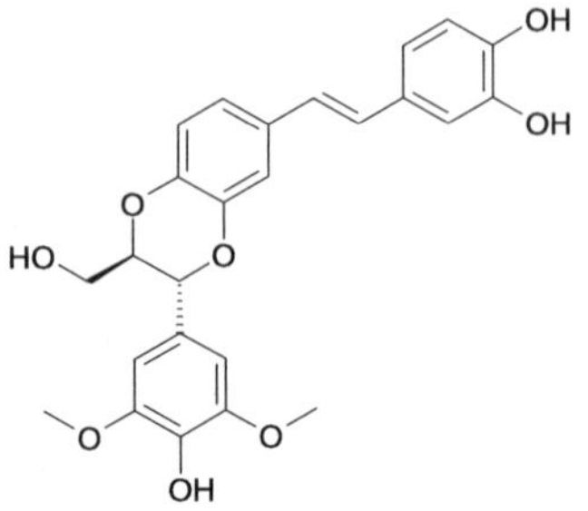

1795 Cudranin 柘树素 (羟基藜芦酚; 四羟基芪)

Oxyresveratrol; Tetrahydroxystilbene [4721-07-7] $C_{14}H_{12}O_4$ (244.25). mp 202℃. 【类型】芪类. 【活性】细胞毒 (COX-1 抑制剂)[1205]; 抗真菌 (人皮肤真菌); 抑制细胞核呼吸 (大鼠, 肝脏细胞, 低浓度下). 【来源】达达赫面包果* *Artocarpus dadah*, 拉口沙面包果 *Artocarpus lakoocha*, 毛叶藜芦 *Veratrum grandiflorum*, 桑枝 *Morus alba*, 桑橙 *Maclura pomifera*, 桑叶 *Morus alba*, 苇茎百合 *Schoenocaulon officinale* (根茎), 柘树属 *Cudrania* sp. 【文献】5, 167, 909, 1205.

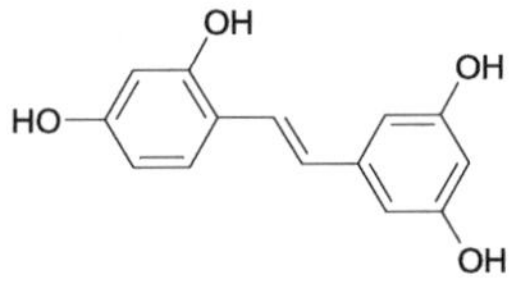

1796 (±)-*trans*-3-(3,4-Dimethoxyphenyl)-4-((*E*)-3,4-dimethoxystyryl)cyclohex-1-ene (±)-*trans*-3-(3,4-二甲氧基苯基)-4-((*E*)-3,4-二甲氧基苯乙烯基)环己-1-烯*

$C_{24}H_{28}O_4$ (380.49). 【类型】芪类. 【活性】细胞毒 (A549, IC_{50} = 12.6μmol/L, 对照椭圆玫瑰树碱, IC_{50} = 0.8μmol/L; Col2, IC_{50} = 15.5μmol/L, 椭圆玫瑰树碱, IC_{50} = 1.6μmol/L; SNU638, IC_{50} = 8.7μmol/L, 椭圆玫瑰树碱, IC_{50} = 1.6μmol/L; HT1080, IC_{50} = 16.1μmol/L, 椭圆玫瑰树碱, IC_{50} = 1.2μmol/L)[874]; COX-2 抑制剂 (RAW264.7 细胞, 测量脂多糖诱导的前列腺素 E_2 的生成, IC_{50} = 2.71 μmol/L, 对照 Celecoxib, IC_{50} = 0.52nmol/L)[1001]. 【来源】野姜 *Zingiber cassumunar* (根茎). 【文献】874, 1001.

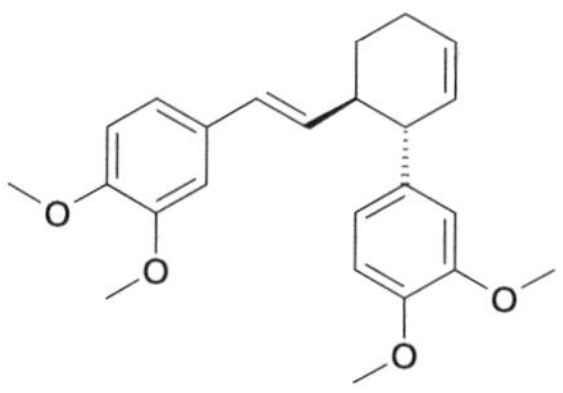

1797　Halophilol A 喜盐鸢尾酚 A*

$C_{17}H_{18}O_5$ (302.33). 无定形粉末.【类型】芪类.【活性】细胞毒 (KB 细胞, IC_{50} = 17.28μmol/L; 人微血管内皮细胞 HMEC, IC_{50} = 22.47μmol/L)[1340].【来源】喜盐鸢尾 *Iris halophila* (种子).【文献】1340.

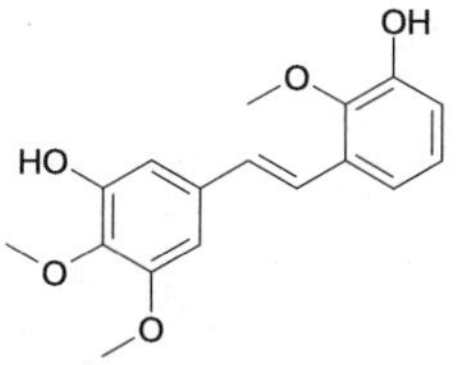

1798　Isorhapontigenin 异食用大黄苷元 (异食用大黄素)

Anticancer Stilbenoid PMV70P691-140 [32507-66-7] $C_{15}H_{14}O_4$ (258.28). mp 182~183℃.【类型】芪类.【活性】抗氧化剂 [超氧化物阴离子清除剂, 100μmol/L, 抑制率 = 45.7%±0.7%, 阳性对照(+)-儿茶素, IC_{50} = (3.67±0.14)μmol/L][994]; 细胞毒 (COX-1 抑制剂)[1205].【来源】毛刺锦鸡儿 *Caragana tibetica* (茎), 小叶买麻藤 *Gnetum parvifolium* [Syn. *Gnetum indicum*], 刺急怒棕榈 *Aiphanes aculeata*.【文献】168, 493, 494, 994, 1205.

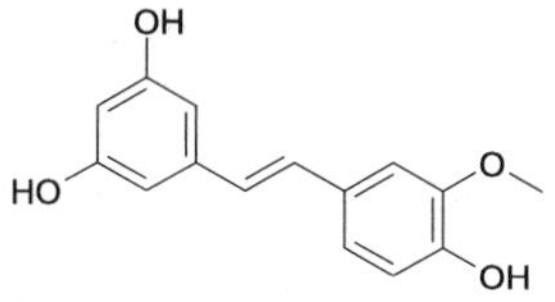

1799　Miyabenol C 宫部苔草酚 C

[109605-83-6] $C_{42}H_{32}O_9$ (680.72).【类型】芪类/苯并呋喃.【活性】蛋白激酶 C 抑制剂 (IC_{50} = 52.5μmol/L).【来源】白刺花 *Sophora viciifolia*, 蛇葡萄 *Ampelopsis brevipedunculata*, 狭叶锦鸡儿 *Caragana stenophylla* (根), 苔草属 *Carex fedia* var. *miyabei*.【文献】493, 494, 536, 537.

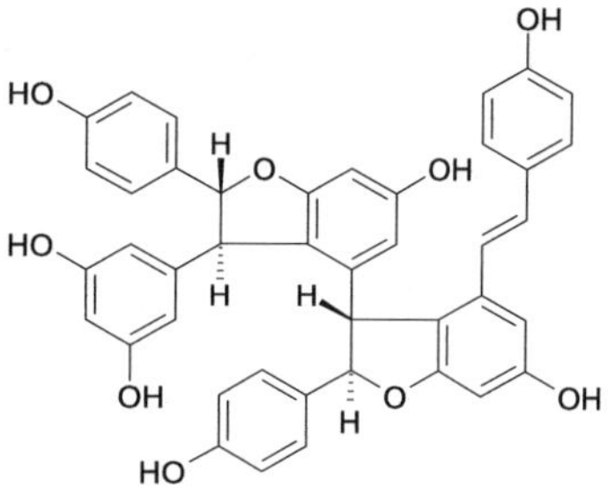

1800　Nepalensinol D 尼泊尔嵩草酚 D*

$C_{42}H_{34}O_{10}$ (698.73). 淡红褐色粉末, mp 230℃ (分解), $[\alpha]_D$ = −82.0° (*c* = 0.3, 甲醇).【类型】芪类/苯并呋喃.【活性】拓扑异构酶 II 抑制剂 (人, IC_{50} = 14.8μmol/L, 对照柔红霉素, IC_{50} = 9.1μmol/L).【来源】尼泊尔嵩草 *Kobresia nepalensis* (茎: 产率 = 0.0003%干重).【文献】417.

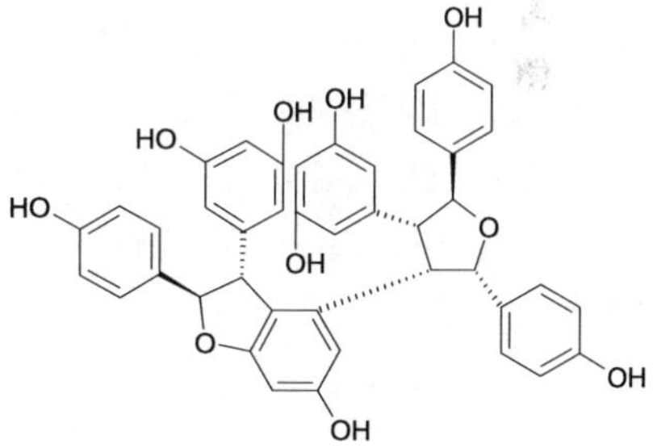

1801　Nepalensinol E 尼泊尔嵩草酚 E*

$C_{56}H_{44}O_{13}$ (924.97). 褐色粉末, mp 250℃ (分解), $[\alpha]_D$ = −307.8° (*c* = 0.5, 甲醇).【类型】芪类/苯并呋喃.【活性】拓扑异构酶 II 抑制剂 (人, IC_{50} = 11.7μmol/L, 对照柔红霉素, IC_{50} = 9.1μmol/L).【来源】尼泊尔嵩草 *Kobresia nepalensis* (茎: 产率 = 0.0007%干重).【文献】417.

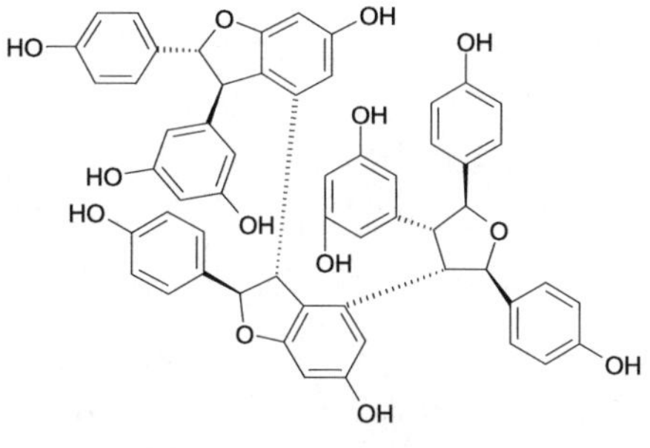

1802　Nepalensinol F 尼泊尔嵩草酚 F*

$C_{56}H_{42}O_{12}$ (906.95). 褐色粉末, mp > 300℃ (分解),

$[\alpha]_D$ = +26.3° (c = 0.4, 甲醇). 【类型】芪类/苯并呋喃. 【活性】拓扑异构酶Ⅱ抑制剂 (人, IC_{50} = 5.5μmol/L, 对照柔红霉素, IC_{50} = 9.1μmol/L). 【来源】尼泊尔嵩草 *Kobresia nepalensis* (茎: 产率 = 0.0005%干重). 【文献】417.

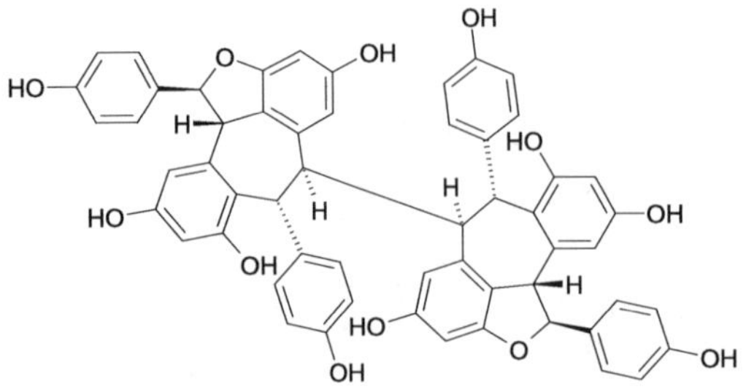

1803 Nepalensinol G 尼泊尔嵩草酚 G*

$C_{56}H_{40}O_{13}$ (920.94). 淡红褐色粉末, mp > 300℃ (分解), $[\alpha]_D$ = +66° (c = 0.1, 甲醇). 【类型】芪类/苯并呋喃. 【活性】拓扑异构酶Ⅱ抑制剂 (人, IC_{50} > 50μmol/L 无活性, 对照柔红霉素, IC_{50} = 9.1μmol/L). 【来源】尼泊尔嵩草 *Kobresia nepalensis* (茎: 产率 = 0.0008%干重). 【文献】417.

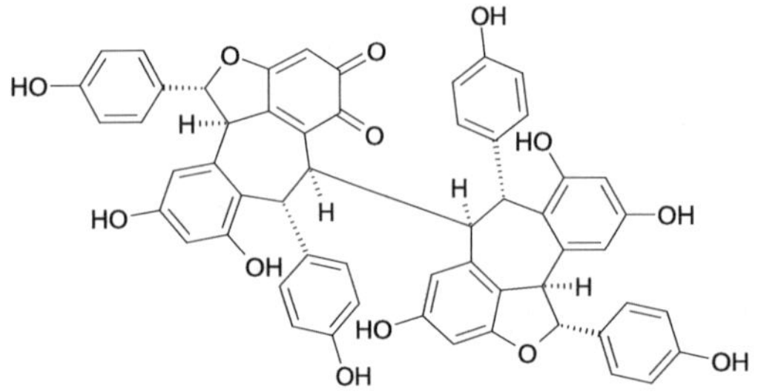

1804 Pallidol 苍白粉藤酚

[105037-88-5] $C_{28}H_{22}O_6$ (454.48). 棕色固体, mp > 300℃ (分解), $[\alpha]_D$ = 0° (甲醇), $[\alpha]_D^{23}$ = −36.3° (c = 0.13, 甲醇); $[\alpha]_D^{20}$ = 0° (c = 0.45, 甲醇). 【类型】芪类. 【活性】细胞毒 (人成淋巴细胞 CEM, IC_{50} = 32μg/mL); 蛋白激酶 C 抑制剂 (大鼠脑, 部分纯化的蛋白激酶 C, 100μmol/L, 抑制率 = 25%); 抗炎 (COX-1 抑制剂, IC_{50} = 50μmol/L; COX-2 抑制剂, IC_{50} = 80μmol/L, 边缘活性)[644]. 【来源】苍白粉藤 *Cissus pallida*, 光叶蛇葡萄 *Ampelopsis brevipedunculata* var. *hancei*, 金雀根 *Caragana sinica*, 葡萄 *Vitis vinifera* (幼果果肉的细胞培养物: 产率 = 0.00056%鲜重), 利奇槐 *Sophora leachiana*. 【文献】299, 644, 797, 798, 799, 800, 801.

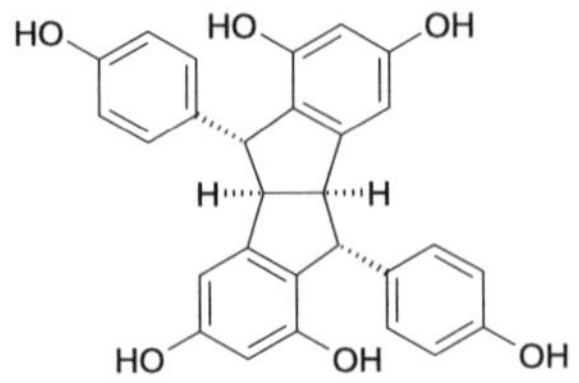

1805 *E*-Piceatannol *E*-云杉芪酚 (云杉鞣酚)

3,5,3',4'-Tetrahydroxystilbene [10083-24-6] $C_{14}H_{12}O_4$ (244.25). 淡黄色晶体, mp 229℃; 222~223℃; 针状晶体 (乙酸乙酯–己烷), mp 231~232℃, 216℃. 【类型】芪类. 【活性】抗肿瘤; 抗真菌; 冠状动脉扩张剂 (豚鼠, ED_{50} = 13.0μg/心脏); 抗组胺 (抑制组胺释放, 大鼠); 抗氧化剂 (超氧化物阴离子清除剂, 抑制脂类过氧化作用); 抗氧化剂 [超氧化物阴离子清除剂, IC_{50} = (4.66±0.14)μmol/L, 阳性对照(+)-儿茶素, IC_{50} = (3.67±0.14)μmol/L][994]; 芳香 *L*-氨基酸脱羧酶抑制剂 (IC_{50} = 5μmol/L); 脂加氧酶抑制剂 (10μmol/L, LTC_4 白血病嗜碱细胞, 抑制率 = 100%, 在白血病嗜碱细胞形成的 PGD_2, 抑制率 = 75%); 单胺氧化酶 A 抑制剂; 抗高血压 (大鼠); 植物生长抑制剂; 剧毒剂. 【来源】长花瓣柯椏树* *Vouacapoua macropetala*, 防己叶菝葜 *Smilax menispermoidea*, 毛刺锦鸡儿 *Caragana tibetica* (茎), 天山大黄 *Rheum wittrocki*, 欧洲云杉 *Picea abies*, *Pericopsis angolensis*, 四川产大黄 *Rheum* sp.[618], 芋大黄 *Rheum* sp.[865]. 【文献】151, 184, 299, 597, 618, 865, 994.

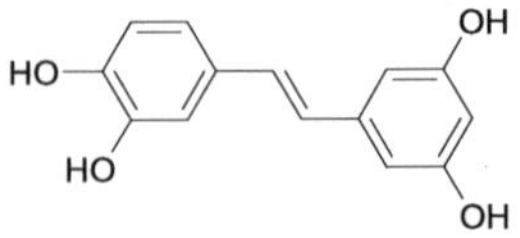

1806 Resveratrol 藜芦酚 (3,5,4'-三羟基芪; 白藜芦醇)

3,5,4'-Trihydroxystilbene [501-36-0] $C_{14}H_{12}O_3$ (228.25). 灰白色粉末 (甲醇), mp 253~255℃ (甲醇), mp 261℃ (稀乙醇, 分解), 易溶于三氯甲烷、乙醚、甲醇、乙醇、丙酮.[1374] 【类型】芪类. 【活性】细胞毒 (COX-1 抑制剂)[1205]; COX-2 抑制剂 (IC_{50} = 1.3μmol/L)[832]; COX-1 抑制剂 (IC_{50} = 1.1μmol/L)[832]; COX-1 抑制剂 (IC_{50} = 0.25μg/mL)[1199]; COX-2 抑制剂 (IC_{50} = 0.30

μg/mL)[1199]; 抗菌; 抗真菌; 抗高血脂 (抑制肝损害, 配糖体); 抗氧化剂 (抑制脂质过氧化, 大鼠肝细胞线粒体, ADP 和 NADPH 诱导的); 抗氧化剂 (DPPH 清除剂, IC_{50} = 38.9μmol/L, 对照维生素 E, IC_{50} = 20.7 μmol/L, 对照丁化羟基甲苯, IC_{50} = 12.6μmol/L)[715]; 抗氧化剂 (超氧化物阴离子清除剂, IC_{50} = 51.1 μmol/L, 对照维生素 E, 100μmol/L, 抑制率< 50%, 对照丁化羟基甲苯, IC_{50} = 24.6μmol/L)[715]; 抗氧化剂 (脂类过氧化抑制剂, IC_{50} = 3.3μmol/L, 对照维生素 E, IC_{50} = 5.3μmol/L, 对照丁化羟基甲苯, IC_{50} = 1.0 μmol/L)[715]; 抗氧化剂 [超氧化物阴离子清除剂, 100μmol/L, 抑制率 = 50.5%±1.7%, 阳性对照(+)-儿茶素, IC_{50} = (3.67±0.14)μmol/L][994]; 抗炎 (细胞因子网络调节器: 阻断 TNFα 诱导的 HUVECs 和 THP-1 细胞之间的黏附)[963]; 抗炎 (COX-1/COX-2 抑制剂; 通过 LO 酶途径的前列腺素类化合物抑制剂; 通过抑制 LOX 酶和 COX 酶途径的 K562 细胞凋亡; 对用佛波醇豆蔻酸盐醋酸盐 PMA 刺激的小鼠皮肤引起 *c-fos* 和 TGF-*β*1 表达明显降低; 对 PMA 处理的乳腺上皮细胞,抑制 COX-2 信使核糖核酸的形成和与 AP-1 介导的基因表达抑制相联系的 COX-2 活性, 机制是抑制通过 PKC 的信号转换)[962]; 抗炎 (核转录因子-κB 途径)[962]; 抗炎 (培养细胞, 抑制 iNOS 的表达和 NO 的产生, 机制为通过阻断 IκB*α* 的降解下调 NF-κB 的结合活性)[962]; 植物抗毒素[962]; 抗过敏[962]; 抗氧化剂[962]; 抗致癌活性[962]; 血小板聚集抑制剂 [2.5μg/mL 胶原诱导的, IC_{50} = (11.6±2.1)μmol/L, *P*<0.01; 6μmol/L ADP 诱导的, IC_{50} = (17.8±3.3)μmol/L, *P*<0.01][1231]; 芳化酶抑制实验无活性 (*in vitro*, IC_{50} > 40μmol/L; 对照氨鲁米特, IC_{50} = 6.4μmol/L)[670]. 【来源】白藜芦 *Veratrum album* (1940 年从该植物中分离得到[1374]), 齿翅决明* *Cassia dentata*, 达达赫面包果* *Artocarpus dadah*, 钝叶车轴草 *Trifolium dubium*, 防己叶菝葜 *Smilax menispermoidea*, 构树 *Broussonetia papyrifera*[670], 何首乌 *Polygonum multiflorum*, 虎杖 *Polygonum cuspidatum* (根: 含量 = 1.10%[1372]), 落花生 *Arachis hypogaea*, 毛刺锦鸡儿 *Caragana tibetica* (茎), 毛脉蓼 *Pleuropterus ciliinervis*, 毛叶藜芦 *Veratrum grandiflorum* (根), 葡萄 *Vitis vinifera*, 青梅 *Vatica rassak* (茎皮), 萨哈林云杉 *Picea glehnii*, 蛇葡萄 *Ampelopsis brevipedunculata*, 天山大黄 *Rheum wittrocki*, 沃氏桉* *Eucalyptus wandoo*, 乌苏里藜芦 *Veratrum nigrum* var. *ussuriense*, 西伯利亚红松 *Pinus sibirica* (树皮), 小叶买麻藤 *Gnetum parvifolium* [Syn. *Gnetum indicum*], 云实 *Caesalpinia decapetala* (叶), 爪哇柘树* *Cudrania javanensis*, 葡萄属 *Vitis* spp, 还存在于许多植物中. 【文献】33, 75, 122, 151, 167, 299, 493, 494, 670, 715, 832, 843, 902, 962, 963, 974, 994, 1199, 1205, 1231, 1372, 1374, 1375.

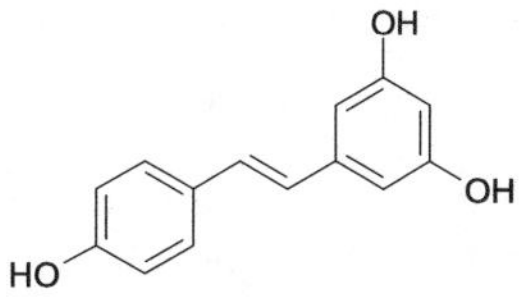

1807 2,4,4'-Trihydroxystilbene 2,4,4'-三羟基芪

$C_{14}H_{12}O_3$ (228.25). 【类型】芪类. 【活性】细胞毒 (COX-1 抑制剂)[1205]. 【来源】葡萄 *Vitis vinifera* (细胞培养物). 【文献】1205.

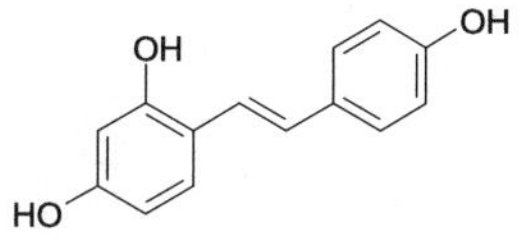

1808 α-Viniferin α-葡萄双芪

$C_{42}H_{30}O_9$ (678.70). 【类型】芪类. 【活性】蛋白激酶 C 抑制剂 (IC_{50} = 62.5μmol/L); 抗炎 (鼠, 角叉菜胶诱导的脚趾肿, 剂量 > 30mg/kg orl 或剂量 > 3mg/kg iv)[1342]; 抗炎 (COX-2 抑制剂, IC_{50} = 4.9μmol/L; 极弱的 COX-1 抑制剂, 100μmol/L, 抑制率 = 55.2% ± 2.1%, 对照, 抑制率 = 100%)[1342]; 抑制 COX-2 转录物的合成 (脂多糖活化的鼠巨噬细胞 Raw264.7, 3~10μmol/L)[1342]; NO 生成抑制剂 (脂多糖活化的巨噬细胞 Raw264.7, α-葡萄双芪和脂多糖同时处理, IC_{50} = 2.7μmol/L, 当 α-葡萄双芪在脂多糖之后 12h 处理时无抑制作用)[1342]; 抑制 iNOS 转录物的合成 (IC_{50} = 4.7μmol/L)[1342]. 【来源】葡萄 *Vitis vinifera*, 锦鸡儿 *Caragana chamlagu*, 狭叶锦鸡儿 *Caragana stenophylla* (根). 【文献】494, 536, 1342.

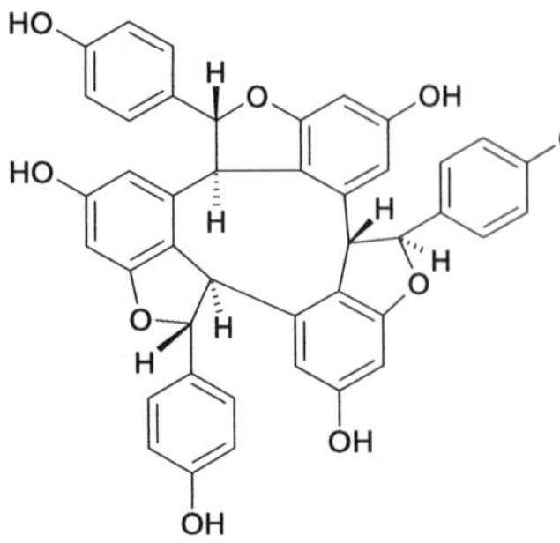

1809 Resveratrol *E*-dehydrodimer 藜芦酚-*E*-去氢二聚体*

Anticancer Stilbenoid PMV70P691-144 $C_{28}H_{22}O_6$ (454.48). 油状物, $[\alpha]_D^{20} = -1.7°$ ($c = 0.23$, 甲醇). 【类型】芪类/苯并呋喃. 【活性】抗炎 (COX-1 抑制剂, $IC_{50} = 4.3\mu mol/L$; COX-2 抑制剂, $IC_{50} = 3.7\mu mol/L$)[644]; 细胞毒 (COX-1 抑制剂)[1205]; 细胞毒 (COX-2 抑制剂)[1205]. 【来源】葡萄 *Vitis vinifera* (幼果果肉的细胞培养物: 产率 = 0.00048%鲜重). 【文献】644, 1205.

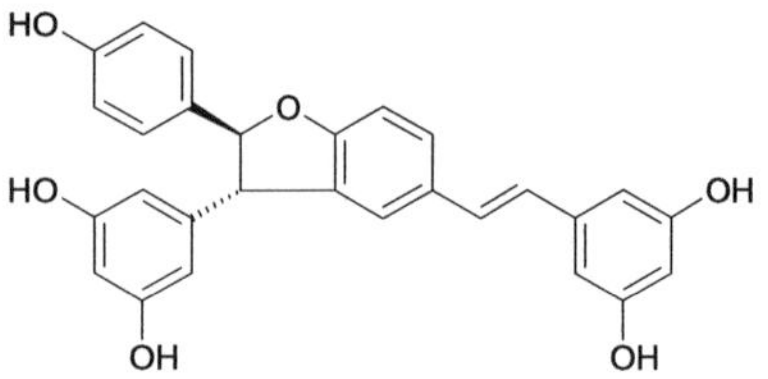

1810 Salvianolic acid A 丹参酚酸 A

[96574-01-5] $C_{26}H_{22}O_{10}$ (494.46). 无定性黄色粉末, $[\alpha]_D^{18} = +41°$ ($c = 0.099$, 乙醇). 【类型】芪类/新木脂体. 【活性】抗肿瘤; 血小板聚集抑制剂; 自由基清除剂 (减轻氧自由基引起的大鼠肝脏线粒体和心脏细胞损害); 抑制胃分泌 (大鼠); 抗氧化剂 (强烈抑制由鼠脑、肝脏和肾细胞中的维生素 C-烟酰胺 ADP 和 Fe^{2+}-半胱氨酸诱导的脂类过氧化作用); 抗氧化剂 (*in vitro*, Cu^{2+}诱导的 LDL 过氧化实验, $IC_{50} = 0.59 \mu mol/L$; 对照 Probucol, $IC_{50} = 4.7\mu mol/L$)[1027]; H^+,K^+-腺苷三磷酸酶抑制剂 (抑制分泌和溃疡, $IC_{50} = 0.52 \mu mol/L$); pNPPase 抑制剂 (抑制分泌和溃疡, $IC_{50} = 1.7\mu mol/L$); 5-脂加氧酶抑制剂 ($IC_{50} = 0.38\mu mol/L$); 醛糖还原酶抑制剂 (眼晶状体, $IC_{50} = 9.80$ nmol/L); 抗心肌损坏 (大鼠, *in vitro*, 灌注局部缺血引起的心肌损坏模型); 减少灌注性局部缺血所引起的小鼠学习记忆障碍; 对心肌膜钾通道有双向作用. 【来源】丹参 *Salvia miltiorrhiza*, 紫丹藤 *Tournefortia sarmentosa* (茎: 产率 = 0.00093%)[1027]. 【文献】167, 184, 1027.

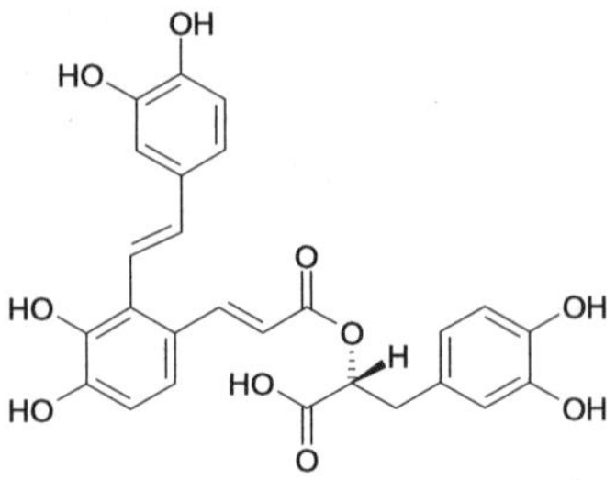

8.8 二芳甲烷类

1811 Cudranone 构棘酮*

4-Methoxy-9-prenyl-2,6,10-trihydroxybenzophenone $C_{19}H_{20}O_5$ (328.37). 【类型】二芳甲烷类. 【活性】细胞毒 (HSC-2 细胞, $CC_{50} = 0.40$mmol/L; HGF, $CC_{50} > 0.61$mmol/L)[639]. 【来源】构棘 *Cudrania cochinchinensis* (根: 产率 = 0.00020%干重). 【文献】639.

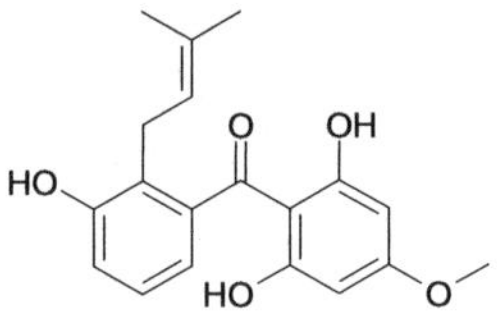

1812 Cudraphenone B 构棘二苯酮 B*

$C_{23}H_{26}O_4$ (366.46). 黄色油状物. 【类型】二芳甲烷类. 【活性】细胞毒 (HSC-2 细胞, $CC_{50} = 0.036$mmol/L; HGF, $CC_{50} = 0.09$mmol/L)[639]. 【来源】构棘 *Cudrania cochinchinensis* (根: 产率 = 0.00018%干重). 【文献】639.

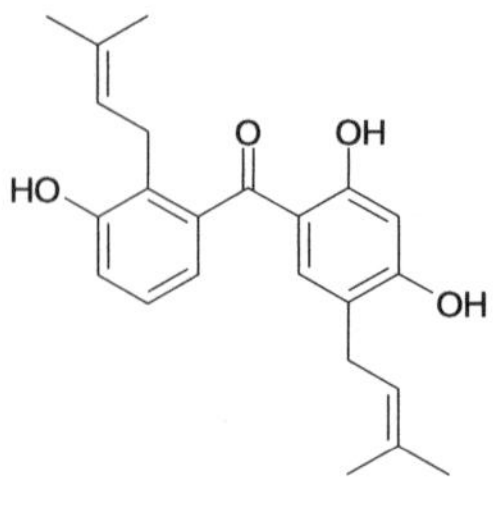

1813 Cudraphenone D 构棘二苯酮 D*

$C_{23}H_{26}O_5$ (382.46). 黄色油状物. 【类型】二芳甲烷类. 【活性】细胞毒 (HSC-2 细胞, $CC_{50} = 0.052$mmol/L; HGF, $CC_{50} = 0.19$mmol/L)[639]. 【来源】构棘 *Cudrania cochinchinensis* (根: 产率 = 0.00046%干重). 【文献】639.

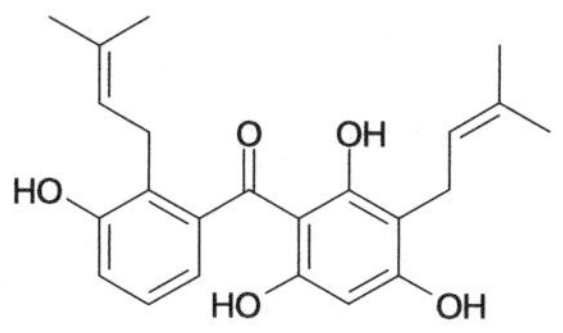

1814 Maclurin 桑橙素 (2,3',4,4',6-五羟基二苯甲酮)

2,3',4,4',6-Pentahydroxy benzophenone [519-34-6] $C_{13}H_{10}O_6$ (262.22). 黄色棱柱状晶体(水), mp 220~222℃. 【类型】二芳甲烷类. 【活性】细胞毒 (鳃足虫致死毒性实验, LD_{50} = 43.1μmol/L; 对照小檗碱, LD_{50} = 67 μmol/L); 抗氧化剂 (DPPH 清除剂, IC_{50} = 5.3 μmol/L; 对照儿茶素, IC_{50} = 2.53μmol/L)[1075]. 【来源】倒捻子 *Garcinia mangostana*, 假红树 *Laguncularia racemosa*, 桑叶 *Morus alba*, 桑枝 *Morus alba*, 山竹子 *Garcinia multiflora* (茎: 产率 = 0.000083%干重)[1075], 黄颜木 *Chlorophora tinctoria*, 金合欢属 *Acacia* sp. 【文献】5, 299, 1075.

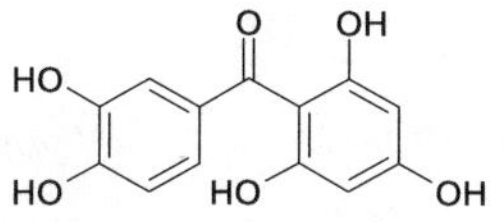

1815 Mallotophenone 野梧桐酮

$C_{21}H_{24}O_8$ (404.42). 黄色晶体 (甲醇), mp 223~225℃. 【类型】二芳甲烷类. 【活性】细胞毒 (鼠 L5178Y 和 KB 细胞, *in vitro*). 【来源】野梧桐 *Mallotus japonicus*. 【文献】167.

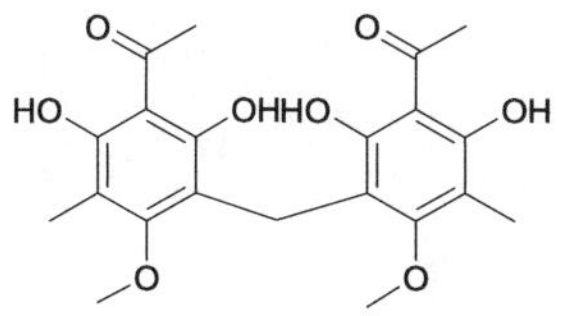

1816 Vismiaguianone D 桂阿维斯木酮 D

$C_{27}H_{24}O_5$ (428.49). 亮黄色针晶 (甲醇), mp 171~172 ℃, $[\alpha]_D^{22}$ = −147.2° (*c* = 0.25, 三氯甲烷). 【类型】二芳甲烷类. 【活性】细胞毒 [KB, EC_{50} = (2.4±0.9) μg/mL][1226]; DNA 链断裂实验无活性 (DNA 链断裂测定, 对照 0.025μg/mL 博来霉素硫酸盐)[1226]. 【来源】维斯木属 *Vismia guianensis* (根). 【文献】1226.

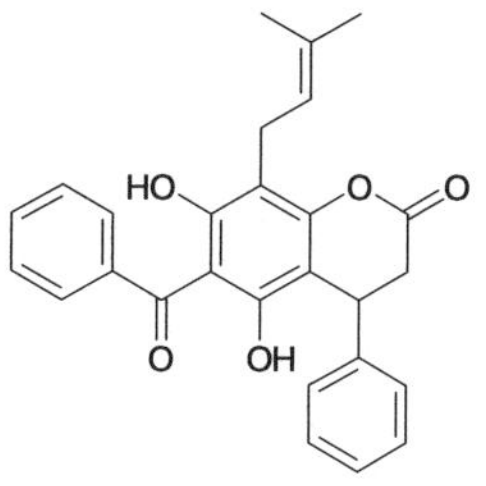

1817 Vismiaguianone E 桂阿维斯木酮 E

$C_{27}H_{24}O_5$ (428.49). 亮黄色粉末 (甲醇), mp 70~72℃, $[\alpha]_D^{22}$ = +198.9° (*c* = 0.37, 三氯甲烷). 【类型】二芳甲烷类. 【活性】细胞毒 [KB, EC_{50} = (3.3±1.5)μg/mL][1226]; DNA 链断裂实验无活性 (DNA 链断裂测定, 对照 0.025μg/mL 博来霉素硫酸盐)[1226]. 【来源】维斯木属 *Vismia guianensis* (根). 【文献】1226.

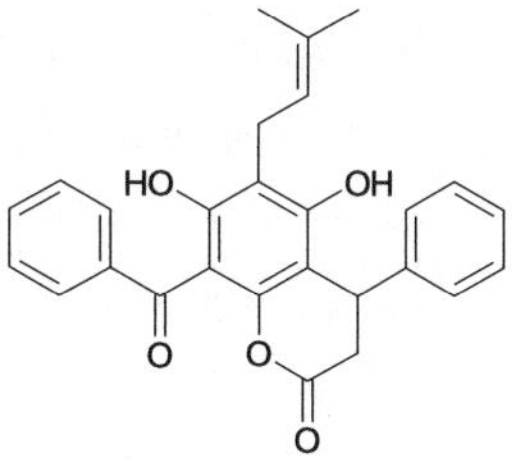

8.9 二芳丙烷类

1818 Broussonin A 构树宁 A

[73731-87-0] $C_{16}H_{18}O_3$ (258.32). mp 101.0~101.5℃ (二氯甲烷). 【类型】二芳丙烷类. 【活性】细胞毒 (芳化酶抑制剂)[1205]; 芳化酶抑制剂 (*in vitro*, IC_{50} = 30μmol/L; 对照氨鲁米特, IC_{50} = 6.4μmol/L)[670]; 抗真菌 (镰刀菌素, *Sclerotinia*, MIC = 0.2~0.9mmol/L). 【来源】构树果 *Broussonetia papyrifera*. 【文献】167, 169, 670, 1205.

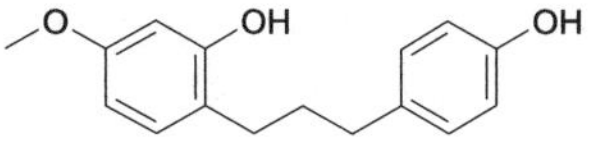

1819 Broussonin B 构树宁 B

[73731-86-9] $C_{16}H_{18}O_3$ (258.32). mp 99.5~100℃ (三氯甲烷). 【类型】二芳丙烷类. 【活性】细胞毒 (雌激素 *α* 受体结合实验)[1205]; 细胞毒 (雌激素 *β* 受体结合实验)[1205]; 抗真菌 (镰刀菌素, *Sclerotinia*, MIC =

0.05~0.9mmol/L), 芳化酶抑制实验无活性 (*in vitro*, IC_{50} > 40μmol/L; 对照氨鲁米特, IC_{50} = 6.4μmol/L)[670]. 【来源】构树果 *Broussonetia papyrifera*. 【文献】167, 169, 670, 1205.

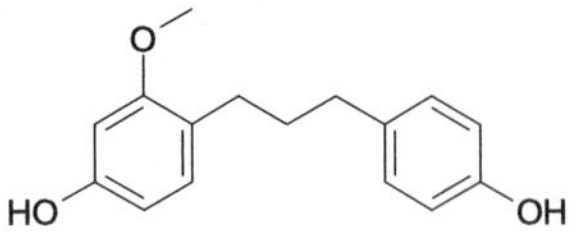

1820 1,3-Di-*p*-hydroxyphenyl-4-penten-1-one 1,3-二-*p*-羟基苯基-4-戊烯-1-酮*

$C_{17}H_{16}O_3$ (268.32). 【类型】二芳丙烷类. 【活性】细胞毒 [*in vitro*, HOG.R5, CC_{50} = 20.6μg/mL (76.8μmol/L), 对照椭圆玫瑰树碱, HOG.R5, IC_{50} = 0.02μg/mL (0.08 μmol/L)][630]; 细胞毒实验无活性 (KB, Col2, LNCaP, Lu1, HUVEC, IC_{50} > 20μg/mL)[630]; 抗 HIV (IC_{50} = 20 μg/mL (74.6μmol/L)[630]. 【来源】天门冬 *Asparagus cochinchinensis* [Syn. *Asparagus lucidus*] (干燥根: 产率 = 0.00005%干重). 【文献】630.

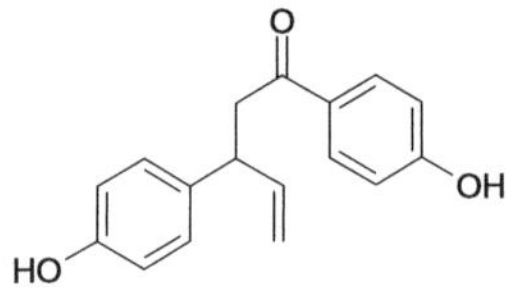

1821 1-(2,4-Dihydroxy-3-prenylphenyl)-3-(4-hydroxyphenyl)-propane 1-(2,4-二羟基-3-异戊烯基苯基)-3-(4-羟基苯基)丙烷*

Anticancer Benzenoid PMV70P691-003 $C_{20}H_{24}O_3$ (312.41). 棕色粉末, mp 115~116℃. 【类型】VG710 二芳丙烷类. 【活性】芳化酶抑制实验无活性 (*in vitro*, IC_{50} > 40μmol/L; 对照氨鲁米特, IC_{50} = 6.4μmol/L)[670]; 细胞毒 (氧化剂实验)[1205]. 【来源】构树 *Broussonetia papyrifera*. 【文献】670, 1205.

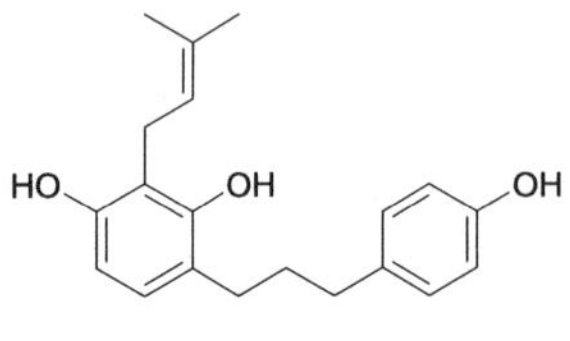

1822 8-(α,β-Dimethylallyl)-pongamol 8-(α,β-二甲基烯丙基)-水黄皮二酮*

$C_{23}H_{22}O_4$ (362.43). 【类型】二芳丙烷类. 【活性】细胞毒 (鳃足虫致死毒性实验, LC_{50} = 2.69μg/mL)[1233]. 【来源】矛果豆属 *Lonchocarpus latifolius* (根). 【文献】1233.

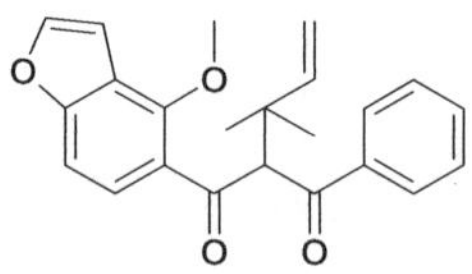

1823 *cis*-Hinokiresinol *cis*-扁柏脂酚 (尼亚小金梅草酚*)

Nyasol $C_{17}H_{16}O_2$ (252.32). $[\alpha]_D^{21}$ = +137.0° (*c* = 1.40, 丙酮). 【类型】二芳丙烷类. 【活性】cAMP 磷酸二酯酶抑制剂; 细胞毒 [*in vitro*, HO-8910, IC_{50} = (30.6±1.2)μmol/L, 长春新碱, IC_{50} = (25.1±1.9)μmol/L; Bel7405, IC_{50} = (29.4±2.9)μmol/L, 长春新碱, IC_{50} = (31.4±3.4)μmol/L][1167]; 细胞毒 [*in vitro*, HOG.R5, CC_{50} = 15.6μg/mL (58.1μmol/L), 对照椭圆玫瑰树碱, HOG.R5, IC_{50} = 0.02μg/mL (0.08μmol/L)][630]; 细胞毒实验无活性 (KB, Col2, LNCaP, Lu1, HUVEC, IC_{50} > 20μg/mL)[630]; 抗HIV [IC_{50} = 11.7μg/mL (46.4μmol/L)][630]; 抗真菌 (1~50μg/mL, 抑制古病源菌 *Colletotrichum orbiculare*, *Phytophthora capsici*, *Pythium ultimum*, *Rhizoctonia solani*, *Cladosporium cucumerinum* 的生长, 但不影响细菌和酵母的生长)[717]. 【来源】戈壁天门冬 *Asparagus gobicus* (根), 日本扁柏 *Chamaecyparis obtusa*, 天门冬 *Asparagus cochinchinensis* [Syn. *Asparagus lucidus*] (干燥根: 产率 = 0.00011%干重)[630], 窄叶南洋杉 *Araucaria angustifolia*, 知母 *Anemarrhena asphodeloides*. 【文献】167, 630, 717, 1167.

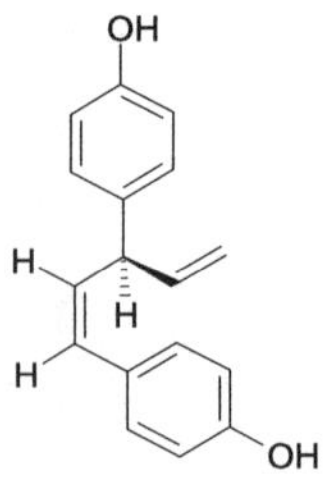

1824 3'-Hydroxy-4'-methoxy-4'-dehydroxynyasol 3'-羟基-4'-甲氧基-4'-去羟基尼亚小金梅草酚*

1-[4-Hydroxyphenoxy]-3-[3-hydroxy-4-methoxyphenyl]penta-1,4-diene $C_{18}H_{18}O_3$ (282.34). 白色粉末, $[\alpha]_D^{20}$ = +85.8° (*c* = 0.09, 甲醇). 【类型】二芳丙烷类. 【活性】

细胞毒 [*in vitro*, Lu1, IC_{50} = 7.2μg/mL (25.5μmol/L), LNCaP, IC_{50} = 11.6μg/mL (41.1μmol/L), Col2, IC_{50} = 11.7μg/mL (41.4μmol/L), HUVEC, IC_{50} = 16.4μg/mL (58.1μmol/L), KB, IC_{50} = 9μg/mL (31.9μmol/L), HOG.R5, IC_{50} = 3.4μg/mL (12μmol/L), 对照椭圆玫瑰树碱: Lu1, IC_{50} = 0.02μg/mL (0.08μmol/L), LNCaP, IC_{50} = 0.8μg/mL (3.25μmol/L), Col2, IC_{50} = 0.3μg/mL (1.22μmol/L), HUVEC, IC_{50} = 0.09μg/mL (0.37μmol/L), KB, IC_{50} = 0.04 μg/mL (0.16μmol/L), HOG.R5, IC_{50} = 0.02μg/mL (0.08 μmol/L)][630]. **【来源】**天门冬 *Asparagus cochinchinensis* [Syn. *Asparagus lucidus*] (干燥根: 产率 = 0.00005% 干重). **【文献】**630.

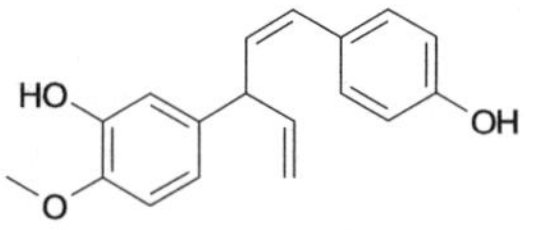

1825 Kazinol F 小构树醇 F

$C_{25}H_{32}O_4$ (396.53). 无色针状结晶, mp 108~109℃. **【类型】**二芳丙烷类. **【活性】**细胞毒 (*in vitro*, MTT 方法, A549, ED_{50} > 10μg/mL; HCT8, ED_{50} > 10μg/mL; KB, ED_{50} > 10μg/mL)[667]. **【来源】**小构树 *Broussonetia kazinoki* (叶). **【文献】**667.

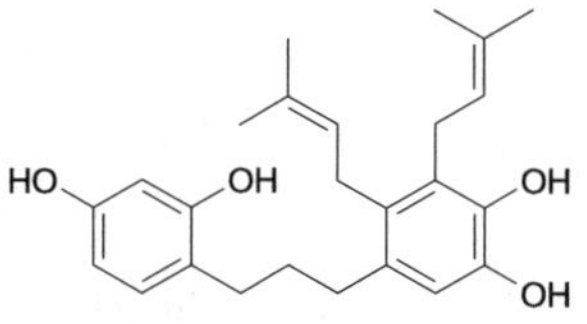

1826 Kazinol J 小构树醇 J

$C_{26}H_{34}O_4$ (410.56). 无色针状结晶. **【类型】**二芳丙烷类. **【活性】**细胞毒 (*in vitro*, MTT 方法, A549, ED_{50} > 10μg/mL; HCT8, ED_{50} > 10μg/mL; KB, ED_{50} > 10 μg/mL)[667]. **【来源】**小构树 *Broussonetia kazinoki* (叶). **【文献】**667.

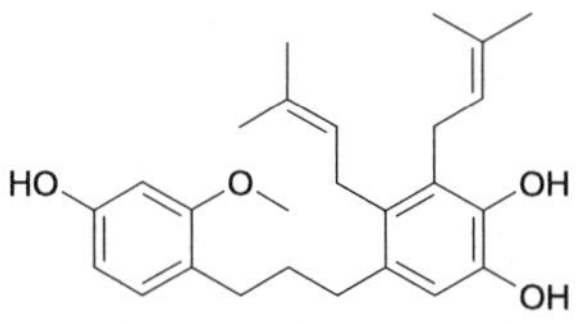

1827 3'-Methoxynyasin

$C_{18}H_{18}O_3$ (282.34). 无色树脂, $[\alpha]_D^{21}$ = +55.8° (*c* = 4.80, 丙酮). **【类型】**二芳丙烷类. **【活性】**细胞毒 [*in vitro*, HO-8910, IC_{50} = (84.0±7.0)μmol/L, 长春新碱, IC_{50} = (25.1±1.9)μmol/L; Bel7405, IC_{50} = (26.2±2.9)μmol/L, 长春新碱, IC_{50} = (31.4±3.4)μmol/L][1167]. **【来源】**戈壁天门冬 *Asparagus gobicus* (根). **【文献】**1167.

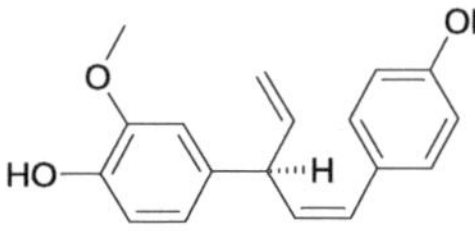

1828 3''-Methoxynyasol 3''-甲氧基尼亚小金梅草酚*

$C_{18}H_{18}O_3$ (282.34). **【类型】**二芳丙烷类. **【活性】**细胞毒 [*in vitro*, Lu1, IC_{50} = 4.5μg/mL (15.9μmol/L), LNCaP, IC_{50} = 6.6μg/mL (23.4μmol/L), Col2, IC_{50} = 6.3μg/mL (22.3μmol/L), HUVEC, IC_{50} = 6.7μg/mL (23.7 μmol/L), KB, IC_{50} = 9μg/mL (31.9μmol/L), HOG.R5, IC_{50} = 6.8μg/mL (24.1μmol/L), 对照椭圆玫瑰树碱: Lu1, IC_{50} = 0.02μg/mL (0.08μmol/L), LNCaP, IC_{50} = 0.8μg/mL (3.25μmol/L), Col2, IC_{50} = 0.3μg/mL (1.22μmol/L), HUVEC, IC_{50} = 0.09μg/mL (0.37μmol/L), KB, IC_{50} = 0.04μg/mL (0.16μmol/L), HOG.R5, IC_{50} = 0.02μg/mL (0.08 μmol/L)][630]. **【来源】**天门冬 *Asparagus cochinchinensis* [Syn. *Asparagus lucidus*] (干燥根: 产率 = 0.00011% 干重). **【文献】**630.

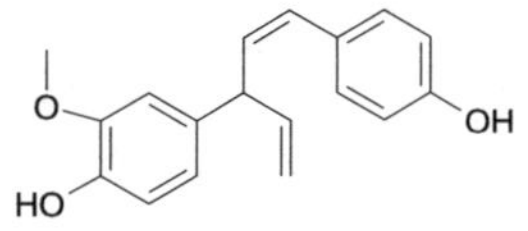

8.10 二芳庚烷类

1829 Anticancer Diarylheptanoid PMV70- P691-010 抗癌二芳庚烷类似物 PMV70P691-010

$C_{20}H_{20}O_4$ (324.38). **【类型】**二芳庚烷类. **【活性】**细胞毒 (培养鼠肝癌细胞 Hepa1c1c7, 诱导醌还原酶实验)[1205]. **【来源】**粉芭蕉杂交种植变种* *Musa* x *paradisiaca* cultivar. **【文献】**1205.

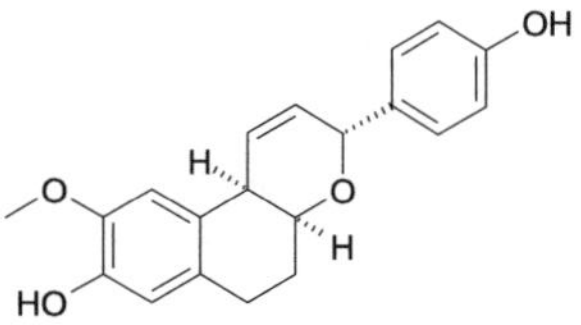

1830 1,7-Bis(4-hydroxyphenyl)hepta-4*E*,6*E*-dien-3-one 1,7-双(4-羟基苯基) 庚-4*E*,6*E*-二烯-3-酮

Anticancer Diarylheptanoid PMV70P691-72 $C_{19}H_{18}O_3$ (294.35). 黄色无定形固体. 【类型】二芳庚烷类. 【活性】细胞毒 (Colon26-L5, ED_{50} = 57.7μmol/L; HT1080, ED_{50} = 78.8μmol/L)[647]; 细胞毒 (培养鼠肝癌细胞 Hepa1c1c7, 诱导醌还原酶实验)[1205]. 【来源】粉芭蕉杂交种植变种* *Musa* x *paradisiaca* cultivar, 云南草蔻 *Alpinia blepharocalyx* (种子: 产率 = 0.00052%)[647]. 【文献】647, 1205.

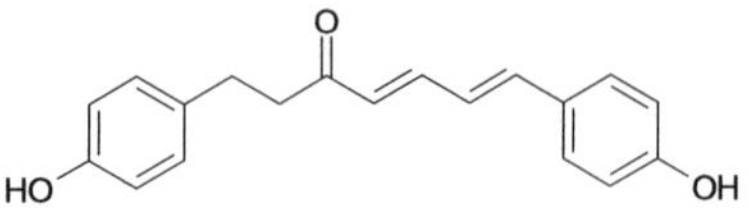

1831 Blepharocalyxin C 布雷发若云南草蔻新 C

$C_{38}H_{42}O_7$ (610.75). 亮黄色无定形固体, $[\alpha]_D^{25}$ = +63.5° (*c* = 0.035, 甲醇). 【类型】二芳庚烷类. 【活性】细胞毒 (Colon26-L5, ED_{50} = 29.6μmol/L, 对照氟尿嘧啶, ED_{50} = 0.53μmol/L; HT1080, ED_{50} = 54.3μmol/L, 氟尿嘧啶, ED_{50} = 8.0μmol/L)[648]. 【来源】云南草蔻 *Alpinia blepharocalyx* (种子: 产率 = 0.000080%干重)[648]. 【文献】648.

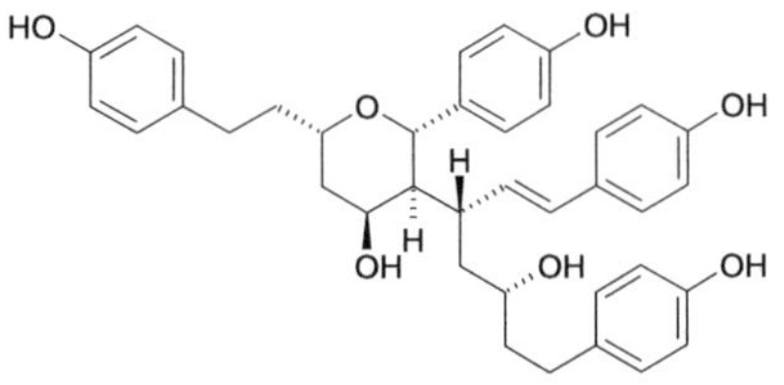

1832 Blepharocalyxin D 布雷发若云南草蔻新 D

$C_{38}H_{40}O_6$ (592.74). 亮黄色无定形固体, $[\alpha]_D^{25}$ = +18.5° (*c* = 0.025, 甲醇). 【类型】二芳庚烷类. 【活性】细胞毒 (Colon26-L5, ED_{50} = 3.61μmol/L, 对照氟尿嘧啶, ED_{50} = 0.53μmol/L; HT1080, ED_{50} = 25.7μmol/L, 氟尿嘧啶, ED_{50} = 8.0μmol/L)[648]. 【来源】云南草蔻 *Alpinia blepharocalyx* (种子: 产率 = 0.000055%干重)[648]. 【文献】646, 648.

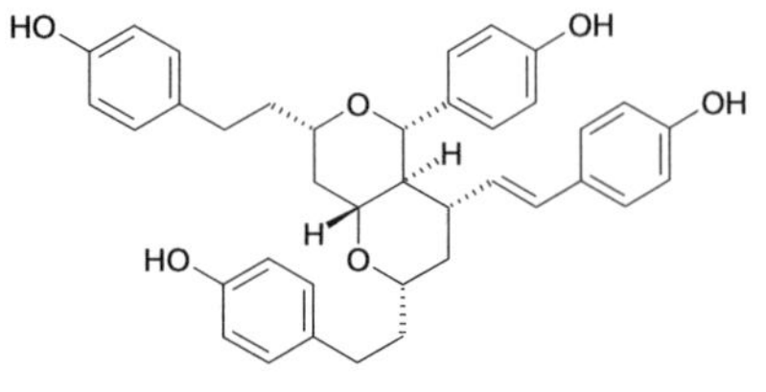

1833 Curcumin 姜黄素

1,7-Bis(4-hydroxy-3-methoxyphenyl)-1,6-heptadiene-3,5-dione; Turmeric yellow [458-37-7] $C_{21}H_{20}O_6$ (368.39). 黄色针状结晶, mp 183~184℃; 溶于乙醇、冰醋酸, 不溶于水、乙醚[1374]. 【类型】二芳庚烷类. 【活性】细胞毒 (*in vitro*, 白血病 HTLV-1-T 细胞, 细胞凋亡途径: 抑制 JAK 和 STAT 磷酸化)[1389]; 细胞毒 (*in vitro*, HL-60 细胞, 细胞凋亡途径: 活化胱天蛋白酶-3, 抑制 MMP)[1389]; 抗菌; 利胆剂; 色素; 抑制胃伤害 (注射 20mg/kg 的血清素引起的); NO 生成抑制剂 (鼠腹膜巨噬细胞, 脂多糖诱导的, 100μmol/L, 抑制率 = 103.0%±0.7%, 对照 *L*-NMMA, 100μmol/L, 抑制率 = 79.2%±0.9%, *P*<0.01, 观察到细胞毒效应, 生存能力 = 4%)[891]; 抗炎 (细胞因子网络调节器, 发展新抗炎药物的先导化合物)[963]; 抗炎 (临床应用前报告建议姜黄素抗炎作用表现为动脉硬化症、Alzheimer 病、关节炎和胰腺炎模式; 已提出的作用机制包括作为巨噬细胞活化抑制剂, 脂肪加氧酶抑制剂, 环加氧酶 2 抑制剂和通过花生四烯酸途径生成的代谢产物发挥作用)[962]; 抗炎 (核转录因子-κB 途径)[962]; 抗炎 (大鼠巨噬细胞和胰腺炎组织, 阻断 NO 生成和 NOS 酶的活性及表达)[962]; 抗氧化剂[962]; 保肝[962]; 抗肝毒 (对乙酰氨基酚引起的伤害); 细胞毒 (Colon26-L5, ED_{50} = 23.2μmol/L; HT1080, ED_{50} = 23.4μmol/L)[646]; 抗肿瘤 (TPA 诱导的 EBV-EA, IC_{50} = 343mol ratio/32pmol TPA[883], IC_{50} = 341mol ratio/32pmol TPA[1198, 1211]); *β*-己糖胺酶释放抑制剂 (抑制酶的脱粒和释放, RBL-2H3 细胞, 100μmol/L, 抑制率 = 62.6%[1045], IC_{50} = 82μmol/L[896], *P*<0.01); 5α-还原酶抑制剂 (大鼠前列腺 5α-还原酶, IC_{50} > 1000μmol/L)[1289]; 神经保护剂 [*in vitro* 实验保护 PC12 细胞免受 *β* 淀粉损伤的能力: 抗 *β*A(25-35), ED_{50} = (7.0±1.1)μg/mL; 抗 *β*A(1-41), ED_{50} = (10.0±0.9) μg/mL; 对照刚果红: 抗 *β*A(25-35), ED_{50} = (37.5±5.4)μg/mL; 抗 *β*A(1-41), ED_{50} = (39.2±5.2)μg/mL][1391]. 【来源】白菖 *Acorus calamus*, 广西莪术 *Curcuma kwangsiensis* (干燥根茎: 3 产地平均含量 = 0.156%)[1375], 黄根姜黄* *Curcuma xanthorrhiza*, 姜黄 *Curcuma longa* (干燥根茎: 含量范围 = 0.556%~2.03%[1372], 10 产地平均含量 = 1.87%[1375]), 姜黄 *Curcuma longa* (姜黄根粉末:

收率 0.00115%干重)[1038], 平莪术 *Curcuma zedoaria* [Syn. *Curcuma aeruginosa*], 郁金 *Curcuma aromatica* (3 产地平均含量 = 0.057%[1375]). 【文献】5, 167, 646, 883, 891, 896, 963, 962, 1038, 1045, 1198, 1211, 1291, 1372, 1374, 1375, 1389, 1391.

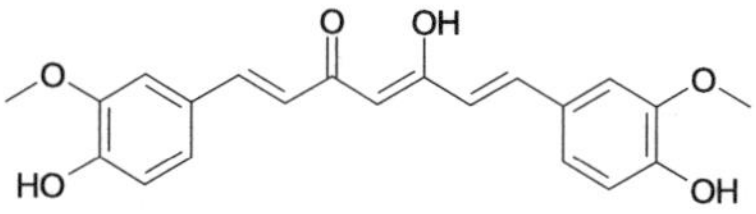

1834 (3*S*,7*R*)-5,6-Dehydro-1,7-bis(4-hydroxy-phenyl)-4″-de-*O*-methylcentrolobine

$C_{19}H_{20}O_3$ (286.37). 无色无定形固体, $[\alpha]_D^{25} = -12.3°$ (*c* = 0.335, 甲醇). 【类型】二芳庚烷类. 【活性】细胞毒 (Colon26-L5, ED_{50} = 71.2μmol/L, 对照氟尿嘧啶, ED_{50} = 0.53μmol/L; HT1080, ED_{50} = 45.3μmol/L, 氟尿嘧啶, ED_{50} = 8.0μmol/L)[648]. 【来源】云南草蔻 *Alpinia blepharocalyx* (种子: 产率 = 0.000071%干重). 【文献】648.

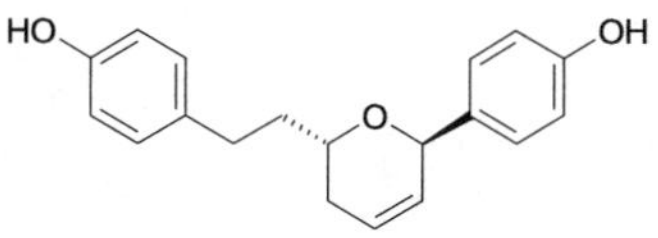

1835 (3*S*,7*S*)-5,6-Dehydro-4″-de-*O*-methyl-centrolobine

$C_{19}H_{20}O_3$ (286.37). 【类型】二芳庚烷类. 【活性】细胞毒 (Colon26-L5, ED_{50} > 100μmol/L, 对照氟尿嘧啶, ED_{50} = 0.53μmol/L; HT1080, ED_{50} = 79.4μmol/L, 氟尿嘧啶, ED_{50} = 8.0μmol/L)[648]. 【来源】云南草蔻 *Alpinia blepharocalyx* (种子: 产率 = 0.000014%干重). 【文献】648.

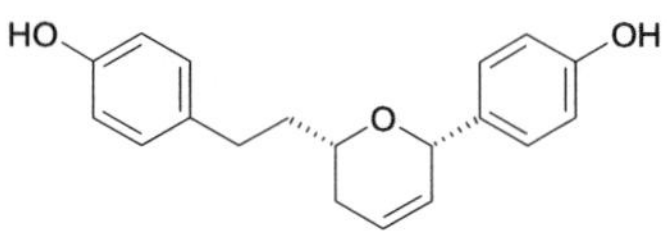

1836 Dehydrohirsutanonol 脱水硬毛桤木醇酮*

1,7-Di-(3',4'-dihydroxyphenyl)-4-hepten-3-one $C_{19}H_{20}O_5$ (328.37). 糖浆状固体. 【类型】二芳庚烷类. 【活性】抗氧化剂 (超氧化物自由基清除剂, IC_{50} = 1.2μmol/L; DPPH 清除剂, IC_{50} = 2.4μmol/L)[1002]; 细胞毒 (TK10, GI_{50} = 6.8μg/mL, 对照依托泊苷, GI_{50} = 8.1μg/mL; MCF7, GI_{50} = 1.9μg/mL, 依托泊苷, GI_{50} = 0.33μg/mL; UACC62, GI_{50} = 4.8μg/mL, 依托泊苷, GI_{50} = 0.97 μg/mL)[1246]. 【来源】赤杨 *Alnus japonica* (叶), 十字形槲寄生* *Viscum cruciatum* (地上部分). 【文献】1002, 1246.

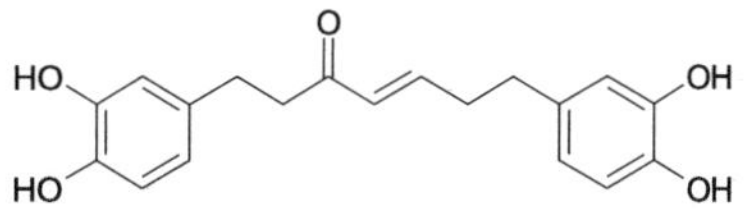

1837 1,2-Dihydrobis(de-*O*-methyl)-curcumin 1,2-二氢双(去甲氧基)-姜黄素*

$C_{19}H_{18}O_4$ (310.35). 【类型】二芳庚烷类. 【活性】细胞毒 (Colon26-L5, ED_{50} = 62.6μmol/L; HT1080, ED_{50} > 100μmol/L)[647]. 【来源】云南草蔻 *Alpinia blepharocalyx* (种子: 产率 = 0.00070%). 【文献】647.

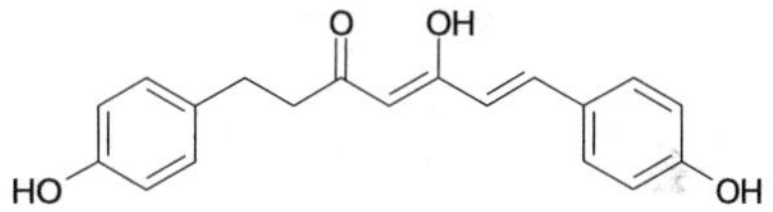

1838 (3*R*,5*R*)-3,5-Dihydroxy-1,7-bis-(3,4-dihy-droxyphenyl) heptane (3*R*,5*R*)-3,5-二羟基-1,7-双-(3,4-二羟基苯基)庚烷*

$C_{19}H_{24}O_6$ (348.4). 黏性糖浆状物, $[\alpha]_D^{23} = +4.0°$ (*c* = 0.10, 甲醇). 【类型】二芳庚烷类. 【活性】细胞毒 (*in vitro*, HL-60, IC_{50} = 1.8μg/mL; HSC-2, IC_{50} = 54μg/mL; HGF, IC_{50} > 250μg/mL; 对照依托泊苷: HL-60, IC_{50} = 0.2μg/mL; HSC-2, IC_{50} = 24μg/mL; HGF, IC_{50} > 200 μg/mL)[1016]. 【来源】箭根薯 *Tacca chantrieri* [Syn. *Tacca minor*; *Tacca esquirolii*] (根茎: 产率 = 0.02%干重). 【文献】1016.

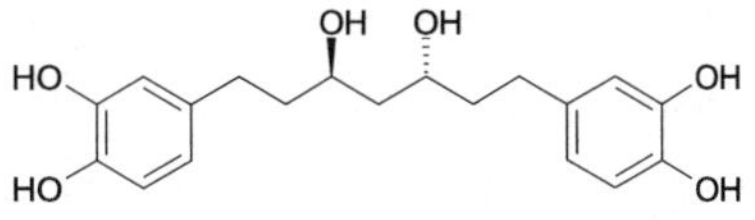

1839 (3*R*,5*R*)-3,5-Dihydroxy-1,7-bis(3,4-dihy-droxyphenyl) heptane 3-*O*-β-*D*-glucopyranoside (3*R*,5*R*)-3,5-二羟基-1,7-双(3,4-二羟基苯基)庚烷 3-*O*-β-*D*-吡喃葡萄糖苷*

$C_{25}H_{34}O_{11}$ (510.54). 无定形固体, $[\alpha]_D^{23} = -8.0°$ (*c* = 0.10, 甲醇). 【类型】二芳庚烷类. 【活性】细胞毒 (*in vitro*, HL-60, IC_{50} = 3μg/mL; HSC-2, IC_{50} = 92μg/mL; HGF, IC_{50} = 189μg/mL; 对照依托泊苷: HL-60, IC_{50} = 0.2μg/mL; HSC-2, IC_{50} = 24μg/mL; HGF, IC_{50} > 200μg/mL)[1016]. 【来源】箭根薯 *Tacca chantrieri* [Syn.

Tacca minor; *Tacca esquirolii*] (根茎: 产率 = 0.0022%干重). 【文献】1016.

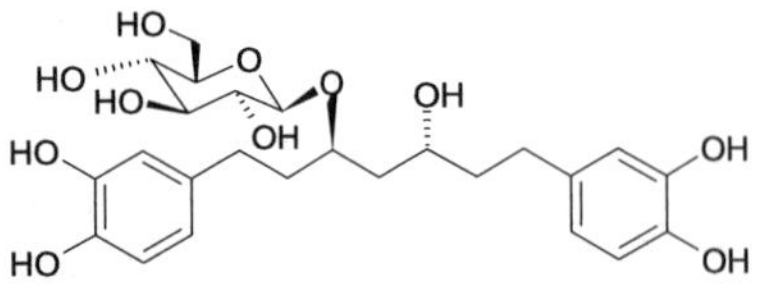

1840 (3*R*,5*R*)-3,5-Dihydroxy-1,7-bis(4-hydro-xy-3-methoxyphenyl)heptane 3-*O*-β-*D*-glucopy-ranoside (3*R*,5*R*)-3,5-二羟基-1,7-双(4-羟基-3-甲氧基苯基)庚烷 3-*O*-β-*D*-吡喃葡萄糖苷*

$C_{27}H_{38}O_{11}$ (538.6). 无定形固体, $[\alpha]_D^{23}$ = −18.0° (*c* = 0.10, 甲醇). 【类型】二芳庚烷类. 【活性】细胞毒 (*in vitro*, HL-60, IC_{50} > 10μg/mL; HSC-2, IC_{50} = 198μg/mL; HGF, IC_{50} > 250μg/mL; 对照依托泊苷: HL-60, IC_{50} = 0.2μg/mL; HSC-2, IC_{50} = 24μg/mL; HGF, IC_{50} > 200μg/mL)[1016]. 【来源】箭根薯 *Tacca chantrieri* [Syn. *Tacca minor*; *Tacca esquirolii*] (根茎: 产率 = 0.00072%干重). 【文献】1016.

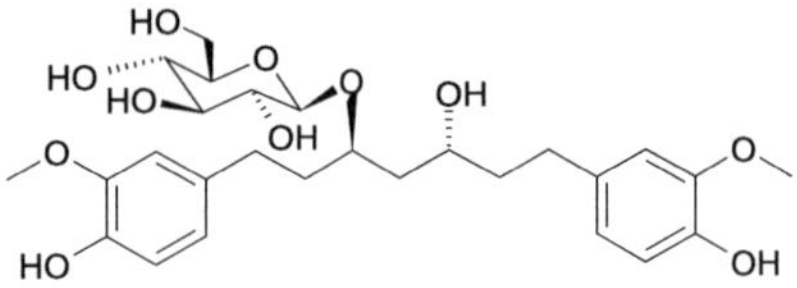

1841 (3*S*,5*R*,6*S*,7*R*)-5,6-Dihydroxy-1,7-bis(4-hydrox-yphenyl)-de-*O*-methylcentrolobine

$C_{19}H_{22}O_5$ (330.38). 黄色无定形固体. 【类型】二芳庚烷类. 【活性】细胞毒 [和(3*S*,5*S*,6*R*,7*R*)-5,6-Dihydroxy-1,7-bis(4-hydroxyphenyl)-de-*O*-methylcentrolobine 的混合物: Colon26-L5, ED_{50} = 49.4μmol/L, 对照氟尿嘧啶, ED_{50} = 0.53μmol/L; HT1080, ED_{50} = 83.7μmol/L, 氟尿嘧啶, ED_{50} = 8.0μmol/L][648]. 【来源】云南草蔻 *Alpinia blepharocalyx* (种子). 【文献】648.

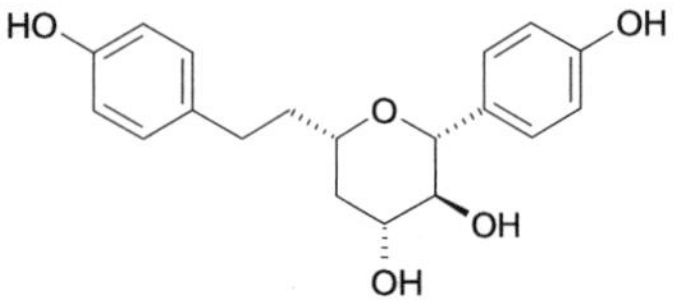

1842 (3*S*,5*S*,6*R*,7*R*)-5,6-Dihydroxy-1,7-bis(4-hydrox-yphenyl) -de-*O*-methylcentrolobine

$C_{19}H_{22}O_5$ (330.38). 黄色无定形固体. 【类型】二芳庚烷类. 【活性】细胞毒 [和(3*S*,5*R*,6*S*,7*R*)-5,6-Dihydroxy-1,7-bis(4-hydroxyphenyl)-de-*O*-methylcentrolobine 的混合物: Colon26-L5, ED_{50} = 49.4μmol/L, 对照氟尿嘧啶, ED_{50} = 0.53μmol/L; HT1080, ED_{50} = 83.7μmol/L; 氟尿嘧啶, ED_{50} = 8.0μmol/L][648]. 【来源】云南草蔻 *Alpinia blepharocalyx* (种子). 【文献】648.

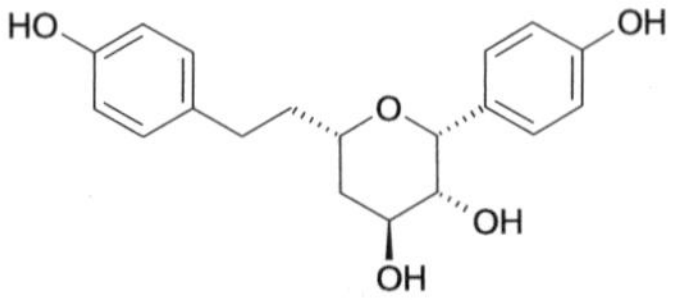

1843 (3*S*,5*S*,6*S*,7*R*)-5,6-Dihydroxy-1,7-bis(4-hydrox-yphenyl) -4″-de-*O*-methylcentrolobine

$C_{19}H_{22}O_5$ (330.38). 黄色无定形固体, $[\alpha]_D^{25}$ = +28.5° (*c* = 0.040, 甲醇). 【类型】二芳庚烷类. 【活性】细胞毒 (Colon26-L5, ED_{50} = 44.2μmol/L, 对照氟尿嘧啶, ED_{50} = 0.53μmol/L; HT1080, ED_{50} > 100μmol/L, 氟尿嘧啶, ED_{50} = 8.0μmol/L)[648]. 【来源】云南草蔻 *Alpinia blepharocalyx* (种子: 产率 = 0.00025%干重). 【文献】648.

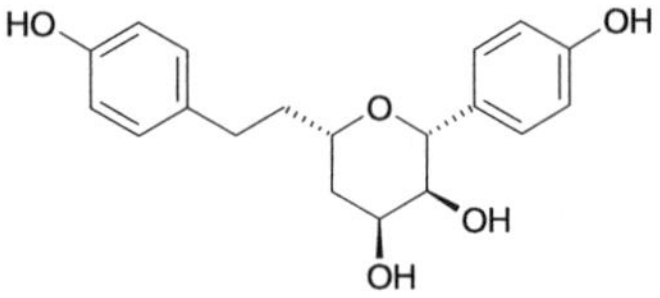

1844 (3*S*,5*S*)-3,5-Dihydroxy-1,7-bis(4-hydro-xyphenyl) heptane (3*S*,5*S*)-3,5-二羟基-1,7-双(4-羟基苯基)庚烷*

$C_{19}H_{24}O_4$ (316.4). 【类型】二芳庚烷类. 【活性】细胞毒 (Colon26-L5, ED_{50} = 12.8μmol/L; HT1080, ED_{50} = 94.4 μmol/L)[647]. 【来源】云南草蔻 *Alpinia blepharocalyx* (种子: 产率 = 0.00174%). 【文献】647.

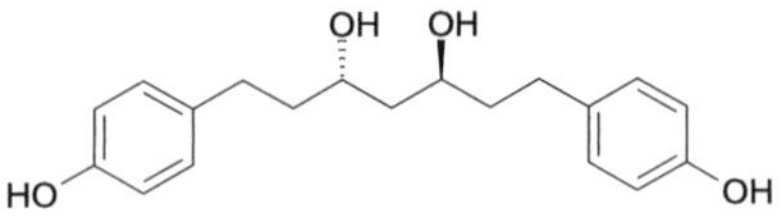

1845 (3*R*,5*R*)-3,5-Dihydroxy-1,7-bis(4-hydro-xyphenyl) heptane 3-*O*-β-*D*-glucopyranoside (3*R*,5*R*)-3,5-二羟基-1,7-双(4-羟基苯基)庚烷 3-*O*-β-*D*-吡喃葡萄糖苷*

$C_{25}H_{34}O_9$ (478.54). 无定形固体, $[\alpha]_D^{23}$ = −8.0° (*c* = 0.10, 甲醇). 【类型】二芳庚烷类. 【活性】细胞毒 (*in vitro*, HL-60, IC_{50} > 10μg/mL; HSC-2, IC_{50} = 157μg/mL; HGF, IC_{50} = 213μg/mL; 对照依托泊苷: HL-60, IC_{50} =

0.2μg/mL; HSC-2, IC_{50} = 24μg/mL; HGF, IC_{50} > 200 μg/mL)[1016]. 【来源】箭根薯 *Tacca chantrieri* [Syn. *Tacca minor*; *Tacca esquirolii*] (根茎: 产率 = 0.0026%干重). 【文献】1016.

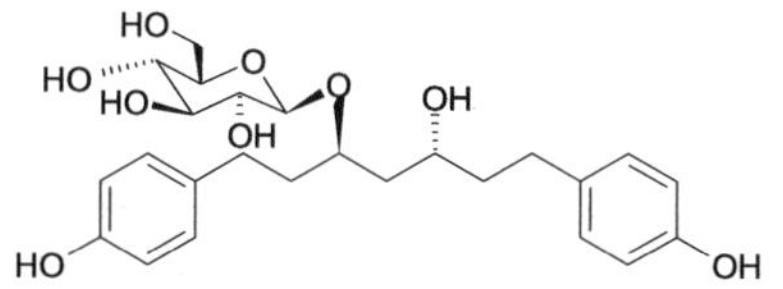

1846 3,5-Dihydroxy-1-(3,4-dihydroxyphenyl)-7-(4-hydroxyphenyl)heptane 3,5-二羟基-1-(3,4-二羟基苯基)-7-(4-羟基苯基)庚烷*

$C_{19}H_{24}O_5$ (332.4). 黏性糖浆状物, $[\alpha]_D^{23}$ = +1.7° (*c* = 0.12, 甲醇). 【类型】二芳庚烷类. 【活性】细胞毒 (*in vitro*, HL-60, IC_{50} = 2.1μg/mL; HSC-2, IC_{50} = 54μg/mL; HGF, IC_{50} = 162μg/mL; 对照依托泊苷: HL-60, IC_{50} = 0.2μg/mL; HSC-2, IC_{50} = 24μg/mL; HGF, IC_{50} > 200 μg/mL)[1016]. 【来源】箭根薯 *Tacca chantrieri* [Syn. *Tacca minor*; *Tacca esquirolii*] (根茎: 产率 = 0.0052%干重). 【文献】1016.

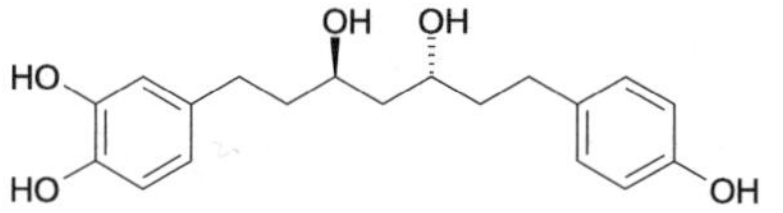

1847 (3*R*,5*R*)-3,5-Dihydroxy-1-(3,4-dihydro-xyphenyl)-7-(4-hydroxyphenyl)heptane 3-*O*-β-*D*-glucopyranoside (3*R*,5*R*)-3,5-二羟基-1-(3,4-二羟基苯基)-7-(4-羟基苯基)庚烷 3-*O*-β-*D*-吡喃葡萄糖苷*

$C_{25}H_{34}O_{10}$ (494.54). 无定形固体, $[\alpha]_D^{25}$ = −12.0° (*c* = 0.10, 甲醇). 【类型】二芳庚烷类. 【活性】细胞毒 (*in vitro*, HL-60, IC_{50} = 6.2μg/mL; HSC-2, IC_{50} = 158μg/mL; HGF, IC_{50} = 220μg/mL; 对照依托泊苷: HL-60, IC_{50} = 0.2μg/mL; HSC-2, IC_{50} = 24μg/mL; HGF, IC_{50} > 200 μg/mL)[1016]. 【来源】箭根薯 *Tacca chantrieri* [Syn. *Tacca minor*; *Tacca esquirolii*] (根茎: 产率 = 0.0014%干重). 【文献】1016.

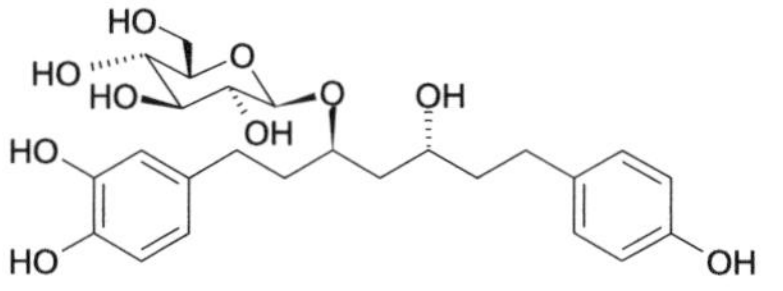

1848 (3*R*,5*R*)-3,5-Dihydroxy-1-(3,4-dihydro-xyphenyl)-7-(4-hydroxyphenyl)heptane 5-*O*-β-*D*-glucopyranoside (3*R*,5*R*)-3,5-二羟基-1-(3,4-二羟基苯基)-7-(4-羟基苯基)庚烷 5-*O*-β-*D*-吡喃葡萄糖苷*

$C_{25}H_{34}O_{10}$ (494.54). 无定形固体, $[\alpha]_D^{25}$ = −12.0° (*c* = 0.10, 甲醇). 【类型】二芳庚烷类. 【活性】细胞毒 (*in vitro*, HL-60, IC_{50} = 5.5μg/mL; HSC-2, IC_{50} = 155 μg/mL; HGF, IC_{50} > 250μg/mL; 对照依托泊苷: HL-60, IC_{50} = 0.2μg/mL; HSC-2, IC_{50} = 24μg/mL; HGF, IC_{50} > 200μg/mL)[1016]. 【来源】箭根薯 *Tacca chantrieri* [Syn. *Tacca minor*; *Tacca esquirolii*] (根茎: 产率 = 0.00027%干重). 【文献】1016.

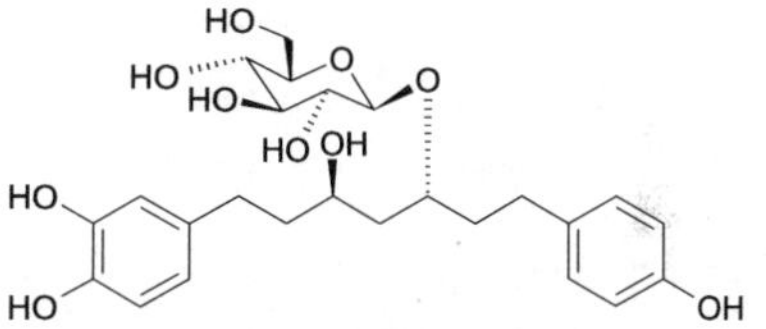

1849 (3*R*,5*R*)-3,5-Dihydroxy-1-(4-hydroxy-3-methoxyphenyl)-7-(3,4-dihydroxyphenyl)heptane 3-*O*-β-*D*-glucopyranoside (3*R*,5*R*)-3,5-二羟基-1-(4-羟基-3-甲氧基苯基)-7-(3,4-二羟基苯基)庚烷 3-*O*-β-*D*-吡喃葡萄糖苷*

$C_{26}H_{36}O_{11}$ (524.57). 无定形固体, $[\alpha]_D^{25}$ = −16.0° (*c* = 0.10, 甲醇). 【类型】二芳庚烷类. 【活性】细胞毒 (*in vitro*, HL-60, IC_{50} = 4.5μg/mL; HSC-2, IC_{50} = 209 μg/mL; HGF, IC_{50} > 250μg/mL; 对照依托泊苷: HL-60, IC_{50} = 0.2μg/mL; HSC-2, IC_{50} = 24μg/mL; HGF, IC_{50} > 200μg/mL)[1016]. 【来源】箭根薯 *Tacca chantrieri* [Syn. *Tacca minor*; *Tacca esquirolii*] (根茎: 产率 = 0.0013%干重). 【文献】1016.

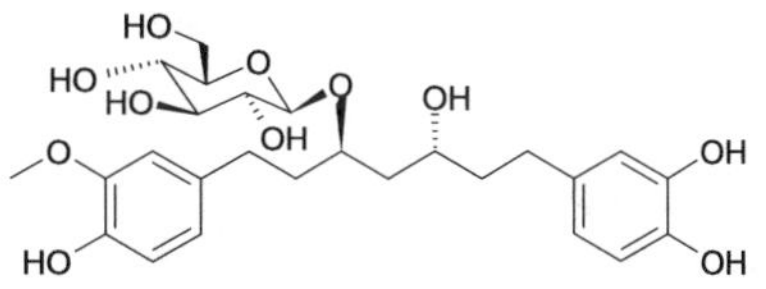

1850 (3*R*,5*R*)-3,5-Dihydroxy-1-(4-hydroxy-3-methoxyphenyl)-7-(4-hydroxyphenyl)heptane 3-*O*-β-*D*-glucopyranoside (3*R*,5*R*)-3,5-二羟基-1-(4-羟基-3-甲氧基苯基)-7-(4-羟基苯基)庚烷 3-*O*-β-*D*-吡喃葡萄糖苷*

$C_{26}H_{36}O_{10}$ (508.57). 无定形固体, $[\alpha]_D^{25}$ = −2.0° (*c* = 0.10, 甲醇). 【类型】二芳庚烷类. 【活性】细胞毒 (*in *vitro*, HL-60, IC_{50} > 10μg/mL; HSC-2, IC_{50} = 160μg/mL; HGF, IC_{50} > 250μg/mL; 对照依托泊苷: HL-60, IC_{50} = 0.2μg/mL; HSC-2, IC_{50} = 24μg/mL; HGF, IC_{50} > 200 μg/mL)[1016]. 【来源】箭根薯 *Tacca chantrieri* [Syn. *Tacca minor*; *Tacca esquirolii*] (根茎: 产率 = 0.0020%干重). 【文献】1016.

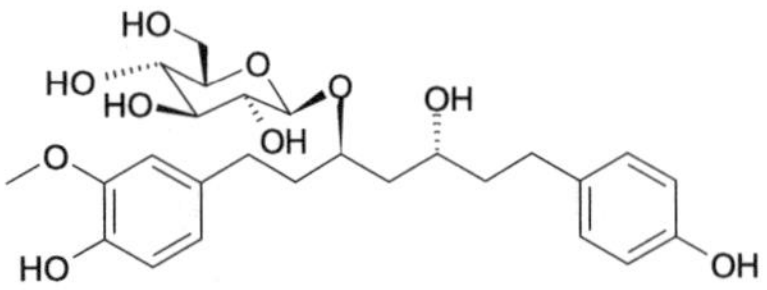

1851 (3*S*,5*S*)-3-Hydroxy-5-ethoxy-1-(4-hydro-xyphenyl)-7-phenyl-6*E*-heptene (3*S*,5*S*)-3-羟基-5-乙氧基-1-(4-羟基苯基)-7-苯基-6*E*-庚烯*

$C_{21}H_{26}O_3$ (326.44). 亮黄色无定形固体, $[\alpha]_D^{25}$ = +73.9° (*c* = 0.04, 甲醇). 【类型】二芳庚烷类. 【活性】细胞毒 (Colon26-L5, ED_{50} = 94.6μmol/L; HT1080, ED_{50} > 100 μmol/L)[647]. 【来源】云南草蔻 *Alpinia blepharocalyx* (种子: 产率 = 0.000093%). 【文献】647.

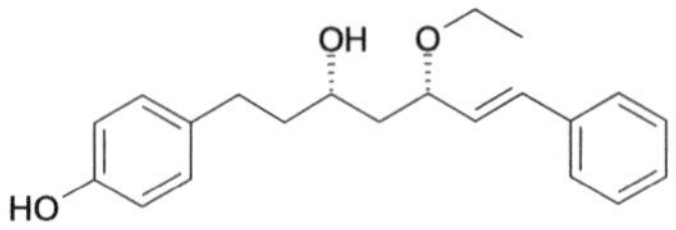

1852 (3*S*,5*S*)-3-Hydroxy-5-methoxy-1-(4-hy-droxyphenyl)-7-phenyl-6*E*-heptene (3*S*,5*S*)-3-羟基-5-甲氧基-1-(4-羟基苯基)-7-苯基-6*E*-庚烯*

$C_{20}H_{24}O_3$ (312.41). 亮棕色无定形固体, $[\alpha]_D^{25}$ = +21.0° (*c* = 0.08, 甲醇). 【类型】二芳庚烷类. 【活性】细胞毒 (Colon26-L5, ED_{50} = 86.4μmol/L; HT1080, ED_{50} > 100μmol/L)[647]. 【来源】云南草蔻 *Alpinia blepharocalyx* (种子: 产率 = 0.00015%). 【文献】647.

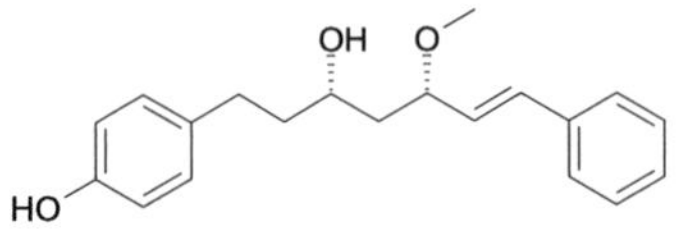

1853 (3*S*)-Methoxy-1,7-bis(4-hydroxyphenyl)-6*E*-hepten-5-one (3*S*)-甲氧基-1,7-双(4-羟基苯基)-6*E*-庚烯-5-酮*

$C_{20}H_{22}O_4$ (326.4). 黄色无定形固体, $[\alpha]_D^{25}$ = +17.5° (*c* = 0.13, 甲醇). 【类型】二芳庚烷类. 【活性】细胞毒 (Colon26-L5, ED_{50} = 5.2μmol/L; HT1080, ED_{50} = 10.1 μmol/L)[647]. 【来源】云南草蔻 *Alpinia blepharocalyx* (种子: 产率 = 0.00012%). 【文献】647.

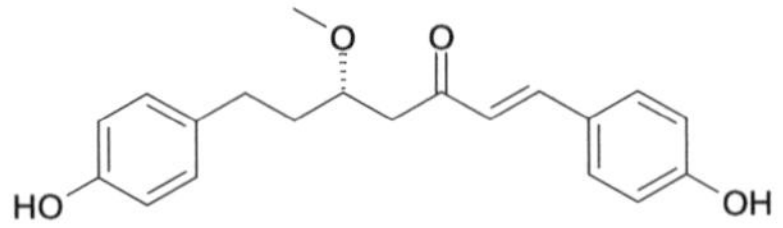

8.11 长链二芳烷类

1854 Machillene 润楠烯*

$C_{29}H_{36}O_2$ (416.61). 无色油状物, $[\alpha]_D^{25}$ = +22.2° (*c* = 0.094, 三氯甲烷). 【类型】长链二芳烷类. 【活性】细胞毒 (*in vitro*, 20μg/mL, NUGC-3 癌细胞株, 存活率 = 0, HONE-1 癌细胞株, 存活率 = 5%)[1272]. 【来源】台湾瑞芳润楠* *Machilus zuihoensis* (茎木). 【文献】1272.

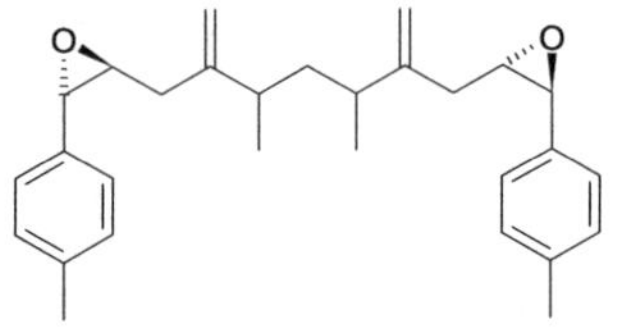

1855 Phelligridin F 桑黄素 F*

$C_{26}H_{22}O_9$ (478.46). 橙色粉末 (甲醇), mp215~217℃, $[\alpha]_D^{18}$ = −3.23° (*c* = 0.31, 甲醇∶二甲亚砜 = 1∶1). 【类型】长链二芳烷类. 【活性】细胞毒 (*in vitro*, A549, IC_{50} = 0.084μmol/L; BGC823, IC_{50} = 0.092μmol/L; MCF7, IC_{50} = 0.085μmol/L; Bel7402, IC_{50} = 0.046 μmol/L; Ketr3, IC_{50} > 0.104μmol/L; HCT8, IC_{50} > 0.104 μmol/L; 对照拓扑替康, A549, IC_{50} = 0.0032μmol/L; BGC823, IC_{50} = 0.0043μmol/L; MCF7, IC_{50} = 0.0018 μmol/L; Bel7402, IC_{50} = 0.0012μmol/L; Ketr3, IC_{50} = 0.0049μmol/L; HCT8, IC_{50} = 0.0015μmol/L)[1097]. 【来源】桑黄 *Phellinus igniarius* (子实体: 产率 = 0.00044%干重). 【文献】1097.

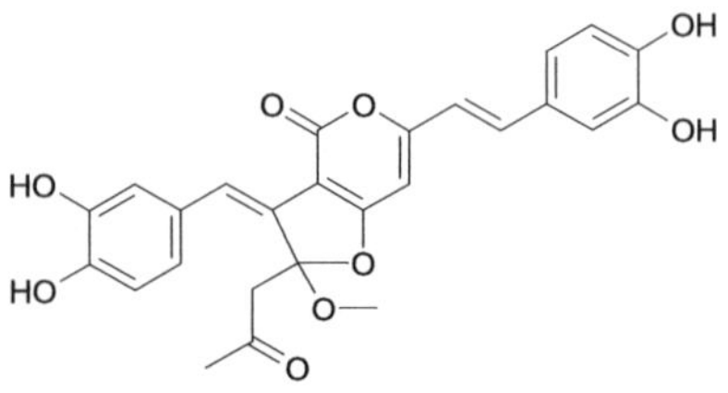

9. 多环芳香化合物

9.1 吡喃并萘类

1856 Quinquangulin 五棱决明素

[64892-58-2] $C_{16}H_{14}O_5$ (286.29).【类型】吡喃并萘类.【活性】细胞毒 (P_{388}).【来源】五棱决明 *Cassia quinquangula*.【文献】167.

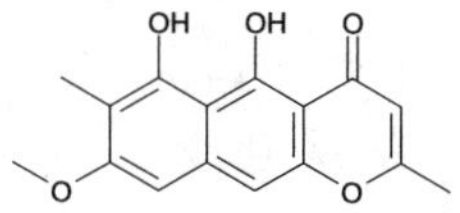

1857 Rubrofusarin 红链霉素

[3567-00-8] $C_{15}H_{12}O_5$ (272.26). mp 210~211℃.【类型】吡喃并萘类.【活性】细胞毒 (P_{388}); 中枢镇静 (动物试验); 毒素.【来源】决明子 *Cassia tora*, 五棱决明 *Cassia quinquangula*, 杧果 *Mangifera indica*.【文献】2, 167.

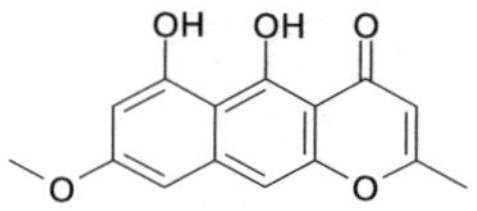

9.2 萘 醌 类

1858 (−)-Alkannin (−)-欧紫草素(左旋紫草素)

[517-88-4] $C_{16}H_{16}O_5$ (288.30). 淡棕红色棱柱晶体(苯), mp 149℃, $[\alpha]_D^{20} = -165°$ (苯); −22.6° (三氯甲烷).【类型】萘醌类.【活性】抗肿瘤; 抗真菌 (白色念珠菌); 抗菌 (金黄色葡萄球菌、表皮葡萄球菌); 收敛剂; 免疫调节剂 (低剂量); 抑制粒细胞和淋巴细胞 (高剂量); LD_{50} (雄性鼠) = (3.0±1.0)g/kg, LD_{50} (雌性鼠) = (3.1±0.1)g/kg, LD_{50} (大鼠) > 1.0g/kg.【来源】欧紫草 *Alkanna tinctoria*, 高贵假紫草* *Arnebia nobilis*, 新藏假紫草 *Arnebia euchroma* (根).【文献】169, 1139.

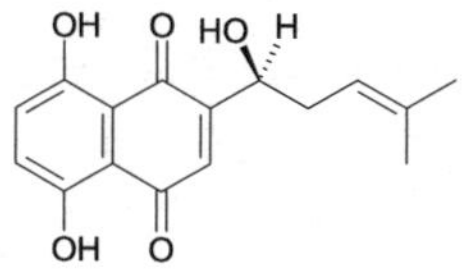

1859 Alkannin angelate 欧紫草素-*β,β*-二甲基丙烯酸酯

$C_{21}H_{22}O_6$ (370.41).【类型】萘醌类.【活性】抗肿瘤 (大鼠, Walker 肉瘤).【来源】高贵假紫草* *Arnebia nobilis*, 紫草 *Lithospermum erythrorhizon*.【文献】2, 167.

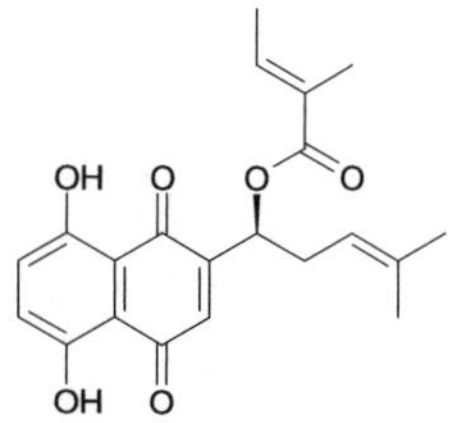

1860 Arnebin 假紫草素

$C_{21}H_{22}O_6$ (370.41). 略带紫红色的片状晶体, mp 113.5~114.0℃.【类型】萘醌类.【活性】抗肿瘤 (WM, ED_{50} = 6mg/kg; P_{388}, ED_{50} = 3mg/kg); 抗菌; 细胞毒 (KB, ED_{50} = 25μg/mL).【来源】高贵假紫草* *Arnebia nobilis*, 白果紫草 *Lithospermum officinale*.【文献】167, 169.

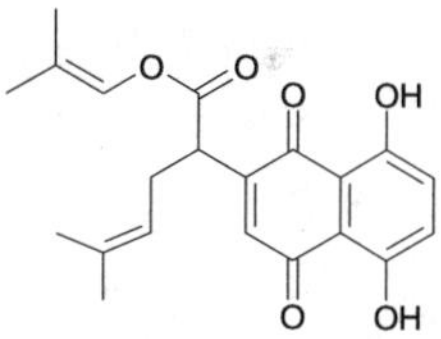

1861 2-Carboxymethyl-3-phenyl-2,3-epoxy-1, 4-naphthoquinone 2-羧甲基-3-异戊烯基-2,3-环氧-1,4-萘醌

[133361-29-2] $C_{17}H_{16}O_5$ (300.31). 油状物, $[\alpha]_D = 0°$ (*c* = 0.3, 甲醇).【类型】萘醌类.【活性】抗肿瘤 [S_{180} *in vivo*, EC = 5mg/(kg·d)]; 细胞毒 (鼠, V-79 *in vitro* 和 *in vivo*, IC_{50} = 1.7μg/mL, P_{388} *in vitro* 和 *in vivo*, IC_{50} = 0.12 μg/mL, KB *in vitro* 和 *in vivo*, IC_{50} = 0.7μg/mL).【来源】茜草根 *Rubia cordifolia*.【文献】193, 245.

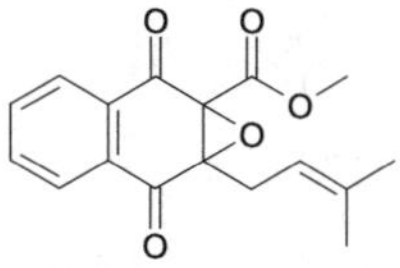

1862 (1a*S,1b*S**,7a*S**,8a*S**)-4,5-Dimethoxy-1a,7a-dimethyl-1,1a,1b,2,7,7a,8,8a-octahydrocyclopropa[3,4]cyclopenta[1,2-*b*]naphthalene-3,6-dione (1a*S**,1b*S**,7aS*,8aS*)-4,5-二甲氧基-1a,7a-二甲基-1,1a,1b,2,7,7a,8,8a-八氢环丙烷并[3,4]环戊烷[1,2-b]萘-3,6-二酮***

$C_{18}H_{22}O_4$ (302.37). 淡黄色油状物. 【类型】萘醌类. 【活性】细胞毒 (B-16, IC_{50} = 1.30μg/mL, 对照多柔比星, IC_{50} = 0.03μg/mL; MCF7, IC_{50} = 5.04μg/mL, 多柔比星, IC_{50} = 0.20μg/mL; HCT8, IC_{50} = 2.49μg/mL, 多柔比星, IC_{50} = 0.04μg/mL; HL-60, IC_{50} = 1.56μg/mL, 多柔比星, IC_{50} = 0.02μg/mL; CEM, IC_{50} = 1.24μg/mL, 多柔比星, IC_{50} = 0.02μg/mL)[1208]. 【来源】球状破布木* *Cordia globosa* (根). 【文献】1208.

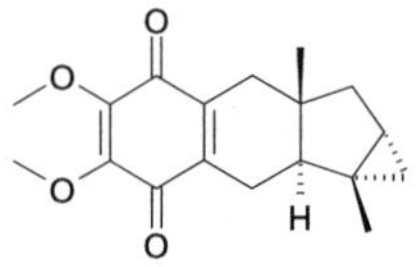

1863 *β*,*β*-Dimethylacrylshikonin *β*,*β*-二甲基丙烯酰紫草素

$C_{21}H_{22}O_6$ (370.41). 栗色片状晶体, mp 116~117℃. 【类型】萘醌类. 【活性】抗菌 (金黄色葡萄球菌 209P、金黄色葡萄球菌 TPR27、表皮葡萄球菌 *S. epidermidis* TPR25、藤黄八叠球菌和枯草杆菌, MIC = 160μg/mL); 抗肿瘤 (W_{256}, *in vitro* 和 *in vivo*); 收缩血管 [抑制乙酰胆碱诱导的完整的胸主动脉松弛, IC_{50} = (1.461±0.052)μmol/L, 1,4-萘醌 IC_{50} = (1.504±0.171)μmol/L][1139]. 【来源】滇紫草 *Onosma paniculatum* (根: 含量 = 0.095%)[1375], 假紫草(内蒙紫草) *Arnebia guttata* (根: 含量 = 0.121%)[1375], 新藏假紫草 *Arnebia euchroma* (根: 3 产地平均含量 = 0.879%)[1375], 紫草 *Lithospermum erythrorhizon* (根: 含量 = 0.137%[1375]),. 【文献】169, 1139, 1372, 1375.

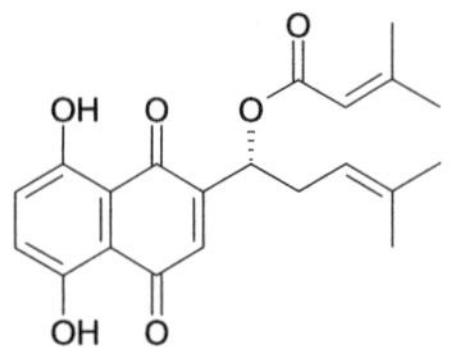

1864 Diospyrin 柿双醌

[28164-57-0] $C_{22}H_{14}O_6$ (374.35). 【类型】萘醌类. 【活性】细胞毒 (EAC, 高剂量); 免疫增强 (低剂量). 【来源】柿属 *Diospyros* sp. 【文献】167.

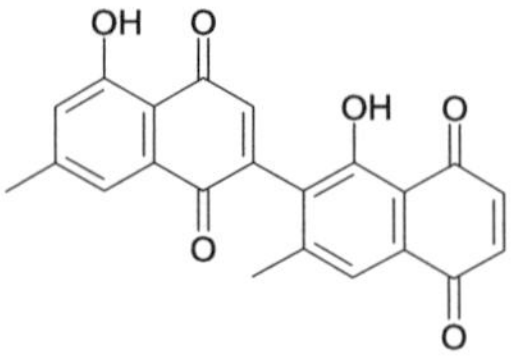

1865 Juglone 胡桃叶醌

5-Hydroxy-1,4-naphthoquinone; Yuglon [481-39-0] $C_{10}H_6O_3$ (174.16). mp 153~155℃. 【类型】萘醌类. 【活性】抗肿瘤 (动物试验); 异株核桃树 *Juglans regia* 产生的克生物质; 抗菌 (广谱); 抗真菌 (黄曲霉菌); 抗病毒 (流行性感冒病毒 A 和 B); 昆虫拒食剂 (*Scolytus multistriatus*); 镇静 (哺乳动物和鱼); 灭螺剂; 鱼毒 (MLC = 0.2×10^{-6})[901]. 【来源】黑胡桃 *Juglans nigra*, 胡桃仁 *Juglans regia*, 粗皮山核桃 *Carya ovata*, 美国山核桃 *Carya illinoensis*, 化香树叶 *Platycarya strobilacea*. 【文献】167, 901.

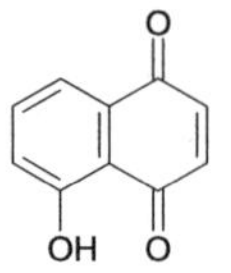

1866 Lapachol 拉帕酚

Greenhartin [84-79-7] $C_{15}H_{14}O_3$ (242.28). mp 140℃. 【类型】萘醌类. 【活性】抗肿瘤 (大鼠 Walker 肉瘤和鼠 P_{388}); 抗疟疾; 抗锥虫; 细胞毒 (高剂量); 免疫增强 (低剂量); 除草剂 (小球藻属 *Chlorella fysca*)[979]; 抗真菌 (黑粉菌属 *Ustilago violacea*)[979]; 抗菌 (革兰阳性菌巨大芽孢杆菌 *Bacillus megaterium*)[979]. 【来源】吊灯树 *Kigelia pinnata*, 非洲紫葳 *Newbouldia laevis* (种子, 根皮和茎皮), 黄槿 *Hibiscus tiliaceus*. 【文献】4, 167, 979.

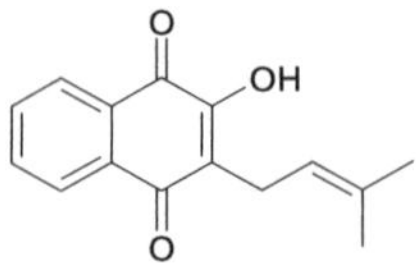

1867 Rhinacanthin C 白鹤灵芝素 C

$C_{25}H_{30}O_5$ (410.51). 【类型】萘醌类. 【活性】细胞毒 (KB, ED_{50} = 6.26μg/mL; P_{388}, ED_{50} = 0.26μg/mL; A549,

ED_{50} = 0.35μg/mL; HT29, ED_{50} = 0.68μg/mL; HL-60, ED_{50} = 0.68μg/mL); 血小板聚集抑制剂 (兔: 10μg/mL 胶原诱导的, 100μg/mL 抑制率 = 75.2%; 100μmol/L 花生四烯酸诱导的, 100μg/mL 抑制率 = 100%); 抗病毒 (人, CMV, EC_{50} = 0.02μg/mL, 选择指数 = 28; 鼠, CMV, EC_{50} = 0.57μg/mL, 选择指数 = 4.6). 【来源】白鹤灵芝 *Rhinacanthus nasutus* (根: 产率 = 0.114%干重). 【文献】307.

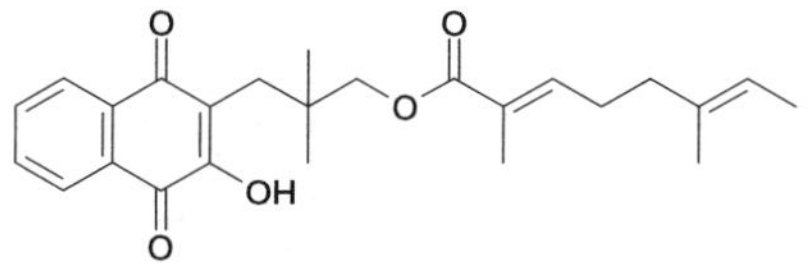

1868 Rhinacanthin D 白鹤灵芝素 D

$C_{23}H_{20}O_7$ (408.41). 【类型】萘醌类. 【活性】细胞毒 (KB, ED_{50} = 25.0μg/mL; P_{388}, ED_{50} = 3.79μg/mL; A549, ED_{50} = 8.26μg/mL; HT29, ED_{50} = 8.89μg/mL; HL-60, ED_{50} = 11.8μg/mL); 抗病毒 (人, CMV, EC_{50} = 0.22 μg/mL; 鼠, CMV, EC_{50} = 9.5μg/mL). 【来源】白鹤灵芝 *Rhinacanthus nasutus* (根; 产率 = 0.0025%干重). 【文献】307.

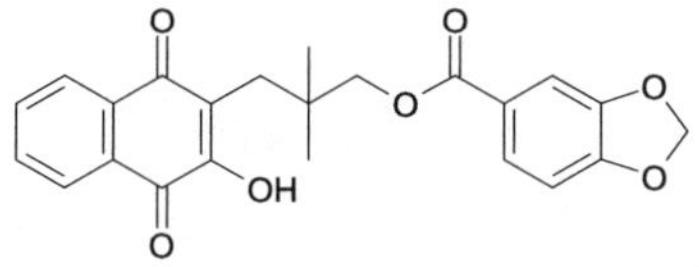

1869 Rhinacanthin G 白鹤灵芝素 G

$C_{25}H_{30}O_6$ (426.51). 【类型】萘醌类. 【活性】细胞毒 (KB, ED_{50} = 4.45μg/mL; P_{388}, ED_{50} = 0.14μg/mL; A549, ED_{50} = 0.75μg/mL; HT29, ED_{50} = 0.57μg/mL; HL-60, ED_{50} = 1.14μg/mL); 血小板聚集抑制剂 (兔: 100μmol/L 花生四烯酸诱导的, 100μg/mL 抑制率 = 42.6%±8.9%). 【来源】白鹤灵芝 *Rhinacanthus nasutus* (根; 产率 = 0.0046%干重). 【文献】307.

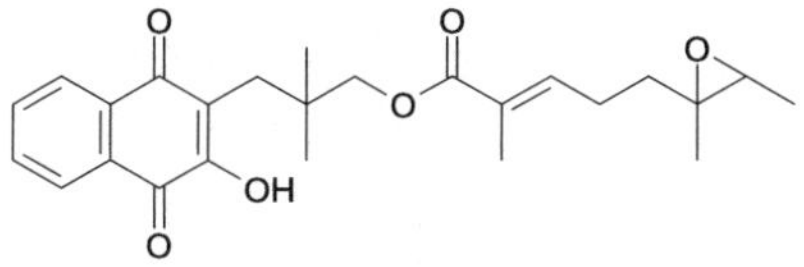

1870 Rhinacanthin H 白鹤灵芝素 H

$C_{25}H_{30}O_6$ (426.51). 【类型】萘醌类. 【活性】细胞毒 (KB, ED_{50} = 23.8μg/mL; P_{388}, ED_{50} = 6.43μg/mL; A549, ED_{50} = 9.97μg/mL; HT29, ED_{50} = 11.5μg/mL; HL-60, ED_{50} = 8.87μg/mL); 血小板聚集抑制剂 (兔: 100μmol/L 花生四烯酸诱导的, 100μg/mL 抑制率 = 54.8%±4.4%; 10μg/mL 胶原诱导的, 100μg/mL 抑制率 = 31.0%±3.9%). 【来源】白鹤灵芝 *Rhinacanthus nasutus* (根; 产率 = 0.0028%干重). 【文献】307.

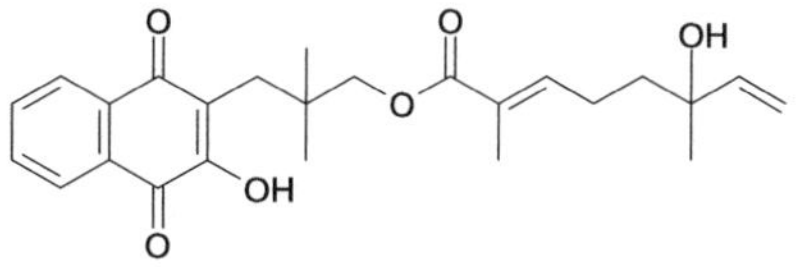

1871 Rhinacanthin I 白鹤灵芝素 I

$C_{25}H_{30}O_6$ (426.51). 【类型】萘醌类. 【活性】细胞毒 (KB, ED_{50} = 13.2μg/mL; P_{388}, ED_{50} = 4.88μg/mL; A549, ED_{50} = 7.18μg/mL; HT29, ED_{50} = 6.30μg/mL; HL-60, ED_{50} = 5.12μg/mL); 血小板聚集抑制剂 (兔: 100μmol/L 花生四烯酸诱导的, 100μg/mL 抑制率 = 54.9%±8.2%; 2ng/mL PAF 诱导的, 100μg/mL 抑制率 = 22.2%±3.9%). 【来源】白鹤灵芝 *Rhinacanthus nasutus* (根; 产率 = 0.0037%干重). 【文献】307.

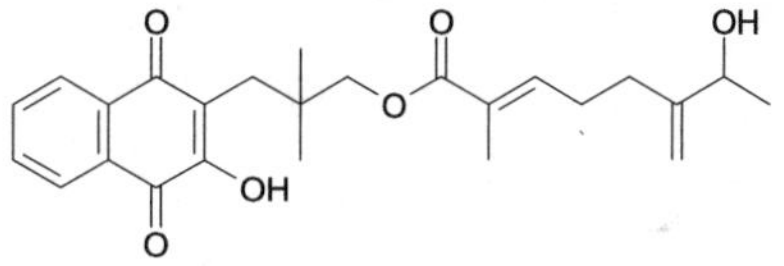

1872 Rhinacanthin K 白鹤灵芝素 K

$C_{25}H_{30}O_7$ (444.53). 【类型】萘醌类. 【活性】细胞毒 (KB, ED_{50} = 17.3μg/mL, P_{388}, ED_{50} = 3.17μg/mL, A549, ED_{50} = 16.4μg/mL, HT29, ED_{50} = 7.75μg/mL, HL-60, ED_{50} = 6.81μg/mL); 血小板聚集抑制剂 (兔: 100μmol/L 花生四烯酸诱导的, 100μg/mL 抑制率 = 36.8%±8.9%). 【来源】白鹤灵芝 *Rhinacanthus nasutus* (根; 产率 = 0.0017%干重). 【文献】307.

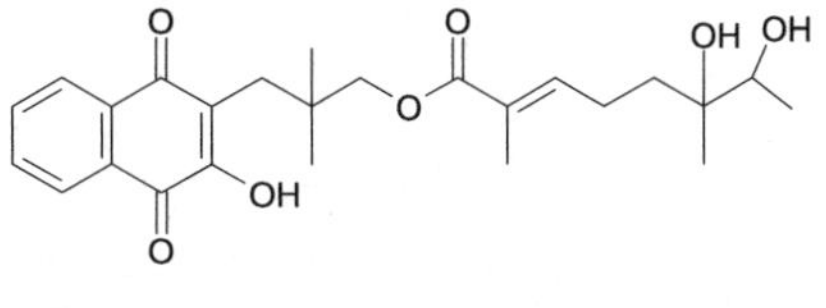

1873 Rhinacanthin M 白鹤灵芝素 M

$C_{22}H_{20}O_5$ (364.40). 【类型】萘醌类. 【活性】细胞毒 (KB, ED_{50} = 19.2μg/mL; P_{388}, ED_{50} = 3.95μg/mL; A549, ED_{50} = 8.90μg/mL; HT29, ED_{50} = 10.1μg/mL; HL-60,

ED_{50} = 19.9μg/mL); 血小板聚集抑制剂 (兔: 100 μmol/L 花生四烯酸诱导的, 100μg/mL 抑制率 = 100%±1%). 【来源】白鹤灵芝 *Rhinacanthus nasutus* (根; 产率 = 0.0037%干重). 【文献】307.

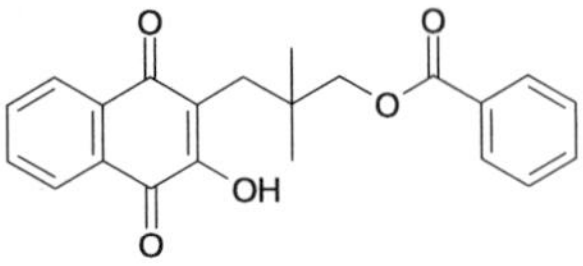

1874 Rhinacanthin N 白鹤灵芝素 N

$C_{27}H_{24}O_7$ (460.49). 【类型】萘醌类. 【活性】细胞毒 (KB, ED_{50} = 4.80μg/mL; P_{388}, ED_{50} = 0.71μg/mL; A549, ED_{50} = 1.97μg/mL; HT29, ED_{50} = 2.67μg/mL; HL-60, ED_{50} = 1.38μg/mL). 【来源】白鹤灵芝 *Rhinacanthus nasutus* (根; 产率 = 0.0012%干重). 【文献】307.

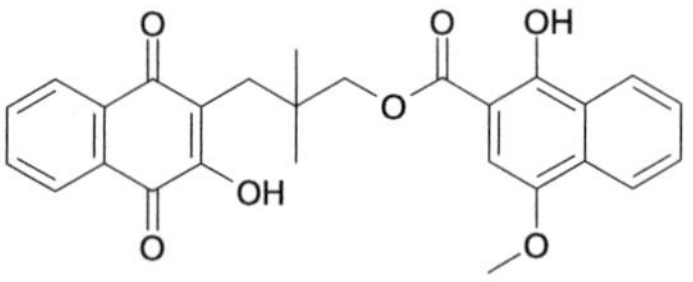

1875 Rhinacanthin Q 白鹤灵芝素 Q

$C_{28}H_{26}O_7$ (474.52). 【类型】萘醌类. 【活性】细胞毒 (P_{388}, ED_{50} = 0.61μg/mL; A549, ED_{50} = 3.61μg/mL; HT29, ED_{50} = 7.60μg/mL; HL-60, ED_{50} = 8.90μg/mL); 血小板聚集抑制剂 (兔: 100μmol/L 花生四烯酸诱导的, 100μg/mL 抑制率 = 55%±11%; 10μg/mL 胶原诱导的, 100μg/mL 抑制率 = 20.4%±3.7%). 【来源】白鹤灵芝 *Rhinacanthus nasutus* (根; 产率 = 0.00021%干重). 【文献】307.

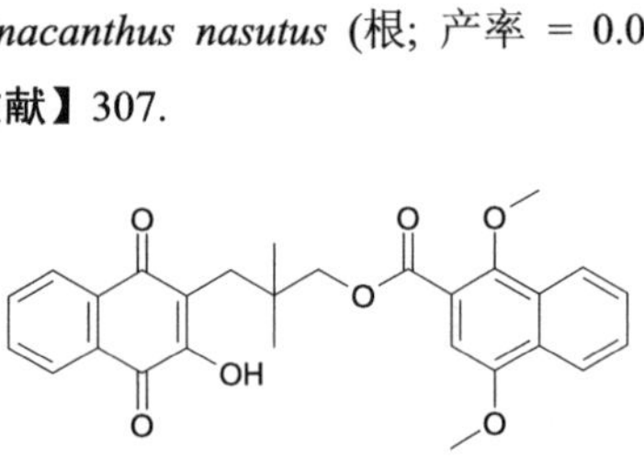

1876 Rubioncolin B 钩毛茜草聚萘醌 B

[132268-06-5] $C_{31}H_{24}O_{10}$ (556.53). 橘红色菱形晶体, mp 235~236℃, $[\alpha]_D = 0°$ (c = 0.3, 三氯甲烷). 【类型】萘醌类. 【活性】抗肿瘤 (S_{180}, *in vivo*, 10mg/kg). 【来源】钩毛茜草 *Rubia oncotricha*, 茜草根 *Rubia cordifolia*. 【文献】168, 193, 209.

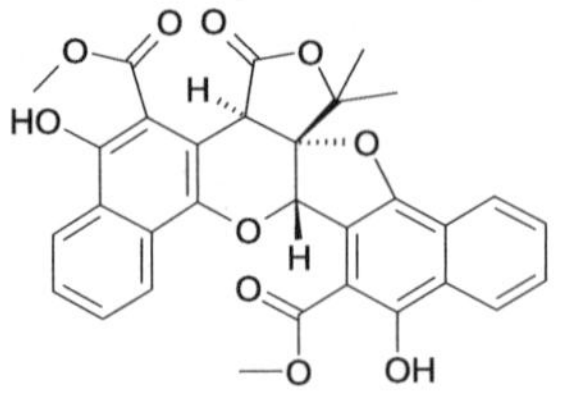

1877 Shikonin 紫草素

[517-89-5] $C_{16}H_{16}O_5$ (288.30). 【类型】萘醌类. 【活性】细胞毒 (*in vitro*, 口鳞状癌细胞, 细胞凋亡途径: 活化胱天蛋白酶 s-8、胱天蛋白酶-9 和胱天蛋白酶-3;抑制 BCL-2 和 NF-κB)[1389]; 抗肿瘤 [鼠, S_{180}, 10mg/(kg·d) ip, 完全抑制]; 抗病毒; 抗菌 (乳酸菌和醋酸菌, EC = 20~30μg/mL; 大肠埃希菌、伤寒杆菌、痢疾杆菌、铜绿假单胞菌和金黄色葡萄球菌); 抗原生动物; 血小板聚集抑制剂; 用于治疗变形虫痢疾 (0.5~10μg/mL); 用于治疗腹水肝硬化 (动物, 生命延长率 = 92.5%); 用于治疗肝炎 (急性黄疸性、急性非黄疸性、慢性肝炎); 收缩血管 [抑制 Ach 诱导的完整的胸主动脉松弛, IC_{50} = (0.244±0.039)μmol/L, 对照 1,4-萘醌 IC_{50} = (1.50±0.17) μmol/L][1139]; 抗氧化剂; 抗炎 [细胞因子网络调节器: 阻断已调节活化其表达和分泌的正常 T-细胞 (RANTES) 和人单核细胞的黏合, IC_{50} = 3.6μmol/L; 阻断巨噬细胞发炎蛋白 (MIP-1α) 和人单核细胞的黏合(IC_{50} = 2.6μmol/L); 阻断已调节活化其表达和分泌的正常 T-细胞 (RANTES) 和用稳定的趋化因子受体 1 转染的人胚胎肾细胞 (HEK)/293 的黏合 (IC_{50} = 2.63μmol/L), 阻断巨噬细胞发炎蛋白 (MIP-1 α) 和用稳定的趋化因子受体 1 转染的人胚胎肾细胞(HEK)/293 的黏合(IC_{50} = 2.57 μmol/L); 抑制 RANTES-诱导的趋化因子受体 1 细胞的移动, 不影响 EGF-诱导的趋化因子受体 1 细胞的移动; 是 CCR1 受体的高度选择性的拮抗剂][963]. 【来源】白果紫草 *Lithospermum officinale*, 滇紫草 *Onosma paniculatum* (根: 含量 = 0.020%[1375]), 假紫草(内蒙紫草) *Arnebia guttata* (根: 2 产地平均含量 = 0.020%[1375]), 新藏假紫草 *Arnebia euchroma* (根: 3 产地平均含量 = 0.14%[1375]), 紫草 *Lithospermum erythrorhizon* (根: 7 产地平均含量 = 0.07%[1375]). 【文献】2, 167, 168, 488, 963, 1139, 1372, 1375, 1389.

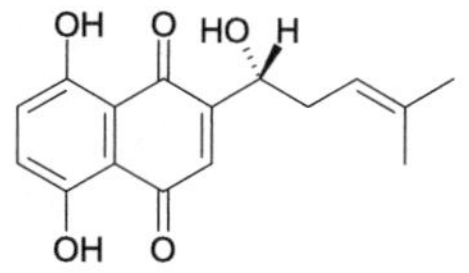

9.3 苯并苯并二氢吡喃醌类

1878 β-Lapachone β-拉帕-邻-醌

[4707-32-8] $C_{15}H_{14}O_3$ (242.28). 【类型】苯并苯并二氢吡喃醌类. 【活性】抗肿瘤; 抗微生物; 反转录酶抑制剂. 【来源】柚木 *Tectona grandis*. 【文献】167.

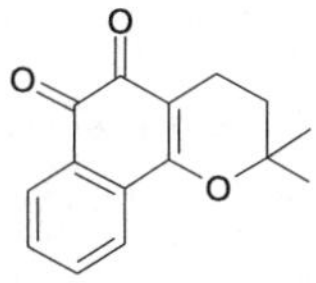

1879 Rhinacanthin A 白鹤灵芝素 A

$C_{15}H_{14}O_4$ (258.28). 【类型】苯并苯并二氢吡喃醌类. 【活性】细胞毒 (KB, ED_{50} = 6.75μg/mL; P_{388}, ED_{50} = 0.72μg/mL; A549, ED_{50} = 3.06μg/mL; HT29, ED_{50} = 2.17μg/mL; HL-60, ED_{50} = 1.16μg/mL); 血小板聚集抑制剂 (兔: 10μg/mL 胶原诱导的, 50μg/mL 抑制率 = 100%; 100μmol/L 花生四烯酸诱导的, 100μg/mL 抑制率 = 100%). 【来源】白鹤灵芝 *Rhinacanthus nasutus* (根; 产率 = 0.049%干重). 【文献】168, 307.

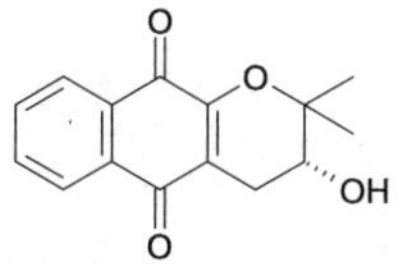

1880 Rhinacanthin B 白鹤灵芝素 B

$C_{25}H_{28}O_5$ (408.50). 【类型】苯并苯并二氢吡喃醌类. 【活性】细胞毒 (KB, ED_{50} = 8.01μg/mL; P_{388}, ED_{50} = 0.35μg/mL; A549, ED_{50} = 6.50μg/mL; HT29, ED_{50} = 3.01μg/mL; HL-60, ED_{50} = 2.57μg/mL); 血小板聚集抑制剂 (兔: 10μg/mL 胶原诱导的, 50μg/mL 抑制率 = 87.8%, 100μg/mL 抑制率 = 100%; 2ng/mL PAF 诱导的, 100μg/mL 抑制率 = 63.1%). 【来源】白鹤灵芝 *Rhinacanthus nasutus* (根; 产率 = 0.0058%干重). 【文献】168, 307.

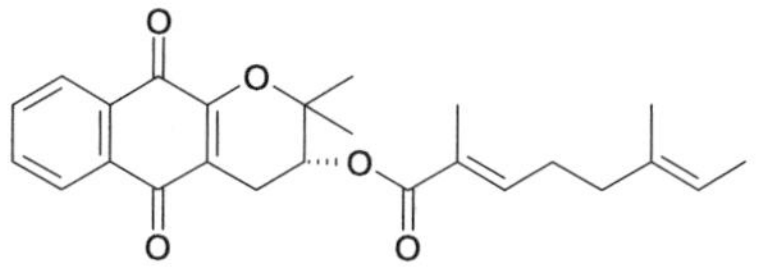

9.4 蒽 醌 类

1881 Alizarin 茜素

[72-48-0] $C_{14}H_8O_4$ (240.22). mp 289~290℃, bp 430℃. 【类型】蒽醌类. 【活性】抗肿瘤 (白血病); 抗菌 (金黄色葡萄球菌);抗高血压 (动物, 对心脏无影响); 抗炎 (大鼠, 抑制结缔组织渗透性); 利尿剂; 免疫抑制剂; 刺激剂 (肠脉管 *in vitro*). 【来源】海巴戟 *Morinda citrifolia*, 茜草根 *Rubia cordifolia* (根: 含量范围 = 0.0126%~0.0141%)[1372], 洋茜草 *Rubia tinctorum*, 羊角藤 *Morinda umbellata*,香车叶草 *Asperula odorata*, 掌叶大黄 *Rheum palmatum*, 猪秧秧属 *Galium* sp. 【文献】1, 3, 5, 6, 1372.

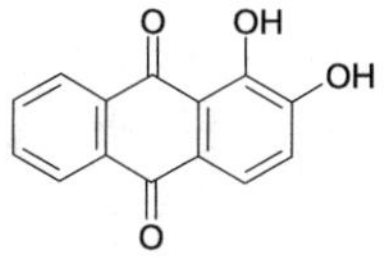

1882 Anthragallol 三羟基蒽醌

[602-64-2] $C_{14}H_8O_5$ (256.22). mp 312~313℃. 【类型】蒽醌类. 【活性】细胞毒 (高剂量时, 巨噬细胞、T淋巴细胞和B淋巴细胞); 免疫抑制剂 (*in vitro*).【来源】土连翘 *Hymenodictyon excelsum*. 【文献】5, 167.

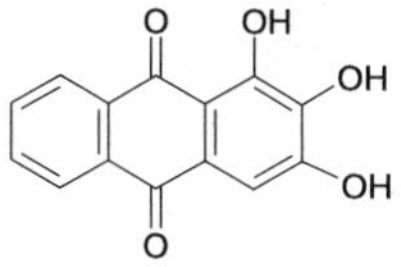

1883 Anthraquinone 蒽醌

9,10-Anthracenedione [84-65-1] $C_{14}H_8O_2$ (208.22). mp 286℃, bp 379~381℃ (升华). 【类型】蒽醌类. 【活性】抗炎 (NO 生成抑制剂)[962]; 细胞毒 (P_{388}, ED_{50} = 8.29μg/mL, 对照光神霉素, ED_{50} = 0.58μg/mL; A549, ED_{50} = 37.33μg/mL, 光神霉素, ED_{50} = 0.073μg/mL; HT29, ED_{50} = 20.81μg/mL, 光神霉素, ED_{50} = 0.076 μg/mL)[1335]. 【来源】膜质脚骨脆* *Casearia membranacea*

(茎), 虎杖 *Polygonum cuspidatum*, 罗布麻 *Apocynum venetum*. 【文献】5, 962, 1335.

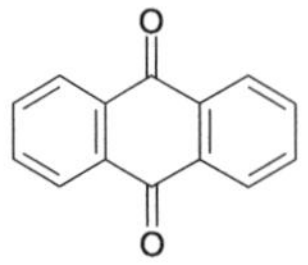

1884 Digiferrugineol 锈毛地黄醌* (1-羟基-2-羟甲基蒽醌)

1-Hydroxy-2-hydroxymethyl anthraquinone $C_{15}H_{10}O_4$ (254.24). 【类型】蒽醌类. 【活性】细胞毒 (KB, ED_{50} > 25μg/mL, 对照多柔比星 , ED_{50} = 0.12μg/mL; Hep3B, ED_{50} = 3.85μg/mL, 多柔比星 , ED_{50} = 0.14μg/mL; Colon205, ED_{50} > 25μg/mL, 多柔比星, ED_{50} = 0.10μg/mL; HeLa, ED_{50} = 24.5μg/mL, 多柔比星, ED_{50} = 0.11 μg/mL)[950]; 细胞毒 (人鼻咽表皮癌细胞, *in vitro*); 抗菌 (枯草杆菌、大肠埃希菌). 【来源】百眼藤 *Morinda parvifolia*, 光茎茜草 *Rubia wallichiana* (茎), 虎刺 *Damnacanthus indicus*, 金鸡勒 *Cinchona ledgeriana*, 茜草根 *Rubia cordifolia*, 锈毛地黄 *Digitalis ferruginea*, 金鸡纳属 *Cinchona* sp. 【文献】167, 168, 950.

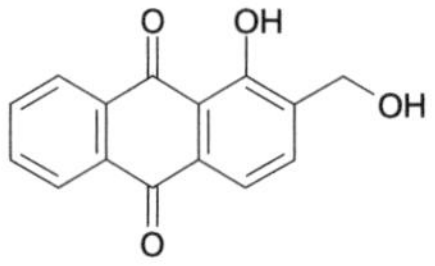

1885 Emodin 大黄素

1,3,8-Trihydroxy-6-methylanthraquinone [518-82-1] $C_{15}H_{10}O_5$ (270.24). 橙红色棱柱状晶体, mp 250~257℃. 【类型】蒽醌类. 【活性】抗肿瘤 [鼠, B16 黑色素瘤 BL, 50mg/(kg·d), 抑制率 = 76%, 鼠, 乳腺癌和 EAC]; 细胞毒 (Walker 肉瘤, P_{388}); 利尿剂; 抗高血压; 抗真菌 (趾间发癣菌, 小孢子菌属); 抗菌 (金黄色葡萄球菌、大肠埃希菌、铜绿假单胞菌、痢疾杆菌、流感杆菌、枯草杆菌、副伤寒杆菌、卡他球菌和 α-链球菌); 解痉; 抗螺旋体; 镇咳; 抑制马铃薯花盘上的冠瘿生长; 抗锥虫 [*Trypanosoma brucei*, IC_{50} = (18.1±4.2)μg/mL, 对照米拉索普, IC_{50} = (0.0015±0.0009)μg/mL; *Trypanosoma cruzi*, IC_{50} = (19.8±2.4)μg/mL, 对照苄硝唑, IC_{50} = (0.39±0.15)μg/mL][1184]; 抗利什曼原虫 [杜氏利什曼原虫, IC_{50} = (20.5±0.5) μg/mL, 对照米替福新, IC_{50} = (0.23±0.03)μg/mL][1184]; 抗疟疾 [恶性疟原虫, IC_{50} = (9.7±1.2)μg/mL, 对照氯喹, IC_{50} = (0.055±0.02)μg/mL, 对照青蒿素, IC_{50} = (0.0011±0.0006)μg/mL][1184]; 细胞毒 [L6, IC_{50} = (20.3±2.6)μg/mL, 对照鬼臼毒素, IC_{50} = 0.0075μg/mL][1184]; 细胞毒 [*in vitro*, Calu1, IC_{50} = (6.25±2.9)μmol/L; HeLa, IC_{50} = (15.6±4.2)μmol/L; K562, IC_{50} > 100μmol/L; Raji, IC_{50} = (43.8±7.3)μmol/L; Vero, IC_{50} = (40±1.7)μmol/L; Wish, IC_{50} = (28.8±1.9)μmol/L, 蒽醌上的 1,3,8-三羟基对细胞毒活性起重要作用][653]; 细胞毒实验无活性 (MCF、HM02、HEPG2)[1254]; 抗氧化实验无活性 (DPPH 自由基清除实验)[1254]; 抗氧化实验无活性 (DPPH 清除剂, IC_{50} > 100μg/mL; 对照抗坏血酸, IC_{50} = 3.9μg/mL)[1076]. 【来源】百合 *Lilium brownii* var. *viridulum* [Syn. *Lilium brownii* var. *colchesteri*], 朝鲜淫羊藿 *Epimedium koreanum*, 赤麻 *Boehmeria platanifolia* [Syn. *Boehmeria tricuspis*], 大黄 *Rheum officinale*, 东方维斯木* *Vismia orientalis* (茎皮), 钝叶决明(决明) *Cassia obtusifolia* (成熟种子: 平均含量 = 0.011%)[1375], 杠板归根 *Polygonum perfoliatum*, 何首乌 *Polygonum multiflorum* [干燥块根(生首乌): 9 批样本含量范围 = 0.0026%~0.132%, 平均含量 = 0.044%][1375], 何首乌 *Polygonum multiflorum* [干燥块根(制首乌): 8 批样本含量范围 = 0.0020%~0.168%, 平均含量 = 0.042%][1375], 虎杖 *Polygonum cuspidatum* (根茎: 平均含量 = 1.40%[1375]), 黄蒿 *Artemisia scoparia* [Syn. *Artemisia capillaris* var. *scoparia*], 决明子 *Cassia tora*, 毛果翼核果 *Ventilago calyculata*, 尼泊尔羊蹄 *Rumex nepalensis*, 牛耳大黄 *Rumex crispus*, 牛舌草(齿果酸模) *Rumex dentatus* (根: 平均含量 = 0.0805%[1375]), 牛西西(巴天酸模) *Rumex patientia* (根: 平均含量 = 0.1159%)[1375], 欧鼠李 *Rhamnus frangula* [Syn. *Frangula alnus*], 鼠李 *Rhamnus davurica*, 酸模 *Rumex acetosa* (根: 平均含量 = 0.3025%)[1375], 唐古特大黄 *Rheum tanguticum*, 天山大黄 *Rheum wittrocki*, 铁仔 *Myrsine africana*, 望江南 *Cassia occidentalis*, 望江南子 *Cassia occidentalis* (成熟种子: 含量 = 0.0016%)[1375], 羊蹄 *Rumex japonicus* (根: 平均含量 = 0.0881%)[1375], 翼核果 *Ventilago leiocarpa* (茎)[653], 藏边大黄 *Rheum emodi* [Syn. *Rheum australe*] (茎和根茎: 含量 =

1.38%[1375]; 产率 = 0.53%干重)[1076], 掌叶大黄 *Rheum palmatum* (茎和根茎: 含量 = 0.42%)[1375], 还存在于许多植物中. 【文献】2, 3, 84, 101, 150, 167, 168, 653, 1076, 1184, 1254, 1372, 1375.

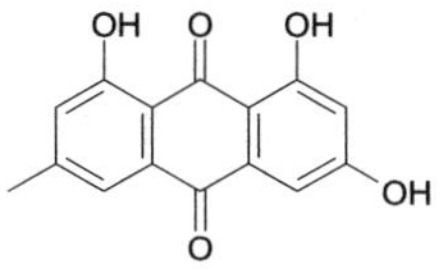

1886 2-Geranylemodin 2-牻牛儿基大黄素

$C_{25}H_{26}O_5$ (406.48). 【类型】蒽醌类. 【活性】细胞毒 [人小细胞肺癌 NCI-H187 细胞株, IC_{50} = (3.08±0.73) μg/mL, 对照椭圆玫瑰树碱, IC_{50} = (0.35±0.15)μg/mL][1217]. 【来源】乔木状黄牛木* *Cratoxylum arborescens* (茎皮). 【文献】1217.

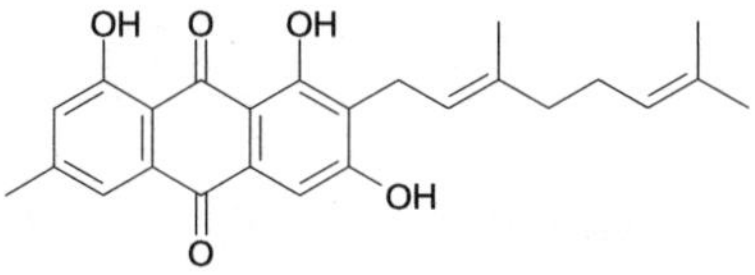

1887 2-Hydroxyemodin 1-methyl ether 2-羟基大黄素 1-甲醚*

$C_{16}H_{12}O_6$ (300.27). 黄色针状结晶(乙酸乙酯−正己烷), mp 292~294℃. 【类型】蒽醌类. 【活性】细胞毒 [*in vitro*, Calu1, IC_{50} = (21±5)μmol/L; HeLa, IC_{50} = (50±6) μmol/L; K562, IC_{50} > 100μmol/L; Raji, IC_{50} < 6.25μmol/L; Vero, IC_{50} = (32.5±4.5)μmol/L; Wish, IC_{50} = (55±6) μmol/L][653]. 【来源】翼核果 *Ventilago leiocarpa* (茎). 【文献】653.

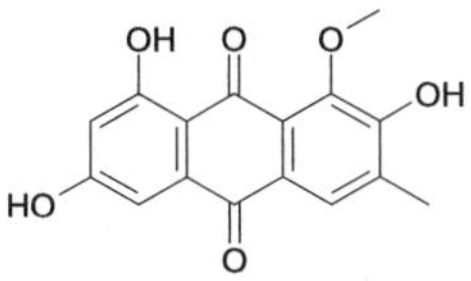

1888 1-Hydroxy-2-hydroxymethyl-3-methoxy-anthraquinone 1-羟基-2-羟甲基-3-甲氧基蒽醌*

$C_{16}H_{12}O_5$ (284.27). 【类型】蒽醌类. 【活性】细胞毒 (KB, ED_{50} > 25μg/mL, 对照阿霉素, ED_{50} = 0.12 μg/mL; Hep3B, ED_{50} = 0.60μg/mL, 阿霉素, ED_{50} = 0.14 μg/mL; Colon205, ED_{50} = 0.58μg/mL, 阿霉素, ED_{50} = 0.10μg/mL; HeLa, ED_{50} = 9.15μg/mL, 阿霉素, ED_{50} = 0.11μg/mL)[950]. 【来源】光茎茜草 *Rubia wallichiana* (茎). 【文献】950.

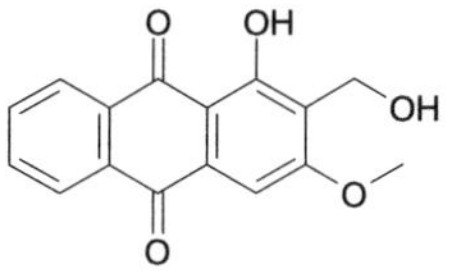

1889 2-Hydroxymethylanthraquinone 2-羟甲基蒽醌

[17241-59-7] $C_{15}H_{10}O_3$ (238.25). 【类型】蒽醌类. 【活性】细胞毒 (鼠, P_{388}). 【来源】百眼藤 *Morinda parvifolia*. 【文献】167.

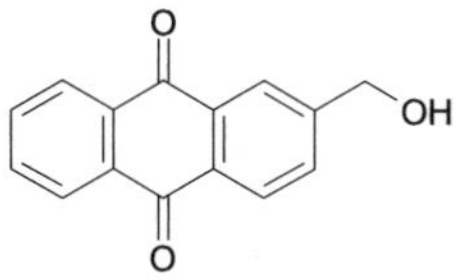

1890 Lasianthuoside A 粗叶木苷 A*

3-Hydroxy-1-methoxy-2-hydroxymethyl-9,10-anthraquinone-3-*O*-*β*-*D*-glucopyranoside $C_{22}H_{22}O_{10}$ (446.41). 黄色针晶, mp 223~225℃ (甲醇). 【类型】蒽醌类. 【活性】细胞毒 (人 OVCAR-2780 细胞, IC_{50} = 0.84μg/mL); TNFα 释放抑制剂 (培养小鼠腹膜巨噬细胞, IC_{50} > 10μg/mL). 【来源】长尾粗叶木 *Lasianthus acuminatissimus* (根: 产率 = 0.00073%干重). 【文献】326.

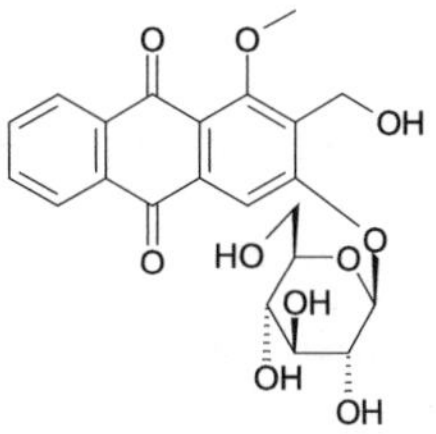

1891 Lasianthuoside B 粗叶木苷 B*

3-Hydroxy-1-methoxy-2-methoxymethylanthraquinone-3-*O*-*β*-*D*-glucopyranoside $C_{23}H_{24}O_{10}$ (460.44). 黄色针晶, mp 224~226℃ (甲醇). 【类型】蒽醌类. 【活性】细胞毒 (人OVCAR-2780细胞, IC_{50} = 1μg/mL); TNFα 释放抑制剂 (培养小鼠腹膜巨噬细胞, IC_{50} > 10μg/mL). 【来源】长尾粗叶木 *Lasianthus acuminatissimus* (根: 产率 = 0.00055%干重). 【文献】326.

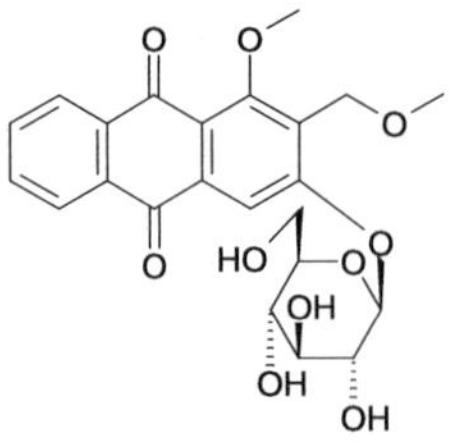

1892　Lasianthuoside C 粗叶木苷 C*

3-Hydroxy-1-methoxy-2-methoxymethylanthraquinone-3-*O*-*β*-*D*-primeveroside $C_{28}H_{32}O_{14}$ (592.56). 黄色针晶, mp 238~240℃ (甲醇). 【类型】蒽醌类. 【活性】细胞毒 (人 OVCAR-2780 细胞, IC_{50} < 0.1μg/mL); TNFα 释放抑制剂 (培养小鼠腹膜巨噬细胞, IC_{50} > 10μg/mL). 【来源】长尾粗叶木 *Lasianthus acuminatissimus* (根: 产率 = 0.00025%干重). 【文献】326.

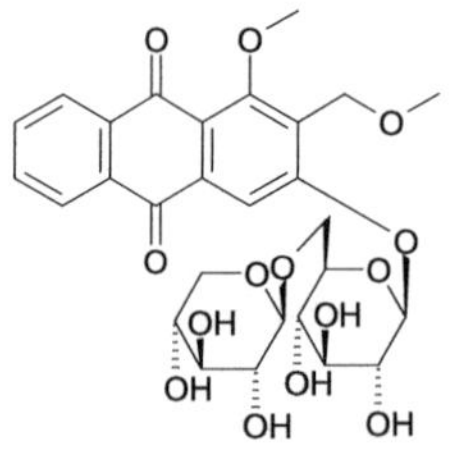

1893　Lucidin ω-methyl ether 光泽汀-ω-甲基醚

$C_{16}H_{12}O_5$ (284.27). 【类型】蒽醌类. 【活性】细胞毒 (*in vitro* 白血病). 【来源】百眼藤 *Morinda parvifolia*. 【文献】167.

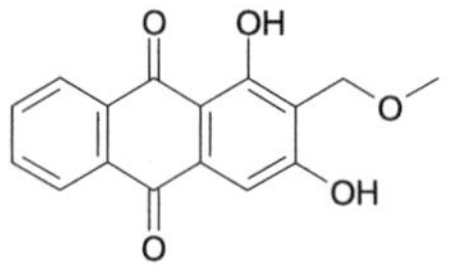

1894　2-Methyl-1,3,6-trihydroxyanthraquinone　2-甲基-1,3,6-三羟基蒽醌

$C_{15}H_{10}O_5$ (270.24). 【类型】蒽醌类. 【活性】*β*-己糖胺酶释放抑制剂 (RBL-2H3 细胞, 100μmol/L, 抑制率 = 82.3%±0.7%, *P*<0.01)[943]; 细胞毒 (KB, ED_{50} > 25μg/mL, 对照阿霉素, ED_{50} = 0.12μg/mL; Hep3B, ED_{50} = 1.7μg/mL, 对照阿霉素, ED_{50} = 0.14μg/mL; Colon205, ED_{50} = 1.16μg/mL, 对照阿霉素, ED_{50} = 0.10 μg/mL; HeLa, ED_{50} = 12.3μg/mL, 对照阿霉素, ED_{50} = 0.11μg/mL)[950]; NO 生成抑制剂 (*in vitro*, 脂多糖活化的大鼠腹膜巨噬细胞, 3、10、30、100μmol/L, 抑制率分别为 7.9%、37.5%、99.5%、99.6%; 对照 *L*-NMMA, 3μmol/L、10μmol/L、30μmol/L、100μmol/L, 抑制率分别为 10.3%、15%、34.1%、63.1%)[1063]. 【来源】光茎茜草 *Rubia wallichiana* (茎), 茜草根 *Rubia cordifolia*, 小红参 *Rubia yunnanensis* (根: 产率 = 0.025%干重)[1063]. 【文献】288, 943, 950, 1063.

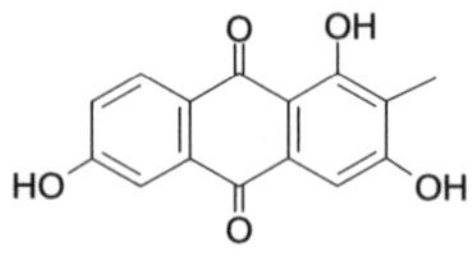

1895　Norobtusifolin 去甲决明醌

$C_{15}H_{10}O_5$ (270.24). 【类型】蒽醌类. 【活性】细胞毒 (人的癌细胞). 【来源】铁仔 *Myrsine africana*. 【文献】167.

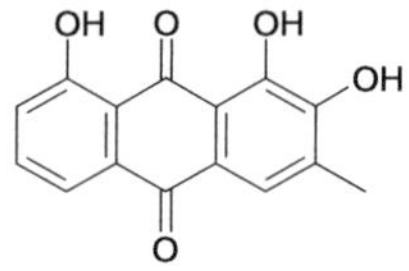

1896　Physcion-8-*O*-rhamnosyl-(1→2)-gluco-side 大黄素甲醚-8-*O*-鼠李糖基-(1→2)-葡萄糖苷

[132396-79-3] $C_{28}H_{32}O_{14}$ (592.56). 橙黄色针晶 (甲醇), mp 174~176℃. 【类型】蒽醌类. 【活性】细胞毒 (人肝细胞瘤细胞 PLC/PRF/5, ED_{50} = 2.50μg/mL, KB 细胞, ED_{50} = 3.58μg/mL). 【来源】台湾鼠李 *Rhamnus formosana*. 【文献】747, 748.

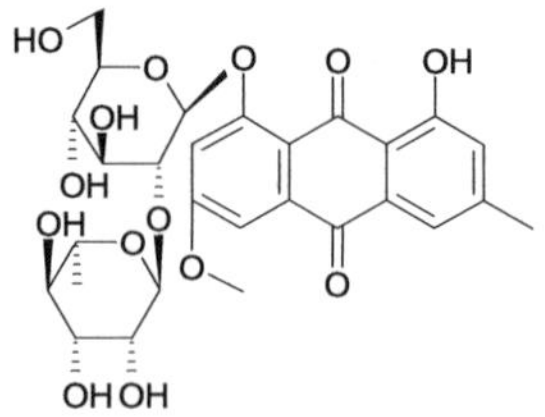

1897　Purpurin 紫红素

[81-54-9] $C_{14}H_8O_5$ (256.22). mp 263℃. 【类型】蒽醌类. 【活性】遗传毒性 (仓鼠, 在纤维细胞上试验诱变作用); 细胞毒 (KB, ED_{50} = 3.1μg/mL, 对照阿霉素, ED_{50} = 0.12μg/mL; Hep3B, ED_{50} > 25μg/mL, 对照阿霉素, ED_{50} = 0.14μg/mL; Colon205, ED_{50} > 25μg/mL, 对照阿霉素, ED_{50} = 0.10μg/mL; HeLa, ED_{50} > 25μg/mL, 对照阿霉素, ED_{50} = 0.11μg/mL)[950]. 【来源】光茎茜草 *Rubia wallichiana* (茎), 洋茜草 *Rubia tinctorum*,

茜草根 *Rubia cordifolia*, 香车叶草 *Asperula odorata*, 猪秧秧属 *Galium* sp. 【文献】5, 167, 950.

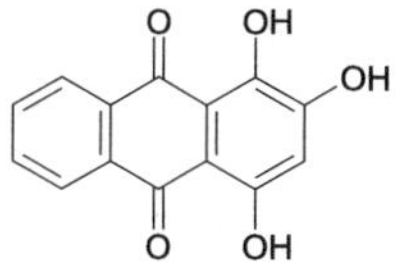

1898　Purpuroxanthin 异茜草素

Xanthopurpurin; 1,3-Dihydroxy-9,10-anthraquinone [518-83-2] $C_{14}H_8O_4$ (240.22). mp 268~270℃. 【类型】蒽醌类. 【活性】细胞毒 (KB, ED_{50} = 6.57μg/mL, 对照阿霉素, ED_{50} = 0.12μg/mL; Hep3B, ED_{50} = 1.7μg/mL, 对照阿霉素, ED_{50} = 0.14μg/mL; Colon205, ED_{50} = 1.9μg/mL, 对照阿霉素, ED_{50} = 0.10μg/mL; HeLa, ED_{50} > 25μg/mL, 对照阿霉素, ED_{50} = 0.11μg/mL)[950]. 【来源】光茎茜草 *Rubia wallichiana* (茎), 茜草根 *Rubia cordifolia*, 羊角藤 *Morinda umbellata*. 【文献】5, 168, 950.

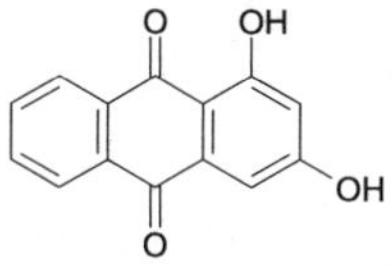

1899　Rhein 大黄酸

Cassic acid [478-43-3] $C_{15}H_8O_6$ (284.23). mp 321~322℃. 【类型】蒽醌类. 【活性】细胞毒 (*in vitro*, 结肠癌HCT116细胞, 细胞凋亡途径: 提高BAX/BCL-2比例; 活化ROS)[1389]; 抗肿瘤 [鼠, 黑色素瘤, 50mg/(kg·d), 抑制率 = 76%, 乳腺癌和 EAC]; 抗细胞增殖 (肝癌细胞HepG2, IC_{50} = 39.3μmol/L, 对照5-FU, 200μmol/L, 抑制率 = 50%)[1138]; 抗菌 (链球菌属、金黄色葡萄球菌、白喉杆菌、枯草杆菌、炭疽杆菌、伤寒杆菌、副伤寒杆菌和痢疾杆菌, MIC = 15μg/mL); 抗真菌 (皮真菌); 利尿剂; 水泻药 (作用很强). 【来源】臭草 *Ruta graveolens*, 大黄 *Rheum officinale*, 番泻叶 *Cassia angustifolia*, 何首乌 *Polygonum multiflorum* [干燥块根(制首乌): 2批样本含量范围 = 0.082%~0.094%, 平均含量 = 0.088%][1375], 虎杖 *Polygonum cuspidatum*, 尖叶番泻叶 *Cassia acutifolia*, 决明子 *Cassia tora*, 山扁豆子 *Cassia mimosoides*, 麝香萱 *Hemerocallis thunbergii*, 唐古特大黄 *Rheum tanguticum*, 萱草根 *Hemerocallis fulva* (根: 4~6月采集平均含量 = 0.02016%)[1375], 藏边大黄 *Rheum emodi* [Syn. *Rheum australe*] (茎和根茎: 含量 < 0.05%)[1375], 掌叶大黄 *Rheum palmatum* (茎和根茎: 含量范围 = 0.50%~4.50%). 【文献】2, 3, 123, 167, 168, 1138, 1375, 1389.

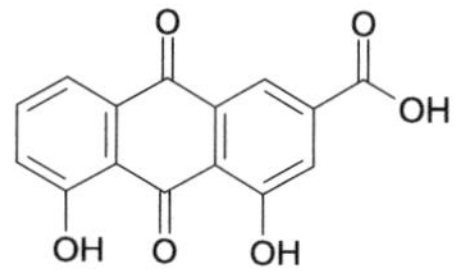

1900　Skyrin 司盖林*

$C_{30}H_{18}O_{10}$ (538.47). 【类型】蒽醌类. 【活性】细胞毒 [*in vitro*, Calu1, IC_{50} = (14.3±2.5)μmol/L; HeLa, IC_{50} = (11.3±3.5)μmol/L; K562, IC_{50} = (27.3±5.0)μmol/L; Raji, IC_{50} = (12.3±4.1)μmol/L; Vero, IC_{50} = (18.3±2.6)μmol/L; Wish, IC_{50} = (21.3±3.2)μmol/L, 蒽醌上的1,3,8-三羟基对细胞毒活性起重要作用][653]. 【来源】翼核果 *Ventilago leiocarpa* (茎). 【文献】653.

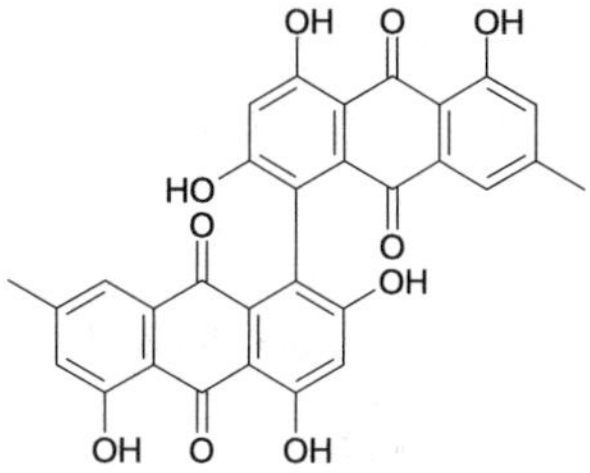

9.5　1,4-菲醌类

1901　5-Hydroxy-3,7-dimethoxy-1,4-phenan-threnequinone 5-羟基-3,7-二甲氧基-1,4-菲醌*

Denbinobin. $C_{16}H_{12}O_5$ (284.27). 【类型】1,4-菲醌类. 【活性】细胞毒 (*in vitro*, 人结肠直肠癌 HCT116 细胞, 细胞凋亡途径: 通过释放诱导凋亡因子 AIF 和损伤 DNA 诱导凋亡)[1389]; 细胞毒 (*in vitro*, 人白血病 U937 细胞, 细胞凋亡途径: 抑制 TNFα 和 NF-κB 并通过生成 ROS 诱导凋亡)[1389]; 细胞毒 (*in vitro*, 人肺腺癌 A549 细胞, 细胞凋亡途径: 失活 AKT, 活化胱天蛋白酶-3、AIF 和 BAD, 产生线粒体功能障碍)[1389]; VHR 双重特异性蛋白酪氨酸磷酸酶抑制剂 (IC_{50} > 200μmol/L, 对照 RK-682, IC_{50} = 11.6μmol/L)[1195]; 蛋白酪氨酸磷酸酯酶 1B 抑制剂 (IC_{50} > 200μmol/L)[1195];

蛋白丝/苏氨酸磷酸酶抑制剂 (IC_{50} > 200μmol/L)[1195].【来源】细茎石斛 *Dendrobium moniliforme* (茎), *Ephemerantha lonchophylla*[1389].【文献】1195, 1389.

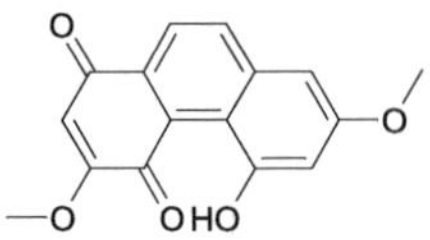

9.6 杂项多环芳香化合物

1902 Anticancer Phenylphenalone PMV70-P691-129 抗癌苯基苯并萘酮 PMV70P691-129

$C_{20}H_{18}O_4$ (322.36).【类型】杂项多环芳香化合物.【活性】细胞毒 (培养鼠肝癌细胞 Hepa1c1c7, 诱导醌还原酶实验)[1205].【来源】粉芭蕉杂交种植变种* *Musa* x *paradisiaca* cultivar.【文献】1205.

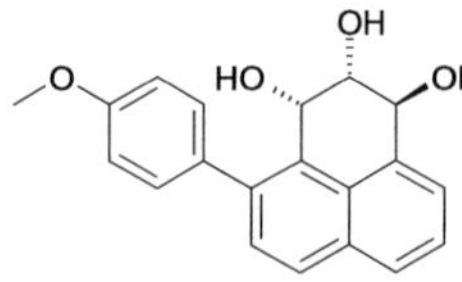

1903 Anticancer Phenylphenalone PMV70-P691-130 抗癌苯基苯并萘酮 PMV70P691-130

$C_{19}H_{12}O_3$ (288.31).【类型】杂项多环芳香化合物.【活性】细胞毒 (培养鼠肝癌细胞 Hepa1c1c7, 诱导醌还原酶实验)[1205].【来源】粉芭蕉杂交种植变种* *Musa* x *paradisiaca* cultivar.【文献】1205.

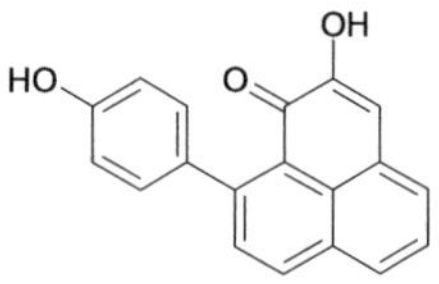

1904 Demethylracemosol

$C_{20}H_{22}O_4$ (326.40).【类型】杂项多环芳香化合物.【活性】细胞毒 (KB, EC_{50} = 5.6μg/mL, 对照椭圆玫瑰树碱, EC_{50} = 0.3μg/mL; BC, EC_{50} = 3.6μg/mL, 椭圆玫瑰树碱, EC_{50} = 0.3μg/mL)[1230]; 抗疟疾 (恶性疟原虫, EC_{50}= 2.0μg/mL, 对照氯喹二磷酸盐, EC_{50}= 0.16 μg/mL)[1230].【来源】马拉巴羊蹄甲* *Bauhinia malabarica* (根).【文献】1230.

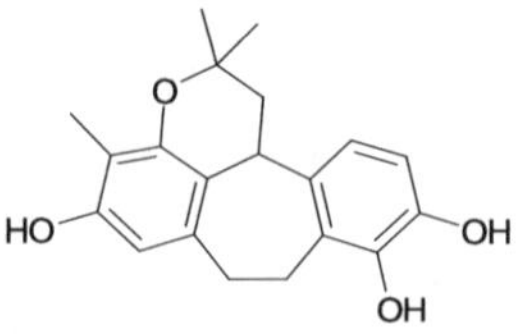

1905 Ohioensin B 金发藓素 B

[145399-60-6] $C_{24}H_{18}O_5$ (386.41). 黄色针晶, mp 246~247℃ (分解), $[\alpha]_D^{27}$ = −47° (c = 0.1, 三氯甲烷).【类型】杂项多环芳香化合物.【活性】细胞毒 (KB, ED_{50} = 9.7 μg/mL, MCF7, ED_{50} = 3.4μg/mL, HT29, ED_{50} = 4.3μg/mL).【来源】多形金发藓 *Polytrichum ohioense*.【文献】598.

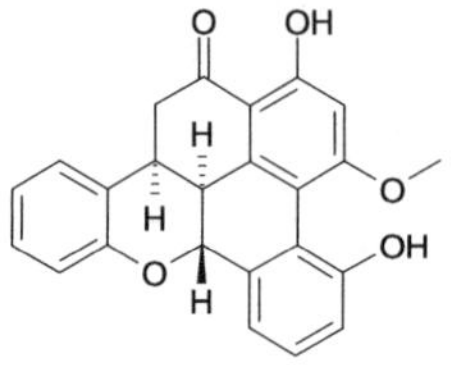

1906 Ohioensin C 金发藓素 C

[145399-61-7] $C_{23}H_{16}O_5$ (372.38). 黄色结晶, mp 230~231℃ (分解), $[\alpha]_D^{27}$ = −18° (c = 0.1, 甲醇).【类型】杂项多环芳香化合物.【活性】细胞毒 (9PS, ED_{50} = 1.0μg/mL, A549, ED_{50} = 8.7μg/mL, MCF7, ED_{50} = 6.7μg/mL).【来源】多形金发藓 *Polytrichum ohioense*.【文献】598.

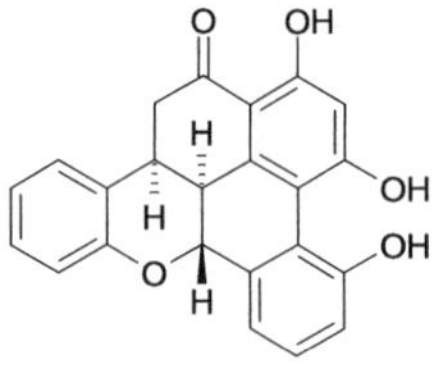

1907 Ohioensin D 金发藓素 D

[145399-62-8] $C_{24}H_{18}O_6$ (402.41). 淡黄色结晶 (甲醇), mp 244~245℃ (分解), $[\alpha]_D^{27}$ = −59° (c = 0.1, 三氯甲烷).【类型】杂项多环芳香化合物.【活性】细胞毒 (9PS, ED_{50} = 1.0μg/mL).【来源】多形金发藓 *Polytrichum ohioense*.【文献】598.

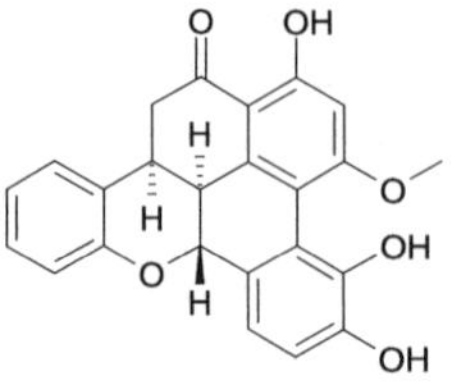

1908 Ohioensin E 金发藓素 E

[145399-63-9] $C_{25}H_{20}O_6$ (416.43). 淡黄色针晶 (甲醇), mp 226~228℃ (分解), $[\alpha]_D^{27} = -42°$ (c = 0.1, 三氯甲烷). 【类型】杂项多环芳香化合物. 【活性】细胞毒 (9PS, ED_{50} = 1.6μg/mL, A549, ED_{50} = 6.2μg/mL). 【来源】多形金发藓 *Polytrichum ohioense*. 【文献】598.

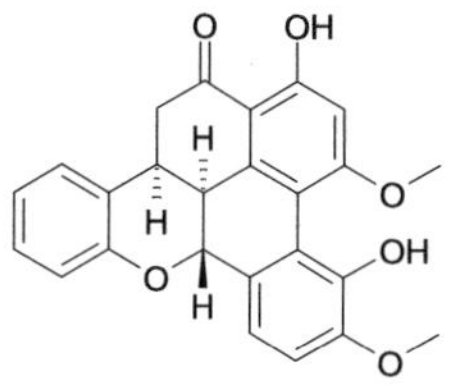

1909 Racemosol 总状花羊蹄甲醇*

[103805-86-3] $C_{21}H_{24}O_4$ (340.42). 【类型】杂项多环芳香化合物. 【活性】细胞毒 (KB, EC_{50} = 15.0μg/mL, 对照椭圆玫瑰树碱, EC_{50} = 0.3μg/mL; BC, EC_{50} = 6.1μg/mL, 椭圆玫瑰树碱, EC_{50} = 0.3μg/mL)[1230]; 抗疟疾 (恶性疟原虫, EC_{50}= 0.9μg/mL, 对照氯喹二磷酸盐, EC_{50}= 0.16μg/mL)[1230]. 【来源】马拉巴羊蹄甲* *Bauhinia malabarica* (根), 总状花羊蹄甲 *Bauhinia racemosa*. 【文献】299, 1230.

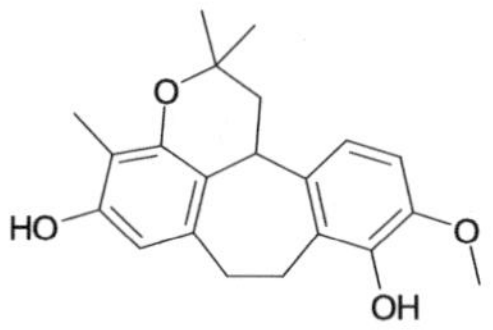

1910 Vismione D 普梭草酮

[87605-72-9] $C_{25}H_{30}O_5$ (410.52). $[\alpha]_D^{25} = -98.0°$ (c = 0.102, 甲醇). 【类型】杂项多环芳香化合物. 【活性】抗肿瘤 (人, 结肠上行腺癌); 抗锥虫 [*Trypanosoma brucei*, IC_{50} = (9.0±3.5)μg/mL, 对照米拉索普, IC_{50} = (0.0015±0.0009)μg/mL; *Trypanosoma cruzi*, IC_{50} = (4.6±1.6)μg/mL, 对照苄硝唑, IC_{50} = (0.39±0.15)μg/mL][1184]; 抗利什曼原虫 [杜氏利什曼原虫, IC_{50} = (0.37±0.03) μg/mL, 对照米替福新, IC_{50} = (0.23±0.03)μg/mL][1184]; 抗疟疾 [恶性疟原虫, IC_{50} = (1.01±0.13)μg/mL, 对照氯喹, IC_{50} = (0.055±0.02)μg/mL, 对照青蒿素, IC_{50} = (0.0011±0.0006)μg/mL][1184]; 细胞毒 [L-6, IC_{50} = (4.1± 1.0)μg/mL, 对照鬼臼毒素, IC_{50} = 0.0075μg/mL; 鳃足虫致死毒性实验, IC_{50}= 73.3μg/mL, 对照 Cyclophosphamide, IC_{50}= 16.33μg/mL][1184]. 【来源】东方维斯木* *Vismia orientalis* (茎皮), 普梭木 *Psorospermum febrifugum*. 【文献】167, 1184.

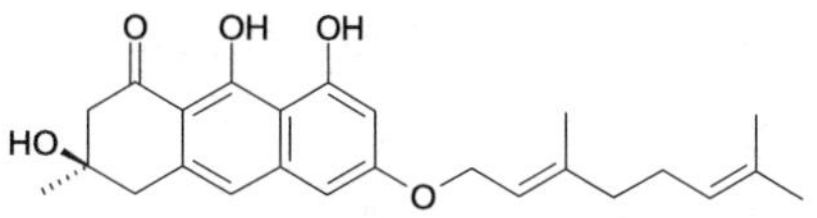

10. 苯并呋喃、苯并吡喃类

10.1 苯 并 呋 喃

1911 Anticancer Benzofuran PMV70P691- 005 抗癌苯并呋喃 PMV70P691-005

$C_{19}H_{18}O_4$ (310.35). 【类型】苯并呋喃. 【活性】细胞毒 (COX-1 抑制剂)[1205]; 细胞毒 (COX-2 抑制剂)[1205]. 【来源】达达赫面包果* *Artocarpus dadah*. 【文献】1205.

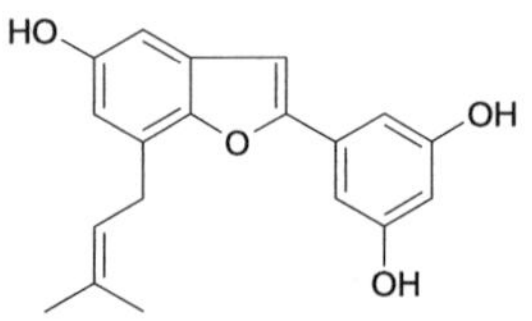

1912 Anticancer Benzofuran PMV70P691-64 抗癌苯并呋喃 PMV70P691-64

$C_{19}H_{18}O_5$ (326.35). 【类型】苯并呋喃. 【活性】细胞毒 (培养鼠肝癌细胞 Hepa1c1c7, 诱导醌还原酶实验)[1205]. 【来源】香豆 *Dipteryx odorata* (基盘和根). 【文献】1205.

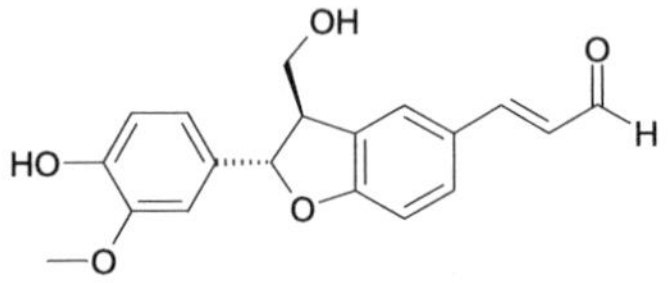

1913 Demethylmoracin I 去甲基桑辛素 I *

Anticancer Benzofuran PMV70P691-006 $C_{19}H_{18}O_4$ (310.35). 棕色粉末, mp 82~83℃. 【类型】苯并呋喃. 【活性】芳化酶抑制剂 (*in vitro*, IC_{50} = 31μmol/L; 对照氨鲁米特, IC_{50} = 6.4μmol/L)[670, 1205]. 【来源】构树 *Broussonetia papyrifera*. 【文献】670, 1205.

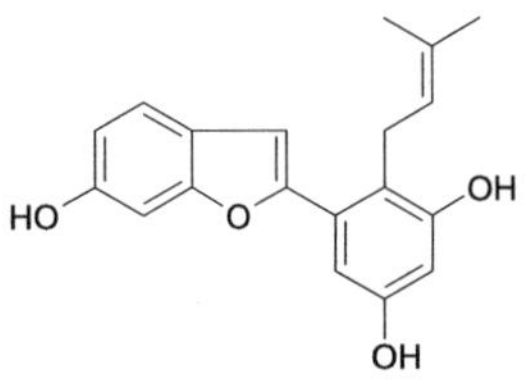

1914 Lakoochin A 拉口沙面包果素 A*

$C_{26}H_{30}O_4$ (406.53). 灰白色半固体. 【类型】苯并呋喃. 【活性】抗结核 (*in vitro*, 结核分枝杆菌 H37Ra, MIC = 12.5μg/mL)[636]; 细胞毒 (*in vitro*, BC, IC_{50} = 6.1μg/mL; KB, 20μg/mL 无活性)[636]. 【来源】拉口沙面包果 *Artocarpus lakoocha* (根: 产率 = 0.00050%干重). 【文献】636.

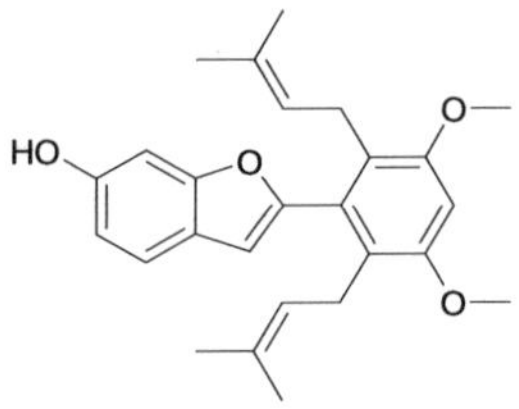

1915 Lakoochin B 拉口沙面包果素 B*

$C_{29}H_{34}O_4$ (446.59). 灰白色半固体. 【类型】苯并呋喃. 【活性】抗结核 (*in vitro*, 结核分枝杆菌 H37Ra, MIC = 50μg/mL)[636]; 细胞毒 (*in vitro*, BC, IC_{50} = 3.1μg/mL; KB, IC_{50} = 6.1μg/mL)[636]. 【来源】拉口沙面包果 *Artocarpus lakoocha* (根: 产率 = 0.0011%干重). 【文献】636.

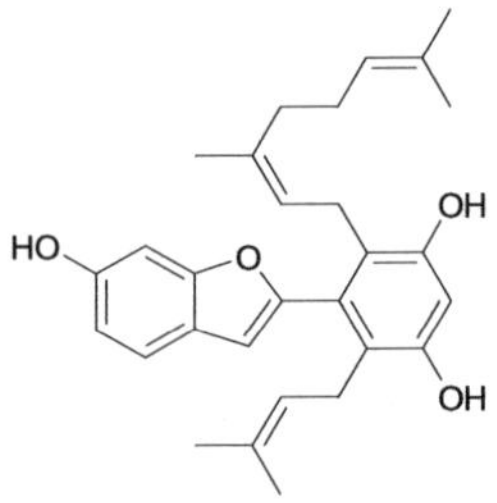

1916 Moracin I 桑辛素 I

Anticancer Benzofuran PMV70P691-65 $C_{20}H_{20}O_4$ (324.38). 【类型】苯并呋喃. 【活性】细胞毒 (雌激素 α 受体结合实验)[1205]; 细胞毒 (雌激素 β 受体结合实验)[1205]; 细胞毒 (人乳腺癌细胞, 抗增生活性)[1205]; 细胞毒 (COX-1 抑制剂)[1205]; 芳化酶抑制实验无活性 (*in vitro*, IC_{50} > 40μmol/L; 对照氨鲁米特, IC_{50} = 6.4 μmol/L)[670]. 【来源】构树 *Broussonetia papyrifera*. 【文献】670, 1205.

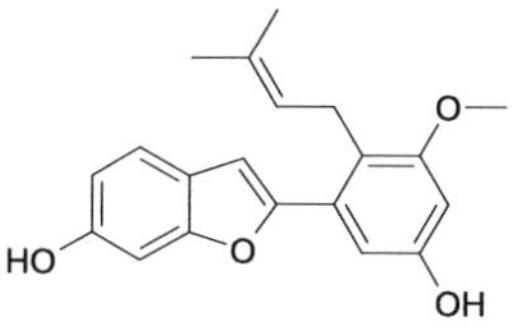

1917 Moracin M 桑辛素 M

Anticancer Benzofuran PMV70P691-66 $C_{14}H_{10}O_4$ (242.23). 【类型】苯并呋喃. 【活性】细胞毒 (COX-1 抑制剂)[1205]; 芳化酶抑制实验无活性 (*in vitro*, IC_{50} > 40μmol/L; 对照氨鲁米特, IC_{50} = 6.4μmol/L)[670]. 【来源】达达赫面包果* *Artocarpus dadah*, 构树 *Broussonetia papyrifera*. 【文献】670, 1205.

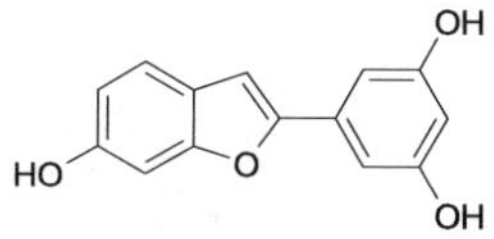

1918 Moracin N 桑辛素 N

Anticancer Benzofuran PMV70P691-67 $C_{19}H_{18}O_4$ (310.35). 【类型】苯并呋喃. 【活性】芳化酶抑制剂 (*in vitro*, IC_{50} = 31μmol/L; 对照氨鲁米特, IC_{50} = 6.4μmol/L)[670, 1205]. 【来源】构树 *Broussonetia papyrifera*. 【文献】670, 1205.

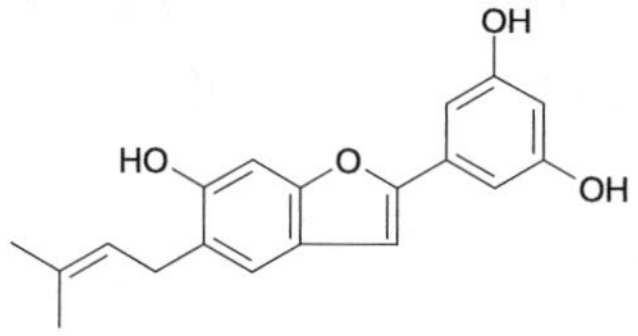

1919 Rocagloic acid 洛克米兰酸*

Ferrugin [143901-35-3] $C_{27}H_{26}O_8$ (478.50). 白色粉末, mp 145~146℃, $[\alpha]_D^{22}$ = −47.6° (*c* = 0.02, 三氯甲烷). 【类型】苯并呋喃. 【活性】细胞毒 (A549, ED_{50} = 0.00074μg/mL; HL-60, ED_{50} = 0.00084μg/mL; HT29, ED_{50} = 0.00084μg/mL; KB, ED_{50} = 0.0023μg/mL; P_{388}, ED_{50} = 0.0012 μg/mL)[643]. 【来源】大叶树兰 *Aglaia elliptifolia* (叶: 产率 = 0.00035%干重). 【文献】643, 862.

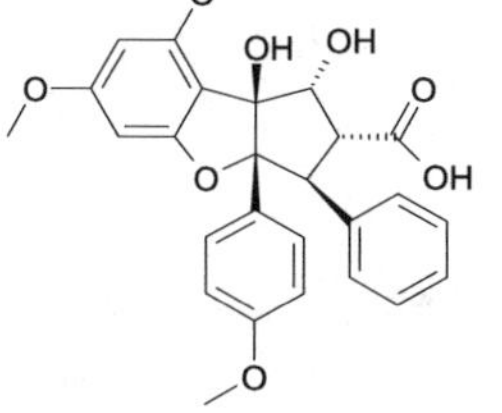

1920 Toxyl angelate 土西酮酯

$C_{18}H_{20}O_4$ (300.36). 【类型】苯并呋喃. 【活性】抗肿瘤 (P_{388}). 【来源】菊科多种植物 family Asteraceae spp. 【文献】167.

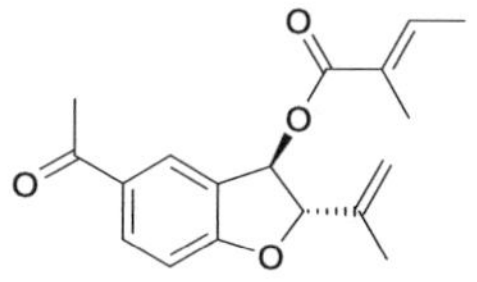

1921 (−)-Usnic acid (−)-松萝酸

$C_{18}H_{16}O_7$ (344.32). 黄色粉末, $[\alpha]_D^{20}$ = −486° (*c* = 0.4, 三氯甲烷). 【类型】苯并呋喃. 【活性】细胞毒 [L_{1210}, IC_{50} = (6.0±0.5)μg/mL, 对照依托泊苷, IC_{50} = (0.3±0.2)μg/mL; 3LL, IC_{50} = (12.1±3.7)μg/mL, 依托泊苷, IC_{50} = (2.6±0.8)μg/mL; DU145, IC_{50} = (15.8±2.4)μg/mL, 依托泊苷, IC_{50} = (0.9±0.2)μg/mL; MCF7, IC_{50} = (17.8±2.5)μg/mL, 依托泊苷, IC_{50} = (12.2±0.5)μg/mL; K562, IC_{50} = (8.2±1.3)μg/mL, 依托泊苷, IC_{50} = (2.1±1.3)μg/mL; U251, IC_{50} = (6.8±1.6)μg/mL, 依托泊苷, IC_{50} = (0.28±0.06)μg/mL][1197]. 【来源】纵卷石蕊* *Cladonia convoluta*. 【文献】1197.

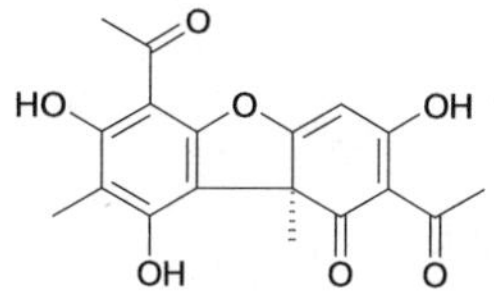

1922 Usnic acid 松萝酸

Usninic acid [125-46-2] $C_{18}H_{16}O_7$ (344.32). mp 202~204℃. 【类型】苯并呋喃. 【活性】抗肿瘤 (大鼠, 腹水癌 AH130 和 AH1974); *α*-甘油磷酸新四唑还原酶抑制剂 (线粒体); 抗菌 (肺炎链球菌、白喉杆菌、结核分枝杆菌和溶血性链球菌 *in vitro*, EC = 1~5μg/mL, CIC = 50μg/mL, 人结核分枝杆菌 *in vitro*, CIC = 20~50μg/mL, 百日咳杆菌、枯草杆菌、大肠埃希菌和变形杆菌); 抗炎; 抗原生动物和阴道毛滴虫; 解痉 (豚鼠主动脉, *in vitro*, 0.6mmol/L, 抗组胺作用); 用于治疗化脓性伤口, 烧伤和皮肤感染; LD_{50} (鼠, iv) = 25 mg/kg, LD_{50} (鼠, sc, *d*-地衣酸) = 700mg/kg, LD_{50} (鼠, sc, 地衣酸钠) = 35mg/kg, LD_{50} (兔, iv, *D*-usnic acid) = 30mg/kg, LD_{50} (兔, orl, 地衣酸钠) = 100~150mg/kg,

LD_{50} (犬 iv) = 40mg/kg. 【来源】金刷把 *Cladonia fallax*, 松萝 *Usnea longissima*, 环节松萝 *Usnea diffracta*, 太白花 *Cladonia stellaris* [Syn. *Cladonia alpestris*], 石蕊属 *Cladonia* sp. 【文献】3, 167, 168.

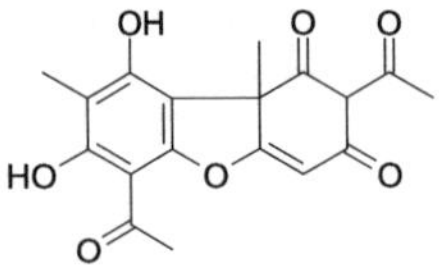

10.2 1-苯并吡喃

1923 Brasiliensic acid 巴西胡桐酸

$C_{31}H_{44}O_6$ (512.69). 【类型】1-苯并吡喃. 【活性】细胞毒 (KB, IC_{50} = 11.0μg/mL)[831]; 抗菌 (金黄色葡萄球菌, 20μg/盘, DIZ = 11.0mm; 大肠埃希菌, 20μg/盘, 无活性; 鳗弧菌, 20μg/盘, 无活性)[831]; 抗真菌实验无活性 (假丝酵母属 *Candida tropicalis*, 20μg/盘)[831]. 【来源】巴西胡桐 *Calophyllum brasiliense*, 海棠果 *Calophyllum inophyllum* (根皮和坚果). 【文献】299, 831.

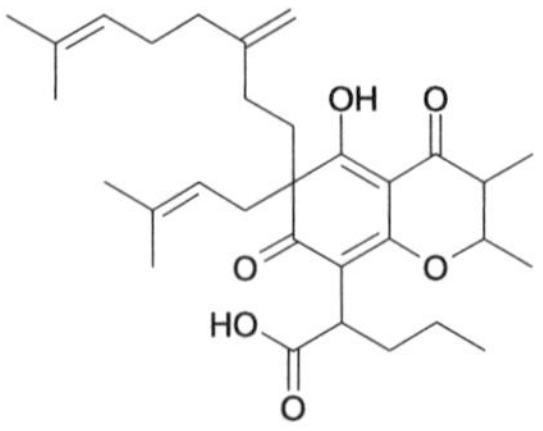

1924 Butyrylma llotochromene 丁酰野梧桐色烯

$C_{26}H_{30}O_8$ (470.52). 【类型】1-苯并吡喃. 【活性】细胞毒 (KB). 【来源】野梧桐 *Mallotus japonicus*. 【文献】167.

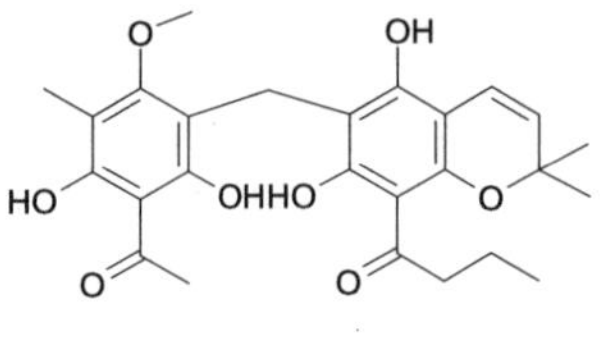

1925 Cannabinol 大麻酚

[521-35-7] $C_{21}H_{26}O_2$ (310.44). 叶状晶体 (石油醚), mp 76~77℃, 升华温度 180~190℃ (浴温). 【类型】1-苯并吡喃. 【活性】抗肿瘤 (鼠, Lewis 肺癌, orl). 【来源】火麻仁 *Cannabis sativa* (火麻仁油: 含量 = 0.0018%[1375]), 麻花 *Cannabis sativa*. 【文献】1, 4, 5, 169, 1375.

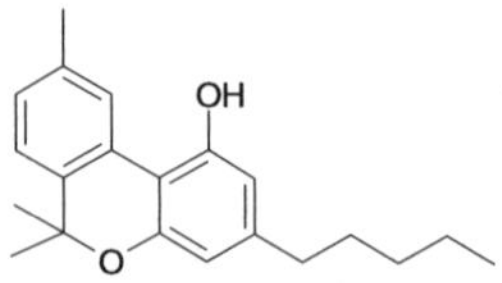

1926 Caseamemin 脚骨脆莫明

$C_{27}H_{40}O_2$ (396.62). 淡褐色油状物, $[\alpha]_D^{25}$ = +13.8° (*c* = 0.28, 三氯甲烷). 【类型】1-苯并吡喃. 【活性】细胞毒 (P_{388}, ED_{50} = 5.55μg/mL, 对照光神霉素, ED_{50} = 0.58μg/mL; A549, ED_{50} > 50μg/mL, 光神霉素, ED_{50} = 0.073μg/mL; HT29, ED_{50} = 27.92μg/mL, 光神霉素, ED_{50} = 0.076μg/mL)[1335]. 【来源】膜质脚骨脆* *Casearia membranacea* (茎). 【文献】1335.

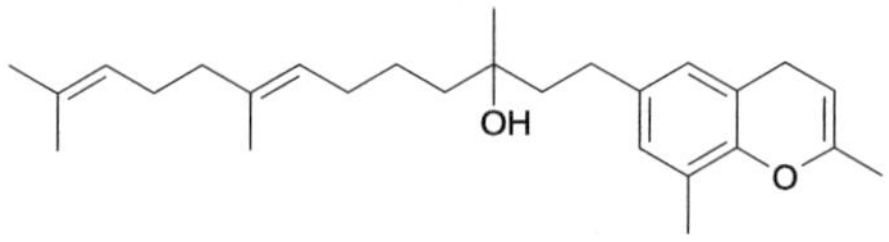

1927 Cudraphenone A 构棘二苯酮 A*

$C_{23}H_{24}O_4$ (364.45). 黄色油状物. 【类型】1-苯并吡喃. 【活性】细胞毒 (HSC-2 细胞, CC_{50} = 0.17mmol/L; HGF, CC_{50} = 0.43mmol/L)[639]. 【来源】构棘 *Cudrania cochinchinensis* (根: 产率 = 0.00011%干重). 【文献】639.

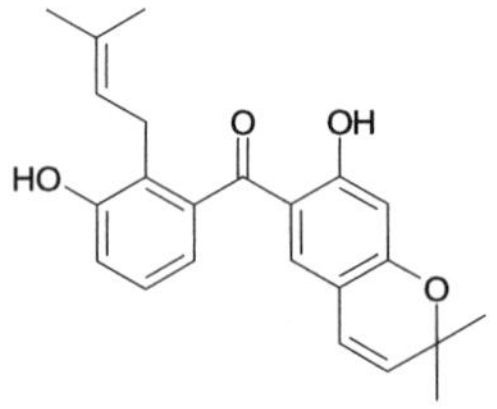

1928 Cudraphenone C 构棘二苯酮 C*

$C_{23}H_{24}O_5$ (380.44). 黄色油状物. 【类型】1-苯并吡喃. 【活性】细胞毒 (HSC-2 细胞, CC_{50} = 0.092mmol/L; HGF, CC_{50} = 0.19mmol/L)[639]. 【来源】构棘 *Cudrania cochinchinensis* (根: 产率 = 0.00010%干重). 【文献】639.

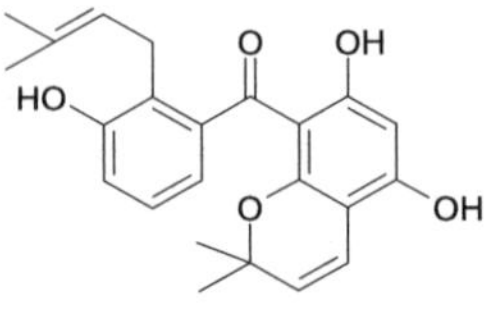

1929 Drummondin A 德拉蒙德金丝桃定 A*

[119171-76-5] $C_{26}H_{30}O_8$ (470.52). 【类型】1-苯并吡喃.

【活性】抗微生物; 细胞毒 (P_{388}、KB). 【来源】德拉蒙德金丝桃* *Hypericum drummondii*. 【文献】167.

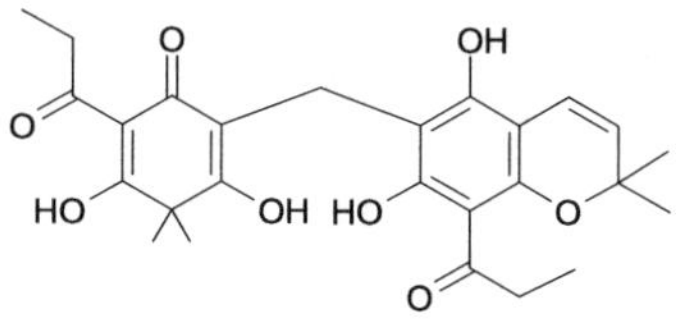

1930 Eugenin 番樱桃宁*

$C_{11}H_{10}O_4$ (206.20). 【类型】1-苯并吡喃. 【活性】细胞毒 (人周围血 T 细胞, 剂量 = 5.0μg/mL, T 细胞存活率 = 98%)[723]; 免疫抑制剂 (抑制 CD28 共刺激的 IL-2 的分泌, 剂量 = 5.0μg/mL, 抑制率 = 59%)[723]. 【来源】红柴胡 *Bupleurum scorzonerifolium* (根). 【文献】723.

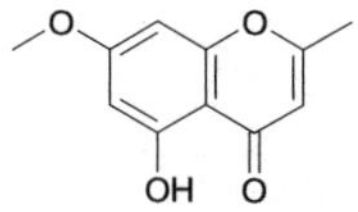

1931 Garcibenzopyran 绿岛藤黄苯并吡喃*

$C_{18}H_{20}O_3$ (284.36). 无色无定形粉末, mp 82~83℃. 【类型】1-苯并吡喃. 【活性】细胞毒 (P_{388}, ED_{50} = 3.98μg/mL, 对照光神霉素, ED_{50} = 0.06μg/mL, HT29, ED_{50} = 6.90μg/mL, 对照光神霉素, ED_{50} = 0.08μg/mL)[879]. 【来源】台湾绿岛藤黄* *Garcinia linii*. 【文献】879.

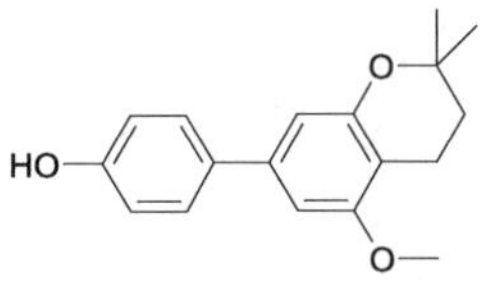

1932 Inophylloidic acid 海棠果酸*

$C_{32}H_{46}O_6$ (526.72). 【类型】1-苯并吡喃. 【活性】细胞毒 (KB, IC_{50} = 9.7μg/mL)[831]; 抗菌 (金黄色葡萄球菌, 20μg/盘, DIZ = 9.0mm; 大肠埃希菌, 20μg/盘, 无活性; 鳗弧菌, 20μg/盘, 无活性)[831]; 抗真菌实验无活性 (假丝酵母属 *Candida tropicalis*, 20μg/盘)[831]. 【来源】海棠果 *Calophyllum inophyllum* (根皮和坚果). 【文献】831.

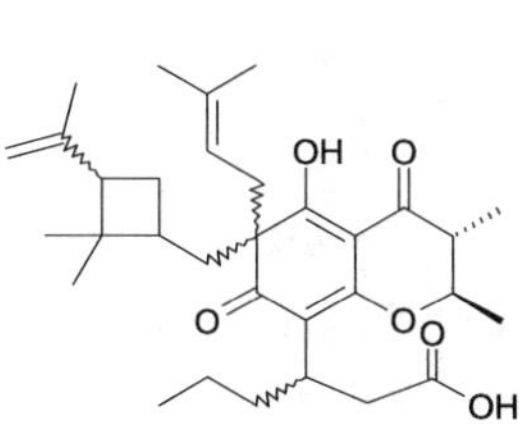

1933 Mallotochromene 野梧桐色原烯

[98569-62-1] $C_{24}H_{26}O_8$ (442.47). 黄色晶体 (甲醇), mp 216~218℃, $[\alpha]_D^{23}$ = −0.74° (*c* = 1, 三氯甲烷). 【类型】1-苯并吡喃. 【活性】抗肿瘤 (白血病); 细胞毒 (KB). 【来源】野梧桐 *Mallotus japonicus*. 【文献】167.

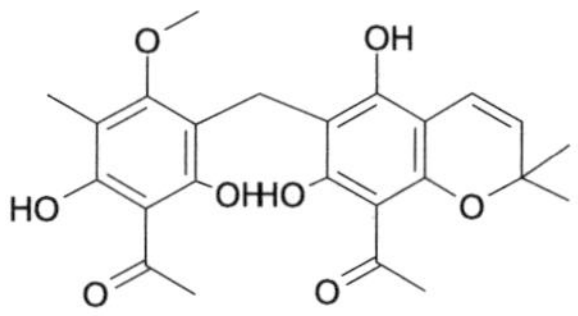

1934 Mollugin 大叶茜草素

[55481-88-4] $C_{17}H_{16}O_4$ (284.31). 淡黄色片状晶体, mp 128~130℃ (在乙醇中重晶体), mp 132~134℃, 易溶于三氯甲烷、苯和乙酸; 溶于乙醚、甲醇和丙酮; 微溶于乙醇; 不溶于水, 溶于氢氧化钠或氢氧化钾水溶液. 【类型】1-苯并吡喃. 【活性】细胞毒 (人结肠癌细胞, 抗增生活性)[1205]. 【来源】大叶茜草 *Rubia schumannina*, 茜草根 *Rubia cordifolia*, 粟猪殃殃 *Galium mollugo*. 【文献】15, 288, 1205.

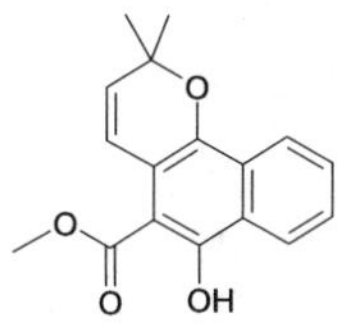

1935 Pongapinone A 水黄皮黄素酮 A*

$C_{23}H_{22}O_7$ (410.43). 【类型】1-苯并吡喃. 【活性】细胞毒 (*in vitro*, Hepa1c1c7 小鼠肝癌细胞, IC_{50} = 23.8 μg/mL, CD = 5μg/mL, CI = 4.8; 对照 Sulforaphane, IC_{50} = 2.1μg/mL, CD = 0.087μg/mL, CI = 24.1)[1083]. 【来源】水流豆 *Pongamia pinnata* (茎皮: 产率 = 0.00052%). 【文献】1083.

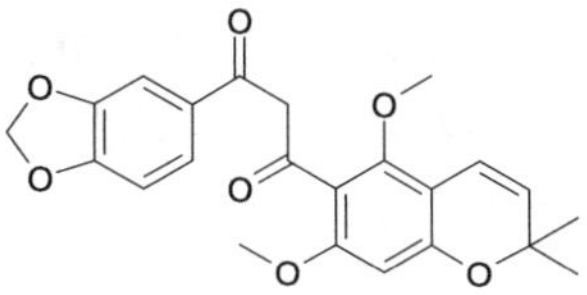

1936 Praecansone B

$C_{22}H_{22}O_5$ (366.42). 【类型】1-苯并吡喃. 【活性】细胞毒 (*in vitro*, Hepa1c1c7 小鼠肝癌细胞, IC_{50} = 6.5μg/mL, CD = 3.6μg/mL, CI = 1.8; 对照 Sulforaphane, IC_{50} =

2.1μg/mL, CD = 0.087μg/mL, CI = 24.1)[1083]. 【来源】水流豆 *Pongamia pinnata* (茎皮: 产率 = 0.00072%). 【文献】1083.

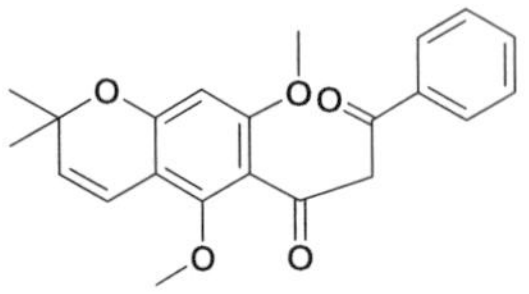

1937 Ptaeroglycol 波特二醇

[18836-12-9] $C_{15}H_{14}O_6$ (290.28). 淡黄色无定形固体(乙醇), mp 234℃. 【类型】1-苯并吡喃. 【活性】细胞毒 (HeLa, ID_{50} = 5μg/mL); 抗菌 (5mg/mL, 金黄色葡萄球菌、圆形芽孢杆菌). 【来源】被粉柰奥勒姆 *Cneorum pulverulentum*, *Ptaeroxylon obliquum*. 【文献】215, 790, 791, 792.

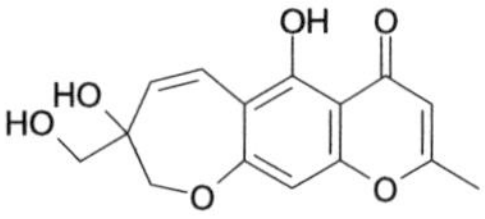

1938 Scikochromone A

$C_{11}H_{10}O_5$ (222.20). 【类型】1-苯并吡喃. 【活性】细胞毒 (人周围血 T 细胞, 剂量 = 5.0μg/mL, T 细胞存活率 = 90%)[723]; 免疫抑制剂 (抑制 CD28 共刺激的 IL-2 的分泌, 剂量 = 5.0μg/mL, 抑制率 = 63%)[723]. 【来源】红柴胡 *Bupleurum scorzonerifolium* (根). 【文献】723.

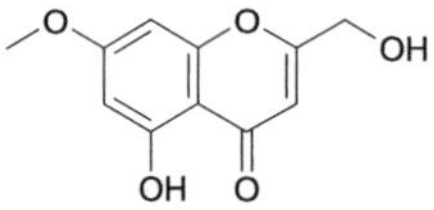

1939 Lupulone A 啤酒花酮 A*

$C_{26}H_{36}O_4$ (412.57). 黄色油状物, $[\alpha]_D^{25}$ = 0° (*c* = 0.3, 甲醇). 【类型】1-苯并吡喃类/酰基间苯三酚类. 【活性】抗炎 (NO 生成抑制剂, *in vitro*, RAW264.7 巨噬细胞, 脂多糖/IFN-γ 诱导的 NO 生成, IC_{50} = 20μmol/L, 但细胞毒性强)[1127]. 【来源】啤酒花 *Humulus lupulus* (球穗花序). 【文献】1127.

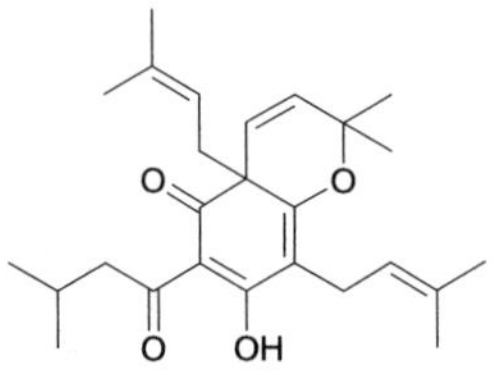

1940 Lupulone B 啤酒花酮 B*

$C_{25}H_{34}O_4$ (398.55). 黄色油状物, $[\alpha]_D^{25}$ = 0° (*c* = 0.4, 甲醇). 【类型】1-苯并吡喃类/酰基间苯三酚类. 【活性】抗炎 (NO 生成抑制剂, *in vitro*, RAW264.7 巨噬细胞, 脂多糖/IFN-γ 诱导的诱导的 NO 生成, IC_{50} = 14μmol/L, 但细胞毒性强)[1127]. 【来源】啤酒花 *Humulus lupulus* (球穗花序). 【文献】1127.

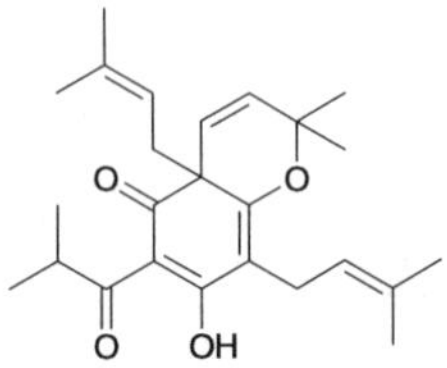

1941 Calophynic acid 红厚壳酸(海棠果素 A)

Inocalophyllin A $C_{35}H_{44}O_6$ (560.74). 无定形固体, $[\alpha]_D^{25}$ = −169° (*c* = 0.05, 二氯甲烷). 【类型】1-苯并吡喃. 【活性】细胞毒 (KB, IC_{50} = 10.5μg/mL)[831]; 抗菌 (金黄色葡萄球菌, 20μg/盘, DIZ = 10.0mm; 大肠埃希菌, 20μg/盘, 无活性; 鳗弧菌, 20μg/盘, 无活性)[831]; 抗真菌实验无活性 (热带假丝酵母, 20μg/盘)[831]. 【来源】海棠果 *Calophyllum inophyllum* (根皮和坚果). 【文献】831, 946.

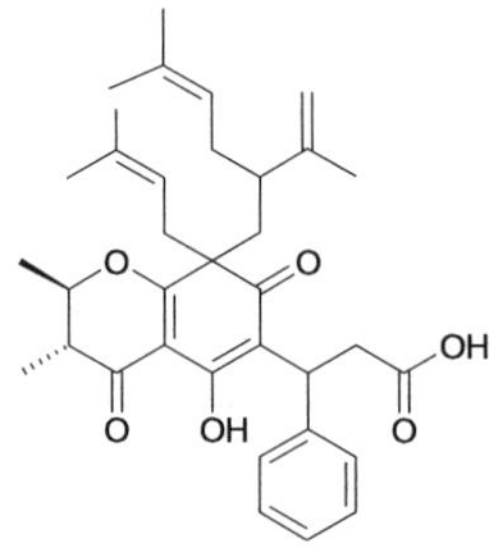

10.3 呋喃并-1-苯并吡喃

1942 3,9-Dimethoxypterocarpan 3,9-二甲氧基紫檀素 (高紫檀素)

Homopterocarpin; Baphinitone [606-91-7] $C_{17}H_{16}O_4$ (284.31). 针状晶体 (石油醚或乙醇), mp 88~89℃; mp 83~85℃, $[\alpha]_D^{22}$ = −225° (三氯甲烷). 【类型】呋喃并-1-苯并吡喃. 【活性】抗肿瘤; 抗真菌; 保肝 (鼠原代培养肝细胞, 抗半乳糖胺 *D*-GalN 诱导的

肝毒, 100μmol/L, 抑制率 = 19.9%±2.0%, 弱活性, 对照 Silybin, 100μmol/L, 抑制率 = 77.0%±5.5%)[880].【来源】紫檀 *Pterocarpus indicus*, 朝鲜槐 *Maackia amurensis*, 广布丁公藤* *Erycibe expansa*, 马岛斯沃茨豆 *Swartzia madagascariensis*, 杂交车轴草 *Trifolium hybridum*, *Pericopsis angolensis*.【文献】4, 167, 299, 880.

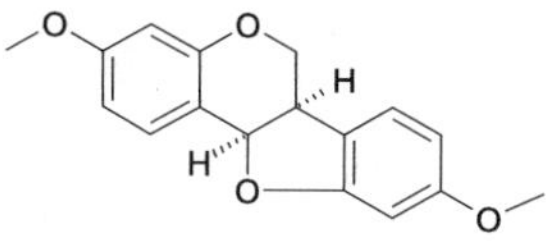

1943 Pterocarpin 紫檀素

[524-97-0] $C_{17}H_{14}O_5$ (298.30). mp (+) 159~160℃, (−) 164~165℃, (±) 185~186℃.【类型】呋喃并-1-苯并吡喃.【活性】抗肿瘤 (S_{180}); 抗真菌 (弯孢霉菌, 20μg/mL, 抑制率 > 50%); 保肝 (鼠原代培养肝细胞, 抗半乳糖胺 *D*-GalN 诱导的肝毒, 100μmol/L, 抑制率 = 14.6%±0.5%, 弱活性, 对照水飞蓟素, 100μmol/L, 抑制率 = 77.0%±5.5%)[880].【来源】似紫檀* *Pterocarpus santalinus*, 紫檀 *Pterocarpus indicus*, 娥孙紫檀 *Pterocarpus osun*, 山豆根 *Sophora subprostrata* [Syn. *Sophora tonkinensis*], 广布丁公藤* *Erycibe expansa*.【文献】4, 5, 167, 880, 1373.

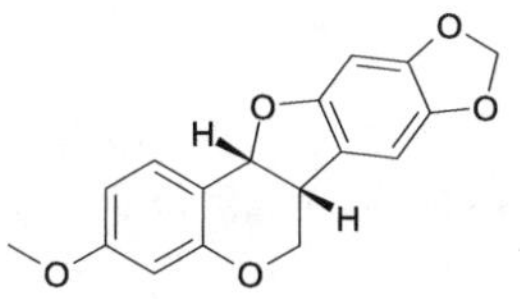

1944 Sophojaponicin 槐树素

$C_{22}H_{22}O_{10}$ (446.40). 无色棱柱状晶体或针状晶体(甲醇), mp 202~204℃ (分解), $[\alpha]_D^{17}$ = −104° (*c* = 0.70, 乙酸).【类型】呋喃并-1-苯并吡喃.【活性】抗肿瘤 (鼠 S_{180} 实体瘤); LD_{50} (鼠, ip) = 200~250mg/kg, LD_{50} (大鼠, ip) = 300mg/kg.【来源】槐 *Sophora japonica*.【文献】169.

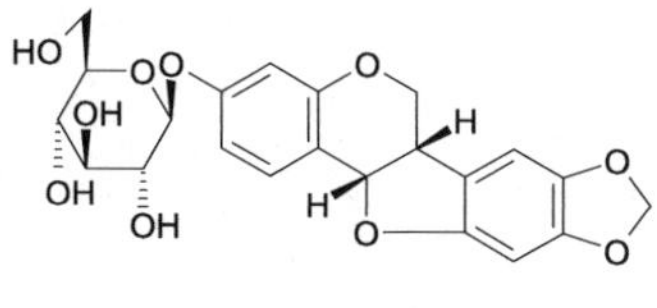

10.4 吡喃并-1-苯并吡喃

1945 Albanol A 阿尔本酚 A

[87085-00-5] $C_{34}H_{26}O_8$ (562.58).【类型】吡喃并-1-苯并吡喃.【活性】抗高血压; 细胞毒 (芳化酶抑制剂)[1205]; 芳化酶抑制剂 (*in vitro*, IC_{50} = 7.5μmol/L; 对照氨鲁米特, IC_{50} = 6.4μmol/L)[670].【来源】构树 *Broussonetia papyrifera*, 桑叶 *Morus alba*.【文献】167, 670, 1205.

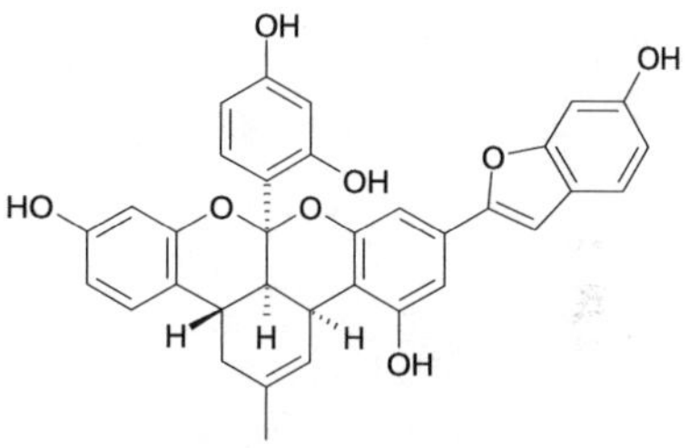

1946 Spathelia bischromene 司帕吡喃酮

$C_{20}H_{20}O_4$ (324.38).【类型】吡喃并-1-苯并吡喃.【活性】细胞毒 (HeLa); 抗菌.【来源】芸香科多种植物 family Rutaceae spp.【文献】167.

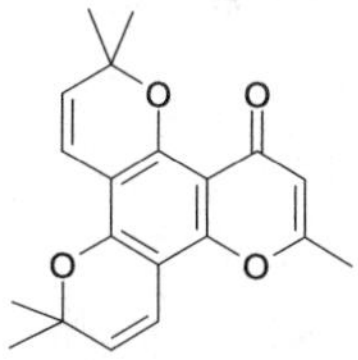

1947 Apetalic acid 无瓣红厚壳酸

$C_{22}H_{28}O_6$ (388.46). 黄色油状物, $[\alpha]_D^{25}$ = +23.8° (*c* = 1.0, 二氯甲烷).【类型】吡喃并-1-苯并吡喃.【活性】细胞毒 (KB, ED_{50} = 13.64μg/mL, HeLa, ED_{50} = 17.73 μg/mL, 人成神经管细胞瘤, ED_{50} >20μg/mL, 对照阿霉素, ED_{50} 分别为 0.15μg/mL、0.14μg/mL、0.19μg/mL)[927]; 抗真菌实验无活性 (烟曲霉菌, MIC_{80} > 250μg/mL; 两性霉素 B, MIC_{80} = 8μg/mL)[1367].【来源】苏格兰胡桐* *Calophyllum caledonicum* (种子), 红厚壳属 *Calophyllum blancoi* (种子).【文献】927, 1367.

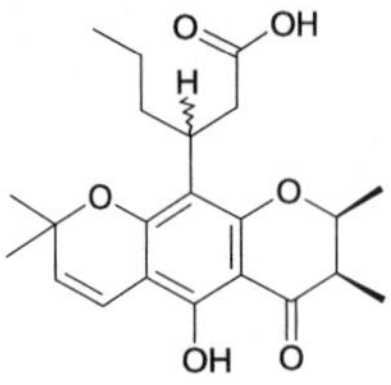

1948 Apetalic acid 5-*O*-acetate 无瓣红厚壳酸 5-*O*-乙酸酯

$C_{24}H_{30}O_7$ (430.50). 黄色油状物, $[\alpha]_D^{25}$ = +77.1° (*c* = 1.0, 二氯甲烷). 【类型】吡喃并-1-苯并吡喃. 【活性】细胞毒 (KB, ED_{50} = 6.18μg/mL, HeLa, ED_{50} = 6.95μg/mL, 人成神经管细胞瘤, ED_{50} = 10.18μg/mL, 对照阿霉素, ED_{50} 分别为 0.15μg/mL、0.14μg/mL、0.19μg/mL)[927]. 【来源】红厚壳属 *Calophyllum blancoi* (种子). 【文献】927.

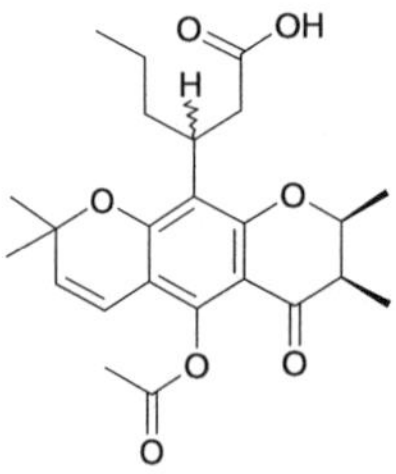

1949 Apetalic acid methyl ester 无瓣红厚壳酸甲酯

$C_{23}H_{30}O_6$ (402.49). 黄色油状物, $[\alpha]_D^{25}$ = +220.0° (*c* = 1.0, 二氯甲烷). 【类型】吡喃并-1-苯并吡喃. 【活性】细胞毒 (KB, ED_{50} = 7.61μg/mL, HeLa, ED_{50} = 8.94μg/mL, 人成神经管细胞瘤, ED_{50} = 9.91μg/mL, 对照阿霉素, ED_{50} 分别为 0.15μg/mL、0.14μg/mL、0.19μg/mL)[927]. 【来源】红厚壳属 *Calophyllum blancoi* (种子). 【文献】927.

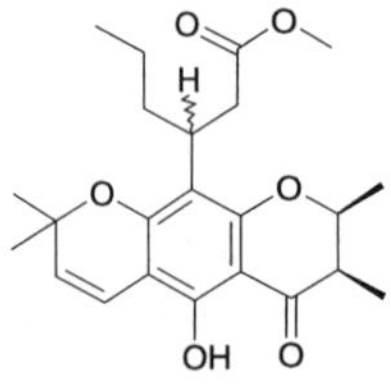

1950 Calyxin I 云南草蔻新 I

$C_{42}H_{38}O_9$ (686.77). 亮黄色无定形固体, $[\alpha]_D^{25}$ = −16.4° (*c* = 0.05, 甲醇). 【类型】吡喃并-1-苯并吡喃. 【活性】细胞毒 (Colon26-L5, ED_{50} = 8.39μmol/L; HT1080, ED_{50} = 9.08μmol/L; 对照姜黄素, Colon26-L5, ED_{50} = 23.2μmol/L; HT1080, ED_{50} = 23.4μmol/L)[646]. 【来源】云南草蔻 *Alpinia blepharocalyx* (种子: 产率 = 0.00026%[646]; 产率 = 0.00021%[647]; 产率 = 0.00019%干重[648]). 【文献】646, 647, 648.

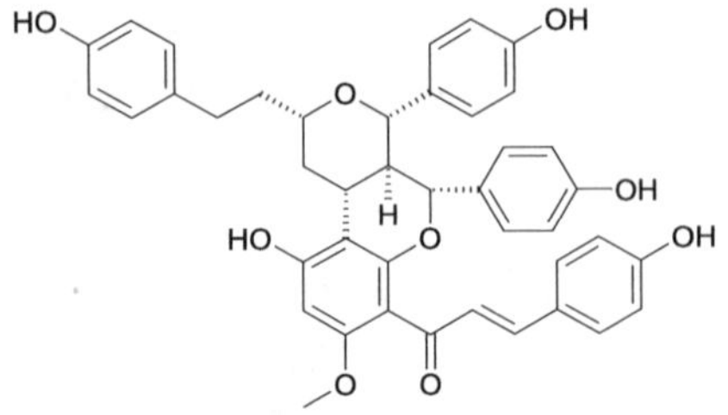

1951 Calyxin J 云南草蔻新 J

$C_{42}H_{38}O_9$ (686.77). 亮黄色无定形固体, $[\alpha]_D^{25}$ = +99.2° (*c* = 0.185, 甲醇). 【类型】吡喃并-1-苯并吡喃. 【活性】细胞毒 (Colon26-L5, ED_{50} = 23.2μmol/L; HT1080, ED_{50} = 8.19μmol/L; 对照姜黄素, Colon26-L5, ED_{50} = 23.2μmol/L; HT1080, ED_{50} = 23.4μmol/L)[646]. 【来源】云南草蔻 *Alpinia blepharocalyx* (种子: 产率 = 0.00018%[646]; 产率 = 0.00085%[647]; 产率 = 0.00018%干重[648]). 【文献】646, 647, 648.

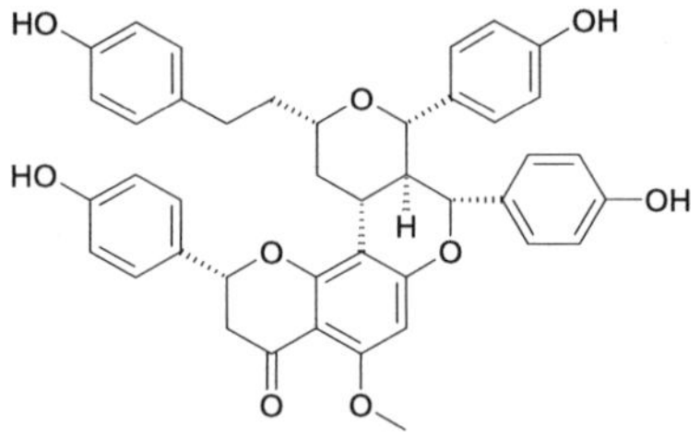

1952 Calyxin M 云南草蔻新 M

$C_{35}H_{34}O_8$ (582.66). 黄色无定形固体 (Calyxin M 和 Epicalyxin M 的差向异构混合物). 【类型】吡喃并-1-苯并吡喃. 【活性】细胞毒 (calyxin M 和 epicalyxin M 的 3∶2 混合物: Colon26-L5, ED_{50} = 42.1μmol/L; HT1080, ED_{50} = 10.1μmol/L; 对照姜黄素, Colon26-L5, ED_{50} = 23.2μmol/L; HT1080, ED_{50} = 23.4μmol/L)[646]. 【来源】云南草蔻 *Alpinia blepharocalyx* (种子). 【文献】646.

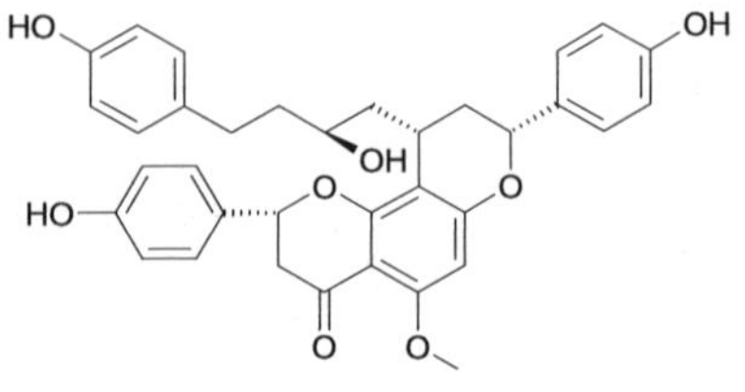

1953 Deoxymorellin 去氧藤黄宁

Desoxymorellin $C_{33}H_{38}O_6$ (530.67). mp 126℃. 【类型】吡喃并-1-苯并吡喃. 【活性】细胞毒 (HeLa 和 HEL, MIC = 0.39μg/mL). 【来源】藤黄 *Garcinia morella*. 【文献】239, 247, 271.

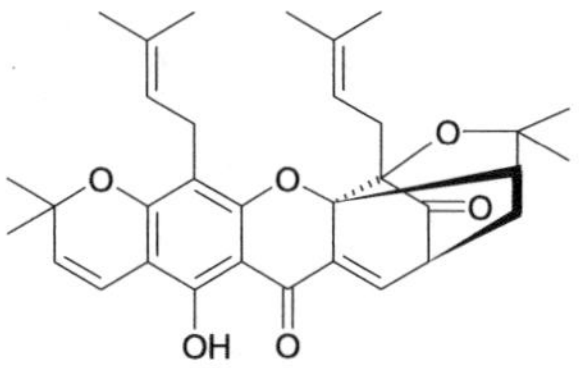

1954 Gambogic acid 藤黄酸

β-Guttiferin [2752-65-0] $C_{38}H_{44}O_8$ (628.73). 黄色无定型树脂(甲醇); 吡啶盐晶体, mp 147~149℃. 【类型】吡喃并-1-苯并吡喃. 【活性】细胞毒 (*in vitro*, 白血病 HL-60 细胞, 细胞凋亡途径: 活化胱天蛋白酶-8, 胱天蛋白酶-9; 活化 BAX;抑制 BCL-2)[1389]; 细胞毒 (*in vitro*, 黑色素瘤 A375 细胞, 细胞凋亡途径: 活化胱天蛋白酶-8, 胱天蛋白酶-9; 活化BAX;抑制BCL-2)[1389]; 抗肿瘤 (鼠, EAC, EC = 5mg/kg, S_{180}, 抑制率 = 61%~79%); 抗原生动物 (非致病性, *in vitro*); 细胞毒 (培养的人肝癌细胞和 HeLa, 4μg/mL); 轻泻药 (鼠). 【来源】藤黄 *Garcinia morella* (干燥树脂: 9 批样本含量范围 = 19.70%~51.05%, 平均含量 = 33.84%)[1375], 藤黄树 *Garcinia hanburyi*[169, 1389]. 【文献】169, 1375, 1389.

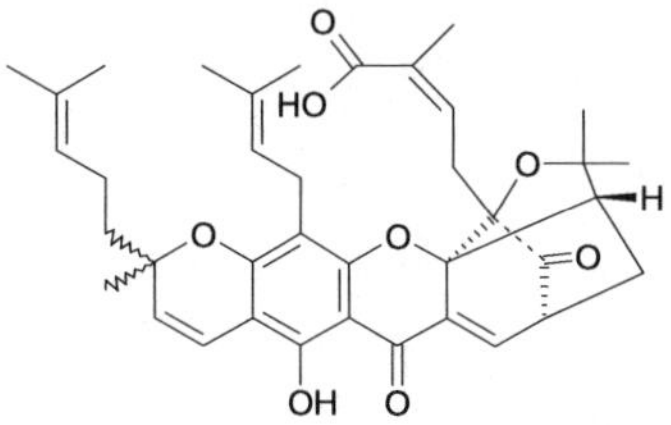

1955 11-Hydroxytephrosin 11-羟基灰毛豆素*

$C_{23}H_{22}O_8$ (426.43). 【类型】吡喃并-1-苯并吡喃. 【活性】抗肿瘤 (抑制 DMBA 诱导的肿瘤前期损伤 *in vitro*, MMOC 实验, IC_{50} > 47μmol/L; 对照 Sulforaphane, IC_{50} = 11μmol/L)[1081]; 细胞毒 (鼠乳腺培养实验, 10μg/mL 抑制 60%)[1205]. 【来源】毒灰毛豆 *Tephrosia toxicaria*, 毒灰毛豆 *Tephrosia toxicaria* (茎: 产率 = 0.0065%干重). 【文献】1081, 1205.

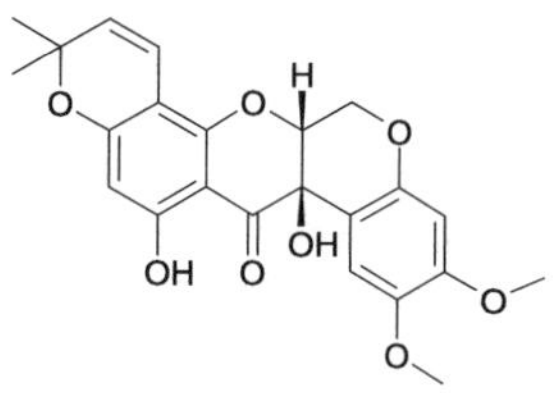

1956 Isoapetalic acid 异无瓣红厚壳酸*

$C_{22}H_{28}O_6$ (388.46). 黄色油状物, $[\alpha]_D^{25}$ = −23.0° (*c* = 1.0, 二氯甲烷). 【类型】吡喃并-1-苯并吡喃. 【活性】细胞毒 (KB, ED_{50} = 11.29μg/mL, HeLa , ED_{50} = 12.77μg/mL, 人成神经管细胞瘤, ED_{50} > 20μg/mL, 对照阿霉素, ED_{50}分别为 0.15μg/mL、0.14μg/mL、0.19μg/mL)[927]; 抗真菌实验无活性 (烟曲霉菌, MIC_{80} > 250μg/mL, 两性霉素 B, MIC_{80} = 8μg/mL)[1367]. 【来源】苏格兰胡桐* *Calophyllum caledonicum* (种子), 红厚壳属 *Calophyllum blancoi* (种子). 【文献】927, 1367.

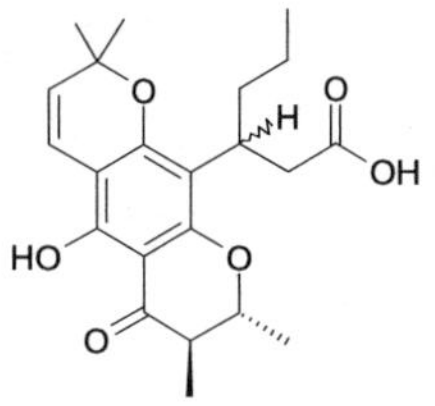

1957 Isoapetalic acid 5-*O*-acetate 异无瓣红厚壳酸 5-*O*-乙酸酯*

$C_{24}H_{30}O_7$ (430.50). 黄色油状物, $[\alpha]_D^{25}$ = −37.6° (*c* = 1.0, 二氯甲烷). 【类型】吡喃并-1-苯并吡喃. 【活性】细胞毒 (KB , ED_{50} = 13.15μg/mL, HeLa , ED_{50} = 16.79μg/mL, 人成神经管细胞瘤, ED_{50} = 13.37μg/mL, 对照阿霉素, ED_{50}分别为0.15μg/mL、0.14μg/mL、0.19μg/mL)[927]. 【来源】红厚壳属 *Calophyllum blancoi* (种子). 【文献】927.

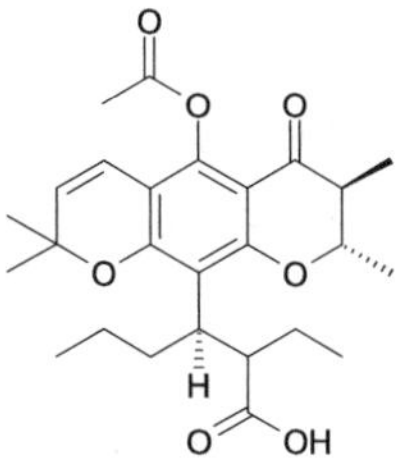

1958 Isoapetalic methyl ester 异无瓣红厚壳酸甲酯*

$C_{23}H_{30}O_6$ (402.49). 黄色油状物, $[\alpha]_D^{25}$ = −83.7° (*c* = 1.0, 二氯甲烷). 【类型】吡喃并-1-苯并吡喃. 【活性】

细胞毒 (KB, ED_{50} = 6.37μg/mL, HeLa, ED_{50} = 7.79μg/mL, 人成神经管细胞瘤, ED_{50} = 8.69 μg/mL, 对照阿霉素, ED_{50} 分别为 0.15μg/mL、0.14μg/mL、0.19μg/mL)[927]. 【来源】红厚壳属 *Calophyllum blancoi* (种子). 【文献】927.

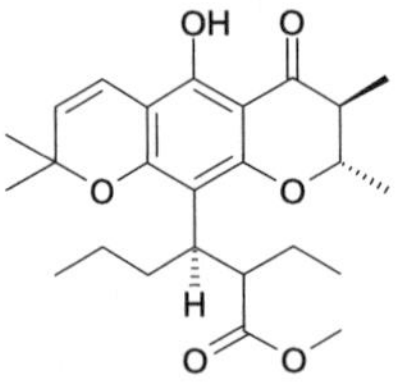

1959 Isomorellin 异藤黄宁

[1064-71-7] $C_{33}H_{36}O_7$ (544.65). 针状晶体 (甲醇), mp 120~121℃, $[\alpha]_D$ = −623 (三氯甲烷). 【类型】吡喃并-1-苯并吡喃. 【活性】细胞毒 (*in vitro*, 人子宫颈癌细胞, MIC = 25.0μg/mL, 人胚芽肺细胞, MIC = 25.0 μg/mL); 抗原生动物. 【来源】藤黄 *Garcinia morella*. 【文献】5, 184.

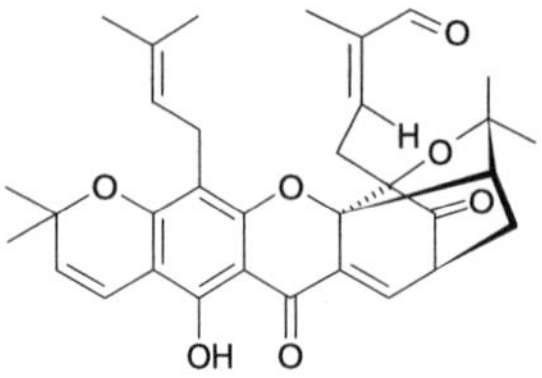

1960 Isorecedensolide 异瑞司丹红厚壳内酯*

$C_{22}H_{28}O_5$ (372.47). 黄色油状物, $[\alpha]_D^{25}$ = +47.0° (*c* = 1.0, 二氯甲烷). 【类型】吡喃并-1-苯并吡喃. 【活性】细胞毒 (KB, ED_{50} = 9.37μg/mL, HeLa, ED_{50} = 9.89μg/mL, 人成神经管细胞瘤, ED_{50} = 11.79μg/mL, 对照阿霉素, ED_{50} 分别为 0.15μg/mL、0.14μg/mL、0.19μg/mL)[927]. 【来源】红厚壳属 *Calophyllum blancoi* (种子). 【文献】927.

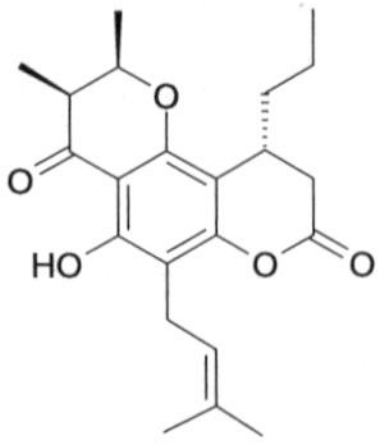

1961 Recedensolide 瑞司丹红厚壳内酯*

$C_{22}H_{28}O_5$ (372.47). 黄色油状物, $[\alpha]_D^{25}$ = −76.1° (*c* = 1.0, 二氯甲烷). 【类型】吡喃并-1-苯并吡喃. 【活性】细胞毒 (KB, ED_{50} = 6.81μg/mL, HeLa, ED_{50} = 6.27μg/mL, 人成神经管细胞瘤, ED_{50} = 12.49μg/mL, 对照阿霉素, ED_{50} 分别为 0.15μg/mL、0.14μg/mL、0.19μg/mL)[927]. 【来源】红厚壳属 *Calophyllum blancoi* (种子). 【文献】927.

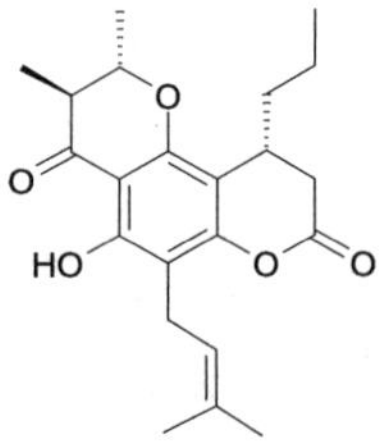

1962 Vismiaguianin A 桂阿维斯木宁 A

$C_{20}H_{18}O_5$ (338.36). 亮黄色针晶 (甲醇), mp 191~192℃. 【类型】吡喃并-1-苯并吡喃类/吡喃并香豆素. 【活性】细胞毒 [KB, EC_{50} = (1.3±0.8)μg/mL][1226]; DNA 链断裂实验无活性 (DNA 链断裂测定, 对照 0.025μg/mL 博来霉素硫酸盐)[1226]. 【来源】维斯木属 *Vismia guianensis* (根). 【文献】1226.

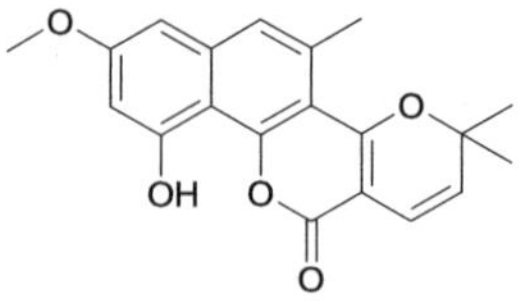

11. 香 豆 素 类

11.1 香 豆 素

1963 Citrusol 甜橙醇

$C_{15}H_{18}O_6$ (294.31). 【类型】香豆素. 【活性】抗肿瘤 [Raji 细胞, 抗肿瘤促进剂, *in vivo*, 抑制 TPA 诱导的 EBV-EA 活化, 化合物浓度 = 500(mol ratio/32 pmol TPA): EBV-EA 活化细胞 = 15.3%±1.5% (生存能力>80%), *β*-胡萝卜素, EBV-EA 活化细胞 = 34.3%±1.1% (生存能力>80%), 姜黄素, EBV-EA 活化细胞 = 22.8%±1.8% (生存能力>80%), 化合物 IC_{50} = 180(mol ratio/32 pmol TPA), *β*-胡萝卜素, IC_{50} = 400(mol ratio/32 pmol TPA), 姜黄素, IC_{50} = 341(mol ratio/32 pmol TPA)][1211]. 【来源】葡萄柚大红橘杂交种 *Citrus paradisi* x *Citrus tangerina*. 【文献】1211.

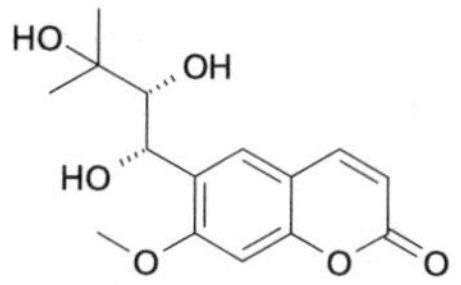

1964 Cleomiscosin A 黄花菜木脂素 A

Cleosandrin [76948-72-6] $C_{20}H_{18}O_8$ (386.36). 几乎无色的菱形晶体 (甲醇), mp 250~251℃; 250~252℃; 247~249℃, $[\alpha]_D^{25} = 0°$ (c = 0.5, 甲醇). 【类型】香豆素. 【活性】细胞毒 (P_{388}, ED_{50} = 0.4 或 2.8μg/mL, KB, ED_{50} = 4.9μg/mL)[184]; 细胞毒 (人 A549 EC_{50} > 20μg/mL, MCF7 EC_{50} > 20μg/mL)[523]; 抗肝毒 (大鼠肝细胞, *in vitro*, 0.1mg/mL, 由 *D*-半乳糖胺引起的肝损伤, GPT 由对照的 100% 减少到 68%, P<0.001)[184]; 酪氨酸酶抑制剂 [IC_{50} = (18.69±0.68)μmol/L, 对照麴酸, IC_{50} = (16.67±0.52)μmol/L, 对照含羞草碱 IC_{50} = (3.68±0.02) μmol/L][530]; 抗氧化剂 (*in vitro*, 大鼠肝微粒体脂质过氧化, IC_{50} = 9.0μg/mL)[669]; 单胺氧化酶抑制实验无活性 (70μg/mL)[669]; 抗 HIV [H9 淋巴细胞, 抑制 HIV 复制, IC_{50} (抑制未感染 H9 细胞生长 50%的浓度) = 18.63μg/mL][523]. 【来源】阿富汗杜鹃花 *Rhododendron collettianum*, 车桑仔叶 *Dodonaea viscosa*, 多蕊白花菜* *Cleome icosandra*, 黄花草 *Cleome viscosa*, 莨菪子 *Hyoscyamus niger* (种子: 产率 = 0.024%干重)[476], 木槿花 *Hibiscus syriacus*[669], 日本七叶树 *Aesculus turbinata*, 台湾芙蓉 *Hibiscus taiwanensis*, 鸦胆子 *Brucea javanica* [Syn. *Brucea sumatrana*; *Rhus javanica*], *Matayba arborescens*, *Soulamea soulameoides*. 【文献】167, 184, 299, 476, 523, 530, 669.

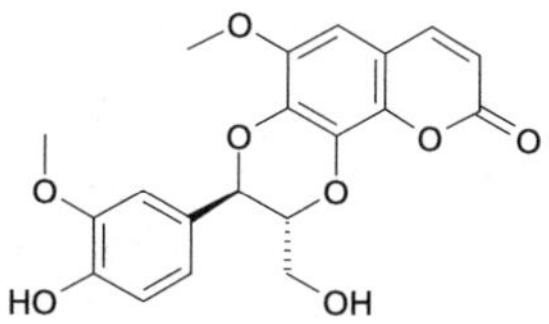

1965 Coumarin 香豆素

1,2-Benzopyrone [91-64-5] $C_9H_6O_2$ (146.15). 【类型】香豆素. 【活性】抗肿瘤; 抗菌 (大肠埃希菌); 抗真菌; 引起出血和肝损伤 (大鼠和犬); 降血糖 (大鼠); 杀幼虫剂 (家蝇幼虫). 【来源】粗叶榕 *Ficus simplicissima*, 地耳草 *Hypericum japonicum*, 飞机草 *Eupatorium odoratum*, 桂枝 *Cinnamomum cassia* [Syn. *Cinnamomum aromaticum*] (嫩枝: 40 产地含量范围 = 0.0103%~0.130%, 平均含量 = 0.039%[1375]), 黄花蒿(青蒿) *Artemisia annua*, 黄金凤 *Impatiens siculifer*, 毛蕊花 *Verbascum thapsus*, 牡桂 *Cinnamomum loureirii*, 南鹤虱 *Daucus carota*, 欧洲云杉 *Picea abies*, 肉桂 *Cinnamomum cassia* [Syn. *Cinnamomum aromaticum*] (树皮: 6 产地含量范围 = 0.14% ~0.70%, 平均含量 = 0.45%)[1375], 天胡荽 *Hydrocotyle sibthorpioides*, 小百部 *Asparagus officinalis*. 【文献】2, 118, 167, 168, 1375.

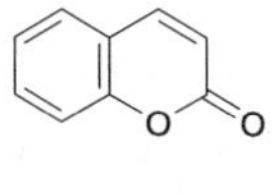

1966 Daphneticin 瑞香替西

[83327-22-4] $C_{20}H_{18}O_8$ (386.36). 【类型】香豆素. 【活性】细胞毒 (W_{256}). 【来源】陕甘瑞香 *Daphne tangutica*, 凹叶瑞香 *Daphne retusa*. 【文献】167.

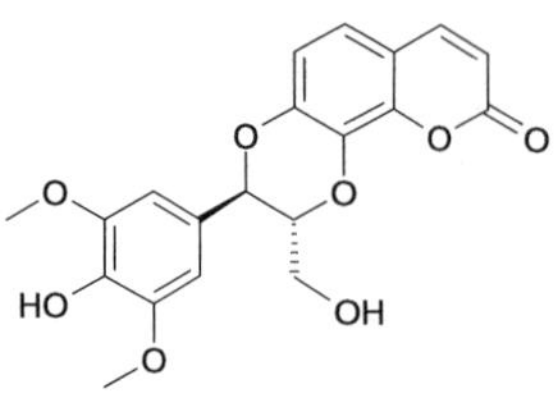

1967 Demethylauraptenol 去甲基酸橙内酯烯醇* ((*S*)-(−)-7-羟基-8-(2-羟基-3-甲基-3-丁烯基)-2*H*-1-苯并吡喃-2-酮*)

(*S*)-(−)-7-Hydroxy-8-(2-hydroxy-3-methyl-3-butenyl)-2*H*-1-benzopyran-2-one $C_{14}H_{14}O_4$ (246.27). 【类型】香豆素. 【活性】抗肿瘤 [Raji 细胞, 抗肿瘤促进剂, *in vivo*, 抑制 TPA 诱导的 EBV-EA 活化, 化合物浓度 = 500(mol ratio/32 pmol TPA): EBV-EA 活化细胞 = 15.3%±1.6% (生存能力>80%), β-胡萝卜素, EBV- EA 活化细胞 = 34.3%±1.1% (生存能力>80%), 姜黄素, EBV-EA 活化细胞 = 22.8%±1.8% (生存能力>80%), 化合物 IC_{50} = 207(mol ratio/32 pmol TPA), β-胡萝卜素, IC_{50} = 400 (mol ratio/32 pmol TPA), 姜黄素, IC_{50} = 341(mol ratio/32 pmol TPA)][1211]. 【来源】台湾黄檗 *Phellodendron amurense* var. *wilsonii* (叶: 产率 = 0.00016%干重), 柑橘属 *Citrus hassaku*. 【文献】1084, 1211.

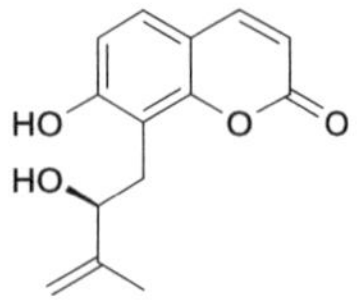

1968 7-Demethylsuberosin 7-去甲基软木花椒素

[21422-04-8] $C_{14}H_{14}O_3$ (230.27). 【类型】香豆素. 【活性】AChE 抑制剂 (*in vitro*, IC_{50} = 2.4mmol/L)[654]; 抗肿瘤 [Raji 细胞, 抗肿瘤促进剂, *in vivo*, 抑制 TPA 诱导的 EBV-EA 活化, 化合物浓度 = 500(mol ratio/32 pmol TPA), EBV-EA 活化细胞 = 15.4%±1.7% (生存能力 = 60%), β-胡萝卜素, EBV-EA 活化细胞 = 34.3%± 1.1% (生存能力 > 80), 姜黄素, EBV-EA 活化细胞 = 22.8%±1.8% (生存能力 > 80%); IC_{50} = 172(mol ratio/32 pmol TPA), β-胡萝卜素, IC_{50} = 400(mol ratio/32 pmol TPA), 姜黄素 IC_{50} = 341(mol ratio/32 pmol TPA)][1211]. 【来源】白芷 *Angelica dahurica* [Syn. *Angelica porphyrocaulis*], 朝鲜当归 *Angelica gigas* (地下部分)[654], 立花橘 *Citrus tachibana*, 柑橘属 *Citrus rugulosa*, 柑橘属 *Citrus jambhiri*, 柑橘属 *Citrus sulcata*, *Citrus tamurana*. 【文献】2, 654, 1211.

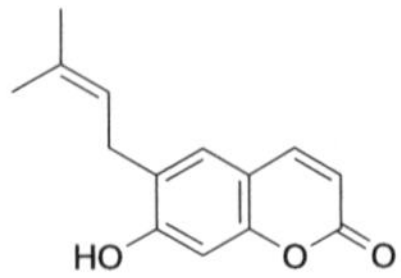

1969 Dicoumarin 双香豆素

Dicoumarol [66-76-2] $C_{19}H_{12}O_6$ (336.30). mp 288~289℃. 【类型】香豆素. 【活性】抗肿瘤 (抑制 EAC 的细胞增殖, 核酸总的 ID_{50} = 11.5μg/mL); 血小板聚集抑制剂; 灭鼠剂; 抗血栓形成 (静脉血栓, 肺栓塞, 心脏梗死, 心房颤动引起的梗死); 毒素 (出血). 【来源】白香草木犀 *Melilotus albus*, 红车轴草 *Trifolium pratense*, 苜蓿 *Medicago sativa*, 辟汗草 *Melilotus suaveolens*, 黄花茅属 *Anthoxanthum* sp. 【文献】3, 4, 5, 167.

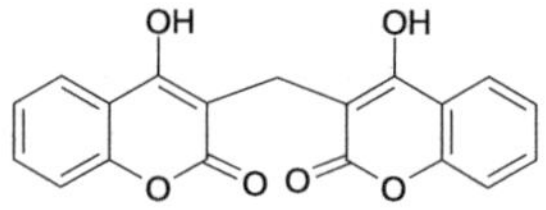

1970 Dihydroosthenon 二氢瞪芹烯酮酚甲醚*

$C_{14}H_{14}O_4$ (246.27). 【类型】香豆素. 【活性】抗肿瘤 [Raji 细胞, 抗肿瘤促进剂, *in vivo*, 抑制 TPA 诱导的 EBV-EA 活化, 化合物浓度 = 500(mol ratio/32pmol TPA): EBV-EA 活化细胞 = 14.7%±1.2% (生存能力 > 80%), β-胡萝卜素, EBV-EA 活化细胞 = 34.3%± 1.1% (生存能力 > 80%), 姜黄素, EBV-EA 活化细胞 = 22.8%±1.8% (生存能力 > 80%), 化合物 IC_{50} = 176(mol ratio/32pmol TPA), β-胡萝卜素, IC_{50} = 400(mol ratio/32pmol TPA), 姜黄素, IC_{50} = 341(mol ratio/32pmol TPA)][1211]. 【来源】柑橘属 *Citrus hassaku*. 【文献】1211.

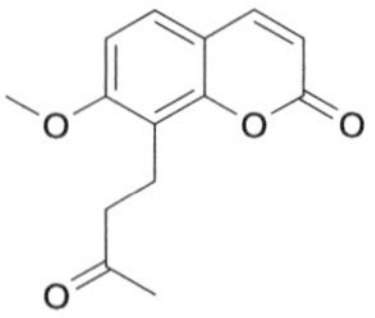

1971 6,8-Diprenylumbelliferone 6,8-二异戊烯基伞花内酯*

$C_{19}H_{22}O_3$ (298.39). 【类型】香豆素. 【活性】抗肿瘤

[Raji 细胞, 抗肿瘤促进剂, *in vivo*, 抑制 TPA 诱导的 EBV-EA 活化, 化合物浓度 = 500(mol ratio/32pmol TPA): EBV-EA 活化细胞 = 23.7%±1.3% (生存能力>80%), *β*-胡萝卜素, EBV-EA 活化细胞 = 34.3%±1.1% (生存能力= 60%), 姜黄素, EBV-EA 活化细胞 = 22.8%±1.8% (生存能力>80%), 化合物 IC_{50} = 216(mol ratio/32pmol TPA), *β*-胡萝卜素, IC_{50} = 400(mol ratio/32 pmol TPA), 姜黄素, IC_{50} = 341(mol ratio/32pmol TPA)][1211]. 【来源】橙子 *Citrus junos*. 【文献】1211.

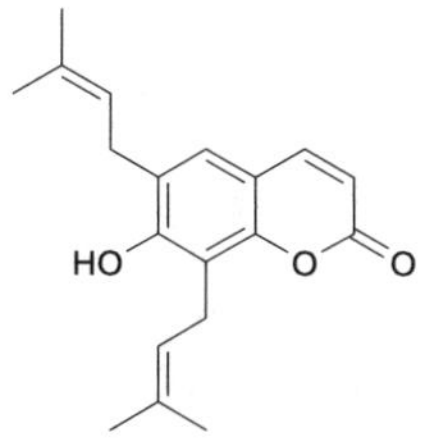

1972 Disparinol B 不等红厚壳醇 B*

$C_{25}H_{26}O_6$ (422.48). 【类型】香豆素. 【活性】细胞毒 (KB, EC_{50} = 7μg/mL)[1247]. 【来源】不等红厚壳* *Calophyllum dispar* (果实和茎皮). 【文献】1247.

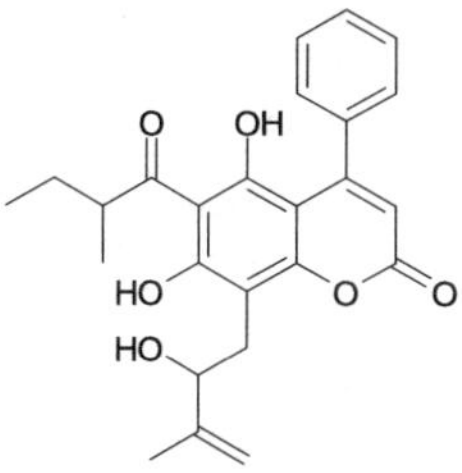

1973 Disparpropylinol B 不等红厚壳丙基醇 B*

5,7-Dihydroxy-8-(2-hydroxy-3-methylbut-3-enyl)-6-(2-methyl-1-oxobutyl)-4-propyl-2*H*-[1]benzopyran-2-one

$C_{22}H_{28}O_6$ (388.46). 黄色晶体, mp 111~112℃ (*n*-己烷：乙酸乙酯 = 9：1), $[\alpha]_D^{25} = 0°$ (*c* = 0.6, 三氯甲烷). 【类型】香豆素. 【活性】细胞毒 (KB, EC_{50} = 4μg/mL)[1247]. 【来源】不等红厚壳* *Calophyllum dispar* (果实和茎皮). 【文献】1247.

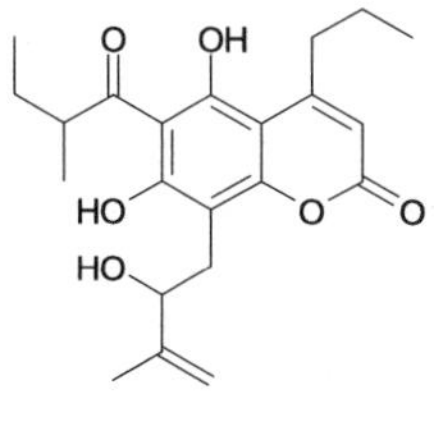

1974 Epoxysuberosin 环氧软木花椒素*

$C_{15}H_{16}O_4$ (260.29). 【类型】香豆素. 【活性】抗肿瘤 [Raji 细胞, 抗肿瘤促进剂, *in vivo*, 抑制 TPA 诱导的 EBV-EA 活化, 化合物浓度 = 500 (mol ratio/32 pmol TPA): EBV-EA 活化细胞 = 19.9%±1.2% (生存能力>80%), *β*-胡萝卜素, EBV-EA 活化细胞 = 34.3%±1.1% (生存能力>80%), 姜黄素, EBV-EA 活化细胞 = 22.8%±1.8% (生存能力>80%), 化合物 IC_{50} = 208 (mol ratio/32 pmol TPA), *β*-胡萝卜素, IC_{50} = 400 (mol ratio/32 pmol TPA), 姜黄素, IC_{50} = 341 (mol ratio/32 pmol TPA)][1211]. 【来源】柑橘属 *Citrus tamurana*. 【文献】1211.

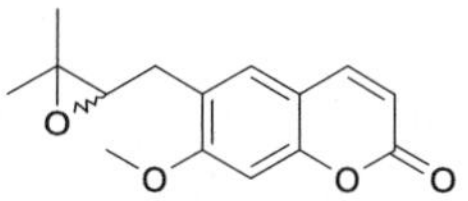

1975 8-Formyl-7-hydroxycoumarin 8-甲酰基-7-羟基香豆素

$C_{10}H_6O_4$ (190.16). 【类型】香豆素. 【活性】抗肿瘤 [Raji 细胞, 抗肿瘤促进剂, *in vivo*, 抑制 TPA 诱导的 EBV-EA 活化, 化合物浓度 = 500 (mol ratio/32 pmol TPA): EBV-EA 活化细胞 = 12.0%±2.3% (生存能力= 60%), *β*-胡萝卜素, EBV-EA 活化细胞 = 34.3%±1.1% (生存能力>80%), 姜黄素, EBV-EA 活化细胞 = 22.8%±1.8% (生存能力>80%), 化合物 IC_{50} = 129 (mol ratio/32 pmol TPA), *β*-胡萝卜素, IC_{50} = 400 (mol ratio/32 pmol TPA), 姜黄素, IC_{50} = 341 (mol ratio/32 pmol TPA)][1211]. 【来源】柚葡萄柚杂交种 *Citrus grandis* cv. x *Citrus paradisi*. 【文献】1211.

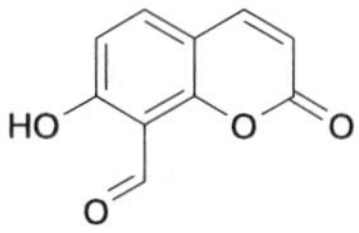

1976 8-Formyl-7-methoxycoumarin 8-甲酰基-7-甲氧基香豆素

$C_{11}H_8O_4$ (204.18). 【类型】香豆素. 【活性】抗肿瘤 [Raji 细胞, 抗肿瘤促进剂, *in vivo*, 抑制 TPA 诱导的 EBV-EA 活化, 化合物浓度 = 500 (mol ratio/32 pmol TPA): EBV-EA 活化细胞 = 19.5%±1.7% (生存能力>80%), *β*-胡萝卜素, EBV-EA 活化细胞 = 34.3%±

1.1% (生存能力>80%), 姜黄素, EBV-EA 活化细胞 = 22.8%±1.8% (生存能力>80%), 化合物 IC_{50} = 217 (mol ratio/32 pmol TPA), β-胡萝卜素, IC_{50} = 400 (mol ratio/ 32 pmol TPA), 姜黄素, IC_{50} = 341 (mol ratio/32 pmol TPA)][1211]. 【来源】橙子 *Citrus junos*, 柑橘属 *Citrus rugulosa*, 柑橘属 *Citrus sulcata*. 【文献】1211.

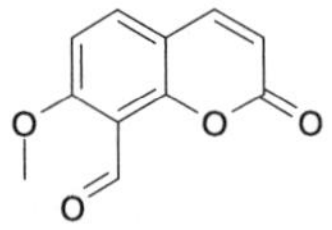

1977 6-Formylumbelliferone 6-甲酰基伞花内酯*

$C_{10}H_6O_4$ (190.16). 【类型】香豆素. 【活性】抗肿瘤 [Raji 细胞, 抗肿瘤促进剂, *in vivo*, 抑制 TPA 诱导的 EBV-EA 活化, 化合物浓度 = 500 (mol ratio/32 pmol TPA): EBV-EA 活化细胞 = 44.9%±1.2% (生存能力>80%), β-胡萝卜素, EBV-EA 活化细胞 = 34.3%±1.1% (生存能力>80%), 姜黄素, EBV-EA 活化细胞 = 22.8%±1.8% (生存能力>80%), 化合物 IC_{50} = 449 (mol ratio/32 pmol TPA), β-胡萝卜素, IC_{50} = 400 (mol ratio/32 pmol TPA), 姜黄素, IC_{50} = 341 (mol ratio/32 pmol TPA)][1211]. 【来源】柑橘属 *Citrus medica* var. *etrog*. 【文献】1211.

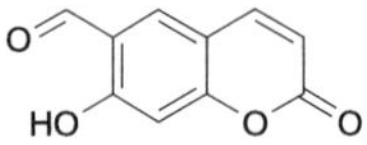

1978 Hopeyhopin

$C_{15}H_{14}O_5$ (274.28). 【类型】香豆素. 【活性】抗肿瘤 [Raji 细胞, 抗肿瘤促进剂, *in vivo*, 抑制 TPA 诱导的 EBV-EA 活化, 化合物浓度 = 500 (mol ratio/32 pmol TPA): EBV-EA 活化细胞 = 20.6%±1.3% (生存能力>80%), β-胡萝卜素, EBV-EA 活化细胞 = 34.3%±1.1% (生存能力>80%), 姜黄素, EBV-EA 活化细胞 = 22.8%±1.8% (生存能力>80%), 化合物 IC_{50} = 207 (mol ratio/32 pmol TPA), β-胡萝卜素, IC_{50} = 400 (mol ratio/32 pmol TPA), 姜黄素, IC_{50} = 341 (mol ratio/32 pmol TPA)][1211]. 【来源】柑橘属 *Citrus medica* var. *etrog*, 柑橘属 *Citrus sulcata*, 柑橘属 *Citrus tamurana*. 【文献】1211.

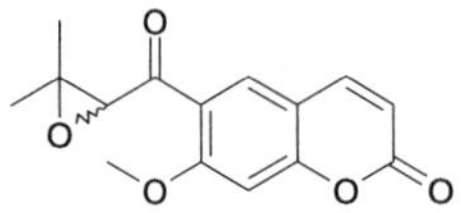

1979 Isodispar B 异不等红厚壳素 B*

5,7-Dihydroxy-8-(2-methyl-1-oxobutyl)-4-phenyl-2*H*-[1] benzopyran-2-one $C_{20}H_{18}O_5$ (338.36). 【类型】香豆素. 【活性】细胞毒 (KB, EC_{50} = 8μg/mL)[1247]. 【来源】不等红厚壳* *Calophyllum dispar* (果实和茎皮). 【文献】1247.

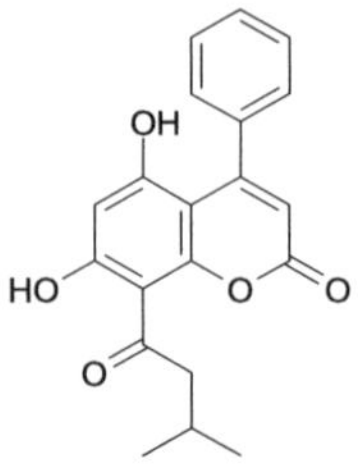

1980 Isofraxidin 异白蜡树定(异秦皮啶)

6,8-Dimethoxy-7-hydroxycoumarin [486-21-5] $C_{11}H_{10}O_5$ (222.20). mp 148~149℃. 【类型】香豆素. 【活性】抗肿瘤 (鼠菌苗 S_{180}, *in vivo*); 利胆剂 (大鼠); 细胞毒 (P_{388} *in vitro*, ED_{50} = 1.7μg/mL). 【来源】刺五加 *Acanthopanax senticosus* [Syn. *Eleutherococcus senticosus*] (根和根茎: 含量 = 0.011%[1375]), 大戟 *Euphorbia pekinensis*, 黄花蒿(青蒿) *Artemisia annua*, 灰色欧石南 *Erica cinerea*, 九节茶(肿节风) *Sarcandra glabra* [Syn. *Chloranthus glaber*] (干燥全株: 8 产地含量范围 = 0.022%~0.088%, 平均含量 = 0.056%[1375]), 梣属 *Fraxinus* sp. 【文献】2, 4, 167, 168, 1375.

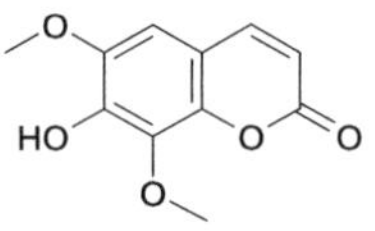

1981 Lophopterol

$C_{15}H_{16}O_5$ (276.29). 【类型】香豆素. 【活性】抗肿瘤 [Raji 细胞, 抗肿瘤促进剂, *in vivo*, 抑制 TPA 诱导的 EBV-EA 活化, 化合物浓度 = 500 (mol ratio/32 pmol TPA): EBV-EA 活化细胞 = 17.9%±2.1% (生存能力>80%), β-胡萝卜素, EBV-EA 活化细胞 = 34.3%±1.1% (生存能力>80%), 姜黄素, EBV-EA 活化细胞 = 22.8%±1.8% (生存能力>80%), 化合物 IC_{50} = 205 (mol ratio/32 pmol TPA), β-胡萝卜素, IC_{50} = 400 (mol ratio/32 pmol TPA), 姜黄素, IC_{50} = 341 (mol ratio/32 pmol TPA)][1211]. 【来源】葡萄柚大红橘杂交种 *Citrus paradisi* x *Citrus tangerina*. 【文献】1211.

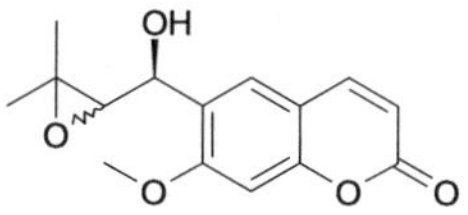

1982 Mammea A/BA 黄果木素 A/BA*

$C_{25}H_{26}O_5$ (406.48). 【类型】香豆素. 【活性】细胞毒 (P_{388}, ED_{50} = 1.94μg/mL, 对照椭圆玫瑰树碱 ED_{50} = 0.61μg/mL; KB, ED_{50} = 2.80μg/mL, 椭圆玫瑰树碱 ED_{50} = 0.54μg/mL; Col2, ED_{50} = 3.37μg/mL, 椭圆玫瑰树碱 ED_{50} = 0.60μg/mL; Lu1, ED_{50} = 2.95μg/mL, 椭圆玫瑰树碱 ED_{50} = 0.61μg/mL; BCA-1, ED_{50} = 2.99μg/mL, 椭圆玫瑰树碱 ED_{50} = 0.52μg/mL)[1360]. 【来源】美洲曼密苹果 *Mammea Americana* (种子), 黄果木属 *Mammea harmandii* (叶和小枝). 【文献】299, 1360.

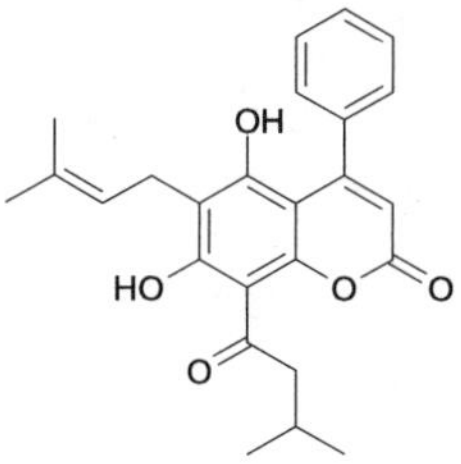

1983 Mammea A/BB 黄果木素 A/BB* (异黄果木素)

Isomammeisin $C_{25}H_{26}O_5$ (406.48). 【类型】香豆素. 【活性】细胞毒 (P_{388}, ED_{50} = 2.22μg/mL, 对照椭圆玫瑰树碱 ED_{50} = 0.61μg/mL; KB, ED_{50} = 2.58μg/mL, 椭圆玫瑰树碱 ED_{50} = 0.54μg/mL; Col2, ED_{50} = 2.99μg/mL, 椭圆玫瑰树碱 ED_{50} = 0.60μg/mL; Lu1, ED_{50} = 2.14μg/mL, 椭圆玫瑰树碱 ED_{50} = 0.61μg/mL; BCA-1, ED_{50} = 3.19μg/mL, 椭圆玫瑰树碱 ED_{50} = 0.52μg/mL)[1360]; 抗菌 (粪肠球菌 18292, MIC = 8μg/mL; 粪肠球菌 19250, MIC = 8μg/mL)[833]; 抗菌 (金黄色葡萄球菌 18268, MIC = 16μg/mL; 金黄色葡萄球菌 17380, MIC = 32μg/mL; 金黄色葡萄球菌 17592, MIC = 2μg/mL; 金黄色葡萄球菌 18110, MIC = 2μg/mL; 金黄色葡萄球菌 17547, MIC = 4μg/mL; 金黄色葡萄球菌 17728, MIC = 2μg/mL; 金黄色葡萄球菌 3012, MIC = 2μg/mL; 金黄色葡萄球菌 414, MIC = 4μg/mL; 表皮葡萄球菌 3112, MIC = 2μg/mL; 表皮葡萄球菌 2515, MIC = 4μg/mL; 腐生葡萄球菌 3010, MIC = 16μg/mL; 模仿葡萄球菌 214, MIC = 2μg/mL)[833]. 【来源】美洲曼密苹果 *Mammea Americana* (种子), 铁力木 *Mesua ferrea* (花), 黄果木属 *Mammea harmandii* (叶和小枝). 【文献】299, 833, 1360.

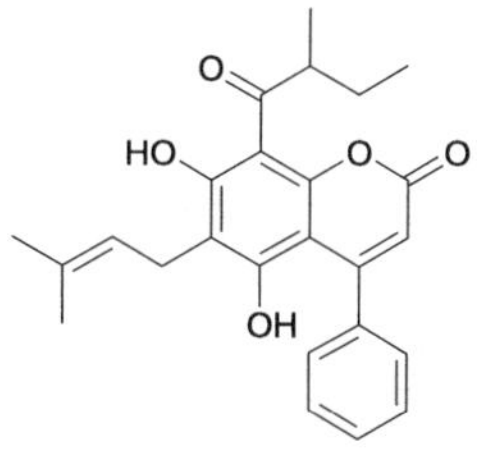

1984 Mammea A/BD 黄果木素 A/BD*

Isomesuol $C_{24}H_{24}O_5$ (392.46). 白色粉末, mp 167~169℃ (二氯甲烷-己烷). 【类型】香豆素. 【活性】细胞毒 (P_{388}, ED_{50} = 2.53μg/mL, 对照椭圆玫瑰树碱 ED_{50} = 0.61μg/mL; KB, ED_{50} = 2.48μg/mL, 椭圆玫瑰树碱 ED_{50} = 0.54μg/mL; Col2, ED_{50} = 3.42μg/mL, 椭圆玫瑰树碱 ED_{50} = 0.60μg/mL; Lu1, ED_{50} = 2.33μg/mL, 椭圆玫瑰树碱 ED_{50} = 0.61μg/mL; BCA-1, ED_{50} = 6.51μg/mL, 椭圆玫瑰树碱 ED_{50} = 0.52μg/mL)[1360]. 【来源】铁力木 *Mesua ferrea*, 黄果木属 *Mammea harmandii* (叶和小枝). 【文献】299, 1360.

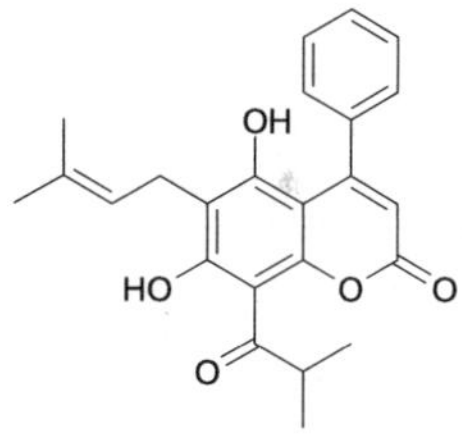

1985 Osthenol 欧芹酚

[484-14-0] $C_{14}H_{14}O_3$ (230.27). 【类型】香豆素. 【活性】抗真菌 (黑曲霉, 盘长孢状刺盘孢菌, 弯孢霉菌属, 青霉菌属); 抗肿瘤 [Raji 细胞, 抗肿瘤促进剂, *in vivo*, 抑制 TPA 诱导的 EBV-EA 活化, 化合物浓度 = 500 (mol ratio/32 pmol TPA), EBV-EA 活化细胞 = 12.8%±2.0% (生存能力= 70%), β-胡萝卜素, EBV-EA 活化细胞 = 34.3%±1.1% (生存能力>80), 姜黄素, EBV-EA 活化细胞 = 22.8%±1.8% (生存能力>80%); IC_{50} = 131 (mol ratio/32 pmol TPA), β-胡萝卜素, IC_{50} = 400 (mol ratio/32 pmol TPA), 姜黄素 IC_{50} = 341 (mol ratio/32 pmol TPA)][1211]. 【来源】羌活 *Notopterygium incisum*, 台湾黄檗 *Phellodendron amurense* var. *wilsonii*

(叶: 产率 = 0.00013%干重)[1084], 柑橘属 *Citrus rugulosa*, 柑橘属 *Citrus sulcata*, 柑橘属 *Citrus tamurana*, 柑橘属 *Citrus hassaku*. 【文献】2, 454, 1084, 1211.

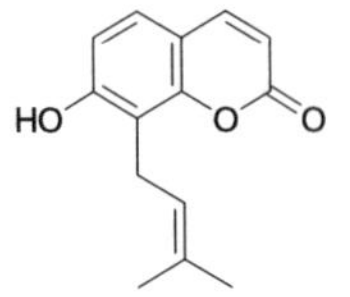

1986 *trans*-Osthenone *trans*-欧芹烯酮酚甲醚

Osthenon [112789-90-9] $C_{14}H_{12}O_4$ (244.25). 棱晶(乙醚), mp 134~136℃. 【类型】香豆素. 【活性】抗肿瘤 [Raji 细胞, 抗肿瘤促进剂, *in vivo*, 抑制 TPA 诱导的 EBV-EA 活化, 化合物浓度 = 500 (mol ratio/32 pmol TPA): EBV-EA 活化细胞 = 13.3%±1.3% (生存能力>80%), β-胡萝卜素, EBV-EA 活化细胞 = 34.3%±1.1% (生存能力>80%), 姜黄素, EBV-EA 活化细胞 = 22.8%±1.8% (生存能力>80%), 化合物 IC_{50} = 173 (mol ratio/32 pmol TPA), β-胡萝卜素, IC_{50} = 400 (mol ratio/32 pmol TPA), 姜黄素, IC_{50} = 341 (mol ratio/32 pmol TPA)][1211]. 【来源】橙子 *Citrus junos*, 立花橘 *Citrus tachibana*, 中华九里香 *Murraya exotica*,柑橘属 *Citrus rugulosa*, 柑橘属 *Citrus sulcata*, 柑橘属 *Citrus tamurana*, 柑橘属 *Citrus hassaku*. 【文献】590, 1211.

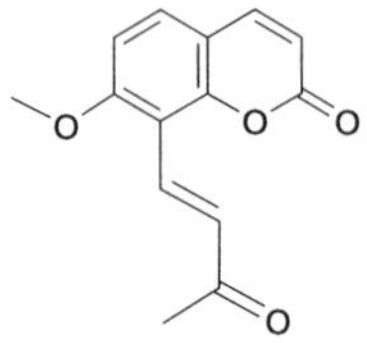

1987 Osthol 欧芹酚-7-甲醚(蛇床子素, 甲氧基欧山芹素)

7-Methoxy-8-(3-methyl-2-butenyl)-2*H*-1-benzopyran-2-one [484-12-8] $C_{15}H_{16}O_3$ (244.29). mp 83~84℃, bp 145~150℃. 【类型】香豆素. 【活性】抗高血压 (猫, 10 和 20mg/kg, 1h 内降低动脉血压 30%, 2h 内降低 50%); 抗菌 (广谱); 抗疟疾; 抗诱变剂; 升高血压和提高心肌收缩力 (大鼠, 1~2mg/kg); 细胞毒 (24h: HL-60, IC_{50} = 14.9μg/mL, 对照阿霉素 IC_{50} < 0.10μg/mL; P_{388}, IC_{50} = 9.3μg/mL, 阿霉素 IC_{50} < 0.10μg/mL; Colon205, IC_{50} = 29.9μg/mL, 阿霉素 IC_{50} = 0.63μg/mL; HeLa, IC_{50} = 31.7μg/mL, 阿霉素 IC_{50} = 0.15μg/mL)[1365]; 细胞毒 (12h: HL-60, IC_{50} = 24.4μg/mL, 对照阿霉素 IC_{50} = 0.18μg/mL; 原代培养人周围血单核细胞 PBMC, IC_{50} = 40.1μg/mL, SI = 1.6, 阿霉素 IC_{50} = 0.54μg/mL, SI = 3.3)[1365]; LD_{50}(鼠, sc) = 16mg/kg. 【来源】八角黄皮 *Clausena anisata*, 独活 *Angelica pubescens* f. *biserrata* [Syn. *Angelica pubescens*] (根: 34 批样本含量范围 = 0.02%~3.26%, 平均含量 = 0.88%[1375]), 九里香 *Murraya paniculata* [Syn. *Chalcas paniculata*], 欧前胡 *Peucedanum ostruthium*, 蛇床子 *Cnidium monnieri* (成熟种子: 含量范围 = 2.0%~3.0%[1372], 26 产地平均含量 = 1.53%[1375]), 栓翅芹 *Prangos pabularia*, 仙鹤草 *Agrimonia pilosa* var. *japonica*, 圆当归 *Angelica archangelica*, 云前胡 *Peucedanum rubricaule*, 柑橘属 *Citrus* sp., 黄皮属 *Clausena* sp. 【文献】3, 5, 8, 30, 54, 167, 1365, 1372, 1375.

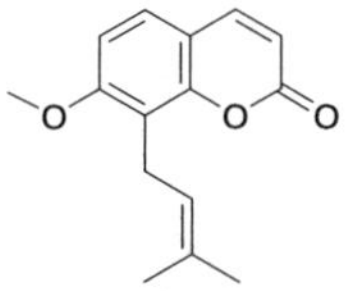

1988 Scoparone 滨蒿内酯(6,7-二甲氧基香豆素)

6,7-Dimethoxycoumarin; Aesculetin dimethylether [120-08-1] $C_{11}H_{10}O_4$ (206.20). 针状晶体 (水), mp 114℃, mp 144~145℃. 【类型】香豆素. 【活性】抗高血压 (犬, iv, 10mg/kg, 血压减少 56%, 作用维持 160 分钟); 止痛 (热板模型, 醋酸诱导的扭体模型); 平喘 (支气管炎气喘, 有效率 = 83%); 抗炎 (角叉菜胶引起的足肿胀模型); 利胆剂 (麻醉大鼠和麻醉犬, 黄蒿的有效成分); 冠状动脉扩张剂; 血管扩张剂 [1~100 μmol/L, 松弛去甲肾上腺素预处理的大鼠大动脉环, 浓度依赖方式, 内皮存在时的 EC_{50} = (2.49±0.13) μmol/L, 内皮不存在时的 EC_{50} = (52±4)μmol/L][1303]; 利尿剂 (犬); 雌激素样活性 (大鼠); 增加脑血流; 抑制钙活化及释放 (血管平滑肌); 抗肿瘤 [Raji 细胞, 抗肿瘤促进剂, *in vivo*, 抑制 TPA 诱导的 EBV-EA 活化, 化合物浓度 = 500 (mol ratio/32 pmol TPA), EBV-EA 活化细胞 = 45.3%±1.5% (生存能力 > 80%), β-胡萝卜素, EBV-EA 活化细胞 = 34.3%±1.1% (生存能力

> 80%), 姜黄素, EBV-EA 活化细胞 = 22.8%±1.8% (生存能力 > 80%); IC_{50} = 457 (mol ratio/32 pmol TPA), β-胡萝卜素, IC_{50} = 400 (mol ratio/32 pmol TPA), 姜黄素 IC_{50} = 341 (mol ratio/32 pmol TPA)][1211]; 血小板聚集抑制剂 (50μmol/L, 抑制率 = 31%; 100μmol/L, 抑制率 = 64%)[1242]; 细胞毒 (KB, ED_{50} > 25μg/mL, 对照阿霉素, ED_{50} = 0.12μg/mL; Hep3B, ED_{50} = 7.5 μg/mL, 阿霉素, ED_{50} = 0.14μg/mL; Colon205, ED_{50} > 25μg/mL, 阿霉素, ED_{50} = 0.10μg/mL; HeLa, ED_{50} > 25μg/mL, 阿霉素, ED_{50} = 0.11μg/mL)[950]; LD_{50} (鼠, orl) = 940mg/kg. **【来源】**北美鹅掌楸 *Liriodendron tulipifera*, 刺花椒 *Zanthoxylum acanthopodium*, 楤木 *Aralia chinensis*, 叠鞘石斛 *Dendrobium aurantiacum* var. *denneanum* (茎: 含量 = 0.0032%)[1375], 短棒石斛 *Dendrobium capillipes* (茎: 含量 = 0.0085%)[1375], 葛根 *Pueraria lobata* [Syn. *Pueraria thunbergiana*; *Pueraria pseudohirsuta*], 光茎茜草 *Rubia wallichiana* (茎), 黄蒿 *Artemisia scoparia* [Syn. *Artemisia capillaris* var. *scoparia*] (地上部分: 含量 = 0.46%[1372]), 黄花蒿(青蒿) *Artemisia annua*, 假连翘 *Duranta repens* (全株), 聚花石斛* *Dendrobium thyrsiflorum*, 库若龙胆* *Gentiana kuroo*, 连翘 *Forsythia suspensa*, 龙眼独活 *Aralia fargesii*, 密花石斛 *Dendrobium densiflorum* (茎: 含量 = 0.068%[1375]), 木柴胡 *Bupleurum fruticescens*, 木橘 *Aegle marmelos*, 青椒 *Zanthoxylum schinifolium*, 日本黄柏 *Phellodendron japonicum* (叶), 入地金牛(两面针) *Zanthoxylum nitidum*, 台湾芙蓉 *Hibiscus taiwanensis*, 野花椒叶 *Zanthoxylum simulans*, 茵陈蒿 *Artemisia capillaris* (地上部分: 含量范围 = 2.0%~2.6%)[1372], *Cedrelopsis grevei* (树皮), 柑橘属 *Citrus medica* var. *etrog*, 柑橘属 *Citrus sulcata*, 柑橘属 *Citrus tamurana*, 存在于许多植物中. **【文献】**2, 3, 5, 131, 166, 167, 168, 299, 523, 898, 950, 990, 1242, 1211, 1303, 1372, 1375.

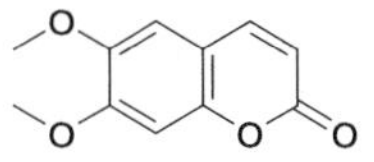

1989 Scopoletin 东莨菪素 (6-甲氧基-7-羟基香豆素; 莨菪亭; 东莨菪内酯)

6-Methoxy-7-hydroxycoumarin; Chrysatroic acid; Baogongteng B [92-61-5] $C_{10}H_8O_4$ (192.17). 针晶或棱晶 (乙醇), mp 204℃; 207~208℃. **【类型】**香豆素. **【活性】**细胞毒 (KB, ED_{50} > 25μg/mL, 对照阿霉素, ED_{50} = 0.12μg/mL; Hep3B, ED_{50} > 25μg/mL, 对照阿霉素, ED_{50} = 0.14μg/mL; Colon205, ED_{50} > 25μg/mL, 对照阿霉素, ED_{50} = 0.10μg/mL; HeLa, ED_{50} > 25 μg/mL, 对照阿霉素, ED_{50} = 0.11μg/mL)[950]; 抗肿瘤 (KB *in vitro*, ED_{50} = 100μg/mL, 鼠淋巴细胞白血病 *in vivo*); 抗菌; 抗真菌; 抗炎; 解痉 (豚鼠回肠和气管); 镇咳 (祛痰, 减少痰的黏度和痰中的中性粒细胞); 发芽抑制剂 (豌豆芽); 刺激发芽 (*Striga asiatica*); 用于治疗风湿痛和神经痛 (丁公藤的有效成分之一); 抗氧化剂 (DPPH 清除剂, EC_{50} > 33μg/mL, 33μg/mL 抑制率 = 34%, 对照抗坏血酸, EC_{50} = 1.6μg/mL = 9.1μmol/L)[893]; β-己糖胺酶抑制实验无活性 (RBL-2H3 细胞, 抑制 β-己糖胺酶的释放, 抑制率 = 1.9%±3.4%)[930]; 抗利什曼原虫 (杜氏利什曼原虫前鞭毛体, IC_{50} = 374μmol/L, SI = 0.35; 对照 Pentamidine, IC_{50} = 0.40μmol/L, SI = 0.42; 无鞭毛体, IC_{50} > 90μmol/L, 对照 Pentostam, IC_{50} = 9.75μg/mL)[1235]; 抗锥虫 (锥虫属 *Trypanosoma brucei brucei* 血流锥虫成虫期, IC_{50} > 30μmol/L, 对照 Pentamidine, IC_{50} = 0.00034 μmol/L)[1235]; 细胞毒 (KB 细胞, IC_{50} = 130.2μmol/L, 对照 Pentamidine, IC_{50} = 0.17μmol/L)[1235]; 细胞毒 (培养鼠肝癌细胞 Hepa1c1c7, 诱导醌还原酶测定)[1205]; 抗肿瘤 [Raji 细胞, 抗肿瘤促进剂, *in vivo*, 抑制 TPA 诱导的 EBV-EA 活化, 化合物浓度 = 500 (mol ratio/32 pmol TPA), EBV-EA 活化细胞 = 53.3%±2.0% (生存能力 > 80%), β-胡萝卜素, EBV-EA 活化细胞 = 34.3%±1.1% (生存能力 > 80), 姜黄素, EBV-EA 活化细胞 = 22.8%±1.8% (生存能力 > 80%); IC_{50} = 510 (mol ratio/32 pmol TPA), β-胡萝卜素, IC_{50} = 400 (mol ratio/32 pmol TPA), 姜黄素 IC_{50} = 341 (mol ratio/32 pmol TPA)][1211]; 血小板聚集抑制剂 (50μmol/L, 抑制率 = 5%; 100μmol/L, 抑制率 = 21%)[1242]; 抗氧化实验无活性 (*in vitro*, 大鼠肝微粒体脂质过氧化)[669]; 单胺氧化酶抑制剂 (IC_{50} = 19.4μg/mL)[669]; LD_{50} (鼠, ip) = 0.85g/kg, LD_{50} (鼠, orl) = 1.39g/kg. **【来源】**白芷 *Angelica dahurica* [Syn.

Angelica porphyrocaulis], 北方枸杞根皮 *Lycium chinense* var. *potaninii* (根皮: 含量 = 0.00076%)[1375], 北沙参 *Glehnia littoralis* (地下部分), 萹蓄 *Polygonum aviculare*, 当归 *Angelica sinensis*, 地锦草 *Euphorbia humifusa*, 滇芹 *Sinodielsia yunnanensis* (根), 颠茄 *Atropa belladonna*, 丁公藤 *Erycibe obtusifolia*, 东莨菪 *Scopolia japonica*, 独活 *Angelica pubescens* f. *biserrata* [Syn. *Angelica pubescens*], 短柔毛大戟* *Euphorbia pubescens*, 多变小冠花 *Coronilla varia*, 福寿草 *Adonis amurensis*, 枸杞根皮(地骨皮) *Lycium chinense* (根皮: 含量 = 0.0019%)[1375], 枸杞子 *Lycium chinense*, 光茎茜草 *Rubia wallichiana* (茎), 光叶丁公藤 *Erycibe schmidtii*, 海柿* *Diospyros maritima*, 红楠皮 *Machilus thunbergii*, 胡卢巴 *Trigonella foenum-graecum*, 华钩藤 *Uncaria sinensis*, 黄蒿 *Artemisia scoparia* [Syn. *Artemisia capillaris* var. *scoparia*], 黄花败酱 *Patrinia scabiosaefolia*, 黄花蒿(青蒿) *Artemisia annua*, 黄花稔 *Sida acuta*, 尖叶梣 *Fraxinus szaboana* [Syn. *Fraxinus chinensis* var. *acuminata*], 九里香 *Murraya paniculata* [Syn. *Chalcas paniculata*], 硫球蛇根草 *Ophiorrhiza liukiuensis* (全株), 龙眼独活 *Aralia fargesii*, 马蹄叶 *Caltha palustris*, 满山红(兴安杜鹃) *Rhododendron dauricum*, 毛果槭 *Acer nikoense* (茎皮), 密花石斛 *Dendrobium densiflorum* (茎), 木槿花 *Hibiscus syriacus*[669], 南川冠唇花 *Microtoena prainiana* (茎: 产率 = 0.00007%干重)[1100], 宁夏枸杞根皮 *Lycium barbarum* (根皮: 含量 = 0.00095%)[1375], 宁夏枸杞子 *Lycium barbarum*, 日本黄柏 *Phellodendron japonicum* (叶), 桑白皮 *Morus alba* (根皮: 10 产地含量范围 = 0.0020%~0.0173%, 平均含量 = 0.0100%[1375]), 桑叶 *Morus alba*, 司格蒙旋花* *Convolvulus scammonia*, 台湾芙蓉 *Hibiscus taiwanensis*, 台湾黄檗 *Phellodendron amurense* var. *wilsonii* (叶: 产率 = 0.00016%干重)[1084], 天茄子 *Solanum indicum* (根)[668], 秃毛冬青 *Ilex pubescens* var. *glaber*, 小芸木 *Micromelum integerrimum*, 旋覆花 *Inula britannica*, 野黑樱 *Prunus serotina*, 异株荨麻 *Urtica dioica*, 茵陈蒿 *Artemisia capillaris*, 窄叶半枫荷 *Pterospermum lanceaefolium*, 照山白 *Rhododendron micranthum*, 柑橘属 *Citrus medica* var. *etrog*, 驼峰楝属 *Guarea rhopalocarpa* (叶), 还存在于许多植物中. 【文献】2, 3, 8, 67, 131, 134, 135, 167, 168, 291, 295, 296, 297, 523, 668, 669, 893, 930, 931, 950, 990, 998, 1084, 1100, 1205, 1211, 1235, 1242, 1314, 1372, 1375.

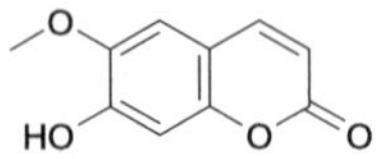

1990 Taspine 塔斯品碱

Thaspine $C_{20}H_{19}NO_6$ (369.38). 【类型】香豆素. 【活性】抗肿瘤 (RNA 肿瘤病毒); 抗菌 (结核分枝杆菌, EC = 1∶1000000); 抗炎 (大鼠, 角叉菜胶引起的足肿胀模型); LD_{50} (orl, 氯化物) = 518mg/kg. 【来源】得拉克巴豆 *Croton draconoide*, 红毛七 *Leontice robustum*, 莱克巴豆 *Croton lechleri*, 斯密牡丹草 *Leontice smirnowii*. 【文献】5, 167, 168.

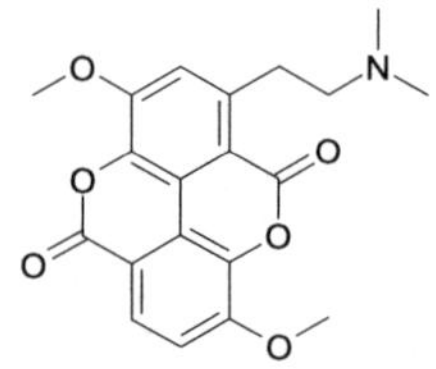

1991 Ulopterol

$C_{15}H_{18}O_5$ (278.31). 【类型】香豆素. 【活性】抗肿瘤 [Raji 细胞, 抗肿瘤促进剂, *in vivo*, 抑制 TPA 诱导的 EBV-EA 活化, 化合物浓度 = 500 (mol ratio/32 pmol TPA): EBV-EA 活化细胞 = 10.6%±1.5% (生存能力>80%), β-胡萝卜素, EBV-EA 活化细胞 = 34.3%±1.1% (生存能力>80%), 姜黄素, EBV-EA 活化细胞 = 22.8%±1.8% (生存能力>80%), 化合物 IC_{50} = 126 (mol ratio/32 pmol TPA), β-胡萝卜素, IC_{50} = 400 (mol ratio/32 pmol TPA), 姜黄素, IC_{50} = 341 (mol ratio/32 pmol TPA)][1211]. 【来源】三种橘杂交种* [*Citrus unshiu* x *Citrus sinensis*] x *Citrus iyo*. 【文献】1211.

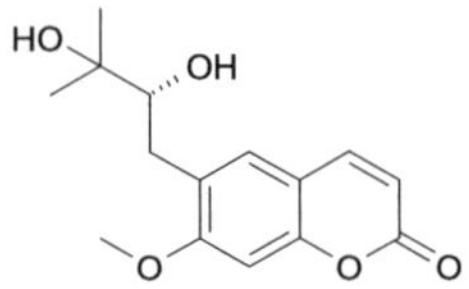

11.2 呋喃并香豆素

1992 Chalepensin 缝状芸香素

[13164-03-9] $C_{16}H_{14}O_3$ (254.29). mp 80~90℃. 【类型】呋喃并香豆素. 【活性】植物生长抑制剂 (100μg/mL, 千穗谷, 抑制率 = 22.0%±0.6%, $P<0.05$; *E. crusgalli*, 抑制率 = 108%±2%)[1264]; 细胞毒 (*in vitro*, A549, ED_{50} = 7.7μg/mL, 对照阿霉素, ED_{50} = 0.0322μg/mL; MCF7, ED_{50} = 5.7μg/mL, 阿霉素, ED_{50} = 0.0204μg/mL; HT29, ED_{50} = 3.5μg/mL, 阿霉素, ED_{50} = 0.0421μg/mL; A498, ED_{50} = 9.5μg/mL, 阿霉素, ED_{50} = 0.00348μg/mL; PC3, ED_{50} = 17.8μg/mL, 阿霉素, ED_{50} = 0.241μg/mL; PACA-2, ED_{50} = 5.2μg/mL, 阿霉素, ED_{50} = 0.0120μg/mL)[1264]; 避孕药 (大鼠, 在无害剂量下抗受孕). 【来源】臭草 *Ruta graveolens*, 石椒草属 *Boenninghausenia* sp., *Stauranthus perforatus* (根). 【文献】5, 167, 1264.

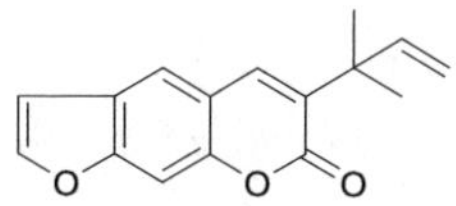

1993 Columbianetin 二氢山芹醇 (哥伦比亚苷元)

Dihydrooroselol [3804-70-4] $C_{14}H_{14}O_4$ (246.27). mp 164~166℃. 【类型】呋喃并香豆素. 【活性】血小板聚集抑制剂 (大鼠, ADP *in vitro* 诱导的血小板聚集, 终浓度 1mg/mL, 抑制率 = 42.2%±11.3%); 抗真菌 (芹菜致病菌); 细胞毒 (P_{388}). 【来源】独活 *Angelica pubescens* f. *biserrata* [Syn. *Angelica pubescens*] (根: 10 产地含量范围 = 0.018%~0.168%, 平均含量 = 0.094%[1375]), 宽叶羌活 *Notopterygium forbesii* [Syn. *Notopterygium franchetii*], 羌活 *Notopterygium incisum*, 日本黄柏 *Phellodendron japonicum* (叶), 蛇床子 *Cnidium monnieri*. 【文献】2, 5, 95, 168, 322, 323, 324, 990, 1375.

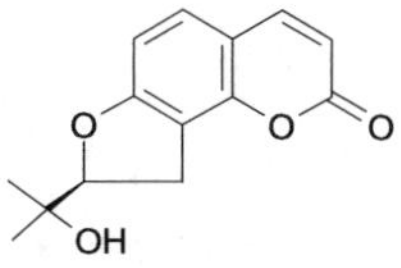

1994 Coumestrol 香豆雌酚

[479-13-0] $C_{15}H_8O_5$ (268.23). 【类型】呋喃并香豆素. 【活性】抗真菌; 雌激素样活性; 抗生育药; 过氧化物酶抑制剂 (非竞争性); 细胞毒 [KB, IC_{50} > 75μmol/L, 对照堆心菊素, IC_{50} = (0.64±0.08)μmol/L, 美法仑, IC_{50} = (6.0±0.5)μmol/L; Mono-Mac-6, IC_{50} > 75μmol/L, 堆心菊素, IC_{50} = (3.1±0.3)μmol/L; Jurkat-T, IC_{50} = (53.3±4.2)μmol/L, 堆心菊素, IC_{50} = (1.14±0.08)μmol/L, 美法仑, IC_{50} = (9.1±0.83)μmol/L][1225]. 【来源】菠菜 *Spinacia oleracea*, 草莓车轴草 *Trifolium fragiferum*, 葛根 *Pueraria lobata* [Syn. *Pueraria thunbergiana*; *Pueraria pseudohirsuta*], 苜蓿 *Medicago sativa*, 三消草 *Trifolium repens*, 药用蒲公英 *Taraxacum officinale*, *Bituminaria morisiana* (叶). 【文献】2, 167, 168, 1225.

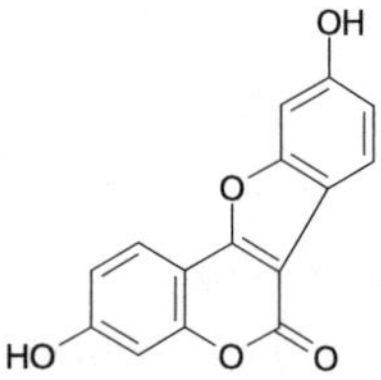

1995 Heliettin 叙利亚芸香素

Chalepin; Rutamarin alcohol [33054-89-6] $C_{19}H_{22}O_4$ (314.38). mp 165℃. 【类型】呋喃并香豆素. 【活性】细胞毒 (*in vitro*); 植物生长抑制剂 (100μg/mL, 千穗谷, 抑制率 = 45.1%±1.3%, $P<0.05$; *E. crusgalli*, 抑制率 = 88.5%±1.8%)[1264]. 【来源】臭草 *Ruta graveolens*, 缝状芸香 *Ruta chalepensis*, *Stauranthus perforatus* (根). 【文献】5, 167, 1264.

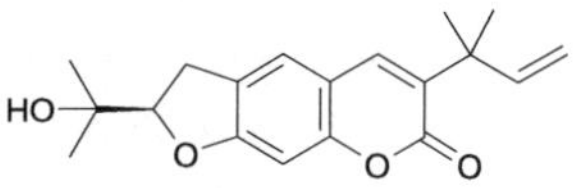

1996 Imperatorin 欧前胡内酯 (前胡醚; 欧前胡素; 欧芹属素乙)

[482-44-0] $C_{16}H_{14}O_4$ (270.29). 黄色无定形粉末, mp 102~104℃. 【类型】呋喃并香豆素. 【活性】NO 生成抑制剂 (脂多糖活化的鼠腹膜巨噬细胞, IC_{50} = 60μmol/L, 对照 *L*-NMMA, IC_{50} = 28μmol/L)[973]; 对肿瘤细胞 KBV200 的多重耐药性有逆转作用 (明显)[588]; PGE_2 生成抑制剂 (大鼠腹膜巨噬细胞, 脂多糖诱导的 PGE_2 生成, 0.1μmol/L; 抑制脂多糖诱导的 COX-2 和 mPGES 表达, 不是直接抑制 COX-1 和 COX-2

本身)[1320]; T-细胞增殖抑制剂[869]; 细胞毒 (24h: HL-60, IC_{50} = 18.8μg/mL, 对照阿霉素 IC_{50} < 0.10μg/mL; P_{388}, IC_{50} = 20.2μg/mL, 阿霉素 IC_{50} < 0.10μg/mL; Colon 205, IC_{50} > 50μg/mL, 阿霉素 IC_{50} = 0.63μg/mL; HeLa, IC_{50} > 50μg/mL, 阿霉素 IC_{50} = 0.15μg/mL)[1365]; 细胞毒 (12h: HL-60, IC_{50} = 26.9μg/mL, 对照阿霉素 IC_{50} = 0.18μg/mL; 原代培养人周围血单核细胞 PBMC, IC_{50} = 68.1μg/mL, SI = 2.5, 阿霉素 IC_{50} = 0.54μg/mL, SI = 3.3)[1365]; 抗利什曼原虫 (利什曼原虫属 *Leishmania major* 前鞭毛体, 10μmol/L, 存活率 = 70.5%±5.0%, 1μmol/L, 存活率 = 83.0%±1.9%, 对照两性霉素 B, 10μmol/L, 存活率 = 0.20%±0.04%, 1μmol/L, 存活率 = 71.9%±4.4%)[815]; 抗真菌实验无活性 (硅胶 TLC, 瓜枝霉菌, 对照制霉菌素, MIA = 0.2μg)[815]. 【来源】奥帕草 *Oppopanax chironium* (根), 白芷 *Angelica dahurica* [Syn. *Angelica porphyrocaulis*] (干燥根: 6 产地含量范围 = 0.065%~0.141%, 平均含量 = 0.104%[1375]), 北沙参 *Glehnia littoralis* (根: 6 产地平均含量 = 0.00109%)[1375], 臭山羊 *Orixa japonica* (茎: 产率 = 0.001%干重)[1114], 防风 *Saposhnikovia divaricata* [Syn. *Ledebouriella seseloides*], 分叉当归 *Angelica furcijuga* (花), 杭白芷 *Angelica taiwaniana* (干燥根: 19 产地含量范围 = 0.042%~0.168%, 平均含量 = 0.103%[1375]), 九里香 *Murraya paniculata* [Syn. *Chalcas paniculata*], 欧前胡 *Peucedanum ostruthium* (1933 年 E.Späth 从该植物中分离)[1373], 祁白芷 *Angelica dahurica* cv. *Qibaizhi* (晒干燥根: 10 产地含量范围 = 0.142%~0.296%, 平均含量 = 0.213%[1378]), 蛇床子 *Cnidium monnieri* (成熟种子: 含量范围 = 1.8%~2.2%[1372], 平均含量 = 1.30%[1375]), 松叶防风 *Seseli yunnanense*, 云南羌活 *Pleurospermum rivulorum*, 云前胡 *Peucedanum rubricaule*, *Niphogeton ternata*, *Thamnosma rhodesica* (根). 【文献】2, 8, 30, 119, 121, 168, 588, 815, 869, 894, 973, 1114, 1320, 1365, 1372, 1373, 1375, 1378.

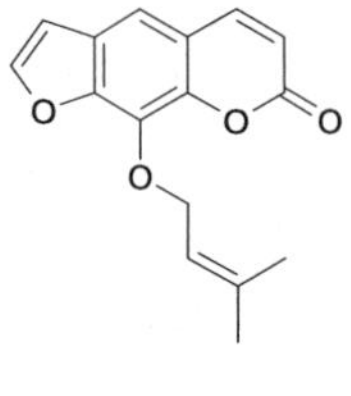

1997 Isopimpinellin 异茴芹香豆素 (异虎耳草素)

5,8-Dimethoxy-6,7-furanocoumarin [482-27-9] $C_{13}H_{10}O_5$ (246.22). 金黄色针状晶体 (甲醇), mp 151℃, mp 147~148℃; 黄色无定形粉末. 【类型】呋喃并香豆素. 【活性】抗肿瘤 (抑制 HeLa 细胞增殖); 细胞毒 (24h: HL-60, IC_{50} > 50μg/mL, 对照阿霉素 IC_{50} < 0.10μg/mL; P_{388}, IC_{50} > 50μg/mL, 阿霉素 IC_{50} < 0.10μg/mL; Colon 205, IC_{50} = 39.2μg/mL, 阿霉素 IC_{50} = 0.63μg/mL; HeLa, IC_{50} > 50μg/mL, 阿霉素 IC_{50} = 0.15μg/mL)[1365]; 抗利什曼原虫 (利什曼原虫属 *Leishmania major* 前鞭毛体, 10μmol/L, 存活率 = 99.1%±1.8%, 1μmol/L, 存活率 = 97.6%±3.2%, 对照两性霉素 B, 10μmol/L, 存活率 = 0.2%±0.04%, 1μmol/L, 存活率 = 71.9%±4.4%; 利什曼原虫属 *Leishmania major* 无鞭毛型, 10μmol/L, 存活率 = 79.0%±4.2%, 1μmol/L, 存活率 = 91.7%±4.5%, 对照两性霉素 B, 10μmol/L, 存活率 = 0.4%±0.02%, 1μmol/L, 存活率 = 0.5%±0.03%)[815]; 抗真菌实验无活性 (硅胶 TLC, 瓜枝霉菌, 对照制霉菌素, MIA = 0.2μg)[815]. 【来源】臭草 *Ruta graveolens*, 独活 *Angelica pubescens* f. *biserrata* [Syn. *Angelica pubescens*], 飞龙掌血 *Toddalia asiatica* [Syn. *Toddalia aculeata*; *Paullinia asiatica*], 枸橼叶 *Citrus medica*, 狼毒 *Stellera chamaejasme*, 蛇床子 *Cnidium monnieri* (成熟种子: 14 产地平均含量 = 0.121%[1375]), 永宁独活 *Heracleum yungningense*, *Niphogeton ternata*, *Thamnosma rhodesica* (根). 【文献】5, 113, 299, 459, 815, 894, 1365, 1375.

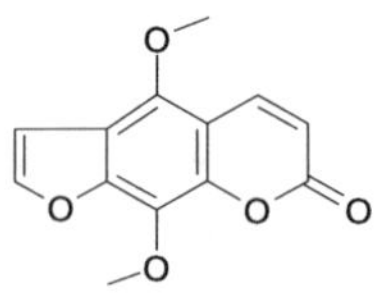

1998 Mammearin A 黄果木瑞恩 A*

$C_{22}H_{26}O_5$ (370.45). 白色粉末, mp 110~111℃ (二氯甲烷-己烷), $[\alpha]_D^{29}$ = +14.0° (*c* = 0.1, 三氯甲烷). 【类型】呋喃并香豆素. 【活性】细胞毒 (P_{388}, ED_{50} > 20μg/mL, 对照椭圆玫瑰树碱 ED_{50} = 0.61μg/mL; KB, ED_{50} = 14.49μg/mL, 椭圆玫瑰树碱 ED_{50} = 0.54 μg/mL; Col2, ED_{50} = 16.79μg/mL, 椭圆玫瑰树碱 ED_{50} = 0.60μg/mL; Lu1, ED_{50} > 20μg/mL, 椭圆玫

瑰树碱 $ED_{50}=0.61\mu g/mL$; BCA-1, $ED_{50}>20\mu g/mL$, 椭圆玫瑰树碱 $ED_{50}=0.52\mu g/mL$)[1360]. 【来源】黄果木属 *Mammea harmandii* (叶和小枝). 【文献】1360.

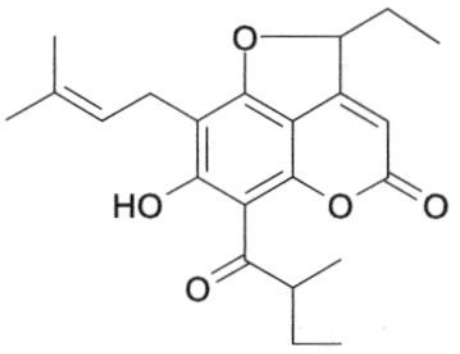

1999 Nodakenetin 紫花前胡内酯 (紫花前胡苷元)

Prangeferol [495-32-9] $C_{14}H_{14}O_4$ (246.27). 无色菱形晶体 (乙酸乙酯–石油醚), mp 190~192℃, $[\alpha]_D^{22}=-22.3°$ ($c=0.634$, 三氯甲烷). 【类型】呋喃并香豆素. 【活性】细胞毒 (P_{388}); 血小板聚集抑制剂 (人 *in vitro*); 钙拮抗. 【来源】白花前胡 *Peucedanum praeruptorum*, 独活 *Angelica pubescens* f. *biserrata* [Syn. *Angelica pubescens*], 宽叶羌活 *Notopterygium forbesii* [Syn. *Notopterygium franchetii*], 前胡 *Angelica decursiva* [Syn. *Peucedanum decursivum*], 羌活 *Notopterygium incisum*, 朝鲜当归 *Angelica gigas*, 榆橘属 *Ptelea* sp. 【文献】47, 129, 167, 168, 184.

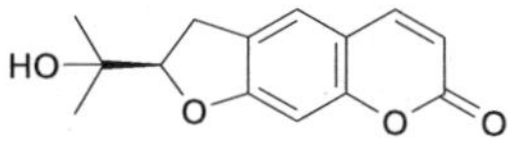

2000 Nodakenin 紫花前胡苷

(+)-Marmesinin [495-31-8] $C_{20}H_{24}O_9$ (408.41). 细叶状固体 (乙醇), mp 217~219℃, $[\alpha]_D=+24°$ ($c=0.9$, 乙醇：水 =1：1). 【类型】呋喃并香豆素. 【活性】细胞毒 (L_{1210}); 血小板聚集抑制剂 (人, ADP 所致, 1.0mmol/L, 抑制率 = 70%); AChE 抑制剂 (*in vitro*, $IC_{50}=68\mu mol/L$)[654]. 【来源】白花前胡 *Peucedanum praeruptorum*, 白芷 *Angelica dahurica* [Syn. *Angelica porphyrocaulis*], 独活 *Angelica pubescens* f. *biserrata* [Syn. *Angelica pubescens*], 峨参 *Anthriscus sylvestris*, 宽叶羌活 *Notopterygium forbesii* [Syn. *Notopterygium franchetii*], 前胡 *Angelica decursiva* [Syn. *Peucedanum decursivum*] (1973 年从该植物中分离)[1373], 羌活 *Notopterygium incisum*, 朝鲜当归 *Angelica gigas* (地下部分)[654]. 【文献】2, 129, 168, 184, 654, 1372, 1373.

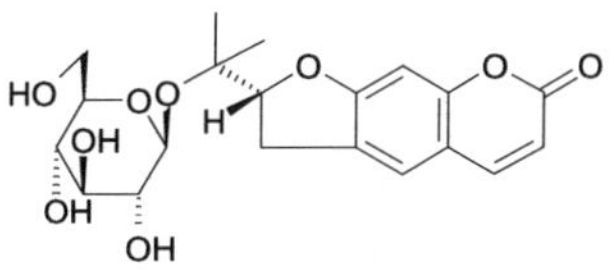

2001 Peucedanin 前胡宁素

[133-26-6] $C_{15}H_{14}O_4$ (258.26). mp 97~99℃. 【类型】呋喃并香豆素. 【活性】抗肿瘤 (鼠腹水癌, 抑制率 = 70%, 鼠乳腺癌 *in vivo*, 抑制率 = 30%~40%, 人黑色素瘤和肉芽癌); 抗菌 (黄曲霉毒素 B_1); 收缩血管 (蛙); 细胞毒 (鼠腹水癌, *in vitro*); 雌激素样活性; LD_{50} (鼠, orl) = 315mg/kg. 【来源】俄国前胡 *Peucedanum ruthenicum*, 南鹤虱 *Daucus carota*, 欧洲没药 *Myrrhis odorata*, 前胡 *Angelica decursiva* [Syn. *Peucedanum decursivum*], 栓翅芹 *Prangos pabularia*, 狭果前胡 *Peucedanum stenocarpum*, 雪维菜 *Anthriscus cerefolium*, 药用前胡 *Peucedanum officinale*, 准噶尔前胡 *Peucedanum morisonii*, 奥帕草 *Oppopanax chironium* (根). 【文献】4, 167, 869.

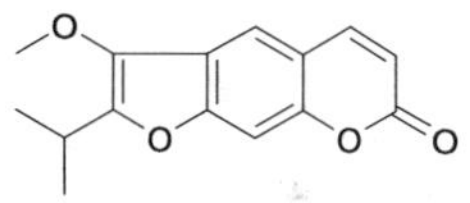

2002 Psoralen 补骨脂素

7*H*-Furo[3,2,g][1]benzopyran-7-one; Ficusin [66-97-7] $C_{11}H_6O_3$ (186.17). mp 171℃; 189~190℃. 【类型】呋喃并香豆素. 【活性】抗肿瘤; 抗菌 (结核分枝杆菌); 止血剂; 光敏剂; 抗氧化剂 (DPPH 清除剂, $EC_{50}>50\mu g/mL$, $50\mu g/mL$ 抑制率 = 41%, 对照抗坏血酸, $EC_{50}=1.6\mu g/mL=9.1\mu mol/L$)[893]; LD_{50} (鼠, orl) = 625mg/kg, (鼠, sc) = 480mg/kg, (大鼠, orl) = 1330 mg/kg, (大鼠, sc) = 830mg/kg. 【来源】白花前胡 *Peucedanum praeruptorum*, 北沙参 *Glehnia littoralis* (根: 6 产地平均含量 = 0.00125%[1375]), 补骨脂 *Psoralea corylifolia* (干燥成熟果实: 含量范围 = 0.23%~0.98%[1372], 10 产地平均含量 = 0.420%[1375]), 臭草(芸香) *Ruta graveolens* (全株: 2 产地平均含量 = 0.192%[1375]), 粗叶榕(五指毛桃) *Ficus simplicissima* (根: 含量 = 0.062%)[1375], 独活 *Angelica pubescens* f. *biserrata* [Syn.

Angelica pubescens], 防风 *Saposhnikovia divaricata* [Syn. *Ledebouriella seseloides*] (干燥根: 含量 = 0.0012%)[1375], 软毛独活 *Heracleum lanatum*, 无花果 *Ficus carica*. 【文献】2, 3, 4, 40, 167, 893, 1372, 1375.

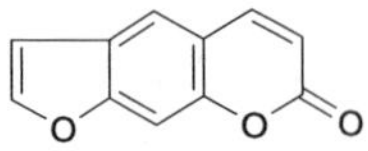

2003 Rutamarin 芸香苦素

Chalepin acetate [14882-94-1] $C_{21}H_{24}O_5$ (356.42). mp 107~108℃. 【类型】呋喃并香豆素. 【活性】细胞毒 (HeLa, 抗DNA合成), 解痉 (猪, 乙酰-β-甲基胆碱引起的冠状动脉收缩 *in vitro*, 大鼠胃底, 大鼠、豚鼠和兔回肠, 甲基胆碱和氯化钡诱导的痉挛, *in vitro*). 【来源】臭草 *Ruta graveolens*, 岩椒草 *Boenninghausenia albiflora*, 日本臭节草* *Boenninghausenia japonica*. 【文献】4, 167.

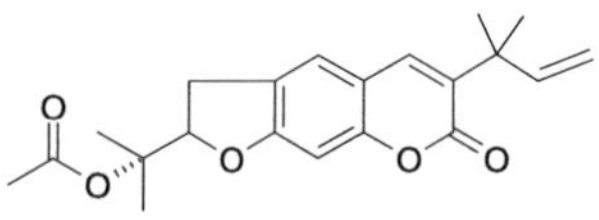

2004 Xanthotoxol 黄毒酚 (花椒毒酚)

[2009-24-7] $C_{11}H_6O_4$ (202.17). mp 251~252℃. 【类型】呋喃并香豆素. 【活性】细胞毒 (HeLa); 抗氧化剂 (DPPH 清除剂, EC_{50} = 25.7μg/mL = 192μmol/L, 对照抗坏血酸, EC_{50} = 1.6μg/mL = 9.1μmol/L)[893]; NO 生成抑制剂 (脂多糖活化的鼠腹膜巨噬细胞, 100μmol/L, 抑制率 = 45.1%±4.0%, 对照 *L*-NMMA, 100μmol/L, 抑制率 = 79.2%±0.9%)[973]. 【来源】北沙参 *Glehnia littoralis* (地下部分), 分叉当归 *Angelica furcijuga* (花), 枸橘 *Poncirus trifoliata*, 杭白芷 *Angelica taiwaniana*, 欧防风 *Pastinaca sativa*, 羌活 *Notopterygium incisum*, 蛇床子 *Cnidium monnieri* (成熟种子: 4 批样本平均含量 = 0.015%[1375]), 亚洲独活* *Heracleum lanatum* var. *asiaticum*, 圆当归 *Angelica archangelica*, 云南羌活 *Pleurospermum rivulorum*, 云前胡 *Peucedanum rubricaule*. 【文献】2, 30, 51, 100, 125, 167, 168, 893, 973, 1375.

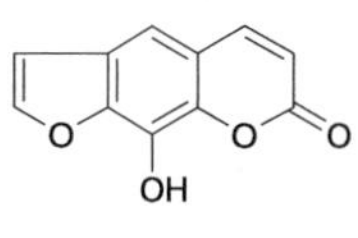

OH

11.3 吡喃并香豆素

2005 Alloxanthoxyletin 别花椒亭

[731-75-9] $C_{15}H_{14}O_4$ (258.28). 【类型】吡喃并香豆素. 【活性】细胞毒 (阻断胸苷进入 HL-60 白血病细胞进而抑制 DNA 合成). 【来源】美洲花椒 *Zanthoxylum americanum* [Syn. *Xanthoxylum americanum*]. 【文献】485.

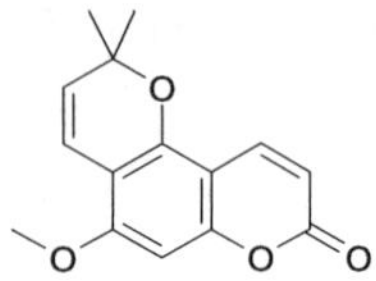

2006 Calophyllolide 红厚壳内酯

[548-27-6] $C_{26}H_{24}O_5$ (416.48). mp 160℃. 【类型】吡喃并香豆素. 【活性】抗关节炎药; 抗炎 (大鼠, ip, 角叉菜胶引起的足肿胀模型, 40mg/kg, 抑制率 = 60.7%, 大鼠, orl, 角叉菜胶引起的足肿胀模型, ED_{50} = 140mg/kg); 细胞毒 (KB, IC_{50} = 3.5μg/mL)[831]; 抗菌 (金黄色葡萄球菌, 20μg/盘, DIZ =16.0mm; 大肠埃希菌, 20μg/盘, 无活性; 鳗弧菌, 20μg/盘, 无活性)[831]; 抗真菌实验无活性 (热带假丝酵母, 20μg/盘)[831]. 【来源】海棠果 *Calophyllum inophyllum* (根皮和坚果). 【文献】167, 169, 831.

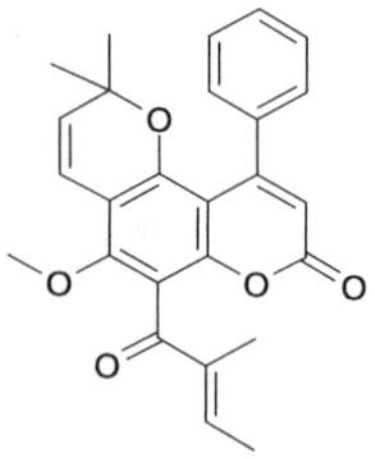

2007 Clausarin 黄皮香豆素

3,10-Bis(1,1-dimethyl-2-propenyl)-5-hydroxy-8,8-dimethyl-2*H*,8*H*-benzo[1,2-b:5,4-b']dipyran-2-one [62770-67-6] $C_{24}H_{28}O_4$ (380.49). 【类型】吡喃并香豆素. 【活性】抗肿瘤 [Raji 细胞, 抗肿瘤促进剂, *in vivo*, 抑制 TPA 诱导的 EBV-EA 活化, 化合物浓度 = 500(mol ratio/32 pmol TPA), EBV-EA 活化细胞 = 41.9%±1.5% (生存能力 > 80%), β-胡萝卜素, EBV-EA 活化细胞 =

34.3%±1.1% (生存能力 > 80), 姜黄素, EBV-EA 活化细胞 = 22.8%±1.8% (生存能力 > 80%); IC_{50} = 343 (mol ratio/32 pmol TPA), β-胡萝卜素, IC_{50} = 400 (mol ratio/32 pmol TPA), 姜黄素, IC_{50} = 341(mol ratio/32 pmol TPA)][1211]. 【来源】山黄皮 *Clausena excavata*, 橙子 *Citrus junos*, 柑橘属 *Citrus medica* var. *etrog*, 柑橘属 *Citrus jambhiri*, 柑橘属 *Citrus tamurana*. 【文献】176, 1211.

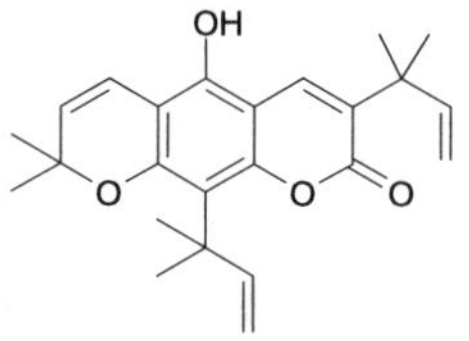

2008 Dentatin 齿叶黄皮素 (枸橼内酯)

Poncitrin [22980-57-0] $C_{20}H_{22}O_4$ (326.40). mp 95~96℃; mp 93~94℃. 【类型】吡喃并香豆素. 【活性】抗菌 (结核分枝杆菌, MIC = 50μg/mL, 对照异烟肼, MIC = 0.040~0.090μg/mL, 卡那霉素硫酸盐, MIC = 2.0~5.0μg/mL)[1302]; 抗真菌实验无活性 (白色念珠菌, 对照两性霉素, IC_{50} = 0.01μg/mL)[1302]; 抗肿瘤 [Raji 细胞, 抗肿瘤促进剂, *in vivo*, 抑制 TPA 诱导的 EBV-EA 活化, 化合物浓度 = 500 (mol ratio/32 pmol TPA), EBV-EA 活化细胞 = 47.9%±1.4% (生存能力> 80%), β-胡萝卜素, EBV-EA 活化细胞 = 34.3%±1.1% (生存能力 > 80), 姜黄素, EBV-EA 活化细胞 = 22.8%±1.8% (生存能力 > 80%); IC_{50} = 496(mol ratio/32 pmol TPA), β-胡萝卜素, IC_{50} = 400(mol ratio/32 pmol TPA), 姜黄素 IC_{50} = 341(mol ratio/32 pmol TPA)][5048]. 【来源】橙子 *Citrus junos*, 山黄皮 *Clausena excavata*, 野黄皮 *Clausena dentata*, 枳根皮 *Poncirus trifoliata*. 【文献】5, 299, 1302, 1211.

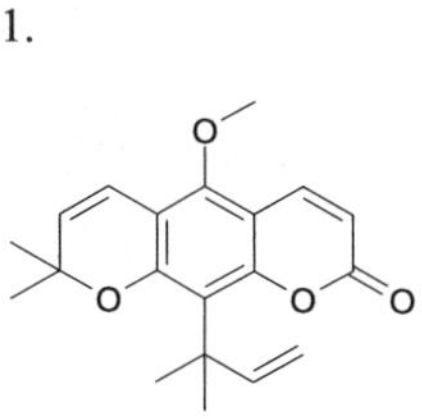

2009 Dipetaline 二花瓣

[59701-36-9] $C_{20}H_{22}O_4$ (326.40). 【类型】吡喃并香豆素. 【活性】细胞毒 (阻断胸苷进入 HL-60 白血病细胞进而抑制 DNA 合成). 【来源】美洲花椒 *Zanthoxylum americanum* [Syn. *Xanthoxylum americanum*] 【文献】485.

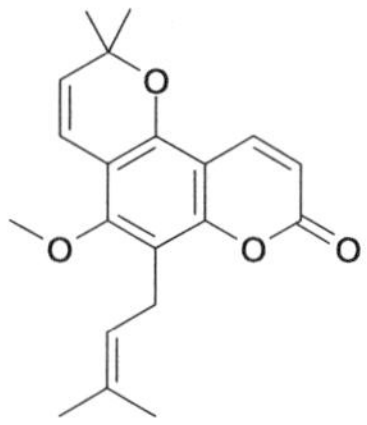

2010 *cis*-Grandmarin

$C_{15}H_{16}O_6$ (292.29). 【类型】吡喃并香豆素. 【活性】抗肿瘤 [Raji 细胞, 抗肿瘤促进剂, *in vivo*, 抑制 TPA 诱导的 EBV-EA 活化, 化合物浓度 = 500 (mol ratio/32 pmol TPA): EBV-EA 活化细胞 = 41.8%±1.4% (生存能力>80%), β-胡萝卜素, EBV-EA 活化细胞 = 34.3%±1.1% (生存能力>80%), 姜黄素, EBV-EA 活化细胞 = 22.8%±1.8% (生存能力>80%), 化合物 IC_{50} = 350 (mol ratio/32 pmol TPA), β-胡萝卜素, IC_{50} = 400 (mol ratio/32 pmol TPA), 姜黄素, IC_{50} = 341 (mol ratio/32 pmol TPA)][1211]. 【来源】柑橘属 *Citrus tamurana*. 【文献】1211.

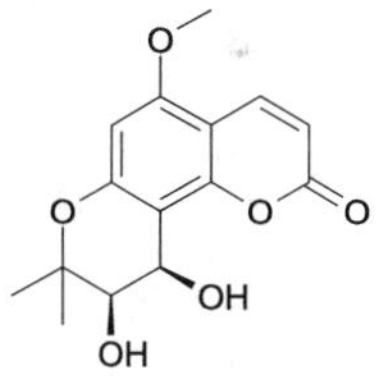

2011 *trans*-Grandmarin isovalerate

$C_{20}H_{24}O_7$ (376.41). 【类型】吡喃并香豆素. 【活性】抗肿瘤 [Raji 细胞, 抗肿瘤促进剂, *in vivo*, 抑制 TPA 诱导的 EBV-EA 活化, 化合物浓度 = 500 (mol ratio/32 pmol TPA): EBV-EA 活化细胞 = 42.5%±1.3% (生存能力>80%), β-胡萝卜素, EBV-EA 活化细胞 = 34.3%±1.1% (生存能力>80%), 姜黄素, EBV-EA 活化细胞 = 22.8%±1.8% (生存能力>80%), 化合物 IC_{50} = 428 (mol ratio/32 pmol TPA), β-胡萝卜素, IC_{50} = 400 (mol ratio/32 pmol TPA), 姜黄素, IC_{50} = 341 (mol ratio/32 pmol TPA)][1211]. 【来源】柑橘属 *Citrus hassaku*. 【文献】1211.

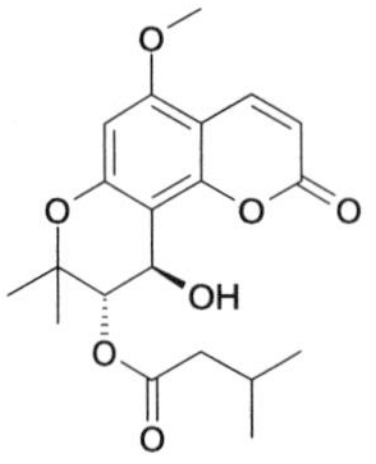

2012 5-Hydroxyseselin 5-羟基邪蒿素*

$C_{14}H_{12}O_4$ (244.25). 【类型】吡喃并香豆素. 【活性】抗肿瘤 [Raji 细胞, 抗肿瘤促进剂, *in vivo*, 抑制 TPA 诱导的 EBV-EA 活化, 化合物浓度 = 500 (mol ratio/32 pmol TPA): EBV-EA 活化细胞 = 43.7%±1.6% (生存能力>80%), *β*-胡萝卜素, EBV-EA 活化细胞 = 34.3%±1.1% (生存能力>80%), 姜黄素, EBV-EA 活化细胞 = 22.8%±1.8% (生存能力>80%), 化合物 IC_{50} = 430 (mol ratio/32 pmol TPA), *β*-胡萝卜素, IC_{50} = 400 (mol ratio/32 pmol TPA), 姜黄素, IC_{50} = 341 (mol ratio/32 pmol TPA)][1211]. 【来源】柑橘属 *Citrus sulcata*, 柑橘属 *Citrus tamurana*. 【文献】1211.

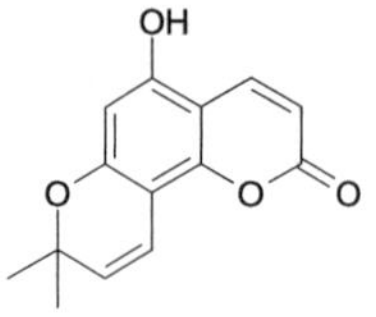

2013 Junosmarin

$C_{19}H_{22}O_6$ (346.38). 【类型】吡喃并香豆素. 【活性】抗肿瘤 [Raji 细胞, 抗肿瘤促进剂, *in vivo*, 抑制 TPA 诱导的 EBV-EA 活化, 化合物浓度 = 500 (mol ratio/32 pmol TPA): EBV-EA 活化细胞 = 42.2%±1.4% (生存能力>80%), *β*-胡萝卜素, EBV-EA 活化细胞 = 34.3%±1.1% (生存能力>80%), 姜黄素, EBV-EA 活化细胞 = 22.8%±1.8% (生存能力>80%), 化合物 IC_{50} = 351 (mol ratio/32 pmol TPA), *β*-胡萝卜素, IC_{50} = 400 (mol ratio/32 pmol TPA), 姜黄素, IC_{50} = 341 (mol ratio/32 pmol TPA)][1211]. 【来源】柑橘属 *Citrus medica* var. *etrog*, 立花橘 *Citrus tachibana*, 柑橘属 *Citrus rugulosa*, 柑橘属 *Citrus hassaku*. 【文献】1211.

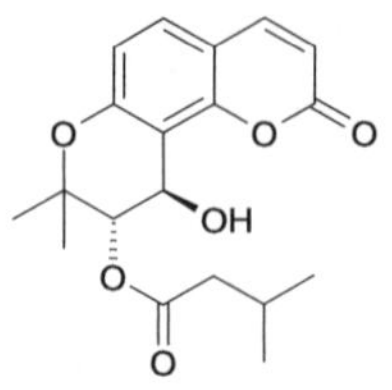

2014 Khellactone 凯林内酯*

$C_{14}H_{14}O_5$ (262.26). 【类型】吡喃并香豆素. 【活性】抗肿瘤 [Raji 细胞, 抗肿瘤促进剂, *in vivo*, 抑制 TPA 诱导的 EBV-EA 活化, 化合物浓度 = 500 (mol ratio/32 pmol TPA): EBV-EA 活化细胞 = 36.9%±1.2% (生存能力>80%), *β*-胡萝卜素, EBV-EA 活化细胞 = 34.3%±1.1% (生存能力>80%), 姜黄素, EBV-EA 活化细胞 = 22.8%±1.8% (生存能力>80%), 化合物 IC_{50} = 341 (mol ratio/32 pmol TPA), *β*-胡萝卜素, IC_{50} = 400(mol ratio/32 pmol TPA), 姜黄素, IC_{50} = 341 (mol ratio/32 pmol TPA)][1211]. 【来源】立花橘 *Citrus tachibana*. 【文献】1211.

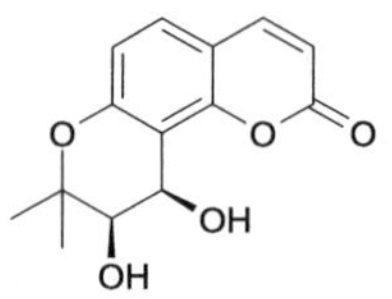

2015 Licopyranocoumarin 甘草吡喃香豆酮

[117038-80-9] $C_{21}H_{20}O_7$ (384.39). 黄色晶体, mp 137℃, $[\alpha]_D$ = +14° (*c* = 1, 丙酮). 【类型】吡喃并香豆素. 【活性】抗 HIV (人, 20μg/mL 抑制巨细胞生成且未见细胞毒性); 单胺氧化酶抑制剂 (IC_{50} = 140μmol/L). 【来源】甘草 *Glycyrrhiza uralensis*. 【文献】2, 299, 361, 363.

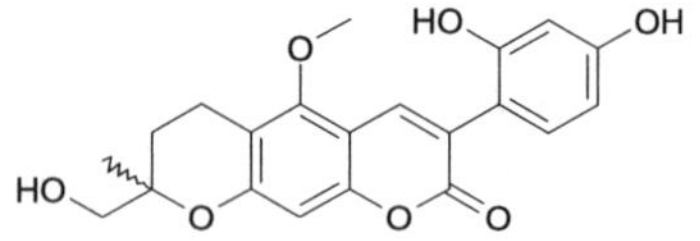

2016 Mammea A/AB cyclo D 黄果木素 A/AB 环 D*

$C_{25}H_{24}O_5$ (404.47). 【类型】吡喃并香豆素. 【活性】细胞毒 (P_{388}, ED_{50} > 20μg/mL, 对照椭圆玫瑰树碱 ED_{50} = 0.61μg/mL; KB, ED_{50} = 15.1μg/mL, 椭圆玫瑰树碱 ED_{50} = 0.54μg/mL; Col2, ED_{50} > 20μg/mL, 椭圆玫瑰树碱 ED_{50} = 0.60μg/mL; Lu1, ED_{50} > 20μg/mL, 椭圆

玫瑰树碱 ED_{50} = 0.61μg/mL; BCA-1, ED_{50} > 20μg/mL, 椭圆玫瑰树碱 ED_{50} = 0.52μg/mL)[1360].【来源】非洲黄果木 *Mammea africana*, 黄果木属 *Mammea harmandii* (叶和小枝), 铁力木属 *Mesua thwaitesii*.【文献】299, 1360.

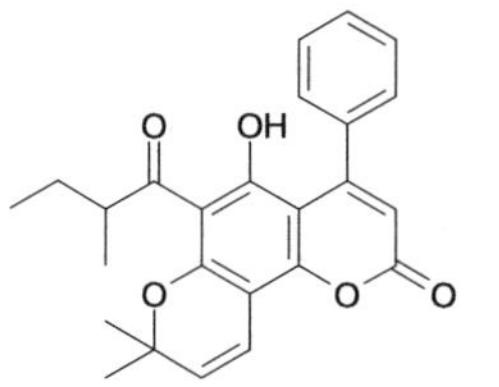

2017 5-Methoxyseselin 5-甲氧基邪蒿素*

$C_{15}H_{14}O_4$ (258.28).【类型】吡喃并香豆素.【活性】抗肿瘤 [Raji 细胞, 抗肿瘤促进剂, *in vivo*, 抑制 TPA 诱导的 EBV-EA 活化, 化合物浓度 = 500 (mol ratio/32 pmol TPA): EBV-EA 活化细胞 = 44.3%±1.3% (生存能力>80%), *β*-胡萝卜素, EBV-EA 活化细胞 = 34.3%±1.1% (生存能力>80%), 姜黄素, EBV-EA 活化细胞 = 22.8%±1.8% (生存能力>80%), 化合物 IC_{50} = 453 (mol ratio/32 pmol TPA), *β*-胡萝卜素, IC_{50} = 400 (mol ratio/32 pmol TPA), 姜黄素, IC_{50} = 341 (mol ratio/32 pmol TPA)][1211].【来源】柑橘属 *Citrus tamurana*, 柑橘属 *Citrus hassaku*.【文献】1211.

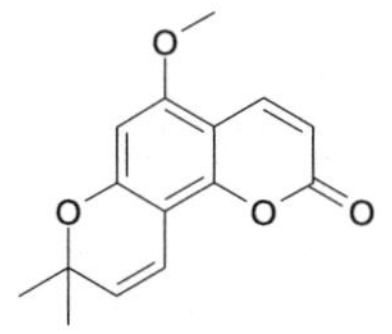

2018 Nordentatin 去甲齿叶黄皮素

[17820-07-4] $C_{19}H_{20}O_4$ (312.37). mp 182℃.【类型】吡喃并香豆素.【活性】抗菌 (结核分枝杆菌, MIC = 100μg/mL, 对照异烟肼, MIC = 0.040~0.090μg/mL, 卡那霉素硫酸盐, MIC = 2.0~5.0μg/mL)[1302]; 抗真菌实验无活性 (白色念珠菌, 对照两性霉素, IC_{50} = 0.01μg/mL)[1302]; 抗肿瘤 [Raji 细胞, 抗肿瘤促进剂, *in vivo*, 抑制 TPA 诱导的 EBV-EA 活化, 化合物浓度 = 500 (mol ratio/32pmol TPA), EBV-EA 活化细胞 = 47.3%±1.9% (生存能力 > 80%), *β*-胡萝卜素, EBV-EA 活化细胞 = 34.3%±1.1% (生存能力= 60%), 姜黄素, EBV-EA 活化细胞 = 22.8%±1.8% (生存能力>80%); IC_{50} = 473 (mol ratio/32pmol TPA), *β*-胡萝卜素, IC_{50} = 400 (mol ratio/32pmol TPA), 姜黄素 IC_{50} = 341 (mol ratio/32 pmol TPA)][1211].【来源】山黄皮 *Clausena excavata*, 野黄皮 *Clausena dentata*, 柑橘属 *Citrus medica* var. *etrog*, 柑橘属 *Citrus jambhiri*, 橙子 *Citrus junos*, 柑橘属 *Citrus tamurana*, 柑橘属 *Citrus hassaku*.【文献】5, 299, 1211, 1302.

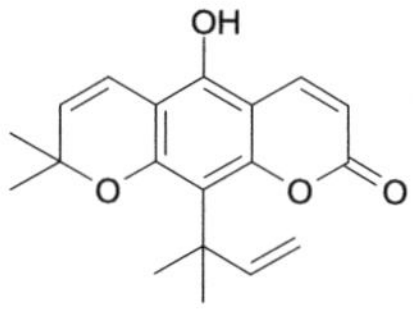

2019 Ponfolin

$C_{24}H_{28}O_4$ (380.49).【类型】吡喃并香豆素.【活性】抗肿瘤 [Raji 细胞, 抗肿瘤促进剂, *in vivo*, 抑制 TPA 诱导的 EBV-EA 活化, 化合物浓度 = 500 (mol ratio/32 pmol TPA): EBV-EA 活化细胞 = 40.3%±2.3% (生存能力>80%), *β*-胡萝卜素, EBV-EA 活化细胞 = 34.3%±1.1% (生存能力>80%), 姜黄素, EBV-EA 活化细胞 = 22.8%±1.8% (生存能力>80%), 化合物 IC_{50} = 338 (mol ratio/32 pmol TPA), *β*-胡萝卜素, IC_{50} = 400 (mol ratio/32 pmol TPA), 姜黄素, IC_{50} = 341 (mol ratio/32 pmol TPA)][1211].【来源】橙子 *Citrus junos*, 立花橘 *Citrus tachibana*, 柑橘属 *Citrus medica* var. *etrog*, 柑橘属 *Citrus rugulosa*, 柑橘属 *Citrus jambhiri*, 柑橘属 *Citrus tamurana*.【文献】1211.

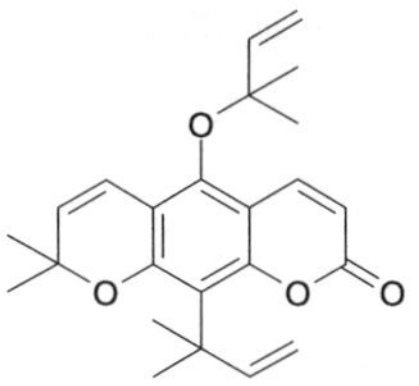

2020 Praeruptorin D 白花前胡素 D

3'*S*,4'*S*-Diangeloyloxy-3',4'-dihydroseselin; Pd-Ⅱ[73069-28-0] $C_{24}H_{26}O_7$ (426.47). 白色针晶 (乙醇), mp 171~172℃, $[\alpha]_D^{24}$ = +34.6° (*c* = 0.8, 三氯甲烷).【类型】吡喃并香豆素.【活性】抗肿瘤 (小鼠, *in vivo*, TPA 诱导的皮肤肿瘤; *in vitro* 抑制促癌剂 TPA 诱导的磷脂磷酰化, 从而抑制癌细胞生长及代谢); 血小板聚集抑制剂 (PAF 诱导的, IC_{50} = 0.05mmol/L).【来源】白花前胡

Peucedanum praeruptorum (根: 平均含量 = 0.543%[1375]), 滨海前胡 *Peucedanum japonicum*, 广西前胡 *Peucedanum guangxiense*, 双色棱子芹* *Pleurospermum govanianum* var. *bicolor*, 台湾前胡 *Peucedanum formosanum*. 【文献】124, 690, 691, 692, 693, 694, 695, 709, 1375.

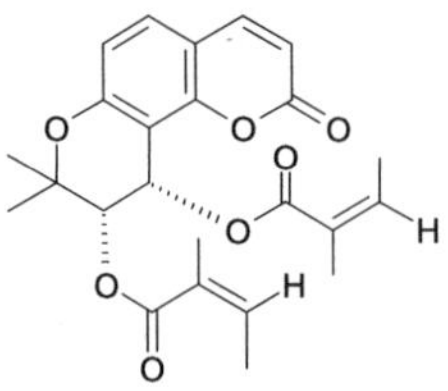

2021 Seselin 邪蒿内酯 (邪蒿素)

$C_{14}H_{12}O_3$ (228.25). mp 119~120℃. 【类型】吡喃并香豆素. 【活性】抗真菌 (弯孢霉菌、黑曲霉菌); 抗肿瘤 [Raji 细胞, 抗肿瘤促进剂, *in vivo*, 抑制 TPA 诱导的 EBV-EA 活化, 化合物浓度 = 500 (mol ratio/32pmol TPA), EBV-EA 活化细胞 = 46.5%±1.9% (生存能力 > 80%), *β*-胡萝卜素, EBV-EA 活化细胞 = 34.3%±1.1% (生存能力 > 80), 姜黄素, EBV-EA 活化细胞 = (22.8±1.8)% (生存能力 > 80%); IC_{50} = 461 (mol ratio/32pmol TPA), *β*-胡萝卜素, IC_{50} = 400 (mol ratio/32pmol TPA), 姜黄素 IC_{50} = 341 (mol ratio/32pmol TPA)][1211]. 【来源】橙子 *Citrus junos*, 枸橘 *Poncirus trifoliata*, 旱芹 *Apium graveolens*, 茴香 *Foeniculum vulgare*, 立花橘 *Citrus tachibana*, 台湾黄檗 *Phellodendron amurense* var. *wilsonii* (叶: 产率 = 0.00012%干重)[1084], 纤叶芹 *Apium leptophyllum*, 印度邪蒿 *Seseli indicum*, 枳根皮 *Poncirus trifoliata*, 枳壳 *Citrus aurantium*, 柑橘属 *Citrus rugulosa*, 柑橘属 *Citrus hassaku*. 【文献】5, 167, 1084, 1211.

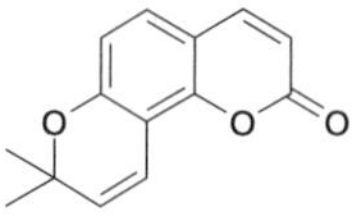

2022 Trachyphyllin

$C_{19}H_{20}O_4$ (312.37). 【类型】吡喃并香豆素. 【活性】抗肿瘤 [Raji 细胞, 抗肿瘤促进剂, *in vivo*, 抑制 TPA 诱导的 EBV-EA 活化, 化合物浓度 = 500 (mol ratio/32 pmol TPA): EBV-EA 活化细胞 = 45.3%±1.5% (生存能力>80%), *β*-胡萝卜素, EBV-EA 活化细胞 = 34.3%±1.1% (生存能力>80%), 姜黄素, EBV-EA 活化细胞 = 22.8%±1.8% (生存能力>80%), 化合物 IC_{50} = 467 (mol ratio/32 pmol TPA), *β*-胡萝卜素, IC_{50} = 400 (mol ratio/32 pmol TPA), 姜黄素, IC_{50} = 341 (mol ratio/32 pmol TPA)][1211]. 【来源】立花橘 *Citrus tachibana*, 柑橘属 *Citrus tamurana*. 【文献】1211.

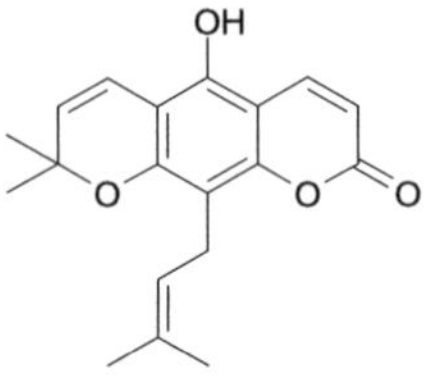

2023 Xanthoxyletin 甲氧基花椒内酯

Xanthoxylin N [84-99-1] $C_{15}H_{14}O_4$ (258.28). 【类型】吡喃并香豆素. 【活性】抗肿瘤 [Raji 细胞, 抗肿瘤促进剂, *in vivo*, 抑制 TPA 诱导的 EBV-EA 活化, 化合物浓度 = 500 (mol ratio/32 pmol TPA), EBV-EA 活化细胞 = 44.6%±1.3% (生存能力 > 80%), *β*-胡萝卜素, EBV-EA 活化细胞 = 34.3%±1.1% (生存能力 >80), 姜黄素, EBV-EA 活化细胞 = 22.8%±1.8% (生存能力> 80%); IC_{50} = 463 (mol ratio/32 pmol TPA), *β*-胡萝卜素, IC_{50} = 400 (mol ratio/32 pmol TPA), 姜黄素 IC_{50} = 341 (mol ratio/32 pmol TPA)][1211]; 细胞毒 (阻断胸苷进入白血病细胞 HL-60 进而抑制 DNA 的生物合成); 抗菌实验无活性 (结核分枝杆菌, 对照异烟肼, MIC = 0.040~0.090μg/mL, 卡那霉素硫酸盐, MIC = 2.0~5.0μg/mL)[1302]; 抗真菌实验无活性 (白色念珠菌, 对照两性霉素, IC_{50} = 0.01μg/mL)[1302]. 【来源】橙子 *Citrus junos*, 山黄皮 *Clausena excavata*, 美洲花椒 *Zanthoxylum americanum* [Syn. *Xanthoxylum americanum*], 柑橘属 *Citrus tamurana*, 柑橘属 *Citrus hassaku*. 【文献】176, 485, 1211, 1302.

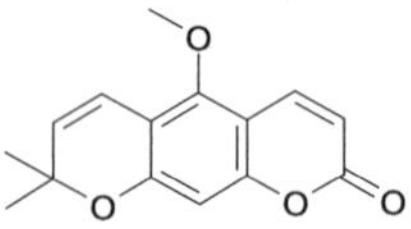

2024 Xanthyletin 花椒内酯

[553-19-5] $C_{14}H_{12}O_3$ (228.25). mp 131.5℃, bp 140~145℃ (0.1mmHg). 【类型】吡喃并香豆素. 【活性】抗菌; 解痉; 植物生长抑制剂 (100μg/mL, 千穗谷, 抑制率 =

0, $P<0.05$; *E. crusgalli*, 抑制率 = 69.7%±2.1%, $P<0.05$)[1264]; 细胞毒 (*in vitro*, A549, ED_{50} = 79.8 μg/mL, 对照阿霉素, ED_{50} = 0.0322μg/mL; MCF7, ED_{50} = 18.4μg/mL, 阿霉素, ED_{50} = 0.0204μg/mL; HT29, ED_{50} = 47.4μg/mL, 阿霉素, ED_{50} = 0.0421μg/mL; A498, ED_{50} = 64.8μg/mL, 阿霉素, ED_{50} = 0.00348μg/mL; PC3, ED_{50} = 45.2μg/mL, 阿霉素, ED_{50} = 0.241μg/mL; PACA-2, ED_{50} = 5.5μg/mL, 阿霉素, ED_{50} = 0.0120μg/mL)[1264]; 细胞毒 (HeLa *in vitro*, ID_{50} = 10μg/mL); 抗肿瘤 [Raji 细胞, 抗肿瘤促进剂, *in vivo*, 抑制 TPA 诱导的 EBV-EA 活化, 化合物浓度 = 500 (mol ratio/32pmol TPA), EBV-EA 活化细胞 = 48.4%±1.1% (生存能力 > 80%), β-胡萝卜素, EBV-EA 活化细胞 = 34.3%±1.1% (生存能力>80), 姜黄素, EBV-EA 活化细胞 = 22.8%±1.8% (生存能力 > 80%); IC_{50} = 479 (mol ratio/32 pmol TPA), β-胡萝卜素, IC_{50} = 400 (mol ratio/32 pmol TPA), 姜黄素 IC_{50} = 341 (mol ratio/32 pmol TPA)][1211]; AChE 抑制剂 (*in vitro*, IC_{50} = 150μmol/L)[654]. 【来源】臭草 *Ruta graveolens*, 椤叶花椒 *Zanthoxylum ailanthoides*, 椤叶花椒皮 *Zanthoxylum ailanthoides*, 蕉柑 *Citrus tankan*, 来檬 *Citrus aurantifolia*, 立花橘 *Citrus tachibana*, 美洲花椒 *Zanthoxylum americanum* [Syn. *Xanthoxylum americanum*], 柠檬 *Citrus limon*, 柠檬根 *Citrus limon*, 三叶藤橘 *Luvunga scandens*, 朝鲜当归 *Angelica gigas* (地下部分)[654], 岩椒草 *Boenninghausenia albiflora*, 柑橘属 *Citrus medica* var. *etrog*, 柑橘属 *Citrus rugulosa*, 柑橘属 *Citrus jambhiri*, 柑橘属 *Citrus tamurana*, 柑橘属 *Citrus hassaku*, *Stauranthus perforatus* (根). 【文献】4, 5, 167, 168, 654, 1211, 1264.

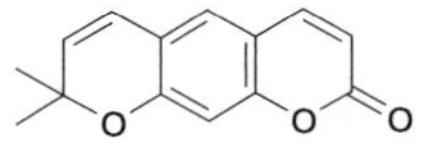

11.4 异 香 豆 素

2025 Bergenin 岩白菜素

Arolisic acid B [477-90-7] $C_{14}H_{16}O_9$ (328.28). 【类型】异香豆素. 【活性】DPPH 清除剂 [IC_{50} = 131μmol/L, 对照 Trolox, IC_{50} = (25.4±0.8)μmol/L][917]; 细胞毒 (鼠, 乳腺癌细胞系 FM3A, IC_{50} = 44μmol/L)[917]; 抗炎; 镇咳; LD_{50} (鼠, ip) = 10g/kg. 【来源】百两金 *Ardisia crispa*, 大花落新妇 *Astilbe macroflora*, 二雌云实* *Caesalpinia digyna*, 厚叶岩白菜 *Bergenia crassifolia*, 虎耳草 *Saxifraga stolonifera* (干燥全株: 3 产地平均含量 = 0.46%)[1375], 落新妇 *Astilbe chinensis* (全株: 含量 = 5.97%)[1375], 吕宋楸毛 *Mallotus philippinensis*, 慕荷 (鬼灯擎) *Rodgersia aesculifolia* (干燥根茎: 平均含量 = 5.13%)[1375], 庭园紫金牛* *Ardisia hortorum*, 岩白菜 *Bergenia purpurascens* (含量范围 = 2.1%~3.0%)[1372], 野梧桐 *Mallotus japonicus*, 有色紫金牛* *Ardisia colorata* (果实), 紫金牛 *Ardisia japonica* (全株: 5 实验室测定含量范围 = 0.42%~3.26%, 平均含量 = 1.30%)[1375]. 【文献】1, 3, 5, 168, 917, 1372, 1375.

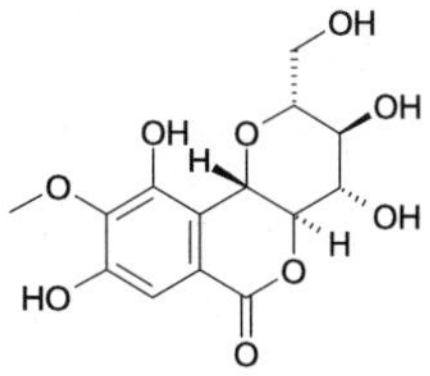

2026 Phelligridin A 桑黄素 A*

$C_{13}H_8O_6$ (260.21). 【类型】异香豆素. 【活性】细胞毒 (*in vitro*, A549, IC_{50} > 0.192μmol/L; BGC823, IC_{50} = 0.181μmol/L; MCF7, IC_{50} = 0.109μmol/L; Bel7402, IC_{50} = 0.11μmol/L; Ketr3, IC_{50} > 0.192μmol/L; HCT8, IC_{50} > 0.192μmol/L; 对照拓扑替康, A549, IC_{50} = 0.0032μmol/L; BGC823, IC_{50} = 0.0043μmol/L; MCF7, IC_{50} = 0.0018μmol/L; Bel7402, IC_{50} = 0.0012μmol/L; Ketr3, IC_{50} = 0.0049μmol/L; HCT8, IC_{50} = 0.0015μmol/L)[1097]. 【来源】桑黄 *Phellinus igniarius* (子实体). 【文献】1097.

2027 Phelligridin C 桑黄素 C*

$C_{20}H_{12}O_7$ (364.31). 黄色粉末, mp 272~275℃ (甲醇). 【类型】异香豆素. 【活性】细胞毒 (*in vitro*, A549, IC_{50}

= 0.012μmol/L; BGC823, IC_{50} > 0.137μmol/L; MCF7, IC_{50} = 0.072μmol/L; Bel7402, IC_{50} = 0.01μmol/L; Ketr3, IC_{50} =0.094μmol/L; HCT8, IC_{50} = 0.126μmol/L; 对照拓扑替康, A549, IC_{50} = 0.0032μmol/L; BGC823, IC_{50} = 0.0043μmol/L; MCF7, IC_{50} = 0.0018μmol/L; Bel7402, IC_{50} = 0.0012μmol/L; Ketr3, IC_{50} = 0.0049μmol/L; HCT8, IC_{50} = 0.0015μmol/L)[1097].. 【来源】桑黄 *Phellinus igniarius* (子实体: 产率 = 0.0013%干重). 【文献】1097.

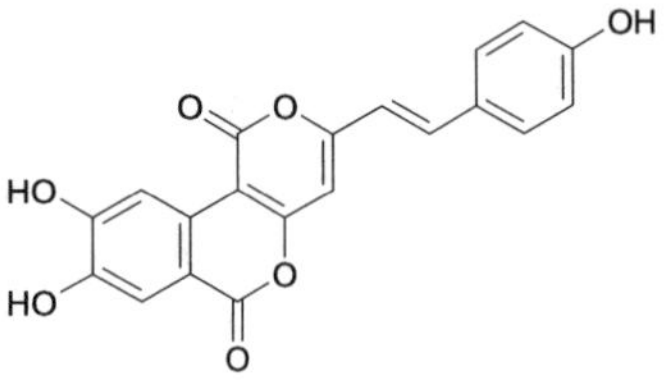

2028 Phelligridin D 桑黄素 D*

$C_{20}H_{12}O_8$ (380.31). 黄色粉末 (甲醇), mp > 300℃. 【类型】异香豆素. 【活性】细胞毒 (*in vitro*, A549, IC_{50} = 0.016μmol/L; BGC823, IC_{50} > 0.131μmol/L; MCF7, IC_{50} = 0.0037μmol/L; Bel7402, IC_{50} = 0.008μmol/L; Ketr3, IC_{50} =0.09μmol/L; HCT8, IC_{50} = 0.099μmol/L; 对照拓扑替康, A549, IC_{50} = 0.0032μmol/L; BGC823, IC_{50} = 0.0043μmol/L; MCF7, IC_{50} = 0.0018μmol/L; Bel7402, IC_{50} = 0.0012μmol/L; Ketr3, IC_{50} = 0.0049 μmol/L; HCT8, IC_{50} = 0.0015μmol/L)[1097].. 【来源】桑黄 *Phellinus igniarius* (子实体: 产率 = 0.00034%干重). 【文献】1097.

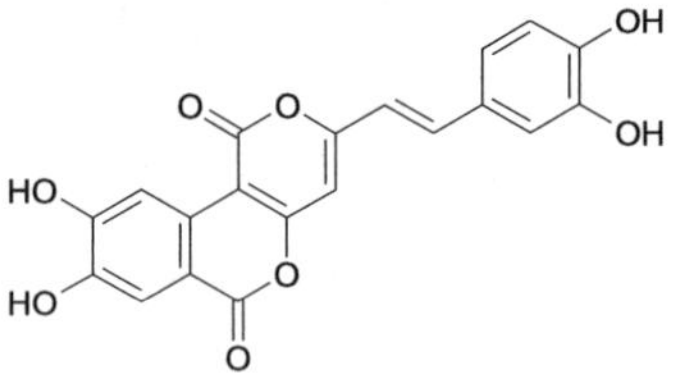

2029 Phelligridin E 桑黄素 E*

$C_{25}H_{14}O_{10}$ (474.38). 橙色粉末 (甲醇), mp 178~181℃, $[\alpha]_D^{18}$ = 0° (*c* = 0.16, 甲醇：二甲亚砜 = 1：1). 【类型】异香豆素. 【活性】细胞毒 (*in vitro*, A549, IC_{50} = 0.079μmol/L; BGC823, IC_{50} = 0.096μmol/L; MCF7, IC_{50} = 0.07μmol/L; Bel7402, IC_{50} = 0.055μmol/L; Ketr3, IC_{50} > 0.105μmol/L; HCT8, IC_{50} > 0.105μmol/L; 对照拓扑替康, A549, IC_{50} = 0.0032μmol/L; BGC823, IC_{50} = 0.0043μmol/L; MCF7, IC_{50} = 0.0018μmol/L; Bel7402, IC_{50} = 0.0012μmol/L; Ketr3, IC_{50} = 0.0049μmol/L; HCT8, IC_{50} = 0.0015μmol/L)[1097].. 【来源】桑黄 *Phellinus igniarius* (子实体: 产率 = 0.00030%干重). 【文献】1097.

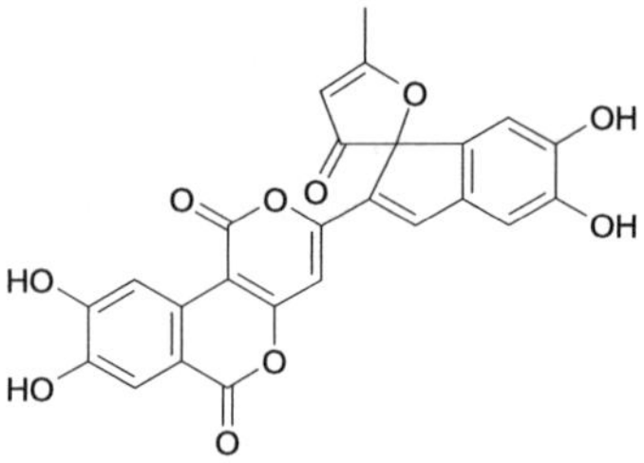

12. 木 脂 体 类

12.1 木 脂 体

2030 Anthricin 峨参内酯(去氧鬼臼毒素)

Deoxypodophyllotoxin [19186-35-7] $C_{22}H_{22}O_7$ (398.42). 无色棱柱状晶体 (无水乙醇), mp 166~169℃, $[\alpha]_D^{27}$ = (−113.9±1.6)° (*c* = 0.985, 三氯甲烷); mp 162~164℃ (甲醇), $[\alpha]_D$ = −102.5° (*c* = 0.20, 三氯甲烷). 【类型】木脂体. 【活性】细胞毒 (培养鼠表皮 308 细胞, 测定 TPA-诱导的鸟氨酸脱羧酶抑制活性)[1205]; 抗肿瘤 (P_{388}); 抗有丝分裂; 抗病毒 (HSV-1, 麻疹病毒); 细胞毒 (KB, ED_{50} ≤ 20μg/mL); 抗肝毒 (鼠, sc, 10mg/kg, 抑制血清中四氯化碳引起的 GPT 升高). 【来源】北美崖柏 *Thuja occidentalis*, 叉子圆柏 *Juniperus sabina*, 柽柳叶圆柏* *Juniperus sabina* var. *tamariscifolia*, 峨参 *Anthriscus sylvestris*, 六角莲 *Dysosma pleiantha* [Syn. *Podophyllum pleianthum*], 罗汉柏 *Thujopsis dolobrata*, 南美洲桧 *Juniperus silicicola*, 桃儿七 *Podophyllum emodii* [Syn. *Podophyllum emodii* var. *chinense*; *Podophyllum sikkimenosis; Sinopodophyllum emodii*] (根茎: 2 产地平均含量 = 0.265%[1375]), 小叶裂榄 *Bursera microphylla*, 香松属 *Libocedrus* sp. 【文献】3, 5, 167, 169, 729, 1205, 1371, 1375.

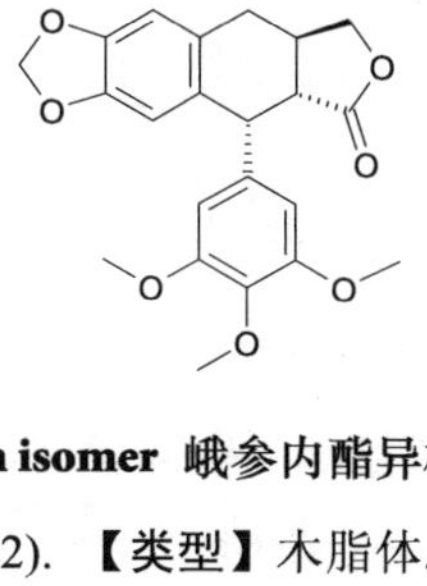

2031 Anthricin isomer 峨参内酯异构体

$C_{22}H_{22}O_7$ (398.42). 【类型】木脂体. 【活性】细胞毒 (JB6 细胞, 软琼脂转换实验)[1205]; 细胞毒 (培养鼠表皮 308 细胞, TPA-诱导的鸟氨酸脱羧酶抑制活性实验)[1205]. 【来源】北美崖柏 *Thuja occidentalis*. 【文献】1205.

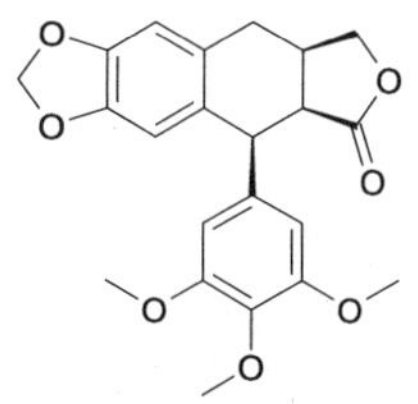

2032 Anticancer Lignan PMV70P691-124 抗癌木质体内酯 PMV70P691-124

$C_{20}H_{20}O_7$ (372.38). 【类型】木脂体. 【活性】细胞毒 (培养鼠肝癌细胞 Hepa1c1c7, 诱导醌还原酶实验)[1205]. 【来源】黄花稔 *Sida acuta*. 【文献】1205.

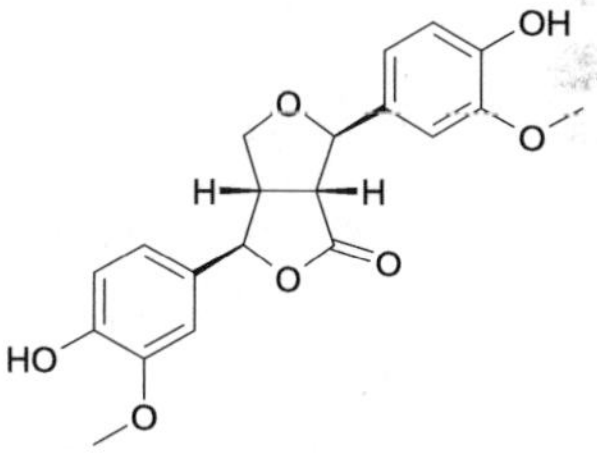

2033 Anticancer Lignan PMV70P691-126 抗癌木质体内酯 PMV70P691-126

$C_{24}H_{28}O_9$ (460.49). 【类型】木脂体. 【活性】细胞毒 (JB6 细胞, 软琼脂转换实验)[1205]. 【来源】莲叶桐 *Hernandia Sonora* [Syn. *Hernandia ovigera*] (种子). 【文献】1205.

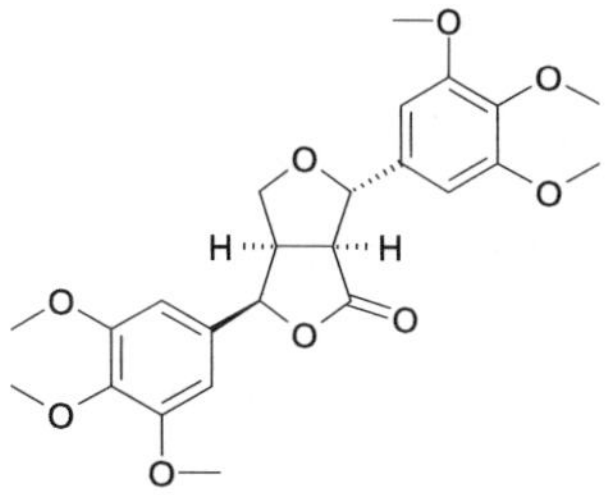

2034 Arabelline

$C_{32}H_{34}O_{16}$ (674.62). 【类型】木脂体. 【活性】细胞毒 [人 LoVo 细胞系 *in vitro*, IC_{50}= (63.21±6.21)μL/mL][908]. 【来源】拟芸香属 *Haplophyllum patavinum* (苗). 【文献】908.

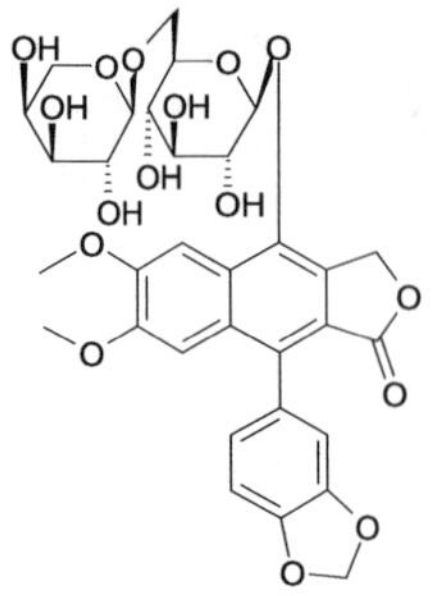

2035 *L*-Arctigenin *L*-牛蒡苷元(牛蒡素)

[7770-78-7] $C_{21}H_{24}O_6$ (372.42). mp [*cis*-(−)] 102℃. 【类型】木脂体. 【活性】抗肿瘤 (淋巴瘤); 环腺嘌呤单核苷酸磷酸二酯酶抑制剂; 醛糖还原酶抑制实验无活性 (IC_{50} > 100μmol/L, 100μmol/L 抑制率 = 16%, 对照依帕司他, IC_{50} = 0.072μmol/L)[1000]; 细胞毒 (A549, ED_{50} = 5.6μmol/L, ED_{50} = 15.1μg/mL, 对照阿霉素, ED_{50} = 0.01μmol/L, ED_{50} = 0.02μg/mL; MCF7, ED_{50} = 10.4μmol/L, ED_{50} = 27.9μg/mL, 阿霉素, ED_{50} = 0.1μmol/L, ED_{50} = 0.1μg/mL; HT29, ED_{50} = 9.6μmol/L, ED_{50} = 26.0μg/mL, 阿霉素, ED_{50} = 0.1μmol/L, ED_{50} = 0.1μg/mL)[1228]. 【来源】峨参 *Anthriscus sylvestris*, 金钟花 *Forsythia viridissima*, 了哥王根 *Wikstroemia indica*, 牛蒡子 *Arctium lappa* (干燥成熟果实: 11 产地含量范围 = 0.049%~0.354%, 平均含量 = 0.170%[1375]), 水母雪莲花 *Saussurea medusa* (干燥全株: 含量 = 0.708%[1381]), 台湾杉 *Taiwania cryptomerioides* (心材), 五爪龙 *Ipomoea cairica* [Syn. *Ipomoea palmata*], 雪莲 *Saussurea involucrata*. 【文献】5, 167, 168, 1000, 1228, 1371, 1375, 1381.

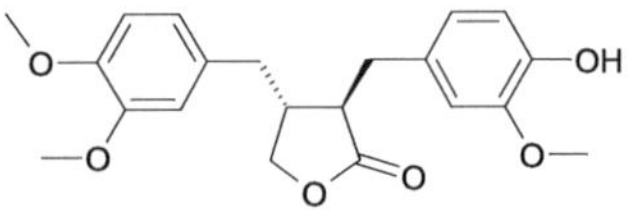

2036 Burseran 裂榄素

[23284-23-3] $C_{22}H_{26}O_6$ (386.45). 油状物, $[\alpha]_D^{20}$ = +37.5°. 【类型】木脂体. 【活性】抗肿瘤 (人表皮鼻咽癌 9KB, EC = 0.026μg/mL). 【来源】小叶裂榄 *Bursera microphylla*. 【文献】167, 169.

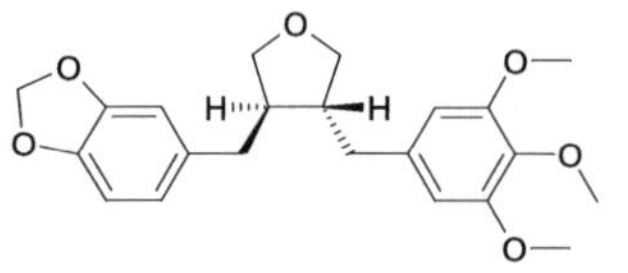

2037 Burseranin 裂榄宁

$C_{21}H_{18}O_7$ (382.37). 无色蜡状固体, $[\alpha]_D$ = +32° (*c* = 0.27, 甲醇). 【类型】木脂体. 【活性】细胞毒 (人纤维肉瘤细胞 HT1080, ED_{50} = 5.5μg/mL, 对照阿霉素, ED_{50} = 0.1μg/mL)[969]. 【来源】烈味裂榄 *Bursera graveolens* (茎). 【文献】969.

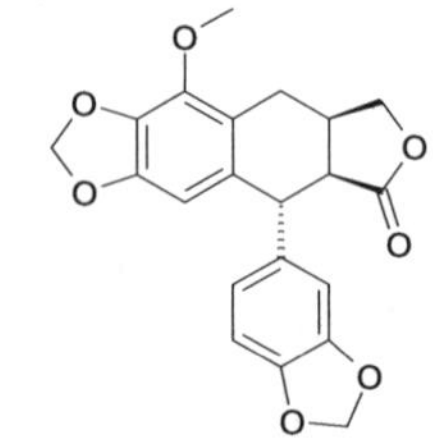

2038 Caruilignan A 青蒿木脂素 A

$C_{25}H_{32}O_9$ (476.53). 无定形粉末, $[\alpha]_D^{24}$ = +61.6° (*c* = 0.83, 三氯甲烷). 【类型】木脂体. 【活性】细胞毒 (Meth-A 肉瘤细胞系, ED_{50} = 6.5μg/mL, LLC Lewis 肺癌细胞系, ED_{50} > 10μg/mL)[726]. 【来源】青蒿 *Artemisia apiacea* [Syn. *Artemisia carvifolia*; *Artemisia caruifolia*] (地上部分). 【文献】726.

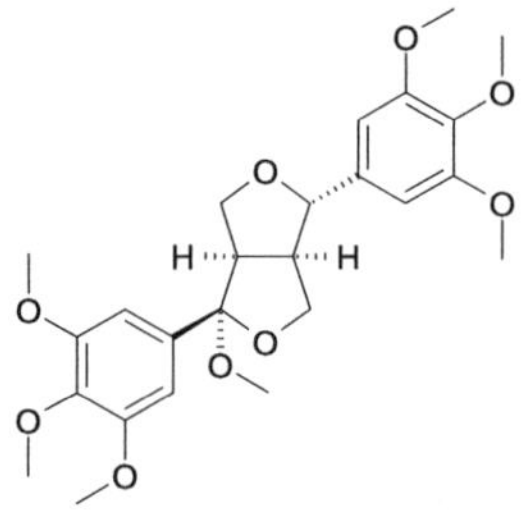

2039 Caruilignan B 青蒿木脂素 B

$C_{23}H_{26}O_8$ (430.46). 无定形粉末, $[\alpha]_D^{24}$ = +78.8° (*c* = 0.51, 三氯甲烷). 【类型】木脂体. 【活性】细胞毒 (Meth-A 肉瘤细胞系, ED_{50} = 4.9μg/mL, LLC Lewis 肺癌细胞系, ED_{50} > 10μg/mL)[726]. 【来源】青蒿 *Artemisia apiacea* [Syn. *Artemisia carvifolia*; *Artemisia caruifolia*] (地上部分). 【文献】726.

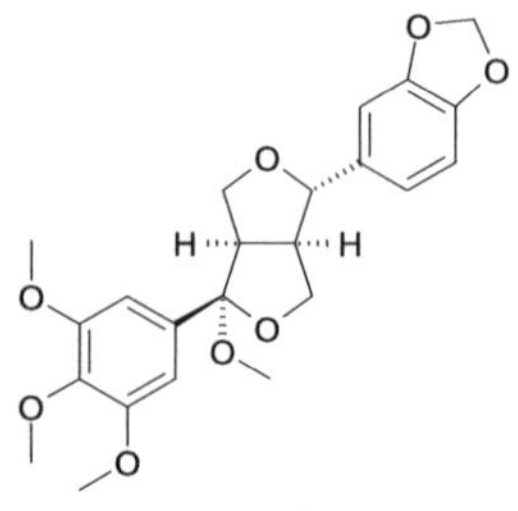

2040 Caruilignan C 青蒿木脂素 C

$C_{15}H_{18}O_6$ (294.31). 无定形粉末, $[\alpha]_D^{24} = +144.1°$ (*c* = 0.18, 三氯甲烷). 木脂体. 细胞毒 (Meth-A 肉瘤细胞系, ED_{50} = 10μg/mL, LLC Lewis 肺癌细胞系, ED_{50} > 10μg/mL)[726]. 青蒿 *Artemisia apiacea* [Syn. *Artemisia carvifolia*; *Artemisia caruifolia*] (地上部分). 726.

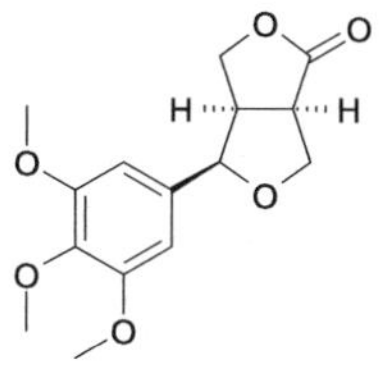

2041 Caruilignan D 青蒿木脂素 D

$C_{14}H_{16}O_6$ (280.28). 无定形粉末, $[\alpha]_D^{24} = +126.0°$ (*c* = 0.13, 三氯甲烷). 【类型】木脂体. 【活性】细胞毒 (Meth-A 肉瘤细胞系, ED_{50} > 10μg/mL, LLC Lewis 肺癌细胞系, ED_{50} > 10μg/mL)[726]. 【来源】青蒿 *Artemisia apiacea* [Syn. *Artemisia carvifolia*; *Artemisia caruifolia*] (地上部分). 【文献】726.

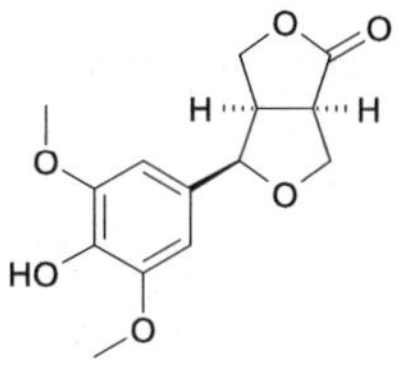

2042 Cleistanone 闭花木素

$C_{22}H_{18}O_8$ (410.38). 暗黄色晶体, mp 217~218℃ (甲醇), $[\alpha]_D^{25} = +4°$ (*c* = 1.5, 甲醇). 【类型】木脂体. 【活性】细胞毒 (MT2 细胞系, 用 MTT 比色法测量抗增生活性, LD_{50} = 38.1μmol/L, 对照依托泊苷, LD_{50} = 22.1 μmol/L)[959]. 【来源】丘生闭花木 *Cleistanthus collinus* (地上部分). 【文献】959.

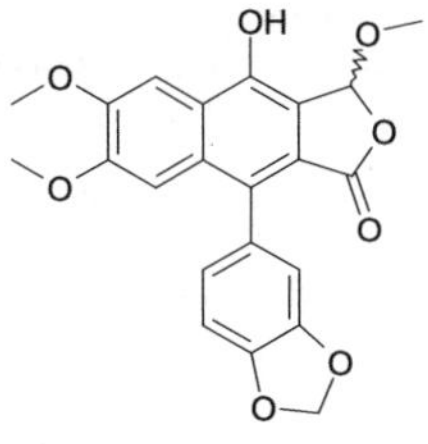

2043 Cubebinolide 荜澄茄内酯[(−)-西诺奇宁*]

(−)-Hinokinin [26543-89-5] $C_{20}H_{18}O_6$ (354.36). mp (+) 64~65℃, (−) 64~65℃, (±) 108℃. 【类型】木脂体. 【活性】细胞毒 (A549, ED_{50} = 9.2μmol/L, ED_{50} = 26.1 μg/mL, 对照阿霉素, ED_{50} = 0.01μmol/L, ED_{50} = 0.02μg/mL; MCF7, ED_{50} = 4.9μmol/L, ED_{50} = 13.8μg/mL, 阿霉素, ED_{50} = 0.1μmol/L, ED_{50} = 0.1μg/mL; HT29, ED_{50} = 4.0μmol/L, ED_{50} = 11.4μg/mL, 阿霉素, ED_{50} = 0.1 μmol/L, ED_{50} = 0.1μg/mL)[1228]; CYP3A4 抑制剂和 CYP2D6 抑制剂 (*in vitro*, CYP3A4, IC_{50} = 8μmol/L; CYP2D6, IC_{50} = 26.5μmol/L; 对照酮康唑, CYP3A4, IC_{50} = 0.72μmol/L; 对照喹尼定, CYP2D6, IC_{50} = 0.082 μmol/L)[1128]; 杀虫增效剂. 【来源】荜澄茄 *Piper cubeba* (果实: 产率 = 0.00083%干重), 日本扁柏 *Chamaecyparis obtusa*, 台湾杉 *Taiwania cryptomerioides* (心材). 【文献】5, 167, 1128, 1228.

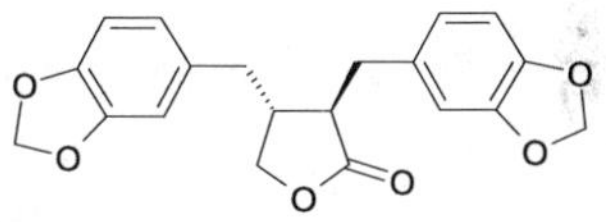

2044 4'-Demethyldeoxypodophyllotoxin 4'-去甲去氧鬼臼毒素

4-Demethyl-deoxypodophyllotoxin $C_{21}H_{20}O_7$ (384.39). 无色片状晶体, mp 246~248℃, $[\alpha]_D^{20} = -127.3°$ (*c* = 0.11, 三氯甲烷). 【类型】木脂体. 【活性】抗肿瘤 (P_{388}); 抗有丝分裂; 细胞毒 (KB, ED_{50} = 0.0012μg/mL); 细胞毒 (KB, IC_{50} = 17.7ng/mL, 对照长春碱, IC_{50} = 9.7 ng/mL; LNCaP, IC_{50} = 10.0ng/mL, 长春碱, IC_{50} = 10.5 ng/mL; Col2, IC_{50} = 23.1ng/mL, 长春碱, IC_{50} = 8.1 ng/mL)[1285]. 【来源】白八角莲(贵州八角莲) *Dysosma majorensis* [Syn. *Podophyllum majorense*; *Dysosma lichuanensis*] (根茎: 含量 = 0.0089%)[1375], 秕鳞八角莲(糠秕八角莲*) *Dysosma furfuracea* (根茎: 不同季节平均含量 = 0.75%)[1375], 崇明八角莲 *Dysosma subrosea* (根茎: 含量 = 0.020%)[1375], 川八角莲 *Dysosma veitchii* (根茎: 含量 = 0.0092%)[1375], 大腺远志 *Polygala macradenia*, 广西八角莲 *Dysosma guangxiensis* (根茎: 含量 = 0.0042%)[1375], 鬼臼(八角莲) *Dysosma versipellis* [Syn. *Podophyllum uersipelle*] (根茎: 含量 = 0.15%)[1375], 六角莲 *Dysosma pleiantha* [Syn. *Podophyllum pleianthum*] (根茎: 含量 = 0.076%)[1375], 轮生山香* *Hyptis verticillata*,

佩尼远志 *Polygala paenea*, 桃儿七 *Podophyllum emodii* [Syn. *Podophyllum emodii* var. *chinense*; *Podophyllum sikkimenosis; Sinopodophyllum emodii*] (根茎: 3 产地平均含量 = 0.46%[1375]), 窝儿七(南方山荷叶) *Diphylleia sinensis* (根茎: 含量 = 0.56%)[1375], 喜马拉雅远志 *Polygala emodi*, 小八角莲 *Dysosma difformis* (根茎: 含量 = 0.0031%)[1375], 越南裂榄* *Bursera tonkinensis* (根), 足叶草 *Polygala peltatum*. 【文献】169, 729, 1285, 1375.

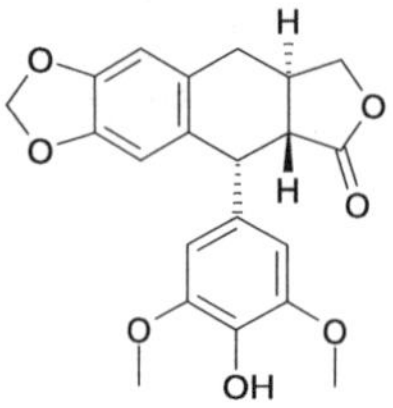

2045 4-Demethyl-podophyllotoxin 4-去甲鬼臼毒素* (4'-去甲鬼臼毒素*)

4'-Demethylpodophyllotoxin [40505-27-9] $C_{21}H_{20}O_8$ (400.39). 【类型】木脂体. 【活性】抗肿瘤; 抗有丝分裂; 抗病毒; 轻泻药; 用于治疗皮肤癌; 剧毒剂. 【来源】白八角莲(贵州八角莲) *Dysosma majorensis* [Syn. *Podophyllum majorense*; *Dysosma lichuanensis*] (根茎: 含量 = 0.013%)[1375], 白亚麻 *Linum album*, 秕鳞八角莲(糠秕八角莲*) *Dysosma furfuracea* (根茎: 不同季节平均含量 = 0.47%)[1375], 崇明八角莲 *Dysosma subrosea* (根茎: 含量 = 0.48%)[1375], 川八角莲 *Dysosma veitchii* (根茎: 含量 = 0.022%)[1375], 广西八角莲 *Dysosma guangxiensis* (根茎: 含量 = 0.0071%)[1375], 鬼臼 (八角莲) *Dysosma versipellis* [Syn. *Podophyllum uersipelle*] (根茎: 含量 = 0.22%)[1375], 苦远志 *Polygala polygama*, 六角莲 *Dysosma pleiantha* [Syn. *Podophyllum pleianthum*] (根茎: 平均含量 = 0.11%)[1375], 桃儿七 *Podophyllum emodii* [Syn. *Podophyllum emodii* var. *chinense*; *Podophyllum sikkimenosis; Sinopodophyllum emodii*] (根茎: 5 产地平均含量 = 0.63%[1375]), 窝儿七 (南方山荷叶; 中华山荷叶) *Diphylleia sinensis* (根茎: 4 产地平均含量 = 0.78%[1375]), 小八角莲 *Dysosma difformis* (根茎: 含量 = 0.0053%)[1375]. 【文献】167, 729, 1375.

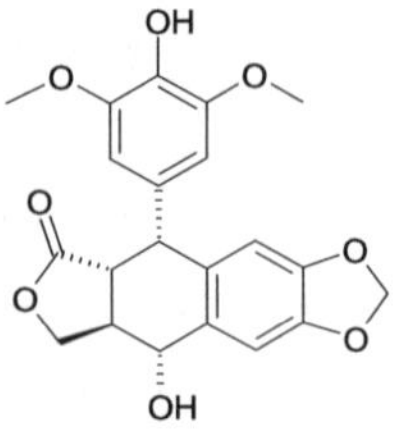

2046 Diayangambin

Lirioresinol dimethyl ether [21453-68-9] $C_{24}H_{30}O_8$ (446.50). 【类型】木脂体. 【活性】细胞毒 (Meth-A 肉瘤细胞系, $ED_{50} > 10\mu g/mL$, LLC Lewis 肺癌细胞系, $ED_{50} > 10\mu g/mL$)[726]. 【来源】青蒿 *Artemisia apiacea* [Syn. *Artemisia carvifolia*; *Artemisia caruifolia*] (地上部分). 【文献】726.

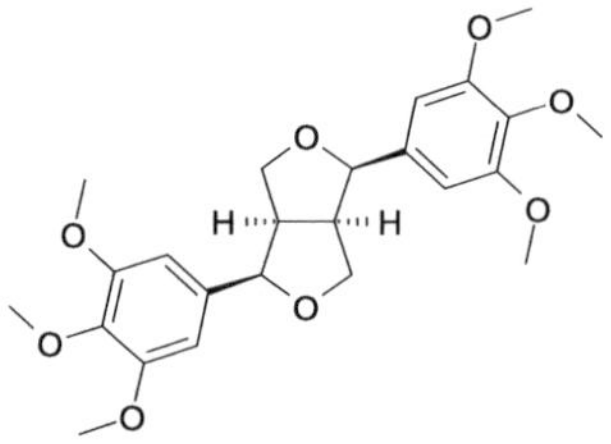

2047 Dihydroanhydropodorhizol 二氢脱水鬼臼内酯 (二氢脱水浦杜赫素; 亚替因*)

Dehydroxypodorhizol; (−)-Yatein $C_{22}H_{24}O_7$ (400.43). $[\alpha]_D^{20} = -26.8°$ ($c = 1$, 三氯甲烷). 【类型】木脂体. 【活性】抗肿瘤; 细胞毒 (培养鼠表皮 308 细胞, 测定 TPA-诱导的鸟氨酸脱羧酶抑制活性)[1205]; CYP3A4 抑制剂和 CYP2D6 抑制剂 (*in vitro*, CYP3A4, $IC_{50} = 1.0\mu mol/L$; CYP2D6, $IC_{50} = 95.7\mu mol/L$; 对照酮康唑, CYP3A4, $IC_{50} = 0.72\mu mol/L$; 对照喹尼定, CYP2D6, $IC_{50} = 0.082\mu mol/L$)[1128]. 【来源】北美崖柏 *Thuja occidentalis*, 荜澄茄 *Piper cubeba* (果实: 产率 = 0.00017%干重), 峨参 *Anthriscus sylvestris*, 红柴胡 *Bupleurum scorzonerifolium* (根), 莲叶桐 *Hernandia Sonora* [Syn. *Hernandia ovigera*] (种子), 刺柏属 *Juniperus* sp. 【文献】167, 723, 1128, 1199, 1205, 1371.

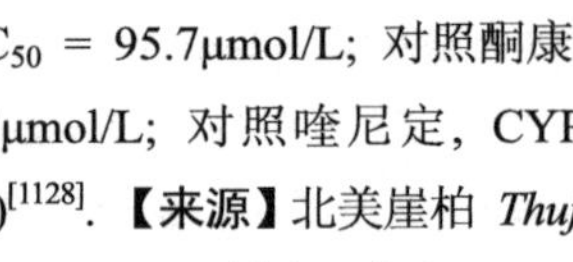

2048 Dimethylmatairesinol 二甲基穗罗汉松树脂酚*

$C_{22}H_{26}O_6$ (386.45). 【类型】木脂体. 【活性】细胞毒

(A549, ED_{50} = 1.9μmol/L, ED_{50} = 5.0μg/mL, 对照阿霉素, ED_{50} = 0.01μmol/L, ED_{50} = 0.02μg/mL; MCF7, ED_{50} = 1.8μmol/L, ED_{50} = 4.7μg/mL, 阿霉素, ED_{50} = 0.1μmol/L, ED_{50} = 0.1μg/mL; HT29, ED_{50} = 1.4μmol/L, ED_{50} = 3.5μg/mL, 阿霉素, ED_{50} = 0.1μmol/L, ED_{50} = 0.1μg/mL)[1228].【来源】峨参 *Anthriscus sylvestris*, 台湾杉 *Taiwania cryptomerioides* (心材).【文献】1228, 1371.

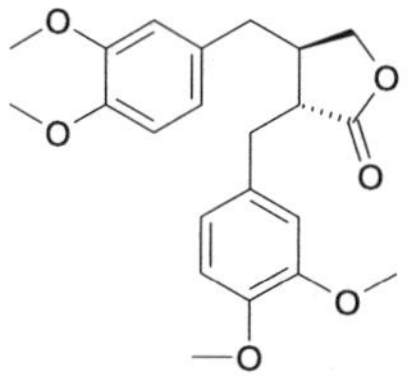

2049 Diphyllin 二叶草素 (山荷叶素)

[22055-22-7] $C_{21}H_{16}O_7$ (380.36). mp 291℃.【类型】木脂体.【活性】抗肿瘤; 细胞毒 [人 LoVo 细胞系, *in vitro*, IC_{50} = (7.55±0.75)μl/mL][908]; 细胞毒 (*in vitro*, 212, ED_{50} = 2.7μg/mL, 对照顺铂, ED_{50} = 1.3μg/mL; CaSki, 无明显活性, 对照放线菌素 D, ED_{50} = 0.0019μg/mL; Hep3B, ED_{50} = 3.6μg/mL, 对照氟尿嘧啶, ED_{50} = 0.0715μg/mL; SiHa, 无明显活性, 对照放线菌素 D, ED_{50} = 0.00081μg/mL; HepG2, ED_{50} = 0.4μg/mL, 对照氟尿嘧啶, ED_{50} = 0.033μg/mL; HT29, ED_{50} = 2.5μg/mL, 对照氟尿嘧啶, ED_{50} = 0.074μg/mL; HCT116, ED_{50} = 0.8μg/mL, 对照氟尿嘧啶, ED_{50} = 0.48μg/mL; MCF7, 无明显活性; MCF7-ras, 无明显活性)[1019]; 杀鱼剂.【来源】爵床 *Rostellularia procumbens* [Syn. *Justicia procumbens*] (全株: 产率 = 0.00024%干重)[1019], 山荷叶 *Diphylleia grayi* (根茎: 含量 = 0.064%)[1375], 窝儿七(南方山荷叶;中华山荷叶) *Diphylleia sinensis* (根茎: 含量范围 = 0.1%~0.5%, 8 产地平均含量 = 0.388% [1375]), 拟芸香属 *Haplophyllum patavinum* (苗).【文献】5, 43, 167, 908, 1019, 1375.

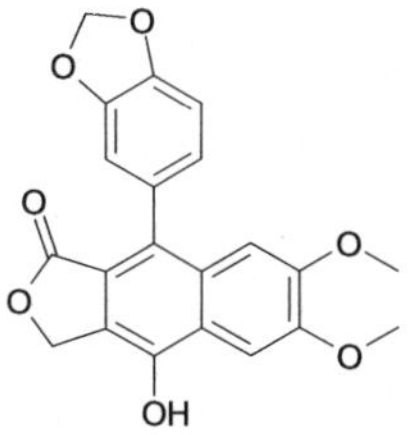

2050 FB5

3'-Demethoxy-6-*O*-demethylisoguaicin $C_{18}H_{20}O_3$ (284.36).【类型】木脂体.【活性】抗 HIV; 抗氧化剂 [Takamatsu DCFH 方法, 骨髓单核 HL-60 细胞, IC_{50} = (1.6±0.4)μg/mL; 对照 NDGA, IC_{50} = (0.7±0.3)μg/mL, 抗坏血酸, IC_{50} = (1.9±0.7)μg/mL, Trolox, IC_{50} = (1.4±0.5)μg/mL][825]; 细胞毒 [XTT 实验, HL-60 细胞, IC_{50} = (13.6±2.6)μg/mL; 对照 NDGA, IC_{50} = (2.6±0.2)μg/mL, 抗坏血酸, IC_{50} > 10.0μg/mL, Trolox, IC_{50} > 10.0μg/mL][825].【来源】三齿拉瑞阿 *Larrea tridentata*.【文献】299, 498, 825.

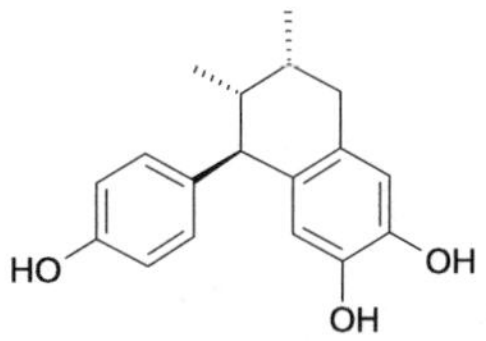

2051 (+)-Hinokinin (+)-西诺奇宁*

$C_{20}H_{18}O_6$ (354.36). $[\alpha]_D^{25}$ = +41.5° (*c* = 0.20, 三氯甲烷).【类型】木脂体.【活性】细胞毒 (P_{388}, ED_{50} = 1.54μg/mL, 对照光神霉素, ED_{50} = 0.08μg/mL; HT29, ED_{50} = 4.61μg/mL, 光神霉素, ED_{50} = 0.07μg/mL; A549, ED_{50} = 8.01μg/mL, 光神霉素, ED_{50} = 0.06μg/mL)[1154].【来源】峨参 *Anthriscus sylvestris*, 披针形荛花* *Wikstroemia lanceolata* (茎和根).【文献】1154, 1371.

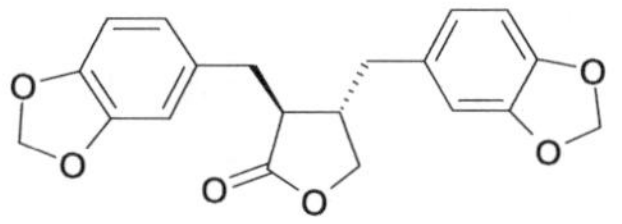

2052 (+)-1-Hydroxy-2,6-bis-epi-pinoresinol (+)-1-羟基-2,6-双-表-松脂酚*

$C_{20}H_{22}O_7$ (374.39).【类型】木脂体.【活性】抗结核 [结核分枝杆菌, MIC = 127μg/mL, 细胞毒, Vero 细胞, IC_{50} = 91.0μg/mL, 选择性指数(IC_{50}/MIC) = 0.72, 阳性对照利福平, MIC = 0.03μg/mL, IC_{50} = 98.3μg/mL, 选择性指数 = 3300][1171].【来源】疏花缬草* *Valeriana laxiflora* (地上部分和根).【文献】1171.

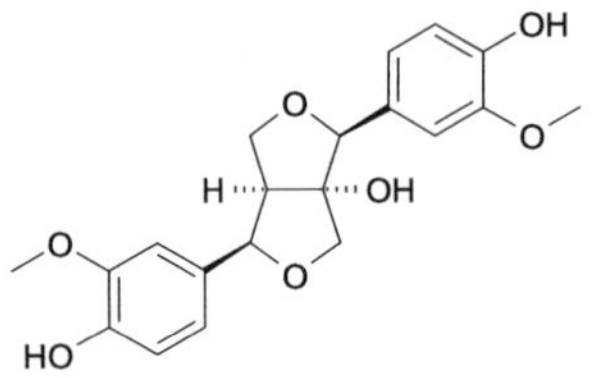

2053 (+)-1-Hydroxypinoresinol (+)-1-羟基松脂酚

8'-Hydroxypinoresinol $C_{20}H_{22}O_7$ (374.39). 【类型】木脂体. 【活性】抗结核 (结核分枝杆菌, MIC > 128μg/mL, 细胞毒, Vero 细胞, IC_{50} = 96.9μg/mL, 阳性对照利福平, MIC = 0.03μg/mL, IC_{50} = 98.3μg/mL, 选择性指数 = 3300)[1171]. 【来源】疏花缬草* *Valeriana laxiflora* (地上部分和根), 缬草 *Valeriana officinalis* (根). 【文献】1046, 1171.

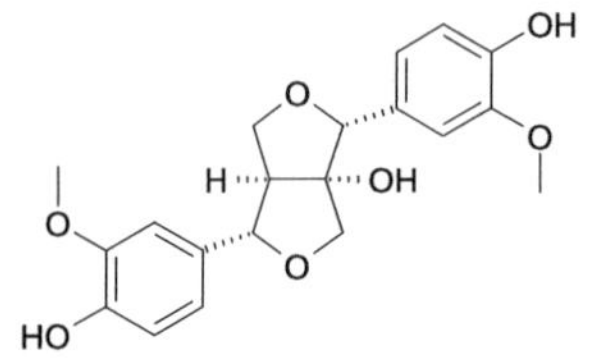

2054 Isochaihulactone 异柴胡内酯*

$C_{22}H_{22}O_7$ (398.42). 白色针状结晶, mp 137~138℃, $[\alpha]_D^{25}$ = −29.0° (*c* = 0.5, 三氯甲烷). 【类型】木脂体. 【活性】细胞毒 (人周围血 T 细胞, 剂量 = 2.0μg/mL, T 细胞存活率 = 73%)[723]; 免疫抑制剂 (抑制 CD28 共刺激的 IL-2 的分泌, 剂量 = 2.0μg/mL, 抑制率 = 54%)[723]. 【来源】红柴胡 *Bupleurum scorzonerifolium* (根). 【文献】723.

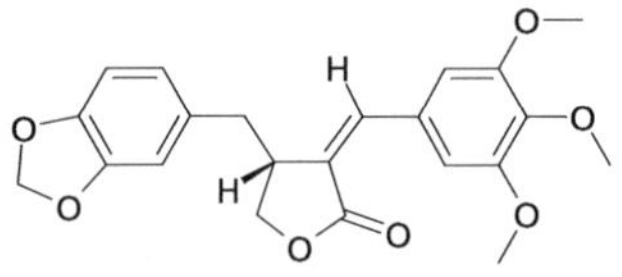

2055 Justicidin A 爵床脂定 A

[25001-57-4] $C_{22}H_{18}O_7$ (394.38). mp 263℃. 【类型】木脂体. 【活性】细胞毒 (*in vitro*, HepG2 和 Hep3B 细胞, 细胞凋亡途径: 活化胱天蛋白酶-8, 抑制 BCL-XL)[1389]; 细胞毒 (KB, ED_{50} < 1.0μg/mL, HeLa, ED_{50} = 10μg/mL); 细胞毒 (*in vitro*, 212, ED_{50} = 0.0227 μg/mL, 对照顺铂, ED_{50} = 1.3μg/mL; CaSKi, ED_{50} = 0.0030μg/mL, 对照放射菌素 D, ED_{50} = 0.0019μg/mL; Hep3B, ED_{50} = 0.029μg/mL, 对照氟尿嘧啶, ED_{50} = 0.0715μg/mL; SiHa, ED_{50} = 0.0074μg/mL, 对照放射菌素 D, ED_{50} = 0.00081μg/mL; HepG2, ED_{50} = 0.020μg/mL, 对照氟尿嘧啶, ED_{50} = 0.033μg/mL; HT29, 未实验, 对照氟尿嘧啶, ED_{50} = 0.074μg/mL; HCT116, 未实验, 对照氟尿嘧啶, ED_{50} = 0.48 μg/mL; MCF7, ED_{50} = 0.39μg/mL; MCF7-ras, ED_{50} = 0.074μg/mL)[1019]; TNFα 形成增强剂 (鼠类巨噬细胞 RAW264.7, 脂多糖刺激的 TNFα 形成, 高活性)[1019]; 抗疟疾 (恶性疟原虫, IC_{50} = 1.9μg/mL, IC_{90} = 4.5μg/mL); 鱼毒 (毒性相当于鱼藤酮). 【来源】爵床 *Rostellularia procumbens* [Syn. *Justicia procumbens*] (全株: 产率 = 0.004%干重[1019]; 1972 年 M.Okigawa 等从该植物中分离[1373]). 【文献】5, 456, 457, 458, 1019, 1373, 1389.

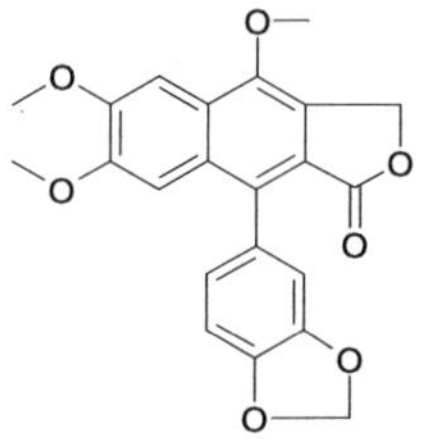

2056 Justicidin B 爵床脂定 B

[17951-19-8] $C_{21}H_{16}O_6$ (364.36). mp 240℃. 【类型】木脂体. 【活性】抗病毒 (水疱性口炎病毒 VSV MIC ≥ 0.06μg/mL, 鼠巨细胞病毒, Sindbis 病毒); 细胞毒 (P_{388}, ED_{50} = 3.3μg/mL, 9KB, ED_{50} = 0.073μg/mL, NSCLC-N6, IC_{50} = 28μg/mL, RL33, MTC = 31.0μg/mL, BST, LC_{50} = 1.1μg/mL); 抗真菌 (烟曲霉菌, MIC ≥ 1μg/mL, Miconazole nitrate, MIC ≥ 0.5μg/mL; 白色念珠菌, MIC ≥ 4μg/mL, Miconazole nitrate, MIC ≥ 0.2μg/mL; 黄曲霉菌, MIC ≥ 16μg/mL, Miconazole nitrate, MIC ≥ 0.2μg/mL; *Blastoschizomyces capitatus*, MIC ≥ 128μg/mL, Miconazole nitrate, MIC ≥ 1μg/mL; 新型隐球菌, MIC ≥ 128μg/mL)[1321]; 抗原生动物 (锥虫 *Trypanosoma brucei rhodesiense*, IC_{50} = 0.2μg/mL, 对照米拉索普, IC_{50} = 0.003μg/mL; 锥虫 *Trypanosoma cruzi*, IC_{50} = 2.6μg/mL, 对照 Benznidazol, IC_{50} = 0.27μg/mL; 恶性疟原虫 K1, IC_{50} ≥ 5μg/mL, 对照氯喹, IC_{50} = 0.12μg/mL); 细胞毒 (Jurkat-T, IC_{50} = 3.2μg/mL, 对照堆心菊素, IC_{50} = 0.03μg/mL; KB, IC_{50} = 0.2μg/mL, 对照堆心菊素, IC_{50} = 0.2μg/mL; L-6, IC_{50} =

3.3μg/mL; PBMC, IC_{50} = 4.7μg/mL, 对照堆心菊素, IC_{50} = 0.03μg/mL)[1321]; 杀鱼剂 (成年 zebra 鱼 *Brachydanio rerio*, LC_{100} = 1.5μg/mL, 时间 = 25~40min; 阳性对照鱼藤酮, LC_{100} = 1.0μg/mL, 时间 = 20~30min; 阴性对照 Catechin, LC_{100} > 200μg/mL, 时间 > 120min)[1321]; 鱼毒 (相当鱼藤酮). 【来源】尖叶叶下珠 *Phyllanthus acuminatus*, 岩椒草 *Boenninghausenia albiflora*, 爵床 *Rostellularia procumbens* [Syn. *Justicia procumbens*] (1972 年, M.Okigawa 等从该植物中分离)[1373], 枪刀药 *Hypoestes purpurea* [Syn. *Justicia purpurea*; *Hypoestes sinica*] (全株: 产率 = 0.0036%干重)[1077], 渔夫叶下珠 *Phyllanthus piscatorum*, 拟芸香属 *Haplophyllum patavinum* (苗). 【文献】167, 415, 421, 422, 423, 908, 1077, 1321, 1373.

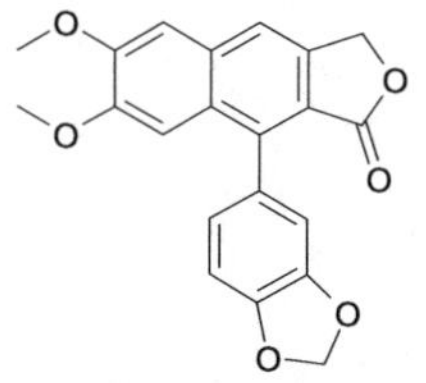

2057 Justicidin D 爵床脂定 D(新爵床脂素 A)

Neojusticin A [27041-98-1] $C_{21}H_{14}O_7$ (378.34). mp 272℃, 273~275℃. 【类型】木脂体. 【活性】抗病毒 (水泡性口炎病毒 VSV, MIC = 16.0μg/mL); 细胞毒 (兔肺癌细胞 RL33, MTC (最低毒性浓度) = 63.0μg/mL, KB, ED_{50} = 9.0μg/mL). 【来源】爵床 *Rostellularia procumbens* [Syn. *Justicia procumbens*]. 【文献】5, 299, 415, 416.

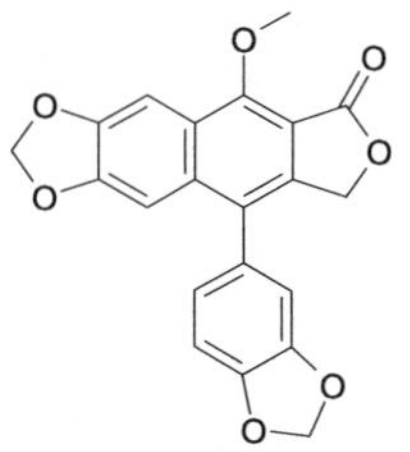

2058 Kaerophyllin 香叶芹素*

Chaerophyllin [75590-33-9] $C_{21}H_{20}O_6$ (368.39). 【类型】木脂体. 【活性】细胞毒 (人周围血 T 细胞, 剂量 = 2.0 μg/mL, T 细胞存活率 = 71%)[723]; 免疫抑制剂 (抑制 CD28 共刺激的 IL-2 的分泌, 剂量 = 2.0μg/mL, 抑制率 = 49%)[723]. 【来源】红柴胡 *Bupleurum scorzonerifolium* (根). 【文献】723.

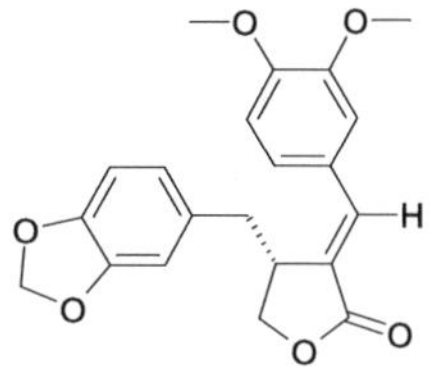

2059 Majidine

$C_{31}H_{32}O_{15}$ (644.59). 【类型】木脂体. 【活性】细胞毒 [人 LoVo 细胞系 *in vitro*, IC_{50} = (20.22±1.88)μl/mL][908]. 【来源】拟芸香属 *Haplophyllum patavinum* (苗). 【文献】908.

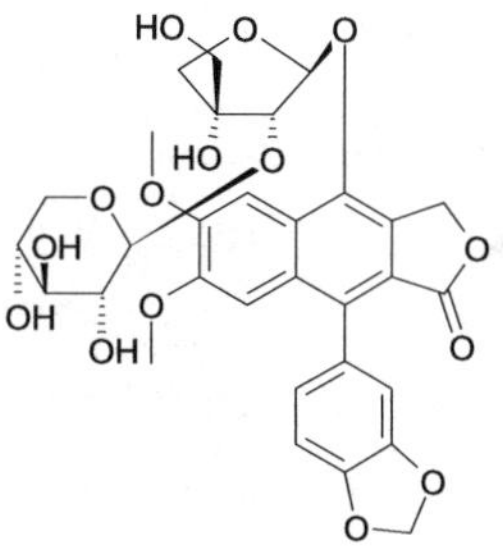

2060 Nemerosin 刺果峨参新*

[17187-79-0] $C_{22}H_{22}O_7$ (398.42). 【类型】木脂体. 【活性】细胞毒 (人周围血 T 细胞, 剂量 = 2.0μg/mL, T 细胞存活率 = 69%)[723]; 免疫抑制剂 (抑制 CD28 共刺激的 IL-2 的分泌, 剂量 = 2.0μg/mL, 抑制率 = 53%)[723]. 【来源】红柴胡 *Bupleurum scorzonerifolium* (根). 【文献】723.

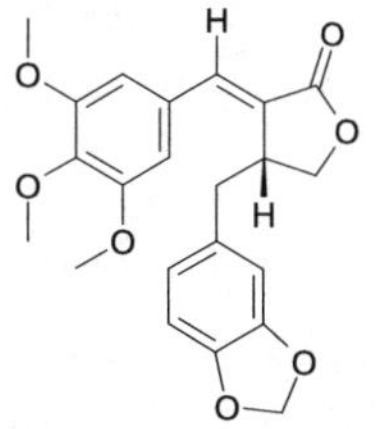

2061 Nordihydroguaiaretic acid 去甲二氢愈创木脂酸

NDGA $C_{18}H_{22}O_4$ (302.37). 【类型】木脂体. 【活性】抗肿瘤; 抗真菌; 抗微生物. 【来源】五味子 *Schisandra chinensis*, 愈疮木 *Guajacum officinale*, 拉瑞阿属 *Larrea* sp. 【文献】167, 392.

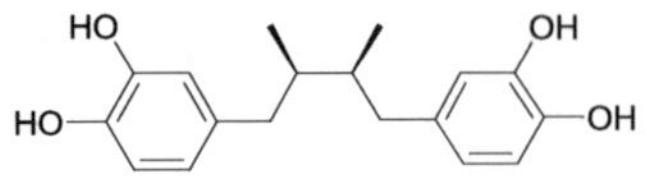

2062 (−)-Nortrachelogenin (−)-亚洲络石脂内酯

(−)-Wikstromol [34444-37-6] $C_{20}H_{22}O_7$ (374.39). 【类型】木脂体. 【活性】抗肿瘤 (白血病); 抗 HIV. 【来源】埃及假虎刺 *Carissa edulis*, 长叶松 *Pinus palustris*, 地中海菊 *Cnicus benedictu*, 日本络石 *Trachelospermum asiaticum*, 五爪龙 *Ipomoea cairica* [Syn. *Ipomoea palmata*]. 【文献】299.

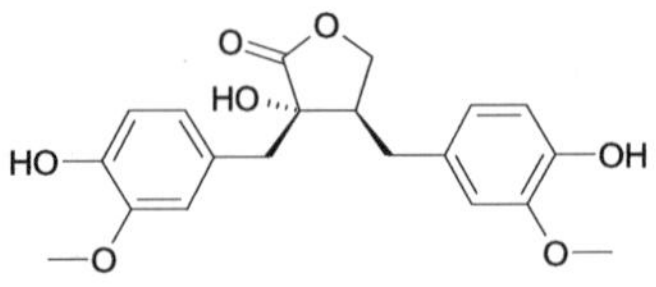

2063 Nymphone 睡莲叶桐酮

[194026-36-3] $C_{22}H_{24}O_8$ (416.43). 无色棱晶 (二氯甲烷−丙酮), mp 123~125℃, $[\alpha]_D^{25}$ = −47.4° (*c* = 0.08, 三氯甲烷). 【类型】木脂体. 【活性】细胞毒 (A549, ED_{50} = 3.024μg/mL; HT29, ED_{50} = 0.740μg/mL; KB15, ED_{50} = 0.639μg/mL; P_{388}, ED_{50} = 0.321μg/mL). 【来源】睡莲叶桐* *Hernandia nymphaeifolia*. 【文献】586.

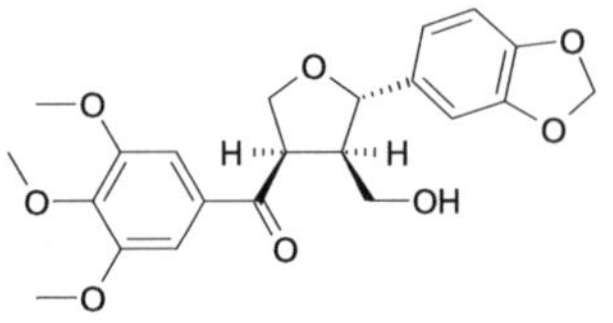

2064 Ochnone 长萼金莲木酮*

rel-4*α*-(2,4-Dihydroxybenzoyl)-3*β*-(4-hydroxybenzoyl)-2*α*-(2,4-dihydroxyphenyl)-5*α*-(4-hydroxyphenyl)tetrahydrofuran $C_{30}H_{24}O_9$ (528.52). 白色固体, mp 164~166℃, $[\alpha]_D^{23.1}$ = −96.7° (*c* = 0.21, 甲醇). 【类型】木脂体. 【活性】细胞毒 [MCF7 乳腺癌细胞, MTT 方法, IC_{50} = (7±0.5) μmol/L, 对照阿霉素, IC_{50} = (0.1±0.01)μmol/L][1306]; 抗菌实验无活性 (MDR 金黄色葡萄球菌: RN4220 菌株, 64μg/mL, 对照红霉素, MIC = 128μg/mL; XU212 菌株, 64μg/mL, 对照四环素, MIC = 128μg/mL; SA-1199-B 菌株, 64μg/mL, 对照诺氟沙星, MIC = 32 μg/mL)[1306]. 【来源】长萼金莲木皮* *Ochna macrocalyx*, 桑岛布氏木 *Brackenridgea zanguebarica*. 【文献】1306.

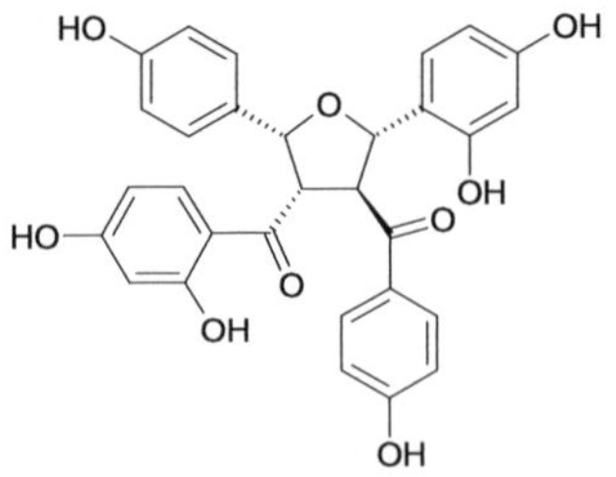

2065 Patavine 帕它温*

$C_{36}H_{40}O_{19}$ (776.71). 无定形粉末, $[\alpha]_D^{24}$ = −18° (*c* = 1.1, 甲醇). 【类型】木脂体. 【活性】细胞毒 [人 LoVo 细胞系 *in vitro*, IC_{50} = (43.95±4.88)μl/mL][908]. 【来源】拟芸香属 *Haplophyllum patavinum* (苗). 【文献】908.

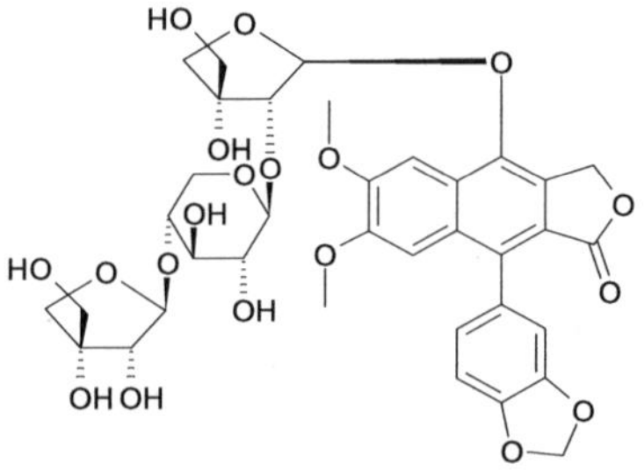

2066 α-Peltatin α-盾叶鬼臼素

[568-53-6] $C_{21}H_{20}O_8$ (400.39). 无色棱柱状晶体 (无水乙醇), mp 238~241℃ (分解); mp 236~246℃, $[\alpha]_D^{20}$ = −122.9° (*c* = 0.578, 三氯甲烷). 【类型】木脂体. 【活性】抗肿瘤 (鼠, EAC 细胞, iv 0.1mg, 抑制癌细胞有丝分裂); 抗生育药 (怀孕鼠, orl 4mg); 抗病毒 (HSV-1, 麻疹病毒). 【来源】白亚麻 *Linum album*, 盾叶鬼臼 *Podophyllum peltatum*. 【文献】3, 4, 169.

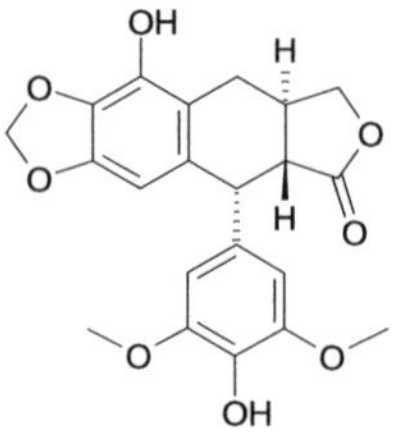

2067 α-Peltatin glucoside α-盾叶鬼臼素苷

$C_{27}H_{30}O_{13}$ (562.53). mp 168~171℃. 【类型】木脂体. 【活性】抗肿瘤; 抑制有丝分裂 (小鸡纤维细胞, 鼠 EAC 细胞, ip, 作用持续 6~20h); LD_{50} (鼠, ip) ≥ 200mg/kg. 【来源】盾叶鬼臼 *Podophyllum peltatum*. 【文献】4, 167.

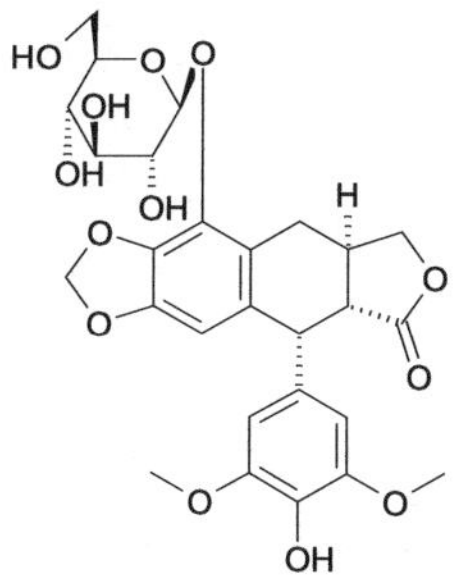

2068 β-Peltatin glucoside β-盾叶鬼臼素苷

$C_{28}H_{32}O_{13}$ (576.56). mp 156~159℃. 【类型】木脂体. 【活性】抗肿瘤; 抑制有丝分裂 (鼠腹水癌细胞, 2mg iv, 作用持续 20h); 抑制单性疱疹; LD_{50} (鼠, ip) > 200mg/kg. 【来源】盾叶鬼臼 *Podophyllum peltatum*. 【文献】4, 167.

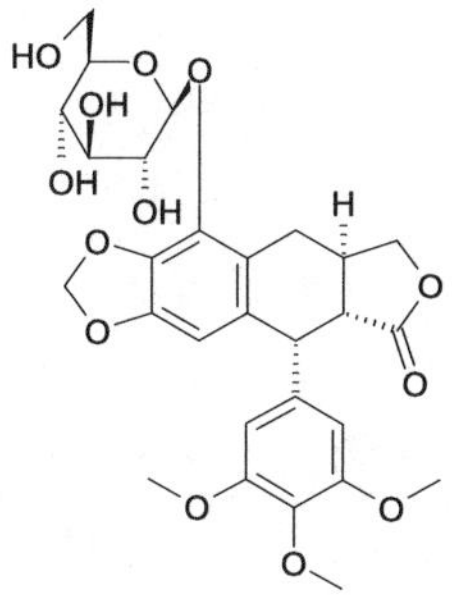

2069 Picropodophyllin 鬼臼苦素 (苦鬼臼毒素)

Picropodophyllotoxin [477-47-4] $C_{22}H_{22}O_8$ (414.42). 无色细针晶, mp 229~230℃, $[\alpha]_D = +9.4°$. 【类型】木脂体. 【活性】抗生育药; 抗病毒 (麻疹病毒, HSV-1, HSV/CV-1, $IC_{50} < 20\mu g/mL$, VSV/BHK, $IC_{50} < 10\mu g/mL$); 抗肿瘤 (P_{388}, $IC_{50} < 2.5\mu g/mL$, 对照阿霉素, $IC_{50} = 0.017\mu g/mL$, A549, $IC_{50} < 2.5\mu g/mL$, 阿霉素, $IC_{50} = 0.053\mu g/mL$, HT29, $IC_{50} < 2.5\mu g/mL$, 阿霉素, $IC_{50} = 0.11\mu g/mL$). 【来源】盾叶鬼臼 *Podophyllum peltatum*, 山荷叶 *Diphylleia grayi*, 白八角莲 *Dysosma majorensis* [Syn. *Podophyllum majorense*; *Dysosma lichuanensis*], 叉子圆柏 *Juniperus sabina*, 多花八角莲 *Dysosma aurantiocaulis*, 乳香柏 *Juniperus thurifera*, 六角莲 *Dysosma pleiantha* [Syn. *Podophyllum pleianthum*] (根茎: 含量 = 0.034%)[1375], 桃儿七 *Podophyllum emodii* [Syn. *Podophyllum emodii* var. *chinense*; *Podophyllum sikkimenosis; Sinopodophyllum emodii*] (根和根茎: 2产地平均含量 = 0.12%[1375]), 窝儿七(南方山荷叶;中华山荷叶) *Diphylleia sinensis* (根茎: 4产地平均含量 = 0.52%[1375]), 浙贝母 *Fritillaria verticillata* var. *thunbergii* [Syn. *Fritillaria thunbergii*]. 【文献】167, 299, 571, 575, 674, 683, 685, 686, 687, 688, 689, 729, 1375.

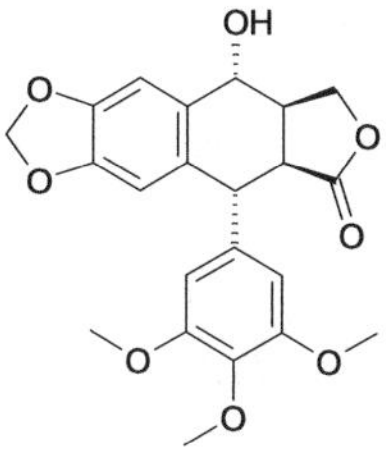

2070 Picropodophyllone 鬼臼苦酮

[477-48-5] $C_{22}H_{20}O_8$ (412.40). 无色针晶, mp 158~159℃, $[\alpha]_D^{25} = -142°$ (c = 0.83, 三氯甲烷). 【类型】木脂体. 【活性】抗病毒 (HSV/CV-1, $IC_{50} = 20\mu g/mL$, VSV/BHK, $IC_{50} = 10\mu g/mL$); 抗肿瘤 (P_{388}, $IC_{50} = 5\mu g/mL$, 对照阿霉素 $IC_{50} = 0.017\mu g/mL$, A549, $IC_{50} = 5\mu g/mL$, 对照阿霉素 $IC_{50} = 0.053\mu g/mL$, HT29, $IC_{50} = 5\mu g/mL$, 对照阿霉素 $IC_{50} = 0.11\mu g/mL$); 抗真菌 (200μg/mL: 絮状表皮癣菌, 弯孢, 糙皮侧耳). 【来源】白八角莲 *Dysosma majorensis* [Syn. *Podophyllum majorense*; *Dysosma lichuanensis*], 叉子圆柏 *Juniperus sabina*, 多花八角莲 *Dysosma aurantiocaulis*, 六角莲 *Dysosma pleiantha* [Syn. *Podophyllum pleianthum*] (根茎: 含量 = 0.031%[1375]), 陕西窝儿七 *Diphylleia cymosa*, 桃儿七 *Podophyllum emodii* [Syn. *Podophyllum emodii* var. *chinense*; *Podophyllum sikkimenosis; Sinopodophyllum emodii*] (根茎: 2产地平均含量 = 0.042%[1375]), 窝儿七(南方山荷叶;中华山荷叶) *Diphylleia sinensis* (根茎: 4产地平均含量 = 0.067%[1375]). 【文献】679, 680, 575, 674, 681, 682, 683, 684, 1375.

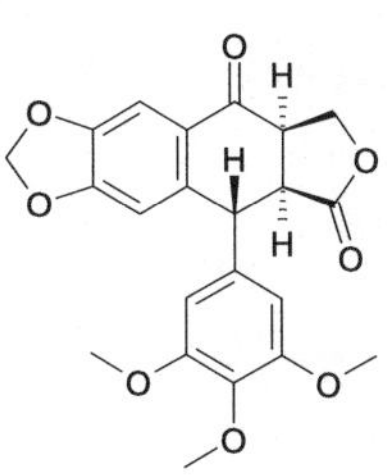

2071 Picropodophyllotoxin acetate 乙酰基鬼臼毒素

Anticancer Lignan PMV70P691-027 [38491-90-6] $C_{24}H_{24}O_9$ (456.45). 无色针晶，mp 217℃，$[\alpha]_D^{20}$ = +19.4° (c = 1.0, 三氯甲烷). 【类型】木脂体. 【活性】抗病毒 (HSV/CV-1, IC_{50} < 20μg/mL, VSV/BHK, IC_{50} < 10μg/mL); 抗肿瘤 (P_{388}, IC_{50} < 0.25μg/mL, 对照阿霉素 IC_{50} = 0.017μg/mL, A549, IC_{50} < 0.25μg/mL, 阿霉素 IC_{50} = 0.053μg/mL, HT29, IC_{50} < 0.25μg/mL, 阿霉素 IC_{50} = 0.11μg/mL); 细胞毒 (JB6 细胞, 软琼脂转换实验)[1205]. 【来源】叉子圆柏 *Juniperus sabina*, 莲叶桐 *Hernandia Sonora* [Syn. *Hernandia ovigera*] (种子). 【文献】683, 685, 1205.

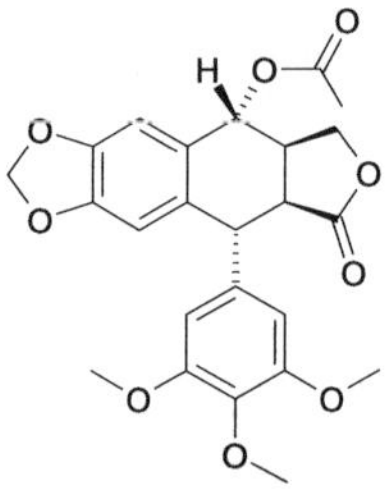

2072 Picropolygamain 苦远志素*

$C_{20}H_{16}O_6$ (352.35). 无色油状物. 【类型】木脂体. 【活性】细胞毒 (人纤维肉瘤细胞 HT1080, ED_{50} = 1.9μg/mL, 对照阿霉素, ED_{50} = 0.1μg/mL)[969]. 【来源】烈味裂榄 *Bursera graveolens* (茎). 【文献】969.

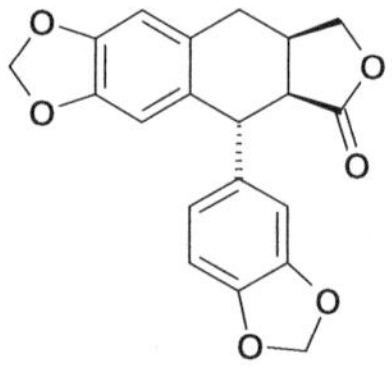

2073 Piscatorin 渔夫叶下珠素*

$C_{21}H_{16}O_7$ (380.36). 白色无定形粉末, mp 247℃. 【类型】木脂体. 【活性】抗真菌 (烟曲霉菌, MIC ≥ 3μg/mL, 咪康唑硝酸盐, MIC ≥ 0.5μg/mL; 白色念珠菌, MIC ≥ 8μg/mL, 咪康唑硝酸盐, MIC ≥ 0.2μg/mL; 黄曲霉菌, MIC ≥ 25μg/mL, 咪康唑硝酸盐, MIC ≥ 0.2μg/mL; *Blastoschizomyces capitatus*, MIC ≥ 128μg/mL, 咪康唑硝酸盐, MIC ≥ 1μg/mL; 新型隐球菌, MIC ≥ 128μg/mL)[1321]; 抗原生动物 (锥虫 *Trypanosoma brucei rhodesiense*, IC_{50} = 2.3μg/mL, 对照米拉索普, IC_{50} = 0.003μg/mL; 锥虫 *Trypanosoma cruzi*, IC_{50} > 4μg/mL, 对照 Benznidazol, IC_{50} = 0.27μg/mL; 恶性疟原虫 K1, IC_{50} > 5μg/mL, 对照氯喹, IC_{50} = 0.12μg/mL)[1321]; 细胞毒(Jurkat-T, IC_{50} = 14μg/mL, 对照堆心菊素, IC_{50} = 0.03μg/mL; KB, IC_{50} = 10μg/mL, 对照堆心菊素, IC_{50} = 0.2μg/mL; L-6, IC_{50} > 15μg/mL; PBMC, IC_{50} > 15μg/mL, 对照堆心菊素, IC_{50} = 0.03μg/mL)[1321]; 杀鱼剂 (成年 zebra 鱼 *Brachydanio rerio*, LC_{100} = 1.0μg/mL, 时间 = 25~35min; 对照鱼藤酮, LC_{100} = 1.0μg/mL, 时间 = 20~30min; 阴性对照 Catechin, LC_{100} > 200μg/mL, 时间 > 120min)[1321]. 【来源】渔夫叶下珠 *Phyllanthus piscatorum*. 【文献】1321.

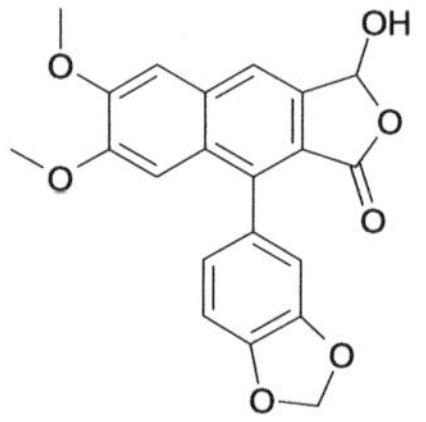

2074 Podophyllotoxin 鬼臼毒素 (足叶草酯毒素; 鬼臼酸内酯)

Condyline; Podophyllinic acid lactone [518-28-5] $C_{22}H_{22}O_8$ (414.42). 溶剂化晶体, mp 114~118℃ (起泡), mp 183.3~184.0℃ (干燥后), $[\alpha]_D^{20}$ = −132.7° (三氯甲烷), 微溶于水, 溶于乙醇、三氯甲烷、丙酮、热苯、冰醋酸.[1374] 【类型】木脂体. 【活性】抗肿瘤 (*in vitro* 和 *in vivo*, 微管解稳定剂, 抑制微管蛋白聚合)[1387]; 抗病毒 (麻疹病毒、HSV-1); 细胞毒 (KB, IC_{50} =0.014μmol/L[849], IC_{50} = 0.01μg/mL[1243]); 细胞毒 (鳃足虫致死毒性实验, IC_{50} = 4.5μg/mL)[1283]; 细胞毒 (L-6, IC_{50} = 0.0075μg/mL)[1184]; 细胞毒 (L-6, IC_{50} = 0.008μg/mL)[1185]; 抑制有丝分裂; 免疫抑制剂; 肠道平滑肌兴奋剂; 用于治疗无花果肉瘤 (5%酊剂, 总有效率 = 100%); 抗生育药; LD_{50} (鼠, orl) = 90mg/kg, (鼠, ip) = 30~35mg/kg. 【来源】白八角莲(贵州八角莲) *Dysosma majorensis* [Syn. *Podophyllum majorense*; *Dysosma lichuanensis*] (根茎: 含量 = 0.50%)[1375], 北美圆柏 *Juniperus virginiana*, 秕鳞八角莲(糠秕八角莲*) *Dysosma furfuracea* (根茎: 不同季节平均含量 = 7.09%)[1375], 叉子圆柏 *Juniperus sabina*, 崇明八角莲 *Dysosma subrosea* (根茎: 含量 = 0.29%)[1375], 臭柏

Sabina vulgaris, 川八角莲 *Dysosma veitchii* (根茎: 含量 = 0.089%)[1375], 盾叶鬼臼 *Podophyllum peltatum*, 峨参 *Anthriscus sylvestris*, 广西八角莲 *Dysosma guangxiensis* (根茎: 含量 = 0.12%)[1375], 鬼臼(八角莲) *Dysosma versipellis* [Syn. *Podophyllum versipelle*] (根茎: 含量 = 0.86%[1375]), 六角莲 *Dysosma pleiantha* [Syn. *Podophyllum pleianthum*] (根茎: 含量 = 0.24%[1375]), 山荷叶 *Diphylleia grayi* (根茎: 含量 = 2.8%)[1375], 桃儿七 *Podophyllum emodii* [Syn. *Podophyllum emodii* var. *chinense*; *Podophyllum sikkimenosis; Sinopodophyllum emodii*] (根茎: 3 产地平均含量 = 5.60%[1375]), 窝儿七(南方山荷叶;中华山荷叶) *Diphylleia sinensis* (根茎: 4 产地平均含量 = 2.99%[1375]), 小八角莲 *Dysosma difformis* (根茎: 含量 = 0.22%)[1375]. 【文献】3, 5, 43, 167, 729, 849, 1184, 1185, 1243, 1283, 1371, 1374, 1375, 1387.

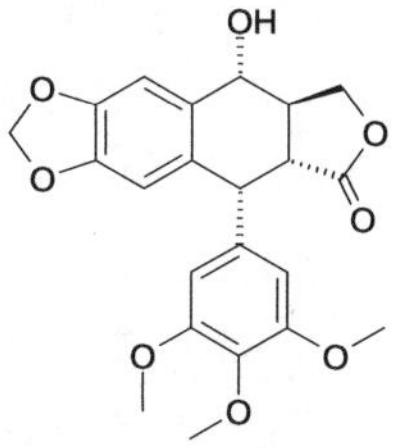

2075 Podophyllotoxin 7'-*O*-*β*-*D*-glucopy-ranoside 鬼臼毒素 7'-*O*-*β*-*D*-吡喃葡萄糖苷*

$C_{28}H_{32}O_{13}$ (576.56). 吸湿性白色无定形絮片, mp 152~154℃, $[\alpha]_D^{20} = -76.4°$ ($c = 0.576$, 甲醇), $[\alpha]_D^{20} = -117°$ ($c = 0.668$, 吡啶). 【类型】木脂体. 【活性】抗肿瘤 (鼠 EAC, ip); 抑制有丝分裂; 抗病毒 (单纯疱疹病毒); LD_{50} (鼠, ip) = 200mg/kg. 【来源】桃儿七 *Podophyllum emodii* [Syn. *Podophyllum emodii* var. *chinense*; *Podophyllum sikkimenosis*; *Sinopodophyllum emodii*], 盾叶鬼臼 *Podophyllum peltatum*. 【文献】169, 729.

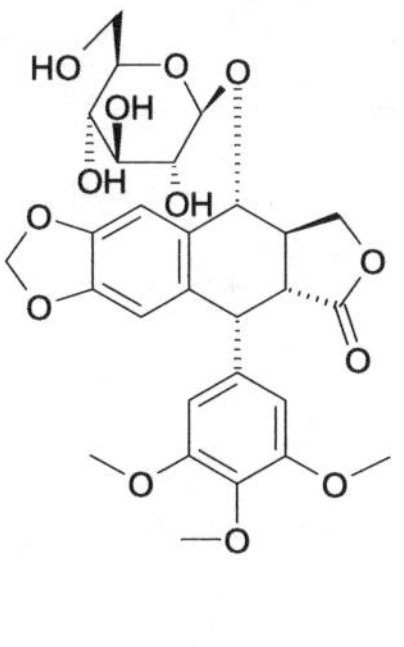

2076 Prinsepiol

$C_{20}H_{22}O_8$ (390.39). 【类型】木脂体. 【活性】抗结核 (结核分枝杆菌, MIC > 128μg/mL, 细胞毒, Vero 细胞, IC_{50} = 13.0μg/mL, 阳性对照利福平, MIC = 0.03μg/mL, IC_{50} = 98.3μg/mL, 选择性指数 = 3300)[1171]. 【来源】疏花缬草* *Valeriana laxiflora* (地上部分和根). 【文献】1171.

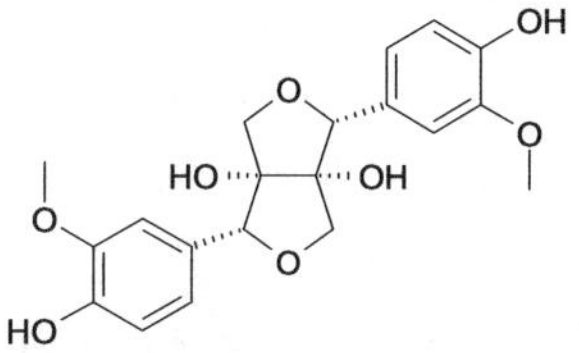

2077 Procumbenoside A 爵床苷 A*

4-*O*-*α*-*L*-Arabinopyranosyl-(1'''→2'')-*β*-*D*-apiofuranosyl diphyllin $C_{31}H_{32}O_{15}$ (644.59). 无色粉末 (甲醇), $[\alpha]_D^{25} = -16°$ ($c = 0.10$, 甲醇). 【类型】木脂体. 【活性】细胞毒 (*in vitro*, 212, ED_{50} = 3.1μg/mL, 对照顺铂, ED_{50} = 1.3μg/mL; CaSKi, 未实验, 对照放射菌素 D, ED_{50} = 0.0019μg/mL; Hep3B, ED_{50} = 3.1μg/mL, 对照氟尿嘧啶, ED_{50} = 0.0715μg/mL; SiHa, 未实验, 对照放射菌素 D, ED_{50} = 0.00081μg/mL; HepG2, ED_{50} = 3.9μg/mL, 对照氟尿嘧啶, ED_{50} = 0.033μg/mL; HT29, ED_{50} = 6.7μg/mL, 对照氟尿嘧啶, ED_{50} = 0.074μg/mL; HCT116, 无明显活性, 对照氟尿嘧啶, ED_{50} = 0.48μg/mL; MCF7, 未实验; MCF7-ras, 未实验) [1019]. 【来源】爵床 *Rostellularia procumbens* [Syn. *Justicia procumbens*] (全株: 产率 = 0.0003%干重). 【文献】1019.

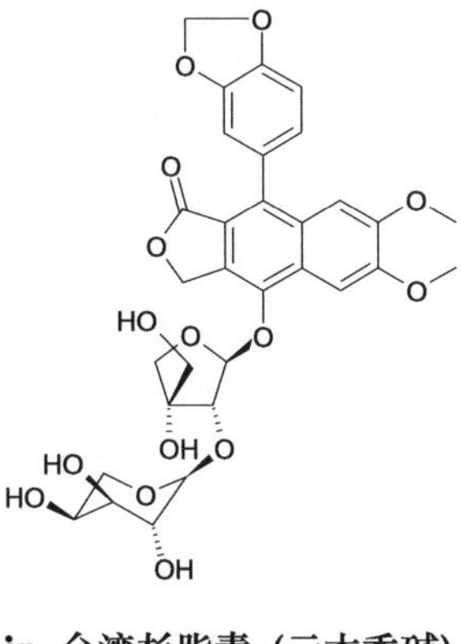

2078 Savinin 台湾杉脂素 (云木香碱)

Saussurine $C_{20}H_{16}O_6$ (352.35). mp 146.4~148.4℃. 【类型】

木脂体.【活性】抗风湿剂; 调整月经周期; 抗炎 (细胞因子网络调节器: 抑制 RAW264.7 细胞中脂多糖活化的 TNFα 的产生, $IC_{50} = 31.9\mu mol/L$)[963]; 细胞毒 (A549, $ED_{50} = 6.7\mu mol/L$, $ED_{50} = 19.1\mu g/mL$, 对照阿霉素, $ED_{50} = 0.01\mu mol/L$, $ED_{50} = 0.02\mu g/mL$; MCF7, $ED_{50} = 0.5\mu mol/L$, $ED_{50} = 1.5\mu g/mL$, 阿霉素, $ED_{50} = 0.1\mu mol/L$, $ED_{50} = 0.1\mu g/mL$; HT29, $ED_{50} = 1.5\mu mol/L$, $ED_{50} = 4.3\mu g/mL$, 阿霉素, $ED_{50} = 0.1\mu mol/L$, $ED_{50} = 0.1\mu g/mL$)[1228].【来源】叉子圆柏 *Juniperus sabina*, 臭草 *Ruta graveolens*, 木香 *Saussurea lappa* [Syn. *Aucklandia lappa*], 台湾杉 *Taiwania cryptomerioides* (心材), 无梗五加皮 *Acanthopanax sessiliflorus*, 小果芸香* *Ruta microcarpa*, 似紫檀* *Pterocarpus santalinus* (心材), 爵床属 *Justicia hyssopifolia* (地上部分).【文献】2, 5, 167, 923, 963, 1228, 1372.

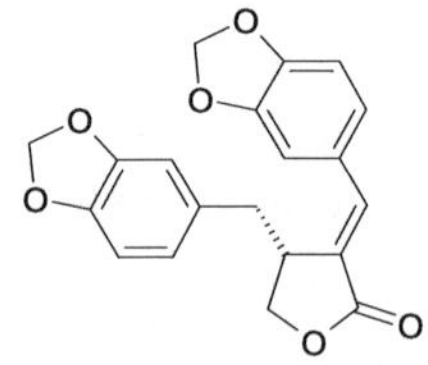

2079 (−)-Secoisolariciresinol (−)-开环异落叶松醇

(8*R*,8'*R*)-(−)-Secoisolariciresinol $C_{20}H_{26}O_6$ (362.43). 暗黄色无定形粉末.【类型】木脂体.【活性】抗氧化剂 (DPPH 清除剂, $EC_{50} = 7.7\mu g/mL = 21.3\mu mol/L$, 对照抗坏血酸, $EC_{50} = 1.6\mu g/mL = 9.1\mu mol/L$)[893]; 抗氧化剂 (DPPH 清除剂, $IC_{50} = 28.9\mu mol/L$, 对照咖啡酸, $IC_{50} = 25.5\mu mol/L$)[1330]; NO 生成抑制剂 (*in vitro*, 脂多糖活化的大鼠腹膜巨噬细胞, 3、10、30、100μmol/L, 抑制率分别为−7.3%、6.5%、0.9%、−12.5%; 对照 *L*-NMMA, 3、10、30、100μmol/L, 抑制率分别为 10.3%、15%、34.1%、63.1%)[1063]; NO 生成抑制剂 ($IC_{50} = 148\mu mol/L$, 对照 *L*-NMMA, $IC_{50} = 28.5\mu mol/L$)[1330]; *β*-己糖胺酶抑制实验无活性 (RBL-2H3 细胞, 抑制*β*-己糖胺酶的释放, 100μmol/L, 抑制率 = −2.8%± 5.3%)[943]; 醛糖还原酶抑制剂 ($IC_{50} > 100\mu mol/L$, 100μmol/L 抑制率 = 26%, 对照依帕司他, $IC_{50} = 0.072\mu mol/L$)[1000]; 细胞毒 (*in vitro*, 26-L5, $EC_{50} = 5.9\mu g/mL$; HT1080, $EC_{50} = 60.2\mu g/mL$; 对照氟尿嘧啶, Colon26-L5, $EC_{50} = 0.29\mu g/mL$; HT1080, $EC_{50} = 0.07\mu g/mL$)[1047]; 雌激素样活性[1331].【来源】北沙参 *Glehnia littoralis* (地下部分), 樗叶花椒 *Zanthoxylum ailanthoides*, 水鬼蕉叶 *Hymenocallis littoralis* [Syn. *Hymenocallis americana; Pancratium littoralis*], 水母雪莲花 *Saussurea medusa* (全株), 小红参 *Rubia yunnanensis* (根: 产率 = 0.0054%干重)[1063], 异叶铁杉 *Tsuga heterophylla* (边材), 云南红豆杉 *Taxus yunnanensis* (树干: 产率 = 0.607%干重), *Sarcomelicope megistophylla*.【文献】168, 847, 893, 943, 1000, 1047, 1063, 1330, 1331.

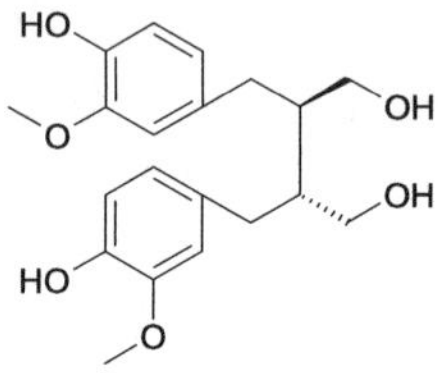

HO, OH, OH, HO

2080 Sesamin 芝麻素

$C_{20}H_{18}O_6$ (354.36). 黄色针晶, mp 122~124℃, mp 123~124℃, $[\alpha]_D^{23} = +42°$ (*c* = 0.1, 三氯甲烷); (−) 122~124℃, (±) 129~130℃; mp 124℃, $[\alpha]_D^{25} = +63.2°$ (*c* = 0.34, 三氯甲烷).【类型】木脂体.【活性】抗菌 (结核分枝杆菌); 抗病毒 (流行性感冒病毒、Sendai 病毒); 抗真菌 (TLC 生物自显影法); 抗真菌 (TLC 测定, 瓜枝霉菌, MIQ = 0.1μg, 对照 Moiconazole, MIQ = 1μg)[1315]; 细胞毒 (Meth-A 肉瘤细胞系, $ED_{50} = 6.0\mu g/mL$, LLC Lewis 肺癌细胞系, $ED_{50} > 10\mu g/mL$)[726]; 抗氧化剂 (TLC 测定, DPPH 清除剂, MIQ = 10μg; 对照槲皮素, MIQ = 1μg)[1315]; 神经保护剂 (大鼠原代培养的皮质细胞, 谷氨酸酯诱导的神经毒性, 0.1μmol/L, 保护率 = 16.6%±1.3%, 对照 MK-801, 1.0μmol/L, 保护率 = 83.6%±2.0%, $P<0.001$, 对照 6-氰基-7-硝基喹喔啉-2,3-二酮, 1.0μmol/L, 保护率 = 70.5%±1.5%, $P<0.001$)[1144].【来源】荜茇 *Piper longum*, 变形木兰* *Magnolia mutabilis*, 刺花椒 *Zanthoxylum acanthopodium*, 刺五加 *Acanthopanax senticosus* [Syn. *Eleutherococcus senticosus*], 汉城细辛 *Asarum sieboldii* var. *seoulensis* (1931 年加来天民等从该植物中分离)[1373], 黑芝麻 *Sesamum indicum* (黑色种子) [Syn. *Sesamum orientale* (黑色种子)] (种子: 含量范围 = 0.18%~0.21%[1372]), 红楠皮 *Machilus thunbergii*, 胡椒花椒 *Zanthoxylum* *piperitum*, 辽细辛 *Asarum heterotropoides* var. *Mandshuricum* (干燥全株: 平均含量 = 0.0375%)[1375], 毛泡桐 *Paulownia tomentosa*, 蒙大拿芸香 *Ruta montana*, 枪刀药 *Hypoestes purpurea* [Syn. *Justicia purpurea*; *Hypoestes sinica*] (全株: 产率 = 0.0036%干重)[1077], 青蒿 *Artemisia apiacea* [Syn. *Artemisia carvifolia*; *Artemisia caruifolia*] (地上部分), 茸毛山香 *Hyptis tomentosa*, 入地金牛(两面针) *Zanthoxylum nitidum* (干燥根: 平均含量 = 0.115%)[1375], 斯里兰卡土密树 *Bridelia retusa*, 无梗五加皮 *Acanthopanax sessiliflorus*, 五加皮 *Acanthopanax gracilistylus*, 细辛(华细辛) *Asarum sieboldii* (干燥全株: 平均含量 = 0.0292%[1375]), 中亚苦蒿 *Artemisia absinthium*, 皱叶木兰 *Magnolia praecocissima* (种子), 崖椒属 *Fagara xanthoxyloides*, 崖椒属 *Fagara* sp., 存在于许多植物中. 【文献】2, 167, 168, 466, 726, 900, 1077, 1144, 1315, 1372, 1373, 1375.

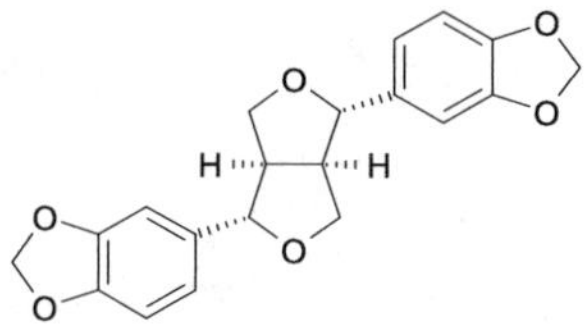

2081 Sesartemin 艾脂麻素

$C_{23}H_{26}O_8$ (430.46). 【类型】木脂体. 【活性】单胺氧化酶抑制剂 (*Ostrinia nubilalis* 消化道中的微粒体); 降低隔离诱导攻击性 (小鼠); 细胞毒 (Meth-A 肉瘤细胞系, ED_{50} = 9.7μg/mL, LLC Lewis 肺癌细胞系, ED_{50} > 10μg/mL)[726]. 【来源】青蒿 *Artemisia apiacea* [Syn. *Artemisia carvifolia*; *Artemisia caruifolia*] (地上部分), 中亚苦蒿 *Artemisia absinthium*. 【文献】167, 726.

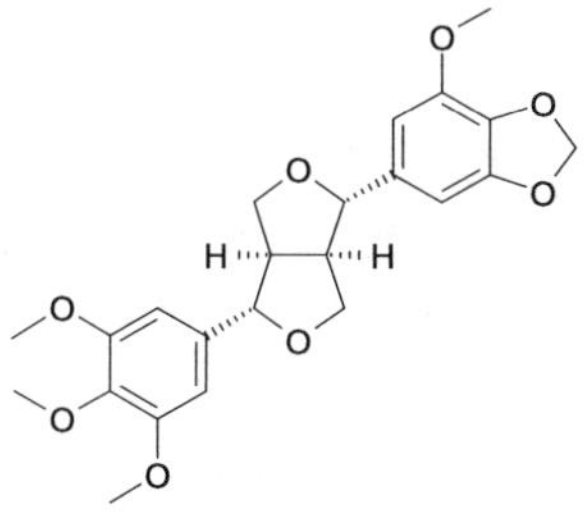

2082 Sikkimotoxin 锡金鬼臼毒素

[18651-67-7] $C_{23}H_{26}O_8$ (430.46). mp 120℃. 【类型】木脂体. 【活性】抗肿瘤 (皮肤癌); 毒素 (仅供临床外用). 【来源】桃儿七 *Podophyllum emodii* [Syn. *Podophyllum emodii* var. *chinense*; *Podophyllum sikkimenosis*; *Sinopodophyllum emodii*]. 【文献】4.

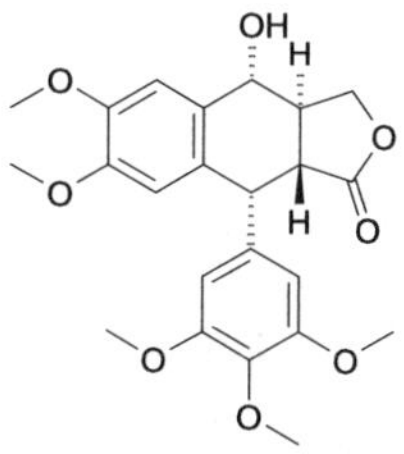

2083 (+)-Syringaresinol (+)-丁香树脂酚 (鹅掌楸树脂酚 B)

Lirioresinol B [21453-69-0] $C_{22}H_{26}O_8$ (418.45). 无色棱柱状晶体 (甲醇), mp 169~171℃, $[\alpha]_D^{24}$ = −7.47° (*c* = 0.3, 三氯甲烷). 【类型】木脂体. 【活性】细胞毒 (Meth-A 肉瘤细胞系, ED_{50} > 10μg/mL, LLC Lewis 肺癌细胞系, ED_{50} > 10μg/mL); 醛糖还原酶抑制实验无活性 (IC_{50} > 100μmol/L, 100μmol/L 抑制率 = 13%, 对照依帕司他, IC_{50} = 0.072μmol/L)[1000]; NO 生成抑制剂 (IC_{50} = 53.5μmol/L)[997]; DPPH 清除剂 (IC_{50} = 19.5μmol/L)[997]; 抗氧化剂 [超氧化物阴离子清除剂, 100μmol/L, 抑制率 = 55.1%±0.3%, 阳性对照(+)-儿茶素, IC_{50} = (3.67±0.14)μmol/L][994]; 骨再吸收抑制剂 (用甲状旁腺激素 200μmol/L 培养的骨样本, ^{45}Ca 释放 = 23.3%±1.9%, *P*<0.001, 对照 ^{45}Ca 释放 = 15.4%±1.3%)[1141]. 【来源】海绵革薢 *Dioscorea spongiosa* (根茎), 厚朴 *Magnolia officinalis*, 火焰花 *Phlogacanthus curviflorus* (根: 产率 = 0.00031%干重)[1129], 开口箭 *Tupistra chinensis* (地下部分)[1392], 狼毒 *Stellera chamaejasme*, 雷公藤 *Tripterygium wilfordii*, 了哥王根 *Wikstroemia indica*, 毛刺锦鸡儿 *Caragana tibetica* (茎), 欧洲水青冈 *Fagus sylvatica*, 青风藤 *Sinomenium acutum*, 青蒿 *Artemisia apiacea* [Syn. *Artemisia carvifolia*; *Artemisia caruifolia*] (地上部分), 水母雪莲花 *Saussurea medusa* (全株), 台湾芙蓉 *Hibiscus taiwanensis*, 无梗五加皮 *Acanthopanax sessiliflorus*, 杨属 *Populus* sp., 荛花属 *Wikstroemia* sp. 【文献】2, 167, 168, 172, 523, 726, 994, 997, 1000, 1129, 1141, 1392.

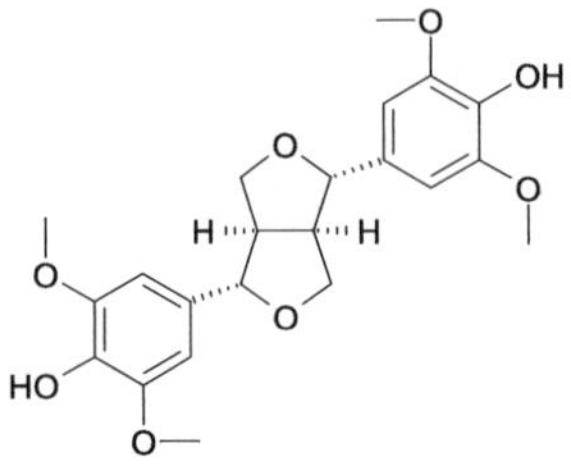

2084 Taiwanin A 台湾杉素 A

$C_{20}H_{14}O_6$ (350.33). 【类型】木脂体. 【活性】细胞毒 (A549, ED_{50} = 0.2μmol/L, ED_{50} = 0.4μg/mL, 对照阿霉素, ED_{50} = 0.01μmol/L, ED_{50} = 0.02μg/mL; MCF7, ED_{50} = 0.2μmol/L, ED_{50} = 0.5μg/mL, 阿霉素, ED_{50} = 0.1μmol/L, ED_{50} = 0.1μg/mL; HT29, ED_{50} = 0.1μmol/L, ED_{50} = 0.3μg/mL, 阿霉素, ED_{50} = 0.1μmol/L, ED_{50} = 0.1 μg/mL)[1228]. 【来源】台湾杉 *Taiwania cryptomerioides* (心材). 【文献】1228.

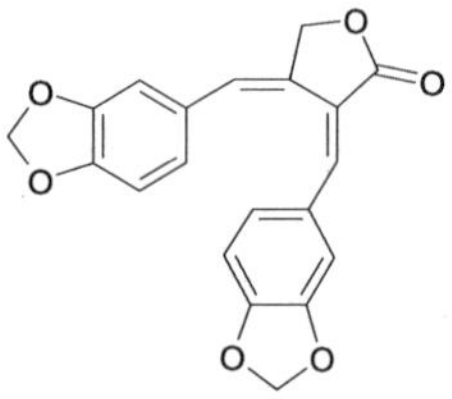

2085 Taiwanin C 台湾杉素 C

$C_{20}H_{12}O_6$ (348.32). 【类型】木脂体. 【活性】细胞毒 (A549, ED_{50} = 5.8μmol/L, ED_{50} = 16.7μg/mL, 对照阿霉素, ED_{50} = 0.01μmol/L, ED_{50} = 0.02μg/mL; MCF7, ED_{50} = 4.1μmol/L, ED_{50} = 11.7μg/mL, 阿霉素, ED_{50} = 0.1μmol/L, ED_{50} = 0.1μg/mL; HT29, ED_{50} = 14.3μmol/L, ED_{50} = 41.1μg/mL, 阿霉素, ED_{50} = 0.1μmol/L, ED_{50} = 0.1 μg/mL)[1228]. 【来源】台湾杉 *Taiwania cryptomerioides* (心材). 【文献】1228.

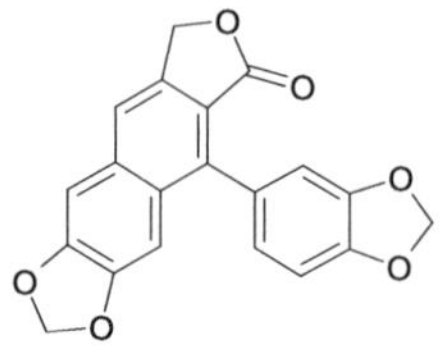

2086 Taiwanin E 台湾杉素 E

$C_{20}H_{12}O_7$ (364.31). 【类型】木脂体. 【活性】细胞毒 (A549, ED_{50} = 1.2μmol/L, ED_{50} = 3.4μg/mL, 对照阿霉素, ED_{50} = 0.01μmol/L, ED_{50} = 0.02μg/mL; MCF7, ED_{50} = 0.5μmol/L, ED_{50} = 1.4μg/mL, 阿霉素, ED_{50} = 0.1 μmol/L, ED_{50} = 0.1μg/mL; HT29, ED_{50} = 0.6μmol/L, ED_{50} = 1.5μg/mL, 阿霉素, ED_{50} = 0.1μmol/L, ED_{50} = 0.1μg/mL)[1228]. 【来源】台湾杉 *Taiwania cryptomerioides* (心材). 【文献】1228.

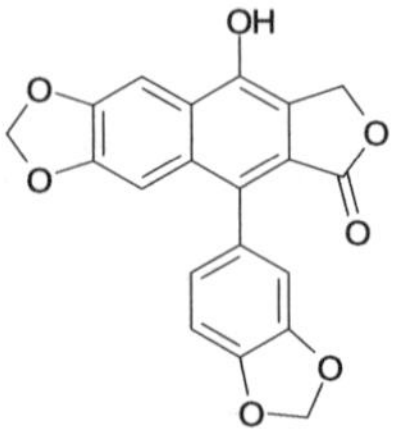

2087 Trachelogenin 络石配质

$C_{21}H_{24}O_7$ (388.42). 【类型】木脂体. 【活性】细胞毒 (淋巴瘤细胞); 钙拮抗. 【来源】五爪龙 *Ipomoea cairica* [Syn. *Ipomoea palmata*]. 【文献】167.

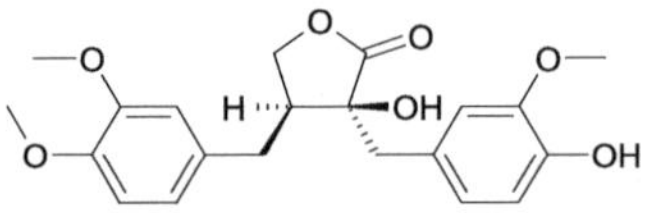

2088 Tracheloside 络石苷

$C_{27}H_{34}O_{12}$ (550.56). mp 168~170℃. 【类型】木脂体. 【活性】络石苷元【活性】细胞毒 (鼠, 淋巴瘤 L5178Y 细胞, ED_{50} = 2.0μmol/L); 抗 HIV (*in vitro* 抗 HIV-1 复制, 0.5μmol/L 对 HIV-1 蛋白 p17 和 p24 的抑制率 = 60%~70%; 钙拮抗 (豚鼠, 钾离子引起的结肠带收缩, IC_{50} = 1.1μmol/L); 抗高血压 (自发性高血压大鼠, 药效强而持久); cAMP 磷酸二酯酶抑制剂 (IC_{50} = 227μmol/L); 抗组胺 (抑制组胺释放, 大鼠, ConA 诱发的肥大细胞释放组胺, IC_{50} = 19μmol/L); 血小板聚集抑制剂 (ADP 诱导的血小板聚集, 0.5mg/mL 抑制率 = 35.4%); PAF 拮抗剂; 平滑肌松弛剂 (气管, EC = 0.1mg/mL). 【来源】络石藤 *Trachelospermum jasminoides*, 日本络石 *Trachelospermum asiaticum* (1958 年, 高野忠义从该植物中分离)[1373]. 【文献】5, 402, 403, 404, 405, 406, 407, 1373.

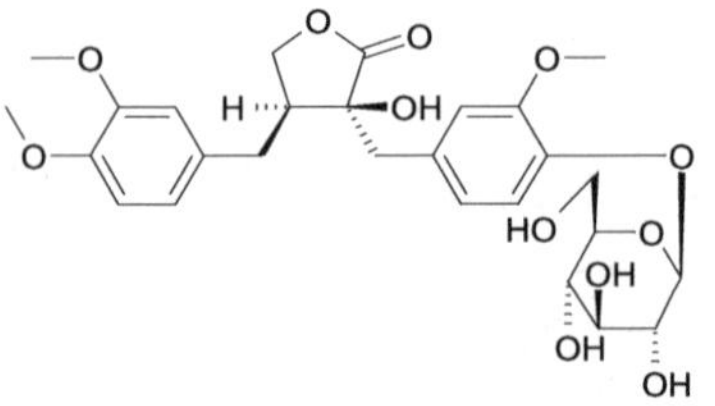

2089 Tuberculatin 瘤状单叶芸香苷*

[90706-10-8] $C_{26}H_{24}O_{11}$ (512.47). 【类型】木脂体. 【活性】细胞毒 [人 LoVo 细胞系 *in vitro*, IC_{50} = (13.92±1.26) μl/mL][908]; 细胞毒 (*in vitro*, Hep3B, ED_{50} = 0.014 μg/mL, 对照氟尿嘧啶, ED_{50} = 0.0715μg/mL; SiHa, ED_{50} = 0.12μg/mL, 对照放线菌素 D, ED_{50} = 0.00081μg/mL; HepG2, ED_{50} = 0.040μg/mL, 对照氟尿嘧啶, ED_{50} = 0.033μg/mL; HT29, ED_{50} = 0.29μg/mL, 对照氟尿嘧啶, ED_{50} = 0.074μg/mL; HCT116, ED_{50} = 0.28μg/mL, 对照氟尿嘧啶, ED_{50} = 0.48μg/mL; MCF7, ED_{50} = 0.97μg/mL; MCF7-ras, ED_{50} = 0.090μg/mL)[1019]; 增强 TNFα 的形成 (小鼠类巨噬细胞 RAW264.7, 脂多糖诱导的, 强活性)[1019]. 【来源】爵床 *Rostellularia procumbens* [Syn. *Justicia procumbens*] (全株: 产率 = 0.0004%干重)[1019], 瘤状单叶芸香 *Ruta tuberculata* [Syn. *Haplophyllum tuberculatum*], 拟芸香属 *Haplophyllum patavinum* (苗). 【文献】299, 908, 1019.

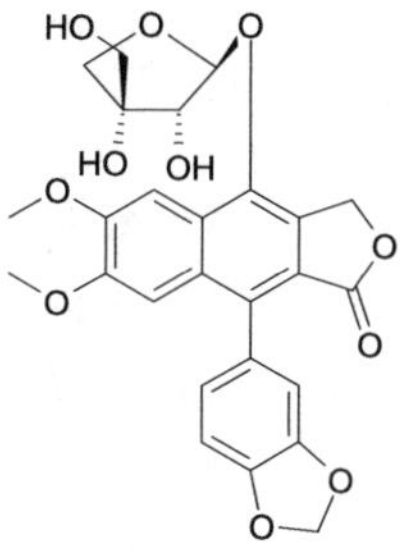

2090 Helioxanthin 赛菊宁黄质

[18920-47-3] $C_{20}H_{12}O_6$ (348.32). mp 240~241℃. 【类型】木脂体/丁内酯类. 【活性】细胞毒 (A549, ED_{50} = 11.3μmol/L, ED_{50} = 32.4μg/mL, 对照阿霉素, ED_{50} = 0.01μmol/L, ED_{50} = 0.02μg/mL; MCF7, ED_{50} = 12.6μmol/L, ED_{50} = 36.1μg/mL, 阿霉素, ED_{50} = 0.1μmol/L, ED_{50} = 0.1 μg/mL; HT29, ED_{50} = 13.4μmol/L, ED_{50} = 38.6μg/mL, 阿霉素, ED_{50} = 0.1μmol/L, ED_{50} = 0.1μg/mL)[1228]. 【来源】大金牛草 *Polygala chinensis* [Syn. *Polygala glomerata*], 枪刀药 *Hypoestes purpurea* [Syn. *Justicia purpurea*; *Hypoestes sinica*] (地上部分: 产率 = 0.000067%干重)[1119], 台湾杉 *Taiwania cryptomerioides* (心材). 【文献】5, 1119, 1228.

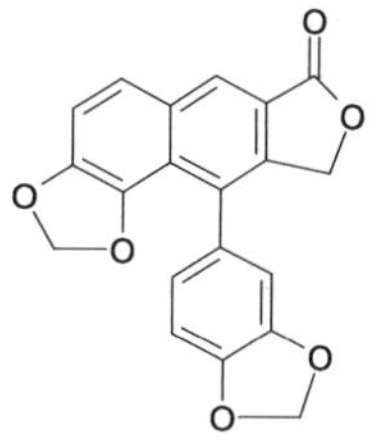

12.2 二苯并环辛二烯木脂体

2091 Angeloylgomisin R 当归酰基戈米辛 R

$C_{27}H_{30}O_8$ (482.54). 【类型】二苯并环辛二烯木脂体. 【活性】抗肿瘤 (潜在的抗肿瘤促进剂筛选, TPA 诱导的 EBV-EA, mol ratio/TPA = 1000, EBV-EA 的相对百分数 = 10.6%±0.4% (阳性对照值 32pmol, 20ng TPA = 100%), Raji 细胞生存能力 = 60%)[1039]. 【来源】内南五味子 *Kadsura interior* (茎). 【文献】1039.

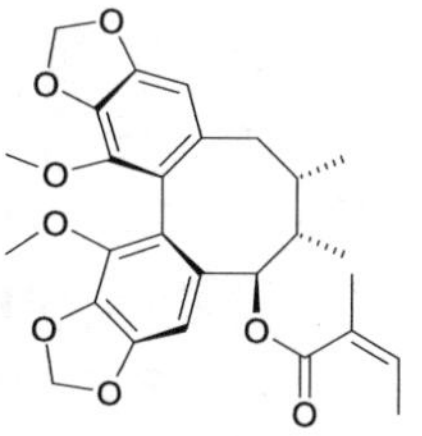

2092 Gomisin A 戈米辛 A (五味子醇乙)

Wuweizi alcohol B [58546-54-6] $C_{23}H_{28}O_7$ (416.48). mp 54~56℃, $[\alpha]_D^{22}$ = +60.8° (*c* = 0.58, 三氯甲烷); mp 88~89℃, $[\alpha]_D$ = +67.9°. 【类型】二苯并环辛二烯木脂体. 【活性】抗肿瘤 [潜在的抗肿瘤促进剂筛选, TPA 诱导的 EBV-EA, mol ratio/TPA = 1000, EBV-EA 的相对百分数 = 7.1%±0.4% (阳性对照值 32pmol, 20ng TPA = 100%), Raji 细胞生存能力 = 70%][1039]; 抗肝毒 (减少过量的 SGPT, orl 100mg/kg); 防止中毒 (鼠, 四氯化碳或硫代乙酰胺所致); 促进肝脏糖原的生物合成 (正常饥饿小鼠); 毒素 (鼠, orl, 250mg/kg, 死亡率 = 2/4; 鼠, ip, 250mg/kg, 死亡率 = 2/3). 【来源】内南五味子 *Kadsura interior* (茎)[1039], 人参 *Panax ginseng* [Syn. *Panax schinseng*], 五味子(北五味子) *Schisandra chinensis* (干燥成熟果实: 11 产地平均含量 = 0.23%[1375]). 【文献】2, 169, 320, 1039, 1375.

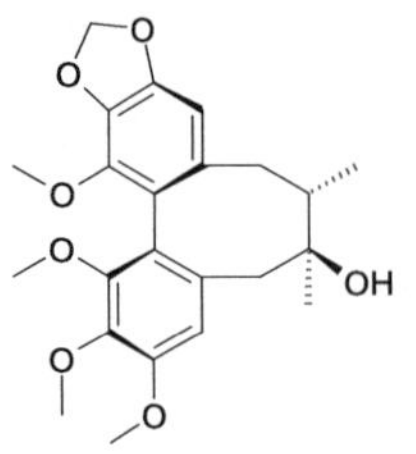

2093 Gomisin C 戈米辛 C (五味子酯甲)

Wuweizi ester A; Schisantherin A [58546-56-8] $C_{30}H_{32}O_9$ (536.58). mp 116~118℃, 122~124℃. 【类型】二苯并环辛二烯木脂体. 【活性】抗肿瘤 [潜在的抗肿瘤促进剂筛选, TPA 诱导的 EBV-EA, mol ratio/TPA = 1000, EBV-EA 的相对百分数 = 19.7%±0.5% (阳性对照值 32pmol, 20ng TPA =100%), Raji 细胞生存能力 = 60%][1039]; 抗肝毒 [鼠, orl, 100mg/(kg·d), 修补四氯化碳或硫代乙酰胺引起的肝损伤, 大鼠转氨酶抑制剂]. 【来源】华中五味子 *Schisandra sphenanthera* (干燥成熟果实: 12 产地含量范围 = 0.03%~2.69%, 平均含量 = 1.27%[1375]), 内南五味子 *Kadsura interior* (茎)[1039], 五味子(北五味子) *Schisandra chinensis* (干燥成熟果实: 6 产地含量范围 = 0.08%~1.95%, 平均含量 0.76%[1375]). 【文献】2, 3, 5, 167, 1039, 1375.

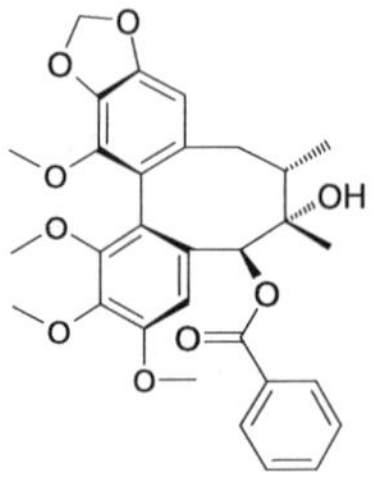

2094 Gomisin G 戈米辛 G

[62956-48-3] $C_{30}H_{32}O_9$ (536.58). 棱晶 (Me_2CO/Et_2O), mp 97~98℃, $[\alpha]_D^{25} = -126°$ (c = 0.427, 三氯甲烷). 【类型】二苯并环辛二烯木脂体. 【活性】抗肝炎 (人 B 型肝炎表面抗原 HbsAg: 100μg/mL 抑制率 = 76.3%, 50μg/mL 抑制率 =42.4%, 25μg/mL 抑制率 =17.9%; 人 B 型肝炎 e 抗原 HbeAg: 100μg/mL 抑制率 = 22.1%, 50μg/mL 抑制率 = 20.0%, 25μg/mL 抑制率 = 6.3%; DMSO 2.5μl/mL, 抑制率 = 0)[957]; 抗肿瘤 [潜在的抗肿瘤促进剂筛选, TPA 诱导的 EBV-EA, mol ratio/TPA = 1000, EBV-EA 的相对百分数 = 18.9%± 0.6% (阳性对照值 32pmol, 20ng TPA =100%), Raji 细胞生存能力 = 60%][1039]. 【来源】内南五味子 *Kadsura interior* (茎)[1039], 五味子 *Schisandra chinensis*, 阿里山五味子 *Schisandra arisanensis* (茎). 【文献】2, 299, 957, 1039.

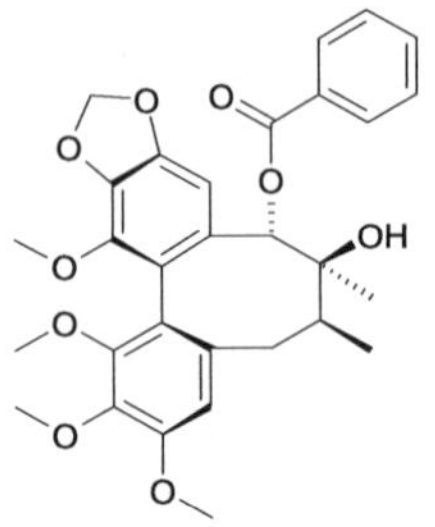

2095 Gomisin J 戈米辛 J

[66280-25-9] $C_{22}H_{28}O_6$ (388.46). 【类型】二苯并环辛二烯木脂体. 【活性】抗肿瘤 (小鼠, TPA 诱导的皮肤肿瘤); 抑制血管收缩 (犬肠系膜动脉, 钙诱导的血管收缩, IC_{50} = 12μmol/L, 前列腺素 $F_{2\alpha}$ 诱导的, IC_{50} = 17μmol/L); 增加冠脉血流 (麻醉犬); 抗肝毒 (大鼠肝细胞, 四氯化碳诱导的 GPT 升高, 0.1mg/mL); 抗氧化剂 (大鼠肝脏线粒体, Fe^{2+}/VC 引起的脂质过氧化, IC_{50} = 5.5μmol/L, ADP/NADPH 引起的脂质过氧化, IC_{50} = 4.7μmol/L); 心肌保护剂 (抑制心肌细胞钙异常 产生的丙二醛, 10μmol/L); cAMP 磷酸二酯酶抑制剂 (IC_{50} = 136μmol/L); 抗 HIV (*in vitro*); 抑制胃溃疡 (鼠, orl, 100mg/kg, 防止实验型应激引起的胃溃疡). 【来源】五味子 *Schisandra chinensis*. 【文献】2, 389, 390, 391, 392, 393, 394, 395.

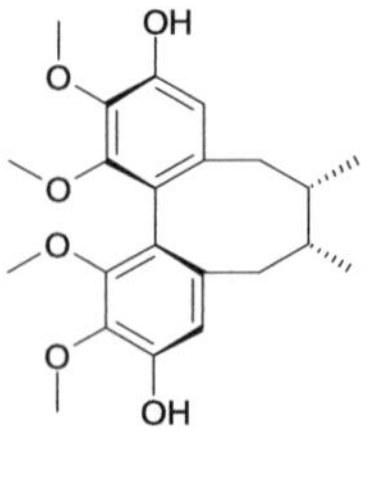

2096 Heteroclitin D 异型南五味子素 D

[140369-76-2] $C_{27}H_{30}O_8$ (482.54). 【类型】二苯并环辛二烯木脂体. 【活性】抗肿瘤 [潜在的抗肿瘤促进剂筛选, TPA 诱导的 EBV-EA, mol ratio/TPA = 1000, EBV-EA 的相对百分数 = 9.4%±0.5% (阳性对照值 32pmol, 20ng TPA =100%), Raji 细胞生存能力 =

70%][1039]. 【来源】内南五味子 *Kadsura interior* (茎), 异型南五味子 *Kadsura heteroclita* [Syn. *Uvaria heteroclita*]. 【文献】509, 1039.

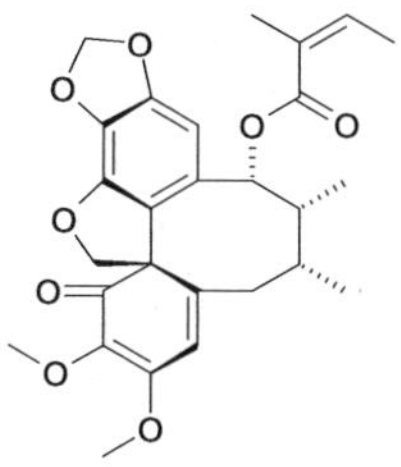

2097 Heteroclitin F 异型南五味子素 F

[144049-67-2] $C_{27}H_{30}O_{10}$ (514.53). 【类型】二苯并环辛二烯木脂体. 【活性】抗肿瘤 [潜在的抗肿瘤促进剂筛选, TPA 诱导的 EBV-EA, mol ratio/TPA = 1000, EBV-EA 的相对百分数 = 16.5%±0.6% (阳性对照值 32pmol, 20ng TPA =100%), Raji 细胞生存能力 = 60%][1039]. 【来源】内南五味子 *Kadsura interior* (茎: 产率 = 0.00039%干重), 异型南五味子 *Kadsura heteroclita* [Syn. *Uvaria heteroclita*]. 【文献】509, 1039.

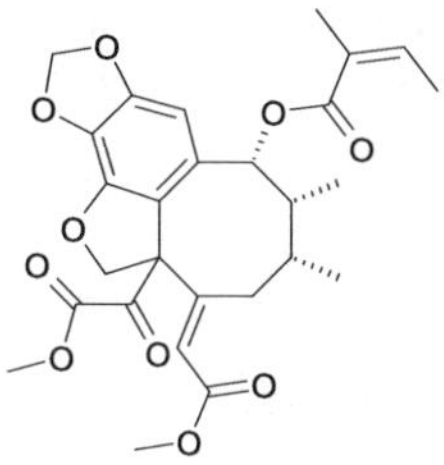

2098 Interiorin B 内南五味子素 B

[133442-66-7] $C_{27}H_{30}O_8$ (482.54). 【类型】二苯并环辛二烯木脂体. 【活性】抗肿瘤 [潜在的抗肿瘤促进剂筛选, TPA 诱导的 EBV-EA, mol ratio/TPA = 1000, EBV-EA 的相对百分数 = 13.5%±0.6% (阳性对照值 32pmol, 20ng TPA =100%), Raji 细胞生存能力 = 60%][1039]. 【来源】内南五味子 *Kadsura interior* (茎: 产率 = 0.0155%干重). 【文献】509, 1039.

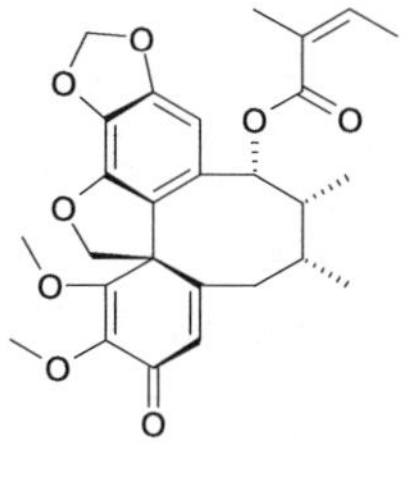

2099 Interiotherin A 内南五味子酯 A

[181701-06-4] $C_{29}H_{28}O_8$ (504.54). 【类型】二苯并环辛二烯木脂体. 【活性】抗肿瘤 [潜在的抗肿瘤促进剂筛选, TPA 诱导的 EBV-EA, mol ratio/TPA = 1000, EBV-EA 的相对百分数 = 18.3%±1.0% (阳性对照值 32pmol, 20ng TPA =100%), Raji 细胞生存能力 = 60%][1039]. 【来源】内南五味子 *Kadsura interior* (茎), 内南五味子 *Kadsura interior*. 【文献】509, 1039.

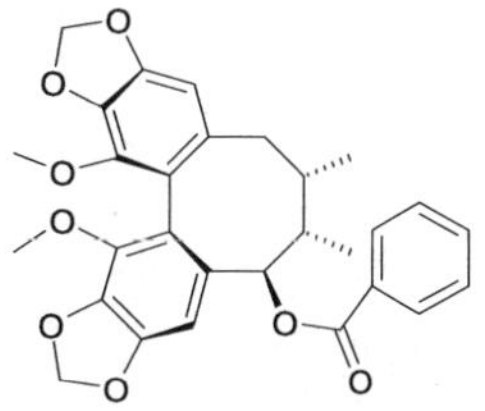

2100 Interiotherin B 内南五味子酯 B

[181701-07-5] $C_{27}H_{30}O_9$ (498.53). 【类型】二苯并环辛二烯木脂体. 【活性】抗肿瘤 [潜在的抗肿瘤促进剂筛选, TPA 诱导的 EBV-EA, mol ratio/TPA = 1000, EBV-EA 的相对百分数 = 11.6%±0.4% (阳性对照值 32pmol, 20ng TPA =100%), Raji 细胞生存能力 = 60%][1039]. 【来源】内南五味子 *Kadsura interior* (茎), 内南五味子 *Kadsura interior*. 【文献】509, 1039.

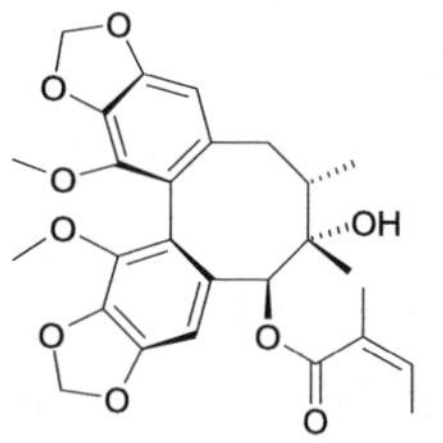

2101 Interiotherin C 内南五味子酯 C

$C_{30}H_{36}O_{10}$ (556.62). 无色针状结晶 (甲醇), mp 179~181℃, $[\alpha]_D = +127.66°$ (c = 1.175, 三氯甲烷). 【类型】二苯并环辛二烯木脂体. 【活性】抗肿瘤 [潜在的抗肿瘤促进剂筛选, TPA 诱导的 EBV-EA, mol ratio/TPA = 1000, EBV-EA 的相对百分数 = 16.0%±0.6% (阳性对照值 32pmol, 20ng TPA =100%), Raji 细胞生存能力 = 60%][1039]. 【来源】内南五味子 *Kadsura interior* (茎: 产率 = 0.0062%干重). 【文献】1039.

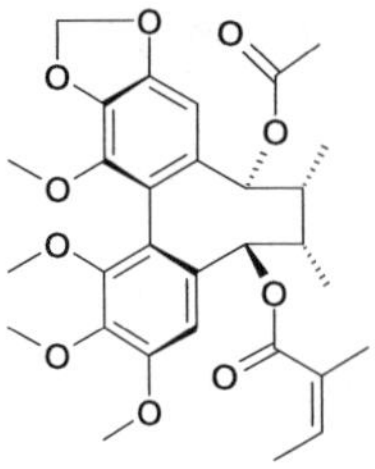

2102 Interiotherin D 内南五味子酯 D

$C_{26}H_{26}O_8$ (466.49). 黄色棱柱晶体 (甲醇), mp 148~151℃, $[\alpha]_D^{20} = -271.19°$ ($c = 1.180$, 三氯甲烷). 【类型】二苯并环辛二烯木脂体. 【活性】抗肿瘤 [潜在的抗肿瘤促进剂筛选, TPA 诱导的 EBV-EA, mol ratio/TPA = 1000, EBV-EA 的相对百分数 = 11.5%±0.5% (阳性对照值 32pmol, 20ng TPA =100%), Raji 细胞生存能力 = 60%][1039]. 【来源】内南五味子 *Kadsura interior* (茎: 产率 = 0.00083%干重). 【文献】1039.

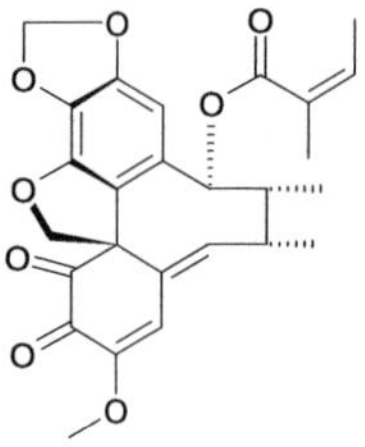

2103 Kadsurin 南五味子素

[51670-40-7] $C_{25}H_{30}O_8$ (458.51). 白色针状晶体 (乙醇), mp 157~158℃, $[\alpha]_D^{25} = -39°$ ($c = 0.13$, 三氯甲烷). 【类型】二苯并环辛二烯木脂体. 【活性】抗肿瘤 [潜在的抗肿瘤促进剂, TPA 诱导的 EBV-EA, mol ratio/TPA = 1000, EBV-EA 的相对百分数 = 15.0%±0.7% (阳性对照值 32pmol, 20ng TPA =100%), Raji 细胞生存能力 = 60%][1039]; 杀虫增效剂. 【来源】内南五味子 *Kadsura interior* (茎)[1039], 日本南五味子 *Kadsura japonica* (1973 年, Y.P.Chen 等从该植物中分离)[1373]. 【文献】167, 509, 1039, 1214.

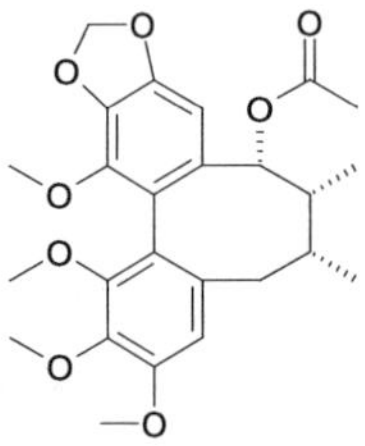

2104 Neoisostegane 新异五加内酯素

[87084-98-8] $C_{23}H_{26}O_7$ (414.46). 【类型】二苯并环辛二烯木脂体. 【活性】抗肿瘤; 细胞毒 (KB, ED_{50} = 6.6μg/mL). 【来源】五加前胡 *Steganotaenia araliacea*. 【文献】167, 388.

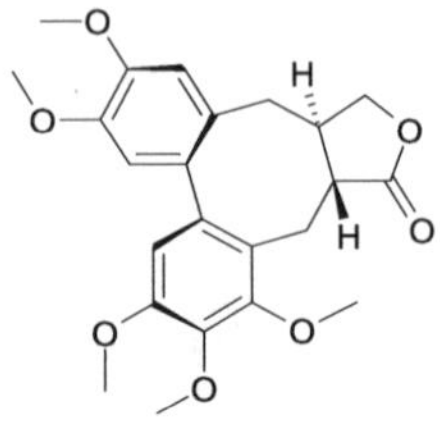

2105 Neokadsuranin 新南五味子宁*

[115181-68-5] $C_{23}H_{26}O_7$ (414.46). 【类型】二苯并环辛二烯木脂体. 【活性】抗肿瘤 [潜在的抗肿瘤促进剂筛选, TPA 诱导的 EBV-EA, mol ratio/TPA = 1000, EBV-EA 的相对百分数 = 4.7%±0.4% (阳性对照值 32pmol, 20ng TPA =100%), Raji 细胞生存能力 = 70%][1039]. 【来源】冷饭团 *Kadsura coccinea* [syn. *Kadsura chenensis*; *Kadsura hainanensis*], 内南五味子 *Kadsura interior* (茎). 【文献】509, 1039.

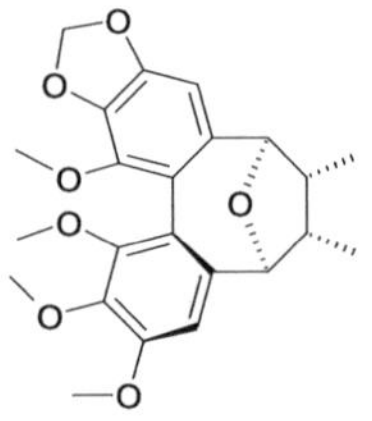

2106 Propinquanin E 含蕊五味子宁 E*

$C_{31}H_{36}O_{11}$ (584.63). 无色针晶, mp 110~112℃, $[\alpha]_D^{20} = +34℃$ ($c = 0.22$, 三氯甲烷). 【类型】二苯并环辛二烯木脂体. 【活性】细胞毒 (人肝癌细胞 HepG2, IC_{50} = 35.95μmol/L, 对照喜树碱, IC_{50} = 1.23μmol/L; 人口咽表皮样癌细胞 KB, IC_{50} = 46.23μmol/L, 喜树碱, IC_{50} = 1.78μmol/L; 人急性白血病细胞 HL-60, IC_{50} = 32.53μmol/L, 喜树碱, IC_{50} = 1.35μmol/L; 人肝癌细胞 Bel7402, IC_{50} = 39.38μmol/L, 喜树碱, IC_{50} = 1.02μmol/L). 【来源】含蕊五味子 *Schisandra propinqua* (茎: 产率 = 0.00086%干重). 【文献】477.

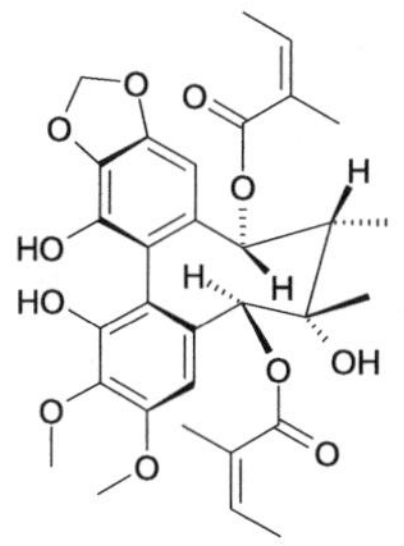

2107 Propinquanin F 含蕊五味子宁 F*

$C_{28}H_{36}O_8$ (500.59). 无色针晶, mp 109℃, $[\alpha]_D^{20} = +8.5°$ (c = 1.48, 三氯甲烷). 【类型】二苯并环辛二烯木脂体. 【活性】细胞毒 (人肝癌细胞 HepG2, IC_{50} = 59.91μmol/L, 对照喜树碱, IC_{50} = 1.23μmol/L; 人口咽表皮样癌细胞 KB, IC_{50} = 42.98μmol/L, 喜树碱, IC_{50} = 1.78μmol/L; 人急性白血病细胞 HL-60, IC_{50} = 60.02 μmol/L, 喜树碱, IC_{50} = 1.35μmol/L). 【来源】含蕊五味子 *Schisandra propinqua* (茎: 产率 = 0.0037%干重). 【文献】477.

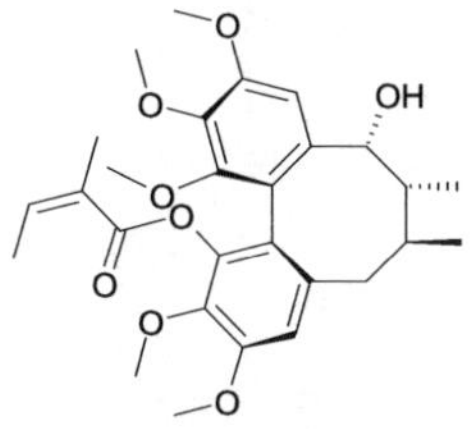

2108 Schisanlignone A 五味子酮 A

[13557-67-4] $C_{24}H_{30}O_7$ (430.50). 晶体 (乙基甲酸盐), mp 104~105℃, $[\alpha]_D^{24} = -74.8°$ (c = 0.210, 三氯甲烷). 【类型】二苯并环辛二烯木脂体. 【活性】细胞毒 (*in vitro*, P_{388}, IC_{50} = 10μg/mL). 【来源】长梗南五味子 *Kadsura peltigera* [Syn. *Kadsura longipedunculata*]. 【文献】274.

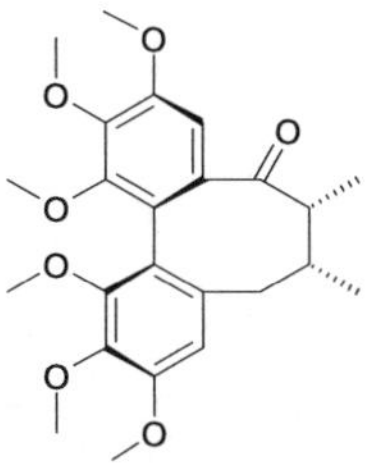

2109 Schisanlignone B 五味子酮 B

[135459-86-8] $C_{23}H_{28}O_7$ (416.47). mp 151~152℃, $[\alpha]_D^{24}$ = −36.9° (c = 0.2355, 三氯甲烷). 【类型】二苯并环辛二烯木脂体. 【活性】细胞毒 (*in vitro*, P_{388}, IC_{50} = 10μg/mL). 【来源】长梗南五味子 *Kadsura peltigera* [Syn. *Kadsura longipedunculata*]. 【文献】274.

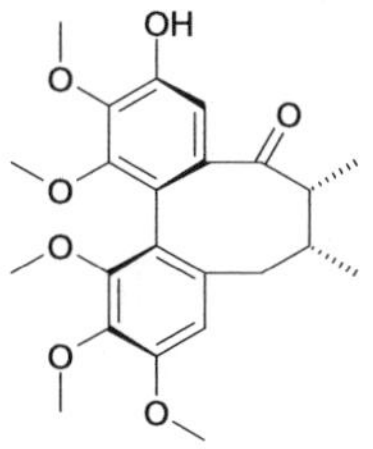

2110 Schizandrin C 五味子素 C (五味子丙素)

Schisandrin C; Wuweizisu C [61301-33-5] $C_{22}H_{24}O_6$ (384.43). $[\alpha]_D^{23} = -57.4°$ (c = 0.85, 三氯甲烷). 【类型】二苯并环辛二烯木脂体. 【活性】抗肿瘤 [潜在的抗肿瘤促进剂筛选, TPA 诱导的 EBV-EA, mol ratio/TPA = 1000, EBV-EA 的相对百分数 = 2.6%±0.2% (阳性对照值 32pmol, 20ng TPA =100%), Raji 细胞生存能力 = 70%][1039]; 抗肝毒 (鼠, 四氯化碳或硫代乙酸胺引起的肝细胞毒素, 100mg/kg orl, 降低 SGPT); 活化 T 细胞的细胞核因子 NFAT 转录因子抑制剂 [IC_{50} = (7.54±0.22)μmol/L, 对照环孢素 A, IC_{50} = (1.20±0.29)nmol/L][1289]. 【来源】长梗南五味子 *Kadsura peltigera* [Syn. *Kadsura longipedunculata*], 红花五味子 *Schisandra rubriflora*, 华中五味子 *Schisandra sphenanthera* (干燥成熟果实: 2 产地含量范围 = 0.08%~0.12%, 平均含量 = 0.10%[1375]), 内南五味子 *Kadsura interior* (茎)[1039], 五味子(北五味子) *Schisandra chinensis* (干燥成熟果实: 6 产地含量范围 = 0.20%~1.32%, 平均含量 0.60%[1375]). 【文献】2, 17, 167, 1039, 1289, 1375.

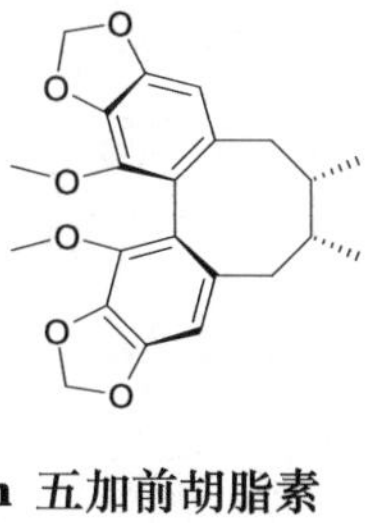

2111 Steganacin 五加前胡脂素

$C_{24}H_{24}O_9$ (456.46). $[\alpha]_D^{23} = -114°$ (c = 0.74, 三氯甲烷). 【类型】二苯并环辛二烯木脂体. 【活性】抗有丝分裂; 细胞毒 (鼠 P_{388} 和人 KB 细胞, 000.1~0.1μg/mL; HeLa).

【来源】五加前胡 *Steganotaenia araliacea*. 【文献】169.

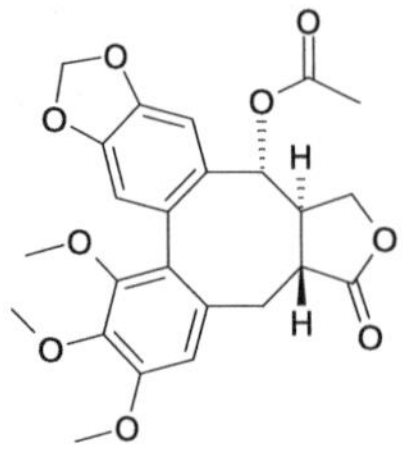

2112 Steganagin 五加前胡素

$C_{27}H_{28}O_9$ (496.52). mp 142.5~143.0℃, $[\alpha]_D^{23} = -113°$ (c = 0.72, 三氯甲烷). 【类型】二苯并环辛二烯木脂体. 【活性】细胞毒 (鼠 P_{388} 和人 KB 细胞, 0.001~0.1μg/mL). 【来源】五加前胡 *Steganotaenia araliacea*. 【文献】169.

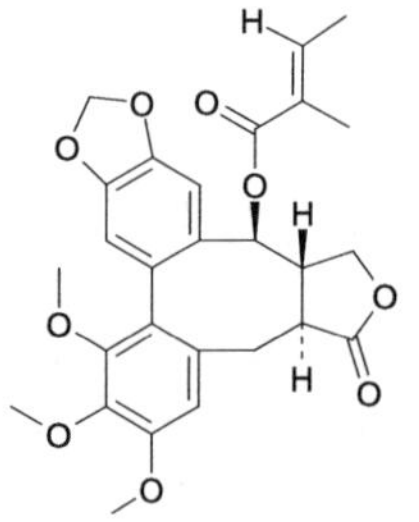

12.3 新 木 脂 体

2113 Asatone 细辛酮

[38451-63-7] $C_{24}H_{32}O_8$ (448.52). 白色晶体, mp 101~102℃ (己烷), $[\alpha]_D^{20} = 0°$ (甲醇). 【类型】新木脂体. 【活性】抗肿瘤 (鼠 *in vivo*, 肉瘤) 【来源】台东细辛 *Asarum taitoense*. 【文献】167, 169.

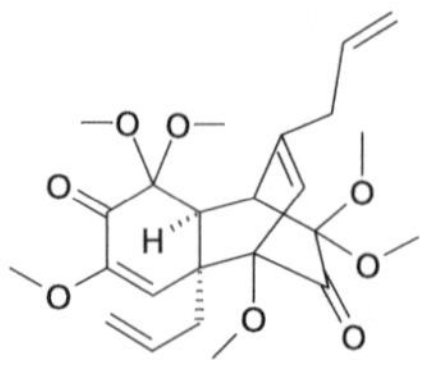

2114 Boehmenan 赤麻木脂素

[57296-22-7] $C_{40}H_{40}O_{12}$ (712.76). 粉末. 【类型】新木脂体. 【活性】抗 HIV [H9 淋巴细胞, 抑制 HIV 复制, IC_{50} (抑制未感染 H9 细胞生长 50%的浓度) = 19.42μg/mL][523]; 细胞毒 (人, A549, EC_{50} = 18.4μg/mL; MCF7, EC_{50} = 10.9μg/mL)[523]. 【来源】赤麻 *Boehmeria platanifolia* [Syn. *Boehmeria tricuspis*], 台湾芙蓉 *Hibiscus taiwanensis*. 【文献】168, 299, 523.

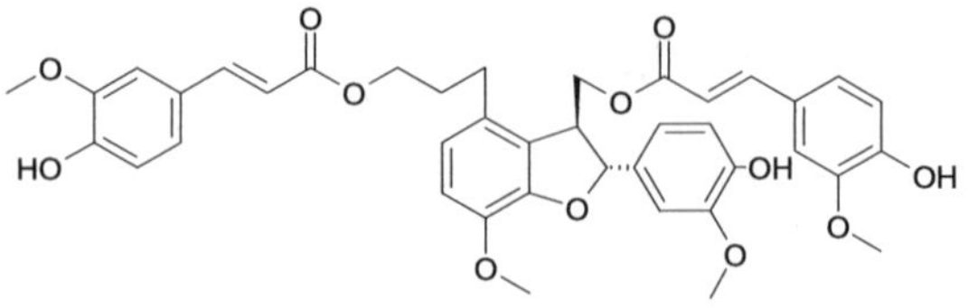

2115 Methyl rocaglate 洛克米兰酸甲酯*

Aglafolin; Anticancer cyclopenta[b] benzofuran PMV70P691-71 $C_{28}H_{28}O_8$ (492.53). 【类型】新木脂体. 【活性】杀虫剂 (*Spodoptera littoralis* 新生期幼虫, EC_{50} = 0.18mg/L, LC_{50} = 1.3mg/L, 对照 Azadirachtin, EC_{50} = 0.06mg/L, LC_{50} = 0.7mg/L)[851]; 细胞毒 (Ishikawa 抗 E2 生物实验)[1205]. 【来源】米仔兰 *Aglaia odorata*, 米仔兰属 *Aglaia spectabilis* (树皮), 米仔兰属 *Aglaia duperreana*, 米仔兰属 *Aglaia ponapensis*. 【文献】299, 851, 863, 1205.

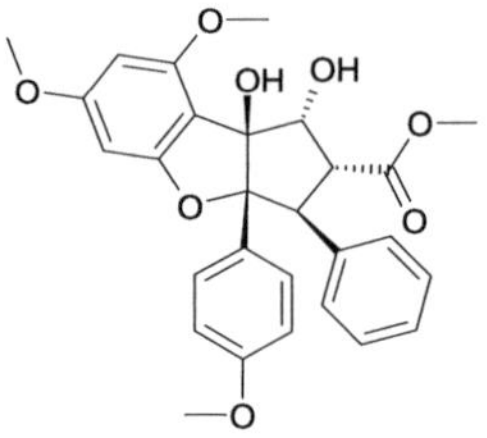

2116 Grossamide 菜椒酰胺*

2-(4-Hydroxy-3-methoxyphenyl)-3-[*N*-2-(4-hydroxyphenyl)ethyl]carbamoyl-5-[*N*-2-(4-hydroxyphenyl)ethyl]carbamoylethenyl-7-methoxybenzodihydrofuran $C_{36}H_{36}N_2O_8$ (624.70). 淡黄色油状物. 【类型】新木脂体类/苯乙胺类生物碱. 【活性】细胞毒 (*in vitro*, LNCaP, IC_{50} = 33μmol/L)[1015]; 拒食剂[1015]. 【来源】大麻槿 *Hibiscus cannabinus* (树皮), 莨菪子 *Hyoscyamus niger* (种子: 产率 =0.006%干重)[1015]. 【文献】1015, 1255.

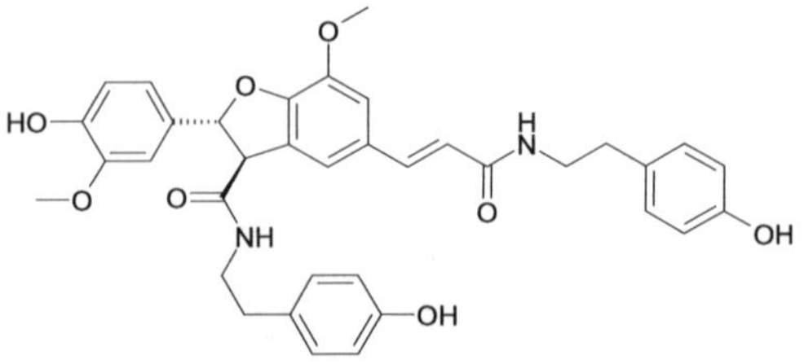

2117 Honokiol 和厚朴酚

[35354-74-6] $C_{18}H_{18}O_2$ (266.34). mp 87.5℃. 【类型】

新木脂体.【活性】抗肿瘤 (*in vivo,* 人前列腺癌 PC3 异种移植物, 细胞凋亡途径: 活化 BAX、BAK 和 BAD; 抑制 BCL-XL 和 MCL-1, 抑制移植组织的生长)[1389]; 保肝 (抑制细胞 LDH、AST 泄漏和细胞死亡, 1.5μmol/L tBH 预处理 1h, 有效剂量 = 20μmol/L, 40μmol/L; 30μmol/L GalN 预处理, 有效剂量 = 1μmol/L, 5μmol/L 和 20μmol/L)[1290]; 保肝 [抑制 tBH 诱导的脂类过氧化,培养的大鼠肝细胞, 硫代巴比土酸反应物质 (TBARS)实验, 有效剂量 = 5μmol/L, 20μmol/L 和 40μmol/L][1290]; 保肝 (抑制解毒剂谷胱甘肽 GSH 的排空, 用 tBH 处理的细胞其 GSH 浓度降低为正常值的 17%, 有效剂量 = 5μmol/L, 20μmol/L 和 40μmol/L; 用 GalN 处理的, 有效剂量 = 1μmol/L, 5μmol/L 和 20μmol/L)[1290]; 抗氧化剂 (保护大鼠心肺线粒体抗脂类过氧化; 羟基自由基清除剂)[1298]; 血小板聚集抑制剂[1298]; 抗心律失常[1298]; 抗心肌缺血 (心肌缺血再灌注引起的损伤)[1298]; 抗心肌梗死 (大鼠, 缩小冠状动脉梗死面积)[1298]; 增加缺氧的耐受性 (大鼠, 剂量为 0.01μg/kg, 0.1μg/kg 和 1.0μg/kg 时静脉内输注后无明显的血流动力学变化, 而剂量为 0.1μg/kg 或 1.0μg/kg 时明显缩小梗死的总体积)[1298], 抗菌 (革兰阴性菌和抗酸性细菌); 抗龋齿 (抑制牙齿腐烂); 抗真菌; 中枢镇静; 骨骼肌松弛剂; 杀虫剂.【来源】凹叶厚朴 *Magnolia biloba*, 厚朴 *Magnolia officinalis* (树皮: 5 产地含量范围 = 1.05%~6.82%, 平均含量 = 4.61%[1375]), 日本厚朴 *Magnolia obovata* (干燥的树皮).【文献】2, 160, 167, 168, 299, 1290, 1298, 1372, 1375, 1389.

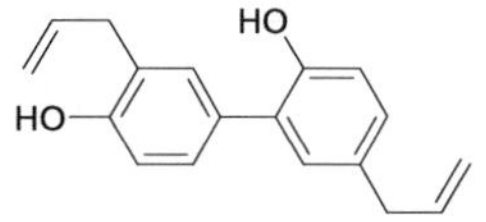

HO

HO

13. 鞣　质

2118　4-(4"-*O*-Acetyl-α-rhamnopyranosyl)ella-gic acid 4-(4"-*O*-乙酰基-α-吡喃鼠李糖基)鞣花酸

$C_{22}H_{18}O_{13}$ (490.38). $[\alpha]_D^{27}=-84°$ ($c=0.1$, 甲醇). 【类型】鞣质. 【活性】细胞毒 (*in vitro*, P_{388}, $IC_{50}=52\mu g/mL$; P_{388}/ADM 抗阿霉素小鼠淋巴细胞性白血病细胞, $IC_{50}=19\mu g/mL$; K562, $IC_{50}=80\mu g/mL$; K562/ADM, $IC_{50}=56\mu g/mL$; B16, $IC_{50}=52\mu g/mL$; HeLa, $IC_{50}=76\mu g/mL$; KB, $IC_{50}=61\mu g/mL$)[1065]; HIV-1 蛋白酶抑制剂 ($IC_{50}=11.0\mu g/mL$)[1065]. 【来源】云南风车子 *Combretum yunnanensis* (树枝). 【文献】1065.

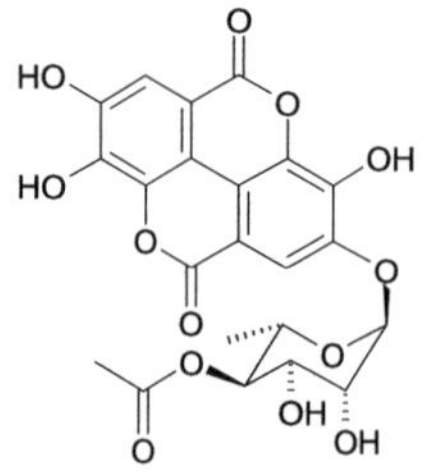

2119　Agrimoniin 龙牙草鞣素

$C_{82}H_{54}O_{52}$ (1871.33). 【类型】鞣质. 【活性】抗肿瘤 (S_{180}); 抗腹泻; 止血剂; 抗氧化剂 (大鼠, 肝脂肪线粒体); 驱肠虫剂. 【来源】龙芽草 *Agrimonia pilosa*, 日本龙芽草* *Agrimonia japonica*, 蛇含委陵菜 *Potentilla kleiniana*. 【文献】167.

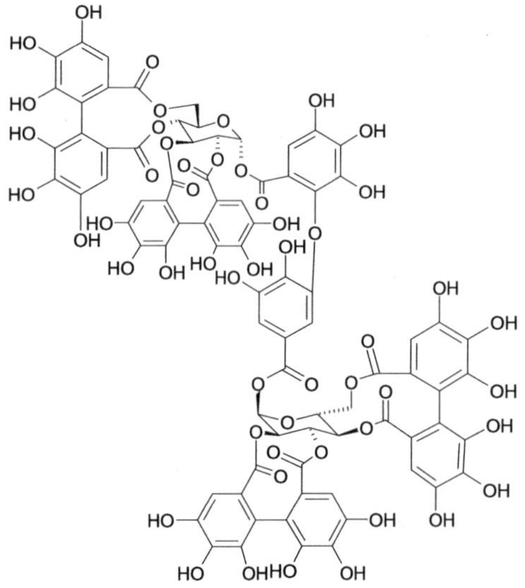

2120　Alnusiin 桤木鞣素

[78836-99-4] $C_{41}H_{26}O_{26}$ (934.65). 【类型】鞣质. 【活性】抗肿瘤 (S_{180}); 抗氧化剂 (脂类过氧化抑制剂, 大鼠, 脂肪细胞线粒体和肝细胞粗粒体). 【来源】西博德桤木* *Alnus sieboldiana*. 【文献】167.

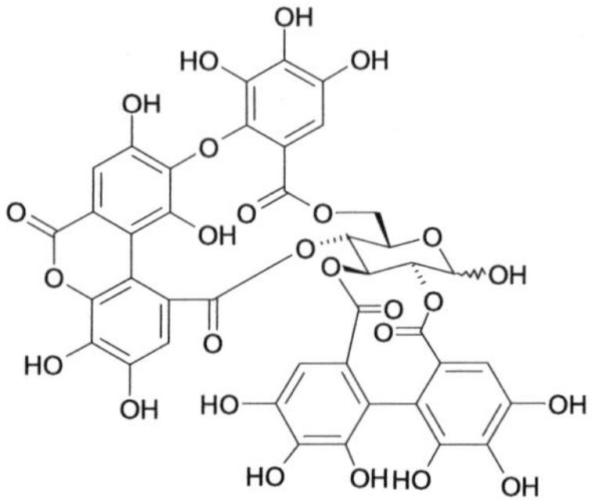

2121　Castalagin 栗木鞣花素

[24312-00-3] $C_{41}H_{26}O_{26}$ (934.65). 淡黄色无定形粉末, 易溶于甲醇、丙酮和水; 无色针状晶体 (水), mp 230℃, $[\alpha]_D=-126.9°$ ($c=0.9$, 甲醇∶水 = 3∶7). 【类型】鞣质. 【活性】抗高血压 (大鼠, iv, 自发性高血压); 细胞毒 (黑色素瘤 RPMI-7951, $ED_{50}=0.79\mu g/mL$). 【来源】醋柳果 *Hippophae rhamnoides*, 番石榴皮 *Psidium guajava*, 柠檬桉叶 *Eucalyptus citriodora*, 桃金娘 *Rhodomyrtus tomentosa*. 【文献】72, 184.

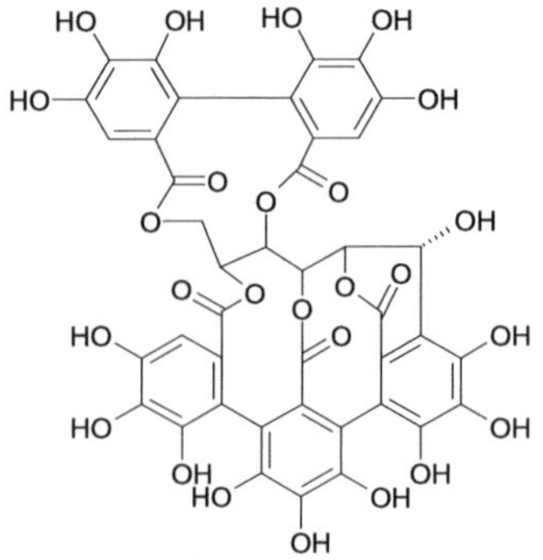

2122　Casuarinin 木麻黄鞣宁

[79786-01-9] $C_{41}H_{28}O_{26}$ (936.66). 纯度 > 98%, $[\alpha]_D^{28}=+40.2°$. 【类型】鞣质. 【活性】抗氧化剂 (兔, 红细胞膜系统); 抗氧化剂 (大鼠肝细胞粗粒体, 抑制脂

类过氧化作用); 抗氧化剂 (类似超氧化物歧化酶活性, EC_{50} = 57.7μmol/L, 对照没食子酸, EC_{50} = 31.7μmol/L, *L*-抗坏血酸, EC_{50} = 34.6μmol/L)[711]; 抗氧化剂 (DPPH 清除剂, EC_{50} = 0.78μmol/L, 对照没食子酸, EC_{50} = 5.88μmol/L, *L*-抗坏血酸, EC_{50} = 6.25μmol/L)[711]; 细胞毒 (抗细胞增殖, *in vitro*, MCF7, 10μmol/L, 抑制率 = 72.3%; IC_{50} = 6.04μmol/L)[1221]; 抗氧化剂 (保护培养的MDCK细胞不受过氧化氢诱导的氧化及DNA 氧化损伤)[870]. 【来源】阿江榄仁 *Terminalia arjuna* (树皮), 多枝桉 *Eucalyptus viminalis*, 番石榴干 *Psidium guajava*, 费约果 *Feijoa sellowiana*, 胡桃仁 *Juglans regia*, 路路通 *Liquidambar formosana* [Syn. *Liquidambar taiwaniana*], 蒲桃 *Syzygium jambos*. 【文献】167, 711, 870, 1221.

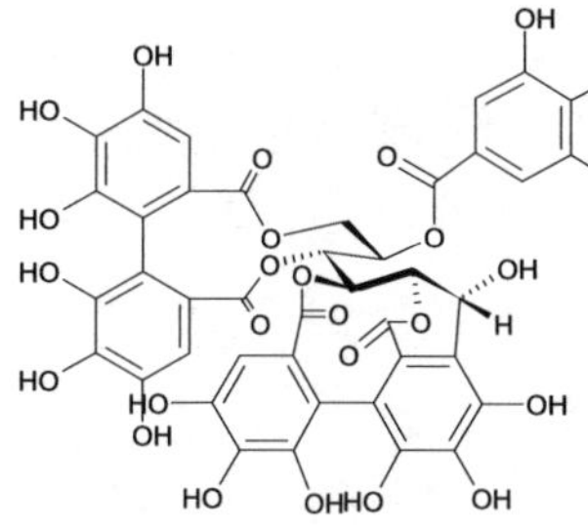

2123　4,4'-*O*-Dimethylellagic acid 3-(2",3"-di-*O*-acetyl)-α-*L*-rhamnoside 4,4'-*O*-二甲基并没食子酸 3-(2",3"-二-*O*-乙酰基)-α-*L*-鼠李糖苷*

$C_{26}H_{24}O_{14}$ (560.47). 无定形粉末, $[\alpha]_D$ = −21.6° (*c* = 0.1, 甲醇). 【类型】鞣质. 【活性】细胞毒 (Likitwitayawuid 1993 年和 Seo 2001 年设计的人癌细胞株组实验方案, ED_{50} > 5mg/mL 视为无活性). 【来源】马斯特斯杜英 *Elaeocarpus mastersii*. 【文献】465.

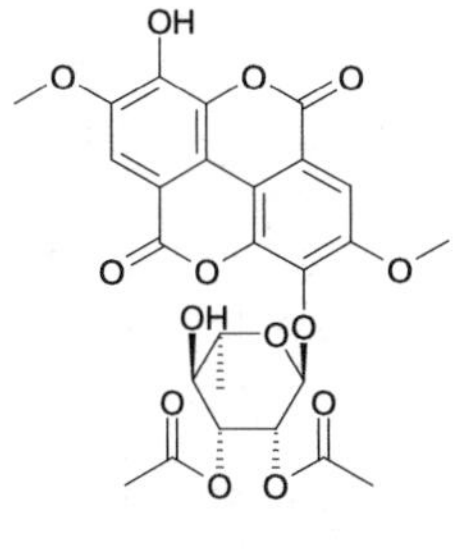

2124　Gallic acid 没食子酸

3,4,5-Trihydroxybenzoic acid [149-91-7] $C_7H_6O_5$ (170.12). mp 235~240℃ (分解). 【类型】鞣质. 【活性】抗过敏; 抗菌 (*in vitro*: 金黄色葡萄球菌、八叠球菌属、α-链球菌、奈瑟球菌属、铜绿假单胞菌、痢疾杆菌、伤寒杆菌和副伤寒杆菌 A, EC = 5mg/mL); 抗肿瘤 (鼠, 吗啉和亚硝酸钠引起的肺腺瘤); 细胞毒 (氧化剂实验)[1205]; 抗真菌 (17 种真菌 *in vitro*, EC = 3%); 抗炎; 抗诱变剂; 抗病毒 (流行性感冒病毒); 收敛剂 (家畜的肠道); 平喘; 利胆剂; 抑制胰岛素降解, 白介素-10 样活性 (细胞增生实验, 呈剂量依赖关系, 最大值在30μg/mL)[971]; 抗氧化剂 (DPPH清除剂, TLC, MIA < 0.05μg, IC_{50} = 4μg/mL)[1259]; DPPH 清除剂 [IC_{50} = (12.4±0.2)μmol/L, 对照 Trolox, IC_{50} = (25.4±0.8)μmol/L][917]; 细胞生长抑制剂 (在 12.5μg/L 或高于该浓度时, 对 tsFT210 细胞 G_2/M 期有抑制作用); 血管紧张素转化酶 ACE 抑制剂 (IC_{50} > 500μmol/L, 对照 Lisinopril, IC_{50} = 1nmol/L); 中性肽链内切酶 NEP 抑制剂 (IC_{50} = 480μmol/L, 对照 Phosphoramidon, IC_{50} = 9nmol/L); APN 抑制实验无活性; 抗菌 (胡萝卜软腐欧文菌, IZD = 13mm/100μg, 对照槲皮素硫酸盐, IZD = 21mm/10μg; 金黄色葡萄球菌, IZD = 7mm/100μg, 槲皮素硫酸盐, IZD = 14mm/10μg; 邻居棒状杆菌, IZD = 7mm/100μg, 槲皮素硫酸盐, IZD = 28mm/10μg)[1262]; 抗真菌 (白色念珠菌, IZD = 7mm/100μg, 对照制霉菌素, IZD = 11mm/20μg)[1262]; 黄质氧化酶抑制剂 (IC_{50} = 7.1μg/mL, IC_{50} = 41.7μmol/ L; 对照槲皮素, IC_{50} = 3.4μg/mL, IC_{50} = 10μmol/L)[1262]. 【来源】阿拉伯金合欢 *Acacia arabica*, 白花前胡 *Peucedanum praeruptorum*, 白蔹 *Ampelopsis japonica* [Syn. *Paullinia japonica*], 白芍 *Paeonia albiflora* [Syn. *Paeonia lactiflora*] (新鲜果实: 含量 = 1.13%鲜重)[1066], 扁蓄 *Polygonum aviculare*, 草原老鹳草 *Geranium pratense*, 长叶水麻 *Debregeasia longifolia*, 柽柳 *Tamarix chinensis*, 醋柳果 *Hippophae rhamnoides*, 大黄(药用大黄) *Rheum officinale* (茎和根茎: 平均含量 = 0.282%[1375]), 大叶桉叶 *Eucalyptus robusta*, 大叶库诺尼* *Cunonia macrophylla* (叶), 地锦草 *Euphorbia humifusa*, 地榆 *Sanguisorba officinalis* (干燥根: 6 产地平均含量 = 0.25%)[1375], 滇南红厚壳 *Calophyllum polyanthum* (种子: 含量 = 0.0047%干重)[1110], 多花芍药 *Paeonia emodi* (果实), 儿茶钩藤 *Uncaria gambir*,

番石榴干 *Psidium guajava*, 河套大黄 *Rheum hotaoense* (茎和根茎: 含量 = 0.38%)[1375], 诃子 *Terminalia chebula* (果实: 含量范围 = 1.04%~2.78%[1372, 1375], 含量 = 1.04%[1375]), 红筷子 *Chamaenerion angustifolium* [Syn. *Epilobium angustifolium*], 胡卢巴 *Trigonella foenum-graecum*, 胡桃叶 *Juglans regia*, 虎杖 *Polygonum cuspidatum*, 化香树叶 *Platycarya strobilacea*, 黄练芽 *Pistacia chinensis*, 黄栌 *Cotinus coggygria*, 黄栌枝叶 *Cotinus coggygria* var. *cinerea*, 檵木 *Loropetalum chinense*, 款冬花 *Tussilago farfara*, 鹿角漆树 *Rhus typhina*, 鹿衔草 *Pyrola calliantha* [Syn. *Pyrola rotundifolia* ssp. *chinensis*], 绿背桂花 *Excoecaria cochinchinensis* var. *viridis*, 马桑 *Coriaria sinica* [Syn. *Coriaria nepalensis*], 马桑叶 *Coriaria sinica* [Syn. *Coriaria nepalensis*], 杧果 *Mangifera indica*, 猫眼草 *Euphorbia lunulata* (全株), 玫瑰花 *Rosa rugosa*, 没食子 *Quercus infectoria* (parasitic bee: *Cynips gallae-tinctoriae*), 牡丹皮 *Paeonia moutan* [Syn. *Paeonia suffruticosa*], 南酸枣(广枣) *Choerospondias axillaris* (干燥成熟果实: 5 产地平均含量 = 0.063%)[1375], 尼罗河柽柳* *Tamarix nilotica*, 葡萄 *Vitis vinifera*, 千屈菜 *Lythrum salicaria*, 牵牛子 *Pharbitis nil*, 青果 *Canarium album* (干燥成熟果实: 含量 = 0.216%)[1375], 拳参 *Polygonum bistorta*, 三维治番樱桃* *Eugenia sandwicensis*, 山茱萸 *Cornus officinalis* [Syn. *Macrocarpium officinale*] (干燥成熟果实: 8 产地平均含量 = 0.147%[1375]), 圣地红景天 *Rhodiola sacra*, 柿蒂 *Diospyros kaki* (花萼: 平均含量 = 0.029%)[1375], 石榴皮 *Punica granatum*, 鼠掌老鹳草 *Geranium sibiricum*, 水接骨丹 *Epilobium hirsutum*, 苏木 *Caesalpinia sappan*, 唐古特大黄 *Rheum tanguticum* (茎和根茎: 含量 = 0.93%[1375]), 委陵菜 *Potentilla chinensis*, 乌桕木根皮 *Sapium sebiferum*, 乌桕叶 *Sapium sebiferum*, 五桠果 *Dillenia indica*, 西番莲 *Passiflora caerulea*, 西西里漆树 *Rhus coriaria*, 仙鹤草 *Agrimonia pilosa* var. *japonica*, 相思子 *Abrus precatorius*, 心形蒲桃* *Syzygium cordatum*, 盐麸子 *Rhus chinensis* [Syn. *Rhus semialata*], 杨梅树皮 *Myrica rubra* (树皮: 含量 = 0.026%), 叶下珠 *Phyllanthus urinaria* (全株: 平均含量 = 0.115%[1375]), 油柑木皮 *Phyllanthus emblica*, 油柑叶 *Phyllanthus emblica*, 有色紫金牛* *Ardisia colorata* (果实), 月季花 *Rosa chinensis*, 藏边大黄 *Rheum emodi* [Syn. *Rheum australe*] (茎和根茎: 含量 = 0.042%)[1375], 掌叶大黄 *Rheum palmatum* (茎和根茎: 含量 = 0.30%[1375]), 朱红柿* *Diospyros cinnabarina*, 紫薇花 *Lagerstroemia indica.*, 棕榈皮 *Trachycarpus fortunei* (叶柄及叶鞘纤维, 炒棕炭: 5 产地平均含量 = 0.029%[1375]), 存在于许多植物中. 【文献】2, 3, 4, 5, 44, 47, 167, 168, 816, 896, 902, 917, 971, 1004, 1066, 1110, 1132, 1201, 1205, 1259, 1262, 1308, 1372, 1375.

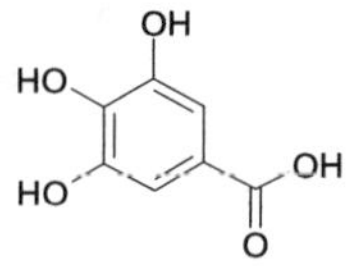

2125　Gemin A 水杨梅鞣质 A

[82220-61-9] $C_{82}H_{56}O_{52}$ (1873.33). 【类型】鞣质. 【活性】抗肿瘤 (S_{180}). 【来源】水杨梅 *Geum japonicum*. 【文献】167.

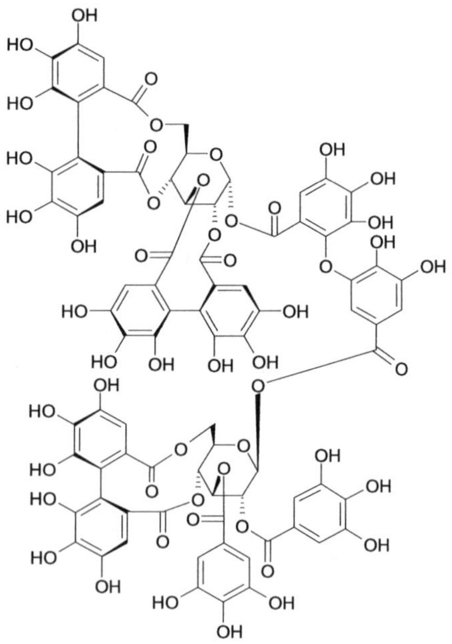

2126　4'-*O*-Methylellagic acid 3-(2'',3''-di-*O*-acetyl)-α-*L*-rhamnoside　4'-*O*-甲基并没食子酸-3-(2'',3''-二-*O*-乙酰基)-α-*L*-鼠李糖苷

4-*O*-Methylellagic acid 3'-(2'',3'-di-*O*-acetyl)-3'-α-rhamnoside

$C_{25}H_{22}O_{14}$ (546.45). 针晶 (甲醇), mp 217~218℃ $[\alpha]_D = -24.0°$ (c = 0.1, 甲醇); 黄色无定形固体, $[\alpha]_D^{25} = -25.9°$ (c = 0.32, 甲醇). 【类型】鞣质. 【活性】细胞毒 (Likitwitayawuid 1993 和 Seo 2001 设计的人癌细胞株组实验方案, ED_{50} > 5mg/mL 视为无活性); 抗菌 (*in vitro*, 巴倍菌属 *Babesia gibsoni*, IC_{50} = 28.5μg/mL; 对照 Diminazene aceturate, IC_{50} = 0.60μg/mL)[1281]. 【来源】马斯特斯杜英 *Elaeocarpus mastersii*, 小叶杜英* *Elaeocarpus parvifolius* (树皮). 【文献】465, 1281.

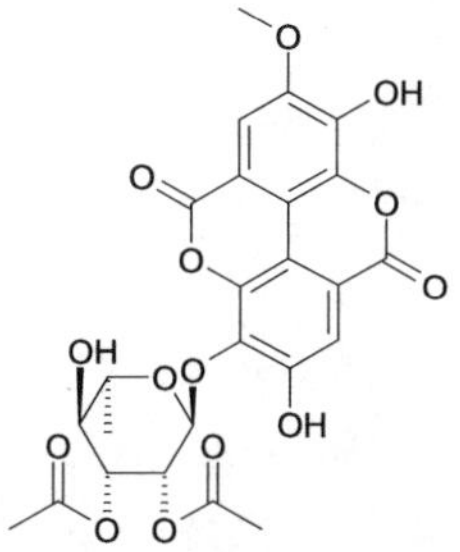

2127　Methyl gallate 没食子酸甲酯

[99-24-1] $C_8H_8O_5$ (184.15). mp 197~198℃. 【类型】鞣质. 【活性】抗菌 (抗酸性细菌、革兰阴性菌和革兰阳性菌, EC = 0.5~5.0mg/mL; 肺炎链球菌, EC = 5mg/mL, 15min; 肺炎杆菌, 有效 pH 5~6, 30min); 抗真菌; 细胞毒 (氧化剂实验)[1205]. 【来源】多花芍药 *Paeonia emodi* (果实), 黄栌 *Cotinus coggygria*, 栾华 *Koelreuteria paniculata*, 木麻黄 *Casuarina equisetifolia*, 南大戟 *Euphorbia jolkini*, 蔷薇根 *Rosa multiflora*, 盐麸叶 *Rhus chinensis* [Syn. *Rhus semialata*], 盐麸子 *Rhus chinensis* [Syn. *Rhus semialata*], 紫薇花 *Lagerstroemia indica*. 【文献】3, 5, 816, 1205.

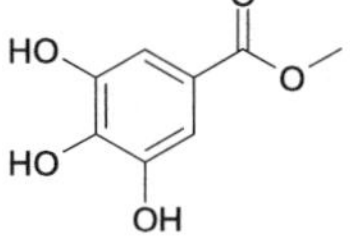

2128　Methyl-4-*O*-methylgallate 4-*O*-甲基没食子酸甲酯

[24093-81-0] $C_9H_{10}O_5$ (198.17). 无色菱形晶体 (苯), mp 136℃. 【类型】鞣质. 【活性】细胞毒 (KB, ED_{50} = 8.62μg/mL). 【来源】金钱苦叶草 *Chrysosplenium grayanum*, 万寿菊 *Tagetes erecta*. 【文献】184.

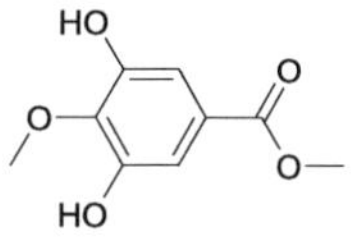

2129　Nobotanin A 诺波丹宁 A

[98725-99-6] $C_{75}H_{52}O_{48}$ (1721.22). 类白色无定形粉末, $[\alpha]_D$ = +88° (c = 1.0, 甲醇). 【类型】鞣质. 【活性】抗肿瘤 (S_{180}, 10mg/kg ip, 生命延长率 = 126.6%). 【来源】红毛野海棠 *Bredia tuberculata*, 宏伟酸脚杆* *Medinilla magnifica*, *Tibouchina semidecandra*. 【文献】566, 567, 568, 569.

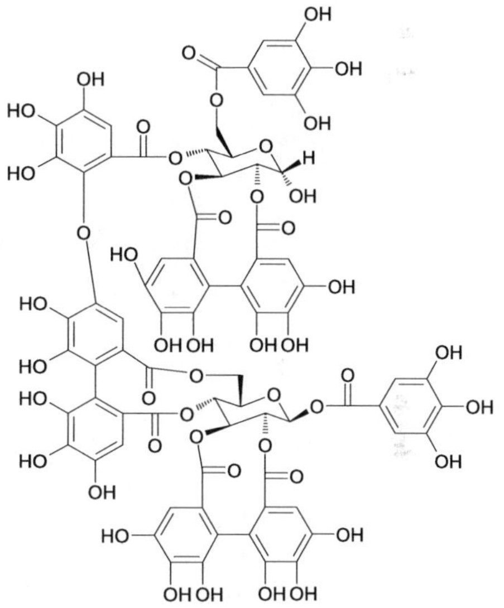

2130　Nobotanin F 诺波丹宁 F

[104669-05-8] $C_{82}H_{56}O_{52}$ (1873.33). 类白色无定形粉末, $[\alpha]_D$ = +60° (c = 0.5, 甲醇). 【类型】鞣质. 【活性】抗肿瘤 (S_{180}, 5mg/kg ip, 生命延长率 = 76.4%). 【来源】红毛野海棠 *Bredia tuberculata*, 宏伟酸脚杆* *Medinilla magnifica*, *Heterocentron roseum*, *Tibouchina semidecandra*. 【文献】566, 567, 568, 569, 570.

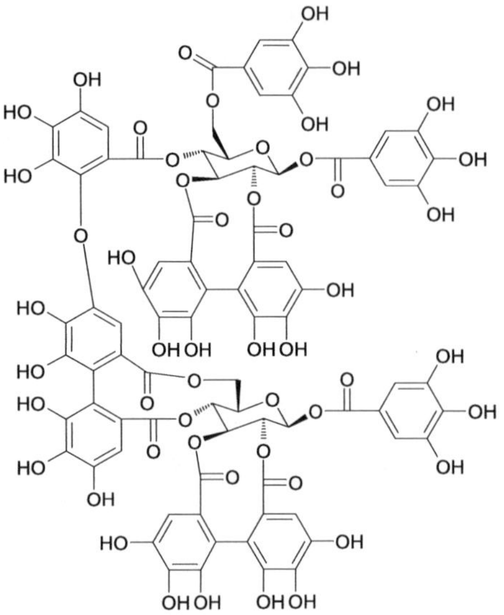

2131　Nupharin A(*S*) 萍蓬草素 A(*S*)

[81956-07-2] $C_{41}H_{30}O_{26}$ (938.68). 白色粉末 (水), mp 243~245℃ (分解), $[\alpha]_D^{24}$ = −51.4° (*c* = 1.2, 丙酮). 【类型】鞣质. 【活性】抗菌 (金黄色葡萄球菌、啤酒酵母菌 Saccharomyces cerevisiae); 拓扑异构酶Ⅱ抑制剂 (IC_{100} = 0.2μmol/L). 【来源】斑叶萍蓬草 *Nuphar variegatum*, 日本萍蓬草 *Nuphar japonicum*. 【文献】583, 584, 585.

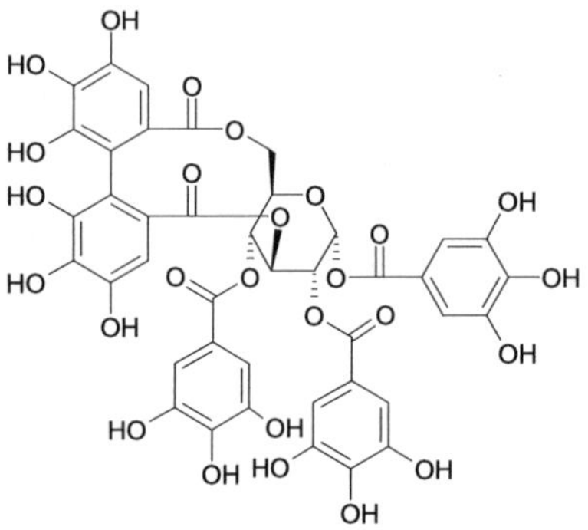

2132　Phillyraeoidin A 菲利桂栎素 A

[125002-71-3] $C_{82}H_{60}O_{52}$ (1877.36). 淡棕色无定形粉末, $[\alpha]_D^{31}$ = +75.8° (*c* = 1.1, 丙酮). 【类型】鞣质. 【活性】细胞毒 (黑色素瘤 RPMI-7951, ED_{50} = 0.50 μg/mL); 拓扑异构酶Ⅱ抑制剂 (IC_{100} = 0.5μmol/L). 【来源】菲利桂栎 *Quercus phillyraeoides*. 【文献】742, 387, 377.

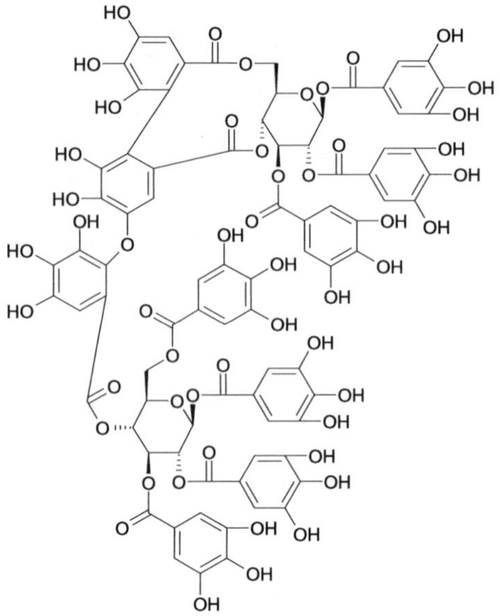

2133　Praecoxin A 旌节花素 A

[85137-27-5] $C_{41}H_{28}O_{27}$ (952.66). 浅棕色粉末, $[\alpha]_D^{22}$ = +45° (*c* = 0.5, 甲醇). 【类型】鞣质. 【活性】抗肿瘤 (S_{180} *in vivo*, 5mg/kg ip, 生命延长率 = 70%). 【来源】赤杨 *Alnus japonica*, 红乳草 *Euphorbia makinoi*, 槲栎 *Quercus aliena*, 胡桃仁 *Juglans regia*, 旌节花 *Stachyurus praecox*, 小叶硬毛桤木 *Alnus hirsute* var. *microphylla*, 榄仁树属 *Terminalia calamansanai, Tibouchina semidecandra*. 【文献】567, 711, 753, 754, 755, 568, 756, 757, 758.

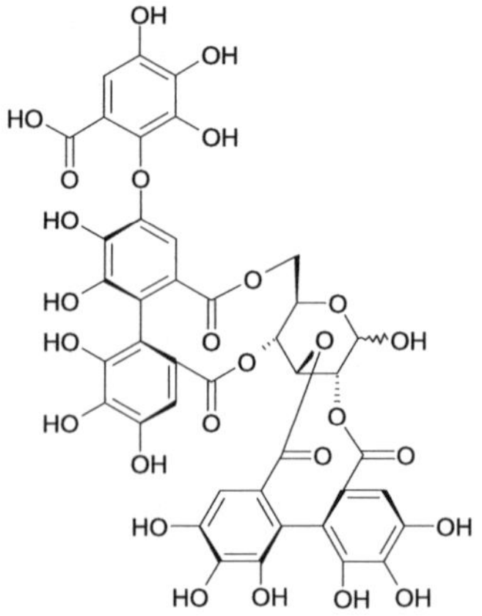

2134　Proanthocyanidin B₂ 前花靛 B₂ (原矢车菊素 B₂)

Procyanidin B2 [29106-49-8] $C_{30}H_{26}O_{12}$ (578.53). 微白色无定形粉末, $[\alpha]_D$ = +34.1° (*c* = 1.0, 丙酮), $[\alpha]_D$ = +26° (水). 【类型】鞣质. 【活性】抗补体活性 (IC_{50}

= 55.7μg/mL); 抗高血压 (抑制交感神经和直接松弛血管); 抑制癌症的促进剂 (TPA 引起的鼠皮肤癌, 10μmol/L); 蛋白激酶 C 抑制剂 (大鼠大脑, IC_{50} = 1μmol/L); 反转录酶抑制剂; 抗氧化剂 [DPPH 清除剂, IC_{50} = (0.96±0.09)μmol/L; 对照表没食子儿茶精没食子酸酯, IC_{50} = (1.13±0.08)μmol/L][3848]; 抑制 LDL 的氧化. 【来源】槟榔 *Areca catechu*, 长吉黄 *Rheum* sp.[1132], 倒捻子 *Garcinia mangostana* (果壳)[656], 短毛金线草根 *Antenoron neofiliforme*, 钝叶桂皮 *Cinnamomum bejolghota* [Syn. *Cinnamomum obtusifolium*; *Laurus bejolghota*], 桂枝 *Cinnamomum cassia* [Syn. *Cinnamomum aromaticum*], 海州骨碎补 *Davallia mariesii*, 龙眼叶 *Euphoria longan* [Syn. *Dimocarpus longan*], 落花生 *Arachis hypogaea* (种子), 毛杭子梢 *Campylotropis hirtella*, 婆罗门皂荚 *Cassia fistula*, 葡萄 *Vitis vinifera*, 肉桂 *Cinnamomum cassia* [Syn. *Cinnamomum aromaticum*], 薯莨 *Dioscorea cirrhosa* [Syn. *Dioscorea pogonoides*], 天荞麦根 *Fagopyrum cymosum* [Syn. *Polygonum cymosum*], 樟树皮 *Cinnamomum camphora*, 七叶树属 *Aesculus* spp., 栒子属 *Cotoneaster* spp., 山楂属 *Crataegus* spp., 苹果属 *Malus* spp., 存在于许多植物中. 【文献】168, 184, 299, 549, 603, 610, 613, 617, 620, 621, 622, 656, 824, 1132.

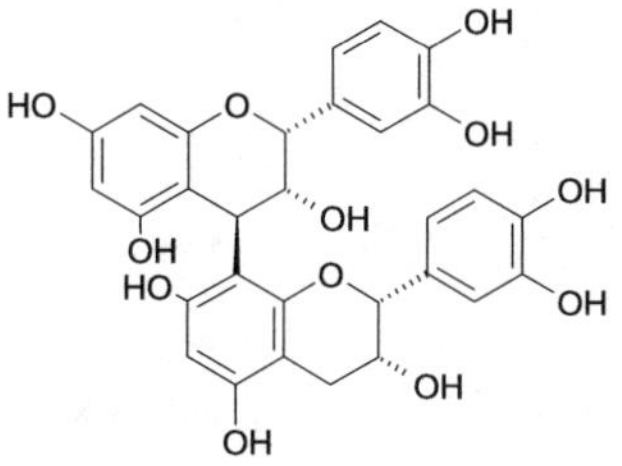

2135　Procyanidin C1-3,3',3''-tri-*O*-gallate 原矢车菊素 C1-3,3',3''-三-*O*-没食子酸酯

[106533-62-4, 117772-85-7] $C_{66}H_{50}O_{30}$ (1323.12). 黄褐色无定形粉末 +3 分子结晶水, $[\alpha]_D^{28}$ = +13.4° (*c* = 0.93, 丙酮). 【类型】鞣质. 【活性】血管紧张素转化酶 ACE 抑制剂 (强); 黄嘌呤氧化酶抑制剂; 抗氧化剂 (过氧化阴离子清除剂); 细胞毒 (黑色素瘤 RPMI-7951, ED_{50} = 3.05μg/mL). 【来源】长吉黄 *Rheum* sp.[1132], 虎耳草 *Saxifraga stolonifera*. 【文献】387, 610, 699, 700, 1132.

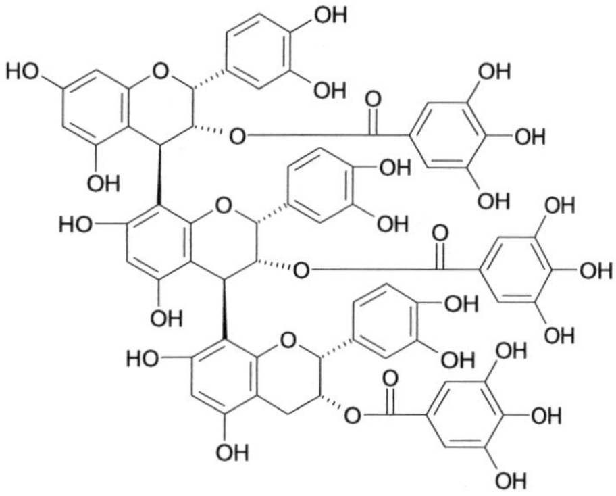

2136　Procyanidin B2 3,3'-di-*O*-gallate 原矢车菊素 B2-3,3'-*O*-双没食子酸酯

[79907-44-1] $C_{44}H_{34}O_{20}$ (882.75). 【类型】鞣质. 【活性】抗病毒 (HSV-1, 减少 50%斑块的浓度 PRD_{50} = 15 μmol/L); 细胞毒 (黑色素瘤 RPMI-7951, ED_{50} = 3.45 μg/mL); 拓扑异构酶 II 抑制剂 (*in vitro*, IC_{50} = 12.5 μmol/L). 【来源】长吉黄 *Rheum* sp.[1132], 大黄 *Rheum officinale*, 红花鹿蹄草 *Pyrola incarnata*, 唐古特大黄 *Rheum tanguticum*, 天荞麦根 *Fagopyrum cymosum* [Syn. *Polygonum cymosum*], 掌叶大黄 *Rheum palmatum*. 【文献】2, 168, 218, 386, 387, 559, 610, 673, 1132.

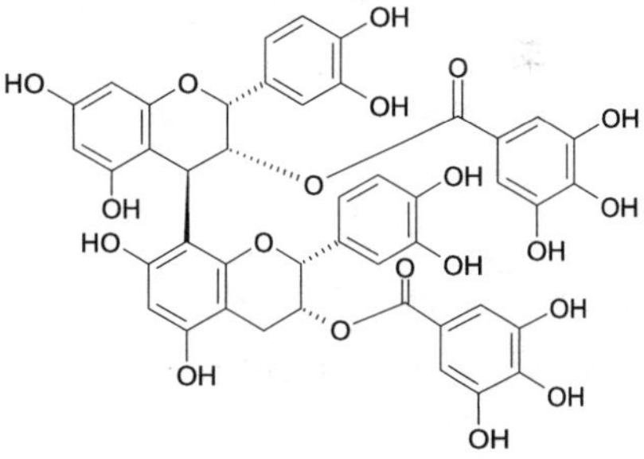

2137　Punicacortein C 石榴皮新鞣质 C

[103488-37-5] $C_{48}H_{28}O_{30}$ (1084.74). 黄色无定形粉末, $[\alpha]_D^{28}$ = −37.7° (*c* = 1.2, 水). 【类型】鞣质. 【活性】细胞毒 (黑色素瘤 RPMI-7951, ED_{50} = 3.86μg/mL); HIV 反转录酶抑制剂 (IC_{50} = 5μmol/L, 抑制 HIV 复制); 拓扑异构酶 II 抑制剂 (IC_{100} = 0.5μmol/L); 杀虫剂 (犬蛔虫幼虫). 【来源】乔木状榄仁 *Terminalia arborea*, 石榴皮 *Punica granatum*. 【文献】377, 387, 732, 771, 772, 773.

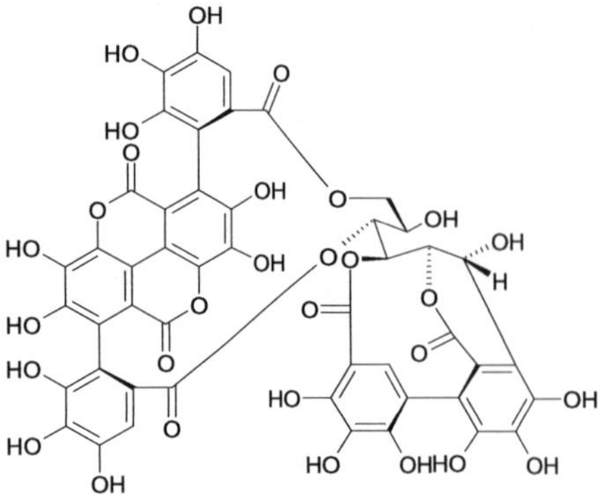

2138　Punicafolin 石榴叶鞣质

[88847-11-4] $C_{41}H_{30}O_{26}$ (938.67). 白色粉末, mp 235~237℃ (分解), $[\alpha]_D^{20} = -59.5°$ ($c = 0.4$, 甲醇). 【类型】鞣质. 【活性】蛋白激酶 C 抑制剂 (IC_{50} = 4μmol/L); 透明质酸酶抑制剂 (10mmol/L, 抑制率 = 96%). 【来源】庵摩勒 *Phyllanthus emblica* (果汁)[672], 泽漆 *Euphorbia helioscopia*, 野梧桐 *Mallotus japonicus*, 酸石榴 *Punica granatum*. 【文献】184, 672.

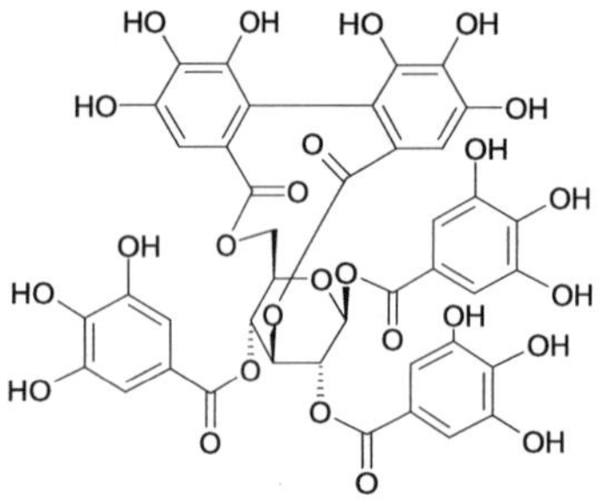

2139　Repandusinic acid A 石岩枫酸 A

[125516-10-1] $C_{41}H_{30}O_{28}$ (970.68). 褐色无定形粉末, $[\alpha]_D^{13} = -54.3°$ ($c = 0.9$, 甲醇). 【类型】鞣质. 【活性】拓扑异构酶 II 抑制剂 (IC_{100} = 0.5μmol/L); HIV 反转录酶抑制剂 (IC_{50} = 0.1μg/mL); 低毒 (鼠, orl, 100 mg/kg, 未见死亡). 【来源】龙眼叶 *Euphoria longan* [Syn. *Dimocarpus longan*], 石岩枫 *Mallotus repandus* var. *chrysocarpus* [Syn. *Mallotus chrysocarpus*; *Mallotus repandus*], 珠子草 *Phyllanthus niruri*. 【文献】168, 184.

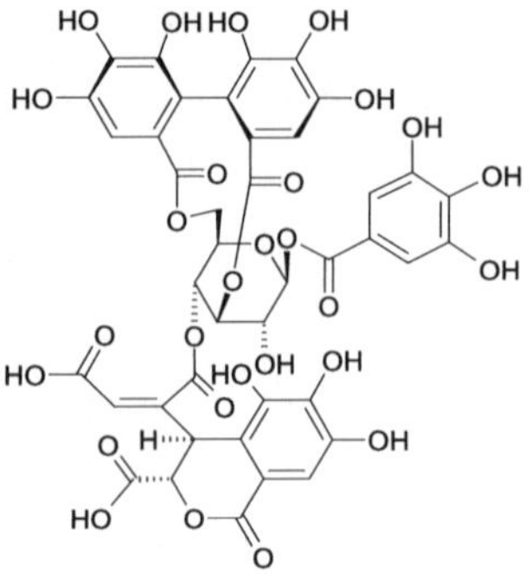

2140　Rugosin D 玫瑰鞣素 D

[84754-11-0] $C_{82}H_{58}O_{52}$ (1875.35). 【类型】鞣质. 【活性】抗肿瘤 (强活性 *in vivo*); 细胞毒 (P_{388}); 中枢镇静; 毒素. 【来源】菱角 *Trapa bispinosa*, 玫瑰花 *Rosa rugosa* (花托), 日本马桑 *Coriaria japonica*, 小果蔷薇根 *Rosa cymosa*, 旋果蚊子草 *Filipendula ulmaria*. 【文献】167, 168, 299.

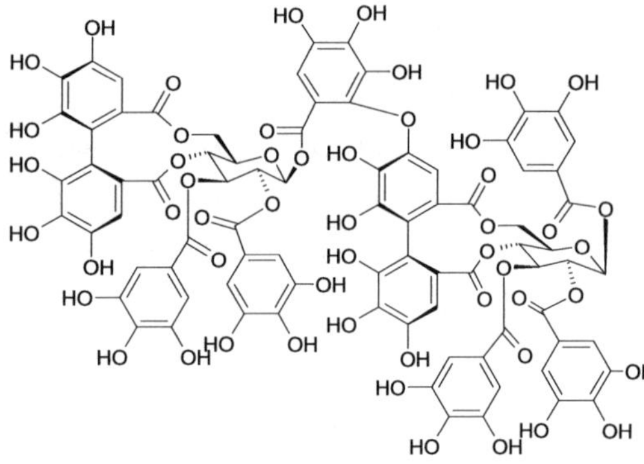

2141　Sanguiin H6 地榆素 H6

$C_{82}H_{54}O_{52}$ (1871.31). 【类型】鞣质. 【活性】细胞毒 (HeLa, ED_{50} = 12mmol/L); DNA 拓扑异构酶抑制剂. 【来源】地榆 *Sanguisorba officinalis*. 【文献】168.

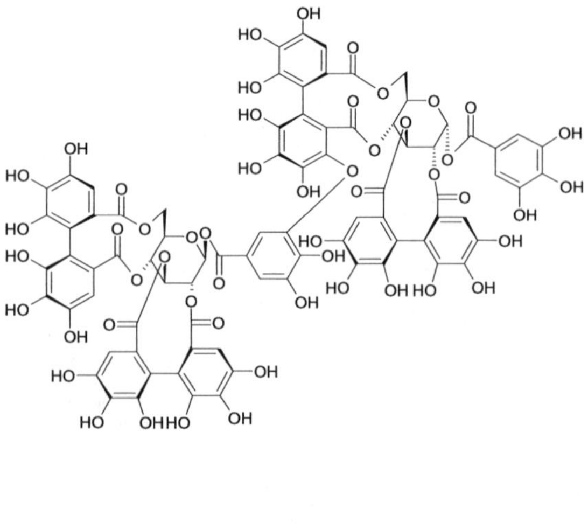

2142　Strictinin 小木麻黄素

[517-46-4] $C_{27}H_{22}O_{18}$ (634.46). 类白色无定形粉末, $[\alpha]_D = -3°$ ($c = 0.4$, 甲醇). 【类型】鞣质. 【活性】细胞毒 (黑色素瘤 RPMI-7951, ED_{50} = 4.86μg/mL); 抑制脂肪分解 (大鼠脂肪细胞, 肾上腺素诱导); DNA 拓扑异构酶 II 抑制剂 (*in vitro*, IC_{100} = 0.5μmol/L); HIV-1 反转录酶抑制剂 (IC_{50} = 0.087μmol/L); 抗氧化剂 (类似超氧化物歧化酶活性, EC_{50} = 48.9μmol/L, 对照没食子酸, EC_{50} = 31.7μmol/L, *L*-抗坏血酸, EC_{50} = 34.6μmol/L)[711]; 抗氧化剂 (DPPH 清除剂, EC_{50} = 26.8μmol/L, 对照没食子酸, EC_{50} = 5.88μmol/L, *L*-抗坏血酸, EC_{50} = 6.25μmol/L)[711]. 【来源】白芍 *Paeonia albiflora* [Syn. *Paeonia lactiflora*] (新鲜果实: 产率 = 0.0076%鲜重)[1066], 板栗 *Castanea mollissima* (叶), 赤杨 *Alnus japonica*, 丁香 *Syzygium aromaticum* [Syn. *Eugenia caryophyllata*], 番石榴叶 *Psidium guajava*, 胡桃仁 *Juglans regia*, 化香树叶 *Platycarya strobilacea*, 玫瑰花 *Rosa rugosa*. 【文献】168, 184, 711, 1066.

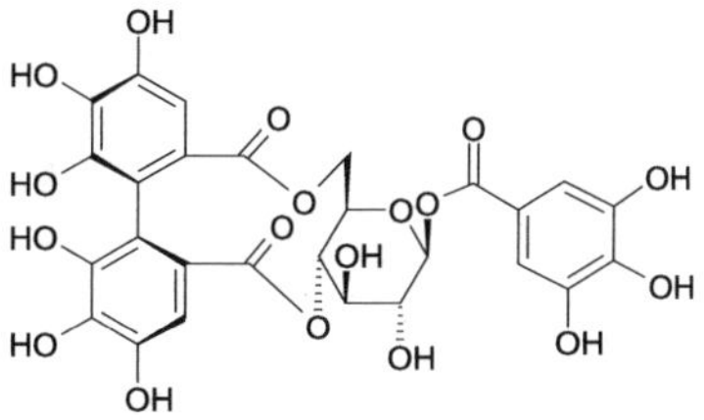

2143　Vescalagin 表栗木脂素

[36001-47-5] $C_{41}H_{26}O_{26}$ (934.65). 棱柱状晶体 (水), $[\alpha]^{20}_{578nm} = -105.2°$ ($c = 1$, 水). 【类型】鞣质. 【活性】细胞毒 (黑色素瘤 RPMI-7951, ED_{50} = 0.58μg/mL). 【来源】板栗 *Castanea mollissima* (叶), 栗树皮 *Castanea mollissima*. 【文献】168, 184.

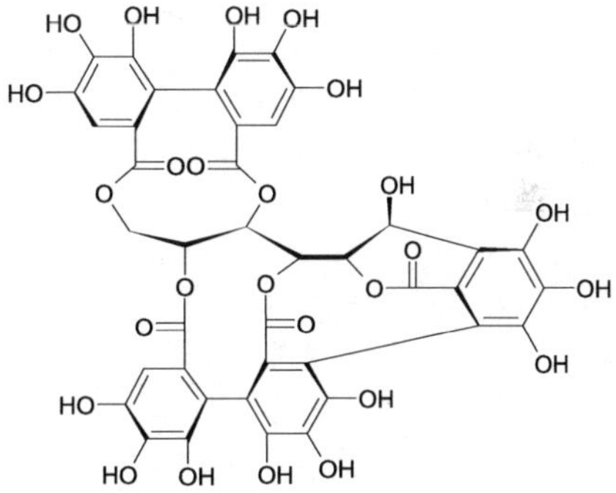

参 考 文 献

1. 汪纪武等. 植物药有效成分手册. 北京: 人民卫生出版社, 1986
2. 阴健等. 中药现代研究与临床应用(1). 北京: 学苑出版社, 1993
3. 季宇彬等. 中药抗肿瘤有效成分药理与应用. 哈尔滨: 黑龙江科学技术出版社, 1995
4. 季宇彬等. 中药抗肿瘤有效成分药理与应用. 哈尔滨: 黑龙江科学技术出版社, 1998
5. 江苏新医学院. 中药大辞典. 上海: 上海科学技术出版社, 1977
6. 国家中医药管理局《中华本草》编委会. 中华本草(精选本上下册). 上海: 上海科学技术出版社, 1998
7. 宋振玉等. 中草药现代研究. 北京: 北京医科大学中国协和医科大学联合出版社, 1996, 226~254
8. 宋振玉等. 中草药现代研究. 北京: 北京医科大学中国协和医科大学联合出版社, 1996, 333~361
9. 宋振玉等. 中草药现代研究. 北京:北京医科大学中国协和医科大学联合出版社, 1996, 452~471
10. 徐国钧等. 中国药材学. 北京: 中国医药科技出版社, 1996, 1154~1156
11. 宋振玉等. 中草药现代研究. 北京: 北京医科大学中国协和医科大学联合出版社, 1995, 21~47
12. Guo XY, et al, Chem Pharm Bull, 2006, 54 (1): 21
13. 宋振玉等. 中草药现代研究. 北京: 北京医科大学中国协和医科大学联合出版社, 1996, 128~152
14. 邹继纯等. 药学学报, 1985, 20 (1): 45
15. 刘永瀧等. 药学学报, 1985, 20 (1): 53
16. 金人玲等. 药学学报, 1985, 20 (5): 366
17. 王洪洁等. 药学学报, 1985, 20 (11): 832
18. 陈未名等. 药学学报, 1985, 20 (12): 906
19. 胡廷默等. 药学学报, 1986, 21 (1): 29
20. 程培元等. 药学学报, 1986, 21 (2): 109
21. 吴寿金等. 药学学报, 1986, 21 (8): 599
22. 徐绥绪等. 药学学报, 1987, 22 (10): 750
23. 林隆泽等. 药学学报, 1988, 23 (2): 186
24. 赖盛等. 药学学报, 1988, 23 (5): 356
25. 罗厚蔚等. 药学学报, 1988, 23 (11): 830
26. 王答祺等. 药学学报, 1989, 24 (8): 593
27. 丁怡等. 药学学报, 1990, 25 (7): 509
28. 贾世山等. 药学学报, 1990, 25 (10): 758
29. 朱照静等. 药学学报, 1990, 25 (12): 898
30. 饶高雄等. 药学学报, 1991, 26 (1): 30
31. 鲁学照等. 药学学报, 1991, 26 (3): 193
32. 李志田等. 药学学报, 1991, 26 (3): 209
33. 李建北等. 药学学报, 1991, 26 (6): 437
34. 陈维明等. 药学学报, 1991, 26 (10): 747
35. 陈海生等. 药学学报, 1991, 26 (10): 755
36. 张玖等. 药学学报, 1991, 26 (11): 846
37. 楼凤昌等. 药学学报, 1992, 27 (1): 37
38. 刘丽娟等. 药学学报, 1992, 27 (11): 837
39. 张崇璞等. 药学学报, 1993, 28 (2): 110
40. 孔令义等. 药学学报, 1993, 28 (6): 432
41. 赖盛等. 药学学报, 1993, 28 (8): 599
42. 张清华等. 药学学报, 1993, 28 (9): 673
43. 马辰等. 药学学报, 1993, 28 (9): 690
44. 姚庆强等. 药学学报, 1993, 28 (11): 829
45. 佟晓杰等. 药学学报, 1994, 29 (1): 55
46. 糜竞芳等. 药学学报, 1994, 29 (2): 111
47. 孔令义等. 药学学报, 1994, 29 (4): 276
48. 陈未名等. 药学学报, 1994, 29 (10): 751
49. 王爱国等. 药学学报, 1994, 29 (12): 899
50. 赵庆等. 药学学报, 1995, 30 (2): 119
51. 肖永庆等. 药学学报, 1995, 30 (4): 274
52. 常琪等. 药学学报, 1995, 30 (7): 506
53. 楼凤昌等. 药学学报, 1995, 30 (8): 588
54. 柳江华等. 药学学报, 1996, 31 (1): 63
55. 唐元清等. 药学学报, 1996, 31 (2): 151
56. 秦永平等. 药学学报, 1996, 31 (5): 381
57. 王智民等. 药学学报, 1996, 31 (10): 764
58. 李教社等. 药学学报, 1996, 31 (11): 849
59. 果德安等. 药学学报, 1997, 32 (4): 282
60. 余竞光等. 药学学报, 1997, 32 (6): 431
61. 王芳生等. 药学学报, 1997, 32 (6): 447
62. 沈一生等. 药学学报, 1997, 32 (6): 451
63. 丁林生等. 药学学报, 1997, 32 (8): 600
64. 余竞光等. 药学学报, 1997, 32 (12): 914
65. 梁鸿等. 药学学报, 1998, 33 (1): 37
66. 陈若云等. 药学学报, 1998, 33 (6): 453
67. 张印俊等. 药学学报, 1998, 33 (11): 836
68. 易以军等. 药学学报, 1998, 33 (11): 873
69. 穆青等. 云南植物研究, 1998, 20 (1): 123
70. 洪鑫等. 云南植物研究, 1998, 20 (4): 464
71. 丁立生等. 天然产物研究与开发, 1998, 10 (1): 6
72. 刘延泽等. 天然产物研究与开发, 1998, 10 (1): 14

73. 刘东等. 天然产物研究与开发, 1998, 10 (2): 1
74. 钟永利等. 天然产物研究与开发, 1998, 10 (2): 15
75. 赵伟杰等. 中国药物化学杂志, 1998, 8 (1): 35
76. 相婷等. 中国药物化学杂志, 1998, 8 (1): 44
77. 凌云等. 中国药物化学杂志, 1998, 8 (1): 46
78. 佟晓杰等. 中国药学杂志, 1993, 28 (3): 133
79. 马兴元等. 中国药学杂志, 1993, 28 (12): 718
80. 王建华等. 中国药学杂志, 1994, 29 (5): 268
81. 赵恒等. 中国药学杂志, 1994, 29 (9): 523
82. 张礼萍等. 中国药学杂志, 1994, 29 (10): 600
83. 罗永明等. 中国药学杂志, 1994, 29 (12): 714
84. 李文魁等. 中国药学杂志, 1995, 30 (8): 455
85. 汤海峰等. 中国药学杂志, 1996, 31 (4): 204
86. 迟家平等. 中国药学杂志, 1996, 31 (5): 264
87. 郭澄等. 中国药学杂志, 1997, 32 (1): 8
88. 桂明玉等. 中国药学杂志, 1997, 32 (4): 204
89. 雷海民等. 中国药学杂志, 1997, 32 (5): 271
90. 李静等. 中国药学杂志, 1997, 32 (7): 401
91. 白银娟等. 中国药学杂志, 1997, 32 (8): 462
92. 凌云等. 中国药学杂志, 1997, 32 (10): 584
93. 傅宏征等. 中国药学杂志, 1998, 33 (3): 140
94. 李继成等. 中草药, 1996, 27 (6): 323
95. 孙友富等. 中国中药杂志, 1994, 19 (2): 99
96. 潘炉台等. 中国中药杂志, 1994, 19 (2): 102
97. 胡幼华等. 中国中药杂志, 1994, 19 (3): 164
98. 高幼衡等. 中国中药杂志, 1994, 19 (5): 295
99. 关玲等. 中国中药杂志, 1994, 19 (6): 355
100. 肖永庆等. 中国中药杂志, 1994, 19 (7): 421
101. 封士兰等. 中国中药杂志, 1994, 19 (10): 611
102. 廖静等. 中国中药杂志, 1994, 19 (10): 612
103. 董小萍等. 中国中药杂志, 1994, 19 (10): 614
104. 徐丽珍等. 中国中药杂志, 1994, 19 (11): 675
105. 张恩娟等. 中国中药杂志, 1993, 18 (1): 37
106. 阮金兰等. 中国中药杂志, 1993, 18 (2): 100
107. 渠桂荣等. 中国中药杂志, 1993, 18 (2): 101
108. 赵余庆等. 中国中药杂志, 1993, 18 (7): 428
109. 李其生等. 中国中药杂志, 1993, 18 (8): 486
110. 黄璐琪等. 中国中药杂志, 1993, 18 (8): 491
111. 金宝渊等. 中国中药杂志, 1993, 18 (11): 675
112. 梁海锐等. 中国中药杂志, 1993, 18 (11): 677
113. 饶高雄等. 中国中药杂志, 1993, 18 (12): 736
114. 杨秀伟等. 中国中药杂志, 1993, 18 (12): 739
115. 顾世海等. 中国中药杂志, 1995, 20 (2): 105
116. 吉力等. 中国中药杂志, 1995, 20 (2): 120
117. 王秀坤等. 中国中药杂志, 1995, 20 (3): 168
118. 杜江等. 中国中药杂志, 1995, 20 (4): 232
119. 肖永庆等. 中国中药杂志, 1995, 20 (5): 294
120. 思秀玲等. 中国中药杂志, 1995, 20 (5): 295
121. 肖永庆等. 中国中药杂志, 1995, 20 (7): 423
122. 徐志红等. 中国中药杂志, 1995, 20 (8): 484
123. 华海清. 中国中药杂志, 1995, 20 (9): 564
124. 饶高雄等. 中国中药杂志, 1995, 20 (12): 740
125. 崔淑莲等. 中国中药杂志, 1995, 20 (12): 743
126. 曾宪仪等. 中国中药杂志, 1996, 21 (3): 167
127. 陈章玉等. 中国中药杂志, 1996, 21 (4): 230
128. 閻玉凝等. 中国中药杂志, 1996, 21 (4): 232
129. 王曙等. 中国中药杂志, 1996, 21 (5): 295
130. 陈广耀等. 中国中药杂志, 1996, 21 (6): 355
131. 饶高雄等. 中国中药杂志, 1996, 21 (8): 482
132. 何兰等. 中国中药杂志, 1996, 21 (8): 483
133. 魏均娴等. 中国中药杂志, 1997, 22 (4): 228
134. 宋蔚等. 中国中药杂志, 1997, 22 (6): 359
135. 王栋等. 中国中药杂志, 1997, 22 (8): 486
136. 李更生等. 中国中药杂志, 1997, 22 (9): 548
137. 张沿军等. 中国中药杂志, 1997, 22 (9): 550
138. 许旭东等. 中国中药杂志, 1997, 22 (11): 679
139. 鲁学照等. 中国中药杂志, 1997, 22 (11): 680
140. 张兰珍等. 中国中药杂志, 1997, 22 (12): 740
141. 石磊等. 中国中药杂志, 1997, 22 (12): 743
142. 黄浩等. 中国中药杂志, 1998, 23 (1): 37
143. 池静端等. 中国中药杂志, 1998, 23 (1): 40
144. 王英华等. 中国中药杂志, 1998, 23 (2): 96
145. 周法兴等. 中国中药杂志, 1998, 23 (3): 164
146. 王海燕等. 中国中药杂志, 1998, 23 (3): 167
147. 凌云等. 中国中药杂志, 1998, 23 (4): 232
148. 徐丽萍等. 中国中药杂志, 1998, 23 (5): 293
149. 袁阿兴等. 中国中药杂志, 1998, 23 (6): 359
150. 敏德等. 中国中药杂志, 1998, 23 (7): 416
151. 敏德等. 中国中药杂志, 1998, 23 (8): 486
152. 郭学敏等. 中国中药杂志, 1998, 23 (9): 546
153. 袁久志等. 中国中药杂志, 1998, 23 (9): 548
154. 张亮等. 中国中药杂志, 1998, 23 (9): 549
155. 周雨等. 中国中药杂志, 1998, 23 (9): 551
156. 尚明英等. 中国中药杂志, 1998, 23 (10): 614
157. 陈玉俊. 中国中药杂志, 1998, 23 (10): 620
158. 马晓强等. 中国中药杂志, 1998, 23 (11): 679
159. 许旭东等. 中国中药杂志, 1998, 23 (12): 733
160. 章观德. 中国中药杂志, 1989, 14 (9): 53
161. 王钢力等. 中国中药杂志, 1996, 21 (2): 67
162. 金秀莲等. 中国中药杂志, 1994, 19 (11): 695
163. Lee BL. et al. J Chromatogr A, 1997, 763 (1-2): 221
164. 徐美珍等. 中国中药杂志, 1997, 22 (10): 631

165. 黄西峰. 中国中药杂志, 1997, 22 (4): 247
166. 褚明艳等. 中草药, 1998, 29 (8): 564
167. 孙文基等. 天然活性成分简明手册. 北京: 中国医药科技出版社, 1998
168. 国家中医药管理局《中华本草》编委会. 中华本草. Vol. 1~30 上海: 上海科学技术出版社, 1999
169. 汪纪武等. 植物药有效成分手册. 北京: 人民卫生出版社, 1986
170. Baloglu E. et al. JNP, 1999, 62: 1448
171. 屠鹏飞等. 药学学报, 1999, 34 (1): 39
172. 李春玉等. 药学学报, 1999, 34 (8): 605
173. Jiang B, et al. JNP, 1999, 62: 941
174. Takasaki M, et al. JNP, 1999, 62: 972
175. 王红梅等. 天然产物研究与开发, 1999, 11 (2): 4
176. Wu TS, et al. Phytochemistry, 1996, 43 (1): 133
177. Yan W, et al. Phytochemistry, 1996, 42 (5): 1417
178. Tan RX, et al. Phytochemistry, 1996, 42 (5): 1305
179. Li JX, et al. Planta Med, 1998, 64 (7): 628
180. Ma B, et al. Planta Med, 1997, 63 (4): 376
181. Ryu SY, et al. Planta Med, 1997, 63 (4): 339
182. 徐学民等. 中草药, 1998, 29 (6): 361
183. 侯爱君等. 云南植物研究, 2000, 22 (2): 197
184. 陈蕙芳等. 植物活性成分辞典. 第1册. 北京: 中国医药科技出版社, 2001
185. 唐世蓉等. 云南植物研究, 1987, 9 (2): 233
186. Singh S, et al. Aust J Chem, 1991, 44 (12): 1789
187. Yoshimura S, et al. Bull Chem Soc Jpn, 1985, 58 (9): 2673
188. Horie T, et al. Bull Chem Soc Jpn, 1983, 56 (12): 3773
189. Sakaki T, et al. Bull Chem Soc Jpn, 1985, 58 (9): 2680
190. Chem. Abstr., 1975, 83: 11157q
191. Hayashi K, et al.Chem. Abstr., 1996, 124, 278088v
192. Hikino H, et al. Chem Pharm Bull, 1964, 12 (7): 755
193. Itokawa H, et al. Chem Pharm Bull, 1993, 41 (10): 1869
194. Shingemori H, et al. Chem Pharm Bull, 1997, 45 (7): 1205
195. Liang JY, et al. Chem Pharm Bull, 1987, 35 (6): 2613
196. Arisawa M, et al. Chem Pharm Bull, 1990, 38 (6): 1624
197. Kozuka M, et al. Chem Pharm Bull, 1982, 30 (6): 1952
198. Mizuno M, et al. Chem Pharm Bull, 1991, 39 (4): 945
199. Takasaki M, et al. Chem Pharm Bull, 1994, 42 (10): 2113
200. Takasaki M, et al. Chem Pharm Bull, 1994, 42 (10): 2177
201. Tozuka M, et al. Chem Pharm Bull, 1982, 30 (6): 1964
202. Kitanaka S, et al. Chem Pharm Bull, 1996, 44 (3): 615
203. Mitsui S, et al. Chem Pharm Bull, 1976, 24 (10): 2377
204. Sugiyama S, et al. Chem Pharm Bull, 1993, 41 (4): 714
205. Hatano T, et al. Chem Pharm Bull, 1997, 45 (9): 1485
206. Nikaido T, et al. Chem Pharm Bull, 1989, 37 (5): 1392
207. Sakaki T, et al. Chem Pharm Bull, 1986, 34 (10): 4447
208. Sawada T, et al. Chem Pharm Bull, 1980, 28 (8): 2546
209. Qiao YF, et al. Chem Pharm Bull, 1990, 38 (10): 2896
210. Fujimoto Y, et al. Chem Pharm Bull, 1991, 39 (2): 521
211. Fujimoto Y, et al. Chem Pharm Bull, 1994, 42 (6): 1175
212. Mimaki Y, et al. Chem Pharm Bull, 1995, 43 (5): 893
213. Pan XP, et al. Chin Chem Lett, 1995, 6 (6): 473
214. 陈延镛. 中草药, 1989, 20 (9): 390
215. Buckingham J, et al. Dictionary of Org Compds. 5th ed, London, Chapman & Hall, 1982
216. Amano T, et al. J Chromatogr, 1981, (208): 347
217. Hopp DC, et al. JNP, 1996, 59 (2): 97
218. Meksuriyen D, et al. JNP, 1988, 51 (6): 1129
219. Wu FE, et al. JNP, 1995, 58 (6): 830
220. Wu FE, et al. JNP, 1995, 58 (6): 902
221. Wu FE, et al. JNP, 1995, 58 (6): 909
222. Chang FR, et al. JNP, 1993, 56 (10): 1688
223. Pettit GR, et al. JNP, 1991, 54 (6): 1491
224. Chen IS, et al. JNP, 1994, 57 (9): 1206
225. Anderson JE, et al. JNP, 1992, 55 (1): 71
226. Gan KH, et al. JNP, 1993, 56 (1): 15
227. Zeng L, et al. JNP, 1995, 59 (11): 1035
228. Arisawa M, et al. JNP, 1990, 53 (3): 638
229. Arisawa M, et al. JNP, 1991, 54 (3): 898
230. Rieser MJ, et al. JNP, 1996, 59 (2): 100
231. Mizuno M, et al. JNP, 1987, 50 (4): 751
232. Okano M, et al. JNP, 1989, 52 (2): 398
233. Ruangrungsi N, et al. JNP, 1990, 53 (4): 946
234. Bhakuni RS, et al. JNP, 1986, 49 (4): 714
235. Hayashi T, et al. JNP, 1991, 54 (3): 802
236. Li XH, et al. JNP, 1990, 53 (1): 81
237. Chaichantipyuth C, et al. JNP, 1988, 51 (6): 1285
238. Gu ZM, et al. J Org Chem, 1994, 59 (18): 5162
239. Yemul SS, et al. Org Mass Spectrum, 1974, 9 (11): 1063
240. Hidsham A, et al. Phytochemistry, 1991, 30 (7): 2373
241. Sankaram AVB, et al. Phytochemistry, 1981, 20 (8): 1877
242. Lin CN, et al. Phytochemistry, 1987, 26 (1): 305
243. Bohlmann F, et al. Phytochemistry, 1979, 18 (8): 1375
244. Guo LW, et al. Phytochemistry, 1993, 34 (2): 563
245. Itokawa H, et al. Phytochemistry, 1991, 30 (2): 637
246. Chen IS, et al. Phytochemistry, 1997, 46 (3): 525
247. Asano J, et al. Phytochemistry, 1996, 41 (3): 815
248. Takeya K, et al. Phytochemistry, 1996, 42 (3): 709
249. Takeya K, et al. Phytochemistry, 1993, 33 (3): 613
250. Lin LJ, et al. Phytochemistry, 1992, 31 (12): 4333
251. Lin LZ, et al. Phytochemistry, 1990, 29 (8): 2744

252. Taniguchi M, et al. Phytochemistry, 1996, 42 (3): 843
253. Mukherjee RK, et al. Phytochemistry, 1994, 37 (6): 1641
254. Wu SJ, et al. Phytochemistry, 1993, 34 (6): 1659
255. Hayashi T, et al. Phytochemistry, 1996, 41 (1): 193
256. Wu TS, et al. Phytochemistry, 1994, 36 (4): 1063
257. Wang H, Tian X. Chem Pharm Bull, 2006, 54 (2): 219
258. Itokawa H, et al. Planta Med, 1988, 54 (4): 311
259. Itokawa H, et al. Planta Med, 1987, 53 (1): 32
260. Lin CN, et al. Planta Med, 1989, 55 (1): 48
261. Morita H, et al. Planta Med, 1988, 54 (2): 117
262. Kubo I, et al. Planta Med, 1996, 62 (5): 427
263. Kubo I, et al. Planta Med, 1994, 60 (3): 218
264. Arisawa M, et al. Planta Med, 1990, 56 (4): 377
265. Baek NI, et al. Planta Med, 1994, 60 (1): 26
266. Baek NI, et al. Planta Med, 1996, 62 (1): 86
267. ONO M, et al, Chem Pharm Bull, 2006, 54 (2): 230
268. Wang YF, et al. Planta Med, 1996, 62 (2): 130
269. Kiso Y, et al. Planta Med, 1985, 51 (2): 97
270. Gu ZM, et al. Tetrahedron, 1993, 49 (4): 747
271. Arnone A, et al. Tetrahedron Lett, 1967, (43): 4201
272. Cai BC, et al. 和汉医药学杂志(日), 1995, 12 (3): 173
273. 何晓等. 化学学报, 1992, 50 (1): 96
274. 杨益平等. 化学学报, 1992, 50 (2): 200
275. 刘嘉森等. 化学学报, 1991, 49 (5): 502
276. Cai BC, et al. 生药学杂志(日), 1990, 44 (1): 42
277. Cai BC, et al. 生药学杂志(日), 1995, 49 (1): 39
278. Arisawa M, et al. 生药学杂志(日), 1990, 44 (3): 179
279. 陈元柱等. 有机化学, 1992, 12 (1): 54
280. 陈文森等. 有机化学, 1996, 16 (2): 145
281. 刘国声. 植物学报, 1980, 22 (4): 395
282. 陈蕙芳等. 植物活性成分辞典. 第2册. 北京: 中国医药科技出版社, 2001
283. Ishii H, et al. 药学杂志(日), 1984, 104 (10): 1030
284. Chiang TC, et al. Planta Med, 1983, 49 (3): 165
285. 徐丽珍等. 药学学报, 1984, 19 (1): 48
286. Van Etten CH, et al.Chem. Abstr., 1980, 93, 164396e
287. Yagi A, et al. 生药学杂志(日), 1989, 43 (4): 343
288. Itokawa H, et al. Chem Pharm Bull, 1983, 31 (7): 2353
289. Itoh T, et al. Steroids, 1977, 30 (3): 425
290. 姚全胜等. 江苏医药, 1984, (10): 575
291. El-Khrisy EAM, et al.Chem. Abstr., 1992, 117: 86802g
292. Chiang HC, et al.Chem. Abstr., 1992, 116: 165861h
293. 郎彝江等. 中草药, 1981, 12 (1): 4
294. Kikuchi M, et al.Chem. Abstr., 1991, 114: 98211q
295. Uno T, et al.Chem. Abstr., 1972, 76: 56567b
296. Chaurasia N, et al.Chem. Abstr., 1986, 104: 85467w
297. Khvorost PP, et al.Chem. Abstr., 1981, 94: 136170d
298. Yakhontova LD, et al. Khim Prir Soed, 1984, (5): 673
299. Buckingham J(Executive Editor), et al. Dictionary of Natural Products, Vol 1~7, Chapman & Hall, London, 1994; 1995, Vol 8; 1996, Vol 9; 1997, Vol 10; 1998, Vol 11.
300. Lupi A, et al. Gazz Chin Ital, 1979, 109 (1-2): 9
301. Cortes D, et al. Tetrahedron, 1991, 47 (38): 8195
302. Hisham A, et al. Phytochemistry, 1994, 35 (5): 1325
303. Esposti MD, et al. Biochem J, 1994, 301 (1): 161
304. Rieser MJ, et al. Tetrahedron, 1991, 32 (9): 1137
305. Rieser MJ, et al. Helv Chim Acta, 1993, 76 (7): 2433
306. Huang KC, The Pharmacology of Chinese Herbs, Second Edition, CRC Press, Boka Raton, London, NewYork, Washington D.C, 1999
307. 陈蕙芳等. 植物活性成分辞典. 第3册. 北京: 中国医药科技出版社, 2001
308. 王西发等. 中草药, 1988, 19 (1): 8
309. 屠幼英. 中草药, 1991, 22 (9): 419
310. 崔承彬等. 中草药, 1987, 18 (7): 297
311. 朱善瑾等. 茶叶, 1990, 16 (3): 40
312. Chem. Abstr., 1987, 106: P4873s
313. Chem. Abstr., 1991, 114: P171330j
314. Chem. Abstr., 1993, 118: 37881u
315. 孙麒等. 中草药, 2002, 33 (6): 490
316. 秦文娟等. 中草药, 1988, 19 (11): 486
317. Tatefuji T, et al. Biol Pharm Bull, 1996, 19 (7): 966
318. Chem. Abstr., 1996, 125: 292370h
319. Chem. Abstr., 1996, 124: 341407r
320. 卢志强等. 中草药, 2002, 33 (6): 563
321. Han QB, et al. Chem Pharm Bull, 2006, 54 (2): 265
322. 李荣芷等. 药学学报, 1989, 24 (7): 546
323. Afek U, et al. Phytochemistry, 1995, 39 (6): 1347
324. Chem. Abstr., 1995, 122: 204695c
325. Wang XK, et al. Phytochemistry, 1993, 33 (5): 1249
326. Li B, et al, Chem Pharm Bull, 2006, 54 (3): 297
327. 陈英杰等. 中草药, 1988, 19 (3): 100
328. Umehara K, et al. Chem Pharm Bull, 1992, 40 (2): 401
329. Hasegawa H, et al. Planta Med, 1995, 61 (5): 409
330. Hasegawa H, et al. Planta Med, 1994, 60 (3): 240
331. Suksamrarn S, et al. Chem Pharm Bull, 2006, 54 (3): 301
332. Chen H, et al. Chin Chem Lett, 1998, 9 (10): 889
333. 陈迪华等. 药学学报, 1981, 16 (10): 748
334. 金联孙等. 中国药理学报, 1982, 3 (2): 104
335. 刘泰樾等. 中国药理学报, 1982, 3 (1): 32
336. Uhrim D, et al. Planta Med, 1991, 57 (4): 390
337. Liu YL, et al. JNP, 1992, 55 (3): 357

338. Afifi MSA, et al. Phytochemistry, 1993, 34 (3): 839
339. Sacamoto Y, et al. Bull Chem Soc Jpn, 1989, 62 (8): 2450
340. Middleton E, et al. Planta Med, 1987, 53 (4): 325
341. Shimizu M, et al. Phytochemistry, 1984, 23 (9): 1885
342. Hayashi T, et al. JNP, 1988, 51 (2): 345
343. Lale A, et al. JNP, 1996, 59 (3): 273
344. Cimanga K, et al. JNP, 1995, 58 (3): 372
345. Mimaki Y, et al. Phytochemistry, 1996, 41 (5): 1405
346. Chem. Abstr., 1980, 93: 179360n
347. Chem. Abstr., 1982, 97: 194458b
348. 费晓方. 药学学报, 2002, 37(9): 673
349. Li WS, et al. Phytochemistry, 1993, 32 (6): 1503
350. Ma W, et al. JNP, 1994, 57 (1): 116
351. Nikaido T, et al. Chem Pharm Bull, 1988, 36 (2): 654
352. Kubo M, et al. Chem Pharm Bull, 1984, 32 (12): 5051
353. Nagai T, et al. Planta Med, 1989, 55 (1): 27
354. Chem. Abstr., 1991, 114: 199290v
355. Konoshima T, et al. JNP, 1987, 50 (6): 1167
356. 吴乃居等. 中草药, 1993, 24 (1): 4
357. Mora A, et al. Biochem Pharmacol, 1990, 40 (4): 793
358. Konoshima T, et al. 生药学杂志(日), 1989, 43 (2): 135
359. Chem. Abstr., 1987, 106: 135219f
360. Chem. Abstr., 1991, 115: P41976j
361. Hatano T, et al. Chem Pharm Bull, 1988, 36 (6): 2286
362. Hatano T, et al. Chem Pharm Bull, 1989, 37 (11): 3005
363. Hatano T, et al. Chem Pharm Bull, 1991, 39 (5): 1238
364. Ariga T, et al. Lancet, 1981, (1): 150
365. Chem. Abstr., 1988, 109: 31640g
366. Ryu SY, et al. Phytochemistry, 1991, 30 (2): 583
367. Shibata S, et al. Planta Med, 1991, 57 (3): 221
368. Okada K, et al. Chem Pharm Bull, 1989, 37 (9): 2528
369. Chem. Abstr., 1995, 122: P196954u
370. Chem. Abstr., 1995, 122: 51291r
371. Hatano T, et al. Chem Pharm Bull, 1988, 36 (6): 2092
372. Chem. Abstr., 1993, 118: P124293x
373. Chen M, et al. Antimicrob Agents Chemother, 1994, 38 (7): 1470
374. 杨保津等. 药学学报, 1981, 16 (11): 837
375. 罗厚蔚等. 中国药科大学学报, 1988, 19 (4): 258
376. Sunayama R, et al. Phytochemistry, 1993, 34 (2): 529
377. Kashiwada Y, et al. J Pharm Sci, 1993, 82 (5): 487
378. Yoshikawa K, et al, Chem Pharm Bull, 2006, 54 (3): 315
379. Fukamiya N, et al. JNP, 1992, 55 (4): 468
380. Antoun MD, et al. JNP, 1993, 56 (8): 1423
381. Chem. Abstr., 1996, 125: 316966k
382. Chem. Abstr., 1968, 69, 94882p
383. Antoun MD, et al. JNP, 1981, 44 (5): 579
384. Chem. Abstr., 1994, 121: 26401y
385. 李萍等. 中草药, 1996, 27 (5): 284
386. Takechi M, et al. Phytochemistry, 1985, 24 (10): 2245
387. Kashiwada Y, et al. JNP, 1992, 55 (8): 1033
388. Taafrout M, et al. JNP, 1984, 47 (4): 600
389. Suekawa M, et al. 药学杂志(日), 1987, 107 (9): 720
390. Hikino H, et al. Planta Med, 1984, 50 (3): 213
391. 彭红丽等. 中国药理学报, 1996, 17 (6): 538
392. Sakurai H, et al. Chem Pharm Bull, 1992, 40 (5): 1191
393. Chem. Abstr., 1992, 116: P99304a
394. Chem. Abstr., 1994, 120: P153698e
395. Chem. Abstr., 1987, 106: P125882c
396. Seto M, et al. Chem Pharm Bull, 1988, 36 (7): 2423
397. Miski M, et al. JNP, 1983, 46 (6): 874
398. Abdalla SS, et al. Planta Med, 1987, 53 (4): 322
399. Chem. Abstr., 1990, 112: P185844a
400. 蒋洁云等. 中国药科大学学报, 1992, 23 (5): 283
401. Likhitwitayawuid K, et al. JNP, 1993, 56 (9): 1468
402. Ichikawa K, et al. Chem Pharm Bull, 1986, 34 (8): 3514
403. Nikaido T, et al. Chem Pharm Bull, 1981, 29 (12): 3586
404. Tsuruga T, et al. Chem Pharm Bull, 1991, 39 (12): 3265
405. Fujimoto T, et al. 生药学杂志(日), 1992, 46 (3): 224
406. Trumm S, et al. Planta Med, 1989, 55 (7): 658
407. Eich E, et al. Planta Med, 1990, 56 (5): 506
408. Edwards JM, et al. JNP, 1979, 42 (1): 85
409. Bennett JP, et al. Arzneim Forsch, 1981, 31 (3): 433
410. Al-Khalil S, et al. JNP, 1995, 58 (5): 760
411. Chem. Abstr., 1991, 115: 252095j
412. Kobayashi J, et al. Tetrahedron, 1995, 51 (21): 5971
413. Kobayashi J, et al. Tetrahedron, 1994, 50 (25): 7401
414. Kobayashi J, et al. Experientia, 1995, 51 (6): 592
415. Asano J, et al. Phytochemistry, 1996, 42 (3): 713
416. Fukamiya N, et al. JNP, 1986, 49 (2): 348
417. YAMADA M, et al, Chem Pharm Bull, 2006, 54 (3): 354
418. Morita H, et al. Phytochemistry, 1997, 46 (3): 583
419. Kuroda H, et al. Chem Prarm Bull, 1976, 24 (10): 2413
420. Matsuno T, et al. Biochem Pharmacol, 1987, 36 (10): 1613
421. Joseph H, et al. JNP, 1988, 51 (3): 599
422. Hui YH, et al. JNP, 1986, 49 (6): 1175
423. MacRae WD, et al. Planta Med, 1989, 55 (6): 531
424. Haraguchi H, et al. Experientia, 1996, 52 (6): 564
425. Chem. Abstr., 1994, 121: P26940y
426. Chem. Abstr., 1996, 125: 132642v
427. Chem. Abstr., 1995, 123: P296284q
428. Chem. Abstr., 1995, 122: P17182w

429. Chem. Abstr., 1995, 122: P17183x
430. Pettit GR, et al. JNP, 1993: 56 (10): 1682
431. Pettit GR, et al. JNP, 1995: 58 (1): 37
432. Gabrielsen B, et al. JNP, 1992, 55 (11): 1569
433. Ghosal S, et al. Phytochemistry, 1989, 28 (2): 611
434. Zheng GQ, et al. JNP, 1992, 55 (7): 999
435. Silva GL, et al. Phytochemistry, 1995, 40 (1): 129
436. Singh GB, et al. Planta Med, 1989, 55 (6): 498
437. Oksuz S, et al. Planta Med, 1993, 59 (5): 472
438. Fullas F, et al. JNP, 1994, 57 (6): 801
439. 顾佩兰. 中草药, 1994, 25 (12): 633
440. Park EJ, et al. JNP, 2000, 63 (1): 34
441. Woerdenbag HJ, et al. Phytomedicine, 1995, 2 (2): 127
442. Woerdenbag HJ, et al. Planta Med, 1994, 60 (5): 127
443. Huang CHO, et al. JNP, 1986, 49 (4): 665
444. Gali HU, et al. Planta Med, 1994, 60 (3): 235
445. Chem. Abstr., 1996, 124: 115826v
446. Chem. Abstr., 1998, 129: 230050c
447. Chem. Abstr., 1998, 129: R53659k
448. Chem. Abstr., 1999, 131: 289835s
449. Chem. Abstr., 1998, 129: 289294p
450. Chem. Abstr., 1998, 129: 62548a
451. Chem. Abstr., 1996, 125: P123758k
452. 今晚报, 2001.4.8 第 8 版
453. Chem. Abstr., 1989, 111: 17246t
454. Bandara BMR, et al. Planta Med, 1988, 54 (4): 374
455. Weniger B, et al. Planta Med, 1995, 61 (1): 77
456. Gonzales AG, et al. Planta Med, 1979, 36 (3): 200
457. Khalid SA, et al. Ethnopharmacol, 1986, 15 (2): 201
458. Munakata K, et al. Tetrahedron Lett, 1965, (46): 4167
459. Gawron A, et al. Planta Med, 1987, 53 (6): 526
460. Zhao QS, et al. Phytochemistry, 1999, 50: 123
461. Makino M, et al. Phytochemistry, 1999, 50: 273
462. Roengsumran S, et al. Phytochemistry, 1999, 50: 449
463. Harrison NLJ. Phytochemistry, 2002, 60: 541
464. Kofujita H, et al. Phytochemistry, 2002, 61: 895
465. Ito A, et al. Phytochemistry, 2002, 61: 171
466. Jayasinghe L, et al. Phytochemistry, 2003, 62: 637
467. Yokosuka A, et al. Phytochemistry, 2002, 61: 73
468. Nkengfack AE, et al. Phytochemistry, 2002, 61: 181
469. 邓世明等. 云南植物研究, 2002, 24 (3): 397
470. Du J, et al. Phytochemistry, 2003, 62: 1235
471. Neelakantas S, et al. Indian J Chem Sec B Org Chem Med Chem, 1983, 22B (1): 95
472. Johnson IJ, et al. Free Radic Biol Med, 1999, 26 (9~10): 1072
473. 吴军等. 中草药, 2003, 34 (2): add 6~7
474. Suksamrarn S, et al, Chem Pharm Bull, 2006, 54 (4): 535
475. 王爱国等. 中草药, 2003, 34 (5): 390
476. Sajeli B, et al, Chem Pharm Bull, 2006, 54 (4): 538
477. Xu LJ, et al, Chem Pharm Bull, 2006, 54 (4): 542
478. Phan MG, et al, Chem Pharm Bull, 2006, 54 (4): 546
479. 黄孝春等. 中草药, 2003, 34 (2): 101
480. 罗俊等. 药学学报, 2001, 35 (8): 595
481. 罗晓东等. 云南植物研究, 2001, 23 (3): 368
482. 孙麒等. 中草药, 2002, 33 (3): 276
483. 韩金玉等. 中草药, 2002, 33 (4): 380
484. Tian JK, et al, Chem Pharm Bull, 2006, 54 (4): 567
485. 王宇等. 中草药, 2002, 33 (7): 666
486. 宋晓凯等. 中草药, 2002, 33 (8): 676
487. 戴好富等. 天然产物研究与开发, 2002, 14 (1): 9
488. 张慧祯等. 天然产物研究与开发, 2002, 14 (1): 74
489. 赵雪梅等. 天然产物研究与开发, 2002, 14 (1): 89
490. 王利勤等. 天然产物研究与开发, 2002, 14 (5): 1
491. 梅文莉等. 天然产物研究与开发, 2002, 14 (5): 26
492. 周珊等. 天然产物研究与开发, 2002, 14 (5): 43
493. 李小妹等. 药学学报, 2002, 37 (1): 69
494. 李娜等. 药学学报, 2001, 36 (12): 944
495. 罗俊等. 药学学报, 2002, 37 (7): 574
496. 路金才等. 药学学报, 2002, 37 (9): 709
497. 滕荣伟等. 云南植物研究, 2002, 24 (4): 531
498. 田瑛等. 中国药学杂志, 2002, 37 (6): 401
499. Ding ZH, et al. Helv Chim Acta, 2001, 84 (1): 259
500. Williams CA, et al. Phytochemistry, 1999, 51: 417
501. Tada K, et al. Phytochemistry, 1999, 51: 787
502. Sekine T, et al. Phytochemistry, 1999, 52: 87
503. Kuroda M, et al. Phytochemistry, 1999, 52: 435
504. Kuroda M, et al. Phytochemistry, 1999, 52: 445
505. Zhang ZZ, et al. Phytochemistry, 1999, 52: 715
506. Wu TS, et al. Phytochemistry, 1999, 52: 901
507. Mohamad K, et al. Phytochemistry, 1999, 52: 1461
508. 邢国秀等. 中国中药杂志, 2003, 28 (7): 593
509. 李晓光等. 中国中药杂志, 2003, 28 (12): 1120
510. Liu JS, et al. Tetrahedron Lett, 1983, 24: 2355
511. Liu JS, et al. Chem. Abstr., 1991, 115: 89129n
512. 刘嘉森等. 化学学报, 1991, 49 (3): 308
513. 何建华等. 药学学报, 1998, 33 (8): 566
514. Hirose Y, et al. Chem. Abstr., 1968, 69: 10582e
515. 秦民坚等. 中草药, 2003, 34 (7): 640
516. 张援虎等. 天然产物研究与开发, 2003, 15 (2): 157
517. 张娴等. 天然产物研究与开发, 2003, 15 (2): 162
518. 刘悦等. 沈阳药科大学学报, 2003, 20 (2): 101
519. 郭远强等. 沈阳药科大学学报, 2003, 20 (3): 226

520. 黎琼红等. 沈阳药科大学学报, 2003, 20 (5): 386
521. 周英等. 中国药学杂志, 2003, 38(2): 81
522. Khalil AT. et al. Chem Pharm Bull, 2005, 53 (1): 15
523. Wu PL. et al. Chem Pharm Bull, 2005, 53 (1): 56
524. Khan SB. et al. Chem Pharm Bull, 2005, 53 (1): 86
525. Chumkaew P. et al. Chem Pharm Bull, 2005, 53 (1): 95
526. Dat NT. et al. Chem Pharm Bull, 2005, 53 (1): 114
527. Konishi T. et al. Chem Pharm Bull, 2005, 53 (1): 121
528. Fukuyama Y. et al. Chem Pharm Bull, 2005, 53 (1): 125
529. Wang LY. et al. Chem Pharm Bull, 2005, 53 (1): 137
530. Ahmad VU. et al. Chem Pharm Bull, 2004, 52 (12): 1458
531. Kundakovic T. et al. Chem Pharm Bull, 2004, 52 (12): 1462
532. Sun K. et al. Chem Pharm Bull, 2004, 52 (12): 1483
533. Kiuchi F et al. Chem Pharm Bull, 2004, 52 (12): 1492
534. Azhar-Ul-Haq et al. Chem Pharm Bull, 2004, 52 (11): 1269
535. Daikonya A, et al. Chem Pharm Bull, 2004, 52 (11): 1326
536. Liu HX, et al. Chem Pharm Bull, 2004, 52 (11): 1339
537. Kurihara H. et al. Phytochemistry, 1991, 30: 649
538. Sautou M, et al. Chem Pharm Bull, 2004, 52 (11): 1353
539. Choudhary MI, et al. Chem Pharm Bull, 2004, 52 (11): 1358
540. Han SJ, et al. Chem Pharm Bull, 2004, 52 (11): 1365
541. Wu TS, et al. Chem Pharm Bull, 2004, 52 (10): 1227
542. Sautour M, et al. Chem Pharm Bull, 2004, 52 (10): 1235
543. Tanaka T, et al. Chem Pharm Bull, 2004, 52 (10): 1242
544. Wei F, et al. Chem Pharm Bull, 2004, 52 (10): 1246
545. Saeidnia S, et al. Chem Pharm Bull, 2004, 52 (10): 1249
546. Qi SH, et al. Chem Pharm Bull, 2004, 52 (8): 986
547. Cheenpracha S, et al. Chem Pharm Bull, 2004, 52 (8): 1023
548. Nagle DG, et al. Tetrahedron Lett, 1995, 36 (6): 849
549. Cui CB, et al. Chem Pharm Bull, 1993, 41 (9): 1491
550. 吴达等. 中草药, 2003, 34 (4): 附 5
551. 王玉萍等. 中国药学杂志, 2003, 38 (4): 250
552. Sharma DK, et al. Planta Med, 1979, 37 (1): 79
553. Sharma DK, et al. JNP, 1991, 54 (5): 1298
554. Kangouri K, et al. Planta Med, 1989, 55 (3): 297
555. Wang DZ, et al. 药学学报, 1992, 27: 173
556. 张典瑞等. 中国药学杂志, 2003, 38 (11): 817
557. Sashida Y, et al. Phytochemistry, 1992, 31 (7): 2439
558. 钟纪育等. 云南植物研究, 1984, 6 (3): 344
559. 姚荣成等. 云南植物研究, 1989, 11 (2): 215
560. Gray AI, et al. Phytochemistry, 1988, 27 (6): 1805
561. Su R, et al. Chem Pharm Bull, 1990, 38: 1616
562. Itokawa H, et al. Chem Pharm Bull, 1992, 40: 1053
563. Mulholland DA, et al. Phytochemistry, 1988, 27 (4): 1220
564. Kishi K, et al. Phytochemistry, 1992, 31 (4): 1335
565. Benosman A, et al. Phytochemistry, 1995, 40 (5): 1485
566. Yoshida T, et al. Chem Pharm Bull, 1986, 34 (6): 2676
567. Miyamoto K, et al. Chem Pharm Bull, 1987, 35 (2): 814
568. Yoshida T, et al. Chem Pharm Bull, 1991, 39 (9): 2233
569. Yoshida T, et al. Phytochemistry, 1994, 37 (3): 863
570. Yoshida T, et al. Chem Pharm Bull, 1992, 40 (1): 66
571. 陈毓亨. 药学学报, 1979, 14 (2): 101
572. Morita H, et al. Chem Pharm Bull, 1993, 41 (7): 1307
573. Tantisewie B, et al. JNP, 1989, 52 (4): 846
574. Likhitwitayawuid K, et al. JNP, 1993, 56 (1): 30
575. 殷梦龙等. 中国中药杂志, 1989, 14 (7): 420
576. Kawasaki T, et al. Chem Pharm Bull, 1974, 22: 2164
577. Sneden AT, et al. JNP, 1982, 45 (4): 624
578. Cava MP, et al. Tetrahedron, 1975, 31 (15): 1667
579. Menachery MD, et al. JNP, 1981, 44 (3): 320
580. Miyamura M, et al. Chem Pharm Bull, 1982, 30 (2): 712
581. Abouchara ML, et al. JNP, 1987, 50 (3): 375
582. Haruna M, et al. JNP, 1985, 48 (1): 93
583. Ishimatsu M, et al. Chem Pharm Bull, 1989, 37 (1): 129
584. Nishizawa K, et al. Phytochemistry, 1990, 29 (8): 2491
585. Kashiwada Y, et al. J Pharm Sci, 1993, 82 (5): 487
586. Chen IS, et al. Phytochemistry, 1997, 45 (5): 991
587. Bisset NG, et al. Chem. Abstr., 1963, 58: 14438h
588. 张庆林等. 中草药, 2003, 34 (2): 104
589. Gonzalez AG, et al. Phytochemistry, 1996, 43 (1): 129
590. Ito C, et al. Chem Pharm Bull, 1987, 35: 4277
591. Cortes D, et al. Phytochemistry, 1993, 32 (2): 1475
592. Martinez E, et al. Planta Med, 1988, 54 (4): 361
593. Aurnhammer G, et al. Chem Ber, 1970, 103 (11): 3667
594. Ripperger H, et al. Phytochemistry, 1981, 20 (7): 1757
595. Xu Y, et al. Phytochemistry, 1993, 33 (2): 510
596. Topuc G, et al. Phytochemistry, 1997, 45 (6): 1293
597. Kashiwada Y, et al. Chem Pharm Bull, 1984, 32 (9): 3501
598. Zheng GQ, et al. J Org Chem, 1993, 58 (2): 366
599. Chen JJ, et al. Planta Med, 1996, 62 (6): 528
600. Munakata K. Chem. Abstr., 1979, 91: 118564u
601. Arisawa M, et al. Planta Med, 1986, 52 (1): 38; 1986, 52 (4): 297
602. Iimuma M, et al. Chem Pharm Bull, 1980, 28 (3): 717
603. Hsu FL, et al. Chem Pharm Bull, 1985, 33 (8): 3293
604. Niwa M, et al. Chem Lett, 1975, (7): 655
605. Zaki AI, et al. Physiol Plant Pathol, 1980, 16: 205
606. Kaneda N, et al. JNP, 1992, 55 (5): 654
607. Chem. Abstr., 1994, 120: 187200b
608. Shirota O, et al. JNP, 1994, 57 (12): 1675
609. Ngassapa OD, et al. JNP, 1991, 54 (5): 1353
610. Kashiwada Y, et al. Chem Pharm Bull, 1986, 34 (10): 4083

611. Manchand PS, et al. J Org Chem, 1977, 42 (24): 3824
612. Momose Y, et al. Phytother Res, 1994, 8 (8): 482
613. Morimoto S, et al. Chem Pharm Bull, 1986, 34: 643
614. Chen CC, et al. Chem Pharm Bull, 1984, 32 (1): 166
615. Handa SS, et al. JNP, 1983, 46 (1): 123
616. Sturm S, et al. JNP, 1996, 59 (7): 658
617. Morimoto S, et al. Chem Pharm Bull, 1986, 34: 633
618. Kashiwada Y, et al. Chem Pharm Bull, 1988, 36 (4): 1545
619. Bishay DW, et al. Chem. Abstr., 1989, 110: 92047m
620. Liang XZ, et al. Chem. Abstr., 1990, 112: 73775x
621. Qin L, et al. Chem. Abstr., 1992, 116: 21112x
622. 姚荣成等. 云南植物研究, 1989, 11 (2): 215
623. Polpawski J, et al. Phytochemistry, 1980, 19: 1539
624. Singh SB, et al. Phytochemistry, 1982, 21 (12): 2925
625. Vyas AV, ct al. Phytochemistry, 1986, 25 (11): 2625
626. Meade-Tollin LC, et al. JNP, 2004, 67 (1): 2
627. Jin JM, et al. JNP, 2004, 67 (1): 5
628. Shen YC, et al. JNP, 2004, 67 (1): 74
629. Chang CI, et al. JNP, 2004, 67 (1): 91
630. Zhang HJ, et al. JNP, 2004, 67 (2): 194
631. Shen YC, et al. JNP, 2004, 67 (3): 316
632. El-Gamal AAH, et al. JNP, 2004, 67 (3): 333
633. Gui MY, et al. JNP, 2004, 67 (3): 373
634. Itoh A, et al. JNP, 2004, 67 (3): 427
635. Huong DT, et al. JNP, 2004, 67 (3): 445
636. Puntumchai A, JNP, 2004, 67 (3): 485
637. Asili J, et al. JNP, 2004, 67 (4): 631
638. Mimaki Y, et al. JNP, 2001, 64 (1): 17
639. Hou AJ, et al. JNP, 2001, 64 (1): 65
640. Wu TS, et al. JNP, 2001, 64 (1): 71
641. Chen SB, et al. JNP, 2001, 64 (1): 85
642. Kuroda M, et al. JNP, 2001, 64 (1): 88
643. Wang SK, et al. JNP, 2001, 64 (1): 92
644. Waffo-Teguo P, et al. JNP, 2001, 64 (1): 136
645. Shi YQ, et al. JNP, 2001, 64 (2): 181
646. Tezuka Y, et al. JNP, 2001, 64 (2): 208
647. Ali MS, et al. JNP, 2001, 64 (3): 289
648. Ali MS, et al. JNP, 2001, 64 (4): 491
649. Kim DH, et al. JNP, 2001, 64 (4): 502
650. Awale S, et al. JNP, 2001, 64 (5): 592
651. Day SH, et al. JNP, 2001, 64 (5): 608
652. Hsieh TJ, et al. JNP, 2001, 64 (5): 616
653. Lin LC, et al. JNP, 2001, 64 (5): 674
654. Kang SY, et al. JNP, 2001, 64 (5): 683
655. Ito H, et al. JNP, 2001, 64 (6): 737
656. Huang YL, et al. JNP, 2001, 64 (7): 903
657. Chang FR, et al. JNP, 2001, 64 (7): 925
658. Patnam R, et al. JNP, 2001, 64 (7): 948
659. Shen YC, et al. JNP, 2001, 64 (7): 950
660. Yu BW, et al. JNP, 2001, 64 (7): 968
661. Zhang ZZ, et al. JNP, 2001, 64 (8): 1001
662. Wu TS, et al. JNP, 2001, 64 (8): 1040
663. Shinozaki Y, et al. JNP, 2001, 64 (8): 1073
664. Wu TS, et al. JNP, 2001, 64 (8): 1121
665. Nogawa T, et al. JNP, 2001, 64 (9): 1148
666. Hsieh TJ, et al. JNP, 2001, 64 (9): 1157
667. Zhang PC, et al. JNP, 2001, 64 (9): 1206
668. Syu WJ, et al. JNP, 2001, 64 (9): 1232
669. Yun BS, et al. JNP, 2001, 64 (9): 1238
670. Lee D, et al. JNP, 2001, 64 (10): 1286
671. Zhu NQ, et al. JNP, 2001, 64 (11): 1460
672. Zhang YJ, et al. JNP, 2001, 64 (12): 1527
673. Yazaki K, et al. Phytochemistry, 1989, 28 (2): 607
674. 殷梦龙等. 植物学报, 1990, 32 (1): 45
675. Toyota M, et al. Tetrahedron Lett, 1985, 26: 6097
676. Askawa Y, et al. Phytochemistry, 1987, 26 (6): 1811
677. Hashimoto T, et al. Phytochemistry, 1991, 30: 1523
678. Stephen G, et al. Phytochemistry, 1988, 27 (3): 815
679. Gensler J, et al. JACS, 1960, 82 (23): 6074
680. 殷梦龙等. 中草药, 1989, 20 (5): 206
681. San Feliciano A, et al. Phytochemistry, 1990, 29 (4): 1335
682. Ma C, et al. Chin Chem Lett, 1992, 3 (9): 719
683. San Feliciano A, et al. Planta Med, 1993, 59 (3): 246
684. Atta-Ur-Rahman, et al. Phytochemistry, 1995, 40 (2): 427
685. Hartwell JL, et al. JACS, 1951, 73 (6): 2909
686. 殷梦龙等. 中草药, 1987, 18 (12): 535
687. San Feliciano A, et al. Phytochemistry, 1989, 28 (2): 659
688. San Feliciano A, et al. Phytochemistry, 1989, 28 (10): 2863
689. 张建兴等. 植物学报, 1993, 35 (3): 238
690. 陈政雄等. 药学学报, 1979, 14 (8): 486
691. Chem. Abstr., 1987, 107, 89431q
692. Takeuchi N, et al. Chem Pharm Bull, 1988, 36 (10): 4221
693. Chem. Abstr., 1991, 114: 17180d
694. Ikeshiro Y, et al. Phytochemistry, 1992, 31 (12): 4303
695. 黄平等. 中草药, 1995, 26 (7): 342
696. Agriga T, et al. Agric Biol Chem, 1988, 52 (11): 2717
697. Ozo ON, et al. Phytochemistry, 1984, 23 (2): 329
698. Morimoto S, et al. Chem Pharm Bull, 1988, 36 (1): 33
699. Chem. Abstr., 1987, 106: 131449h
700. Hatano T, et al. Chem Pharm Bull, 1989, 37 (8): 2016; 1990, 38 (5): 1224
701. 李珠莲等. 化学学报, 1982, 40 (5): 447

702. Zhou BN, et al. Planta Med, 1983, 47: 35
703. 王伟成等. 生殖与避孕, 1989, 9 (1): 34
704. 李珠莲等. 化学学报, 1985, 43 (8): 786
705. Li E, et al. JNP, 1995, 58 (1): 57
706. 夏冰等. 植物资源与环境, 1992, 1 (1): 23
707. Chen GF, et al. JNP, 1993, 56 (7): 1114
708. Liang Z, et al. Planta Med, 1988, 54 (4): 344
709. Hata K, et al. 药学杂志(日), 1968, 88: 513
710. Cheng MJ, et al. Phytochemistry, 2003, 63: 603
711. Fukuda T, et al. Phytochemistry, 2003, 63: 795
712. Brown GD, et al. Phytochemistry, 2003, 64: 303
713. Danelutte AP, et al. Phytochemistry, 2003, 64: 555
714. Pegnyemb DE, et al. Phytochemistry, 2003, 64: 661
715. Lee JP, et al. Phytochemistry, 2003, 64: 759
716. Soekamto NH, et al. Phytochemistry, 2003, 64: 831
717. Park HJ, et al. Phytochemistry, 2003, 64: 997
718. Scio E, et al. Phytochemistry, 2003, 64: 1125
719. Rukachaisirikul V, et al. Phytochemistry, 2003, 64: 1149
720. Ito C, et al. Phytochemistry, 2003, 64: 1265
721. Chung MI, et al. JNP, 1999, 62: 1033
722. Ori K, et al. Phytochemistry, 2003, 64: 1351
723. Chang WL, et al. Phytochemistry, 2003, 64: 1375
724. Cutillo F, et al. Phytochemistry, 2003, 64: 1381
725. DoI K, et al. Chem Pharm Bull, 2001, 49 (2): 151
726. MA CM, et al. Chem Pharm Bull, 2001, 49 (2): 183
727. Kawata Y, et al. Chem Pharm Bull, 2001, 49 (5): 635
728. Otsuka H, et al. Chem Pharm Bull, 2001, 49 (6): 699
729. Zhao C, et al. Chem Pharm Bull, 2001, 49 (6): 773
730. Yoshikawa M, et al. Chem Pharm Bull, 2001, 49 (7): 863
731. 孙学军等. 中草药, 1995, 26 (8): 395
732. Tanaka T, et al. Chem Pharm Bull, 1986, 34 (2): 656
733. Morita H, et al. Chem Pharm Bull, 1993, 41 (8): 1418
734. 郭跃伟等. 植物学报, 1990, 32 (9): 707
735. Pereda-Miranda R, et al. JNP, 1993, 56 (4): 583
736. Kaneda N, et al. JNP, 1991, 54 (1): 196
737. Hufford CD, et al. JNP, 1993, 56 (11): 1878
738. Huang L, et al. JNP, 1996, 59 (3): 290
739. Kunitomo J, et al. 药学杂志(日), 1969, 89 (12): 1691
740. 陈嫞等. 植物学报, 1989, 31 (7): 544
741. Castaneda P, et al. Fitoterapia, 1994 (5): 478
742. Nonak G, et al. Chem Pharm Bull, 1989, 37 (8): 2030
743. Pettit GR, et al. J Org Chem, 1984, 49: 4258
744. Chem. Abstr., 1983, 99: P93724w
745. Chem. Abstr., 1986, 105: P620p
746. Kawai M, et al. Phytochemistry, 1987, 26 (12): 3313; 1992, 31 (12): 4299
747. Lin CN, et al. Phytochemistry, 1990, 29 (12): 3903
748. Wei BL, et al. JNP, 1992, 55 (7): 967
749. Saifah E, et al. JNP, 1988, 51 (1): 80; 1993, 56 (4): 473
750. Mungarulire J, et al. Chem Pharm Bull, 1993, 41 (2): 411
751. Shi Q, et al. JNP, 1992, 55 (10): 1488
752. Zhao GX, et al. Planta Med, 1991, 57 (4): 380
753. Tanaka T, et al. Chem Pharm Bull, 1991, 39 (1): 60
754. Nonaka GI, et al. Chem Pharm Bull, 1991, 39 (4): 884
755. Hatano T, et al. Chem Pharm Bull, 1991, 39 (7): 1689
756. Yoshida T, et al. Chem Pharm Bull, 1994, 42 (10): 2005
757. Lee MW, et al. Phytochemistry, 1992, 31 (3): 967; 31 (8): 2835
758. Chem. Abstr., 1992, 116: P46025d
759. 孙启良. 中草药, 1988, 19 (4): 146
760. 孙启良. 中草药, 1991, 22 (4): 150
761. Chem. Abstr., 1991, 115: 271414d
762. Chem. Abstr., 1995, 123: 33549e
763. Conti C, et al. Antimicrob Agents Chemother, 1996, 40 (2): 367
764. 方圣鼎等. 中草药, 1993, 24 (9): 457
765. Chem. Abstr., 1972, 77: 58758j
766. 林隆泽等. 中草药, 1987, 18 (1): 2
767. Morita H, et al. Tetrahedron, 1994, 50 (33): 9975
768. Chem. Abstr., 1996, 124: P241760g
769. Morita H, et al. Tetrahedron Lett, 1994, 35 (21): 3563
770. Li XH, et al. Tetrahedron Lett, 1998, 39 (21): 3417
771. Kiuchi F, et al. Chem Pharm Bull, 1988, 36 (5): 1796
772. Nonaka G, et al. JNP, 1990, 53 (3): 587
773. Chem. Abstr., 1996, 125: 190600r
774. Cepleanu F, et al. Helv Chim Acta, 1993, 76 (3): 1379
775. Chem. Abstr., 1978, 89: 126106v
776. Cordell GA, et al. Dictionary oj Alkaloids, London: Chapman & Hall, 1989, P-00007
777. Montanha JA, et al. Planta Med, 1995, 61 (5): 419
778. Zheng GQ, et al. JNP, 1994, 57 (1): 32
779. Kam TS, et al. Tetrahedron Lett, 1996, 37 (32): 5765
780. Pettit GR, et al. JNP, 1990, 53 (6): 1406
781. Orjala J, et al. JNP, 1994, 57 (1): 18
782. Miyase T, et al. Chem Pharm Bull, 1987, 35 (5): 1969
783. Wu TS, et al. Chem Pharm Bull, 1983, 31 (3): 895
784. Wu TS, et al. Phytochemistry, 1983, 22 (6): 1493
785. Wu TS. Phytochemistry, 1988, 27 (11): 3717
786. Furukawa H, et al. J Chem Soc, Perkin Trans I, 1990 (6): 1593
787. Chem. Abstr., 1993, 119: 91186e
788. Takemura Y, et al. Planta Med, 1995, 61 (4): 366
789. Hu K, et al. Planta Med, 1997, 63 (2): 161

790. Dean FM, et al. Tetrahedron Lett, 1967 (36): 3459
791. Mondon A, et al. Chem Ber, 1975, 108: 2005
792. Gonzalez AG, et al. Planta Med, 1983, 47 (1): 56
793. Wasielewski MR, et al. J Org Chem, 1980, 45 (10): 1969
794. Chansakaow S, et al. Chem Pharm Bull, 1996, 44 (7): 1415
795. Ishitsuka M, et al. Tetrahedron Lett, 1983, 24 (46): 5117
796. Bouaicha N, et al. Planta Med, 1993, 59 (3): 256
797. Khan MA, et al. Phytochemistry, 1986, 25 (8): 1945
798. Oshima Y, et al. Phytochemistry, 1993, 33 (1): 179
799. Ohyama M, et al. Chem Pharm Bull, 1994, 42 (10): 2117
800. 徐光等. 药学学报, 1994, 29 (11): 818
801. Cichewicz RH, et al. JNP, 2000, 63 (1): 29
802. Fujimoto Y, et al. Phytochemistry, 1987, 26 (10): 2850
803. Chem. Abstr., 1987, 106: P90183w
804. Ratnayake S, et al. Can J Chem, 1994, 72 (2): 287
805. Gu ZM, et al. Heterocycles, 1993, 36: 2221
806. Chem. Abstr., 1994, 120: 73407u
807. Chem. Abstr., 1995, 123: 222767c
808. Chavez D, et al. Phytochemistry, 1999, 50 (5): 823
809. Alali FQ, et al. Tetrahedron, 1998, 54 (22): 5833
810. Kimura T, et al. Phytochemistry, 2004, 65: 423
811. Quang DN, et al. Phytochemistry, 2004, 65: 469
812. Laphookhieo S, et al. Phytochemistry, 2004, 65: 507
813. Erasto P, et al. Phytochemistry, 2004, 65: 875
814. Makino M, et al. Phytochemistry, 2004, 65: 891
815. Ahua KM, et al. Phytochemistry, 2004, 65: 963
816. Riaz N, et al. Phytochemistry, 2004, 65: 1129
817. Mutai C, et al. Phytochemistry, 2004, 65: 1159
818. Block S, et al. Phytochemistry, 2004, 65: 1165
819. Xiang W, et al. Phytochemistry, 2004, 65: 1173
820. Mahabusarakama W, et al. Phytochemistry, 2004, 65: 1185
821. Salib JY, et al. Phytochemistry, 2004, 65: 2091
822. Evidente A, et al. Phytochemistry, 2004, 65: 2113
823. Jin HZ, et al. Phytochemistry, 2004, 65: 2247
824. Lou H, et al. Phytochemistry, 2004, 65: 2391
825. Abou-Gazar H, et al. Phytochemistry, 2004, 65: 2499
826. Barrero AF, et al. Phytochemistry, 2004, 65: 2507
827. Ahmed AA, et al. Phytochemistry, 2004, 65: 2539
828. Kim HJ, et al. Phytochemistry, 2004, 65: 2545
829. Jongrungruangchok S, et al. Phytochemistry, 2004, 65: 2569
830. Hong D, et al. Phytochemistry, 2004, 65: 2595
831. Yimdjo MC, et al. Phytochemistry, 2004, 65: 2789
832. Su BN, et al. Phytochemistry, 2004, 65: 2861
833. Verotta L, et al. Phytochemistry, 2004, 65: 2867
834. Radwan MM, et al. Phytochemistry, 2004, 65: 2909
835. Yamada M, et al. Phytochemistry, 2004, 65: 3107
836. Dai SJ, et al. Phytochemistry, 2004, 65: 3135
837. Kim IH, et al. Phytochemistry, 2004, 65: 3167
838. Talukdar AC, et al. Phytochemistry, 2000, 53: 155
839. Campbell WE, et al. Phytochemistry, 2000, 53: 587
840. Hashimoto T, et al. Phytochemistry, 2000, 53: 593
841. Nkunya MHH, et al. Phytochemistry, 2000, 53: 1067
842. Buchanan GO, et al. Phytochemistry, 2000, 54: 39
843. Tanaka T, et al. Phytochemistry, 2000, 54: 63
844. Koorbanally N, et al. Phytochemistry, 2000, 54: 93
845. Zhang J, et al. Phytochemistry, 2000, 54: 221
846. Peris E, et al. Phytochemistry, 2000, 54: 311
847. Kawamura F, et al. Phytochemistry, 2000, 54: 439
848. Kim SR, et al. Phytochemistry, 2000, 54: 503
849. Ankli A, et al. Phytochemistry, 2000, 54: 531
850. Mahiou V, et al. Phytochemistry, 2000, 54: 709
851. Schneider C, et al. Phytochemistry, 2000, 54: 731
852. Wandji J, et al. Phytochemistry, 2000, 54: 811
853. Ramadan MA, et al. Phytochemistry, 2000, 54: 891
854. Nair JJ, et al. Phytochemistry, 2000, 54: 945
855. Wu JB, et al. Chem Pharm Bull, 1991, 39 (12): 3272
856. Varga E, et al. Fitoterapia, 1982, 53 (1-2): 9
857. 黄先荣等. 植物学报, 1981, 23 (3): 222
858. Parry KP, et al. J Chem Soc, Perkin Trans I, 1978 (12): 1671
859. Beretz A, et al. Planta Med, 1985, (4): 300
860. Roth A, et al. Planta Med, 1986, (6): 450
861. Lajis NH, et al. Planta Med, 1993, 59 (4): 383
862. Wang SK, et al. JNP, 2001, 64: 92
863. Lshibashi F, et al. Phytochemistry, 1993, 32 (2): 307
864. Yoshikawa K, et al. Chem Pharm Bull, 2004, 52 (7): 886
865. Kashiwada Y, et al. Chem Pharm Bull, 1984, 32 (9), 3501
866. 孙汉董等. 云南植物研究, 1988, 10 (2): 215
867. 赵勤实等. 云南植物研究, 1996, 18 (2): 234
868. 孙汉董等. 香茶菜属植物二萜化合物. 北京: 科学出版社, 2001
869. Márquez N, et al. Planta Med, 2004, 70: 1016
870. Chen CH, et al. Planta Med, 2004, 70: 1022
871. Tsai PL, et al. Planta Med, 2004, 70: 1069
872. Sawadjoon S, et al. Planta Med, 2004, 70: 1085
873. Espindola LS, et al. Planta Med, 2004, 70: 1093
874. Han AR, et al. Planta Med, 2004, 70: 1095
875. Haraldsdottir S, et al. Planta Med, 2004, 70: 1098
876. Lee CJ, et al. Planta Med, 2004, 70: 1119
877. Rang WQ, et al. Planta Med, 2004, 70: 1140
878. Ohtsuki T, et al. Planta Med, 2004, 70: 1170
879. Chen JJ, et al. Planta Med, 2004, 70: 1195
880. Matsuda H, et al. Planta Med, 2004, 70: 1201

881. Zhang ZZ, et al. Planta Med, 2004, 70: 1216
882. Lee JH, et al. Planta Med, 2004, 70: 1228
883. Tanaka R, et al. Planta Med, 2004, 70: 1234
884. Kuo YC, et al. Planta Med, 2004, 70: 1237
885. Kuroyanagi M, et al. Chem Pharm Bull, 2001,49 (8): 954
886. Min BS, et al. Chem Pharm Bull, 2001,49 (9): 1217
887. Ito H, et al. Chem Pharm Bull, 2001,49 (9): 1229
888. Yoshikawa M, et al. Chem Pharm Bull, 2001,49 (11): 1452
889. Wood CA, et al. Chem Pharm Bull, 2001,49 (11): 1477
890. Xiao D, et al. Chem Pharm Bull, 2001,49 (11): 1479
891. Matsuda H, et al. Chem Pharm Bull, 2001,49 (12): 1558
892. Sumino M, et al. Chem Pharm Bull, 2001,49 (12): 1664
893. Yuan Z, et al. Chem Pharm Bull, 2002, 50 (1): 73
894. Duan H, et al. Chem Pharm Bull, 2002, 50 (1): 115
895. Watanabe K, et al. Chem Pharm Bull, 2002, 50 (1): 121
896. Matsuda H, et al. Chem Pharm Bull, 2002, 50 (2): 208
897. Fukuyama Y, et al. Chem Pharm Bull, 2002, 50 (3): 368
898. Anis I, et al. Chem Pharm Bull, 2002, 50 (4): 515
899. Phrutivorapongkul A, et al. Chem Pharm Bull, 2002, 50 (4): 534
900. Takahashi H, et al. Chem Pharm Bull, 2002, 50 (4): 541
901. Higa M, et al. Chem Pharm Bull, 2002, 50 (5): 590
902. Xiao K, et al. Chem Pharm Bull, 2002, 50 (5): 605
903. Tewtrakul S, et al. Chem Pharm Bull, 2002, 50 (5): 630
904. Zhao J, et al. Chem Pharm Bull, 2002, 50 (6): 760
905. Nagashima F, et al. Chem Pharm Bull, 2002, 50 (6): 808
906. Gao JJ, et al. Chem Pharm Bull, 2002, 50 (6): 837
907. Zhang YJ, et al. Chem Pharm Bull, 2002, 50 (6): 841
908. Innocenti G, et al. Chem Pharm Bull, 2002, 50 (6): 844
909. Kanchanapoom T, et al. Chem Pharm Bull, 2002, 50 (6): 863
910. Matsuda H, et al. Chem Pharm Bull, 2002, 50 (7): 972
911. Morikawa T, et al. Chem Pharm Bull, 2002, 50 (8): 1045
912. Lee SM, et al. Chem Pharm Bull, 2002, 50 (9): 1245
913. Tori M, et al. Chem Pharm Bull, 2002, 50 (9): 1250
914. Iwashima M, et al. Chem Pharm Bull, 2002, 50 (9): 1286
915. Li CY, et al. Chem Pharm Bull, 2002, 50 (10): 1305
916. Nakanishi T, et al. Chem Pharm Bull, 2002, 50 (10): 1358
917. Sumino M, et al. Chem Pharm Bull, 2002, 50 (11): 1484
918. Dall'acqua S, et al. Chem Pharm Bull, 2002, 50 (11): 1499
919. Qiu Y, et al. Chem Pharm Bull, 2002, 50 (11): 1507
920. Uchiyama N, et al. Chem Pharm Bull, 2002, 50 (11): 1514
921. Kuo YH, et al. Chem Pharm Bull, 2002, 50 (12): 1607
922. Shen YC, et al. Chem Pharm Bull, 2004, 52 (1): 108
923. Aandres Perez J, et al. Chem Pharm Bull, 2004, 52 (1): 130
924. Gao W, et al. Chem Pharm Bull, 2004, 52 (1): 136
925. Ichimaru M, et al. Chem Pharm Bull, 2004, 52 (1): 138
926. Wu PL, et al. Chem Pharm Bull, 2004, 52 (3): 345
927. Shen YC, et al. Chem Pharm Bull, 2004, 52 (4): 402
928. Wang H, et al. Chem Pharm Bull, 2004, 52 (5): 615
929. Han QB, et al. Chem Pharm Bull, 2004, 52 (6): 767
930. Morikawa T, et al. Chem Pharm Bull, 2003, 51 (1): 62
931. Wang NH, et al. Chem Pharm Bull, 2003, 51 (1): 68
932. Toriumi Y, et al. Chem Pharm Bull, 2003, 51 (1): 89
933. Ori K, et al. Chem Pharm Bull, 2003, 51 (1): 92
934. Fujiwara Y, et al. Chem Pharm Bull, 2003, 51 (2): 234
935. Riaz N, et al. Chem Pharm Bull, 2003, 51 (3): 252
936. Awale S, et al. Chem Pharm Bull, 2003, 51 (3): 268
937. Shen P, et al. Chem Pharm Bull, 2003, 51 (3): 305
938. Ohashi K, et al. Chem Pharm Bull, 2003, 51 (3): 343
939. Fujioka T, et al. Chem Pharm Bull, 2003, 51 (4): 365
940. Tamura S, et al. Chem Pharm Bull, 2003, 51 (4): 385
941. Gu JQ, et al. Chem Pharm Bull, 2003, 51 (5): 530
942. Iijima T, et al. Chem Pharm Bull, 2003, 51 (5): 545
943. Tao J, et al. Chem Pharm Bull, 2003, 51 (6): 654
944. Kawamoto S, et al. Chem Pharm Bull, 2003, 51 (6): 737
945. Han QB, et al. Chem Pharm Bull, 2003, 51 (7): 790
946. Shen YC, et al. Chem Pharm Bull, 2003, 51 (7): 802
947. Suksamrarn S, et al. Chem Pharm Bull, 2003, 51 (7): 857
948. Shen YC, et al. Chem Pharm Bull, 2003, 51 (7): 867
949. Wang LY, et al. Chem Pharm Bull, 2003, 51 (8): 935
950. Wu TS, et al. Chem Pharm Bull, 2003, 51 (8): 948
951. Kuo YH, et al. Chem Pharm Bull, 2003, 51 (8): 986
952. Kang HS, et al. Chem Pharm Bull, 2003, 51 (8): 1012
953. Kishi A, et al. Chem Pharm Bull, 2003, 51 (9): 1051
954. Quang DN, et al. Chem Pharm Bull, 2003, 51 (9): 1064
955. Li RT, et al. Chem Pharm Bull, 2003, 51 (10): 1174
956. Nagashima F, et al. Chem Pharm Bull, 2003, 51 (10): 1189
957. Wu MD, et al. Chem Pharm Bull, 2003, 51 (11): 1233
958. Ma LY, et al. Chem Pharm Bull, 2003, 51 (11): 1264
959. Ramesh C, et al. Chem Pharm Bull, 2003, 51 (11): 1299
960. Chang CI, et al. Chem Pharm Bull, 2003, 51 (12): 1420
961. EL-SEEDI HR, et al. Chem Pharm Bull, 2003, 51 (12): 1439
962. Calixto JB, et al, Planta Med, 2003, 69 (11): 973
963. Calixto JB, et al, Planta Med, 2004, 70 (1): 93
964. Endo M, et al, Tetrahedron, 1980, 36: 2449
965. Mambu L, et al. Phytochemistry, 2006, 67: 444
966. Deachathai S, et al. Phytochemistry, 2006, 67: 464
967. Mahabusarakam W. et al. Phytochemistry, 2006, 67: 470
968. 赵平等. 天然产物研究与开发, 2004, 16 (2): 172
969. Nakanishi T, et al. Chem Pharm Bull, 2005, 53 (2): 229
970. Aziz-ur-Rehman, et al. Chem Pharm Bull, 2005, 53 (3): 263
971. Nishimura T, et al. Chem Pharm Bull, 2005, 53 (3): 305

972. Hsieh PW, et al. Chem Pharm Bull, 2005, 53 (3): 336
973. Matsuda H, et al. Chem Pharm Bull, 2005, 53 (4): 387
974. Kiem PV, et al. Chem Pharm Bull, 2005, 53 (4): 428
975. Lim JC, et al. Chem Pharm Bull, 2005, 53 (5): 561
976. Kanchanapoom T, et al. Chem Pharm Bull, 2005, 53 (5): 579
977. Jia JM, et al. Chem Pharm Bull, 2005, 53 (5): 582
978. Kamata K, et al. Chem Pharm Bull, 2005, 53 (5): 594
979. Eyong KO, et al. Chem Pharm Bull, 2005, 53 (6): 616
980. Yoon G, et al. Chem Pharm Bull, 2005, 53 (6): 694
981. Yang G, et al. Chem Pharm Bull, 2005, 53 (7): 776
982. Jang DS, et al. Chem Pharm Bull, 2005, 53 (7): 829
983. Chan YY, et al. Chem Pharm Bull, 2005, 53 (7): 836
984. Sukpondma Y, et al. Chem Pharm Bull, 2005, 53 (7): 850
985. Leu YL, et al. Chem Pharm Bull, 2005, 53 (7): 853
986. Ahmad I, et al. Chem Pharm Bull, 2005, 53 (8): 907
987. Han QB, et al. Chem Pharm Bull, 2005, 53 (8): 1034
988. Wu Q, et al. Chem Pharm Bull, 2005, 53 (8): 1065
989. Lin YL, et al. Chem Pharm Bull, 2005, 53 (9): 1111
990. Chiu CY, et al. Chem Pharm Bull, 2005, 53 (9): 1118
991. Mori J, et al. Chem Pharm Bull, 2005, 53 (9): 1159
992. Ono M, et al. Chem Pharm Bull, 2005, 53 (9): 1175
993. Dat NT, et al. Chem Pharm Bull, 2005, 53 (9): 1194
994. Xiang T, et al. Chem Pharm Bull, 2005, 53 (9): 1204
995. Liu H, et al. Chem Pharm Bull, 2005, 53 (10): 1310
996. Suksamrarn A, et al. Chem Pharm Bull, 2005, 53 (10): 1327
997. Wang LY, et al. Chem Pharm Bull, 2005, 53 (10): 1348
998. Kitajima M, et al. Chem Pharm Bull, 2005, 53 (10): 1355
999. Zhou H, et al. Chem Pharm Bull, 2005, 53 (10): 1362
1000. Xie H, et al. Chem Pharm Bull, 2005, 53 (11): 1416
1001. Han AR, et al. Chem Pharm Bull, 2005, 53 (11): 1466
1002. Kuroyanagi M, et al. Chem Pharm Bull, 2005, 53 (12): 1519
1003. Xu G, et al. Chem Pharm Bull, 2005, 53 (12): 1575
1004. Giang PM, et al. Chem Pharm Bull, 2005, 53 (12): 1600
1005. Yuan W, et al. Chem Pharm Bull, 2005, 53 (12): 1610
1006. 吴新安等. 天然产物研究与开发, 2004, 16 (5): 467
1007. 郭宾崇等. 天然产物研究与开发, 2005, 16 (1): 88
1008. 张玉梅等. 云南植物研究, 2005, 26 (1): 107
1009. 王硕丰等. 中草药, 2005, 35 (1): 20
1010. 刘睿等. 中草药, 2005, 35 (3): 328
1011. Shen YC, et al. JNP, 2002, 65 (1): 54
1012. Kimura J, et al. JNP, 2002, 65 (1): 57
1013. Hui ZJ, et al. JNP, 2002, 65 (1): 89
1014. Akihisa T, et al. JNP, 2002, 65 (2): 158
1015. Ma CY, et al. JNP, 2002, 65 (2): 206
1016. Yokosuka A, et al. JNP, 2002, 65 (3): 283
1017. Zou K, et al. JNP, 2002, 65 (3): 346
1018. Shinozaki Y, et al. JNP, 2002, 65 (3): 371
1019. Day SH, et al. JNP, 2002, 65 (3): 379
1020. Ukiya M, et al. JNP, 2002, 65 (4): 462
1021. Liaw CC, et al. JNP, 2002, 65 (4): 470
1022. Wong HF, et al. JNP, 2002, 65 (4): 481
1023. Gu JQ, et al. JNP, 2002, 65 (4): 532
1024. Ono M, et al. JNP, 2002, 65 (4): 537
1025. Mei SX, et al. JNP, 2002, 65 (5): 633
1026. Lin JH, et al. JNP, 2002, 65 (5): 638
1027. Lin YL, et al. JNP, 2002, 65 (5): 745
1028. Hosny M, et al. JNP, 2002, 65 (6): 805
1029. Wang S, et al. JNP, 2002, 65 (6): 835
1030. Zhao Y, et al. JNP, 2002, 65 (6): 902
1031. Kamano Y, et al. JNP, 2002, 65 (7): 1001
1032. Chen X, et al. JNP, 2002, 65 (7): 1016
1033. Yang SP, et al. JNP, 2002, 65 (7): 1041
1034. Shen YC, et al. JNP, 2002, 65 (7): 1052
1035. Ragasa CY, et al. JNP, 2002, 65 (8): 1107
1036. Jiang B, et al. JNP, 2002, 65 (8): 1111
1037. Yoshikawa M, et al. JNP, 2002, 65 (8): 1151
1038. Park SY, et al. JNP, 2002, 65 (9): 1227
1039. Chen DF, et al. JNP, 2002, 65 (9): 1242,
1040. Wang LY, et al. JNP, 2002, 65 (9): 1246
1041. Liou MJ, et al. JNP, 2002, 65 (9): 1283
1042. Zou K, et al. JNP, 2002, 65 (9): 1288
1043. Mimaki Y, et al. JNP, 2002, 65 (10): 1424
1044. Yang YL, et al. JNP, 2002, 65 (10): 1462
1045. Morikawa T, et al. JNP, 2002, 65 (10): 1468
1046. Schumacher B, et al. JNP, 2002, 65 (10): 1979
1047. Banskota AH, et al. JNP, 2002, 65 (11): 1700
1048. Wu PL, et al. JNP, 2002, 65 (11): 1719
1049. Chang JM, et al. JNP, 2002, 65 (11): 1731
1050. Hou CC, et al. JNP, 2002, 65 (12): 1759
1051. Dou H, et al. JNP, 2002, 65 (12): 1777
1052. Shen YC, et al. JNP, 2002, 65 (12): 1848
1053. Mimaki Y, et al. JNP, 2002, 65 (12): 1863
1054. Niu XM, et al. JNP, 2002, 65 (12): 1892
1055. Usia T, et al. JNP, 2004, 67 (7): 1079
1056. Bocar M, et al. JNP, 2003, 66 (1): 152
1057. Liaw CC, et al. JNP, 2003, 66 (2): 279
1058. Shen YC, et al. JNP, 2003, 66 (2): 302
1059. Biondi DM, et al. JNP, 2003, 66 (4): 477
1060. Lan YH, et al. JNP, 2003, 66 (4): 487
1061. Zhang HJ, et al. JNP, 2003, 66 (5): 609
1062. Hou CC, et al. JNP, 2003, 66 (5): 625
1063. Morikawa T, et al. JNP, 2003, 66 (5): 638

1064. Yin J, et al. JNP, 2003, 66 (5): 646
1065. Asami Y, et al. JNP, 2003, 66 (5): 729
1066. Tanaka T, et al. JNP, 2003, 66 (6): 759
1067. González AG, et al. JNP, 2003, 66 (6): 793
1068. He ZD, et al. JNP, 2003, 66 (6): 851
1069. Díaz F, et al. JNP, 2003, 66 (6): 865
1070. Yoshikawa M, et al. JNP, 2003, 66 (7): 922
1071. Ahsan M, et al. JNP, 2003, 66 (7): 958
1072. Su CR, et al. JNP, 2003, 66 (7): 990
1073. Wu PL, et al. JNP, 2003, 66 (7): 996
1074. Li SH, et al. JNP, 2003, 66 (7): 1002
1075. Chiang YM, et al. JNP, 2003, 66 (8): 1070
1076. Krenn L, et al. JNP, 2003, 66 (8): 1107
1077. Kavitha J, et al. JNP, 2003, 66 (8): 1113
1078. Fukai T, et al. JNP, 2003, 66 (8): 1118
1079. Matsumoto K, et al. JNP, 2003, 66 (8): 1124
1080. Zhao CS, et al. JNP, 2003, 66 (8): 1140
1081. Jang DS, et al. JNP, 2003, 66 (9): 1166
1082. Sun CM, et al. JNP, 2003, 66 (9): 1175
1083. Carcache-Blanco EJ, et al. JNP, 2003, 66 (9): 1197
1084. Wu TS, et al. JNP, 2003, 66 (9): 1207
1085. Itoh A, et al. JNP, 2003, 66 (9): 1212
1086. Giang PM, et al. JNP, 2003, 66 (9): 1217
1087. McNally DJ, et al. JNP, 2003, 66 (9): 1280
1088. Kuo PC, et al. JNP, 2003, 66 (10): 1324
1089. Son JK, et al. JNP, 2003, 66 (10): 1369
1090. Han QB, et al. JNP, 2003, 66 (10): 1391
1091. Rukachaisirikul V, et al. JNP, 2003, 66 (12): 1531
1092. Yang C, et al. JNP, 2003, 66 (12): 1554
1093. Iwatsuki K, et al. JNP, 2003, 66 (12): 1582
1094. Yang SP, et al. JNP, 2004, 67 (4): 638
1095. Nguyen MTT, et al. JNP, 2004, 67 (4): 654
1096. Xu M, et al. JNP, 2004, 67 (5): 762
1097. Mo S, et al. JNP, 2004, 67 (5): 823
1098. Kim IH, et al. JNP, 2004, 67 (5): 863
1099. Chen YG, et al. JNP, 2004, 67 (5): 875
1100. Li CQ, et al. JNP, 2004, 67 (6): 978
1101. Wei K, et al. JNP, 2004, 67 (6): 1005
1102. Iwata N, et al. JNP, 2004, 67 (7): 1106
1103. Liu X, et al. JNP, 2004, 67 (7): 1147
1104. Hsieh PW, et al. JNP, 2004, 67 (7): 1175
1105. Wang LW, et al. JNP, 2004, 67 (7): 1182
1106. Zhao AH, et al. JNP, 2004, 67 (9): 1441
1107. Huo J, et al. JNP, 2004, 67 (9): 1470
1108. Mimaki Y, et al. JNP, 2004, 67 (9): 1511
1109. Hsieh PW, et al. JNP, 2004, 67 (9): 1522
1110. Ma CH, et al. JNP, 2004, 67 (9): 1598
1111. Zheng Y, et al. JNP, 2004, 67 (9): 1617
1112. Han L, et al. JNP, 2004, 67 (9): 1620
1113. Cheng ZH, et al. JNP, 2004, 67 (10): 1761
1114. Ito C, et al. JNP, 2004, 67 (11): 1800
1115. Liaw CC, et al. JNP, 2004, 67 (11): 1804
1116. De Naeyer A, et al. JNP, 2004, 67 (11): 1829
1117. Fukuyama Y, et al. JNP, 2004, 67 (11): 1833
1118. Kawaguchi Y, et al. JNP, 2004, 67 (11): 1893
1119. Shen CC, et al. JNP, 2004, 67 (11): 1947
1120. Rukachaisirikul V, et al. JNP, 2004, 67 (11): 1953
1121. Tang MJ, et al. JNP, 2004, 67 (12): 1969
1122. Sun ZH, et al. JNP, 2004, 67 (12): 1975
1123. Jin JM, et al. JNP, 2004, 67 (12): 1992
1124. Chadwick LR, et al. JNP, 2004, 67 (12): 2024
1125. Vieira LMM, et al. JNP, 2004, 67 (12): 2043
1126. Kuroda M, et al. JNP, 2004, 67 (12): 2099
1127. Zhao F, et al. JNP, 2005, 68 (1): 43
1128. Usia T, et al. JNP, 2005, 68 (1): 64
1129. Yuan XH, et al. JNP, 2005, 68 (1): 86
1130. Shen YC, et al. JNP, 2005, 68 (1): 90
1131. 任风芝等. 中草药, 2005, 35 (12): 1775
1132. 刘睿等. 中国药物化学杂志, 2004, 14 (4): 193
1133. 毛水春等. 中国药物化学杂志, 2004, 14 (6): 326
1134. 陈海峰等. 中国药物化学杂志, 2005, 14 (3): 142
1135. 张杰等. 沈阳药科大学学报, 2005, 22 (3): 183
1136. 杨序娟等. 沈阳药科大学学报, 2005, 22 (6): 449
1137. 朱嘉蓉等. 中国药科大学学报 2004, 35 (4): 368
1138. Kuo PL, et al. Planta Med, 2004, 70 (1): 12
1139. Hu CM, et al. Planta Med, 2004, 70 (1): 23
1140. Abad MJ, et al. Planta Med, 2004, 70 (1): 34
1141. Yin J, et al. Planta Med, 2004, 70 (1): 54
1142. Frédérich M, et al. Planta Med, 2004, 70 (1): 72
1143. Nunome S, et al. Planta Med, 2004, 70 (1): 76
1144. Ma CJ, et al. Planta Med, 2004, 70 (1): 79
1145. Valente C, et al. Planta Med, 2004, 70 (1): 81
1146. Aguilar-Guadarrama AB, et al. Planta Med, 2004, 70 (1): 85
1147. Roengsumran S, et al. Planta Med, 2004, 70 (1): 87
1148. Sautour M, et al. Planta Med, 2004, 70 (1): 90
1149. Chen YC, et al. Planta Med, 2004, 70 (2): 174
1150. Costa-Lotufo LV, et al. Planta Med, 2004, 70 (2): 180
1151. Ren Y, et al. Planta Med, 2004, 70 (3): 201
1152. Kimura Y, et al. Planta Med, 2004, 70 (3): 211
1153. Yin J, et al. Planta Med, 2004, 70 (3): 220
1154. Lin RW, et al. Planta Med, 2004, 70 (3): 234
1155. Valente C, et al. Planta Med, 2004, 70 (3): 244

1156. Yang YL, et al. Planta Med, 2004, 70 (3): 256
1157. Chung MY, et al. Planta Med, 2004, 70 (3): 258
1158. Elgorashi EE, et al. Planta Med, 2004, 70 (3): 260
1159. Gutierrez-Lugo MT, et al. Planta Med, 2004, 70 (3): 263
1160. Granell S, et al. Planta Med, 2004, 70 (3): 266
1161. Han QB, et al. Planta Med, 2004, 70 (3): 269
1162. Limmatvapirat C, et al. Planta Med, 2004, 70 (3): 276
1163. Hoet S, et al., Planta Med, 2004, 70 (5): 407
1164. Recio MC, et al. Planta Med, 2004, 70 (5): 414
1165. Hong H, et al. Planta Med, 2004, 70 (5): 427
1166. Huang X, et al. Planta Med, 2004, 70 (5): 441
1167. Yang CX, et al. Planta Med, 2004, 70 (5): 446
1168. Schneider I, et al. Planta Med, 2004, 70 (5): 471
1169. Ito C, et al. Planta Med, 2004, 70 (6): 585
1170. Laupattarakasem P, et al. Planta Med, 2004, 70 (6): 496
1171. Gu JQ, et al. Planta Med, 2004, 70 (6): 509
1172. Frédérich M, et al. Planta Med, 2004, 70 (6): 520
1173. Lee JH, et al. Planta Med, 2004, 70 (6): 526
1174. Hanawa F, et al. Planta Med, 2004, 70 (6): 531
1175. Braca A, et al. Planta Med, 2004, 70 (6): 540
1176. Yang MF, et al. Planta Med, 2004, 70 (6): 556
1177. Jin JL, et al. Planta Med, 2004, 70 (6): 564
1178. Larcher G, et al. Planta Med, 2004, 70 (6): 569
1179. Chin YW, et al. Planta Med, 2004, 70 (6): 576
1180. Han Q, et al. Planta Med, 2004, 70 (6): 581
1181. Dong M, et al. Planta Med, 2004, 70 (7): 637
1182. Borrelli F, et al. Planta Med, 2004, 70 (7): 652
1183. Fukai T, et al. Planta Med, 2004, 70 (7): 685
1184. Mbwambo ZH, et al. Planta Med, 2004, 70 (8): 706
1185. Kırmızıbekmez H, et al. Planta Med, 2004, 70 (8): 711
1186. Kang DG, et al. Planta Med, 2004, 70 (8): 718
1187. Suzuki I, et al. Planta Med, 2004, 70 (8): 723
1188. Dai SJ, et al. Planta Med, 2004, 70 (8): 758
1189. Qing C, et al. Planta Med, 2004, 70 (9): 792
1190. Zhong L, et al. Planta Med, 2004, 70 (9): 797
1191. Shin KM, et al. Planta Med, 2004, 70 (9): 803
1192. Reddy AM, et al. Planta Med, 2004, 70 (9): 823
1193. Madureira AM, et al. Planta Med, 2004, 70 (9): 828
1194. Barrachina I, et al. Planta Med, 2004, 70 (9): 866
1195. Bae EY, et al. Planta Med, 2004, 70 (9): 869
1196. Szlávik L, et al. Planta Med, 2004, 70 (9): 871
1197. Bézivin C, et al. Planta Med, 2004, 70 (9): 874
1198. Tanaka R, et al. Planta Med, 2004, 70 (9): 877
1199. Jang DS, et al. Planta Med, 2004, 70 (10): 893
1200. Dittmann K, et al. Planta Med, 2004, 70 (10): 909
1201. Kiss A, et al. Planta Med, 2004, 70 (10): 919
1202. Liaw CC, et al. Planta Med, 2004, 70 (10): 948
1203. Braca A, et al. Planta Med, 2004, 70 (10): 960
1204. Schwaiger S, et al. Planta Med, 2004, 70 (10): 978
1205. Kinghorn AD, et al. Planta Med, 2004, 70 (8): 691
1206. Park SH, et al. Planta Med, 2005, 71 (1): 24
1207. Su TL, et al. Planta Med, 2005, 71 (1): 28
1208. Alencar de Menezes JES, et al. Planta Med, 2005, 71 (1): 54
1209. Chang CI, et al. Planta Med, 2005, 71 (1): 72
1210. Kuo LMY, et al. Planta Med, 2005, 71 (1): 77
1211. Ito C, et al. Planta Med, 2005, 71 (1): 84
1212. Oku H, et al. Planta Med, 2005, 71 (1): 90
1213. Yap SP, et al. Planta Med, 2005, 71 (2): 114
1214. Hsu YL, et al. Planta Med, 2005, 71 (2): 130
1215. Lan YH, et al. Planta Med, 2005, 71 (2): 153
1216. Lin WY, et al. Planta Med, 2005, 71 (2): 171
1217. Pattanaprateeb P, et al. Planta Med, 2005, 71 (2): 181
1218. Vongvanich N, et al. Planta Med, 2005, 71 (2): 191
1219. Puapairoj P, et al. Planta Med, 2005, 71 (3): 208
1220. Huang GC, et al. Planta Med, 2005, 71 (3): 219
1221. Kuo PL, et al. Planta Med, 2005, 71 (3): 237
1222. Ma C, et al. Planta Med, 2005, 71 (3): 261
1223. Li X, et al. Planta Med, 2005, 71 (3): 268
1224. Fragoso-Serrano M, et al. Planta Med, 2005, 71 (3): 278
1225. Cottiglia F, et al. Planta Med, 2005, 71 (3): 254
1226. Seo EK, et al. Phytochemistry, 2000, 55: 35
1227. Cueto M, et al. Phytochemistry, 2000, 55: 223
1228. Chang ST, et al. Phytochemistry, 2000, 55: 227
1229. Beutler JA, et al. Phytochemistry, 2000, 55: 233
1230. Kittakoop P, et al. Phytochemistry, 2000, 55: 349
1231. Aburjai TA, et al. Phytochemistry, 2000, 55: 407
1232. Haraguchi M, et al. Phytochemistry, 2000, 55: 715
1233. Magalhães AF, et al. Phytochemistry, 2000, 55: 787
1234. Roengsumran S, et al. Phytochemistry, 2001, 56: 103
1235. Camacho MdR, et al. Phytochemistry, 2001, 56: 203
1236. Kanchanapoom T, et al. Phytochemistry, 2001, 56: 383
1237. Coelho Benevides PJ, et al. Phytochemistry, 2001, 57: 743
1238. Mimaki Y, et al. Phytochemistry, 2001, 57: 773
1239. Muhammad I, et al. Phytochemistry, 2001, 57: 781
1240. Kanchanapoom T, et al. Phytochemistry, 2001, 57: 1205
1241. Shen RC, et al. Phytochemistry, 2001, 57: 1231
1242. Fan C, et al. Phytochemistry, 2001, 57: 1255
1243. Heilmann J, et al. Phytochemistry, 2001, 57: 1281
1244. Gu JQ, et al. Phytochemistry, 2001, 58: 121
1245. Hou AJ, et al. Phytochemistry, 2001, 58: 179
1246. Martín-Cordero C, et al. Phytochemistry, 2001, 58: 567
1247. Guilet D, et al. Phytochemistry, 2001, 58: 571

1248. Ahmed MS, et al. Phytochemistry, 2001, 58: 599
1249. Kraft C, et al. Phytochemistry, 2001, 58: 769
1250. Jiwajinda S, et al. Phytochemistry, 2001, 58: 959
1251. Dai JQ, et al. Phytochemistry, 2001, 58: 1107
1252. Nkengfack AE, et al. Phytochemistry, 2001, 58: 1113
1253. Prasain JK, et al. Phytochemistry, 2001, 58: 1167
1254. Demirezer LÖ, et al. Phytochemistry, 2001, 58: 1213
1255. Seca AML, et al. Phytochemistry, 2001, 58: 1219
1256. Yang XD, et al. Phytochemistry, 2001, 58: 1245
1257. Chen YG, et al. Phytochemistry, 2001, 58: 1277
1258. Dai JQ, et al. Phytochemistry, 2001, 58: 1305
1259. Chacha M, et al. Phytochemistry, 2005, 66: 99
1260. Barrero AF, et al. Phytochemistry, 2005, 66: 105
1261. Stavri M, et al. Phytochemistry, 2005, 66: 233
1262. Fogliani B, et al. Phytochemistry, 2005, 66: 241
1263. Tasdemir D, et al. Phytochemistry, 2005, 66: 355
1264. Anaya AL, et al. Phytochemistry, 2005, 66: 487
1265. Chiang YM, et al. Phytochemistry, 2005, 66: 495
1266. Ito C, et al. Phytochemistry, 2005, 66: 567
1267. Benyahia S, et al. Phytochemistry, 2005, 66: 627
1268. Wélé A, et al. Phytochemistry, 2005, 66: 693
1269. Knott MG, et al. Phytochemistry, 2005, 66: 1108
1270. Mahabusarakam W, et al. Phytochemistry, 2005, 66: 1148
1271. Wélé A, et al. Phytochemistry, 2005, 66: 1154
1272. Cheng MJ, et al. Phytochemistry, 2005, 66: 1180
1273. Nguyen AT, et al. Phytochemistry, 2005, 66: 1186
1274. Liu X, et al. Phytochemistry, 2005, 66: 1671
1275. Zidorn C, et al. Phytochemistry, 2005, 66: 1691
1276. Xie WD, et al. Phytochemistry, 2005, 66: 2340
1277. Parejo I, et al. Phytochemistry, 2005, 66: 2356
1278. Deachathai S, et al. Phytochemistry, 2005, 66: 2368
1279. Wélé A, et al. Phytochemistry, 2005, 66: 2376
1280. King RR, et al. Phytochemistry, 2005, 66: 2468
1281. Elkhateeb A, et al. Phytochemistry, 2005, 66: 2577
1282. Misra L, et al. Phytochemistry, 2005, 66: 2702
1283. Sivaramakrishna C, et al. Phytochemistry, 2005, 66: 2719
1284. Coombes PH, et al. Phytochemistry, 2005, 66: 2734
1285. Jutiviboonsuk A, et al. Phytochemistry, 2005, 66: 2745
1286. Zhang P, et al. Phytochemistry, 2005, 66: 2759
1287. Heitzman ME, et al. Phytochemistry, 2005, 66: 5
1288. Lee SK, et al. Planta Med, 2003, 69: 21
1289. Lee IS, et al. Planta Med, 2003, 69: 63
1290. Park EJ, et al. Planta Med, 2003, 69: 33
1291. Kim YU, et al. Planta Med, 2003, 69: 72
1292. Wollenweber E, et al. Planta Med, 2003, 69: 15
1293. Abbaskhan A, et al. Planta Med, 2003, 69: 94
1294. Frieae ACG, et al. Planta Med, 2003, 69: 67
1295. Iwamoto M, et al. Planta Med, 2003, 69: 69
1296. Betancur-Galvis L, et al. Planta Med, 2003, 69: 177
1297. Koul JL, et al. Planta Med, 2003, 69: 164
1298. Liou KT, et al. Planta Med, 2003, 69: 130
1299. Sommit D, et al. Planta Med, 2003, 69: 167
1300. Zhang YC, et al. Planta Med, 2003, 69: 148
1301. Kavvalias D, et al. Planta Med, 2003, 69: 113
1302. Sunthitikawinsakul A, et al. Planta Med, 2003, 69: 155
1303. Racotoarison O, et al. Planta Med, 2003, 69: 179
1304. Tang W, et al. Planta Med, 2003, 69: 97
1305. Heilmann J, et al. Planta Med, 2003, 69: 202
1306. Tang S, et al. Planta Med, 2003, 69: 247
1307. Kim KJ, et al. Planta Med, 2003, 69: 274
1308. Chaubal R, et al. Planta Med, 2003, 69: 287
1309. Hohmann J, et al. Planta Med, 2003, 69: 254
1310. Chang FR, et al. Planta Med, 2003, 69: 241
1311. Seo JM, et al. Planta Med, 2003, 69: 218
1312. Pyo MK, et al. Planta Med, 2003, 69: 267
1313. Li XQ, et al. Planta Med, 2003, 69: 356
1314. Valente C, et al. Planta Med, 2003, 69: 361
1315. Chaaib F, et al. Planta Med, 2003, 69: 316
1316. Lee MH, et al. Planta Med, 2003, 69: 327
1317. Cheng KT, et al. Planta Med, 2003, 69: 300
1318. Takano F, et al. Planta Med, 2003, 69: 321
1319. Legault J, et al. Planta Med, 2003, 69: 402
1320. Ban SH, et al. Planta Med, 2003, 69: 408
1321. Gertsch J, et al. Planta Med, 2003, 69: 420
1322. Kobayashi Y, et al. Planta Med, 2003, 69: 425
1323. Chaturvedula VSP, et al. Planta Med, 2003, 69: 440
1324. Park WS, et al. Planta Med, 2003, 69: 459
1325. Hilmi F, et al. Planta Med, 2003, 69: 462
1326. Topcu G, et al. Planta Med, 2003, 69: 464
1327. Politi M, et al. Planta Med, 2003, 69: 468
1328. Ngamrojnavanich N, et al. Planta Med, 2003, 69: 555
1329. Chen JJ, et al. Planta Med, 2003, 69: 542
1330. Banskota AH, et al. Planta Med, 2003, 69: 500
1331. Fokialakis N, et al. Planta Med, 2003, 69: 566
1332. Son JK, et al. Planta Med, 2003, 69: 559
1333. Zhong L, et al. Planta Med, 2003, 69: 561
1334. Hwang BY, et al. Planta Med, 2003, 69: 623
1335. Chang KC, et al. Planta Med, 2003, 69: 667
1336. Yang C, et al. Planta Med, 2003, 69: 662
1337. Jung SH, et al. Planta Med, 2003, 69: 617
1338. Chiang LC, et al. Planta Med, 2003, 69: 705
1339. Lin WY, et al. Planta Med, 2003, 69: 757

1340. Wang YQ, et al. Planta Med, 2003, 69: 779
1341. Yang WM, et al. Planta Med, 2003, 69: 715
1342. Chung EY, et al. Planta Med, 2003, 69: 710
1343. Promsawan N, et al. Planta Med, 2003, 69: 776
1344. Kang BY, et al. Planta Med, 2003, 69: 687
1345. Williams RB, et al. Planta Med, 2003, 69: 864
1346. Sairafianpour M, et al. Planta Med, 2003, 69: 846
1347. Luo Y, et al. Planta Med, 2003, 69: 842
1348. Mu Q, et al. Planta Med, 2003, 69: 826
1349. Ning L, et al. Planta Med, 2003, 69: 808
1350. Lee JR, et al. Planta Med, 2003, 69: 880
1351. Gören AC, et al. Planta Med, 2003, 69: 867
1352. Choi J, et al. Planta Med, 2003, 69: 899
1353. Arrieta J, et al. Planta Med, 2003, 69: 905
1354. Hebestreit P, et al. Planta Med, 2003, 69: 921
1355. Tabanca N, et al. Planta Med, 2003, 69: 933
1356. Choi SS, et al. Planta Med, 2003, 69: 1001
1357. Xiang W, et al. Planta Med, 2003, 69: 1031
1358. Feng XZ, et al. Planta Med, 2003, 69: 1036
1359. Tanaka R, et al. Planta Med, 2003, 69: 1041
1360. Reutrakul V, et al. Planta Med, 2003, 69: 1048
1361. Lee SM, et al. Planta Med, 2003, 69: 1051
1362. Sriphong L, et al. Planta Med, 2003, 69: 1054
1363. Jang SI, et al. Planta Med, 2003, 69: 1057
1364. Quang DN, et al. Planta Med, 2003, 69: 1063
1365. Yang LL, et al. Planta Med, 2003, 69: 1091
1366. Yun JM, et al. Planta Med, 2003, 69: 1102
1367. Hay AE, et al. Planta Med, 2003, 69: 1130
1368. Rukachaisirikul V, et al. Planta Med, 2003, 69: 1141
1369. Shahat AA, et al. Planta Med, 2003, 69: 1153
1370. Yoshimura H, et al. Planta Med, 2003, 69: 673
1371. Koulman A, et al. Planta Med, 2003, 69: 433
1372. 欧明等. 简明中药成分手册. 北京: 中国医药科技出版社, 2003
1373. 刘米达夫著, 杨本文译. 植物化学. 北京: 科学出版社, 1985
1374. 常文保. 化学词典. 北京: 科学出版社, 2008
1375. 陈发奎, 刘晓秋. 中药有效成分含量测定. 北京: 人民卫生出版社, 2009
1376. 纪秀红等. 药学学报, 2000, 35 (3): 220
1377. 刘玉军等. 药物分析杂志, 2010, 30 (1): 24
1378. 王晓燕等. 药物分析杂志, 2010, 30 (1): 45
1379. 石继亮等. 药物分析杂志, 2010, 30 (1): 114
1380. 张冰等. 药物分析杂志, 2010, 30 (2): 233
1381. 于瑞涛等. 药物分析杂志, 2010, 30 (2): 294
1382. 孟美佳等. 药物分析杂志, 2010, 30 (3): 405
1383. 张因皎等. 药物分析杂志, 2010, 30 (3): 456
1384. 胡玥等. 药物分析杂志, 2010, 30 (3): 504
1385. 逄楠楠等. 药物分析杂志, 2010, 30 (4): 633
1386. Efferth T, Planta Med, 2007, 73: 299–309
1387. Yue QX, Liu X, Guo DA, Planta Med, 2010, 76: 1037–1043
1388. Balunas MJ, Kinghorn AD, Planta Med, 2010, 76: 1087–1093
1389. Hsiao WLW, Liu L, Planta Med, 2010, 76: 1118–1131
1390. Kuroda M, et al. Chem Pharm Bull, 2001,49 (8): 1042
1391. Li CY, et al. JNP, 2002, 65 (10): 1452
1392. Pan WB, et al. JNP, 2003, 66 (1): 161

化合物药理活性索引

(按英文字母及中文汉语拼音顺序排列)

A

B

C

D

E

F

G

H

J

K

L

M

N

P

Q

R

S

T

W

X

Y

Z

化合物中文名称索引

(按汉字拼音排序. 化合物名称中表示结构所用的 *D*-、*L*-、*dl*、*R*-、*S*-、*E*-、*Z*-、*O*-、*N*-、*C*-、*H*-、*cis*-、*trans*-、*ent*-、*meso*-、*erythro*-、*threo*-、*rel*-、*sec*-、*chiro*-、*para*-、*exo*-、*m*-、*o*-、*p*-、*n*-、α-、β-、γ-、δ-、ε-、κ-、ξ-、ψ-、ω-、Δ、(+)、(−)、(±)、0、1、2、3、4、5、6、7、8、9、{、}、[、]、(、)、,、;、:、*、'、"、'''、→ 等符号都不参加排序; 异、别、正、邻、间、对、移等文字参加排序, 标"*"的中文名是本书编者命名的)

A

B

C

D

E

F

G

H

J

K

L

M

N

O

P

Q

R

S

T

W

X

Y

Z

(本书中下列 93 个化合物无中文名称：
2, 10, 11, 19, 21, 22, 30, 53, 85, 91, 93, 99, 100, 110, 155, 192, 193, 258, 273, 277, 329, 342, 359, 385, 475, 491, 492, 523, 535, 536, 611, 758, 897, 901, 907, 985, 1114, 1164, 1165, 1250, 1260, 1277, 1278, 1310, 1319, 1325, 1354, 1367, 1372, 1373, 1374, 1416, 1431, 1456, 1457, 1467, 1484, 1518, 1540, 1548, 1602, 1603, 1609, 1652, 1653, 1655, 1664, 1690, 1707, 1759, 1776, 1827, 1834, 1835, 1841, 1842, 1843, 1904, 1936, 1938, 1978, 1981, 1991, 2010, 2011, 2013, 2019, 2022, 2034, 2046, 2050, 2059, 2076)

化合物英文名称索引

(含本书正文中的英文别名)

(按英文字母顺序排序. 名称中表示结构所用的 *D*-、*L*-、*dl*、*R*-、*S*-、*E*-、*Z*-、*O*-、*N*-、*C*-、*H*-、*cis*-、*trans*-、*ent*-、*meso*-、*erythro*-、*threo*-、*rel*-、*sec*-、*chiro*-、*para*-、*exo*-、*m*-、*o*-、*p*-、*n*-、*α*-、*β*-、*γ*-、*δ*-、*ε*-、*κ*-、*ξ*-、*ψ*-、*ω*-、*Δ*、(+)、(−)、(±)、0、1、2、3、4、5、6、7、8、9、{、}、[、]、(、)、,、;、:、*、'、"、'''、→ 等符号都不参加排序)

A

B

C

D

E

F

G

H

I

J

K

L

M

N

O

P

Q

R

S

T

U

V

W

X

Y

Z

植物中文名称及抗癌成分索引

(按植物中文名称汉语拼音顺序排列，标"*"的中文名是本书编者命名的)

A

B

C

D

E

F

G

H

J

K

L

M

N

O

P

Q

R

S

T

W

X

Y

Z

(以下 36 种植物在本书中无中文名)

植物拉丁学名及抗癌成分索引

(按英文字母顺序排序)

A

B

C

D

E

F

G

H

I

J

K

L

M

N

O

P

Q

R

S

T

U

V

W

X

Z

附录 1　缩写和符号表

缩写	中文
12(S)-HETE	12(S)-羟基-5,8,10,14-二十碳四烯酸
^{125}I-TGF-β1	^{125}I-转化生长因子-β1
5-FU	氟尿嘧啶
5-HT	5-羟色胺
AAPH	2,2'-偶氮-双-(2-脒基丙烷)-二盐酸自由基
ACE	血管紧张素转化酶
AChE	乙酰胆碱酯酶
AD	阿尔茨海默病
ADM	阿霉素
ADP	二磷酸腺苷
AIF	诱导凋亡因子
AKT	AKT 蛋白
AP	心绞痛
AP-1	活化蛋白-1
APN	氨肽酶 N
APV	*dl*-2-氨基-5-膦酰基戊酸
aro-B	*aro-B* 基因
ASA	乙酰水杨酸
AST	天冬氨酸转氨酶
ATPase	腺苷三磷酸酶
BAD	和 BCL-2 相联系的促死亡因子
BAK	BCL-2 的拮抗剂/消除剂
BAX	和 BCL-2 相关的 X 蛋白
BChE	丁酰胆碱酯酶
BCL-2	细胞存活促进因子
BCL-XL	BCL-2 抗细胞凋亡家族蛋白质的成员
bid	每天 2 次
bp	沸点
BST	鳃足虫致死毒性实验
c	浓度
cAMP	环腺苷单磷酸
CAPE	咖啡酸苯乙基酯
Casp2	胱天蛋白酶-2
Casp3	胱天蛋白酶-3
Casp7	胱天蛋白酶-7
Casp8	胱天蛋白酶-8
Casp9	胱天蛋白酶-9
CB	细胞松弛素 B
CC_{50}	半数细胞毒浓度
CD	使酶(诱导)活性加倍所需的浓度
CD	双倍醌还原酶(诱导)活性浓度
CD_{50}	半数痉挛剂量
Cdc2	细胞分裂周期蛋白 2
CDK	细胞周期蛋白依赖激酶
cGMP	环鸟苷单磷酸
CHO	中国仓鼠卵巢细胞
CI	化学预防指数(=IC_{50}/CD)
CIC	完全抑制浓度
CINC-1	细胞因子诱导的中性粒细胞趋化吸引剂 1
CKII	胆碱激酶基因
CMV	巨细胞病毒
ConA	伴刀豆球蛋白 A
COX	环加氧酶
COX-1	环加氧酶-1 (组成型环加氧酶)
COX-2	环加氧酶-2 (促分裂原诱导性环加氧酶)
CRF	促肾上腺皮质激素释放因子
CRP	C-反应蛋白
CV-3988	*rac*-3-(*N*-*n*-十八烷基氨基甲酰基氧)-2-甲氧基丙基-2-噻唑乙基磷酸酯
CXC	基质源因子 SDF-1α 和白介素-8
CYP2D6	细胞色素 P450 2D6
CYP3A4	细胞色素 P450 3A4
d	天
DBF	*O*-benzylfluorescein benzyl ester
DCFH	2′,7′-二氯二氢荧光素染料
DDDP	依赖于 D NA 的 DNA 聚合酶
D-GalN	*D*-半乳糖胺
DGAT	二酰甘油酰基转移酶
DIZ	抑制区直径
DMBA	二甲基苯并蒽
DMSO	二甲亚砜
DNA	去氧核糖核酸
DOX	多柔比星
DPI	二亚苯基碘
DPPH	1,1-联苯基-2-间-苦基偕腙肼自由基
E2F	E2F 转录因子
EBV-EA	爱泼斯坦-巴尔病毒早期抗原
EC	有效浓度

EC_{50}	半数有效浓度
ED	有效剂量
ED_{25}	四分之一有效剂量
ED_{50}	半数有效剂量(半数有效浓度)
EGF	表皮生长因子
EGFR	表皮生长因子受体
eotaxin	嗜伊红细胞趋化因子
ERK	细胞外信号调解性激酶
Fas	CD95 蛋白, FasL 的细胞膜表面受体
FasL	Fas 的配体
fMLP	*N*-甲酰-*L*-甲硫氨酰-*L*-亮氨酰-*L*-苯丙氨酸
FOXO	分叉头框蛋白
fp	冰点
GI_{50}	半数抑制生长浓度
Glu	谷氨酸盐
Gp	胃保护效应
GPT	谷氨酸丙酮酸转氨酶
GSH	谷胱甘肽
GSK3	糖原合酶激酶-3
GTP	鸟嘌呤核苷三磷酸盐
GTP	三磷酸鸟苷
h	小时
HBeAg	人 B 型肝炎 e 抗原
HBsAg	人 B 型肝炎表面抗原
HER rat	原发高血压大鼠
HER2	人表皮生长因子受体 2
HIV	人免疫缺损病毒
HIV-1	人免疫缺损病毒-1
hmn	人
HSV-1	1 型单纯疱疹病毒
HSV-2	2 型单纯疱疹病毒
i.t.	鞘内注射
IC	抑制浓度
IC_{100}	完全抑制浓度
IC_{50}	半数抑制浓度(抑制中浓度)
ICAM-1	细胞间细胞黏附分子-1
ICR	ICR 小鼠(印记对照区小鼠)
ID	抑制剂量
ID_{50}	半数抑制剂量
IFN	干扰素
IFN-γ	干扰素-γ
IgE	免疫球蛋白 E
IGF1R	胰岛素样生长因子 1R
IL	白介素
IL-1	白介素-1
IL-12	白介素-12
IL-1α	白介素-1α
IL-1β	白介素-1β
IL-2	白介素-2
IL-4	白介素-4
IL-5	白介素-5
IL-6	白介素-6
IL-8	白介素-8
im	肌内注射
in vitro	体外
in vivo	体内
iNOS	诱导型氮氧化物合酶
InRt	抑制率
ip	腹膜内注射
iv	静脉内注射
IZD	抑制区直径(mm)
IκBα 激酶	IκBα 激酶
J774.A1	鼠单核细胞/巨噬细胞 J774.A1
JAK	Janus 激酶
JNK	c-Jun 氨基端激酶
LC_{50}	半数致死浓度
LD	致死剂量
LD_{50}	半数致死剂量
LDH	乳酸(盐)脱氢酶
LDL	低密度脂蛋白
L-NMMA	N^G-单甲基-*L*-精氨酸
LOX	脂加氧酶
LTB_4	白三烯 B_4
LTC_4	白三烯 C_4
MA	最小量
MAC-1	整合蛋白 MAC-1
MAPK	促分裂原激活性蛋白激酶激酶
MAPK	促分裂原激活性蛋白激酶
MCC	最小杀细胞浓度
MCL-1	髓细胞白血病序列 1
MDA	丙二醛
MDR	多重耐药性
MED	最小有效剂量
MFC	7-甲氧基-4-三氟甲基香豆素
MIA	最小抑制量(μg/盘)
MIC	最小(有效)抑制浓度

MIC_{80}	有效抑制80%的最小浓度
min	分
MIP-1α/β	巨噬细胞发炎蛋白
MIQ	最小抑制量(μg)
MK-801	Dizocipline maleate
MLC	最小致死浓度
MLD	最小致死剂量
MMOC	小鼠乳腺培养模型
MMP	间质金属蛋白酶
mp	熔点
mPGES	微粒体前列腺素E合酶
MRSA	耐2,6-二甲氧基苯青霉素的金黄色葡萄球菌
MSSA	对2,6-二甲氧基苯青霉素敏感的金黄色葡萄球菌
MTC	最低毒性浓度
mTOR	哺乳动物TOR基因
MT-2	经人T细胞白血病病毒感染的人T细胞
MT-4	经人T细胞白血病病毒感染的人T细胞
MTT	测定细胞增殖或细胞毒活性的噻唑蓝比色法
n	平行实验数
NADH	还原烟酰胺腺嘌呤二核苷酸(还原辅酶Ⅰ)
NADPH	细胞色素C还原酶
NDGA	去甲二氢愈创木脂酸
NEP	中性肽链内切酶
nestin	神经表皮干蛋白(神经干细胞的标志物)
NF	细胞核因子
NF-κB	核转录因子-κB
NFAT	活化T细胞的细胞核因子
NOR1	(E)-4-甲基-2-[(E)-羟基亚氨基]-5-硝基-6-甲氧基-3-己烯酰胺
orl	口服
p21	p21蛋白
p27	p27蛋白
p38	p38蛋白
p53	p53蛋白
P450	细胞色素P450
PAF	血小板活化因子
PAF	血小板聚集因子
PARP	多(二磷酸腺苷核糖)聚合酶
PBMC	人周围血单核细胞
PCA	被动皮肤过敏反应
PD	帕金森病
PD	一种细胞毒模型的名称
PDE	磷酸二酯酶
PDTC	四氢化吡咯二硫代氨基甲酸酯
pet. ether	石油醚
PFTase	法尼基异戊烯转移酶
PGD_2	前列腺素D_2
PGE_2	前列腺素E_2
$PGF_{2α}$	前列腺素$F_{2α}$
PGH_2	前列腺素H_2
PGI_2	前列腺环素
pgp	豚鼠
PHA	植物凝集素
PI3K	磷酸肌醇-3激酶
PK	蛋白激酶
PKA	蛋白激酶A
PKC	蛋白激酶C
PLA_2	磷酯酶A_2
PLase C	磷脂酶C
PLCγ	磷酯酶Cγ
PMA(=TPA)	佛波醇-12-十四酸盐-13-醋酸盐
pNPPase	对-硝苯基磷酸酯酶
PTH	甲状旁腺激素
PUMA	p53细胞凋亡调节器
QR	醌还原酶
RA	类风湿关节炎
Raji	爱泼斯坦-巴尔病毒转化的B细胞株
rat	大鼠
rho	rho基因
RM	相对移动性
RNA	核糖核酸
ROS	反应性氧物种
RT	反转录酶
sALT	血清丙氨酸转氨酶
sAST	血清天冬氨酸转氨酶
sc	皮下注射
SC_{50}	清除50%自由基的浓度
SGPT	血清谷氨酸丙酮酸转氨酶
SHR	自发性高血压大鼠
SI	选择指数 细胞毒CC_{50}/治疗目标EC_{50}
SI	选择指数 细胞毒IC_{50}/治疗目标IC_{50}
SI	选择指数 细胞毒IC_{50}/治疗目标MIC
sp.	物种
SP-A	肺表面活性剂蛋白A
spp.	多种物种
SRSA	过敏反应的慢反应物质

STAT	转录的信号转导体及活化器
Syn.	同义词
T/C	存活期之比
TBARS	硫代巴比土酸反应物质实验
TC_{50}	50%细胞毒浓度
TGF-β1	转化生长因子-β1
TGI	生长被完全抑制时的浓度
THP-1	人急性单核细胞白血病细胞系
TI	治疗指数(=IC_{50}/EC_{50})
TNFα	肿瘤坏死因子 α
TOA	四环羟吲哚生物碱
TPA(=PMA)	12-*O*-十四酰基佛波醇-13-醋酸酯
TRAIL	肿瘤坏死因子相关的诱导凋亡配体
TXA_2	血栓素 A_2
TXB_2	血栓素 B_2
VCAM-1	血管细胞黏附分子-1
VCR	长春新碱
VEGF	血管内皮细胞生长因子
VHR	人基因编码的双重底物特异性蛋白酪氨酸磷酸酶
VP-16	细胞毒实验阳性对照物(Sigma 产品)
VRE	抗万古霉素肠球菌
VSE	万古霉素敏感肠球菌
VSV	水泡性口炎病毒
XIAP	X 相关凋亡蛋白抑制剂
XTT	3'-[1-(苯基氨基羰基)-3,4-四唑镝双(4-甲氧基-6-硝基苯)磺酸钠

附录 2　癌细胞代码

(包括少数常用非癌细胞代码)

1A9　人卵巢癌(细胞)
212　诱导性 Ha-*ras* 致癌基因转化的 NIH/3T3 细胞
308　培养鼠表皮细胞
3LL　鼠 Lewis 肺癌(细胞)
3PS　小鼠白血病(细胞)
780-6　肾癌(细胞)
9KB　人表皮鼻咽癌(细胞)
9L　大鼠神经胶质瘤(细胞)
9PS　小鼠淋巴细胞性白血病(细胞)
A2780　人卵巢癌(细胞)
A375　人黑色素瘤(细胞)
A431　人表皮癌(细胞)
A498　人肾癌(细胞)
A549　人非小细胞肺癌(细胞)
ACHN　人肾癌(细胞)
AGS　胃腺癌(细胞)
APM1840　人白血病细胞
B16　小鼠黑色素瘤(细胞)
B16(F-10)　小鼠黑色素瘤(细胞)
BAEC　牛动脉内皮细胞
BC　人乳腺癌(细胞)
BC-1　人乳腺癌(细胞)
BCA-1　人乳腺癌(细胞)
Bcap37　人乳腺癌(细胞)
Bel7402　人肝癌(细胞)
Bel7405　人肝癌(细胞)
BGC823　人胃癌(细胞)
BIU87　膀胱癌(细胞)
BL6　小鼠黑色素瘤(细胞)
Bowes　皮肤癌(细胞)
Bre04　人乳腺癌(细胞)
BSY1　乳腺癌(细胞)
BT474　人乳管癌(细胞)
BT549　人乳管癌(细胞)
BXPC3　胰腺癌(细胞)
C6　大鼠神经胶质瘤(细胞)
CA　人肝癌(细胞)
CaEs-17　人食管癌(细胞)
CAKI　人肾癌(细胞)
CAKI-1　人肾癌(细胞)
Calu1　人肺癌(细胞)
Capan1　胰腺癌(细胞)
Capan2　胰腺癌(细胞)
CaSki　人宫颈癌(细胞)
CEM　白血病(细胞)
CHAGO　人未分化肺癌(细胞)
CNE　人鼻咽癌(细胞)
Col1　人结肠癌(细胞)
Col2　人结肠癌(细胞)
COLO320DM　人结肠癌(细胞)
Colon205　结肠癌(细胞)
Colon26-L5　鼠结肠癌(细胞)
COS-7　非洲绿猴肾纤维原细胞
CPAE　牛肺动脉内皮细胞
CT-26　鼠结肠癌(细胞)
CTV1　人白血病(细胞)
CXF94L　人肿瘤(细胞)
DLD　人结肠腺癌(细胞)
DLD-1　人结肠腺癌(细胞)
DMS114　人肺癌(细胞)
DMS273　人肺癌(细胞)
DU145　前列腺癌(细胞)
EAC　艾氏腹水癌(细胞)
EJ-1　人膀胱癌(细胞)
FM3A　鼠乳腺癌(细胞)
H.Ep.-2　人咽喉上皮瘤(细胞)
H116　人结肠癌(细胞)
H9　淋巴细胞
HBC4　乳腺癌(细胞)
HBC5　乳腺癌(细胞)
HCC2998　人结肠癌(细胞)
HCT　人结肠癌(细胞)
HCT116　人结肠癌(细胞)
HCT15　人结肠癌(细胞)
HCT8　人结肠癌(细胞)
HEK-293　人肾上皮细胞
HEL　人胚肺成纤维细胞
HeLa　赫拉培养宫颈上皮癌(细胞)

HELF	正常人细胞	KM20L2	人结肠癌(细胞)
Hep2	人肝癌(细胞)	KU-1	人膀胱癌细胞
Hep2,2,15	乙肝病毒转染的人肝癌(细胞)	L_{1210}	淋巴细胞性白血病(细胞)
Hep3B	人肝癌(细胞)	L5178Y	淋巴肉瘤(细胞)
Hepa	人肝癌(细胞)	L-6	大鼠骨骼成肌细胞
Hepa1c1c7	鼠肝癌(细胞)	L_{615}	小鼠脾脏白血病(细胞)
Hepa59T/VGH	人肝癌(细胞)	L_{7212}	小鼠白血病(细胞)
HepG2	人肝癌(细胞)	L-929	纤维肉瘤(细胞)
HEPZ	人上皮癌(细胞)	LLC	小鼠 Lewis 肺癌(细胞)
HFF	人包皮纤维原细胞	LMTK	小鼠纤维细胞
HGF	正常的人牙龈成纤维细胞	LNCaP	人前列腺癌(细胞)
HL-60	人急性早幼粒细胞性白血病(细胞)	LNCaP-FGC	人前列腺癌(细胞)
HM02	人黑色素瘤(细胞)	LO2	人肝细胞
HMC-1	人白血病肥大细胞	LoVo	人结肠癌(细胞)
HMEC	人微血管内皮细胞	LoVo/Doxo	人结肠癌细胞的耐药性亚克隆
HO-8910	人卵巢癌(细胞)	LOX	黑色素瘤(细胞)
HOG.R5	基于绿色荧光蛋白的受体细胞	LOX-IMVI	黑色素瘤(细胞)
HONE-1	人鼻咽癌(细胞)	LS174T	结肠直肠癌(细胞)
HOP-62	非小细胞肺癌(细胞)	Lu04	人肺癌(细胞)
Hs578T	人乳腺癌(细胞)	Lu1	人肺癌(细胞)
Hs740T	人胃癌(细胞)	LXFL529L	人大细胞肺癌(细胞)
Hs742T	人乳腺癌(细胞)	M1	小鼠髓细胞性白血病(细胞)
Hs756T	人胃癌(细胞)	M14	黑色素瘤(细胞)
HSC-2	人口鳞状细胞癌(细胞)	M4BEU	人黑色素瘤(细胞)
HSG	人唾液腺癌(细胞)	M5076	卵巢肉瘤(细胞)
HT	肉瘤(细胞)	Ma7373	鼠乳腺癌(细胞)
HT1080	人纤维肉瘤(细胞)	MALME-3M	黑色素瘤(细胞)
HT29	人结肠癌(细胞)	MBT-2	鼠膀胱癌(细胞)
HT3	人宫颈癌(细胞)	MCF7	人乳腺癌(细胞)
hTERT-RPE1	人端粒酶反转录酶-肾上皮细胞	MCF7/6	人乳腺癌(细胞)
HTLV-1-T	人白血病(细胞)	MCF7/ADR-RES	人乳腺癌(细胞)
Huh7	人肝细胞癌(细胞)	MCF7aro	人乳腺癌(细胞)
HUVEC	人脐带静脉内皮细胞	MCF7-ras	人乳腺癌(细胞)
Jurkat-T	人 T 细胞白血病(细胞)	MCF-10A	人乳腺癌(细胞)
K562	人白血病(细胞)	MDA231	人乳腺癌(细胞)
K562/ADM	抗阿霉素人白血病(细胞)	MDA-MB-231	人乳腺癌(细胞)
Kato3	人胃癌(细胞)	MDA-MB-435	人乳腺癌(细胞)
KB	人鼻咽癌(细胞)	MDA-MB-453	人乳腺癌(细胞)
KB15	人鼻咽癌(细胞)	MDCK	Madin-Darby Canine 肾细胞
KB16	人鼻咽癌(细胞)	MEL-28	人黑色素瘤细胞
KB3	人鼻咽癌(细胞)	Meth-A	Meth-A 肉瘤(细胞)
KBV200	多重耐药性鼻咽癌(细胞)	MGc80-3	人胃腺癌(细胞)
KB-VIN	耐长春新碱的鼻咽癌(细胞)	MH-60	鼠白血病(细胞)
Ketr3	人肾癌(细胞)	MI4	黑色素瘤(细胞)
KG-1	人白血病(细胞)	MIA-PaCa-2	人胰腺癌(细胞)
KM12	人结肠癌(细胞)	MK1	人胃癌(细胞)

MKN1	人胃癌(细胞)
MKN28	人胃癌(细胞)
MKN45	人胃癌(细胞)
MKN7	人胃癌(细胞)
MKN74	人胃癌(细胞)
ML1	人白血病(细胞)
MM1	从亲本大鼠腹水肝癌 AH130 细胞分离的高度侵害的细胞
Molt4	人淋巴瘤(细胞)
Mono-Mac-6	单核细胞
MQc80-3	胃腺癌(细胞)
MRC-5	人二倍体胚胎细胞
MS301	鼠乳腺癌(细胞)
MS310	鼠乳腺癌(细胞)
N04	人神经瘤(细胞)
NCI-H1417	人小细胞肺癌(细胞)
NCI-H187	人小细胞肺癌(细胞)
NCI-H226	人非小细胞肺癌(细胞)
NCI-H23	人肺癌(细胞)
NCI-H460	人肺癌(细胞)
NCI-H522	人肺癌(细胞)
NK/LY	腹水癌(细胞)
NSCLC-N6	人非小细胞肺癌(细胞)
NUGC	人胃癌(细胞)
NUGC-3	人胃癌(细胞)
NUGC-4	人胃癌(细胞)
OVCAR-2780	卵巢腺癌(细胞)
OVCAR-3	卵巢腺癌(细胞)
OVCAR-4	卵巢腺癌(细胞)
OVCAR-5	卵巢腺癌(细胞)
OVCAR-8	卵巢腺癌(细胞)
P1534	鼠移植白血病(细胞)
P_{388}	小鼠淋巴细胞性白血病(细胞)
PACA-2	人胰腺癌(细胞)
PANC1	人胰腺癌(细胞)
PBMC	人周围血单核细胞
PC12	人肺癌(细胞)
PC3	人前列腺癌(细胞)
PC-6	人肺癌(细胞)
PLC/PRF/5	人肝癌(细胞)
PSN1	人胰腺癌(细胞)
PTX10	带 β-微管蛋白突变的卵巢癌(细胞)
QGY-7703	人肝癌(细胞)
RAW264.7	小鼠巨噬细胞
RBL-2H3	大鼠嗜碱性细胞
RL33	兔肺癌(细胞)
RPMI-7951	黑色素瘤(细胞)
RPMI-8226	白血病(细胞)
RXF-393	肾癌(细胞)
RXF-631L	肾癌(细胞)
S_{180}	小鼠肉瘤(细胞)
S37	小鼠肉瘤(细胞)
Sca7901	人胃腺癌(细胞)
SCC-4	人舌癌(细胞)
SCG-7901	人胃癌(细胞)
SCL	人胃癌(细胞)
SCL-37'6	人胃癌(细胞)
SCL-6	人胃癌(细胞)
SCL-9	人胃癌(细胞)
SF268	人脑癌(细胞)
SF295	人脑癌(细胞)
SF539	人脑癌(细胞)
SGC	人胃癌(细胞)
SGC7901	人胃癌(细胞)
SiHa	人宫颈癌(细胞)
SKBR3	人乳腺癌(细胞)
SKCO1	结肠直肠癌(细胞)
SK-MEL	人恶性黑色素瘤(细胞)
SK-MEL-2	人黑色素瘤(细胞)
SK-MEL-28	人黑色素瘤(细胞)
SK-MEL-5	人黑色素瘤(细胞)
SK-MES-1	支气管原癌细胞
SK-OV-3	卵巢腺癌(细胞)
SMMC-7721	人肝癌(细胞)
SNB75	人脑癌(细胞)
SNB78	人脑癌(细胞)
SNU638	人胃腺癌(细胞)
SR	白血病(细胞)
St4	胃癌(细胞)
SVR	小鼠内皮细胞
SW620	人结肠腺癌(细胞)
T24	人肝癌(细胞)
T24S	人膀胱癌(细胞)
T47D	人乳腺癌(细胞)
T98G	人恶性胶质瘤(细胞)
TK10	肾癌(细胞)
Tmolt3	人白血病(细胞)
U14	小鼠宫颈癌(细胞)
U251	脑癌(细胞)
U266	人多发骨髓瘤(细胞)
U373	恶性胶质瘤(细胞)
U4	小鼠宫颈癌(细胞)
U-87-MG	恶性胶质瘤(细胞)

U937	人单核细胞白血病(细胞)	WHCO1	人食管癌(细胞)
UACC62	黑色素瘤(细胞)	WI-38	人肺成纤维细胞
UO-31	肾癌(细胞)	WiDr	结肠直肠癌(细胞)
Vero	非洲绿猴肾成纤维细胞	Wish	转化内皮肿瘤(细胞)
W256	大鼠瓦克肉瘤(细胞)	XF-498	人肿瘤(细胞)
WEHI-164	鼠纤维肉瘤(细胞)	ZR-75-1	依赖激素的人乳腺癌(细胞)